AF174610

ATLAS DE DIAGNÓSTICO POR IMAGEN
de perros y gatos

Massimo Vignoli
John Graham

Revisión científica
María Isabel García Real

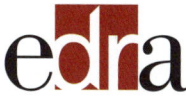

Atlas de diagnóstico por imagen de perros y gatos

Propiedad de:
© 2023 Grupo Asís Biomedia SL
Plaza Antonio Beltrán Martínez, n.º 1, planta 8 - letra I
(Centro Empresarial El Trovador)
50002 Zaragoza - España

Esta obra es la traducción del libro:
Atlas of diagnostic imaging of dogs and cats
Publicada con el permiso de Edra S.p.A
Copyright © 2022 Edra S.p.A
ISBN edición en idioma original: 978-1-957260-20-4

Dirección editorial: Miguel Martín-Romo
Gestión del proyecto editorial: Carlos Garín Gómez
Diseño de cubierta: Gaetano Altamura, Edra S.p.A
Traducción: GEA EDICIÓN AVANZADA, S.L.
Revisión científica: María Isabel García Real
Edición de la traducción: GEA EDICIÓN AVANZADA, S.L.

ISBN: 978-84-19156-71-6
DL: Z 1577-2023

Maquetación: GEA EDICIÓN AVANZADA, S.L.

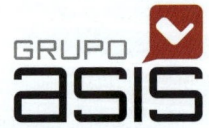

edra es un sello de Grupo Asís

Reservados todos los derechos.

Cualquier forma de reproducción, distribución, comunicación pública o transformación de esta obra solo puede ser realizada con la autorización de sus titulares, salvo excepción prevista por la ley. Diríjase a CEDRO (Centro Español de Derechos Reprográficos) si necesita fotocopiar o escanear algún fragmento de esta obra (www.conlicencia.com; 91 702 19 70/93 272 04 47).

Advertencia:

Los profesionales e investigadores veterinarios siempre deben basarse en su propia experiencia y conocimientos para evaluar y utilizar cualquier información, método, compuesto o experimento que se describe en el presente documento. Debido a los rápidos avances de las ciencias médicas, en particular, se debe hacer una verificación independiente de los diagnósticos y las dosis de los fármacos.

En toda la extensión de la ley, Grupo Asís, los autores, editores o colaboradores no asumen ninguna responsabilidad por cualquier lesión y/o daño a las personas o a la propiedad como consecuencia de las responsabilidades de los productos, negligencias o de otra forma, o de cualquier uso u operación de cualquier método, producto, instrucción o idea contenida en el material aquí expuesto.

Impreso por Konińska Drukarnia Dziełowa, Konin, Polonia, octubre, 2023

Editores

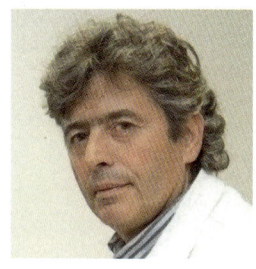

Massimo Vignoli DVM, MSc, PhD, SRV, DECVDI

Licenciado por la Universidad de Bolonia. Especialista en radiología veterinaria por la Universidad de Turín. Acreditado en programas de residencia de Diagnóstico por Imagen por las universidades de Zúrich y Turín. Premio de viaje y Premio a residentes en el Congreso Europeo de la EAVDI/ECVDI, Murcia, 2002, con el proyecto "Biopsia de esqueleto guiada por TC". Diplomado del Colegio Europeo de Diagnóstico por Imagen (ECVDI). Autor y coautor de 239 estudios científicos, 114 de ellos publicados en revistas científicas. Coeditor y/o coautor de los libros "Radiología del perro y el gato" (Poletto Editore, 2005), "Tomografía computarizada veterinaria", editado por Tobias Schwarz y Jimmy Saunders (Wiley-Blackwell, 2011) y "Manual de primeros auxilios y traumatología en pequeños animales", editado por Fabio Viganò, (Elsevier, 2013).
Presidente de la Sociedad Veterinaria Italiana de Diagnóstico por Imagen (SVIDI) de 2001 a 2004. Coordinador de Diagnóstico por Imagen de la Escuela de Posgrado Universitaria, SCIVAC, Cremona, de 2005 a 2010. Profesor adjunto en la Universidad de Nápoles de 2007 a 2009. Profesor numerario en la Escuela de Especialización en Clínica y Patología de Animales de Compañía de 2007 a 2008, y de los cursos de Máster en Oncología y Máster en Diagnóstico por Imagen (de 2008 hasta la fecha) en la Universidad de Pisa. Profesor numerario de los cursos de Máster en Diagnóstico por Imagen en la Universidad de Camerino de 2010 a 2013. Obtuvo el título académico de Doctor en Ciencias Veterinarias (PhD) por la Universidad de Gante en 2010. Desde diciembre de 2015 es profesor en la Universidad de Téramo y asesor de cuidados de mascotas en una clínica veterinaria en Bolonia, Italia. Sus áreas de interés son la radiología, la ecografía, la ERC, la tomografía computarizada y la radiología intervencionista.
En 2018 también se licenció en ciencias del deporte con la tesis: "Correlación entre el entrenamiento de la visión y el bateo en béisbol".

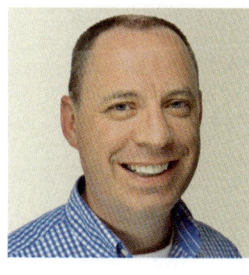

John Graham MVB, MSc, DVR, MRCVS, DECVDI, DACVR

John Graham se licenció en la Facultad de Medicina Veterinaria de la Universidad de Dublín, Irlanda. Trabajó durante cinco años en consultas de animales mixtos y pequeños animales en el Reino Unido. Después completó un programa de residencia en Diagnóstico por Imagen en el Departamento de Radiología Clínica de la Universidad Sueca de Ciencias Agrícolas, en Upsala, Suecia. Trabajó como profesor visitante de radiología veterinaria en la Escuela de Medicina Veterinaria de Onderstepoort, Sudáfrica. Posteriormente, se incorporó a la Facultad de Medicina Veterinaria de la Universidad de Florida hasta 2003. Ha trabajado en el ámbito de la consulta privada en Estados Unidos y Canadá. En la actualidad trabaja como radiólogo para Idexx Telemedicine. Es diplomado por el Colegio Americano de Radiología Veterinaria y el Colegio Europeo de Diagnóstico por Imagen Veterinario. Ha intervenido como ponente en múltiples congresos y reuniones a nivel nacional e internacional. Es coautor de numerosos informes científicos y ha colaborado en la realización de varios libros de texto. Está interesado en todas las facetas del Diagnóstico por Imagen de pequeños animales. Durante su tiempo libre, es aficionado al ciclismo de ruta y de montaña, al esquí, a la lectura, la cocina y los viajes.

Colaboradores

Ryan B. Appleby DVM, DACVR
Facultad de Veterinaria de Ontario, Universidad de Guelph,
Guelph, Canadá

Mylène Auger DMV, DACVR
AnImages
Montreal, Quebec, Canadá

Chiara Bergamino DVM, DECVDI, DVMS, MRCVS
Radióloga veterinaria
VetCT Ltd
Cambridge, Reino Unido

Juliette Besso DEDV, DECVDI
Asesora itinerante de Diagnóstico por Imagen
París, Francia

Susanne Boroffka DVM, PhD, DECVDI
Specialistische Dierenkliniek Utrecht
Utrecht, Países Bajos

Carolina Carlsson Nilemo DVM, DÉCVDI
Sección de Diagnóstico por Imagen,
Hospital de Animales de la Universidad SLU (UDS)
Upsala, Suecia

Serena Crosara DVM, PhD, DECVIM-CA (Cardiología)
Departamento de Ciencias Veterinarias, Universidad
de Parma
Parma, Italia

Ruth Dennis MA, VetMB, DVR, DECVDI, FRCVS
Dick White Referrals
Six Mile Bottom, Cambridge, Reino Unido

Alessandra Destri DVM, MRCVS, DECVDI
Southern Counties Veterinary Specialists
Ringwood, Reino Unido

Pamela Di Donato DVM, PhD, MRCVS, DECVDI
Hospital Veterinario Portoni Rossi
Zola Predosa (Bolonia), Italia
Antech Imaging Services
Fountain Valley, California (Estados Unidos)

Lorrie Gaschen DVM, PhD, Dr.med.vet, DECVDI
Escuela de Medicina Veterinaria, Universidad Estatal
de Luisiana
Baton Rouge, Luisiana (Estados Unidos)

Ingrid Gielen MSc, DVM, PhD
Departamento de Diagnóstico por Imagen y Ortopedia
de Pequeños Animales, Universidad de Gante
Merelbeke, Bélgica
Departamento de Radiología e Higiene de la Radiación
Facultad de Medicina Veterinaria, Universidad de Belgrado
Belgrado, Serbia

Robson F. Giglio MV, MS, PhD, DACVR
Departamento de Medicina y Cirugía de Pequeños
Animales, Facultad de Medicina Veterinaria,
Universidad de Georgia
Athens, Georgia (Estados Unidos)

L. Abbigail Granger DVM, DACVR
Escuela de Medicina Veterinaria, Universidad Estatal
de Luisiana
Baton Rouge, Luisiana (Estados Unidos)

Gert ter Haar DVM, MRCVS, DECVS
Specialistische Dierenkliniek Utrecht
Utrecht, Países Bajos

Hock Gan Heng DVM, MVS, MS, DACVR, DECVDI
VetCT Specialists Ltd
Orlando, Florida (Estados Unidos)

Séamus Hoey MVB, DACVR, ECVDI, MRCVS
Escuela de Medicina Veterinaria,
University College de Dublín
Belfield, Irlanda

Jessica Ingman DVM, DECVDI
Sección de Diagnóstico por Imagen,
Hospital de Animales de la Universidad SLU (UDS)
Upsala, Suecia

Chee Kin Lim DVM, BVSc (Hons), MMedVet (Diag Im),
FMCVS (Vet Im), DECVDI
VetCT Specialists Ltd
Orlando, Florida (Estados Unidos)

Angela J. Marolf DVM, DACVR
Facultad de Medicina Veterinaria y Ciencias Biomédicas,
Universidad Estatal de Colorado,
Fort Collins, Colorado (Estados Unidos)

Chiara Mattei DVM, DECVDI
Hospital Veterinario Portoni Rossi
Zola Predosa (Bolonia), Italia

Hester McAllister MVB, DVR, DECVDI
Escuela de Medicina Veterinaria, University College de Dublín
Belfield, Irlanda

Ehren M. McLarty DVM, DACVR
Escuela de Medicina Veterinaria, Universidad de California
Davis, California (Estados Unidos)

Barbara Posch CertVDI, DECVDI
Asesora de telerradiología de VetCT
Salzburgo, Austria

Antonella Puggioni Dr. Vet Med, VDI, DECVDI
Escuela de Medicina Veterinaria, University College de Dublín
Belfield, Irlanda

Nathalie Rademacher DVR, DACVR, DECVDI
Escuela de Medicina Veterinaria, Universidad Estatal
de Luisiana
Baton Rouge, Luisiana (Estados Unidos)

Marco Russo DVM, PhD, MRCVS
Departamento de Medicina Veterinaria y Ciencias Animales,
Universidad de Nápoles Federico II
Nápoles, Italia

Rick F. Sánchez BSciBiol, DVM, CertVOphthal, DECVO, FHEA
Specialistische Dierenkliniek Utrecht
Utrecht, Países Bajos

Daniela Schweizer Prof. Dr. med. vet., DECVDI
División de Radiología Clínica, Facultad Vetsuisse,
Universidad de Berna
Berna, Suiza

Cliona Skelly MVB, PhD, DVR, DECVDI
Escuela de Medicina Veterinaria, University College de Dublín
Belfield, Irlanda

Swan Specchi DMV, DACVR
Hospital Veterinario Portoni Rossi
Zola Predosa (Bolonia), Italia
Antech Imaging Services
Fountain Valley, California (Estados Unidos)

Margret S. Thompson DVM, DACVR
Facultad de Medicina Veterinaria, Universidad Cornell
Ithaca, Nueva York (Estados Unidos)

Christopher R. Tollefson DVM, MS, DACVR
Facultad de Medicina Veterinaria, Universidad Cornell
Ithaca, Nueva York (Estados Unidos)

Margareta Uhlhorn DVM, DECVDI
Sección de Diagnóstico por Imagen
Hospital de Animales de la Universidad SLU (UDS)
Upsala, Suecia

Henri van Bree Prof. DVM, PhD, DECVS, DECVDI
Departamento de Diagnóstico por Imagen y Ortopedia
de Pequeños Animales, Universidad de Gante
Merelbeke, Bélgica

Federico Vilaplana Grosso DVM, DECVDI, DACVR
Facultad de Medicina Veterinaria, Universidad de Florida
Gainesville, Florida (Estados Unidos)

Micaela Zarelli DVM, DECVDI, MRCVS
Antech Imaging Services
Fountain Valley, California (Estados Unidos)

Prefacio

El diagnóstico por imagen es un componente clave de la atención a los animales de compañía. En las últimas décadas, las modalidades de imagen disponibles se han expandido más allá de la radiografía convencional, para incorporar la ecografía, la tomografía computarizada y la resonancia magnética, y todas ellas se emplean a diario en la práctica veterinaria, tanto general como especializada. La transición de la radiografía convencional de película a la radiografía digital ha transformado la práctica de la veterinaria, haciéndola más rápida, sencilla y económica, agilizando la transmisión, el intercambio y la interpretación de las imágenes.

El presente texto tiene como objetivo ofrecer una amplia perspectiva del diagnóstico por imagen en los animales de compañía para estudiantes y profesionales en ejercicio. La interpretación de las imágenes diagnósticas es una ciencia visual, y nuestra intención ha sido ofrecer el mayor número posible de imágenes en la obra. Las imágenes se presentan a lo largo de todo el libro, con objeto de ilustrar la anatomía normal, las diferencias entre especies, la variación anatómica y las alteraciones patológicas comunes. La radiografía continúa siendo la modalidad de diagnóstico por imagen más empleada, tanto en la práctica general como en la especializada, y el texto lleva a cabo un exhaustivo repaso del uso de esta modalidad de imagen en todos los sistemas corporales. Dado que la ecografía se utiliza actualmente con profusión en la práctica general, también se aborda con detalle, en particular cuando complementa a la radiografía diagnóstica. Se analizan, asimismo, la tomografía computarizada y la resonancia magnética para resaltar el modo en que estas modalidades sirven como complemento de la radiografía y la ecografía, y los casos en los que su rendimiento es superior al de estas. Además de las imágenes incluidas en el libro, también se incluyen enlaces *online* a archivos de vídeo, que muestran más claramente la función fisiológica normal y las alteraciones patológicas dinámicas. Esperamos que esta obra aporte una referencia global para ayudar a los profesionales a interpretar las imágenes diagnósticas de sus pacientes.

Massimo Vignoli
John Graham

Índice de capítulos

Abreviaturas

AAC	Apófisis ancónea del cúbito
AADP	Arco aórtico derecho persistente
AAV	Anomalía de anillo valvular
ACF	Apófisis coronoides fragmentada
APP	Arteria pulmonar principal
Artr	Artrosis
ATC	Artrografía por tomografía computarizada
ATM	Articulación temporomandibular
BAD	Borde acetabular dorsal
BAGT	Biopsia con aguja gruesa tisular
BBND	Barro biliar no dependiente de la gravedad
CAP	Conducto arterioso persistente
CC	Conducto colédoco
CE	Carcinoma epidermoide
CGT	Compensación de ganancia de tiempo
CIA	Comunicación interauricular
CIF	Cistitis idiopática felina
CIV	Comunicación interventricular
CMC	Carboximetilcelulosa
DAE	Divertículos aracnoideos espinales
DC	Displasia de cadera
DEH	Displasia epifisaria hemimélica
DEM	Displasia epifisaria múltiple
DFO	Distancia foco-objeto
DLD	Decúbito lateral derecho
DLI	Decúbito lateral izquierdo
DLPMO	Dorsolateral-plantaromedial oblicua
DM	Displasia mitral
DOE	Displasia oculoesquelética
DOP	Distancia objeto-película
DP	Derrame pericárdico
DP	Potenciado/a en densidad protónica
DT	Displasia tricuspídea
DV	Dorsoventral
EACM	Enfermedad de la apófisis coronoides medial
EAD	Enfermedad articular degenerativa

EANPH	Extrusión aguda de núcleo pulposo hidratado aguda
EANPNC	Extrusión aguda de núcleo pulposo no compresiva
ECM	Exostosis cartilaginosa múltiple
Eco	Ecografía
EF	Entesopatía del flexor
EFC	Émbolos fibrocartilaginosos
ELCCr	Enfermedad del ligamento cruzado craneal
ELSD	Estenosis lumbosacra degenerativa
EP	Estenosis pulmonar
ERC	Ecografía realzada con contraste
ERPQA	Enfermedad de riñón poliquístico autosómica dominante
ESA	Estenosis subaórtica
FeLV	*(Feline leukemia virus)* Virus de la leucemia felina
FIH	Fisura intracondilar humeral
FIV	*(Feline inmunodeficiency virus)* Virus de la inmunodeficiencia felina
FLUTD	*(Feline lower urinary tract diseases)* Enfermedad felina de vías urinarias inferiores
FORL	*(Feline odontoclastic resorptive lesions)* Lesiones de resorción odontoclástica felina
GI	Gastrointestinal
GP	Gradiente de presión
HCR	Hueso carpiano radial
HDPP	Hernia diafragmática peritoneo-pericárdica
HEID	Hiperostosis esquelética idiopática diseminada
HEQ	Hiperplasia endometrial quística
HPB	Hiperplasia prostática benigna
HSN	Hiperparatiroidismo secundario nutricional
HTCH	Hidrotomografía computarizada helicoidal
HTO	Hematocrito
ID	Índice de distracción
IEWG	*(International Elbow Working Group)* Grupo de trabajo internacional del codo
LCCd	Ligamento cruzado caudal
LCCr	Ligamento cruzado craneal

LCR	Líquido cefalorraquídeo
LR	Luxación rotuliana
mAs	Miliamperios-segundo
MCD	Miocardiopatía dilatada
MOAA	Malformación occipitoatloaxial
MPR	(Multiplanar reconstruction) Reconstrucción multiplanar
MTD	Membrana traqueal dorsal
MVB	Mucocele de vesícula biliar
OC	Osteocondrosis
OCBEH	Obstrucción de conducto biliar extrahepático
OCD	Osteocondritis disecante
OCFC	Osteofito de la cabeza femoral circunferencial
OCM	Osteopatía craneomandibular
OCM	Osteocondroma multilobular
ODH	Osteodistrofia hipertrófica
OH	Osteopatía hipertrófica
OICH	Osificación incompleta del cóndilo humeral
OPT	Osteotomía pélvica triple
pkV	Pico de kilovoltaje
QC	Quiste coledocal
RLAD	(Radiographic left atrial dimension) Dimensión auricular izquierda radiográfica
RM	Resonancia magnética
RNC	Retención del núcleo del cartílago
SCC	Síndrome de la cola de caballo
SDHA	Síndrome de diarrea hemorrágica aguda
SDL	Subluxación dorsolateral
SDRA	Síndrome de dificultad respiratoria aguda
SRB	Síndrome respiratorio braquicefálico
STIR	Recuperación de inversión de tau corta
T1	Potenciado/a en T1
T2	Potenciado/a en T2

TAPSE	Desplazamiento sistólico del plano del anillo tricuspídeo
TC	Tendón común
TC	Tomografía computarizada
TCC	Tendón calcáneo común
TD	(Tracheal diameter) Diámetro traqueal
TD/TI	(Tracheal diameter / thoracic inlet) Relación diámetro luminal traqueal/altura de la entrada torácica
TdF	Tetralogía de Fallot
TE	Tiempo de eco
TFDS	Tendón flexor digital superficial
TG	Tendón del gastrocnemio
TI	(Thoracic inlet) Entrada torácica
TPUF	Tiempo de protrombina en una fase
TR	Tiempo de repetición
TT/3R	Relación diámetro luminal traqueal/anchura del tercio proximal de la tercera costilla
TTPa	Tiempo de tromboplastina parcial activado
TVCHP	Túnica vascular del cristalino hiperplásica persistente
TVNP	Tumor de vaina nerviosa periférica
UICC	Unión ileocecocólica
UIV	Urografía intravenosa
VD	Ventrodorsal
VH	Vena hepática
VLAS	(Vertebral left atrial size) Índice vertebral de tamaño auricular izquierdo
VMN	Vector magnético neto
VPHP	Vítreo primario hiperplásico persistente
WHWT	West Highland white terrier
WL	(Window level) Nivel de ventana
WW	(Window width) Anchura de ventana

CAPÍTULO **1**

Diagnóstico por imagen

Daniela Schweizer

PUNTOS CLAVE

▌ Un veterinario solo debe pedir aquellos estudios de imagen que influyan en el diagnóstico, el tratamiento y/o el pronóstico.

▌ Para entender las ventajas e inconvenientes de cada modalidad es imperativo contar con conocimientos básicos sobre los principios físicos. Estos conocimientos desempeñan un papel clave para decidir el estudio de imagen que dará respuesta a la pregunta clínica.

▌ Las ondas electromagnéticas que puedan provocar la ionización de los tejidos biológicos se consideran perniciosas para el paciente y para el personal expuesto. Las radiografías y la tomografía computarizada originan dicha ionización, y su empleo está regulado y ha de basarse en los principios de justificación, limitación y optimización.

▌ En la calidad de la imagen influyen la resolución espacial, la resolución de contraste, la borrosidad y la relación señal-ruido; sin embargo, una alta calidad de la imagen no equivale a calidad diagnóstica.

▌ Tanto la inspección visual como la interpretación son fundamentales para interpretar un estudio de imagen.

▌ Durante la interpretación de la imagen tienen lugar distintos problemas debidos a errores en la búsqueda, la detección y el reconocimiento.

Breve introducción a las diferentes modalidades

Los avances tecnológicos han convertido las técnicas de diagnóstico por imagen en una herramienta de gran valor para resolver problemas clínicos en la medicina veterinaria. La amplia disponibilidad de distintas modalidades de imagen comporta el riesgo de renunciar al proceso de crear una lista coherente de problemas basada en el motivo clínico de consulta, la historia médica y la exploración clínica de los pacientes. Con todo, es esencial contar con una lista coherente de problemas para elegir la prueba de imagen correcta y formular las preguntas pertinentes a las que habrán de responder los estudios de imagen. Los veterinarios no solo deben ponderar los riesgos y los beneficios de un estudio en particular para un paciente individual, sino que también considerarán el impacto que la elección de la prueba tendrá en el paciente, aun cuando se disponga de un acceso fácil a la prueba diagnóstica. El veterinario solicitará solamente aquellas pruebas que vayan a tener relevancia en el diagnóstico, el tratamiento y/o el pronóstico. Aparte de procurar un diagnóstico y de establecer un pronóstico, a menudo los veterinarios deben tener en cuenta la relación coste-beneficio al solicitar una prueba, de acuerdo con los medios financieros de los dueños de los animales de compañía.

Antes de realizar un estudio de imagen se tendrán en cuenta las siguientes consideraciones:

▌ No se solicitarán pruebas cuando los resultados no vayan a influir en la atención al paciente.

▌ Se revisarán las pruebas realizadas con anterioridad por si dieran respuesta a las preguntas actuales.

▌ Se elegirá la prueba más adecuada para conseguir la máxima calidad, eficiencia y relación coste-beneficio.

▌ Se preparará al paciente para maximizar la información diagnóstica, evitando la repetición de los estudios, por ejemplo, solicitando el ayuno del paciente antes de realizar una ecografía abdominal programada.

La elección de la modalidad es una parte muy importante del enfoque diagnóstico. Para saber cuál es la modalidad correcta que dé respuesta a la pregunta clínica es preciso conocer las ventajas y las limitaciones de cada modalidad. Muchas de estas ventajas y limitaciones son inherentes a sus principios físicos.

Radiografía

Una radiografía es una proyección en dos dimensiones de un objeto tridimensional y refleja las diferencias en la atenuación de los rayos X al atravesar los distintos tejidos corporales.

¿Qué es un rayo X?

Los rayos X constituyen un tipo de radiación electromagnética de longitud de onda extremadamente corta y alta frecuencia, de manera que sus longitudes de onda están comprendidas entre aproximadamente 10^{-8} y 10^{-12} metros, con frecuencias correspondientes de unos 10^{16} a 10^{20} hercios (Hz). En comparación con otras ondas electromagnéticas como la luz visible, los rayos X tienen una menor longitud de onda y transportan más energía en forma de fotones. Los fotones reaccionan con la materia como si fueran partículas y son capaces de ionizar el tejido. Por tanto, los rayos X se consideran radiación ionizante (**fig. 1.1**).

¿De dónde provienen los rayos X?

Los rayos X se producen dentro del tubo de rayos X por conversión de energía: en el interior del tubo se realiza el vacío y alberga dos electrodos: el ánodo, con carga positiva, y el cátodo, con carga negativa (**fig. 1.2A**). El cátodo produce y emite electrones que atraviesan el alto voltaje existente entre el cátodo y el ánodo. La corriente del tubo (mA) determina el número de electrones acelerados hacia el ánodo y el voltaje del tubo (kV) establece el grado de aceleración de los electrones que se dirigen hacia el ánodo. En el ánodo, los electrones se desaceleran súbitamente debido a la carga positiva del ánodo e interaccionan con el material del ánodo en el punto focal. Al interaccionar con el material del ánodo, aproximadamente el 99 % de la energía de los electrones se convierte en calor, y solo el 1 % lo hace en fotones de rayos X. Los fotones de rayos X emitidos tienen diferentes cantidades de energía, con lo que se genera un espectro de rayos X (**fig. 1.2B**). El voltaje del tubo (kV) establece la energía máxima del espectro del haz. Los rayos X con energía muy baja son eliminados del haz de rayos X mediante el uso de filtros físicos antes de llegar al paciente; esta acción es conveniente, ya que los rayos X de baja energía tienen una alta probabilidad de atenuación en el interior del paciente antes de alcanzar el detector, por lo que contribuyen a la dosis recibida por el paciente, pero no a la formación de la imagen.

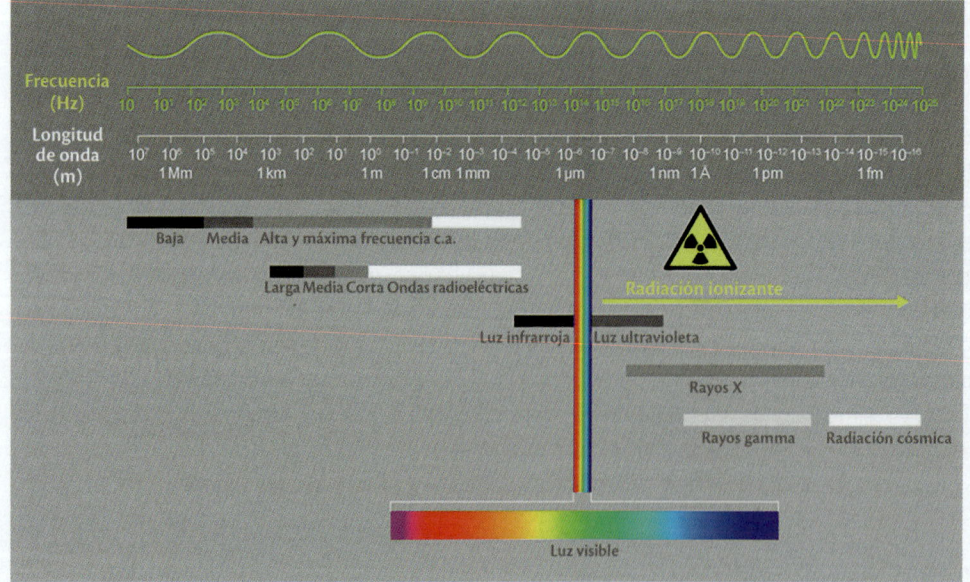

Fig. 1.1 Espectro de ondas electromagnéticas que muestra la frecuencia y la longitud de onda. Cuanto mayor es la frecuencia y menor la longitud de onda, más energía se transporta. Si la energía es suficientemente alta para provocar una ionización en los tejidos, las ondas electromagnéticas se consideran radiación ionizante. © Vetsuisse-Fakultäten Bern und Zürich.

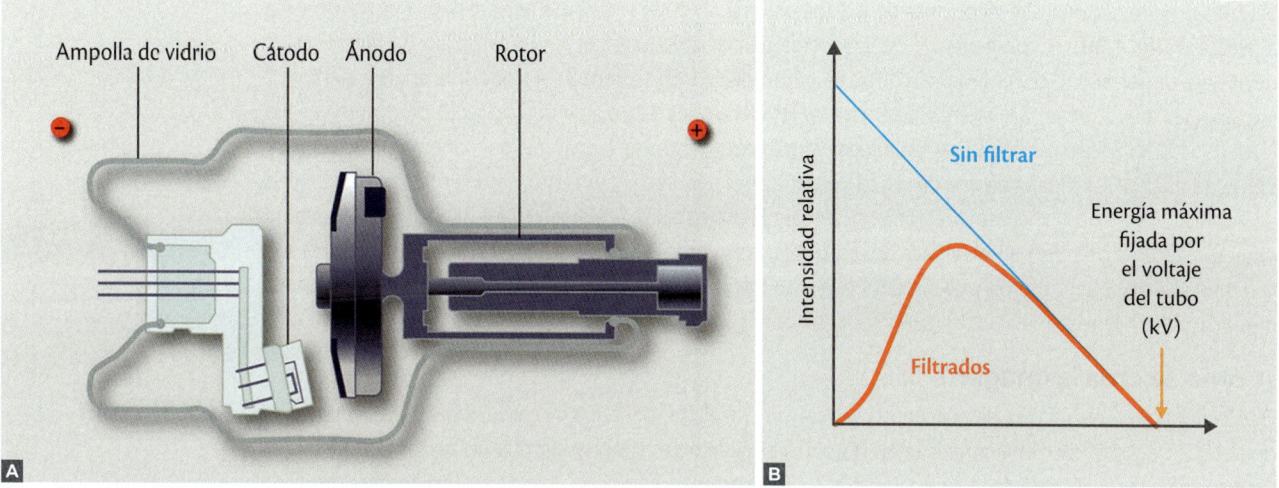

Fig. 1.2 (**A**) El tubo de rayos X es un cilindro de vidrio que contiene un cátodo con carga positiva y un ánodo con carga negativa. El cátodo produce y emite electrones que son acelerados dentro del vacío en su camino hacia el ánodo. Al interaccionar con el material del ánodo se producen los fotones de rayos X. (**B**) Espectro de rayos X que muestra los distintos niveles de energía de los rayos X producidos y su intensidad relativa. El voltaje del tubo (kV) establece la energía máxima del espectro del haz en el eje X. Los rayos X de energía muy baja son eliminados del haz mediante filtros físicos antes de llegar al paciente. © Vetsuisse-Fakultäten Bern und Zürich.

¿Qué sucede si los rayos X inciden sobre un objeto?

Cuando los rayos X en el intervalo de energías de diagnóstico (40-120 kV) interaccionan con la materia, existen dos tipos de interacción responsables de la imagen resultante: (1) el efecto fotoeléctrico, que produce una absorción de energía completa en la materia, y (2) la dispersión Compton.

Si tiene lugar un efecto fotoeléctrico, toda la energía cinética del fotón incidente se transfiere al electrón. Como resultado, el electrón es expulsado y el fotón, absorbido (**fig. 1.3A**). Este intercambio energético del fotón al electrón solo puede tener lugar si la energía del fotón incidente es igual o ligeramente superior a la energía de enlace de los electrones de las capas más internas del átomo. La probabilidad de un efecto fotoeléctrico es mucho mayor con fotones de baja energía, inferior a 100 kV, y en la materia con un número atómico elevado, como el hueso (número atómico del calcio = 20), el yodo, el bario o el plomo. Como consecuencia de la absorción fotoeléctrica, los fotones son eliminados del haz de rayos X y no se propagarán hasta el sistema detector. Las diferencias de absorción entre tejidos adyacentes se traducirán en el contraste de la imagen.

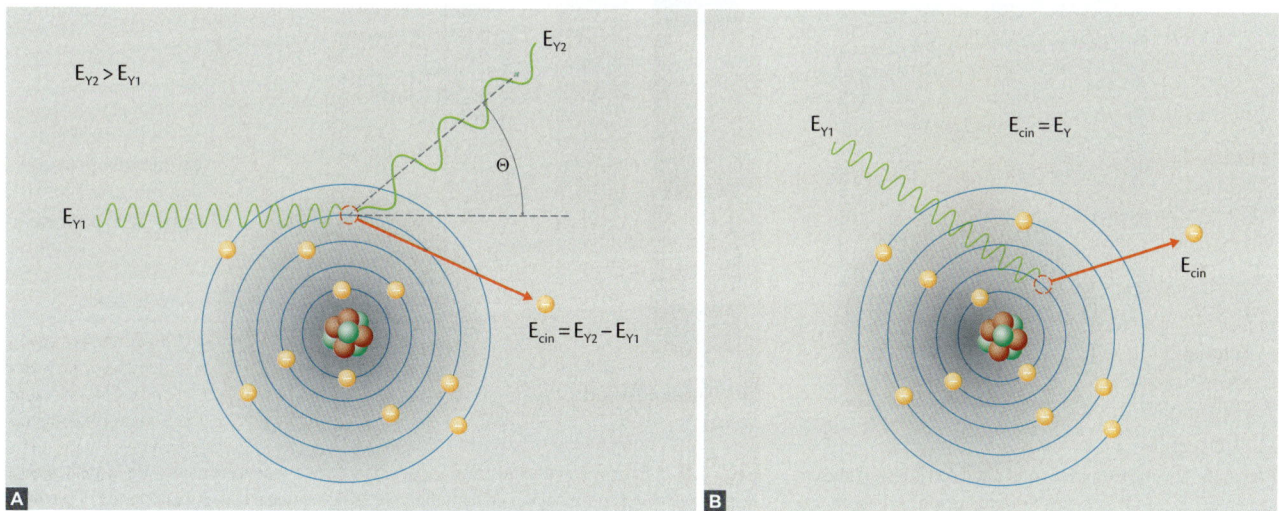

Fig. 1.3 (**A**) El efecto fotoeléctrico consiste en una transferencia completa de la energía cinética del fotón incidente al electrón, con el resultado de la absorción del fotón. (**B**) La dispersión Compton tiene lugar cuando se transmite solo parte de la energía cinética del fotón al electrón, y el fotón cambiará de dirección. © Vetsuisse-Fakultäten Bern und Zürich.

Si un fotón interacciona con electrones de la capa externa, solo parte de su energía cinética es transmitida al electrón (**fig. 1.3B**). A consecuencia de la pérdida parcial de energía, el fotón cambiará de dirección, es decir, será dispersado. Este fenómeno, conocido como dispersión Compton, sucede si la energía del fotón incidente es muy superior a la energía de enlace de los electrones de un átomo. Tal efecto predomina en los fotones >100 kV. Este proceso puede tener lugar varias veces dentro de la materia, de manera que una mayor densidad física se acompaña de una densidad de electrones más alta y, por tanto, de una mayor probabilidad de interacciones. Como alternativa, el fotón atravesará el objeto sin más interacciones e incidirá en el sistema detector (sistema película-pantalla, placa de radiografía computarizada o detector digital). Cuanto mayor sea la frecuencia con que un fotón experimenta el efecto Compton, más intensa será la atenuación de fotones que alcanzan el detector.

¿Cómo se crea la imagen?

Detrás del objeto, un sistema de imagen (ya sea convencional con pantallas intensificadoras y película o con un detector digital) reacciona con los rayos restantes, posiblemente atenuados, que no han sido absorbidos. Cuanto mayor es el número de fotones que impacta en el sistema de imagen, más oscurecimiento se produce en la película (**fig. 1.4**). Las combinaciones convencionales de pantalla y película utilizan cristales halógenos de plata en la emulsión de la película que experimentan una reducción química por la acción de los fotones. Si bien responden de forma aproximadamente lineal en el rango de exposición medio, la respuesta en cada extremo del espectro es marcadamente no lineal. Por tanto, tanto el exceso como la insuficiencia de la exposición producen áreas de bajo contraste en la imagen: mientras la subexposición origina un oscurecimiento insuficiente de la película, la sobreexposición provoca un oscurecimiento excesivo (**fig. 1.5**). La radiografía digital o bien utiliza una placa de fósforo de almacenamiento (radiografía computarizada, CR), que es leída por un láser después de la exposición, o bien convierte el rayo X incidente directamente en una señal eléctrica (radiografía digital directa, DR). Estos detectores están formados por centelleadores (es decir, materiales que liberan fotones de luz por fluorescencia después de ser excitados por fotones de rayos X). La generación actual de detectores comerciales está constituida por materiales cerámicos de tierras raras. Los fotones de luz se convierten en señales eléctricas en fotodiodos. Esta señal eléctrica es después digitalizada.

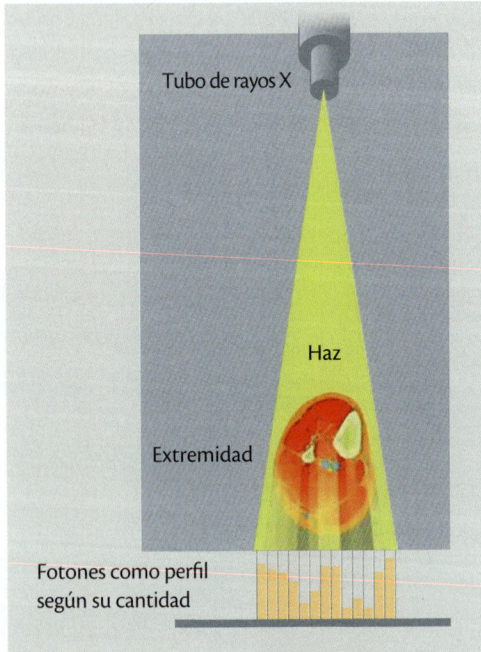

Fig. 1.4 Un objeto (extremidad distal con huesos y múscu-los) en el haz de rayos X. Los distintos tejidos provocan una atenuación diferente del haz de rayos X, según su espesor y su composición. Cuanto mayor es el número de fotones que inciden en el sistema de imagen, más se oscurecerá la película. © Vetsuisse-Fakultäten Bern und Zürich.

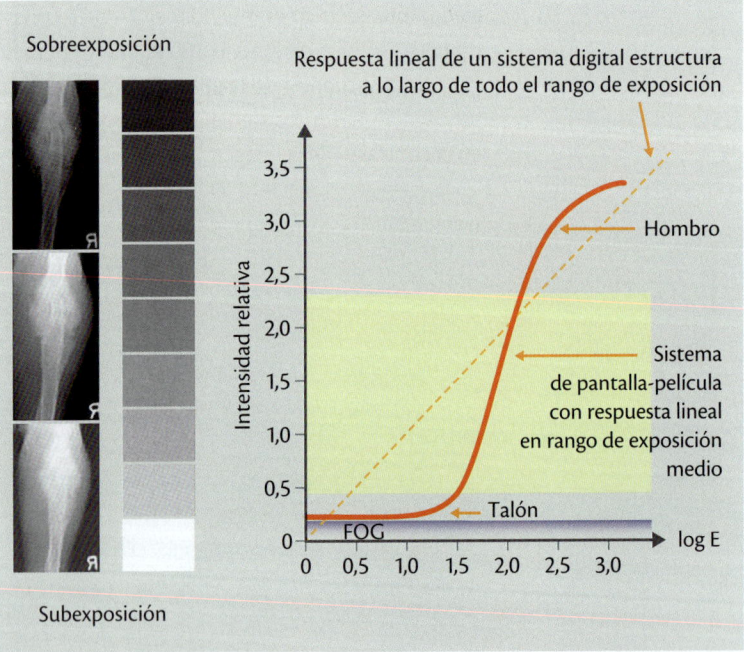

Fig. 1.5 Relación entre exposición y densidad óptica (oscurecimiento de la película): la respuesta de una combinación de pantalla-película es no lineal en la subexposición y la sobre-exposición; solo en el rango de exposición media responderá de forma lineal. Una ventaja de un sistema digital comparado con uno de película y pantalla es que existe una relación lineal entre densidad óptica y exposición (línea de puntos naranja). © Vetsuisse-Fakultäten Bern und Zürich.

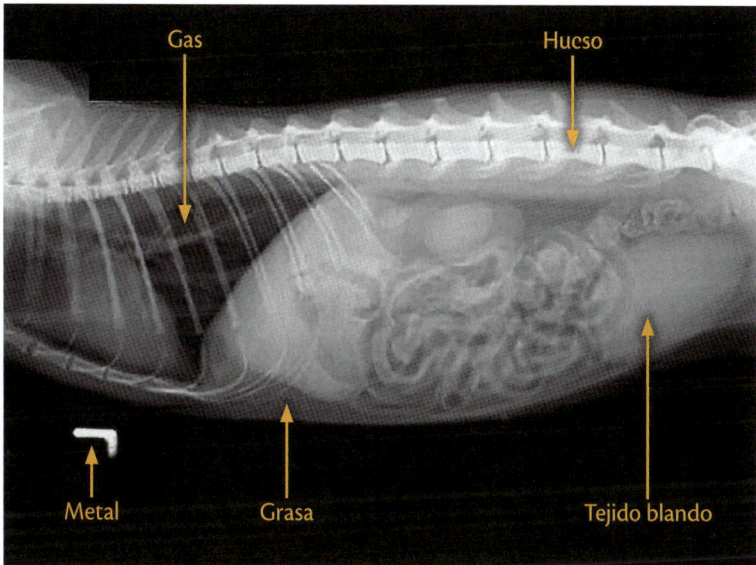
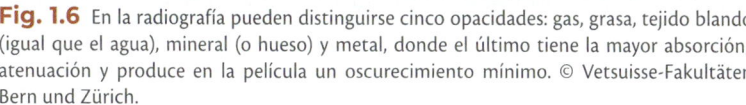

Fig. 1.6 En la radiografía pueden distinguirse cinco opacidades: gas, grasa, tejido blando (igual que el agua), mineral (o hueso) y metal, donde el último tiene la mayor absorción/atenuación y produce en la película un oscurecimiento mínimo. © Vetsuisse-Fakultäten Bern und Zürich.

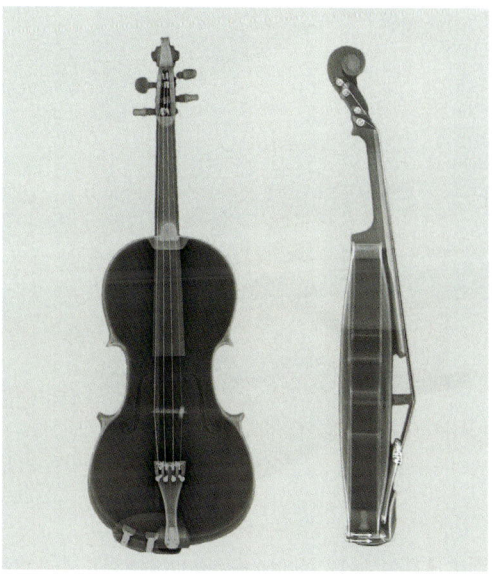

Fig. 1.7 Radiografías ortogonales de una viola. La forma, la disposición y la localización exacta de los distintos componentes solo pueden evaluarse mirando las dos radiografías. © Vetsuisse-Fakultäten Bern und Zürich.

Tanto la radiografía computarizada como la digital directa presentan una relación lineal entre la densidad óptica y la exposición y, por tanto, no tienen las limitaciones que son propias de los sistemas de película/pantalla. Sin embargo, si en una radiografía la exposición es baja, solo algunos fotones incidirán sobre el sistema detector, lo que determinará la aparición de grano en la imagen.

Cuanto mayor sea la atenuación, menos fotones llegarán al sistema de imagen. Las zonas más brillantes de la imagen corresponden, por tanto, a tejidos con mayor atenuación o absorción. Esta condición recibe el nombre de opacidad. Las áreas más oscuras en la imagen se conocen como radiotransparentes y representan tejidos con menor atenuación/absorción. Dado que tanto la absorción por efecto fotoeléctrico como la atenuación por dispersión Compton contribuyen a la atenuación de un haz de rayos X, a modo de resumen cabe decir que la atenuación depende del número atómico (Z) del tejido, de su densidad física y del espesor del objeto. En la radiografía de proyección es posible diferenciar entre cinco opacidades: gas, grasa, tejido blando (igual que el agua), mineral (o hueso) y metal, donde el último tiene la máxima absorción/atenuación y produce un oscurecimiento mínimo de la película (**fig. 1.6**). Las opacidades relativas de diversas sustancias y tejidos determinarán la capacidad de la radiografía para discernir entre ellas. Por ejemplo, la sangre, el músculo y el hígado tendrán una opacidad casi idéntica, al igual que la mayoría de los órganos sólidos o llenos de líquido y las masas tisulares. El músculo cardiaco lleno de sangre aparecerá como un tejido blando opaco homogéneo con respecto a los pulmones ocupados por aire que se extienden a ambos lados.

Dado que cada punto de una imagen representa la atenuación de todos los tejidos atravesados por el haz de rayos X, la imagen de atenuación resultante refleja un compendio de la superposición de diferentes estructuras anatómicas. La localización de las estructuras individuales y sus alteraciones solo es posible con dos vistas ortogonales. Una única radiografía no podrá ubicar una lesión de manera precisa (**fig. 1.7**).

Tomografía computarizada

Al igual que una radiografía, una imagen de tomografía computarizada (TC) muestra diferencias en la atenuación de los rayos X por los tejidos corporales; sin embargo, es una imagen tomográfica, en la que no hay superposición de estructuras.

¿En qué se diferencian la TC y la radiografía?

Mientras que en la radiografía el tubo de rayos X es estático, en la TC gira 360° alrededor del objeto, lo que genera proyecciones desde todos los ángulos usando un haz de rayos X finamente colimado (1-10 mm).

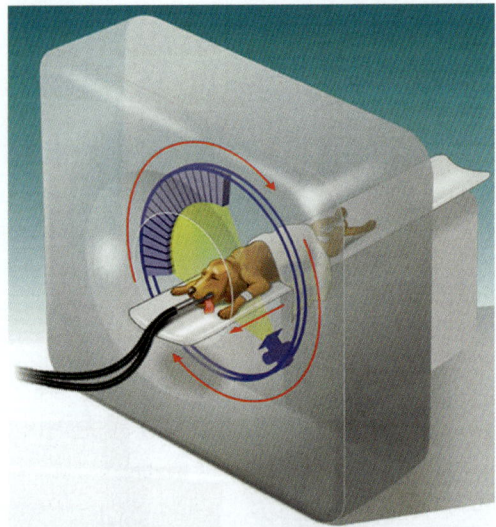

Fig. 1.8 En la TC, el tubo de rayos X gira 360° alrededor del paciente (flechas rojas), con lo que crea proyecciones desde todos los ángulos mediante el uso de un haz de rayos X finamente colimado (1-10 mm). Opuesto al tubo se sitúa un detector compuesto por cristales de centelleo para cuantificar la transmisión de rayos X a través de los tejidos. © Vetsuisse-Fakultäten Bern und Zürich.

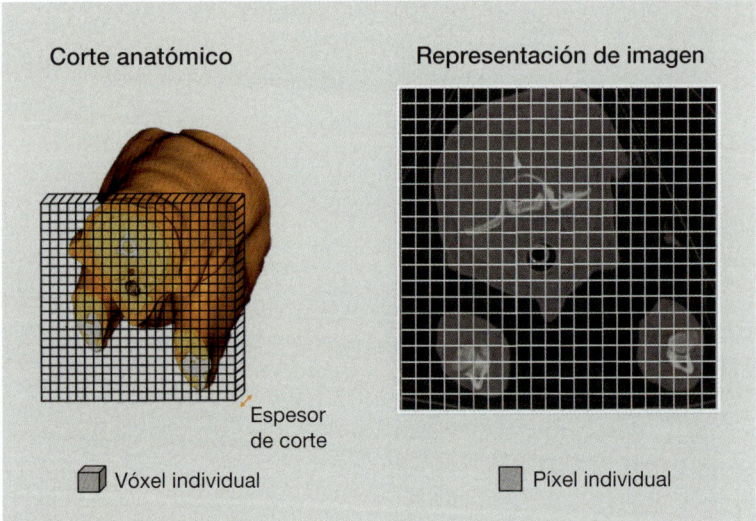

Corte anatómico   Representación de imagen

Espesor de corte

◻ Vóxel individual   ◻ Píxel individual

Fig. 1.9 Las imágenes se adquieren en forma de cortes con un cierto espesor de corte. A cada elemento de volumen (vóxel) del objeto se le asigna un valor de atenuación específico de rayos X en cada píxel de la imagen digital tomográfica resultante. © Vetsuisse-Fakultäten Bern und Zürich.

Por otra parte, los detectores del aparato de TC no producen una imagen: en el lado opuesto al tubo, un detector compuesto por cristales de centelleo cuantifica la transmisión de rayos X a través de los tejidos para cada una de estas proyecciones (**fig. 1.8**). Esto hace posible que un algoritmo informático sofisticado reconstruya geométricamente los datos para cada elemento de volumen (vóxel) del objeto y asigne un valor de atenuación específico de rayos X a cada píxel en la imagen tomográfica digital resultante (**fig. 1.9**).

¿Cómo funciona una TC?

En los modernos aparatos de TC, el tubo de rayos X y el detector están montados opuestos entre sí en un gantry giratorio. La matriz de detectores consiste en una serie de filas de elementos detectores alineados axialmente con el paciente. En la actualidad, los equipos cuentan normalmente con 16-320 filas de detectores y 800-1.000 elementos detectores en cada fila. Durante una adquisición de TC puede estar activa parte o la totalidad de las filas de detectores. Para explorar la anatomía requerida se coloca al paciente sobre una mesa y se le desplaza a través del gantry. Durante la exploración axial, el gantry realiza un giro alrededor del paciente estático mientras se adquieren los datos de proyección, seguido por un movimiento incremental de la mesa, lo cual se repite hasta que se obtiene la imagen completa de la anatomía deseada. Durante una exploración helicoidal, el aparato adquiere continuamente datos de proyección a medida que la mesa del paciente se mueve a través del gantry. La exploración helicoidal permite adquirir una exploración en volumen de forma mucho más rápida. Además, la exploración helicoidal hace posible la reconstrucción de imágenes axiales en intervalos solapados. El paso de exploración se define como el movimiento de la mesa durante una rotación del tubo dividida por la anchura nominal del haz de rayos X. Los intervalos típicos de pasos son de 0,7-1,4, aunque los modernos aparatos especializados permiten un paso de 0,1-3,2. Durante una exploración dinámica, el aparato adquiere continuamente datos de proyección en una posición fija de la mesa del paciente. Ello permite explorar la anatomía seleccionada del paciente, por ejemplo, el corazón, durante un único periodo.

¿Qué se ve en realidad en una imagen de TC?

La imagen de TC es un mapa bidimensional de atenuación de una sección transversal del paciente. El espesor de corte de la imagen corresponde al espesor del vóxel. La imagen de visualización típica en la TC está compuesta por 512 filas, cada una de 512 píxeles, para obtener una matriz cuadrada de 512 × 512 = 262.144 píxeles. Cada punto en el mapa se asigna a un coeficiente de atenuación lineal. Los valores de atenuación calculados dependen de las propiedades del tejido, en concreto su densidad de electrones, que está relacionada con el número atómico y la densidad física del tejido. El valor de atenuación no depende del grosor del objeto.

Para formar una imagen, los valores de atenuación se convierten en números TC. Los números TC se conocen también como Unidades Hounsfield (HU) en honor de *sir* Godfrey Hounsfield, quien recibió en 1979 el Premio Nobel por su trabajo en el campo de la TC: las HU se establecieron, por definición, en –1.000 para el aire y 0 para el agua. Todos los demás números TC están relacionados con el coeficiente de atenuación lineal del agua:

- Aire = –1.000 HU
- Pulmón = –500 HU
- Grasa = 120 a –60 HU
- Agua = 0 HU
- Músculo = +10 a +40 HU

- Sustancia blanca = +20 a +30 HU
- Sustancia gris = +37 a +45 HU
- Hígado = +40 a +60 HU
- Hueso esponjoso = +700 HU
- Hueso compacto = +1.000 HU

Los números TC se representan como valores de gris; por convenio, la escala de grises asigna números TC más elevados a los tonos de gris más claros, mientras que los números TC bajos se representan mediante tonos más oscuros (**fig. 1.10**). En un mundo ideal, la imagen mostraría un tono de gris para cada número TC. Sin embargo, una imagen con una profundidad de 8 bits contiene únicamente 256 tonos de gris. Como aspecto aún más limitador, el ojo humano puede diferenciar menos de 40 de estos tonos. Por tanto, se utiliza una escala de grises en la que se asigna un cierto intervalo de números TC a cada tono de gris.

La cantidad de números TC asignada a cada tono de gris se determina por la anchura de ventana. Al aumentar esta anchura se asignan más números TC a un tono de gris. En sentido contrario, una anchura de ventana estrecha implica menos números TC asignados a cierto nivel de gris. Por ejemplo, una anchura de ventana de 2.000 HU podría significar que la escala de grises está comprendida entre –1.000 HU y +1.000 HU, y una de 100 HU podría indicar que la escala de grises solo oscila entre 0 HU y +100 HU. Una anchura de ventana estrecha determina, por tanto, una transición mucho más rápida del negro al blanco. Todos los números TC por debajo de la ventana se muestran como negro, mientras que la totalidad de los números TC situados por encima se muestran como blanco. El nivel de ventana determina el número TC ubicado en la parte central de la ventana y se elige de acuerdo con la anatomía. Para la evaluación del pulmón, formado principalmente por gas (–1.000 HU), el nivel de ventana se fija aproximadamente en –500. Para la evaluación de los órganos abdominales, este nivel se fija en torno a 50 HU.

¿Qué se entiende por filtro, kernel o algoritmo?

El kernel de reconstrucción, también referido como "filtro" o "algoritmo", es un método matemático aplicado a los datos en bruto para mejorar la calidad de la imagen. Un kernel de convolución suave actúa como un algoritmo de paso bajo; suaviza los bordes y reduce el ruido de la imagen, mientras que un kernel

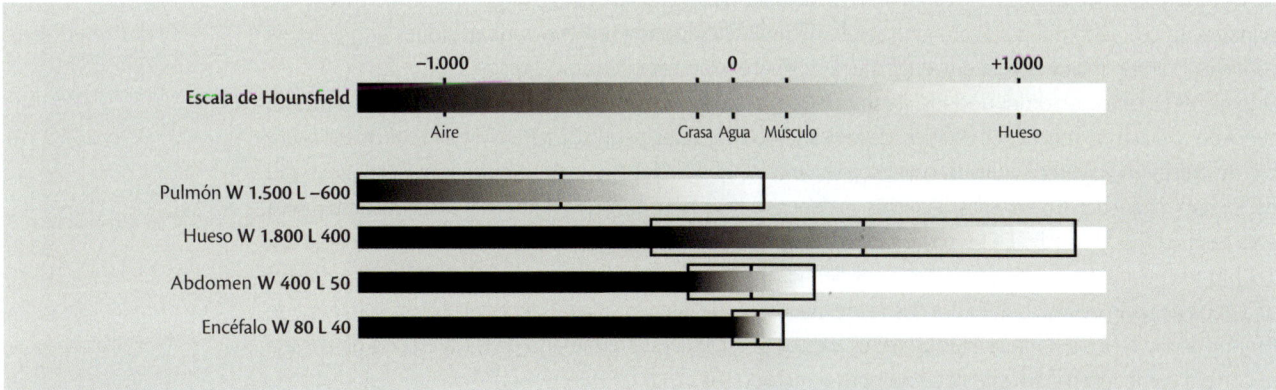

Fig. 1.10 Por definición, el número TC, también conocido como Unidad Hounsfield de aire, es igual a –1.000 para el aire, 0 para el agua y aproximadamente +1.000 para el hueso. La escala de grises asigna números TC más elevados a los tonos de gris más claros, mientras que los números TC menores están representados por tonos más oscuros. La cantidad de números TC asignados a cada nivel de gris está determinada por la anchura de ventana (W). Si se utiliza una anchura de ventana grande, se asignan más números TC a un tono de gris, mientras que, en una ventana estrecha, solo se asignan algunos números TC a un cierto nivel de gris. Una anchura de ventana estrecha da lugar, por tanto, a una transición más corta del negro al blanco. Todos los números TC inferiores a la ventana se muestran como negro, mientras que los situados por encima se muestran como blanco. El nivel de ventana (L) determina el número TC ubicado en la parte media de la ventana y se elige según la anatomía. Para la evaluación del pulmón, que está formado principalmente por gas (–1.000 HU), el nivel de ventana se fija en torno a –500. Para evaluar los órganos abdominales, el nivel se establece en aproximadamente 50 HU. © Vetsuisse-Fakultäten Bern und Zürich.

de convolución abrupto equivale a un filtro de paso alto y potencia los bordes, pero aumenta a la vez el ruido de la imagen. Los kernels de convolución abruptos se aplican a tejidos con un contraste de TC intrínsecamente elevado, como el hueso o el pulmón. En cambio, los blandos se aplican a tejidos con un contraste inherentemente menor, como el encéfalo o el hígado. Dado que la mayoría de las regiones anatómicas incluyen tejidos con contraste inherente alto y bajo, a menudo es conveniente crear al menos dos conjuntos de datos que utilicen al menos dos kernels de convolución diferentes (**fig. 1.11**). Aunque estos kernels pueden aplicarse a datos sin procesar de una adquisición, aumenta el número de imágenes que deben transmitirse, almacenarse y revisarse.

¿Qué ventajas tiene la TC en comparación con las radiografías?

La imagen de TC resultante ofrece dos ventajas importantes frente a la radiografía: en primer lugar, al crear una imagen tomográfica, se elimina la superposición de estructuras. Además, el haz de rayos X finamente colimado elimina la dispersión y aumenta la sensibilidad de la TC para detectar diferencias sutiles en la atenuación de los rayos X por al menos un factor de 10.

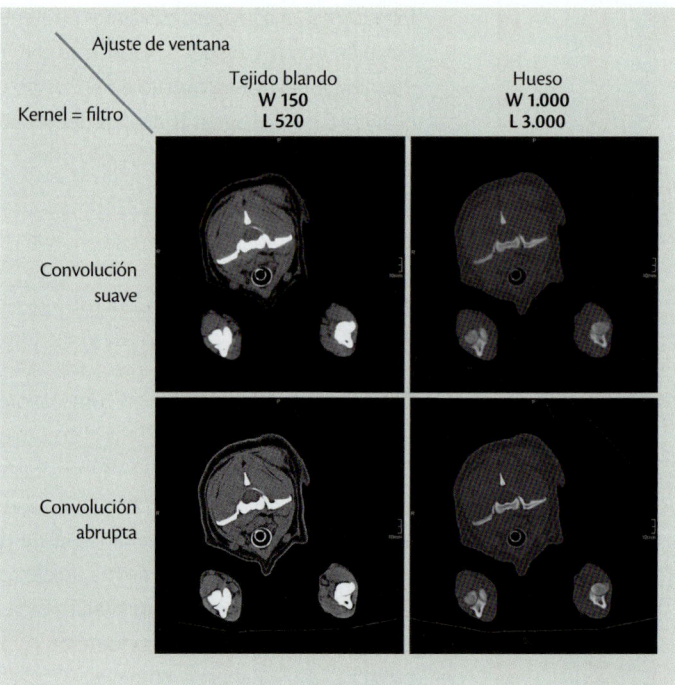

Fig. 1.11 Imágenes de TC, que incluyen el cuello y los dos codos de un perro mostrados en diferentes ajustes de ventana y kernel. Obsérvese la diferencia en la visibilidad y la nitidez de las estructuras de hueso y de tejido blando en los distintos ajustes. © Vetsuisse-Fakultäten Bern und Zürich.

Resonancia magnética

La resonancia magnética (RM) utiliza campos magnéticos y ondas electromagnéticas en el intervalo de frecuencia de las ondas de radio para visualizar tejidos corporales basándose en los protones de hidrógeno. Como la energía transmitida al organismo por las ondas de radiofrecuencia no provoca la ionización de tejidos, el método es no ionizante y se considera no invasivo.

¿Cuál es el concepto fundamental de la RM?

Los átomos con un número impar de protones, como el hidrógeno (1H), giran alrededor de su propio eje. Toda carga en rotación genera un pequeño campo magnético. Si dicha carga en movimiento se traslada hasta un campo magnético estático intenso (como un aparato de RM), se alinea a lo largo del campo magnético principal, ya sea de forma paralela o antiparalela. Un número ligeramente mayor de protones se orienta en paralelo al campo magnético, lo que origina una magnetización neta dentro del tejido.

Además de la alineación de los núcleos, el campo magnético externo provoca un movimiento de los protones alrededor del campo magnético estático, de forma semejante a una peonza. Este movimiento recibe el nombre de precesión y aparece a una frecuencia resonante ω, que es directamente proporcional a la intensidad del campo magnético B_0 (en teslas). Además, ω depende de la relación giromagnética γ, una constante única para cada átomo: $\omega_0 = \gamma B_0$. En los protones de hidrógeno, γ es igual a 42,56 MHz por tesla. En un aparato de 1,5 T, la frecuencia resonante de los protones de hidrógeno es, por consiguiente, de 63,84 MHz. Si se aplica una onda de radio de exactamente la misma frecuencia que la frecuencia resonante del protón, la energía de la onda de radio es transmitida a los protones, y estos se excitan. Este fenómeno de transferencia de energía se conoce como resonancia, que da su nombre al método (**fig. 1.12**).

¿Qué sucede después de la excitación?

Como un efecto de la excitación, un mayor número de protones cambian del estado paralelo al antiparalelo, que necesita un poco más de energía. Como resultado, el vector de magnetización se vuelve perpendicular al campo magnético estático en el llamado plano transversal. El ángulo alfa hacia el plano transversal depende de la intensidad y la duración del pulso de radiofrecuencia (RF). Si se alinean la misma cantidad de protones en paralelo y en antiparalelo, el ángulo es 90°. Al mismo tiempo, la energía transmitida por el pulso de RF permite que los protones excitados sincronicen su movimiento de precesión y sus campos magnéticos para apuntar en la misma dirección en un punto del tiempo. En este estado, se considera que están en fase, y se genera un vector de magnetización transversal. Este componente transversal del campo electromagnético en rotación induce una corriente que se puede medir (**fig. 1.12F**). Sin embargo, la magnetización transversal no es estable. Después de desactivar el pulso de RF, la precesión en fase decae, debido a las interacciones protón-protón. Este proceso de desfase recibe el nombre de relajación transversal y sigue una función exponencial con una constante de tiempo T2 (tiempo de relajación T2).

Durante el declive de la magnetización transversal, los espines se reorientan a lo largo del campo magnético principal del aparato de exploración. Este proceso de reorientación se denomina relajación longitudinal y vuelve a aparecer con una constante de tiempo T1 (tiempo de relajación T1). Los valores de T1 y T2 son específicos del tejido y permiten que la RM distinga entre los diferentes tipos de tejidos cuando se hace uso de secuencias de pulso de RM diseñadas a tal efecto.

¿Cuál es la señal en la reflexión de RM?

Para obtener información sobre las propiedades bioquímicas de un tejido se utilizan secuencias con diferentes parámetros: un parámetro importante es el tiempo de repetición, TR, entendido como el tiempo transcurrido entre dos excitaciones, es decir, dos pulsos de RF. Si el TR de una secuencia es largo, los protones del interior de todos los tejidos retornarán a su estado energético original (alineación paralela) antes de someterse a una nueva excitación. Este hecho se aplicará a tejidos homogéneos con un tiempo de relajación T1 largo. Entonces, las diferencias en el tiempo de relajación T1 no se tendrán en cuenta. Ahora bien, si el TR es corto, la señal se verá muy influida por el tiempo de relajación T1 del tejido. Otro parámetro de interés que influye en la señal es el tiempo de eco, TE, que se define como el intervalo de tiempo que transcurre entre la excitación y la grabación de la señal. Si el TE de una secuencia es largo, la señal será más intensa para los tejidos, en los que los protones de hidrógeno permanecen en fase durante un periodo más prolongado, como el agua pura, mientras

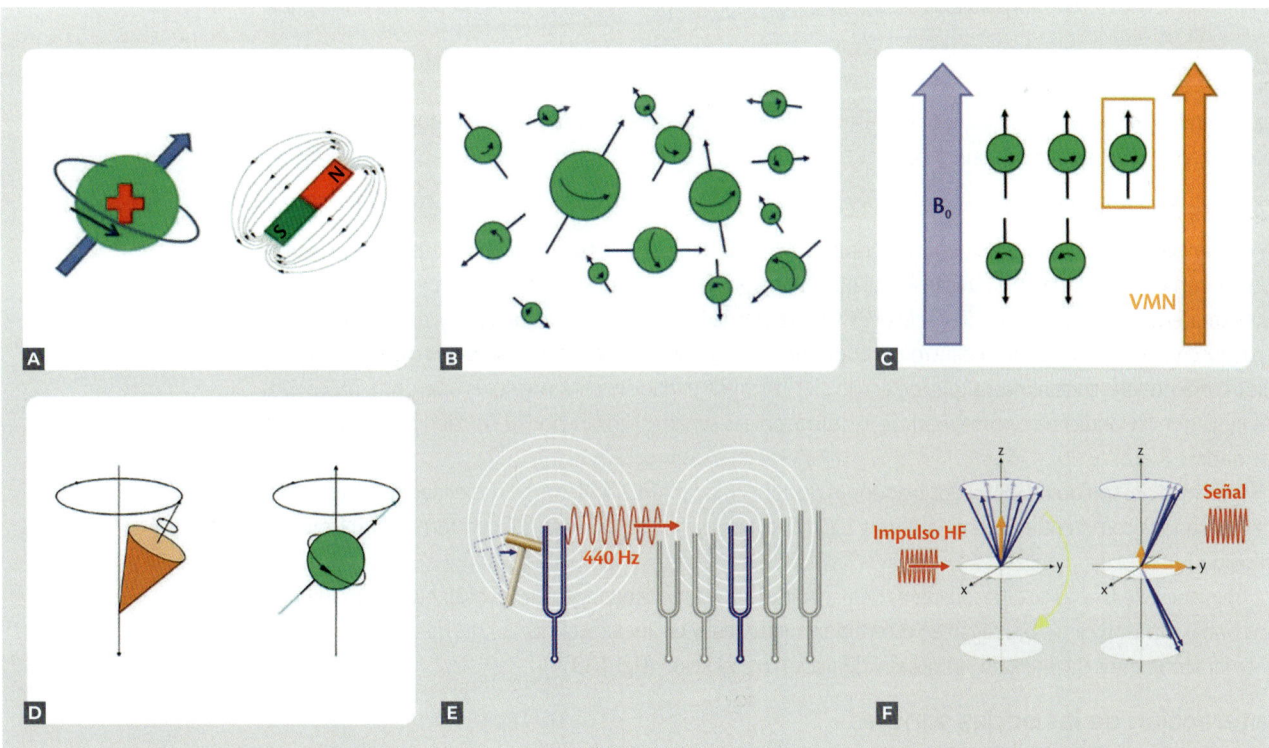

Fig. 1.12 Fenómeno de resonancia en la RM. (**A**) Una partícula con carga positiva, como un protón, gira alrededor de su propio eje. La carga en movimiento induce un pequeño campo magnético. (**B**) Distribución aleatoria de protones en el tejido. (**C**) En un campo magnético externo B_0, los protones se alinean a lo largo del campo magnético principal, ya sea en paralelo o en antiparalelo. Un pequeño exceso de protones se alinea en paralelo para crear un vector magnético neto (VMN) en la dirección del campo magnético principal. (**D**) En el campo magnético externo similar a una peonza, los protones giran alrededor del campo magnético estático. Este movimiento se llama precesión y tiene lugar a una frecuencia de precesión específica. (**E, F**) De forma comparable a un diapasón, los protones absorben energía de un pulso de radiofrecuencia externo que tiene la misma frecuencia que la frecuencia resonante. © Vetsuisse-Fakultäten Bern und Zürich.

que una mezcla de agua y proteínas dará lugar a un desfase más rápido que llevará a una menor intensidad de la señal. Los tiempos TE y TR pueden ser escogidos por el operador y permiten diferentes potenciaciones de secuencias: una hacia la magnetización longitudinal (secuencia potenciada en T1) u otra hacia la magnetización transversal (potenciación T2). Basándose en la señal de tejidos en imágenes ponderadas en T1 y en T2, pueden obtenerse conclusiones acerca de las propiedades bioquímicas del tejido. Por tanto, es preciso adquirir distintas secuencias del área de interés y se evaluarán de forma simultánea.

Existen otras secuencias que se centran en determinadas propiedades como las perturbaciones de la homogeneidad del campo magnético debidas, por ejemplo, a sustancias metálicas como la secuencia de eco de gradiente T2*. Dicha secuencia puede utilizarse para detectar hemorragias. Las secuencias potenciadas en difusión se centran en la difusividad de los protones de hidrógeno dentro del tejido (imágenes potenciadas en difusión).

Un aparato de RM contiene un imán primario que produce un campo magnético estático muy intenso (B_0). Un aparato de 1,5 T (1 T = 10.000 G) tiene, por ejemplo, una intensidad de campo que es 30.000 veces mayor que el campo magnético de la Tierra. Aparte del imán principal, se usan bobinas adicionales que se sitúan dentro del imán: las bobinas de compensación se utilizan para conformar el campo magnético y aumentar su homogeneidad. Las bobinas de gradiente cambian temporalmente el campo magnético en cualquier dirección para la localización espacial de la señal registrada. Las bobinas envían pulsos de radiofrecuencia al sujeto para la excitación, y las bobinas receptoras actúan a modo de antena para medir el flujo de corriente generado por la magnetización transversal. Al aplicar gradientes de campo magnético a lo largo de las dimensiones espaciales en la parte superior del campo magnético estático, la información de cada corte se acumula en el llamado espacio k dimensional. El análisis de Fourier transforma los datos del espacio k en una imagen con píxeles de distintos valores de gris.

Aunque en la actualidad la RM clínica se basa en la excitación de protones de hidrógeno, en teoría todos los núcleos con un número impar de protones son excitables magnéticamente, como el sodio (11 Na), el fósforo (15 P) o el flúor (19 F). Los protones de hidrógeno están especialmente bien adaptados a la RM, ya que son abundantes en los tejidos corporales; el agua es la mayor fuente de protones del organismo, seguida por la grasa.

Ecografía

La ecografía (Eco) es una técnica que ofrece imágenes tomográficas en tiempo real en la que se registran los ecos de retorno de pulsos de sonido de frecuencia ultraalta.

Ondas sonoras

A diferencia de las modalidades descritas anteriormente, la ecografía se basa en ondas acústicas, que constituyen un tipo de ondas mecánicas en las que la energía se transmite por compresión y descompresión de la materia. Por tanto, las ondas acústicas solo se propagan en un medio material y no transmiten su energía en el vacío. Se generan dentro del transductor, que contiene un cristal piezoeléctrico. Si se aplica una corriente eléctrica al cristal piezoeléctrico, el cristal se expande, para producir una onda mecánica. Al igual que las ondas electromagnéticas, las ultrasónicas se caracterizan por su frecuencia y su longitud de onda: $f = c/\lambda$.

La velocidad del sonido en los tejidos blandos es de aproximadamente 1.540 m/s. En la ecografía diagnóstica, de frecuencias comprendidas en el intervalo 2-20 MHz, la longitud de onda se sitúa en torno a 1-0,1 mm en el tejido.

La frecuencia de las ondas ultrasónicas es demasiado alta para ser detectada por un oído humano.

Las ondas ultrasónicas se propagan en el sentido longitudinal y en línea recta dentro del medio hasta experimentar fenómenos de reflexión, refracción, difracción o absorción (**fig. 1.13**).

Interacción de las ondas sonoras

▌ **Reflexión** La reflexión tiene lugar principalmente en la interfaz entre dos medios con distinta impedancia acústica. La impedancia acústica Z del tejido describe la resistencia a la propagación del sonido y depende de la densidad ρ (rho) de un medio y de la velocidad de la onda sonora c en el medio correspondiente: $Z = \rho c$.

Si una onda ultrasónica incide en una interfaz entre dos medios con diferente impedancia acústica, parte de la onda se refleja y vuelve al transductor en forma de eco; la otra parte penetra más adentro en el tejido.

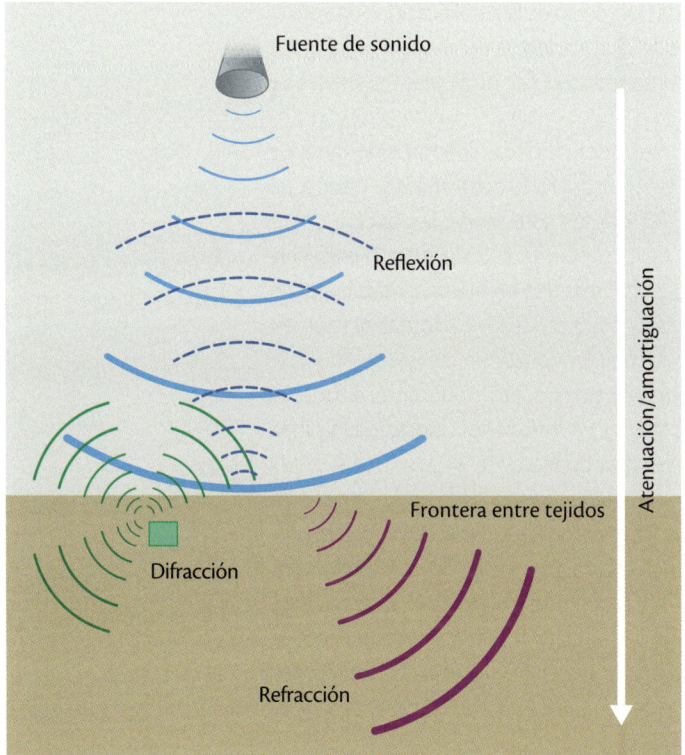

Fuente de sonido

Reflexión

Atenuación/amortiguación

Frontera entre tejidos

Difracción

Refracción

Fig. 1.13 Interacciones principales de las ondas sonoras con la materia: las ondas ultrasónicas se propagan longitudinalmente y en línea recta en un medio hasta que son reflejadas, refractadas, difractadas o absorbidas. Todas las interacciones producen una atenuación (amortiguación) del pulso original. Solo las ondas ultrasónicas que se reflejan de nuevo hacia la sonda ecográfica actúan como un eco y contribuyen a la imagen resultante. © Vetsuisse-Fakultäten Bern und Zürich.

La magnitud de la reflexión (eco) depende de la diferencia de impedancia acústica entre los dos medios. Cuanto mayor es la diferencia entre ambos medios, más intensa es la reflexión de las ondas de ultrasonidos y más brillante la imagen. Por ejemplo, una interfaz de músculo-grasa solo produce en torno al 1 % de reflexión de las ondas ultrasónicas, mientras que, en una interfaz músculo-aire, la reflexión es casi total. Este hecho explica por qué el transductor debe acoplarse a las superficies por medio de un gel o agua: para evitar la reflexión por el aire.

■ **Refracción** Según las propiedades de los tejidos, las ondas ultrasónicas se propagan con ligeras diferencias en la velocidad del sonido. Cuando una onda ultrasónica pasa de un tejido a otro, la frecuencia de la onda se mantiene constante mientras cambia la longitud de onda. Como consecuencia, tiene lugar un cambio en la dirección de propagación de la onda, lo que se denomina refracción. El ángulo de refracción está determinado por el cambio en la velocidad del sonido y depende del ángulo de incidencia. Si el ángulo de incidencia con respecto a la superficie límite es exactamente igual a 90° y la velocidad del sonido en los dos medios coincide, la refracción no tiene lugar.

■ **Difracción** Los tejidos con diferencias marcadas en la impedancia con los tejidos circundantes actúan a modo de obstáculos e impiden que las ondas sonoras se propaguen en línea recta. Como consecuencia, las ondas sonoras se difractan. El hecho de que estas sean difractadas o reflejadas por obstáculos depende de su longitud de onda. Debido a lo complicado de la interferencia de las ondas, que no se explicará aquí con mayor detalle, la difracción tiene lugar cuando la longitud de onda es mayor que el obstáculo en sí mismo, o mayor que un orificio en un obstáculo. La magnitud de la difracción aumenta al hacerlo las longitudes de onda.

■ **Dispersión** Toda interacción que conduzca a una dirección oblicua de la propagación de las ondas ultrasónicas se considera una dispersión. Tanto la reflexión como la difracción contribuyen a esta dispersión. La dispersión especular se produce cuando la estructura es mucho mayor que la longitud de onda ultrasónica, con la consiguiente reflexión. La dispersión difusa aparece cuando la estructura es mucho menor que la longitud de la onda de los ultrasonidos, y la onda incidente se dispersa por igual en todas direcciones. Por su parte, la dispersión difractiva se produce si el tamaño de la estructura es menor o aproximadamente igual a la longitud de onda, y la cantidad de energía dispersada difiere para las distintas direcciones de dispersión. La imagen ecográfica de un órgano con su ecotextura específica es, en realidad, resultado de la dispersión que regresa al transductor en forma de ecos.

Absorción

Si las partículas de un tejido son suficientemente pequeñas, se moverán como una sola entidad y propagarán la energía de la onda sonora. Cuando existen moléculas grandes, la vibración se vuelve caótica sin una propagación adecuada, y con transformación de energía en calor.

Cada una de estas interacciones produce una atenuación (amortiguación) del pulso original. Solo las ondas ultrasónicas reflejadas de nuevo hacia la sonda ecográfica generan un eco y contribuyen a la imagen resultante. La atenuación depende de la frecuencia de las ondas ultrasónicas: atenuación [dB] = profundidad [cm] × frecuencia [MHz]. Al aumentar la frecuencia, también lo hace la atenuación y, con ello, disminuye la penetración en el tejido. En los tejidos blandos existe una relación casi lineal entre la frecuencia de la onda ultrasónica y la atenuación (dB/cm). Como regla práctica, la pérdida es de 0,5 dB por cm y por MHz (0,5 dB/cm/MHz).

La atenuación o sus pérdidas pueden compensarse en cierta medida por medio de la amplificación controlada por el tiempo o dependiente de la profundidad (CGT = compensación de ganancia de tiempo). Las amplitudes de ecos de las fronteras entre tejidos situados cerca del transductor se reducen; por otra parte, las señales de reflectores más distantes se amplifican progresivamente.

El transductor, con su cristal piezoeléctrico, no solo actúa como transmisor de ondas sonoras, sino también como un sensor para recibir los ecos. La distancia del reflector a los transductores ecográficos se calcula de acuerdo con la velocidad del sonido en los tejidos blandos de 1.540 m/s. De este modo, la posición de un eco de retorno se calcula en función de la velocidad del sonido y del tiempo transcurrido entre el envío y la recepción. En su caso, se acumula una línea por cada cristal, y todas las líneas dan lugar a una imagen en dos dimensiones. Esta imagen representa un corte, y al mover el transductor y proceder a una exploración en distintos planos se obtiene una evaluación completa de la anatomía tridimensional.

Una de las ventajas de la ecografía es que las imágenes se adquieren en tiempo real y, por tanto, es posible observar movimientos como, por ejemplo, el peristaltismo intestinal y las contracciones cardiacas. Una línea de imagen puede observarse con el tiempo en modo de movimiento (modo M).

Si las ondas de ultrasonido inciden sobre un reflector en movimiento, la frecuencia de la onda ultrasónica cambia. Cuando el reflector se aleja del transductor y en la misma dirección que la onda acústica, la frecuencia disminuye; si se acerca hacia la onda sonora, la frecuencia se incrementa. Esta variación de la frecuencia, conocida como fenómeno Doppler, es detectada por el transductor y se muestra en la imagen en función de si el cambio de la frecuencia es positivo o negativo. La señal Doppler permite que la sangre en movimiento se muestre en colores en las imágenes en modo B, habitualmente en azul la sangre que se aleja del transductor y en rojo la que se acerca a él. Si la onda sonora incide sobre el reflector en un ángulo de 90°, no se producirá ningún cambio de frecuencia, y no se registrará ninguna señal Doppler.

Protección frente a radiaciones en la imagen diagnóstica veterinaria

Las modalidades que pueden provocar la ionización de los tejidos biológicos, se consideran nocivas para el paciente y para el personal expuesto. En la medicina veterinaria, la exposición de los pacientes, los animales, no está regulada, y se presupone que cualquier perjuicio está compensado por la información diagnóstica adquirida. Sin embargo, como veterinarios no debemos dañar a nuestros pacientes e, igual de importante, hemos de proteger a todo el personal que interviene en la adquisición de las imágenes.

¿Qué son la ionización y la radiación ionizante?

El proceso en el cual un electrón recibe energía suficiente para escapar de un átomo se denomina ionización. Este proceso da lugar a la formación de dos partículas cargadas: la molécula, con una carga positiva neta, y el electrón libre, con carga negativa. En cada ionización se libera energía que es absorbida por el material que rodea al átomo ionizado. De hecho, la energía de una ionización es más que suficiente para romper el enlace químico entre dos átomos de carbono. Los rayos X tienen frecuencias muy altas (en el rango de cien mil millones de hercios) y longitudes de onda muy cortas (1 mil millonésima de metro). Por tanto, los rayos X, que están en el extremo superior del espectro electromagnético, se consideran radiación ionizante (**fig. 1.1**).

¿Cómo daña los tejidos biológicos la radiación ionizante?

Cuando una radiación ionizante incide sobre tejidos biológicos se producen efectos físicos, químicos y biológicos en la célula. Se establece una distinción entre dos efectos de radiación en las células: un efecto directo, es decir, radiación ionizante que daña directamente el ADN, y el efecto indirecto, el que produce la radiación en el agua. Como las células están formadas principalmente por agua, la reacción más importante es la radiólisis del agua que deriva en la formación de radicales libres y peróxidos (H_2O_2). En lo relativo a la radiografía en medicina, tiene interés casi exclusivamente el efecto indirecto. Los radicales resultantes pueden reaccionar con las biomoléculas (proteínas, membranas, ADN) y, con ello, dañar las estructuras y la función de las células.

El daño puede producirse en las células somáticas, pero también en las germinales, con lo que es posible que se transmita a la descendencia.

¿Qué relación existe entre la dosis y el efecto?

Existen dos efectos de la dosis de radiación absorbida: uno determinista y otro estocástico. En cuanto a los efectos deterministas, se distingue una dosis umbral por debajo de la cual no se producen cambios patológicos. En lo relativo a los efectos deterministas, la gravedad del daño aumenta con la dosis una vez superado el umbral. Algunos ejemplos son el síndrome de radiación, eritema cutáneo, edema o cataratas. En la radiología diagnóstica, tales efectos no deberían ocurrir nunca, aunque podrían suceder, en potencia, después de 20 o más exploraciones de TC o de intervenciones fluoroscópicas extensas.

En el diagnóstico por imagen, el efecto estocástico es de mayor importancia (estocástico = aleatorio, según las leyes de la probabilidad). Aunque los efectos estocásticos pueden aparecer a cualquier dosis y no hay ningún umbral, la probabilidad de efectos estocásticos aumenta con la dosis. Lo anterior implica que el perjuicio puede producirse incluso con una dosis de radiación reducida y no es posible descartar un riesgo ni siquiera para las dosis más pequeñas. Entre los efectos estocásticos se incluye la inducción de cáncer si se ven afectadas las células corporales. Cuando las afectadas son las células germinales, el daño genético puede transmitirse a los descendientes. Debido a su largo periodo de latencia, este efecto se conoce también como daño diferido. La mayoría de los tumores sólidos humanos aparecen después de un periodo de latencia medio de unos 25 años. Las leucemias, por su parte, pueden manifestarse apenas unos años después de la irradiación. Su periodo de latencia medio es de 5-8 años, y su incidencia recupera los niveles entre la población normal en torno a 20 años después de la exposición. Sin embargo, en la incidencia del cáncer influyen tantos factores que no es posible (por ahora) distinguir su inducción por la radiación ionizante o por otras causas. Como toda dosis, por pequeña que sea, tiene un efecto biológico, la Comisión Internacional de Protección Radiológica (ICRP, por sus siglas en inglés) utiliza los siguientes principios para todas las situaciones de exposición controlables: justificación, limitación y optimización.

▌ **Justificación** No se permite el uso innecesario de radiación, lo que significa que las ventajas de la exposición deben superar a los inconvenientes. Si no cabe esperar un beneficio de un estudio, no se realizará. Además, cuando sea factible y la utilidad diagnóstica resulte similar, se recurrirá a pruebas de imagen no ionizantes. Cuando no pueda evitarse la exposición a radiaciones, se adoptarán precauciones para garantizar que la exposición alcanza una calidad diagnóstica, con la menor exposición posible del personal a las radiaciones y sin causar daño al paciente.

▌ **Limitación** Toda persona debe estar protegida frente a riesgos demasiado elevados, por medio de la aplicación de los límites de dosis de radiación individuales establecidos por las leyes de cada país. Para calcular el riesgo de cáncer o el daño tardío en general es preciso tener en cuenta la efectividad del tipo de radiación y la sensibilidad de los tejidos en lo relativo a la inducción de cáncer. Por este motivo, la dosis absorbida en grays (Gy; 1 Gy corresponde a la absorción de 1 julio/kg) se multiplica por un factor de ponderación específico de la radiación WR y se proporciona como una dosis equivalente H en sieverts (Sv). El factor de ponderación para los rayos X es 1; por tanto, la dosis absorbida es igual a la dosis equivalente en radiografía y TC. La sensibilidad de los diversos órganos se establece multiplicando la dosis equivalente por el factor de ponderación específico del órgano WT para producir la dosis efectiva E (en Sv). Si los rayos X se aplican, por ejemplo, exclusivamente al pulmón, la dosis absorbida se multiplica por WR = 1 y por un factor específico del tejido para el pulmón, WT = 0,12. Los factores de ponderación de todos los órganos suman hasta 1, que corresponde a la irradiación de todo el cuerpo. Si se aplica una dosis de radiación de fotones de rayos X a todo el cuerpo, la dosis absorbida D en Gy es igual a la dosis efectiva en Sv. La dosis efectiva permite el cálculo directo del riesgo de cáncer, que se basa en estudios epidemiológicos tomados de la experiencia (víctimas de las bombas atómicas de Hiroshima y Nagasaki). Calculado para toda la vida, se supone un factor de riesgo del 5 % por Sv para la población total, si bien existen incertidumbres acerca de la exactitud, y aún queda lejos de la precisión de las medidas físicas o de cantidades determinables con precisión por medios físicos. Sin embargo, no se dispone de datos sobre la inducción de mutaciones en el intervalo de dosis por debajo de 0,1 Sv. En el ser humano, pese a los extensos estudios, hasta la fecha no se ha constatado un aumento estadísticamente significativo en la tasa de mutaciones debido a la exposición diagnóstica y laboral. Para valorar el riesgo genético en los descendientes de la radiación ionizante es necesario, por tanto, referirse a los datos de los estudios con animales (especialmente, en ratones). En el caso de cambios en las células germinales, básicamente no es posible distinguir entre mutaciones espontáneas o inducidas por radiación. Solo los análisis estadísticos permiten extraer conclusiones sobre el riesgo de las radiaciones.

▌ **Optimización** Este proceso está pensado para su aplicación en aquellas situaciones que se han considerado justificadas. Significa que "la probabilidad de incurrir en exposiciones, el número de personas expuestas y la magnitud de sus dosis individuales" deben mantenerse lo más bajas que sea razonablemente alcanzable (en inglés, *"As Low As Reasonably Achievable"*, conocido como el principio ALARA). El principio tiene en cuenta los factores médicos, económicos y sociales e implica que debe alcanzarse la mejor calidad de la imagen con la menor de las dosis posibles.

Exposición del personal

¿Recuerda el efecto Compton como una interacción de los rayos X con la materia? Este efecto es el responsable de la radiación dispersa, que es la principal fuente de exposición para el personal. Una gran parte de la misma tiene su origen en el propio paciente. Para mantener la exposición del personal lo más baja posible deben aplicarse los siguientes principios de protección frente a las radiaciones:

▌ **Blindaje** Todo el personal presente en la sala de rayos X durante una exploración llevará ropa de protección o se colocará en un lugar situado por detrás de barreras protectoras. Sin embargo, la ropa especial no aporta una protección suficiente frente a la radiación del haz primario y tan solo está pensada para proteger frente a la radiación dispersa.

▌ **Colimación** Cuanto menor sea el campo de exposición, menos radiación dispersa surgirá del cuerpo del animal. Así se reduce la exposición global para el personal dentro de la sala. Además, se reduce el riesgo de que las manos del operador queden expuestas en el campo de la radiación primaria. Deben adoptarse precauciones para que el campo de exposición sea lo menor posible (como medida de radioprotección) pero con el tamaño suficiente para que permita realizar el diagnóstico.

▌ **Mantener la distancia** Al aumentar la distancia, disminuye la dosis. Para conseguirlo, bastará un acto tan sencillo como dar un paso atrás para alejarse del paciente, si es factible.

Control de calidad de la imagen

La valoración de la calidad de la imagen en medicina es subjetiva en muchos sentidos, y una calidad alta de la misma no equivale necesariamente a una calidad diagnóstica. En general, los factores que influyen en la calidad de la imagen son la resolución espacial, la resolución de contraste, la borrosidad y la relación señal-ruido.

Resolución espacial

Se llama resolución espacial a la capacidad del sistema de imagen de distinguir entre objetos de alto contraste con estrecha separación entre sí, como los dos conjuntos de líneas mostrados anteriormente (en pares de líneas/mm). En todas las imágenes digitales está determinada principalmente por el tamaño de píxel y la matriz (número de píxeles por longitud del borde). Cuanto menor es el tamaño de los píxeles (o mayor la matriz con un campo visual constante), mejor será la resolución espacial.

Resolución de contraste

En radiología, la resolución de contraste se refiere a la capacidad de un sistema de imagen de distinguir entre los diferentes tonos de gris, con independencia de que se deban a diferencias en la atenuación, la absorción o la reflexión de los fotones de rayos X o las ondas ultrasónicas o a la transmisión de energía de radiofrecuencia en RM.

La resolución de contraste intrínseca de una imagen digital viene dada por el número de valores de píxeles posibles y se define como el número de bits por valor de píxel: un sistema de 8 bits puede mostrar $2^8 = 256$ valores de gris, frente al sistema de 12 bits, que muestra $2^{12} = 4.096$ valores de gris. Un sistema con un número bajo de valores de gris se considera de alto contraste. Sin embargo, si el sistema de 12 bits puede diferenciar claramente dos valores de gris muy cercanos, el sistema tendrá una alta resolución de contraste. Una imagen con un número elevado de valores de gris posee un gran intervalo dinámico.

La relación señal-ruido (RSR) y la relación contraste-ruido (RCR) no son completamente independientes entre sí: cada punto de una imagen debe superar un cierto umbral de percepción para ser reconocido. El umbral de percepción depende de la calidad del objeto, es decir, su tamaño, contraste y borrosidad. El tamaño y el contraste se influyen mutuamente. Con alto contraste son visibles aún detalles muy pequeños (p. ej., osteomas pulmonares con opacidad mineral), mientras que estructuras más grandes con bajo contraste pueden quedar por debajo del umbral de percepción (p. ej., pequeñas metástasis pulmonares que tienen opacidad de tejidos blandos).

Borrosidad

Borrosidad significa que un punto de un objeto no se representa verdaderamente como un punto, sino como un círculo más o menos grande, no claramente definido. La borrosidad o la nitidez de una imagen están relacionadas estrechamente con la resolución espacial. En las imágenes médicas existen tres causas principales de borrosidad: la borrosidad geométrica (radiografía), la borrosidad por movimiento y la borrosidad intrínseca relacionada con el sistema de imagen (borrosidad del detector).

▌ **Borrosidad geométrica**   Idealmente, un tubo de rayos X produce rayos X desde una fuente puntual. Pero en realidad, el punto focal tiene dos dimensiones y los rayos X que proceden de toda el área de este círculo. Como resultado, los bordes de un objeto se difuminan en la imagen por la denominada penumbra (del latín, "casi sombra"). Cuanto mayor es la distancia objeto-película (DOP), más extensa es la zona de penumbra. Por tanto, la borrosidad geométrica depende del tamaño del punto focal. Para reducir al mínimo la borrosidad geométrica se requiere el menor valor posible de DOP con la máxima distancia foco-objeto (DFO) que pueda obtenerse y un tamaño reducido del punto focal (**fig. 1.14**). Los efectos de la DOP en la borrosidad geométrica pueden mostrarse proyectando con la mano una sombra en la pared: a medida que aumenta la distancia entre la mano y la pared, se difuminan cada vez más los contornos de la sombra.

▌ **Borrosidad de movimiento**   Todo movimiento voluntario e involuntario del paciente o del sistema de registro durante la adquisición de una imagen produce borrosidad de movimiento. Por ejemplo, los de los órganos como el corazón y los pulmones y del tubo digestivo se consideran movimientos involuntarios del paciente. La borrosidad de movimiento puede reducirse acortando el tiempo de exposición. En la medicina veterinaria, la sedación y la anestesia de un paciente sirven como medida para reducir la borrosidad de movimientos voluntarios y se recomiendan especialmente en imágenes del esqueleto. Se permite así una colocación correcta y se reduce la exposición a radiación en el personal.

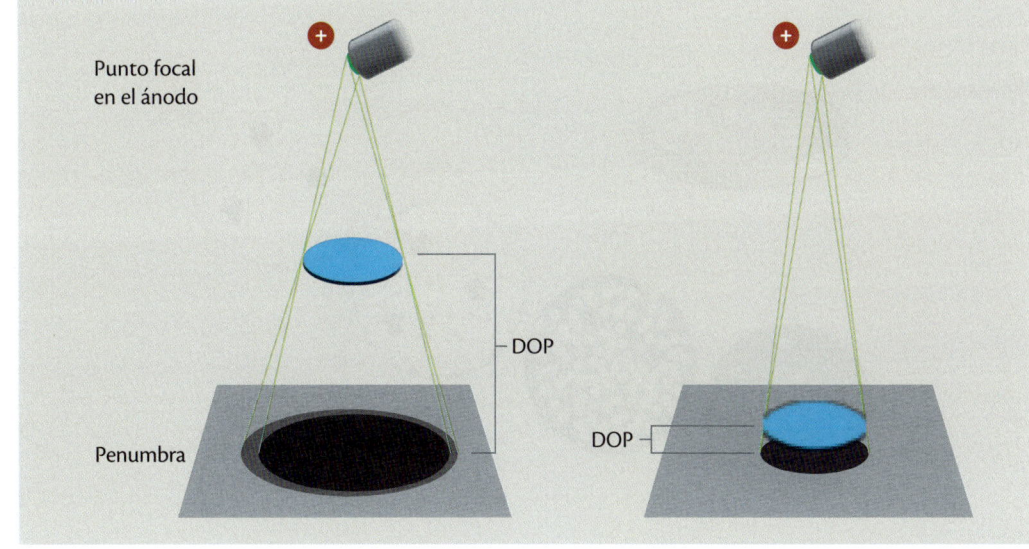

Fig. 1.14 Se produce una borrosidad geométrica debido a la extensión bidimensional del punto focal, que lleva a que los márgenes de los objetos sean difusos, en la llamada penumbra. La minimización de la borrosidad geométrica se consigue con el mínimo valor posible de la distancia objeto-película (DOP) y la mayor distancia foco-objeto que se pueda alcanzar. © Vetsuisse-Fakultäten Bern und Zürich.

Punto focal en el ánodo

DOP

Penumbra

DOP

▌ **Relación señal-ruido** La RSR compara el valor de la señal deseada con el del ruido de fondo. Las señales de ruido no tienen nada que ver con el objeto cuya imagen se obtiene y, a menudo, no se puede reducir de manera activa en una imagen. Cuanto más intensa es la señal, menos importante se vuelve el ruido. Considerando que la señal corresponde a los fotones de rayos X que inciden en el sistema del receptor de imagen, con una dosis de exposición baja, el ruido es especialmente prominente. Al aumentar la dosis, la señal se incrementa debido al mayor número de fotones que inciden en el sistema receptor y, por tanto, la RSR aumenta. La RSR puede ilustrarse mediante una caja que contiene una serie de pequeños objetos: solo después de que un cierto número de fotones llegan a la caja empiezan a apreciarse los contornos de los objetos. Cuantos más fotones inciden en la caja, más claro se apreciará el contorno (alta RSR) (**fig. 1.15**).

En lo que respecta a las imágenes digitales, la señal está relacionada con el tamaño píxel/vóxel: cuanto mayor es el píxel, más señal puede recogerse por unidad de tiempo. A modo de ilustración, pueden imaginarse dos cajas, una pequeña y otra grande: a la caja grande llegará un mayor número de fotones que incidirán sobre la misma, en comparación con la caja pequeña (píxel menor). Este hecho explica la influencia mutua que existe entre la resolución espacial y la RSR: al reducirse el píxel, aumenta la resolución espacial, pero la señal disminuye si se recoge en un intervalo de tiempo fijo.

En cuanto a la radiografía, la dispersión es una fuente importante de ruido. Mientras la dispersión Compton contribuye a la diferencia en la atenuación entre tejidos, también reduce el contraste entre diferentes tejidos. La cantidad de dispersión Compton aumenta al incrementar el espesor del objeto, el tamaño del haz y el voltaje del tubo. Para reducir la dispersión, el campo de exposición debe colimarse al menor tamaño posible. Se recomienda utilizar una rejilla antidispersión para objetos de más de 10 cm de grosor. Debe tenerse en cuenta que el empleo de una rejilla exige un aumento en la exposición, con lo que se incrementa la radiación que puede recibir el personal.

Artefactos

En las imágenes médicas se aprecian varios artefactos que no aparecen en las imágenes naturales. En términos generales, estos artefactos pueden clasificarse en relativos al aparato y relacionados con el paciente. Los primeros están asociados con la tecnología del sistema de imagen.

En la radiografía son comunes los artefactos debidos al movimiento de los pacientes. En la TC, son frecuentes los artefactos que están relacionados con la intensa atenuación de algunos objetos, que se traduce en un endurecimiento del haz y en la aparición de rayas. En la RM, la ausencia de homogeneidad del campo B_0 es responsable de muchos artefactos, mientras que, en la ecografía, los reflectores intensos o la reflexión por la presencia de gas son causa de artefactos. Estos artefactos pueden ser útiles para caracterizar los tejidos. Para ampliar los detalles, se recomienda acudir a los libros de texto sobre las diferentes modalidades.

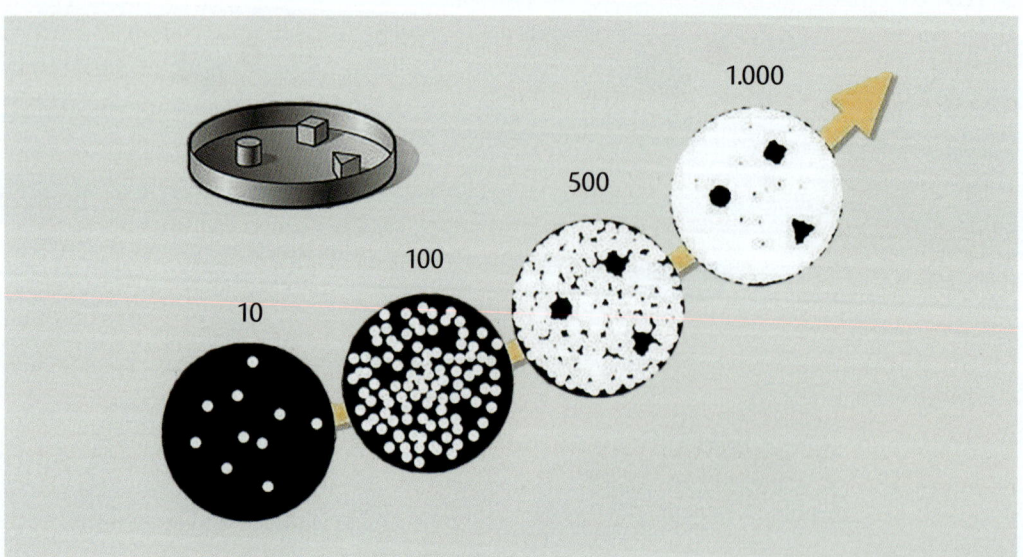

Fig. 1.15 Relación señal-ruido ilustrada por una caja que contiene pequeños objetos: solo después de que llegue a la caja un cierto número de fotones, empiezan a ser visibles los contornos de los objetos. Cuanto mayor sea el número de fotones que inciden sobre la caja, más claros serán los contornos (alta RSR). © Vetsuisse-Fakultäten Bern und Zürich.

Interpretación de la imagen y dificultades

Calidad diagnóstica

Antes de proceder a la interpretación de un estudio de imagen debe valorarse la calidad diagnóstica:

▌ ¿En el estudio aparecen representadas todas las estructuras anatómicas que se quieren examinar?

▌ ¿Hay alguna limitación técnica? ¿Es correcta la colocación del paciente? ¿En la interpretación podrían influir condiciones subóptimas de posición, como la oblicuidad o la rotación?

▌ ¿Aparecen artefactos?

▌ ¿El estudio es completo? ¿Permite responder a la pregunta clínica?

▌ En caso de exploraciones de seguimiento: ¿se tomaron las imágenes en las mismas condiciones que en el estudio previo para garantizar que pueden compararse entre sí?

En conclusión, existe una diferencia entre la calidad de las imágenes, es decir, lo "buenas" que parecen, y la información que muestran, es decir, la medida en que es posible establecer un diagnóstico a partir de las mismas. Si bien es necesario un cierto grado de calidad de la imagen para obtener un diagnóstico, a menudo es posible establecerlo pese a la existencia de ruido, artefactos y problemas de baja resolución. Como se indicó anteriormente, es preciso realizar los estudios tomando en consideración el equilibrio entre calidad de la imagen y la posibilidad de infligir daños en el paciente/personal.

Interpretación de la imagen

Básicamente, en el análisis de las imágenes intervienen dos procesos: la inspección visual y la interpretación.

▌ **Condiciones de visualización** Por convenio, las proyecciones radiográficas se visualizan, con el observador mirando al paciente, colocando el lado derecho de este último a mano izquierda del observador. La cara craneal o rostral del paciente se sitúa en la parte izquierda de la pantalla. Si se miran las vistas laterales de las extremidades, la cara dorsal/craneal se proyecta en el lado izquierdo, al igual que la cara lateral en las vistas dorsopalmar/dorsoplantar y craneocaudal, respectivamente
Se recomienda leer las radiografías en condiciones en que sea posible concentrarse para centrarse en la imagen y en la interpretación. Para ver todas las partes y las características importantes de una imagen se necesitan condiciones óptimas de visualización. En general, se recomienda que la iluminación ambiental se asemeje al brillo de la pantalla, que se establece en torno a 20-40 lux.

▌ **Detección de anomalías** La primera tarea en el análisis de una imagen es la detección de una anomalía. Esta detección tiene una importancia primordial, ya que todas las etapas siguientes dependen de la eficacia de la detección. Para detectar un hallazgo potencialmente significativo se requiere conocer la anatomía normal. Se recomienda un enfoque sistemático para limitar la posibilidad de pasar por alto posibles alteraciones. El tipo de abordaje sistemático adquiere una importancia menor, y las imágenes pueden leerse "línea a línea", de forma "centrípeta o centrífuga" (del exterior al interior, o a la inversa) o centrándose en cada órgano. Especialmente en imágenes tomográficas, la identificación de anomalías parece mayor cuando se recorre la serie mirando una cierta región o un sistema orgánico, en vez de explorar cada corte completo uno a uno.

▌ **Descripción de hallazgos radiológicos** La siguiente etapa consiste en caracterizar una lesión como un tipo específico; entre las características diagnósticas de una lesión se incluyen la posición, el tamaño, la forma, la delineación de los bordes y, según la modalidad, la opacidad (radiografías), la atenuación (TC), la intensidad de la señal (RM) o la ecogenicidad (ecografía). Además, el patrón de distribución, ya sea focal, multifocal o difuso y asimétrico o simétrico bilateral, así como la presencia de un efecto de masa o de una pérdida de volumen, la asociación con órganos u otras alteraciones permiten caracterizar lesiones y hacer diagnósticos más específicos.

▌ **Diagnóstico radiológico** Una caracterización minuciosa permite alcanzar un diagnóstico radiológico, teniendo en cuenta todos los hallazgos. Por ejemplo, después de describir una lesión ósea por su localización, las reacciones periósticas, el tipo de lisis y la zona de transición, se podría concluir el diagnóstico de una lesión ósea o agresiva monostótica, de acuerdo con sus características.

▌ Interpretación La última fase consiste en proporcionar una lista útil de diagnósticos diferenciales; útil en el sentido de que no contenga una relación de todos los diagnósticos diferenciales posibles, sino que se establezcan prioridades en los mismos a partir de la semiótica, la historia y los hallazgos clínicos del paciente, así como en la propia experiencia y en la valoración subjetiva. Esta lista de diagnósticos diferenciales servirá supuestamente para orientar los siguientes pasos diagnósticos o para establecer el pronóstico y las opciones terapéuticas.

Dificultades en la interpretación de la imagen

En todas las etapas mencionadas existe un riesgo de error. Es preciso conocer los tipos de errores posibles como ayuda para prevenirlos.

▌ Error de búsqueda Este tipo de error tiene lugar cuando el observador no se fija en la lesión en ningún momento, y esta pasa desapercibida; véase también el párrafo sobre detección de anomalías.

▌ Error de reconocimiento Se produce un error de reconocimiento cuando el observador se fija en el objetivo, pero durante un periodo menor que el tiempo de respuesta, umbral necesario para reconocer la lesión, lo que llevará a un fallo en la identificación del hallazgo como anómalo. El umbral para la detección de una lesión depende de la modalidad de imagen y está comprendido entre 500 a 1.000 ms. Los errores de búsqueda y de reconocimiento se consideran de tipo perceptivo.

▌ Error de toma de decisiones Los errores de toma de decisiones aparecen cuando se ha identificado y fijado una lesión durante más de un segundo, pero el observador no da la significación apropiada a dicha lesión, por ejemplo, al interpretarla como un artefacto o cuando se diagnostica como patológica una variante anatómica.

Bibliografía

1. McKean SC, Ross JJ, Dressler DD, Brotman DJ, Ginsberg JS (editors). Principles and Practice of Hospital Medicine. New York, McGraw-Hill, 2012.
2. Bushberg JT, Seibert JA, Leidholdt EM, Boon JM (editors). The Essential Physics of Medical Imaging 3rd edition. Philadelphia, Wolters Kluwer, 2012.
3. Curry TS, Dowdey JE, Murry RC (editors). Christensen's Physics of Diagnostic Radiology 4th edition. Lea & Febiger, 1990.
4. Jacobson FL, McKean SC. Introduction to radiology. In McKean SC, Ross JJ, Dressler DD, Brotman DJ, Ginsberg JS (editors). Principles and Practice of Hospital Medicine. New York, McGraw-Hill, 2012.
5. Romans LE. Physics and instrumentation. In Romans LE (editor). Computed Tomography for Technologists. Philadelphia, Wolters Kluwer, 2019, p 8.
6. Schofield R, King L, Tayal U, Castellano I, Stirrup J, Pontana F, et al. Image reconstruction: Part 1 - Understanding filtered back projection, noise and image acquisition. *J Cardiovasc Comput Tomogr* 14:219-225, 2020.
7. Shannoun F, Blettner M, Schmidberger H, Zeeb H. Radiation protection in diagnostic radiology. *Dtsch Arztebl Int* 105:41-46, 2008.
8. Agency IAE. Radiation protection and safety in veterinary medicine. 1400 Vienna, Austria: Vienna International Centre, 2021.
9. Degnan AJ, Ghobadi EH, Hardy P, Krupinski E, Scali EP, Stratchko L, et al. Perceptual and interpretive error in diagnostic radiology - Causes and potential solutions. *Acad Radiol* 26:833-845, 2019.
10. Itri JN, Tappouni RR, McEachern RO, Pesch AJ, Patel SH. Fundamentals of diagnostic error in imaging. *Radiographics* 38:1845-1865, 2018.
11. Lee CS, Nagy PG, Weaver SJ, Newman-Toker DE. Cognitive and system factors contributing to diagnostic errors in radiology. *AJR Am J Roentgenol* 201:611-617, 2013.

CAPÍTULO **2**

Huesos y articulaciones normales

John Graham y Massimo Vignoli

PUNTOS CLAVE

■ El contenido mineral del hueso convierte a esta estructura en ideal para la evaluación radiográfica.

■ Para valorar la mayoría de las estructuras óseas se necesitan como mínimo dos proyecciones ortogonales.

■ La mineralización incompleta en los pacientes jóvenes puede enmascarar las lesiones y supone un reto para la interpretación.

■ Las radiografías de la extremidad contralateral o de un sujeto control ayudan a distinguir una variante anatómica normal de una patológica.

■ La remodelación radiográfica por una lesión puede necesitar de 3 a 5 días para hacerse evidente en los pacientes jóvenes y más de 10 días en pacientes maduros.

Radiografía del esqueleto

En muchos sentidos, el hueso es la estructura ideal para su evaluación radiológica, y la primera imagen de radiografía que se obtuvo correspondió a una mano humana. El contenido mineral del hueso garantiza un buen contraste radiográfico con los tejidos blandos que lo rodean y muestra la estructura interna. Las radiografías constituyen una opción diagnóstica de primera línea para evaluar a pacientes con dolencias y traumatismos del esqueleto y con manifestaciones esqueléticas de una enfermedad sistémica. Para la mayoría de las partes del cuerpo se requieren dos proyecciones ortogonales, por ejemplo, radiografías mediolateral y craneocaudal. A veces se necesitan imágenes oblicuas para valorar articulaciones complejas como el carpo y el tarso. Las radiografías de huesos largos deben incluir las articulaciones proximal y distal de las que forman parte (**fig. 2.1**). Las de las articulaciones se han de centrar en la propia articulación e incluirán los huesos largos adyacentes (**figs. 2.2** y **2.3**). Salvo que exista una contraindicación clínica, en la mayoría de los pacientes se recomienda sedación o anestesia como ayuda para obtener una posición diagnóstica correcta. Para distinguir entre una variante anatómica normal y una lesión patológica en pacientes inmaduros puede ser muy útil obtener radiografías de la extremidad contralateral, de un miembro sano de la misma camada o de un gato o perro normal de igual raza y una edad comparable. Es importante recordar que el hueso es una estructura viva y dinámica, sujeta a una remodelación continua por la acción de los osteoblastos y los osteoclastos. Este hecho resulta más evidente en pacientes jóvenes cuando una agresión al hueso pueda dar lugar a cambios visibles radiológicamente en un lapso de 3 a 5 días. En pacientes maduros, los cambios en la remodelación pueden necesitar de 10 a 14 días para hacerse visibles en las radiografías. Se recomienda al lector que adquiera un atlas de la anatomía radiográfica normal como ayuda para la interpretación.

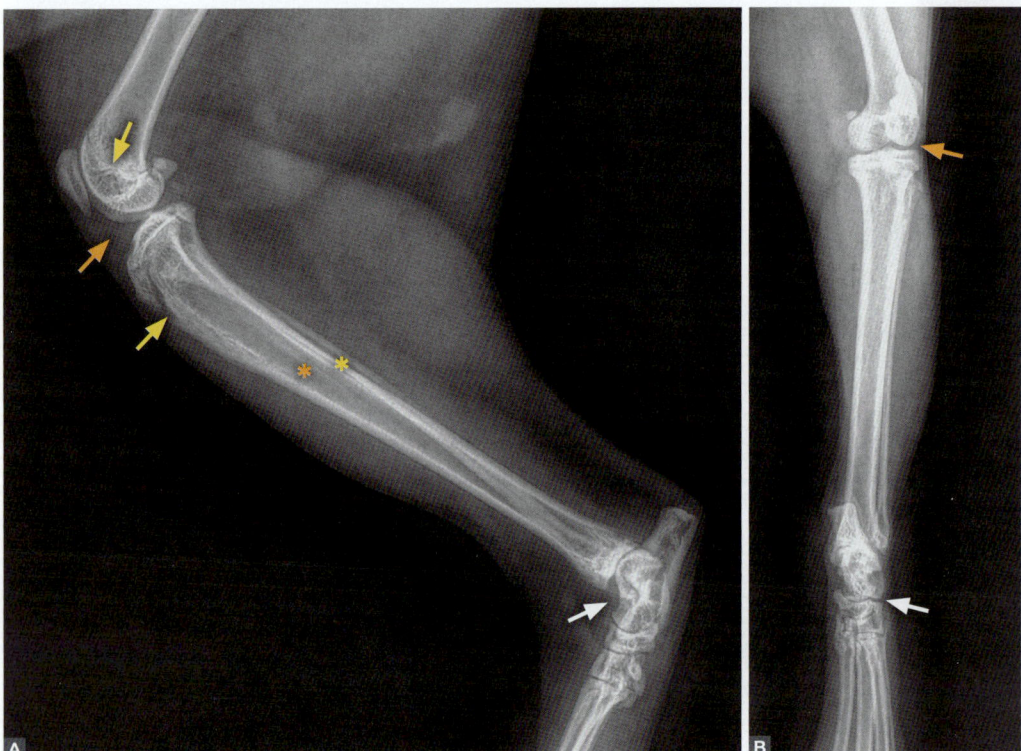

Fig. 2.1 Estudio radiográfico normal de la extremidad posterior derecha de una gata británica de pelo corto de 14 meses castrada. Las radiografías de los huesos largos deben incluir las articulaciones proximal y distal, en este caso, la rodilla (flechas naranjas) y el tarso (flechas blancas). Las placas de crecimiento del fémur distal y la tuberosidad de la tibia presentan un cierre incompleto (flechas amarillas). Las diáfisis tibial (asterisco naranja) y peronea (asterisco amarillo) son normales.

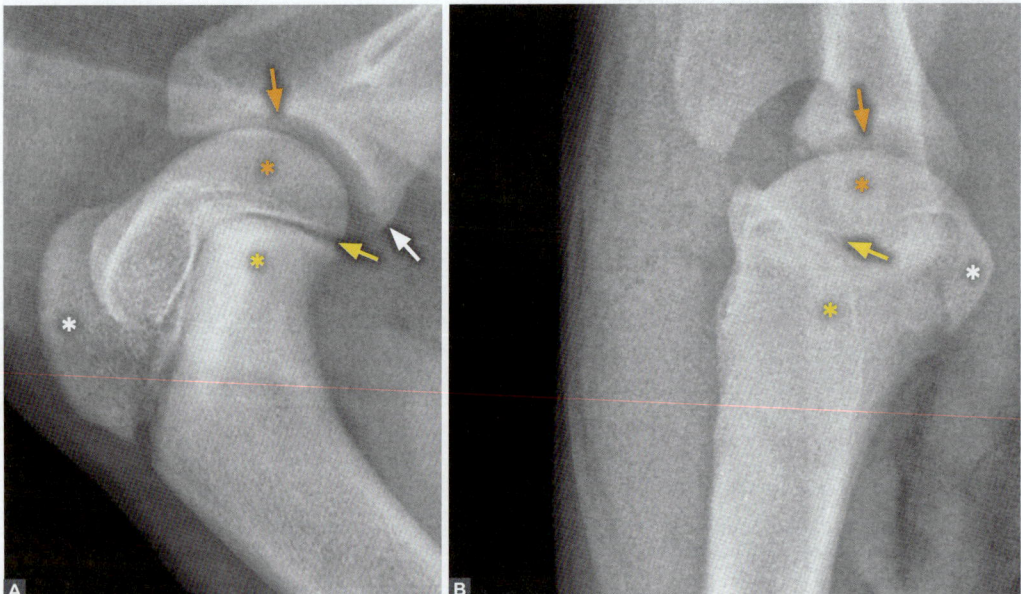

Fig. 2.2 Proyecciones mediolateral y caudocraneal de un hombro normal de una perra de raza mestiza de 5 meses. Las radiografías muestran la cavidad glenoidea (flechas naranjas), la cabeza del húmero o epífisis proximal (asteriscos naranjas), la fisis (flechas amarillas) y la metáfisis proximal (asteriscos amarillos). Existe una osificación incompleta en el margen caudal de la cavidad glenoidea (flecha blanca). El margen craneoproximal del tubérculo mayor del húmero está mal definido por la osificación incompleta (asteriscos blancos).

La ecografía del esqueleto se utiliza para valorar la enfermedad esquelética. Los ultrasonidos se reflejan en la superficie del hueso y permiten valorar los márgenes óseos en busca de proliferación o lisis. La ecografía es útil sobre todo en la evaluación de los tejidos blandos del sistema musculoesquelético, como tendones, ligamentos, músculos, cápsulas articulares y derrames o cartílago articular (**figs. 2.4** y **2.5**).

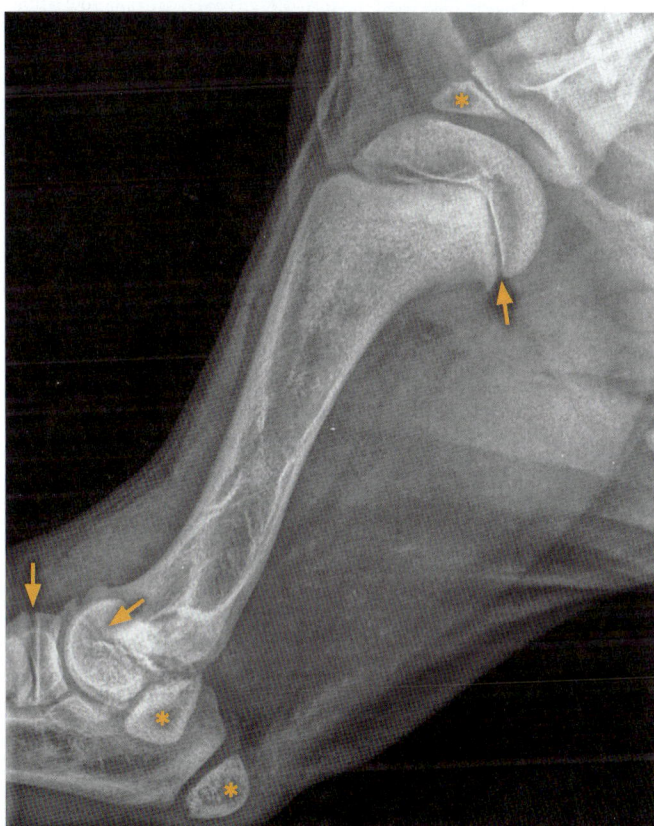

Fig. 2.3 Radiografía mediolateral del húmero de un mastiff de 4 meses con una historia de cojera intermitente. La radiografía es normal y muestra rasgos propios de un esqueleto juvenil con mineralización incompleta. Se aprecian placas de crecimiento abiertas en el húmero proximal, el húmero distal y el radio proximal (flechas). Hay centros de osificación en el tubérculo supraglenoideo, el epicóndilo medial del húmero y el olécranon (asteriscos), que aparecen separados de los huesos adyacentes por una placa de crecimiento radiotransparente. La epífisis humeral proximal está completamente mineralizada, aunque no se aprecia mineralización del tubérculo mayor del húmero proximal.

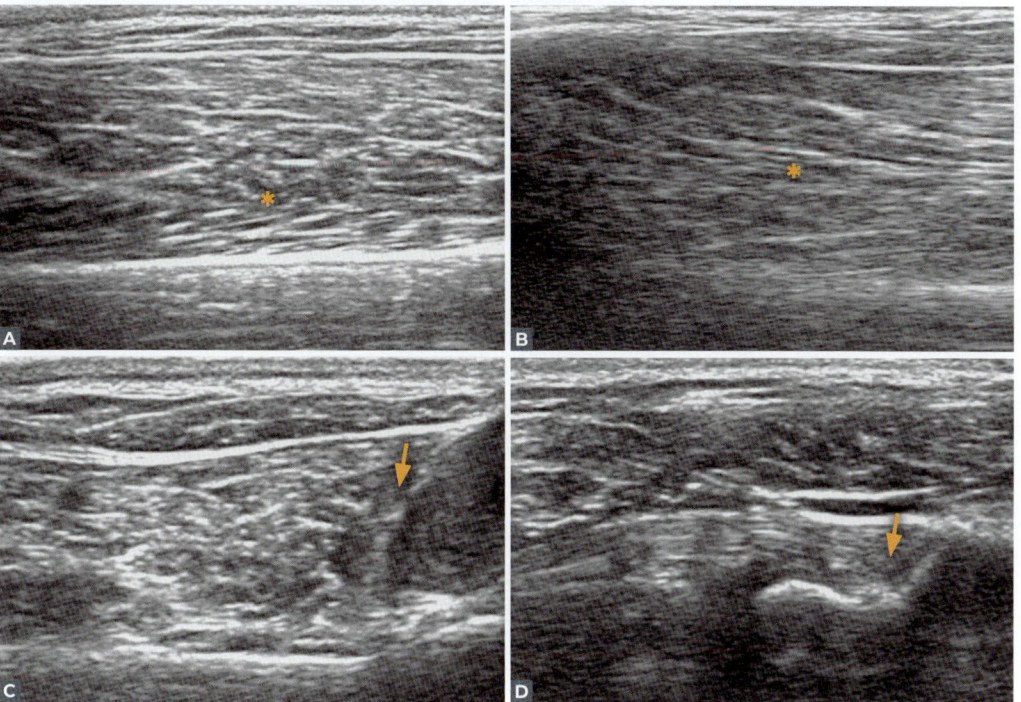

Fig. 2.4 Perra castrada de raza mestiza de 5 años. Las imágenes muestran un músculo supraespinoso normal (asterisco) (**A**) y su tendón en la inserción en el tubérculo mayor (asterisco) del húmero (**B**). Músculo infraespinoso normal (**C**) (flecha) y su tendón (**D**) en el punto de inserción en el tubérculo mayor (flecha), justo distal al punto más proximal.

Fig. 2.5 Ecografía de la articulación del hombro de un perro. La imagen muestra el tendón del bíceps del origen (flechas naranjas) en la apófisis supraglenoidea de la escápula (asterisco). Se observa una pequeña cantidad de fluido en la profundidad del tendón en la cápsula articular y la vaina tendinosa (flechas blancas).

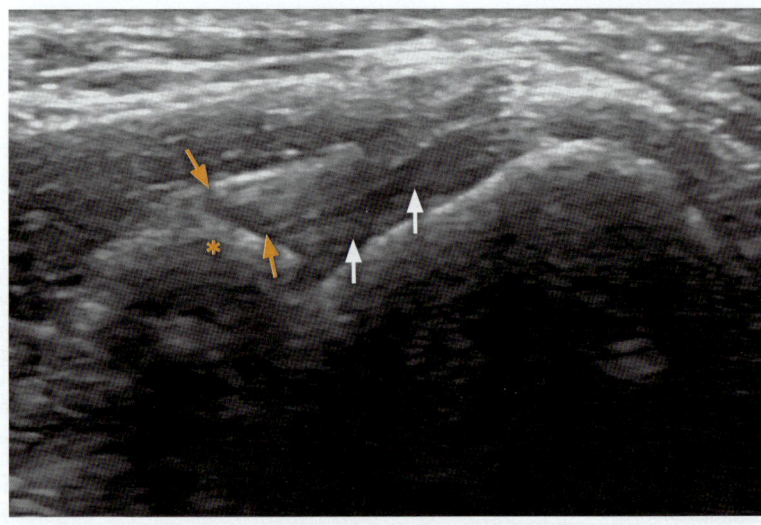

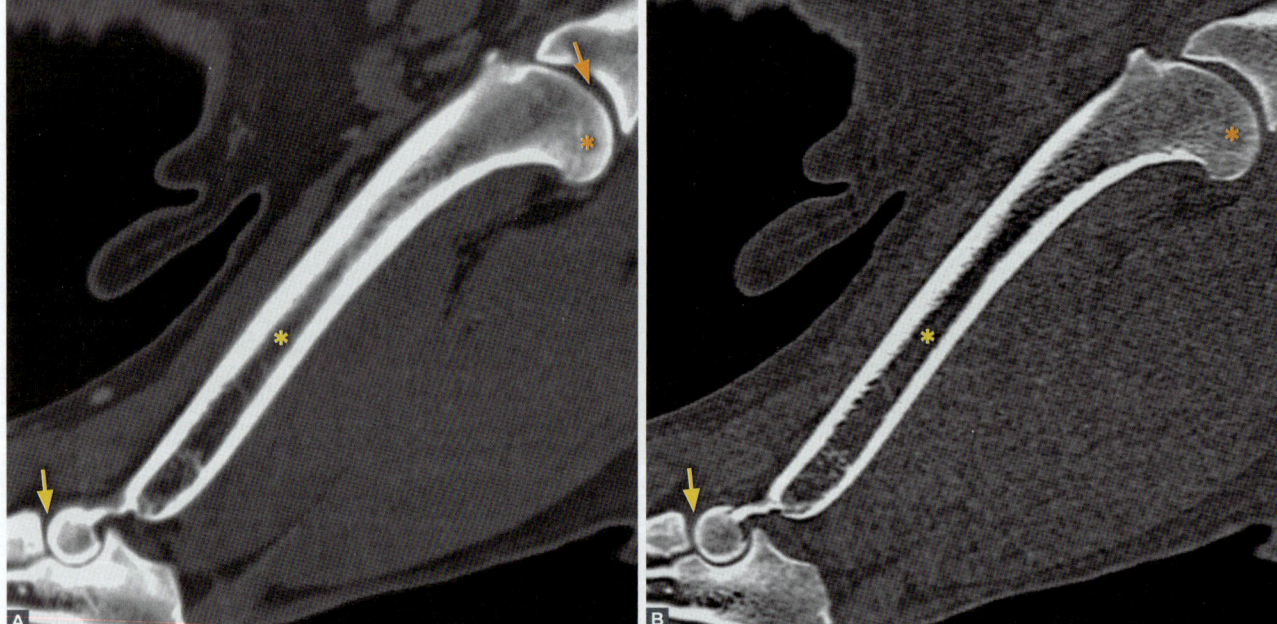

Fig. 2.6 Reconstrucción en el plano sagital de tomografía computarizada de un húmero normal en ventana de tejidos blandos (**A**) y ventana de hueso (**B**) de una hembra de samoyedo castrada de tres años. Se muestra la articulación del hombro (flecha naranja), las articulaciones del codo (flechas amarillas), las epífisis (asteriscos naranjas) y las diáfisis (asteriscos amarillos). Obsérvese la presencia de hueso trabecular en forma de panal en las epífisis y las metáfisis.

La tomografía computarizada (TC), que utiliza rayos X, está extraordinariamente bien adaptada para obtener imágenes de los huesos, con un mejor contraste que las radiografías y capacidad para conseguir imágenes detalladas de la estructura ósea interna. Las imágenes adquiridas en cortes finos pueden posprocesarse en reconstrucciones multiplanares (MPR) para destacar estructuras concretas (**figs. 2.6-2.9**). La RM está ligeramente peor adaptada para obtener imágenes de afecciones óseas, ya que depende del contenido de agua del tejido, que en el hueso normal es limitado. La RM es la modalidad de imagen de elección para evaluar los tejidos blandos asociados a los huesos, especialmente los intraarticulares, debido a su excelente resolución de contraste y a su capacidad para adquirir imágenes en cualquier plano (**fig. 2.10**).

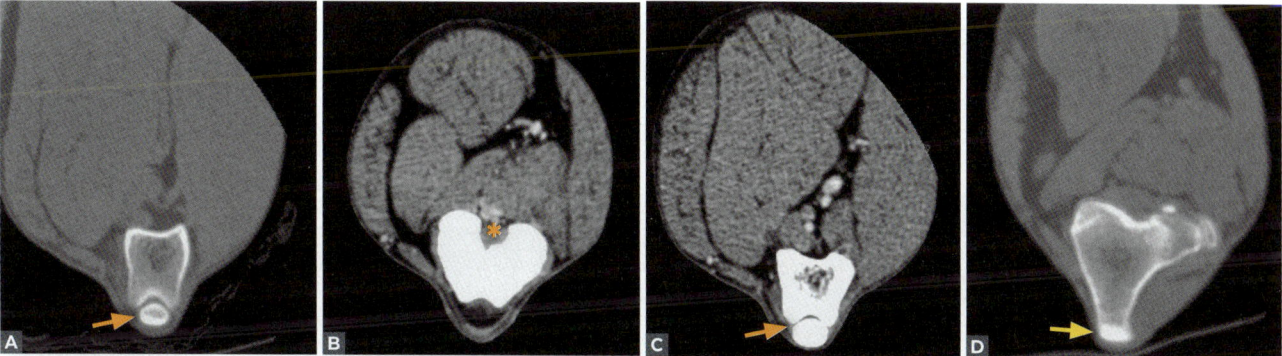

Fig. 2.7 Imágenes de tomografía computarizada de una rodilla normal de un macho adulto de raza dóberman. Ventanas de hueso (**A**) y de tejidos blandos (**B**) a la altura de la tróclea femoral y la rótula (flecha y asterisco naranjas). En posición distal (**C**) puede apreciarse la fosa intercondílea con el origen de los ligamentos cruzados (flecha naranja). En (**D**) se ilustra la cresta tibial, el punto de inserción del tendón rotuliano (cuádriceps) (flecha amarilla).

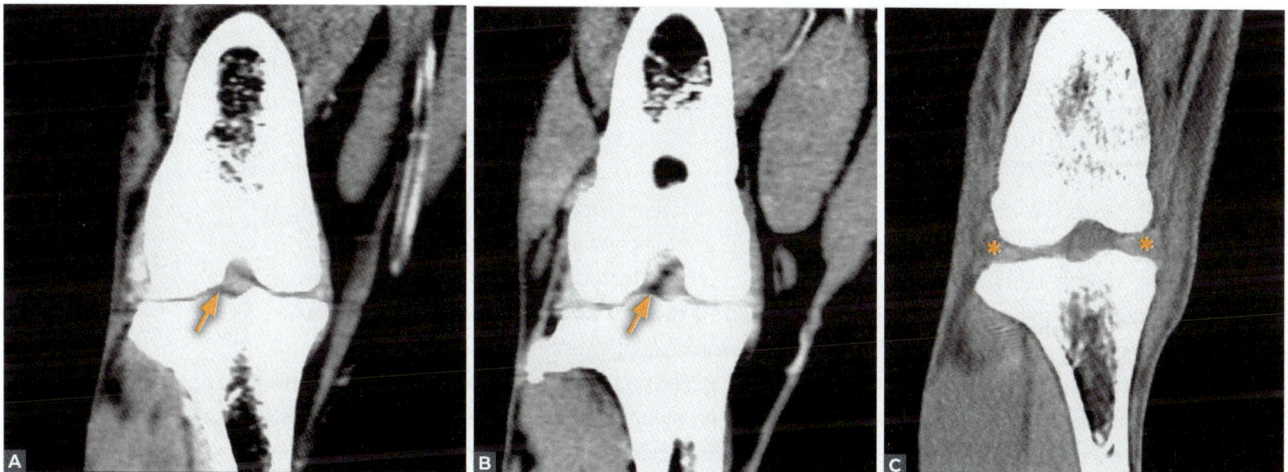

Fig. 2.8 Reconstrucciones dorsales multiplanares de la rodilla del mismo perro de la figura 2.7 en ventana de tejidos blandos. Pueden apreciarse claramente los ligamentos cruzados craneal (**A**) y caudal (**B**) (flechas), así como los meniscos (**C**) (asteriscos).

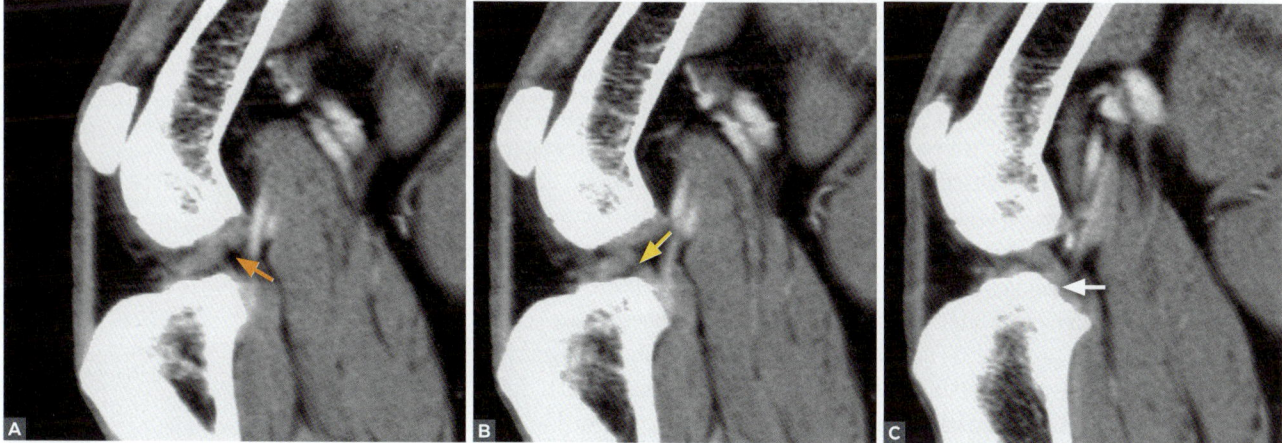

Fig. 2.9 El mismo perro de la figura 2.7 en una reconstrucción sagital en ventana de tejidos blandos. Se observan claramente (**A**) el ligamento cruzado craneal (flecha naranja), (**B**) el cruce (flecha amarilla) de los ligamentos y (**C**) el ligamento cruzado caudal (flecha blanca).

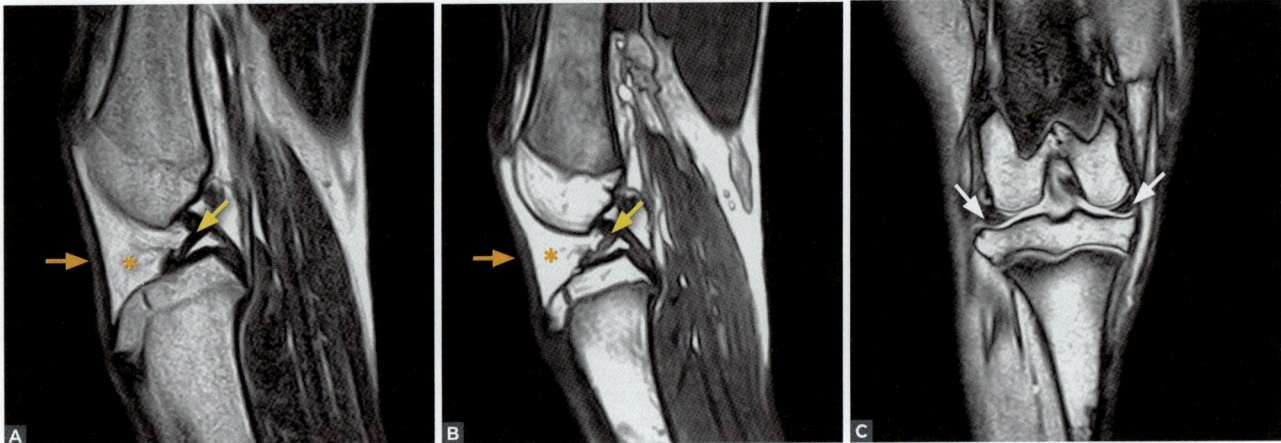

Fig. 2.10 Resonancia magnética de una articulación de rodilla normal de un perro en T2 y HYCE 3D en plano sagital, y en eco de gradiente de alta resolución en plano dorsal. Pueden verse el tendón rotuliano (cuádriceps) (flechas naranjas), la grasa infrarrotuliana (asteriscos), los ligamentos cruzados craneal y caudal (flechas amarillas) y los meniscos (flechas blancas). El contraste entre las estructuras de tejidos blandos es superior que en las imágenes de TC (fig. 2.8), de modo que la RM se prefiere para evaluar los tendones y los ligamentos.

El esqueleto joven

En el perro o el gato fetal o joven, el hueso se desarrolla por osificación endocondral o intramembranosa. En el caso de la osificación endocondral, el hueso se desarrolla por mineralización y osificación de cartílago en las placas de crecimiento o fisis. De este modo se forman las vértebras y todos los huesos largos tubulares del esqueleto. Las placas de crecimiento están interpuestas entre la epífisis y la metáfisis, que es la zona en la que se produce el crecimiento longitudinal del hueso. Las epífisis son los componentes de los huesos largos que forman las superficies articulares de las articulaciones. Existen también centros de osificación independientes, denominados apófisis, en muchos huesos largos, localizados en el punto de origen o inserción de tendones y ligamentos grandes. En cambio, los huesos planos, como los del cráneo, la escápula o la pelvis, y los cuboidales, que se encuentran en el carpo y el tarso, se forman por osificación intramembranosa, en la cual la mineralización tiene lugar dentro de un tejido conjuntivo fibroso precursor del hueso sin formación de cartílago. La pelvis y el cráneo se forman por la fusión de varios huesos planos que se originan en centros de osificación discretos. La osificación y la fusión incompletas de múltiples componentes óseos pueden dificultar enormemente la valoración de estas estructuras en los pacientes neonatales y jóvenes. Las apófisis también están presentes en algunos de los huesos planos, como el tubérculo supraglenoideo de la escápula, donde tiene su origen el músculo bíceps braquial.

En los pacientes neonatales, las diáfisis de los huesos largos están parcialmente mineralizadas y pueden verse en las radiografías, pero las epífisis de muchos de estos huesos largos, los huesos cuboidales, las apófisis y los huesos sesamoideos están formadas enteramente por tejido blando y, por tanto, no se aprecian en las radiografías. El signo más temprano de mineralización es la aparición de una pequeña región ovoidal de mineralización aproximadamente en el centro del tejido blando precursor del hueso. Las estructuras sin mineralización completa suelen tener un margen irregular y mal definido que no debe confundirse con una anomalía patológica. La mineralización de estos centros de osificación suele completarse hacia los 4 meses de edad. Las fisis o placas de crecimiento aparecen como una banda radiotransparente interpuesta entre la epífisis y la metáfisis y están formadas por cartílago. La osificación del cartílago se produce en la cara metafisaria y da lugar a un crecimiento longitudinal del hueso. Este es relativamente más ancho en la metáfisis que en la diáfisis, y a medida que crece en longitud, la actividad osteoclástica en el margen cortical externo reduce su diámetro. El efecto de esta remodelación osteoclástica es que el margen cortical externo de la metáfisis aparece indistinto, falto de nitidez, en la denominada zona de corte. Las placas de crecimiento de los distintos huesos largos se cierran en diferentes momentos, y quedan todas cerradas en la edad adulta. El cierre de estas placas de crecimiento en perros normales depende del tamaño corporal total y de la localización de estas placas, de modo que la madurez esquelética se alcanza a los 5-6 meses de edad en las razas pequeñas y hacia los 11-13 meses en las más grandes (**tabla 2.1**).

Las placas de crecimiento de los huesos largos se cierran entre los 5 y los 13 meses de vida. Las apófisis de las crestas ilíacas a menudo permanecen abiertas hasta los 5 años en los perros normales. Después del cierre de las placas de crecimiento puede persistir una banda radiopaca en este punto, a veces referida como cicatriz fisaria. El cierre de las placas de crecimiento de los huesos largos en gatos normales puede verse retrasado por una esterilización realizada antes o en el momento de la pubertad, y es posible ver placas de crecimiento en los huesos largos en pacientes sanos de hasta 2-3 años. En pacientes esqueléticamente inmaduros, con frecuencia resulta útil obtener radiografías de la extremidad contralateral para determinar si el aspecto representa una variante normal o patológica. Análogamente, ante la sospecha de una enfermedad sistémica que pudiera afectar al esqueleto o de una enfermedad esquelética del desarrollo, como el enanismo, para caracterizar las lesiones resulta muy recomendable obtener radiografías de un miembro normal de la camada del paciente o de un individuo de la misma edad y raza.

Los huesos sesamoideos son los formados en los tendones para asegurar el libre movimiento del tendón cuando pasa por una estructura ósea angulosa. El mayor de estos huesos en el cuerpo es la rótula, situada en el tendón de inserción del músculo cuádriceps femoral. Existen también huesos sesamoideos grandes en los tendones de origen de los músculos gastrocnemios, ubicados en la cara proximal caudal de los cóndilos femorales. Hay huesos sesamoideos emparejados en la cara distal del músculo interóseo en el metacarpo y el metatarso distales. También se desarrollan, en este caso pequeños y redondeados, en la cara dorsal de las articulaciones metacarpofalángicas y metatarsofalángicas, que no deben confundirse con pequeños fragmentos.

Tabla 2.1 Edad en la aparición y fusión o cierre del centro de osificación/fisis de los huesos principales del esqueleto apendicular

Estructura	Localización	Edad en que aparece el centro de osificación	Edad de la fusión o cierre
Radio	Epífisis/placa de crecimiento proximal	1-2 semanas	10-13 meses
	Epífisis/placa de crecimiento distal	2-3 semanas	6-8 meses
	Epífisis/placa de crecimiento proximal	3-5 semanas	6-11 meses
	Epífisis/placa de crecimiento distal	2-4 semanas	8-12 meses
Cúbito	Epífisis/placa de crecimiento distal	8 semanas	8-12 meses
Pelvis	Pubis	Al nacer	4-6 meses
	Ilion	Al nacer	4-6 meses
	Isquion	Al nacer	4-6 meses
	Acetábulo	7 semanas	5 meses
	Sínfisis púbica		Hasta 5 años
	Cresta ilíaca	4 meses	1-5 años
Fémur	Epífisis (cabeza)/placa de crecimiento proximal	2 semanas	7-11 meses
	Epífisis/placa de crecimiento distal	2-3 semanas	8-11 meses
Tibia	Epífisis/placa de crecimiento proximal	3 semanas	6-12 meses
	Epífisis/placa de crecimiento distal	3 semanas	8-11 meses
	Tuberosidad	8 semanas	6-8 meses hasta epífisis
Peroné	Epífisis/placa de crecimiento proximal	9 semanas	8-12 meses
	Epífisis/placa de crecimiento distal	2-7 semanas	7-11 meses

Existe un hueso sesamoideo inconsistente en el tendón de origen del músculo cubital lateral en la cara lateral de la articulación del codo en los perros grandes.

El esqueleto adulto

En gatos y perros con esqueleto maduro, las cortezas de los huesos largos muestran una mineralización uniforme con un marcado contraste con los tejidos blandos. El hueso subcondral adyacente a la superficie articular suele ser más opaco, ya que es el componente óseo que soporta una carga sustancial. El margen del hueso subcondral en el espacio articular debe ser liso y bien definido. En la mayoría de las articulaciones, el contorno de la superficie articular del hueso subcondral reflejará el del subcondral del hueso situado frente a él en la articulación. En la mayoría de las articulaciones sinoviales con congruencia normal, el hueso subcondral de las superficies articulares se adecua y encaja con el adyacente. Por ejemplo, la cavidad glenoidea de la escápula tiene un margen cóncavo adaptado al contorno convexo de la cabeza del húmero. Como excepción a esta norma puede citarse la articulación normal de la rodilla, en la que existen meniscos cartilaginosos interpuestos entre los cóndilos del fémur distal y de la meseta tibial. La visibilidad del espacio articular depende de que el haz de rayos X se centre en el espacio articular y se oriente en paralelo al mismo, de manera que puede aparecer un falso estrechamiento del espacio articular cuando el haz de rayos X no se centra en el espacio o si la articulación se dispone en posición oblicua en relación al haz. Los espacios articulares pueden parecer bastante anchos en los pacientes jóvenes por la incompleta osificación de las epífisis y los huesos cuboidales. En pequeños animales, el ensanchamiento de los espacios articulares debe valorarse con precaución, ya que las radiografías raramente se adquieren con el soporte del peso del paciente, y traccionar en la extremidad para asegurar la posición diagnóstica puede derivar en cierto ensanchamiento del espacio articular. El hueso trabecular en la epífisis y la metáfisis debe tener un aspecto de panal fino y bien definido, que se fusiona con las cortezas. A su vez, las cortezas de las diáfisis de los huesos largos presentan una radiopacidad densa y uniforme. El grosor de las cortezas variará según la carga aplicada sobre el hueso y según el diámetro. Por ejemplo, las cortezas del húmero son ligeramente más finas en la diáfisis proximal que en la distal. En la mayoría de los huesos largos, en las metáfisis se aprecia el fino hueso trabecular dentro del hueso, mientras que en la diáfisis la cavidad medular suele tener menor detalle. El riego sanguíneo en los huesos largos se suministra por medio de la arteria nutricia. La sangre atraviesa la corteza de la diáfisis para aparecer como una línea oblicua, más visible habitualmente en una de las proyecciones.

Bibliografía

1. Thrall DE, Robertson, ID (editors). Atlas of normal radiographic anatomy and anatomic variance in the dog and cat. St Louis, Elsevier, 2011.

2. Ticer JW (editor). Radiographic techniques in small animals. Philadelphia, WB Saunders, 1975.

CAPÍTULO 3

Esqueleto apendicular: radiología y técnicas

Nathalie Rademacher

PUNTOS CLAVE

▌ Para obtener una calidad óptima de la imagen es preciso utilizar sedación o anestesia, sobre todo para un posicionamiento correcto del paciente al realizar radiografías del esqueleto apendicular.

▌ Para eliminar distorsiones y reducir al mínimo la radiación dispersa se recomienda colimar la articulación o los huesos largos del área de interés.

▌ La exploración mínima en cualquier región del esqueleto apendicular debe incluir dos vistas ortogonales.

▌ Puede ser necesario adquirir proyecciones específicas adicionales, según el proceso patológico que se sospeche.

▌ Se pueden necesitar modalidades de imagen avanzadas, como la ecografía, la RM o la TC, sobre todo para evaluar los tejidos blandos, dado que las radiografías normales no excluyen completamente las condiciones patológicas.

Las radiografías constituyen la herramienta primaria de estudio de imagen para valorar el esqueleto apendicular en gatos y perros. Con todo, es importante destacar que las radiografías normales no descartan procesos de enfermedad. Entre las indicaciones para una exploración radiológica en cualquier región del esqueleto apendicular se incluyen las siguientes, aunque de forma no exclusiva:

▌ Traumatismos.

▌ Defectos congénitos.

▌ Enfermedades del desarrollo.

▌ Enfermedades metabólicas.

▌ Enfermedades inflamatorias.

▌ Enfermedades infecciosas.

▌ Enfermedades neoplásicas.

Las vistas radiográficas deben obtenerse en perros y gatos sedados o anestesiados para evitar falta de nitidez por el movimiento (**fig. 3.1**) y para aumentar la radioprotección al reducir la exposición del personal, dado que se evita la sujeción manual del animal y, con ello, se reduce también el número de repeticiones de tomas radiológicas (**fig. 3.2**). Además, si las radiografías se obtienen con sedación o anestesia, es más fácil conseguir una colocación correcta y constante, lo que es fundamental para el diagnóstico.

Se elegirán exposiciones con técnicas de alto pkV y bajo mAs, ya que en el hueso existe un contraste intrínseco adecuado y los artefactos por movimiento se minimizan al utilizar el menor tiempo de exposición posible. La técnica elegida produce un buen contraste radiológico que permitirá evaluar tanto los huesos como los tejidos blandos y obtener una penetración adecuada del hueso para mostrar el detalle trabecular.[1] Han de evitarse tanto la exposición insuficiente

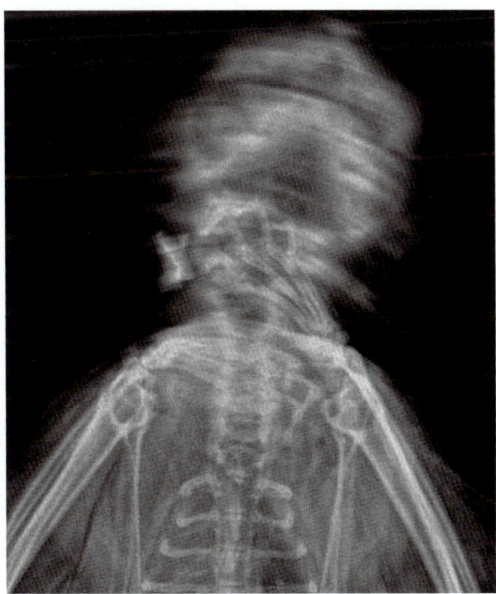

Fig. 3.1 Radiografía dorsoventral de la cabeza y el cuello de un gato. El movimiento del paciente provoca una importante falta de nitidez, y la imagen pierde todo valor diagnóstico.

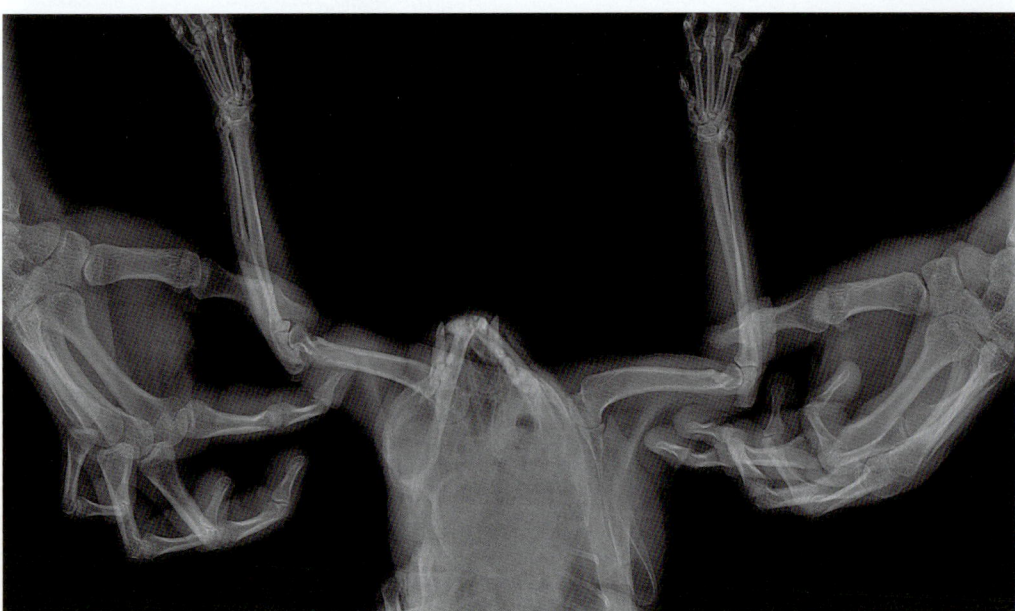

Fig. 3.2 Radiografía ventrodorsal de un gato obtenida para valorar las dos extremidades delanteras. No se sedó al paciente, y las manos y las muñecas sin protección aparecen expuestas al haz primario, lo que constituye una violación grave de las reglas de seguridad frente a las radiaciones. Para mayor error, la imagen carece de valor diagnóstico.

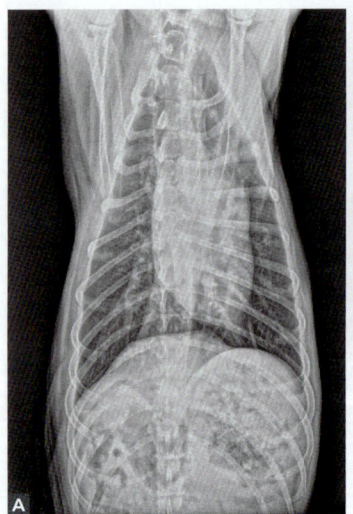

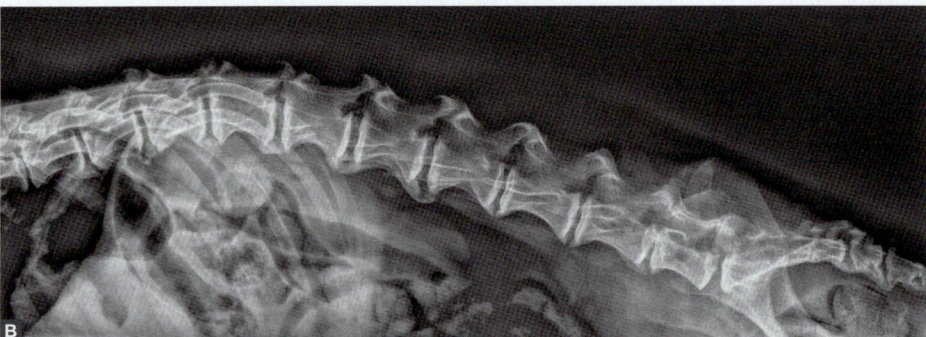

Fig. 3.3 (**A**) Radiografía ventrodorsal del tórax subexpuesta de un perro que resulta en un bajo contraste, con las estructuras esqueléticas incluidas percibidas como un blanco homogéneo. (**B**) Radiografía lateral de la columna lumbar con sobreexposición de moderada a marcada que incluye los tejidos blandos, el parénquima pulmonar y el espacio retroperitoneal. Se aprecia también un artefacto con estrías lineales.

como la sobreexposición: la subexposición mostrará los huesos como estructuras blancas homogéneas sin detalles internos visibles (**fig. 3.3A**), mientras que la sobreexposición reducirá la visibilidad de los tejidos blandos (**fig. 3.3B**).

El requisito mínimo para evaluar cualquier región del esqueleto apendicular es obtener dos vistas ortogonales (mediolateral y craneocaudal/caudocraneal o dorsopalmar/dorsoplantar).[1,2] Será preciso tomar varias radiografías de la extremidad, centradas y colimadas en una región de interés específica en la extremidad, en lugar de intentar incluir la imagen de la extremidad completa en una sola imagen, lo cual provocaría distorsiones e impediría el diagnóstico. Las radiografías de las articulaciones han de incluir aproximadamente un tercio de los huesos largos proximal y distal a la articulación (**fig. 3.4**). Las radiografías de los huesos largos deben incluir las articulaciones proximal y distal (**fig. 3.5**). Para mostrar ciertas anomalías se pueden necesitar vistas radiográficas adicionales, entre las que se incluyen:[1]

▌ Radiografías de comparación.
▌ Radiografías oblicuas.
▌ Radiografías tangenciales o *skyline*.

▍ Radiografías en tensión o compresión, lo que incluye radiografías de tracción o torsión/rotación.

▍ Radiografías con carga de peso.

▍ Radiografías seriadas (en el tiempo).

Las radiografías de la extremidad contralateral son especialmente útiles en pacientes inmaduros para diagnosticar anomalías sutiles de las placas de crecimiento y de las epífisis por comparación con la extremidad normal (**fig. 3.6**). Sin embargo, es preciso tener presente que muchas enfermedades sistémicas y del desarrollo producirán cambios simétricos, y que tal vez resulten más útiles para la comparación las radiografías de un miembro normal de la misma camada. En animales maduros, las radiografías de comparación no suelen estar indicadas salvo que se necesiten para diferenciar una variante anatómica normal de otra patológica o para confirmar una lesión sutil o equívoca (**fig. 3.7**).

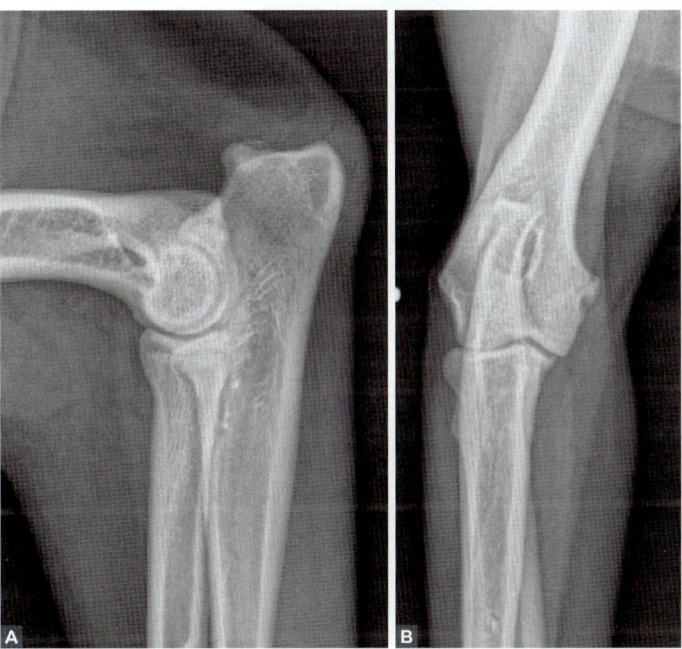

Fig. 3.4 Radiografías ortogonales mediolateral (**A**) y craneocaudal (**B**) de un codo izquierdo canino normal para ilustrar cómo el centrado en la articulación muestra el espacio articular más claramente y sin distorsión.

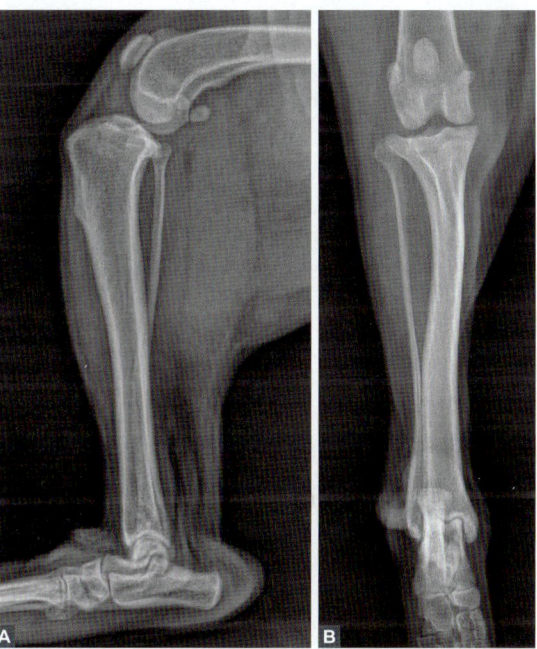

Fig. 3.5 Radiografías ortogonales mediolateral (**A**) y craneocaudal (**B**) de la extremidad derecha de un perro para la planificación quirúrgica como ejemplo de radiografía de huesos largos centrada y colimada para incluir las articulaciones proximal y distal.

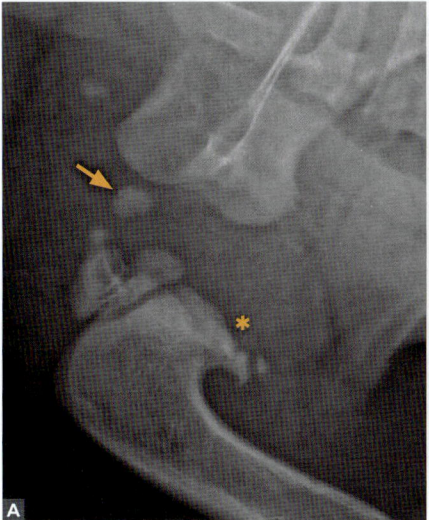
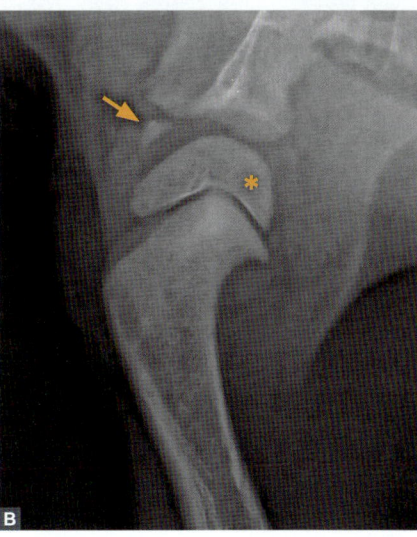

Fig. 3.6 Radiografías mediolaterales del hombro derecho con anomalías y el hombro izquierdo normal en un perro de tres meses con cojera crónica de la extremidad anterior derecha. Se aprecia una mineralización no uniforme parcial de la cara más craneal de la epífisis proximal que comprende varios fragmentos de forma irregular a la vez que no se observa mineralización visible de los dos tercios caudales (asterisco). La metáfisis proximal presenta un contorno irregular ondulado. La apófisis del tubérculo supraglenoideo está desplazada en sentido caudal y distal y tiene márgenes menos diferenciados que en la extremidad normal (flechas). Los cambios son unilaterales, lo que excluye una enfermedad sistémica o una anomalía de la osificación endocondral y, con alta probabilidad, son secundarios a una lesión traumática en el periodo neonatal. *Flechas*, tubérculo supraglenoideo; *asterisco*, epífisis de la cabeza del húmero.

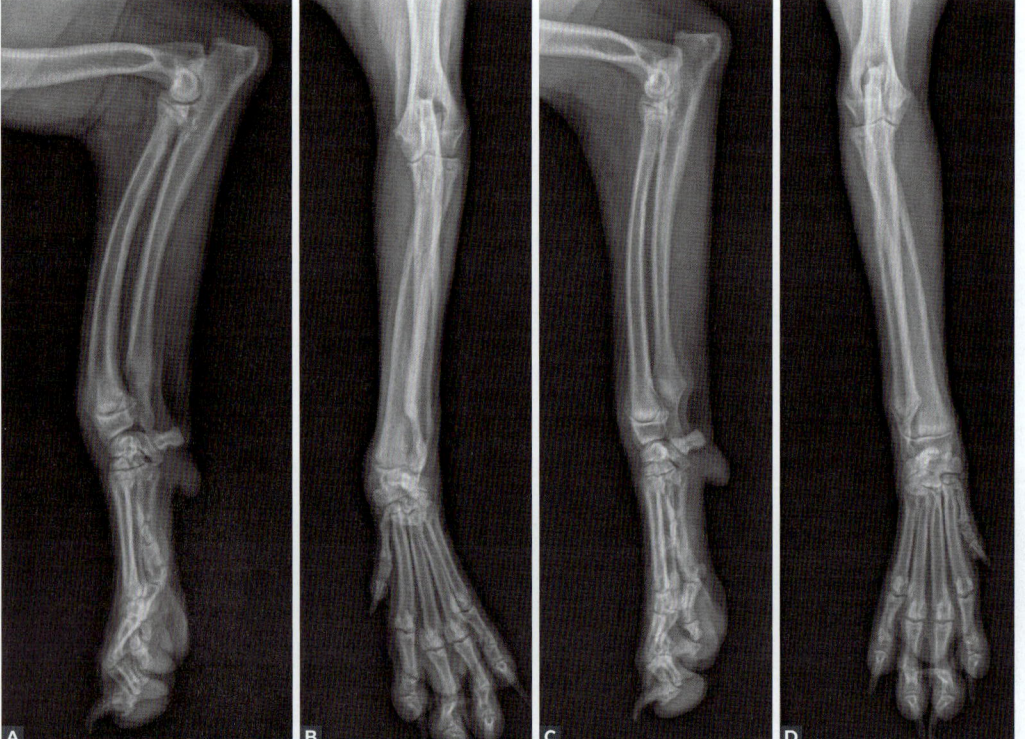

Fig. 3.7 Radiografías mediolateral y craneocaudal del antebrazo de la extremidad izquierda (**A-B**) de una hembra de fox terrier de nueve meses castrada con cojera crónica de la extremidad anterior izquierda debido a un cierre prematuro de la fisis cubital distal izquierda con resultado de un acortamiento del cúbito y arqueamiento craneal secundario del radio, con desviación en valgo del carpo y la mano. (**C-D**) Radiografías de comparación de la extremidad derecha normal.

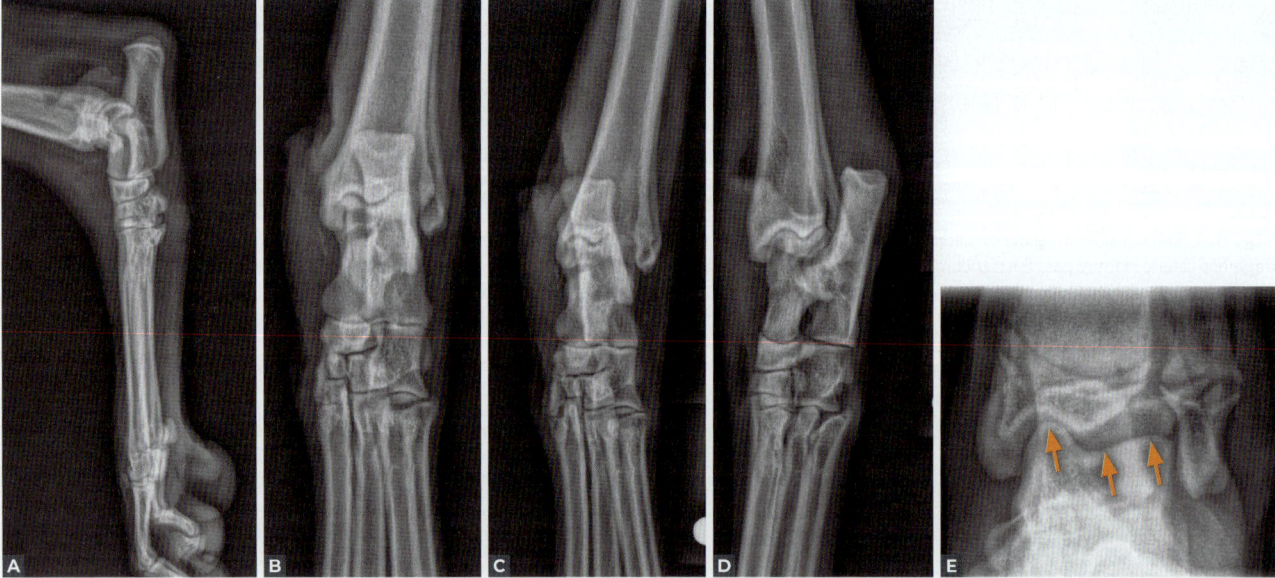

Fig. 3.8 (**A, D**) Conjunto completo de vistas del tarso de una hembra mestiza de gran danés de un año castrada con sospecha de que ha sido golpeada por un vehículo y con cojera localizada en el tarso que comprende vistas (**A**) mediolateral, (**B**) dorsoplantar, (**C**) dorsomedio-450 plantarolateral oblicua (DMPLO) y (**D**) dorsolateral-450 plantaromedial oblicua (DLPMO). Alrededor del tarso derecho se aprecia una moderada tumefacción del tejido blando. En la cara más proximal de esta tumefacción, en la cara plantaromedial, existe un defecto cutáneo de forma irregular y margen suavemente definido. Se aprecian fragmentos minerales bien definidos lineales o puntiformes en el tejido blando de la cara medial de la articulación astragalocrural, en la región del ligamento colateral medial, en la cara proximal del maléolo medial de la tibia y justo distal al maléolo medial. La tumefacción en el tejido blando es compatible con contusión y edema y, el defecto, con una laceración. Los pequeños fragmentos minerales podrían representar fragmentos por avulsión o restos del asfalto en una herida o en la piel. En la exploración física se diagnosticó inestabilidad medial y lateral de la articulación astragalocrural derecha con sospecha de avulsión o lesión (desgarro parcial o completo) del ligamento colateral medial. (**E**) Radiografía dorsoplantar en flexión del tarso izquierdo de un perro joven para resaltar los bordes trocleares (flechas) del astrágalo sin superposición del calcáneo, utilizado en casos de sospecha de osteocondritis disecante del astrágalo, sobre todo en el borde troclear lateral. Para esta proyección se coloca al perro en decúbito dorsal con el metatarso y los dedos dirigidos al techo y el haz centrado en el espacio de la articulación astragalocrural. La imagen es normal.

Las radiografías oblicuas muestran diferentes aspectos de una articulación o región y amplían al máximo las posibilidades de identificar una lesión de borde tangencialmente, sobre todo en una articulación compleja (**fig. 3.8**).[3] El punto de entrada del haz de rayos X primario se gira normalmente 30-45° en sentido medial (**fig. 3.8C**) o 30-45° en el lateral (**fig. 3.8D**) con respecto al punto de entrada utilizado para una vista craneo-caudal (dorsopalmar, dorsoplantar). Es posible emplear proyecciones concretas para reducir la superposición al evaluar articulaciones complejas, como una proyección dorsoplantar en flexión del tarso, que muestra los bordes trocleares del astrágalo sin superposición del calcáneo (**fig. 3.8E**). Las radiografías tangenciales o *skyline* (**fig. 3.8E**) (p. ej., craneoproximales-craneodistales) son vistas orientadas a la lesión que suelen utilizarse en estudios de imagen de regiones anatómicas como el surco bicipital del húmero o el surco rotuliano del fémur y la rótula, por ejemplo, en casos de fracturas rotulianas sagitales (**fig. 3.9**).

Las radiografías con tensión se definen como las obtenidas mediante la aplicación de una fuerza controlada sobre una articulación para mostrar y evaluar la gravedad de la inestabilidad, la subluxación o una luxación no aparentes en las proyecciones estándar (**fig. 3.10**).[4] Estas radiografías con tensión requieren anestesia general para eliminar el dolor y asegurar una colocación constante. Se llevan a cabo estabilizando la extremidad

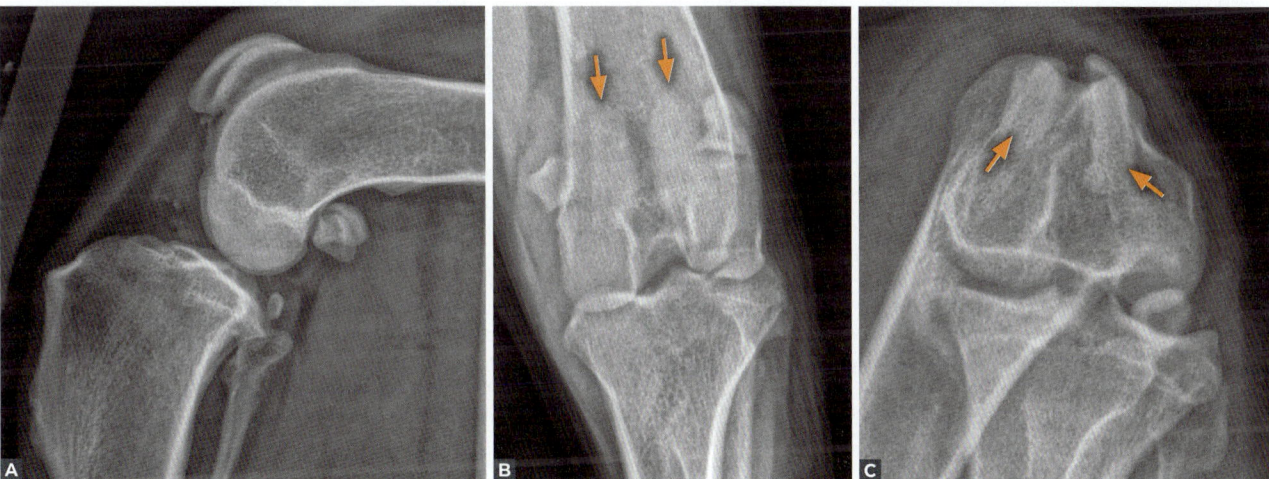

Fig. 3.9 Radiografías (**A**) mediolateral y (**B**) caudocraneal de la rodilla izquierda y (**C**) una vista tangencial craneoproximal-craneodistal del fémur distal y la rótula izquierdos en un macho de dóberman de siete años castrado con cojera aguda de la extremidad posterior izquierda después de haber estado jugando al aire libre. Se aprecia un derrame intraarticular en la articulación femorotibial izquierda, que provoca desplazamiento craneal de la almohadilla grasa infrarro-tuliana. Existen varios fragmentos óseos pequeños y bien definidos en la base de la rótula y dentro del espacio de la articulación femorotibial. En la radiografía caudocraneal (flechas) en el fémur distal puede apreciarse superpuesta una fractura sagital completa de la rótula izquierda con márgenes de fractura nítidos. Los fragmentos de fractura están desplazados en sentido medial y lateral, agravados por la flexión en la proyección tangencial.

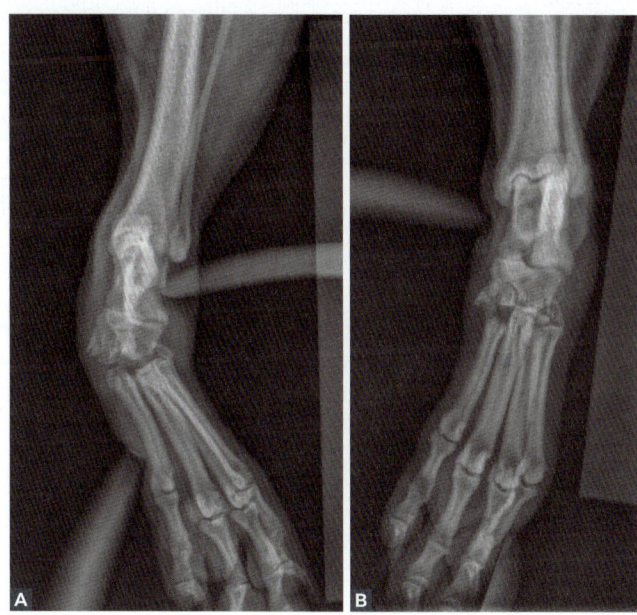

Fig. 3.10 Radiografías dorsoplantares del tarso y el pie izquierdos con tensión lateral (**A**) y medial (**B**) aplicada en el pie. El paciente es una hembra de shih tzu de cuatro años castrada con cojera después de saltar desde el sofá y con fracturas conminutas articulares de la fila distal de los huesos del tarso y de la cabeza del segundo metatarsiano. La tensión se aplica con una cuchara de madera para forzar el pie lateralmente (**A**), lo que resulta en un ensancha-miento de la cara medial de la articulación tarsometatarsiana y subluxación lateral de los metatarsianos debido a rotura de los ligamentos colaterales mediales y la cápsula articular. La tensión aplicada para forzar el pie en sentido medial (**B**) no muestra inestabilidad de las articulaciones tarsianas.

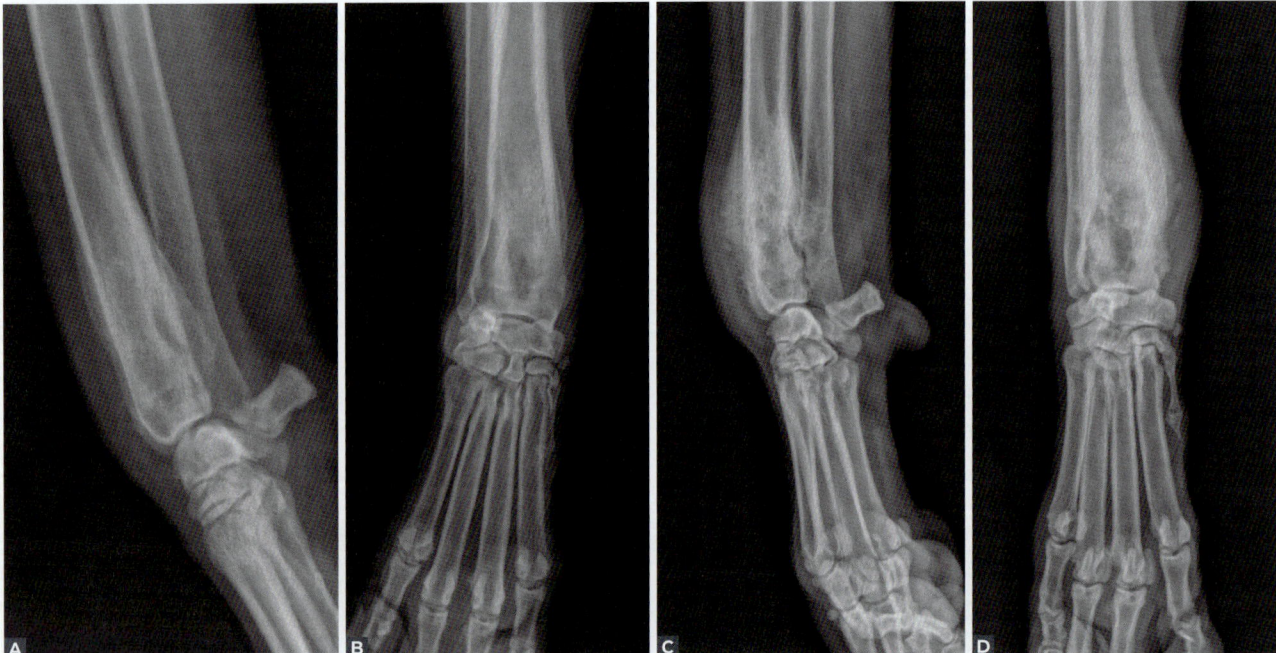

Fig. 3.11 Radiografías (**A**) mediolateral y (**B**) dorsopalmar del carpo derecho de un macho de mastiff de siete años castrado con cojera crónica debido a una sospecha de osteosarcoma. Existen lesiones líticas del hueso trabecular en la cavidad medular de la metáfisis radial distal y la epífisis, observadas en la proyección dorsopalmar. También se aprecian pequeños focos de lesiones líticas en la corteza medial del radio distal. Existe hueso nuevo perióstico con mineralización no uniforme y márgenes lisos bien definidos en las cortezas craneal, medial y caudal de la metáfisis radial distal y la diáfisis adyacente. La lesión muestra una transición indiferenciada, pero relativamente corta, al hueso normal. Basándose en el aspecto de la lesión, la posición y los síntomas del paciente, el diagnóstico más probable es un osteosarcoma. A lo largo de las caras craneal y medial del radio distal se observa una ligera tumefacción del tejido blando de base ancha. Las aspiraciones con aguja fina no tuvieron valor diagnóstico. Las radiografías de revisión mediolateral (**C**) y dorsopalmar (**D**) del carpo derecho obtenidas dos meses más tarde revelan una tumefacción circunferencial más grave de los tejidos blandos del antebrazo distal derecho. Existe una formación progresiva de hueso nuevo que muestra una mineralización relativamente uniforme, pero que ahora presenta márgenes irregulares mal definidos. Se observan lesiones líticas apolilladas por patrón permeativo en la cavidad medular. La lesión se confirmó como un osteosarcoma mediante repetición de la aspiración con aguja fina y citología.

proximal y distal a la articulación y aplicando fuerza, normalmente con cucharas de madera o de plástico, para revelar la laxitud de la articulación. Si no se tiene certeza de que la magnitud del movimiento de la articulación sea patológica, es posible obtener radiografías con tensión de comparación con el lado normal.[1] Se usan principalmente radiografías de compresión o distracción para confirmar la laxitud de las articulaciones coxofemorales para un diagnóstico temprano de displasia de cadera como, por ejemplo, las radiografías Penn-nHip®.[5] Las exploraciones radiográficas seriadas son también muy útiles en la investigación de enfermedades ortopédicas para evaluar la progresión de la remodelación con el tiempo, valorar la respuesta al tratamiento y detectar lesiones no evidentes en las imágenes iniciales (**fig. 3.11**).[1,2] Se utilizan principalmente en la evaluación de la cicatrización de las fracturas.

Bibliografía

1. Muhlbauer MC, Kneller SK. Radiography of the Dog and Cat: Guide to Making and Interpreting Radiographs. New York, Wiley-Blackwell, 2013.
2. Baines E. Clinically significant developmental radiological changes in the skeletally immature dog: 1. Long bones. *In Practice* 28:188-199, 2006.
3. Thrall DE. Principles of Radiographic Interpretation of the Appendicular Skeleton. In Thrall DE (editor). Textbook of Veterinary Diagnostic Radiology 7th edition. St. Louis, Elsevier, 2018, pp 334-347.
4. Farrow C. Stress radiography: applications in small animal practice. *J Am Vet Med Assoc* 181:777-784, 1982.
5. Reagan JK. Canine Hip Dysplasia Screening Within the United States: Pennsylvania Hip Improvement Program and Orthopedic Foundation for Animals Hip/Elbow Database. *Vet Clin North Am Small Anim Pract* 47:795-805, 2017.
6. Kim SE, Lewis DD, Pozzi A. Effect of tibial plateau leveling osteotomy on femorotibial subluxation: in vivo analysis during standing. *Vet Surg* 41:465-470, 2012.

CAPÍTULO 4

Alteraciones óseas y articulares fundamentales

Nathalie Rademacher

PUNTOS CLAVE

▌ La enfermedad articular degenerativa (EAD) es el trastorno ortopédico diagnosticado con más frecuencia.

▌ Los cambios radiográficos de la EAD son inespecíficos y no guardan relación con el dolor y la gravedad clínica de la cojera.

▌ En términos radiográficos, las neoplasias primarias en el hueso, las lesiones óseas neoplásicas por metástasis y la osteomielitis producen una lesión ósea agresiva.

▌ En áreas endémicas, las lesiones óseas oligostóticas pueden estar asociadas con osteomielitis fúngica.

▌ Para un diagnóstico definitivo se necesita un estudio histopatológico.

▌ Las neoplasias benignas son poco frecuentes.

Enfermedad articular degenerativa

La enfermedad articular degenerativa (EAD) u osteoartrosis (OA) es la dolencia articular más diagnosticada en la medicina veterinaria y tiene un carácter degenerativo, irreversible y lentamente progresivo que afecta a las articulaciones sinoviales y que se caracteriza por dolor, discapacidad, destrucción del cartílago, sinovitis y remodelación ósea.[1] Suele afectar a los perros de edad avanzada; no obstante, se ha estimado que esta afectación se extiende al 20 % de los perros de un año o más.[2] Las articulaciones que soportan peso de perros de tamaño mediano o grande son las afectadas más a menudo, aunque el problema puede aparecer en todas las articulaciones sinoviales en cualquier perro y gato. Las localizaciones más frecuentes son la coxofemoral (**fig. 4.1A**), la del hombro y la de la rodilla. Se han documentado numerosas causas subyacentes, entre ellas

Fig. 4.1 (**A**) Radiografías ventrodorsales extendidas de la pelvis de un macho de pastor alemán de siete años castrado con subluxación bilateral de las articulaciones coxofemorales, osteoartrosis avanzada e importante atrofia muscular secundaria a displasia de cadera bilateral. Radiografías mediolateral (**B**) y craneocaudal (**C**) del codo derecho de un macho de bulldog inglés de ocho años castrado con cojera asociada a varias extremidades. Se observan cambios degenerativos importantes debido a la grave osteoartrosis del codo, presente en los dos codos de este paciente.

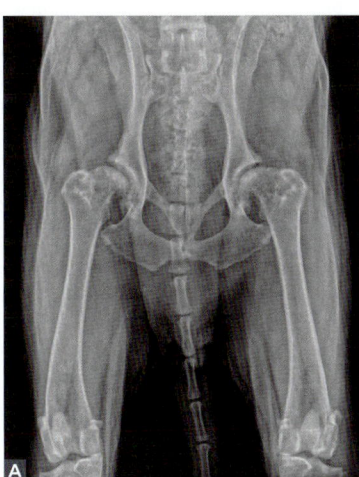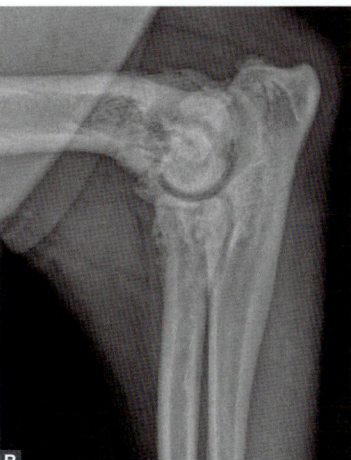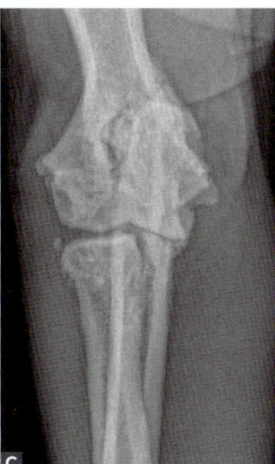

una fuerza normal en una articulación con alteraciones (p. ej., OCD, displasia de codo [**figs. 4.1B** y **4.1C**] o de cadera) o fuerzas anómalas en una articulación normal (como traumatismo, inestabilidad articular, necrosis aséptica epifisaria).[2]

Los signos radiológicos se desarrollan más tarde que los cambios estructurales asociados con la EAD, y los signos clínicos no guardan una buena correlación con los radiológicos. Además, la mayor parte de los signos radiológicos de una enfermedad articular son inespecíficos. Por otra parte, los pacientes con enfermedad articular progresiva pueden presentar signos diferentes en la exploración en las distintas fases de la enfermedad. Un profundo conocimiento de las características fisiopatológicas de las articulaciones es tan importante para el diagnóstico de una enfermedad articular como la capacidad de realizar e interpretar radiografías de las articulaciones. Entre los signos radiológicos de EAD[3] se incluyen los siguientes:

▌ Tumefacción de la articulación.
▌ Pérdida de opacidad del hueso subcondral.
▌ Aumento de opacidad del hueso subcondral.
▌ Lesiones óseas subcondrales de tipo quístico.
▌ Proliferación ósea pericondral (osteofitos).
▌ Entesófitos.
▌ Mineralización de los tejidos blandos periarticulares.
▌ Cuerpos calcificados intraarticulares.
▌ Luxación, subluxación o incongruencia de la articulación.
▌ Malformación articular.

Los osteofitos están formados por cartílago y, más adelante, se hacen visibles en la radiografía, cuando se osifican. Se observan como sobrecrecimientos óseos en la periferia del cartílago articular. Los entesófitos son proliferaciones óseas que se forman en las inserciones de la cápsula articular, los ligamentos, los tendones o las fascias en el hueso.

Principios radiológicos generales para evaluar lesiones óseas agresivas

De acuerdo con los hallazgos radiológicos, las anomalías de los huesos y las articulaciones encontradas en las radiografías suelen clasificarse en lesiones no agresivas (traumatismos, cambios degenerativos) y agresivas (neoplasia, osteomielitis). Varios procesos mórbidos pueden presentar hallazgos radiológicos solapados, y casi siempre es preciso recurrir a la citología o a la histopatología para establecer un diagnóstico definitivo. Las lesiones óseas agresivas visibles en las radiografías proceden de causas neoplásicas o infecciosas, cuyos signos radiológicos se enuncian en la siguiente lista:[4]

▌ La tumefacción de los tejidos blandos puede ser articular, periarticular o superficial.
▌ Por el número de huesos afectados, las lesiones se clasifican como monostóticas, oligostóticas o poliostóticas.
▌ La localización de la lesión puede ser metafisaria, diafisaria o centrada en una articulación.
▌ La formación de hueso nuevo perióstico puede producirse a consecuencia de una neoplasia, una infección, un traumatismo o una artritis séptica y elevar el periostio para formar distintos patrones de reacción perióstica.
▌ Se ha documentado un solapamiento considerable con diferentes procesos de enfermedad y distintas reacciones periósticas.[5] Se observa una reacción perióstica lisa principalmente en procesos lentos y benignos, como una fractura en fase de cicatrización,[5] y aparece como una única capa de formación de hueso nuevo de opacidad uniforme (**fig. 4.2A**). Las reacciones periósticas laminares son múltiples capas de hueso distribuido concéntricamente como la piel de una cebolla (**fig. 4.2B**). La reacción perióstica espiculada aparece como consecuencia de un proceso subyacente rápido que impide la formación de hueso nuevo bajo el periostio elevado y, a menudo, se subdivide en una reacción perióstica columnar o en empalizada que se observa en la radiografía a modo de columnas de hueso nuevo orientadas verticalmente en perpendicular a la corteza (**fig. 4.2C**), mientras que en una reacción perióstica en rayos de sol irradia según un patrón divergente (**fig. 4.2D**), y la amorfa es irregular y desorganizada (**fig. 4.2E**).[5]

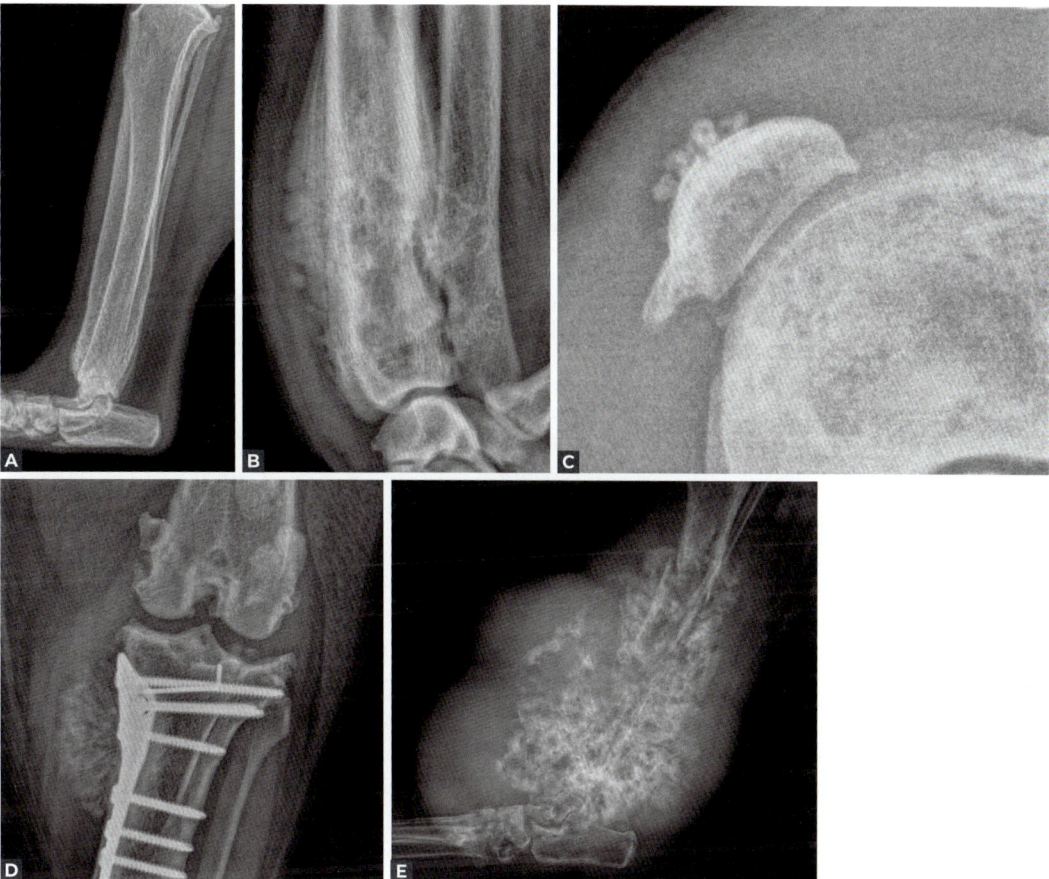

Fig. 4.2 (**A**) Se observa una capa única de formación de hueso nuevo lisa y con opacidad uniforme a lo largo de la diáfisis tibial en esta hembra de husky siberiano de cinco años castrada con osteopatía hipertrófica debido a un sarcoma histiocítico mediastínico. (**B**) En este macho de mastiff de siete años castrado con reacción perióstica laminar en el radio craneodistal puede observarse la presencia de varias capas concéntricas de hueso poco contrastadas debido a un osteosarcoma. (**C**) Obsérvense las columnas orientadas verticalmente de hueso nuevo en perpendicular a la corteza rotuliana que representan una reacción perióstica con espículas de la rodilla izquierda en este mastiff macho de siete años con diagnóstico de sarcoma histiocítico. (**D**) En este rottweiler con osteosarcoma confirmado asociado a un implante puede apreciarse el patrón divergente representativo de una formación perióstica en rayos de sol de hueso nuevo medial a lo largo de la tibia proximal. (**E**) Obsérvese la formación irregular y altamente desorganizada de hueso nuevo en esta hembra de rottweiler de cuatro años castrada compatible con una reacción perióstica amorfa debida a osteosarcoma.

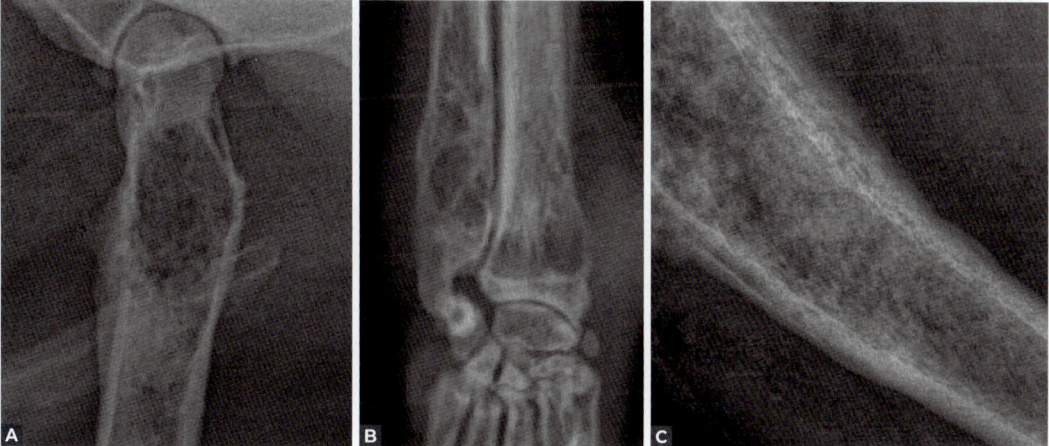

Fig. 4.3 (**A**) Lesión lítica de patrón geográfico observada como una radiotransparencia bien definida con márgenes ligeramente irregulares que se aprecia en el fémur proximal derecho en la radiografía mediolateral de un labrador retriever macho de tres años con osteosarcoma confirmado. (**B**) Radiografía craneocaudal del carpo derecho en una gata doméstica de pelo medio adulta castrada con histoplasmosis confirmada. Obsérvense las lesiones líticas de patrón apolillado del cúbito y el radio distales que se aprecian como múltiples áreas de pérdida de hueso de tamaño mediano o pequeño. (**C**) Varios focos puntiformes de pérdida de hueso que representan una lesión lítica de patrón infiltrante observados en el húmero derecho de un macho no castrado de setter irlandés de ocho años con osteosarcoma confirmado en esta localización.

▌ Una lesión lítica puede presentar patrones de tipo geográfico, apolillado o infiltrante, que indican el grado progresivo de agresividad. Una lesión lítica de patrón geográfico se aprecia en la radiografía como una región aislada, grande y relativamente bien definida de pérdida de hueso (**fig. 4.3A**), mientras que las de patrón apolillado se representan como múltiples focos de tamaño medio o reducido de pérdida ósea (**fig. 4.3B**); a su vez, la lesión lítica de tipo permeativo se aprecia como un grupo de múltiples focos puntiformes de pérdida de hueso (**fig. 4.3C**).[6]

▌ Una larga zona de transición se caracteriza por una demarcación incompleta mal definida entre la lesión y el hueso normal dentro de la cavidad medular.

Neoplasias óseas

El osteosarcoma es el tumor óseo maligno primario más frecuente en perros y gatos y representa más del 80 % en los perros y del 70 % en los gatos de las neoplasias primarias con origen en el esqueleto,[7] por delante de los condrosarcomas, los fibrosarcomas y los hemangiosarcomas. Perros de razas grandes y gigantes (principalmente, ejemplares de pastor alemán, rottweiler, dóberman pinscher, setter irlandés y bóxer, san bernardo, gran danés, golden y labrador retriever)[7,8] están sobrerrepresentados, con una distribución bimodal de edad (pico de incidencia a los 1-2 años y a los 7-9 años)[9] y en gatos de más de 10 años. El osteosarcoma puede aparecer en cualquier lugar del esqueleto aunque, en los perros, es más frecuente en las metáfisis del radio distal (**fig. 4.4**), el húmero proximal (**fig. 4.5**), el fémur distal y la tibia proximal y distal.[9] El radio distal se asocia con una tasa inferior de metástasis, mientras que la localización en el húmero proximal, el fémur distal o la tibia proximal presenta un índice de metástasis elevado y una mayor mortalidad.[10] En los gatos, las extremidades posteriores parecen las más afectadas, y la lesión suele tener un carácter más lítico. A diferencia de los perros, los osteosarcomas en gatos son localmente invasivos, pero metastatizan con lentitud, con una incidencia global de tasa metastásica inferior al 10 %. Los osteosarcomas apendiculares pueden ser principalmente líticos y productivos o, con muy alta frecuencia, mixtos, con rasgos líticos y productivos. Los tumores óseos primarios afectan, por lo general, a una sola metáfisis de un hueso largo y pueden extenderse a la epífisis o la diáfisis o a las articulaciones óseas adyacentes. La aparición de un osteosarcoma asociado a un implante es extremadamente baja (0,0008 %).[11] Son poco frecuentes los tumores óseos benignos, como el osteoma o el osteocondroma, y los quistes óseos.[7]

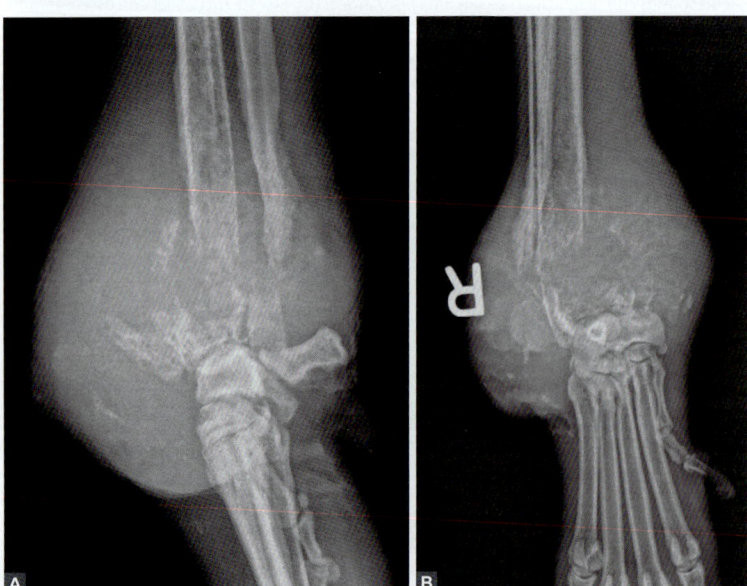

Fig. 4.4 Radiografías (**A**) mediolateral y (**B**) craneocaudal del radio distal derecho de un setter irlandés macho no castrado de ocho años. Se aprecia la presencia de una tumefacción importante de los tejidos blandos con destrucción cortical, lesión lítica de patrón permeativo y formación perióstica irregular de hueso nuevo de la metáfisis distal del radio derecho con una fractura patológica del radio y el cúbito distales con desplazamiento craneomedial. A este perro se le diagnosticó un osteosarcoma.

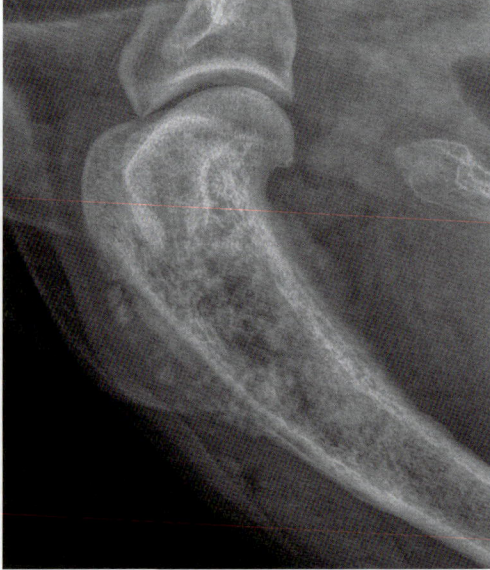

Fig. 4.5 Radiografía mediolateral del húmero derecho de una hembra de rottweiler de nueve años castrada con lesiones líticas de patrón apolillado, pérdida de grosor cortical y formación de hueso nuevo en empalizada de la metáfisis proximal del húmero derecho debido a un osteosarcoma confirmado.

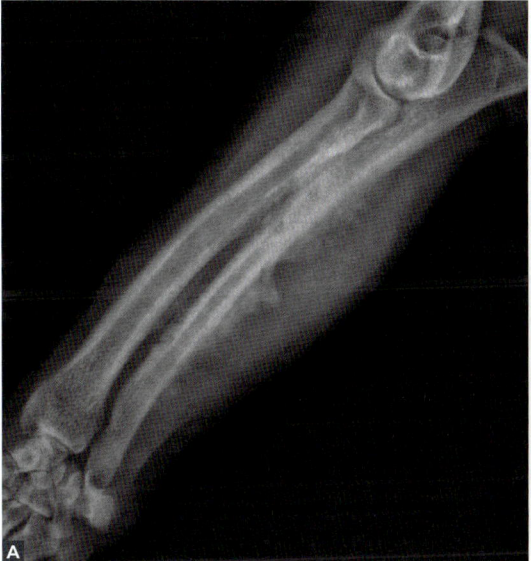
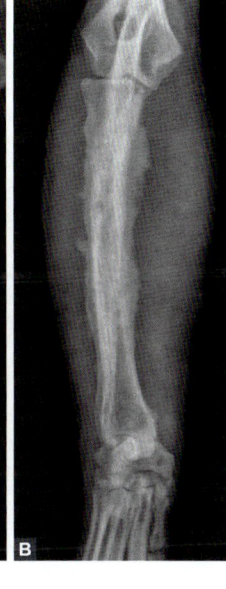

Fig. 4.6 Radiografías (**A**) mediolateral y (**B**) craneocaudal del radio y el cúbito derechos de un macho shih tzu de 14 años con carcinoma metastásico confirmado. Apréciese la reacción perióstica irregular, parcialmente en empalizada con destrucción cortical mínima con una larga zona de transición a lo largo de la diáfisis cubital.

Los tumores óseos metastásicos aparecen con mayor frecuencia asociados a carcinomas que a sarcomas,[12] y las neoplasias mamarias y pulmonares constituyen una fuente común de metástasis ósea,[13] pudiendo encontrarse en el esqueleto axial o en el apendicular (**fig. 4.6**).

El aspecto radiográfico puede variar entre la lesión lítica del hueso y los cambios por la formación de hueso nuevo, y todas las fases intermedias entre estos dos extremos incluyen tumefacción de los tejidos blandos, destrucción cortical, reacción perióstica, una larga zona de transición caracterizada por una demarcación incompleta o mal definida de la lesión con respecto al hueso normal en la cavidad medular y lesión lítica de la corteza y/o la médula.[4,7] Tanto las neoplasias (tumores óseos primarios, metástasis) como las osteomielitis fúngicas y bacterianas producen en la radiografía lesiones óseas agresivas y requieren una biopsia y estudio de histopatología para establecer un diagnóstico definitivo. Hallazgos adicionales como el número de huesos afectados (lesión monostótica, oligostótica o poliostótica), la localización (metafisaria, diafisaria), la sintomatología, la anamnesis, los hallazgos físicos y de laboratorio y la localización geográfica ayudan a fijar la lista prioritaria (**tabla 4.1**) de diagnósticos diferenciales. Las fracturas patológicas pueden producirse sin un traumatismo anómalo o evidente debido al debilitamiento del hueso (**fig. 4.4**). Las radiografías se mantienen como principal modalidad de estudio de imagen en medicina veterinaria en la evaluación de neoplasias óseas; sin embargo, la TC y la RM se utilizan cada vez más en veterinaria.[7] La TC permite evaluar la destrucción ósea y la esclerosis anatómicamente, lo que resulta útil sobre todo en localizaciones axiales. La RM puede valorar la extensión del tumor y su relación con las estructuras circundantes, lo que tiene especial interés en las localizaciones axiales, dada la proximidad del canal vertebral.

Tumores e infecciones subungueales

El dedo es también un lugar en el que resulta imposible establecer una diferenciación radiológica entre las lesiones óseas infecciosas y neoplásicas. El tumor subungueal canino más común es el carcinoma de células escamosas (**fig. 4.7**), que suele aparecer en perros de razas grandes con pelo negro, por delante de los melanomas.[14] También son frecuentes las afecciones inflamatorias del dedo. Los tumores digitales afectan normalmente a un solo dedo. En los gatos se ha identificado un síndrome de metástasis de tumores pulmonares en varios dedos[15] (en el denominado "síndrome digital pulmonar") (**fig. 4.8**).

Tabla 4.1 Resumen de las características radiográficas para la diferenciación de lesiones óseas agresivas

Afección ósea	Localización	Monostótica o poliostótica	Edad
Tumor óseo primario	Metáfisis	Monostótica	Bimodal
Metastásica	Metáfisis o diáfisis	Poliostótica	Avanzada
Tumores multifocales	En cualquier lugar	Poliostótica	Avanzada
Osteomielitis fúngica	Diáfisis	Monostótica, oligostótica	Joven o mediana
Osteomielitis bacteriana, hematógena	Metáfisis	Poliostótica	Joven
Osteomielitis bacteriana, traumatismo penetrante	En cualquier lugar	Monostótica o huesos adyacentes	Cualquiera

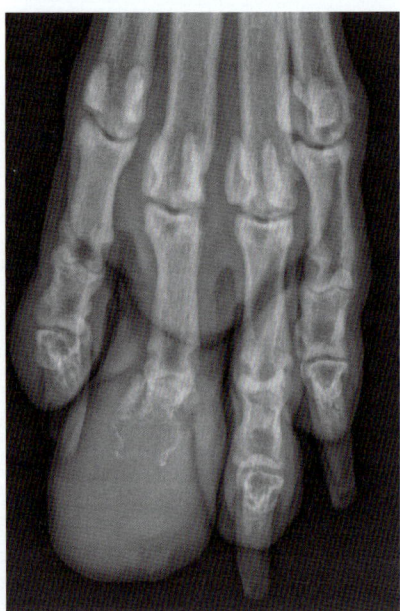

Fig. 4.7 Radiografía dorsopalmar de la mano delantera derecha de un rottweiler macho de 16 años castrado con un melanoma subungueal confirmado que afecta al cuarto dedo con ausencia de la tercera falange y lesión ósea agresiva de la parte distal de la segunda falange del mismo dedo con tumefacción grave de los tejidos blandos asociada.

Fig. 4.8 (**A**) Radiografía mediolateral del pie trasero izquierdo y (**B**) vista plantarodorsal del pie trasero derecho de una gata castrada de nueve años con una historia de dos meses de tumefacción y ulceración de los dedos en la mano delantera derecha y ambos pies traseros. En esta gata se observan lesiones óseas poliostóticas agresivas que afectan a la tercera falange de todos los dedos de la extremidad posterior izquierda y del tercer dedo de la extremidad posterior derecha, compatible con carcinoma metastásico. (**C**) Vista torácica ventrodorsal de la misma gata de las figuras 4.8A y 4.8B. Se observa la presencia de una masa cavitaria bien definida con márgenes de lisos a irregulares en el lóbulo pulmonar caudal izquierdo a la altura del bronquio lobular caudal izquierdo. Este signo es compatible con neoplasia pulmonar primaria, y se confirma el carcinoma bronquial.

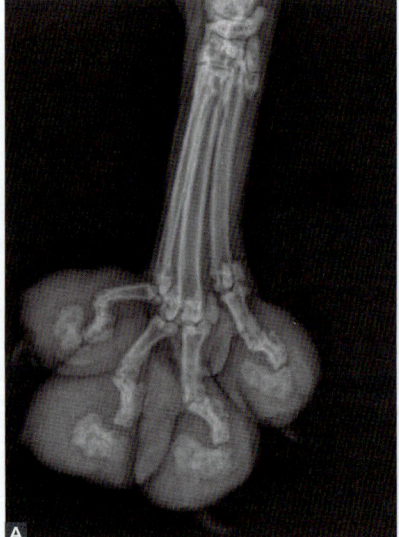
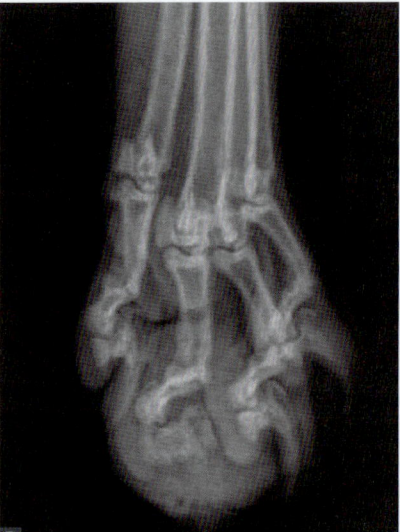
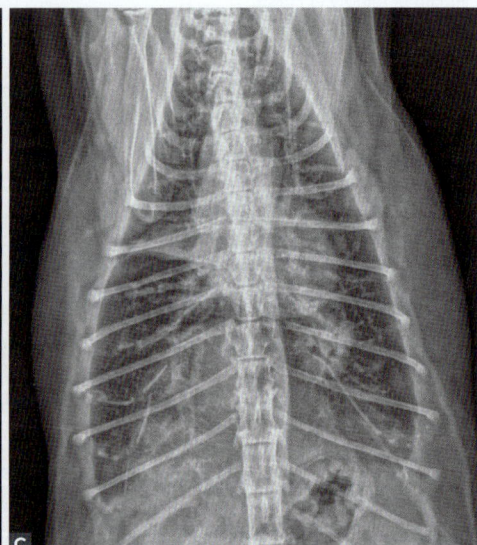

Osteomielitis

La osteomielitis, o inflamación del hueso y la médula ósea, puede ser exógena o tener un origen hematógeno y estar causada por organismos bacterianos o fúngicos, que provocan, en ambos tipos, lesiones radiológicas óseas agresivas.[16] Las infecciones bacterianas se deben normalmente a causas exógenas tales como una lesión penetrante de una fractura abierta o después de un accidente de tráfico (78 %), una herida por mordedura (17 %), una infección ascendente debida a pododermatitis (5 %) o una intervención quirúrgica (**fig. 4.9**) y, con menos frecuencia, por una diseminación hematógena.[17,18] Un estudio mostró que la osteomielitis exógena está provocada con la mayor frecuencia por un solo microorganismo, en el 59 % de los casos con predominio de bacterias grampositivas, muy a menudo *Staphylococcus* spp., seguido por *Streptococcus* spp., *Escherichia coli*, otras bacterias entéricas y bacterias anaerobias.[16] La mayor parte de las lesiones por osteomielitis bacteriana tendrán una reacción perióstica que es menos agresiva que en casos de lesión neoplásica. Las reacciones periósticas con osteomielitis muestran a menudo un aspecto columnar o en empalizada, si bien en ocasiones también pueden encontrarse reacciones periósticas columnares en lesiones óseas neoplásicas. Las lesiones por

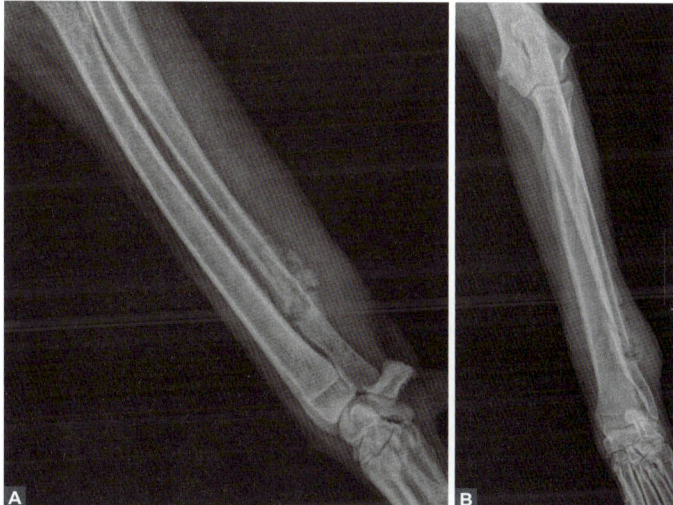

Fig. 4.9 Radiografías (**A**) mediolateral y (**B**) craneocaudal del radio y el cúbito izquierdos de un weimaraner macho de 10 años castrado que fue mordido 10 días antes y después chocó contra una carretilla. Puede observarse una gran tumefacción en el tejido blando focal del cúbito distal con reacción perióstica amorfa y destrucción cortical focal debido a la herida referida de la mordedura. Se confirmó una osteomielitis bacteriana.

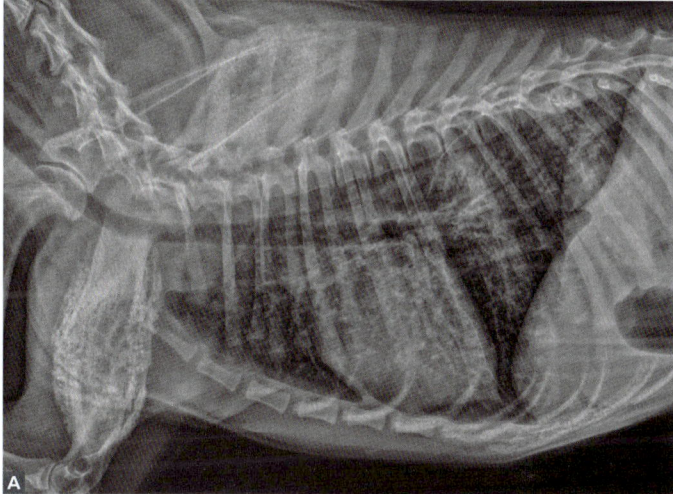

Fig. 4.10 Vistas (**A**) lateral izquierda y (**B**) ventrodorsal del tórax de un pitbull macho no castrado de siete meses con lesiones óseas agresivas poliostóticas del húmero izquierdo, la escápula izquierda, el cúbito derecho y varias costillas con patrón pulmonar nodular miliar y linfoadenopatía esternal confirmada debida a coccidioidomicosis.

osteomielitis bacteriana hematógena suelen ser poliostóticas y aparecen en perros jóvenes; por tanto, no son típicas de una enfermedad neoplásica. En todo caso, antes de iniciar cualquier tratamiento, debe realizarse la toma de muestras y pruebas microbiológicas.

Debe considerarse la posibilidad de una osteomielitis fúngica en caso de lesiones óseas poliostóticas agresivas. Normalmente afecta a adultos jóvenes de razas grandes, suele ser de origen hematógeno, y se identifica casi siempre en áreas geográficas endémicas, como el valle del Mississippi/Medio Oeste, el este de los Estados Unidos y Canadá (blastomicosis) y las regiones desérticas del sudoeste estadounidense (coccidioidomicosis) (**fig. 4.10**). No obstante, es posible encontrar casos en regiones no endémicas cuando se traslada a perros infectados o estos se infectan durante el viaje, por lo cual ha de recabarse una historia completa de los traslados de estos animales. En un estudio de publicación reciente, los perros con osteomielitis causada por *Coccidioides* spp. eran más jóvenes y pesaban menos que los afectados por osteosarcoma, con mayor ocurrencia de lesiones axiales y enfermedad poliostótica no adyacente, si bien el aspecto radiográfico no mostraba diferencias entre osteomielitis y osteosarcoma.[19] La osteomielitis fúngica en gatos es rara, y los casos más frecuentes referidos corresponden a histoplasmosis[20] (**fig. 4.11**) con una alta prevalencia en el Medio Oeste y el sur de los Estados Unidos, con la artritis

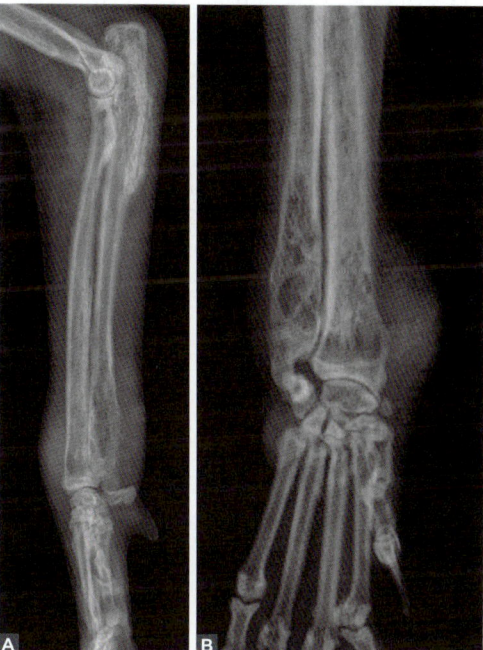

Fig. 4.11 (**A**) Radiografía mediolateral del radio y el cúbito derechos y (**B**) radiografía craneocaudal del carpo derecho en una gata doméstica de pelo medio castrada, de edad desconocida, con osteomielitis fúngica confirmada debido a histoplasmosis que afecta al radio y al cúbito distales y al cúbito proximal.

inflamatoria como presentación común.[20] Sin embargo, en los últimos 20 años, la incidencia de infección fúngica oportunista ha aumentado sustancialmente en perros que reciben tratamiento inmunosupresor con varios agentes, en cuyo marco un estudio reciente mostró una incidencia del 6,5 % en perros en tratamiento por enfermedad inmunomediada.[21]

Bibliografía

1. McLaughlin R. Management of chronic osteoarthritic pain. *Vet Clin North Am Small Anim Pract* 30:933-949, ix, 2000.

2. Johnston SA. Osteoarthritis. *Vet Clin North Am Small Anim Pract* 27:699-723, 1997.

3. Allan G, Davies S. Radiographic signs of joint disease in dogs and cats. In Thrall DE (editor). Textbook of Veterinary Diagnostic Radiology 7th edition. St. Louis, Elsevier, 2016, pp 403-433.

4. Thrall DE. Principles of radiographic interpretation of the appendicular skeleton. In Thrall DE (editor). Textbook of Veterinary Diagnostic Radiology 7th edition. St. Louis, Elsevier, 2016, pp 334-347.

5. Rana RS, Wu JS, Eisenberg RL. Periosteal reaction. *AJR Am J Roentgenol* 193:W259-272, 2009.

6. Thrall DE. Radiographic features of bone tumors and bone infections in dogs and cats. In Thrall DE (editor). Textbook of Veterinary Diagnostic Radiology 7th edition. St. Louis, Elsevier, 2016, pp 390-402.

7. Vanel M, Blond L, Vanel D. Imaging of primary bone tumors in veterinary medicine: which differences? *Eur J Radiol* 82:2129-2139, 2013.

8. Szewczyk M, Lechowski R, Zabielska K. What do we know about canine osteosarcoma treatment? Review. *Vet Res Commun* 39:61-67, 2015.

9. Guim TN, Bianchi MV, De Lorenzo C, Gouvea AS, Gerardi DG, Driemeier D, et al. Relationship between clinicopathological features and prognosis in appendicular osteosarcoma in dogs. *J Comp Pathol* 180:91-99, 2020.

10. Schmidt AF, Nielen M, Klungel OH, Hoes AW, de Boer A, Groenwold RH, et al. Prognostic factors of early metastasis and mortality in dogs with appendicular osteosarcoma after receiving surgery: an individual patient data meta-analysis. *Prev Vet Med* 112:414-422, 2013.

11. Arthur EG, Arthur GL, Keeler MR, Bryan JN. Risk of osteosarcoma in dogs after open fracture fixation. *Vet Surg* 45:30-35, 2016.

12. Cooley DM, Waters DJ. Skeletal metastasis as the initial clinical manifestation of metastatic carcinoma in 19 dogs. *J Vet Intern Med* 12:288-293, 1998.

13. Trost ME, Inkelmann MA, Galiza GJ, Silva TM, Kommers GD. Occurrence of tumours metastatic to bones and multicentric tumours with skeletal involvement in dogs. *J Comp Pathol* 150:8-17, 2014.

14. Grassinger JM, Floren A, Muller T, Cerezo-Echevarria A, Beitzinger C, Conrad D, et al. Digital lesions in dogs: A statistical breed analysis of 2912 cases. *Vet Sci* 8:136, 2021.

15. Gottfried SD, Popovitch CA, Goldschmidt MH, Schelling C. Metastatic digital carcinoma in the cat: a retrospective study of 36 cats (1992-1998). *J Am Anim Hosp Assoc* 36:501-509, 2000.

16. Siqueira EG, Rahal SC, Ribeiro MG, Paes AC, Listoni FP, Vassalo FG. Exogenous bacterial osteomyelitis in 52 dogs: a retrospective study of etiology and in vitro antimicrobial susceptibility profile (2000-2013). *Vet Q* 34:201-204, 2014.

17. Gieling F, Peters S, Erichsen C, Richards RG, Zeiter S, Moriarty TF. Bacterial osteomyelitis in veterinary orthopaedics: pathophysiology, clinical presentation and advances in treatment across multiple species. *Vet J* 250:44-54, 2019.

18. Rabillard M, Souchu L, Niebauer GW, Gauthier O. Haematogenous osteomyelitis: clinical presentation and outcome in three dogs. *Vet Comp Orthop Traumatol* 24:146-150, 2011.

19. Shaver SL, Foy DS, Carter TD. Clinical features, treatment, and outcome of dogs with Coccidioides osteomyelitis. *J Am Vet Med Assoc* 260:63-70, 2021.

20. Fielder SE, Meinkoth JH, Rizzi TE, Hanzlicek AS, Hallman RM. Feline histoplasmosis presenting with bone and joint involvement: clinical and diagnostic findings in 25 cats. *J Feline Med Surg* 21:887-892, 2019.

21. Dedeaux A, Grooters A, Wakamatsu-Utsuki N, Taboada J. Opportunistic fungal infections in small animals. *J Am Anim Hosp Assoc* 54:327-337, 2018.

CAPÍTULO 5

Fracturas

Cliona Skelly y Hester McAllister

PUNTOS CLAVE

- La colocación estándar y la obtención de imágenes de buena calidad son fundamentales para la identificación de fracturas, especialmente en lesiones sutiles.
- Puede ser necesario recurrir a proyecciones oblicuas, posicionales o tangenciales.
- En las articulaciones complejas, a veces es preciso recurrir a una tomografía computarizada (TC) con el fin de evaluar completamente la magnitud del problema.
- Las lesiones fisarias pueden originar un crecimiento y un desarrollo anómalos de las extremidades.
- La cicatrización de las fracturas no es visible en las radiografías durante 7-10 días después de la lesión.
- Si no existe una historia de traumatismo, debe sospecharse una fractura patológica.

Se llama fractura a una discontinuidad del hueso que altera su integridad normal cuando se aplica una fuerza directa o indirecta, que es mayor que la resistencia intrínseca de dicho hueso. La mayoría de las fracturas en perros y gatos se producen a consecuencia de un traumatismo con fuerza roma. Sin embargo, algunas enfermedades subyacentes, como la osteopenia, la osteomielitis o la neoplasia, pueden minar la resistencia del hueso y derivar en fracturas patológicas por la acción de una fuerza reducida o incluso insignificante. También pueden producirse fracturas por estrés o fatiga a consecuencia de un esfuerzo repetitivo, y se observan principalmente en perros de carreras o de trabajo.

Al describir las fracturas debe anotarse la localización anatómica, el grado de separación, el desplazamiento, la inclinación, la rotación, el acortamiento y la fragmentación. En fracturas en huesos largos se describe la posición y la orientación del fragmento distal con respecto al fragmento proximal.

Clasificación de las fracturas

Las fracturas pueden clasificarse de distintas formas y, por lo común, para una descripción completa es necesario más de un término clasificatorio (**fig. 5.1**). La clasificación genérica más extensa[1] señala si la fractura es cerrada (simple), en cuyo caso la piel permanece intacta, o abierta (compuesta), cuando se rompe la piel en el lugar de la fractura. La presencia de gas en los tejidos blandos adyacentes a una fractura puede enmascarar o simular las líneas de fractura.

Las fracturas incompletas suelen verse en los huesos largos inmaduros o desmineralizados. En una fractura parcial o incompleta el hueso permanece en una sola pieza, ya que se ve afectada únicamente la corteza. Estas fracturas pueden subdividirse en fracturas en tallo verde, en las cuales la disrupción cortical aparece en el lado convexo de la diáfisis, y fracturas en rodete, que presentan una disrupción cortical en el lado cóncavo; ambos tipos producen una curvatura diafisaria anómala.

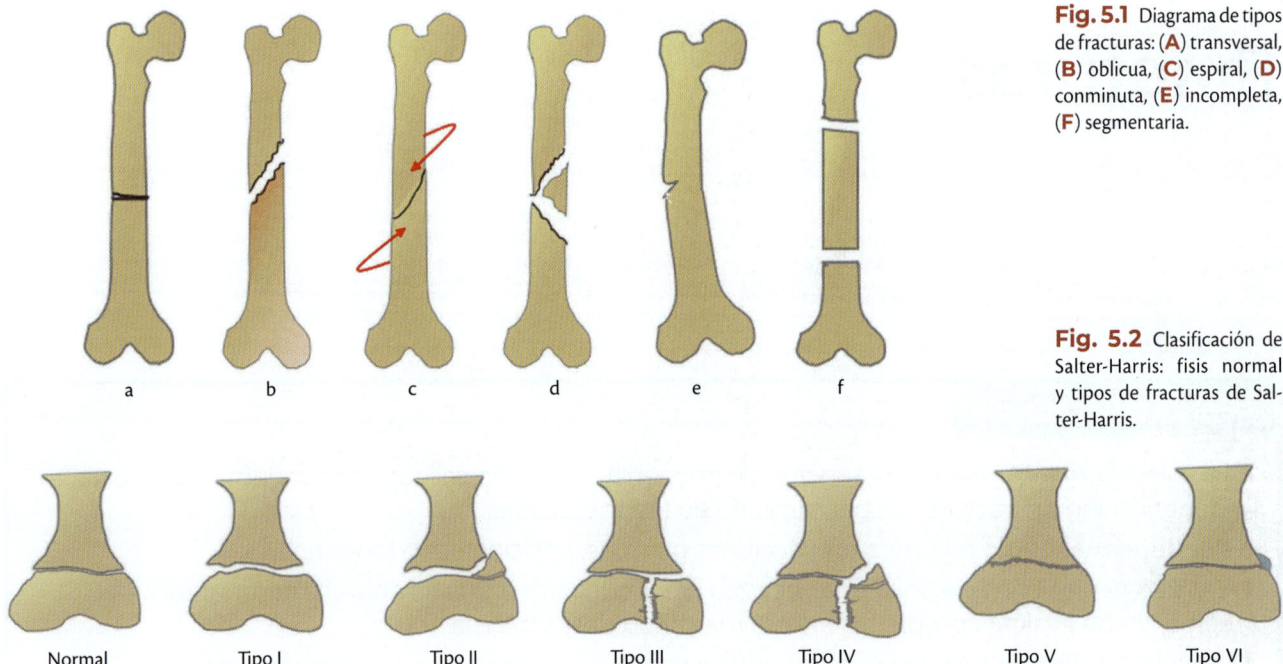

a   b   c   d   e   f

Normal   Tipo I   Tipo II   Tipo III   Tipo IV   Tipo V   Tipo VI

Las fracturas por "plegamiento" son incompletas y, en ellas, una corteza se pliega o hunde sobre sí misma; se asocian a desmineralización esquelética debido a hiperparatiroidismo nutricional secundario.

En las fracturas completas, el número de fragmentos óseos es un descriptor de la clasificación, al igual que el ángulo de la fractura. Las líneas de fractura se denominan transversales cuando se orientan en perpendicular al eje largo del hueso, u oblicuas, si la línea de fractura forma un cierto ángulo con el eje largo. Para describir el desplazamiento de una fractura se utiliza la posición del fragmento o fragmentos distales o caudales en relación con el segmento de fractura proximal o craneal.

Una fractura segmentaria tiene dos o más líneas de fractura en el mismo hueso con un fragmento interpuesto dimensionable, separado, por lo general cilíndrico. Las fracturas conminutas tienen tres o más fragmentos. El término "múltiple" se utiliza cuando las líneas de fractura no se unen dentro del mismo hueso. En animales jóvenes, las fracturas que atraviesan o adyacentes a una placa de crecimiento se clasifican de acuerdo con el sistema de Salter-Harris[2] (**fig. 5.2**). Por su parte, las fracturas fisarias pueden afectar a la osificación endocondral normal y producen un cierre prematuro o un crecimiento asíncrono de la fisis con ulterior aparición de deformidades angulares en las extremidades (**fig. 5.3**).

Otros tipos de fracturas incluyen las debidas a impactación o compresión, en cuyo caso los fragmentos de fractura se orientan en vertical entre sí y provocan un aumento de la opacidad de la corteza o la médula. Las fracturas en bloque son verticales, a través de los huesos cuboidales del carpo y el tarso, e invariablemente articulares (**fig. 5.4**). Las fracturas astilladas aparecen normalmente en el margen óseo adyacente a una articulación. Las producidas por avulsión tienen lugar en el punto de inserción de tendones o ligamentos y surgen a consecuencia de una acción de tracción anómala (**fig. 5.5**). Por su parte, las fracturas de Monteggia aparecen a través del cúbito proximal con una luxación asociada de la cabeza del radio (**fig. 5.6**).

A menudo, las vistas radiográficas con tensión son útiles para mostrar la estabilidad de la articulación a consecuencia de fracturas periarticulares (**fig. 5.7**). Las fracturas por cizallamiento pueden dar lugar a una amputación traumática completa de fragmentos óseos (**fig. 5.8**).

Es importante diferenciar las líneas radiotransparentes de una fractura de las estructuras normales del hueso y las variantes anatómicas. Entre los factores de confusión anatómicos se incluyen fisis abiertas y en proceso de cierre, agujeros nutricios, planos fasciales y líneas de Mach,[3,4] que son ilusiones ópticas causadas por la superposición de huesos que crean líneas radiotransparentes que podrían parecer fracturas (**fig. 5.9**). Las líneas de Mach han de diferenciarse de las fisuras verdaderas (**fig. 5.10**).

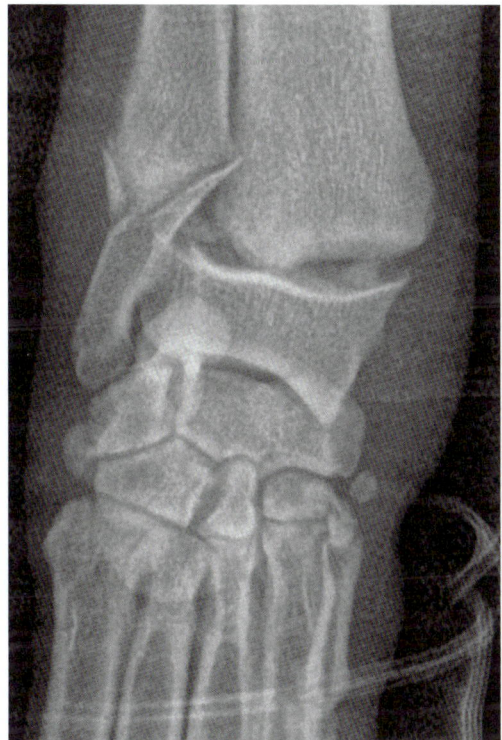

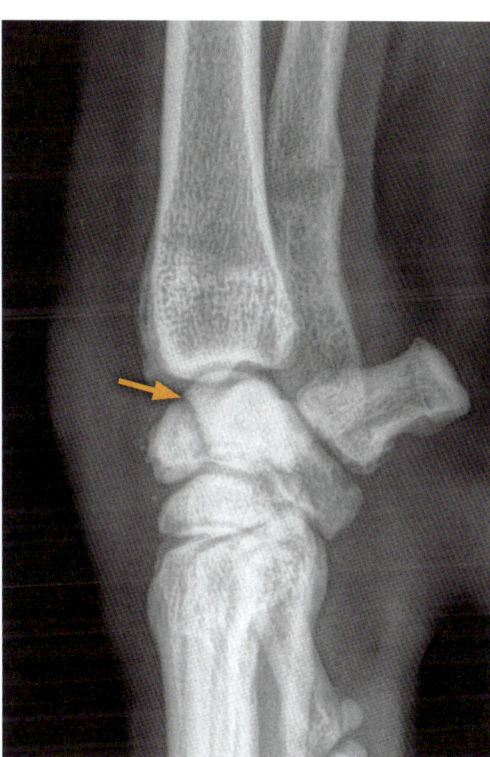

Fig. 5.3 Proyección craneocaudal del antebrazo distal de un labrador retriever de nueve meses. Separación fisaria con desplazamiento lateral de la epífisis radial distal, Salter-Harris de tipo I. Estrechamiento de la mitad lateral de la fisis cubital distal debido a impactación, Salter-Harris de tipo V.

Fig. 5.4 Proyección mediolateral del carpo de un springer spaniel inglés de siete años. Fractura completa mínimamente desplazada a través del hueso carpiano intermediorradial (HCIR) que se extiende verticalmente desde la articulación antebraquiocarpiana a la intercarpiana (flecha). Existe una tumefacción asociada de los tejidos blandos, esclerosis del HCIR y osteofitosis, principalmente del HCIR y el hueso carpiano accesorio. Fractura del hueso carpiano radial.

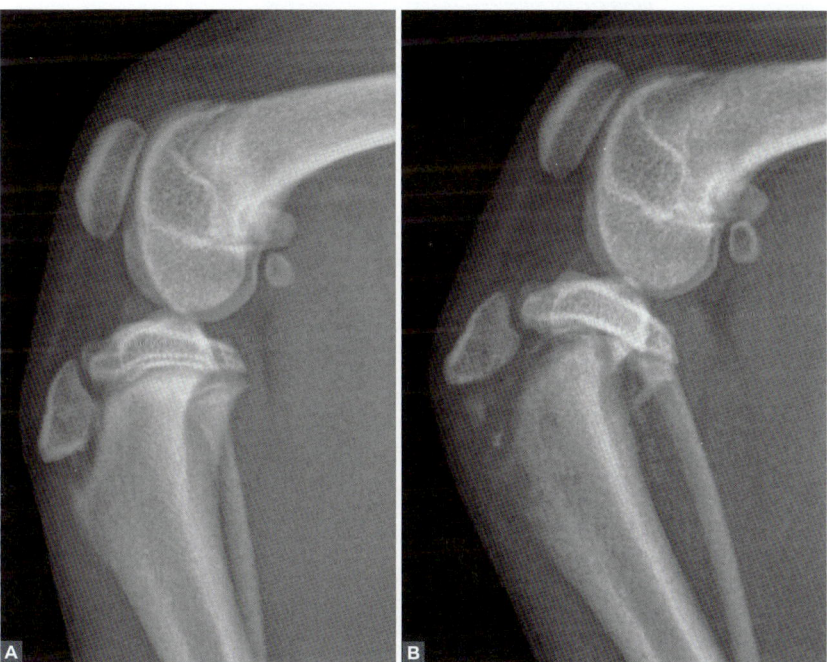

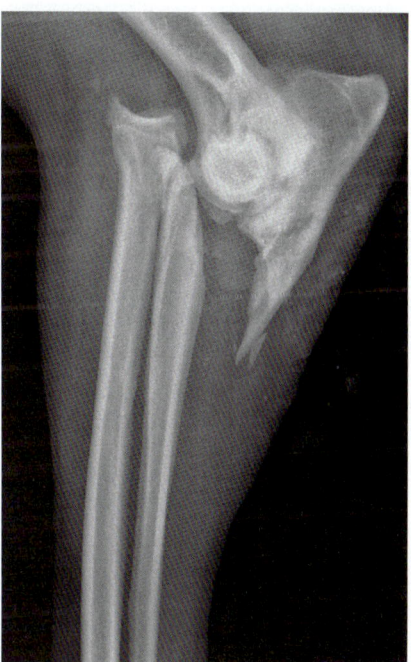

Fig. 5.5 Estudios mediolaterales de las articulaciones de la rodilla de un schnauzer miniatura de seis meses. (**A**) Articulación de la rodilla derecha normal como comparación. (**B**) Rodilla izquierda; la tuberosidad de la tibia presenta avulsión desde la tibia con distracción proximal. Permanece unida a la epífisis tibial proximal, que está desplazada caudalmente con dos fracturas metafisarias triangulares unidas evidentes inmediatamente caudales a la diáfisis tibial proximal. Fractura de Salter-Harris de tipo 2.

Fig. 5.6 Proyección mediolateral del antebrazo de un perro pastor inglés de cuatro años. Fractura oblicua articular, orientada verticalmente a través de la diáfisis cubital proximal. El fragmento cubital distal está desplazado en sentido craneoproximal, y la cabeza del radio se ha luxado. Se trata de una fractura de Monteggia.

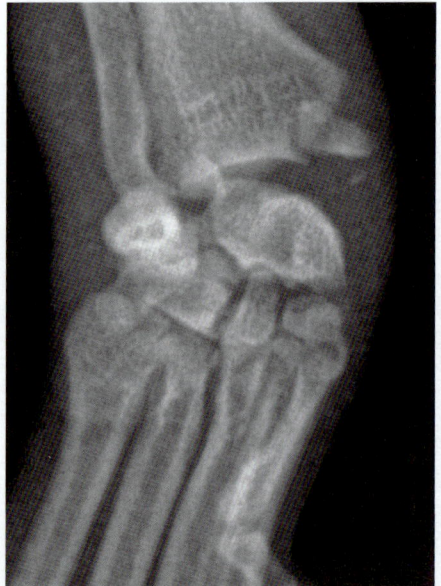

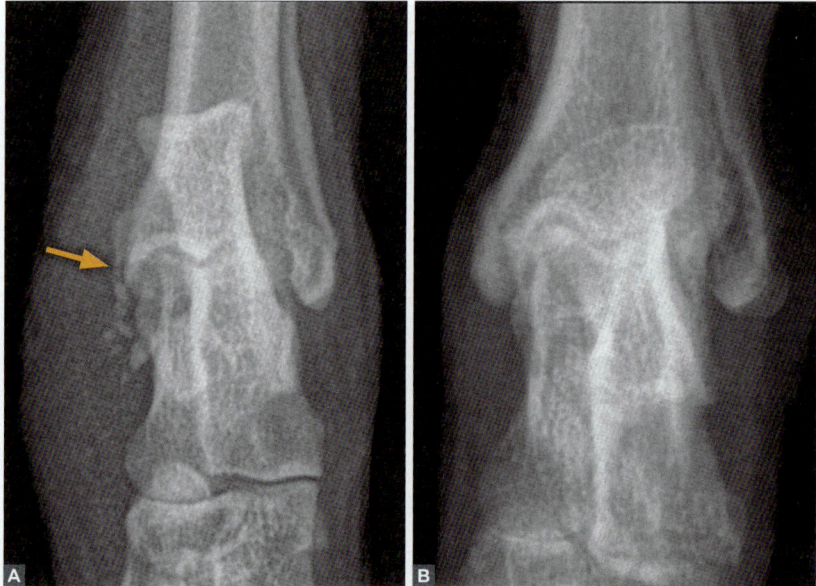

Fig. 5.7 Proyección dorsopalmar del carpo de un chihuahua de cuatro años con tensión lateral aplicada en la región metacarpiana. Ensanchamiento de la articulación antebraquiocarpiana medialmente con separación de un fragmento triangular por avulsión desde la cara distomedial del radio en el punto de fijación del ligamento colateral medial. La inestabilidad articular consiguiente que se aprecia en la vista en tensión no aparecía en la proyección dorsopalmar estándar. Fractura de la apófisis estiloides del radio.

Fig. 5.8 Proyecciones dorsoplantares de los tarsos derecho e izquierdo de un cockerpoo de dos años que se vio envuelto en un accidente de tráfico. (**A**) El maléolo medial de la tibia derecha está completamente ausente y existe una extensa tumefacción de los tejidos blandos (flecha). Este tipo de lesión produce inestabilidad articular y debe considerarse la realización de vistas con tensión. (**B**) Proyección dorsoplantar normal del tarso izquierdo como comparación. Fractura del maléolo medial de la tibia derecha.

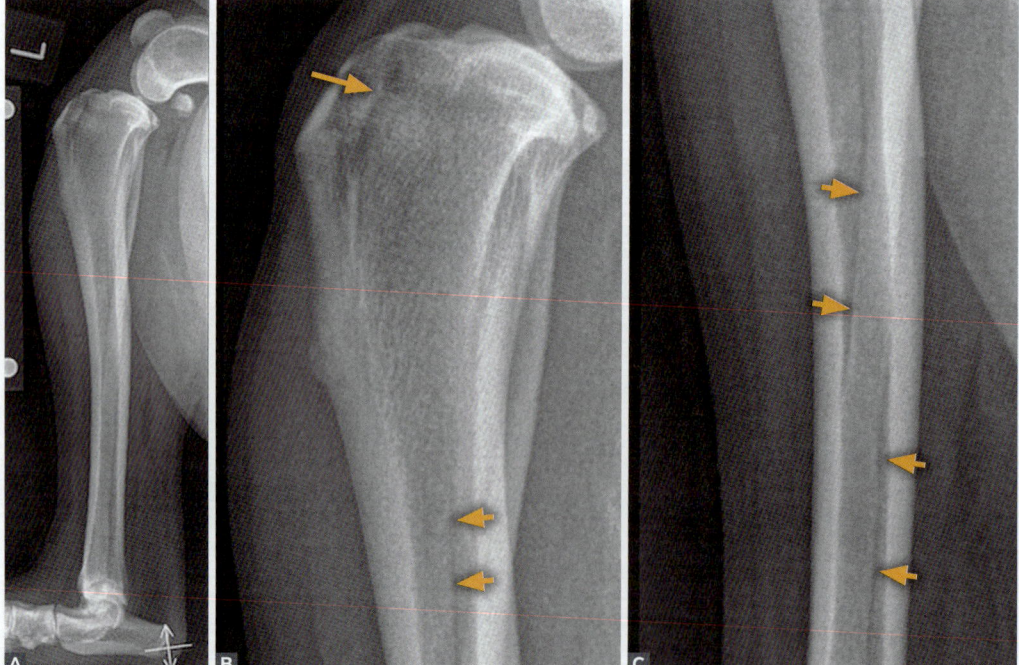

Fig. 5.9 Proyección mediolateral de la tibia y el peroné de una hembra de labrador retriever de cuatro años (**A**) con la zona proximal (**B**) y la zona diafisaria media (**C**) ampliadas. (**B**) El agujero nutricio puede verse como una línea radiotransparente vertical en la diáfisis tibial proximal y no debe confundirse con una fisura (flechas naranjas). También está presente el remanente de la fisis de la tuberosidad tibial (flecha naranja larga). (**C**) Se aprecian líneas radiotransparentes donde el peroné cruza en diagonal con la diáfisis tibial. Se trata de líneas de Mach que se deben a artefactos y pueden confundirse con una alteración patológica (flechas naranjas).

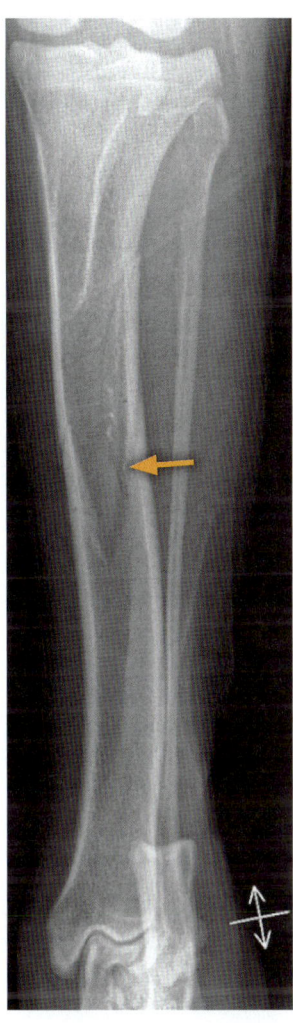

Fig. 5.10 Proyección craneocaudal de la tibia y el peroné de un mastiff napolitano de dos años. Pueden verse fisuras radiotransparentes de orientación oblicua a través de la corteza medial distalmente, y de la corteza lateral en sentido proximal, que se entrelazan creando un gran defecto en V a través de la cavidad medular (flecha). El desplazamiento es mínimo. El peroné se encuentra intacto. Hay múltiples fisuras a través de la zona media de la diáfisis de la tibia.

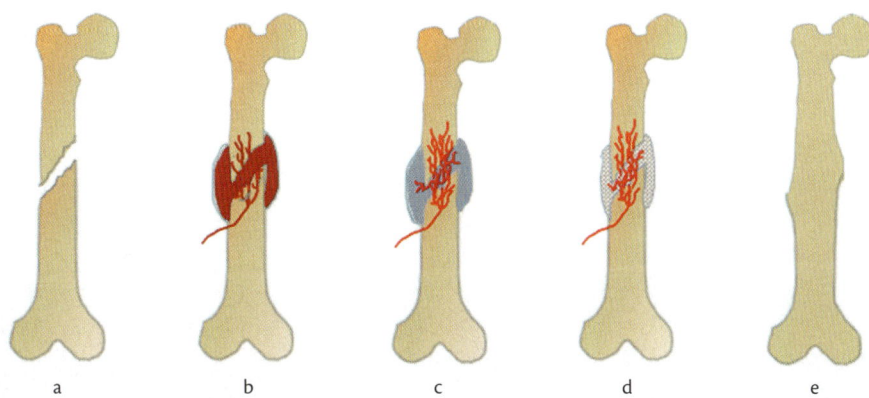

Fig. 5.11 Representación esquemática de las fases de la cicatrización de una fractura.

Cicatrización de las fracturas

En la cicatrización de las fracturas intervienen varios factores, como el tipo, la localización, el riego sanguíneo y el grado de contaminación del lugar de fractura, además del método de fijación de la misma y la estabilidad de sus fragmentos. También han de tenerse en cuenta la edad del animal y la presencia de alguna enfermedad sistémica concurrente.

Por su naturaleza, la cicatrización de las fracturas puede ser primaria o secundaria, y depende del grado de estabilidad. La cicatrización primaria se produce cuando, en el lugar de la fractura, se forma un puente de tejido óseo (osificación intramembranosa) sin formación de callo y ocurre con reducción anatómica y fijación interna de la fractura.

La mayoría de las fracturas se unen por cicatrización secundaria (osificación endocondral) con formación de un callo no estructurado que, posteriormente, experimenta remodelación. Cabe distinguir cuatro fases de la cicatrización, a menudo solapadas entre sí (**fig. 5.11**).

■ Formación de hematoma (1-5 días).
■ Formación de callo fibrocartilaginoso (5-11 días).
■ Formación de callo óseo (11-28 días).
■ Remodelación ósea (día 18+).

Los signos radiológicos de cicatrización tardan al menos 7-10 días en hacerse visibles.

Complicaciones de las fracturas

Las complicaciones de las fracturas aparecen cuando el marco temporal normal de la cicatrización se ve comprometido (retraso o consolidación ausente), si los fragmentos unidos no están bien alineados (defecto de unión) o cuando se infecta el hueso.

En caso de retraso en la unión, aparecen evidencias de cicatrización del hueso, pero a un ritmo menor del esperado. Esta es una valoración subjetiva. Tales fracturas suelen sanar si se les da un tiempo suficiente y se corrigen posibles deficiencias en el soporte o la fijación.

La consolidación ausente de fracturas aparece cuando no se aprecia progresión de la actividad sanadora del hueso durante un periodo de tiempo prolongado, con lo que podría producirse una seudoartrosis. Las consolidaciones ausentes pueden ser viables o no viables.

Las consolidaciones ausentes viables se deben a inestabilidad de la fractura, con resultado de una formación de callo exuberante y extremos de fractura redondeados en campana, con un aspecto denominado "pie de elefante" (**fig. 5.12**). Para promover la curación, se necesita una fijación interna de la fractura.

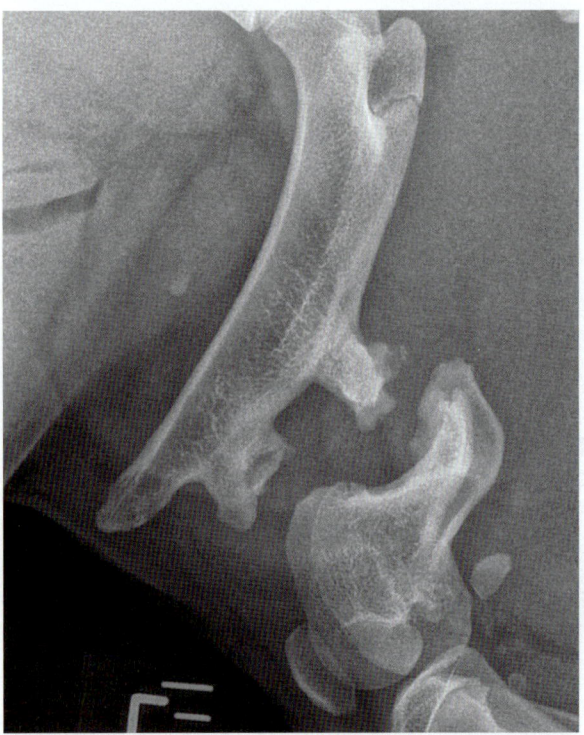

Fig. 5.12 Proyección mediolateral de la diáfisis femoral izquierda de un lurcher de un año. Consolidación ausente de una fractura diafisaria simple de tipo crónico con desplazamiento caudoproximal del fragmento distal. En los extremos separados de la fractura se distinguen restos de hueso nuevo lisos y redondeados sin formación de callo activa. Este aspecto se describe en ocasiones como callo en "pie de elefante".

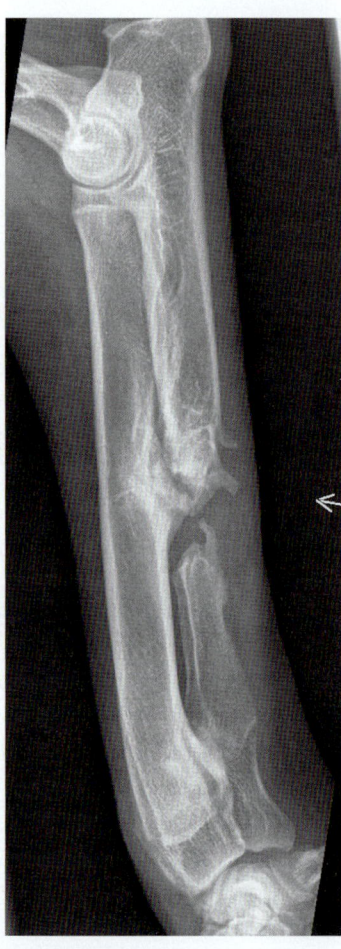

Fig. 5.13 Proyección mediolateral del radio y el cúbito derechos de un weimaraner de nueve meses. El defecto radiotransparente a mitad de la diáfisis del cúbito presenta extremos de fractura redondeados y cónicos con espículas lisas de hueso. El hueso nuevo proliferativo en la corteza caudal de la zona media de la diáfisis del radio en aposición cercana se está uniendo con el fragmento cubital proximal, lo que indica una formación de sinostosis temprana. Consolidación ausente y sinostosis.

Una consolidación ausente se considera no viable cuando la formación de callo es escasa o inexistente durante un periodo prolongado. La consolidación ausente atrófica no se acompaña de formación de callo con extremos de fractura separados y cónicos. Cuando la distancia entre los extremos de la fractura es considerable, la formación de callo es incapaz de tender un puente a lo largo del defecto y, por tanto, recibe el nombre de fractura defectuosa con consolidación ausente (**fig. 5.13**). La afectación del riego sanguíneo es la causa principal de las consolidaciones ausentes no viables, y si existe además un fragmento óseo separado en el lugar de fractura, se habla de consolidación ausente necrótica.

Se llama consolidación defectuosa a una fractura que cicatriza con una conformación ósea anómala. Las consolidaciones defectuosas pueden producirse por dificultades en la fijación de la fractura, especialmente en casos complicados y/o de fracturas conminutas, una técnica de fijación por debajo del estándar o un crecimiento asíncrono en animales inmaduros.

La alineación defectuosa puede provocar complicaciones secundarias debido a las tensiones anómalas aplicadas sobre el hueso y la articulación. Los fragmentos de huesos fracturados adyacentes pueden unirse cuando la cicatrización produce una sinostosis (**fig. 5.14**).

La fractura del cuello femoral puede no ser visible en una proyección ventrodorsal estándar, aunque es más evidente con una vista en flexión "en posición de rana", o a la inversa (**fig. 5.15**).

La osteomielitis en el lugar de la fractura puede producirse en fracturas abiertas o como secuela de un tratamiento quirúrgico. Entre los signos radiológicos se incluye una producción de callo excesiva, una reacción perióstica activa y agresiva que se extiende más allá del punto de fractura inmediato y la tumefacción de los tejidos blandos. La osteólisis resultante puede aflojar los implantes. Una enfermedad sistémica, como la osteomielitis juvenil, también tiene la capacidad de provocar fracturas en el hueso afectado (**fig. 5.16**). Un fragmento óseo separado podría dar lugar a un secuestro si queda aislado del riego sanguíneo. En las radiografías, se conserva la opacidad original del hueso, ubicado en una cavidad radiotransparente rodeada por una zona

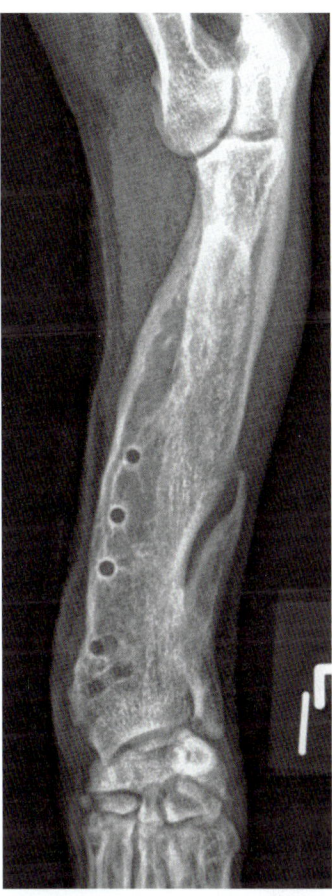

Fig. 5.14 Proyección craneocaudal del radio y el cúbito izquierdos de un pastor de los Pirineos de 14 años. Se aprecian varios orificios de tornillo redondos y radiotransparentes en el radio distal después de la retirada del implante de una fractura diafisaria estabilizada quirúrgicamente. El fragmento de fractura cubital proximal se ha unido completamente con la fractura radial cicatrizada, con resultado de sinostosis. Existe un lugar de consolidación ausente del margen proximal, alargado y cónico, del fragmento cubital distal. Consolidación ausente y sinostosis.

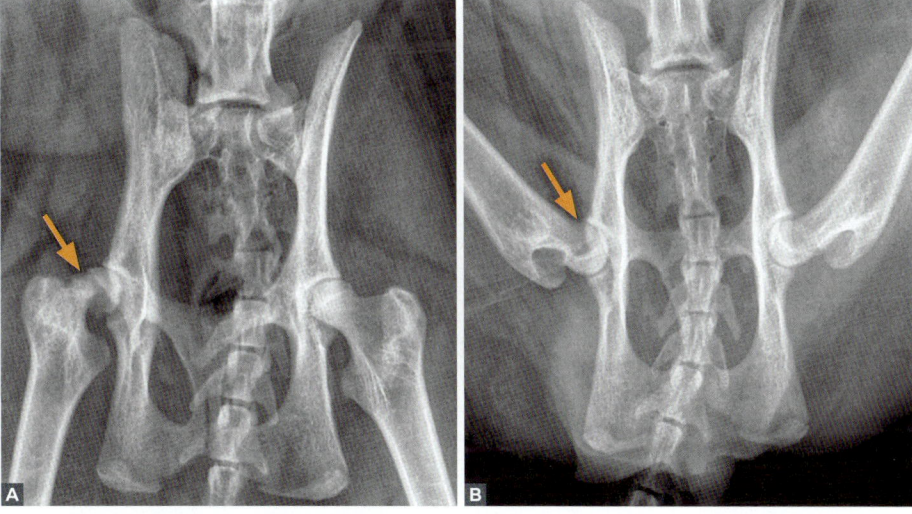

Fig. 5.15 Proyecciones ventrodorsales con extremidades extendidas (**A**) y en posición de rana (**B**) de un gato macho Maine Coon de tres años. Existe una fractura a través del cuello femoral derecho en el lugar de la fisis cerrada (flechas). La separación aparece claramente en la vista con extensión y apenas se aprecia en la proyección en posición de rana. Se aconsejan las dos proyecciones para valorar las lesiones del cuello femoral. Fractura del cuello femoral.

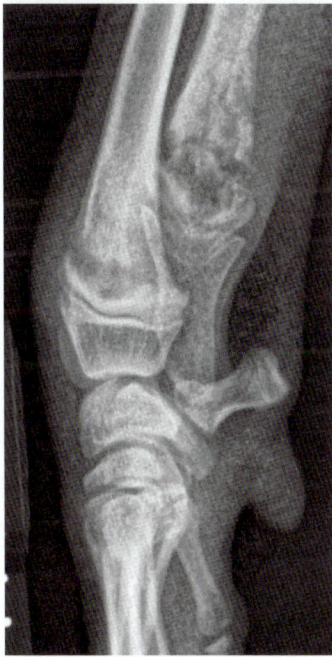

Fig. 5.16 Proyección mediolateral del antebrazo distal de un border collie de cuatro meses con osteomielitis juvenil multicéntrica confirmada. Se observa una acusada desmineralización de las regiones metafisarias del radio y el cúbito con disrupción cortical de las cortezas cubitales craneal y caudal con desplazamiento mínimo. Fractura patológica no desplazada del cúbito distal.

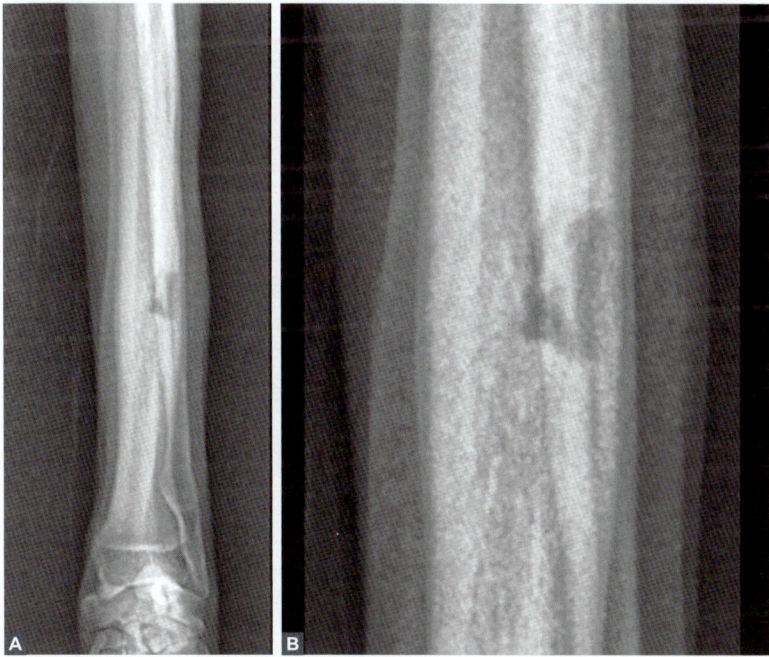

Fig. 5.17 Proyecciones craneocaudales del antebrazo de un whippet de 10 meses. En el tercio distal de diáfisis media del cúbito se aprecia una zona radiotransparente focal circunscrita (**A**) y ampliación de la región (**B**). El fragmento rectangular de fractura cortical carece de riego vascular y se sitúa dentro de una cavidad radiotransparente. Este fragmento es un secuestro.

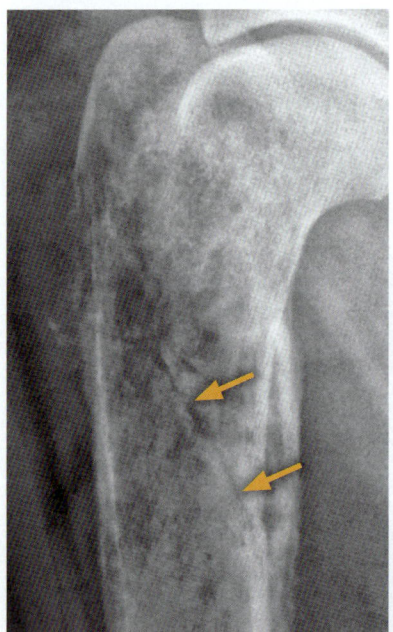

Fig. 5.18 Proyección mediolateral del húmero proximal de un akita de ocho años. Una fisura oblicua con desplazamiento mínimo incompleta del húmero proximal ha alterado la corteza craneal proximalmente con una reacción perióstica laminar de la corteza caudal (flechas). Varias radiotransparencias focales en la diáfisis proximal del húmero confieren al conjunto un aspecto apolillado. Fractura patológica del húmero proximal secundaria a enfermedad neoplásica.

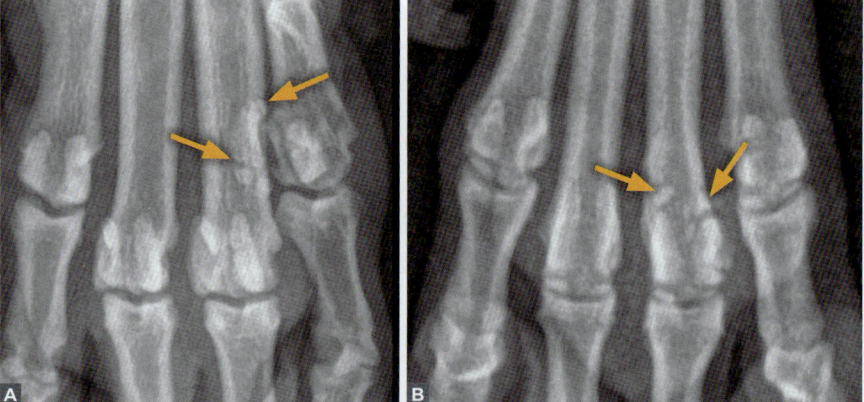

Fig. 5.19 Proyecciones dorsopalmares de las articulaciones metacarpofalángicas de un rottweiler de cuatro años (**A**) y de un mestizo de collie de seis años (**B**). (**A**) El segundo sesamoideo palmar tiene cuatro partes separadas, que son lisas y redondeadas (flechas). Los sesamoideos bipartitos aparecen en los huesos sesamoideos palmares segundo y/o séptimo y suelen carecer de significación clínica, por lo que no deben confundirse con fracturas. Sesamoideos bipartitos. (**B**) Fragmentación múltiple de los huesos sesamoideos quinto y sexto. Los fragmentos tienen márgenes nítidos, lo que indica que tienen un origen reciente (flechas). Sesamoideos fracturados.

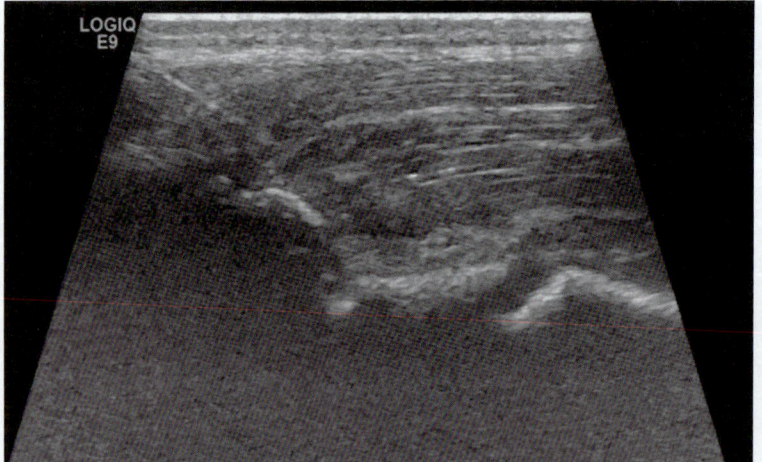

Fig. 5.20 Imagen ecográfica sagital de la diáfisis del húmero de un macho de pitbull americano de 2,5 años con una fractura diafisaria media y un tracto sinusal de descarga. La línea hiperecoica ondulante de la corteza con sombra acústica distal se ve alterada centralmente en el lugar de la fractura. En la esquina superior izquierda de la imagen se observa una fina aguja lineal hiperecoica que se extiende en oblicuo con el área de disrupción cortical para aspirar la zona para cultivo y sensibilidad. Defecto del hueso cortical con colocación de la aguja para un aspirado de aguja fina.

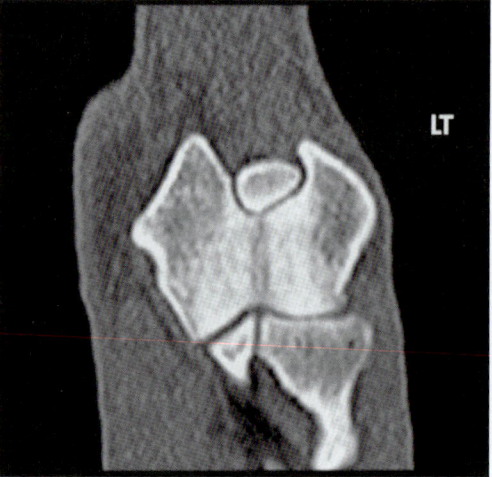

Fig. 5.21 Plano dorsal de la TC del codo de un springer inglés adulto de 11 años. Existe una línea vertical que atraviesa el centro del cóndilo humeral y se extiende desde el agujero supratroclear hacia la articulación con esclerosis en el hueso adyacente. Este tipo de fractura no desplazada del cóndilo humeral a menudo no puede verse en las radiografías. Cóndilo humeral fracturado.

de hueso esclerótico conocido como involucrum (**fig. 5.17**). Las fracturas patológicas pueden producirse en casos de osteopenia o en huesos neoplásicos (**fig. 5.18**).

Los sesamoideos palmares segundo y séptimo son a veces bipartitos o multipartitos como una variante anatómica. Esta circunstancia se observa sobre todo en los ejemplares de galgo inglés y rottweiler y no ha de confundirse con fracturas verdaderas, en las que los fragmentos son nítidos y están bien definidos (**fig. 5.19**).[5]

Otras modalidades de imagen

La ecografía se utiliza en ocasiones para mostrar una formación de callo temprana que no es visible en la radiografía (**fig. 5.20**).[6]

La TC se emplea en articulaciones complejas como el carpo, el tarso o el codo, ya que la superposición de huesos puede dificultar una valoración e identificación precisa de las fracturas (**fig. 5.21**).

Bibliografía

1. Brinker WO, Olmstead ML, Sumner Smith, et al. Classification of fractures in small animals. In Brinker WO, Olmstead ML, Sumner-Smith G, Prieur WD (editors). Manual of internal fixation in small animals 2nd edition, Berlin, 1998, Springer pp 267-270.

2. Salter RB, Harris WR. Injuries involving the epiphyseal plate. *J Bone Joint Surg Am* 45:587-622, 1963.

3. Papageorges M, Sande RD. The Mach Phenomenon. *Vet Radiol Ultrasound* 31:274-280, 1990.

4. Papageorges M, How the Mach Phenomenon and shape affect the radiographic appearance of skeletal structures. *Vet Radiol Ultrasound* 32: 191-195, 1991.

5. Weinstein JM, Mongil CM, Smith GK. Orthopedic conditions of the Rottweiler. Part 1 *Compendium of Continuing Education Practice Veterinarian (Small Animal)* 17:813-830, 1995.

6. Risselada M, Kramer M, de Rooster H, et al. Ultrasonographic and radiographic assessment of uncomplicated secondary fracture healing of long bones in dogs and cats. *Vet Surg* 34:99-107, 2005.

CAPÍTULO 6

Enfermedades esqueléticas de etiología desconocida

Robson F. Giglio y Federico R. Vilaplana Grosso

PUNTOS CLAVE

▮ En perros jóvenes, la panosteítis origina una esclerosis del hueso trabecular diafisario autolimitante.

▮ La cojera alternante es un signo clínico clásico de panosteítis.

▮ La osteodistrofia hipertrófica aparece en las metáfisis de los huesos largos de perros jóvenes.

▮ La osteodistrofia hipertrófica es inicialmente un proceso osteolítico y osteoproliferativo mixto, y cuando se cronifica es osteoproliferativa.

▮ En los perros de edad avanzada, la osteopatía hipertrófica produce una proliferación perióstica diafisaria difusa en empalizada.

▮ La osteopatía hipertrófica es secundaria a un factor desencadenante, ya sea neoplásico o inflamatorio, en el tórax o el abdomen.

▮ El punto más común de aparición de un núcleo de cartílago retenido es la metáfisis distal del cúbito.

▮ El núcleo de cartílago retenido puede producir un deterioro en el crecimiento del hueso largo afectado y una deformidad angular de la extremidad.

▮ Las exostosis cartilaginosas múltiples se caracterizan por la presencia de varias lesiones óseas benignas y expansivas que afectan al esqueleto axial y apendicular.

▮ La osteopatía craneomandibular produce una proliferación ósea irregular de la mandíbula y los huesos ventrales de la bóveda craneal, y las razas terrier están sobrerrepresentadas.

Este capítulo comprende varias enfermedades esqueléticas de etiología desconocida. Estas enfermedades no están relacionadas entre sí. Cada una de ellas tiene una sintomatología típica y una distribución característica de las lesiones. Casi todas estas enfermedades son poliostóticas. Conocer estos rasgos es fundamental para su diagnóstico. Algunas de estas enfermedades tienen características osteolíticas y osteoproliferativas que pueden parecer agresivas. En casi todos los casos, la combinación de sintomatología, anamnesis y hallazgos clínicos y de los estudios de imagen es suficiente para establecer un diagnóstico. En lesiones con una presentación atípica puede requerirse biopsia.

Panosteítis

La panosteítis, también conocida como panosteítis eosinófila o enostosis, es una enfermedad autolimitante que afecta a los huesos de perros de razas grandes y gigantes, como el pastor alemán, el labrador retriever, el golden retriever, el dóberman pincher, el rottweiler, el boyero de Berna y el san bernardo. Las razas de basset hound y dachshund también están afectadas. Aunque de etiología desconocida, algunos autores

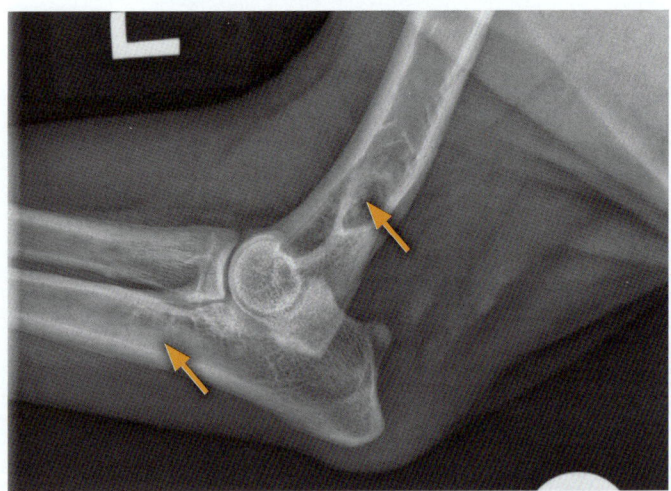

Fig. 6.1 Proyección mediolateral del codo izquierdo de un golden retriever macho de siete meses. Signos radiológicos de panosteítis precoz. Se aprecian regiones multifocales de aumento de la opacidad mal definida en el hueso trabecular en el húmero distal y el cúbito proximal (flechas).

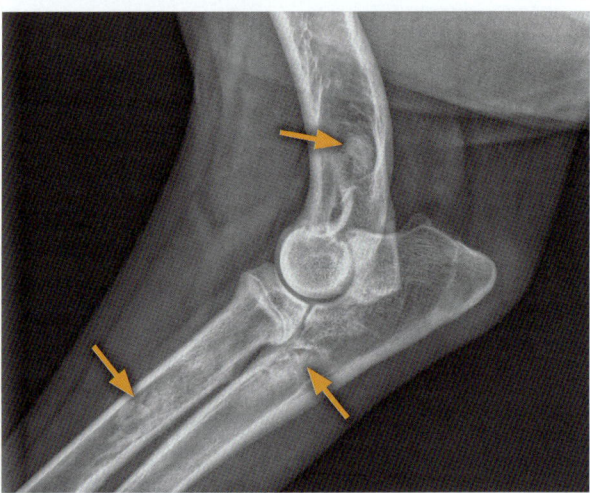

Fig. 6.2 Proyección mediolateral del codo derecho de un pastor alemán macho de ocho meses. Obsérvese la presencia de regiones multifocales de aumento de la opacidad, con buena y no tan buena definición, del hueso trabecular en el húmero distal y el radio y el cúbito proximales (flechas), compatible con panosteítis crónica subaguda o temprana.

han propuesto que una dieta excesivamente rica en proteínas o en calcio podría producir un aumento de la presión intraósea debido a proliferación vascular y formación local de hueso adyacente a los agujeros nutricios. Esta enfermedad afecta a los perros jóvenes (de aproximadamente 5 a 18 meses de edad), y muestra predisposición por las diáfisis de los huesos largos, cerca de sus agujeros nutricios. Los machos suelen estar afectados más a menudo que las hembras. Los animales afectados presentan cojera aguda y dolor óseo. También pueden estar presentes signos sistémicos, como fiebre, hiporexia y letargo. Un rasgo clínico común de esta enfermedad es una cojera alternante, ya que las lesiones secuenciales afectan a diferentes huesos largos en distintos momentos. Los huesos afectados más comúnmente son el húmero, el radio, el cúbito, el fémur y la tibia.[1,2]

Los signos radiológicos dependerán de la fase de la enfermedad. En casos agudos pueden apreciarse signos de esclerosis diafisaria focal mal definida con un patrón trabecular ligeramente acentuado (**fig. 6.1**). En casos subagudos o crónicos tempranos existen lesiones escleróticas multifocales y bien definidas en la cavidad medular (**figs. 6.2** y **6.3**). En casos más graves puede verse hueso nuevo perióstico liso bien definido (**fig. 6.4**). Se trata de la fase de la enfermedad en la que los cambios radiológicos son más acusados. En casos crónicos tardíos, los cambios en el hueso medular pueden desaparecer; sin embargo, el periostio adyacente podría tener un aspecto ligeramente rugoso. Las lesiones radiográficas más evidentes son crónicas y pueden estar inactivas. La gravedad de los signos clínicos y la de los hallazgos radiológicos no están demasiado relacionadas. Estos cambios óseos son más evidentes en la tomografía computarizada (TC), ya que no existe superposición de estructuras (**fig. 6.5**). En el diagnóstico diferencial para estos hallazgos de aumento de la opacidad del hueso trabecular con o sin proliferación perióstica adyacente se incluye infarto, infección o neoplasia óseos. Como la panosteítis aparece en perros más jóvenes, la neoplasia sería un diagnóstico diferencial menos probable en pacientes con esta sintomatología. Estos diagnósticos diferenciales para cambios óseos agresivos deben considerarse sobre todo si la cojera y el dolor óseo del paciente persisten o empeoran.[1,2]

Osteodistrofia hipertrófica

También conocida como osteopatía metafisaria, se trata asimismo de una enfermedad que aparece principalmente en perros jóvenes (de aproximadamente tres a ocho meses) de razas grandes y gigantes, como el gran danés, el weimaraner, el pastor alemán, el bóxer, el retriever de Chesapeake y el setter irlandés.

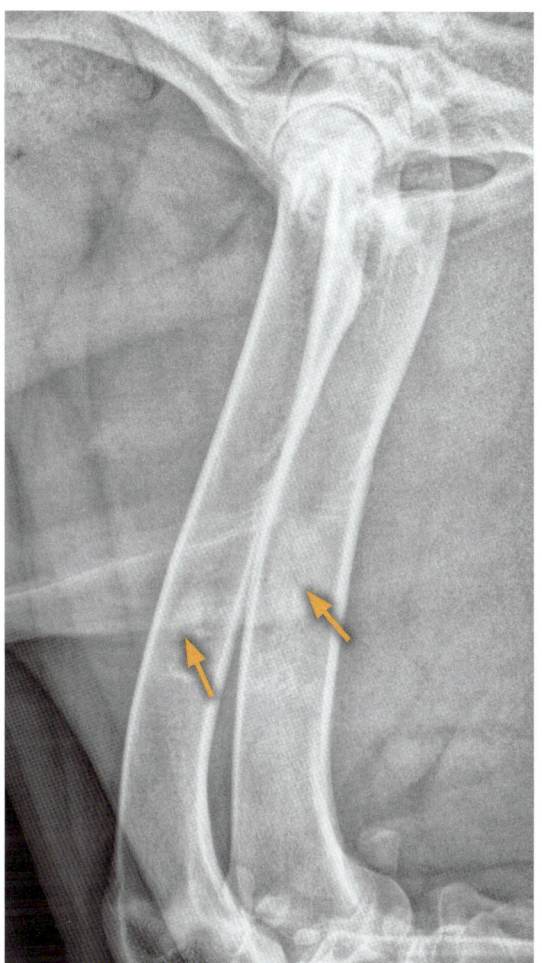

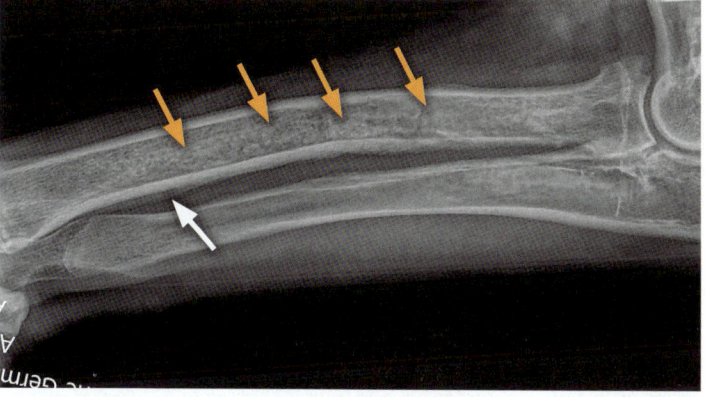

Fig. 6.4 Proyección mediolateral recortada del antebrazo derecho de un pastor alemán macho de 11 meses. Signos radiológicos de panosteítis crónica. Se aprecian regiones multifocales y parcheadas de aumento de la opacidad del hueso trabecular del radio (flechas naranjas) con proliferación perióstica adyacente a lo largo de la diáfisis del radio caudodistal (flecha blanca).

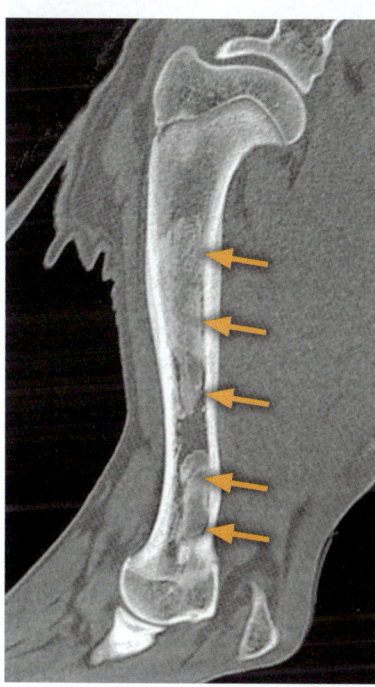

Fig. 6.5 Reconstrucción sagital de la TC con ventana hueso del húmero izquierdo de un pastor alemán macho de siete meses. Se observan regiones multifocales y bien definidas de fusiformes a ovaladas de aumento de la atenuación ósea a lo largo de la diáfisis del húmero (flechas) compatibles con panosteítis.

Fig. 6.3 Proyección lateral derecha recortada del abdomen caudal de un pastor alemán macho de ocho meses. Se aprecian regiones multifocales de aumento de la opacidad del hueso trabecular con definición buena y no tan buena en la diáfisis media de los fémures (flechas), compatible con panosteítis crónica subaguda o temprana.

Se han publicado algunos informes de casos de osteodistrofia hipertrófica (ODH) en gatos. Aunque, por lo general se trata de una enfermedad autolimitante, en casos graves puede producir deformidades angulares en las extremidades. Su etiología aún se desconoce, y entre las causas postuladas se encuentran los protocolos de vacunación, el virus del moquillo canino, las infecciones por *Escherichia coli*, el exceso de suplementos de vitaminas y minerales, la hipovitaminosis C y las anomalías vasculares. Además de la cojera, pueden aparecer signos sistémicos, como fiebre, letargo, dolor generalizado y diarrea. Esta enfermedad es poliostótica y se produce en las metáfisis de los huesos largos. Se encuentra habitualmente en las metáfisis distales del radio, el cúbito y la tibia, si bien pueden estar afectados todos los huesos largos. Las fisis y las epífisis no se ven afectadas por este proceso. Las lesiones son simétricas bilateralmente y presentan dos apariencias radiográficas basadas en la progresión de la enfermedad. En la fase temprana se observa una lesión osteolítica lineal, con márgenes irregulares, en la metáfisis paralela a la fisis (**figs. 6.6** y **6.7**). Esta zona metafisaria lítica se describe en ocasiones como un "signo de fisis doble". En casos más crónicos se observa esclerosis metafisaria. Se produce mineralización en los tejidos blandos adyacentes a la metáfisis, que aparecen como un manguito o banda en torno al hueso. En casos crónicos, esta mineralización se incorpora a la corteza, con el resultado de un ensanchamiento y esclerosis de las metáfisis (**fig. 6.8**). El principal diagnóstico diferencial para estas lesiones es una metafisitis infecciosa hematógena, que raras veces es simétrica y afecta a un solo punto o a varios puntos aleatorios.[1,3,4]

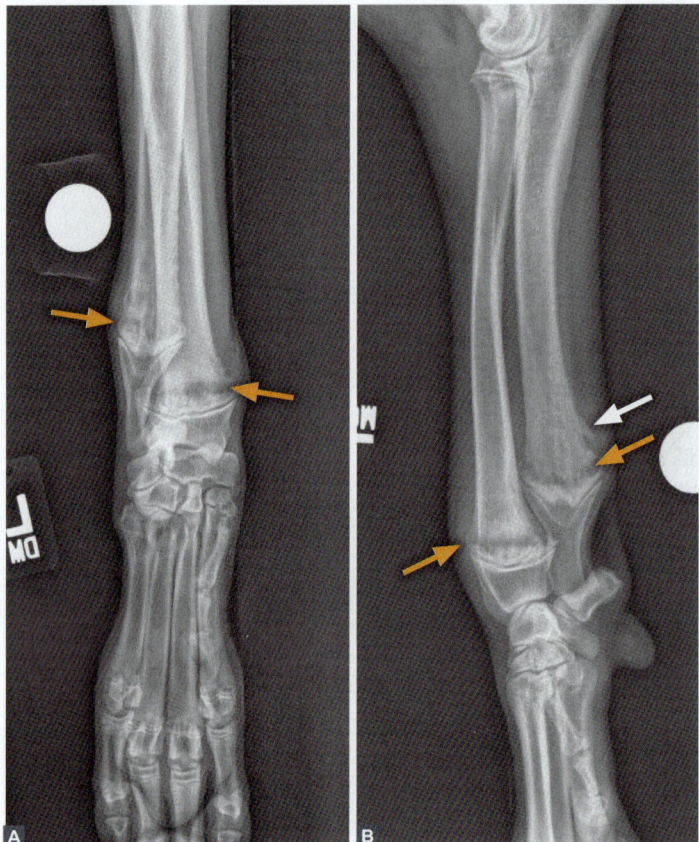

Fig. 6.6 Proyecciones craneocaudal (**A**) y mediolateral (**B**) del antebrazo izquierdo de un macho de gran danés de seis meses. Con centro en la metáfisis distal del radio y el cúbito, existe un área alargada y márgenes irregulares de osteólisis con esclerosis profusa alrededor (flechas naranjas) que representa una osteodistrofia hipertrófica subaguda. Existe también una ligera proliferación perióstica de la cara caudal de la metáfisis distal del cúbito (flecha blanca).

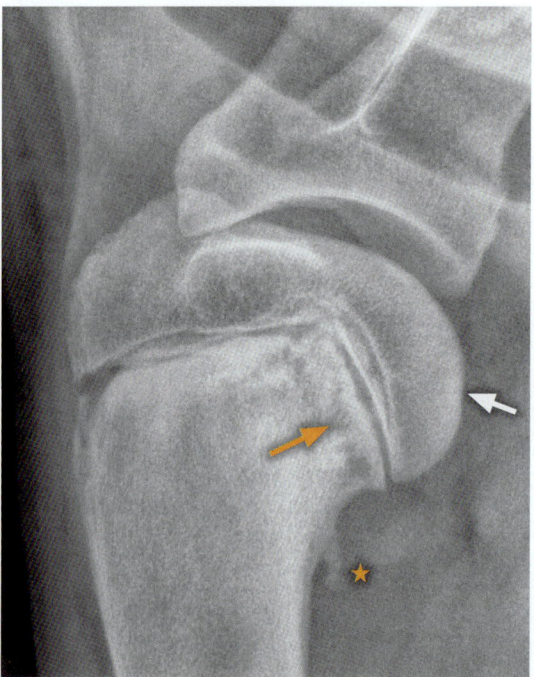

Fig. 6.7 Proyección mediolateral del hombro derecho de un macho de gran danés de seis meses. Con centro en la metáfisis proximal del húmero, existe un área alargada y márgenes irregulares de osteólisis con esclerosis profusa alrededor (flecha naranja). También se aprecia una ligera proliferación perióstica de la cara caudal de la metáfisis del húmero (estrella). Estos cambios son compatibles con osteodistrofia hipertrófica subaguda. Además, existe un leve aplanamiento de la cara caudal de la cabeza del húmero con esclerosis del hueso subcondral adyacente (flecha blanca), que representa osteocondrosis.

Osteopatía hipertrófica

También conocida como enfermedad de Marie, la osteopatía hipertrófica (OH) es una dolencia poliostótica que afecta principalmente a la región diafisaria de los huesos largos y al inicio afecta a los huesos de la extremidad distal como las falanges, el metacarpo, el metatarso, el carpo y el tarso, con progresión proximal. Estas lesiones son a menudo bilateralmente simétricas y afectan a los perros mayores (por lo común, de más de 8,5 años) sin predisposición de raza. Se han publicado algunos informes de casos de OH en gatos. Los signos clínicos incluían letargo, hiporexia, cojera y rechazo a caminar. Entre los signos radiológicos de OH se incluyen proliferación perióstica en empalizada circunferencial en varios huesos, con tumefacción adyacente sustancial de los tejidos blandos adyacentes (**fig. 6.9**). La OH es una enfermedad osteoproliferativa sin componente osteolítico. La fisiopatología no se ha determinado plenamente. Estas lesiones son secundarias a una lesión primaria en el tórax o, con menor frecuencia, el abdomen. Entre las causas documentadas figuran neoplasia primaria o secundaria en el tórax, (**fig. 6.10**), dirofilariosis o infestaciones por *Spirocerca lupi*, neumonía fúngica, presencia de cuerpos extraños intratorácicos y tromboembolia aórtica y neoplasia abdominal, especialmente del aparato genitourinario y el hígado. Se recomienda realizar radiografías torácicas y abdominales para identificar la lesión primaria. Si se elimina el factor desencadenante, gradualmente, puede producirse una resolución completa o parcial de los cambios de OH.[5,6]

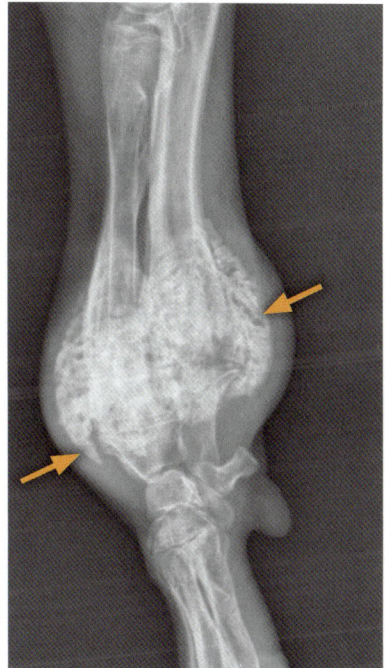

Fig. 6.8 Proyección mediolateral del antebrazo derecho de un weimaraner macho de cinco meses con osteodistrofia hipertrófica crónica grave. Con centro en las metáfisis cubital y radial distales, se observa una proliferación perióstica exuberante y circunferencial sólida, mínimamente irregular y floculada (flechas).

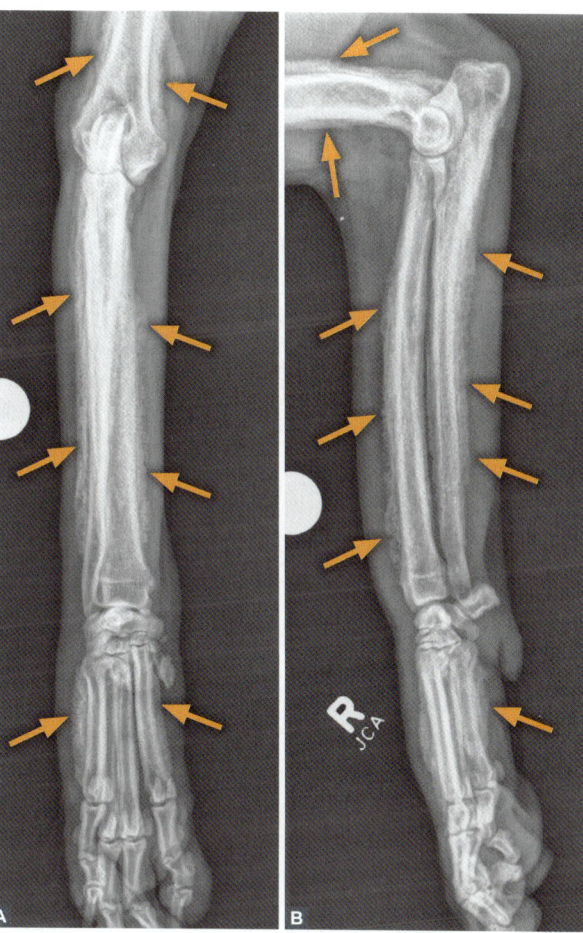

Fig. 6.9 Proyecciones craneocaudal (**A**) y mediolateral (**B**) del antebrazo y la mano izquierdos de un bóxer macho castrado de nueve años con osteopatía hipertrófica. Se observa una proliferación perióstica en empalizada exuberante, circunferencial, principalmente diafisaria, en todos los huesos incluidos en la colimación (flechas), con tumefacción asociada de los tejidos blandos.

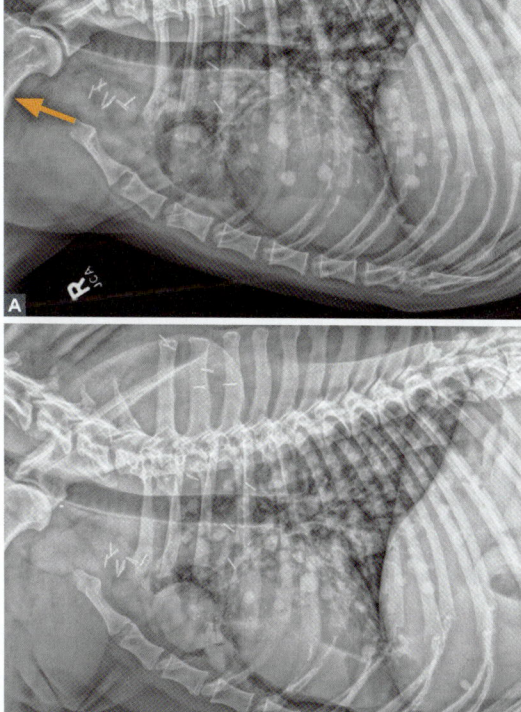

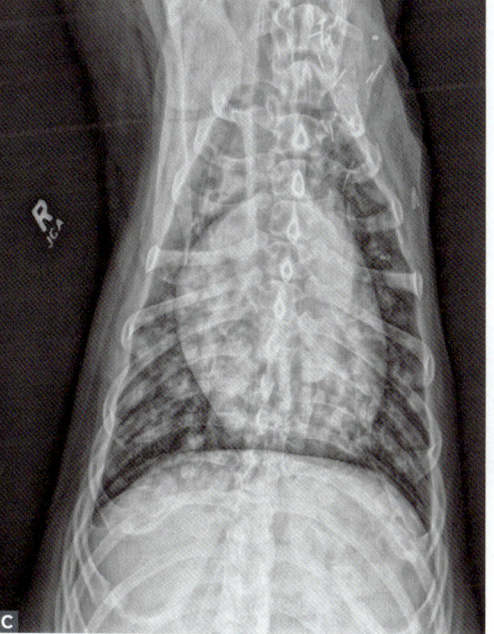

Fig. 6.10 Proyecciones lateral derecha (**A**), lateral izquierda (**B**) y ventrodorsal (**C**) del tórax de un bóxer macho castrado de nueve años con osteopatía hipertrófica. Se aprecian varios nódulos pulmonares de distintos tamaños, compatibles con metástasis del sarcoma de los tejidos blandos extirpado previamente de la extremidad torácica izquierda (antes de la amputación de la extremidad). Cabe observar la sutil proliferación perióstica en empalizada a lo largo de la diáfisis caudal del húmero (flecha).

Retención del núcleo de cartílago

El núcleo de cartílago retenido (NCR) se produce en perros inmaduros de razas grandes y gigantes. Esta enfermedad se debe a la ausencia de una osificación endocondral apropiada originada en una fisis activa de un hueso largo, y la etiología se desconoce. La localización más común del NCR es la metáfisis cubital distal y, con menor frecuencia, la cara lateral de la fisis femoral distal. La lesión puede provocar deterioro del alargamiento del hueso afectado. En el antebrazo, el crecimiento asimétrico del radio y el cúbito provoca una incongruencia en la articulación del codo y una deformidad angular de la extremidad. La mayoría de los casos son leves y clínicamente insignificantes. El principal hallazgo radiológico del NCR es la presencia de una transparencia cónica rodeada por esclerosis en la metáfisis en varios grados, con una extensión directa de la placa de crecimiento (**fig. 6.11**). En casos graves de NCR del cúbito distal es posible observar un radius curvus, un cúbito corto, incongruencia del codo, desviación en valgo del carpo y evidencia de cambios degenerativos en el codo y las articulaciones antebraquiocarpianas.[7]

Osificación incompleta del cóndilo humeral

El cóndilo humeral comprende la cabeza (parte lateral), que se articula principalmente con la cabeza del radio, y la tróclea (parte medial). En perros inmaduros existe una línea de crecimiento accesoria sagital entre la cabeza y la tróclea, contigua con la fisis distal del húmero. Esta línea de crecimiento accesoria se fusiona aproximadamente a los tres meses de vida. La fusión incompleta debilita el cóndilo, con lo que predispone a la aparición de fracturas humerales condíleas articulares. La osificación incompleta del cóndilo humeral (OICH) es más prevalente en razas spaniel y condrodistróficas, como los bulldogs, así como los mestizos y algunos perros de razas grandes, como el rottweiler y el pastor alemán, y es más común en los machos. Esta enfermedad es frecuentemente bilateral, y en los pacientes con fracturas humerales condíleas deben realizarse TC

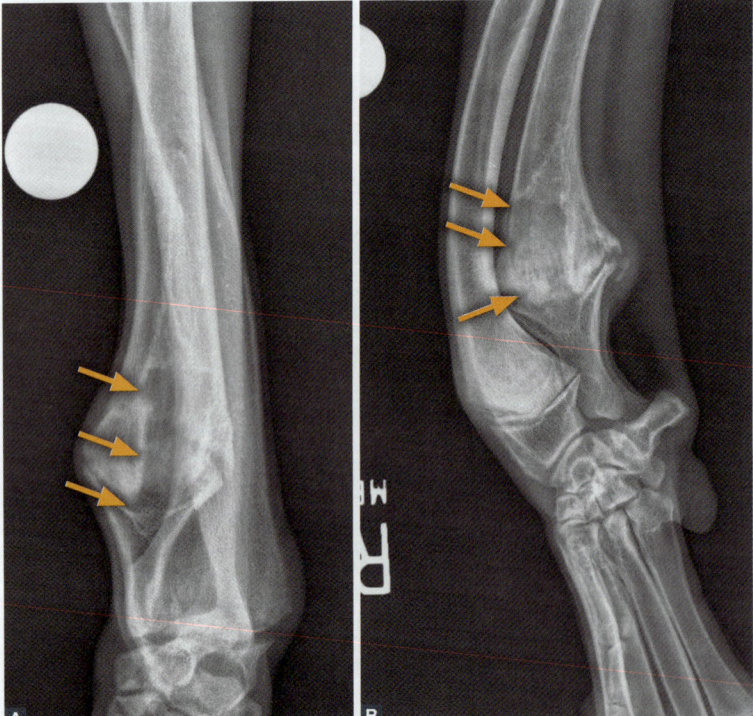

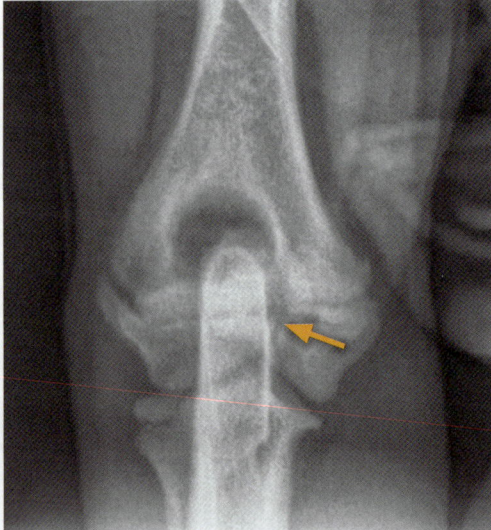

Fig. 6.12 Proyección craneocaudal del codo derecho de una hembra de bulldog francés de cinco meses. Se aprecia una pequeña línea transparente en orientación vertical entre la tróclea del húmero y la cabeza (flecha), que representa una osificación incompleta del cóndilo humeral, parcialmente superpuesto sobre el cúbito proximal.

Fig. 6.11 Proyecciones craneocaudal (**A**) y mediolateral (**B**) del antebrazo derecho de una hembra de lobero irlandés de seis meses. Desde la fisis distal del cúbito a la metáfisis distal se extiende un área transparente de redondeada a alargada rodeada por una ligera esclerosis (flechas). Estos hallazgos son compatibles con retención del núcleo cartilaginoso de la fisis del cúbito distal.

o radiografías del codo contralateral en busca de evidencias de OICH. Si se identifican, se valorará realizar intervenciones quirúrgicas profilácticas. Los signos radiológicos de OICH comprenden una línea transparente sagital entre la tróclea humeral y la cabeza que se extiende desde la superficie articular a las fisis humerales distales (o cicatriz fisaria) con esclerosis adyacente (**figs. 6.12** y **6.13**). Debido a la superposición normal de esta región central del cóndilo humeral con el olécranon del cúbito deberían realizarse proyecciones craneocaudales oblicuas en supino para evaluar la región central del cóndilo humeral con menos superposición cubital, si bien el diagnóstico radiográfico es difícil.[8] La TC es más sensible y se preferirá si está disponible.

Exostosis cartilaginosas múltiples

Las exostosis cartilaginosas múltiples (ECM) conforman un área multifocal exuberante de proliferación ósea y cartilaginosa benigna causada por una proliferación no regulada de islas cartilaginosas, que pueden producirse en el esqueleto apendicular y axial. Cuando existe una única lesión, se denomina osteocondroma. Esta proliferación ósea benigna suele dejar de crecer cuando el perro alcanza la madurez; sin embargo, en los gatos, el crecimiento prosigue después de la madurez. No existe ninguna predilección específica de razas. En general, estas lesiones proliferativas no son clínicamente significativas, aunque pueden producirse signos clínicos si causan compresión y desviación de estructuras importantes, muy en particular una compresión de la médula espinal en casos de ECM vertebral. Esta enfermedad puede experimentar una transformación maligna en la cual las masas óseas benignas se convierten en osteosarcomas y condrosarcomas. Desde un punto de vista radiológico, la ECM se caracteriza por la aparición de nódulos óseos mineralizados heterogéneamente, multifocales, de distintos tamaños y con márgenes irregulares y poco nítidos y masas que se aprecian más frecuentemente en las costillas, las apófisis de la columna vertebral y localizaciones multifocales del esqueleto apendicular, que provocan un grado variable de erosión/expansión cortical (**figs. 6.14** y **6.15**).[3,9]

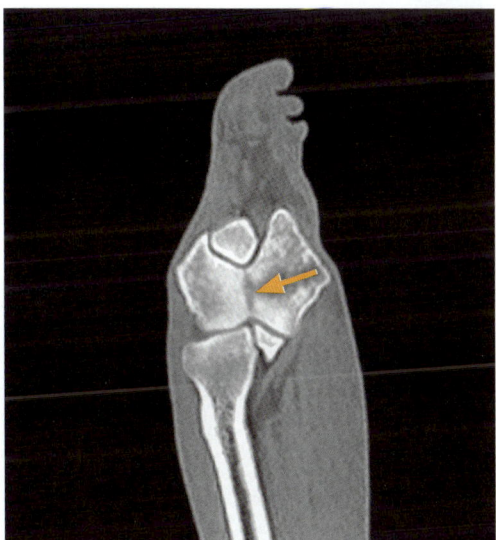

Fig. 6.13 Reconstrucción en plano dorsal con ventana hueso del codo derecho de un macho castrado de weimaraner de seis años. Se observa una línea tenue, en orientación vertical, de hipoatenuación entre la tróclea del húmero y la cabeza (flecha) rodeada por esclerosis, que corresponde a una osificación incompleta del cóndilo humeral.

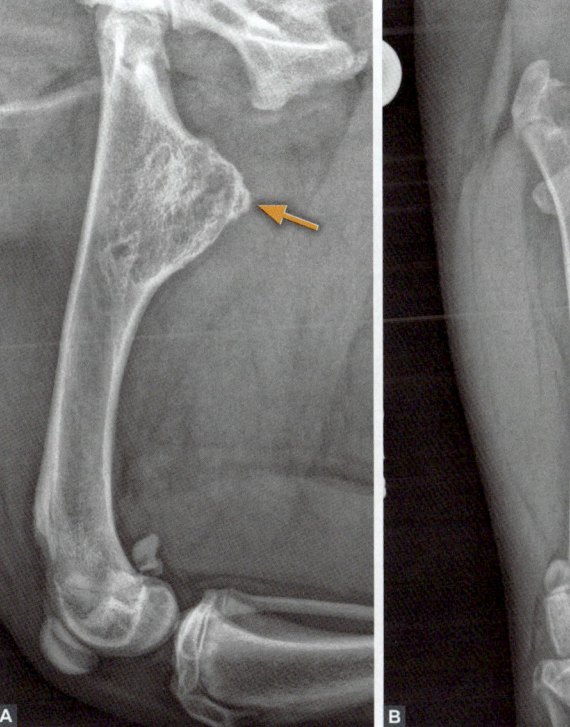

Fig. 6.14 Proyecciones mediolateral (**A**) y craneocaudal (**B**) del fémur derecho de un macho castrado de labrador retriever de 10 meses. Se observa la presencia de una lesión ósea expansiva en la cara caudomedial de la diáfisis proximal del fémur (flechas) compatible con osteocondroma/exostosis cartilaginosa múltiple.

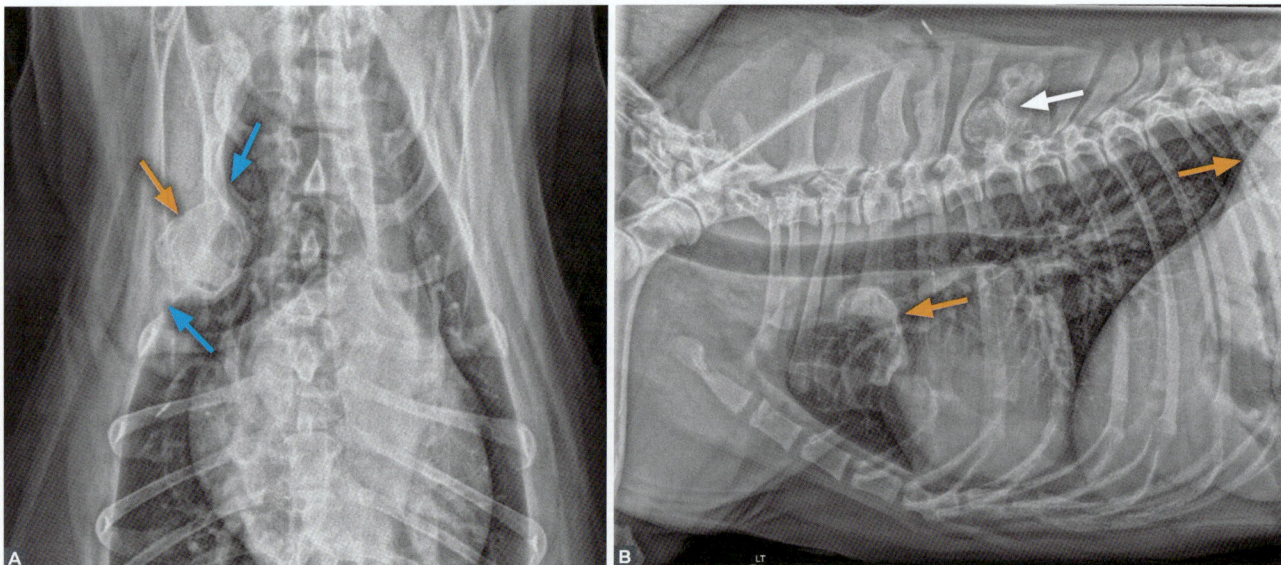

Fig. 6.15 Proyecciones recortadas ventrodorsal (**A**) y lateral izquierda (**B**) del tórax de un macho castrado de labrador retriever de 10 meses. Existen lesiones óseas expansivas en algunas de las costillas (flechas naranjas) y apófisis espinosas torácicas medias (flecha blanca), compatibles con exostosis cartilaginosas múltiples. Además, en la proyección ventrodorsal, esta lesión costal expansiva está provocando un signo extrapleural (flechas azules).

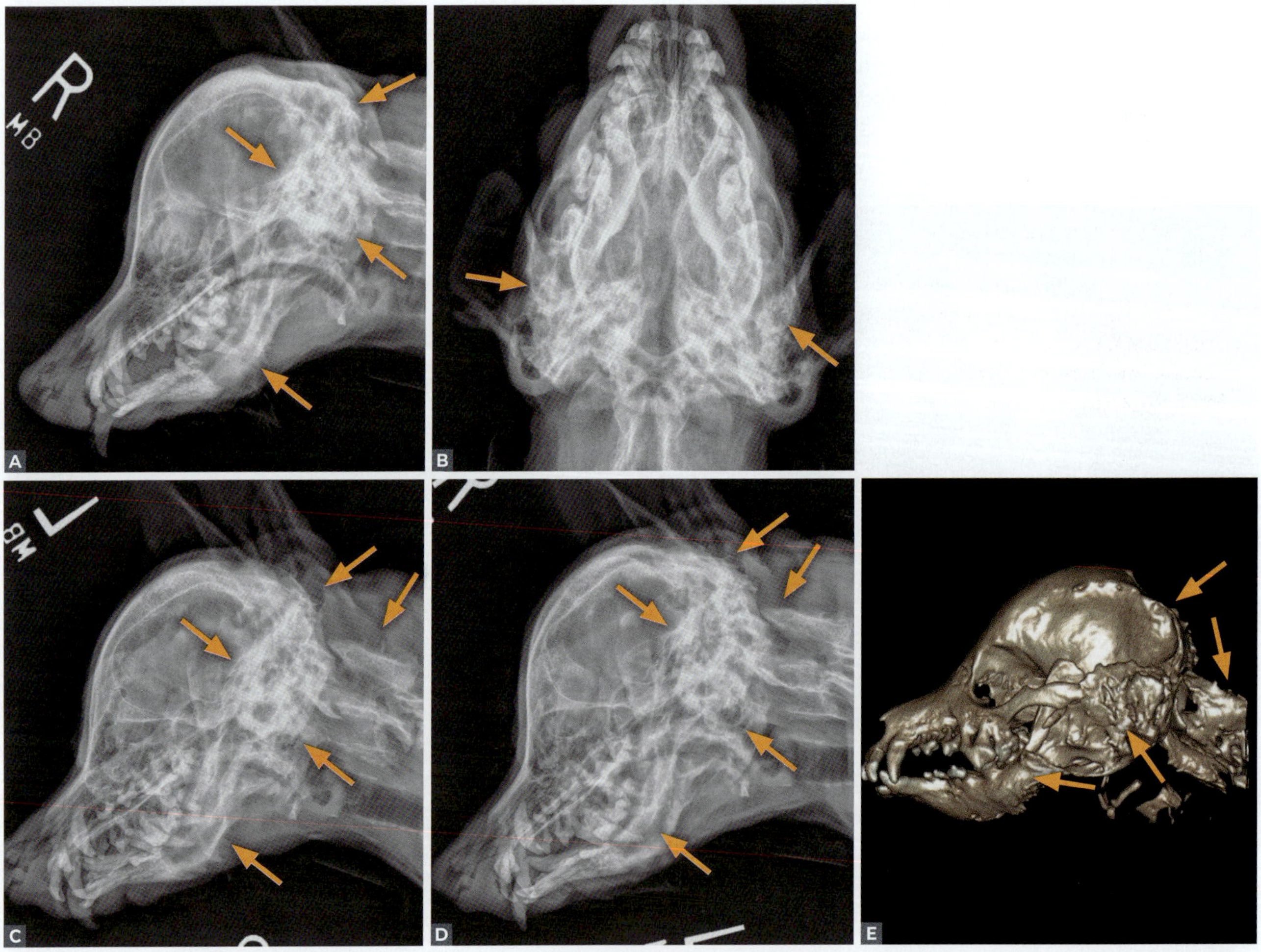

Fig. 6.16 Proyecciones radiográficas lateral derecha (**A**), dorsoventral (**B**) y laterales oblicuas (**C**, **D**), y una reconstrucción de TC en 3D (**E**) del cráneo de una hembra de West Highland white terrier de dos años. Se observa una proliferación ósea bilateral, multifocal, exuberante, irregular e interrumpida a lo largo del margen ventral de las hemimandíbulas, la región temporal y occipital del cráneo y el atlas y el axis (flechas), característico de un caso grave de osteopatía craneomandibular.

Osteopatía craneomandibular

La osteopatía craneomandibular (OCM) es una enfermedad poliostótica proliferativa que afecta principalmente a la mandíbula y al hueso de la bóveda craneal. Es más frecuente en razas terrier jóvenes (3-12 meses de vida), muy especialmente en el West Highland white terrier (WHWT), el cairn terrier y el terrier escocés y esporádicamente en razas como el bullmastiff y el labrador retriever. Se ha demostrado que es autosómica recesiva inherente en el WHWT y que tiene un componente hereditario complejo en los perros drahthaar alemanes. En casos leves, la OCM puede ser una enfermedad autolimitante con remodelación ósea mínima de la mandíbula y la bóveda craneal. Los principales signos clínicos de esta enfermedad comprenden dificultad para la prensión, la masticación y la apertura de la boca, tumefacción y dolor mandibular y fiebre. El pronóstico es reservado cuando aparece una proliferación ósea exuberante en torno a las articulaciones temporomandibulares, lo que provoca anquilosis de la articulación. En casos más graves, la remodelación ósea exuberante puede persistir, para originar signos clínicos después de que el paciente ha alcanzado la madurez. En las radiografías, suele existir una proliferación ósea interrumpida e irregular bilateral simétrica que afecta con mayor frecuencia a la mandíbula y a los huesos temporal y occipital (**fig. 6.16**).[3,10]

Bibliografía

1. Demko J, McLaughlin R. Developmental orthopedic disease. *Vet Clin North Am Small Anim Pract* 35:1111-1135, 2005.

2. Muir P, Dubielzig RR, Johnson KA. Panosteitis. *Comp Cont Educ Pract Vet* 18:29-33, 1996.

3. Alexander JW. Selected skeletal dysplasias: craniomandibular osteopathy, multiple cartilaginous exostoses, and hypertrophic osteodystrophy. *Vet Clin North Am Small Anim Pract* 13:55-70, 1983.

4. Harrus S, Waner T, Aizenberg, Safra N, Mosenco A, Radoshitsky M, Bark H. Development of hypertrophic osteodystrophy and antibody response in a litter of vaccinated Weimaraner puppies. *J Small Anim Pract* 43:27-31, 2002.

5. Cetinkaya MA, Yardimci B, Yardimci C. Hypertrophic osteopathy in a dog associated with intra-thoracic lesions: a case report and a review. *Vet Med* 56:595-601, 2011.

6. Headley SA, Ribeiro EA, Santos GJVGD, Bettini CM, Junior EM. Canine hypertrophic osteopathy associated with extra-thoracic lesions. *Cienc Rural* 35:941-944, 2005.

7. Carrig CB. Growth abnormalities of the canine radius and ulna. *Vet Clin North Am Small Anim Pract* 13:91-115, 1983.

8. Marcellin-Little DJ, DeYoung DJ, Ferris KK, Berry CM. Incomplete ossification of the humeral condyle in spaniels. *Vet Surg* 23:475-87, 1994.

9. Jacobson LS, Kirberger RM. Canine multiple cartilaginous exostoses: unusual manifestations and a review of the literature. *J Am Anim Hosp Assoc* 32:45-51, 1996.

10. Vagt J, Distl O. Complex segregation analysis of craniomandibular osteopathy in Deutsch Drahthaar dogs. *Vet J* 231:30-32, 2018.

CAPÍTULO 7

Displasia de codo

Massimo Vignoli

PUNTOS CLAVE

▌ La displasia de codo es una enfermedad poligénica hereditaria que afecta a perros de razas de tamaño medio o grande durante el desarrollo esquelético.

▌ Es posible encontrar afecciones primarias asociadas.

▌ El *International Elbow Working Group* (IEWG) ha referido vistas radiográficas específicas.

▌ La radiografía tiene limitaciones en el diagnóstico, especialmente en caso de apófisis coronoides fragmentada (ACF)/enfermedad de la apófisis coronoides medial (EACM).

▌ La enfermedad primaria no es siempre visible y, por lo común, se observan cambios secundarios como artrosis.

▌ Para un diagnóstico definitivo, cuando las radiografías no sean determinantes, se recomienda una tomografía computarizada (TC), especialmente para ACF/EACM.

La displasia de codo es una enfermedad poligénica hereditaria que aparece durante el desarrollo esquelético.[1] Los factores que intervienen en el desarrollo de esta patología son el crecimiento asíncrono del radio y el cúbito en comparación con un codo normal (**figs. 7.1** y **7.2**) y el desarrollo de una escotadura cubital demasiado reducida en su circunferencia para contener la tróclea humeral, con lo que se crea una incongruencia de la articulación.[2] Las principales alteraciones que engloba la displasia de codo son la apófisis coronoides fragmentada (ACF)/enfermedad de la apófisis coronoides medial (EACM), la ausencia de unión de la apófisis ancónea del cúbito (AAC) y la osteocondrosis/osteocondritis disecante (OC/OCD) del cóndilo humeral medial o la tróclea humeral. Estas condiciones provocan artrosis, cuya gravedad se

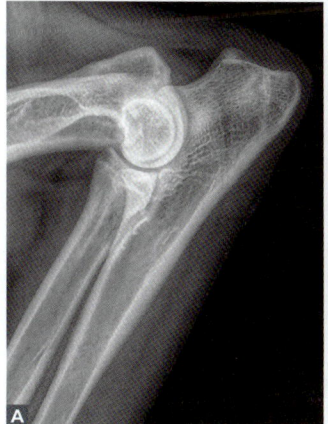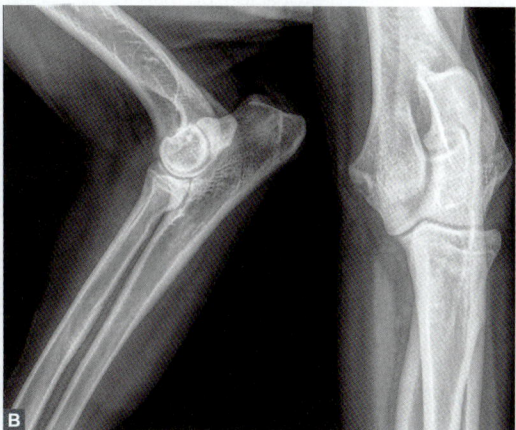

Fig. 7.1 (**A**) Proyección mediolateral en flexión y en extensión y (**B**) proyección craneocaudal que muestra un codo normal.

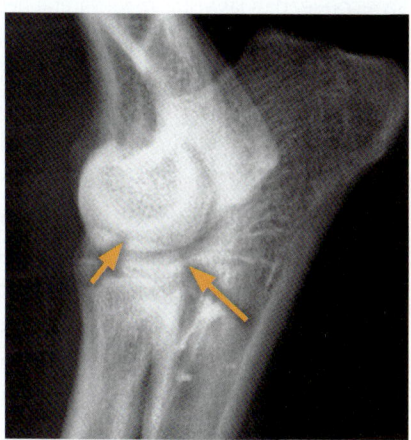

Fig. 7.2 Perro de ocho meses con crecimiento radiocubital asíncrono (flechas).

cuantifica mediante la medida de la longitud de los osteofitos y se clasifica como: grado 0 - codo normal; grado 1 - artrosis leve: esclerosis cubital o desnivel ≥2 mm el radio y el cúbito o presencia de osteofitos <2 mm; grado 2 - artrosis moderada: osteofitos de 2-5 mm; grado 3 - artrosis grave: osteofitos >5 mm y/o lesión primaria visible como ACF, OCD o AAC.[3] La entesopatía de los tendones flexores puede aparecer de forma simultánea a otras lesiones.[4] La displasia del codo suele producirse de forma bilateral, y es posible detectar conjuntamente una, dos o más de las alteraciones referidas.

El *International Elbow Working Group* (IEWG) ha establecido reglas precisas para normalizar la investigación: se requiere al menos una proyección mediolateral con flexión de 40° para cada codo y es muy recomendable realizar una proyección mediolateral en posición neutra, formando un ángulo de aproximadamente 110°, además de una craneocaudal con 15° de pronación.[5] Los más afectados son los perros de razas medianas o grandes, algunos de ellos con prevalencia de lesiones específicas, como el rottweiler (ACF), el boyero de Berna (EACM), el golden retriever (EACM, OCD), el pastor alemán (EACM, AAC) y el labrador retriever (EACM, OCD).

Los signos clínicos son cojera y un dolor en la manipulación del codo, con empeoramiento progresivo a medida que avanza la artrosis.

Apófisis ancónea no unida

En algunas razas, la apófisis ancónea del cúbito está presente como un centro de osificación separado, que normalmente se fusiona con el cúbito a los cuatro y cinco meses de edad. Se ha propuesto que la causa de AAC es un crecimiento incongruente del radio y el cúbito, lo que origina una presión anómala en la apófisis ancónea.[6] Se requiere una vista mediolateral en flexión de la articulación del codo. Esta vista desplaza la fisis epicondílea medial alejándola de la apófisis ancónea, lo que evita un posible solapamiento de esta línea radiotransparente con la apófisis ancónea y, por tanto, un diagnóstico incorrecto. Los signos radiológicos son: línea radiotransparente de separación entre la apófisis ancónea y el cúbito; la línea puede ser nítida o irregular con esclerosis de los bordes. En casos más avanzados se aprecia formación de osteofitos periarticulares (**fig. 7.3**).

Apófisis coronoides fragmentada/enfermedad de la apófisis coronoides medial

La ACF/EACM se ha referido como la anomalía del desarrollo más común que afecta a la articulación del codo del perro, sobre todo a ejemplares de raza mediana y grande, con mayor incidencia en perros. Se recomiendan las vistas mediolateral neutra y craneocaudal en pronación, de manera que, según se ha documentado, la segunda es la más sensible.[5] Los signos radiológicos pueden variar desde la identificación de un fragmento mineralizado bien definido medial a la articulación del codo hasta la visualización de una apófisis coronoides irregular o redondeada y roma que se aprecia mejor en la vista mediolateral, o que no se visualiza en absoluto, sobre todo si el haz de rayos X no incide sobre la lesión en paralelo o si el fragmento no está desplazado (**figs. 7.4** y **7.5**).

Como consecuencia de esta anomalía se observan formaciones de osteofitos periarticulares, que se aprecian primero en la escotadura cubital y en la apófisis ancónea. Debido a que el infradesarrollo de la escotadura troclear coloca la apófisis coronoides medial (ACM) por encima de la cabeza del radio, la ACM en posición más alta puede dañar el cartílago articular del cóndilo humeral situado en su lado opuesto, lo que provoca una abrasión denominada "lesión del beso" (**fig. 7.6**).

La tomografía computarizada (TC) se considera superior a la radiografía para evaluar la ACF/EACM,[7,8] y en la actualidad se utiliza de forma rutinaria para el estudio del codo en perros; además, se ha referido que es la modalidad idónea para el estudio de la incongruencia radiocubital.[9] Desde el punto de vista técnico, el estudio mediante TC debe realizarse con un espesor de corte de 1 mm,[10] y debe prestarse

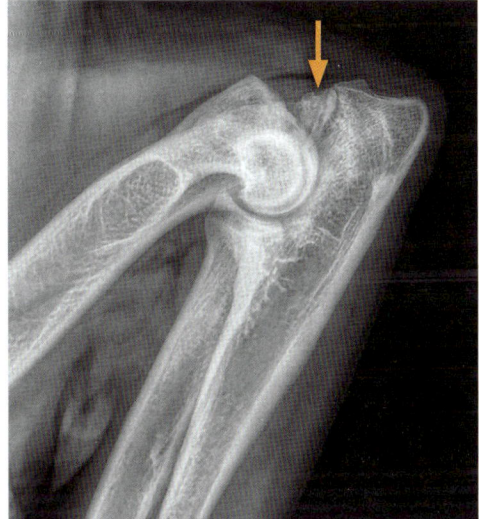

Fig. 7.3 Proyección mediolateral del codo de una hembra de pastor de Maremma de dos años con apófisis ancónea del cúbito. Puede apreciarse una línea radiotransparente de separación entre la apófisis ancónea y el cúbito, con esclerosis ósea en los bordes cubitales, así como formación de osteofitos en la apófisis ancónea (flecha).

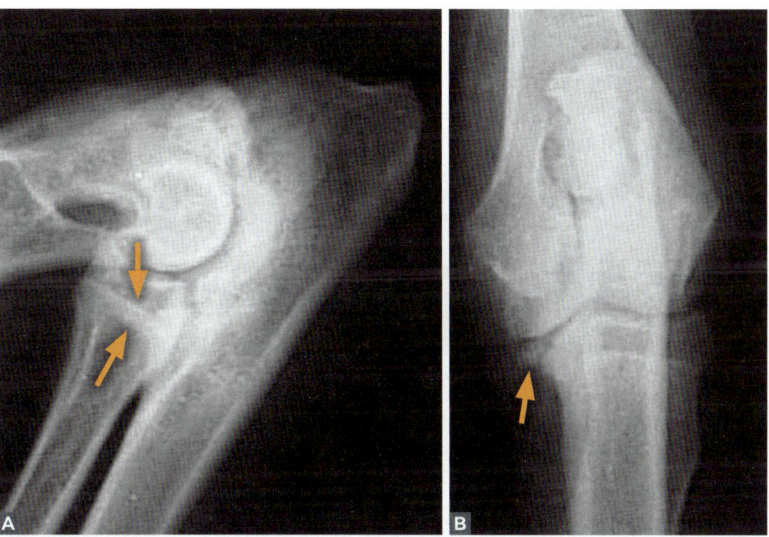

Fig. 7.4 Labrador retriever macho de dos años. En las proyecciones mediolateral flexionada (**A**) y craneocaudal (**B**) se observa un fragmento bien definido en la apófisis coronoides cubital medial (flechas). Se aprecia esclerosis en la escotadura cubital y formación de osteofitos periarticulares en la apófisis ancónea y en la cabeza del radio, compatibles con artrosis.

Fig. 7.5 Hembra de labrador retriever de dos años. La comparación entre la proyección mediolateral del codo derecho normal (**A**) y el codo izquierdo afectado por apófisis coronoides fragmentada (**B**) muestra una apófisis coronoides irregular y truncada en (**B**), mientras que en (**A**) aparece bien formada. La proyección craneocaudal en pronación del codo izquierdo (**C**) muestra un pequeño fragmento.

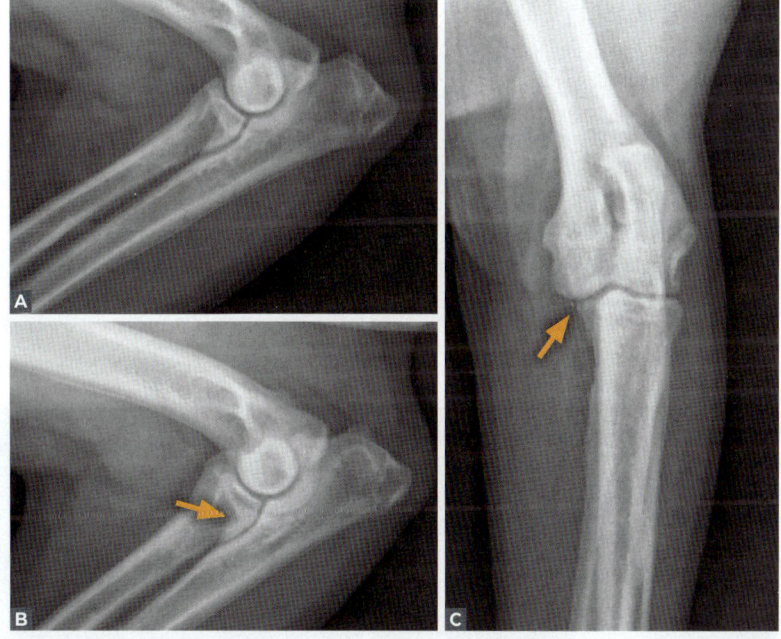

Fig. 7.6 Border collie macho de dos años. En la proyección mediolateral (**A**) puede verse una apófisis coronoides medial de forma irregular (flechas). La vista craneocaudal en pronación (**B**) muestra una "lesión del beso", que consiste en la aparición de una zona de aplanamiento e irregularidad en el borde del cóndilo humeral medial, con esclerosis subcondral (asterisco).

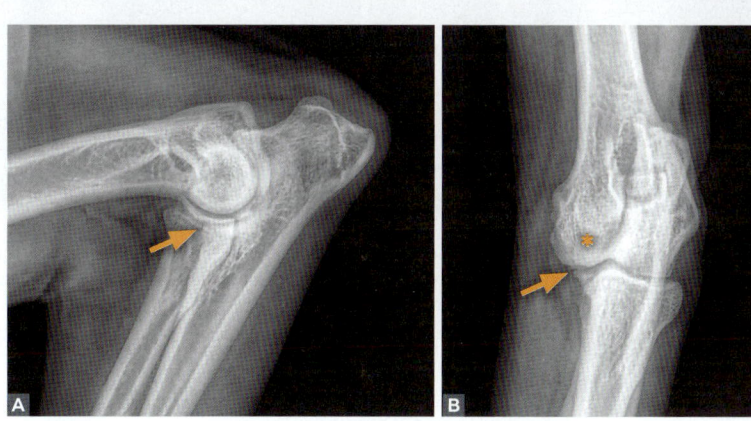

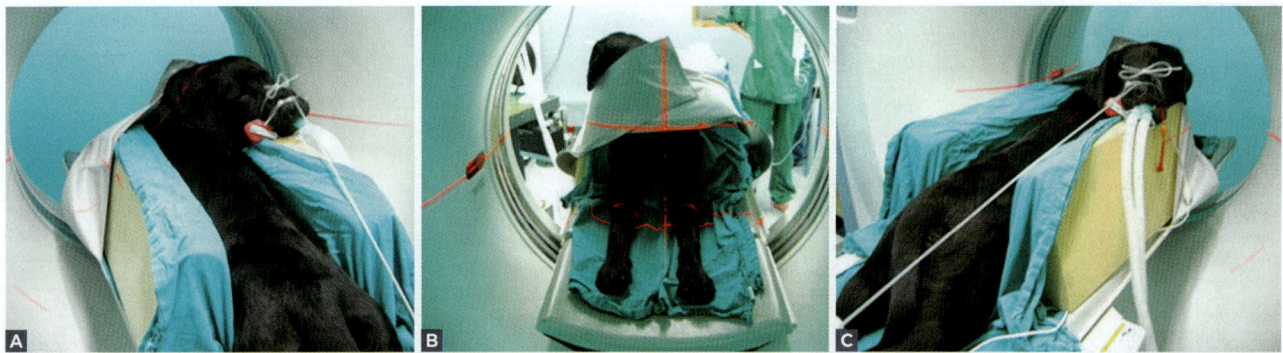

Fig. 7.7 Las imágenes (**A**-**C**) muestran una de las posibles posiciones para el estudio de los codos en TC, con la cabeza girada en sentido lateral y hacia atrás, mantenida por una cuerda. Otras posiciones comprenden el decúbito lateral o dorsal con las extremidades delanteras extendidas, con el fin de evitar el solapamiento entre la cabeza/cuello y los codos, que provoca artefactos de rayas.

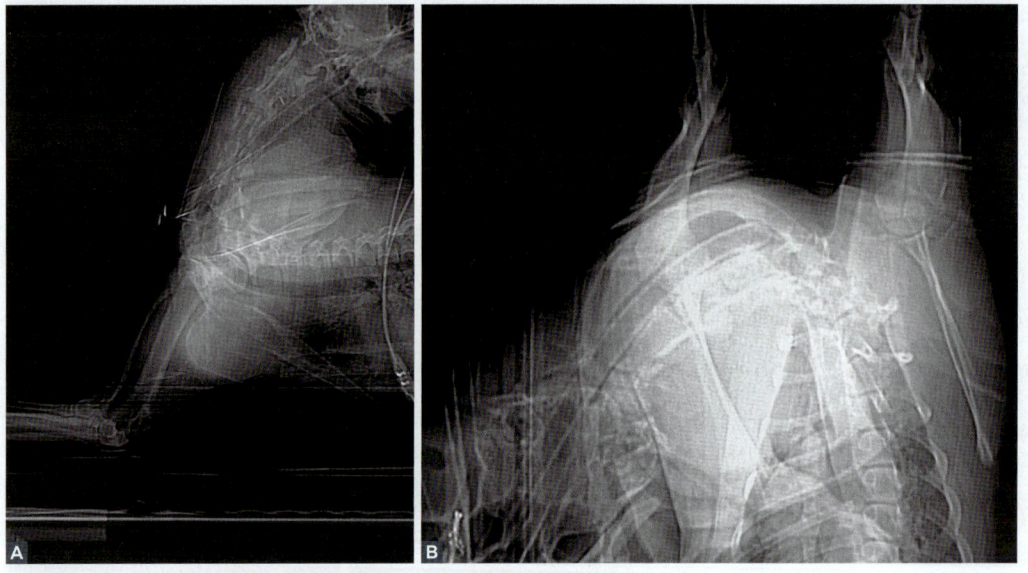

Fig. 7.8 El mismo perro de la figura 7.7. Las imágenes muestran las vistas del escanograma, en las que es posible verificar que, pese a la rotación de la cabeza y el cuello, la tráquea no presenta ningún estrechamiento.

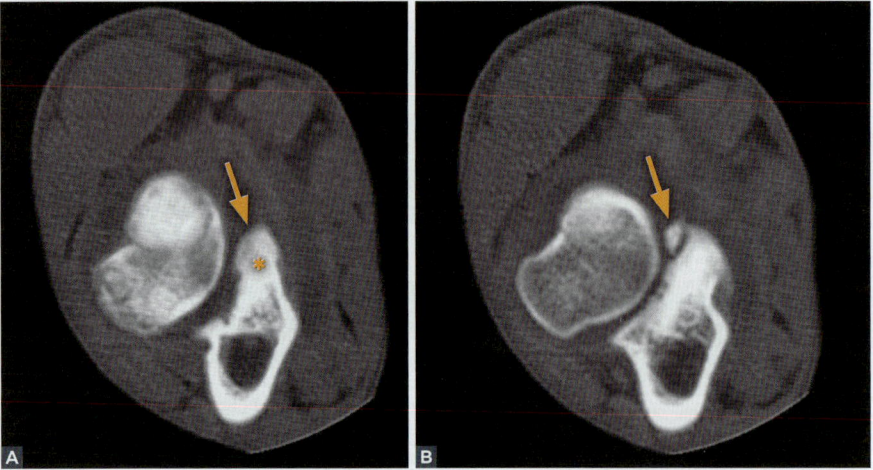

Fig. 7.9 Boyero de Berna macho de un año. Las imágenes de TC con ventana de hueso muestran una importante formación de osteofitos (flecha) (**A**) en la apófisis coronoides medial (ACM), con esclerosis ósea (asterisco) y un fragmento de la ACM (**B**) (flecha).

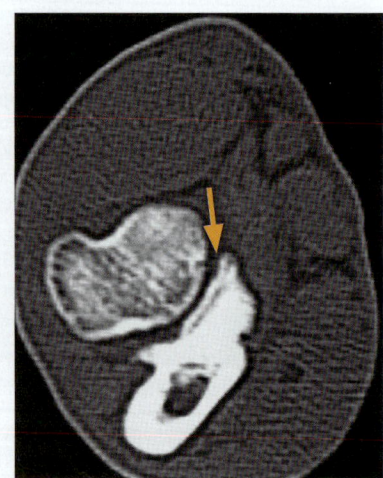

Fig. 7.10 Labrador retriever macho de nueve meses. La imagen de TC transversal del codo con ventana de hueso muestra la apófisis coronoides medial (ACM) deformada, presencia de osteofitos (flecha) y esclerosis del hueso sin evidencia de fragmentos, lo que apunta a un diagnóstico de enfermedad de la ACM y artrosis.

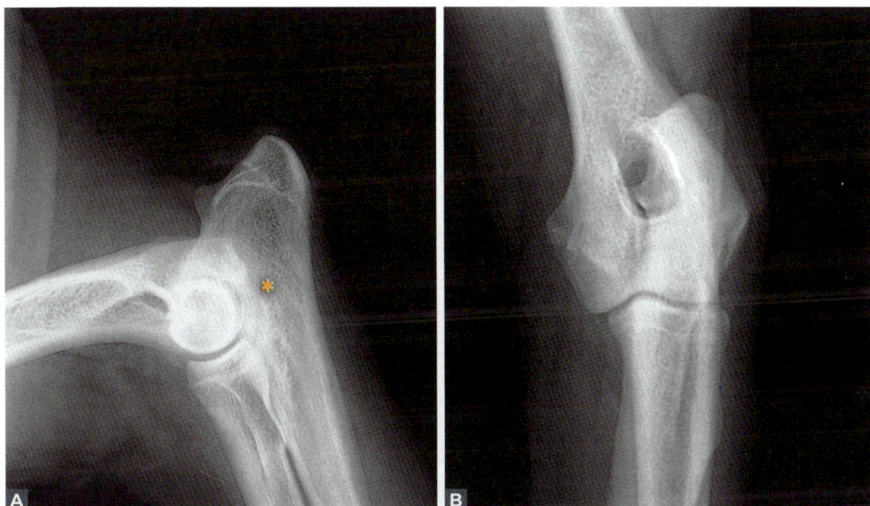

Fig. 7.11 Boyero de Flandes macho de 18 meses. Las vistas radiográficas mediolateral y craneocaudal en pronación muestran una esclerosis leve de la escotadura cubital (asterisco), sin signos claros de otras afecciones.

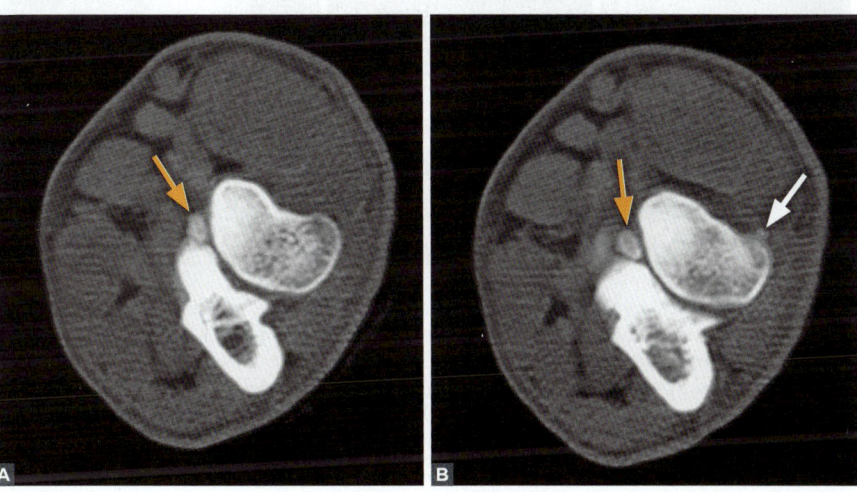

Fig. 7.12 El mismo perro de la figura 7.10. El estudio de la TC muestra claramente un fragmento no desplazado bastante grande de la apófisis coronoides medial (flechas naranjas) (**A-B**), con esclerosis del hueso. Además, se observa una mineralización redondeada en el tendón del músculo supinador o el ligamento colateral lateral (flecha blanca) (**B**), sin ninguna relevancia clínica.

atención a la colocación, con la cabeza y el cuello desplazados para evitar la superposición de los codos, con el fin de evitar la aparición de artefactos de rayas (**figs. 7.7-7.12**).

Entesopatía del flexor

La entesopatía del flexor (EF) se ha descrito como causa de dolor de codo en perros de razas medianas y grandes y se ha caracterizado radiográficamente por aparición de irregularidad en el margen del epicóndilo humeral medial con presencia de cuerpos calcificados o un espolón adyacente. La enfermedad se ha clasificado como primaria si aparece en solitario, con una prevalencia del 6 %, o concomitante con otras afecciones del codo, con una prevalencia del 34 %.[4] Las vistas mediolateral y craneocaudal en pronación permiten ver la lesión. Los signos radiológicos son irregularidad del margen del epicóndilo humeral medial, formación de entesófitos, cuerpos calcificados en el codo y formación de osteofitos cuando existe artrosis. Las características radiográficas no difieren entre los grupos primarios y concomitantes de entesopatía de los flexores. La radiografía puede considerarse un primer método de cribado para la detección de entesopatía de los flexores, aunque cuando no se aprecien otras lesiones, la TC puede ser útil para excluir otras afecciones, especialmente ACF (**fig. 7.13**). En algunos casos, una mineralización multifocal del tendón puede asemejarse a una lesión de ACF en una proyección radiográfica en pronación (**fig. 7.14**).

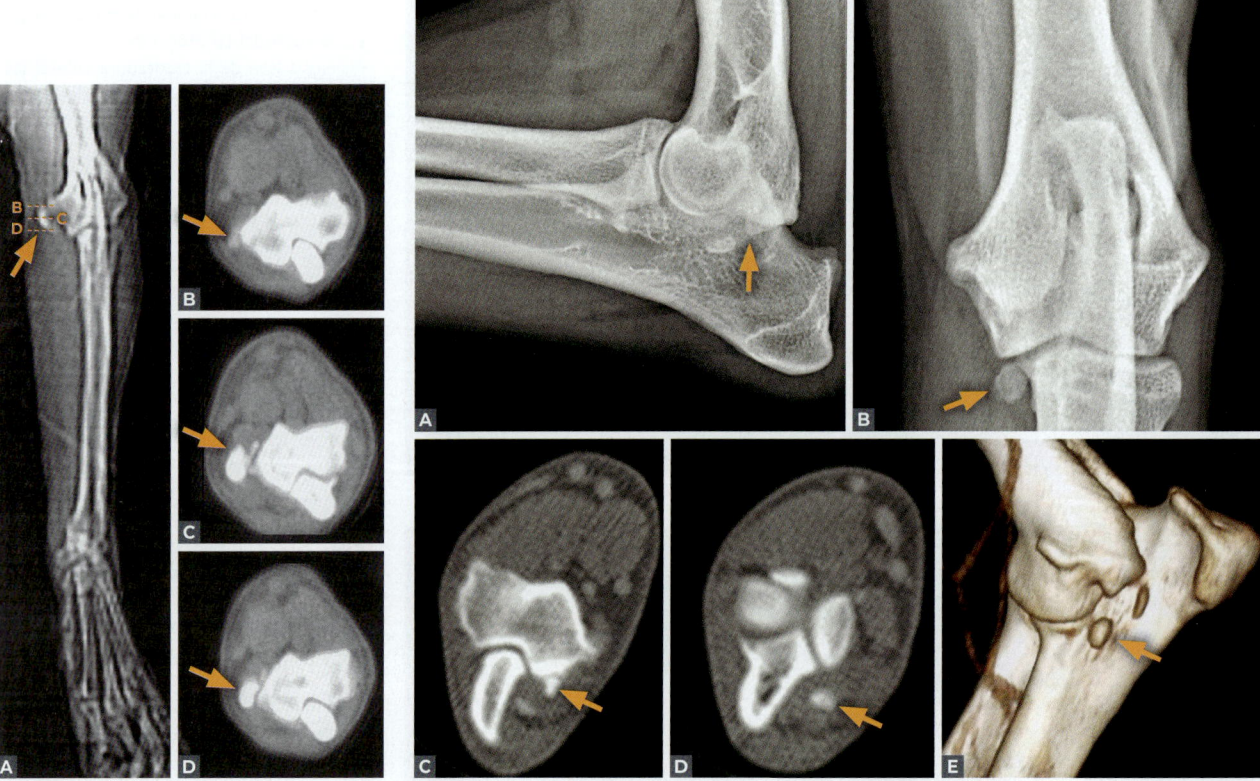

Fig. 7.13 cavalier King Charles spaniel macho de seis años. En una imagen radiográfica craneocaudal del codo, con artefactos, dado que se trata de un escanograma de TC, y tres cortes de TC consecutivos a la altura del epicóndilo humeral medial resaltan el margen irregular del epicóndilo medial del húmero, formaciones de entesófitos y un cuerpo calcificado (flechas).

Fig. 7.14 Perro mestizo de dos años con cojera recurrente de leve a moderada. En la proyección radiográfica mediolateral (**A**) se aprecia una mineralización (flecha) en la inserción de los tendones flexores, lo que corresponde al fragmento óseo visible en TC (**C**). Sin embargo, en la proyección radiográfica craneocaudal en pronación (**B**) puede verse una segunda mineralización (flecha), que se asemeja a una lesión apófisis coronoides fragmentada. La TC en plano transversal (**D**) y representación volumétrica (**E**) muestra claramente que la mineralización se encuentra en los tendones.

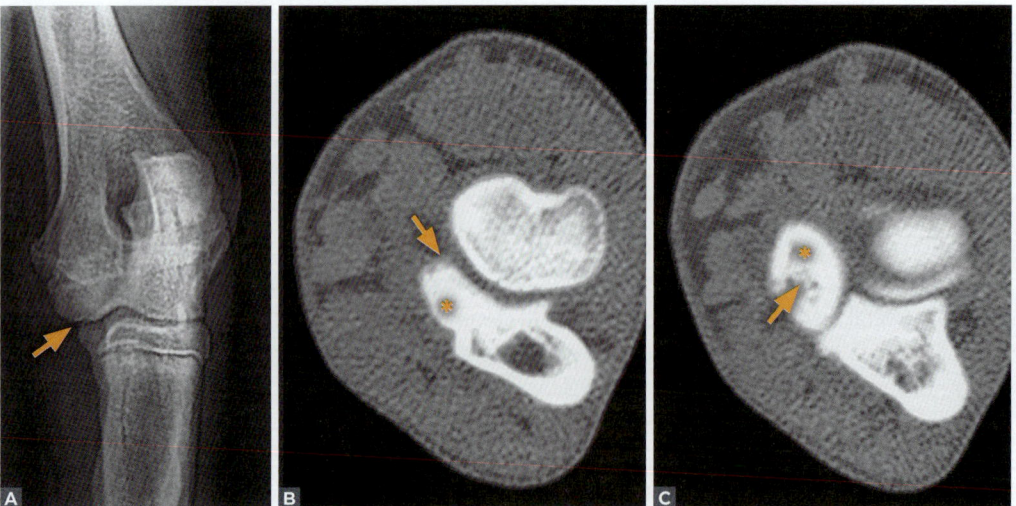

Fig. 7.15 Un labrador retriever de seis meses, con cojera moderada localizada clínicamente en los codos. La vista radiográfica craneocaudal en pronación (**A**) muestra un aplanamiento de la cara medial del cóndilo humeral (flecha) con un área radiotransparente apenas visible en el cóndilo medial. La apófisis coronoides medial (ACM) podría tener una forma anómala, pero no se aprecian fragmentos. Las imágenes de TC transversales revelan una ACM de forma irregular, con un fragmento muy pequeño y formación de osteofitos (flecha) con esclerosis del hueso (asterisco) (**B**); el cóndilo humeral medial presenta varias áreas puntiformes radiotransparentes (flecha) rodeadas por esclerosis ósea (asterisco) (**C**), típico de una lesión de osteocondrosis.

Osteocondrosis/osteocondritis disecante

La osteocondrosis/osteocondritis disecante de la tróclea humeral es una afección primaria del cartílago epifisario, que aparece como consecuencia de un trastorno del proceso de osificación endocondral. Para el diagnóstico se aconsejan las vistas mediolateral, craneocaudal y, en algún caso, craneocaudal oblicua. Los signos radiológicos que se pueden observar son: aplanamiento del cóndilo humeral, defecto subcondral semicircular, ensanchamiento del espacio articular, esclerosis subcondral, un colgajo cartilaginoso calcificado y enfermedad articular degenerativa secundaria. Sin embargo, la OCD a veces no es fácil de evaluar radiológicamente, al igual que la ACF. En tales casos, la TC puede servir de ayuda (**fig. 7.15**). Para identificar mejor esta condición patológica, resulta útil la reconstrucción multiplanar (**fig. 7.16**).

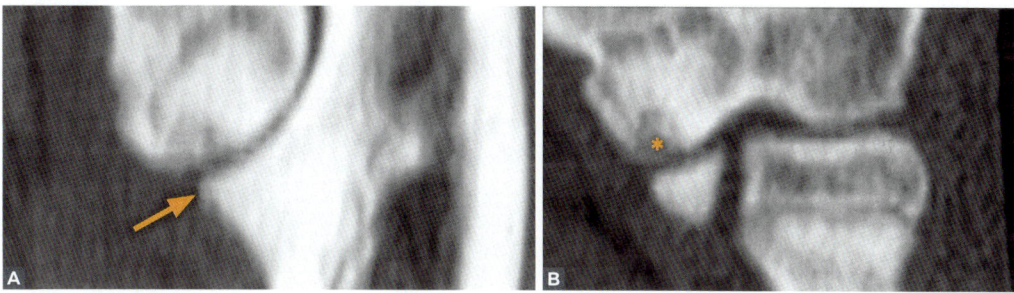

Fig. 7.16 El mismo perro que en la figura 7.14. La reconstrucción multiplanar (MPR) muestra un fragmento muy pequeño de la apófisis coronoides medial (flecha), y un área de hipoatenuación redondeada en el cóndilo humeral medial, rodeada por esclerosis ósea, típico de una lesión de osteocondrosis (asterisco).

Bibliografía

1. Audell L. Heredity of elbow dysplasia: Can elbow dysplasia be controlled by judicious breeding? *AAHA Scientific Proceedings* 730-733, 1990.
2. Olsson SE. General and etiologic factors in canine osteochondrosis. *Vet Quart* 9:268-278, 1987.
3. Ohlerth S, Tellhelm B, Amort K, Ondreka N. Explanation of the IEWG grading system. *IEWG Proceedings* 14-16, 2016.
4. de Bakker E, Saunders J, Gielen I, van Bree H, Coppieters E, Van Ryssen B. Radiographic findings of the medial humeral epicondyle in 200 canine elbow joints. *Vet Comp Orthop Traumatol* 25:359-365, 2012.
5. Wosar MA, Lewis DD, Neuwirth L, Parker RB, Spencer CP, Kubilis PS, Stubbs WP, Murphy ST, Shiroma JT, Stallings JT, Bertrand SG. Radiographic evaluation of elbow joints before and after surgery in dogs with possible fragmented medial coronoid process. *J Am Vet Med Assoc* 214:52-58, 1999.
6. Sjöström L. Ununited anconeal process in the dog. *Vet Clin North Am Small Anim Pract* 28:75-86, 1998.
7. Rau FC, Wigger A, Tellhelm B, Zwick M, Klumpp S, Neumann A, Oltersdorf B, Amort K, Failing K, Kramer M. Radiographic evaluation of elbow joints before and after surgery in dogs with possible fragmented medial coronoid process. *J Am Vet Med Assoc* 214:52-58, 1999.
8. Villamonte-Chevalier A, van Bree H, Broeckx B, Dingemanse W, Soler M, Van Ryssen B, Gielen I. Assessment of medial coronoid disease in 180 canine lame elbow joints: a sensitivity and specificity comparison of radiographic, computed tomographic and arthroscopic findings. *BMC Vet Res* 11:243, 2015.
9. Samoy Y, Van Ryssen B, Gielen I, Walschot N, van Bree H. Review of the literature: elbow incongruity in the dog. *Vet Comp Orthop Traumatol* 19:1-8, 2006.
10. Zweifel RT, Di Donato P, Hartmann A, Kramer M, von Pückler KH. Improved computed tomography accuracy with a 1-mm versus 2- or 3-mm slice thickness for the detection of medial coronoid disease in dogs. *Vet Comp Orthop Traumatol* 33:45-50, 2020.
11. Tyrrell D, Beck C. Survey of the use of radiography vs. ultrasonography in the investigation of gastrointestinal foreign bodies in small animals. *Vet Radiol Ultrasound* 47:404-408, 2006.

CAPÍTULO 8

Displasia de cadera

Ingrid Gielen y Henri van Bree

> ## PUNTOS CLAVE
>
> ■ La displasia de cadera es una importante afección ortopédica hereditaria. No tiene carácter congénito, ya que los perros afectados nacen con caderas morfológicamente normales.
>
> ■ Aunque en la valoración de los pacientes caninos con displasia de cadera pueden utilizarse diversas modalidades de imagen, como la radiografía, la tomografía computarizada (TC), la ecografía, la resonancia magnética (RM) y la artroscopia, para esta evaluación la proyección radiológica más usada es la radiografía ventrodorsal con extensión de cadera.
>
> ■ La ausencia de una evaluación precisa de la subluxación y el consenso relativamente bajo entre observadores y un mismo observador al utilizar esta herramienta de cribado, tiene como complicación la incidencia de evaluaciones con falsos negativos.
>
> ■ Las técnicas radiográficas en distracción-tensión se utilizan para estimar mejor el grado de subluxación de la articulación de cadera.
>
> ■ En el perro se han descrito estudios de imagen ecográficos para detectar la laxitud articular con resultados mixtos. Entre los inconvenientes de esta técnica cabe mencionar la imposibilidad de evaluar la morfología acetabular después de aproximadamente ocho semanas de edad en perros y la subjetividad de los sistemas de evaluación y puntuación.
>
> ■ La TC no se utiliza de forma sistemática para evaluar caderas caninas. Los autores usan principalmente la TC clínica para valorar el daño en el borde acetabular, que es un criterio importante cuando se considera una osteotomía pélvica triple. También tiene valor para detectar cambios degenerativos en una fase temprana.
>
> ■ La RM se utiliza con poca frecuencia para la evaluación de la displasia de cadera canina. Es posible evaluar la inflamación asociada en los músculos del muslo y, también, el derrame articular.
>
> ■ La artroscopia es más invasiva que las técnicas de imagen diagnóstica, aunque permite evaluar la articulación de cadera. Puede detectar los daños en la articulación y el cartílago antes de que aparezcan signos radiológicos de artrosis.

La displasia de cadera, una importante afección ortopédica hereditaria, que se observa a menudo en perros de razas grandes o gigantes, aunque también puede darse en razas pequeñas y en gatos. La enfermedad afecta por igual a los machos y a las hembras. La displasia de cadera no es una enfermedad congénita, ya que los perros afectados nacen con caderas morfológicamente normales. La articulación de cadera es una enartrosis y, en los perros afectados, los tejidos blandos que estabilizan normalmente la articulación de cadera se vuelven laxos en las primeras semanas de vida. A esta laxitud de la articulación le sigue la aparición de enfermedad articular degenerativa (EAD) o artrosis, que responde al intento del cuerpo de estabilizar la laxitud de la articulación de la cadera afectada. Muchos de estos perros presentan displasia en las dos articulaciones coxofemorales. Son varios los factores que conducen al desarrollo de la displasia de cadera en los perros, empezando por la genética. Factores como una tasa de crecimiento excesiva, los tipos de ejercicio y un peso y una nutrición inadecuados se pueden pueden sumar a la predisposición genética.[1] En la detección de la displasia de cadera se manejan dos cuestiones. En primer lugar existe el paciente clínico en el que es importante realizar un diagnóstico temprano para establecer un tratamiento adecuado. Y en segundo lugar, se aplica un cribado para la crianza y los animales sometidos a este cribado habitualmente no presentan síntomas clínicos.

La displasia de cadera canina afecta tanto a perros jóvenes como mayores. A menudo, los perros jóvenes mostrarán un inicio súbito de cojera en las extremidades traseras. Según se cree, esta aparición repentina de signos clínicos está asociada con microfracturas de la parte cóncava de la articulación, ya que en esta zona se produce una sobrecarga de presión debida a un soporte de carga anómalo y crónico causado por la laxitud de la articulación desplazada. Cuando el animal alcanza su madurez (12-18 meses de edad), estas fracturas cicatrizan, lo que habitualmente se traduce en una mejoría de los signos y síntomas clínicos de la afección subyacente. La mayoría de los perros displásicos de entre 12 y 14 meses de edad caminan y corren sin impedimentos y no están aquejados de un dolor importante.

Los perros de más edad muestran todos los signos clásicos de osteoartrosis y/o artrosis degenerativa. Se han descrito cojera tras un ejercicio intenso, marcha en balanceo, dificultad para levantarse después de que el animal haya permanecido tumbado y dolor cuando se manipulan las caderas. Los signos pueden aparecer de repente o seguir un desarrollo gradual en el que se apreciará un declive progresivo de la actividad habitual.[2]

Aunque los signos clínicos y la laxitud palpable de la articulación pueden apuntar a una displasia de cadera, el principal método para diagnosticar esta patología en un paciente es el diagnóstico por imagen. En la evaluación de pacientes caninos con displasia de cadera pueden utilizarse muchas modalidades de estudio de imagen, como la radiografía, la tomografía computarizada (TC), la ecografía, la resonancia magnética (RM) e intervenciones quirúrgicas mínimamente invasivas, como la artroscopia. Las radiografías de cadera realizadas con anestesia general constituyen el método preferido para diagnosticar una displasia de cadera. Entre las técnicas más documentadas se incluyen la radiografía con cadera extendida, las radiografías de distracción-tensión, la medida del ángulo de Norberg y, en ocasiones, la menos utilizada vista del borde acetabular dorsal (BAD). Una radiografía con cadera extendida en la colocación adecuada resulta útil como herramienta de cribado de displasia de cadera y para la detección de artrosis, pero no tiene capacidad para mostrar de manera correcta el grado de laxitud coxofemoral. Los métodos radiográficos de distracción como el PennHIP™ hacen posible una mejora en la medida objetiva de la detección de laxitud.[3]

La radiografía ventrodorsal con cadera extendida es la proyección radiográfica más utilizada para evaluar las caderas caninas. Para una colocación apropiada de esta vista de cadera extendida se requiere a menudo sedación profunda y/o anestesia general y se consigue colocando al animal en decúbito dorsal, extendiendo las extremidades traseras en sentido caudal con fémures paralelos y con ligera rotación interna. Una radiografía con posición correcta debe incluir una pelvis simétrica, fémures paralelos y totalmente extendidos y rótulas centradas en la tróclea femoral (**fig. 8.1**). Esta posición radiográfica es una de las utilizadas con mayor frecuencia por parte de organizaciones de cribado como la Orthopaedic Foundation for Animals (OFA), la Fédération Cynologique Internationale y el British Veterinary Association/Kennel Club. Entre los errores más frecuentes en la colocación se incluyen la oblicuidad de la radiografía pélvica, una extensión incompleta de las extremidades y una rotación interna inadecuada de los fémures (**fig. 8.2**). La evidencia radiológica de osteoartrosis de la articulación coxofemoral incluye formación de osteofitos periarticulares en la cabeza y el cuello femorales y en el borde acetabular craneolateral, esclerosis subcondral, esclerosis subcondral del acetábulo craneodorsal, osteofitos a lo largo del margen acetabular y remodelación de la articulación (**fig. 8.3**). La entesiofitosis curvilínea caudal en la inserción de la cápsula articular (CCO por sus siglas en inglés *caudal curvilinear ostephytosis* o línea de Morgan) y la osteofitosis de la cabeza femoral circunferencial (CFHO por sus siglas en inglés *circumferential femoral head osteophytosis*) (**fig. 8.3**) representan dos signos radiológicos que, según lo publicado, constituyen indicios tempranos de osteoartrosis que predicen un desarrollo ulterior de los signos de artrosis más característicos.[4] En ausencia de signos radiológicos de artrosis, la identificación de subluxación articular en la radiografía de cadera extendida se considera diagnóstica de displasia de cadera. El grado de subluxación puede evaluarse de manera subjetiva o bien cuantificarse objetivamente por medio de métodos cuantitativos como el ángulo de Norberg y el porcentaje de superposición de fémur y acetábulo (% de cobertura). Sin embargo, la radiografía de cadera extendida puede enmascarar una subluxación articular al tensar la cápsula articular como consecuencia de la extensión de las extremidades y al forzar que las

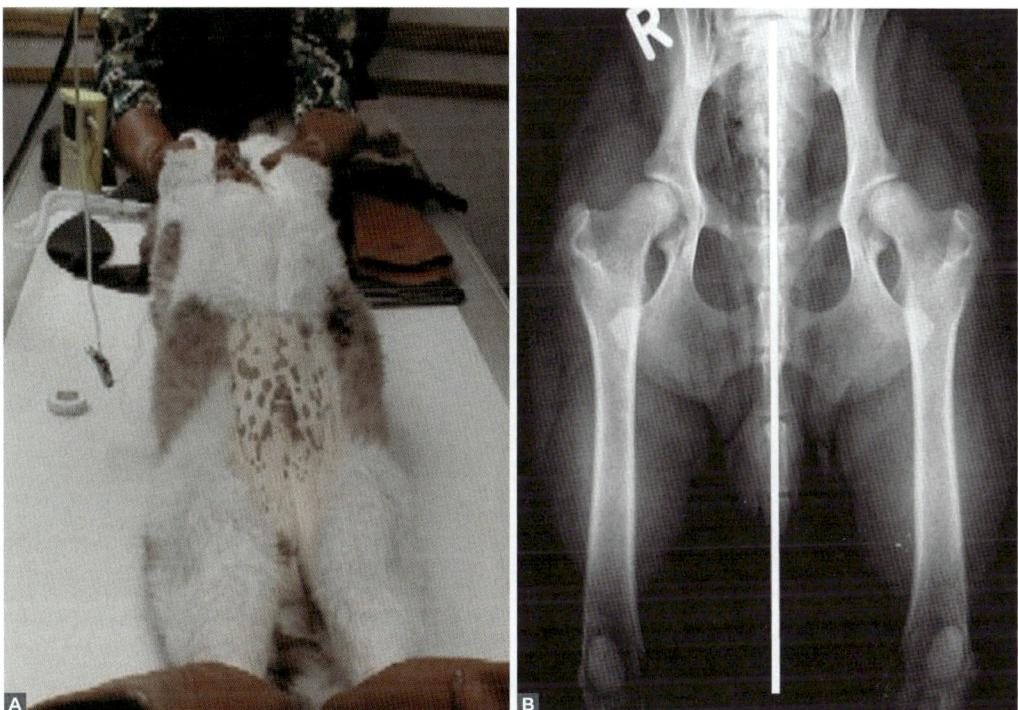

Fig. 8.1 (**A**) La colocación adecuada de un perro incluye una pelvis simétrica, paralela y con los fémures totalmente extendidos, y rótulas centradas dentro de la tróclea femoral. Los fémures se rotan internamente para lograr una posición correcta de las rótulas. (**B**) Resultado de una radiografía con buena colocación: la pelvis es completamente simétrica; la mitad derecha debe ser una imagen especular de la izquierda.

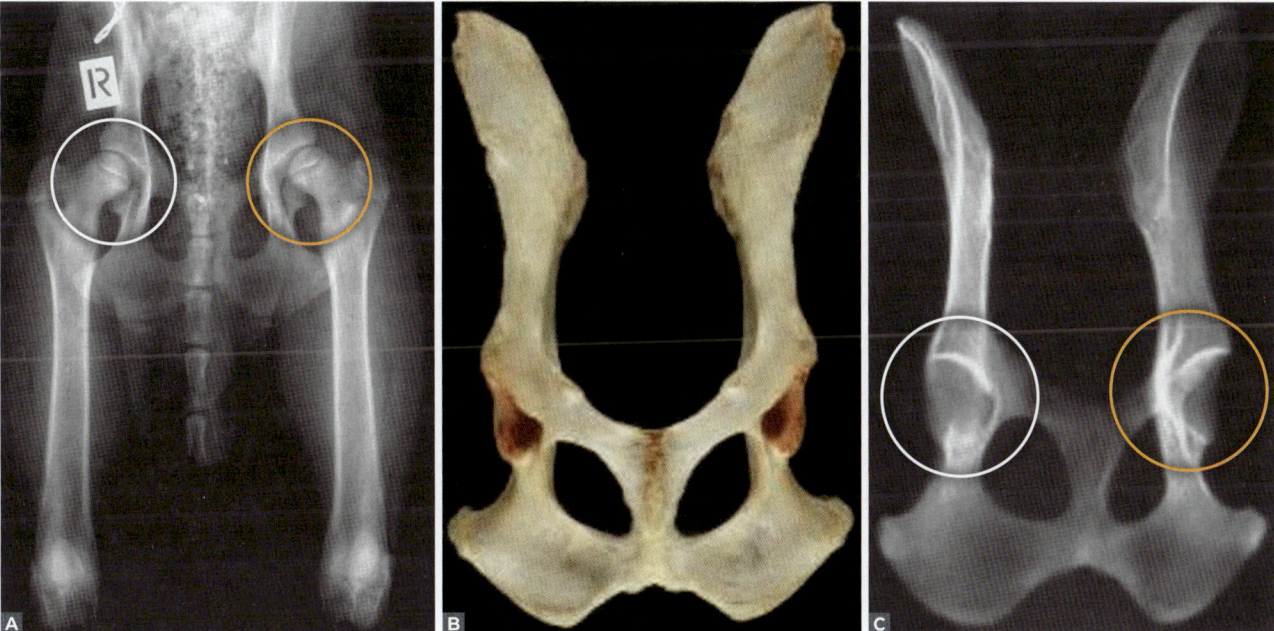

Fig. 8.2 Resultado de una radiografía ligeramente oblicua que vuelve problemática la evaluación de la profundidad acetabular y la congruencia de la articulación. (**A**) Vista extendida de la cadera de un perro normal con una pelvis en posición asimétrica. La pelvis en (**B**) es simétrica y tiene acetábulos normales. (**C**) La radiografía de la muestra pélvica es oblicua para mostrar cómo se altera la profundidad de los acetábulos debido a una distorsión geométrica. En esta radiografía, los acetábulos no son simétricos: el derecho (círculo blanco) es más profundo que el izquierdo (círculo naranja). El acetábulo izquierdo presenta una falsa imagen de menor profundidad en comparación con el lado derecho (**B**, **C**). La muestra (**B**) utilizada para la radiografía en (**C**) tiene acetábulos normales.

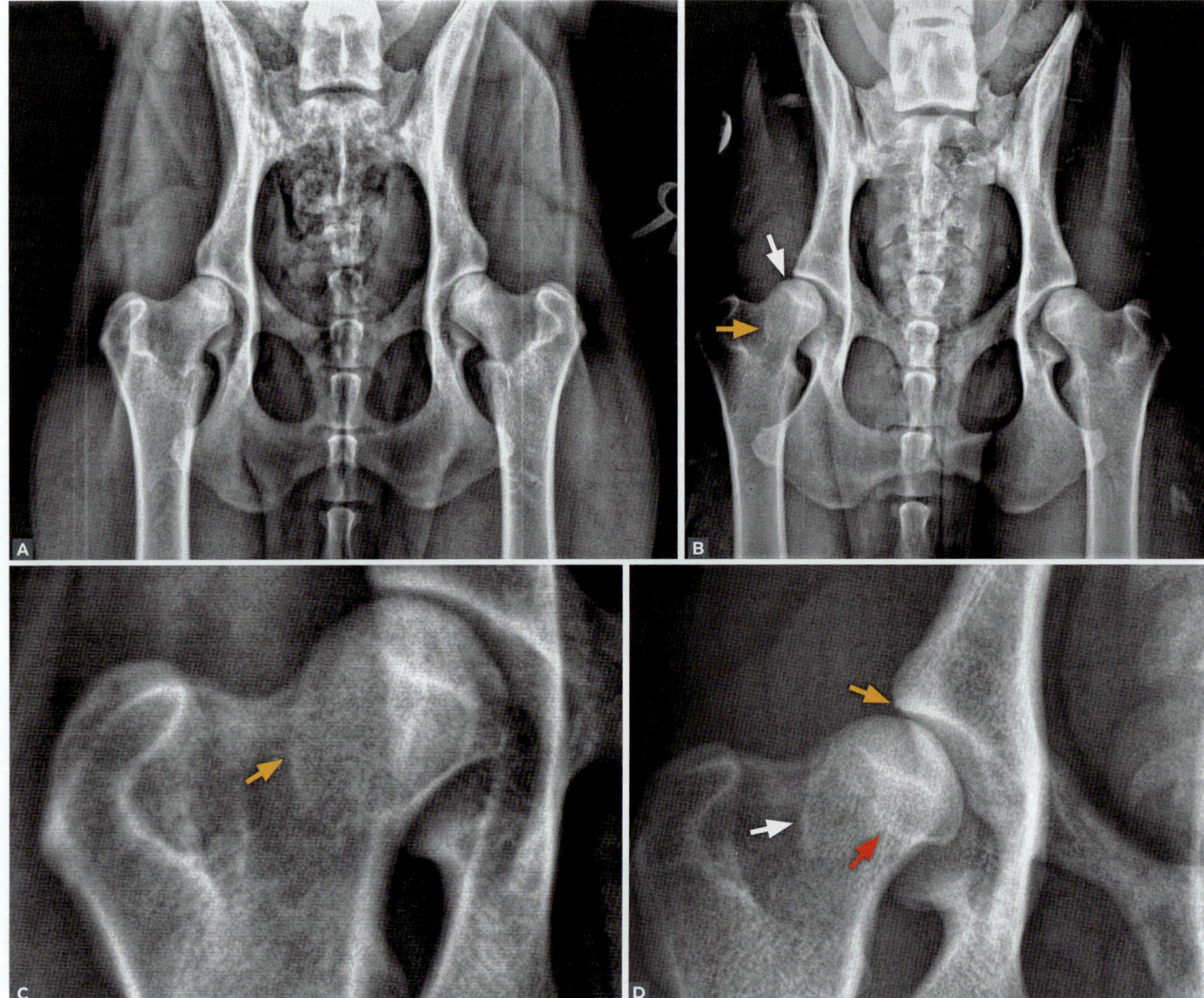

Fig. 8.3 (**A**) Articulación de cadera normal con un espacio articular paralelo sin evidencias de osteofitosis ni de laxitud. (**B**) Cadera displásica bilateralmente con un acetábulo poco profundo y un espacio articular incongruente. Aparece esclerosis subcondral en la parte craneodorsal del acetábulo (flecha blanca) y un entesófito curvilíneo caudal en la zona de inserción de la cápsula (línea de Morgan) (flecha naranja) que representan signos tempranos de osteoartrosis. (**C**) Una articulación de cadera con un acetábulo profundo pero una tenue línea de Morgan es ya visible. (**D**) Cadera displásica con un acetábulo poco profundo y un espacio articular corto. Puede verse una línea de Morgan (flecha blanca), así como la formación de un osteofito de la cabeza femoral circunferencial (flecha roja) y esclerosis subcondral de la parte craneodorsal del acetábulo (flecha naranja).

cabezas del fémur se asienten de manera más profunda en los acetábulos. El consenso relativamente bajo entre distintos observadores y en evaluaciones realizadas por un mismo observador, cuando se usa como herramienta de cribado, complica aún más la incidencia de evaluaciones con falsos negativos. Esta baja fiabilidad entre observadores experimentados aumenta los errores en el proceso de cribado y en la toma de decisiones quirúrgicas.

Técnicas diagnósticas en displasia de cadera

Ángulo de Norberg

El ángulo de Norberg se calcula mediante la medida del ángulo entre una línea que une el centro de las cabezas femorales izquierda y derecha y otra línea que conecta el centro de la cabeza femoral con la punta lateral del borde craneal del acetábulo. Un ángulo mayor indica un acetábulo más profundo y caderas más congruentes, mientras que ángulos más reducidos son compatibles con un grado creciente de subluxación. Un ángulo de Norberg de más de 105° suele considerarse normal. La ligera rotación de la pelvis en la radiografía afectará sustancialmente tanto al ángulo de Norberg como a la cobertura femoral, que provoca una sobreestimación de la congruencia de una articulación coxofemoral e infraestimación de la congruencia de la contralateral. Por otra parte, no resulta apropiado el empleo de un valor de referencia estricto para el ángulo de Norberg, ya que el valor consistente con caderas displásicas puede variar entre las razas.[5]

Vista del borde acetabular dorsal

La vista del BAD fue descrita por primera vez por Slocum y Devine en 1990. Esta vista radiográfica se utiliza para evaluar la cara dorsal del borde acetabular, que es el área del acetábulo que recibe buena parte de la concentración del esfuerzo cuando está subluxada la cabeza femoral durante la deambulación. Con ella se consigue visualizar sin obstrucciones el BAD desde una perspectiva craneal a caudal. Una colocación radiológica correcta produce la superposición de las alas ilíacas, el cuerpo ilíaco, el acetábulo y la tuberosidad de los isquiones, con una vista limpia del borde acetabular dorsal. Según los informes, la vista del BAD es útil para documentar el grado de daño degenerativo en la articulación a medida que el borde acetabular evoluciona desde una forma nítidamente en punta en el perro normal a una forma más redondeada y roma con daño articular.[6] Sin embargo, la vista radiográfica del BAD no se utiliza extensamente debido a la dificultad de obtener imágenes de calidad diagnóstica. El daño en el borde acetabular puede evaluarse con más facilidad mediante TC evitando toda superposición.

Técnicas radiográficas en distracción-tensión

Las técnicas radiográficas en distracción-tensión se utilizan para estimar mejor el grado de laxitud pasiva de la articulación coxofemoral.[7,8] Entre los métodos más utilizados de radiografía de distracción-tensión se incluyen el *Pennsylvania University Hip Improvement Program* (PennHIP), la medida de subluxación dorsolateral y el índice de subluxación de Flüuckiger. El método PennHIP se realiza con el animal anestesiado o con sedación profunda. Se obtienen tres proyecciones radiográficas: una radiografía estándar de cadera extendida, una con compresión en fase estacionaria neutra y una radiografía en distracción neutra. Para la radiografía en distracción, se coloca un dispositivo como punto de apoyo entre los fémures proximales, y la aducción se traduce en subluxación de la cadera en perros con anomalías. A partir de la radiografía en distracción es posible calcular un índice de distracción (ID) como grado de subluxación de la cabeza femoral con respecto al acetábulo (**fig. 8.4**). Un valor de ID de 0 equivale a ausencia de subluxación, mientras que si el valor de ID es 1 se entiende que existe una articulación con luxación completa. Un índice de distracción PennHIP de >0,3 en perros de más de 16 semanas de vida suele considerarse un indicio de aumento de riesgo de un desarrollo de artrosis en el futuro.[8]

Los estudios de imagen ecográficos en neonatos humanos se han utilizado desde 1980 como herramienta de cribado de displasia de cadera en pacientes en riesgo. Se ha descrito también una técnica similar en el perro para detectar laxitud en la articulación con resultados mixtos. Entre los inconvenientes de la técnica se incluyen la incapacidad para evaluar la morfología acetabular después de unas ocho semanas de vida en los perros debido a la osificación de la cabeza del fémur, la subjetividad de los sistemas de evaluación y puntuación y la ausencia de valores de referencia normales. Los resultados de un estudio proponen que es posible realizar, desde un punto de vista técnico, estudios de ecografía estáticos y dinámicos de las articulaciones coxales en cachorros de entre 16 y 49 días, pero no se recomienda para detectar a aquellos que desarrollarán displasia de cadera canina entre los 12 y 24 meses de vida (**fig. 8.5**).[9]

Además, la utilidad clínica de la ecografía depende en gran medida de la experiencia del operador. Por estos motivos, la ecografía no se utiliza sistemáticamente para el diagnóstico o el cribado de displasia de cadera en pacientes caninos.

Tomografía computarizada

La TC, aunque disponible actualmente en la medicina veterinaria, no se utiliza de forma sistemática para evaluar las caderas caninas. Proporciona una evaluación precisa y sencilla de los índices de la articulación coxofemoral,

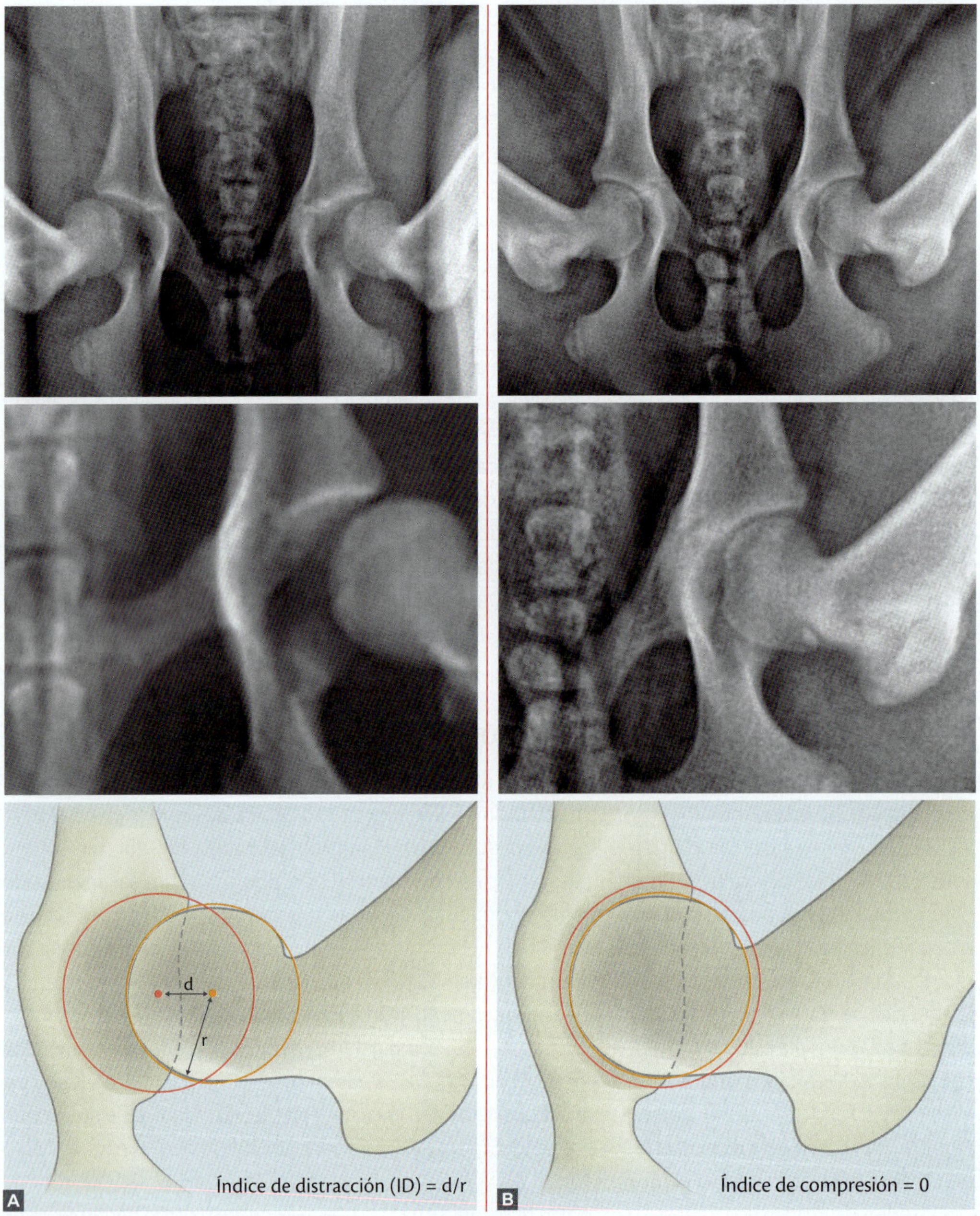

Fig. 8.4 Se tomó una radiografía con el perro anestesiado o con sedación profunda y colocado en decúbito dorsal. Primero se obtuvo una vista con compresión de la extremidad pélvica en flexión (**A**) y después una vista en distracción con un dispositivo de distracción entre los muslos (**B**). Posteriormente se calculó el índice de distracción canino considerando la relación d/r, siendo *d* la distancia entre el centro de la cabeza femoral y el centro del acetábulo y *r* el radio de la cabeza femoral. (**A**) Representa la vista de compresión y (**B**) la vista de distracción que muestra la laxitud coxal debido a displasia de cadera.

Índice de distracción (ID) = d/r

A

Índice de compresión = 0

B

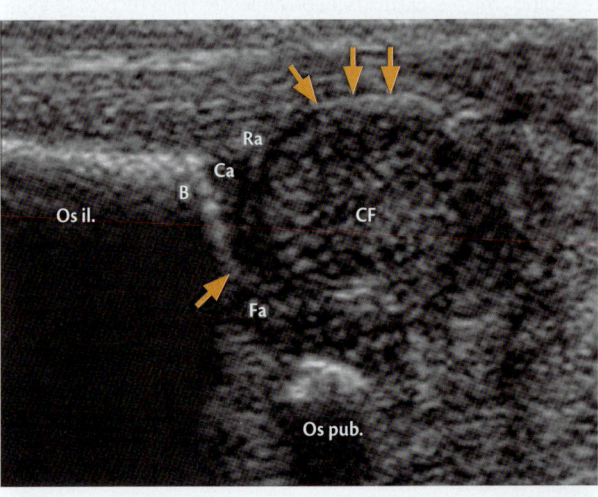

Fig. 8.5 Imagen ecográfica de un perro muy joven en el que se evalúa una displasia de cadera. *B*, borde óseo; *Ca*, cartílago; *CF*, cabeza femoral; *Fa*, fosa acetabular; *Os il.*, hueso ilion; *Os pub.*, hueso pubis; *Ra*, rodete acetabular. Por cortesía del Prof. Martin Kramer, Universidad de Gießen, Gießen, Alemania.

con el animal colocado en una posición con carga de peso, que puede ser un mejor indicador del grado de laxitud funcional. Se han propuesto varios índices de cadera en TC, que se han comparado con las puntuaciones de conformación de PennHIP y OFA, si bien para determinar los intervalos normales de referencia para estos valores de TC y medir la capacidad de utilizarlos en situaciones clínicas se requiere más investigación.[2,10] Los autores recurren a TC clínicas principalmente para evaluar el daño en el borde acetabular, que constituye un criterio importante cuando se considera una osteotomía pélvica triple (**fig. 8.6**). De forma puntual, la TC adquiere valor también para detectar cambios degenerativos en una fase temprana.

Resonancia magnética

No se ha establecido el uso de la RM para evaluar la displasia de cadera en perros. Aunque también en veterinaria es posible un acceso cada vez mayor a la RM convencional, se utiliza de manera infrecuente en la evaluación de la displasia de cadera canina y de los trastornos óseos en general. Por otra parte, la RM es una modalidad de estudio de imagen excelente para evaluar los tejidos blandos, las estructuras ligamentosas, la cápsula articular y el hueso subcondral (**fig. 8.7**).[3] En displasias de cadera es posible evaluar la inflamación asociada en los músculos del muslo y el derrame articular (**fig. 8.7**). No obstante, factores como el coste, el tiempo de exploración, la experiencia necesaria y la necesidad de anestesia general excluyen su empleo en pacientes caninos para la evaluación de la displasia de cadera.

Artroscopia

Aunque la artroscopia se encuadra más en las técnicas invasivas que en las de diagnóstico por imagen, permite evaluar la articulación de cadera y detectar daños en la misma y en el cartílago antes de que aparezcan signos radiológicos de artrosis (**fig. 8.8**). Se ha constatado que aproximadamente el 50 % de los perros sin signos radiológicos de EAD presentan lesiones en los cartílagos moderadas o graves identificadas mediante artroscopia. Por tanto, la artroscopia puede utilizarse como herramienta diagnóstica para mejorar la evaluación del estado de la cadera antes de llevar a cabo intervenciones quirúrgicas.[11]

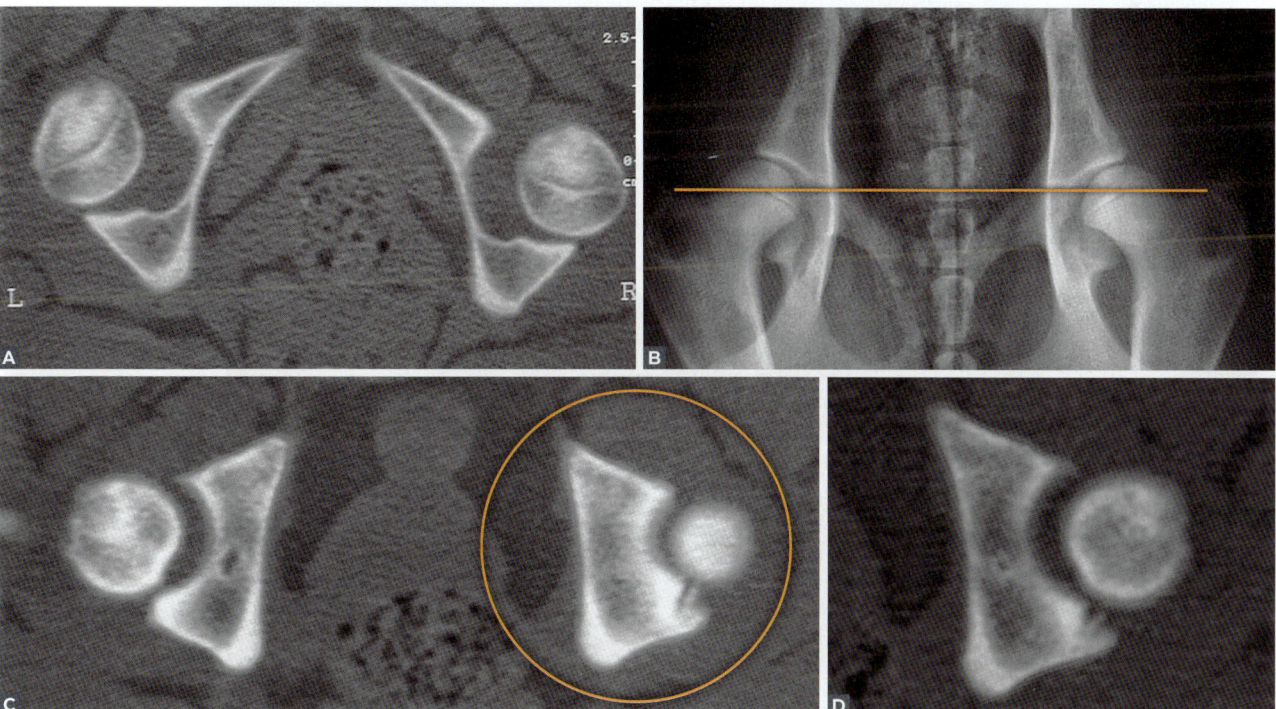

Fig. 8.6 (**A**) Imagen de TC de un perro de seis meses con displasia de cadera y sin signos radiológicos de enfermedad articular degenerativa. Se le consideró al perro candidato a una osteotomía pélvica triple y, por tanto, se evaluó el borde dorsal en busca de lesiones (**C-D**). (**B**) Imagen de un borde dorsal no dañado como comparación. El borde dorsal del acetábulo muestra fragmentación (**C-D**), por lo que se rechazó la intervención quirúrgica en el animal.

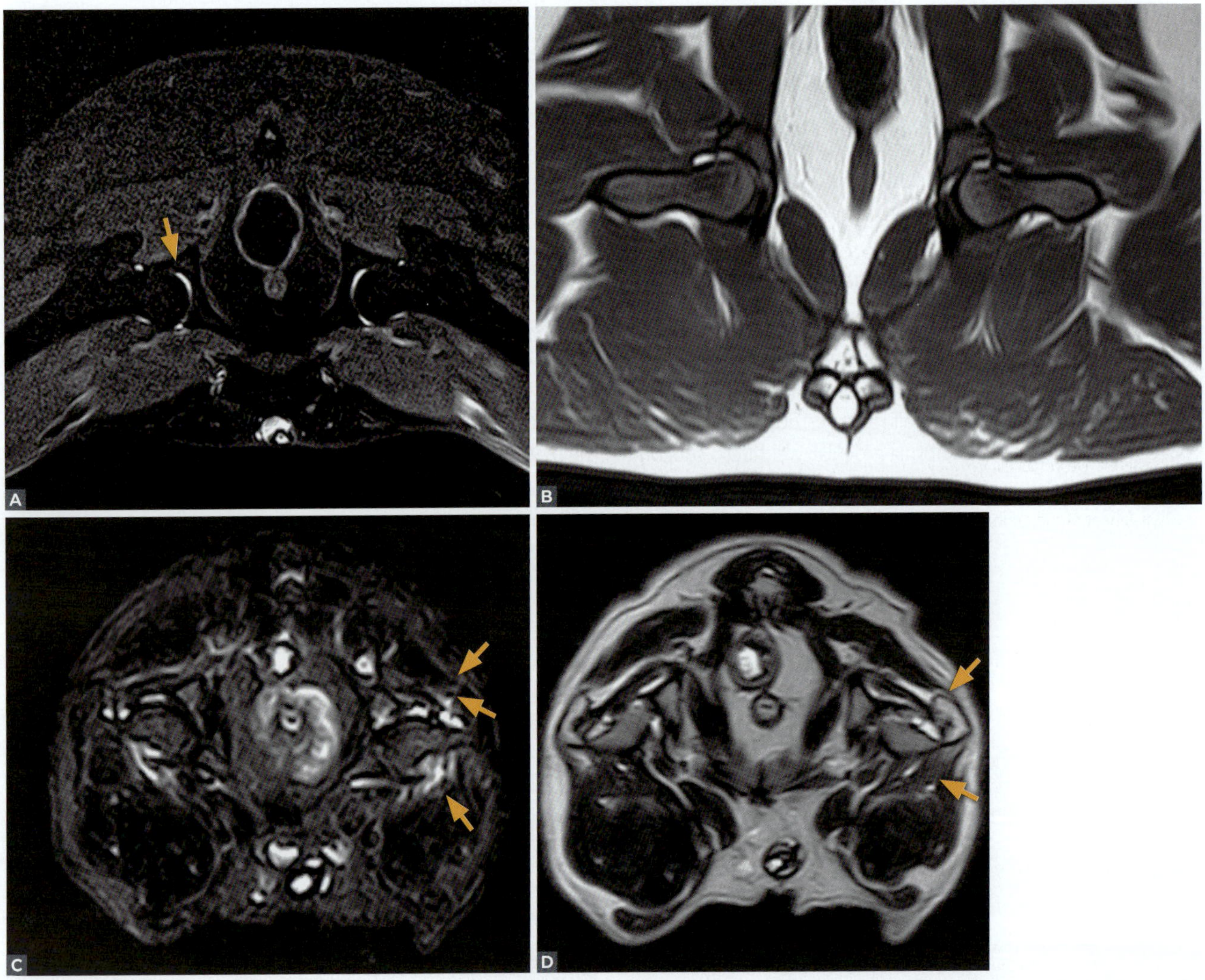

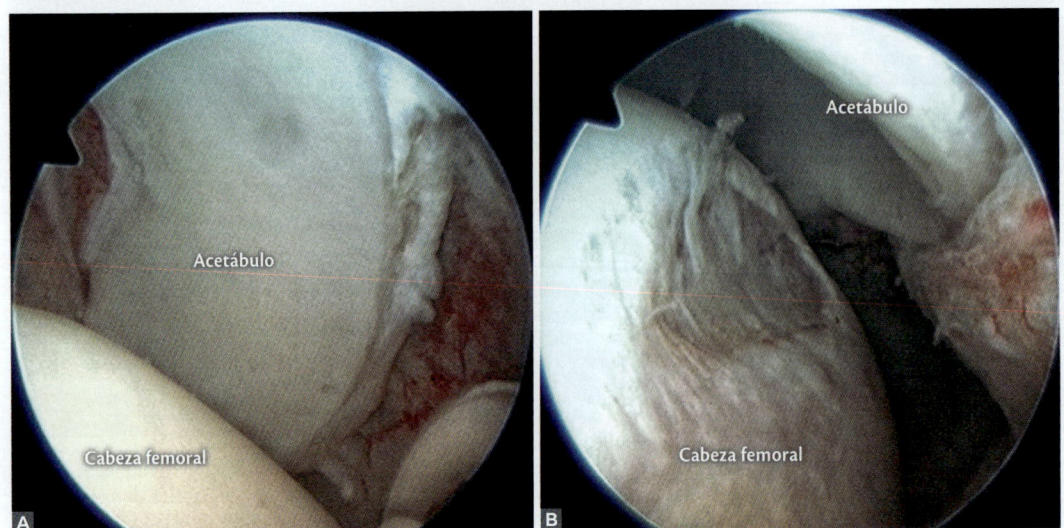

Fig. 8.7 Imágenes de RM de una articulación de cadera normal (**A-B**) y displásica (**C-D**). (**A**) Imagen potenciada en T2 transversal con supresión de grasa que muestra el líquido sinovial como una estructura hiperintensa (flecha). Las estructuras óseas son hipointensas y los músculos presentan una intensidad moderada. (**B**) Imagen potenciada en T2 dorsal que muestra la anatomía ósea de las caderas y la musculatura circundante normal. (**B**) Imagen STIR transversal de una articulación de cadera displásica. Existe atrofia muscular del muslo superior izquierdo, así como distensión por acumulación de líquido en la articulación de cadera izquierda (flechas). (**D**) Imagen potenciada en T2 transversal de la misma articulación que en (**C**) donde pueden verse con mayor detalle las estructuras anatómicas. Es posible apreciar la atrofia muscular y la inflamación en los músculos circundantes (flechas).

Fig. 8.8 Imagen artroscópica de una cadera normal (**A**) y displásica (**B**). Es posible evaluar el borde acetabular y la cabeza femoral. En la cadera displásica se aprecia un daño en el cartílago debido al desgaste.

Bibliografía

1. Broeckx BJG, Verhoeven G, Coopman F, Van Haeringen W, Bosmans T, et al. The effects of positioning, reason for screening and the referring veterinarian on prevalence estimates of canine hip dysplasia. *Vet J* 201:378-384, 2014.

2. Schachner ER, Lopez MJ. Diagnosis, prevention, and management of canine hip dysplasia: a review. *Vet Med (Auckl)* 6:181-192, 2015.

3. Ginja MM, Ferreira AJ, Jesus SS, Melo-Pinto P, Bulas-Cruz J, Orden MA, San-Roman F, Llorens-Pena MP, Gonzalo-Orden JM. Comparison of clinical, radiographic, computed tomographic and magnetic resonance imaging methods for early prediction of canine hip laxity and dysplasia. *Vet Radiol Ultrasound* 50:135-143, 2009.

4. Szabo SD, Biery DN, Lawler DF, Shofer FS, Powers MY, Kealy RD, Smith GK. Evaluation of a circumferential femoral head osteophyte as an early indicator of osteoarthritis characteristic of canine hip dysplasia in dogs *J Am Vet Med Assoc* 231:889-892, 2007.

5. Janssens L, De Ridder M, Verhoeven G, Gielen I, van Bree H. Comparing Norberg angle, linear femoral overlap and surface femoral overlap in radiographic assessment of the canine hip joint. *J Small Anim Pract* 55:135-138, 2014.

6. Slocum B, Devine TM. Dorsal acetabular rim radiographic view for evaluation of the canine hip *J Am Anim Hosp Assoc* 26:289-296, 1990.

7. Smith GK, Biery DN, Gregor TP. New concepts of coxofemoral joint stability and the development of a clinical stress-radiographic method for quantitating hip joint laxity in the dog. *J Am Vet Med Assoc* 196:59-70, 1990.

8. Santana A, Alves-Pimenta S, Martins J, Colaço B, Ginja M. Comparison of two distraction devices for assessment of passive hip laxity in dogs. *Front Vet Sci* 7:491, 2020.

9. Fischer A, Flöck A, Tellhelm B, Failing K, Kramer M, Thiel C. Static and dynamic ultrasonography for the early diagnosis of canine hip dysplasia. *J Small Anim Pract* 51:582-588, 2010.

10. Farese JP, Todhunter RJ, Lust G, Williams AJ, Dykes NL. Dorsolateral subluxation of hip joints in dogs measured in a weight-bearing position with radiography and computed tomography. *Vet Surg* 27:393-405, 1998.

11. Ulfelder EH, Hudson CC, Beale BS. Correlation of distraction index with arthroscopic findings in juvenile dogs with hip dysplasia. *Vet Surg* 48:1050-1057, 2019.

CAPÍTULO 9

Osteocondrosis

Ingrid Gielen y Henri van Bree

PUNTOS CLAVE

- La osteocondrosis (OC) es un trastorno del desarrollo caracterizado por una osificación endocondral anómala del cartílago epifisario en las articulaciones.
- La osteocondritis disecante (OCD) es la variedad de osteocondrosis en la cual se produce una fisura en el cartílago articular y se forma un colgajo de cartílago.
- En los perros, uno de los puntos más comunes de OC es la zona caudal de la cabeza del húmero.
- En todas las técnicas radiográficas, la OC se aprecia como un área redondeada radiotransparente rodeada por un borde esclerótico.
- Para identificar las lesiones cuando el colgajo de cartílago no está mineralizado puede ser útil una artrografía con contraste positivo; además, es posible apreciar la diferenciación entre colgajos de cartílago unidos y no unidos y fragmentos osteocondrales.
- La tomografía computarizada (TC) sirve de ayuda para detectar lesiones tempranas y para visualizar articulaciones pequeñas, como las del codo y el tarso.

La osteocondrosis (OC) es una anomalía de la osificación endocondral en la cual el cartílago articular de la epífisis no consigue formar el hueso subcondral. El cartílago articular está engrosado y, como se encuentra sujeto a movimiento y estrés, tiene tendencia a desgarrarse, sobre todo en las áreas que cargan con la mayor parte del peso, como la cara caudal de la cabeza del húmero. Un traumatismo repetido puede provocar el desprendimiento de un colgajo de cartílago desde el hueso subyacente, lo cual recibe el nombre de osteocondritis disecante (OCD). Debido al desgarro, el líquido de la articulación puede entrar en contacto directo con el hueso epifisario subyacente, lo que provoca inflamación y dolor. Habitualmente, el perro sufrirá cojera en este punto. Mientras el colgajo cartilaginoso permanezca unido, la lesión no cicatrizará, y persistirá la cojera. En la articulación del hombro, una vez liberado el colgajo o extraído quirúrgicamente, el defecto en el cartílago articular se rellena con fibrocartílago, un tipo de cartílago "cicatricial". Pueden aparecer complicaciones cuando en la vaina del tendón bicipital queden atrapados fragmentos cartilaginosos, referidos como "ratón articular", lo que origina sinovitis, adherencias y dolor.[1,2] En aproximadamente un tercio de los casos de OC, la enfermedad es bilateral. En ocasiones está presente en varias articulaciones diferentes en el mismo individuo. Se ha observado que la frecuencia de aparición es el doble en machos que en hembras. Esta enfermedad del desarrollo afecta a perros de razas de crecimiento rápido desde medianas hasta gigantes, normalmente entre 6 y 9 meses de edad, aunque puede darse hasta los 12 meses o más. En la actualidad, la articulación del hombro sigue siendo la localización más común, representando un 74 % de los casos. La articulación del codo se ve afectada en el 11 % de los casos; la articulación tibiotarsiana en el 9 %, y la articulación de la rodilla en el 4 %.[2] En la mayoría de los casos, la radiografía se mantiene como primera herramienta de evaluación. Para la detección de lesiones de OC específicas y discretas también tienen valor la ecografía, la tomografía computarizada (TC) y la resonancia magnética (RM).

La radiografía es una técnica excelente para obtener imágenes de la estructura ósea, por su fácil disponibilidad, su bajo coste, su rapidez y su excelente resolución espacial y de contraste de imagen. La principal limitación es la superposición de una anatomía tridimensional compleja en una imagen en dos dimensiones, lo que puede ocultar lesiones. Este problema es especialmente importante en articulaciones pequeñas y complejas, como las del codo y el tarso.[2]

La exploración ecográfica de las articulaciones requiere una experiencia sustancial y un procedimiento de examen estandarizado. En la mayoría de las articulaciones, incluso cantidades reducidas de acumulación de líquido (hipoecoico o anecoico), pueden observarse fácilmente. El hueso subcondral es visible como una banda hiperecoica en la superficie del hueso, que bloquea completamente la transmisión de ultrasonidos y crea una sombra acústica completa. El cartílago puede examinarse para establecer su grosor y su integridad. También es posible evaluar la proliferación sinovial.[3,4]

La mayor resolución de contraste de los tejidos blandos y la ausencia de superposición son las principales ventajas de la TC con respecto a la radiografía convencional. La TC facilita enormemente la exploración de estructuras articulares complejas como el codo, el tarso y el carpo. Otra ventaja se basa en la posibilidad de reconstruir las imágenes en varios planos anatómicos a partir de imágenes de TC de grosor de corte fino y alta resolución. La TC puede distinguir mejor que la radiografía pequeños cambios en la atenuación de los rayos X que producen los tejidos. Este hecho, la capacidad de ajustar la escala de grises de la imagen digital y la eliminación de la superposición de estructuras, significa que la TC es superior a la radiografía convencional para detectar los fenómenos sutiles de formación de hueso nuevo y lisis.[2]

La RM es ideal para valorar los componentes del tejido blando de una articulación, y también tiene interés en la evaluación de patologías que afecten al cartílago y al hueso. Con esta técnica se facilita la obtención de imágenes multiplanares y es posible diferenciar entre distintas estructuras y procesos patológicos mediante el empleo de diferentes secuencias. La RM es sensible especialmente a las alteraciones en la médula ósea (hematomas óseos). La visualización del cartílago normal y alterado en el perro es difícil, ya que el cartílago articular en estos animales es muy fino.[4] La inyección intravenosa de agentes de contraste puede ser útil en la detección de procesos inflamatorios.

La articulación del hombro

En el hombro, las lesiones de OC pueden detectarse mediante radiografía en la mayoría de casos. Estas lesiones se manifiestan como un aplanamiento en el área caudal de la cabeza del húmero.

La OC en el hombro suele ser bilateral y es preciso obtener radiografías de las dos articulaciones en todos los pacientes afectados.

Las lesiones tempranas pueden aparecer como un sutil aplanamiento del hueso subcondral en la cara caudal de la cabeza del húmero. En lesiones de mayor envergadura, el aplanamiento puede ser más extenso, o bien percibirse un defecto cóncavo en el hueso subcondral. En algunos casos puede identificarse un colgajo, si existe mineralización parcial del mismo. Esta situación es infrecuente, y, en la mayoría de los pacientes, las radiografías no tienen capacidad para distinguir entre OC y OCD. Para identificar lesiones pequeñas, se pueden necesitar radiografías mediolaterales en ligera pronación o supinación. En casos crónicos podrían aparecer osteofitos periarticulares por enfermedad articular degenerativa secundaria. La artrografía con contraste positivo proporciona una evaluación limitada del espacio y la cápsula articulares, aunque alcanza una utilidad máxima para determinar si el cartílago articular está intacto o fisurado o si se ha formado un colgajo. La artrografía con contraste puede localizar fragmentos osteocondrales intraarticulares no mineralizados, sobre todo en la vaina sinovial del bíceps braquial, que provocan sinovitis, adherencias y signos clínicos relativamente más graves (**figs. 9.1** y **9.2**).[4,6]

La ecografía puede utilizarse en la articulación del hombro para evaluar lesiones de OC. Para esta exploración se emplea un transductor lineal de alta frecuencia (7,5-15 MHz), y será preciso anestesiar al paciente.[3] La cabeza del húmero se observa como una interfaz curvilínea hiperecoica con una sombra acústica completa, y el cartílago, como una fina capa anecoica superficial. El defecto subcondral tiene márgenes irregulares, y la presencia de segundas líneas hiperecoicas en la parte inferior del defecto subcondral observadas en la ecografía es un signo fiable de presencia de un colgajo (**fig. 9.3**).[3,4]

Fig. 9.1 Border collie de seis meses. (**A**) Vista mediolateral de una pequeña lesión de osteocondrosis (OC) que afecta a la cara caudal de la cabeza del húmero (flecha). (**B**) Vista mediolateral de una artrografía con contraste positivo de una lesión de OC. El defecto subcondral está cubierto por un cartílago grueso. No existe medio de contraste visible bajo el cartílago y no se aprecia colgajo (flecha).

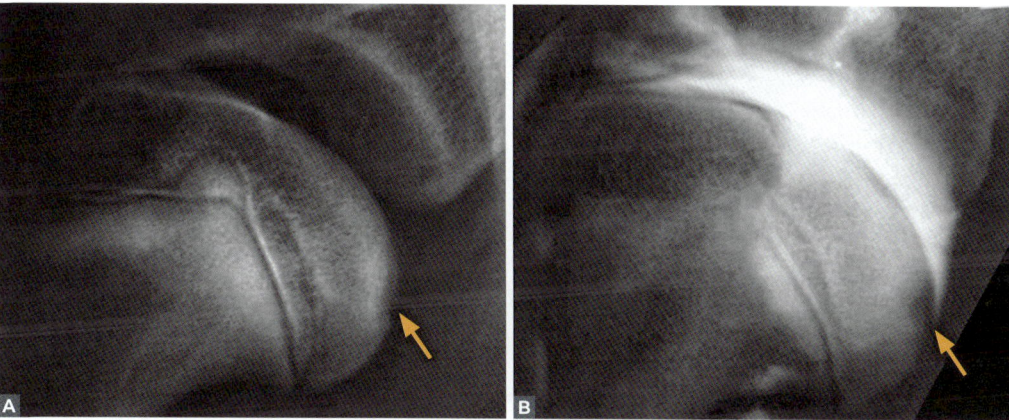

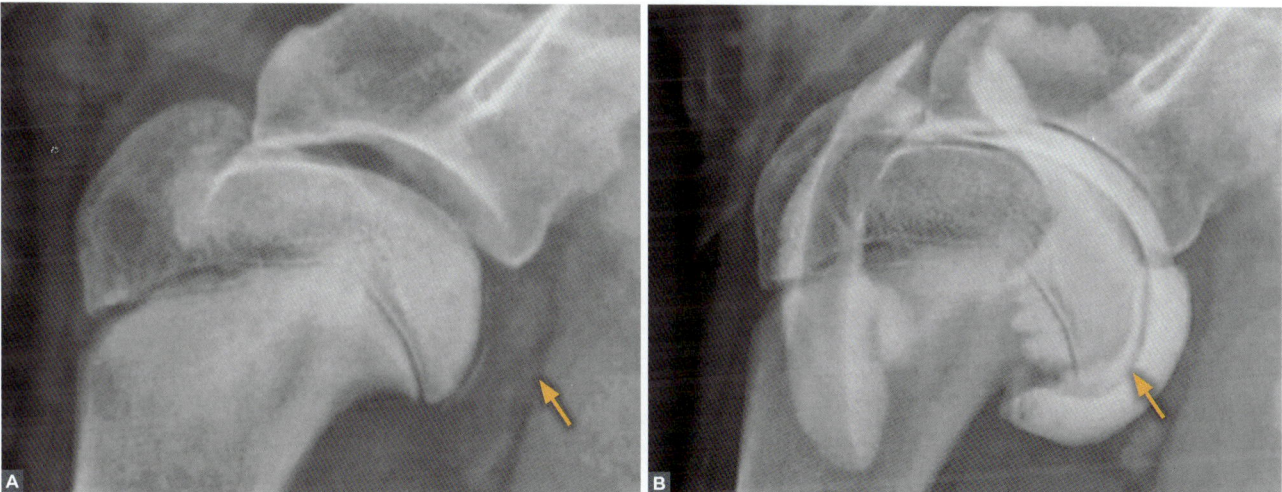

Fig. 9.2 (**A**) Vista mediolateral: puede apreciarse un fino colgajo de cartílago mineralizado en paralelo al hueso subcondral aplanado de la zona caudal de la cabeza del húmero (flecha). (**B**) La artrografía correspondiente muestra el medio de contraste entre el colgajo y el hueso, que confirma más osteocondritis disecante que osteocondrosis (flecha).

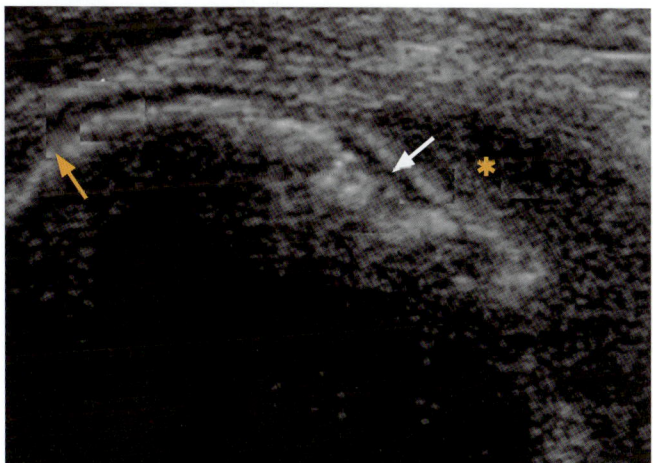

Fig. 9.3 Imagen ecográfica longitudinal de la zona caudal de la cabeza del húmero con una lesión de osteocondritis disecante clínica. El cartílago articular normal (flecha naranja) se observa como hipoecoico por encima del hueso subcondral hiperecoico de la cabeza del húmero. Se observa líquido articular (asterisco). La línea hiperecoica representa el colgajo desprendido (flecha blanca).

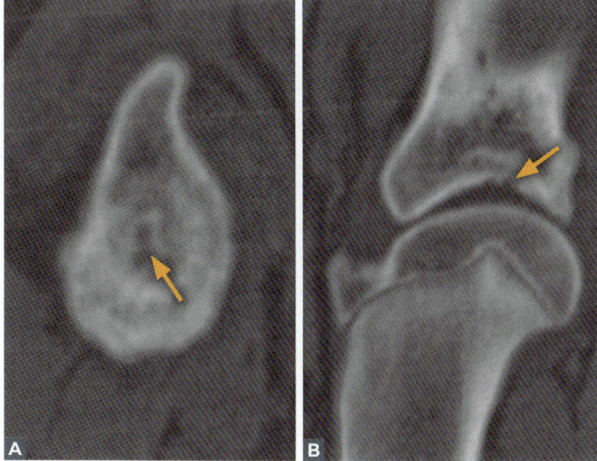

Fig. 9.4 Hembra de retriever de pelo liso de siete meses. Imágenes de TC reconstruidas en planos transversal (**A**) y sagital (**B**) de la articulación del hombro. En la parte central de la cavidad glenoidea se aprecia la presencia de una lesión con hipoatenuación del hueso subcondral, rodeada por una banda esclerótica (flechas). La localización es poco frecuente, pero los hallazgos de la imagen son característicos de una lesión de osteocondrosis.

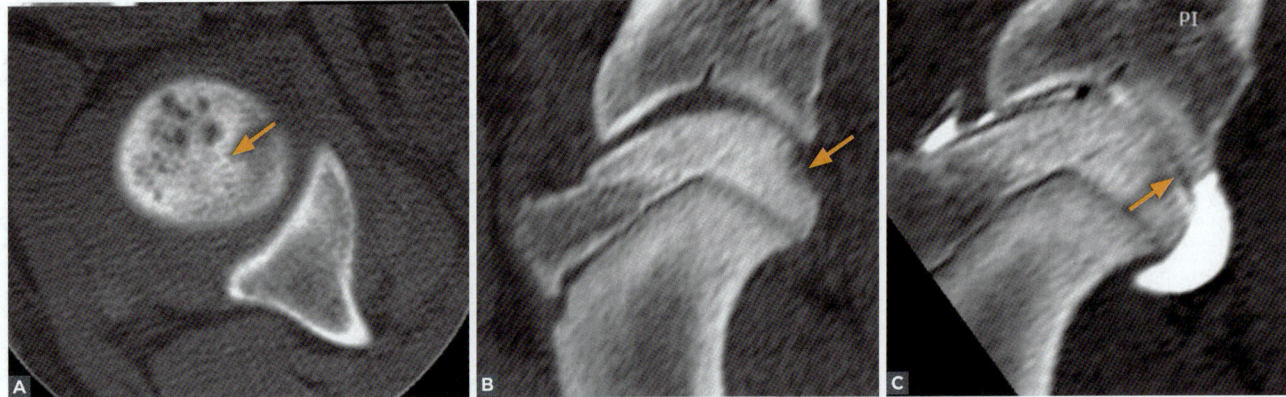

Fig. 9.5 Mastiff tibetano de seis meses. Imágenes de TC reconstruidas en planos transversal (**A**) y sagital (**B**) y en plano sagital después de la administración de contraste intraarticular (**C**). Se observan áreas redondeadas radiotransparentes rodeadas por esclerosis en la parte caudal de la cabeza del húmero (flechas). La artrografía con contraste muestra el contraste distal al colgajo de cartílago (flecha en imagen **C**).

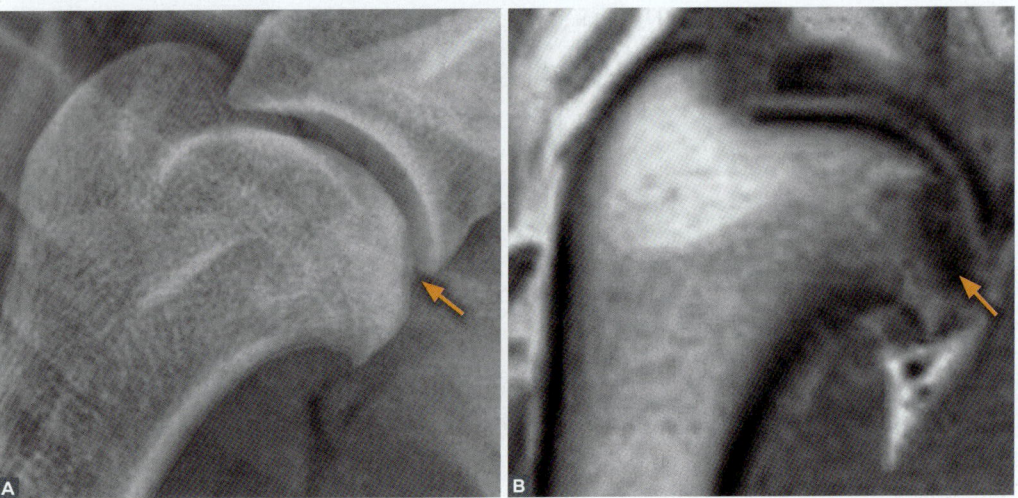

Fig. 9.6 Labrador retriever de 1,5 años. Vista mediolateral (**A**) e imagen de RM correspondiente, de bajo campo (**B**) de una lesión de osteocondritis disecante. La radiografía muestra el ancho defecto cóncavo superficial de la parte caudal de la cabeza del húmero y un colgajo mineralizado (flecha). En la RM se aprecia mejor la extensión y la gravedad de la afectación del hueso subcondral (flecha). Aunque se identifica el defecto de la parte caudal de la cabeza del húmero, no se aprecia el colgajo.

En casos raros puede preferirse la TC, por ejemplo, en una OC de la cavidad glenoidea, así como en pacientes con una lesión de OC muy pequeña de la cabeza del húmero que no se confirma mediante radiografía[7] (**fig. 9.4**). En la artrografía con contraste mediante TC se inyecta un medio de contraste yodado no iónico y soluble en agua por vía intraarticular y se repite la exploración de TC. Esta es una técnica útil que proporciona una mayor sensibilidad en la evaluación de los ligamentos intraarticulares, el cartílago articular de la cabeza del húmero y el tendón del bíceps.[8] El medio de contraste delinea los márgenes de las estructuras sinoviales y cartilaginosas (**fig. 9.5**).

La RM permite la evaluación del cartílago articular normal y anómalo, aunque aún no se ha definido la secuenciación óptima para la detección de lesiones del cartílago en perros.[1,4] La visualización del cartílago y de sus lesiones es difícil en el perro, probablemente porque el cartílago articular en estos animales es muy fino (**fig. 9.6**). La inyección intravenosa de agentes de contraste que contienen gadolinio puede mostrar lesiones inflamatorias subcondrales en casos de OCD.

La articulación del codo

La OC de la articulación del codo afecta a la tróclea del cóndilo humeral y se detecta mejor en la vista radiográfica craneolateral-caudomedial oblicua con rotación de 15°; habitualmente, aparece como un defecto cóncavo superficial o rodeado por esclerosis (**fig. 9.7**).[9] Por lo común existe una esclerosis adyacente del hueso subcondral alrededor de la radiotransparencia.[9] Es importante distinguir entre lesiones de OC y lesiones del "beso", debido a daños en el cóndilo humeral secundarios a la fragmentación del epicóndilo humeral medial. Las lesiones del "beso" aparecen como defectos superficiales en el hueso subcondral similares a de las OC, si bien están localizadas en el margen medial de la tróclea, cuando las lesiones de OC se encuentran normalmente en el centro.[10]

En la TC, las lesiones de OC en el codo son, con frecuencia, más extensas de lo esperado por las radiografías (**fig. 9.8**). Con la TC es más fácil establecer una distinción clara entre lesiones del "beso" y de OC reales del cóndilo humeral medial, especialmente porque esta modalidad es preferible para evaluar la apófisis coronoides medial. En imágenes transversales, la OC muestra los hallazgos típicos, es decir, radiotransparencia con un borde esclerótico. En las imágenes reconstruidas en el plano frontal se observa la presencia de concavidad o aplanamiento de la tróclea, transparencias subcondrales y esclerosis. Las lesiones del "beso" en la TC se muestran como escleróticas focales sin radiotransparencia, en la mayoría de los casos combinadas con cambios degenerativos (**fig. 9.9**).

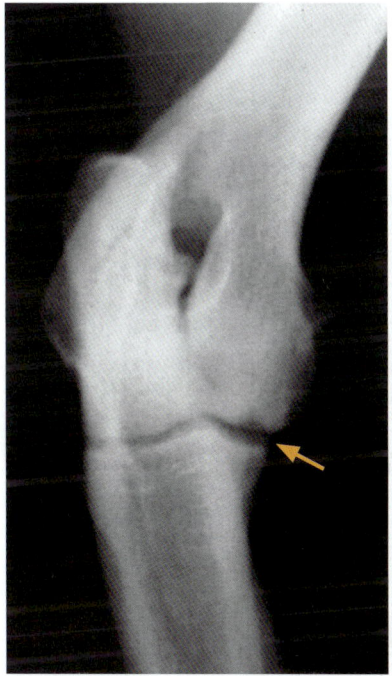

Fig. 9.7 Hembra de golden retriever de 15 meses. La proyección craneolateral-caudomedial con rotación de 15° muestra un defecto cóncavo bien definido en el hueso subcondral en el borde distal de la tróclea del cóndilo humeral causado por una lesión de osteocondrosis (flecha).

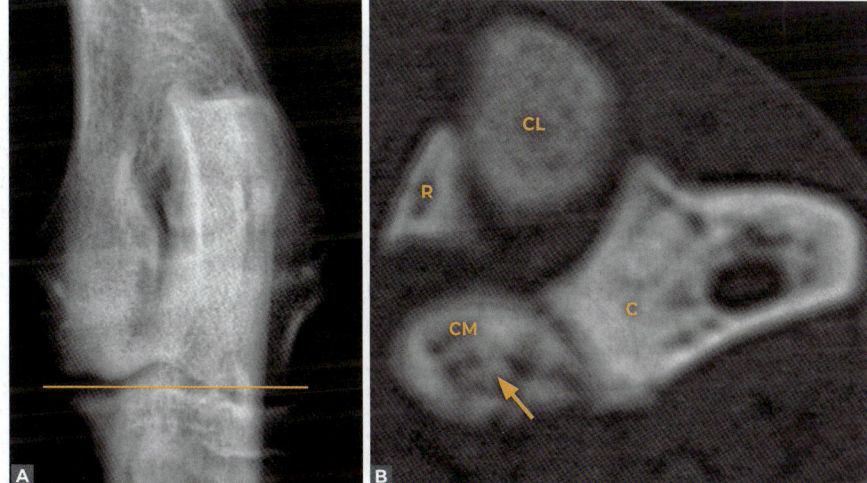

Fig. 9.8 La vista radiográfica craneolateral-caudomedial con rotación de 15° muestra aplanamiento y un amplio defecto subcondral que afecta a la mitad medial de la tróclea del cóndilo humeral, que representa una lesión de osteocondritis disecante (flecha). En la imagen de TC transversal correspondiente a la altura del espacio articular humerorradial (**B**), la magnitud de la lesión de osteocondrosis se aprecia mejor (flecha) con numerosos focos radiotransparentes redondeados mal definidos en el hueso subcondral (flecha). *C*, cúbito; *CL*, cóndilo humeral lateral; *CM*, cóndilo humeral medial; *R*, radio.

Fig. 9.9 Imágenes de TC transversales de un defecto de osteocondritis disecante (OCD) en el cóndilo humeral medial (**A**) y aparición de lesiones del "beso" en el cóndilo humeral medial (**B**). Se aprecia el patrón típico de una lesión de OCD (flecha naranja). Las lesiones del "beso" aparecen como una franja en el cóndilo humeral medial y están asociadas con una gran cantidad de formación de hueso nuevo (flecha blanca).

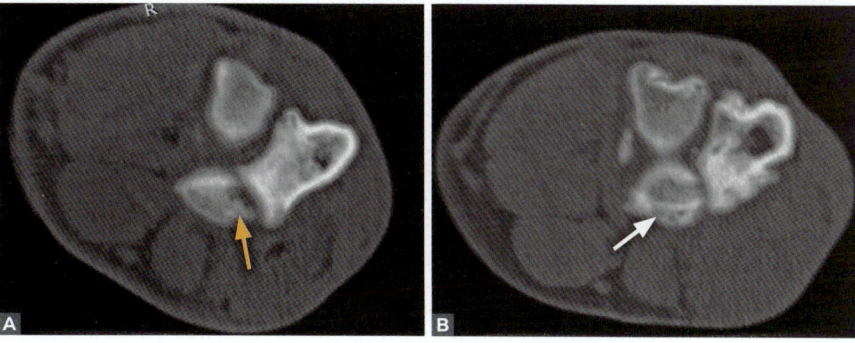

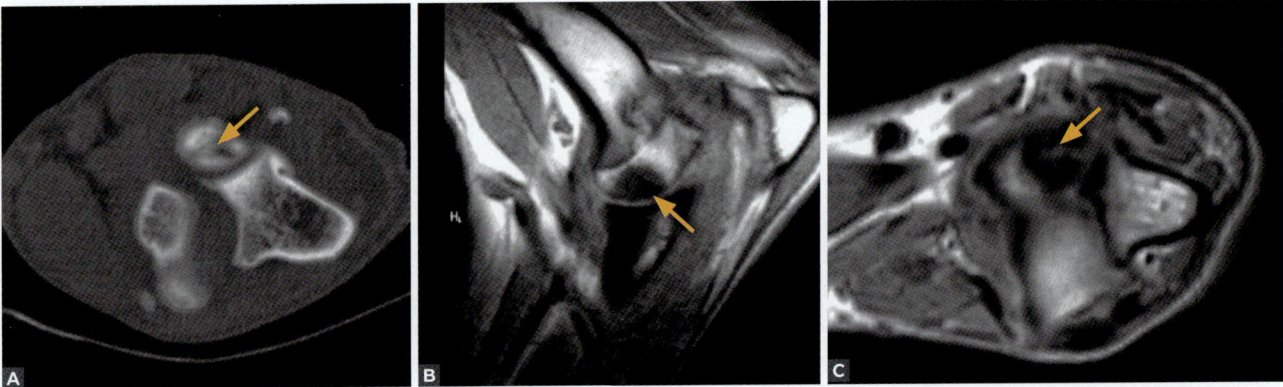

Fig. 9.10 Imagen de TC transversal (**A**) e imágenes correspondientes de RM sagital (**B**) y transversal (**C**) potenciadas en T2. En la imagen de TC, en la tróclea del cóndilo humeral está presente un área radiotransparente rodeada por esclerosis. Las imágenes de RM muestran una zona difusa de intensidad de señal baja compatible con hueso necrótico (flechas).

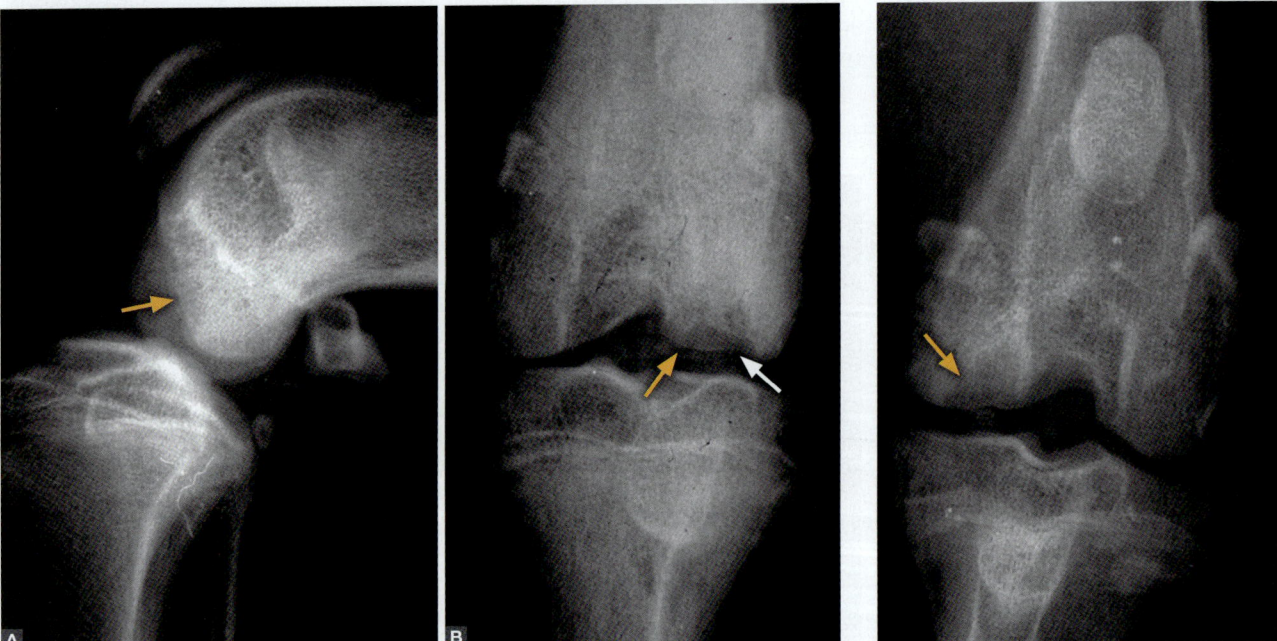

Fig. 9.11 Radiografías (**A**) lateral y (**B**) craneocaudal de la rodilla izquierda de un bóxer macho de 1,5 años con osteocondritis disecante. El cóndilo femoral lateral tiene un contorno ondulante anómalo con un colgajo mineralizado paralelo en la vista mediolateral (flecha naranja). La vista craneocaudal muestra un colgajo mineralizado (flecha naranja) y un gran defecto que ocupa casi toda la anchura del cóndilo femoral lateral (flecha blanca).

Fig. 9.12 La vista craneocaudal muestra el aplanamiento, un defecto radiotransparente y pequeños fragmentos osteocondrales adyacentes en los márgenes distal y axial del cóndilo femoral medial (flecha).

La RM del codo no se utiliza de forma sistemática. Las lesiones de OC se aprecian como una señal subcondral diferente y un aplanamiento del cóndilo humeral medial (**fig. 9.10**). Es difícil identificar las pequeñas lesiones en el cartílago, dado lo fino que es el canino.[10]

La articulación de la rodilla

En la articulación de la rodilla, los cambios radiográficos de OC/OCD se observan como un aplanamiento o como defectos cóncavos en el cóndilo femoral medial o en la cara medial del cóndilo femoral lateral, esclerosis alrededor del defecto, fragmentos y enfermedad articular degenerativa secundaria (**fig. 9.11** y **9.12**). Es preciso obtener vistas mediolateral y craneocaudal o caudocraneal estándar. Se aconseja cautela para no confundir la fosa del tendón extensor largo de los dedos con una lesión de OCD.[11] El cóndilo lateral se ve afectado con mayor frecuencia que el cóndilo femoral medial.[12] Al igual que en otras articulaciones, la OC en la rodilla es a menudo bilateral, y se aconseja tomar radiografías de las dos articulaciones.[1]

La ecografía puede evaluar un derrame articular, el engrosamiento de la cápsula y los defectos en el cartílago. Los defectos en el cartílago en el cóndilo femoral asociados con una OCD presentan bordes irregulares con contracciones pronunciadas. Es posible apreciar delineación irregular y líneas hiperecoicas en la parte inferior del defecto subcondral (**fig. 9.13**). Se sabe que, con la ecografía, no se tiene acceso a todas las áreas en la articulación.[11] La TC en la OCD de la rodilla es más sensible para detectar lesiones de OC que la radiografía (**fig. 9.14**). La gravedad y magnitud de la lesión está mejor definida en las imágenes de TC, un hecho importante para el pronóstico. En artrografía con contraste de TC, el

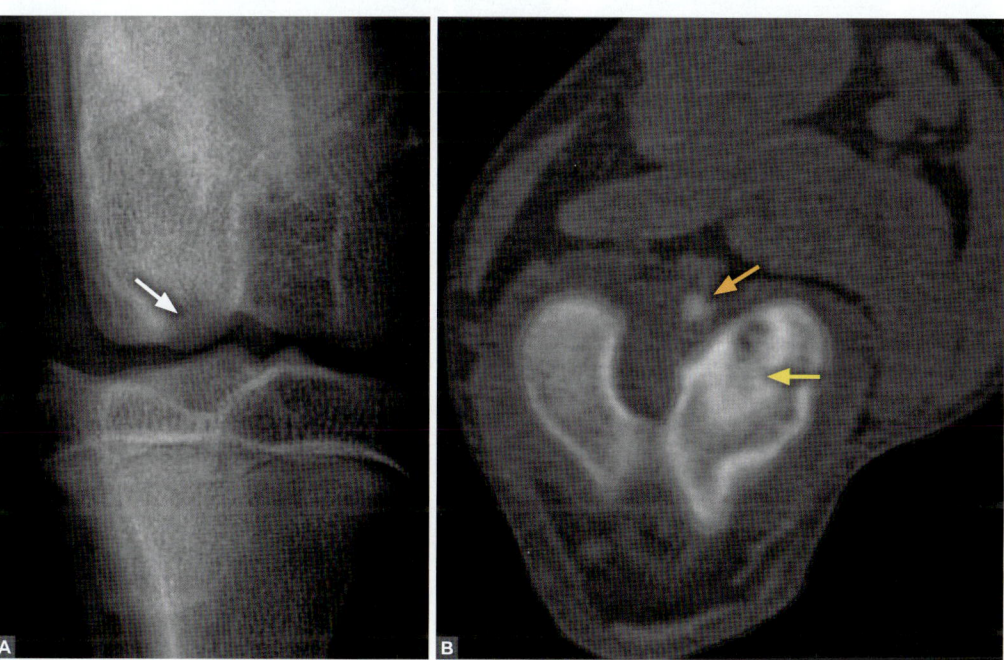

Fig. 9.13 Radiografía craneocaudal de una rodilla (**A**) e imagen de TC transversal correspondiente a la altura del fémur distal (**B**) de un terranova de nueve meses. La imagen de TC muestra claramente un defecto radiotransparente en el cóndilo lateral con esclerosis circundante (flecha amarilla). Esta lesión de osteocondritis disecante no se aprecia claramente en la radiografía (flecha blanca). También existe un pequeño fragmento en la articulación (flecha naranja).

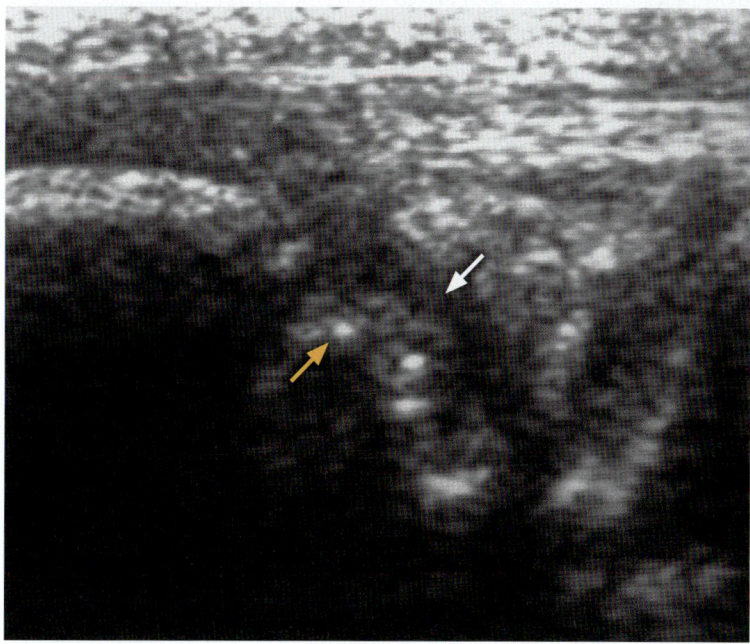

Fig. 9.14 Imagen ecográfica longitudinal que representa una osteocondritis disecante en el cóndilo femoral medial. La flecha naranja apunta a un hueso subcondral hiperecoico engrosado e irregular. Se aprecia líquido en la articulación (flecha blanca).

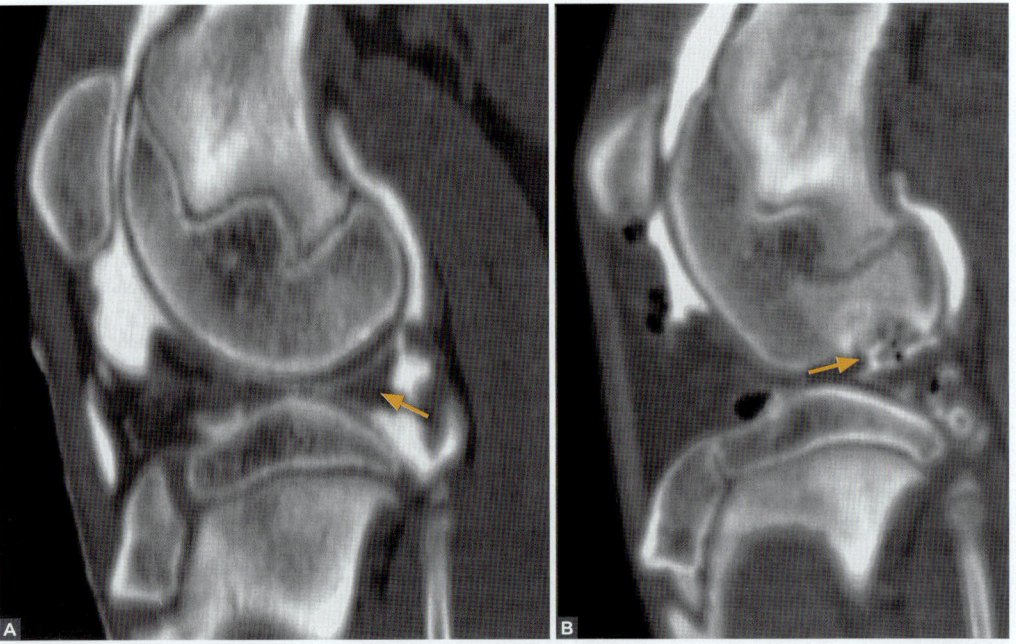

Fig. 9.15 Artrograma mediante TC con contraste, imágenes reconstruidas sagitales a la altura del cóndilo femoral lateral de un bóxer de cuatro meses con una lesión de osteocondrosis (**A**) y una lesión de osteocondritis disecante en un bull terrier (**B**). (**A**) El medio de contraste delinea el cartílago articular engrosado, si bien no puede verse ningún colgajo (flecha). (**B**) Se observa medio de contraste en el defecto subcondral y bajo el colgajo de cartílago (flecha). Se aprecian numerosas burbujas de gas en la articulación y tejidos adyacentes por la inyección en la articulación.

cartílago articular se identifica como un área hipodensa entre el hueso y el espacio articular con medio de contraste (**fig. 9.15**).[11]

La articulación tibiotarsiana

La OC de la articulación tibiotarsiana afecta a las crestas trocleares medial y lateral del astrágalo; la afección de la cresta troclear medial del astrágalo supone el 85 % de los casos. El primer signo radiográfico de OC de la cresta troclear medial es el ensanchamiento del espacio de la articulación tibiotarsiana medial. Una lesión de OC de la cresta troclear lateral ocasiona cambios similares, pero pueden quedar parcial o totalmente enmascarados por la superposición del calcáneo en la proyección dorsoplantar. Muchas lesiones de OC/OCD se omiten en las radiografías, incluso cuando se toman las vistas propuestas, incluida la mediolateral, la dorsoplantar, la plantaromedial-dorsolateral y la plantarolateral-dorsomedial con extensión y flexión completas, y una vista dorsoplantar tangencial con flexión. Cuando el examen se limita a las dos vistas estándar, con extensión completa y dorsoplantar, pueden omitirse el 72 % de las lesiones de la cresta troclear lateral.[13] La información relativa a la localización exacta, el número y el tamaño de los fragmentos es mínimo y, en la mayoría de los casos, en las radiografías no es posible determinar la magnitud de la afectación de la superficie articular (**fig. 9.16**). La ecografía puede ser útil para visualizar algunas de estas estructuras; sin embargo, en los perros el cartílago de las crestas trocleares es muy fino y una parte importante de dichas crestas queda oculta por la tibia (**fig. 9.17**).[14] En una OCD tibiotarsiana, la TC permite evaluar la localización exacta, la magnitud de la lesión de OC, el tamaño y el número de fragmentos asociados, y es preferible a la artroscopia para valorar la superficie articular al completo (**figs. 9.18** y **9.19**). La TC ofrece mejores prestaciones en el diagnóstico de lesiones de la cresta troclear lateral. Sirve de ayuda para la planificación terapéutica, sobre todo cuando se utilizan técnicas de tratamiento mínimamente invasivas. La artrografía con contraste mediante TC en una OC tarsiana parece prometedora para evaluar la estabilidad de los fragmentos en la articulación del tarso (**fig. 9.20**). Las investigaciones con RM pueden revelar la lesión de OC, la incongruencia de la articulación y la proliferación de tejidos blandos inflamatorios (**fig. 9.21**).

Fig. 9.16 (**A**) Vista plantarodorsal de una osteocondritis disecante (OCD) tibiotarsiana medial. Obsérvese la distensión de los tejidos blandos, el espacio articular de tamaño aumentado y el fragmento osteocondral asociado (flecha). (**B**) Proyección oblicua plantaromedial-dorsolateral de una OCD tibiotarsiana lateral. Obsérvese el defecto en la cresta lateral y el fragmento (flecha).

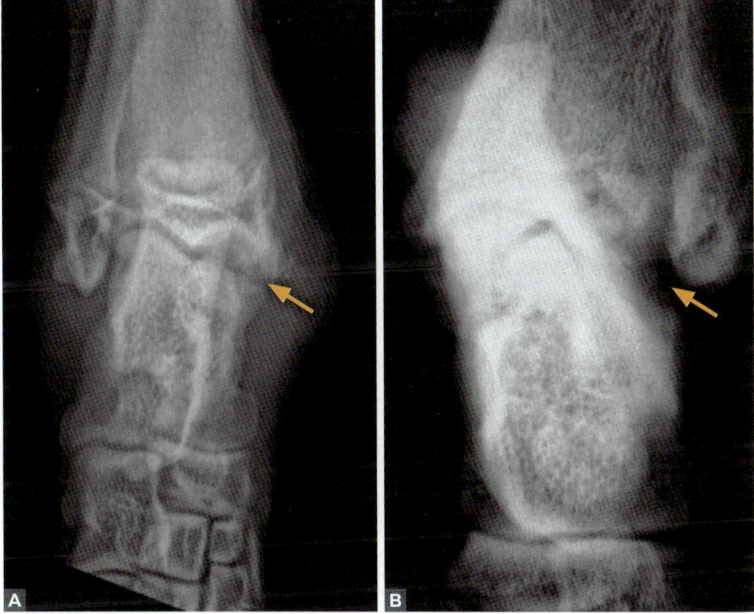

Fig. 9.17 Golden retriever de 14 meses. Imagen ecográfica longitudinal del tarso en extensión a la altura de la cresta medial del astrágalo. Se ve una lesión de osteocondrosis y se observa hueso subcondral irregular hiperecoico (flecha).

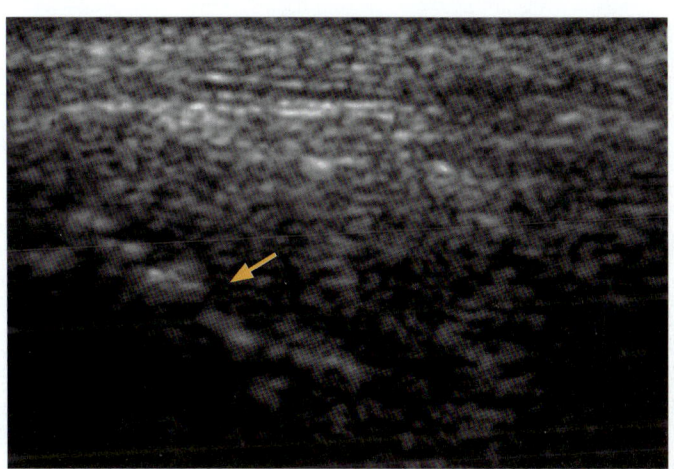

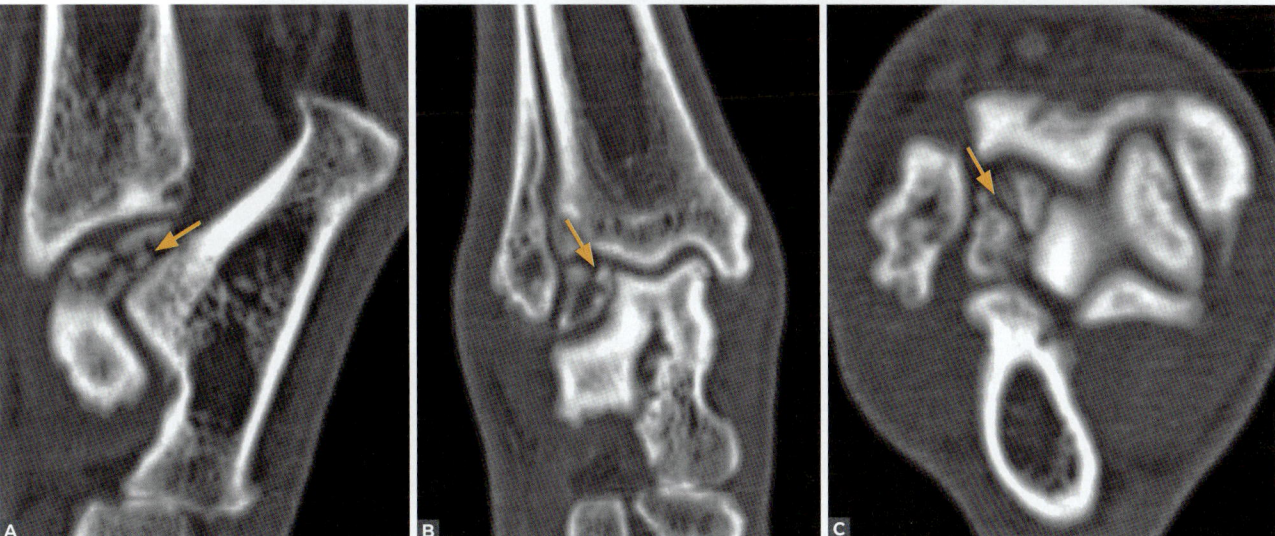

Fig. 9.18 Rottweiler macho de 11 meses. Imágenes reconstruidas (**A**) sagital y (**B**) dorsal de la articulación tarsiana, y vista transversal a la altura de las crestas trocleares (**C**) de una lesión de osteocondritis disecante en la cresta troclear lateral de un astrágalo. Se aprecian varios fragmentos desprendidos en la mitad proximal de la cresta troclear lateral (flechas).

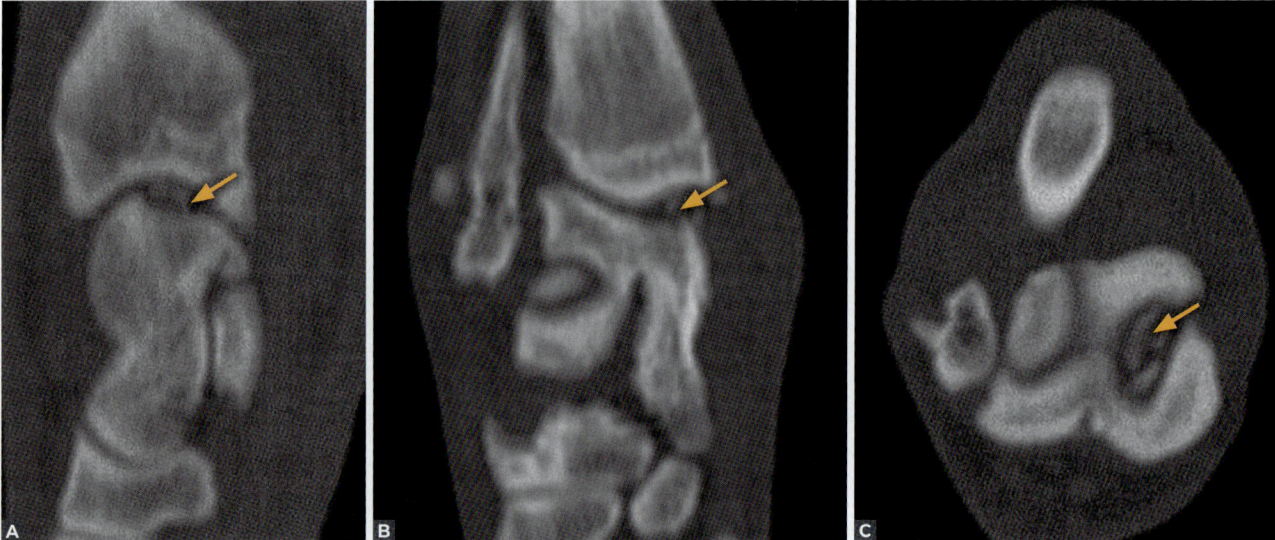

Fig. 9.19 Imágenes reconstruidas (**A**) sagital y (**B**) dorsal de la articulación tarsiana y vista transversal a la altura de las crestas trocleares (**C**) de una lesión de osteocondritis disecante en la cresta troclear medial. Se observan dos fragmentos desprendidos en la parte proximal de la cresta troclear medial del astrágalo (flechas).

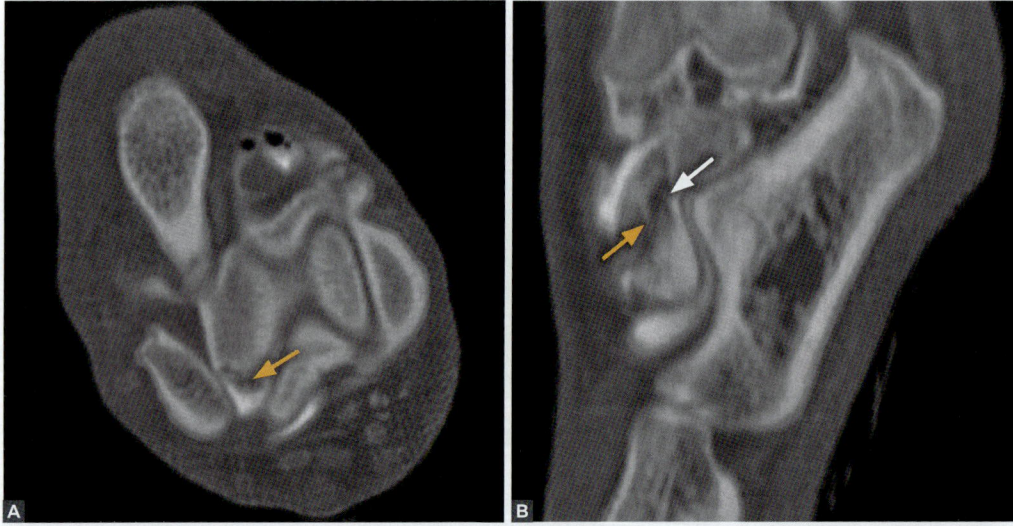

Fig. 9.20 Imágenes de artrografía mediante TC con contraste, en reconstrucción transversal (**A**) y sagital (**B**) de la articulación tarsiana de un bull mastiff. En la cresta lateral del astrágalo aparece un fragmento grande en la parte dorsal (flechas naranjas). No se aprecia contraste bajo el fragmento. Este fragmento parece estable y fijado probablemente a tejido fibroso (flecha blanca).

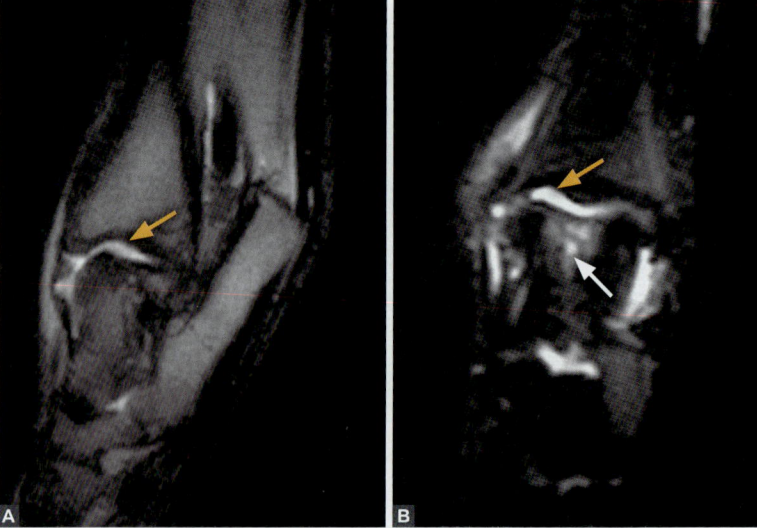

Fig. 9.21 Imágenes de RM (**A**) sagital y (**B**) dorsal que muestran el aplanamiento de la cresta medial del astrágalo y el espacio articular de tamaño aumentado con derrame articular (flechas naranjas). Se observa un edema de la médula ósea subcondral en la parte medio-central del astrágalo (flecha blanca).

Bibliografía

1. Kippenes H, Johnston G. Diagnostic imaging of osteochondrosis. *Vet Clin North Am Small Anim Pract* 28:137-160, 1998.

2. Gielen I. Diagnostic imaging of osteochondrosis in the dog. World Small Animal Veterinary Association Scientific Proceedings 335-337, 2014.

3. Vandevelde B, Van Ryssen B, Saunders JH, Kramer M, van Bree H. Comparison of the ultrasonographic appearance of osteochondrosis lesions in the canine shoulder with radiography, arthrography, and arthroscopy. *Vet Radiol Ultrasound* 47:174-184, 2006.

4. Wall CR, Cook C, Cook JL. Diagnostic sensitivity of radiography, ultrasonography, and magnetic resonance imaging for detecting shoulder osteochondrosis/osteochondritis dissecans in dogs. *Vet Radiol Ultrasound* 56:3-11, 2015.

5. Peremans K, Cornelissen B, Van Den Bossche B, Audenaert K, Wiele C. A review of small animal imaging planar and pinhole spect gamma camera imaging. *Vet Radiol Ultrasound* 46:162-170, 2005.

6. van Bree H. Comparison of diagnostic accuracy of positive-contrast arthrography and arthrotomy in evaluation of osteochondrosis lesions in the scapulohumeral joint in dogs. *J Am Vet Med Assoc* 203:84-88, 1993.

7. Lande R, Reese SL, Cuddy LC, Berry CR, Pozzi A. Prevalence of computed tomographic subchondral bone lesions in the scapulohumeral joint of 32 immature dogs with thoracic limb lameness. *Vet Radiol Ultrasound* 55:23-28, 2014.

8. Eivers CR, Corzo-Menéndez N, Austwick SH, Thomson DG, Gibson SM, Handel I, Tobias Schwarz T. Computed tomographic arthrography is a useful adjunct to survey computed tomography and arthroscopic evaluation of the canine shoulder joint. *Vet Radiol Ultrasound* 59:535-544, 2018.

9. Chanoit G, Singhani, Denis J. Marcellin-Little, DJ, Osborne JA. Comparison of five radiographic views for assessment of the medial aspect of the humeral condyle in dogs with osteochondritis dissecans. *Am J Vet Res* 71:780-783, 2010.

10. Cook CR, Cook JL. Diagnostic imaging of canine elbow dysplasia: A review. *Vet Surg* 38:173-184, 2009.

11. Marino DJ, Loughin CA. Diagnostic imaging of the canine stifle: A review. *Vet Surg* 39:284-295, 2010.

12. Comerford J. The stifle joint. In Kirberger RM, McEvoy FJ (editors). BSAVA Manual of Canine and Feline Musculoskeletal Imaging 2nd edition. Wiley Blackwell, 2016, pp 135-149.

13. Gielen I, Van Ryssen B, van Bree H. Computerized tomography compared with radiography in the diagnosis of lateral trochlear ridge talar osteochondritis dissecans in dogs. *Vet Comp Orthop Traumatol* 18:77-81, 2005.

14. Liuti T, Saunders J, Gielen I, De Rycke L, Coopman F, van Bree H. Ultrasound approach to the canine distal tibia and trochlear ridges of the talus. *Vet Radiol Ultrasound* 48:361-367, 2007.

15. Gielen I, van Bree H, Van Ryssen B, De Clercq T, De Rooster H. Radiographic, computed tomographic and arthroscopic findings in 23 dogs with osteochondrosis of the tarsocrural joint. *Vet Rec* 150:442-447, 2002.

CAPÍTULO 10

Otras enfermedades del desarrollo, congénitas y hereditarias

Séamus Hoey y Antonella Puggioni

PUNTOS CLAVE

- Existen diversas enfermedades congénitas y hereditarias que pueden afectar a los pacientes jóvenes.
- Se ha señalado una posible predisposición genética de la osteocondrodisplasia, la fisura intercondilar humeral, la necrosis avascular de la cabeza femoral, la luxación rotuliana, el hipotiroidismo congénito y la epifisiólisis de la cabeza del fémur.
- Los detalles concretos de la patogenia de algunas de estas enfermedades no se entienden totalmente.
- Suelen verse afectados varios huesos o extremidades.
- Aunque en la mayoría de los casos la radiografía es suficiente para proporcionar un diagnóstico de estas afecciones, en ocasiones se requieren proyecciones especiales.
- La tomografía computarizada puede ser útil para aportar información sobre trastornos concurrentes.

Osteocondrodisplasia

El término osteocondrodisplasia describe un desarrollo anómalo del cartílago y el hueso, que puede ser una condición hereditaria en los perros. En algunas razas, estas anomalías en el desarrollo se consideran normales.[1-5] La acondroplasia se entiende como normal en el bulldog, el Boston terrier y el pequinés. La hipocondrodisplasia es normal en el teckel y el beagle. En los gatos, la raza más afectada por osteocondrodisplasia es la scottish fold de raza pura y cruzada.[6,7] Los pacientes pueden presentar retraso o ausencia en el desarrollo de los huesos largos, con resultado de extremidades cortas y deformidades angulares en las extremidades, que se observan en el labrador retriever, el malamute de Alaska y otras razas (**figs. 10.1** y **10.2**). En algunos casos, en una displasia epifisaria múltiple (DEM) pueden verse afectadas varias articulaciones, cuando las epífisis de los huesos largos, las vértebras, los huesos cuboidales y las apófisis muestran una osificación incompleta. En el labrador retriever, el samoyedo y el northern inuit se ha descrito una displasia oculoesquelética con defectos oculares como cataratas y cambios en el vítreo y la retina combinados con deformidades esqueléticas como enanismo con extremidades cortas y displasia de codo y de cadera.

Osteocondromatosis

Las osteocondromatosis pueden dividirse en exostosis cartilaginosas múltiples y osteocondromatosis sinoviales. Un osteocondroma es una lesión proliferativa benigna en la que, desde los márgenes de los huesos, se extienden unas proyecciones óseas con cubierta cartilaginosa. Por lo general aparecen en varias localizaciones, lo que se denomina exostosis cartilaginosas múltiples. La etiología sigue sin estar clara, si bien se ha sugerido que

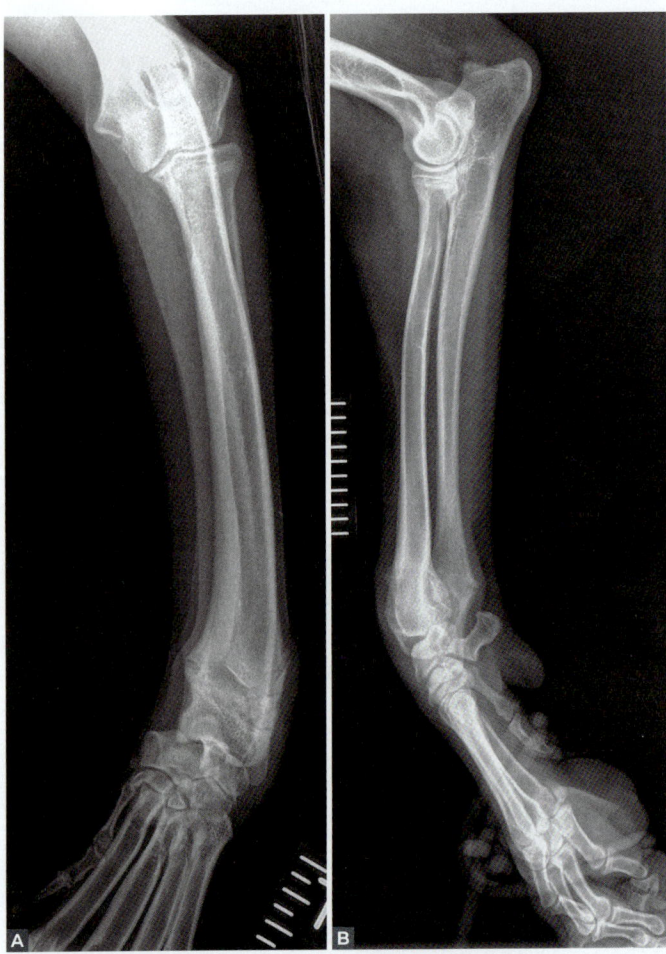

Fig. 10.1 Vistas craneocaudal y medio-lateral del antebrazo de un cruce de setter macho de un año que presentaba una deformidad angular de la extremidad. Desviación medial moderada (en varo) de la extremidad distal, centrada en la opacidad aumentada y de forma irregular de las epífisis radiales distales. Ligera subluxación medial de la articulación antebraquiocarpiana.

Fig. 10.2 Vistas caudocraneal y mediolateral de los dos antebrazos de un teckel macho castrado de 10 meses que presentaba una deformidad angular de las extremidades. Moderado ensanchamiento en forma de campana de la metáfisis cubital distal. Ligero arqueamiento craneal del radio centrado en la diáfisis distal del radio. Ensanchamiento moderado de la articulación humerocubital bilateralmente.

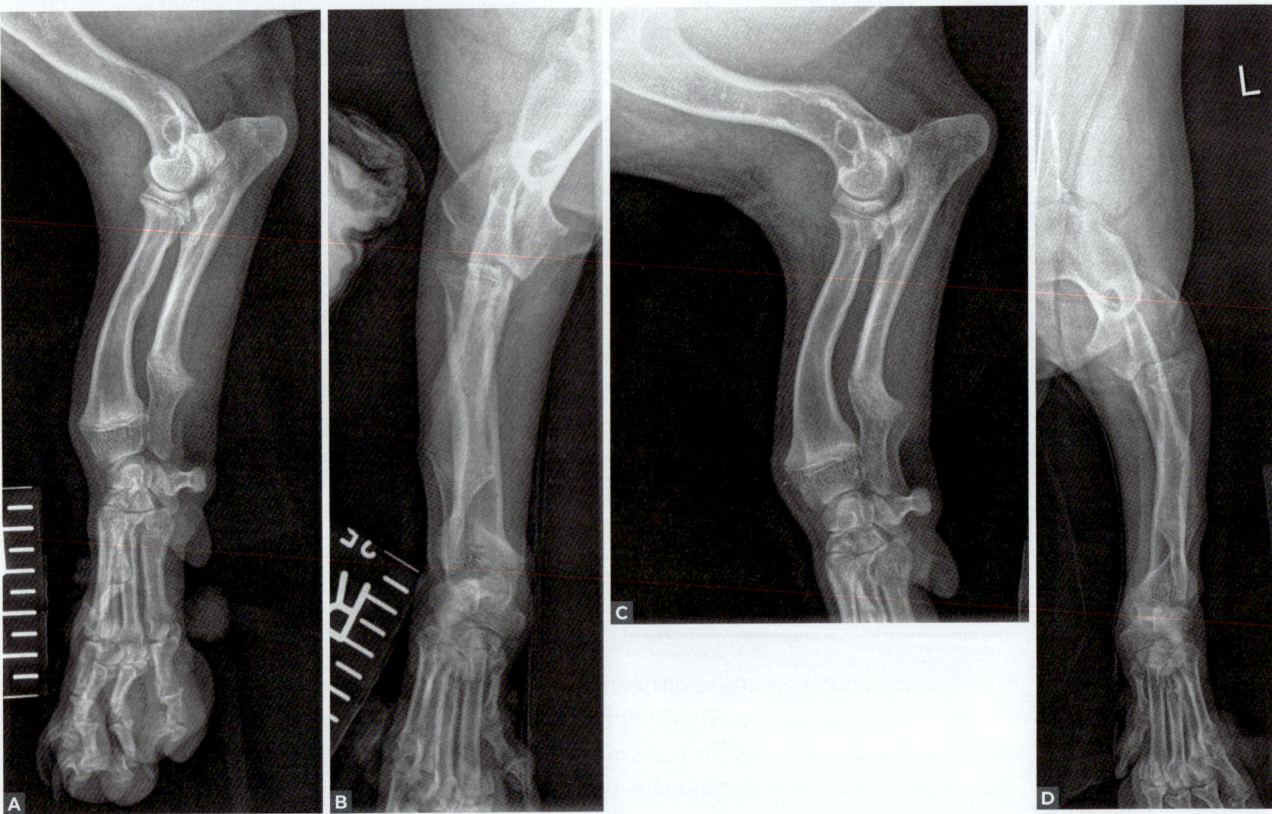

los condrocitos desplazados desde la fisis pueden producir áreas lisas de cartílago y hueso perpendiculares a las fisis. Afecta con mayor frecuencia a las vértebras, las costillas y los huesos largos (**fig. 10.3**). Las lesiones se desarrollan hasta la madurez esquelética y, en general, constituyen hallazgos casuales sin relevancia clínica. La osteocondromatosis sinovial, también conocida como condrometaplasia sinovial, se caracteriza por la producción intraarticular de nódulos de cartílago (condromas), que pueden flotar libremente en la articulación. En último término, los condromas pueden osificarse para formar osteocondromas que se unen a la membrana sinovial (**fig. 10.4**). La osteocondromatosis se ha descrito en el interior de las articulaciones y, en menor medida, en las vainas y las bolsas tendinosas.[8] Estos cuerpos mineralizados, redondos y lisos también conocidos como "ratón articular", pueden ser incidentales o provocar signos clínicos por traumatismo mecánico (**figs. 10.5-10.7**). La osteocondromatosis no asociada a anomalías predisponentes da lugar a osteocondromas sinoviales primarios.[9-12] También puede asociarse a enfermedad articular degenerativa y se consideran entonces osteocondromas sinoviales secundarios. Se han publicado casos de transformación maligna de los osteocondromas en osteosarcomas o condrosarcomas, que se diferencian de la osteocondromatosis por el hecho de que aumentan de tamaño después de la maduración esquelética.[13]

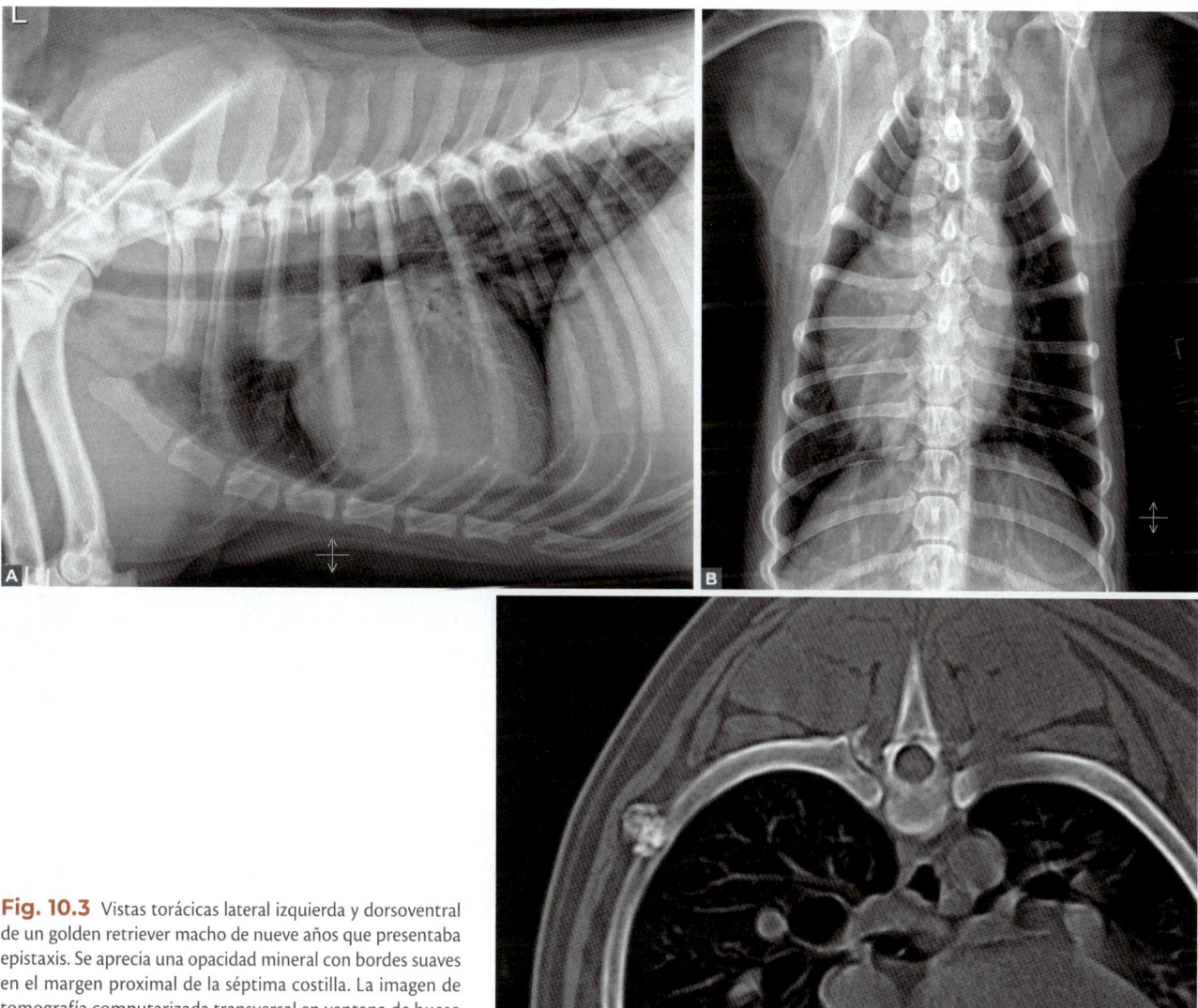

Fig. 10.3 Vistas torácicas lateral izquierda y dorsoventral de un golden retriever macho de nueve años que presentaba epistaxis. Se aprecia una opacidad mineral con bordes suaves en el margen proximal de la séptima costilla. La imagen de tomografía computarizada transversal en ventana de hueso muestra una atenuación mineral ligeramente heterogénea de bordes suaves en el margen dorsolateral de la séptima costilla derecha, sin tumefacción de los tejidos blandos adyacentes.

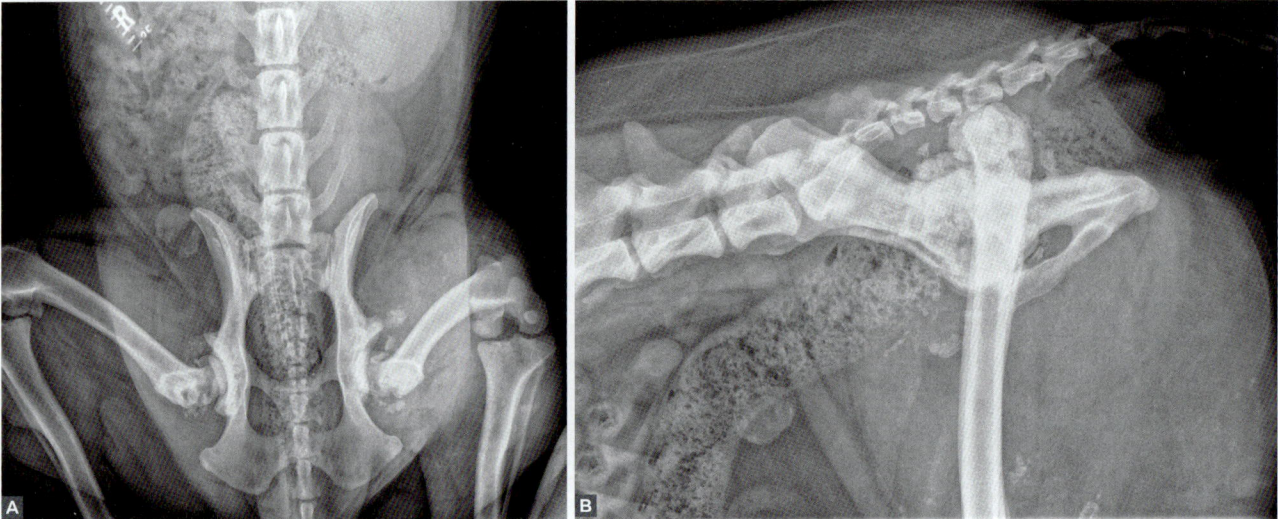

Fig. 10.4 Vistas ventrodorsal en posición de rana y lateral derecha de la pelvis de un macho castrado de ocho años cruce entre pastor alemán y labrador retriever. Subluxación dorsal de la articulación coxofemoral izquierda. Opacidades minerales múltiples bilaterales en las articulaciones coxofemorales, ligeramente heterogéneas y no muy bien definidas.

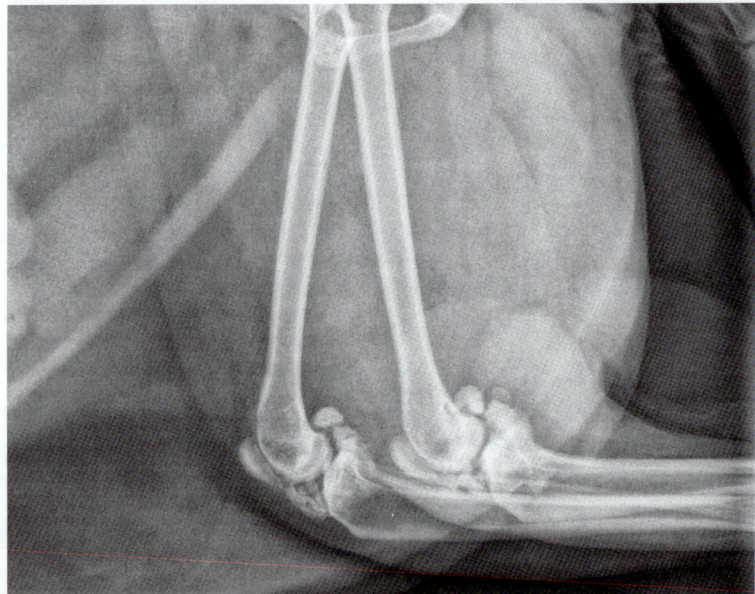

Fig. 10.5 Vista laterolateral de las rodillas de una gata doméstica de pelo corto castrada de 14 años que presentaba vómitos. Opacidades minerales multifocales bien definidas superpuestas bilateralmente con las articulaciones femorotibiales, compatibles con mineralización de meniscos e intraarticular.

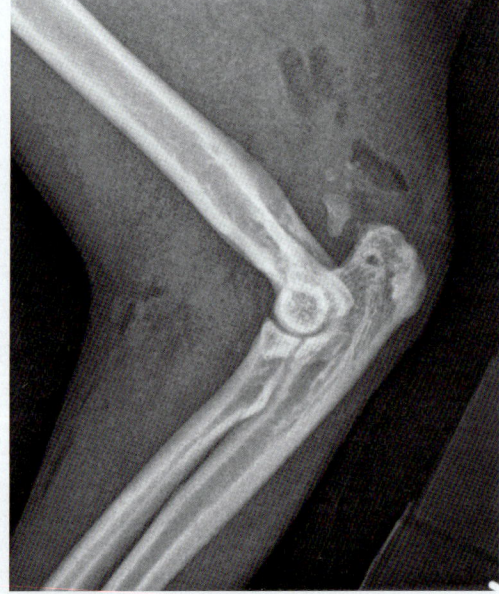

Fig. 10.6 Vista mediolateral del codo derecho de un gato doméstico de pelo corto castrado de siete años que presentaba cojera en la extremidad delantera derecha. Múltiples opacidades minerales superpuestas con los tejidos blandos en situación craneal al olécranon del cúbito derecho.

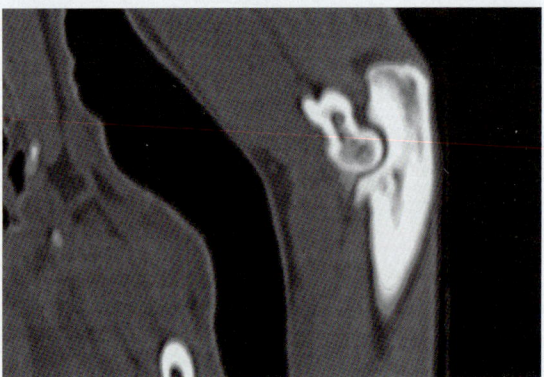

Fig. 10.7 Imagen de tomografía computarizada reconstruida en plano sagital en ventana de hueso del mismo gato de la figura 10.6 que muestra una estructura de atenuación mineral craneodistal al cóndilo humeral derecho.

Fisura intercondilar humeral

La fisura intercondilar humeral (FIH), antes conocida como osificación incompleta del cóndilo humeral (OICH), consiste en una discontinuidad en el plano sagital medio del cóndilo humeral. En el Reino Unido se ha descrito una sobrerrepresentación de esta alteración en el cocker spaniel.[14-16] Como etiología, se ha propuesto la incapacidad de fusionarse de los centros de osificación medial y lateral del cóndilo humeral, o bien, que la fisura podría representar una fractura por estrés. Aunque en general los pacientes son perros adultos, la FIH se ha descrito en perros de apenas cuatro meses de vida. Se puede utilizar la radiografía para evaluar la formación de fisuras, de manera que se requiere la vista oblicua craneocaudal o la craneomedial-caudolateral oblicua en 15° para identificar la fisura (**fig. 10.8**).

La visualización se ve dificultada por la superposición del cúbito y la línea de Mach resultante que aparece como artefacto, lo que complica notablemente el diagnóstico radiográfico. A veces es posible identificar, a lo largo de la cara lateral de la metáfisis distal del húmero y el epicóndilo lateral, una ligera formación de hueso nuevo asociada con remodelación por estrés. La modalidad de imagen diagnóstica preferida es la tomografía computarizada, por la ausencia de superposición y la capacidad para evaluar el hueso cortical y esponjoso del cóndilo humeral (**figs. 10.9** y **10.10**).[17,18]

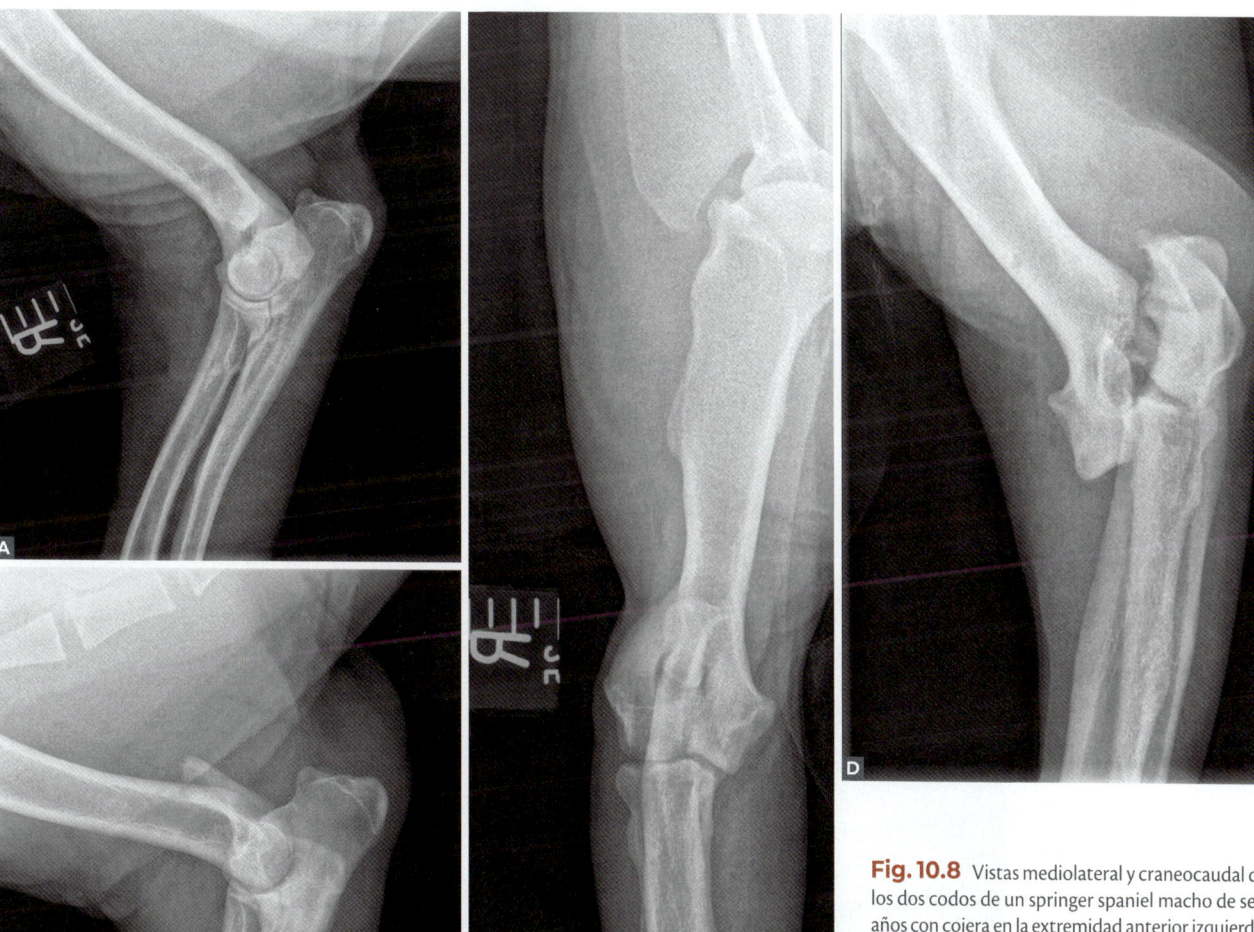

Fig. 10.8 Vistas mediolateral y craneocaudal de los dos codos de un springer spaniel macho de seis años con cojera en la extremidad anterior izquierda. Línea de fractura en la cara media del cóndilo humeral izquierdo, que se extiende hasta la diáfisis distal lateral. Desplazamiento craneoproximolateral moderado del fragmento distal. La transparencia lineal se extiende desde la fosa supracondilar al margen articular del cóndilo humeral derecho, con aumento de la opacidad en el hueso adyacente.

Luxación congénita del codo

La luxación congénita del codo es una afección infrecuente en los perros y muy rara en los gatos.[20-26] Los signos clínicos pueden evidenciarse en pacientes de hasta cuatro meses de vida, y son unilaterales o bilaterales. Se reconocen tres tipos: el tipo 1 es una luxación humerorradial, el 2 es la humerocubital y el tipo 3 corresponde a una combinación de humerorradial y humerocubital. El tipo 1 es el referido más comúnmente en perros de razas grandes y puede incluir desviación en valgo del carpo y una disrupción de la articulación radiocubital. El tipo 2 aparece con mayor frecuencia en perros de razas pequeñas. Es importante distinguir una luxación congénita del codo de una traumática, así como la luxación de codo causada por un crecimiento asíncrono del radio y el cúbito durante el desarrollo, habitualmente por el cierre prematuro de la fisis cubital distal (**figs. 10.11-10.13**).

Osificación incompleta del hueso carpo-radial

El hueso carpo-radial (también denominado hueso carpiano radiointermedio) tiene tres centros de osificación: el *os semilunare* (que representa el hueso carpiano intermedio), el *os scaphoideum* (representa el hueso carpiano

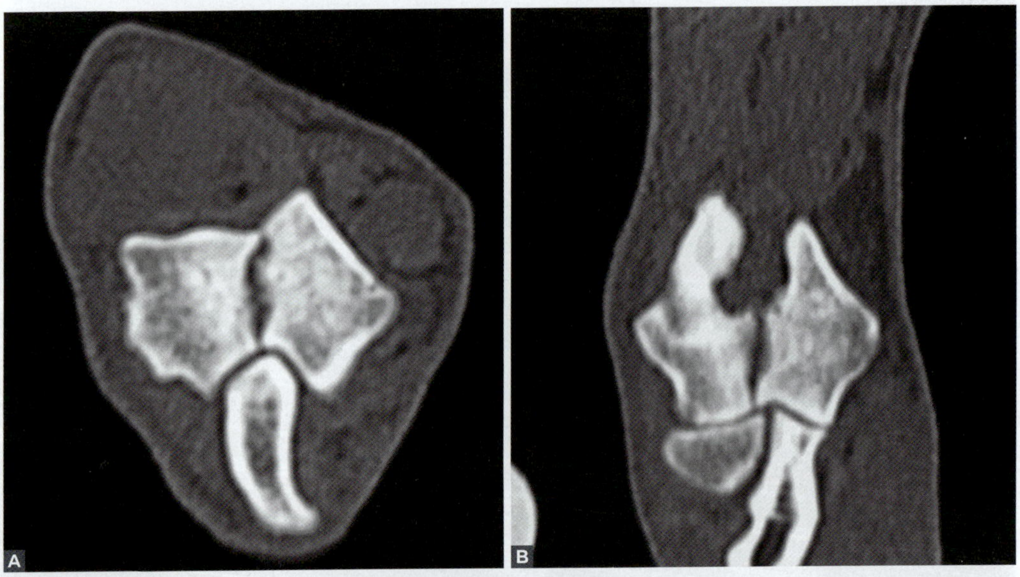

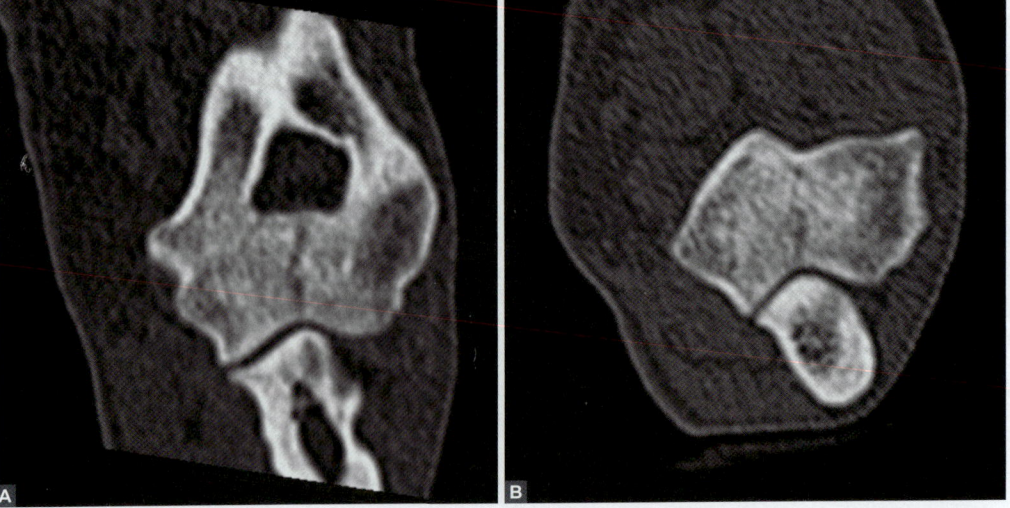

Fig. 10.9 Imagen de tomografía computarizada transversal y reconstruida en el plano dorsal del codo derecho de una hembra de springer spaniel de dos años con cojera bilateral de las extremidades delanteras. La línea de hipoatenuación se extiende desde la fosa supracondilar al margen articular. Una moderada hiperatenuación rodea la línea de hipoatenuación.

Fig. 10.10 Imágenes transversal y reconstruida dorsal en ventana de hueso de un springer spaniel macho de seis años con cojera en la extremidad anterior izquierda. La hipoatenuación lineal se extiende desde la fosa intercondilar al margen articular, con hiperatenuación adyacente.

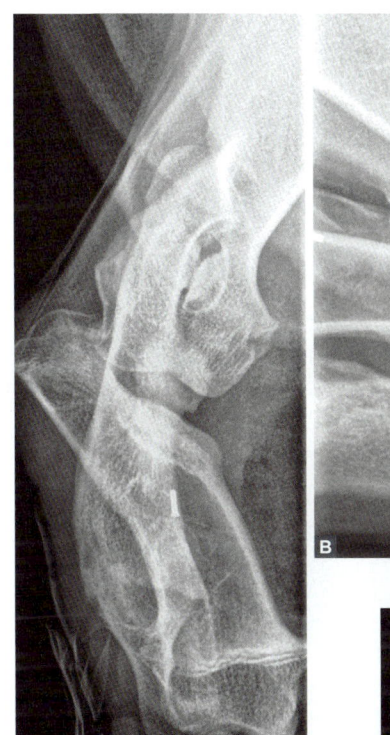
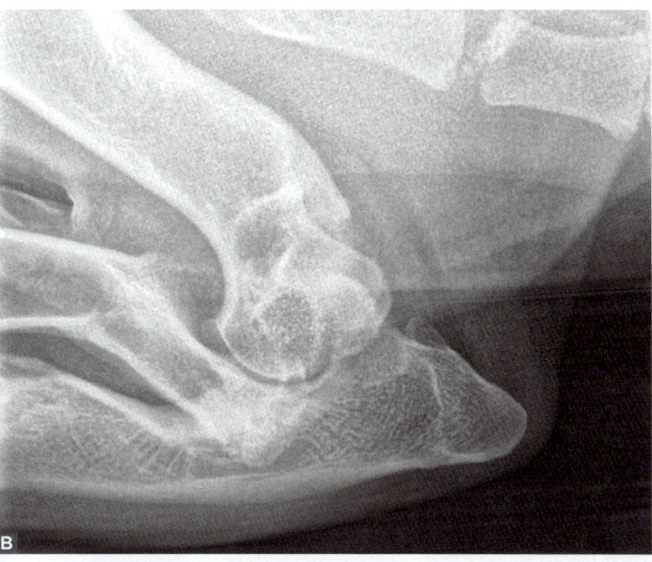

Fig. 10.11 Vistas caudocraneal y mediolateral del codo derecho de una basset hound de un año castrada con deformidad angular de la extremidad anterior derecha. Desplazamiento caudolateral moderado de la cabeza del radio con respecto al cóndilo humeral. Arqueamiento craneolateral moderado del radio centrado en la diáfisis proximal del radio.

Fig. 10.12 Imágenes de tomografía computarizada reconstruidas en planos dorsal y sagital en ventana de hueso del mismo perro que en la figura 10.11. Desplazamiento lateral de la cabeza del radio en relación con el cóndilo humeral. Moderado ensanchamiento del espacio articular humerocubital.

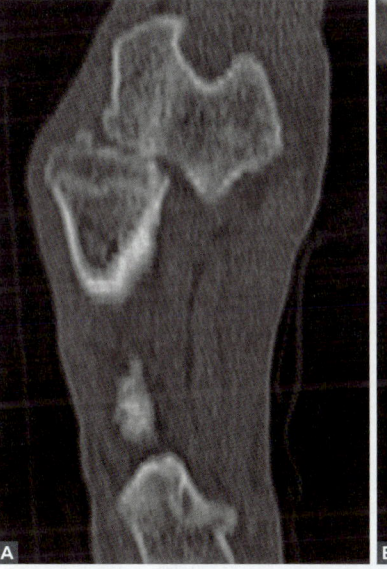
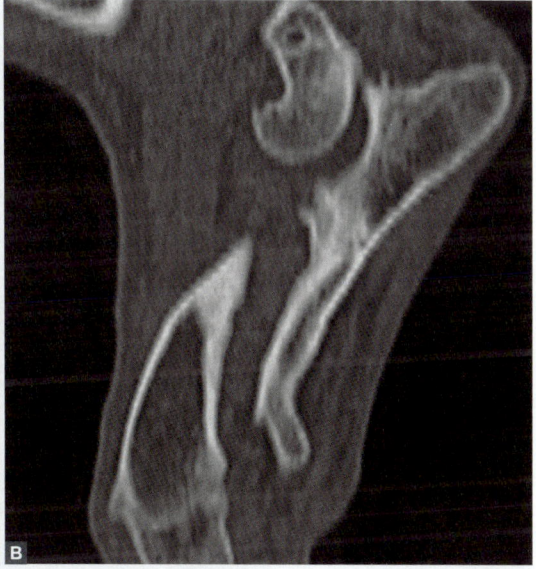

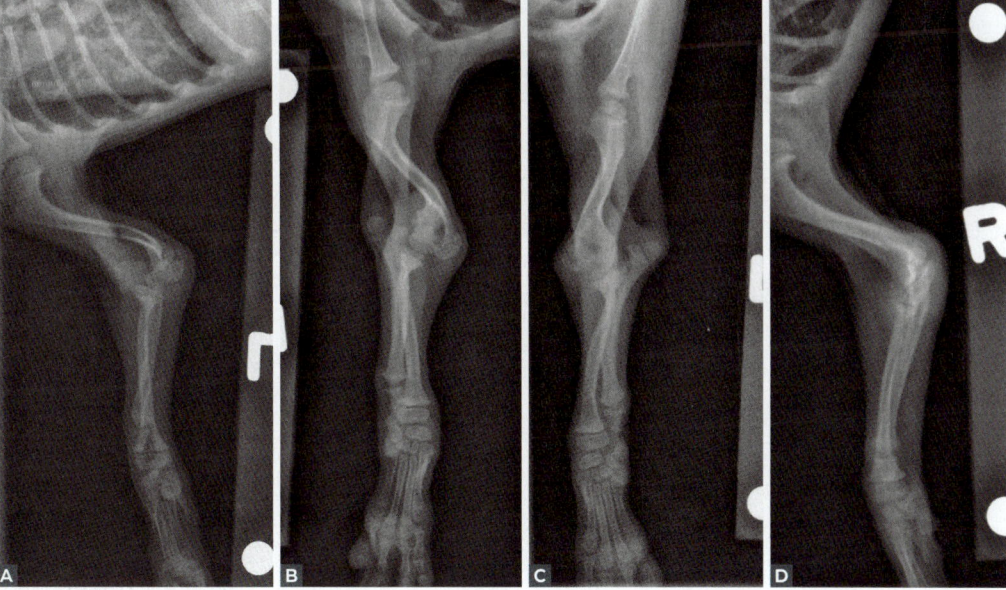

Fig. 10.13 Vistas mediolateral y caudocraneal de las dos articulaciones del codo de un bichón habanero macho de dos meses con cojera bilateral de las extremidades delanteras. Acusada subluxación craneoproximolateral del radio y el cúbito.

del radio) y el *os centrale* (entre los dos anteriores). Estos centros se fusionan a los tres o cuatro meses de vida. Las líneas de interfaz entre estos centros de osificación se identifican frecuentemente como planos de fractura en el hueso carpo-radial (**figs. 10.14** y **10.15**). Se ha propuesto que las áreas de debilidad asociadas con una fusión incompleta predisponen a fracturas en caso de esfuerzos intensos o repetidos.[27-30]

Necrosis avascular de la cabeza femoral

La necrosis avascular de la cabeza femoral se refiere a menudo como enfermedad de Legg-Calvé-Perthes, nombre de la afección humana correspondiente. La enfermedad afecta normalmente a perros jóvenes de

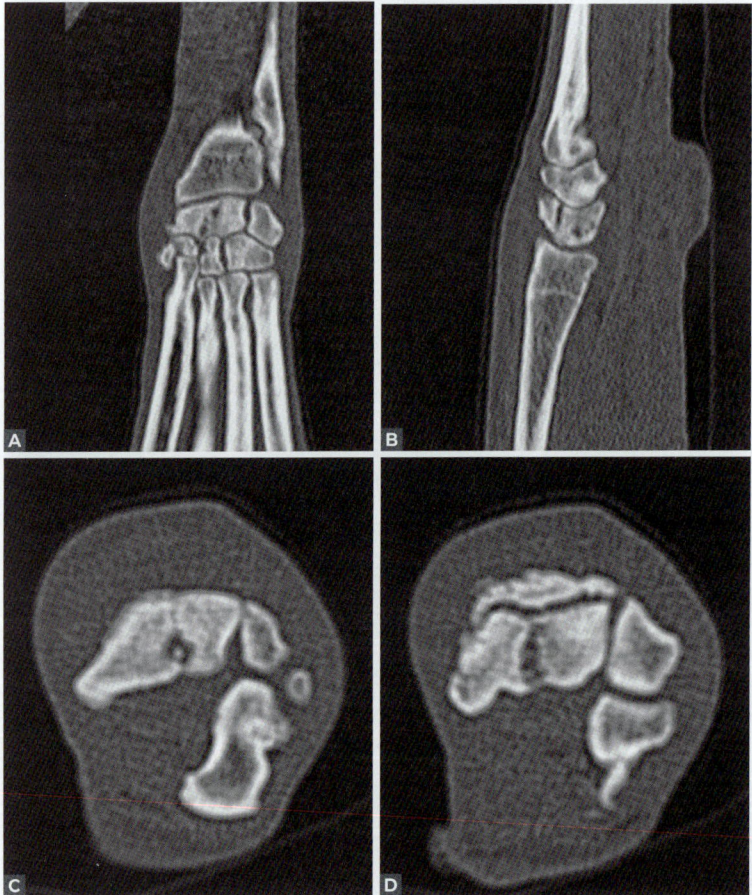

Fig. 10.14 Imágenes dorsal, sagital y transversal del carpo izquierdo en ventana de hueso de un bóxer macho de dos años con tumefacción carpiana. Línea de hipoatenuación en la cara media del hueso carpiano del radio, que se extiende en un plano sagital en dirección proximolateral a distomedial. Hipoatenuación lineal comunicante en el margen dorsal del hueso carpiano del radio en el plano dorsal.

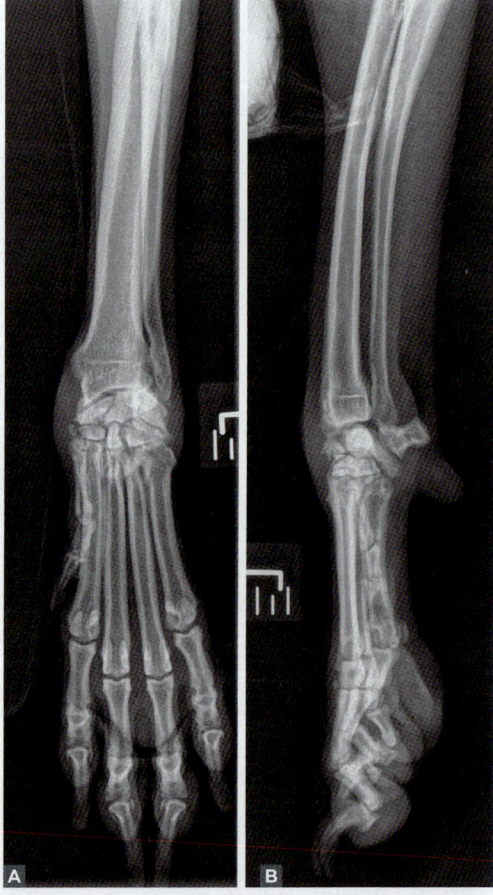

Fig. 10.15 Vistas dorsopalmar y mediolateral del carpo izquierdo de una hembra de springer spaniel de seis años con cojera en la extremidad anterior izquierda. Transparencia lineal en el hueso carpo-radial izquierdo que se extiende en dirección de proximolateral a distomedial, con ligero desplazamiento dorsodistolateral del fragmento lateral. Se observan varios fragmentos minerales en la cara dorsal del hueso carpo-radial izquierdo.

razas pequeñas y miniatura, sin prevalencia por el sexo. Un conjunto de acontecimientos que comienzan con el compromiso del riego vascular y una necrosis isquémica del hueso subcondral de la epífisis de la cabeza del fémur son la base de la patogenia y del aspecto radiográfico de esta alteración.[31]

En razas como el yorkshire terrier, el West Highland white terrier y el caniche miniatura se ha considerado una predisposición genética debida a un gen autosómico recesivo; no obstante, se han descrito casos en razas como el carlino, el pomerania, el cairn terrier, el lhasa apso y, también, en mestizos.

La enfermedad se produce bilateralmente en hasta el 16,5 % de los casos. Los perros afectados pueden estar asintomáticos o presentar cojera desde muy leve hasta no poder apoyar la extremidad; en la exploración clínica existe dolor al palpar la cadera, con atrofia de los músculos regionales.

Entre las proyecciones radiográficas recomendadas se incluyen las vistas ventrodorsales extendidas y en posición de rana. Los cambios radiológicos evolucionan con la enfermedad y son más evidentes en las etapas tardías; incluyen un grado variable de remodelación y deformidad de la cabeza femoral, que puede volverse más pequeña y adquirir una forma irregular/cuadrada; engrosamiento/erosión del cuello del fémur; áreas de radiotransparencia subcondral; fractura/fragmentación/colapso de la cabeza femoral en fases tardías y osteofitosis/remodelación del acetábulo que puede volverse menos profundo (**figs. 10.16** y **10.17**).[32] Se considera que la radiografía carece de sensibilidad para diagnosticar las fases tempranas de la enfermedad, por lo que se ha descrito que la radiografía computarizada y la resonancia magnética (RM) son técnicas más adecuadas para un diagnóstico más precoz. Entre los hallazgos de la RM cabe citar la aparición de áreas de baja intensidad de señal no homogénea en T1, de baja a alta intensidad de señal no homogénea en T2 y un realce de contraste de la cabeza y el cuello femorales sin homogeneidad.[33]

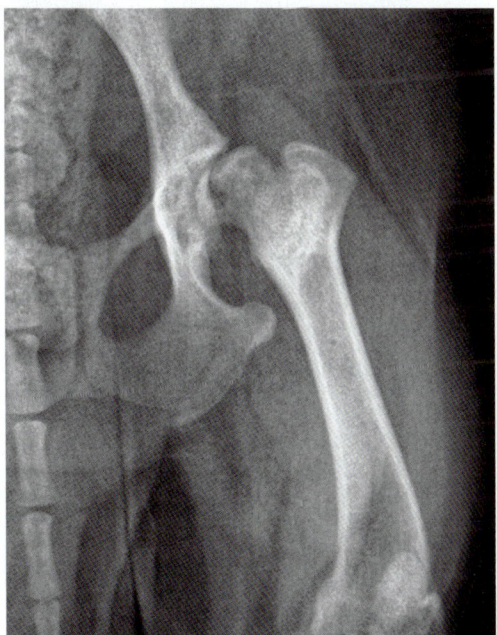

Fig. 10.16 Detalle de la vista ventrodorsal de la pelvis con extensión de extremidades de un West Highland white terrier de 10 meses aquejado de una cojera de cinco semanas de duración. La cabeza femoral presenta una forma anómala y aparece aplanada; la opacidad es heterogénea, debido a la presencia de áreas de transparencia irregulares. El acetábulo es poco profundo. El perro recibió tratamiento de ostectomía de la cabeza femoral.

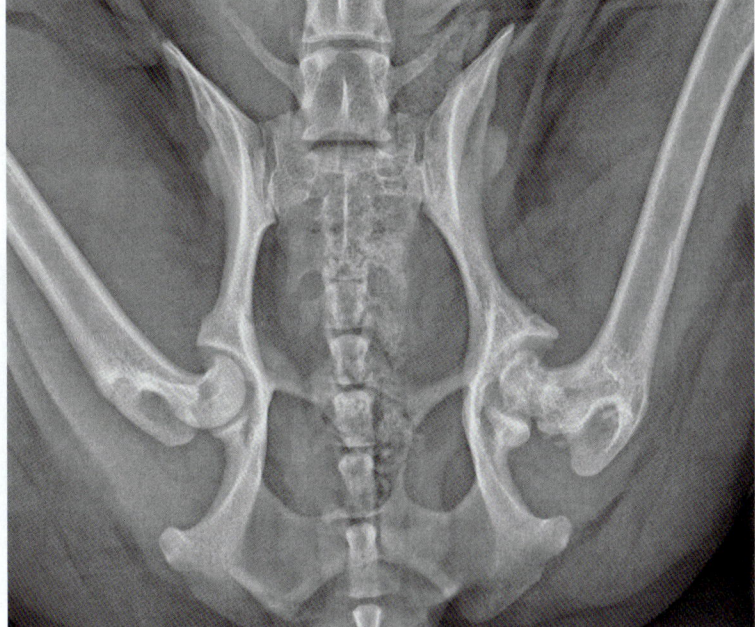

Fig. 10.17 Vista ventrodorsal de la pelvis en posición de rana de un cocker spaniel de un año con necrosis avascular de la cabeza femoral. La cabeza femoral aparece remodelada, con forma irregular y opacidad heterogénea. El acetábulo se observa también acusadamente ensanchado y remodelado debido a la presencia de grandes osteofitos en el borde acetabular craneal efectivo y el borde acetabular caudal. Imagen cedida por la Dra. Tiziana Liuti, de la Royal (Dick) School of Veterinary Studies, Universidad de Edimburgo.

Epifisiólisis de la cabeza del fémur y displasia fisaria femoral en gatos

La displasia fisaria femoral es una afección propia de los gatos adolescentes o adultos jóvenes que conduce clínicamente a una separación de la epífisis de la cabeza femoral siguiendo la línea fisaria en ausencia de traumatismo; se considera comparable a la epifisiólisis de la cabeza del fémur en humanos. La raza siamesa, el exceso de peso y la castración a una edad muy temprana se han señalado como posibles factores de predisposición; sin embargo, estas teorías han sido cuestionadas recientemente.[34] Entre otras causas, como desencadenantes de la patogenia de esta dolencia se ha propuesto un compromiso en el riego vascular y la alteración del metabolismo de la insulina, de manera que las fisis desestructuradas permanecen abiertas y se caracterizan histológicamente por una capa engrosada de grupos de condrocitos, organizados de forma irregular y separados por una matriz abundante.

Los gatos afectados presentan una cojera aguda grave sin traumatismo asociado, y dolor en la palpación y la compresión de la región coxofemoral/trocantérea. La afección puede ser unilateral o bilateral.

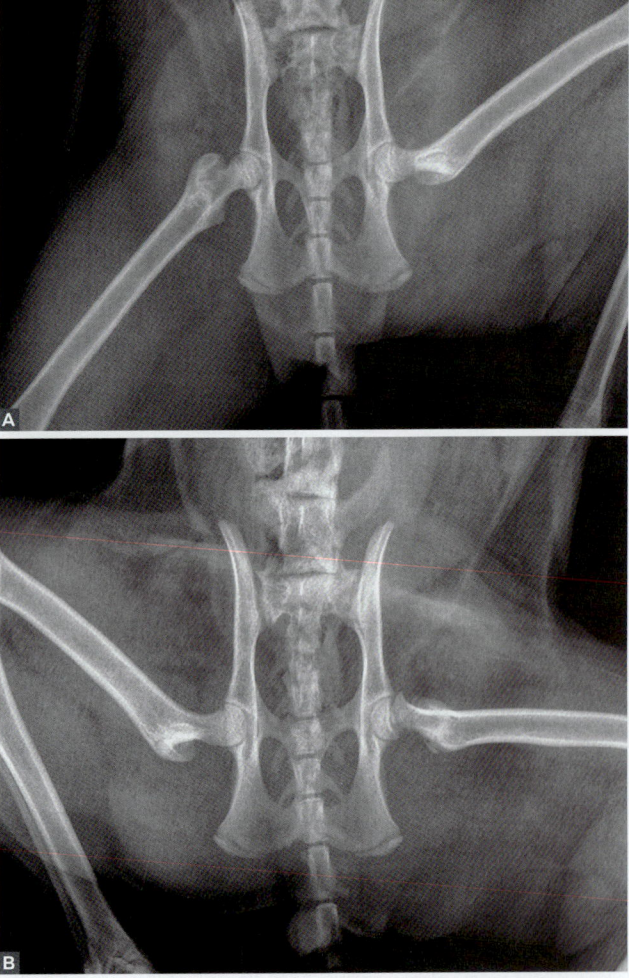

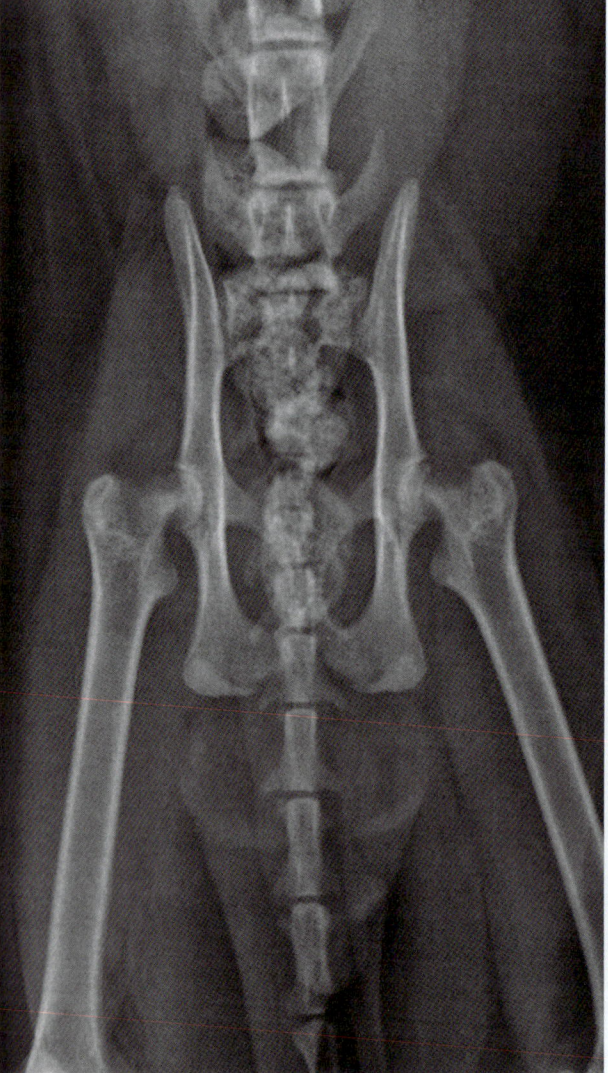

Fig. 10.18 Vistas ventrodorsales de la pelvis de un gato doméstico de pelo corto de ocho meses. El gato recibió sedación superficial; el colon descendente aparece en el lado derecho. La separación de la epífisis en el fémur izquierdo solo pudo verse después de recolocar la extremidad.

Fig. 10.19 Vista ventrodorsal de la pelvis de un gato doméstico de pelo corto de dos años que presentaba "incapacidad para saltar". El aspecto en "corazón de manzana" de los dos cuellos femorales es un hallazgo característico de epifisiólisis crónica de la cabeza del fémur con deslizamiento y resorción ósea secundaria.

En ocasiones, una vista radiográfica ventrodorsal estándar de la cadera con extensión de las extremidades traseras puede no resultar adecuada para mostrar las lesiones tempranas con un desplazamiento mínimo; se ha propuesto la proyección ventrodorsal en posición de rana con o sin abducción de la extremidad afectada para obtener una mejor visualización de la separación. Idealmente se deberían obtener ambas vistas (**figs. 10.18** y **10.19**).

El hallazgo radiográfico es una fractura Salter-Harris tipo I de la epífisis de la cabeza del fémur, que a menudo permanece alojada en el acetábulo mientras el fémur se desplaza ligeramente en sentido craneodorsal. Las lesiones crónicas se caracterizan por un proceso más extenso de resorción y remodelación del cuello femoral, que en algunos casos crea un perfil en "corazón de manzana" (**fig. 10.19**). En estos gatos las fisis de otros huesos largos pueden permanecer todavía abiertas.

Recientemente se ha señalado que la TC podría mostrar signos tempranos de esta afección, en concreto áreas irregulares de resorción en la región metafisaria del fémur proximal.[35] El uso de la TC como herramienta de cribado es, sin embargo, aún objeto de debate.

Luxación rotuliana

El desplazamiento, medial, o con menor frecuencia lateral, de la rótula fuera del surco homónimo en el fémur distal figura entre las causas más comunes de cojera en animales pequeños, y afecta principalmente a perros y, en menores porcentajes, a gatos. Las perras castradas parecen mostrar cierta predisposición. La bibliografía no aporta datos consistentes sobre si existe una correlación entre el tamaño del perro y el lado de la luxación; no obstante, el mayor grupo de casos está representado en perros de razas pequeñas con luxación rotuliana medial, mientras que la luxación lateral se ha asociado históricamente con razas más grandes como el labrador retriever.[36-38]

La luxación rotuliana (LR) puede ser congénita/del desarrollo o adquirida (traumática). La forma congénita podría aparecer de forma secundaria a alteraciones en la alineación del denominado "sistema o mecanismo del cuádriceps" que comprende los músculos del cuádriceps, la rótula y el tendón/ligamento rotuliano, el surco (o sulcus) troclear y la tuberosidad de la tibia. Por tanto, la LR puede asociarse a malformaciones congénitas como el varo, el valgo o la torsión de la tibia, la displasia del surco femoral, etc.

La LR congénita podría no ser evidente clínicamente hasta que el perro tiene dos o tres años. En términos clínicos existen cuatro grados de LR de aumento de la gravedad: desde el grado I, en el que la rótula puede luxarse manualmente pero recupera de inmediato la posición cuando se libera, hasta el grado IV, en el que la rótula permanece luxada y no puede recolocarse manualmente.

Un estudio radiográfico de la rodilla suele mostrar luxación solo en los casos más graves, aun cuando resulta útil para evaluar la conformación global de la extremidad posterior. Las proyecciones radiográficas propuestas son una vista caudocraneal de la extremidad posterior (**fig. 10.20**) o una vista ventrodorsal de la pelvis con extensión de las dos extremidades; una vista mediolateral (**fig. 10.20B**) y una tangencial oblicua craneodistal-craneoproximal (**fig. 10.20C**). El aspecto radiográfico de una luxación rotuliana varía según el grado clínico:

- En la vista caudocraneal, la rótula puede encontrarse en la posición habitual equidistante entre los cóndilos en la línea media del fémur distal (grado I) o bien adoptar diversos grados de desplazamiento medial (o lateral) y aparecer superpuesta con uno de los cóndilos o con los tejidos blandos mediales (o laterales) a ellos (grado IV).
- En la vista mediolateral, la rótula puede estar en su posición habitual craneal al surco femoral o mostrarse oculta parcialmente por superposición con la región condílea.
- En una vista tangencial del fémur distal puede verse una tróclea rotuliana displásica o aplanada.

La TC podría aportar información adicional sobre la alineación global de la extremidad afectada cuando estén presentes otras deformidades concurrentes, así como suministrar evidencias sobre la forma del surco troclear (**fig. 10.21**).

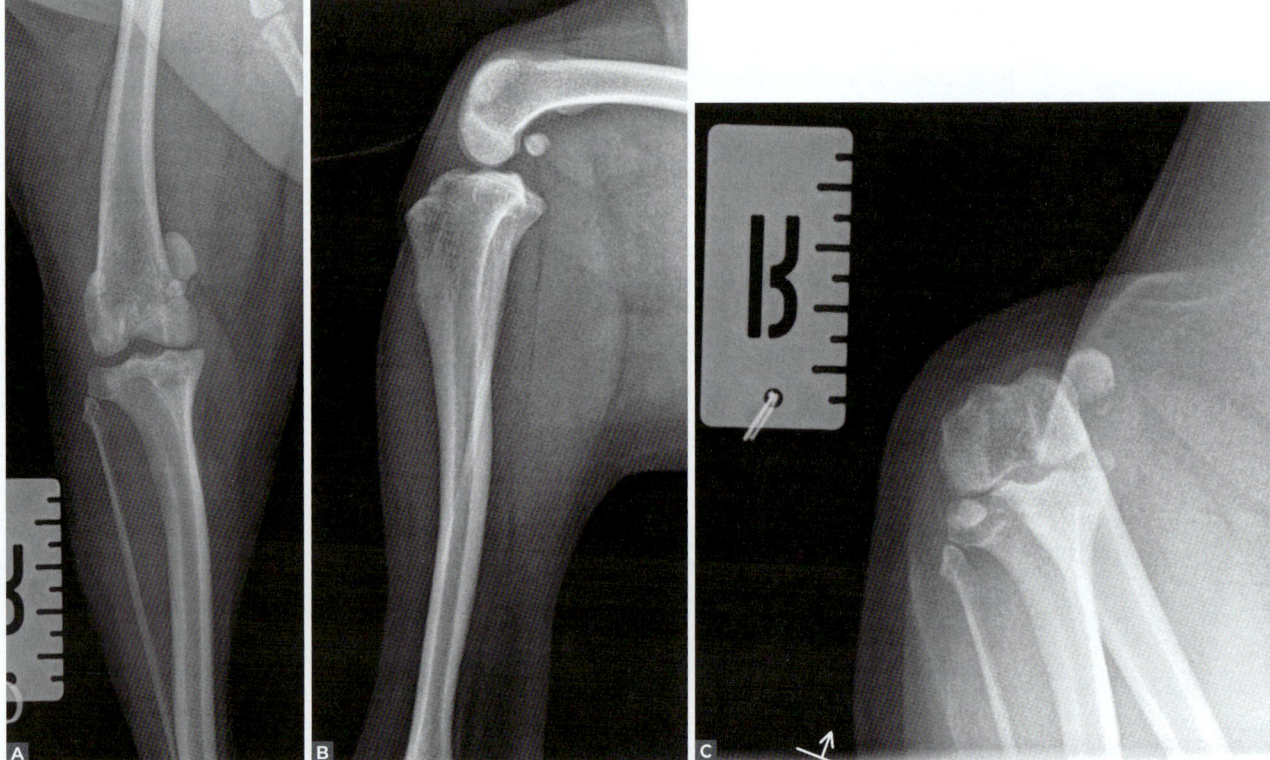

Fig. 10.20 (**A**) Vista caudocraneal de la extremidad posterior derecha de un cavachon de tres años con luxación rotuliana de grado IV. La rótula muestra un acusado desplazamiento medial. La cresta tibial está situada también en una posición más medial. (**B**) Vista mediolateral de la extremidad trasera derecha del mismo perro que en (**A**). La rótula no es visible en su posición craneal al fémur distal, sino que se aprecia superpuesta con las crestas de la tróclea femoral. (**C**) Vista tangencial del mismo perro que en (**A**) y (**B**). La rótula está completamente desplazada fuera del surco troclear en una posición medial al cóndilo femoral medial. La profundidad del surco troclear está ligeramente disminuida.

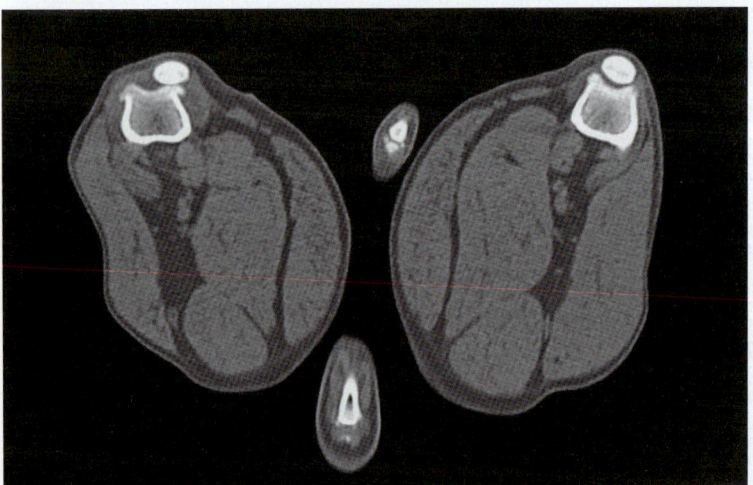

Fig. 10.21 Imagen de tomografía computarizada de las rodillas de un terrier irlandés de dos años con cojera repentina de la extremidad posterior derecha sin apoyo y con un diagnóstico de luxación rotuliana de grado III establecido por su veterinario habitual. El surco troclear del fémur derecho aparece aplanado y poco profundo en comparación con la extremidad contralateral. Las dos crestas trocleares están aplanadas y la cresta medial aparece esclerótica. La rótula presenta un desplazamiento medial moderado.

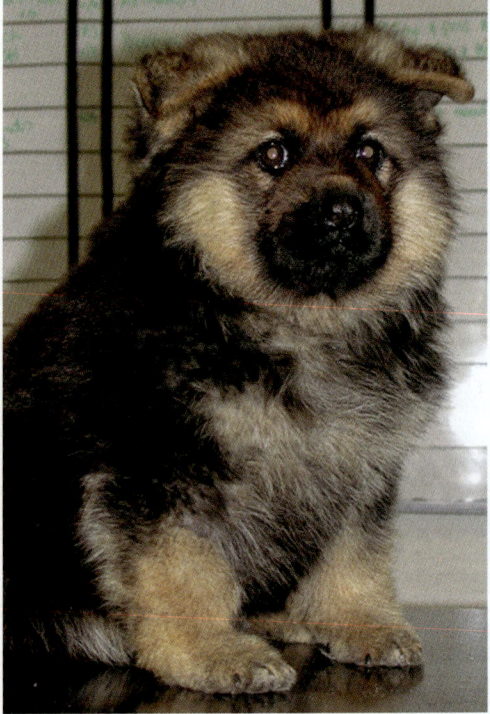

Fig. 10.22 Fotografía de un cachorro de pastor alemán con diagnóstico de enanismo hipofisario e hipotiroidismo congénito. Imagen cedida por la Prof. Carmel Mooney, University College Dublin.

Hipotiroidismo congénito

El hipotiroidismo congénito es una afección endocrina poco frecuente referida en perros jóvenes y gatos y caracterizada por deformidades esqueléticas, reducción en el crecimiento, macroglosia y deterioro mental (**fig. 10.22**). Puede afectar a perros y gatos.[39-44] La producción reducida de las hormonas tiroxina (T_4) y triyodotironina (T_3) que se asocia al trastorno puede ser secundaria a aplasia, displasia o disgenesia del tiroides o a errores en la biosíntesis de las hormonas tiroideas (dishormonogénesis). Se ha propuesto un posible componente genético/familiar para el hipotiroidismo asociado con bocio en ciertas razas caninas (fox terrier, tenterfield terrier).

Aunque para el diagnóstico final se requieren análisis de sangre para confirmar la disminución de las concentraciones plasmáticas de la hormona tiroidea y la tirotropina, la radiología puede ayudar a definir una lista de diagnósticos diferenciales.

Los hallazgos radiológicos en el esqueleto apendicular son compatibles con un enanismo desproporcionado, pero no son específicos de hipotiroidismo e incluyen:

- Retraso en el cierre de las fisis.
- Osificación retrasada de las epífisis que se muestran irregulares y fragmentadas.
- Engrosamiento de las cortezas de los huesos largos (con mayor frecuencia, del radio y el cúbito).
- Acortamiento/deformación generalizados de los huesos largos.
- Posible deformidad angular de extremidades como el valgo del carpo.

Los hallazgos radiológicos en el esqueleto axial comprenden un cráneo corto y plano y cuerpos vertebrales acortados. Se ha descrito la fractura de las epífisis vertebrales con resultado de tetraparesia en un affenpischer de cuatro años.

Bibliografía

1. Rorvik AM, Teige J, Ottesen N, Lingaas F. Clinical, radiographic, and pathologic abnormalities in dogs with multiple epiphyseal dysplasia: 19 cases (1991-2005). *J Am Vet Med Assoc* 233:600-606, 2008.

2. Fox S. Bone and joint disorders. In Schaer M, Gaschen F (editors). Clinical medicine of the dog and cat 3rd edition, Boca Raton, FL, 2016, Taylor & Francis Group, pp 637-680.

3. De Simone A, Gernone F, Ricciardi M. Imaging diagnosis-bilateral abnormal ossification of the supraglenoid tubercle and cranial glenoid cavity in an English Setter. *Vet Radiol Ultrasound* 54:159-163, 2013.

4. Sebbag L, Riggs A, Carnevale J. Oculo-skeletal dysplasia in five Labrador Retrievers. *Vet Ophthalmol* 23:386-393, 2020.

5. Smit JJ, Temwitchitr J, Brocks BA, Nikkels PG, Hazewinkel HA, Leegwater PA. Evaluation of candidate genes as a cause of chondrodysplasia in Labrador Retrievers. *Vet J* 187:269-271, 2011.

6. Malik R, Allan GS, Howlett CR, Thompson DE, James G, McWhirter C, et al. Osteochondrodysplasia in Scottish Fold cats. *Aust Vet J* 77:85-92, 1999.

7. Takanosu M, Hattori Y. Osteochondrodysplasia in Scottish Fold crossbreed cats. *J Vet Med Sci* 82:1769-1772, 2020.

8. Cross JR, Tromblee TC, Miller JM. What is your diagnosis? Osteochondroma, extraskeletal osteosarcoma, or tumor calcinosis. *J Am Vet Med Assoc* 230:1807-1808, 2007.

9. Franch J, Font J, Ramis A, Lafuente P, Fontecha P, Cairo J. Multiple cartilaginous exostosis in a Golden Retriever cross-bred puppy. Clinical, radiographic and backscattered scanning microscopy findings. *Vet Comp Orthop Traumatol* 18:189-193, 2005.

10. Smith TJ, Baltzer WI, Lohr C, Stieger-Vanegas SM. Primary synovial osteochondromatosis of the stifle in an English Mastiff. *Vet Comp Orthop Traumatol* 25:160-166, 2012.

11. Tas O, De Cock H, Lemmens P, Pool RR. Synovial osteochondromatosis and sclerosing osteosarcoma in a cat. *Vet Comp Orthop Traumatol* 26:160-164, 2013.

12. Ricker Z, Vinayahak A, Kerwin S. What is your diagnosis? Multiple cartilaginous exostoses. *J Am Vet Med Assoc* 229:1085-1086, 2006.

13. Aeffner F, Weeren R, Morrison S, Grundmann IN, Weisbrode SE. Synovial osteochondromatosis with malignant transformation to chondrosarcoma in a dog. *Vet Pathol* 49:1036-1039, 2012.

14. Moores AP, Agthe P, Schaafsma IA. Prevalence of incomplete ossification of the humeral condyle and other abnormalities of the elbow in English Springer Spaniels. *Vet Comp Orthop Traumatol* 25:211-216, 2012.

15. Moores AP, Moores AL. The natural history of humeral intracondylar fissure: an observational study of 30 dogs. *J Small Anim Pract* 58:337-341, 2017.

16. Moores AP. Humeral intracondylar fissure in dogs. *Vet Clin North Am Small Anim Pract* 51:421-437, 2021.

17. Carrera I, Hammond GJ, Sullivan M. Computed tomographic features of incomplete ossification of the canine humeral condyle. *Vet Surg* 37:226-231, 2008.

18. Farrell M, Trevail T, Marshall W, Yeadon R, Carmichael S. Computed tomographic documentation of the natural progression of humeral intracondylar fissure in a cocker spaniel. *Vet Surg* 40:966-971, 2011.

19. Piola V, Posch B, Radke H, Telintelo G, Herrtage ME. Magnetic resonance imaging features of canine incomplete humeral condyle ossification. *Vet Radiol Ultrasound* 53:560-565, 2012.

20. Heidenreich DC, Fourie Y, Barreau P. Presumptive congenital radial head sub-luxation in a shih tzu: successful management by radial head ostectomy. *J Small Anim Pract* 56:626-629, 2015.

21. DeCamp CE, Johnston SA, Déjardin LM, Schaefer SL. The elbow joint. In DeCamp CE, Johnston SA, Déjardin LM, Schafer SL (editors). Brinker, Piermattei and Flo's Handbook of Small Animal Orthopedics and Fracture Repair 5th edition, Saint Louis, 2015, Elsevier Saunders, pp 327- 365.

22. McDonell HL. Unilateral congenital elbow luxation in a Cavalier King Charles Spaniel. *Can Vet J* 45:941-943, 2004.

23. Milton JL, Horne RD, Bartels JE, Henderson RA. Congenital elbow luxation in the dog. *J Am Vet Med Assoc* 175:572-582, 1979.

24. Milton JL, Montgomery RD. Congenital elbow dislocations. *Vet Clin North Am Small Anim Pract* 17:873-888, 1987.

25. Valastro C, Di Bello A, Crovace A. Congenital elbow subluxation in a cat. *Vet Radiol Ultrasound* 46:63-64, 2005.

26. Kene ROC, Lee R, Bennett D. The radiological features of congenital elbow luxation/subluxation in the dog. *J Small Anim Pract* 23:621-630, 1982.

27. Tomlin JL, Pead MJ, Langley-Hobbs SJ, Muir P. Radial carpal bone fracture in dogs. *J Am Anim Hosp Assoc* 37:173-178, 2001.

28. Li A, Bennett D, Gibbs C, Carmichael S, Gibson N, Owen M, et al. Radial carpal bone fractures in 15 dogs. *J Small Anim Pract* 41:74-79, 2000.

29. Gnudi G, Mortellaro CM, Bertoni G, Martini FM, Cantoni AM, Di Giancamillo M, Vignoli M. Radial carpal bone fracture in 13 dogs. *Vet Comp Orthop Traumatol* 16:178-183, 2018.

30. Ferguson JF. What was your diagnosis? *J Small Anim Pract* 39:406-406, 1998.

31. Cardoso CB, Rahal SC, Mamprim MJ, Oliveira HS, Merlchert A, Coris JGF, et al. Avascular Necrosis of the Femoral Head in Dogs - Retrospective Study. *Acta Sci Vet* 46:5, 2018.

32. Thak MA, Yoon HY, Jeong SW. Early stage Legg-Calve-Perthes disease in a dog: clinical, surgical, radiological, computed tomography and histological findings. *Journal of Veterinary Clinics* 30:366-370, 2013.

33. Bowlus RA, Armbrust LJ, Biller DS, Hoskinson JJ, Kuroki K, Mosier DA. Magnetic resonance imaging of the femoral head of normal dogs and dogs with avascular necrosis. *Vet Radiol Ultrasound* 49:7-12, 2008.

34. Grayton J, Allen P, Biller D. Case report: proximal femoral physeal dysplasia in a cat and a review of the literature. *Israel J Vet Med* 69:40-44, 2014.

35. Degórska B, Sapierzyński R, Jurka P, Śliwińska MK, Kowalczyk L, Galanty M, et al. Comparison of usefulness of different diagnostic procedures in slipped capital femoral epiphysis in cats. *Medycyna Weterynaryjna* 73:637-641, 2017.

36. Di Dona F, Della Valle G, Fatone G. Patellar luxation in dogs. *Vet Med (Auckl)* 9:23-32, 2018.

37. Gibbons SE, Macias C, Tonzing MA, Pinchbeck GL, McKee WM. Patellar luxation in 70 large breed dogs. *J Small Anim Pract* 47:3-9, 2006.

38. Kalff S, Butterworth SJ, Miller A, Keeley B, Baines S, McKee WM. Lateral patellar luxation in dogs: a retrospective study of 65 dogs. *Vet Comp Orthop Traumatol* 27:130-134, 2014.

39. Bojanic K, Acke E, Jones BR. Congenital hypothyroidism of dogs and cats: a review. *N Z Vet J* 59:115-122, 2011.

40. Mooney CT. Canine hypothyroidism: a review of aetiology and diagnosis. *N Z Vet J* 59:105-114, 2011.

41. Lim CK, Rosa CT, de Witt Y, Schoeman JP. Congenital hypothyroidism and concurrent renal insufficiency in a kitten. *J S Afr Vet Assoc* 85:1144, 2014.

42. Dodgson SE, Day R, Fyfe JC. Congenital hypothyroidism with goiter in Tenterfield terriers. *J Vet Intern Med* 26:1350-1357, 2012.

43. Greco DS. Diagnosis of congenital and adult-onset hypothyroidism in cats. *Clin Tech Small Anim Pract* 21:40-44, 2006.

44. Lieb AS, Grooters AM, Tyler JW, Partington BP, Pechman RD. Tetraparesis due to vertebral physeal fracture in an adult dog with congenital hypothyroidism. *J Small Anim Pract* 38:364-367, 1997.

CAPÍTULO 11

Enfermedades metabólicas óseas

Alessandra Destri

PUNTOS CLAVE

- Las enfermedades metabólicas óseas se producen debido a fallos en la maduración ósea o a un metabolismo anómalo del hueso.
- Pueden ser congénitas o adquiridas.
- Muy a menudo provocan osteopenia, es decir, pérdida difusa del contenido mineral del hueso.
- Los cambios radiográficos suelen ser bilaterales y simétricos.

Las enfermedades metabólicas óseas u osteodistrofias están causadas por un fallo en la maduración normal del hueso o por anomalías en el metabolismo en el hueso maduro, habitualmente de forma secundaria a deficiencias o desequilibrios de vitamina D, calcio o fósforo.

Todos los trastornos metabólicos de los huesos producen cambios esqueléticos generalizados que suelen ser bilaterales y simétricos. Aunque se ve afectada la mayor parte del esqueleto, los cambios radiográficos evidentes pueden ser más obvios en regiones concretas como, por ejemplo, el cráneo en el hiperparatiroidismo secundario renal. Las radiografías tienen baja sensibilidad para detectar la pérdida mineral ósea y los cambios no serían visibles salvo que se reduzca en al menos un 70 % el contenido mineral.

Hiperparatiroidismo secundario renal

La forma renal de hiperparatiroidismo tiene lugar de forma secundaria a un deterioro en la función renal e incapacidad de los riñones para excretar fósforo, lo que origina un desequilibrio entre calcio y fósforo.

Esta enfermedad puede presentarse tanto en animales jóvenes con displasia renal como en adultos con nefropatía crónica.[2]

El diagnóstico se basa en los signos clínicos, los hallazgos radiológicos, la química sérica y el análisis de orina para confirmar la insuficiencia renal.

Los huesos más comúnmente afectados son el hueso alveolar dental y los huesos esponjosos del maxilar y la mandíbula, con pérdida de la lámina dura en torno a los dientes y disminución de la opacidad ósea, que suele ser más marcada en el cráneo. Los dientes conservan la opacidad normal y el hallazgo radiográfico característico es la apariencia de dientes flotantes por una reducción acusada de la opacidad de los huesos faciales (**figs. 11.1-11.3**). En la exploración física, el maxilar y la mandíbula pueden ser blandos y flexibles, y de ahí la denominación común de "mandíbula de goma".

La disminución generalizada de la opacidad ósea y las fracturas patológicas de los huesos largos tienen lugar más adelante.

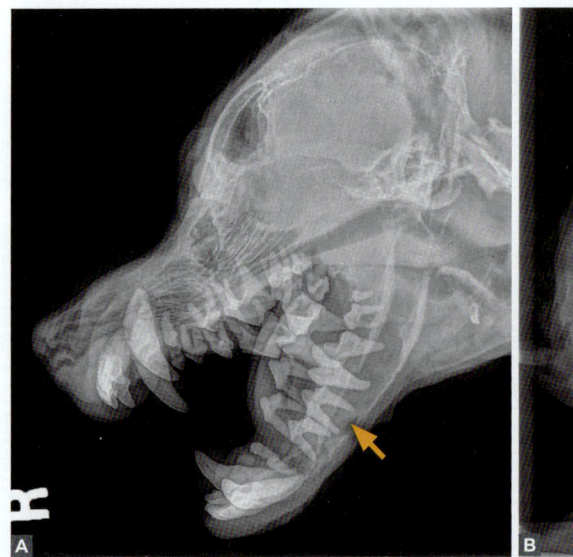
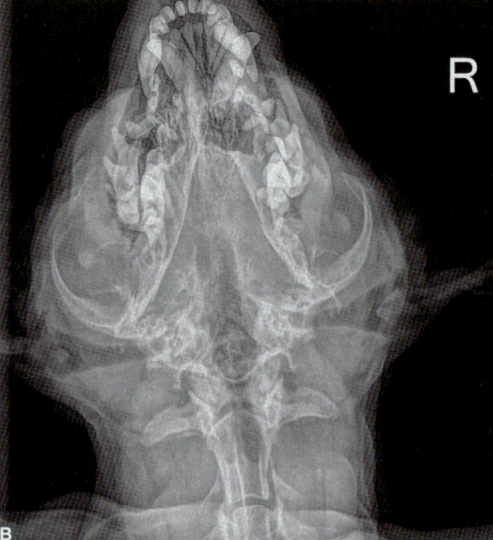

Fig. 11.1 Radiografías lateral derecha y dorsoventral del cráneo de un perro de raza mixta de ocho años con hiperparatiroidismo secundario renal. Las radiografías muestran una desmineralización ósea generalizada, pérdida de patrón del hueso trabecular, afinamiento y expansión de las mandíbulas y sustitución de la lámina dura y el hueso de la cresta alveolar por radiopacidad de tejido blando, que genera un aspecto de dientes "flotantes" (flecha).

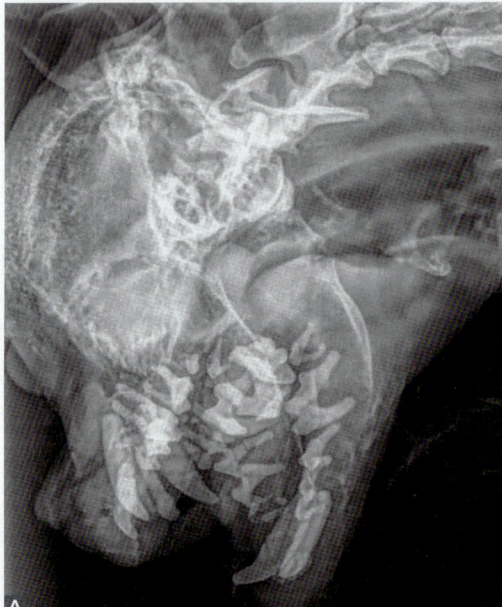
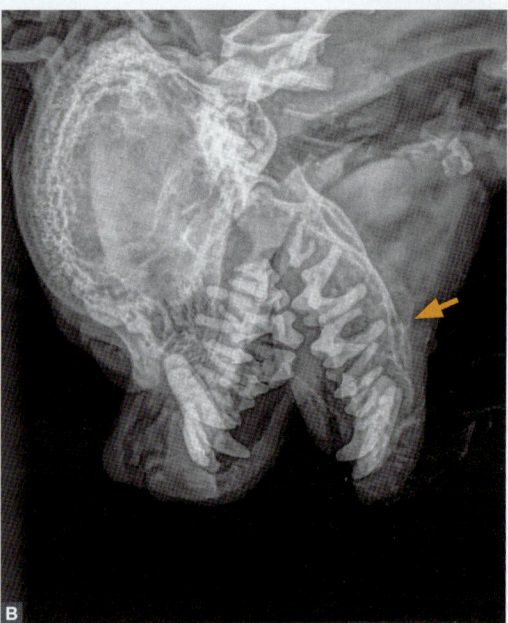

Fig. 11.2 Radiografías laterales del cráneo de un shih tzu de nueve años con insuficiencia renal crónica e hiperparatiroidismo secundario renal. Se aprecia una desmineralización del cráneo generalizada con aspecto granular de los huesos frontales y pérdida del patrón del hueso trabecular, afinamiento y expansión de las mandíbulas (flecha).

En animales jóvenes, con tasas metabólicas esqueléticas más altas, se han descrito lesiones proliferativas del maxilar y la mandíbula, mientras que en los perros de más edad es más frecuente observar osteodistrofia generalizada y mandíbula de goma.[3,4]

Hiperparatiroidismo secundario nutricional

Las enfermedades esqueléticas nutricionales fueron más habituales en pequeños animales antes de la disponibilidad general de dietas comerciales. La más común es el hiperparatiroidismo secundario nutricional (HSN).[5] El HSN aparece en animales que ingieren dietas deficientes en calcio o con un exceso en fósforo, como sucede en gatos y perros alimentados solo con carne. La enfermedad afecta principalmente a animales jóvenes debido a lo activo de su metabolismo óseo. La ingesta inadecuada de calcio en la dieta incrementa la absorción intestinal y reduce la excreción renal de calcio de modo que, en última instancia,

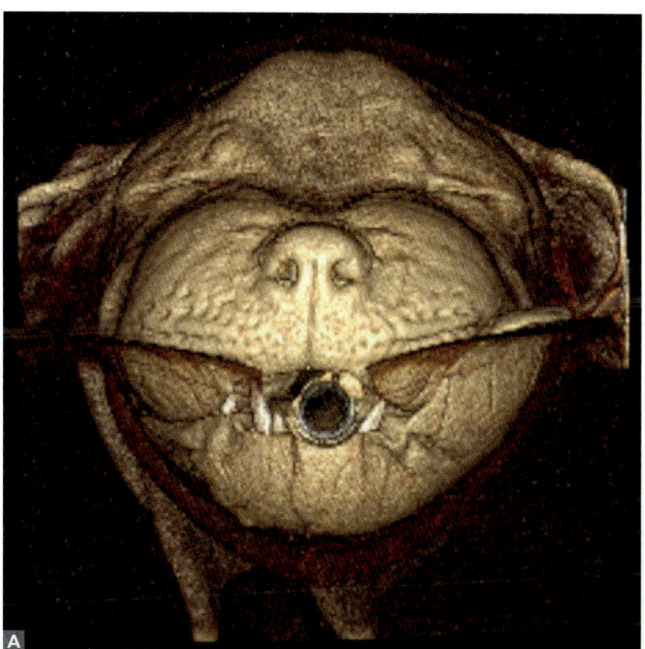

Fig. 11.3 (**A**) Hembra de rottweiler de nueve meses que acude para profundizar en la investigación de un cuadro de tumefacción facial simétrica, desplazamiento y ulceración dentales y estado tranquilo y sumiso. Imagen de TC de volumen de la cabeza del perro en la que se destacan los tejidos blandos (WW 650 UH, WL 500 UH); obsérvese la tumefacción simétrica bilateral de la cabeza a la altura del maxilar. (**B**) Imágenes de TC de la cabeza en el plano transversal con algoritmo de reconstrucción ósea y ventana de hueso (a, WW 4.000 UH, WL 700 UH) y con algoritmo de reconstrucción de tejidos blandos y ventana de tejidos blandos (b, WW 350 UH, WL 50 UH) a la altura del diente 108. Se aprecia una tumefacción acusada, bilateral y simétrica y una mineralización amorfa mínima de los huesos maxilares que sobresalen en las cavidades nasales en sentido axial y deforman el contorno de la cabeza en sentido abaxial. Los huesos maxilares y mandibulares están escasamente mineralizados. (**C**) Imágenes de TC de volumen de la cabeza del perro que resaltan el esqueleto (WW 80 UH, WL 850 UH) en vistas laterolateral (izquierda) y dorsoventral (derecha). Los maxilares muestran una marcada hipoatenuación y los dientes son "flotantes". La parte rostral de los huesos frontales, el hueso preesfenoides y las ramas mandibulares tienen un aspecto puntiforme debido a la falta de mineralización. Por cortesía del Dr. Jeremy Mortier, DVM, CEAV (IM), CES (CP), CPS (HE), DipECVDI, FHEA MRCVS, Universidad de Liverpool. Tomado de: Barczak E, O'Connell E, Mortier JR. Clinical, CT and ultrasonographic features of renal secondary hyperparathyroidism in a juvenile dog. *Vet Rec Case Reports* 8:1-6, 2020.

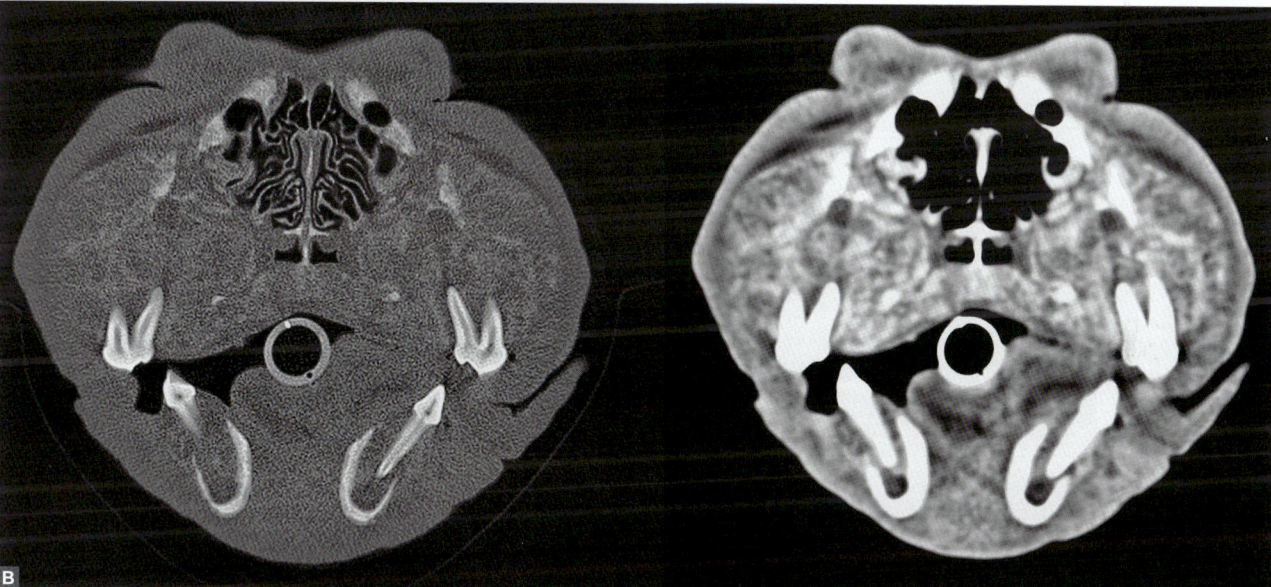

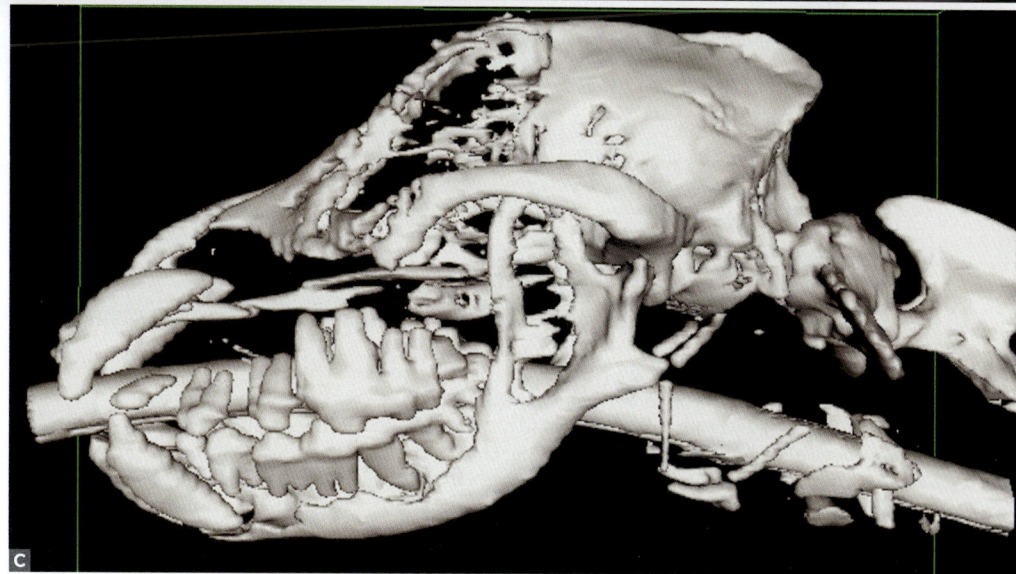

este desequilibrio favorece la movilización de calcio desde el hueso, lo cual conduce a los signos radiológicos observados.[6,7]

Entre los hallazgos radiológicos típicos en el HSN se incluyen una disminución generalizada en la opacidad ósea, adelgazamiento de las corticales óseas y trabeculación diafisaria y metafisaria acentuada.

El extremo debilitamiento de los huesos produce fracturas por plegamiento y deformidades óseas que afectan al esqueleto apendicular y axial. A diferencia del hiperparatiroidismo renal, los huesos largos y las vértebras son los más afectados (**fig. 11.5**). En casos graves crónicos se ven implicados también los huesos del cráneo, donde la resorción del hueso alveolar y la lámina dura dan lugar a la aparición de dientes flotantes (**fig. 11.4**).

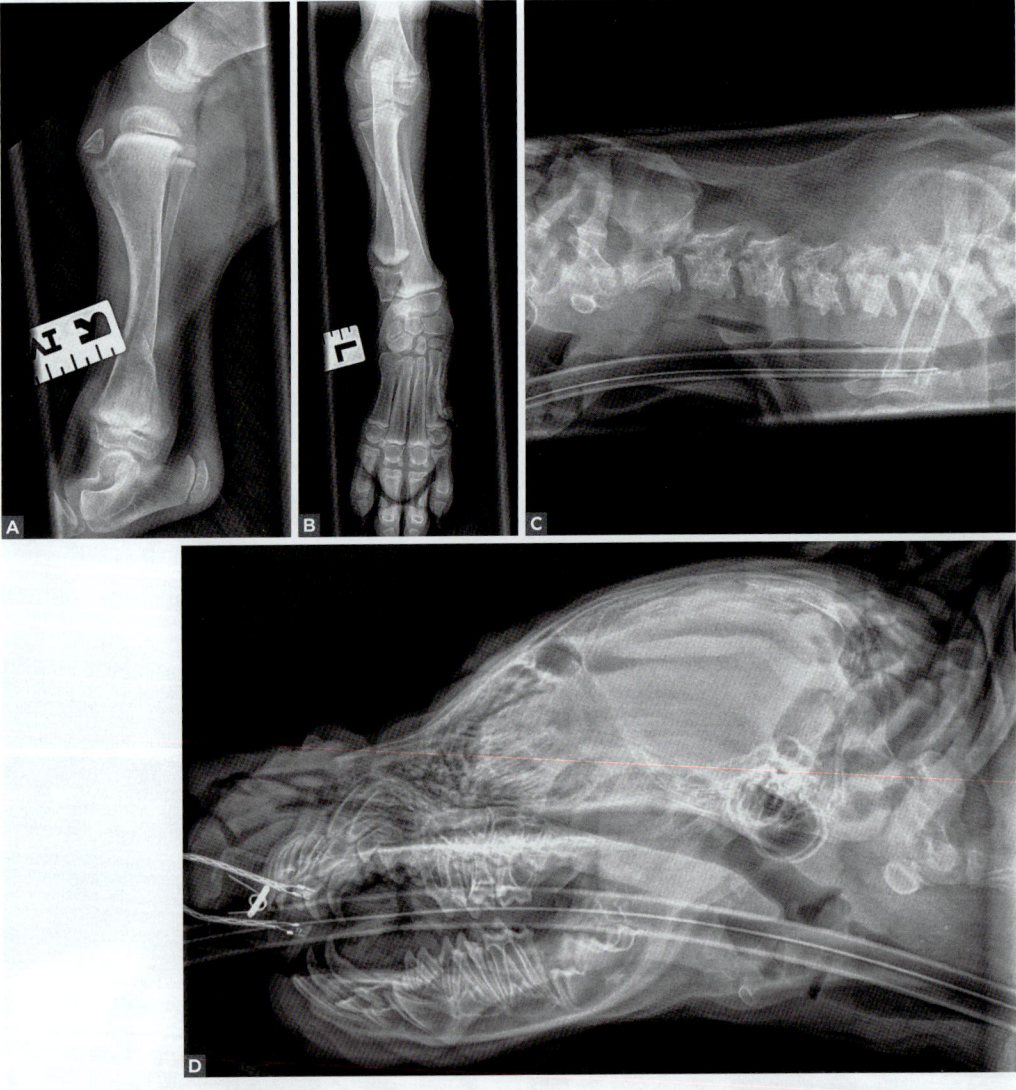

Fig. 11.4 (**A**) Radiografías mediolateral de la tibia, (**B**) craneocaudal del codo y el antebrazo y (**C**) lateral de la columna cervical de un cachorro de gran danés de dos meses alimentado con dieta preparada en casa compuesta por carne, arroz y verduras. La opacidad ósea disminuye de forma difusa y las corticales del hueso son delgadas. Existe una fractura por plegamiento de la cortical caudolateral distal de la tibia. Las vértebras cervicales presentan un aspecto osteopénico punteado, pero las epífisis son visibles y se aprecian con un desarrollo normal. El diagnóstico es hiperparatiroidismo secundario nutricional. (**D**) Radiografía lateral de la cabeza del mismo paciente anterior que refleja un aspecto osteopénico difuso del cráneo con márgenes mal definidos en el hueso frontal y parietal y baja mineralización de maxilar y mandíbula. Las piezas dentarias parecen flotar. Los huesos de la bóveda craneal están menos afectados, con una radiopacidad situada casi dentro de los límites normales.

Fig. 11.5 Radiografías de cuerpo completo (**A**), mediolateral de la extremidad anterior (**B**) y mediolateral de la extremidad posterior (**C**) de un cachorro de dos meses con hiperparatiroidismo secundario nutricional. Se aprecia una pérdida difusa de opacidad de los huesos con numerosas fracturas por plegamiento de húmeros, radios, fémures y tibias. Se observa un ensanchamiento de las fisis y forma acampanada de las metáfisis. Los huesos carpianos y tarsianos se encuentran escasamente osificados y desarrollados.

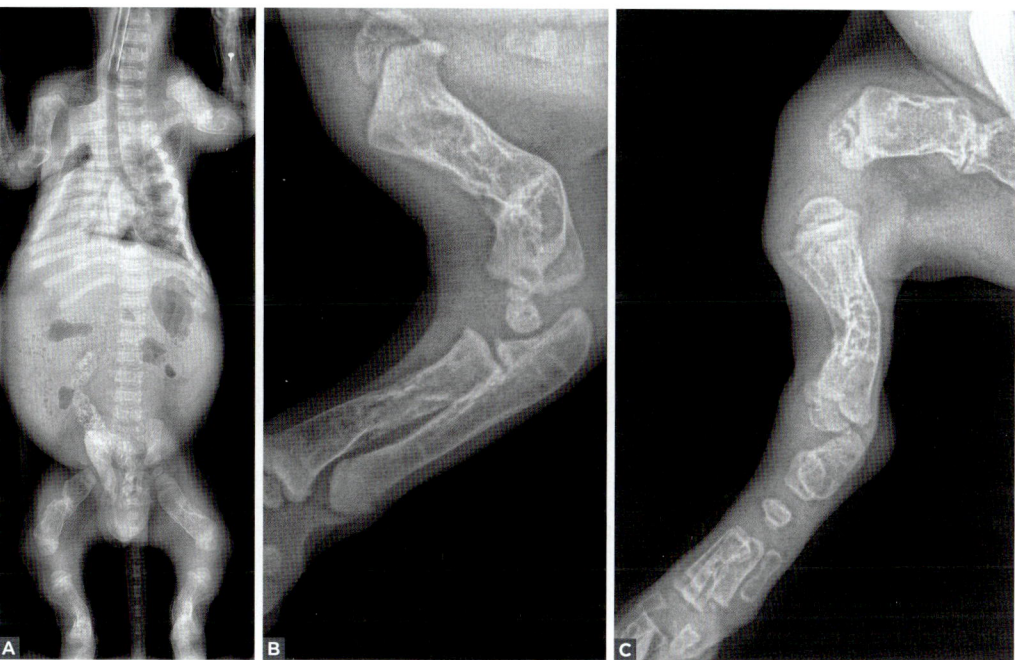

Mucopolisacaridosis

Las mucopolisacaridosis constituyen un conjunto de afecciones hereditarias en las cuales el cuerpo es incapaz de descomponer adecuadamente los mucopolisacáridos, moléculas de azúcar de cadenas largas presentes en todo el organismo. Como resultado, estos mucopolisacáridos se acumulan en las células para dar lugar a trastornos multisistémicos.

Se han documentado varios tipos de estas enfermedades, que con mucha frecuencia derivan en anomalías esqueléticas y oculares (excepto el tipo III).

En gatos, se han referido los tipos I, VI y VII, donde el tipo VI es el más común en la raza siamesa. En los perros se ha observado el tipo VII en mestizos y en pastores alemanes.

Los signos clínicos varían entre un deterioro del crecimiento, debilidad, dificultades para caminar y opacificación de la córnea. Los signos radiológicos son evidentes en el esqueleto axial y apendicular y se caracterizan por una opacidad heterogénea con aspecto granular de las epífisis (displasia epifisaria), platillos vertebrales irregulares y fragmentados que producen vértebras cortas, las cuales adoptan una forma cuboidea, además de un aumento en la distancia intervertebral.

Las diáfisis están engrosadas y existen cambios en el cráneo, como cornetes nasales cortos, aplasia e hipoplasia de los senos frontales y esfenoidales e incisivos y huesos maxilares cortos.[8]

Hipotiroidismo congénito

El hipotiroidismo congénito es una enfermedad rara en perros y gatos causada por disgenesia tiroidea (aplasia o hipoplasia) o anomalías en el transporte sérico de las hormonas tiroideas. Los signos clínicos son hipotermia, letargo, cifosis, retraso en la erupción dental, piel engrosada y sequedad en la capa de pelo. Los individuos afectados son enanos y desproporcionados con cráneos y mandíbulas anchos y cortos, extremidades cortas y cuello y tronco largos. Entre los signos radiológicos se incluyen reducción de la aparición epifisaria, crecimiento epifisario retrasado y reducción en el crecimiento de los huesos largos que deriva en un enanismo desproporcionado. Los cambios radiográficos son más evidentes en la tibia proximal y en los cóndilos del húmero y el fémur. Como en la mucopolisacaridosis, el retraso en el crecimiento epifisario produce acortamiento de las vértebras (**figs. 11.6-11.9**). Más tarde, en el curso de la enfermedad, pueden aparecer cambios degenerativos.

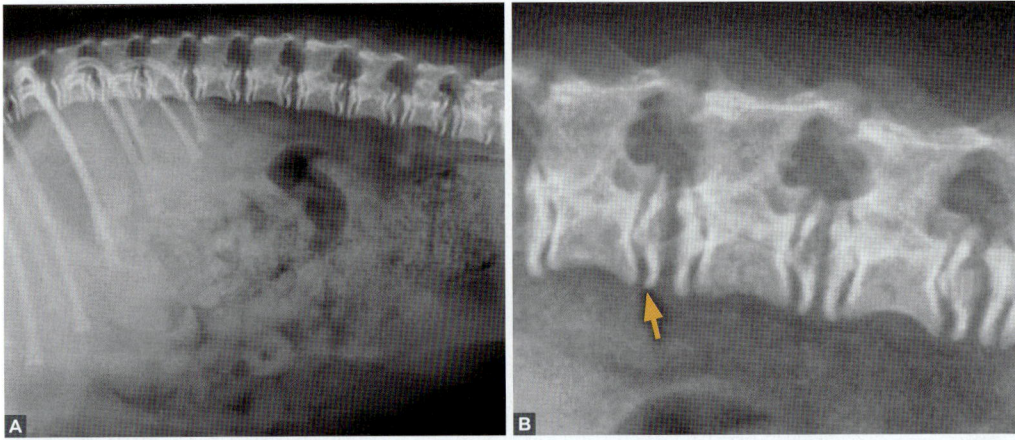

Fig. 11.6 Radiografía lateral de la columna toracolumbar (**A**) y detalle ampliado de la columna lumbar (**B**) de un caniche miniatura de cuatro años que se presenta con dolor lumbar y en el que, posteriormente, se diagnosticó hipotiroidismo congénito. Los cuerpos vertebrales mostraban un aspecto radiográfico semejante a un perro de cuatro meses con las fisis craneales y caudales todavía abiertas. Los platillos vertebrales tienen un margen cóncavo adyacente al espacio discal y presentan una mineralización incompleta (flecha).

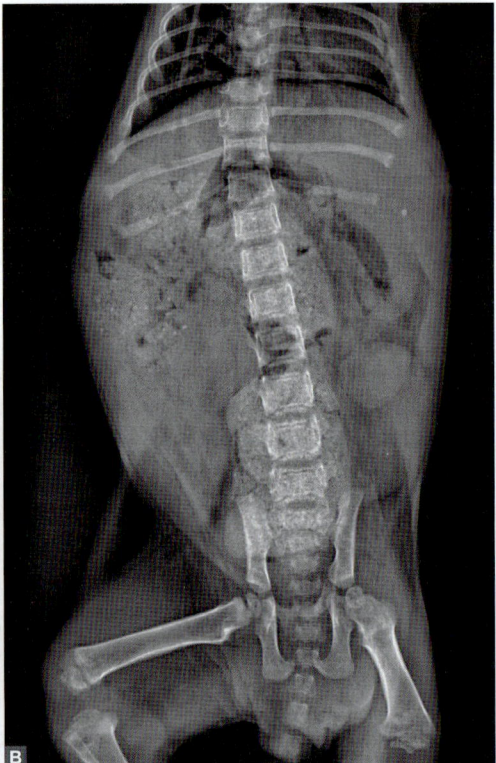

Fig. 11.7 Radiografías (**A**) lateral derecha y dorsoventral (**B**) de un gato de cinco meses con hipotiroidismo. Todas las fisis siguen abiertas, algo normal para esta edad, pero las epífisis vertebrales aparecen finas y con mineralización incompleta. Los cóndilos femorales muestran un desarrollo incompleto y un aspecto granular. Las fisis tibiales proximales son menores de lo normal. Se aprecia un estreñimiento importante debido a la presencia de malformación y estrechamiento del conducto pélvico. Por cortesía de la Dra. Elisabeth Dominguez, PhD, Dip. ECVDI.

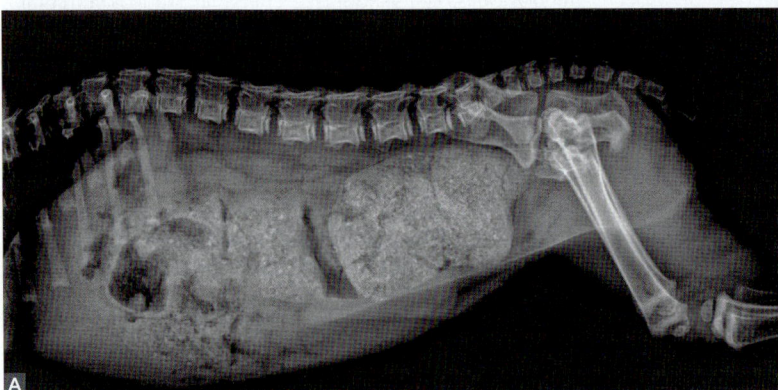

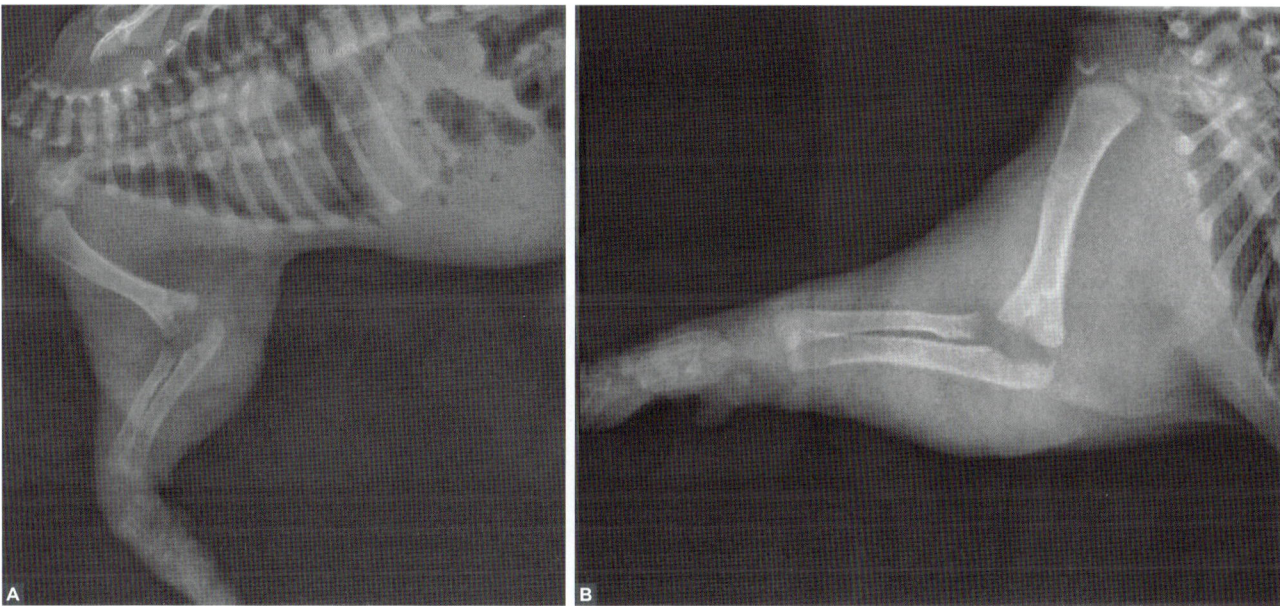

Fig. 11.8 Radiografías mediolaterales de los codos de un cachorro de cinco meses con displasia epifisaria. Las cabezas y los cóndilos humerales y las fisis del radio y el cúbito muestran un desarrollo incompleto. Tampoco se visualizan las fisis vertebrales, con el resultado de vértebras cortas. La displasia epifisaria es un rasgo radiográfico de mucopolisacaridosis y de hipotiroidismo congénito, que en última instancia da lugar a un enanismo desproporcionado con extremidades y cráneo cortos y cuello y tronco largos. Por cortesía del Dr. Maurizio Longo, PhD, Dip. ECVDI.

Fig. 11.9 Radiografías lateral izquierda y dorsoventral de un cachorro de seis meses de pastor alemán con displasia epifisaria. Puede observarse la ausencia casi completa de las epífisis de los huesos largos y los platillos vertebrales y la escasa osificación de los huesos carpianos y tarsianos. El grado de desarrollo esquelético es bastante menor al esperado para un paciente que debería estar cerca de la madurez esquelética. Estos rasgos radiológicos también podrían representar hipotiroidismo y mucopolisacaridosis. Por cortesía del Dr. Maurizio Longo, PhD, DECVDI.

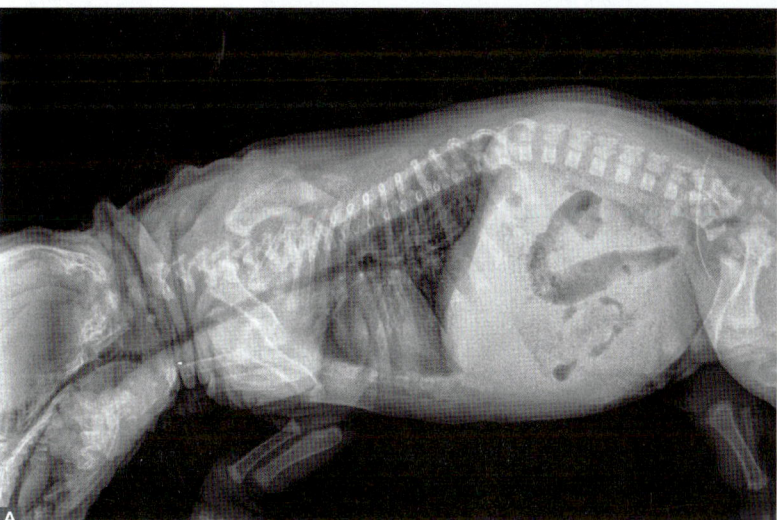

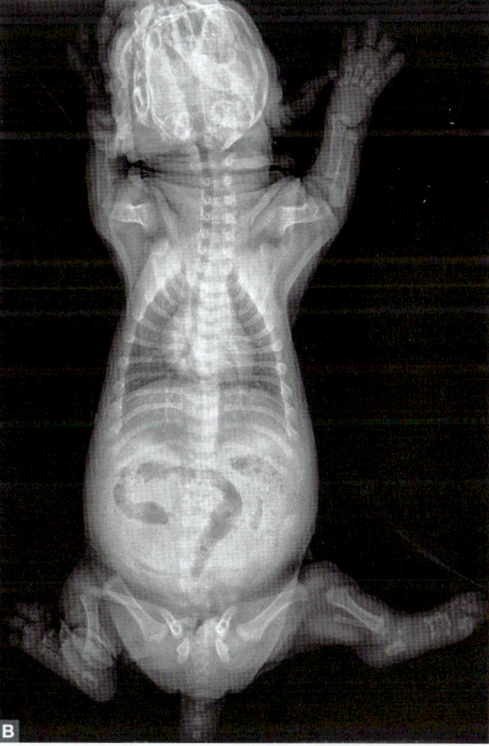

Raquitismo o hipovitaminosis D

El raquitismo es una enfermedad rara de los perros y gatos jóvenes causada por una ingesta inadecuada de vitamina D o un trastorno hereditario que afecta al metabolismo o al aprovechamiento de la vitamina D. Los signos clínicos son cojera alterna, dificultades en la marcha y dolor generalizado.

Los rasgos radiológicos son una disminución generalizada de la opacidad ósea, con adelgazamiento de las corticales y reducción del patrón trabecular que da lugar a arqueamiento y fracturas patológicas de las diáfisis óseas (**fig. 11.10**). Son característicos los cambios en la placa de crecimiento, más evidentes en el radio y el cúbito distales, con ensanchamiento de las fisis y de las metáfisis hasta adoptar una forma de seta. Las vértebras parecen deformes, con aspecto ondulante de las fisis o acortamiento.[1]

Displasias osteocondrales

Las displasias osteocondrales conforman un grupo de enfermedades caracterizadas por alteraciones en la osificación endocondral o intramembranosa (**tabla 11.1**).

La condrodisplasia y la displasia osteocondral producen un enanismo desproporcionado.

Los signos radiológicos son más evidentes en las fisis, que son más anchas, y en las regiones metafisarias, con aspecto acampanado. Es posible detectar una radiotransparencia metafisaria triangular compatible con una retención del núcleo del cartílago (**fig. 11.11**). La enfermedad puede producir también deformidad angular de las extremidades.[10]

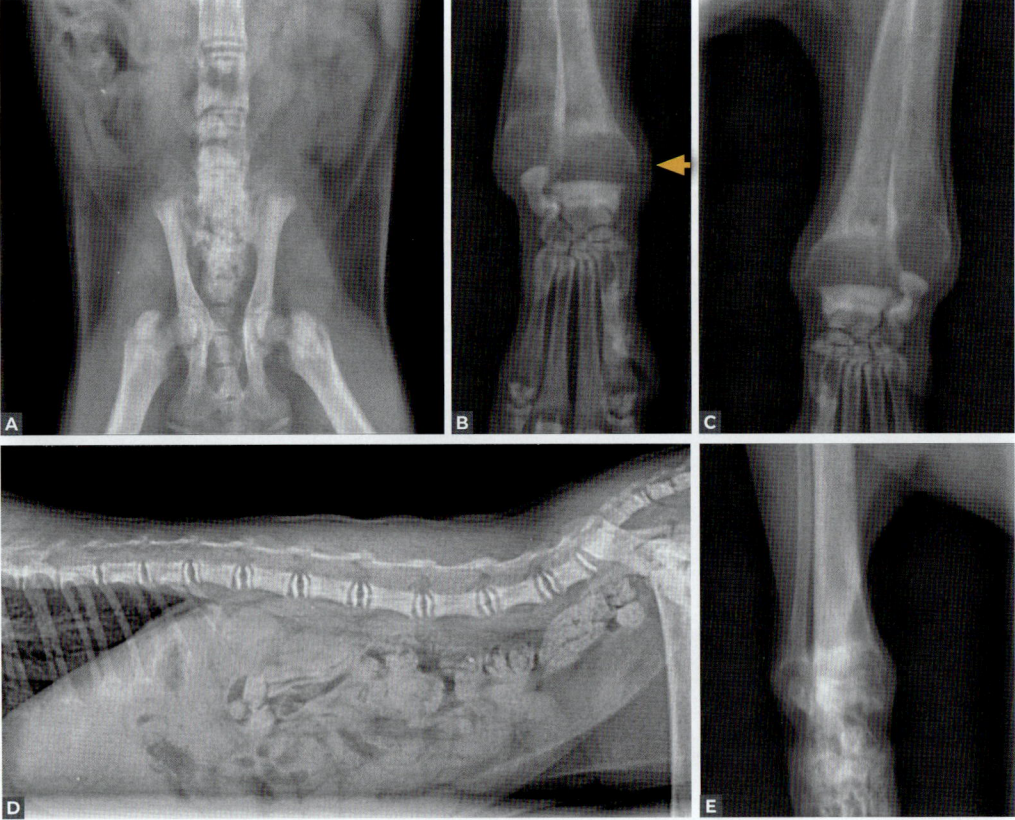

Fig. 11.10 Radiografías (**A**) ventrodorsal de la cadera y la columna lumbar, (**B**) dorsopalmar de los carpos, (**C**) laterolateral de la columna toracolumbar y (**D**) dorsoplantar del tarso de un gato de cuatro meses con arqueamiento del antebrazo en ambas extremidades y lordosis de la columna lumbar. Hay un descenso generalizado de la radiodensidad de los huesos, especialmente en las epífisis y las metáfisis. Las placas de crecimiento distales de radios, cúbitos y fémures aparecen marcadamente ensanchadas, de lo que resulta un aspecto en forma de seta (flecha). Las vértebras presentan forma normal y las fisis vertebrales son visibles. El diagnóstico presuntivo es raquitismo o hipovitaminosis D. Por cortesía de la Dra. Stefanie Veraa, PhD, Dip. ECVDI.

Tabla 11.1 Resumen de tipos de osteocondrodisplasia en perros y gatos

Displasias osteocondrales	Raza	Signos clínicos y radiológicos
Displasia epifisaria múltiple	▌ Beagle, caniche miniatura	Displasia epifisaria, extremidades cortas, articulaciones agrandadas
Displasia epifisaria hemimélica (DEH)	▌ Bóxer	Displasia epifisaria e hipertrofia con retraso en la mineralización que afecta principalmente a los fémures
Osteocondrodisplasia	▌ Bull terrier	Displasia epifisaria principalmente de las fisis femorales, distorsión de los huesos largos y fracturas del cuello del fémur
	▌ Scottish fold	Forma y tamaño irregulares de los huesos del tarso, el carpo, el metatarso, el metacarpo, las falanges y las vértebras caudales, formación progresiva de hueso nuevo en torno a las articulaciones de fases avanzadas
	▌ Lebrel escocés	Displasia epifisaria difusa con extremidades y vértebras cortas
Condrodisplasia	▌ Pointer inglés (encondrodistrofia) ▌ Malamute de Alaska ▌ Gatos domésticos de pelo corto y largo ▌ Caniche miniatura ▌ Elkhound noruego ▌ Perro de montaña de los Pirineos	Enanismo desproporcionado, fisis más anchas y forma acampanada de las metáfisis, esclerosis del lado metafisario de las placas de crecimiento
Displasia oculoesquelética Enanismo desproporcionado, cataratas y desprendimiento de retina	▌ Labrador retriever	Retraso en el crecimiento de las apófisis ancóneas y coronoides del cúbito y el epicóndilo medial del húmero. Pueden existir núcleos de cartílago endocondral retenidos en las uniones costocondrales. Las epífisis y los huesos cuboidales son grandes y están deformados. La displasia de cadera es una secuela común
	▌ Samoyedo	Enanismo desproporcionado, cataratas y desprendimiento de retina
Hipocondroplasia	▌ Setter irlandés	Extremidades ligeramente más cortas que otros individuos de la camada, arqueamiento de radio y cúbito y valgo carpiano variables. Epífisis y metáfisis radiológicamente normales

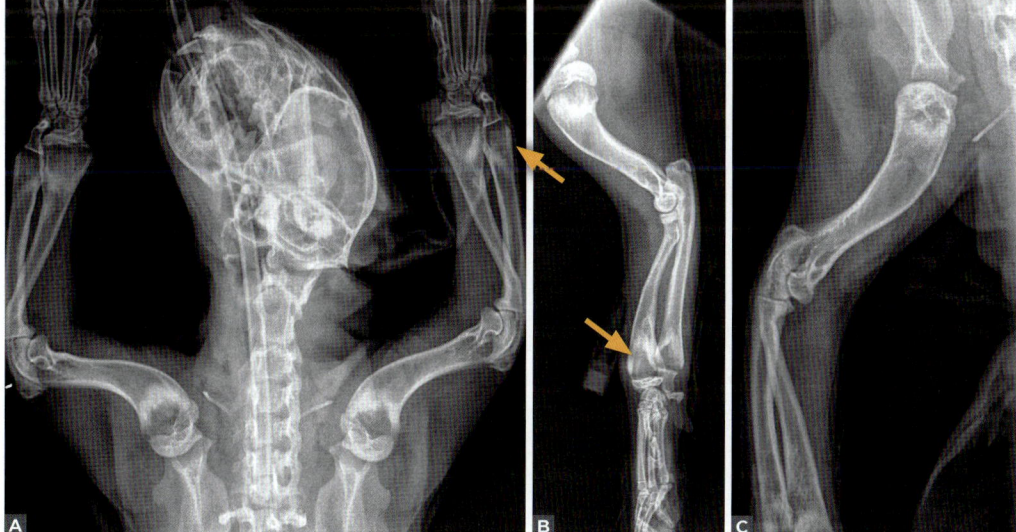

Fig. 11.11 Radiografías dorsoventral del cráneo y los brazos (**A**) y mediolateral (**B**) y craneocaudal (**C**) del brazo derecho de un gato doméstico de pelo corto de 10 meses que presenta cojera intermitente, arqueamiento de los antebrazos y valgo carpiano. Se aprecia un ensanchamiento marcado de las fisis del húmero, el cúbito y el radio, con forma acampanada de la metáfisis y presencia de una radiotransparencia triangular de la metáfisis compatible con retención del núcleo del cartílago. Los huesos largos son cortos, pero el cráneo tiene un tamaño normal. El diagnóstico de sospecha es condrodisplasia del gato doméstico de pelo corto. Por cortesía de la Dra. Yulia Gerne, MRCVS.

Bibliografía

1. Malik R. Rickets in a litter of racing grayhounds. *J Small Anim Pract* 38:109-114, 1997.

2. Stillion JR, Ritt MG. Renal secondary hyperparathyroidism in dogs. *Compend Contin Educ Vet* 31:1-19, 2009.

3. Vanbrugghe B, Blond L, Carioto L, Carmel EN, Nadeau ME. Clinical and computed tomography features of secondary renal hyperparathyroidism. *Can Vet J* 52:184-188, 2011.

4. Barczak E, O'Connell E, Mortier JR. Clinical, CT and ultrasonographic features of renal secondary hyperparathyroidism in a juvenile dog. *Vet Rec Case Reports* 8:1-6, 2020.

5. Bennett D. Nutrition and bone disease in the dog and cat. *Vet Rec* 98:313-21, 1976.

6. Tomsa K, Glaus T, Hauser B, Flückiger M, Arnold P, Wess G, et al. Nutritional secondary hyperparathyroidism in six cats. *J Small Anim Pract* 40:533-539, 1999.

7. Kawaguchi K, Braga IS, Takahashi A, Ochiai K, Itakura C. Nutritional secondary hyperparathyroidism occurring in a strain of German shepherd puppies. *Jpn J Vet Res* 41:89-96, 1993.

8. Wang P, Sorenson J, Strickland S, Mingus C, Haskins ME, Giger U. Mucopolysaccharidosis VII in a cat caused by 2 adjacent missense mutations in the GUSB gene. *J Vet Intern Med* 29:1022-1028, 2015.

9. Bojanić K, Acke E, Jones BR. Congenital hypothyroidism of dogs and cats: A review. *N Z Vet J* 59:115-122, 2011.

10. BSAVA Manual of Canine and Feline Musculoskeletal Imaging. Kirberger R, McEvoy F, editors. BSAVA British Small Animal Veterinary Association, 2016, p 92.

CAPÍTULO 12

Tejidos blandos

Barbara Posch, Antonella Puggioni y Massimo Vignoli

PUNTOS CLAVE

▌ Las razas caninas grandes tienen predisposición a sufrir tendinopatías del hombro y enfermedad del ligamento cruzado.

▌ Las tendinopatías están provocadas generalmente por un ejercicio intenso y repetitivo y se asocian a menudo con mineralización distrófica de las fibras tendinosas.

▌ La tendinopatía/rotura del tendón del calcáneo está causada muy a menudo por un traumatismo directo.

▌ La radiografía y la ecografía de alta frecuencia se mantienen como las herramientas de estudio de imagen iniciales, más accesibles y rentables económicamente para afecciones de los tendones y los ligamentos.

▌ Sin embargo, una combinación de técnicas de imagen complementarias permite una evaluación más extensa de los tendones y los ligamentos, incluyendo la tomografía computarizada, para evaluar las estructuras óseas del hombro y la rodilla, y la resonancia magnética, que proporciona un detalle excelente de los tejidos blandos del hombro y la rodilla, así como de los nervios periféricos.

Tendón del bíceps braquial

La tenosinovitis bicipital es una causa común de cojera de las extremidades anteriores en perros de razas medianas o grandes y de edad media. En la mayoría de los casos de tenosinovitis bicipital primaria, la inflamación desempeña un papel fundamental, que puede ser resultado de una lesión por exceso de uso o de tipo traumático repetitiva y crónica. La tendinopatía del bíceps también puede ser secundaria a un traumatismo agudo en el hombro, inestabilidad en la articulación del hombro o migración de un ratón articular procedente de una lesión de osteocondritis disecante en la cabeza del húmero.[1]

En caso de tendinopatía del bíceps, las radiografías pueden ser normales, sobre todo en la fase aguda. Una esclerosis mal definida y una formación de hueso nuevo a lo largo del surco bicipital pueden servir de indicadores radiográficos de tenosinovitis bicipital (**fig. 12.1**).[1]

Las vistas tangenciales (vista craneoproximal-craneodistal oblicua en flexión) pueden ayudar a identificar la formación de hueso nuevo a lo largo del surco bicipital.[2] Otros signos radiológicos comprenden remodelación del tubérculo supraglenoideo, mineralización distrófica del tendón, fracturas por avulsión de la inserción del tendón y fragmentos mineralizados dentro de la vaina tendinosa (**fig. 12.2**).

La artrografía con contraste positivo es una útil herramienta de imagen adicional a las radiografías simples, ya que puede mostrar un llenado reducido o irregular de la vaina del tendón del bíceps.[1]

La ecografía de alta frecuencia es una herramienta de gran utilidad para el diagnóstico de tendinopatía del bíceps. Se gira el hombro hacia fuera y se coloca en abducción para obtener un plano de exploración perpendicular al tendón del bíceps.[3] En un plano transversal, el tendón aparece como una estructura ovalada uniformemente hiperecoica, rodeada por una escasa cantidad de líquido en la vaina tendinosa. En el plano longitudinal, el tendón se compone de múltiples líneas paralelas e hiperecoicas (patrón fibrilar) (**fig. 12.3**).[4]

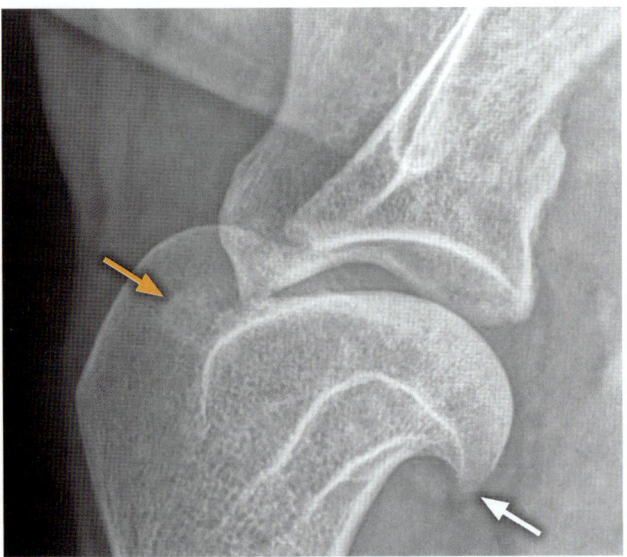

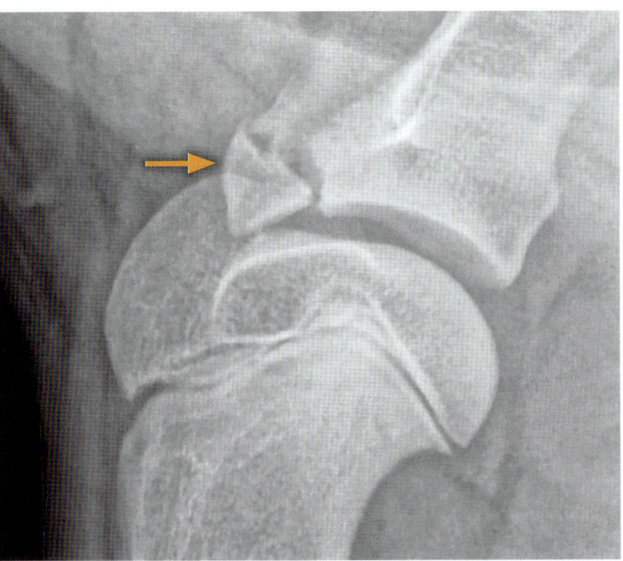

Fig. 12.1 Radiografía mediolateral de la articulación del hombro de un münsterländer pequeño de dos años. Se observa esclerosis focal a la altura del surco bicipital (flecha naranja) y formación de osteofitos en la cara caudal de la cabeza del húmero (flecha blanca).

Fig. 12.2 Radiografía mediolateral de la articulación del hombro de un rottweiler de seis meses esqueléticamente inmaduro. Puede apreciarse una fractura por avulsión del tubérculo supraglenoideo (flecha).

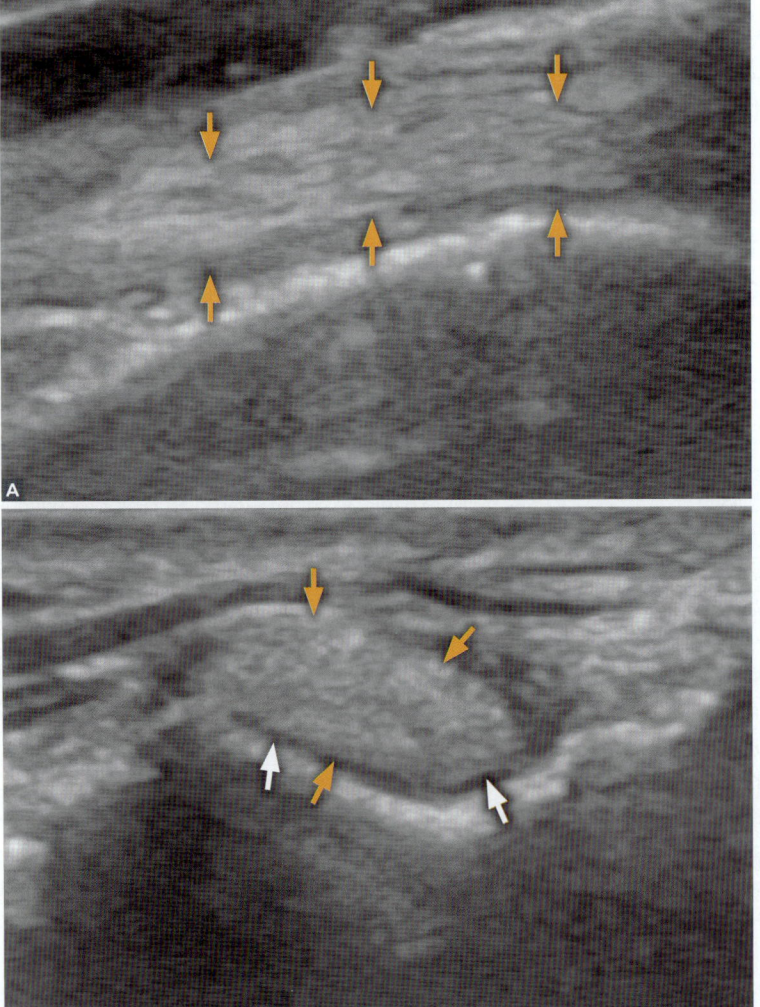

Fig. 12.3 Imágenes ecográficas de un tendón bicipital normal en un labrador retriever de dos años. Obsérvese la ecotextura hiperecoica normal con alineación paralela de las fibras tendinosas (flechas naranjas) en el plano longitudinal (**A**). En el plano transversal (**B**), el tendón del bíceps aparece como una estructura oval uniformemente hiperecoica (flechas naranjas), rodeada por un fino borde hipoecoico representativo de líquido normal dentro de la vaina tendinosa (flechas blancas).

La comparación con el lado contralateral no afectado puede ser provechosa debido a la variación de tamaño del tendón en las distintas razas.[2] Entre los signos ecográficos de tenosinovitis bicipital se incluyen derrame leve o grave en la vaina tendinosa y engrosamiento sinovial irregular. El tendón bicipital aparece engrosado, de forma ligera a marcada, con posible disrupción del patrón fibrilar y áreas hipoecoicas (lesión central) causadas por desgarros parciales y/o hemorragia (**fig. 12.4**).

Con una rotura completa, la estructura fibrilar del tendón se ve alterada, y se asocia a un derrame en la vaina tendinosa como consecuencia de una hemorragia.[2-4] En caso de fractura del tubérculo supraglenoideo, puede verse un fragmento óseo que se mueve con el tendón durante la flexión y extensión dinámicas del hombro (**fig. 12.5**).[3,4]

La tomografía computarizada (TC) se utiliza frecuentemente en el diagnóstico de cojera con origen en el hombro. Los signos de TC de tendinopatía del bíceps son derrame en la vaina tendinosa, engrosamiento del tendón bicipital, osteofitos en el surco bicipital y mineralización del bíceps (**fig. 12.6**).

La TC posee mayor sensibilidad para la detección de mineralización de los tejidos blandos que las radiografías.[5]

La artrografía por tomografía computarizada (ATC) proporciona una eficacia diagnóstica superior que la TC para la evaluación del tendón del bíceps y la vaina tendinosa.[6]

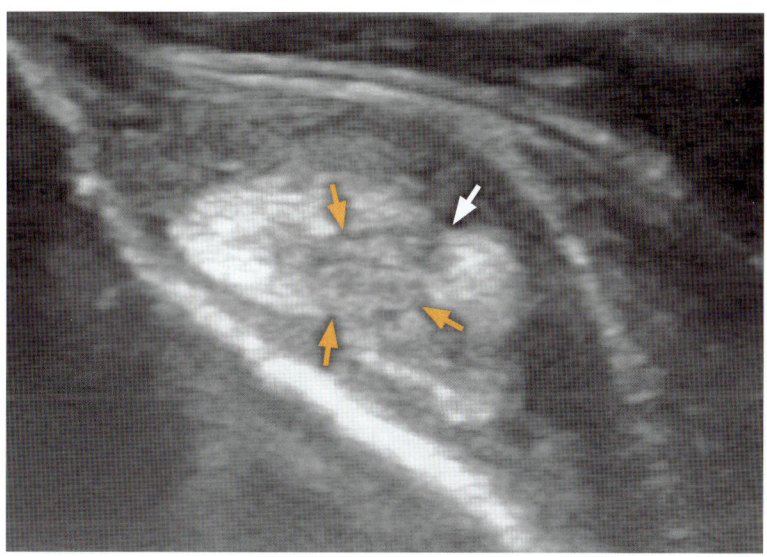

Fig. 12.4 Imágenes ecográficas transversales de un tendón bicipital en un pastor alemán de dos años con desgarro parcial del tendón del bíceps. Puede encontrarse una lesión central hipoecoica en el centro del tendón, compatible con disrupción fibrilar y hematoma (flechas naranjas). También se aprecia una hendidura (flecha blanca).

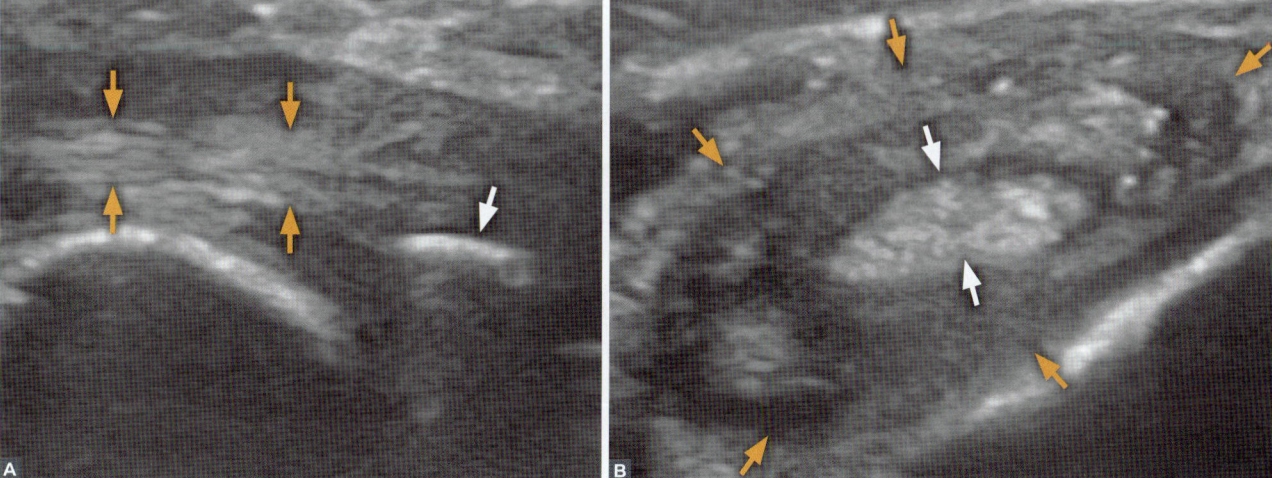

Fig. 12.5 El mismo perro que en la figura 12.2 con fractura por avulsión del tubérculo supraglenoideo. (**A**) El fragmento por avulsión (flecha blanca) es visible como una estructura hiperecoica en la extensión proximal del tendón del bíceps (flechas naranjas). (**B**) Derrame importante de la vaina tendinosa (flechas naranjas) como resultado de una hemorragia alrededor del tendón del bíceps (flechas blancas).

La resonancia magnética (RM) es una modalidad de estudio de imagen excelente para la articulación del hombro debido a su exquisita resolución de los tejidos blandos, su capacidad para obtener imágenes en múltiples planos y con un amplio campo de visión.[7] El tendón del bíceps se aprecia mejor en los planos sagital y transversal. El tendón normal es uniformemente hipointenso en las imágenes potenciadas en T1 y T2. En la imagen potenciada en T2, un fino borde hiperintenso de líquido sinovial rodea al tendón del bíceps.[8] Las características en la RM de la tendinopatía del bíceps incluyen engrosamiento del tendón con un aumento heterogéneo de la intensidad de señal en las imágenes potenciadas en T2 y STIR (**fig. 12.7**).[9] El desgaste progresivo del tendón provoca su afinamiento, que podría derivar en rotura espontánea. La sinovitis se observa como un revestimiento sinovial engrosado y posiblemente irregular, con fuerte realce en las imágenes potenciadas en T1 tras administrar contraste.[7,9]

La artrografía con RM provoca distensión de la vaina tendinosa, lo que puede ayudar a perfilar mejor la proliferación sinovial y las adherencias.[9]

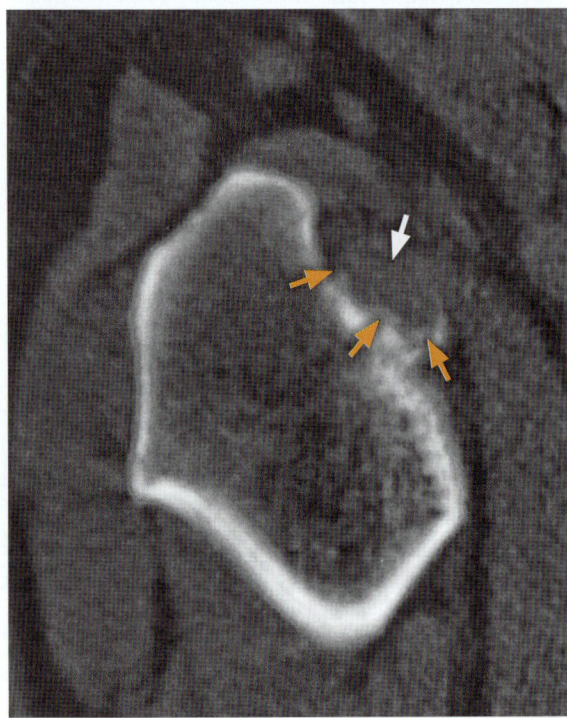

Fig. 12.6 El mismo perro que en la figura 12.1. Imagen de TC transversal obtenida a la altura del surco bicipital donde se observa formación de hueso nuevo (flechas naranjas) que rodea parcialmente el tendón del bíceps (flecha blanca).

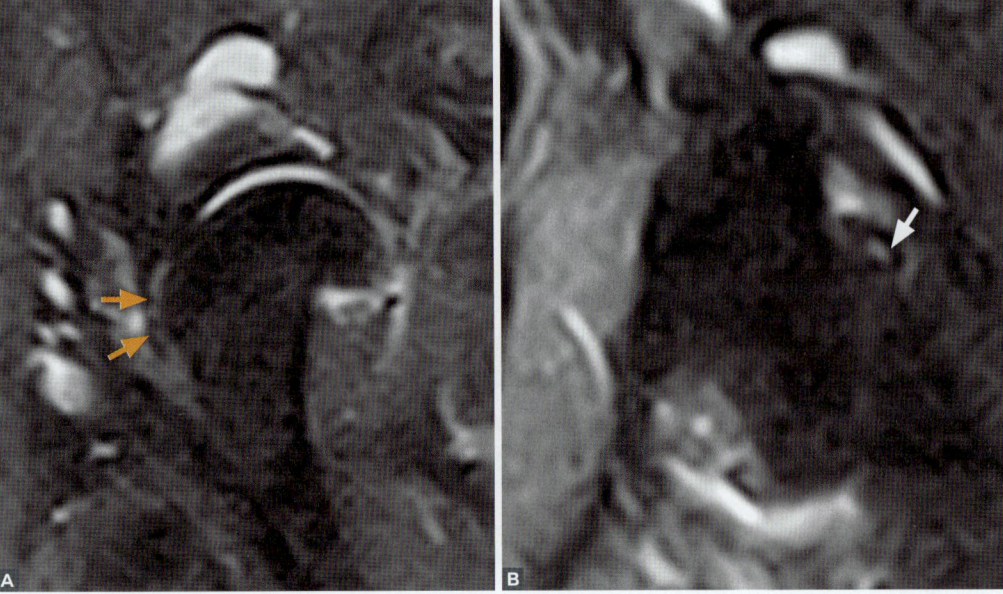

Fig. 12.7 El mismo perro que en las figuras 12.1 y 12.6. Imágenes STIR sagital (**A**) y transversal (**B**) de la articulación del hombro en un perro con tendinopatía crónica del bíceps. La parte proximal del tendón del bíceps es irregular y con pérdida de grosor (flechas naranjas). Puede observarse una hiperintensidad focal en el centro del tendón (flecha blanca).

Tendinopatía del supraespinoso

El tendón supraespinoso es un activo estabilizador extraarticular del hombro y forma parte, con el infraespinoso, el redondo menor y el subescapular, de una estructura en cierta medida análoga al manguito de los rotadores humanos, que aporta estabilidad y sostén a esta articulación. El supraespinoso, en particular, es responsable de la extensión del hombro y el avance de la extremidad.[10]

Los daños en el manguito de los rotadores y el tendón supraespinoso pueden vincularse con un esfuerzo repetitivo y una actividad extenuante que derivan en tendinosis. La presentación clínica incluye una leve cojera al cargar peso con dolor en la palpación directa de la zona y en la flexión del hombro. La tendinopatía con calcificación puede constituir la presentación crónica de la dolencia en forma de calcificación en el punto de inserción en el tubérculo mayor; sin embargo, con frecuencia se refieren áreas de mineralización en el cuerpo del tendón, incluso bilateralmente, como un hallazgo casual en perros sin cojera. Los perros de razas grandes y, en concreto, el labrador retriever y el rottweiler, están sobrerrepresentados en esta dolencia en particular. Se ha postulado que la mineralización, no necesariamente iniciada por un traumatismo, es secundaria a hipoxia que provoca transformación fibrocartilaginosa de las fibras de colágeno del tendón, lo que conduce a la calcificación. Se ha documentado que la mineralización puede volver a formarse después de una escisión quirúrgica.[11] El aumento de grosor del tendón supraespinoso puede originar compresión y pinzamiento en el tendón bicipital y desempeñar un papel en el desarrollo de la tenosinovitis bicipital.

Las vistas radiográficas mediolaterales del hombro pueden no mostrar hallazgos de interés, o bien se puede identificar un colgajo poco definido de tamaño variable o un área de opacidad mineral bien definida superpuesta en la región craneal del tendón con la articulación escapulohumeral (**figs. 12.8** y **12.9**). Las vistas caudocraneales o del "nadador" pueden aportar más información sobre la localización y el tamaño del fragmento. Se ha propuesto obtener radiografías de las dos extremidades incluso en ausencia de cojera contralateral.[12]

Cuando se realiza una exploración ecográfica del tendón supraespinoso, debe recordarse que, como se ha descrito recientemente,[13] el tendón normal, en su inserción en el tubérculo mayor, presenta un área más gruesa heterogéneamente hipoecoica, compatible con una región histológica de colágeno menos denso. Los hallazgos ecográficos comunes de la tendinopatía del supraespinoso comprenden un patrón fibrilar irregular, un aumento

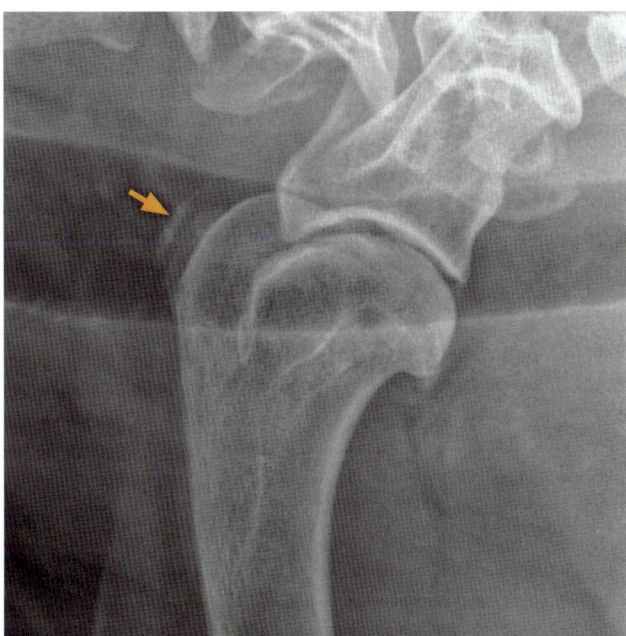

Fig. 12.8 Vista mediolateral del hombro derecho de un labrador retriever de 12 años que presenta cojera. Se observa un colgajo mineral alargado craneal al húmero proximal en la región del tendón supraespinoso. El perro presentaba también una ligera artrosis en el hombro.

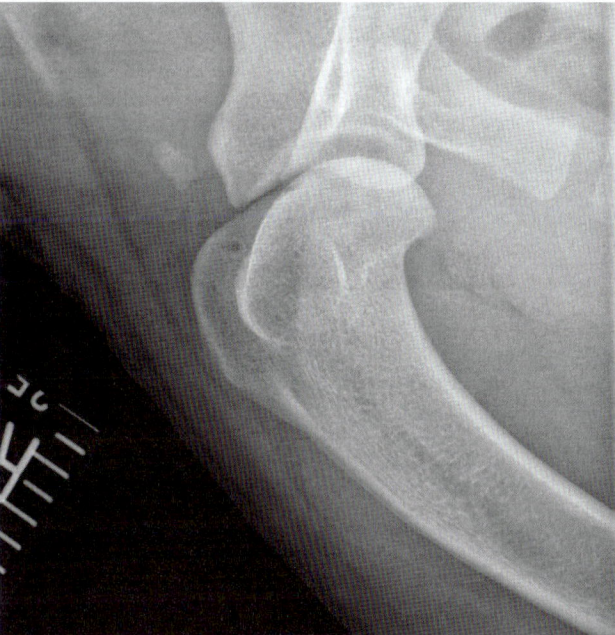

Fig. 12.9 Vista mediolateral del hombro derecho de un pitbull terrier de tres años con una historia de cojera crónica. Se aprecia un fragmento mineral de forma irregular, pero claramente definido, craneal al glenoides, en una posición más proximal en el tendón en comparación con la figura 12.8.

de grosor y ecogenicidad heterogénea.[14] En una tendinopatía con calcificación, el hallazgo más frecuente es un área hiperecoica con sombra acústica; el tamaño de las mineralizaciones puede variar de 2 a 20 mm, y se ha considerado que no hay relación entre su tamaño y la gravedad clínica. Las calcificaciones pueden estar rodeadas por áreas hipoecoicas focales, lo que sugiere un edema focal/hemorragia de las fibras tendinosas y, por tanto, un proceso inflamatorio (**fig. 12.10**).

Los hallazgos de la TC dependen de la gravedad y del carácter crónico de la dolencia; varían desde la presencia de un moteado de opacidad mineral a lo largo del cuerpo del tendón hasta la presencia de un único fragmento mineral de gran tamaño o de entesofitosis del tubérculo mayor (**fig. 12.11**). Estos hallazgos se detectan a menudo de forma casual durante estudios de TC del tórax de animales que se estudian por otras dolencias. La composición histológica central fluida del supraespinoso también afecta a sus características normales en la RM, que se caracteriza por presentar un aspecto trilaminar con aumento en la intensidad central en las secuencias de pulso sensibles a líquidos. Las características de RM descritas para el tendón en perros normales pueden coincidir con las descritas en perros con sospecha de patología del hombro (**figs. 12.12** y **12.13**). El incremento en el tamaño y la hiperintensidad central con compresión del bíceps en el surco son hallazgos posibles.[15]

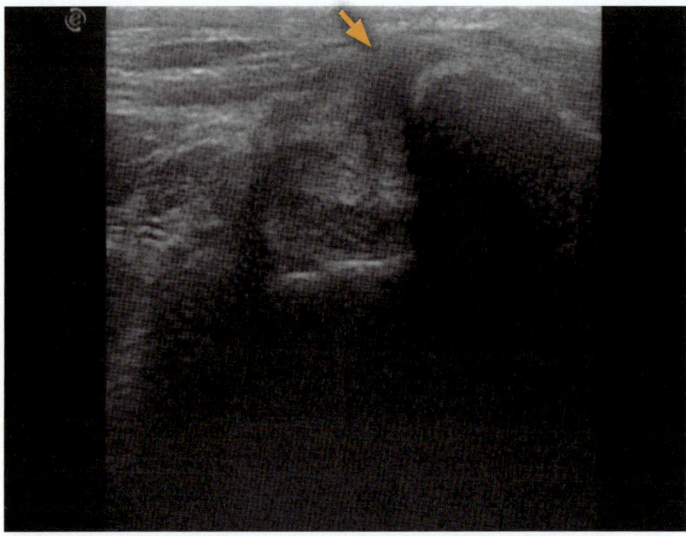

Fig. 12.10 Imagen ecográfica longitudinal del hombro de un labrador retriever de ocho años. El sentido proximal está en la izquierda; la flecha apunta a la inserción hipoecoica del tendón supraespinoso inflamado en el tubérculo mayor.

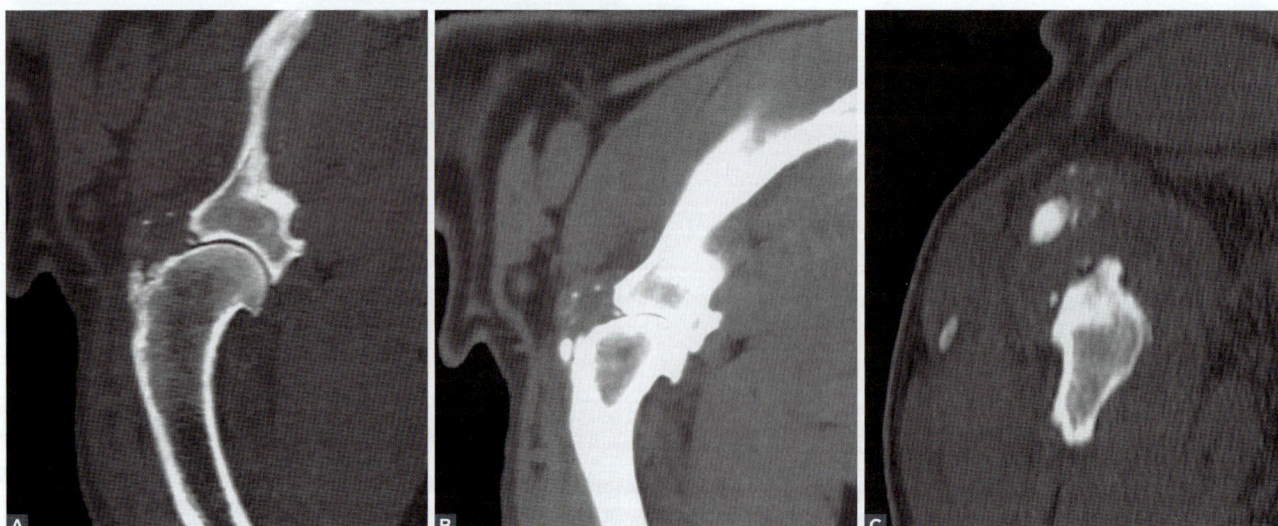

Fig. 12.11 Imágenes de TC del hombro de un labrador retriever de 13 años que se presenta para investigar un linfoma. (**A**) Algoritmo de reconstrucción sagital ósea; (**B**) algoritmo de reconstrucción sagital de tejidos blandos; (**C**) algoritmo de reconstrucción dorsal ósea. Se observa entesofitosis en la inserción del tendón, remodelación del tubérculo mayor y moteado mineralizado en el cuerpo del tendón. El cuerpo tendinoso presenta un aumento de diámetro. Se trató de un hallazgo casual.

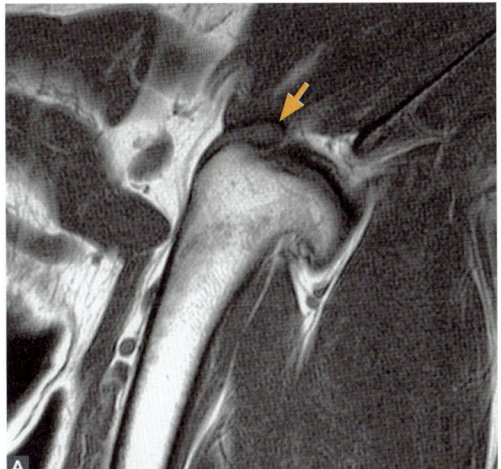

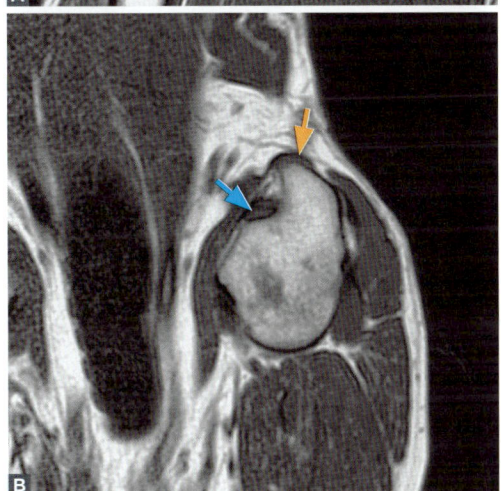

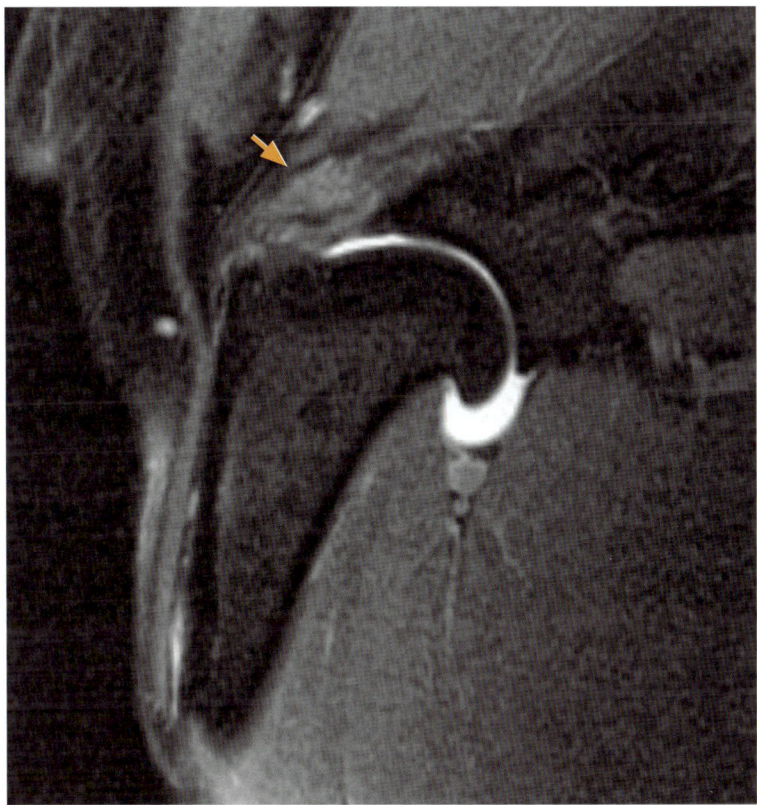

Fig. 12.12 Imágenes de RM en potenciación T2 sagital y transversal de un hombro normal. (**B**) La flecha naranja apunta al tendón supraespinoso, y la azul al tendón bicipital. Se encuentra a la altura de la inserción del tendón en el tubérculo mayor.

Fig. 12.13 Imagen sagital de densidad protónica con saturación grasa del hombro de un labrador retriever de siete años. La flecha apunta al tendón supraespinoso, que aparece engrosado y con hiperintensidad irregular.

Contractura del músculo infraespinoso

Situado en una posición lateral, el músculo infraespinoso y su tendón aportan estabilidad dinámica a la articulación del hombro, y tienen como funciones principales la abducción y rotación del húmero y, en menor medida, la extensión y flexión del hombro.

La lesión en el tendón se ha documentado con mayor frecuencia en perros de trabajo o de caza de razas grandes, y se considera secundaria a un ejercicio repetitivo extenuante y no a un traumatismo agudo. En algunos casos, el daño puede originar una contractura fibrótica muscular debida a degeneración de las miofibras que se presenta cuatro o seis semanas más tarde. Mientras, el daño inicial puede causar tumefacción y dolor en el área asociada con cojera; la contractura secundaria es indolora, si bien provoca una postura corporal característica con abducción del húmero proximal y una marcha con circunducción y reducción de la amplitud de movimiento del hombro. Puede existir atrofia de la musculatura del hombro. La tenotomía en la inserción del tendón se considera curativa. Se ha descrito una osificación del infraespinoso con osteocondromatosis concurrente de la bolsa.[16]

Las radiografías no muestran hallazgos relevantes, salvo que exista osificación, pero son útiles para descartar otras afecciones del hombro. Si hay osificación, esta aparece en una localización más caudal que en el caso de la mineralización de los tendones del bíceps o supraespinoso.

En un estudio reciente[17] se llevó a cabo un seguimiento con TC de la evolución de una miopatía del infraespinoso durante ocho meses. En la fase aguda, el músculo aparecía agrandado, con un centro hipoatenuante comparado con el supraespinoso adyacente y rodeado por un área de realce de bajo contraste; a medida que la dolencia se cronificaba, el músculo adoptó progresivamente una apariencia atrófica, fibrótica y con una estructura hiperatenuante lineal en el centro.

Las características de la RM de un tendón con contracción aguda incluyen engrosamiento e intensidad de señal heterogénea del músculo y, parcialmente, del tendón; en casos crónicos, el tamaño y la intensidad de señal del músculo disminuyen.[18]

Enfermedad del ligamento cruzado

La enfermedad del ligamento cruzado craneal (ELCCr) es la causa más común de cojera de la extremidad pelviana en perros, con frecuencia bilateral. Esta enfermedad suele aparecer como consecuencia de una degeneración crónica, más que por un traumatismo agudo. Es una afección relativamente infrecuente en gatos y podría asociarse con daños en los ligamentos colaterales y los meniscos. La rotura aislada del ligamento cruzado caudal (LCCa) es poco habitual, aunque puede aparecer en conjunción con la ELCCr y con desgarros de los ligamentos colaterales mediales.[19]

Las vistas ortogonales estándar se mantienen como el paso diagnóstico inicial más importante en caso de ELCCr. Algunas intervenciones quirúrgicas requieren vistas especiales que permitan medir el ángulo de la meseta tibial.[19]

Las radiografías de rodilla normales no excluyen una rotura parcial del ligamento cruzado craneal (LCCr).[20]

La evidencia radiográfica de ELCCr incluye derrame articular de diversos grados que causa compresión de la almohadilla de grasa infrarrotuliana. Entre los signos de osteoartrosis secundaria se incluyen formación de osteofitos en las crestas trocleares, en los dos polos de la rótula, los sesamoideos, los epicóndilos femorales y la meseta tibial (**fig. 12.14**). Pueden estar presentes quistes subcondrales y esclerosis en la región de la fosa intercondílea del fémur y las eminencias intercondíleas de la tibia. El desplazamiento distal del hueso sesamoideo del poplíteo se asocia con ELCCr. La rotura puramente traumática del ligamento cruzado craneal es infrecuente, aunque se ha documentado en perros jóvenes, y puede ir acompañada de la avulsión de un fragmento.[19,21]

La ecografía de alta frecuencia es una herramienta diagnóstica útil, por ejemplo, para establecer la presencia de derrame articular, incluso sin signos radiológicos de osteoartrosis.[22] Sin embargo, la sensibilidad para detectar una rotura del ligamento cruzado craneal es limitada.[4,22] El LCCr se aprecia mejor con la rodilla en flexión

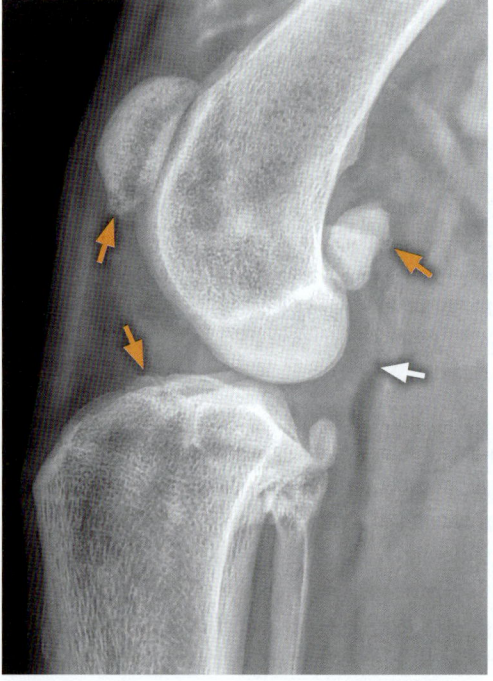

Fig. 12.14 Radiografía mediolateral de la articulación de la rodilla de un bobtail de cinco años con ELCCr. Existe un derrame articular moderado, con reducción del tamaño de la almohadilla grasa infrarrotuliana y desplazamiento caudal del plano fascial caudal (flecha blanca). Se aprecia formación de osteofitos en el polo distal de la rótula, los sesamoideos y la meseta tibial (flechas naranjas).

Fig. 12.15 Imagen PDP sagital de la rodilla en un border collie normal de cinco años. Los ligamentos cruzados craneal (flecha naranja) y caudal (flecha blanca) están intactos y forman bandas hipointensas homogéneas.

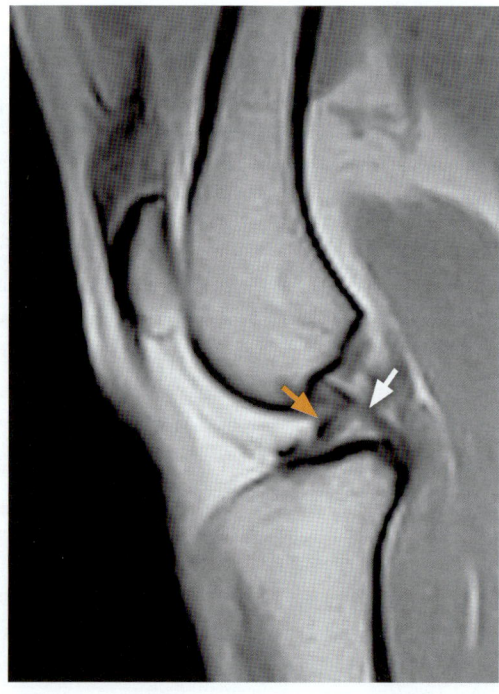

completa, colocando la sonda en una posición infrarrotuliana y rotando el transductor de 10 a 20° en el plano sagital. El LCCr normal se observa como una banda hipoecoica.[4] En un estudio reciente se ha documentado que puede verse un patrón fibrilar hiperecoico en el tercio distal del LCCr.[20] Un ligamento roto es difícil de reconocer, sobre todo en la fase aguda, si bien suele asociarse con derrame articular y formación de osteofitos irregulares. En el caso de una rotura crónica del ligamento cruzado, podría identificarse un pequeño muñón del ligamento, hiperecoico e irregular. Las roturas crónicas se han relacionado comúnmente con proliferación de tejido fibroso intraarticular debido a sinovitis crónica, que se visualiza como áreas de tamaño variable, hiperecoicas e irregulares.[4,22]

La TC es una técnica útil para evaluar las estructuras óseas, y es posible perfilar claramente las principales estructuras de tejidos blandos de la articulación de la rodilla. La capacidad de realizar reconstrucciones multiplanares y en 3D ayuda a completar la evaluación y la planificación quirúrgica. El LCCr normal puede verse como una estructura tubular de densidad intermedia, y la definición de sus márgenes mejora en las series poscontraste.[21] Los hallazgos de la ELCCr en TC incluyen derrame articular, engrosamiento de la cápsula articular, cambios óseos degenerativos periarticulares y, en ocasiones, pequeños cuerpos óseos intraarticulares.[23] Se ha comprobado que la ATC detecta desgarros en el ligamento cruzado con una buena precisión.[24] El LCCr se sitúa en posición extrasinovial, cubierto por una fina vaina sinovial, que normalmente impide que el contraste penetre en el ligamento.[20] Con un desgarro parcial del ligamento cruzado se produce una disección del medio de contraste en el ligamento. La incapacidad de seguir el recorrido continuo del ligamento indica una rotura completa del mismo.[23]

El mayor contraste entre los tejidos blandos propio de la RM constituye su principal ventaja frente a la TC, lo que mejora la evaluación de los ligamentos cruzados y los meniscos y es, por tanto, la modalidad de estudio de imagen preferida en el ser humano.[21] El LCCr y el LCCa se aprecian mejor en imágenes sagitales, que se visualizan como bandas de hipointensidad homogénea, siendo el LCCr ligeramente menor que el LCCa.[8]

En un estudio, las imágenes potenciadas en densidad protónica (PDP) (**fig. 12.15**) en el plano sagital aportaron la mejor concordancia con los hallazgos quirúrgicos en la identificación de ELCCr.[25] El aumento de la intensidad de señal en las imágenes PDP y potenciadas en T2, además de los márgenes irregulares, se vinculan con un desgarro parcial. Pueden apreciarse lesiones subcondrales de tipo quístico y lesiones en la médula ósea en las zonas de origen e inserción del ligamento. Comúnmente se observa derrame articular y osteoartrosis (**fig. 12.16**).

La no visualización del ligamento en su totalidad o la ausencia de visualización del ligamento indican una rotura completa.[7,9,21,25] Se ha documentado que la artrografía por RM mejora la visualización y la evaluación del LCCr y el LCCa.[8,21]

Fig. 12.16 El mismo perro que en la figura 12.14. Imágenes PDP sagital (**A**) y GE T2* dorsal (**B**) de la rodilla de un perro con ELCCr. El ligamento cruzado craneal no se visualiza claramente. Se aprecia distensión de la cápsula articular (flechas naranjas). Puede observarse la señal hiperintensa heterogénea en el LCCr (flecha blanca).

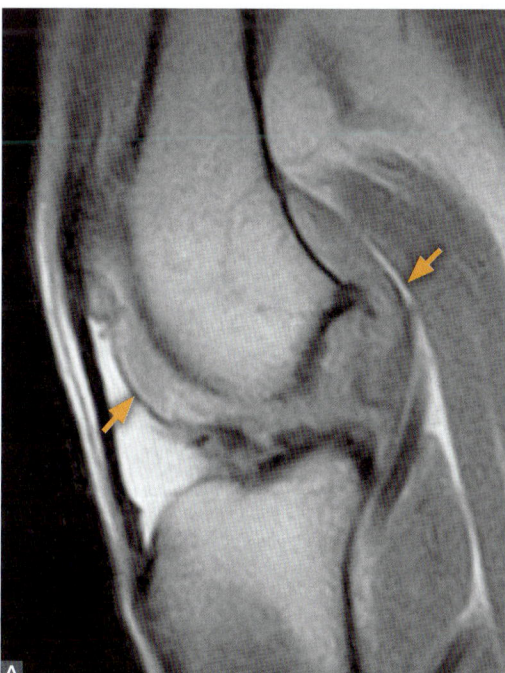
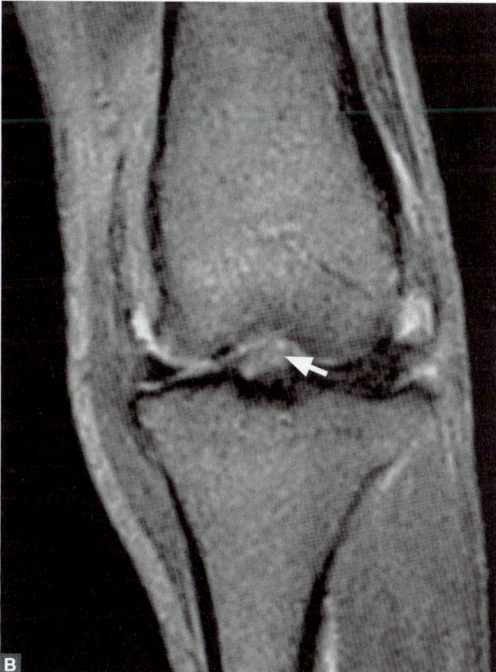

Tendinopatía del tendón de Aquiles

El tendón de Aquiles es una estructura compuesta (tendón calcáneo común [TCC]) formada por tres tendones contenidos en una vaina de tejido conjuntivo; dos son estructuras separadas, el tendón gastrocnemio (TG) y el flexor superficial de los dedos, y otros tres, tendones convergentes que se unen para crear el tendón común (TC) (gracilis, semitendinoso y bíceps femoral). Los tres componentes principales se insertan en diversos puntos de la tuberosidad del calcáneo: el TG en sentido proximolateral, el TC medialmente y el TFDS, que se extiende distalmente para insertarse en las falanges, se ensancha a la altura del tarso para crear una "cubierta" que se inserta en el calcáneo medial y lateralmente a través del retináculo. El tendón calcáneo común asegura la extensión del tarso (principalmente TG y, en parte, TC) y de las falanges (TFDS). Las lesiones en el tendón de Aquiles pueden afectar a la estructura completa o a una combinación de los componentes separados; los daños en las fibras comprenden desde una ligera disrupción con edema focal y hemorragia hasta la rotura completa del cuerpo del tendón con avulsión al insertarse en la tuberosidad del calcáneo. La etiología más común es traumática (traumatismo directo agudo, sobreestiramiento), aunque puede incluir causas yatrogénicas y sistémicas.[26,27] Un proceso crónico degenerativo de las fibras tendinosas conduce también, en ocasiones, a una rotura aguda. Las principales referencias corresponden a perros medianos y grandes y, sobre todo, a dóbermans. Una cojera acusada sin cargar peso, una tumefacción focal en la inserción en el calcáneo proximal, el engrosamiento del cuerpo tendinoso, el tarso "caído", una "postura en garra" con flexión de las falanges y una postura plantígrada con flexión completa del tarso y extensión de la rodilla son posibles presentaciones clínicas, según el grado de daño en el tendón o en sus componentes y el carácter crónico de la lesión.[27] Algunos informes señalan que una postura plantígrada no tiene necesariamente relación con una rotura completa del tendón y no es predictiva de afectación de los componentes del tendón, sino que más bien indica que la lesión afecta a la unión musculotendinosa. La postura en garra es indicativa de rotura del TCC con un TFDS intacto. Con menor asiduidad se presenta dolor o molestias en la palpación, heridas locales y laceraciones.

Las vistas radiográficas mediolaterales neutras del tarso afectado muestran uno o varios de los siguientes hallazgos radiológicos típicos: tumefacción a lo largo del tendón distal, especialmente marcada en la inserción en el calcáneo; moteado de densidad mineral a lo largo del cuerpo del calcáneo; grado variable de remodelación de la tuberosidad del calcáneo secundaria a osteofitosis/entesofitosis y, en casos de avulsión de la inserción, presencia de un colgajo mineral separado más definido (**figs. 12.17**, **12.19** y **12.21**).

Una vista mediolateral con tensión acentuará la flexión y confirmará el daño/rotura.

Las vistas plantarodorsales en posiciones neutra y con tensión (forzando una posición en varo o en valgo del pie) pueden utilizarse para descartar daños concurrentes en los ligamentos tarsianos colaterales.

La ecografía se considera altamente sensible para identificar lesiones en el tendón calcáneo y es esencial como complemento de la exploración clínica (**figs. 12.18**, **12.20** y **12.22**); puede existir una inconsistencia entre la gravedad de los signos clínicos y los hallazgos ecográficos. Es posible detectar disrupción/degeneración de las fibras en extremidades no afectadas, y una postura plantígrada no siempre se corresponde con rotura completa.

La exploración suele realizarse con el tarso en flexión para asegurar la tensión del tendón y un mejor contacto de la sonda. Como de costumbre, es esencial obtener imágenes de los dos tendones, aun cuando los signos clínicos sean unilaterales.

Entre los hallazgos ecográficos pueden incluirse cambios en uno solo o en todos los componentes del tendón calcáneo común como disrupción de las fibras, áreas hipoecoicas, rotura completa de las fibras, moteado mineralizado repartido por las fibras, grandes fragmentos hiperecoicos con sombra acústica separados por avulsión o un perfil irregular de la tuberosidad del calcáneo.[28]

La TC no es la técnica de elección para diagnosticar rotura/daño en el TCC. Cuando se realiza, los hallazgos típicos incluyen una tumefacción con atenuación de tejido blando/líquido y un realce de contraste heterogéneo en la zona distal del tendón, así como áreas de atenuación mineral dispersas por el tendón distal, un fragmento grande de atenuación mineral en casos de avulsión en el punto de inserción y un grado variable de remodelación de la tuberosidad del calcáneo en casos crónicos (**figs. 12.23** y **12.24**).

Fig. 12.17 Vistas mediolaterales de las regiones tarsianas derecha e izquierda de un mestizo de bóxer de seis años con una historia crónica de cojera en la extremidad trasera izquierda. Existe una tumefacción de leve a moderada de la región del tendón calcáneo izquierdo y alrededor de la tuberosidad del calcáneo que muestra un perfil irregular con una región focal de transparencia. Se aprecia también osteofitosis de la articulación intertarsiana distal. Es visible, asimismo, una tumefacción más leve de los tejidos blandos y remodelación de la tuberosidad del calcáneo en el tarso derecho.

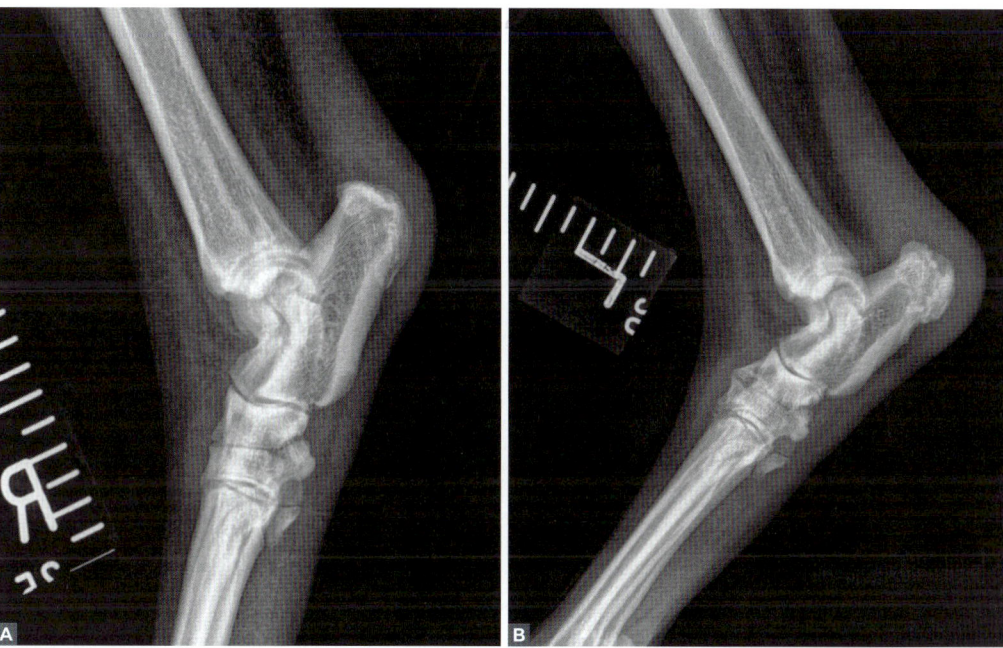

Fig. 12.18 Imágenes ecográficas del tendón calcáneo del mismo perro que en la figura 12.17. (**A**) Plano longitudinal: la tuberosidad del calcáneo en la extremidad izquierda es acusadamente irregular, la cara distal del tendón en la inserción es hipoecoica, lo que apunta a una disrupción de las fibras/edema. (**B**) Plano transversal a la altura del cuerpo medio del TCC. El diámetro del tendón izquierdo muestra un aumento importante en comparación con el derecho; no es posible ver claramente los componentes separados.

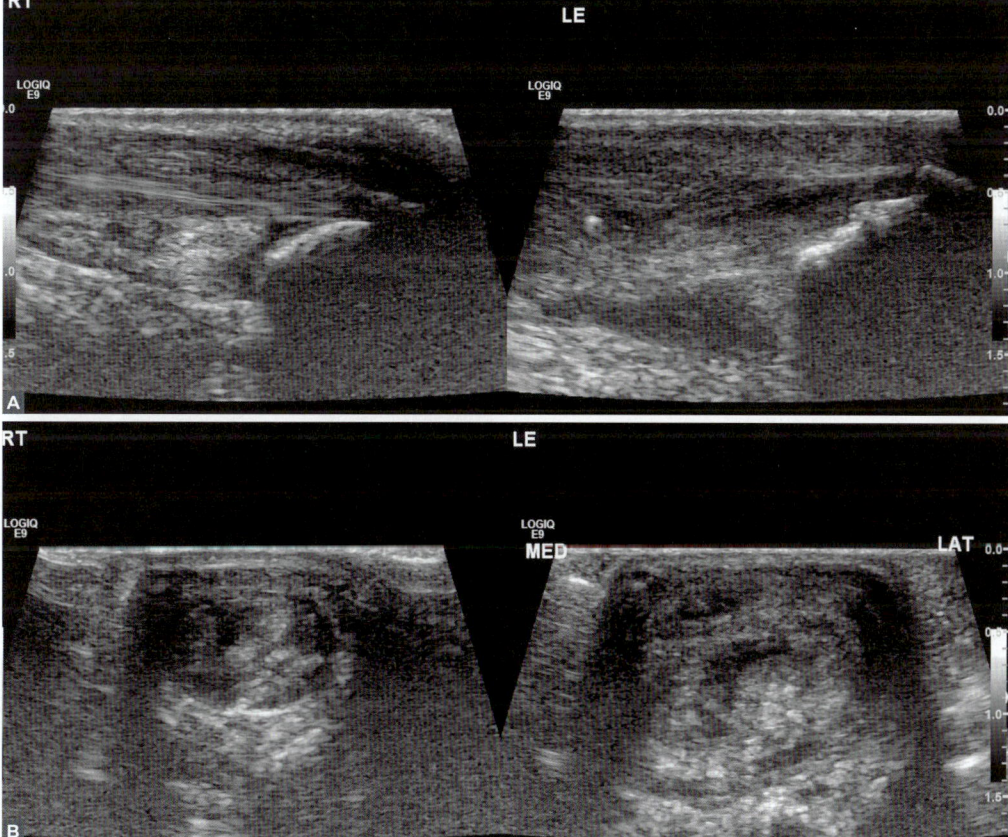

La RM es complementaria a la exploración ecográfica, dado que la excelente resolución de contraste de RM facilita el reconocimiento de los componentes individuales del TCC y, por tanto, el diagnóstico de lesiones específicas. Entre los hallazgos publicados se incluyen hiperintensidad en potenciación T2 e hipointensidad en potenciación T1 alrededor de los tendones, lo que sugiere edema, engrosamiento (si hay inflamación) o disminución de grosor (si hay disrupción) del tendón, y heterogeneidad de la señal del tendón con marcado realce de contraste.[26]

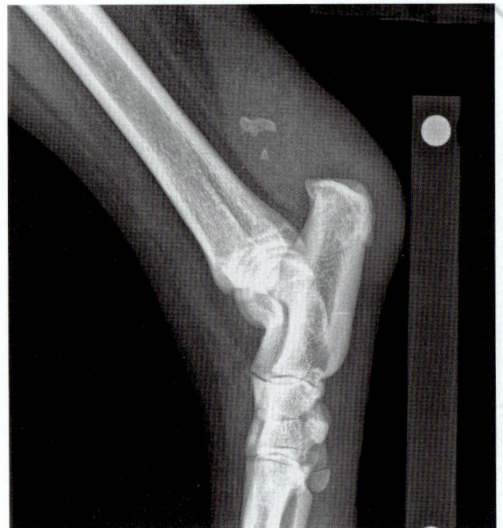

Fig. 12.19 Vista mediolateral de la región del tarso de un labrador retriever de siete años con cojera aguda de la extremidad trasera derecha. Existe una importante tumefacción en la región tibial caudal inmediatamente proximal al calcáneo. Se observa un gran fragmento mineral y otro triangular de menor tamaño superpuestos a la tumefacción. La tuberosidad del calcáneo tiene una forma irregular debido a un defecto correspondiente al fragmento. Avulsión de la inserción del TCC.

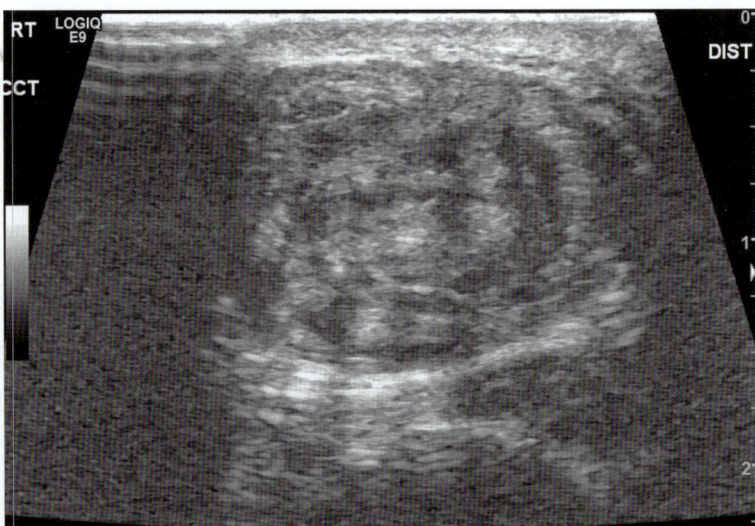

Fig. 12.20 Imagen ecográfica transversal de la misma extremidad que en la figura 12.19 en la zona de tumefacción máxima: el diámetro del TCC ha aumentado y la ecogenicidad es heterogénea, con una escasa distinción de los componentes del tendón.

Fig. 12.21 Vistas mediolaterales de la región tarsiana izquierda de un gato de 11,5 años que presenta una postura plantígrada y tarsos ulcerados. (**A**) La radiografía se obtuvo en julio; existe un defecto irregular de los tejidos blandos proximal a la tuberosidad del calcáneo que muestra un contorno irregular debido a la formación de hueso nuevo. El tendón distal está ligeramente engrosado y se aprecia un fragmento mineral superpuesto al tendón. (**B**) La radiografía se obtuvo en enero del año siguiente. El calcáneo ha perdido completamente su forma original y aparece doblado, osteopénico, con una tuberosidad del calcáneo reabsorbida casi completamente y una forma triangular alargada. El TCC no es ya reconocible como una estructura de tejidos blandos separada de la tibia por grasa subcutánea. El tarso y el pie se muestran ligeramente osteopénicos.

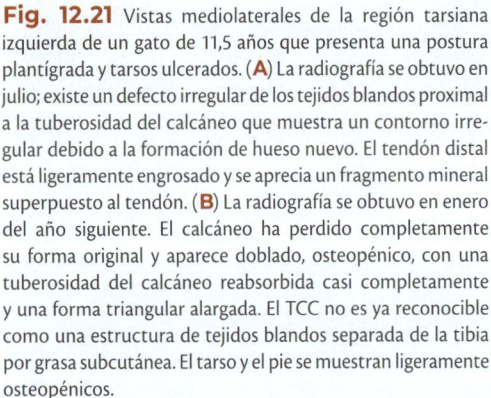

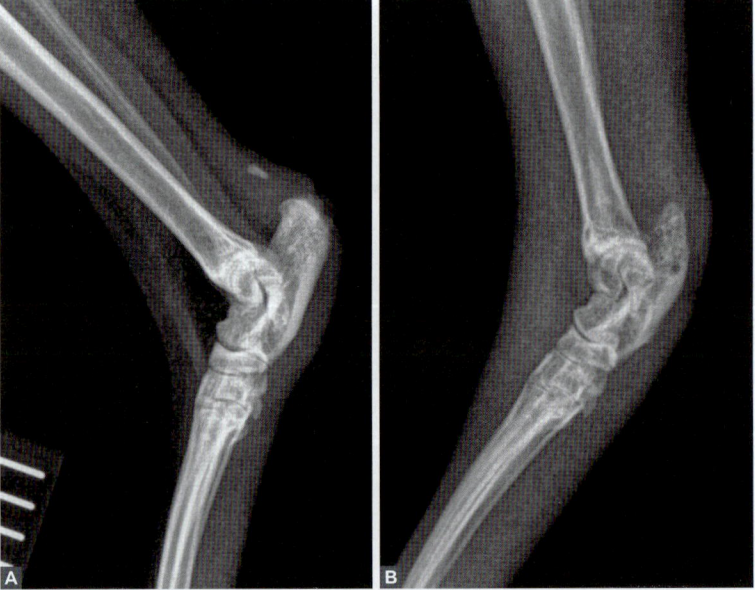

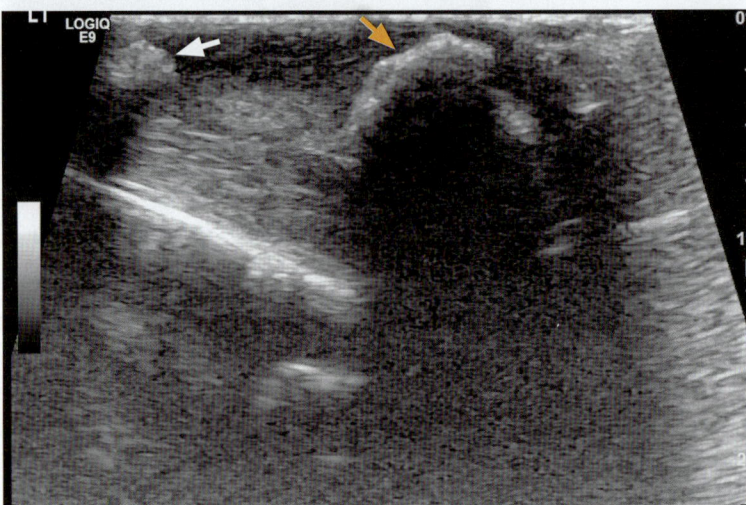

Fig. 12.22 Imagen ecográfica longitudinal del TCC del gato en la figura 12.21A. En la izquierda de la imagen se observa un fragmento mineral por avulsión incrustado en el tendón (flecha blanca). La tuberosidad del calcáneo tiene un perfil marcadamente irregular (flecha naranja).

Fig. 12.23 Imagen de TC transversal de los tarsos (el derecho está a la izquierda) de un spaniel bretón de siete años que presentaba cojera crónica después de saltar por una ventana. En la palpación, el aparato calcáneo estaba intacto, aunque podía palparse un fragmento. Se aprecia un perfil irregular de la tuberosidad del calcáneo en el tarso derecho.

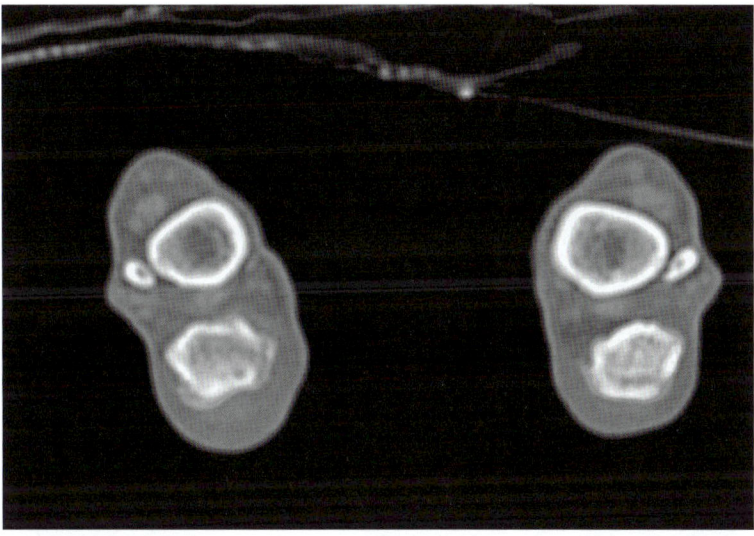

Fig. 12.24 Reconstrucción sagital de TC (**A**), TC transversal (**B**) e imagen ecográfica longitudinal (**C**) del mismo perro que en la figura 12.23. Las flechas naranjas apuntan al fragmento mineralizado en las tres imágenes. La flecha azul en la imagen de TC apunta al calcáneo, visible de forma incompleta debido al grosor de corte.

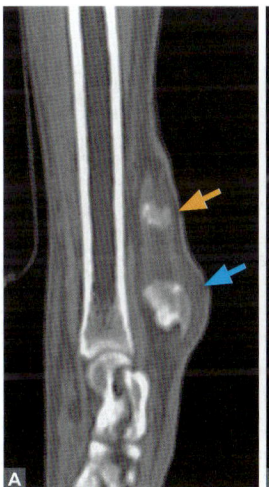
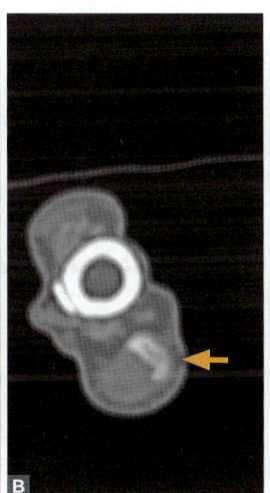
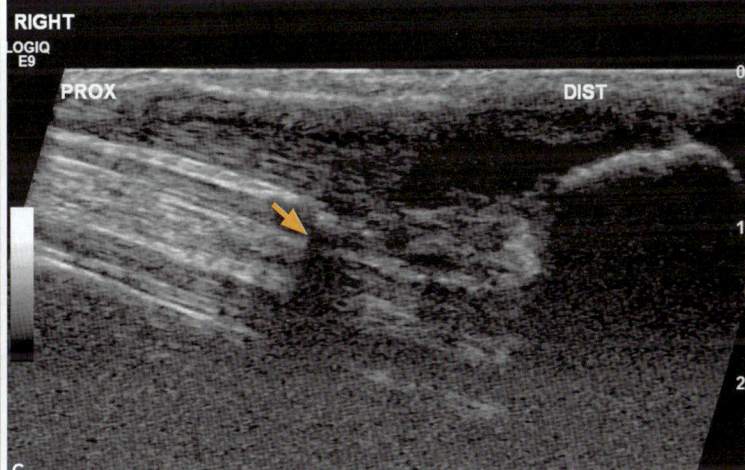

Nervios periféricos (plexo braquial y lumbosacro)

Las extremidades están inervadas por nervios que proceden del plexo braquial o lumbosacro, consistente en una red compleja de nervios interconectados formados por las ramas ventrales de los nervios raquídeos (C6-T2 y L4-S2, respectivamente). Entre las afecciones más comunes del plexo braquial y lumbosacro se incluyen neoplasia, lesiones traumáticas y, con menor frecuencia, trastornos inflamatorios.[29]

A menudo, las radiografías simples no muestran hallazgos significativos. En ocasiones, los tumores de la vaina de los nervios periféricos (TVNP) de crecimiento lento pueden provocar un aumento de tamaño del agujero intervertebral y una lesión lítica del cuerpo vertebral. La mielografía aumenta la sensibilidad para la identificación de TVNP, pero su valor se limita a casos en que el tumor afecta al canal vertebral.[30]

Para la exploración de los nervios periféricos se utilizan preferiblemente transductores de alta frecuencia lineales. En el plano longitudinal aparecen estructuras hipoecoicas lineales rodeadas por un borde hiperecoico, mientras que en el plano transversal se visualizan estructuras hipoecoicas circulares u ovaladas (**fig. 12.25**).[31-33]

La ecografía Doppler color resulta útil para diferenciar los vasos adyacentes de un nervio.[31] La técnica de exploración y la anatomía ecográfica del plexo braquial y el nervio ciático se han descrito tanto en perros como en gatos.[32-35] En perros, los TVNP del plexo braquial se han descrito como una masa fusiforme de ecogenicidad mixta o masas hipoecoicas tubulares carentes de flujo sanguíneo.[30,36] La ecografía puede utilizarse para guiar los aspirados con aguja fina o las biopsias de las lesiones. La pérdida de visualización de los segmentos distales

Fig. 12.25 Imágenes ecográficas de un nervio ciático normal en el plano longitudinal cerca del trocánter mayor en un labrador retriever de dos años que aparece como una estructura hipoecoica lineal rodeada por un borde hiperecoico (flechas).

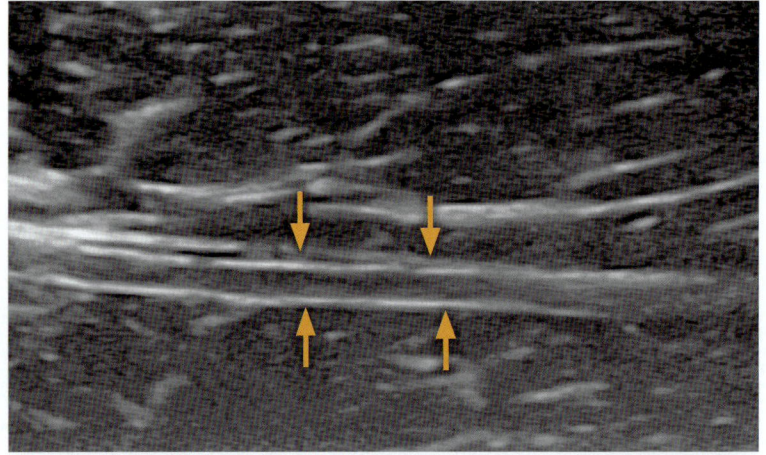

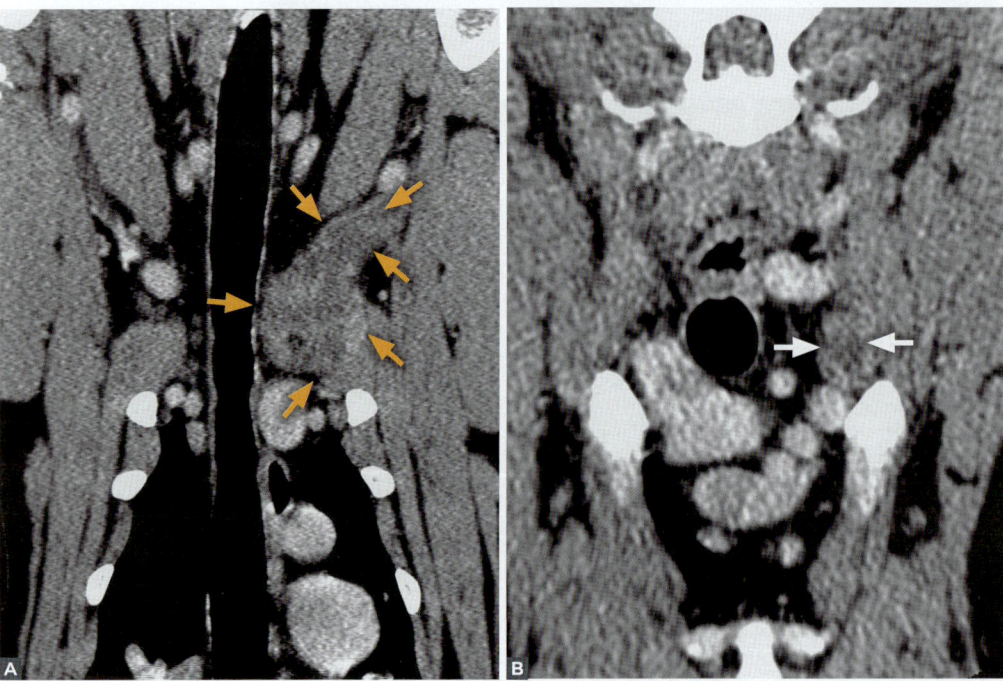

Fig. 12.26 Imágenes de TC dorsal reconstruida (**A**) y transversal (**B**) obtenidas a la altura de la unión cervicotorácica de un labrador retriever de 10 años. Puede identificarse una gran masa con realce de contraste heterogénea bien definida en la axila izquierda (flechas naranjas), con invasión en la cavidad torácica (flechas blancas). El diagnóstico histológico fue un tumor maligno de alto grado de la vaina de nervio periférico.

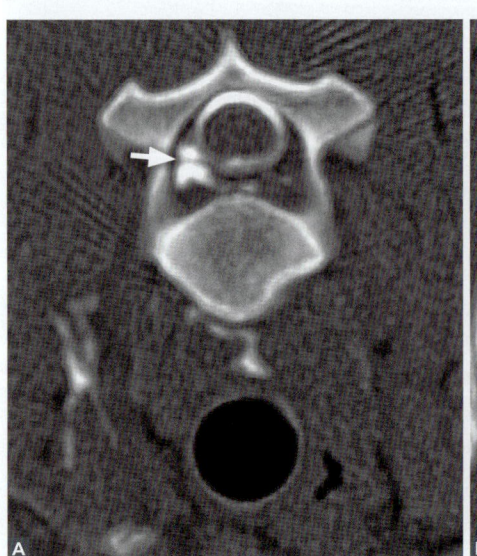

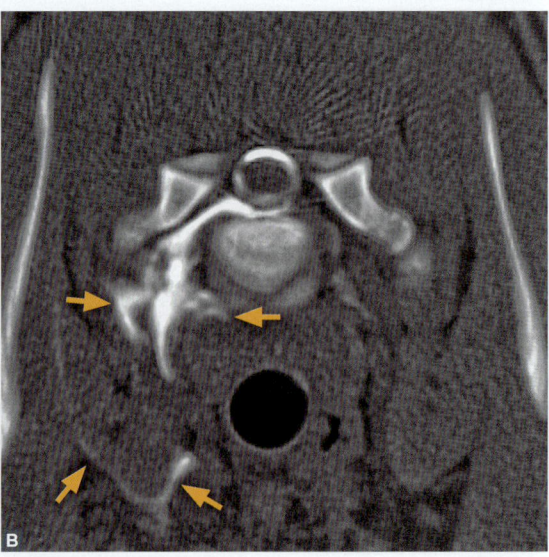

Fig. 12.27 Imágenes de TC transversales a la altura de C7-T1 de un terrier irlandés de cinco años que había sido atropellado por un automóvil, con monoplejía de la extremidad torácica derecha. (**A**) Las raíces nerviosas ventral y dorsal están ausentes y se aprecian seudoquistes asociados (flecha blanca). (**B**) Puede identificarse la filtración de medio de contraste intratecal desde el agujero intervertebral hacia los músculos paravertebrales ventrales (flechas naranjas), compatible con fuga de líquido cefalorraquídeo debido a avulsión del plexo braquial.

sugiere claramente de una posible rotura traumática de los nervios periféricos, asociada con formación de hematoma en la región axilar en la fase aguda.[31]

La TC es una herramienta diagnóstica útil para identificar y valorar plenamente la magnitud de las masas del plexo braquial y lumbosacro, incluido el lado contralateral normal como comparación. Sin embargo, los tumores pequeños o difusos podrían ser difíciles de detectar, según la existencia de una asimetría apreciable en los tejidos blandos y el realce de contraste.[37] Los hallazgos de TC de una neoplasia en el plexo braquial en perros incluyen una masa axilar bien definida, realce de contraste de la mayoría de las masas frecuentemente en forma de realce en anillo, atrofia muscular periescapular y, en algunos casos, invasión de la cavidad torácica o dorsalmente del canal vertebral (**fig. 12.26**).[38] La mielografía con TC puede utilizarse para identificar avulsiones en las raíces nerviosas, con base en la ausencia de defectos de llenado lineales radiantes de las raíces nerviosas en el espacio subaracnoideo realzado con contraste (**fig. 12.27**).[39]

La RM es la técnica de elección de estudio de imagen utilizada para investigar afecciones de los nervios periféricos debido a su excelente contraste de los tejidos blandos y resulta más sensible que la TC para detectar masas del plexo braquial o lumbosacro (**fig. 12.28**). Es útil colocar al paciente en posición corporal recta con extremidades delanteras simétricas para comparar entre el lado afectado y el sano, sobre todo cuando una

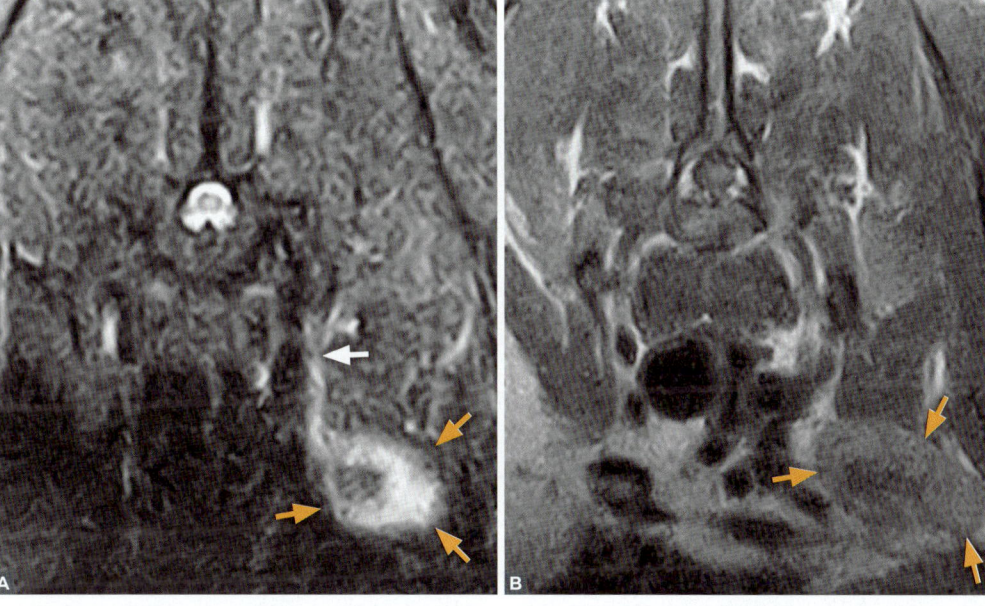

Fig. 12.28 Mismo perro que en la figura 12.26. Imágenes transversales en STIR (**A**) y en potenciación T1 (**B**) adquiridas a la altura de la axila. En la imagen STIR se identifica el engrosamiento del octavo nervio raquídeo cervical izquierdo (flecha blanca) y una masa hiperintensa (flechas naranjas) en la axila izquierda. Puede apreciarse un realce de contraste heterogéneo de la masa axilar diferenciada (flechas naranjas).

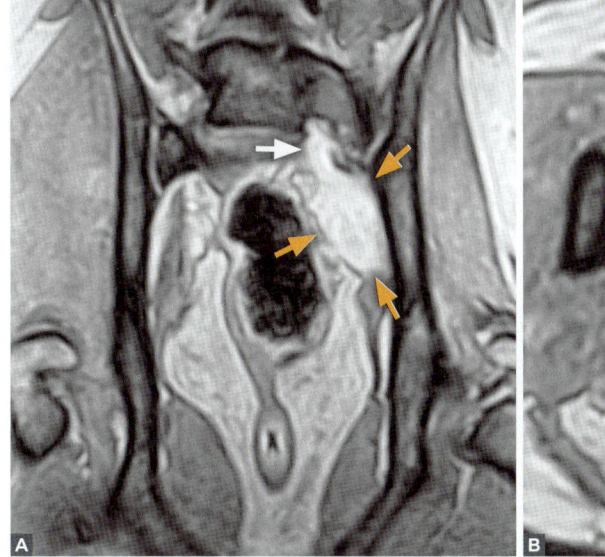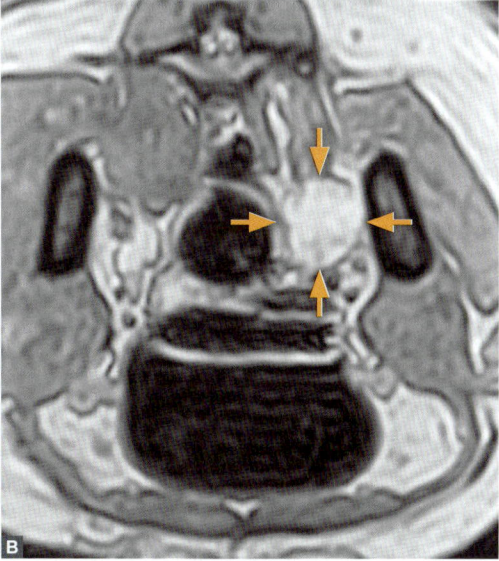

Fig. 12.29 Imágenes SST1 3D después de administrar contraste en planos dorsal (**A**) y transversal reconstruidas (**B**) de un presunto tumor de vaina nerviosa del plexo lumbosacro en un terrier de nueve años con cojera progresiva de la extremidad pélvica izquierda de cinco meses de duración. Se identifica una masa con marcado realce de contraste (flechas naranjas) en posición ventral con respecto al lado izquierdo del sacro, que sale del primer agujero sacro en sentido craneal (flecha blanca). También hay atrofia muscular pélvica en el lado izquierdo.

Fig. 12.30 Mismo perro que en la figura 12.27. Imagen STIR transversal en C7-T1 en un perro con avulsión del plexo braquial. Se observa una hiperintensidad mal definida en la región del octavo nervio raquídeo cervical y la región axilar (flechas).

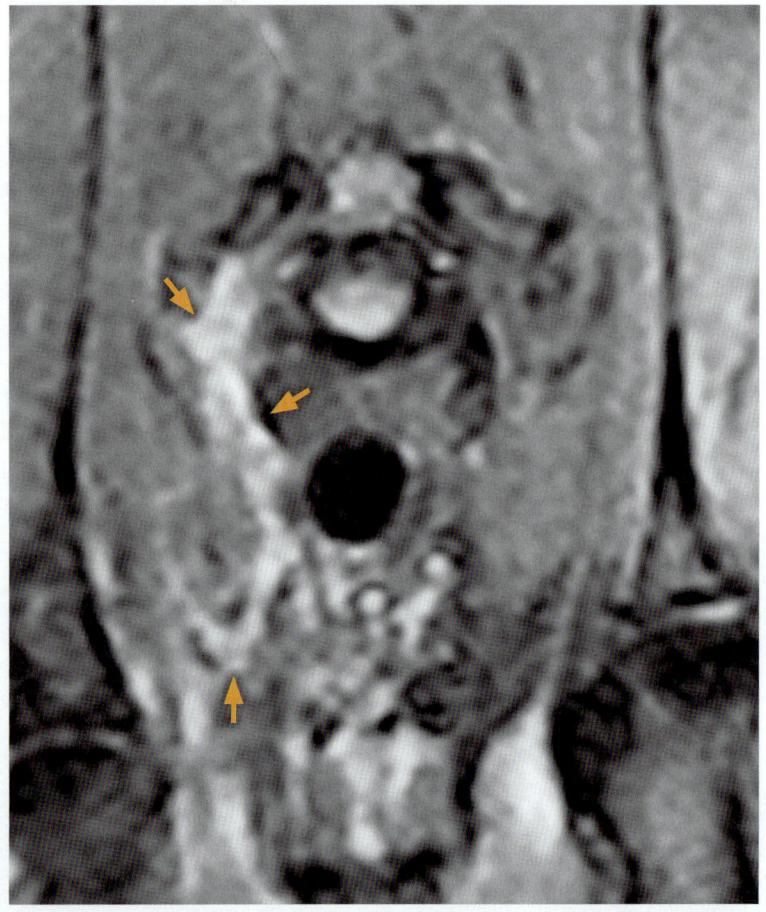

lesión es sutil. En el cribado de lesiones resulta útil empezar con una secuencia STIR con campo de visión amplio en el plano dorsal.[29,37] Entre los hallazgos de RM de los tumores del plexo braquial se incluyen un engrosamiento difuso del plexo braquial o una masa axilar diferenciada, por lo común hiperintensos en imágenes potenciadas en T2, y con realce de contraste variable y comúnmente heterogéneo. A menudo existe atrofia muscular ipsolateral con cambios en la intensidad de señal.[37]

Las características de RM de TVNP en el plexo lumbosacro son similares a las de los tumores en el plexo braquial (**fig. 12.29**). Los cambios inflamatorios de los nervios de los plexos braquial y lumbosacro son raros, normalmente con afectación de los dos lugares.[29] Los hallazgos de RM en caso de avulsión del plexo braquial incluyen señal hiperintensa irregular en el área del plexo y cerca de los agujeros en imágenes potenciadas en T2 y STIR, asociada con inflamación focal o edema secundario a un traumatismo en los tejidos blandos (**fig. 12.30**).[29] Se ha publicado el uso de inyección intratecal de medio de contraste en un perro para el diagnóstico de un desgarro dural traumático.[40]

Bibliografía

1. Gielen I, Van Caelenberg A, Van Bree H. The shoulder joint and scapula. In Kirberger R, McEvoy F, editors. BSAVA Manual of canine and feline musculoskeletal imaging 2nd edition, Gloucester, 2016, BSAVA publications, pp 171-188.

2. Long C, Nyland T. Ultrasonographic evaluation of the canine shoulder. *Vet Radiol Ultrasound* 40:372- 379, 1999.

3. Kramer M, Gerwing M, Sheppard C, Schimke E. Ultrasonography for the diagnosis of diseases of the tendon and tendon sheath of the biceps brachii muscle. *Vet Surg* 30:64-71, 2001.

4. D'Anjou M, Blond L. Musculoskeletal system. In Penninck D, D'Anjou M, editors. Atlas of Small animal Ultrasonography 2nd edition. Ames, Wiley Blackwell, 2015, pp 495-544.

5. Maddox T, May C, Keeley B, McConnell F. Comparison between shoulder computed tomography and clinical finding in 89 dogs presented for thoracic limb lameness. *Vet Radiol Ultrasound* 54: 358-364, 2013.

6. Eivers C, Corzo-Menéndez N, Austwick S, Thomson D, Gibson S, Handel I, Schwarz T. Computed tomographic arthrography is a useful adjunct to survey computed tomography and arthroscopic evaluation of the canine shoulder joint. *Vet Radiol Ultrasound* 59: 535-544, 2018.

7. Sage J, Gavin P. Musculoskeletal MRI. *Vet Clin North Am Small Anim Pract* 46:421-451, 2016.

8. Zalcman A, Cook C, Mai W. General features and optimized techniques for the musculoskeletal system. In Mai W, editor. Diagnostic MRI in dogs and cats. Boca Raton, FL, CRC Press, 2018, pp 130- 152.

9. Zalcman A, Cook C, Mai W. MRI of musculoskeletal diseases. In Mai W, editor. Diagnostic MRI in dogs and cats. Boca Raton, FL, CRC Press, 2018, pp 643-684.

10. Canapp SO, Canapp DA, Carr BJ, Cox C, Barrett JG. Supraspinatus tendinopathy in 327 dogs: a retrospective study. *Veterinary Evidence* 1, 2016.

11. Laitinen OM, Flo GL. Mineralization of the supraspinatus tendon in dogs: a long-term follow-up. *J Am Anim Hosp Assoc* 36:262-267, 2000.

12. Muir P, Johnson K. Supraspinatus and biceps brachii tendinopathy in dogs. *J Small Anim Pract* 35:239-243, 1994.

13. Lassaigne CC, Boyer C, Sautier L, Taeymans O. Ultrasound of the normal canine supraspinatus tendon: comparison with gross anatomy and histology. *Vet Rec* 186:e14-e14, 2020.

14. Mistieri MLA, Wigger A, Canola JC, Filho JG, Kramer M. Ultrasonographic evaluation of canine supraspinatus calcifying tendinosis. *J Am Anim Hosp Assoc* 48:405-410, 2012.

15. Pownder SL, Caserto BG, Hayashi K, Norman ML, Potter HG, Koff MF. Magnetic resonance imaging and histologic features of the supraspinatus tendon in nonlame dogs. *Am J Vet Res* 79:836-844, 2018.

16. McKee W.M, Macias C. Scurell E.J. Ossification of the infraspinatus tendon-bursa in 13 dogs. *Vet Rec* 161:846-852, 2007.

17. Mikkelsen MA, Ottesen N. CT findings in a dog with subacute myopathy and later fibrotic contracture of the infraspinatus muscle. *Vet Radiol Ultrasound* 62:E11-E15, 2021.

18. Orellana-James N, Ginja M, Regueiro M, Oliveira P, Gama A, Rodriguez-Altonaga J, et al. Sub-acute and chronic MRI findings in bilateral canine fibrotic contracture of the infraspinatus muscle. *J Small Anim Pract* 54:428-431, 2013.

19. Comerford E. The stifle joint. In Kirberger R, McEvoy F, editors. BSAVA Manual of canine and feline musculoskeletal imaging 2nd edition. Gloucester, BSAVA publications, 2016, pp 171-188.

20. Van der Vekens E, De Bakker E, Bogaerts E, Broeckx B, Ducatelle R, Kromhout K, Saunders J. High-frequency ultrasound, computed tomography and computed tomography arthrography of the cranial cruciate ligament, menisci and cranial meniscotibial ligaments in 10 radiographically normal canine cadaver stifles. *BMC Vet Res* 2019 15:146.

21. Marino D, Loughin C. Diagnostic imaging of the canine stifle: A review. *Vet Surg* 39:284-295, 2010.

22. Gnudi G, Bertonia G. Echographic examination of the stifle joint affected by cranial cruciate ligament rupture in the dog. *Vet Radiol Ultrasound* 42:266-270, 2001.

23. Samii V. Joints. In Schwarz T, Saunders J, editors. Veterinary Computed Tomography. Ames, IA, Wiley-Blackwell, 2011, pp 414-417.

24. Samii V, Dyce J, Pozzi A, Drost T, Mattoon J, Green E, Kowaleski M, Lehman A. Computed tomographic arthrography of the stifle for detection of cranial and caudal cruciate ligament and meniscal tears in dogs. *Vet Radiol Ultrasound* 50:144-150, 2009.

25. Barrett E, Barr F, Owen M, Bradley K. A retrospective study of the MRI findings in 18 dogs with stifle injuries. *J Small Anim Pract* 50:448-455, 2009.

26. Lin M, Glass EN, Kent M. Utility of MRI for evaluation of a common calcaneal tendon rupture in a dog: case report. *Front Vet Sci* 7:602, 2020.

27. Corr S, Draffan D, Kulendra E, Carmichael S, Brodbelt D. Retrospective study of Achilles mechanism disruption in 45 dogs. *Vet Rec* 167:407-411, 2010.

28. Gamble LJ, Canapp DA, Canapp SO. Evaluation of Achilles tendon injuries with findings from diagnostic musculoskeletal ultrasound in canines-43 cases. *Veterinary Evidence* 2, 2017.

29. Mai W. MRI of the brachial and lumbosacral plexus. In Mai W, editor. Diagnostic MRI in dogs and cats. Boca Raton, FL, CRC Press, 2018, pp 603-617.

30. Platt S, Graham J, Chrisman C, Collins K, Chandra S, Sirninger J, Newell S. Magnetic resonance imaging and ultrasonography in the diagnosis of a malignant peripheral nerves sheath tumor in a dog. *Vet Radiol Ultrasound* 40:367-371, 1999.

31. Hudson J, D'Anjou M., Spine and peripheral nerves. In Penninck D, D'Anjou M, editors. Atlas of Small animal Ultrasonography 2nd edition, Ames, IA, Wiley Blackwell, 2015, pp 545-562.

32. Guilherme S, Benigni L. Ultrasonographic anatomy of the brachial plexus and major nerves of the canine thoracic limb. *Vet Radiol Ultrasound* 49:577-583, 2008.

33. Anson A, Gil F, Laredo F, Soler M, Belda M, Ayala M, Agut A. Correlative ultrasound anatomy of the feline brachial plexus and major nerves of the thoracic limb. *Vet Radiol Ultrasound* 54:185-193, 2013.

34. Benigni L, Corr A, Lamb C. Ultrasonographic assessment of the canine sciatic nerve. *Vet Radiol Ultrasound* 48:428-433, 2006.

35. Haro P, Gil F, Laredo F, Ayala M, Belda F, Soler M, Agut A. Ultrasonographic study of the feline sciatic nerve. *J Feline Med Surg* 13:259-265, 2011.

36. Rose S, Long C, Knipe M, Hornof B. Ultrasonographic evaluation of brachial plexus tumors in five dogs. *Vet Radiol Ultrasound* 46:514-517, 2005.

37. Kraft S, Ehrhart E, Gall D, Klopp L, Gavin P, Tucker R, Bagley R, Kippenes H, DeHaan C, Pedroia V, Partington B, Olby N. Magnetic resonance imaging characteristics of peripheral nerve sheath tumors of the canine brachial plexus in 18 dogs. *Vet Radiol Ultrasound* 48:1-7, 2007.

38. Rudich S, Feeney D, Anderson K, Walter P. Computed tomography of masses of the brachial plexus and contributing nerve roots in dogs. *Vet Radiol Ultrasound* 45:46-50, 2004.

39. Forterre F, Gutmannsbauer B, Schmahl W, Matis U. CT myelography for diagnosis of brachial plexus avulsion small animals. *Tierarztl Prax Ausg Kleintiere Heimtiere* 26:322-329, 1998.

40. Munoz A, Mateo I, Lorenzo V, Martinez J. Imaging diagnosis: traumatic dural tear diagnosed using intrathecal gadopentate dimeglumine. *Vet Radiol Ultrasound* 50:502-505, 2009.

CAPÍTULO 13

Enfermedades del cráneo

Federico R. Vilaplana Grosso y Robson F. Giglio

PUNTOS CLAVE

■ La radiografía es adecuada para la exploración general de la cabeza, especialmente de las estructuras óseas y aireadas como la nariz, los senos y las bullas timpánicas.

■ La tomografía computarizada (TC) supera a las radiografías en el examen de las estructuras óseas y tiene bastante sensibilidad para evaluar los tejidos blandos con contraste intravenoso.

■ La resonancia magnética (RM) constituye la modalidad de imagen de elección para examinar el sistema nervioso central y es la mejor para evaluar los tejidos blandos.

■ El traumatismo craneoencefálico puede evaluarse mediante radiografía y TC, aunque puede ser necesaria la RM para evaluar las lesiones intracraneales.

La radiografía ha sido tradicionalmente la técnica de diagnóstico por imagen de primera línea en la medicina veterinaria para examinar el cráneo. Su disponibilidad, su bajo coste y la rapidez en la adquisición de las imágenes la hacen recomendable para una evaluación general de la cabeza, especialmente de las estructuras óseas y aireadas como la nariz, los senos y las bullas timpánicas. No obstante, la cabeza es una región anatómica compleja y su exploración radiológica resulta difícil desde un punto de vista técnico, por lo que ha de adaptarse al área concreta de interés.

Si se dispone de ellas, se prefiere la tomografía computarizada (TC) y la resonancia magnética (RM). La TC es excelente para la evaluación de las estructuras óseas, y carece del problema de la superposición de estructuras que presenta la radiografía. Además, la TC es preferible para explorar las estructuras aireadas de la cabeza y es bastante útil para el estudio de los tejidos blandos. Finalmente, la TC es la modalidad idónea para la planificación quirúrgica y de radioterapia, sobre todo con reconstrucciones tridimensionales (3D) y multiplanares.

Para la exploración del sistema nervioso central, la modalidad de elección es la RM, ya que tiene mayor resolución de contraste de los tejidos blandos a la vez que carece de superposición de estructuras. Con ambas modalidades es posible administrar contraste intravenoso como ayuda para evaluar las lesiones en los tejidos blandos y la vascularización de los tejidos.

Otras técnicas de diagnóstico por imagen que pueden utilizarse para la exploración de la cabeza son la ecografía y la gammagrafía, si bien estas modalidades se utilizan con mucha menor frecuencia. Algunas de las estructuras de la cabeza que es posible evaluar con la ecografía son los ojos, el espacio retroorbitario, las glándulas salivales, los ganglios linfáticos, la lengua, las estructuras retrofaríngeas, las tumefacciones de los tejidos blandos y, con menor frecuencia, las articulaciones temporomandibulares (ATM) y los oídos. La gammagrafía se utiliza raramente para estudiar las enfermedades del cráneo.

Indicaciones

- Traumatismo craneoencefálico.
- Anomalías congénitas en la cabeza.
- Dolor en la región cefálica.
- Deformidades o tumefacción de la cabeza.
- Epistaxis y secreción nasal.
- Signos referentes a enfermedad nasal o nasofaríngea.
- Exoftalmos y enfermedad retrobulbar.

- Enfermedad del oído.
- Disfagia oral.
- Enfermedad temporomandibular.
- Enfermedad dental.
- Enfermedad metabólica que afecta a la cabeza.
- Déficits en los nervios craneales y neurolocalización en el neurocráneo.
- Exploración posquirúrgica.

Trastornos

Periodontitis

La periodontitis es una forma de enfermedad periodontal, con una presentación más grave que incluye inflamación del ligamento periodontal y el hueso alveolar. En las radiografías, la lámina dura se aprecia como una fina línea de opacidad mineral que forma la pared de la cuenca alveolar y es paralela a la raíz del diente. El ligamento periodontal aparece como una fina banda radiotransparente entre la lámina dura y la raíz del diente y se fija a este y a dicha lámina dura.

Para evaluar una periodontitis, las modalidades de diagnóstico por imagen de elección son la radiografía y la TC. La radiografía dental está altamente recomendada para valorar la enfermedad periodontal. Aporta una calidad de la imagen y una resolución excelentes, aunque se requiere un equipo especial y un buen conocimiento de la técnica. La radiografía estándar puede utilizarse también para valorar la periodontitis con vistas laterales oblicuas con la boca abierta de los maxilares superior e inferior (es decir, izquierda-20°a 30°dorsal-derecha-ventral o derecha-20°a 30°ventral-izquierda-dorsal). Además, pueden obtenerse vistas intraorales de la zona rostral de las arcadas dentarias superior e inferior.

La pérdida de hueso asociada con la periodontitis se presenta en dos patrones: vertical y horizontal. La pérdida de hueso vertical se observa como un ensanchamiento del espacio del ligamento periodontal que avanza en paralelo a la raíz del diente. Por su parte, la pérdida de hueso horizontal sucede en paralelo al margen alveolar y es el patrón más habitual en perros y gatos.[1]

En las radiografías, la periodontitis se observa como un ensanchamiento del espacio radiotransparente del ligamento periodontal con un patrón vertical y/u horizontal y un adelgazamiento o incluso pérdida de la lámina dura asociados (**fig. 13.1**). Los márgenes de la región radiotransparente que rodea a la raíz del diente pueden estar bien o mal definidos, lo que indica una lesión con menor o mayor actividad, respectivamente. En casos crónicos, el hueso alveolar circundante puede volverse esclerótico. La raíz del diente puede adquirir una forma irregular por la presencia de regiones de lisis. En casos de enfermedad avanzada puede aparecer mayor radiotransparencia periapical alrededor de la punta de la raíz del diente afectada, que representa la formación de un absceso periapical (**fig. 13.2**). Los cuartos premolares superiores son los más afectados, en general, por esta formación de abscesos periapicales. En casos de periodontitis grave o formación de abscesos periapicales puede observarse una reacción perióstica irregular y mal definida que indica osteomielitis adyacente.

En los gatos, las lesiones de resorción odontoclástica felina (FORL, por sus siglas en inglés *feline odontoclastic resorptive lesions*) constituyen la enfermedad dental más frecuente.[2] Estas lesiones se inician al principio en el ligamento periodontal y en el cemento por debajo del margen gingival (**fig. 13.3**). Una secuela frecuente de las FORL es la fractura del diente con pérdida de la corona dental y retención de las raíces. La TC supera a la radiografía al eliminar la superposición las imágenes, aunque las radiografías tienen mayor resolución espacial (**fig. 13.4**). Un estudio reciente que comparaba la radiografía intraoral y la TC para detectar signos radiológicos de periodontitis y enfermedad endodóntica en perros mostró que existe un alto grado de concordancia entre técnicas y entre observadores.[3] Para el diagnóstico de enfermedades dentales en perros y gatos también puede utilizarse TC de haz cónico.

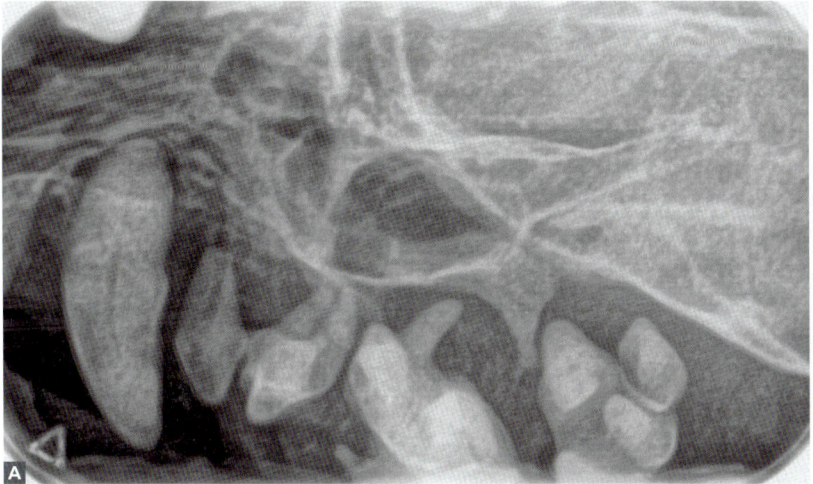

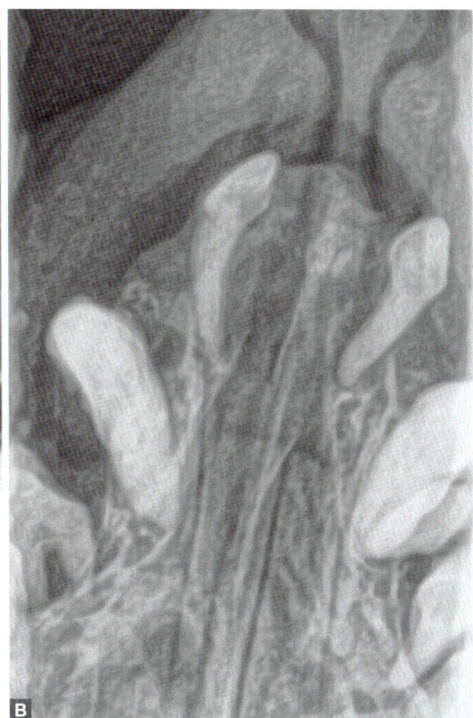

Fig. 13.1 Radiografías dentales intraorales oblicua lateral (**A**) y dorsoventral (**B**) de una hembra castrada yorkshire terrier de 10 años con periodontitis grave. (**A**) Existe un marcado ensanchamiento radiotransparente del espacio del ligamento periodontal con pérdida de la lámina dura de todos los dientes premolares superiores. (**B**) Se aprecia un ensanchamiento moderado e irregular del espacio del ligamento periodontal con pérdida de la lámina dura del canino superior derecho, los premolares y el incisivo izquierdo restante. Faltan varios incisivos. Las imágenes han sido cedidas por la Dra. Amy Stone, Universidad de Florida, Colegio de Medicina Veterinaria.

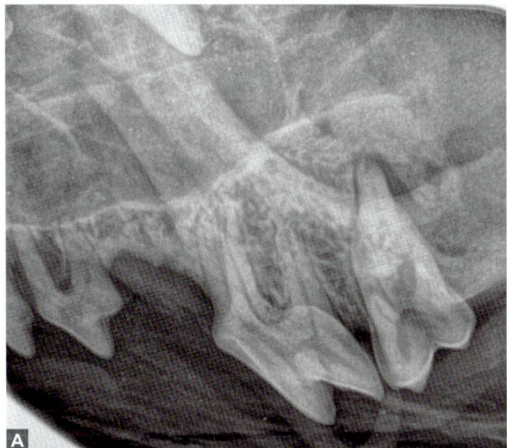

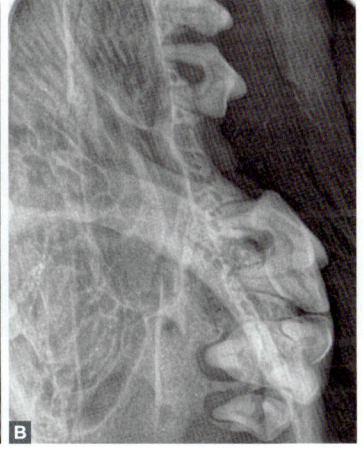

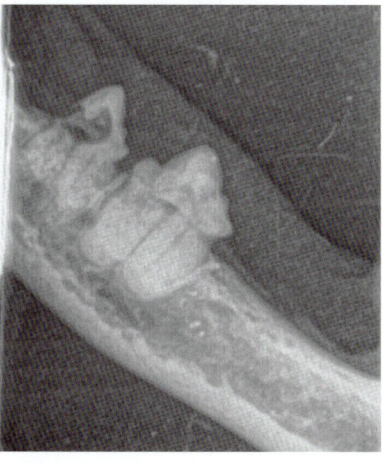

Fig. 13.2 Radiografías dentales intraorales oblicua lateral (**A**) y dorsoventral (**B**) de un macho castrado de yorkshire terrier de siete años con abscesos periapicales de las raíces dentarias de los molares superiores izquierdos primero y segundo. Se observa una gran transparencia periapical alrededor de las raíces de los molares superiores primero y segundo. El tercer premolar superior está ausente. Las imágenes han sido cedidas por la Dra. Amy Stone, Universidad de Florida, Colegio de Medicina Veterinaria.

Fig. 13.3 Radiografía dental intraoral lateral de una gata doméstica de pelo corto castrada de 18 años con lesiones de resorción odontoclástica felina. Existe una gran región de resorción de la corona dental del segundo premolar inferior. La imagen ha sido cedida por la Dra. Amy Stone, Universidad de Florida, Colegio de Medicina Veterinaria.

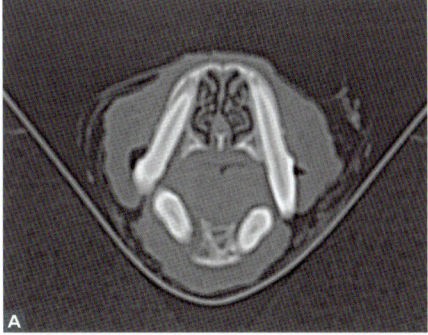

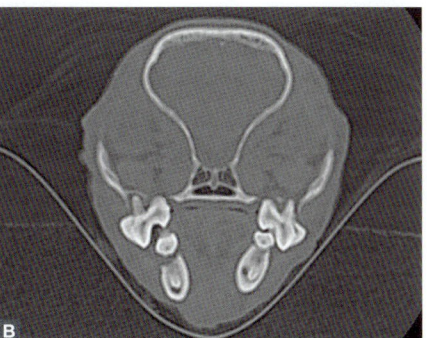

Fig. 13.4 Imágenes de TC transversales antes de contraste con algoritmo óseo de un perro macho mestizo castrado de 10 años con periodontitis grave. (**A**) Se aprecia de moderada a marcada lisis del hueso alveolar en torno a la raíz del canino inferior derecho. (**B**) Existe una marcada lisis del hueso alveolar alrededor de las raíces de los dos primeros molares superiores, con lesión lítica completa de los huesos maxilares, y entre las raíces dentales del primer molar superior derecho. También se observa una gran cantidad de sarro dental alrededor de la cara bucal de los dos primeros molares superiores.

Neoplasia oral

Las neoplasias orales suponen aproximadamente el 6 % de los cánceres caninos y el 3 % de los felinos. Los tipos más habituales de neoplasias malignas orales en perros son el fibrosarcoma, el carcinoma de células escamosas (CCE) y el melanoma maligno. El fibrosarcoma oral en perros afecta muy a menudo a razas grandes (especialmente, golden retriever), tanto a la mandíbula como al maxilar, con predilección por el paladar. El CCE oral muestra predilección por la zona rostral de la mandíbula en el perro. En las radiografías se ha observado afectación del hueso en aproximadamente el 82 % del CCE oral y en el 70 % de los fibrosarcomas orales[4] (**fig. 13.5**). El CCE oral canino raras veces presenta metástasis regionales o distantes. Sin embargo, los melanomas malignos orales pueden producirse en perros de razas grandes y pequeñas y, en general, metastatizan en los ganglios linfáticos regionales y en los pulmones. El CCE oral y el melanoma maligno en perros suelen presentarse en las radiografías como lesiones líticas expansivas. El fibrosarcoma oral suele aparecer en las radiografías como una lesión predominantemente lítica, aunque puede mostrar también componentes de proliferación ósea. En los gatos, el tipo de neoplasia más común es el CCE,[5] que se origina en las encías y en la mucosa del maxilar, la mandíbula, la lengua, el labio, el área

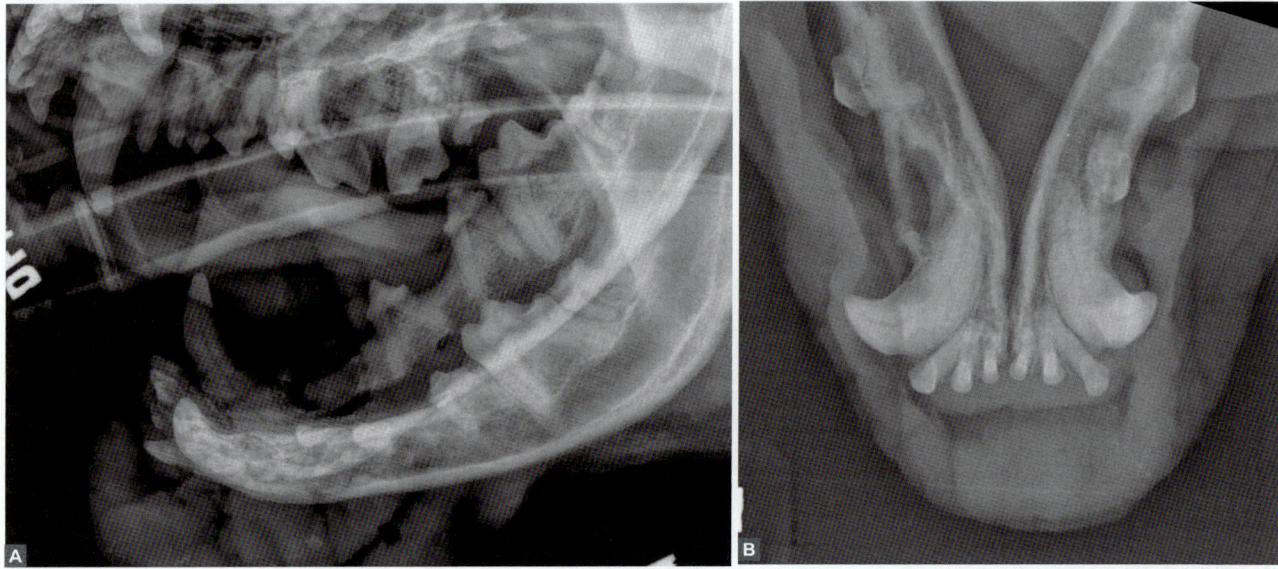

Fig. 13.5 Radiografías izquierda-20°a 30°dorsal-derecha-ventral oblicua (**A**) y ventrodorsal mandibular intraoral (**B**) de un bóxer macho no castrado de 12 años con un carcinoma de células escamosas mandibular. Existe un área bien definida con márgenes lisos de osteólisis geográfica a la altura del primer premolar inferior derecho, que está ausente.

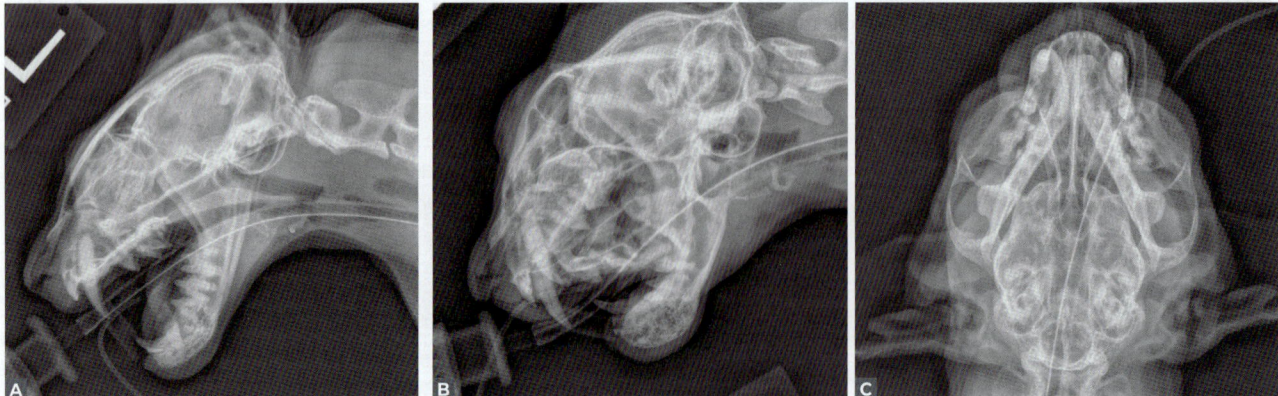

Fig. 13.6 Radiografías lateral (**A**), izquierda-20°a 30°dorsal-derecha-ventral oblicua (**B**) y dorsoventral (**C**) de un gato doméstico macho de pelo corto castrado de nueve años con un carcinoma de células escamosas mandibular izquierdo. Alrededor de la zona rostral de la hemimandíbula izquierda existe una masa expansiva heterogénea, con márgenes lisos, osteolítica y osteoproliferativa mixta. La cortical mandibular rostral en esta localización aparece con pérdida de grosor y mal definida. Los incisivos segundo y tercero y el canino inferior izquierdo están ausentes. Se observa un engrosamiento de los tejidos blandos alrededor de la lesión ósea.

sublingual, el paladar blando o la región de las amígdalas. El CCE oral supone aproximadamente el 60-70 % de las neoplasias orales malignas felinas. En contraste con los perros, los gatos con CCE oral tienen un peor pronóstico y responden menos a la radioterapia. El cáncer epidermoide felino tiene un aspecto primario lítico y causa expansión (**fig. 13.6**). Otras neoplasias orales felinas menos frecuentes son los fibrosarcomas. En gatos, las características de TC habituales de un CCE oral comprenden localizaciones sublingual y maxilar, un marcado realce de contraste heterogéneo y osteólisis[6] (**fig. 13.7**).

Los signos radiológicos asociados con neoplasias orales malignas generalmente tienen un aspecto agresivo con lesiones expansivas osteolíticas y/u osteoproliferativas, con afectación del hueso cortical y medular, presencia de efecto de masa, aumento en la opacidad de los tejidos blandos, erosión de la raíz dental y desplazamiento o pérdida de dientes.

La radiografía es poco precisa para determinar la extensión exacta del tumor. Para este fin son preferibles la TC y la RM, ya que permiten una evaluación más precisa de la extensión de la lesión tumoral y ayudan a discernir los componentes óseos y de tejido blando de la misma (**fig. 13.8**). Para neoplasias orales con cambios óseos mínimos puede preferirse la RM, ya que permite evaluar la médula ósea y es más adecuada para la evaluación de los tejidos blandos.

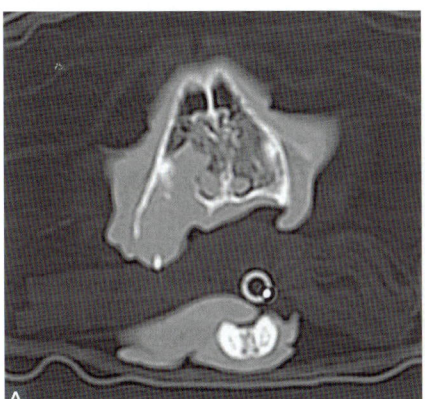
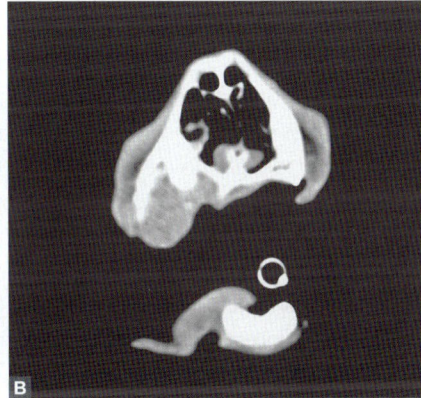
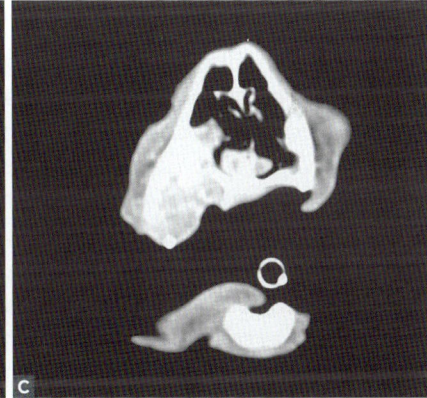

Fig. 13.7 Imágenes de TC transversales con algoritmo de hueso (**A**) y de tejidos blandos, (**B**) antes y (**C**) después del contraste, de un gato doméstico macho de pelo medio castrado de 21 años con un carcinoma de células escamosas maxilar derecho. A la altura del canino superior derecho existe una masa expansiva, con atenuación de tejido blando homogénea y realce de contraste heterogéneo que provoca una extensa lesión lítica regional y expansión del hueso maxilar. Existe una lesión lítica focal del maxilar, con invasión ventral del conducto nasal derecho. Se observa engrosamiento focal de los tejidos blandos orales que recubren el paladar duro.

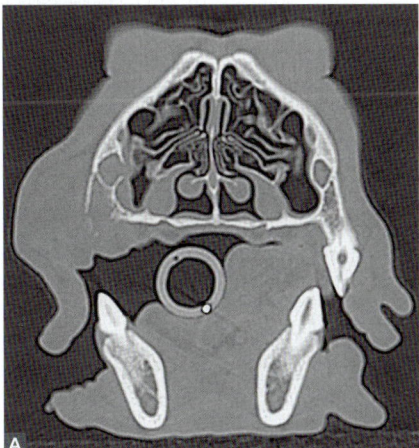
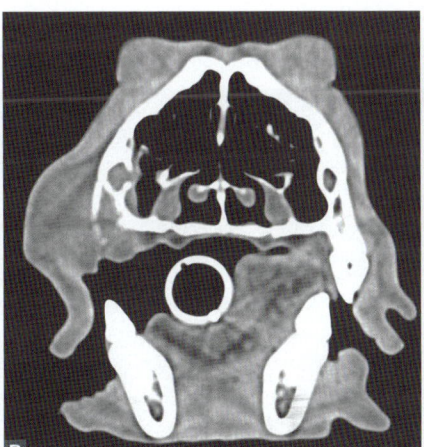
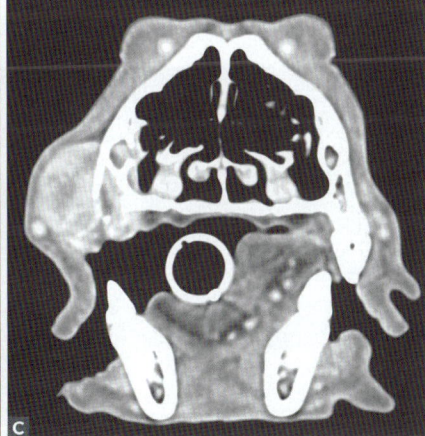

Fig. 13.8 Imágenes de TC transversales con algoritmo de hueso (**A**) y de tejidos blandos, (**B**) antes y (**C**) después de contraste, de un mestizo de labrador retriever macho castrado de un año con un rabdomiosarcoma maxilar. Centrada sobre la cara caudal del hueso maxilar derecho, a la altura del cuarto premolar superior, existe una masa bien definida, redondeada y con márgenes lisos lateralmente. La masa muestra atenuación de tejido blando homogénea y un marcado realce poscontraste. A la altura de la masa existe una extensa lesión lítica regional del hueso maxilar y ausencia del cuarto premolar superior. La masa también se extiende al conducto infraorbitario y provoca el ensanchamiento y una leve lesión lítica focal de la cara lateral del conducto infraorbitario, que da lugar a una comunicación con la cavidad nasal. Además, una pequeña parte de esta masa se extiende en la periferia ventral derecha del receso maxilar derecho.

Neoplasia nasal primaria

Los tumores de la cavidad nasal en perros y gatos suponen aproximadamente el 1-2 % de las neoplasias. Los tipos más frecuentes de neoplasias nasales caninas son epiteliales, como el adenocarcinoma, el carcinoma indiferenciado y el CCE, o mesenquimatosos, como el condrosarcoma y el osteosarcoma. Los tumores neuroendocrinos (p. ej., estesioneuroblastoma) que aparecen en la cavidad nasal se suelen originar en o cerca de la placa cribiforme, y se extienden después hacia las cavidades nasal y craneal. En perros, las neoplasias epiteliales suponen aproximadamente dos tercios de los tumores nasales, y las mesenquimatosas en torno a un tercio de los mismos. La neoplasia nasal canina es frecuente en perros de edad avanzada, medianos o grandes, mesocéfalos o dolicocéfalos. En los gatos, los linfomas y las neoplasias epiteliales, como el adenocarcinoma y el carcinoma de células escamosas, son los tipos de tumores más frecuentes. La mayor parte de los tumores nasales son unilaterales, se originan habitualmente en el tercio medio o caudal de la cavidad nasal, y causan invasión local con posible metástasis regional y, con menor frecuencia, metástasis a distancia. El linfoma nasal felino puede ser bilateral y a menudo está centrado en el meato nasal ventral y en la nasofaringe.

Las proyecciones radiográficas más valiosas para evaluar la enfermedad nasal son la dorsoventral (DV) intraoral y la ventrodorsal (VD) con boca abierta. Ambas facilitan una evaluación detallada de la cavidad nasal sin superposición de la mandíbula. Los signos radiológicos asociados con las neoplasias nasales son destrucción de los cornetes nasales, aumento de la opacidad de los tejidos blandos en la cavidad nasal (que representa tejido tumoral y/o secreciones acumuladas o hemorragia), una masa de tejidos blandos diferenciada, erosión o destrucción del vómer, lesión lítica que afecta a los huesos faciales adyacentes a la cavidad nasal y aumento en la opacidad de los tejidos blandos dentro de los senos frontales (p. ej., secundario a la obstrucción del drenaje o la extensión tumoral) (**fig. 13.9**). Algunos de estos signos radiológicos también se observan en la rinitis; sin embargo, una opacificación completa de la cavidad nasal (unilateral > bilateral), la destrucción de los cornetes nasales, la destrucción del vómer y/o los huesos faciales y el efecto de masa son más indicativos de neoplasia nasal.[7] En gatos, el linfoma nasal puede presentarse en las radiografías como una masa de tejidos blandos o un incremento en la opacidad de los tejidos blandos que afecta a las dos cavidades nasales. La TC y la RM son modalidades de imagen excelentes para diagnosticar una neoplasia nasal. La TC puede detectar cambios sutiles osteolíticos y osteoproliferativos y evaluar la integridad de la placa cribiforme, y se utiliza en la planificación de la radioterapia. En comparación con la TC, la RM es más sensible a la hora de determinar la extensión intracraneal de una neoplasia nasal (**fig. 13.10**).

En perros, los hallazgos de la TC que se han relacionado con la neoplasia nasal incluyen la destrucción de los cornetes y etmoturbinados, así como de los huesos que rodean a las cavidades nasales, presencia de tejido blando anómalo en el espacio retrobulbar, hiperostosis de la zona lateral del maxilar y áreas de aumento en la atenuación dentro de tejidos blandos anómalos[8] (**fig. 13.11**).

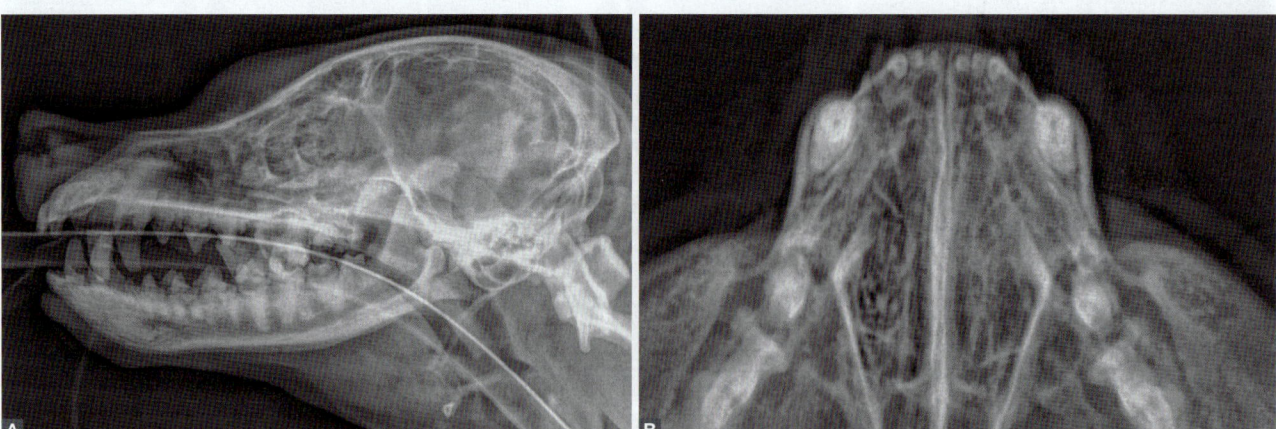

Fig. 13.9 Radiografía lateral de un Jack Russel terrier macho castrado de 11 años con un carcinoma nasal unilateral (**A**) y radiografía ventrodorsal colimada con boca abierta de un gato doméstico de pelo corto de 15 años con un carcinoma nasal unilateral (**B**). (**A**) Existe una tumefacción focal de los tejidos blandos dorsal a la zona caudal de la cavidad nasal con proliferación perióstica asociada irregular, mal definida y discontinua. (**B**) Se aprecia un incremento focal en la opacidad de tejido blando en los dos tercios rostrales de la cavidad nasal izquierda con ligera destrucción de los cornetes nasales.

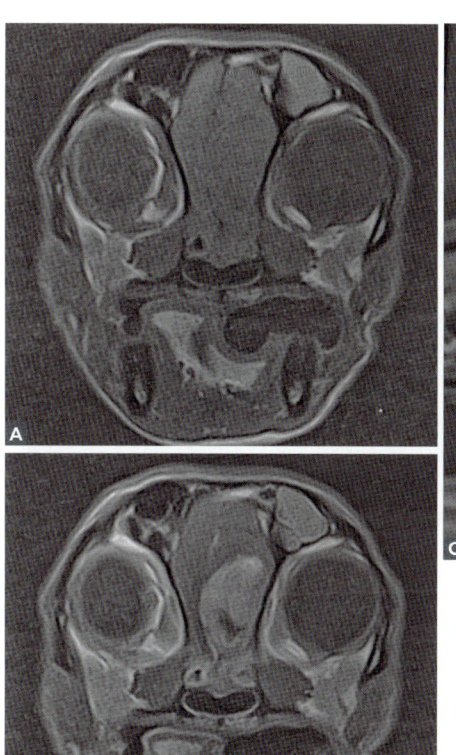

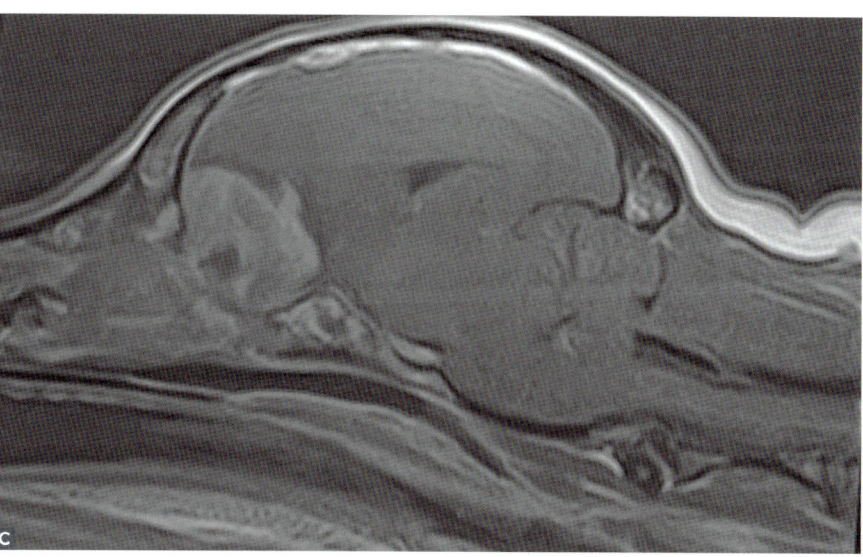

Fig. 13.10 Imágenes de RM transversal antes (**A**) y después de contraste (**B**) potenciadas en T1 y sagital después de contraste potenciada en T1 (**C**) de una hembra de 10 años castrada de schnauzer miniatura con un carcinoma nasal indiferenciado con extensión intracraneal. Con centro en la cavidad nasal caudal, principalmente a la izquierda de la línea media, existe una gran masa bien definida, ligeramente lobulada de isointensa a ligeramente hipointensa y heterogénea en T1, con un marcado realce heterogéneo poscontraste. La masa se extiende hacia la fosa craneal, oblitera el bulbo olfatorio izquierdo y provoca una acusada compresión del lóbulo frontal izquierdo, así como un ligero desplazamiento hacia la derecha de la hoz del cerebro desde la línea media rostralmente. El seno frontal izquierdo contiene una gran cantidad de material hiperintenso en T1, y la mucosa muestra un realce moderado con el contraste, compatible con sinusitis obstructiva.

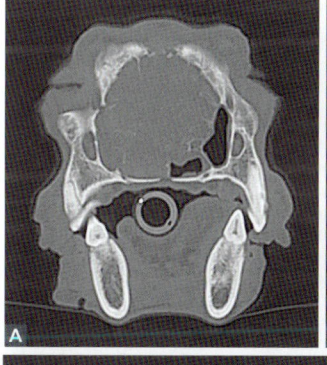
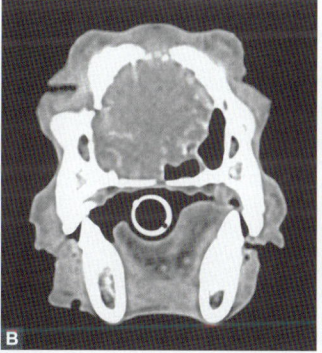
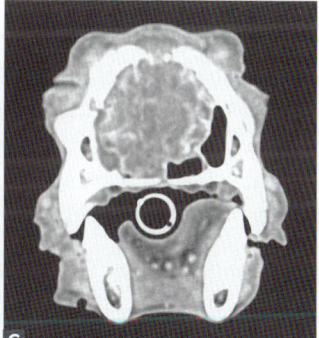
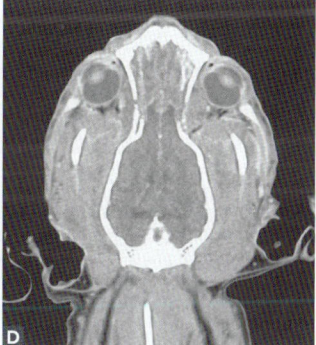

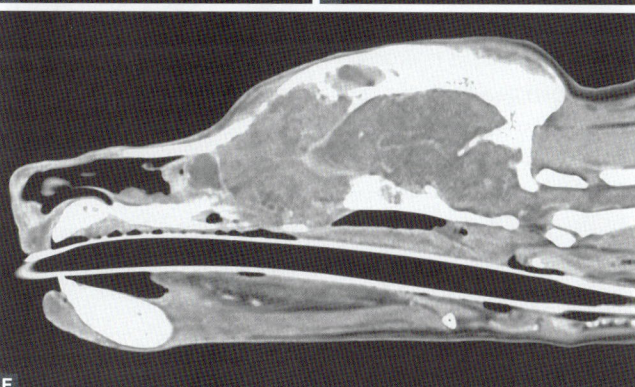

Fig. 13.11 Imágenes de TC transversales con un algoritmo de hueso (**A**) y de tejidos blandos, (**B**) antes y (**C**) después de contraste, y reconstrucciones multiplanares después de contraste dorsal (**D**) y sagital (**E**) con un algoritmo de tejidos blandos de un perro mestizo macho castrado de 10 años con un carcinoma nasal. A lo largo de la cavidad nasal derecha, extendiéndose hacia la porción caudal de la cavidad nasal izquierda y en los senos frontales derecho e izquierdo existe una masa lobulada con atenuación de tejido blando heterogéneo y realce de contraste heterogéneo. Se aprecia una osteólisis marcada de los cornetes y etmoturbinados nasales, la placa cribiforme, la porción ventral de los huesos frontales izquierdo y derecho, el hueso maxilar, el hueso palatino y el receso maxilar derecho. Puede verse una extensión intracraneal de la neoplasia nasal que se evalúa mejor en las reconstrucciones multiplanares dorsal y sagital.

Rinitis y sinusitis fúngicas

Las infecciones fúngicas de la cavidad nasal son relativamente infrecuentes en perros y gatos, aunque más comunes en los primeros. La etiología más habitual en perros es *Aspergillus* spp., en especial *Aspergillus fumigatus*, mientras que en los gatos predomina *Cryptococcus neoformans*. La rinitis fúngica no es siempre una enfermedad primaria, y podría aparecer de forma secundaria a inmunosupresión o a presencia de cuerpos extraños.

▌**Infección por *Aspergillus*** La aspergilosis nasal es un tipo de rinitis destructiva que afecta normalmente a los senos frontales. Los más afectados son los perros mesocéfalos o dolicocéfalos, jóvenes o de edad mediana (<8 años). La aspergilosis puede ocurrir en gatos, pero con mucha menor frecuencia que en los perros. En los gatos se han descrito dos formas: senonasal y senoorbitaria. La infección comienza en la cavidad nasal y en los senos, y puede avanzar hacia la órbita para provocar la forma senoorbitaria de esta enfermedad, que tiene peor pronóstico. Algunos de los hallazgos de imagen de la aspergilosis felina incluyen afectación bilateral, destrucción variable de los cornetes nasales y presencia de una gran cantidad de líquido y tejido blando en la cavidad nasal. Es posible observar erosión ósea multifocal, hiperostosis y presencia de líquido y/o tejido blando en los senos frontales.

El examen radiográfico en casos de aspergilosis nasal debe incluir proyecciones ortogonales del cráneo, proyecciones intraorales de la cavidad nasal y maxilar, así como una proyección rostrocaudal de los senos frontales. La rinitis por *Aspergillus* se ha descrito como una "rinitis destructiva" y sus hallazgos característicos son lesión lítica en los cornetes nasales e hipertransparencia de la cavidad nasal.

Los hallazgos radiológicos pueden incluir también transparencias puntiformes en los huesos maxilar y nasal, aumento multifocal en la opacidad de tejido blando en las cavidades nasales por secreción acumulada y granulomas y aumento en la opacidad de tejido blando en los senos frontales. En los casos crónicos pueden aparecer hiperostosis y transparencias puntiformes en los huesos frontales. En las radiografías no es posible distinguir entre aspergilosis nasal y neoplasia.

La TC es superior a la radiografía, con una sensibilidad del 88-92 % frente al 72-84 % de las radiografías.[9] Entre las características de TC de la aspergilosis nasal canina se incluyen la destrucción cavitaria de moderada a grave de los cornetes nasales con presencia de una cantidad variable de tejido blando anómalo en los pasajes nasales, engrosamiento de la mucosa, hiperostosis, destrucción de los cornetes nasales y presencia de líquido/tejido blando en los senos frontales, hiperostosis y osteólisis (**fig. 13.12**). En las fases tempranas de la aspergilosis nasal canina se aprecia un engrosamiento de la mucosa nasal unilateral y secreciones; sin embargo, en fases más crónicas, la acusada destrucción de los cornetes nasales genera una imagen de destrucción de las estructuras internas de la cavidad nasal afectada. Es posible apreciar estructuras de tejido blando tipo masa en la zona caudal de la cavidad nasal o en los senos frontales.

▌**Infección por *Cryptococcus*** *Cryptococcus* spp. (*Cryptococcus neoformans* y *Cryptococcus gatti*) causa el tipo más frecuente de infección fúngica senonasal observada en gatos. La criptococosis es una enfermedad fúngica sistémica que puede presentarse en formas nasal, del sistema nervioso central o cutáneo. La forma nasal es la más frecuente, y la que afecta al sistema nervioso central se debe probablemente a que la infección nasal atraviesa la placa cribiforme y se extiende a la cavidad craneal. La criptococosis nasal suele presentarse como una rinitis crónica que afecta a los pasajes nasales y, en general, provoca una rinitis hiperplásica no destructiva.

Entre los hallazgos radiológicos de la criptococosis nasal se incluyen el aumento de opacidad del tejido blando unilateral o, más comúnmente, bilateral en la cavidad nasal y los senos frontales, con destrucción variable de los cornetes nasales que depende de la gravedad y la cronicidad. Muy frecuentemente, la destrucción de los cornetes nasales es leve. Cuando existen granulomas fúngicos, puede apreciarse una estructura de tipo masa con posible erosión de los huesos adyacentes.

Los hallazgos de la TC de una rinitis fúngica felina incluyen destrucción de los cornetes nasales, lesión lítica en los huesos de la cavidad nasal, masas unilaterales o bilaterales con realce variable, afectación de los senos frontales y de la nasofaringe y extensión a los tejidos blandos orbitarios o faciales (**fig. 13.13**). Puede formarse un granuloma criptocócico en la nasofaringe, observable como una masa bien definida.

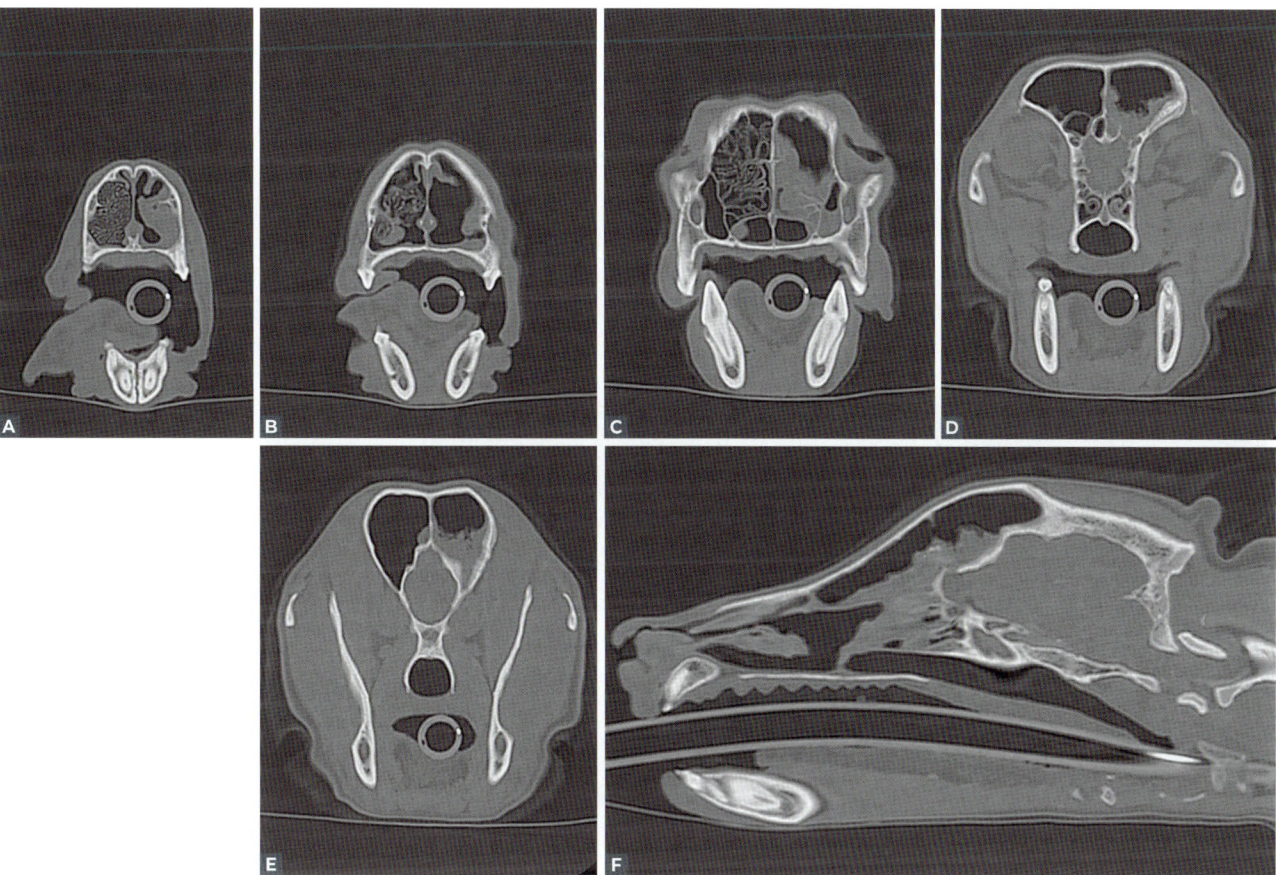

Fig. 13.12 Imágenes de TC transversales antes del contraste con algoritmo de hueso (**A-E**) y una reconstrucción multiplanar sagital con algoritmo de hueso (**F**) de la cabeza de una hembra castrada de labrador retriever de nueve años con aspergilosis nasal. En toda la cavidad nasal izquierda existe una marcada destrucción de los cornetes y etmoturbinados nasales. Conformando el resto de los cornetes nasales en la zona ventral de la cavidad nasal rostral y caudal, y dentro del receso maxilar izquierdo y el seno frontal izquierdo, existe una cantidad moderada de material de atenuación tejidos blandos. Además, se aprecia una lesión lítica en la cara dorsal izquierda de la placa cribiforme. Los huesos frontal y maxilar izquierdos también presentan engrosamiento irregular de forma multifocal, compatible con hiperostosis.

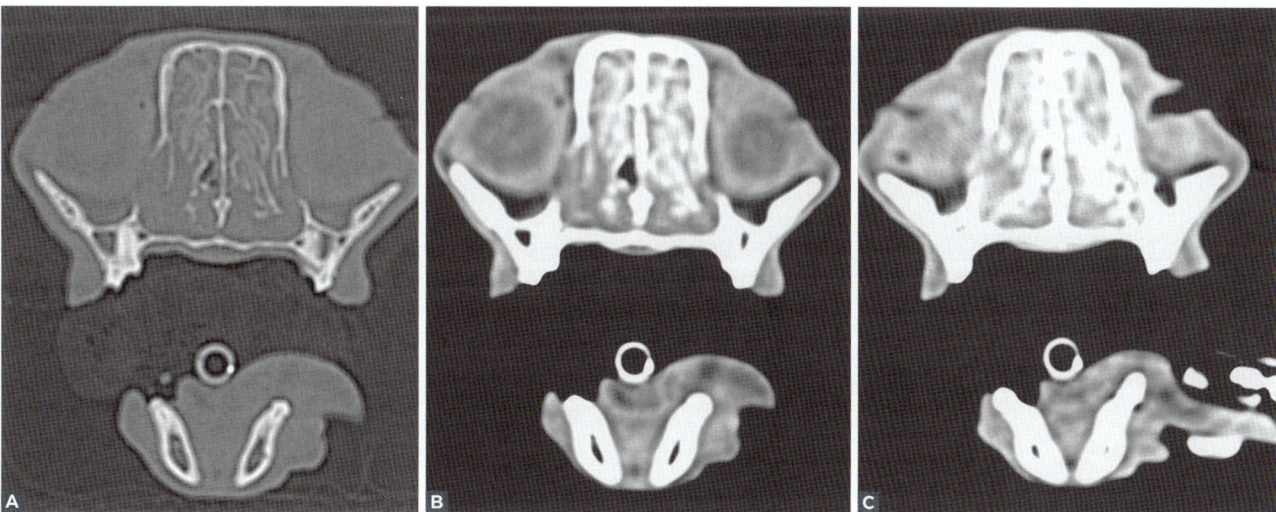

Fig. 13.13 Imágenes de TC transversales con algoritmo de hueso (**A**) y de tejidos blandos, (**B**) antes y (**C**) después de contraste de un gato doméstico macho castrado de pelo corto de cuatro años con criptococosis nasal. En los lados izquierdo y derecho de la cavidad nasal y los recesos maxilares existe una gran cantidad de un material de atenuación mixta de líquido y tejido blando que realza de forma heterogénea tras el contraste; también aparece un realce poscontraste marcado de la mucosa. Se observa una osteólisis bilateral moderada de la zona ventral de los cornetes nasales. Existe también osteólisis de las zonas izquierda y derecha del maxilar a la altura de la órbita con ligera extensión del material de atenuación de tejido blando heterogénea hacia el interior de la órbita derecha.

Pólipos nasofaríngeos

Los pólipos nasofaríngeos aparecen generalmente en gatos jóvenes y pueden extenderse al conducto auditivo externo. Estos pólipos nasofaríngeos se presentan también junto con rinosinusitis crónica, estridor por obstrucción nasofaríngea y enfermedades del oído medio y/o interno.

En las radiografías, un pólipo nasofaríngeo puede verse como una estructura de opacidad tejido blando, ovalada o redondeada, en la nasofaringe. El margen rostral del pólipo no suele apreciarse, pero el caudal generalmente aparece bien definido, al encontrarse rodeado de aire (**fig. 13.14**). Los pólipos nasofaríngeos pueden provocar un desplazamiento ventral del paladar blando. Es habitual observar signos radiográficos de enfermedad del oído medio, que, si está presente, indica correlación entre la afectación de la bulla timpánica

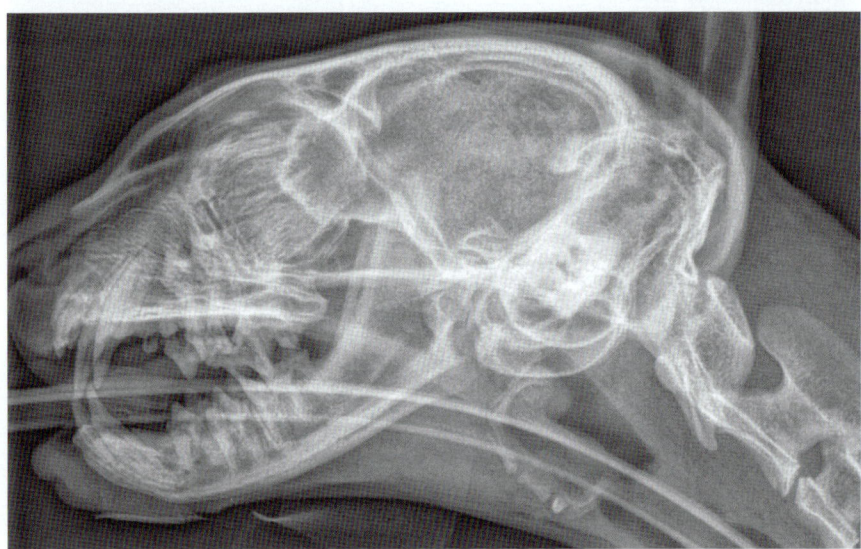

Fig. 13.14 Radiografía lateral de un Maine coon macho castrado de un año con un pólipo nasofaríngeo y otitis media crónica. En la nasofaringe dorsal al paladar blando existe una estructura de opacidad tejido blando, ovoidal y bien definida caudalmente. En la bulla timpánica situada en posición más ventral (lateralidad indeterminada) se observa un aumento difuso de opacidad del tejido blando con engrosamiento e irregularidad de la pared de la bulla timpánica.

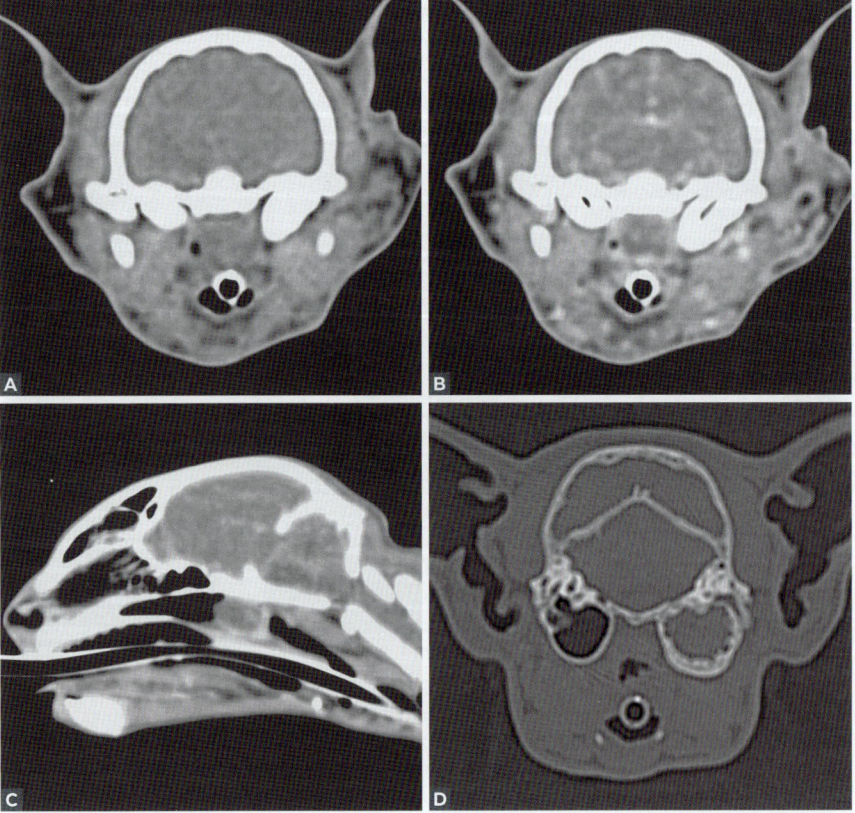

Fig. 13.15 Imágenes de TC transversales con un algoritmo de tejidos blandos (**A**) antes y (**B**) después de contraste, reconstrucción multiplanar sagital con algoritmo de tejidos blandos (**C**) e imagen transversal con algoritmo de hueso (**D**) de una gata doméstica de pelo corto no castrada de cinco meses con un pólipo nasofaríngeo y otitis media crónica en el lado izquierdo. (**A-C**) Existe una masa ovalada y bien definida de atenuación de tejido blando con marcado realce de los bordes visibles en la zona rostral de la nasofaringe, justo rostral a la altura de las bullas timpánicas. Esta masa provoca una oclusión completa de la luz de la nasofaringe. (**D**) La bulla timpánica izquierda aparece con un moderado aumento de tamaño cuando se compara con la derecha y presenta una pared engrosada difusamente e irregular. Un material de atenuación de líquido a tejido blando rellena completamente la bulla timpánica izquierda.

y el origen del pólipo. En los casos de afectación de la bulla timpánica puede apreciarse un aumento de la opacidad de tejido blando en su interior, engrosamiento de la pared y expansión de la bulla.

La TC y la RM son modalidades excelentes para detectar pólipos nasofaríngeos, así como cambios en las bullas timpánicas, y para diferenciarlos de otras enfermedades nasofaríngeas.

Entre los hallazgos en TC de los pólipos nasofaríngeos felinos se incluye una masa pedunculada bien definida con intenso realce de los bordes, una estructura de tipo pedunculado asociada a la masa y un engrosamiento asimétrico de la pared de la bulla timpánica con expansión de dicha bulla[10] (**fig. 13.15**).

Los hallazgos de RM de los pólipos nasofaríngeos felinos incluyen una masa bien definida con intenso realce de los bordes, una estructura de tipo pedunculado asociada a la masa y lesiones asimétricas en la bulla timpánica. Los pólipos aparecen hiperintensos en las imágenes potenciadas en T2, e hipointensos o isointensos en las potenciadas en T1.

Enfermedades del oído medio e interno

Otitis media

En los perros, la otitis media se asocia muy comúnmente con una extensión de la otitis externa a través de la membrana timpánica. Sin embargo, en los gatos suele ser secundaria a infecciones víricas o bacterianas de las vías aéreas superiores con extensión secundaria a través del conducto auditivo. Para la exploración de otitis media, la radiografía puede ser útil y está indicada en casos de otitis externa crónica en los que la membrana timpánica no puede visualizarse claramente o cuando existe una sospecha clínica de otitis media incluso con una membrana timpánica aparentemente intacta. Entre las proyecciones radiográficas más útiles se incluyen las vistas rostrocaudal con boca abierta, DV o VD y laterales oblicuas (es decir, izquierda-30°dorsal-derecha-ventral o derecha-30°ventral-izquierda-dorsal).

En los perros, la radiografía no es sensible para enfermedades del oído medio y puede dar lugar a un diagnóstico falso negativo en aproximadamente el 25-40 % de los casos. En casos crónicos, los hallazgos radiológicos más frecuentes son un aumento de opacidad del tejido blando en la bulla timpánica, engrosamiento y esclerosis de la pared de la bulla timpánica, formación de hueso nuevo alrededor de la bulla timpánica, lisis de la pared de la bulla timpánica y de la parte petrosa del hueso temporal, tumefacción paraauricular de los tejidos blandos y, con menor frecuencia, expansión de la bulla timpánica afectada o presencia de una masa nasofaríngea (en concreto, gatos con un pólipo nasofaríngeo) (**fig. 13.16**).

Para una mejor evaluación de la otitis media, la TC y RM son las técnicas más recomendables. Los hallazgos de la TC de otitis media en fases tempranas incluyen la presencia de tejido blando y/o líquido en la bulla timpánica, así como engrosamiento irregular y realce del revestimiento de dicha bulla. En fases más tardías, la pared de la ampolla timpánica puede volverse gruesa e irregular, con posible expansión de la bulla y puede aparecer lisis/erosión de su pared (**fig. 13.17**).

Los hallazgos de RM asociados con una otitis media en casos agudos incluyen la presencia de líquido, que es hipointenso o isointenso en imágenes potenciadas en T1 e hiperintenso en imágenes potenciadas en T2, y un engrosamiento irregular y realce de contraste del revestimiento mucoso de la bulla (**fig. 13.18**). En casos crónicos, el líquido contenido dentro de la luz se vuelve más proteínico, y puede haber mayor proliferación tisular dentro de la bulla timpánica. También puede producirse expansión de la bulla, engrosamiento no uniforme e irregular de su pared y lesiones líticas/erosiones en la misma.

Otitis interna

La otitis interna suele ser consecuencia de la extensión de la otitis media al oído interno. La infección puede progresar por extensión directa a través de zonas de osteólisis de la parte petrosa del hueso temporal o del conducto auditivo interno. No es posible diagnosticar la otitis interna en las radiografías, y se necesita recurrir a TC y/o RM para evaluar el oído interno. La TC puede utilizarse para la valoración de la parte petrosa del hueso temporal, lo que incluye la región del oído interno (cóclea, vestíbulo y laberintos semicirculares), en busca de lesiones líticas, y puede mostrar evidencias de la afectación del tronco del encéfalo en imágenes poscontraste (**fig. 13.19**).

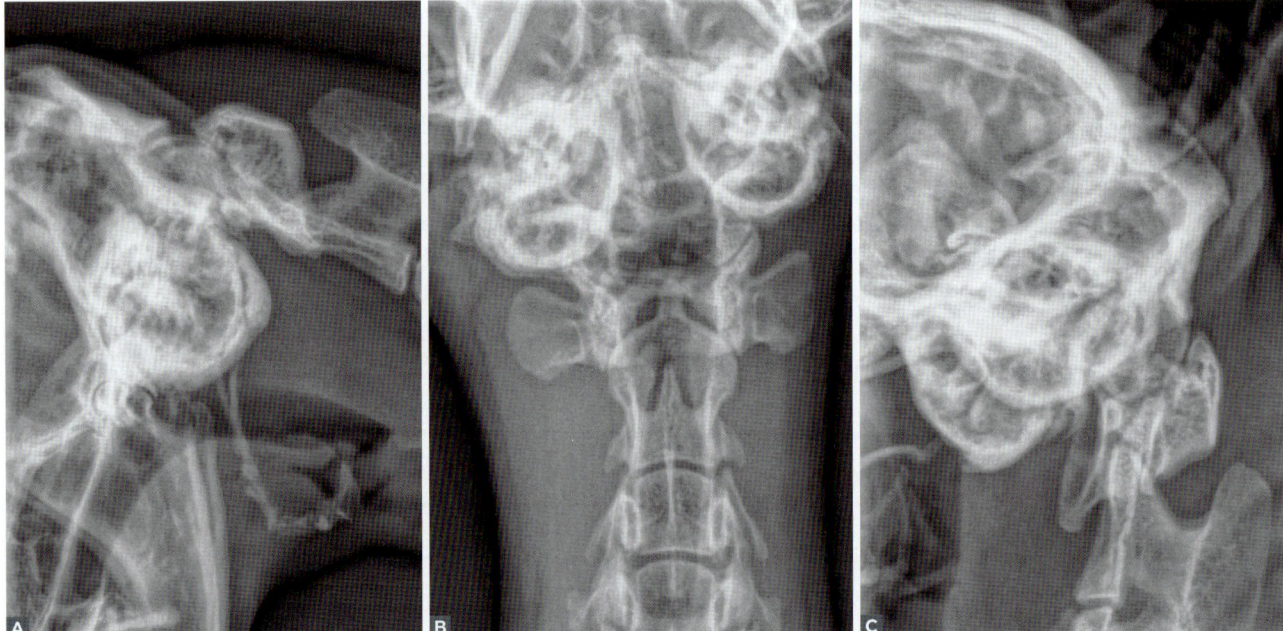

Fig. 13.16 Radiografías lateral (**A**), dorsoventral (**B**) y lateral oblicua (**C**) de un gato doméstico macho castrado de pelo corto de cinco años con otitis media crónica bilateral. Se aprecia una esclerosis importante y un engrosamiento no uniforme, pero bien definido, de la pared de las dos bullas timpánicas (D>I). Las bullas timpánicas presentan opacidad de tejido blando.

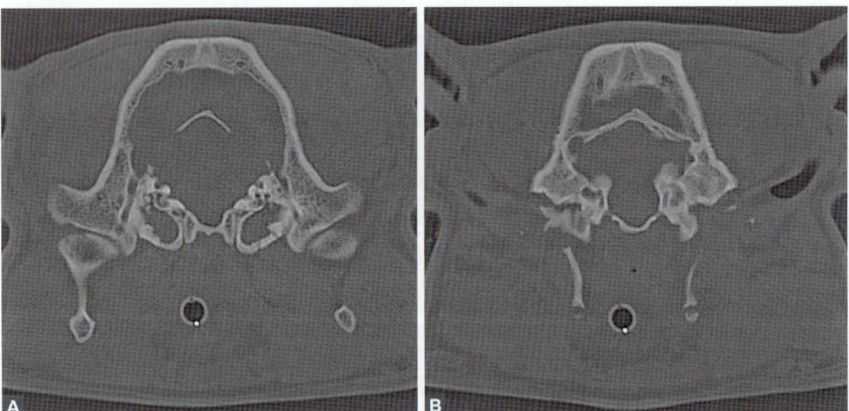

Fig. 13.17 Imágenes de TC transversales antes de contraste con un algoritmo de hueso de un bulldog francés macho castrado de cinco años con otitis externa y media crónica bilateral. (**A**) Las dos bullas timpánicas están llenas completamente con material de atenuación de tejido blando, y las paredes están engrosadas con márgenes internos ligeramente irregulares. Se observan varias erosiones de las paredes de la bulla timpánica como finas líneas hipoatenuantes. (**B**) Existe una cantidad moderada de material de atenuación de líquido a tejido blando que rellena parcialmente la luz de la porción horizontal de los conductos auditivos externos, cuyas paredes están parcialmente mineralizadas.

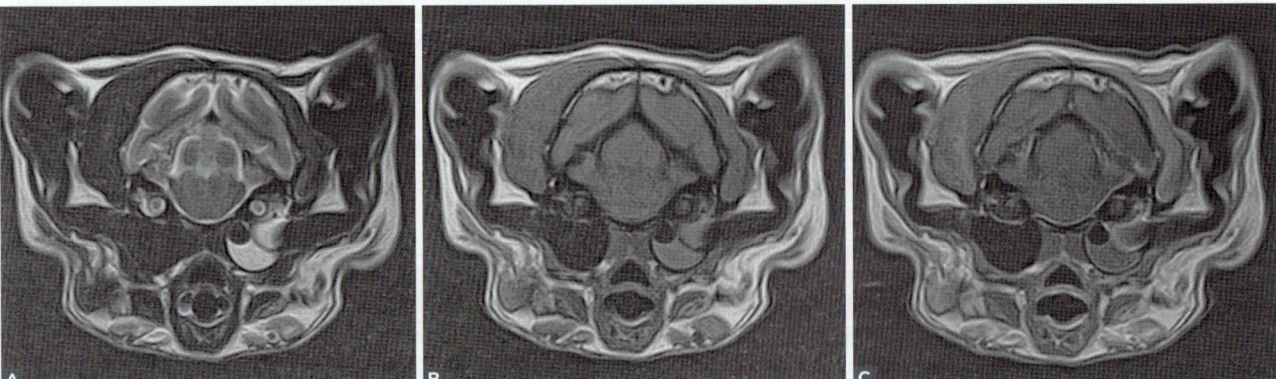

Fig. 13.18 Imágenes transversales potenciadas en T2 (**A**), y potenciadas en T1 antes (**B**) y después de contraste (**C**) de un gato doméstico macho castrado de pelo corto de ocho años con otitis media izquierda y meningitis. Los dos compartimentos de la bulla timpánica izquierda están llenos casi completamente con material líquido hiperintenso en T2 e hipointenso en T1 sin realce de contraste. El revestimiento mucoso de la bulla timpánica izquierda aparece difusamente realzado. Además, se aprecia un engrosamiento difuso ligero y realce de las meninges, especialmente a lo largo de las caras ventral y ventral izquierda del neurocráneo.

Fig. 13.19 Imagen de TC transversal antes de contraste con un algoritmo de hueso de una hembra de crestado chino castrada de 12 años con otitis media crónica y otitis interna. La bulla timpánica derecha está llena con material de atenuación de tejido blando homogénea. La pared de la bulla timpánica está engrosada con márgenes lisos. Se observa una lesión lítica en la parte petrosa del hueso temporal derecho que afecta al vestíbulo y al laberinto semicircular.

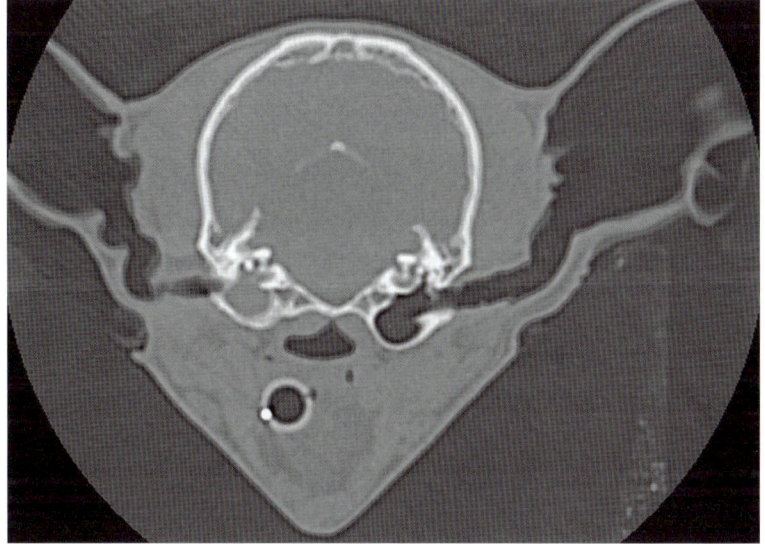

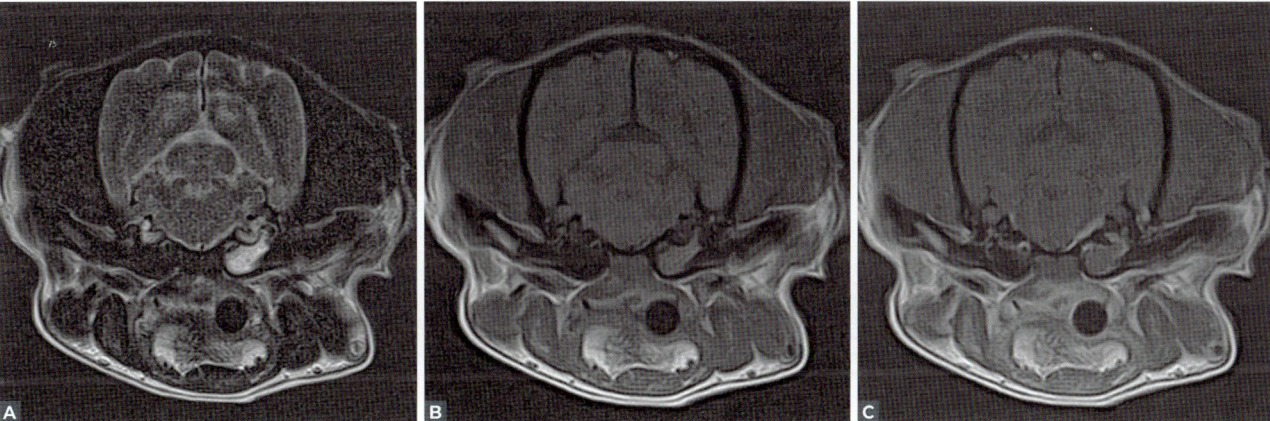

Fig. 13.20 Imágenes transversales potenciadas en T2 (**A**), y potenciadas en T1 antes (**B**) y después de contraste (**C**) de una hembra de yorkshire terrier castrada de nueve años con otitis media e interna del lado izquierdo. La bulla timpánica izquierda está llena de material hiperintenso en T2 y de isointenso a ligeramente hiperintenso en T1 sin realce poscontraste. El revestimiento mucoso de la bulla timpánica está realzado con contraste. El realce de contraste se observa dentro del oído interno izquierdo y aparece realce de contraste de las meninges adyacentes.

La RM es preferible para evaluar las estructuras de tejido blando del oído interno, incluida la endolinfa y la perilinfa, y los pares craneales VII (facial) y VIII (vestibulococlear). Los hallazgos de RM asociados con otitis interna aguda se caracterizan por la aparición de realce de contraste del laberinto en imágenes potenciadas en T1 poscontraste con intensidad de señal normal en imágenes potenciadas en T2 (**fig. 13.20**). En casos crónicos, puede observarse en secuencias potenciadas en T2 un descenso de la señal hiperintensa normal del vestíbulo y la cóclea, con realce poscontraste mínimo o inexistente en las imágenes potenciadas en T1. Es posible apreciar engrosamiento y realce meníngeo y/o de los nervios craneales (VII y VIII).

Derrame de la bulla

El derrame estéril de la bulla, unilateral o bilateral, puede producirse de forma secundaria a la obstrucción del conducto auditivo o a una disfunción de dicho conducto auditivo secundaria a una enfermedad que afecta al nervio del músculo tensor del velo del paladar, una pequeña rama del nervio mandibular, el cual forma parte del nervio trigémino. El derrame de la bulla timpánica se ha observado en un 30 % de los perros con enfermedad del nervio trigémino ipsolateral.[11] Es preciso diferenciar el derrame de la bulla de la otitis media, aunque puede resultar difícil. En la TC, el derrame de la bulla aparecerá como una atenuación de líquido sin realce poscontraste dentro de la bulla timpánica, sin otros hallazgos de TC

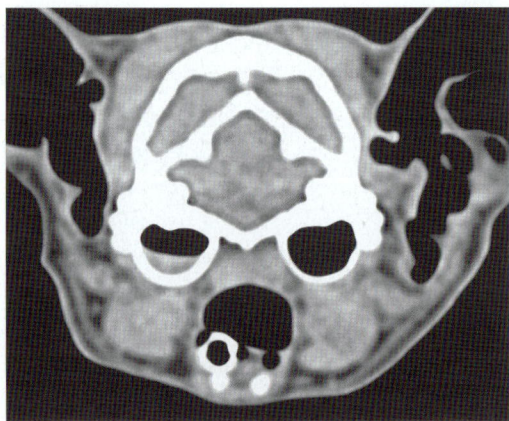

Fig. 13.21 Imagen de TC transversal antes de contraste con un algoritmo de hueso de un gato doméstico macho castrado de pelo corto de 10 años con una masa nasofaríngea y derrame en la bulla secundario. En la bulla timpánica derecha aparece una cantidad moderada de material de atenuación líquido con un nivel de líquido. En las imágenes poscontraste no se observó realce de contraste del revestimiento de la mucosa.

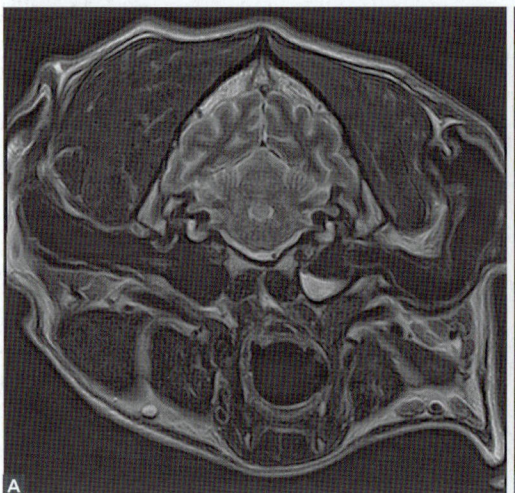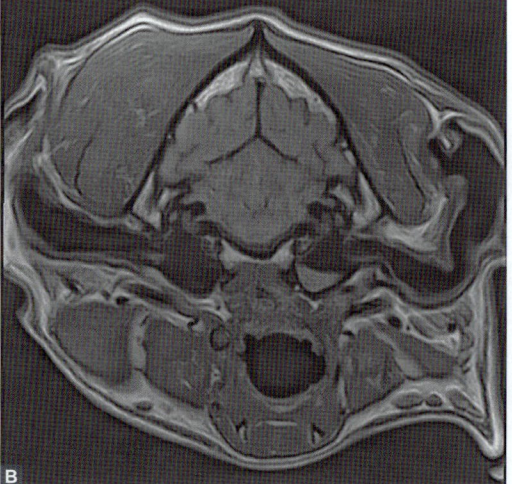

Fig. 13.22 Imágenes transversales potenciada en T2 (**A**) y potenciada en T1 antes de contraste (**B**) de un perro mestizo castrado de nueve años con un tumor de la vaina del nervio trigémino del lado izquierdo y derrame de la bulla secundario. En la zona dependiente de la bulla timpánica izquierda aparece una cantidad moderada de material líquido homogéneamente hiperintenso en T2 e hipointenso en T1 con un nivel de líquido. En las imágenes poscontraste no se observó realce de contraste del revestimiento de la mucosa.

asociados (**fig. 13.21**). En la RM tendrá un aspecto hiperintenso en imágenes potenciadas en T2 e hipointenso o hiperintenso en las potenciadas en T1 (**fig. 13.22**). Con la RM, la otitis media puede diferenciarse del derrame en la bulla, puesto que en la otitis media existirá un realce de contraste del revestimiento mucoso de la bulla timpánica.

Neoplasia

Las neoplasias de las estructuras del oído son relativamente infrecuentes en perros y en gatos. La mayoría de estas neoplasias se originan en el conducto auditivo externo. La neoplasia en el oído medio e interno es mucho menos habitual y normalmente aparece como consecuencia de la extensión directa de una neoplasia desde un compartimento más lateral. En los perros, un 60 % de los tumores de oído son malignos. En gatos lo son un 85 % de los tumores de oído y, como tipos más frecuentes, destacan el carcinoma de las glándulas ceruminosas, el carcinoma de células escamosas y el carcinoma indiferenciado.

Los hallazgos radiológicos de las neoplasias del oído incluyen tumefacción de los tejidos blandos paraauriculares, obliteración del conducto auditivo, desplazamiento de los planos fasciales, aumento de opacidad de tejido blando en la bulla timpánica, lisis y expansión de la bulla, lisis de las estructuras óseas adyacentes y formación irregular y mal definida de hueso nuevo alrededor de la bulla (**fig. 13.23**).

La TC y la RM son modalidades mucho más sensibles para la identificación y la evaluación de las neoplasias del oído. Los hallazgos de TC y RM asociados con tumores malignos del oído incluyen efecto de masa en los tejidos blandos con posible obliteración del conducto auditivo externo, lisis de los huesos adyacentes, lisis de la bulla y de las partes petrosa y escamosa del hueso temporal, realce de contraste marcado y heterogéneo y formación de hueso nuevo irregular y mal definido (**fig. 13.24**).

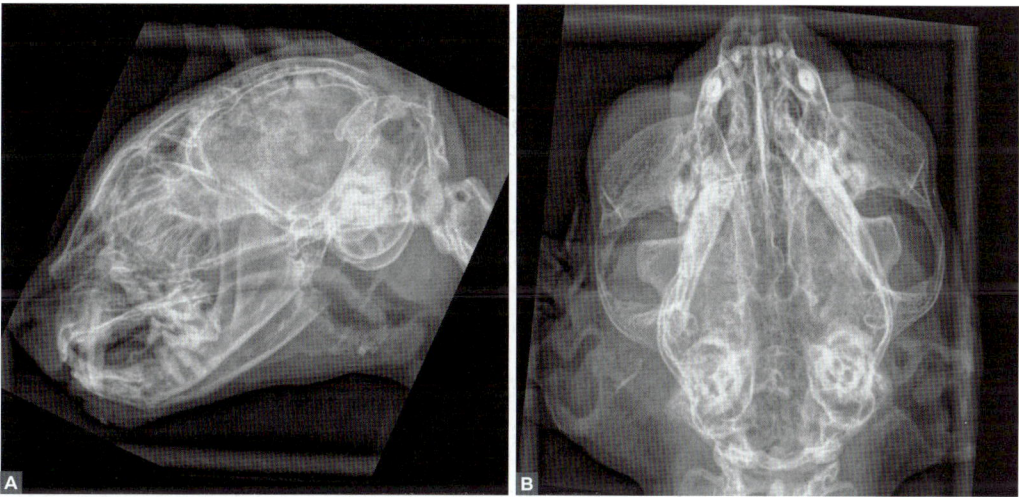

Fig. 13.23 Radiografías lateral (**A**) y dorsoventral (**B**) de un gato doméstico macho castrado de pelo corto de 12 años con un adenocarcinoma en la glándula ceruminosa derecha. (**A**) Se aprecia una tumefacción retrofaríngea de los tejidos blandos ventralmente a la articulación atlantooccipital con estrechamiento de la nasofaringe y la laringofaringe. (**B**) Se observa tumefacción importante de los tejidos blandos en la cara caudal derecha del cráneo, centrada en el conducto auditivo externo. La luz del conducto auditivo derecho está obliterada. Se aprecia también una mineralización lineal en la tumefacción. El margen lateral de la parte petrosa del hueso temporal derecho es irregular y está mal definido.

Fig. 13.24 Imágenes de TC transversales con un algoritmo óseo (**A**) y de tejidos blandos (**B**) antes y (**C**) después de contraste, y reconstrucción multiplanar dorsal después de contraste (**D**) con un algoritmo de tejidos blandos de una perra castrada de raza mixta de 12 años con un adenocarcinoma de la glándula ceruminosa derecha. Centrada en el conducto auditivo externo y la bulla timpánica derechos, existe una masa mal definida, con atenuación heterogénea y realce de contraste, lobular y localmente expansiva con osteólisis de las caras caudal y lateral de la bulla timpánica, y la parte petrosa del hueso temporal.

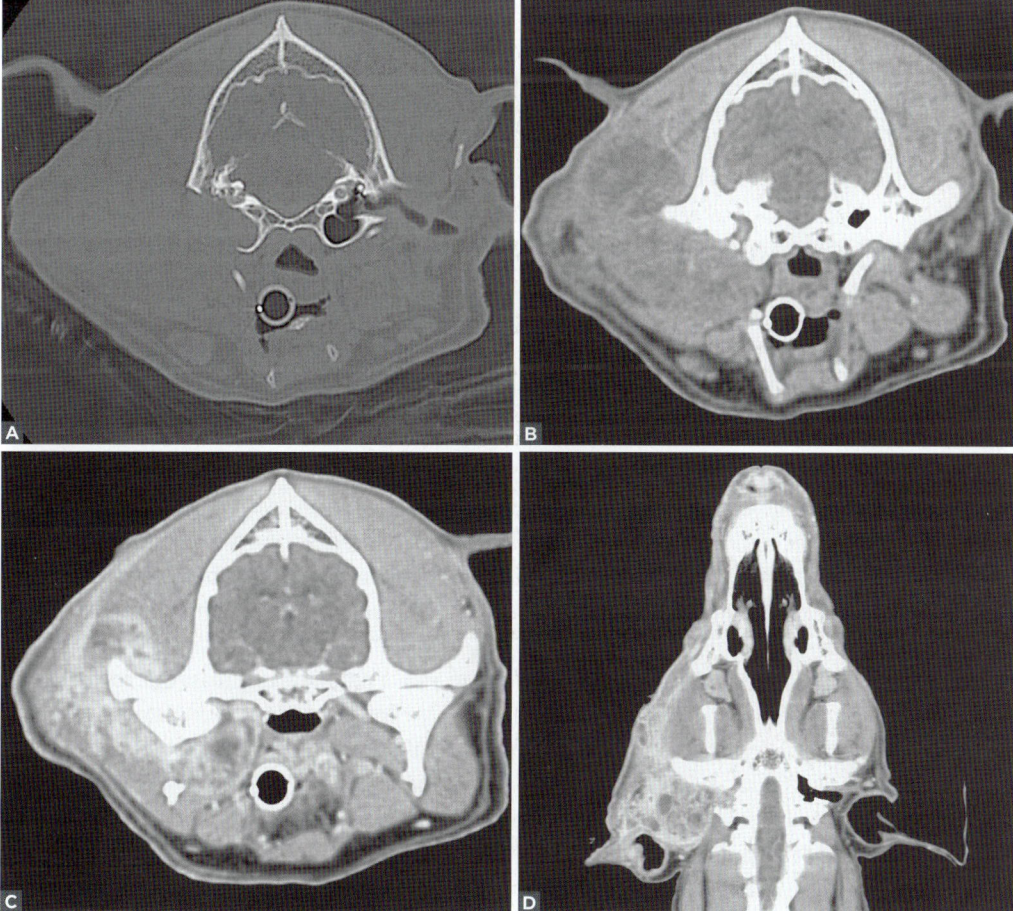

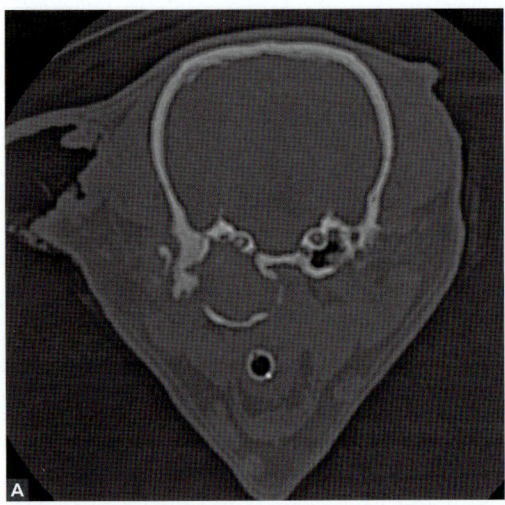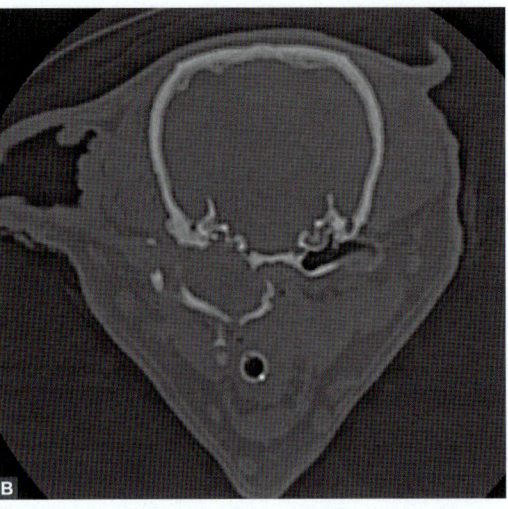

Fig. 13.25 Imágenes de TC transversales antes de contraste con un algoritmo de hueso (**A-B**) de una chihuahua castrada de 11 años con un colesteatoma en el lado derecho. La cavidad timpánica derecha está muy expandida y llena de un material con atenuación de tejido blandos sin realce de contraste que provoca una osteólisis multifocal de la pared de la bulla timpánica. Aparece osteólisis de las partes timpánica y petrosa ipsolaterales del hueso temporal. Se aprecia una obliteración de los huesecillos del oído derecho y en la cara ventrolateral del oído interno, el vestíbulo y la cóclea. El hueso temporal derecho tiene un espesor aumentado y muestra esclerosis.

Colesteatomas auriculares

Los colesteatomas auriculares son quistes epidermoides adquiridos que se originan en la bulla timpánica. Se trata de estructuras quísticas no neoplásicas de crecimiento lento compuestas por una cavidad central de residuos de queratina rodeada por epitelio escamoso estratificado de queratinización. Los colesteatomas auriculares se observan principalmente en perros, aunque se han descrito también en gatos.

Para evaluar los colesteatomas pueden utilizarse radiografías; sin embargo, la RM y, especialmente, la TC son muy útiles para establecer el diagnóstico. En las radiografías, los colesteatomas producen un aumento de opacidad de tejido blando dentro de la bulla timpánica, expansión de la bulla timpánica, adelgazamiento e irregularidad de la pared de la bulla timpánica, lesión lítica en dicha pared y formación circundante mal definida de hueso nuevo.

Se ha descrito el aspecto de los colesteatomas en la TC, caracterizado por la aparición de una masa expansiva en la cavidad timpánica, de atenuación de tejido blando, sin realce poscontraste del contenido, realce periférico en anillo variable, lisis de la pared de la bulla timpánica, proliferación y osteoesclerosis y esclerosis u osteoproliferación de la ATM y la apófisis paracondílea ipsolateral[2] (**fig. 13.25**). Los colesteatomas pueden causar lesiones líticas en la parte petrosa del hueso temporal.

Con la RM es posible observar un material heterogéneo sin realce poscontraste en el interior de la bulla timpánica, con expansión de la misma. En la RM también puede diagnosticarse una meningitis secundaria.

Osteocondrosarcoma multilobular

El osteocondroma multilobular (OCM), también conocido como tumor óseo multilobular, osteosarcoma multilobular o condroma rodens, es un tumor maligno raro que tiene su origen en el cráneo. Este tumor es bastante más común en perros que en gatos. Muestra predilección por los huesos temporal y occipital, pero puede afectar a la órbita, el arco cigomático, el maxilar, la mandíbula y el paladar duro. De crecimiento lento y localmente invasivo, resulta frecuente que recidive tras un intento de escisión quirúrgica.

El OCM tiene características radiográficas típicas de apariencia a modo de una masa bien definida con opacidad mineralizada de aspecto nodular o granular, lo que le confiere un aspecto de "palomita de maíz", así como lisis variable del hueso subyacente con extensión o expansión dentro del cráneo (**fig. 13.26**). Es preciso recurrir a la TC y/o la RM para determinar el grado de extensión interna y compresión potencial de las estructuras intracraneales. La TC muestra mejor los componentes óseos de la masa; en cambio, la RM es más sensible para apreciar la extensión global de la masa y los cambios intracraneales, como un edema cerebral. Ambas modalidades de imagen son útiles para la planificación quirúrgica.

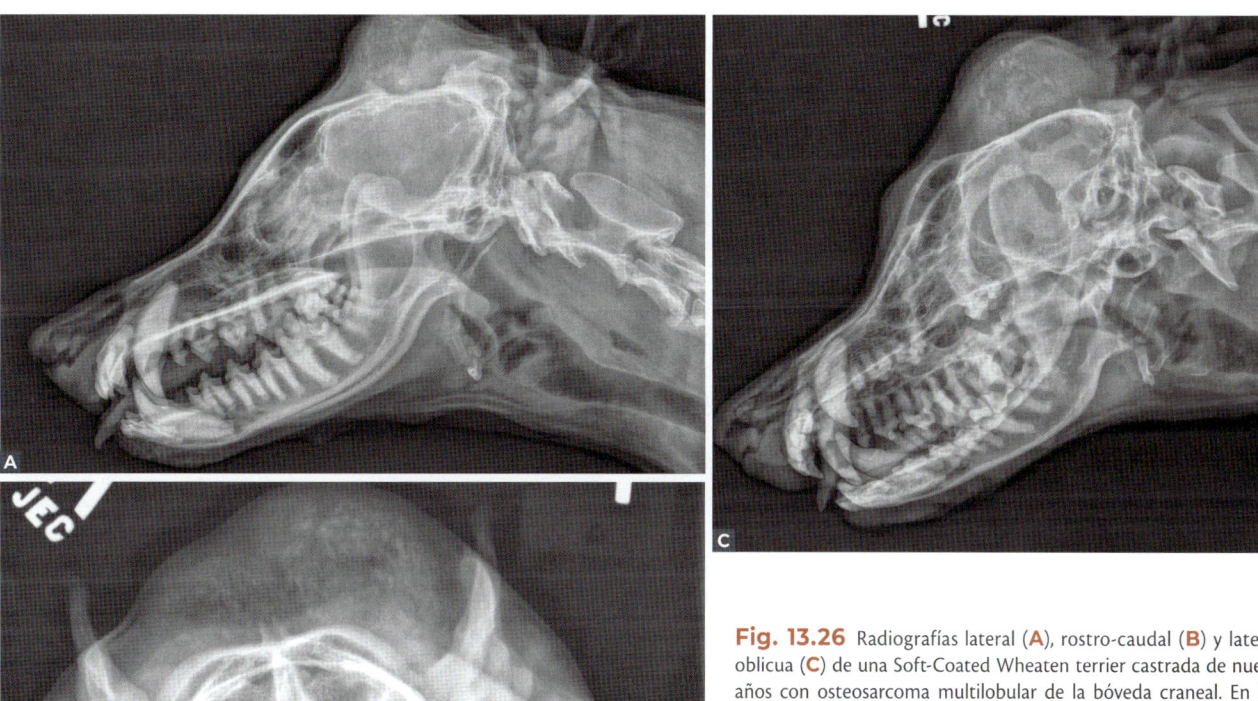

Fig. 13.26 Radiografías lateral (**A**), rostro-caudal (**B**) y lateral oblicua (**C**) de una Soft-Coated Wheaten terrier castrada de nueve años con osteosarcoma multilobular de la bóveda craneal. En los tejidos blandos adyacentes al hueso parietal izquierdo existe una gran masa ovalada de tejidos blandos mal definida, con áreas multifocales de mineralización que confieren un aspecto de "palomitas de maíz". Se aprecia una lesión lítica bien definida del hueso parietal que está delimitada por una proliferación ósea bien definida de márgenes nítidos. El cuarto premolar superior izquierdo está ausente.

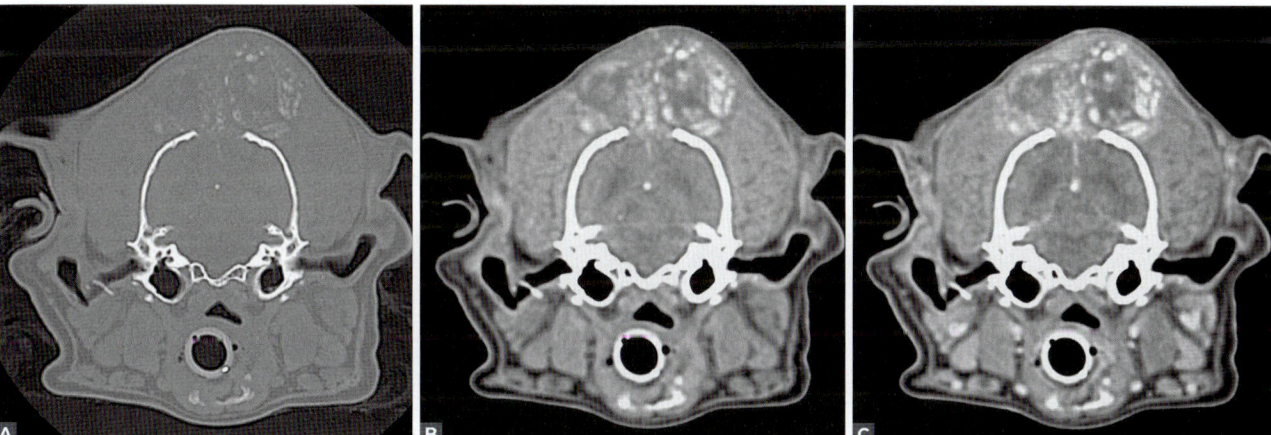

Fig. 13.27 Imágenes de TC transversales con un algoritmo de hueso (**A**) y de tejidos blandos (**B**) antes y (**C**) después de contraste del mismo perro que en la figura 13.26. Se observa una masa de tejidos blandos ovalada y lobulada con múltiples estructuras de atenuación mineral puntiformes con aspecto de punteado mineral, en posición adyacente a la porción central del hueso parietal. Se aprecia un ligero realce de contraste periférico. Aparece una lesión lítica en el hueso parietal con márgenes bien delimitados. Esta masa carece de un efecto de masa intracraneal.

Las características de los OCM en la TC incluyen una masa bien definida con márgenes irregulares y atenuación mineral granular heterogénea, un aspecto granulado mineral y un ligero realce de contraste (**fig. 13.27**). Con frecuencia se expanden en la bóveda craneal o en la órbita, lo que puede originar un acusado efecto de masa. Los hallazgos del OCM en la RM incluyen una intensidad de señal mixta en imágenes potenciadas en T1, en T2 y en densidad protónica con áreas bastante grandes de realce poscontraste en las imágenes potenciadas en T1. Estos tumores son principalmente hipointensos en potenciación T1 y T2.

Lesiones traumáticas

Fracturas de cráneo

Las fracturas de cráneo constituyen el tipo principal de lesión relacionado con un traumatismo craneoencefálico, por lo común secundario a accidentes de tráfico, caídas, heridas por mordedura, disparos con armas de fuego u otros traumatismos romos. Son más frecuentes en el maxilar y la mandíbula que en la bóveda craneal. Está indicada una exploración radiológica para evaluar las fracturas, especialmente las que afectan a la mandíbula.

Los signos radiológicos asociados con fracturas en la bóveda craneal pueden incluir tumefacción de los tejidos blandos en el lugar de la fractura, enfisema subcutáneo y líneas de fractura visibles (**fig. 13.28**). Las fracturas pueden ser simples o conminutas y con hundimiento. Las líneas de fractura en ocasiones solo son visibles si están orientadas en paralelo al haz de rayos X. La superposición de fracturas y fragmentos da lugar a menudo a un aumento en la opacidad mineral. Las fracturas con hundimiento de los senos frontales se asocian comúnmente con un enfisema subcutáneo extenso. Las que afectan a la bóveda craneal suelen relacionarse con un peor pronóstico debido a la lesión del encéfalo subyacente. En la bóveda craneal es importante distinguir las suturas craneales normales y los conductos vasculares de líneas de fractura sin desplazamiento de fragmentos. Las líneas de fractura serán asimétricas, mientras que las de sutura son simétricas (**fig. 13.29**). Las líneas de fractura también pueden mostrar un estrechamiento o un ensanchamiento en un extremo de la línea radiotransparente, a diferencia de las de sutura. Puede ser necesario obtener proyecciones radiográficas oblicuas y tangenciales para mostrar fracturas con hundimiento.

Para explorar lesiones intracraneales como contusiones cerebrales, hemorragia y hematomas epidurales, subdurales o subaracnoideos se necesita recurrir a la TC y a la RM (**fig. 13.30**). En perros y gatos, la TC tiene una capacidad contrastada de identificar más lesiones traumáticas del cráneo que la radiografía (**fig. 13.31**). Existe un consenso general acerca de que la TC es la modalidad de elección para evaluar a pacientes con un traumatismo craneoencefálico agudo. La TC proporcionará una mejor evaluación del hueso, de lesiones traumáticas del encéfalo y de tumefacción y herniación cerebral, además de permitir la creación de reconstrucciones en 3D que son muy útiles para la evaluación de las fracturas y la planificación quirúrgica (**fig. 13.32**). La hemorragia aguda se identifica fácilmente mediante la TC. La RM es preferible para una evaluación completa del traumatismo cerebral. Las regiones de edema cerebral se verán hiperintensas en las imágenes potenciadas en T2 y FLAIR. Para evaluar la hemorragia, la más sensible es la secuencia de eco de gradiente T2*, ya que mostrará áreas de susceptibilidad allí donde aparezcan productos de degradación

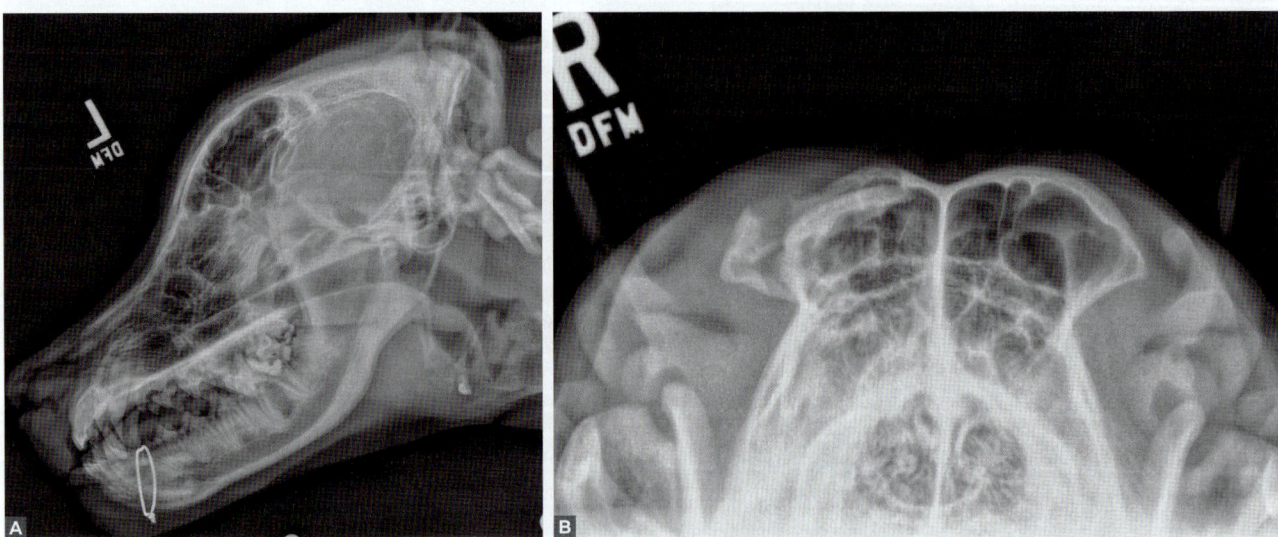

Fig. 13.28 Radiografías lateral (**A**) y rostrocaudal (**B**) de un perro mestizo macho no castrado de un año con una fractura crónica del hueso frontal derecho. En asociación con el hueso frontal derecho, en el seno frontal aparece una fractura conminuta con márgenes ligeramente mal definidos, y una ligera cantidad de formación de hueso nuevo escasamente definido. Aparece un engrosamiento moderado de tejido blando sobre el seno frontal derecho en el lugar de la fractura. Se observa un cerclaje en la mandíbula rostral.

Fig. 13.29 Radiografías lateral oblicua (**A**) y lateral (**B**) de un macho no castrado de cinco años de Jack Russel terrier que había sido atropellado por un automóvil. (**A**) Se aprecia una fractura con hundimiento del hueso parietal izquierdo. (**B**) Pueden observarse múltiples líneas de fractura que se extienden ventralmente. Sobre el punto de la fractura aparece una tumefacción de los tejidos blandos.

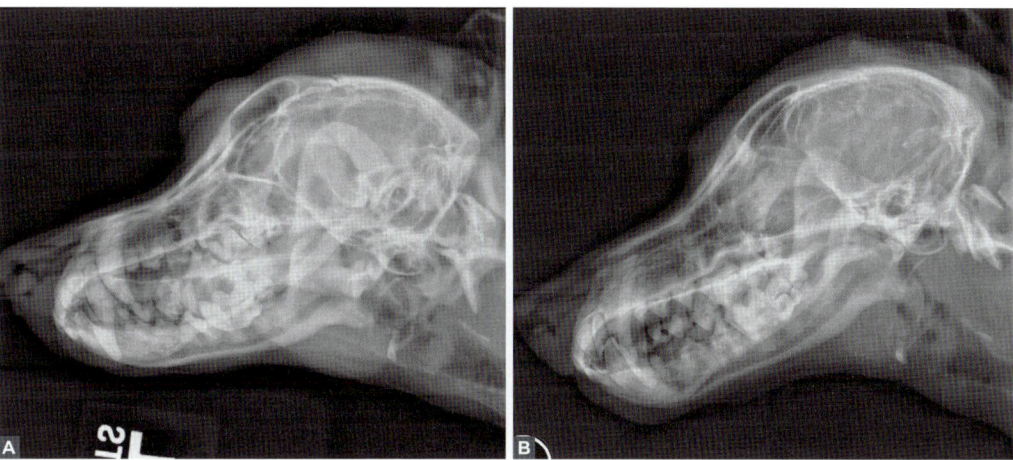

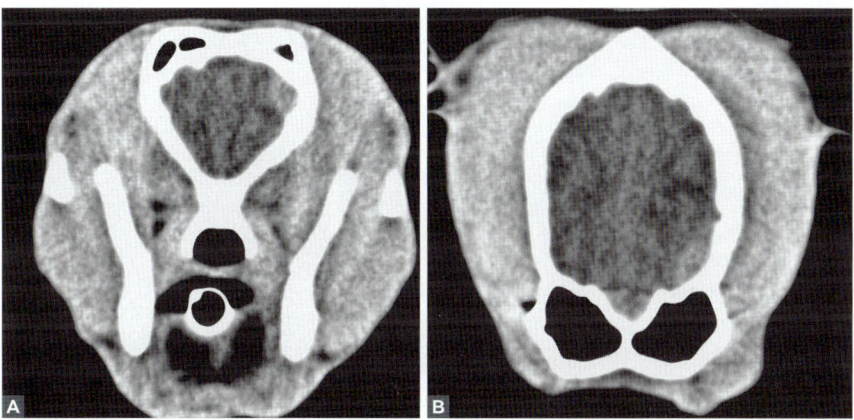

Fig. 13.30 Imagen de TC transversal antes de contraste con un algoritmo de encéfalo (**A**) y reconstrucción multiplanar dorsal precontraste (**B**) con un algoritmo de encéfalo del mismo perro que en la figura 13.29 en la que se muestra un gran hematoma subdural agudo. Existe una lesión hiperatenuante extraaxial de base ancha identificada en la cara dorsolateral izquierda del hueso frontal.

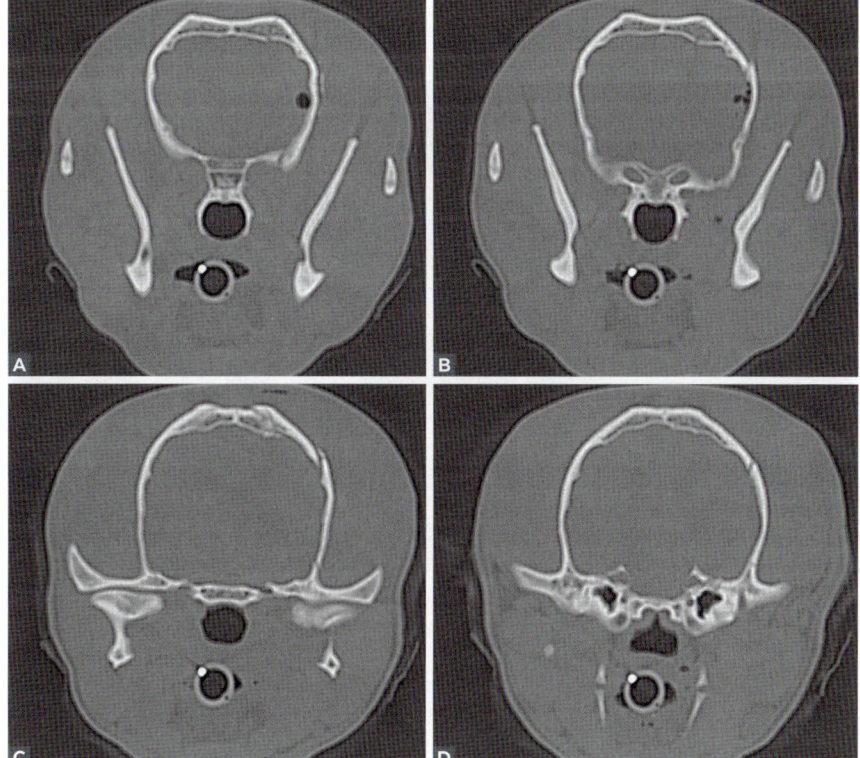

Fig. 13.31 Imágenes de TC transversales antes de contraste con un algoritmo de hueso (**A-D**) del mismo perro que en la figura 13.29. Se identifican múltiples fracturas craneales en el lado izquierdo del cráneo. La línea de fractura principal afecta a los huesos temporal y parietal izquierdos. Existe una depresión mínima de la fractura en el hueso parietal con ligero solapamiento de los fragmentos de fractura. Se identifican múltiples burbujas de gas de localización intracraneal inmediatamente adyacentes a estas fracturas de cráneo (es decir, neumoencéfalo).

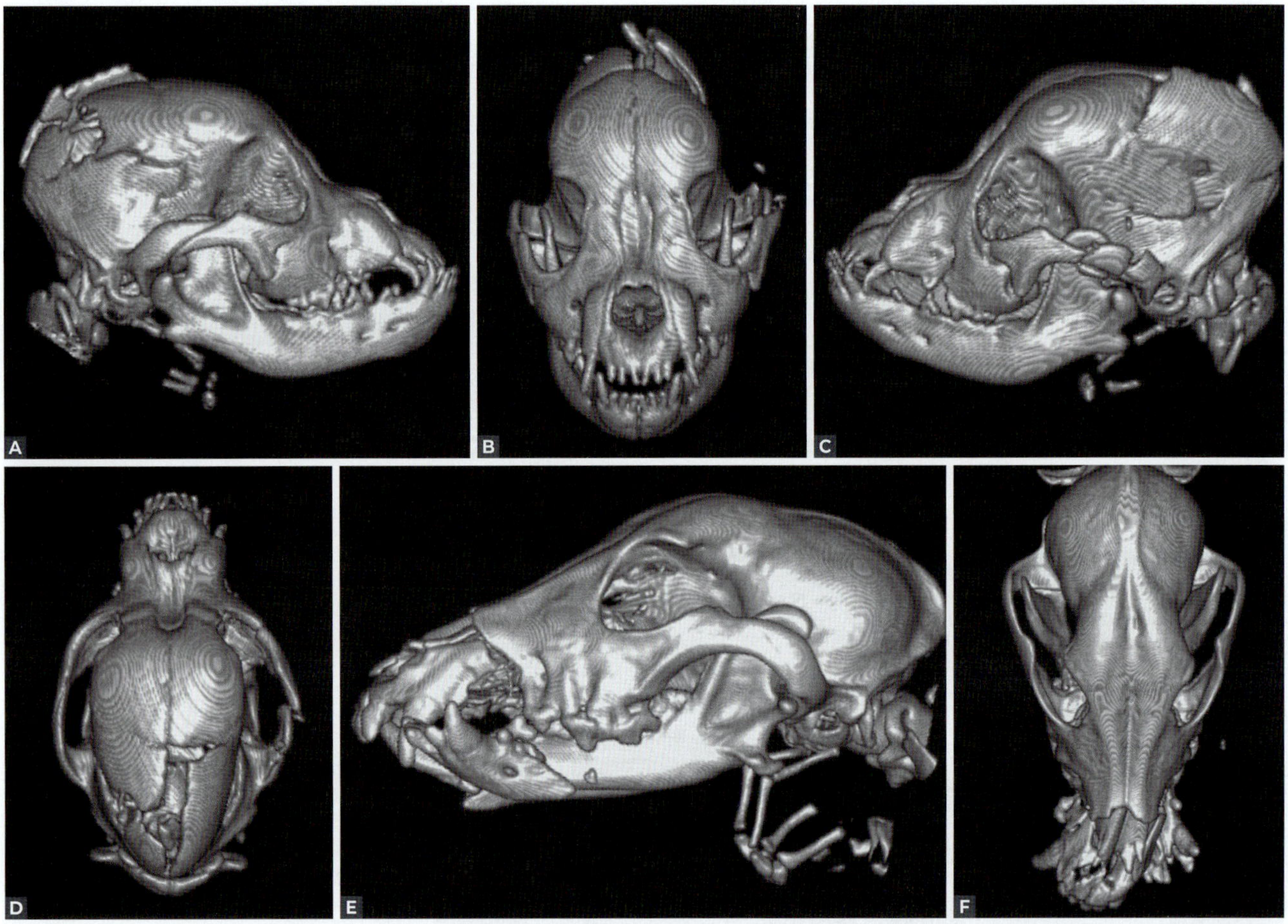

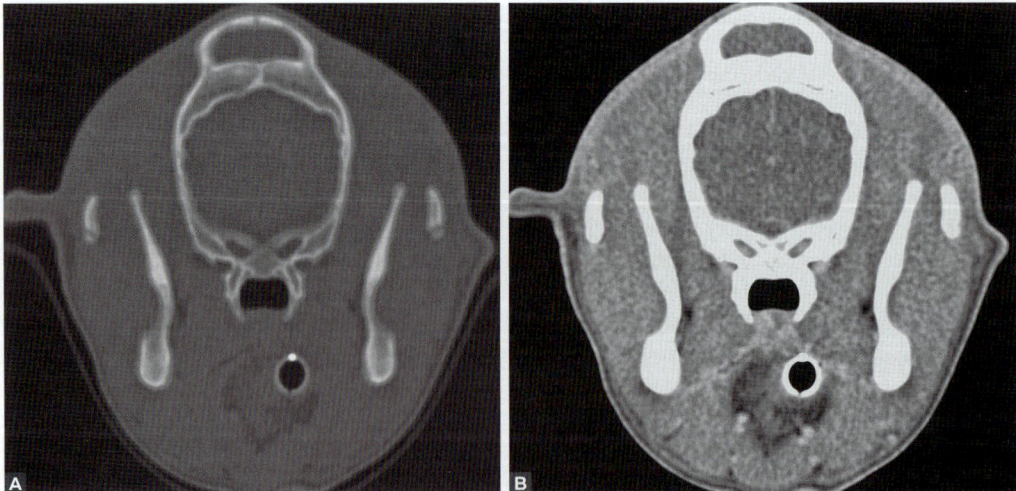

Fig. 13.32 Reconstrucciones en 3D de una hembra de bóxer de dos meses (**A-D**) atacada por otro perro, y de un teckel macho no castrado de siete años que se vio envuelto en una pelea con un perro más grande (**E-F**). (**A-D**) Aparecen múltiples fracturas en la bóveda craneal que afectan a los huesos parietal y occipital con un grado variable de conminución. Algunas de las fracturas muestran depresión con desplazamiento de múltiples fragmentos hacia el interior de la bóveda craneal. (**E-F**) Se aprecian varias fracturas conminutas en la zona rostral de maxilar y mandíbula.

Fig. 13.33 Imágenes de TC transversales con un algoritmo de tejidos blandos mostrado en una ventana de hueso (**A**) y una ventana de tejidos blandos (**B**), después de contraste, de un perro mestizo macho no castrado de cinco meses con una tumefacción crónica de consistencia dura en la bóveda craneal tras un traumatismo desconocido, compatible con un hematoma subperióstico. Existe una lesión de tipo masa con atenuación de líquido a tejido blando sin realce de contraste, con una gruesa mineralización periférica de márgenes lisos dorsal a los huesos frontal y parietal.

de la sangre. En la RM, los indicadores pronósticos negativos en perros con traumatismo craneoencefálico incluyen el grado de desplazamiento de la línea media, la extensión del edema intraparenquimatoso y la hemorragia, la presencia de herniación cerebral y de fracturas del cráneo, así como las lesiones que afecten a la fosa caudal o al mismo tiempo a las fosas rostral y caudal. Puede apreciarse gas en la bóveda craneal debido a un traumatismo abierto en el cráneo (es decir, neumoencéfalo).

Hematoma subperióstico de la bóveda craneal

Los hematomas subperiósticos pueden producirse de forma secundaria a un traumatismo único o repetitivo en la bóveda craneal. Son colecciones de sangre extravasada entre el periostio y el hueso que dan lugar a la elevación del periostio. La formación de un hematoma subperióstico puede tener lugar días o semanas después del incidente traumático. En las radiografías, estas lesiones se ven como una tumefacción de los tejidos blandos, que posteriormente mostrará una reacción perióstica con un aspecto de tipo concha. La localización más habitual es dorsal al seno frontal y a la bóveda craneal. Los hallazgos de TC incluyen una lesión de tipo masa con atenuación de líquido o tejido blando con una mineralización periférica gruesa de márgenes lisos[13] (**fig. 13.33**).

Osteopatía craneomandibular

La osteopatía craneomandibular es una enfermedad ósea proliferativa, autolimitada y no neoplásica que afecta al cráneo y, en ocasiones, a los huesos largos en perros jóvenes de entre 3 y 8 meses. Afecta sobre todo a perros de razas pequeñas como el West Highland white terrier, el scottish terrier y el cairn terrier y, en raras ocasiones, a ejemplares de razas grandes. Se desconoce la etiología de esta enfermedad; sin embargo, se ha determinado que la dolencia en el West Highland white terrier tiene un componente hereditario autosómico recesivo.[14] La radiografía es una modalidad de diagnóstico por imagen excelente para la evaluación de esta dolencia. En las radiografías aparece una formación perióstica de hueso nuevo irregular y mal definida con un aspecto en empalizada, a lo largo de la mandíbula (cuerpo mandibular, rama y parte articular de la mandíbula), las bullas timpánicas y la parte pretrosa del hueso temporal (**fig. 13.34**). La cantidad y la extensión de la formación de hueso nuevo varían enormemente entre pacientes. Suele ser bilateral y, con menor frecuencia, asimétrica o unilateral. En ocasiones pueden verse afectados la bóveda craneal y los huesos frontales con evidencia de hiperostosis. En raras ocasiones se pueden encontrar en las extremidades lesiones similares a las observadas en casos de osteopatía metafisaria/osteodistrofia hipertrófica.

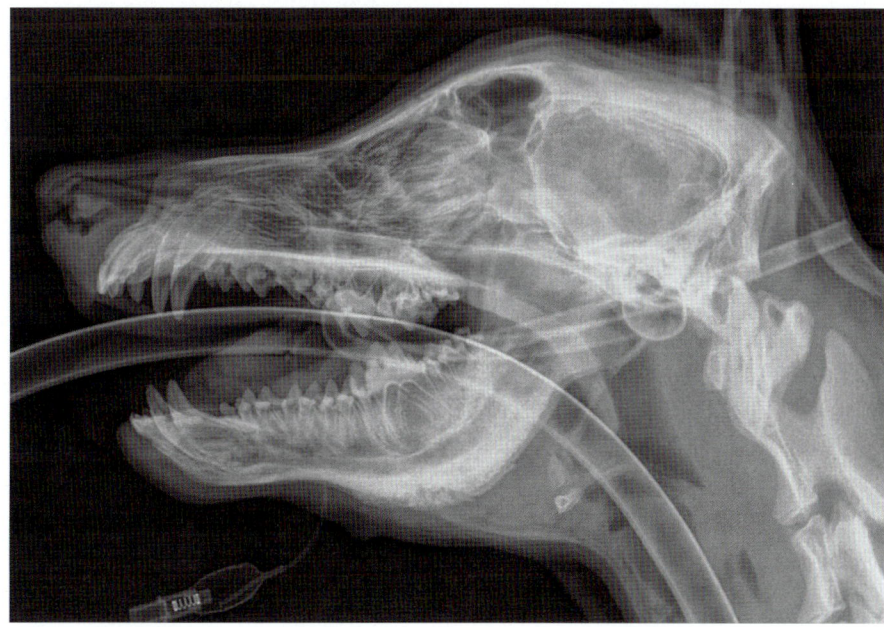

Fig. 13.34 Radiografía lateral de una hembra mestiza de perro pastor no castrada de siete meses con osteopatía craneomandibular. Se aprecia una reacción perióstica irregular y mal definida con un aspecto en empalizada a lo largo de la mandíbula, así como engrosamiento de las corticales mandibulares. Se observa una leve tumefacción de los tejidos blandos en posición ventral a la reacción perióstica. No se aprecia proliferación ósea en las bullas timpánicas.

Los hallazgos de TC asociados con osteopatía craneomandibular son similares a los descritos con radiografías e incluyen un engrosamiento liso y bien definido de la mandíbula, la bulla timpánica, la parte petrosa del hueso temporal y la bóveda craneal; proliferación perióstica, irregular y mal definida; posible extensión de la formación de hueso nuevo a las articulaciones temporomandibulares, y ligera tumefacción de los tejidos blandos (**fig. 13.35**). En ocasiones, la formación de hueso nuevo afecta a las articulaciones temporomandibulares, con lo que limita el movimiento de la mandíbula o incluso provoca anquilosis. En tales casos está indicada una evaluación con TC para valorar el grado de afectación de la ATM y para la planificación quirúrgica (**fig. 13.36**).

Hiperostosis de la bóveda craneal

La hiperostosis de la bóveda craneal es una enfermedad de perros jóvenes de razas grandes y gigantes, caracterizada por proliferación ósea similar a osteopatía craneomandibular, pero que afecta principalmente a los huesos frontal y parietal. Esta forma de hiperostosis se ha descrito principalmente en ejemplares jóvenes de bullmastiff (de unos 5-10 meses) de ambos sexos, y se desconoce su etiología. Los signos clínicos asociados

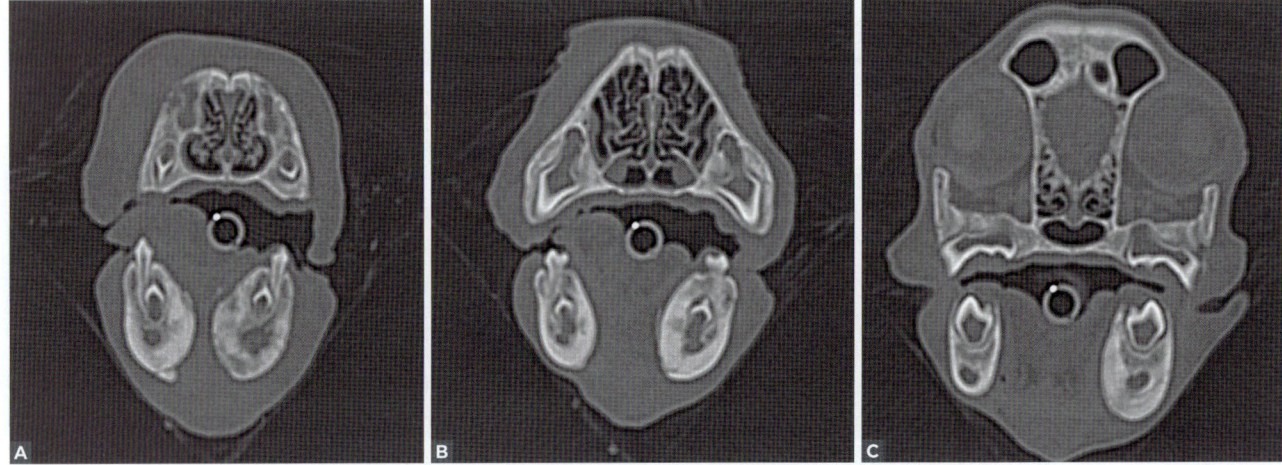

Fig. 13.35 Imágenes de TC transversales antes de contraste con un algoritmo de hueso (**A-C**) de un macho no castrado de cuatro meses de West Highland white terrier con osteopatía craneomandibular. Se aprecia un engrosamiento asimétrico (I>D) liso y bien definido de las corticales mandibulares, y una ligera proliferación perióstica lisa y mal definida ventralmente. Los tejidos blandos que rodean la zona rostral de mandíbula y maxilar (R>L) están moderadamente engrosados.

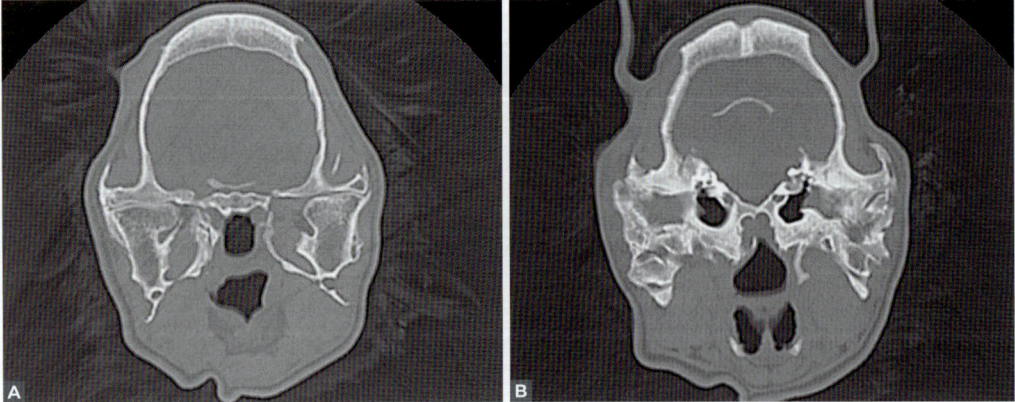

Fig. 13.36 Imágenes de TC transversales antes de contraste con un algoritmo de hueso (**A-B**) de una hembra de West Highland white terrier de dos años castrada con osteopatía craneomandibular crónica y dificultad para abrir la boca. Se observa una marcada cantidad de formación de hueso nuevo irregular, pero bien definido, alrededor de las articulaciones temporomandibulares, la parte petrosa de los huesos temporales y las bullas timpánicas con resultado de anquilosis de las articulaciones temporomandibulares. Aparece un engrosamiento difuso de moderado a grave de la cara dorsal de la bóveda craneal, compatible con hiperostosis de dicha bóveda craneal. Se observa además una atrofia importante de los músculos temporales y maseteros.

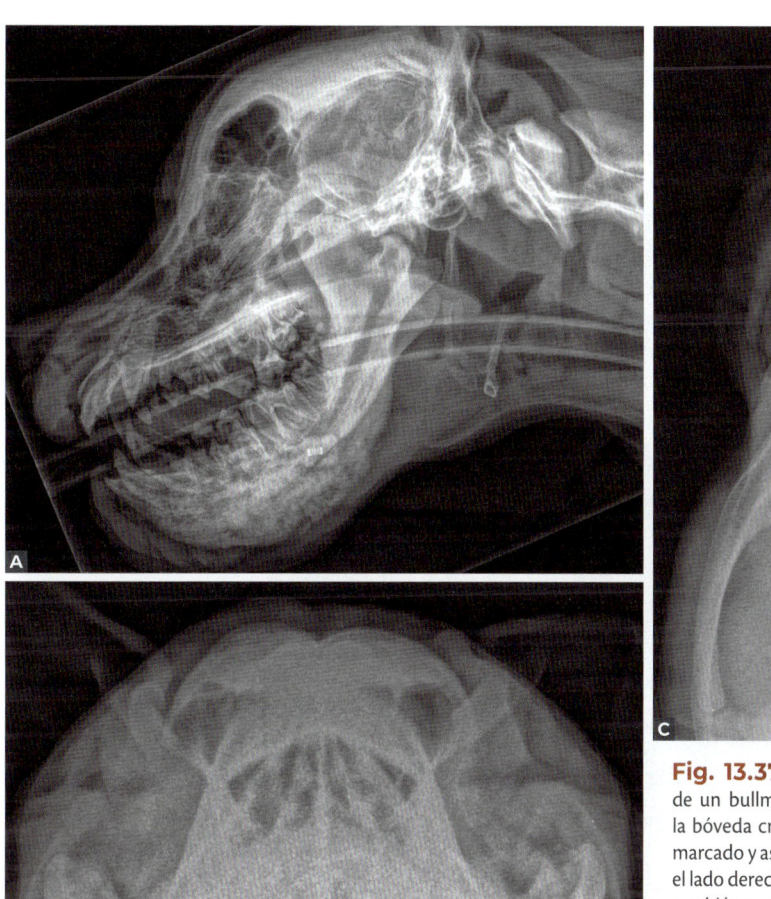

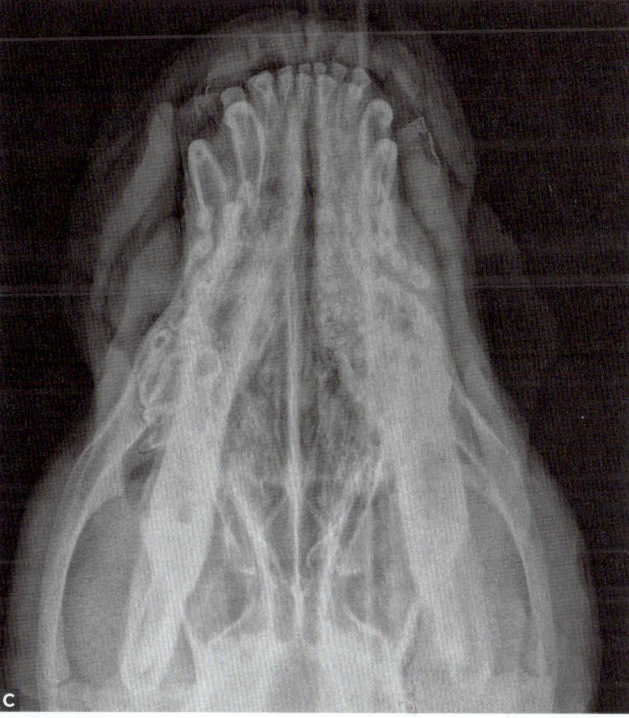

Fig. 13.37 Radiografías lateral (**A**), dorsoventral (**B**) y rostrocaudal (**C**) de un bullmastiff macho no castrado de cinco meses con hiperostosis de la bóveda craneal y osteopatía craneomandibular. Existe un engrosamiento marcado y asimétrico de los huesos de la bóveda craneal, más pronunciado en el lado derecho y que se evalúa mejor en la proyección rostrocaudal. Se aprecia también una ligera tumefacción de los tejidos blandos en posición dorsal a la bóveda craneal. Además, existe una reacción perióstica extensa y marcada, asimétrica (I>D), irregular y mal definida con aspecto en empalizada a lo largo de la cara ventral de la mandíbula.

con esta enfermedad remiten habitualmente con la madurez esquelética, y las lesiones óseas pueden desaparecer o persistir.

Las radiografías rostrocaudal y lateral son excelentes para el diagnóstico y muestran una proliferación exuberante de hueso con acusado engrosamiento y aumento en la opacidad de los huesos de la bóveda craneal, especialmente los frontales y los parietales. Los cambios pueden ser simétricos o, más a menudo, asimétricos (**fig. 13.37**). Como en la osteopatía craneomandibular, es posible observar lesiones similares a las apreciadas en casos de osteopatía metafisaria/osteodistrofia hipertrófica.

Es posible utilizar TC y RM para una evaluación más exhaustiva, especialmente si existen signos neurológicos. Las dos modalidades muestran engrosamiento y esclerosis de los huesos de la bóveda craneal. La formación de hueso nuevo puede extenderse tanto hacia el exterior como hacia el interior.

Subluxación, luxación y fractura de la articulación temporomandibular

Las ATM son propensas a dislocaciones y fracturas, especialmente en los gatos. Las dislocaciones pueden aparecer de forma secundaria a traumatismos y displasia de la ATM. La dislocación de la ATM puede ser una subluxación o una luxación completa. Las maloclusiones con desplazamiento lateral de la mandíbula e incapacidad para cerrar la boca son muy sugerentes de un traumatismo unilateral o bilateral de la ATM. Para la identificación de dislocaciones temporomandibulares, resultan de gran utilidad las radiografías VD o DV y laterales oblicuas de 20°. Con estas proyecciones puede compararse en ambos lados la relación entre el cóndilo y la fosa mandibulares. En las radiografías se observa una luxación de la ATM como un desplazamiento rostro-dorsal del cóndilo mandibular con una fosa mandibular vacía. La mandíbula estará desplazada hacia el lado opuesto (**fig. 13.38**). Pueden utilizarse proyecciones radiográficas oblicuas para valorar las fracturas del cóndilo mandibular, la fosa mandibular y la apófisis retroarticular, si bien técnicamente plantean retos importantes y deben adaptarse a la conformación del cráneo del paciente.

En aquellos casos en que la radiografía no confirme la presencia de dislocaciones o fracturas, estará indicada una TC. Los hallazgos de TC asociados con luxación de la ATM incluyen una fosa mandibular vacía, un desplazamiento rostro-dorsal del cóndilo mandibular y una maloclusión dental con desviación de la mandíbula (**fig. 13.39**). Con una subluxación de la ATM puede verse un espacio articular asimétrico. Los casos crónicos pueden mostrar signos de enfermedad articular degenerativa de la ATM. Para evaluar las subluxaciones, son útiles las reconstrucciones en los planos sagital y dorsal.

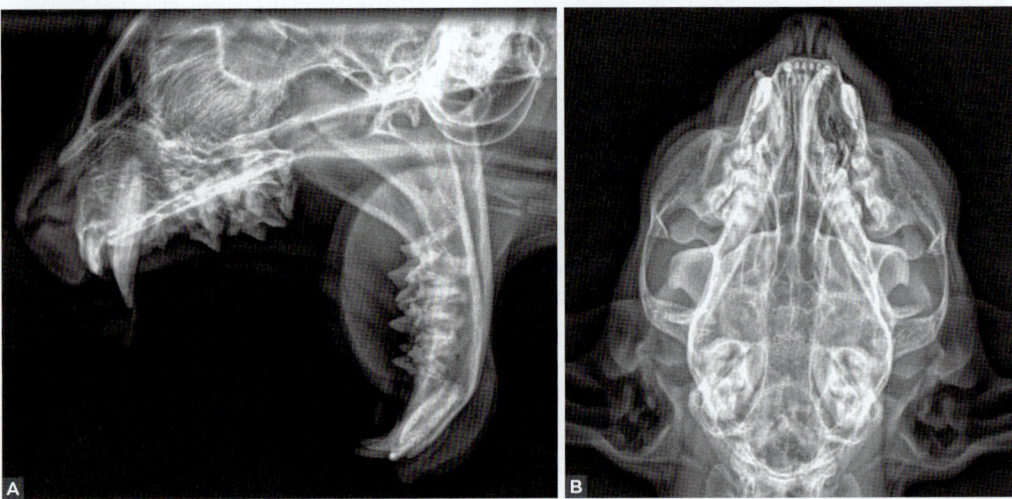

Fig. 13.38 Radiografías lateral (**A**) y dorsoventral (**B**) de un gato doméstico macho castrado de pelo corto de cinco años con un traumatismo desconocido y una luxación rostrodorsal de la articulación temporomandibular izquierda. (**A**) Una de las fosas mandibulares está vacía y la apófisis condílea muestra una luxación rostrodorsal. (**B**) La apófisis condílea izquierda está luxada rostralmente en comparación con la derecha. Además, existe una maloclusión dental con las mandíbulas inclinadas hacia el lado derecho.

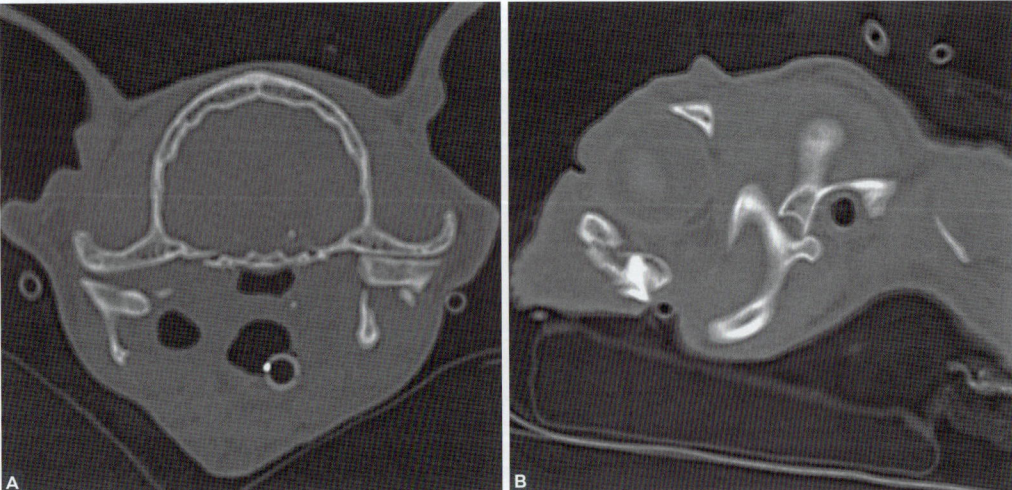

Fig. 13.39 Imagen transversal de TC con un algoritmo de hueso (**A**) y reconstrucción multiplanar sagital con un algoritmo de hueso (**B**) de una gata doméstica de pelo corto castrada de 13 años con una luxación caudoventral de la articulación temporomandibular derecha y una fractura conminuta de la rama mandibular izquierda inmediatamente ventral a la apófisis condílea. (**A**) El espacio de la articulación temporomandibular derecha está muy ensanchado con desplazamiento ventral de la apófisis condílea. Se observan fragmentos de fractura y tumefacción de los tejidos blandos ventralmente con respecto a la articulación temporomandibular izquierda. (**B**) La fosa mandibular derecha está vacía, y la apófisis condílea se encuentra en posición caudoventral.

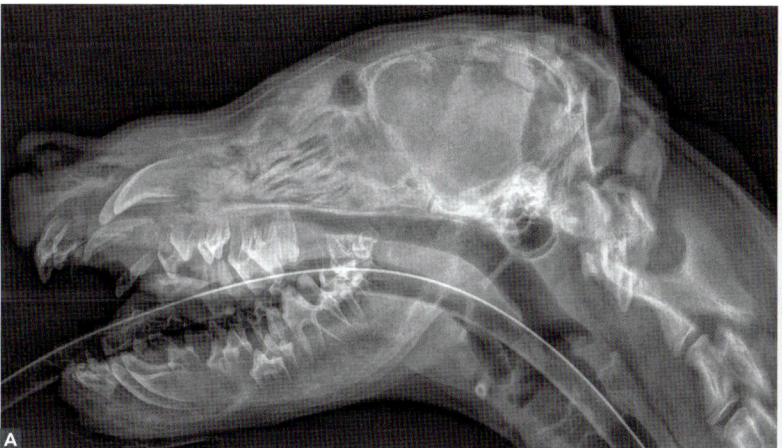
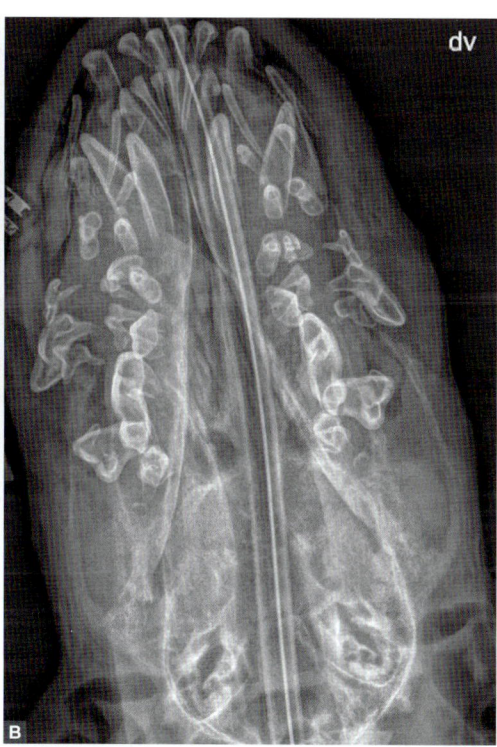

Fig. 13.40 Radiografías lateral (**A**) y dorsoventral (**B**) de un husky siberiano no castrado de cinco meses con hiperparatiroidismo secundario renal debido a displasia renal congénita. Existe una acusada osteopenia de los huesos del cráneo, más pronunciada en el maxilar y la mandíbula, con pérdida completa de la lámina dura de las cuencas alveolares, lo que da la impresión de "dientes flotantes". Los cornetes y etmoturbinados nasales visibles presentan un aumento de grosor y de la opacidad de tejido blando. Se observa una ligera tumefacción de los tejidos blandos alrededor del maxilar.

Hiperparatiroidismo secundario renal: "mandíbula de goma"

El hiperparatiroidismo secundario suele deberse a deficiencia de calcio en la dieta o a hipocalcemia derivada de una enfermedad renal. El hipertiroidismo secundario renal provoca una osteopenia difusa que afecta al cráneo con mayor gravedad y produce una condición clínica conocida coloquialmente como "mandíbula de goma", por la pérdida de rigidez estructural del maxilar y de la mandíbula, que se vuelven blandos y replegables. En esta enfermedad, el hueso es absorbido y sustituido por tejido fibroso y tejido óseo escasamente organizado. El hiperparatiroidismo secundario renal es raro y puede darse en perros jóvenes con displasia renal congénita o hipoplasia, y en perros y gatos mayores con una nefropatía crónica y grave.

En las radiografías, el hiperparatiroidismo secundario renal se observa como una marcada osteopenia del cráneo con un patrón trabecular óseo más resaltado, más evidente en el maxilar y la mandíbula, con pérdida de la lámina dura del hueso alveolar y aumento en la transparencia alrededor de las raíces dentales. Los dientes conservan una opacidad normal, que transmite la impresión de "dientes flotantes". Existe tumefacción de los tejidos blandos de la cara por hiperplasia fibrosa (**fig. 13.40**).

Síndrome obstructivo respiratorio braquicefálico

Las razas braquicéfalas, como el bulldog inglés, el bulldog francés y el carlino, presentan anomalías anatómicas del aparato respiratorio superior que pueden conducir a un aumento de la presión negativa en la inspiración y obstrucción de las vías aéreas superiores, que se conoce como síndrome respiratorio braquicefálico. Los componentes primarios del síndrome son orificios nasales estenóticos, paladar blando alargado y, posiblemente, hipoplasia traqueal.

La radiografía puede utilizarse para evaluar el paladar blando y la tráquea en perros braquicéfalos con radiografías laterales del cuello y el tórax. Es posible evaluar el paladar blando para determinar el espesor y la elongación. La cara caudal de dicho paladar blando no debe extenderse más allá de la epiglotis (**fig. 13.41**).

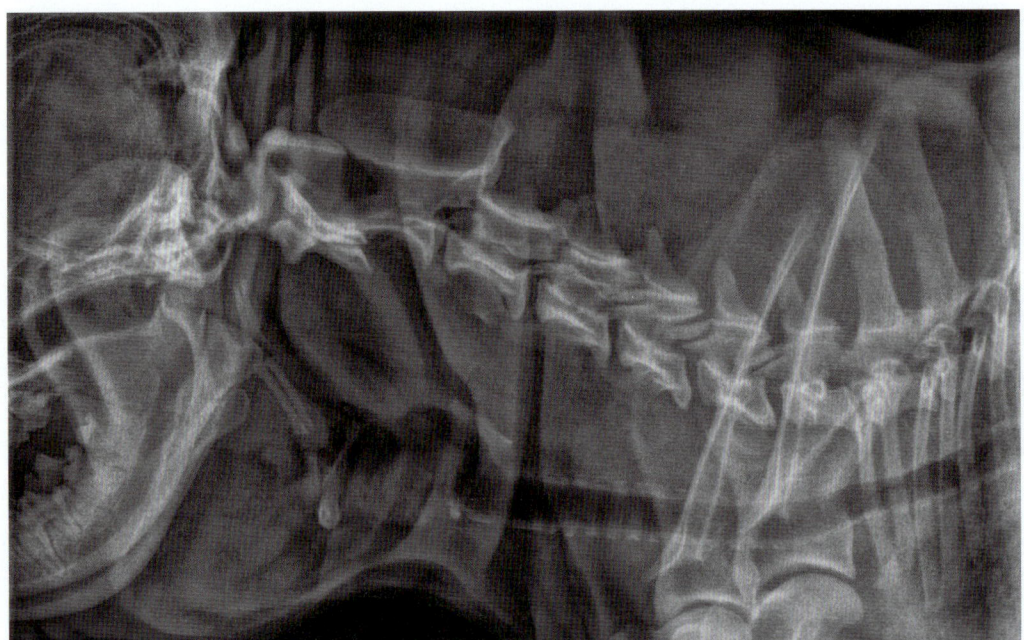

Fig. 13.41 Radiografía lateral de un bulldog francés macho castrado de un año con síndrome obstructivo respiratorio braquicefálico. El paladar blando muestra un importante aumento de grosor y está ligeramente elongado, de manera que se extiende caudal a la epiglotis. La nasofaringe y la orofaringe están colapsadas casi por completo, con una cantidad mínima de gas en su interior.

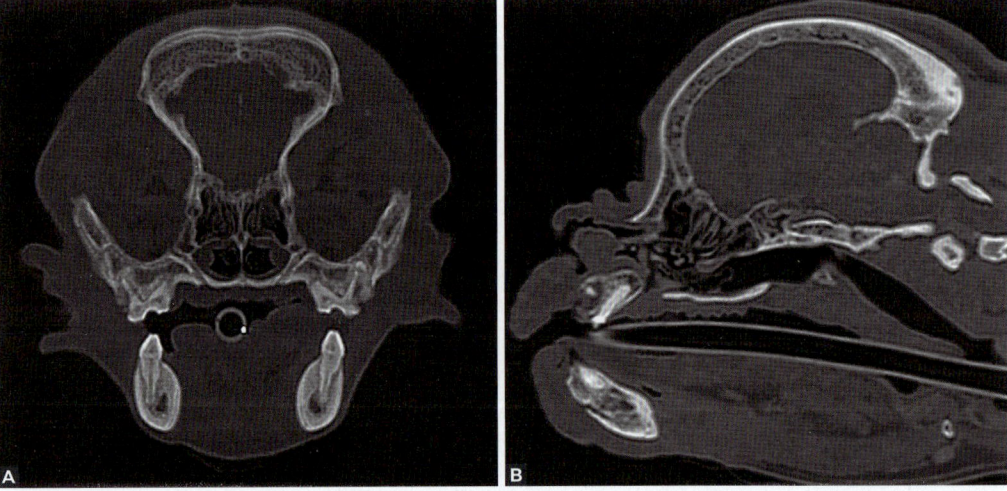

Fig. 13.42 Imagen transversal de TC con un algoritmo de hueso (**A**) y reconstrucción multiplanar sagital con un algoritmo de hueso de un bulldog francés macho castrado de 10 años con síndrome obstructivo respiratorio braquicefálico. Se observan cornetes nasales aberrantes caudales que se extienden hacia el conducto nasofaríngeo y la nasofaringe.

Otro componente recién reconocido del síndrome obstructivo respiratorio braquicefálico es la presencia de cornetes nasales aberrantes. Estos cornetes aberrantes son deformidades estructurales de los cornetes nasales que conllevan su extensión más allá de sus límites anatómicos normales. Los estudios de TC han mostrado la presencia de cornetes aberrantes que se extienden incluso a la nasofaringe y, según se cree, contribuyen a la obstrucción de las vías superiores[15] (**fig. 13.42**). La TC es la modalidad preferida de estudio de imagen para la evaluación global de las vías respiratorias en los pacientes con síndrome respiratorio braquicefálico, ya que permite evaluar los orificios nasales, la cavidad nasal, la nasofaringe, la orofaringe, los tejidos retrofaríngeos, la laringe y la tráquea.

Tumefacción retrofaríngea y efecto de masa

La tumefacción retrofaríngea puede deberse a inflamación, edema, hemorragia, tumores, abscesos, hematomas o linfadenopatía. La linfadenopatía puede proceder de una neoplasia multicéntrica, como un linfoma o una metástasis por una lesión maligna primaria en la cavidad oral o la faringe como, por ejemplo, un carcinoma de células escamosas. Los cuerpos extraños retrofaríngeos constituyen un motivo común de celulitis retrofaríngea y formación de abscesos, que se aprecian con mayor frecuencia en perros que juegan con palos que entran en la faringe. Los gatos pueden sufrir una penetración por agujas de coser.

La radiografía es una buena modalidad de diagnóstico por imagen para evaluar la tumefacción retrofaríngea y el efecto de masa, aunque habitualmente no determinará la causa. Puede detectar presencia de gas en casos de traumatismo penetrante o formación de abscesos con bacterias productoras de gas, así como cuerpos extraños radiopacos. La ecografía se utiliza para evaluar lesiones con cavitación, masas y cuerpos extraños retrofaríngeos radiotransparentes. La TC ofrece más información que la radiografía en casos de tumefacción y masas retrofaríngeas. La RM también es una modalidad excelente para evaluar los tejidos blandos que afectan al área retrofaríngea.

Los hallazgos radiológicos asociados con tumefacción retrofaríngea y efecto de masa incluyen un aumento en la opacidad de los tejidos blandos a la altura de los tejidos retrofaríngeos con estrechamiento asociado de la nasofaringe, y desplazamiento ventral y estrechamiento de la laringe y la tráquea (**fig. 13.43**). Una regla general afirma que el espesor de los tejidos retrofaríngeos no debería superar la longitud del cuerpo del axis. En caso de traumatismo agudo penetrante puede verse gas y material extraño radiopaco en la región retrofaríngea. Los cuerpos extraños de opacidad de tejido blando no se detectan con radiografía, y el diagnóstico requiere una ecografía o una TC (**fig. 13.44**).

Mucocele salival

Los mucoceles salivales o sialoceles se corresponden con una colección de saliva que sale de una glándula o conducto salival dañados y se acumula en los tejidos próximos. Los mucoceles salivales se presentan a menudo clínicamente como una tumefacción fluctuante e indolora del cuello o del interior de la cavidad oral. Los mucoceles salivales se clasifican como cervicales, sublinguales, faríngeos y cigomáticos, según la región de

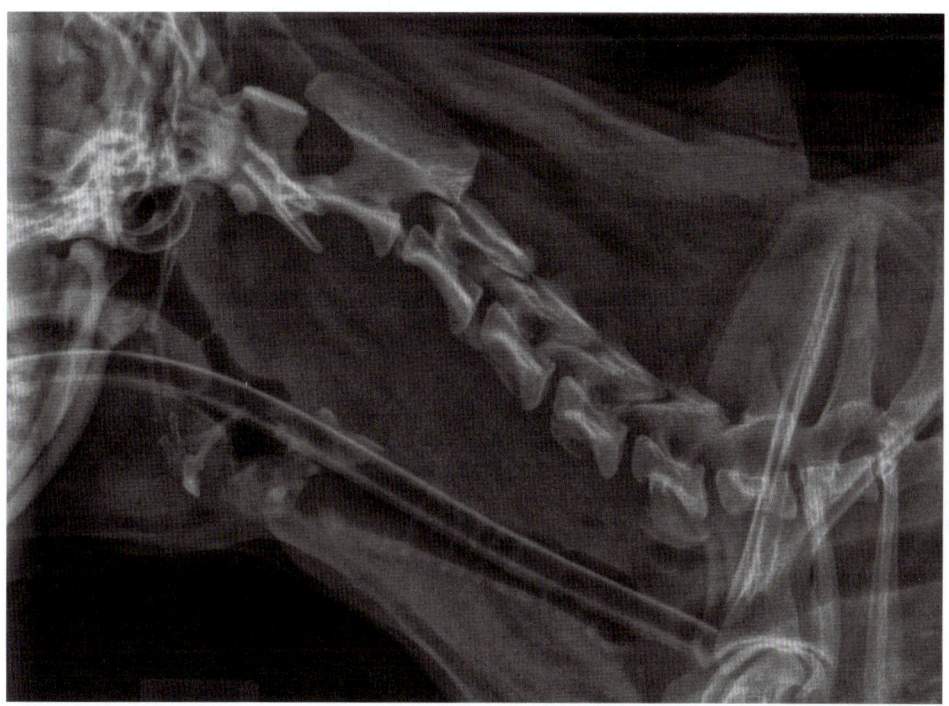

Fig. 13.43 Radiografía lateral de una hembra de teckel castrada de nueve años con formación de abscesos en los ganglios linfáticos retrofaríngeos mediales por causa desconocida con celulitis retrofaríngea secundaria. Existe una importante tumefacción de los tejidos blandos en la región retrofaríngea que se extiende cranealmente a C5 y crea un efecto de masa con desplazamiento ventral de la nasofaringe, la laringe y la tráquea.

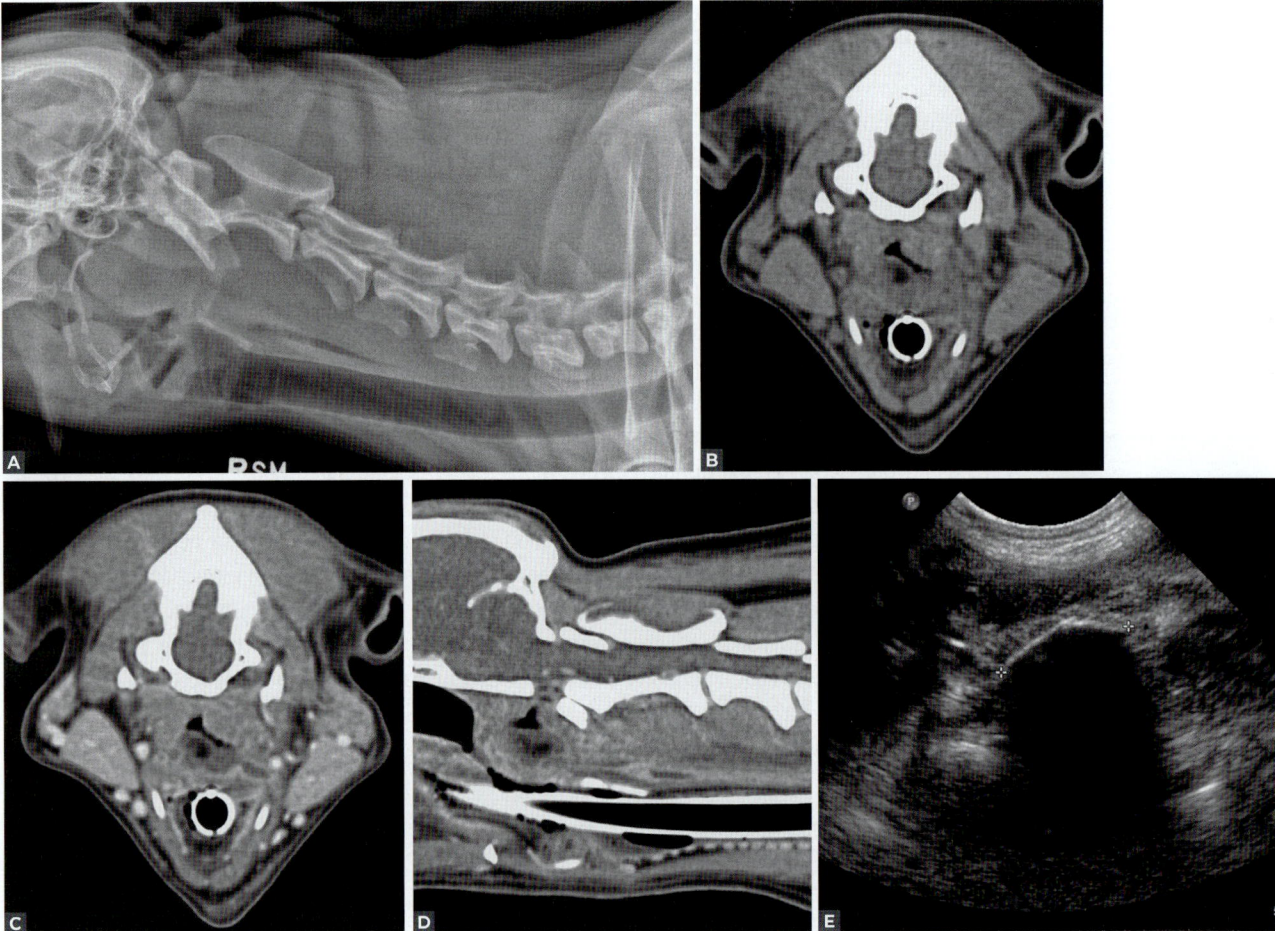

Fig. 13.44 Radiografía lateral (**A**), imágenes de TC transversales con un algoritmo de tejidos blandos (**B**, antes y **C**, después de contraste), reconstrucción sagital de TC después de contraste con un algoritmo de tejidos blandos (**D**) e imagen ecográfica longitudinal (**E**) de una perra mestiza castrada de tres años con una lesión crónica por un palo clavado en el área retrofaríngea. (**A**) Se aprecia una tumefacción focal moderada de los tejidos blandos retrofaríngeos, en posición ventral a las bullas timpánicas, los cóndilos occipitales y el atlas. La pared faríngea dorsal protruye y presenta un contorno convexo. Se observa un pequeño acúmulo de gas en la zona de tumefacción inmediatamente ventral con las bullas timpánicas. (**B-D**) La tumefacción focal se caracteriza además por presentar una región de atenuación mixta de líquido y tejido blando con un acúmulo de gas dorsalmente y una estructura de hipoatenuante angular en el centro de la tumefacción. Esta estructura representa un cuerpo extraño de madera. (**E**) El cuerpo extraño se observa como una estructura hiperecoica angular que muestra una sombra acústica distal limpia. Mediante cirugía se extrajo un pequeño fragmento de un palo de madera.

acumulación de saliva. Los más comunes son los cervicales. Las glándulas salivales sublinguales son las que se asocian más comúnmente con mucoceles salivales.

La radiografía no es sensible para el diagnóstico de mucoceles salivales, y el hallazgo radiográfico más común es la tumefacción de los tejidos blandos ventrales a la parte caudal de la mandíbula y en torno a la base de la oreja. En las radiografías pueden detectarse estructuras de opacidad mineral compatibles con sialolitos. La administración de un medio de contraste yodado a través de los conductos salivales, técnica conocida como sialografía, puede utilizarse para revelar una comunicación entre una tumefacción de los tejidos blandos y la glándula salival, y para identificar una rotura u obstrucción del conducto salival. Sin embargo, es una técnica difícil de realizar, y los estudios suelen carecer de valor diagnóstico. La ecografía puede utilizarse para confirmar que la masa está llena de líquido. La TC y la RM son preferibles a la radiografía y la ecografía y se recomiendan para la evaluación prequirúrgica (**fig. 13.45**). Incluso con TC y RM, la comunicación entre el mucocele salival y la glándula salival de origen puede ser difícil de visualizar.

Fig. 13.45 Imágenes de TC transversales después de contraste con un algoritmo de tejidos blandos (**A-D**) de un macho no castrado de dos años de raza pharaoh hound con un mucocele salival sublingual bilateral. En las dos regiones submandibulares (I>D) aparecen dos estructuras llenas de líquido bien definidas, regionalmente extensivas, tubulares u ovaladas, con una cápsula con realce de contraste gruesa y lisa. (**B-C**) Existen dos pequeños focos de atenuación mineral bien definidos, redondos y de márgenes lisos compatibles con sialolitos.

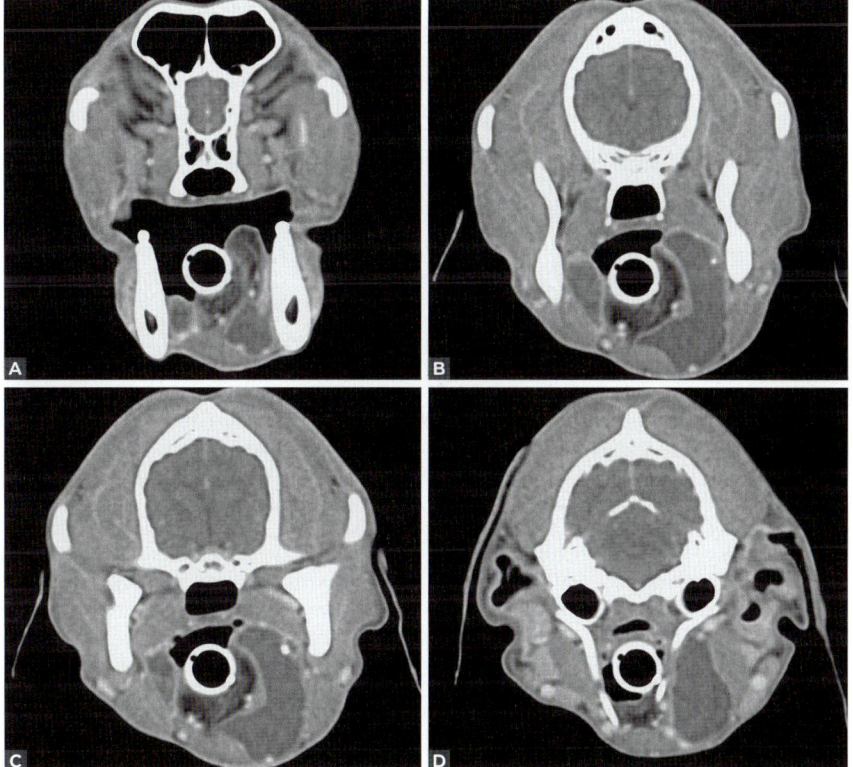

Enfermedades del neurocráneo

La enfermedad neurológica del encéfalo rara vez se investiga con radiografías, ya que carece de sensibilidad, y no se usa casi nunca. Sin embargo, en ocasiones puede confirmar meningiomas mineralizados o hiperostosis de la bóveda craneal secundaria a meningioma, así como masas óseas que afectan a la bóveda craneal. Para la mayor parte de las restantes enfermedades intracraneales, la RM es la modalidad de diagnóstico por imagen de elección. La TC también puede utilizarse para evaluar las enfermedades encefálicas, pero es menos sensible que la RM.

Hidrocefalia

Cuando la hidrocefalia congénita es moderada o grave, puede causar cambios radiográficos como un aumento en el tamaño y abombamiento de la bóveda craneal, adelgazamiento de los huesos, aspecto liso de la superficie interior de la bóveda craneal y fontanelas y suturas craneales abiertas. Para una confirmación de hidrocefalia, puede realizarse una ecografía a través de las fontanelas abiertas para evaluar la dilatación de los ventrículos y la atrofia cerebral. Si los huesos de la bóveda craneal son muy finos, aunque no haya fontanelas abiertas, la ecografía puede realizarse a menudo aumentando al máximo los ajustes de potencia y ganancia o recurriendo a transductores de baja frecuencia. Idealmente, una TC o preferiblemente una RM, permitirán una evaluación más precisa de la gravedad de la dilatación ventricular.

Síndrome de malformación occipital caudal/displasia occipital

Este síndrome afecta principalmente a razas pequeñas y miniatura, sobre todo a la cavalier King Charles spaniel. En las radiografías puede verse a veces un agujero magno aumentado de tamaño, con forma de cerradura. Esta malformación pocas veces se asocia con la presencia de signos clínicos. En otros casos pueden identificarse signos de solapamiento atlantooccipital y/o inestabilidad atlantoaxial, que sí suelen tener más relevancia clínica. Para la evaluación de este síndrome, la RM es la modalidad de elección, ya que permite evaluar el parénquima cerebral y la médula espinal. Los hallazgos de RM más frecuentes de este síndrome son

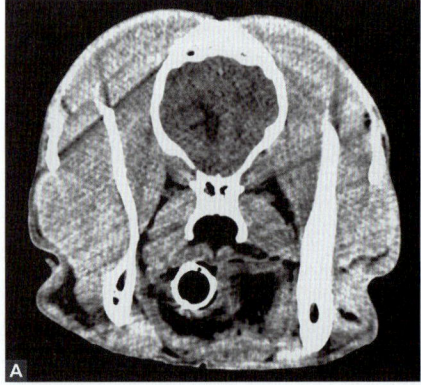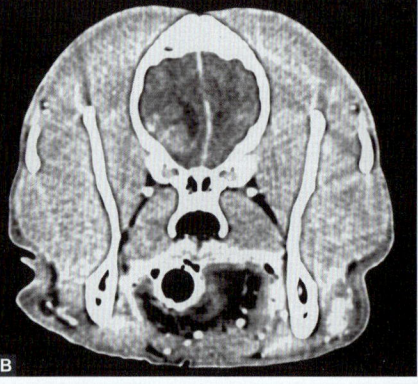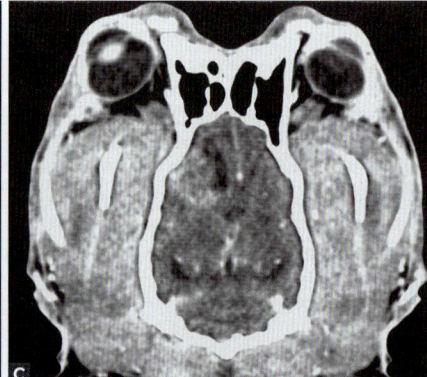

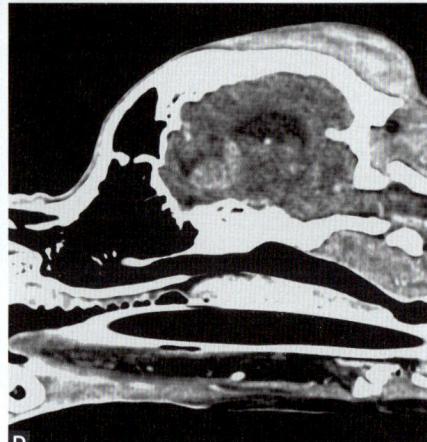

Fig. 13.46 Imágenes de TC transversales antes (**A**) y después de contraste (**B**), e imágenes de TC dorsal (**C**) y sagital (**D**) después de contraste con una ventana de encéfalo de un bóxer de siete años con convulsiones y un diagnóstico confirmado de glioma. (**A-B**) Dentro de la zona ventral derecha del lóbulo frontal derecho existe una masa redondeada y mal definida que es principalmente isoatenuante con respecto al parénquima cerebral circundante, con una gran región de atenuación líquida en su parte medial. Después de la administración de contraste, la masa se realza de forma heterogénea, de manera que muestra un borde de realce periférico en torno a la región llena de líquido. La masa da lugar a una ligera desviación de la línea media hacia la izquierda con desviación de la hoz del cerebro en imágenes poscontraste (**B-C**).

herniación cerebelar, siringohidromielia y, en menos ocasiones, hidrocefalia obstructiva. Cuando se considere un tratamiento quirúrgico, la TC es una modalidad excelente.

Otros trastornos cerebrales

Para la evaluación de otras enfermedades del encéfalo (inflamatorias, infecciosas, vasculares, metabólicas, tóxicas y degenerativas) es necesario realizar una TC o, en la mayoría de los casos, una RM, que es mucho más sensible (**fig. 13.46**).

Bibliografía

1. Bannon KM. Clinical canine dental radiography. *Vet Clin North Am Small Anim Pract* 43:507-32, 2013.
2. Reiter AM, Mendoza KA. Feline odontoclastic resorptive lesions. An unsolved enigma in veterinary dentistry. *Vet Clin North Am Small Anim Pract* 32:791-837, 2002.
3. Campbell RD, Peralta S, Fiani N, Scrivani PV. Comparing intraoral radiography and computed tomography for detecting radiographic signs of periodontitis and endodontic disease in dogs: an agreement study. *Front Vet Sci* 3:68, 2016.
4. Gardner H, Fidel J, Haldorson G, et al. Canine oral fibrosarcomas: a retrospective analysis of 65 cases (1988-2010). *Vet Comp Oncol* 29:40-47, 2015.
5. Bilgic O, Sanchez MD, Lewis JR. Feline oral squamous cell carcinoma: clinical manifestations and literature review. *J Vet Dent* 32:30-40, 2015.
6. Gendler A, Lewis JR, Reetz JA, et al. Computed tomographic features of oral squamous cell carcinoma in cats: 18 cases (2002-2008). *J Am Vet Med Assoc* 236:319-325, 2010.
7. Russo M, Lamb CR, Jakovljevic S. Distinguishing rhinitis and nasal neoplasia by radiography. *Vet Radiol Ultrasound* 41:118-24, 2000.
8. Thrall DE, Robertson ID, McLoad DA, et al. A comparison of radiographic and computed tomographic findings in 31 dogs with malignant nasal cavity tumours. *Vet Radiol* 30:59-66, 1989.
9. Saunders JH, van Bree H. Comparison of radiography and computed tomography for the diagnosis of canine nasal aspergillosis. *Vet Radiol Ultrasound* 44:414-9, 2003.
10. Oliveira CR, O'Brien RT, Matheson JS, Carrera I. Computed tomographic features of feline nasopharyngeal polyps. *Vet Radiol Ultrasound* 53:406-11, 2012.
11. Kent M, Glass EN, de Lahunta A, Platt SR, Haley A. Prevalence of effusion in the tympanic cavity in dogs with dysfunction of the trigeminal nerve: 18 cases (2004-2013). *J Vet Intern Med* 27:1153-8, 2013.
12. Travetti O, Giudice C, Greci V, et al. Computed tomography features of middle ear cholesteatoma in dogs. *Vet Radiol Ultrasound* 51:374-379, 2010.
13. Nowak A, King R, Anson A. Canine calvarial subperiosteal hematomas are fluid to soft tissue attenuating mass-like lesions with smoothly marginated peripheral mineralization on CT. *Vet Radiol Ultrasound* 62:44-53, 2021.
14. Padgett GA, Mostosky UV. The mode of inheritance of craniomandibular osteopathy in West Highland White terrier dogs. *Am J Med Genet* 25:9-13, 1986.
15. Ginn JA, Kumar MS, McKiernan BC, Powers BE. Nasopharyngeal turbinates in brachycephalic dogs and cats. *J Am Anim Hosp Assoc* 44:243-249, 2008.

CAPÍTULO 14

Síndrome obstructivo respiratorio braquicefálico

Susanne AEB Boroffka y Gert ter Haar

PUNTOS CLAVE

- El síndrome respiratorio braquicefálico (SRB) se caracteriza por obstrucción de las vías aéreas superiores y dimensiones estrechas de la cavidad nasal y la faringe.
- Un paladar blando alargado y engrosado, orificios nasales estenóticos, el engrosamiento de los tejidos blandos en la nasofaringe, los cornetes aberrantes y el aumento de tamaño de la base de la lengua son alteraciones comunes en el SRB.
- Las anomalías en la conformación craneal en razas con braquicefalia conducen a una compresión de los pasajes nasales.
- La tomografía computarizada es la modalidad de diagnóstico por imagen de elección para evaluar el SRB, ya que muestra claramente todas las estructuras del cráneo.

El síndrome respiratorio braquicefálico (SRB) se caracteriza por un aumento en la resistencia de las vías respiratorias y obstrucción causada por múltiples anomalías anatómicas de la cavidad nasal, la nasofaringe, la faringe, la laringe y la tráquea.[1-6] El SRB se encuentra normalmente en razas de perros braquicéfalos, como el bulldog inglés y francés, el pug, el Boston terrier, el pequinés, el shih tzu, el pomerania, el chihuahua, etc. Afecta también a razas felinas como el gato persa, aquejado por cambios braquicéfalos similares. Todas las razas braquicéfalas tienen el cráneo corto y ancho,[1-5] lo que conlleva un estrechamiento de la luz de las vías respiratorias y una reducción en el paso de aire[8] con una alteración significativa de la anatomía nasal y faríngea.[1-5] Las anomalías anatómicas afectan a perros braquicéfalos en todo el aparato respiratorio, e incluyen el oído medio.[7,8] En ocasiones basta con una evaluación ecográfica o radiográfica convencional de las estructuras de las vías respiratorias de la cabeza (**fig. 14.1**), el cuello y la cavidad torácica para establecer el tratamiento de pacientes que presentan dificultad respiratoria aguda (p. ej., debida a neumonía por aspiración) o para determinar

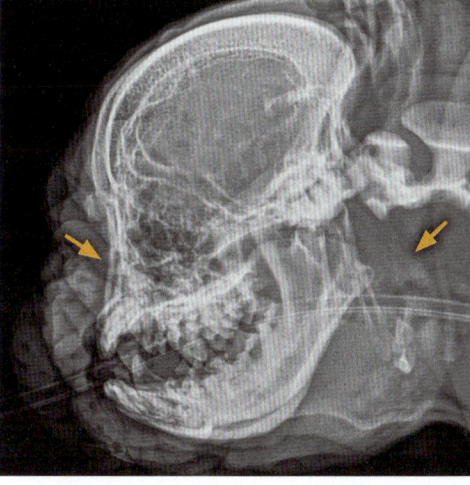
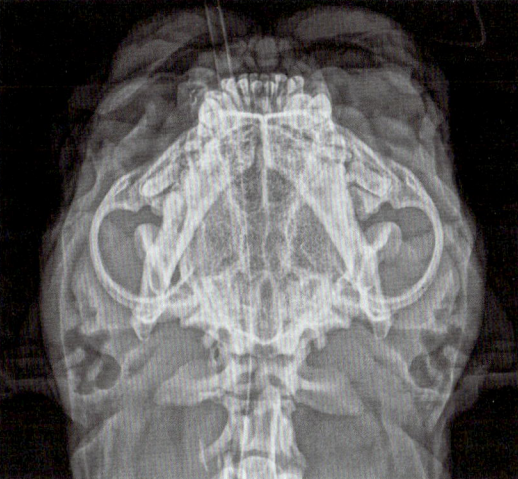

Fig. 14.1 Radiografías lateral y dorsoventral de la cabeza de un bulldog francés que muestran una nariz extremadamente corta, ausencia de senos frontales y un engrosamiento del paladar blando.

el diámetro traqueal. Sin embargo, para una evaluación completa y detallada de las anomalías anatómicas congénitas y las alteraciones adquiridas secundarias se recomienda una evaluación por tomografía computarizada (TC) de alta resolución. Permite la evaluación del grado de braquicefalia del cráneo y, más en concreto, la valoración objetiva de los orificios nasales y las aletas ventrales, la cavidad y los senos nasales, el tamaño de la nasofaringe, la presencia de cornetes aberrantes, el grado de protrusión de los cornetes, el espesor y la longitud del paladar blando, la anatomía de las bullas timpánicas y el derrame en el oído medio, así como las dimensiones del cricoides y la tráquea.[1-9] Dado que las anomalías de las vías respiratorias superiores afectarán a las estructuras de las vías inferiores, y a la inversa, se debe realizar una evaluación mediante TC del aparato respiratorio completo para establecer un pronóstico y una planificación terapéutica apropiados del paciente braquicéfalo, tal como se describirá en este capítulo. En pacientes con sospecha de colapso dinámico de las vías respiratorias, como el nasofaríngeo y/o traqueal, podría recomendarse una evaluación por fluoroscopia.[7-15]

Orificios nasales

La estenosis de los orificios nasales es una alteración congénita común en las razas braquicéfalas de perros y gatos. Los cartílagos nasales dorsolaterales están desplazados medialmente, lo que repercute en la abertura nasal externa, reduciendo drásticamente la luz disponible a una rendija vertical, provocando una obstrucción casi completa (**fig. 14.2**).[15]

Cornetes nasofaríngeos craneales y caudales

Los cornetes nasofaríngeos son hallazgos comunes en perros braquicéfalos.[7] Algunos autores han encontrado una prevalencia de cornetes caudales aberrantes en el 100 % de los bulldogs ingleses clínicamente sanos, con una variación entre un grado mínimo (17,5 %), leve (70 %) o moderado (12,5 %).[8] En los carlinos, se han documentado incluso con mayor frecuencia grados mayores de protrusión de los cornetes nasofaríngeos.[7] El grado de significación clínica y su contribución específica a un aumento en la resistencia de las vías respiratorias no se conocen (**figs. 14.3-14.6**).

Algunos autores mostraron que la TC puede ayudar a obtener datos sobre el contacto de la mucosa nasal, la presencia de cornetes nasales caudales aberrantes y las desviaciones del tabique. En su estudio, el contacto de la mucosa nasal y los cornetes nasales caudales aberrantes fueron notablemente más prevalentes en perros braquicéfalos que en los normocéfalos, a la vez que no se observó ninguna diferencia significativa en la prevalencia o el ángulo de desviación del tabique.[14]

En un estudio se ha descrito un aumento de los puntos de contacto con la mucosa, lo que revela que, básicamente, existe mayor contacto entre los cornetes y menos aire, en parte como consecuencia de la existencia de cornetes rostrales aberrantes.[15]

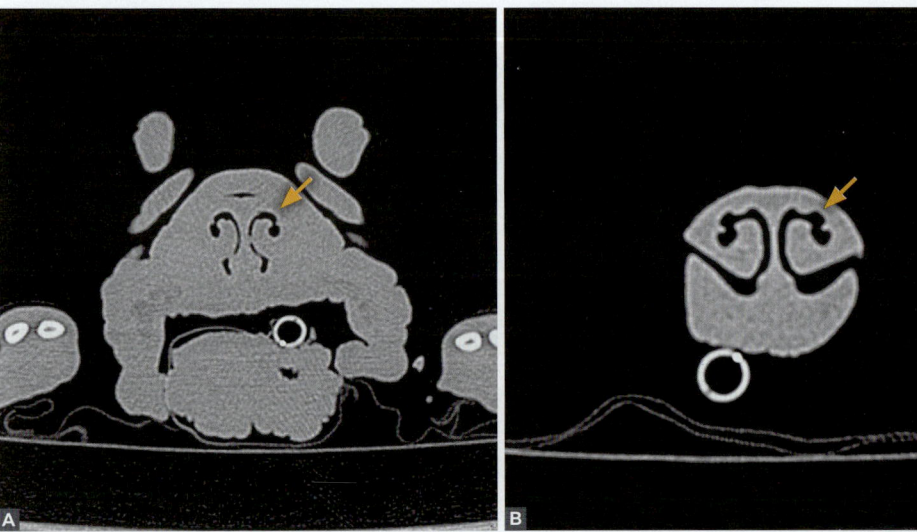

Fig. 14.2 Imágenes transversales de TC en ventana de hueso de un bulldog francés y un teckel que muestran las aletas nasales estenóticas con un vestíbulo nasal estrechado debido al engrosamiento de las aletas ventrales en comparación con la anatomía normal del teckel.

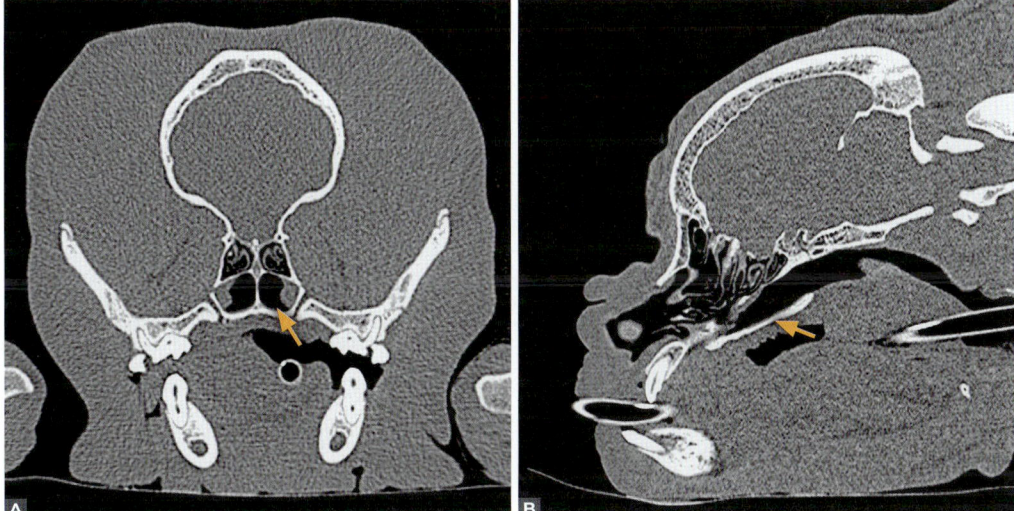

Fig. 14.3 Imagen de TC transversal y reconstrucción multiplanar (MPR) sagital en ventana de hueso de un bulldog francés sin cornetes nasales aberrantes caudales en los conductos nasofaríngeos.

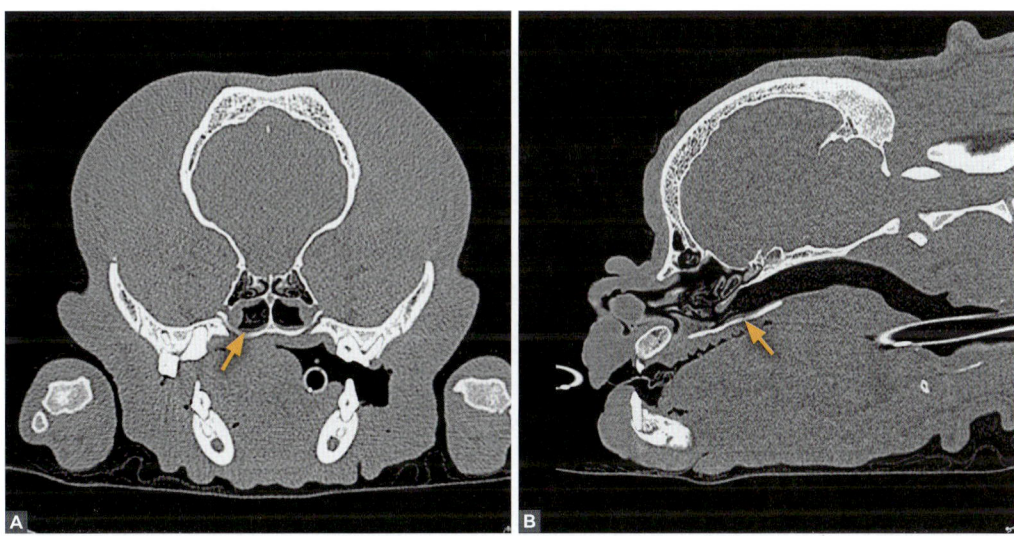

Fig. 14.4 Imagen de TC transversal y MPR sagital en ventana de hueso de un bulldog francés con cornetes aberrantes caudales de grado 3 unilaterales visibles en los meatos nasales ventrales.

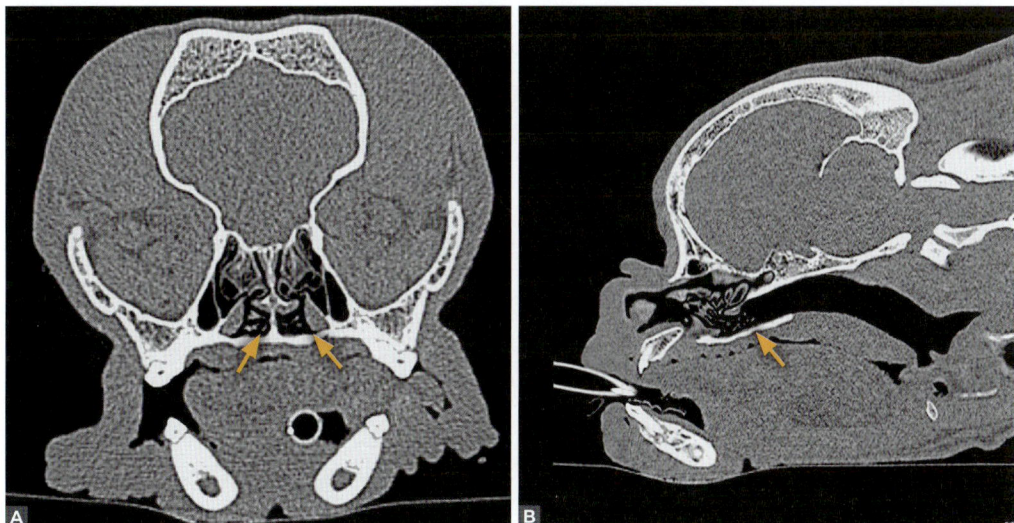

Fig. 14.5 Imagen de TC transversal sin contraste y MPR sagital en ventana de hueso de un bulldog francés con cornetes aberrantes caudales de grado 3 bilaterales visibles en los meatos nasales ventrales.

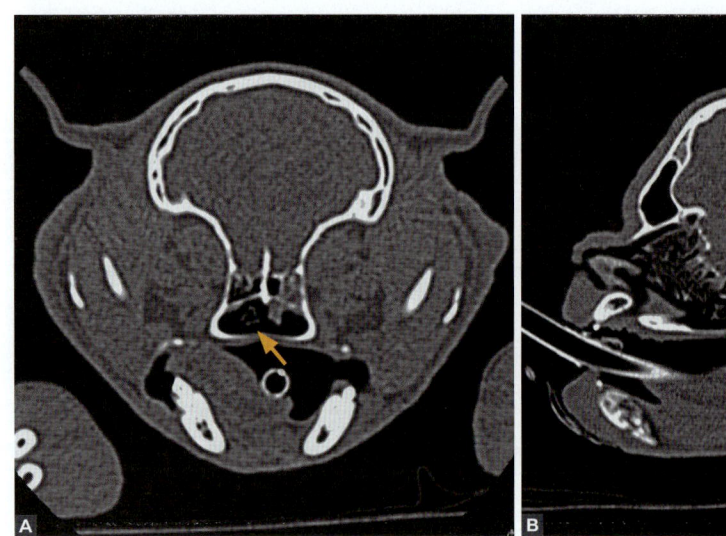

Fig. 14.6 Imagen de TC transversal y MPR sagital en ventana de hueso de un gato exótico con cornetes aberrantes caudales de grado 3 bilaterales visibles en los meatos nasales ventrales.

Seno frontal

En las razas braquicéfalas, los senos frontales están subdesarrollados o ausentes.

Dimensiones nasofaríngeas

En las razas braquicéfalas, las dimensiones del meato ventral, las coanas y la zona craneal de la nasofaringe pueden estar muy disminuidas.

Un estudio realizado con TC sobre la morfología de las vías respiratorias superiores mostró que las zonas de la nasofaringe que presentaban un área transversal más pequeña se encontraban en posición dorsal al extremo caudal del paladar blando en los carlinos y los bulldogs franceses.[12] Los carlinos tenían un área transversal nasofaríngea menor a pesar de presentar un tamaño del paladar blando más reducido en comparación con los bulldogs franceses.

En los carlinos, una rotación dorsal del hueso maxilar, los senos frontales rudimentarios o ausentes y la orientación ventral del bulbo olfatorio hacen que la medida craneofacial sea aún menor en esta raza en comparación con los bulldogs ingleses o franceses (**fig. 14.7**).

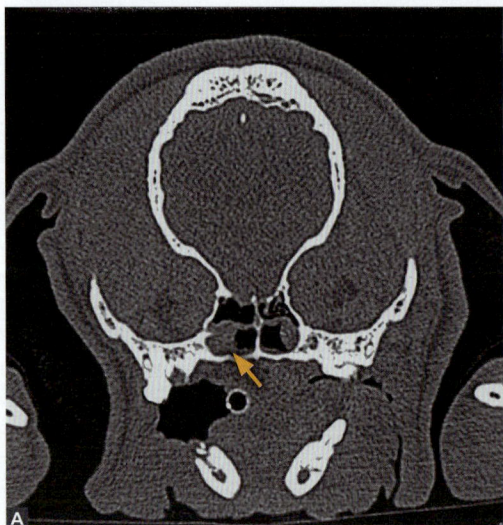
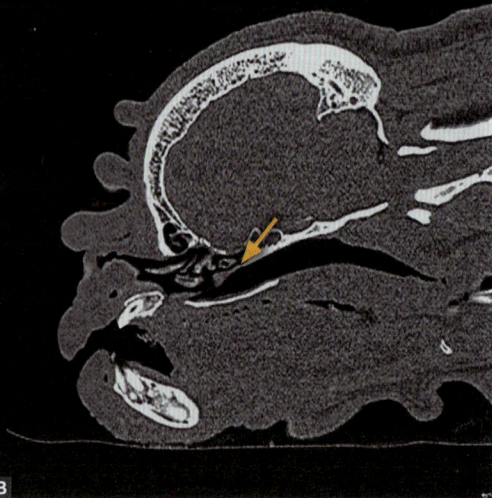

Fig. 14.7 Imagen de TC transversal y MPR sagital en ventana de hueso de un carlino que muestran la rotación dorsal del hueso maxilar, senos frontales rudimentarios o ausentes y orientación ventral del bulbo olfatorio que hacen que la medida craneofacial sea más corta. Además, puede verse la mucosa engrosada en el meato nasal.

Fig. 14.8 Imagen de TC transversal y MPR sagital en ventana de hueso de un chihuahua que muestra la disminución de tamaño de la nasofaringe especialmente en la parte rostral de la misma.

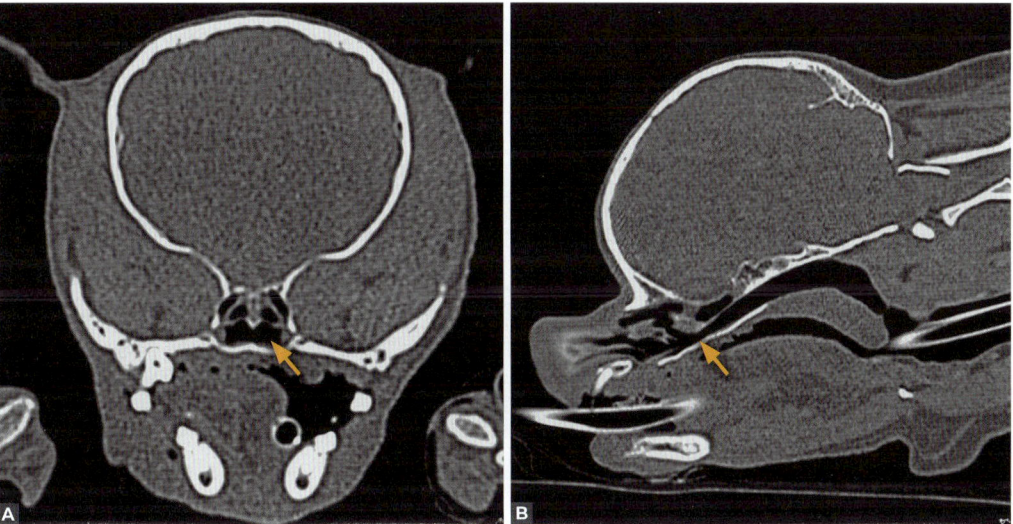

Existen diferencias en las razas braquicéfalas en lo relativo a la configuración anatómica de la nasofaringe, el cricoides y la tráquea. Wijsman y cols. han demostrado que la nasofaringe es notablemente estrecha en los chihuahuas y los pomeranias, siendo más marcada la reducción de diámetro en la parte rostral de la nasofaringe (**fig. 14.8**).

Faringe y paladar blando

Se ha descrito una macroglosia relativa en los perros braquicéfalos en comparación con los mesocéfalos. Se cree que la lengua excesivamente larga y gruesa de las razas braquicéfalas contribuye al desplazamiento dorsal del paladar blando, lo que a su vez provoca estrechamiento de la nasofaringe. Se ha constatado la existencia de un mayor volumen total normalizado de la lengua en las razas braquicéfalas, al compararlas con las mesocéfalas. Se ha descrito una disminución en el área total de aire delimitado en relación con el área total de tejido blando en ciertos niveles de la orofaringe y la nasofaringe en los perros braquicéfalos (**fig. 14.9**).[6]

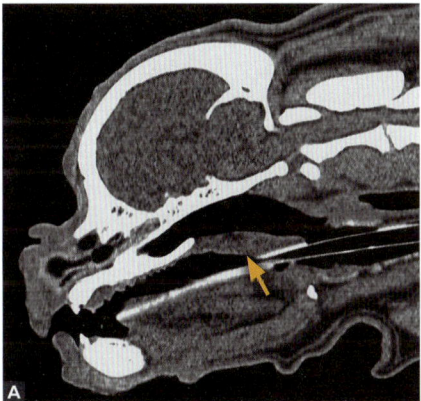

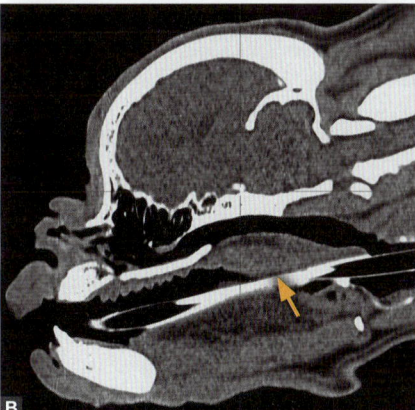

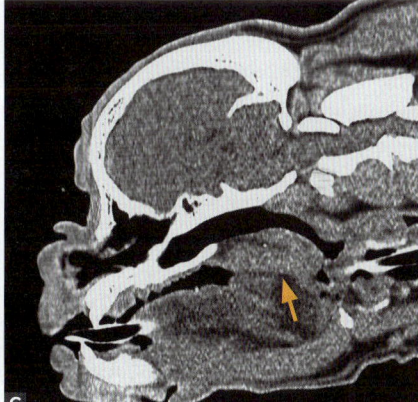

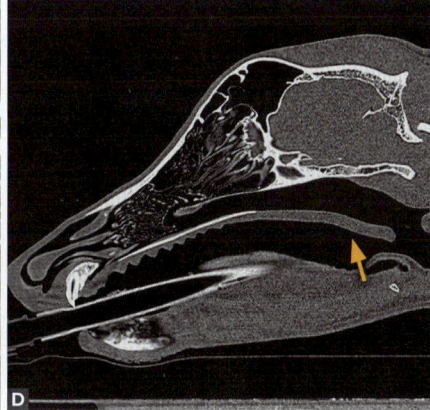

Fig. 14.9 (**A-C**) Imágenes de MPR sagital en ventana de tejidos blandos de diferentes bulldogs franceses y (**D**) un landseer que muestran diferentes grados de alargamiento y engrosamiento del paladar blando y un paladar blando normal, respectivamente. En el landseer puede verse también la nasofaringe normal comparada con los bulldogs franceses y el chihuahua de la figura 14.8B.

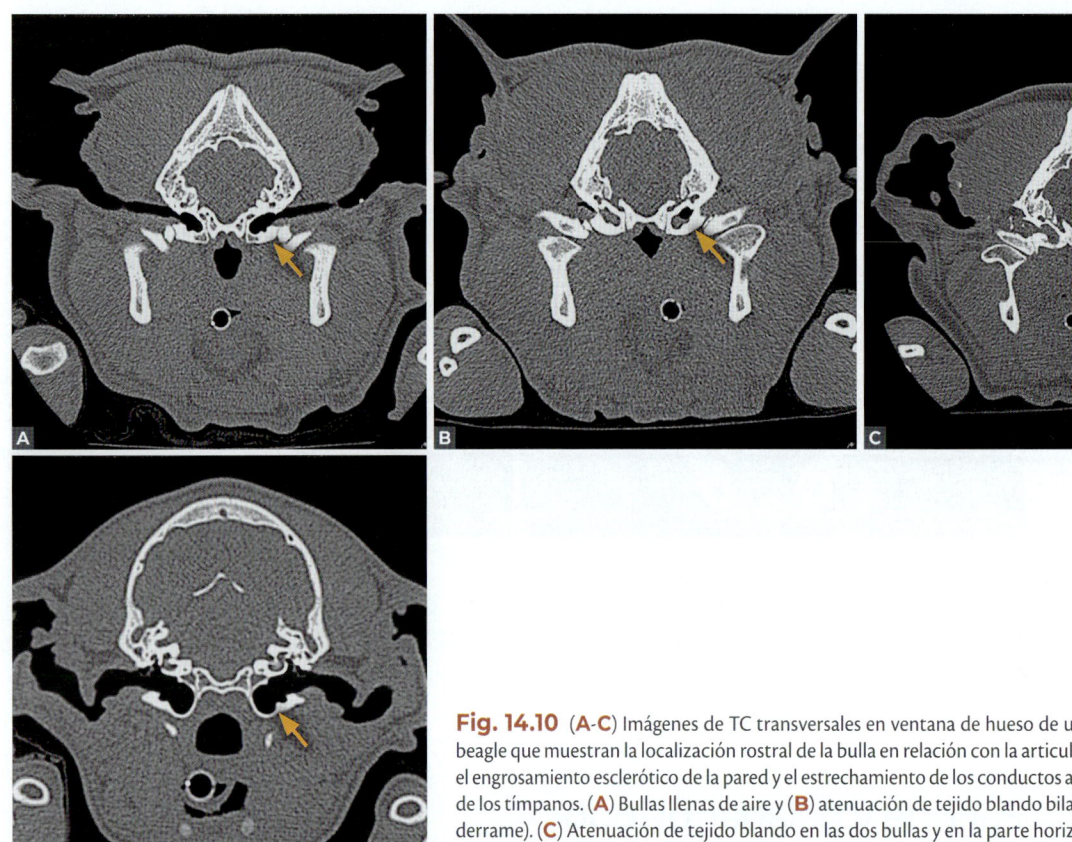

Fig. 14.10 (**A-C**) Imágenes de TC transversales en ventana de hueso de un bulldog francés y (**D**) un beagle que muestran la localización rostral de la bulla en relación con la articulación temporomandibular, el engrosamiento esclerótico de la pared y el estrechamiento de los conductos auditivos externos a la altura de los tímpanos. (**A**) Bullas llenas de aire y (**B**) atenuación de tejido blando bilateral (muy probablemente, derrame). (**C**) Atenuación de tejido blando en las dos bullas y en la parte horizontal de los dos conductos auditivos externos con ensanchamiento y mineralizaciones distróficas en la pared que indican otitis media y externa crónica. (**D**) Muestra la posición de las bullas llenas de aire en un cráneo dolicocéfalo.

Bullas

Los perros y gatos braquicéfalos muestran mayor predisposición a presentar derrames en las bullas debido a su conformación craneal, por la localización más rostral de la bulla con respecto a la articulación temporo-mandibular, el engrosamiento de la pared de dicha bulla y la disfunción del conducto auditivo que provoca un derrame en el oído medio, que se debe diferenciar de una otitis media (**fig. 14.10**).

Laringe

Se ha determinado que el área en sección transversal del cricoides es significativamente menor en perros de razas braquicéfalas (carlinos, bulldogs franceses, bulldogs ingleses y Boston terriers) que en las mesocéfalas (Jack Russell terriers y labradores). Además, se ha constatado que la forma del cartílago cricoides es más ovalada en dirección vertical (en lugar de la forma circular normal) en los carlinos y los bulldogs franceses en comparación con las razas mesocéfalas y los bulldogs ingleses (**fig. 14.11**).[13] Se ha descrito una correlación significativa entre la gravedad del colapso laríngeo y el colapso bronquial, especialmente en los carlinos.

Tráquea

Para evaluar el diámetro traqueal (TD por sus siglas en inglés *tracheal diameter*) en las radiografías, tradicional-mente se compara dicho diámetro con la altura de la entrada torácica (TI por sus siglas en inglés *thoracic inlet*). La relación TD:TI normal en perros no braquicéfalos es de hasta 0,2 y en los braquicéfalos, de hasta 0,16, aunque en el bulldog inglés se usa 0,12 como referencia. La hipoplasia traqueal se define cuando la relación TD:TI es menor y, en un estudio, se ha descrito que aparece aproximadamente en el 13 % de los perros braquicéfalos. En el bulldog inglés se ha documentado una proporción del 9 % sin que presenten signos clínicos asociados.[11] Sin embargo, la evaluación radiográfica de las dimensiones traqueales no es muy precisa; se recomienda una evaluación por TC y su comparación con un examen endoscópico. El bronquio principal izquierdo muestra a menudo un aplanamiento dorsoventral (**figs. 14.12-14.14**).[13]

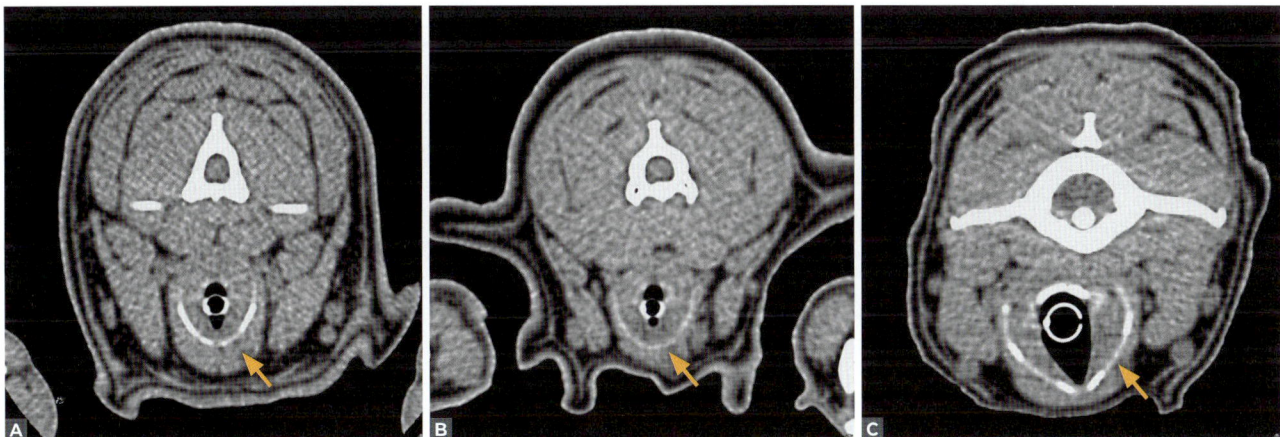

Fig. 14.11 Imágenes de TC transversales en ventana de hueso de un bulldog francés, un carlino y un perro pastor, que ilustran la menor área en sección transversal de la laringe en el bulldog francés y el carlino en comparación con el perro pastor.

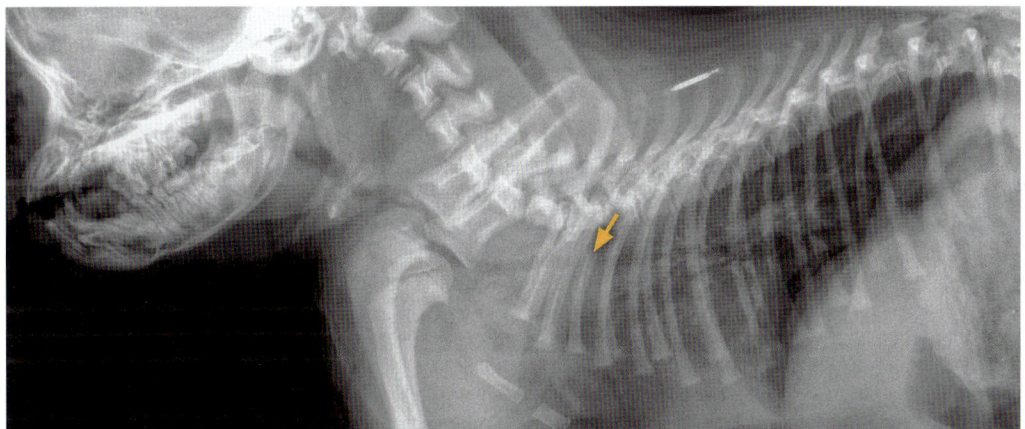

Fig. 14.12 Radiografía lateral de un carlino de cuatro meses con marcado estrechamiento del diámetro dorsoventral de la tráquea.

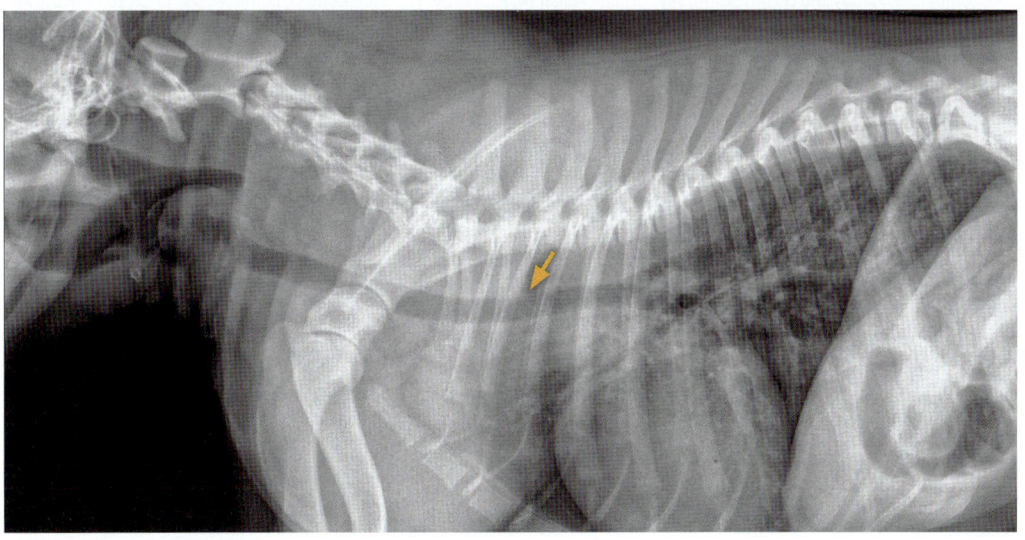

Fig. 14.13 Radiografía lateral de un bulldog francés adulto con ligero estrechamiento del diámetro dorsoventral de la tráquea.

169

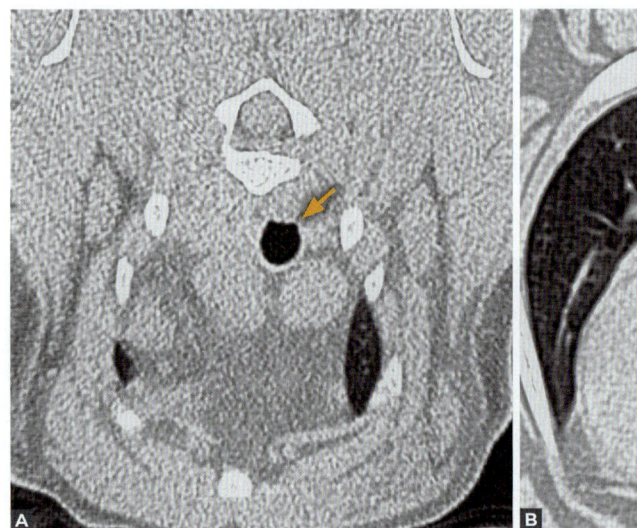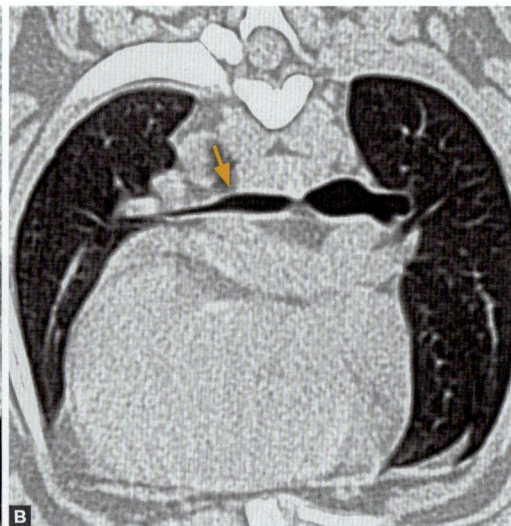

Fig. 14.14 Imágenes de TC transversales en ventana de pulmón de un bulldog francés a la altura de la entrada torácica (**A**) y de la carina (**B**) que ilustran el estrecho diámetro traqueal y el aplanamiento dorsoventral del bronquio principal izquierdo.

Bibliografía

1. Dupre G, Heidenreich D. Brachycephalic syndrome. *Vet Clin North Am Small Anim Pract* 46:691-707, 2016.
2. Ter Haar G, Oechtering GU. Brachycephalic airway disease. In Brockman DJ, Holt DE, Haar G (editors). BSAVA Manual of Canine and Feline Head, Neck and Thoracic Surgery 2ⁿᵈ edition. Cheltenham, BSAVA, 2018, pp 82-87.
3. Brown D, Gregory S. Brachycephalic airway disease. In Brockman DJ, Holt DE, Haar G (editors). BSAVA Manual of Canine and Feline Head, Neck and Thoracic Surgery. Cheltenham, BSAVA, 2005, pp 84.
4. Ter Haar G, Sanchez R. Brachycephaly-related diseases. *Veterinary Focus* 27, 2017.
5. Grand JG, Bureau S. Structural characteristics of the soft palate and meatus nasopharyngeus in brachycephalic and non-brachycephalic dogs analysed by CT. J *Small Anim Pract* 52: 232-239, 2011.
6. Siedenburg JS, Dupré G. Tongue and upper airway dimensions: a comparative study between three popular brachycephalic breeds. *Animals* 11: 662, 2021.
7. Vilaplana Grosso F, Ter Haar G, Boroffka SAEB. Gender, weight, and age effects on prevalence of caudal aberrant nasal turbinates in clinically healthy English bulldogs: a computed tomography study and classification. *Vet Radiol Ultrasound* 56:486-493, 2015.
8. Mielke B, Lam R, Haar GT. Computed tomographic morphometry of tympanic bulla shape and position in brachycephalic and mesaticephalic dog breeds. *Vet Radiol Ultrasound* 58:552-558, 2017.
9. Salguero R, Herrtage M, Holmes M, Mannion P, Ladlow J. Comparison between computed tomographic characteristics of the middle ear in nonbrachycephalic and brachycephalic dogs with obstructive airway syndrome. *Vet Radiol Ultrasound* 57:137-143, 2016.
10. Kaye BM, Boroffka SAEB, Haagsman AN, Ter Haar G. Computed tomographic, radiographic, and endoscopic tracheal dimensions in English bulldogs with grade 1 clinical signs of brachycephalic airway syndrome. *Vet Radiol Ultrasound* 56:609-616, 2015.
11. Regier PJ, Vilaplana Grosso F, Stone H, van Santen E. Radiographic tracheal dimensions in brachycephalic breeds before and after surgical treatment for brachycephalic airway syndrome. *Can Vet* J 61:971-976, 2020.
12. Heidenreich D, Gradner, Kneissl S, Dupre G. Nasopharyngeal dimensions from computed tomography of Pugs and French bulldogs with brachycephalic airway syndrome. *Vet Surg* 45:83-90, 2016.
13. Rutherford L, Beever L, Bruce M, ter Haar G. Assessment of computed tomography derived cricoid cartilage and tracheal dimensions to evaluate degree of cricoid narrowing in brachycephalic dogs. *Vet Radiol Ultrasound* 58:634-646, 2017.
14. Auger M, Alexander K, Beauchamp G, Dunn M. Use of CT to evaluate and compare intranasal features in brachycephalic and normocephalic dogs. *J Small Anim Pract* 57:529-536, 2016.
15. Oechtering GU, Pohl S, Schlueter C, Lippert JP, Alef M, Kiefer I, Ludewig E, Schuenemann. A novel approach to brachycephalic syndrome. 1. Evaluation of anatomical intranasal airway obstruction. *Vet Surg* 45:165-172, 2016.

CAPÍTULO 15

Ojo y órbita

Susanne Boroffka y Rick F. Sánchez

> **PUNTOS CLAVE**
>
> ▪ La ecografía es la modalidad de elección para obtener imágenes del ojo y debe realizarse con el animal despierto y con anestesia tópica.
>
> ▪ La ecografía ocular permite obtener imágenes de las estructuras de los ojos en pacientes con medios oculares opacos o cuando no se visualiza directamente el ojo.
>
> ▪ La tomografía computarizada (TC) y la resonancia magnética (RM) son las modalidades de elección para detectar y definir una enfermedad orbitaria.
>
> ▪ La TC es preferible para la exploración de pacientes con sospecha de enfermedad orbitaria que afecta a las estructuras óseas.
>
> ▪ La RM permite obtener imágenes de alta resolución de los tejidos blandos de las órbitas y el encéfalo, lo que incluye la parte intracraneal del nervio óptico, el quiasma óptico y la corteza visual.

El diagnóstico, el pronóstico y el tratamiento clínico de la enfermedad ocular y orbitaria dependen de una descripción precisa del detalle anatómico en pacientes con medios oculares opacos y/o enfermedad orbitaria. El cráneo es una estructura anatómica compleja con siluetas superpuestas de hueso, tejido blando y espacios llenos de aire.[1-5] Las técnicas de imagen modernas permiten una descripción precisa de la localización, la extensión, el tamaño, el carácter y las estructuras afectadas por patologías oculares y orbitarias. Así se facilita la planificación de las biopsias y los tratamientos, y se proporciona un pronóstico más preciso.[1-7]

Anatomía del ojo y de la órbita

La ecografía es la técnica de elección para evaluar el ojo, aunque puede utilizarse también para evaluar elementos contenidos en la órbita. La tomografía computarizada (TC) se utiliza en la evaluación de la órbita ósea y la búsqueda de una posible enfermedad metastásica, mientras que la resonancia magnética (RM) puede utilizarse para una evaluación dirigida de los tejidos blandos.[1-6] Para la exploración ecográfica del ojo y la órbita se recomienda el uso de transductores de alta frecuencia (de 7,5 a 50 MHz), ya que ofrecen la mejor resolución posible.[3-6]

La ecografía ocular se realiza preferiblemente sin sedación para evitar una rotación ventromedial y retracción del ojo. El transductor se coloca sobre la córnea (método de contacto corneal), en el limbo esclerocorneal o la esclerótica (método de contacto con la conjuntiva o transescleral) o sobre el párpado (método transpalpebral), si bien este último método reduce la calidad de la imagen (**fig. 15.1A**). El examinador aplica una gota de un anestésico tópico ocular 2 minutos antes de la exploración, seguido por una lágrima lubricante para proteger el ojo del gel ecográfico, potencialmente irritante, y después extiende dicho gel entre el transductor y la córnea para evitar el contacto corneal directo y un traumatismo epitelial inadvertido. Se adquieren imágenes horizontales y verticales. Los planos oblicuos pueden aportar información adicional. Para explorar la órbita se aconseja el "método de contacto corneal" y el acceso dorsal a través del músculo temporal (**fig. 15.2A**).[3] Después de la exploración, se retira con suavidad el gel de los párpados y los restos del mismo se lavan con suero salino estéril sobre la superficie ocular.

El globo ocular sano es una estructura bien delimitada con un interior anecoico a excepción de las interfases ecogénicas de la córnea, el iris, el cuerpo ciliar, la cápsula anterior y posterior del cristalino y el borde esclerorretiniano (**figs. 15.1B** y **15.1C**). La córnea forma dos líneas curvilíneas hiperecoicas paralelas con estroma anecoico intermedio. La esclerótica carece de una capa media anecoica. La cápsula del cristalino forma una interfase curvilínea hiperecoica convexa y una cóncava que se sitúan entre las prominencias que representan el cuerpo ciliar ecogénico y se afina en el ecuador del cristalino. El iris conforma dos valvas ecogénicas alargadas con el hueco de la pupila en el centro. Las cámaras anterior y posterior, el núcleo y la corteza del cristalino y el vítreo son anecoicos en ausencia de enfermedad o de cambios degenerativos. La coroides, la retina y la esclerótica son ecogénicas y no pueden identificarse por separado, formando conjuntamente el borde esclerorretiniano. El disco óptico es visible en la cara interna ventrolateral de la pared posterior del globo, como un área hiperecoica ligeramente retraída o elevada. La parte anterior del nervio óptico es hipoecoica, ondulante, de unos 2 mm de diámetro, y se extiende dentro de la órbita.[1-3,7]

Los músculos rectos extraoculares y retractores del globo ocular se aprecian como finas bandas hipoecoicas dorsal, ventral, lateral y medial al nervio óptico, mientras que los músculos oblicuos no se han identificado con ecografía (**figs. 15.2B** y **15.2C**). Entre los músculos extraoculares y el nervio óptico y alrededor de la periórbita

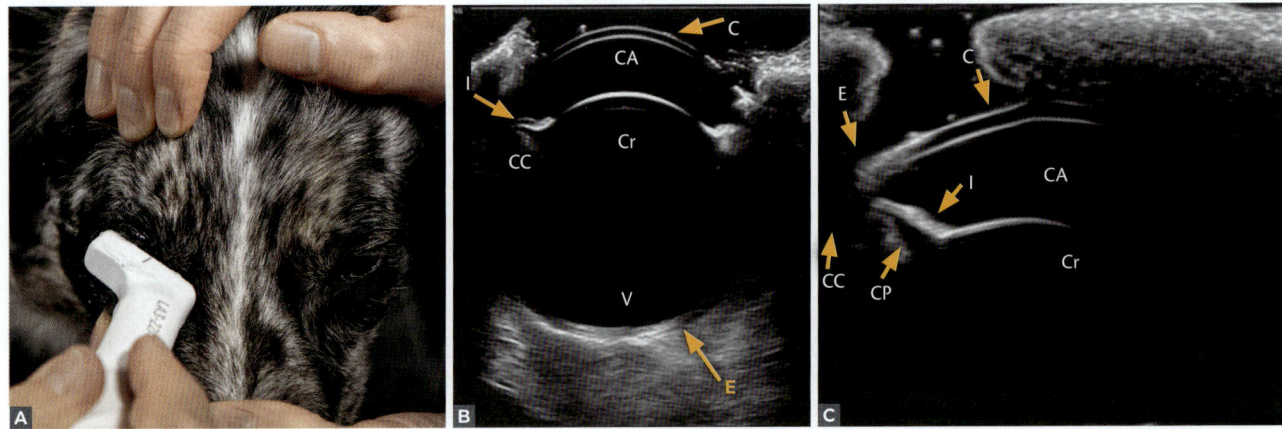

Fig. 15.1 (**A**) La sonda se coloca sobre la córnea y se orienta horizontalmente con respecto al globo utilizando un transductor de alta frecuencia (18 MHz). (**B**) Imagen ecográfica horizontal de un ojo normal. El globo está rodeado por el borde esclerorretiniano (E) de tres capas. Las cámaras anterior y posterior y el cuerpo vítreo (V) son anecoicos (C, córnea; CA, cámara anterior; CC, cuerpo ciliar; Cr, cristalino; I, iris). (**C**) Imagen ecográfica horizontal de un segmento anterior normal del ojo. Las cámaras anterior y posterior son anecoicas (C, córnea; CA, cámara anterior; CC, cuerpo ciliar; CP, cámara posterior; Cr, cristalino; E, borde esclerorretiniano; I, iris).

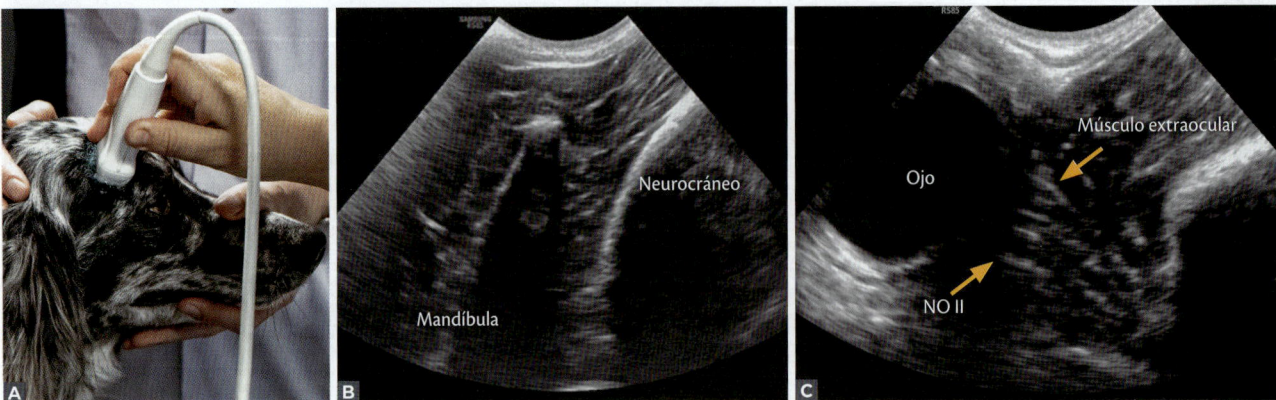

Fig. 15.2 (**A**) La sonda se coloca sobre el músculo temporal en posición caudal con respecto al ligamento orbitario, realizando así un acceso dorsal orientado horizontalmente con respecto a la cabeza. El transductor es de matriz convexa (8 MHz). (**B**) Imagen ecográfica transversal del espacio orbitario normal que muestra la mandíbula y el margen óseo del neurocráneo. El músculo temporal normal se encuentra entre las estructuras óseas. (**C**) Imagen ecográfica longitudinal del espacio orbitario normal que muestra el nervio óptico (NO II) hipoecoico normal y el músculo extraocular.

existe grasa orbitaria hiperecoica. La órbita ósea aparece como una línea hiperecoica con sombra acústica distal.[3] No siempre es posible diferenciar todas las estructuras de manera individual.

La TC del ojo y la órbita antes y después de administrar contraste se realiza en decúbito esternal, con algoritmos de hueso y de tejidos blandos y cortes finos. La exploración debe incluir la cabeza y los ganglios linfáticos retrofaríngeos. Aunque la TC es más valiosa para evaluar las estructuras óseas, una TC de alta calidad puede ser suficiente para determinar si existe inflamación o enfermedad neoplásica de los tejidos blandos.[1-5] El borde esclerorretiniano muestra un realce bien definido tras la inyección de contraste intravenoso. El cristalino es hiperatenuante, pero aparece escasamente delimitado, y la cámara anterior y el vítreo son hipoatenuantes. El iris es apenas visible, y el cuerpo ciliar y la cámara posterior no lo son. El disco óptico presenta un pequeño anillo hiperatenuante con un núcleo hipoatenuante. La baja atenuación de la grasa orbitaria facilita la identificación del resto de las estructuras de la órbita (**fig. 15.3**).

La resonancia magnética debe incluir imágenes transversales potenciadas en T1 y T2 antes y después de administrar contraste, FLAIR y potenciadas en densidad protónica, así como secuencias con supresión de grasa con el menor grosor de corte posible.[1-3,8,9] Las imágenes potenciadas en T1 de la órbita se caracterizan por la alta intensidad de señal de la grasa orbitaria, mientras que el cristalino presenta baja intensidad de señal y los músculos extraoculares, el nervio óptico, el cuerpo ciliar y el iris tienen una intensidad de señal intermedia. La intensidad de señal del vítreo se sitúa entre la del cristalino y la de los músculos extraoculares, mientras que la intensidad de señal de la cápsula del cristalino se sitúa entre la de la grasa orbitaria y los músculos extraoculares.

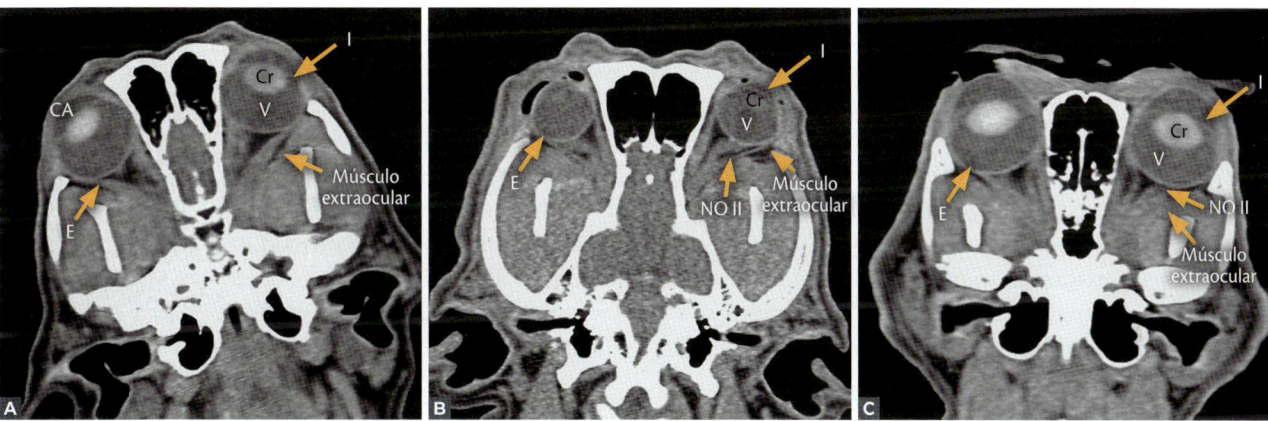

Fig. 15.3 (**A**) Reconstrucción en el plano dorsal en ventana de tejidos blandos de un teckel que muestra las estructuras oculares y orbitarias normales. CA, cámara anterior; Cr, cristalino; E, borde esclerorretiniano; I, iris; V, cuerpo vítreo. (**B**) Reconstrucción en el plano dorsal en ventana de tejidos blandos de un teckel que muestra las estructuras oculares y orbitarias normales. CA, cámara anterior; Cr, cristalino; E, borde esclerorretiniano; I, iris; NO II, nervio óptico.

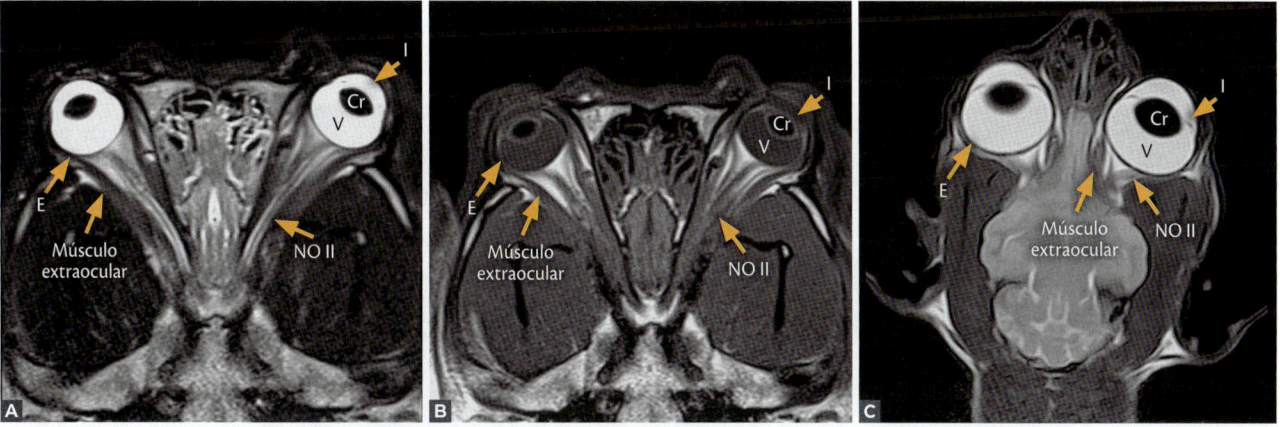

Fig. 15.4 (**A**) Imagen de RM potenciada en T2 en plano dorsal de un boyero de Berna que muestra las estructuras oculares y orbitarias normales. Cr, cristalino; E, borde esclerorretiniano; I, iris; NO II, nervio óptico; V, cuerpo vítreo. (**B**) Imagen de RM potenciada en T1 en plano dorsal después de contraste de un boyero de Berna que muestra las estructuras oculares y orbitarias normales. Cr, cristalino; E, borde esclerorretiniano; I, iris; NO II, nervio óptico; V, cuerpo vítreo. (**C**) Imagen de RM potenciada en T2 en plano dorsal de un gato doméstico de pelo corto que muestra las estructuras oculares y orbitarias normales. Cr, cristalino; E, borde esclerorretiniano; I, iris; NO II, nervio óptico; V, cuerpo vítreo.

En las imágenes potenciadas en T2, el líquido muestra una alta intensidad de señal, de manera que en orden de mayor a menor intensidad de señal se sitúan las siguientes estructuras: humor vítreo y acuoso, encéfalo, músculos extraoculares, nervio óptico e iris, párpados y piel, grasa, y por último cristalino y aire (**fig. 15.4**).

Malformaciones

La anoftalmía verdadera es una patología infrecuente. La microftalmía puede presentarse con o sin otras anomalías congénitas, como la túnica vascular del cristalino hiperplásica persistente/vítreo primario hiperplásico persistente (TVCHP/VPHP), con o sin una arteria hialoidea persistente visible como una estructura lineal entre el cristalino posterior y el disco óptico, lenticono, cataratas y/o desprendimiento de retina (**fig. 15.5**). La exploración Doppler podría ayudar a determinar si existe flujo sanguíneo en una arteria hialoidea persistente. Sin embargo, el movimiento ocular a menudo perturba la señal en color del flujo sanguíneo con lo que enmascara el flujo de la microvasculatura; no obstante, en algunos casos, el uso de contraste con microburbujas se ha revelado útil.[10]

Trastornos degenerativos oculares

Cataratas

Son varios los tipos de cataratas que pueden afectar al cristalino. La exploración ecográfica se utiliza para cribado previo a la catarata con el fin de medir el tamaño del cristalino y elegir así el implante de cristalino intraocular adecuado y para evaluar el estado de la cápsula posterior del cristalino, el vítreo y la retina. Es posible observar un aumento de ecos de diversa gravedad en el núcleo del cristalino, las cortezas e incluso la cápsula (**fig. 15.6**).[7,11,12] La ecografía puede utilizarse para evaluar la posición del cristalino en casos de (sub-)luxación primaria o secundaria del mismo. El cristalino puede desplazarse hacia la cámara anterior (luxación anterior) o hacia el vítreo (luxación posterior), habitualmente degenerado (licuado) (**fig. 15.7**).

Aunque en las imágenes de TC y RM pueden identificarse las cataratas y otros cambios en el cristalino, estas modalidades no suelen utilizarse para este fin en la práctica clínica.

Vítreo

La degeneración del vítreo se aprecia en la ecografía como uno o varios focos móviles ecogénicos o líneas hiperecoicas (membranas vítreas, agregados de proteínas). La hialosis asteroide aparece en forma de varios focos puntiformes intensos que no se mueven con el movimiento ocular si el gel del vítreo está intacto. En caso contrario, la hialosis asteroide girará en el vítreo licuado (sinéresis del vítreo) con el movimiento ocular (**fig. 15.6C**).[11,12]

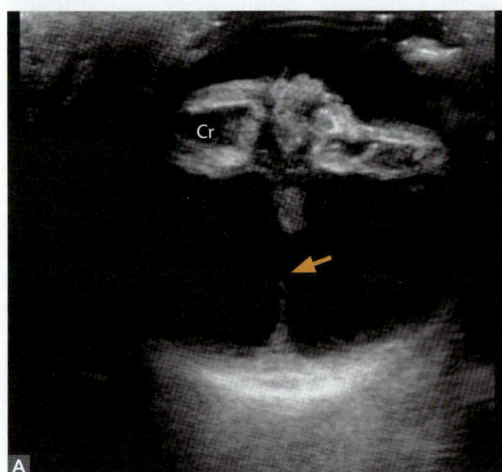
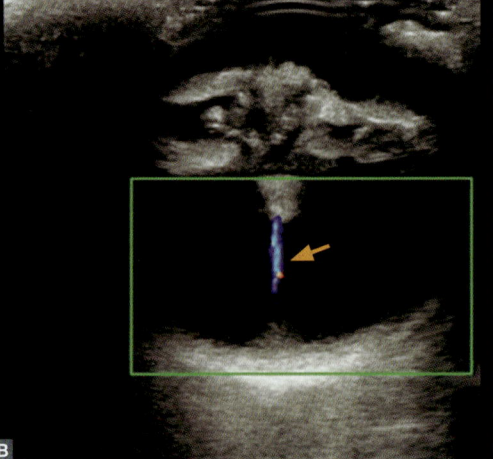

Fig. 15.5 (**A**) Imagen ecográfica horizontal de un perro crestado rodesiano de nueve meses que muestra el cristalino hiperecoico (catarata) con una forma aplanada y heterogénea anómala (Cr). Se observa una arteria hialoidea persistente (flecha) que se extiende desde el cristalino (Cr) posterior hasta el área del nervio óptico. (**B**) La imagen horizontal obtenida con Doppler color muestra el flujo sanguíneo dentro de la arteria hialoidea persistente que sugiere permeabilidad.

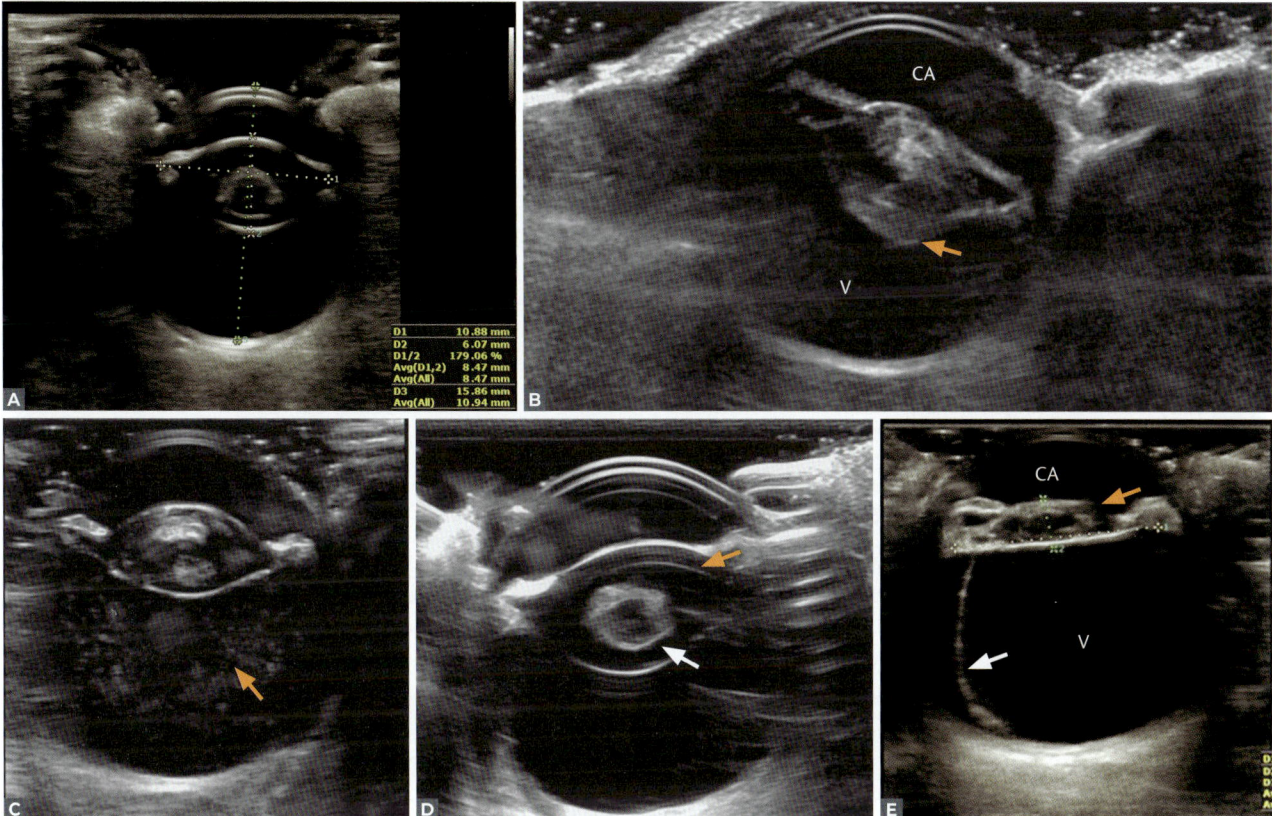

Fig. 15.6 (**A**) Imagen ecográfica horizontal de un shiba inu de un año que muestra el cristalino hiperecoico (catarata) con cápsula anterior y posterior lisas. Se muestra la medida para una evaluación prequirúrgica de la catarata, que indica la presencia de microftalmía. (**B**) Imagen ecográfica horizontal de un gato abisinio de dos años que muestra el cristalino hiperecoico (catarata) con placa lenticular posterior (flecha). CA, cámara anterior, V, vítreo. (**C**) Imagen ecográfica vertical de un perro de raza mixta de nueve años que muestra el cristalino hiperecoico con cápsula anterior y posterior lisas. Se aprecian focos ecogénicos en el vítreo (flecha). (**D**) Imagen ecográfica horizontal de un cavalier King Charles spaniel de un año que muestra el núcleo hiperecoico del cristalino (catarata cortical) con cápsula anterior y posterior lisas (flecha naranja). También se visualiza esclerosis de núcleo (flecha blanca). (**E**) Imagen ecográfica horizontal de un perro mestizo de 10 años que muestra el cristalino aplanado e hiperecoico con cápsula anterior y posterior lisas (catarata hipermadura) (flecha naranja). Se observa un desprendimiento de retina lateral (flecha blanca). Se muestra la medida para la evaluación prequirúrgica de catarata.

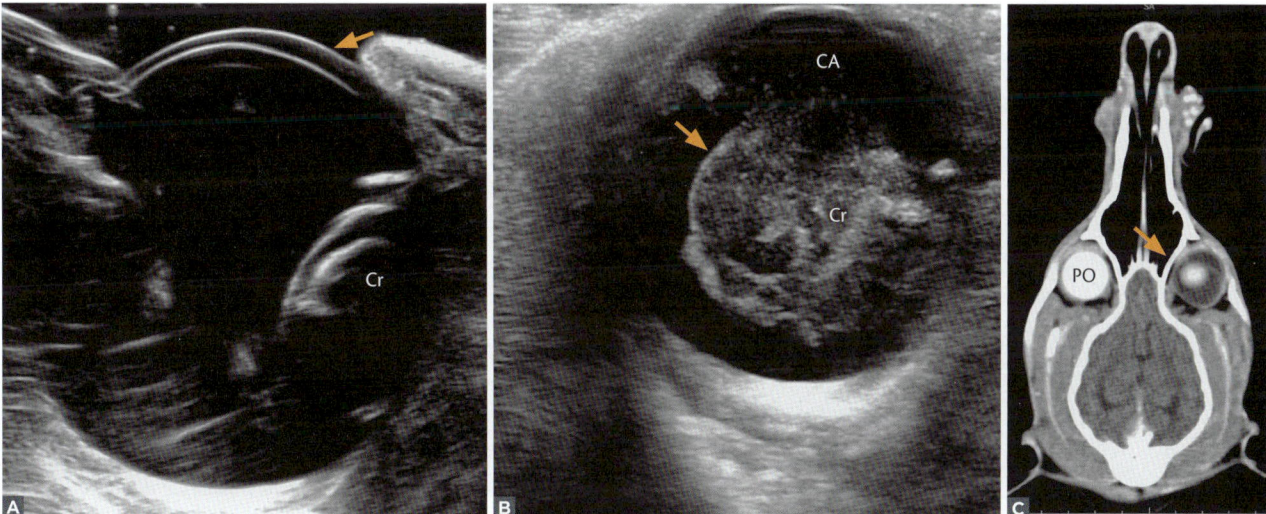

Fig. 15.7 (**A**) Imagen ecográfica horizontal de un Boston terrier de cinco años que muestra la córnea asimétrica con engrosamiento en la zona medial (flecha). El cristalino (Cr) anecoico presenta desplazamiento medial que indica la luxación del mismo. (**B**) Imagen ecográfica vertical de un yorkshire terrier de 12 años que muestra un cristalino (Cr) ecogénico (catarata) con desplazamiento ventral que indica la luxación crónica del cristalino. (**C**) Imagen de TC en reconstrucción multiplanar (MPR) dorsal con ventana de tejidos blandos que muestra la prótesis ocular (PO) del ojo izquierdo y luxación del cristalino en el ojo derecho (flecha).

175

Retina

En la ecografía es posible diagnosticar un desprendimiento de retina focal o completo como una fina línea ecogénica entre la *ora ciliaris retinae (ora serrata)* y el nervio óptico, con un espacio anecoico o ecogénico subyacente. El desprendimiento de retina completo da origen a dos líneas cóncavas cuyos vértices confluyen en el nervio óptico y a las que, a menudo, se hace referencia como estructuras con aspecto de "alas de gaviota".[17,20] El desprendimiento de retina raras veces se diagnostica con TC o RM. En las imágenes de RM en T1 y T2, el líquido subretiniano (edema y/o sangre) se aprecia como hiperintenso con respecto al vítreo (**fig. 15.6E**).[11]

Enfermedad inflamatoria ocular y orbitaria e infecciones

Obstrucción del aparato nasolagrimal

El tercer párpado, los párpados y el aparato nasolagrimal (ANL), que drena lágrimas en la nariz, también son visibles con la TC. El ANL está compuesto por dos aberturas (puntos superior e inferior) presentes en el borde medial del lado conjuntival de los párpados, cada una de las cuales conduce a un corto canalículo subconjuntival que evacua en el saco nasolagrimal, el cual se asienta en el hueso lagrimal y continúa como un fino pasaje intraóseo (el conducto nasolagrimal) que termina en el área nasofaríngea o el vestíbulo nasal. Los cuerpos extraños, los tumores o las estructuras inflamadas pueden obstruir el saco lagrimal o el conducto interóseo. El ANL se investiga mejor con TC antes y después de administrar contraste. La segunda opción requiere inyectar ≤1 ml de contraste con una cánula lagrimal a través del punto superior, mientras se observa la aparición de una pequeña gota de contraste a través del punto inferior, que a continuación se cierra con una suave presión del dedo antes de inyectar <0,5 ml más. En los pacientes con signos unilaterales también debe inyectarse contraste en el lado no afectado, ya que puede utilizarse como comparación.

Endoftalmitis, panoftalmitis y celulitis orbitaria

La endoftalmitis afecta a las cavidades oculares anterior y posterior, mientras que la panoftalmitis lo hace también a las túnicas del globo (es decir, corneoesclerótica y úvea), y puede deberse a agentes infecciosos (endoftalmitis/panoftalmitis sépticas) que incluyen diversas bacterias, hongos y peritonitis infecciosa felina,

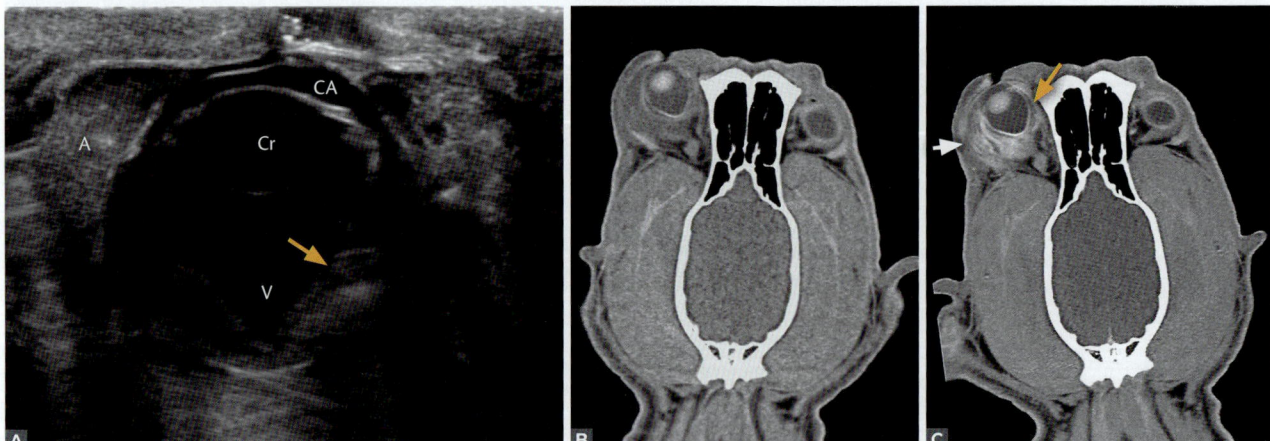

Fig. 15.8 (**A**) Imagen ecográfica horizontal de un boyero de Berna de seis meses que muestra la pared de la esclera marcadamente engrosada y una deformación de la cavidad vítrea con sospecha de desprendimiento de retina (flecha). En la zona lateral del globo aparece una imagen sospechosa de absceso causado por una escleritis difusa grave. A, absceso; CA, cámara anterior; Cr, cristalino; V, vítreo. (**B** y **C**) Imágenes de TC en reconstrucción multiplanar (MPR) dorsal antes y después de contraste de un boyero de Berna de seis meses que muestran la pared de la esclera marcadamente engrosada y la deformación del globo con sospecha de desprendimiento de retina (flecha naranja). En la zona lateral del globo se aprecia una imagen sugerente de absceso (flecha blanca) causado por escleritis difusa grave.

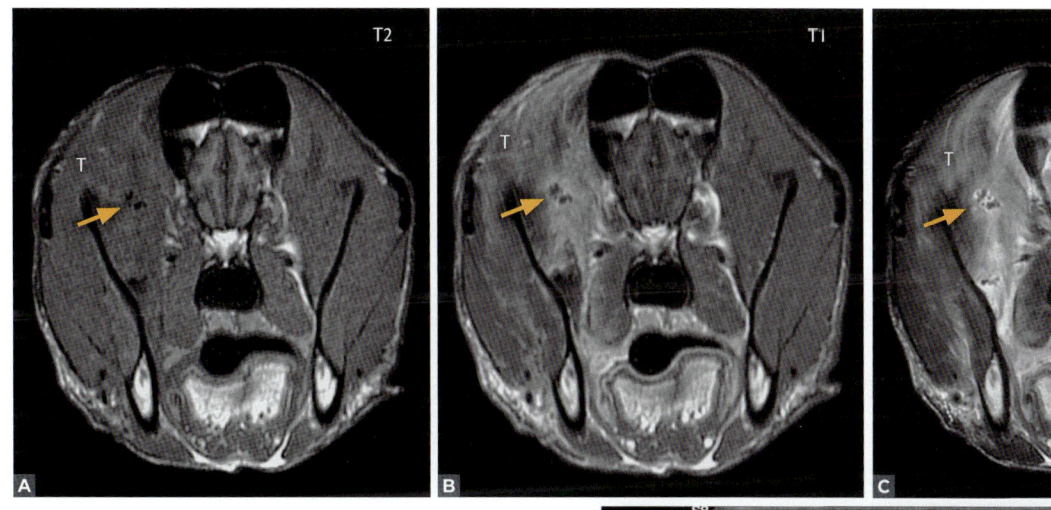

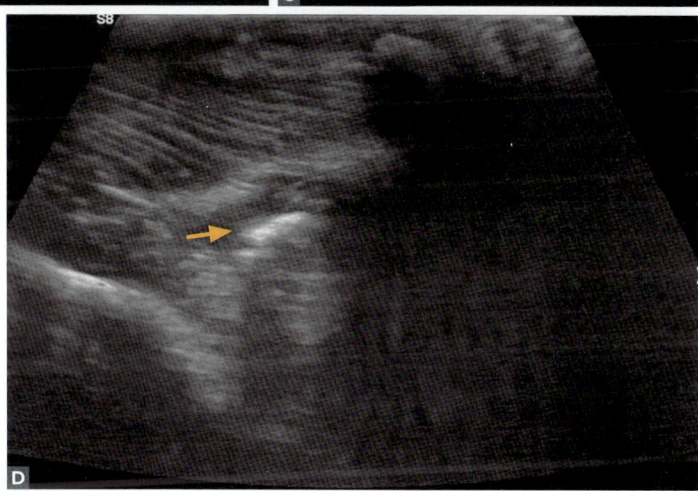

Fig. 15.9 (**A-C**) Imágenes de RM en plano transversal potenciadas en T2 y en T1 antes y después de contraste de un perro de caza de cinco años que muestran una señal anómala hiperintensa en T2 e isointensa en T1 del músculo temporal (T), con marcado realce de contraste heterogéneo (miositis del músculo temporal). En la región media existe una estructura lineal de intensidad de señal baja (flecha) que hace sospechar la presencia de un cuerpo extraño. (**D**) Imagen ecográfica del mismo paciente con acceso dorsal. Se aprecia una pequeña estructura lineal hiperecoica con sombra acústica visible, que se corresponde con el cuerpo extraño (flecha).

aunque también pueden tener un carácter aséptico (inmunomediado), degenerativo, neoplásico o traumático, incluyéndose entre los últimos los causados por cuerpos extraños migrantes. Los estudios de imagen pueden mostrar un engrosamiento de las estructuras intraoculares y un marcado realce del borde esclerorretiniano en las imágenes de TC y RM después de administrar contraste, posible desprendimiento de retina, posible deformación del globo ocular y a menudo una mala definición de la grasa orbitaria (**fig. 15.8**).[1-3]

La celulitis orbitaria puede estar causada por cuerpos extraños penetrantes (a menudo entran por la cavidad oral o a través del saco conjuntival) (**fig. 15.9**), heridas por mordedura, enfermedad dental o diseminación hematógena de organismos infecciosos. En la ecografía adopta el aspecto de un aumento difuso de la ecogenicidad con borrosidad de los márgenes de las estructuras orbitarias con o sin una lesión cavitaria definida (un absceso). Los estudios de imagen con TC y RM permiten visualizar la extensión de un proceso inflamatorio dentro de la órbita y una posible extensión intracraneal, y evaluar enfermedades dentales, como la presencia de abscesos periapicales.[13-17]

Polimiositis extraocular

Se trata de una enfermedad idiopática rara, unilateral o bilateral, con predisposición en ejemplares jóvenes de golden retriever, que, según se cree, tiene origen inmunomediado y afecta a uno o a varios músculos extraoculares. La presentación aguda se asocia con exoftalmos. La ecografía puede mostrar músculos agrandados e hipoecoicos.[1-3,18,19] En la TC y en la RM puede apreciarse un aumento de volumen y pérdida de definición de los músculos extraoculares, con fuerte realce poscontraste y aumento de la intensidad de señal en la potenciación T2, respectivamente. La atrofia y la fibrosis de los músculos extraoculares se asocian con la fase crónica de casos graves o no tratados, o casos con un diagnóstico tardío (**fig. 15.10**).

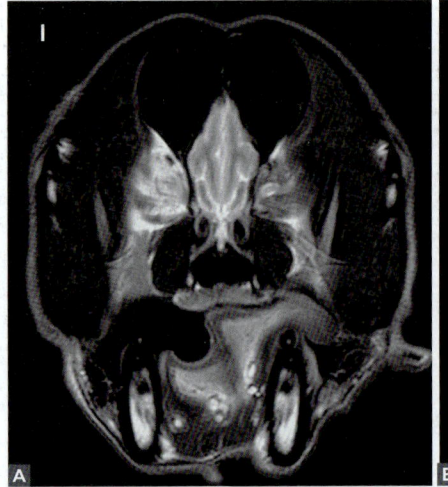
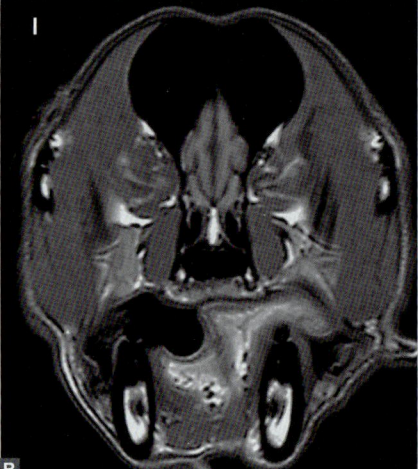
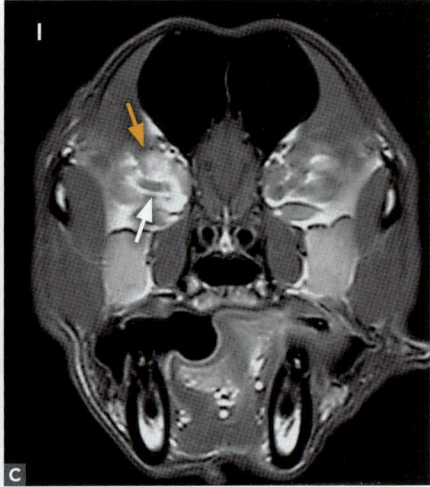
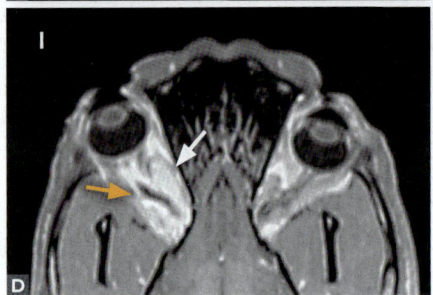

Fig. 15.10 (**A-C**) Imágenes de RM en plano transversal potenciadas en T2 y en T1 antes y después de contraste de un labrador retriever de tres años que muestra la señal anómala hiperintensa en T2 e isointensa en T1 de los músculos extraoculares del lado izquierdo, que aparecen ligeramente engrosados (flecha naranja) con un marcado realce de contraste heterogéneo (polimiositis extraocular). El nervio óptico izquierdo también está engrosado con realce de contraste de su vaina nerviosa (flecha blanca). (**D**) Imagen de RM en plano dorsal potenciada en T1 después de contraste de un labrador retriever de tres años que muestra los músculos extraoculares ligeramente engrosados en el lado izquierdo (flecha naranja) con marcado realce de contraste heterogéneo (polimiositis extraocular). El nervio óptico izquierdo también está engrosado con realce de contraste de su vaina nerviosa (flecha blanca).

Neuritis óptica

Se presenta como una inflamación unilateral o bilateral del nervio óptico causada por una forma localizada de meningitis de origen desconocido (antes referida como meningoencefalitis granulomatosa), o por enfermedades infecciosas, neoplásicas o idiopáticas con mediación inmunitaria. El nervio óptico y las meninges anexas pueden aparecer normales o engrosados. El nervio óptico puede aparecer hipoecoico en la ecografía, mientras que las imágenes de TC y RM muestran normalmente un intenso realce poscontraste de la vaina del nervio óptico. Según la parte del nervio óptico afectada, en la evaluación ecográfica del polo posterior podrían verse también cambios intraoculares a la altura de la papila (tumefacción papilar, hemorragia peripapilar y/o desprendimiento de retina bulloso) (**figs. 15.10D** y **15.11**).[1-3,13-17]

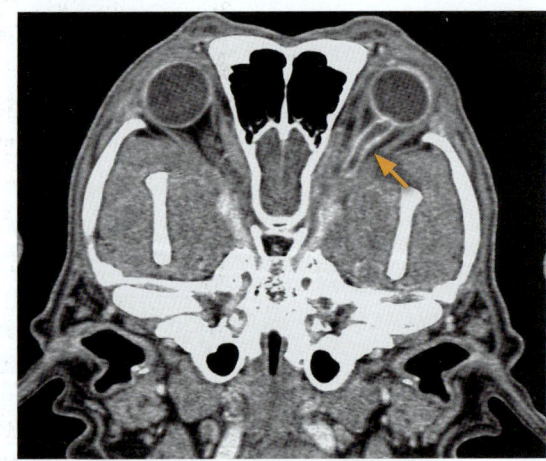

Fig. 15.11 Imagen de TC en reconstrucción multiplanar (MPR) dorsal después de contraste con ventana de tejidos blandos de un labrador retriever de cuatro años que muestra el realce de contraste de la vaina nerviosa del nervio óptico derecho que hace sospechar una neuritis del nervio óptico (flecha).

Traumatismos

Un traumatismo romo o penetrante puede producir un desplazamiento anterior del ojo (proptosis del globo), sangrado (hifema si existe hemorragia en la cámara anterior, intravítrea o retrobulbar), desprendimiento de retina, rotura del globo ocular y fracturas de los huesos de la órbita con disrupción asociada de la anatomía orbitaria normal. Las razas braquicéfalas son propensas a proptosis del globo ocular.

La rotura de la esclerótica se observa a menudo en la ecografía como un borde esclerorretiniano mal definido en un ojo con material ecogénico en las cavidades oculares y posible desprendimiento de retina,[20] mientras que las imágenes de TC y/o RM revelan un contorno irregular del globo con reducción del volumen (**fig. 15.12**). En la RM puede verse también una fuga de humor vítreo hiperintenso en T2 e hipointenso en T1 a través del borde esclerorretiniano.

Las fracturas orbitarias se visualizan mejor en las imágenes de TC y las reconstrucciones 3D permiten analizar la luxación de fragmentos óseos con alteración de la órbita. Las fracturas agudas muestran normalmente márgenes nítidos, mientras que las crónicas cuentan con márgenes mal definidos con formación de callo. Las lesiones en el tejido blando de la órbita se pueden apreciar también como un efecto de masa debido a hemorragia y edema, mientras que el enfisema orbitario se mostrará como un artefacto por aire en la TC y como un vacío de señal en la RM (**fig. 15.15**).

Cuerpos extraños intraoculares y orbitarios

A menudo, los cuerpos extraños no pueden visualizarse. Su aspecto varía según su naturaleza, tamaño, forma y localización. Los oculares y orbitarios pueden aparecer en la ecografía como una estructura hiperecoica con sombra (material tipo vegetal) o con un artefacto en cola de cometa (metales) y rodeado por tejido hipoecoico. En la TC, los cuerpos extraños pueden verse como estructuras hiperatenuantes, en ocasiones rodeadas por tejido hipoatenuante, mientras que en la RM se reconocen como un vacío de señal que no corresponde a ninguna estructura anatómica (**figs. 15.9** y **15.13**).[1-3,13,14]

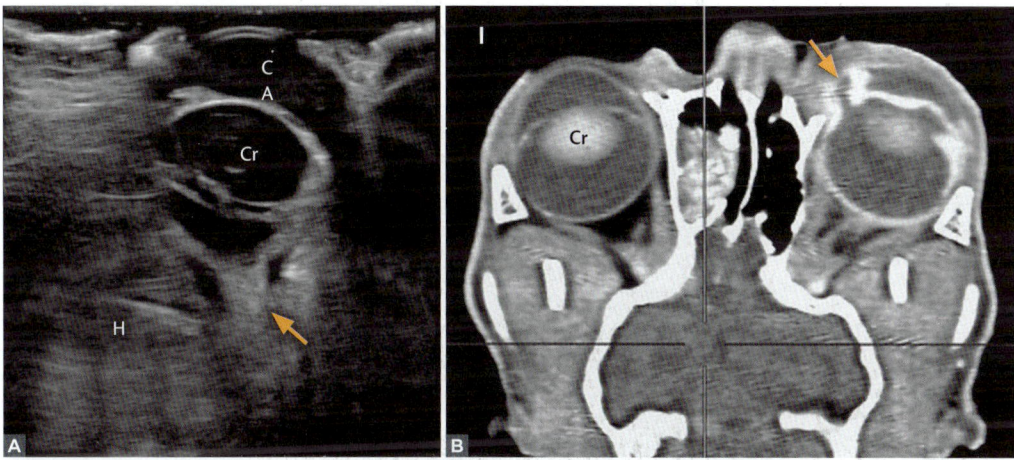

Fig. 15.12 (**A**) Imagen ecográfica horizontal de un gato abisinio de dos años que muestra estructuras hiperecoicas dentro del vítreo (V), que aparece disminuido de tamaño. La cámara anterior (CA) y el cristalino (Cr) no muestran anomalías. Se sospechó que la estructura lineal hiperecoica que interrumpe la pared posterior se correspondía con una rotura del globo (flecha). En el espacio retrobulbar, las estructuras anatómicas normales ya no son visibles y se han sustituido por estructuras ecogénicas amorfas que muy probablemente representan una hemorragia (H). (**B**) Imagen de TC en reconstrucción multiplanar (MPR) dorsal después de contraste con ventana de tejidos blandos de un gato doméstico de pelo corto de dos años que fue atropellado por un automóvil. Se observa una conformación anómala de la cara medial del globo derecho con sospecha de rotura del globo (flecha) en la transición esclerocorneal. El iris está ligeramente engrosado. La cámara anterior y el vítreo no muestran anomalías.

Fig. 15.13 Imágenes de TC transversales en ventana de hueso y de tejidos blandos de un bulldog inglés que muestra una fractura del seno frontal izquierdo y desplazamiento de fragmentos hacia la órbita (flecha). El seno frontal izquierdo está ocupado por una atenuación de los tejidos blandos que muy probablemente representa una hemorragia. Se observa una ligera tumefacción de los tejidos blandos alrededor del globo izquierdo (flecha).

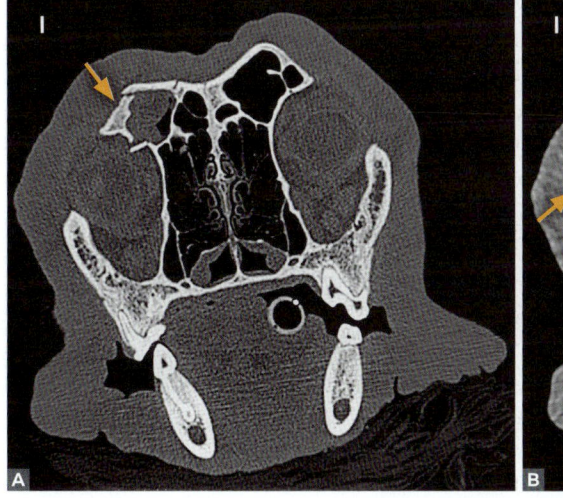
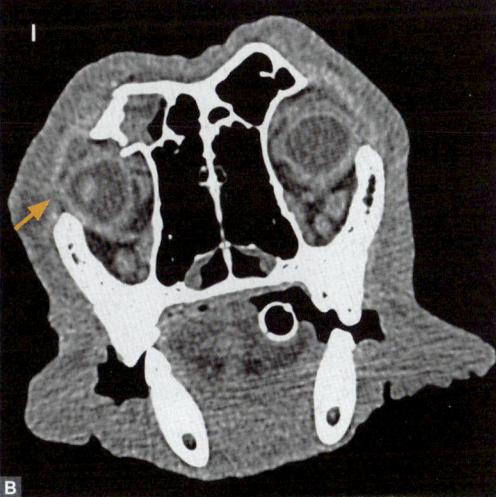

Tumores oculares y orbitarios

Los tumores oculares aparecen como una masa de tejidos blandos asociados con el iris y/o el cuerpo ciliar. El melanocitoma/melanoma y el adenoma/carcinoma son los tumores primarios más comunes de la úvea, y el linfoma figura entre los tumores secundarios más frecuentes. Aunque raro, el sarcoma postraumático se ha documentado en gatos. Los tumores uveales pueden provocar una enfermedad de tipo inflamatorio (uveítis, síndrome de mascarada), hifema y/o glaucoma. Entre los tumores que proceden del segmento posterior se incluyen los meduloepiteliomas. Las masas de la papila o el nervio óptico incluyen el astrocitoma y los meningiomas. Mientras que la ecografía puede mostrar fácilmente los tumores intraoculares, la TC y la RM detectan la invasión orbitaria con mayor detalle. La RM permite diagnosticar un melanoma por presentar una señal hiperintensa en T1 e hipointensa en T2 debido a las propiedades paramagnéticas de la melanina en la masa (**figs. 15.15-15.18**).[1-3,14-17,21] Los tumores orbitarios que se corresponden con neoplasias primarias o con una extensión local a partir de neoplasias de las estructuras adyacentes son principalmente malignos e incluyen carcinomas, sarcomas (como mixosarcomas y sarcoma miofibroblástico orbitario restrictivo felino), tumores de células redondas y meningiomas. En los estudios de imagen se observan como hallazgos alteraciones de la anatomía orbitaria causadas por un aumento difuso o una lesión tipo masa con realce de contraste heterogéneo u homogéneo, ligero o intenso, con o

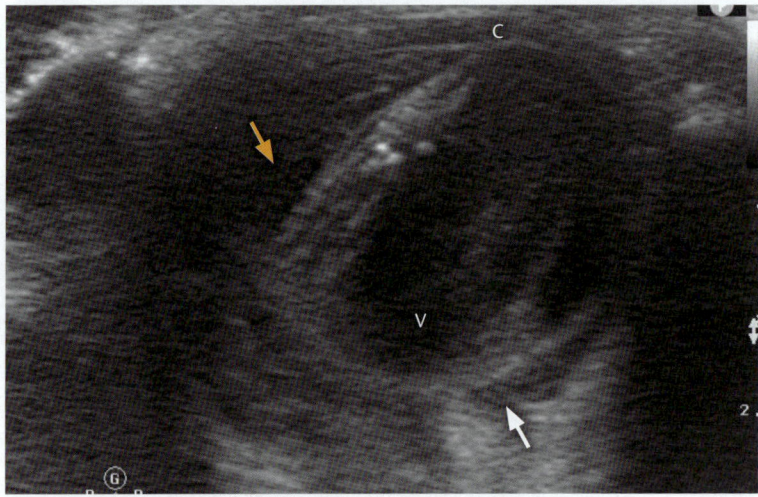

Fig. 15.14 Imagen ecográfica horizontal de un pointer alemán de siete años que muestra varias estructuras hiperecoicas lineales en la cámara anterior del ojo izquierdo. Se sospechaba la presencia de un cuerpo extraño, muy probablemente una espiga (flecha naranja). La córnea (C) está ligeramente engrosada y el estroma es ecogénico. En el vítreo (V) aparecen varios ecos visibles. El borde esclerorretiniano también está ligeramente engrosado con una estructura hipoecoica (flecha blanca).

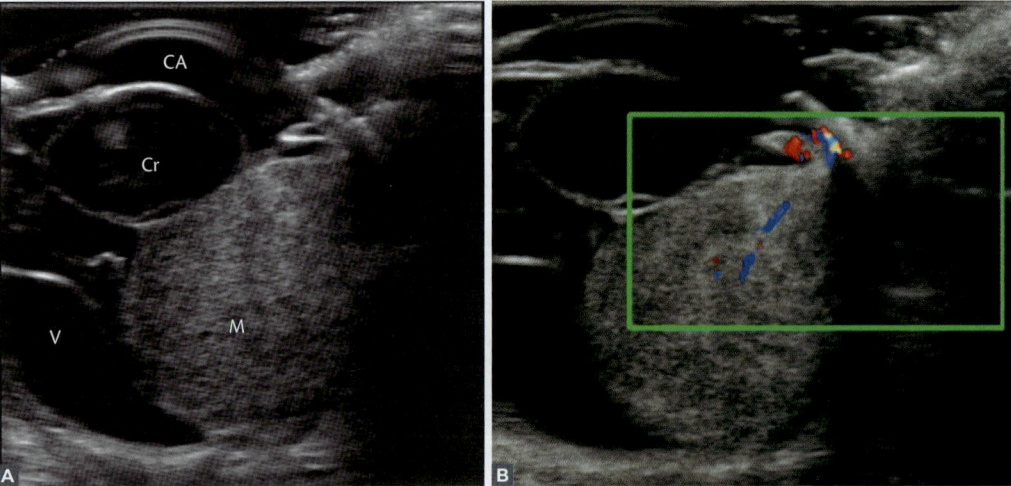

Fig. 15.15 Imagen ecográfica horizontal de un retriever de pelo liso de nueve años que muestra una gran masa (M) tumoral originada en el cuerpo ciliar medial que invade el vítreo (V) y que desplaza ligeramente el cristalino (Cr). La estructura es homogénea y ecogénica. La cámara anterior (CA) no indica anomalías. La imagen de Doppler color muestra el flujo sanguíneo en la masa.

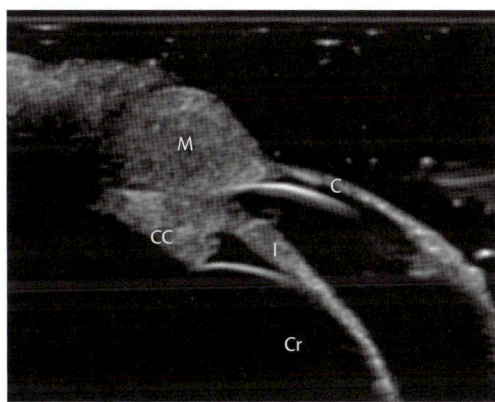

Fig. 15.16 Imagen ecográfica vertical del segmento anterior de un perro pastor blanco que muestra una pequeña lesión tipo masa (M) en la zona de transición desde la córnea (C) a la esclerótica. No se aprecia invasión del cuerpo ciliar (CC) ni del iris (I). La histopatología confirmó el diagnóstico de melanocitoma; Cr, cristalino.

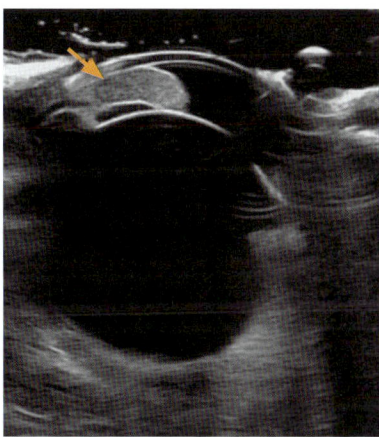

Fig. 15.17 Imagen ecográfica horizontal de un gato doméstico de pelo corto de 12 años que muestra un marcado engrosamiento lateral del iris a modo de estructura ecogénica homogénea (flecha). La histopatología confirmó el diagnóstico de melanoma.

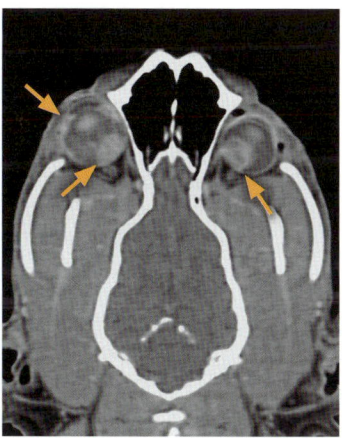

Fig. 15.18 Imagen de TC en MPR dorsal después de contraste de un labrador retriever de siete años que muestra masas con realce de contraste en los dos ojos, lo que sugiere una enfermedad metastásica (flechas). El cuerpo ciliar del ojo izquierdo aparece prominente.

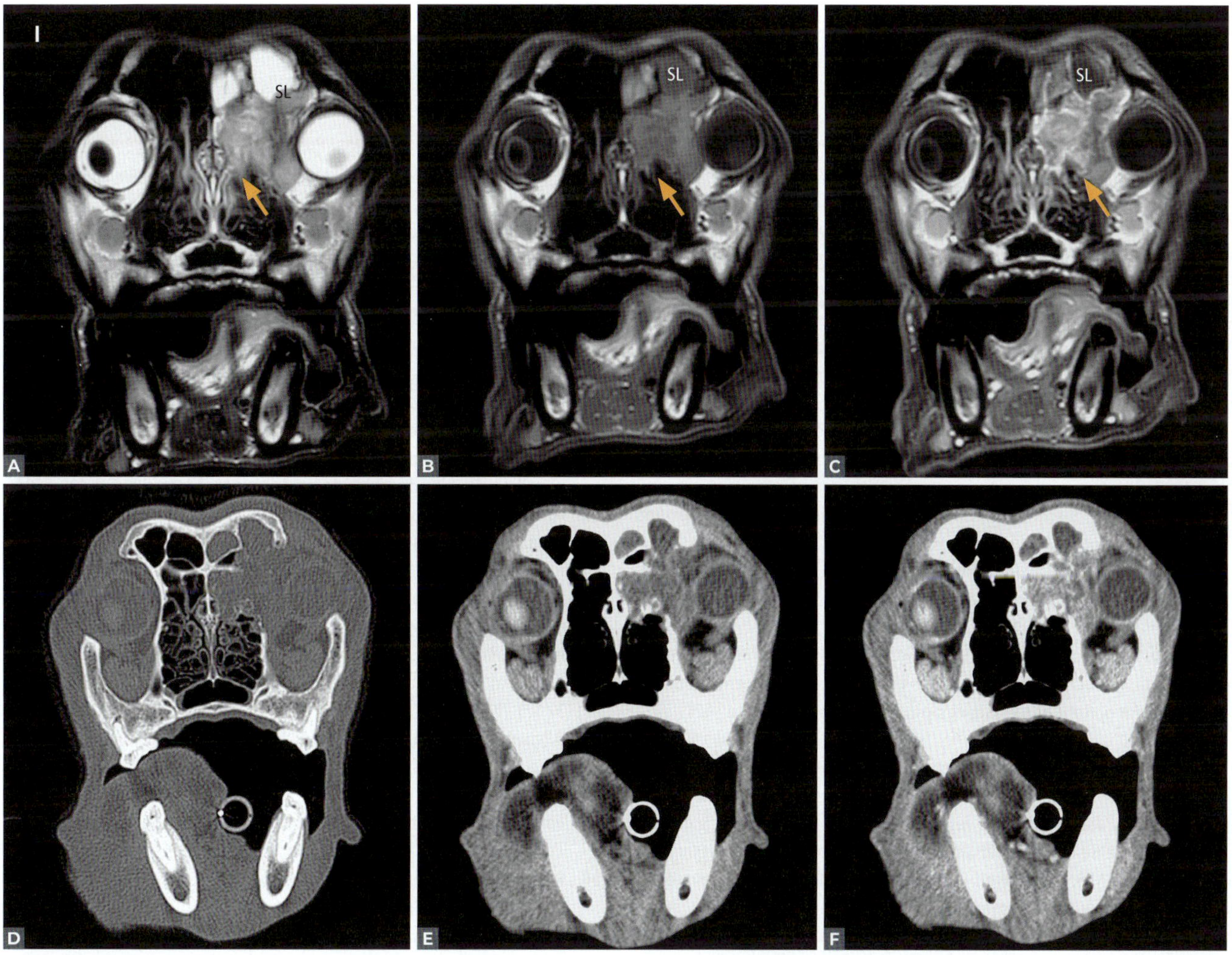

Fig. 15.19 (**A-C**) Imágenes de RM en plano transversal potenciadas en T2 y en T1 antes y después de contraste de un labrador retriever de nueve años que muestra una neoplasia nasal derecha que invade la órbita derecha. La masa muestra una señal heterogénea con marcado realce de contraste heterogéneo y un ligero desplazamiento del ojo derecho (flecha). El seno frontal derecho está ocupado por material con señal de líquido (SL). (**D-F**) Imágenes de TC transversal antes y después de contraste en ventana de hueso y de tejidos blandos del mismo labrador retriever de nueve años que muestran el tumor agresivo con origen en la cavidad nasal derecha caudal e invasión de la órbita derecha.

Fig. 15.20 Imágenes de RM potenciadas en T1 antes y después de contraste de un boyero de Flandes con ceguera aguda que muestra una lesión de base ancha bien definida con realce de contraste homogéneo localizada a la altura del quiasma óptico.

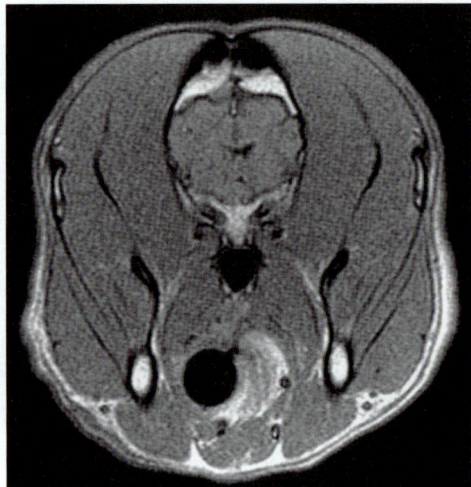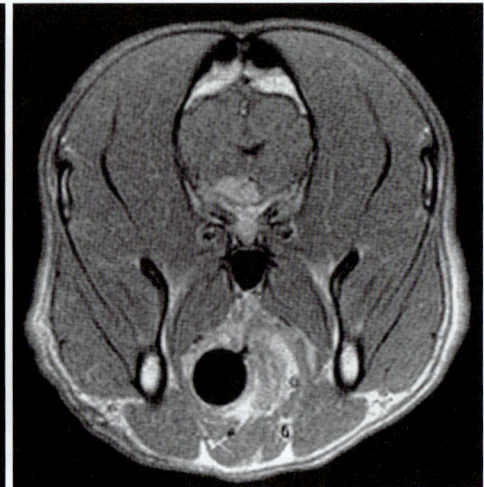

sin destrucción ósea local o formación de hueso nuevo. Las masas orbitarias neoplásicas aparecen en las imágenes de ecografía, TC y RM a menudo con márgenes bien definidos si se las compara con las enfermedades inflamatorias. Si se destruye hueso de la pared ósea medial, este aparecerá en la ecografía heterogéneo con defectos. La TC y la RM permiten una evaluación detallada de la afectación de los huesos circundantes, la cavidad nasal, el nervio óptico y el cráneo (**figs. 15.19** y **15.20**).

Bibliografía

1. Dennis R, Johnson PJ, McLellan GJ. Diagnostic imaging of the eye and orbit. In Gould D, McLellan GJ (editors). BSAVA Manual of Canine and Feline Ophthalmology 3rd edition. Wiley Blackwell, 2014, pp 24-50.

2. Penninck D, Daniel GB, Brawer R, Tidwell AS. Cross-sectional imaging techniques in veterinary ophthalmology. *Clin Tech Small Anim Pract* 16:22-39, 2001.

3. Pizzirani MS, Penninck D, Spaulding K. Eye and orbit. In Pennick D, d'Anjou MA (editors). Atlas of Small Animal Ultrasonography 2nd edition. Wiley Blackwell, 2015, pp 19-54.

4. Boroffka SAEB, Voorhout G. Direct and reconstructed multiplanar computed tomography of the orbits of healthy dogs. *Am J Vet Res* 60:1500-1507, 1999.

5. Salguera R, Johnson V, Williams D, et al. CT dimensions, volumes and densities of normal canine eyes. *Vet Rec* 176:386, 2015.

6. Manchip KEL, Sansom PG, Donaldson D, Warren-Smith C. Magnetic resonance imaging of the normal canine eye using a T1-weighted volumetric acquisition. *Vet Rec* 189:e505, 2021.

7. Boroffka SAEB, Voorhout G, Verbruggen AM, Teske E. Intraobserver and interobserver repeatability of ocular biometric measurements obtained by means of B-mode ultrasonography in dogs. *Am J Vet Res* 67:1743-1749, 2006.

8. Boroffka SAEB, Görig C, Auriemma E, et al. Magnetic resonance imaging of the canine optic nerve. *Vet Radiol Ultrasound* 49:540-544, 2008.

9. Dennis R. Use of magnetic resonance imaging for the investigation of orbital disease in small animals. *J Small Anim Pract* 41:145-155, 2000.

10. Boroffka SAEB, Verbruggen AM, Boeve MH, Stades FC. Ultrasonographic diagnosis of persistent hyperplastic tunica vasculosa lentis/persistent hyperplastic primary vitreous in two dogs. *Vet Radiol Ultrasound* 39:440-444, 1998.

11. van der Woerdt A, Wilkie DA, Myer CW. Ultrasonographic abnormalities in the eyes of dogs with cataracts: 147 cases (1986-1992). *J Am Vet Med Assoc* 203:838-841, 1993.

12. Wilkie DA, Gemensky, Metzler AJ, Colitz CM, et al. Canine cataracts, diabetes mellitus and spontaneous lens capsule rupture: a retrospective study of 18 dogs. *Vet Ophthalmol* 9:328-334, 2006.

13. Hoyt L, Greenberg M, MacPhail C, Eichelberger B, Marolf A, Kraft S. Imaging diagnosis – magnetic resonance imaging of an organizing abscess secondary to a retrobulbar grass awn. *Vet Radiol Ultrasound* 50:646-648, 2009.

14. Boroffka SAEB, Verbruggen AM, Grinwis GCM, Voorhout G, Barthez PY. Assessment of ultrasonography and computed tomography for the evaluation of unilateral orbital disease in dogs. *J Am Vet Med Assoc* 230:671-680, 2007.

15. Armour MD, Broome M, Dell'Anna G, Blades NJ, Esson DW. A review of orbital and intracranial magnetic resonance imaging in 79 canine and 13 feline patients (2004-2010). *Vet Ophthalmol* 14:215-226, 2011.

16. Dennis R. Use of magnetic resonance imaging for the investigation of orbital disease in small animals. *J Small Anim Pract* 41:145-155, 2000.

17. Morgan RV, Ring RD, Ward DA, Adams WH. Magnetic resonance imaging of ocular and orbital disease in 5 dogs and a cat. *Vet Radiol Ultrasound* 37:185-192, 1996.

18. Allgoewer I, Blair M, Basher T, et al. Extraocular muscle myositis and restrictive strabismus in 10 dogs. *Vet Ophthalmol* 3:21-26, 2000.

19. Joslyn S, Richards S, Boroffka S, et al. Magnetic resonance imaging contrast enhancement of extra-ocular muscles in dogs with no clinical evidence of orbital disease. *Vet Radiol Ultrasound* 55:63-67, 2014.

20. Rampazzo A, Eule C, Speier S, Grest P, Spiess B. Scleral rupture in dogs, cats, and horses. *Vet Ophthalmol* 9:149-155, 2006.

21. Bell CM, Schwarz T, Dubielzig RR. Diagnostic features of feline restrictive orbital myofibroblastic sarcoma. *Vet Pathol* 48:742-750, 2011.

CAPÍTULO 16

Columna vertebral

Ruth Dennis

PUNTOS CLAVE

▮ El examen radiográfico constituye una modalidad técnica de obtención de imágenes de gran utilidad para el estudio de enfermedades de la columna vertebral, y pone de manifiesto lesiones que afectan a los huesos, ciertos cambios de los espacios intervertebrales y masas grandes de tejidos blandos paravertebrales.

▮ En general, son necesarias imágenes de alta calidad, tomadas con el paciente cuidadosamente colocado y que incluyan proyecciones ortogonales.

▮ La demostración de compresión, desviación o inflamación de la médula espinal requiere realización de una mielografía, pero esta técnica no está exenta de cierto grado de riesgo para el paciente.

▮ Es importante tener un buen conocimiento de la anatomía de la columna y de sus posibles variantes, como las vértebras de transición.

▮ La resonancia magnética (RM) es la técnica de diagnóstico por imagen de elección para evaluar la columna, ya que permite apreciar con claridad todas sus estructuras.

▮ La tomografía computarizada (TC) es excelente para las lesiones óseas y ciertas lesiones discales, pero la demostración de la existencia de compresión o inflamación de la médula espinal a menudo requiere mielografía por TC.

Técnicas de imagen para la columna vertebral

Radiografía simple

La radiografía simple es una valiosa herramienta de investigación de las enfermedades de la columna vertebral, especialmente de las lesiones que afectan a los huesos.[1] También puede revelar signos de enfermedad discal (v. más adelante), si bien es posible que ciertas lesiones discales no sean clínicamente relevantes en el momento del estudio y serán necesarias una mielografía, una RM o una TC para confirmar el sitio y el grado de cualquier posible compresión resultante de la médula espinal. Es importante incluir toda el área de la potencial patología; por ejemplo, los déficits neurológicos de las extremidades pélvicas pueden deberse a lesiones localizadas tan craneales como el segmento medular correspondiente a la T3. Si se sospecha neoplasia, también deben realizarse radiografías torácicas en busca de metástasis pulmonares y, en pacientes con posibles traumatismos, se realizarán radiografías torácicas y radiografía o ecografía abdominal para detectar patologías asociadas, como hernia diafragmática, neumotórax o rotura de vejiga.

Es importante una colocación adecuada del paciente durante el procedimiento, ya que es probable que las radiografías obtenidas en animales conscientes se tomen en posición inadecuada, en cuyo caso solo serán evidentes las lesiones de gran tamaño. En general, para obtener imágenes diagnósticas se requiere sedación o anestesia general. Cuanto más sutiles sean los cambios, mejores deben ser las imágenes radiográficas para poder detectarlos. El manejo de los pacientes que han recibido un traumatismo ha de ser muy cuidadoso, aspecto que se aborda en la sección de traumatología.

Para la correcta colocación del paciente, se requiere material de posicionamiento, como las cuñas de espuma radiotransparentes de distintos tamaños, que permiten conseguir que la columna se sitúe en línea recta paralela al tablero de la mesa cuando se obtienen radiografías laterales (**fig. 16.1**). No deben incluirse sacos de arena en el área del haz primario, ya que generan radiación dispersa.

En la mayoría de los pacientes es necesario obtener múltiples radiografías con diferentes puntos de centrado para obtener imágenes precisas de la columna, especialmente de los espacios intervertebrales, debido a la geometría divergente del haz de rayos X. Suele ser necesario realizar proyecciones ortogonales (es decir, lateral y VD); en ocasiones, resultan de ayuda las proyecciones oblicuas. En determinadas circunstancias se realizan radiografías en posición forzada, pero se debe tener cuidado por si esta colocación pudiera incrementar el riesgo para la médula espinal, por ejemplo en la radiografía lateral en flexión forzada para la detección de subluxación atloaxoidea. Para evaluar el cuello caudal y la articulación lumbosacra pueden utilizarse la hiperextensión y la flexión forzadas para identificar una posible inestabilidad, mientras que la proyección VD en flexión forzada de la articulación lumbosacra, extendiendo los miembros pélvicos en sentido craneal, es un modo útil de visualizar con claridad el espacio intervertebral lumbosacro.[2]

Mielografía

La mielografía requiere inyección en el espacio subaracnoideo de un medio de contraste de baja osmolaridad a base de yodo, el cual rodea la médula espinal y revela áreas de tumefacción (lesiones intramedulares,

Fig. 16.1 (**A**) Representación esquemática de un perro en decúbito lateral que muestra el modo en que la columna puede curvarse hacia la mesa, dando lugar a una colocación deficiente para realizar la radiografía y a una delineación imprecisa de las vértebras y los espacios intervertebrales. (**B**) Almohadillas de espuma radiotransparentes colocadas bajo la zona media del cuello y la zona lumbar media con objeto de alinear la columna en posición recta, nivelada y paralela a la mesa.

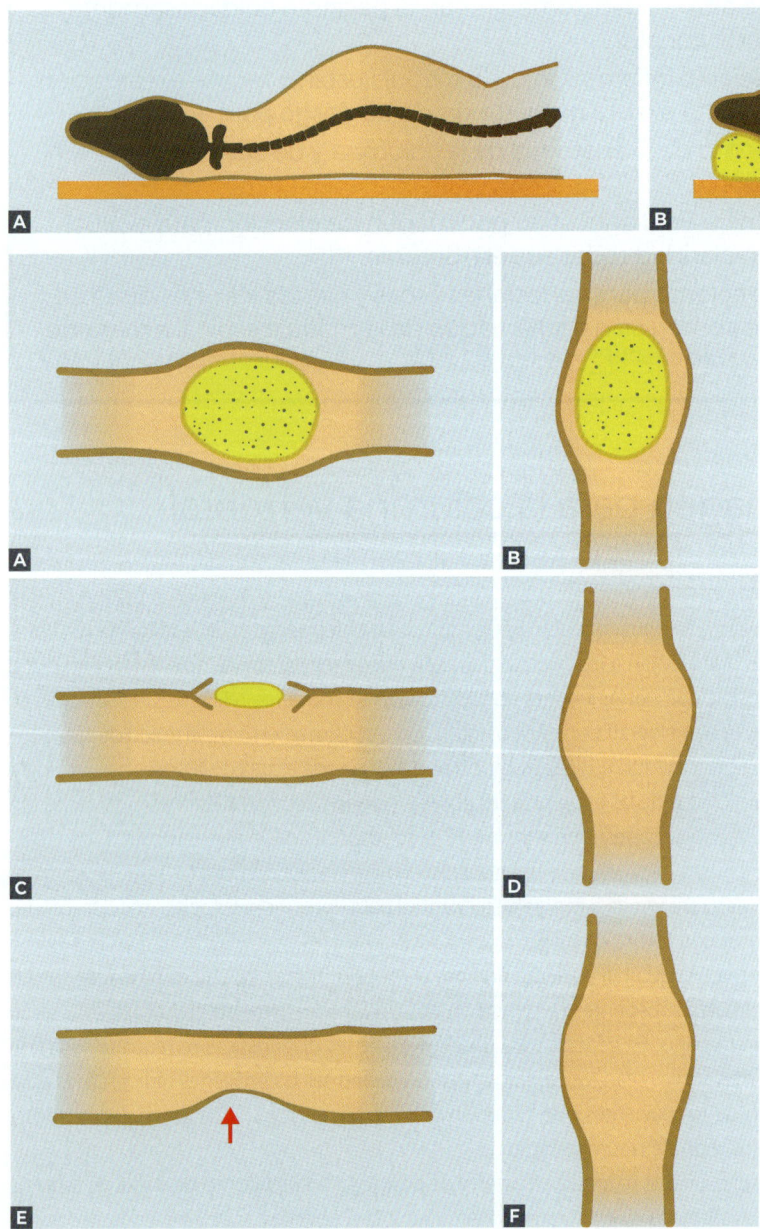

Fig. 16.2 Representación de la imagen mielográfica de una lesión intramedular con efecto de masa en radiografías lateral (**A**) y VD (**B**). Las columnas de contraste están desplazadas hacia fuera y se adelgazan o interrumpen en ambas proyecciones. Representación de la imagen mielográfica de una lesión intradural extramedular dorsal en radiografías lateral (**C**) y VD (**D**). La columna de contraste se ensancha y puede dividirse alrededor de uno o ambos extremos de la lesión, produciendo una imagen de "*tee* de golf", asociada a compresión de la médula espinal. En la proyección ortogonal, la médula espinal puede aparecer ensanchada por efecto de esta compresión, simulando la imagen de una lesión intramedular. Representación de la imagen mielográfica de una lesión extradural compresiva ventral en radiografías lateral (**E**) y VD (**F**). La columna de contraste adyacente a la lesión se encuentra desplazada hacia dentro y se muestra adelgazada o interrumpida, y la médula espinal aparece comprimida. Al igual que ocurre en las lesiones intradurales, la compresión resultante puede dar lugar a que la médula parezca más ancha en el plano ortogonal, asemejándose de nuevo a una lesión intramedular. Nótese que, en las imágenes de RM potenciadas en T2, la hiperintensidad del líquido cefalorraquídeo da lugar a imágenes similares.

figs. 16.2A y **16.2B**) o compresión (lesiones intradurales-extramedulares, **figs. 16.2C** y **16.D**; lesiones extradurales, **figs. 16.2E** y **16.2F**) de la médula espinal.[3]

La mielografía resulta especialmente útil en casos en los que las radiografías son normales y para poner de manifiesto la localización de la enfermedad discal. Antes de la inyección se puede obtener líquido cefalorraquídeo (LCR) para su análisis, si es necesario. A continuación se inyecta con cuidado el medio de contraste en la cisterna magna, entre el cráneo y la C1 (mielografía cisternal), o bien en el espacio subaracnoideo lumbar ventral a la altura de L5-L6 (en perros) o L6-L7 (en gatos). La técnica no está exenta de riesgos para el paciente, y las secuelas adversas son convulsiones o empeoramiento temporal o permanente de los signos neurológicos, parada cardiorrespiratoria y lesiones del tronco del encéfalo por pinchazo de aguja. Tras la inyección del medio de contraste, deben realizarse de manera sistemática radiografías laterales y VD, aunque también pueden resultar útiles las proyecciones oblicuas, especialmente para detectar la localización exacta de lesiones extradurales compresivas, como hernias discales.[4] En el caso de la unión cervicotorácica, es preferible una proyección DV a la VD, ya que el medio de contraste se acumula por gravedad en áreas declives. Aunque actualmente se somete a muchos pacientes a estudio mediante RM o TC, que son técnicas más seguras, la mielografía radiográfica sigue utilizándose ocasionalmente, y también puede realizarse una mielografía por TC, que requiere menor cantidad de medio de contraste.

Resonancia magnética

De manera general, la resonancia magnética (RM) es la técnica de elección para obtener imágenes de la columna, ya que ofrece un detalle excelentes de los tejidos blandos y aceptable del tejido óseo. No obstante, cuando es esencial obtener imágenes de precisión de los detalles óseos, se prefiere la tomografía computarizada (TC). La RM puede realizarse en decúbito ventral, dorsal o lateral, según la talla del paciente y la forma de la bobina de radiofrecuencia empleada. Independientemente de la posición utilizada, la columna debe quedar tan recta como sea posible, para facilitar la toma de imágenes sagitales diagnósticas. Para la mayoría de los objetivos, las imágenes potenciadas en T2 proporcionan el mayor grado de información, por el elevado contraste entre la médula espinal, el LCR y la grasa epidural, los discos, las vértebras y los tejidos blandos circundantes (**fig. 16.3A**). No obstante, otras secuencias potencialmente útiles dependiendo de la patología objeto de estudio son las potenciadas en T1, antes y después del contraste (esta última preferiblemente con supresión grasa en los equipos de alto campo) (**fig. 16.3B**), la STIR y la de eco de gradiente potenciada en T2*.

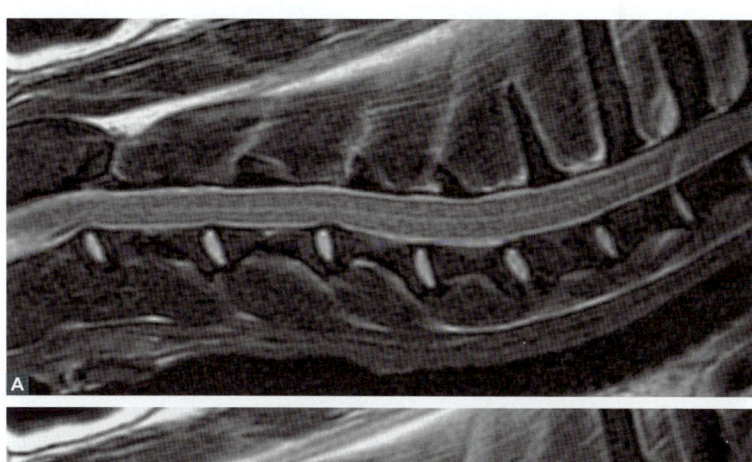

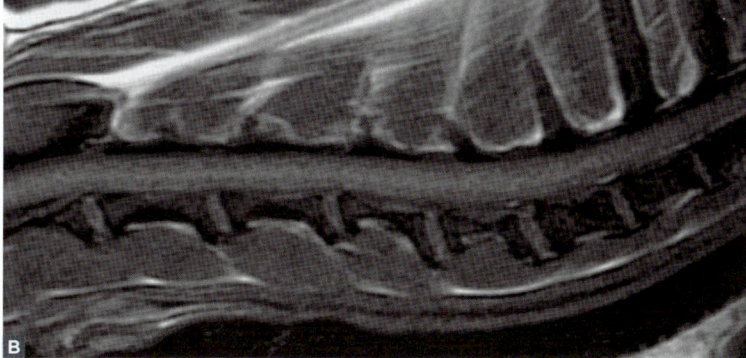

Fig. 16.3 (**A**) Imagen de RM potenciada en T2 sagital normal de la columna cervical de un border collie. El líquido cefalorraquídeo (LCR) en el espacio subaracnoideo y en el canal central de la médula espinal y el material discal hidratado muestran hiperintensidad. (**B**) Imagen de RM potenciada en T1 sagital normal de la columna cervical en el mismo perro. El LCR y del material discal hidratado aparecen hipointensos y el contraste entre el espacio subaracnoideo y la médula espinal es mucho menor comparado con la potenciación T2.

Los planos de imagen sagital y transversal se utilizan de manera sistemática, aunque también resulta muy útil el plano dorsal, que a menudo no se tiene en cuenta; ocasionalmente se utilizan los planos oblicuos.

Cuando se obtienen imágenes de la columna toracolumbar, puede ser difícil identificar cada una de las vértebras de forma individual, a no ser que la unión lumbosacra esté incluida en el campo de imagen. Un consejo útil consiste en identificar la localización de las arterias celíaca y mesentérica craneal en una imagen sagital que incluya la articulación lumbosacra, y tomar nota de ello para las siguientes imágenes que se obtengan de zonas más craneales. Dichas arterias suelen localizarse próximas a la L1, pero su ubicación exacta varía individualmente. Es posible tomar imágenes en flexión/extensión y realizar estudios de tracción, aunque la descripción detallada de la técnica de RM raquídea queda fuera del ámbito de cobertura de este capítulo.[5]

Tomografía computarizada

Para la TC raquídea, la mejor posición es el decúbito dorsal, que reduce el efecto del movimiento respiratorio. Sin embargo, si se van a obtener también imágenes del tórax y/o del abdomen, es posible que sea preferible el decúbito ventral y, si es necesario reducir al mínimo posible la manipulación del paciente, tal vez sea más seguro el decúbito lateral. Si se va a realizar una mielografía por TC, puede ser más práctico el decúbito lateral o ventral. Al igual que con la RM, se debe mantener la columna lo más recta posible, para facilitar la reconstrucción de las imágenes transversales primarias en el plano sagital. Dependiendo del área examinada y para reducir posibles artefactos, deben sujetarse las extremidades torácicas o pélvicas, craneal o caudalmente, para alejarlas del campo de exploración. En el caso de la articulación lumbosacra, puede ser de ayuda tomar imágenes del área tanto en flexión como en extensión.

El voltaje del tubo debe ser de 100-120 kVp y la corriente de 200 mA, con grosor de corte de 1-2 mm.[6] Deben emplearse algoritmos de reconstrucción de baja y alta frecuencia para proporcionar, respectivamente, ventanas de tejido blando y de hueso. Para los tejidos blandos, las imágenes deben mostrarse utilizando un nivel de ventana (WL) de 100 UH y un ancho de ventana (WW) de 300 UH, y para el hueso ha de utilizarse un WL de 500 UH y un WW de 3.000. El estudio de tejidos blandos puede repetirse después de la inyección intravenosa de un medio de contraste yodado, utilizando 600-800 mg I/kg de peso corporal (**fig. 16.4**). Los medios de contraste no iónicos tienen una presión osmótica más baja que los medios iónicos, dando lugar a menos efectos secundarios. La mielografía por TC también se realiza mediante radiografía utilizando medios no iónicos, pero con una dosis menor de medio de contraste para evitar el artefacto de *blooming* (o de halo) (p. ej., 60 mg I/kg de peso corporal).

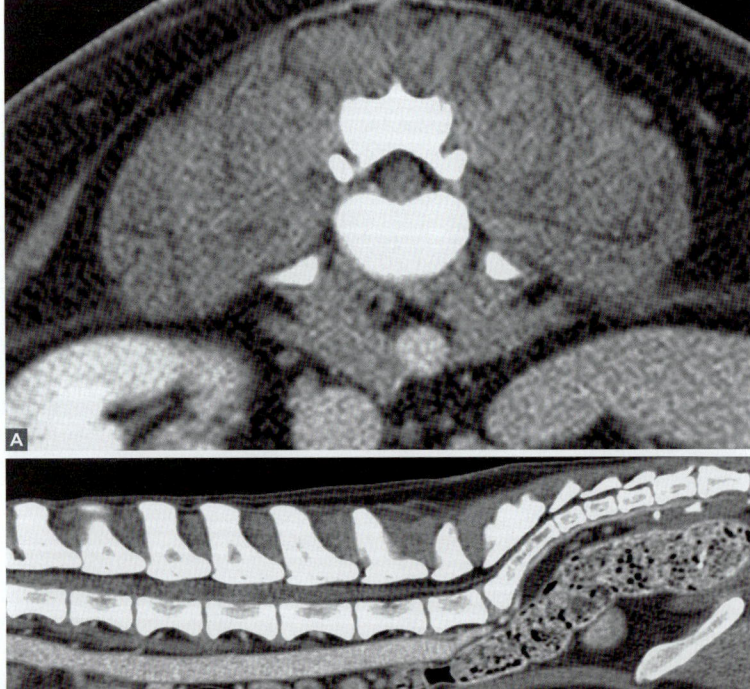

Fig. 16.4 (**A**) Imagen de TC transversal con realce de contraste, con ventana de tejidos blandos, que muestra la columna vertebral a la altura de L1-L2 de un mastín inglés. La médula espinal muestra opacidad de tejido blando y está rodeada de grasa epidural hipoatenuante. Se observa bilateralmente realce sanguíneo en los senos venosos, en situación ventrolateral a la médula espinal. Con ventana de hueso, se mostrarían las vértebras con mayor definición. (**B**) Reconstrucción de TC sagital (ventana de tejidos blandos poscontraste) de la columna lumbosacra normal en un vizsla húngaro. La grasa hipoatenuante perfila la cola de caballo.

Anatomía radiográfica normal de la columna vertebral

Una vértebra tipo consta de un cuerpo o centro, pedículos laterales, una lámina dorsal y varias apófisis (apófisis articulares craneales y caudales, apófisis transversas ± apófisis espinosa, accesorias y mamilares). La mayor parte de las vértebras tienen tres centros de osificación en el momento del nacimiento (cuerpo y cada cara del arco), apareciendo las epífisis o placas terminales cartilaginosas (también llamadas platillos vertebrales) a las 3 o 4 semanas. Los centros principales se fusionan entre los 2 y los 4 meses y las placas terminales se fusionan entre los 7 y los 9 meses (la fusión puede retrasarse en gatos esterilizados). Los cuerpos vertebrales son más o menos rectangulares y son más largos en el gato que en el perro.

Vértebras cervicales (fig. 16.5)

▌ **C1 (atlas)** Amplias alas laterales para la inserción muscular; carillas craneales cóncavas que articulan con los cóndilos occipitales, permitiendo principalmente el movimiento hacia arriba y hacia abajo. Tres centros de osificación al nacer: uno por cada lateral y otro en el arco ventral, que reemplaza el cuerpo vertebral. Sin placas terminales cartilaginosas.

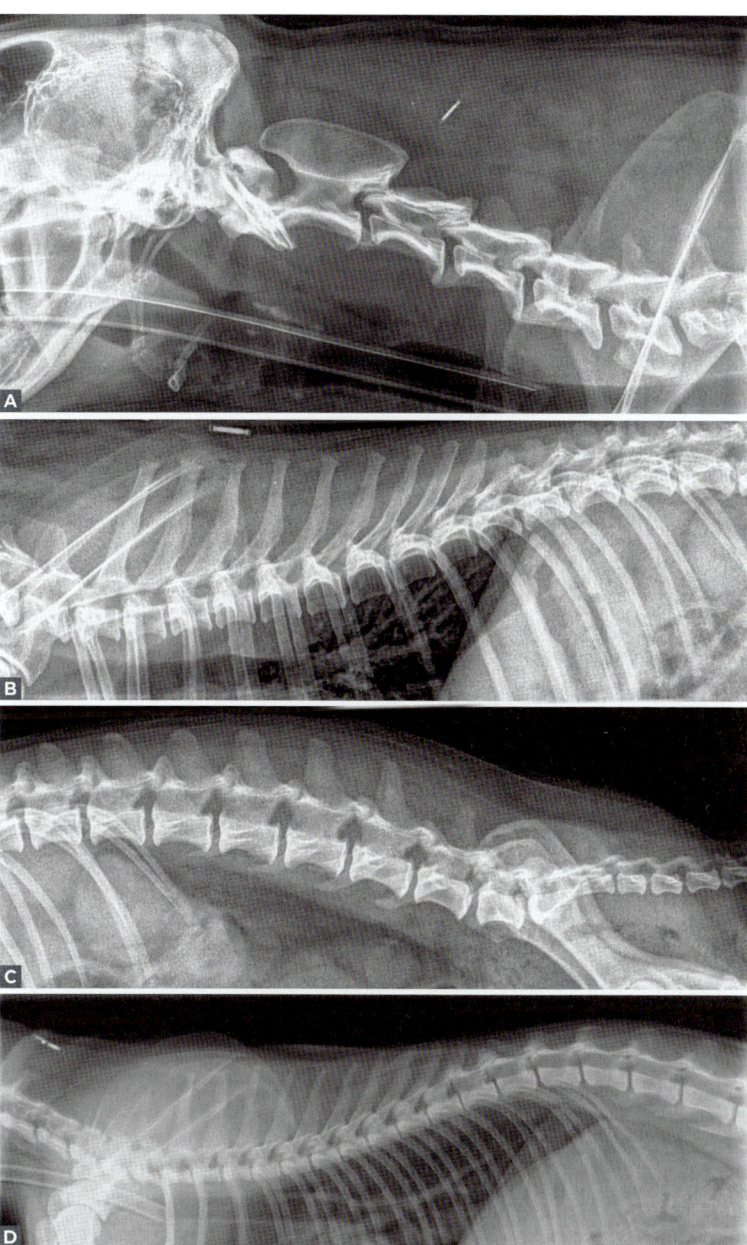

Fig. 16.5 Radiografías laterales de columna cervical (**A**) en un labrador retriever; (**B**) columna torácica y (**C**) columna lumbosacra en un cruce de terrier, y (**D**) parte media de columna vertebral (C3 a L4) de un gato doméstico de pelo corto. Véase el texto para la descripción.

▌ **C2 (axis)** El diente o apófisis odontoides representa el cuerpo original de C1. El ligamento apical de la apófisis odontoides se extiende cranealmente en tres partes: el ligamento central, hasta el borde ventral del agujero magno, y los ligamentos alares laterales, hasta localizaciones inmediatamente mediales a los cóndilos occipitales. El ligamento atloideo transverso sujeta la apófisis odontoides contra el suelo del atlas. Existe una amplia apófisis espinosa dorsal y pequeñas apófisis transversas orientadas caudalmente. Se observan al nacer cuatro centros de osificación: apófisis odontoides, cuerpo y partes laterales del arco y, poco después, aparecen centros de osificación para las placas terminales craneal y caudal (en ocasiones, existe también un centro de osificación en la punta craneal de la apófisis odontoides). La articulación atloaxoidea permite la rotación del cuello.

▌ **C3, C4 y C5** Apófisis espinosas dorsales progresivamente más altas.

▌ **C6** Amplia y característica apófisis transversa que se proyecta en sentido ventral.

▌ **C7** El primer par de costillas se articula con sus apófisis transversas.

Vértebras torácicas

El número total de vértebras torácicas y lumbares suele ser de 20 (generalmente 13 y 7, respectivamente), aunque son frecuentes las variaciones (v. Vértebras de transición). El cuerpo de las vértebras torácicas es relativamente corto. Las apófisis espinosas dorsales son altas en sentido craneal, pero su tamaño se reduce a partir de la T7 o la T8; presentan angulación en sentido caudal hasta la vértebra anticlinal T11, que es vertical, y las apófisis siguientes presentan angulación craneal. Las apófisis articulares se encuentran en el plano dorsal de T1 a T10 y luego en el plano sagital. A menudo, en perros y gatos, el espacio intervertebral T10-T11 es más estrecho que entre vértebras vecinas, lo que no debe confundirse con una discopatía.

Vértebras lumbares

Los bordes ventrales de los cuerpos vertebrales L3 y L4 se muestran poco definidos en perros grandes, por las inserciones crurales diafragmáticas. Las apófisis espinosas dorsales son cortas y anchas; la vértebra L7 puede carecer de apófisis espinosa. Las apófisis transversas están orientadas en sentido craneoventral: en las radiografías laterales se ha de prestar atención para no confundir las apófisis transversas superpuestas a los espacios intervertebrales con material discal mineralizado. En razas condrodistróficas de perros, la fusión ósea prematura conduce a la presencia de pedículos más cortos, menor diámetro dorsoventral del conducto vertebral y reducción relativa del tamaño del espacio subaracnoideo, de manera que estos perros son más propensos a sufrir compresión de la médula espinal por discopatía.

Sacro

Estructura en forma de cuña con cuatro caras que consta de tres componentes fusionados, de los cuales S1 es el más grande. La superficie ventral es cóncava. Los dos pares de agujeros sacros dorsales para nervios y vasos son los agujeros intervertebrales. En situación dorsal, la cresta sacra media está integrada por las apófisis espinosas dorsales fusionadas. Las alas del sacro son las partes laterales rugosas y ensanchadas que articulan con las alas ilíacas.

Vértebras caudales (coccígeas)

En número de 6 a 23. Los arcos hemales en forma de V o de Y articulan ventralmente con Cd4-Cd6 para proteger la arteria coccígea mediana. Las vértebras junto a la base de la cola tienen una estructura reconocible, pero las que están más atrás son simplemente lineales.

Consúltense libros de texto de anatomía para conocer más detalles sobre la anatomía raquídea (discos, ligamentos, músculos, médula espinal, nervios raquídeos, meninges, espacios subaracnoideo y epidural, estructuras vasculares).

Enfermedades raquídeas congénitas y del desarrollo

Alteraciones en el número de vértebras

Existencia de, por ejemplo, seis u ocho vértebras lumbares o cuatro sacras (aunque el número total de vértebras suele ser constante, excluyendo las coccígeas). Habitualmente se debe a la presencia de vértebras de transición.

Vértebras de transición

Vértebras con características anatómicas de dos grupos adyacentes, bilateral o unilateralmente. No suelen tener importancia clínica, salvo que (a) se utilicen como referencias quirúrgicas o que (b) una vértebra de transición con cambios unilaterales en la articulación lumbosacra cause alteraciones secundarias.

Ejemplos de vértebras de transición son:

- Malformaciones occipitoatloaxoidea (v. más adelante).
- C7 con costillas vestigiales.
- T13 sin una o ambas costillas; L1 con una o dos costillas; apófisis transversas alargadas o estructuras vestigiales en la unión toracolumbar, en lugar de costillas (**fig. 16.6A**).
- Sacralización de L7 o lumbarización de S1 (**fig. 16.6B**): último segmento lumbar fusionado con el ilion o primer segmento sacro con apófisis transversas vestigiales. Puede predisponer al síndrome de la cola de caballo (o *cauda equina*) y, si es simétrica, a una inclinación pélvica que genera una imagen que simula displasia de cadera en el lado "más alto".

Hemivértebras

Se observan sobre todo en razas de cola enroscada (carlino, bulldog inglés y francés, Boston terrier), debido a la selección que implica deformación de vértebras de la cola. Se registran principalmente en la columna

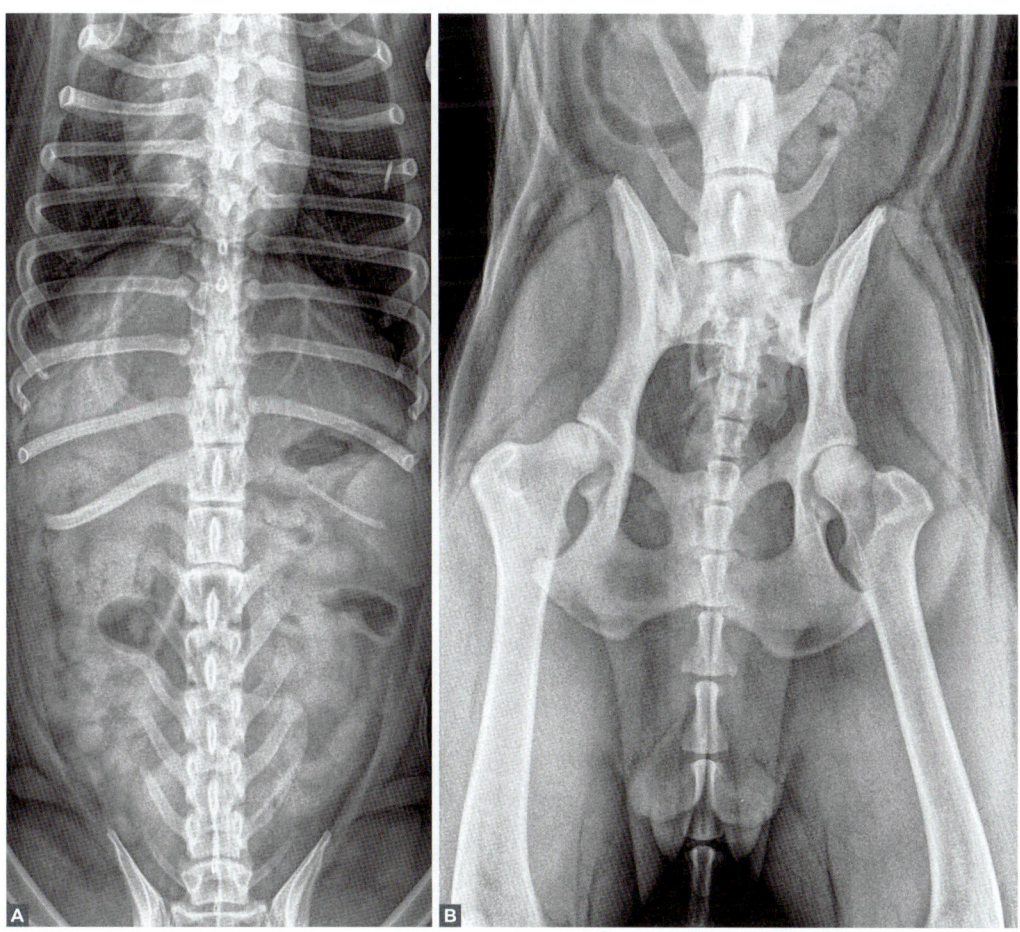

Fig. 16.6 (**A**) Radiografía VD de una vértebra de transición asimétrica en la articulación toracolumbar, en este caso una T13 anómala. En un lado, una apófisis transversa engrosada y alargada simula una costilla y, en el otro lado, la costilla es vestigial y surge de una apófisis transversa. (**B**) Radiografía VD de una vértebra de transición asimétrica en la articulación lumbosacra en un pastor alemán. El primer segmento sacro se encuentra fusionado al ala del ilion en un lado, pero muestra una apófisis transversa lumbar en el otro lado. Ello ha dado lugar a la inclinación de la pelvis, creando un defecto similar a la displasia de cadera en el lado de la fusión sacroilíaca, que se encuentra en situación más dorsal cuando el perro está de pie.

torácica y, a menudo, provocan cifosis, lordosis y escoliosis, que sin embargo no son evidentes físicamente a simple vista (**fig. 16.7A**). Los cuerpos vertebrales no están completamente formados, son cortos y en forma de cuña o trapezoidales, dando lugar al apiñamiento de costillas y a la deformación de vértebras adyacentes. Las "vértebras en mariposa" tienen una hendidura sagital central, de modo que en las radiografías VD se muestran como dos triángulos cuyos vértices se tocan.

A menudo, las hemivértebras son clínicamente silentes, aunque a veces causan una importante estenosis del conducto vertebral y compresión de la médula espinal, de manera que los signos clínicos suelen producirse antes de la madurez esquelética y más a menudo en carlinos que en otras razas. Es necesaria una mielografía radiográfica o por TC, o una RM (**fig. 16.7B**) para poner de manifiesto la compresión de la médula espinal. En gatos de raza manx, que son seleccionados para tener cola muy reducida o no tenerla, suele haber disgenesia sacrocaudal, que incluye múltiples vértebras malformadas. En casos graves, existen déficits neurológicos asociados. Puede haber espina bífida y meningocele.

Vértebras fusionadas o en bloque

Las vértebras pueden mostrar signos de fusión menor a la altura de las apófisis articulares o espinosas, o una fusión más evidente de cuerpos vertebrales, con reducción o pérdida del espacio intervertebral (**fig. 16.8**). Las anomalías complejas pueden dar lugar a desviación de la columna. La rigidez resultante de la porción afectada de la columna predispone a la aparición de hernia discal a cada lado del segmento fusionado.

Subluxación atloaxoidea

Diversas malformaciones congénitas de la columna afectan a la articulación craneocervical, siendo la más frecuente la subluxación atloaxoidea.[7] Afecta sobre todo a razas de perros *toy* (miniatura) aunque, de manera esporádica, también se ha descrito en perros más grandes y gatos. Los signos clínicos debidos a inestabilidad

Fig. 16.7 (**A**) Radiografía torácica lateral de un carlino (pug) de 7 meses con paraparesia secundaria a la presencia de una hemivértebra en la zona media de la columna torácica. El cuerpo de T7 es hipoplásico ventralmente y, por lo tanto, tiene forma de cuña, lo que provoca cifosis focal y estenosis del canal vertebral. En consecuencia, el extremo caudal del cuerpo vertebral de T6 se muestra remodelado (obsérvese que C7 es una vértebra de transición, que soporta un par de costillas). (**B**) Imagen sagital de RM en potenciación T2 del mismo perro que muestra grave compresión de la médula espinal por encima del espacio intervertebral T6-T7; no se observa ningún núcleo de disco.

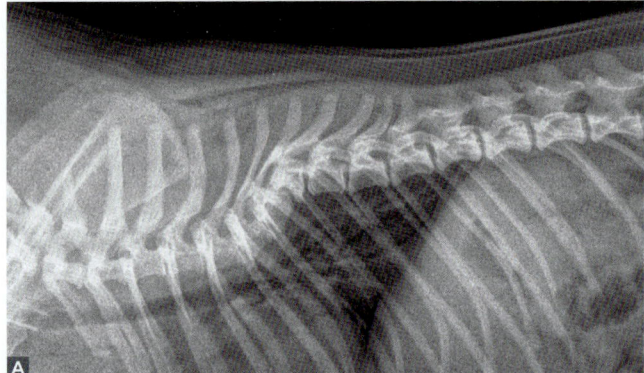
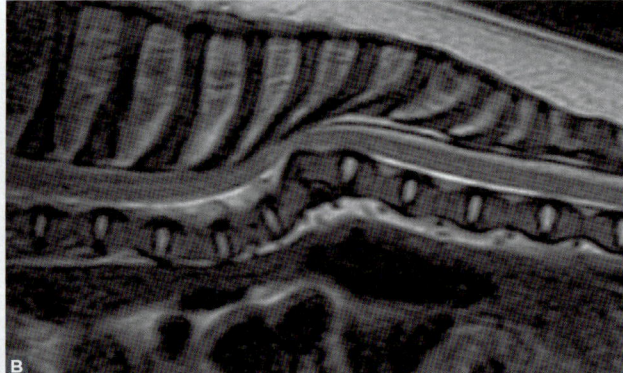

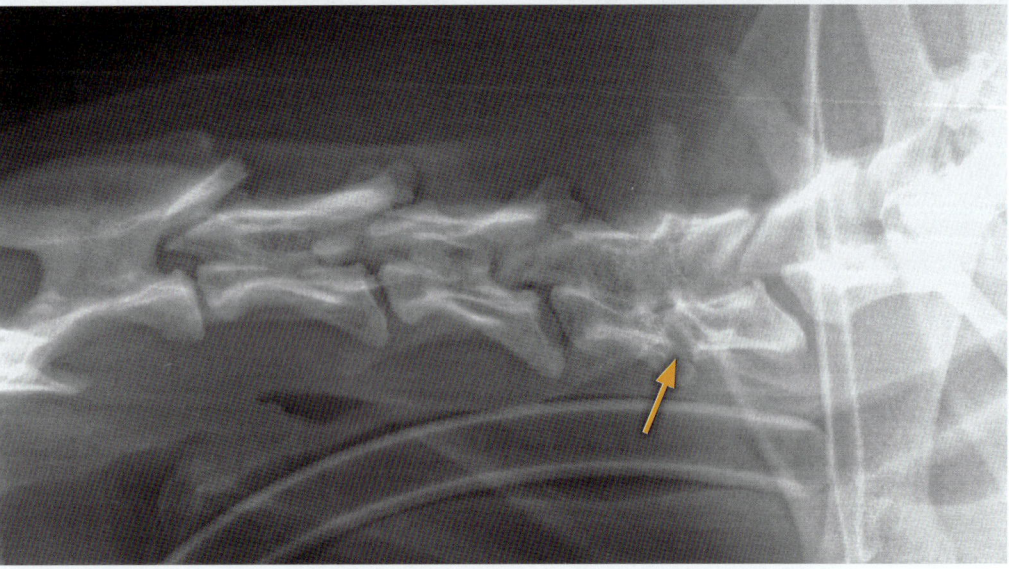

Fig. 16.8 Radiografía de vértebras en bloque C5-C6 en un pointer de 10 meses. Las dos vértebras están ampliamente fusionadas, pero aún es visible un espacio vestigial entre ellas (flecha). Fue un hallazgo accidental, pero el perro corre riesgo de prolapso de disco en los espacios intervertebrales a cada lado en el futuro, por la rigidez de este segmento de la columna vertebral.

atloaxoidea asociada a compresión de la médula espinal pueden aparecer a cualquier edad, a menudo inducidos por traumatismos menores. Las deformidades causales son aplasia o hipoplasia de la apófisis odontoides, separación o ausencia de fusión del centro de osificación de la apófisis odontoides y estiramiento o rotura del ligamento transverso del atlas. También es posible que la apófisis odontoides esté deformada y/o presente angulación dorsal. La subluxación atloaxoidea también puede ser el resultado de fracturas de C1 o C2 y de una osificación incompleta del atlas.

La subluxación atloaxoidea induce inestabilidad entre el atlas y el axis, lo que genera una flexión anómala de la articulación. Ello causa compresión de médula ventral por parte de la apófisis odontoides si está intacta, o por parte del extremo craneal del cuerpo de C2. Desde el punto de vista radiográfico, el agujero intervertebral normal en forma de coma entre las dos vértebras se ensancha al flexionar ligeramente el cuello, aunque esta maniobra debe llevarse a cabo con cuidado (**figs. 16.9A** y **16.B**). La superposición de la apófisis espinosa de C2 y el arco neural de C1 se ve muy reducida, o no existe. La apófisis odontoides se valora mejor en una radiografía VD o lateral oblicua, si no se dispone de técnicas de imagen tomográfica. A menudo, la subluxación atloaxoidea va acompañada de la existencia de un arco neural de C1 anormalmente corto y, a veces, de otras

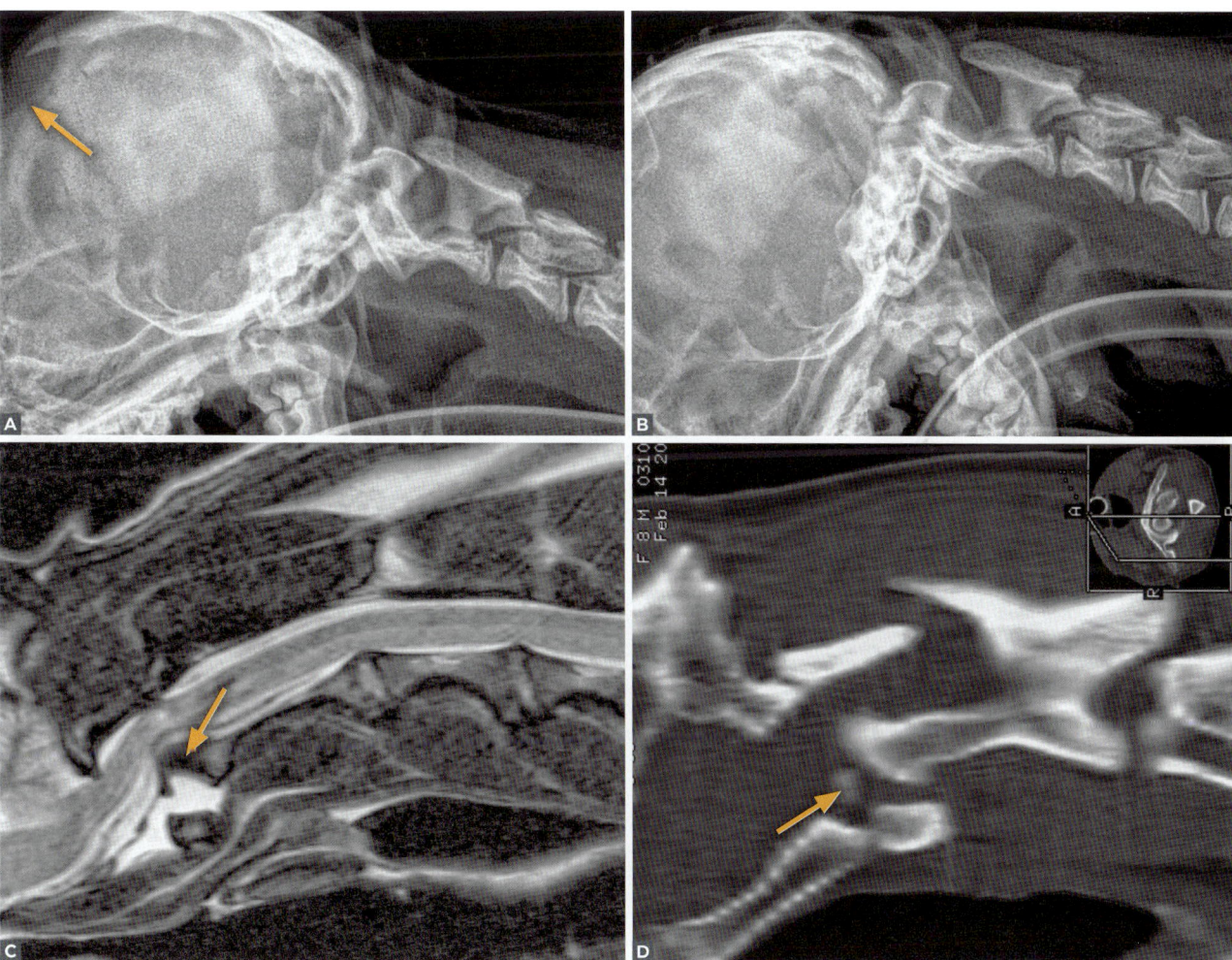

Fig. 16.9 (**A**) Subluxación atloaxoidea: radiografía lateral de cuello extendido de un chihuahua de 5 meses con dolor de cuello y tetraparesia leve. La alineación de C1 y C2 parece normal; la región de la apófisis odontoides no se distingue bien por las alas del atlas. En esta proyección también resulta visible una gran fontanela abierta (flecha). (**B**) El mismo perro en posición de ligera flexión del área atloccipital, mostrando ensanchamiento del agujero intervertebral C1-C2 y reducción de la superposición de la apófisis espinosa de C2 sobre el arco neural de C1. (**C**) Imagen de RM potenciada en T2 sagital de la columna cervical craneal de un cocker spaniel de 11 meses con tetraparesia por subluxación atloaxoidea. La apófisis odontoides se muestra intacta, pero está desplazada dorsalmente desde el cuerpo de C1 (flecha), lo que indica incompetencia del ligamento transverso. En este nivel, la médula espinal se encuentra gravemente comprimida y muestra áreas de señal tanto hiperintensa como hipointensa, lo que indica contusión hemorrágica. (**D**) Reconstrucción sagital de TC (ventana de hueso) de un perro pastor alemán de 6 meses con subluxación atloaxoidea secundaria a una malformación occipitoatloaxoidea. Existe un desplazamiento craneal y dorsal de C2 en relación con una C1 anómala, lo que provoca grave estenosis del canal vertebral. Resulta visible en situación craneal un pequeño fragmento separado de la apófisis odontoides (flecha). Entender la naturaleza de esta compleja anomalía requirió un cuidadoso examen de las imágenes en los tres planos, junto con las reconstrucciones en 3D.

malformaciones cervicales craneales. La inestabilidad atloaxoidea puede observarse por RM (**fig. 16.9C**) y en reconstrucciones sagitales de TC (**fig. 16.9D**). La RM revela, además, la existencia de contusión o atrofia de la médula espinal secundarias. Ambas técnicas sirven para evaluar la apófisis odontoides y la RM, además, permite visualizar el ligamento transverso.

Malformaciones occipitoatloaxoideas

Las malformaciones occipitoatloaxoideas comprenden diversas anomalías morfológicas que implican fusión y/o una forma anómala del hueso occipital, la C1 y/o la C2. Los puntos efectivos de movilidad de la columna cervical craneal están alterados y puede haber inestabilidad, por ejemplo por subluxación atloaxoidea. A menudo se produce compresión nerviosa, que se detecta mejor mediante RM, aunque la TC también sirve para revelar los defectos óseos (**fig. 16.9D**).

Osificación incompleta de C1

En condiciones normales, el atlas se forma a partir de tres centros de osificación, dos porciones laterales y un arco ventral en la línea media. En ocasiones, defectos en la osificación o en la fusión de los mismos conducen a una alteración de su anatomía en forma de anillo, dando lugar a inestabilidad atloaxoidea. Los defectos de osificación pueden ser visibles por radiografía, si bien la TC o la RM son las herramientas diagnósticas preferidas: en particular, la RM permitirá evaluar mejor la existencia de lesiones secundarias en la médula espinal.

Siringohidromielia secundaria a malformación de tipo Chiari

La mayoría de los signos clínicos que tienen su origen en la malformación de tipo Chiari del cráneo (malformación occipital caudal) se deben a la siringomielia secundaria, que es consecuencia de la alteración de la circulación del LCR por el agujero magno debida a impactación del vermis cerebeloso o a herniación del vermis. Los cambios suelen avanzar desde el nacimiento hasta la mediana edad y afectan principalmente al área cervical, aunque en algunos perros puede verse afectada toda la médula espinal. La enfermedad suele afectar a perros de razas pequeñas, en particular al cavalier king charles spaniel, y se dispone de esquemas de cribado basados en la evaluación de las imágenes de RM, siendo esta la mejor herramienta para la detección de siringomielia. Las radiografías simples serán normales en la mayoría de los casos, si bien la mielografía puede mostrar una inflamación difusa de la médula espinal y un marcado estrechamiento del espacio subaracnoideo (**fig. 16.10A**). Sin embargo, la inyección de medio de contraste en la cisterna puede resultar peligrosa en perros afectados, por la inflamación de la médula y la reduc-

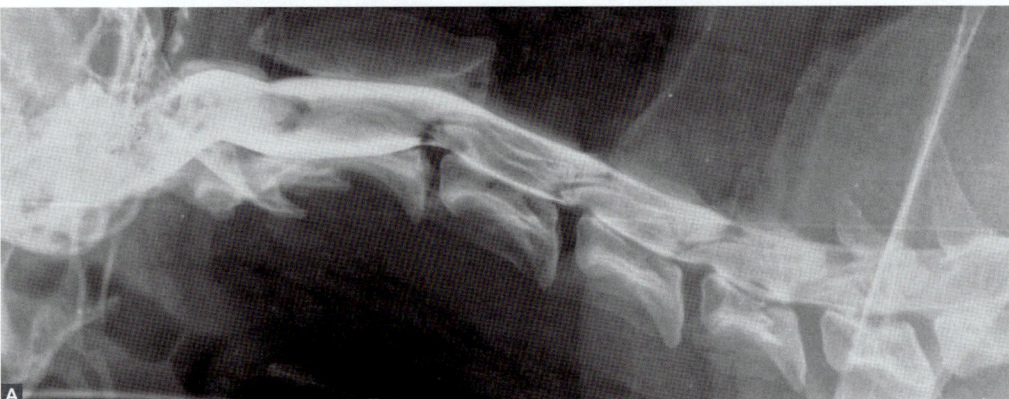

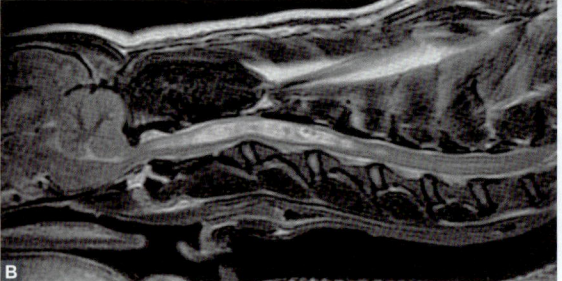

Fig. 16.10 (**A**) Mielografía de un cavalier king charles spaniel de 18 meses con siringomielia. Subjetivamente, la médula espinal parece levemente engrosada en un punto caudal a C2 y el espacio subaracnoideo se muestra atenuado, pero se necesitó una RM para la confirmación diagnóstica. Sin embargo, la mielografía descartó la enfermedad discal como causa del dolor de cuello. (**B**) Imagen potenciada en T2 sagital de la fosa caudal y del cuello de un cavalier king charles spaniel de 8 años con malformación de tipo Chiari y siringomielia grave de C2 a C4. La señal hiperintensa en la médula revela acumulación de líquido cefalorraquídeo, lo que causa compresión del parénquima e inflamación de médula espinal. Las variaciones de la intensidad de la señal dentro de la cavidad medular se deben a un artefacto de flujo.

ción del espacio subaracnoideo. La RM muestra ensanchamiento del conducto central de la médula espinal o mayor acumulación de líquido en la localización central, que puede presentar una imagen saculada (**fig. 16.10B**). En algunos perros pueden observarse las siringes como hendiduras en el parénquima medular y también puede aparecer edema medular mal definido. La TC pone de manifiesto los casos más graves de siringomielia.

Displasia de apófisis articulares

La displasia (aplasia o hipoplasia) de las apófisis articulares caudales de las vértebras suele observarse en razas de perro de cola enroscada, especialmente en carlinos. La deformidad suele afectar a la columna torácica caudal y puede ser unilateral, bilateral o asimétrica. La microinestabilidad resultante induce en ocasiones fibrosis y mielopatía constrictiva que causan déficits neurológicos;[8] los perros afectados suelen ser de mediana edad. También pueden producirse de manera secundaria hernias discales o divertículos aracnoideos.

Desde el punto de vista radiográfico, las apófisis deformadas pueden apreciarse en radiografías laterales y VD, aunque es fácil que pasen desapercibidas. En las radiografías laterales se observa reducción de tamaño de las apófisis y pérdida de definición del margen dorsal del agujero intervertebral; en radiografías VD, la característica forma en W de las apófisis articulares caudales se pierde o está menos definida. Los cambios son visibles también en las imágenes de RM de alta calidad, aunque la TC es más sensible para detectar las deformidades óseas. La compresión secundaria de la médula espinal se visualiza bien en la RM y puede llegar a verse en la TC, mientras que para detectarla en radiografías se requiere la mielografía.

Estenosis torácica craneal

La estenosis ósea de la columna torácica craneal se observa ocasionalmente en perros grandes, sobre todo en razas de tipo mastín. La mayor parte de los casos se dan en machos y los signos neurológicos, cuando aparecen, se manifiestan antes de alcanzar la madurez esquelética. La estenosis vertebral se debe a apófisis articulares excesivamente grandes y en posición anómala, lo que puede causar compresión dorsolateral de la médula espinal. Los sitios más gravemente afectados suelen ser T2-T3 y T3-T4. El diagnóstico requiere RM, TC o mielografía radiográfica.

Espina bífida

Un defecto de fusión del tubo neural embrionario da lugar a una hendidura, de tamaño variable, en la línea media de la apófisis espinosa dorsal o del arco vertebral, o a la ausencia total del arco, afectando a una o más vértebras. La duplicación de las apófisis espinosas de las vértebras afectadas puede observarse en las radiografías. La espina bífida oculta consiste en cambios solamente óseos, sin afectación del tejido nervioso, y es un hallazgo accidental. No obstante, en otros casos, principalmente en perros braquicéfalos y en gatos de raza manx en el área lumbosacra, también existe un meningocele o un mielomeningocele, en el que las meninges y, a veces, la médula ósea terminal sobresalen por una abertura de la columna vertebral para unirse a la piel, de forma que la médula ósea queda anclada y localizada en un hoyuelo dorsal subcutáneo en la piel. La conexión cutánea puede permanecer cerrada (espina bífida quística) o puede abrirse al exterior (espina bífida abierta), lo que conlleva salida de LCR y supone una puerta abierta a una posible infección. En ocasiones, los defectos óseos resultan difíciles de distinguir en las radiografías, pero la TC o la RM los muestran bien, y la mielografía radiográfica o por TC revelará la afectación asociada del saco dural (**fig. 16.11A**). No obstante, es necesaria la RM para poner de manifiesto la extensión de la deformidad y para mostrar si existe un meningocele o un mielomeningocele (**fig. 16.11B**). Además, puede existir anclaje de la médula y/o formación de un lipoma.

Senos dermoides

Los senos dermoides espinales tienen también su causa en un defecto de cierre del tubo neural y en la falta de diferenciación entre columna vertebral y piel, de modo que se forma un trayecto sinusal entre las dos áreas, que contiene elementos como folículos pilosos y glándulas sebáceas. Los senos dermoides se clasifican dependiendo de su longitud, siendo el más grave el de grado IV, en el que el trayecto se extiende desde el conducto vertebral hasta la superficie de la piel, dando lugar a riesgo de meningomielitis séptica. Los senos dermoides suelen observarse en las áreas cervical y torácica craneal y la raza rhodesian ridgeback muestra predisposición. Puede realizarse una sinografía de contraste, con radiografía o TC, para estudiar la profundidad del trayecto, aunque la RM proporciona la mejor información sobre los tejidos blandos.

Osteocondrosis sacra

Se ha notificado que la osteocondrosis afecta a la articulación lumbosacra, generalmente al borde dorsal de la placa terminal sacra craneal y, menos a menudo, a la placa terminal caudal de L7.[9] Pueden aparecer signos clínicos del síndrome de la cola de caballo, aunque suele deberse a discopatía degenerativa secundaria. La raza pastor alemán es la afectada con mayor frecuencia, con una fuerte preponderancia en machos, aunque la enfermedad se ha observado también en otras razas grandes.

Desde el punto de vista radiográfico, el borde dorsal de la placa terminal afectada aparece romo, remodelado y esclerótico y, en ocasiones, son visibles fragmentos mineralizados (**fig. 16.12**). En la proyección VD, el defecto subcondral suele estar lateralizado. Dado que el área afectada es también el sitio de inserción de fibras de la zona dorsal del anillo fibroso, es frecuente que aparezca una hernia discal secundaria. Tanto la TC como la RM ponen de manifiesto los fragmentos osteocondrales mineralizados, la esclerosis subcondral y el remodelado.

Exostosis cartilaginosas y angiomatosis

Sírvase consultar el epígrafe Neoplasias raquídeas.

Divertículos aracnoideos

Sírvase consultar el epígrafe Etiología combinada-mixta.

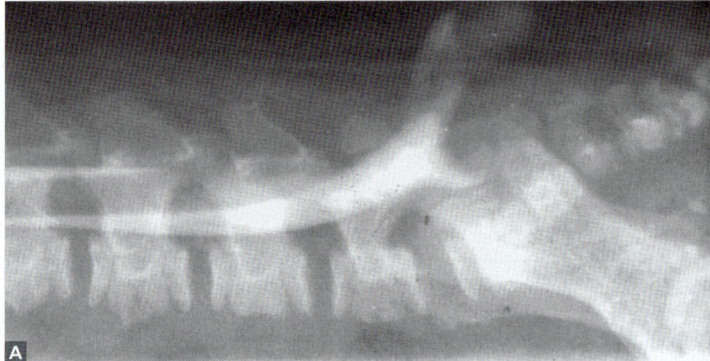 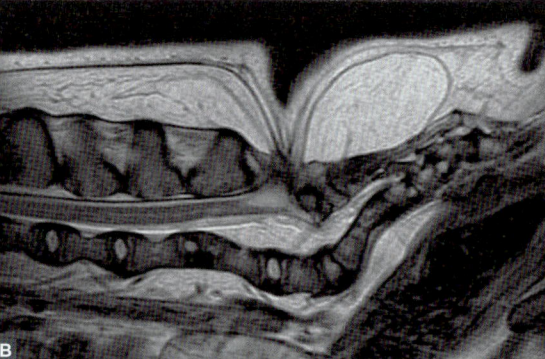

Fig. 16.11 (**A**) Radiografía mielográfica lumbosacra de un cachorro de bulldog inglés de 6 semanas con paraparesia. El saco dural sale del canal vertebral entre los arcos neurales de L7 y S1, extendiéndose hasta un área de inflamación de tejido blando dorsal. El diagnóstico es espina bífida con meningocele. (**B**) Imagen sagital de RM en potenciación T2 de un bulldog inglés de 5 meses con paraparesia e incontinencia. Un meningocele, posiblemente también con contenido nervioso, sale del conducto vertebral entre los arcos neurales de L6 y L7 y se extiende hasta la grasa subcutánea que queda por encima, anclándose a la piel. Se observa una gran depresión en los tejidos blandos situados dorsalmente, que se se desarrollaron a medida que el perro crecía. Por encima del sacro aparece un lipoma.

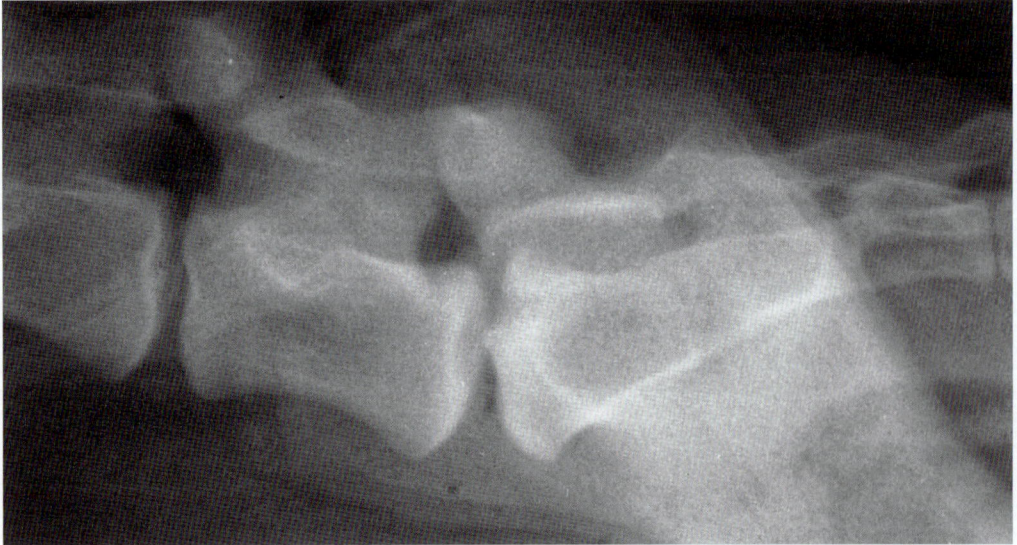

Fig. 16.12 Radiografía lateral de la articulación lumbosacra en un pastor alemán de 1 año con dolor lumbosacro. El borde craneodorsal del sacro se muestra esclerótico y marcadamente remodelado, proyectándose en sentido dorsal hacia el canal vertebral. La banda radiotransparente en el espacio intervertebral puede deberse al fenómeno de vacío causado por degeneración discal.

Enfermedades degenerativas de la columna vertebral

Espondilosis deformante

La espondilosis es frecuente en gatos y perros grandes y suele aparecer sin causa aparente, aunque existe predisposición a que aparezca en sitios de inestabilidad o de prolapso crónico de disco, especialmente en la articulación lumbosacra y en la región caudal del cuello. Se producen espolones de hueso nuevo, que surgen en la cara ventral de las placas terminales vertebrales y crecen curvándose en sentido craneal o caudal, hacia la vértebra adyacente. También pueden extenderse en sentido lateral y ser visibles en las radiografías VD. En algunos puntos puede aparecer anquilosis. A veces se observa una masa en forma de medialuna de tejido óseo nuevo ventral a un espacio intervertebral, especialmente en la articulación lumbosacra, que parece representar un proceso similar de inicio en el tejido blando. El hueso nuevo tiene bordes lisos, está bien trabeculado y se diferencia fácilmente por su localización y contorno la formación de hueso nuevo reactivo secundario a una infección (**fig. 16.13**).

Incluso cuando es grave y llamativa, la espondilosis pocas veces tiene importancia clínica, si bien ocasionalmente los osteofitos dorsolaterales a la placa terminal vertebral pueden comprimir un nervio espinal al salir este por el agujero intervertebral, causando dolor raquídeo o cojera. La fusión de vértebras adyacentes que da lugar a una reducción de la movilidad de ese segmento puede predisponer la extrusión del disco adyacente.[10]

Con frecuencia, los gatos mayores muestran múltiples espacios intervertebrales torácicos colapsados y ligera espondilosis: se trata de un hallazgo accidental y no se asocia a signos clínicos (**fig. 16.14**).

La espondilitis, que causa proliferación ósea a lo largo de los cuerpos vertebrales, puede observarse en T8-T11 en perros con infección por *Spirocerca lupi*, junto con una masa esofágica adyacente.

Fig. 16.13 Radiografía lumbosacra de la columna vertebral de un bóxer de 8 años con grave espondilosis y artrosis de articulaciones sinoviales. Amplios crecimientos óseos ventrales se han fusionado, haciendo de puente entre varias vértebras. La espondilosis dorsolateral en la placa terminal craneal de L3 está superpuesta con el canal vertebral y, además, ha crecido hueso nuevo entre las apófisis espinosas de L2, L3 y L4 (las llamadas "espinas en beso"). A pesar de la gravedad de los trastornos, estos hallazgos fueron detectados accidentalmente al realizar una radiografía abdominal, aunque es probable que el perro tuviera movilidad reducida.

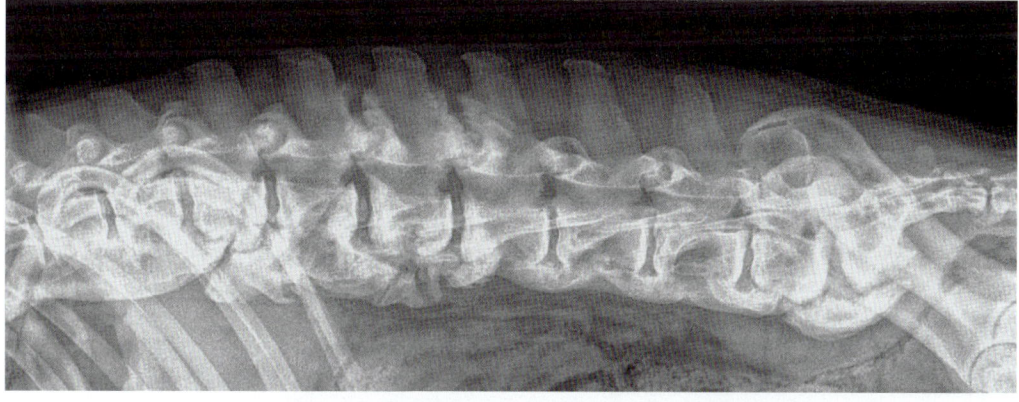

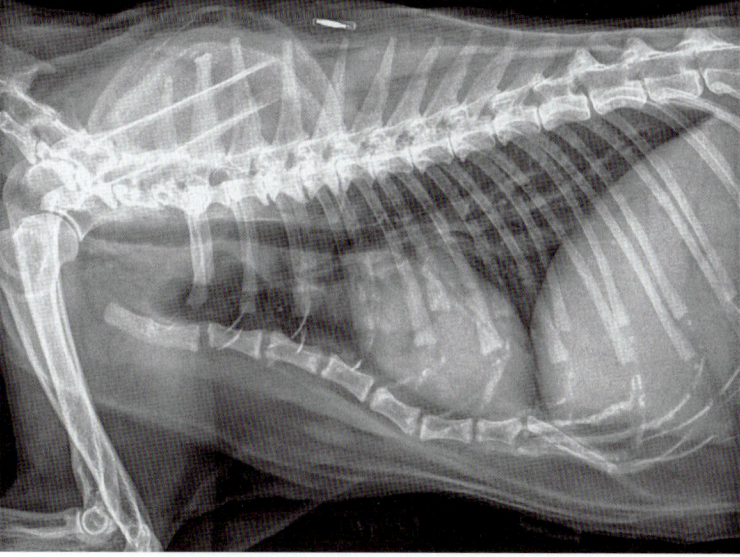

Fig. 16.14 Radiografía torácica lateral de un gato doméstico de pelo corto de 12 años. El estrechamiento de múltiples espacios intervertebrales torácicos, junto con la presencia de pequeños crecimientos óseos, es un hallazgo frecuente en gatos de edad avanzada. Otros cambios asociados al envejecimiento también son visibles en los cartílagos costales.

Artrosis de columna vertebral

Las apófisis articulares dorsales de las vértebras forman articulaciones sinoviales y, por consiguiente, pueden desarrollar artrosis como trastorno del envejecimiento. La artrosis de la columna vertebral también puede ser secundaria a discoespondilitis, traumatismos e inestabilidad y, en perros jóvenes de razas grandes, puede aparecer artrosis cervical (sobre todo en el gran danés), lo que causa síndrome de Wobbler. Desde el punto de vista radiológico, la artrosis espinal se muestra en forma de agrandamiento, irregularidad y esclerosis de las apófisis, con estrechamiento del espacio articular (**fig. 16.13**). La artrosis grave de la columna vertebral puede causar compresión dorsolateral de la médula espinal, que se puede visualizar mediante RM o TC.

Hiperostosis esquelética idiopática difusa

La hiperostosis esquelética idiopática difusa o enfermedad de Forestier en humanos ha sido descrita también en perros y se desconoce la causa. La principal característica es la formación de hueso nuevo en la columna que se describe como espondilosis "fluida", que se extiende a lo largo de la cara ventral del cuerpo vertebral, extendiéndose más allá de lo que lo hace la espondilosis habitual, fusionándose a menudo; también puede aparecer artrosis de las articulaciones sinoviales raquídeas y seudoartrosis entre apófisis espinosas dorsales. Se ha descrito asimismo la formación de hueso nuevo periarticular en algunas articulaciones de las extremidades, prominencia de trocánteres y tuberosidades y entesopatías. En el hombre, deben cumplirse varios criterios para el diagnóstico de hiperostosis esquelética idiopática difusa, como son la osificación anterolateral fluida de, al menos, cuatro vértebras adyacentes, ausencia relativa de cambios degenerativos discales y ausencia de otros signos de degeneración raquídea, como artrosis. En la bibliografía veterinaria existen solo informes de casos esporádicos y no se ha llegado a un consenso para su diagnóstico. Al igual que ocurre con la espondilosis, la fusión de segmentos vertebrales adyacentes causa rigidez, que predispone la aparición de enfermedad discal a ambos lados.[10]

Osificación de la duramadre (paquimeningitis osificante)

En la superficie interna de la duramadre pueden formarse placas óseas redondeadas o elípticas, que pueden confluir para formar un tubo en torno a la médula espinal, sobre todo en perros de razas grandes de edad avanzada. La osificación de la duramadre no tiene importancia desde el punto de vista clínico, salvo que una placa se encuentre precisamente en el sitio donde se pretende realizar una punción para la extracción de LCR o una inyección para una mielografía. Las placas pequeñas, de diámetro <2 mm, no son visibles en las radiografías, pero áreas más grandes producen una línea muy fina de opacidad mineral que se observa mejor en localización ventral a la médula espinal lumbar, cruzando los espacios intervertebrales. En los casos de prolapso de disco u otra lesión extradural, la duramadre mineralizada puede desviarse, creando un "automielograma". Las placas se visualizan con facilidad en imágenes de TC y también pueden identificarse en imágenes de RM como discretas áreas durales de vacío de señal.

Diagnósticos diferenciales: material discal mineralizado herniado, ligamento longitudinal dorsal mineralizado, pequeños crecimientos óseos dorsolaterales.

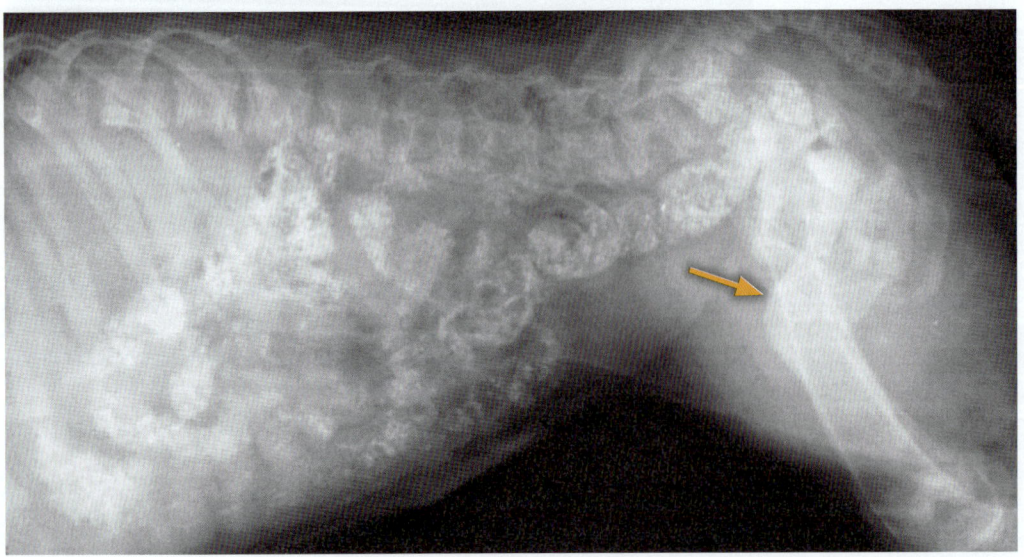

Fig. 16.15 Radiografía abdominal y espinal lateral de un cachorro de lebrel afgano de 13 semanas con hiperparatiroidismo secundario nutricional. En comparación con los tejidos blandos, las estructuras esqueléticas muestran radiopacidad reducida, y las corticales son finas. Se observa lordosis lumbosacra y fractura por plegamiemto del fémur (flecha). El cachorro había sido alimentado con una dieta exclusivamente cárnica, pero recientemente empezó a recibir una dieta con contenido mineral, de ahí la radiopacidad aumentada del contenido intestinal.

Enfermedades metabólicas de la columna vertebral

Hiperparatiroidismo secundario nutricional (osteoporosis juvenil)

Este trastorno metabólico se observa en cachorros de perros y gatos con dieta exclusivamente cárnica, es decir, baja en calcio. El esqueleto en crecimiento muestra escasa mineralización y propensión a fracturas por plegamiento (en tallo verde), que en la columna pueden dar lugar a deformidades como lordosis y déficits neurológicos. Desde el punto de vista radiográfico, los huesos muestran adelgazamiento cortical y menor radiopacidad, en comparación con los tejidos blandos; las fracturas en tallo verde se observan como bandas de esclerosis poco definidas, que causan acortamiento y angulación de huesos largos (**fig. 16.15**). El diagnóstico diferencial se establece con respecto a la osteogénesis imperfecta, un defecto del colágeno congénito, hereditario y muy poco frecuente que causa osteopenia generalizada con múltiples fracturas por plegamiento, que se producen debido al estado quebradizo de los huesos.

Las siguientes enfermedades pueden tener causas metabólicas y congénitas/del desarrollo combinadas.

Hipotiroidismo congénito

Se trata de una enfermedad metabólica rara del desarrollo que causa retraso de la osificación endocondral y enanismo desproporcionado, principalmente en perros de raza bóxer. Se producen retraso en el cierre fisario y displasia epifisaria en todo el esqueleto, incluidas las placas terminales vertebrales que, de manera característica, se muestran puntiagudas. La columna puede presentar cifosis y las vértebras son anormalmente cortas. Además, los perros afectados tienen cabeza corta y ancha, lengua protuberante y aturdimiento mental; una secuela de la displasia epifisaria es la artrosis. Diagnóstico diferencial: condrodisplasia hereditaria.

Enanismo hipofisario

El enanismo hipofisario se debe a la falta de hormona del crecimiento y, en pequeños animales, afecta fundamentalmente a pastores alemanes, causando retraso en el cierre fisario, enanismo proporcionado y pelaje deficiente. En algunos casos, también se producen cambios esqueléticos, similares a los que tienen lugar en el hipotiroidismo, y puede existir osteopenia.

Mucopolisacaridosis e hipervitaminosis A

Las mucopolisacaridosis constituyen un grupo de enfermedades hereditarias del almacenamiento lisosómico que afectan fundamentalmente a gatos de ascendencia siamesa, aunque también pueden afectar a perros. Al igual que el hipotiroidismo congénito, la mucopolisacaridosis causa displasia epifisaria, dando lugar a cuerpos vertebrales cortos y espacios intervertebrales amplios. Se forma hueso nuevo perióstico exuberante, especialmente en la columna cervical, donde las vértebras pueden sufrir una remodelación masiva con tejido óseo nuevo proliferativo, que causa anquilosis. También puede existir hipoplasia de la apófisis odontoides y la displasia epifisaria de las articulaciones de las extremidades conduce a una artrosis grave. Los cambios suelen ser radiográficamente evidentes a los 6 meses, y son progresivos. Los gatos afectados tienen una cara característica, ancha y corta, y es posible que presenten también displasia de cadera y *pectus excavatum*.

Diagnóstico diferencial: hipervitaminosis A, observada en gatos adultos jóvenes alimentados con dietas de hígado crudo, que puede coexistir con hiperparatiroidismo secundario nutricional, que conduce a osteopenia. Se observan cambios óseos proliferativos de la columna vertebral similares a los de la mucopolisacaridosis y también pueden resultar afectados el codo, la cadera y la rodilla. Ambas enfermedades son infrecuentes.

Enfermedades inflamatorias e infecciosas de la columna vertebral

Espondilitis y discoespondilitis

La espondilitis y la discoespondilitis suelen afectar a perros machos de razas grandes y edad avanzada, mientras que son infrecuentes en gatos. En general, son secundarias a infección bacteriana en algún punto del organismo (p. ej., vías urinarias, endocarditis) y, en animales jóvenes, se pueden asociar con las derivaciones (*shunts*) portosistémicas. La infección puede deberse también a migración de cuerpos extraños, especialmente en el área lumbar. No obstante, si se diagnostica en una determinada localización, debe radiografiarse toda la columna, ya que podrían verse afectados múltiples espacios intervertebrales, especialmente en las infecciones fúngicas. Los signos clínicos son fiebre, aletargamiento, dolor raquídeo, inflamación paravertebral, fístulas con secreción y, en algunos casos, déficits neurológicos. El diagnóstico se basa en el aspecto radiográfico característico, pero a veces se confirma mediante cultivo de sangre u orina. La RM y la TC son más sensibles para la detección de cambios tempranos o leves.

▌ Espondilitis Puede existir un patrón trabecular esclerótico moteado en el cuerpo vertebral afectado, con formación de hueso nuevo perióstico escasamente definido a lo largo de su borde ventral, con imagen atípica comparada con la espondilosis simple (**fig. 16.16A**). A menudo, se ven afectadas dos o más vértebras adyacentes. Pequeñas espigas inhaladas pueden seguir el recorrido de los pilares diafragmáticos hasta los bordes ventrales de L3 y L4, causando espondilitis de estas vértebras, pero cabe señalar que las inserciones crurales diafragmáticas normales en estas mismas localizaciones también producen una ligera convexidad de la cortical ventral en perros grandes. La inflamación localizada de tejidos blandos puede resultar evidente. La RM y la TC muestran asimismo una arquitectura heterogénea del cuerpo vertebral afectado indicativa de

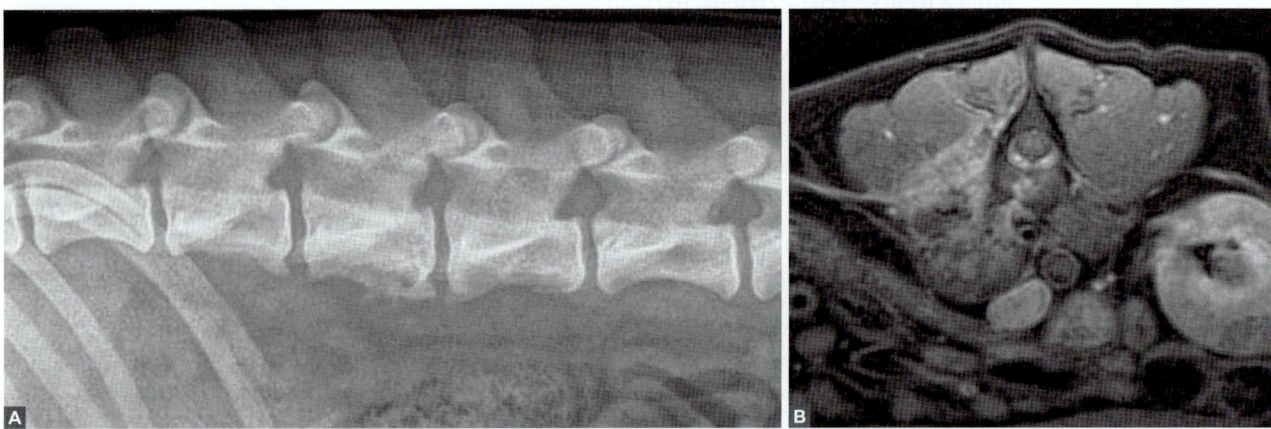

Fig. 16.16 (**A**) Radiografía lumbar lateral de un springer spaniel inglés de 2 años con dolor lumbar e inflamación unilateral de tejidos blandos. La radiografía muestra una sutil heterogeneidad del patrón trabecular del cuerpo vertebral de L3 y hueso nuevo perióstico, sólido pero irregular, a lo largo de los márgenes ventrales de L2 y L3. Sin embargo, no hay evidencia de osteólisis de placa terminal que sugiera discoespondilitis. (**B**) Una imagen transversal de RM en potenciación T1 poscontraste con supresión grasa a la altura de la zona central de la L3 en el mismo perro muestra marcada tumefacción e inflamación unilateral de la musculatura paralumbar y un tracto de inflamación que se extiende hasta el cuerpo vertebral. Otras imágenes de RM revelaron la presencia de un cuerpo extraño y, bajo guía ecográfica, se extrajo una espiga.

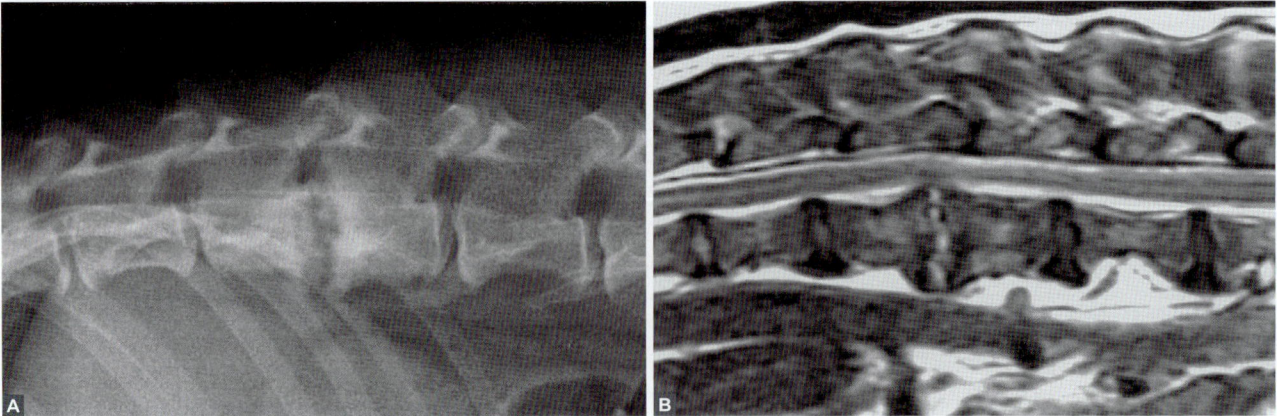

Fig. 16.17 (**A**) Radiografía de discoespondilitis crónica en L1-L2 en un springer spaniel inglés de 7 años. Los bordes del espacio intervertebral son irregulares, debido a la osteólisis de las placas terminales vertebrales adyacentes, que hace que las vértebras sean más cortas de lo normal. Los extremos de los cuerpos vertebrales muestran una mayor opacidad, probablemente debido a una combinación de esclerosis verdadera y superposición de hueso nuevo. Ventralmente existe espondilosis y hueso nuevo perióstico más difuso y, dorsalmente, el agujero intervertebral muestra menor tamaño y cambios proliferativos que afectan a las apófisis articulares. (**B**) Imagen de RM en potenciación T2 sagital del mismo perro 1 semana después. El espacio intervertebral L1-L2 es estrecho y alberga una veta irregular de material muy hiperintenso (por lo tanto, hidratado). Las placas terminales vertebrales son irregulares y muestran una intensidad de señal ligeramente aumentada. Se observa hueso nuevo a lo largo de los bordes ventrales de ambas vértebras. Sobre esta zona, la médula espinal se muestra ligeramente borrosa e hiperintensa, pero no se aprecia que esté comprimida. Un estudio de contraste mostró un marcado realce de las vértebras afectadas y de los tejidos blandos circundantes, lo que indica inflamación. Nótese que los demás discos incluidos en el campo de visión muestran, como hallazgo accidental, deshidratación relacionada con la edad.

inflamación, con realce tras la administración de contraste, formación de hueso nuevo perióstico y cambios en los tejidos blandos adyacentes (**fig. 16.16B**). Diagnóstico diferencial: neoplasia vertebral.

■ **Discoespondilitis** El espacio intervertebral afectado presenta bordes irregulares, debido a osteólisis de las placas terminales vertebrales, y en los estadios iniciales puede mostrar estrechamiento y/o ligera subluxación. A menudo, resulta evidente la esclerosis de las partes adyacentes de los cuerpos vertebrales y también es posible observar cambios proliferativos en las articulaciones sinoviales dorsales. La infección crónica da lugar a acortamiento de los cuerpos vertebrales, debido a osteólisis más extensa, esclerosis del cuerpo vertebral, ensanchamiento del espacio intervertebral y espondilosis remodelante alrededor (**fig. 16.17A**). La articulación lumbosacra es un sitio con mayor predisposición para la aparición de esta patología.

Diagnóstico diferencial: enfermedad degenerativa lumbosacra (en la articulación lumbosacra, la superposición de las alas ilíacas supone que, a veces, resulte difícil evaluar el espacio intervertebral); enfermedad discal con indentación de placas terminales debida a nódulos de Schmorl.

La RM es una técnica con una buena sensibilidad para la detección de discoespondilitis, mostrando cambios más tempranos que los visualizados mediante radiografía. Existen varios aspectos característicos.[11] En las imágenes potenciadas en T2 se observa una banda de intensidad de señal anormalmente alta en el espacio intervertebral afectado, debido a un mayor contenido de agua, con señal hiperintensa en las imágenes STIR en las partes adyacentes de las vértebras, a cada lado del espacio intervertebral afectado (**fig. 16.17B**). La irregularidad de la placa terminal suele detectarse mejor en imágenes potenciadas en T1 y T2*GE, aunque la TC es más sensible para identificar los cambios óseos tempranos. Tanto en la TC como en la RM, el realce de contraste del material dentro y alrededor del espacio intervertebral puede ser intenso, especialmente en los casos más crónicos. También es posible observar los cambios patológicos de los tejidos blandos circundantes. Si el tejido inflamatorio proliferativo se extiende al interior del conducto vertebral o si se produce subluxación, con la subsiguiente compresión de la médula espinal, pueden aparecer déficits neurológicos asociados, que requieren la realización de RM o mielografía por radiografía/TC.

Fisitis vertebral

La fisitis es el resultado de una infección con origen en la región de las placas de crecimiento vertebral. Los animales afectados suelen ser menores de 2 años y, por consiguiente, tienen fisis abiertas o fisis que se han cerrado recientemente. Las bacterias se depositan en las fisis probablemente por circulación de sangre arterial lenta, y la osteomielitis resultante crea una banda ancha y poco definida de radiotransparencia entre la placa terminal y el cuerpo vertebral. Se ha notificado progresión a aplastamiento vertebral y cifosis.

Diagnóstico diferencial: cicatrización de fracturas de Salter-Harris, aunque estas suelen presentar desplazamiento.

Meningomielitis

La meningomielitis puede no ser infecciosa (p. ej., parte de un síndrome de meningoencefalitis) o ser infecciosa (p. ej., secundaria a discoespondilitis). En la mayoría de los casos, la RM es necesaria para el diagnóstico y muestra áreas focales o difusas de inflamación de la médula espinal, hiperintensidad en potenciación T2 y modesto realce de contraste, que puede ser nodular. También puede existir meningitis (**fig. 16.18**). La mielografía por radiografía o por TC puede mostrar signos de tumefacción de la médula espinal en los casos graves. Es preferible evitar la mielografía, pues causa importante empeoramiento de los signos clínicos.

Empiema epidural espinal

El material purulento contenido dentro del espacio epidural se conoce como empiema, y es infrecuente. Puede aparecer sin causa evidente (idiopático) o de manera secundaria a discoespondilitis, migración de cuerpo extraño o absceso paravertebral. Los signos clínicos son fiebre, dolor espinal y mielopatía de progresión rápida. El diagnóstico se establece mejor mediante RM, que muestra lesiones en forma de masa epidural desestructurada, con realce de contraste difuso o heterogéneo, que causa compresión de la médula espinal e hiperintensidad de la misma en la potenciación T2. La mielografía mediante radiografía o TC muestra solamente compresión de la médula espinal debido al efecto masa epidural, y es inespecífica. No obstante, es posible identificar una discoespondilitis causal.

Cuerpos extraños en la columna vertebral

Se ha comunicado la localización de diversos cuerpos extraños dentro de los espacios epidural y subaracnoideo de la columna vertebral, incluidos parásitos de *Dirofilaria immitis*, fragmentos de madera (p. ej., por migración

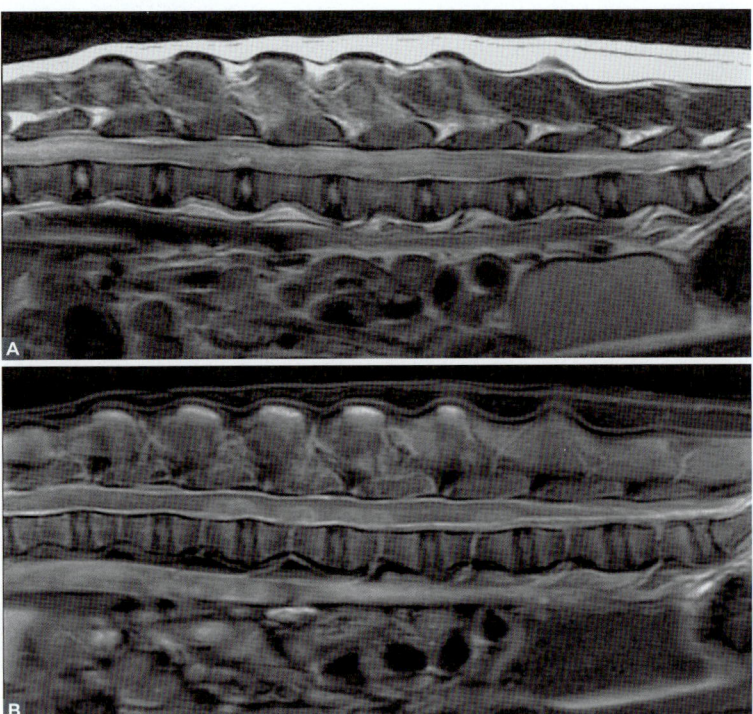

Fig. 16.18 (**A**) Imagen de RM en potenciación T2 sagital de la columna vertebral lumbar de un cruce de spaniel de 7 meses que presentaba fiebre y dolor de espalda. La médula espinal y la cola de caballo muestran inflamación difusa que comprime el espacio subaracnoideo e hiperintensidad desigual y poco definida. (**B**) Imagen de RM en potenciación T1 poscontraste con supresión grasa de la misma región que muestra varias áreas semidefinidas de realce de contraste dentro de la médula espinal y marcada inflamación meníngea. El realce de las puntas de las apófisis espinosas es un hallazgo normal en un perro joven. El análisis del líquido cefalorraquídeo lumbar mostró pleocitosis mixta y el diagnóstico final fue de meningomielitis idiopática.

de una astilla de un palo desde la faringe), pequeñas espigas y espinas de puercoespín. Las lesiones extramedulares de tipo masa y los cambios de señal se observan como en el empiema, aunque el cuerpo extraño en sí mismo puede no ser identificable.

Absceso paravertebral

La aparición de extensa inflamación de los tejidos blandos rodeando cavidades de abscesos y trayectos fistulosos suele deberse a la migración de cuerpos extraños vegetales y se observa principalmente en perros. La RM es la herramienta diagnóstica de elección, por su capacidad para mostrar los cambios en los tejidos blandos, por sus imágenes de calidad superior de la columna vertebral y por la información espacial que proporciona antes de una cirugía. Los músculos iliopsoas a menudo son los más afectados, aunque los cambios pueden también extenderse a localizaciones epiaxiales. Los cuerpos extraños grandes, como las espigas intactas, pueden observarse como áreas de vacío de señal rodeadas por un área de inflamación (realce de contraste), aunque la mayor parte del material extraño se habrá macerado en el momento de aparecer los signos clínicos. La TC mostrará áreas más amplias de cavitación e inflamación, pero es improbable que las radiografías sean de utilidad, salvo para poner de manifiesto una espondilitis secundaria. En algunos pacientes es posible identificar las espigas y extraerlas mediante ecografía.

Inflamación estéril idiopática de grasa epidural

La inflamación de grasa epidural puede ocurrir sin causa conocida o por extensión a partir de una inflamación paravertebral o retroperitoneal. El efecto de masa resultante causa déficits neurológicos y requiere descompresión quirúrgica. La RM es la técnica diagnóstica de elección, pero la mielografía radiográfica o por TC mostrará la compresión de la médula espinal. Los hallazgos en las imágenes pueden ser similares a las del empiema epidural.

Neoplasias raquídeas

Los tumores de la columna vertebral tienen curso clínico variable y pueden mostrar una presentación sorprendentemente aguda, asemejándose a otros procesos patológicos, especialmente si los tumores afectan al hueso y causan fracturas patológicas. Las masas raquídeas se clasifican según su localización como intramedulares (35 %), intradurales-extramedulares (15 %) y extradurales (50 %); el dolor suele ser mayor en los tumores extradurales. Aunque la mayoría de los pacientes son mayores, los animales jóvenes también están afectados por osteocondromas benignos, angiomatosis del desarrollo y tumores neurales.

Pueden producirse o no cambios óseos radiográficos y suele ser necesaria una mielografía radiográfica o con TC o RM para establecer el diagnóstico o evaluar la gravedad.

Tumores intramedulares (de médula espinal)

Varios tipos de tumores neurales pueden tener su origen en la médula espinal y, por otro lado, los tumores de las vainas de los nervios periféricos pueden invadir la médula: las localizaciones más comunes son las intumescencias braquial y lumbar. En el perro, la mayor parte de los tumores intramedulares son gliomas; el linfoma espinal afecta a perros y gatos, bien como foco solitario bien como parte de una enfermedad más extendida, y es el tumor espinal más frecuente en gatos, en los que puede aparecer en cualquier localización. Las radiografías simples suelen ser normales, aunque en ocasiones se observa un sutil ensanchamiento del conducto vertebral, por remodelación por presión. La mielografía radiográfica puede poner de manifiesto tumefacción localizada de la médula espinal con adelgazamiento del espacio subaracnoideo y desplazamiento de las columnas de contraste en las proyecciones tanto VD como laterales (**fig. 16.19A**).

La TC puede mostrar la tumefacción de la médula espinal incluso sin mielografía, ya que la grasa epidural circundante aparecerá atenuada. La mayoría de los tumores de la médula espinal presentan realce después de la inyección intravenosa del medio de contraste. La RM revela tumefacción medular y cambio de señal focal, especialmente en las imágenes potenciadas en T2, aunque también es probable que exista edema alrededor y, por consiguiente, el tumor subyacente puede quedar mejor delineado en imágenes potenciadas en T1 poscontraste (**fig. 16.19B**).

Tumores extramedulares-intradurales

Estas masas tienen su origen en el espacio subaracnoideo, aunque también pueden infiltrar la médula espinal y/o extenderse a una localización extradural, siendo a menudo imposible definir el origen de masas grandes. Los tumores intradurales más frecuentes en los perros son los meningiomas, especialmente en el área cervical; el linfoma también es frecuente en los gatos. Los tumores de la vaina de los nervios periféricos a menudo tienen un componente intradural, aunque pueden afectar a las tres localizaciones. El nefroblastoma, un tumor del desarrollo, suele aparecer en perros jóvenes y tener localización intradural, entre T9 y L3; los perros de raza pastor alemán muestran predisposición.

Las radiografías no suelen arrojar datos concluyentes, aunque en ocasiones se observa un sutil ensanchamiento del agujero intervertebral afectado en caso de tumores de la vaina de nervios periféricos con componente

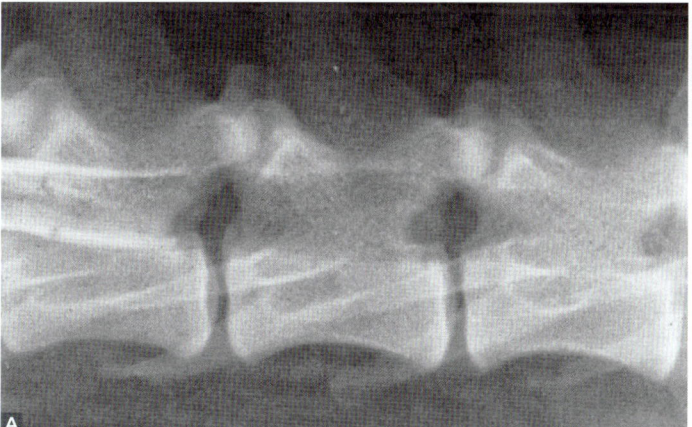
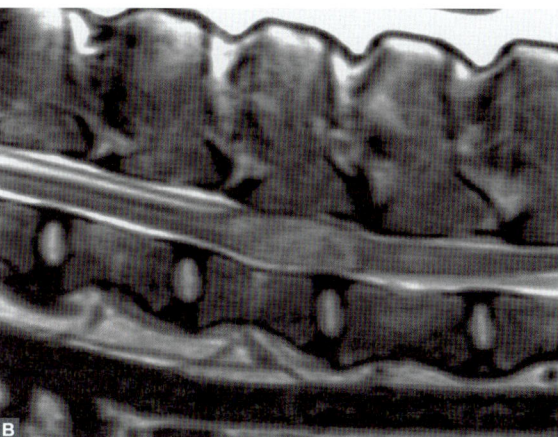

Fig. 16.19 (**A**) Mielograma del área lumbar media de un golden retriever de 7 años con paraparesia. Las columnas de contraste dorsal y ventral divergen, se adelgazan y se detienen bruscamente, lo que sugiere tumefacción de la médula espinal. El canal vertebral de la vértebra siguiente está ensanchado, debido a la suave remodelación del arco neural; ello sugiere atrofia por presión, debida a la expansión lenta de la médula espinal. El diagnóstico provisional fue de masa intramedular, probablemente neoplásica, pero no se realizaron más pruebas de imagen ni estudios histopatológicos. (**B**) Imagen de RM en potenciación T2 sagital de la columna lumbar media de un bóxer de 3 años con paraparesia. La médula espinal se muestra marcadamente hinchada por la presencia de una masa intramedular bien definida e hiperintensa y, alrededor, se observa oclusión del espacio subaracnoideo. En sentido craneal a la masa, el canal central de la médula espinal se encuentra ligeramente ensanchado, debido a su efecto obstructivo, mientras que en sentido caudal se observa una pequeña área de hiperintensidad menos definida. El diagnóstico final fue de linfoma.

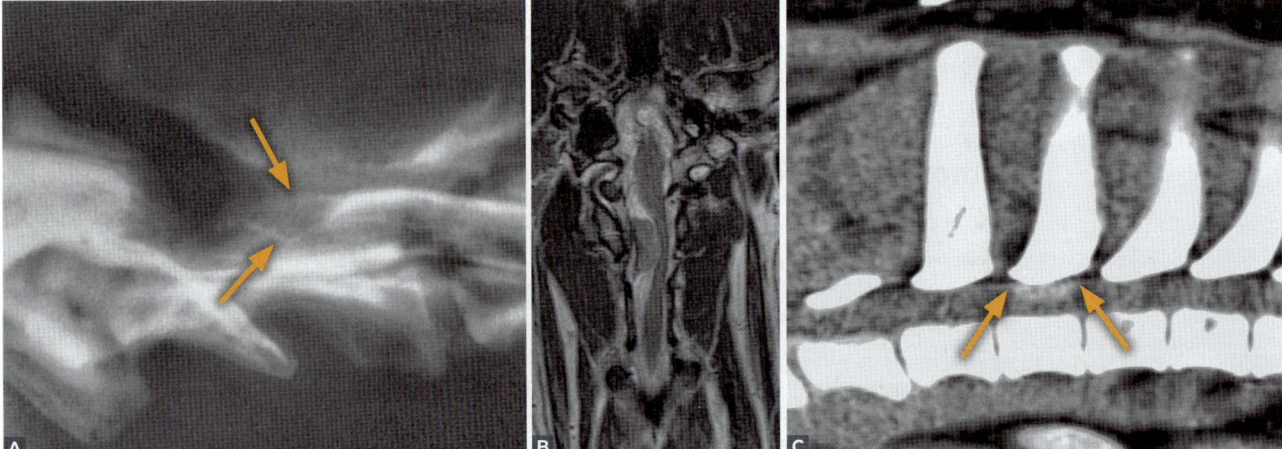

Fig. 16.20 (**A**) Mielograma de la columna cervical craneal en un bóxer de 9 años con tetraparesia de progresión lenta y dolor de cuello. Se observa interrupción de la columna de contraste dorsal y, en situación caudal a esta área, se aprecia ensanchamiento y división alrededor de un defecto de llenado intradural (flecha). La columna ventral aparece deprimida y adelgazada. En el examen *post mortem* se encontró un meningioma. (**B**) Imagen de RM dorsal en potenciación T2 de la columna cervical craneal de un pastor alemán de 9 años con tetraparesia que muestra una masa intradural bien definida, en forma de babosa, lateral a la médula espinal y que causa grave compresión medular. El espacio subaracnoideo que contiene LCR hiperintenso se ensancha craneal y caudalmente a la masa. Las imágenes en T1 poscontraste mostraron marcado realce homogéneo de la masa. Se extirpó quirúrgicamente un meningioma. La columna cervical craneal es un sitio preferente de aparición de meningiomas. (**C**) Reconstrucción de TC sagital (ventana de tejido blando poscontraste) de un retriever de pelo liso de 5 años con antecedentes de 3 meses de rigidez generalizada de progresión lenta y vocalización ocasional, con respuesta a los analgésicos. Se observa una masa extramedular bien delimitada que provoca compresión de la médula espinal. Las colas durales evidentes, craneales y caudales (flechas), y la opacidad de la grasa externa indican que es probable que la masa sea intradural-extramedular. No se estableció un diagnóstico histológico, pero se consideró probable que fuera un meningioma.

extradural. Deben examinarse detenidamente las imágenes mielográficas radiográficas y por TC, reconstruidas estas últimas en planos dorsal y sagital, en busca de la característica imagen de ensanchamiento subaracnoideo que rodea un defecto de llenado ("signo del *tee* de golf", **fig. 16.20A**) y la compresión asociada de la médula espinal en un plano, con el correspondiente ensanchamiento medular en el plano ortogonal. Si el tumor ha invadido también la médula espinal, puede observarse tumefacción general de la médula. Las secuencias de RM potenciadas en T2 y en STIR, en las que el LCR aparece hiperintenso, ofrecerán la misma imagen de ensanchamiento subaracnoideo que rodea un defecto de llenado (**fig. 16.20B**). Los tumores intradurales suelen mostrar realce de contraste y es frecuente observar el signo de la cola dural con los meningiomas (**fig. 16.20C**).

Tumores extradurales

▌ **Tumores espinales que no afectan al hueso** Los tumores pequeños de tejidos blandos confinados dentro del conducto vertebral no producen cambios radiográficos, aunque muchos tumores extradurales afectan al hueso en cierto grado y los cambios son visibles cuando son lo suficientemente graves. La mielografía pone de manifiesto la extensión de la compresión resultante de la médula. La RM es la técnica de elección para el diagnóstico, aunque también puede ser de utilidad la TC con realce de contraste (**fig. 16.21**).

▌ **Tumores espinales que afectan al hueso** Los tumores óseos malignos primarios son menos frecuentes en la columna vertebral que en el esqueleto apendicular. El tipo más frecuente en el perro es el osteosarcoma y, en el gato, el fibrosarcoma, pero los hallazgos de las imágenes no son específicos del tipo de tumor. Los tumores vertebrales primarios suelen ser solitarios (monostóticos) y afectan a cualquier parte de la vértebra, salvo placas terminales cartilaginosas y espacios intervertebrales. Muestran, sobre todo, características de osteólisis agresiva, con grados variables de reacción perióstica y/o tumoración ósea (**fig. 16.22A**). La inflamación de los tejidos blandos adyacentes puede ser evidente y es posible que se produzca aplastamiento patológico del hueso debilitado.

La RM y la TC, como cabe esperar, muestran pérdida de la arquitectura ósea normal, principalmente por osteólisis de la cortical y del hueso trabecular. En las imágenes de RM, la señal de grasa de la médula ósea normal es sustituida por grados variables de hiperintensidad en las imágenes potenciadas en T2 y STIR y de hipointensidad en las T1 (**fig. 16.22B**). Las imágenes T2*GE tienen buena sensibilidad para identificar áreas de pérdida mineral. Tanto con TC como con RM, se produce realce de contraste no uniforme del tumor y

Fig. 16.21 Imagen sagital de RM en potenciación T2 de la región lumbar media de columna vertebral de un bullmastiff de 8 años con paraparesia ambulatoria progresiva. Una masa de tejido blando bien definida comprime la médula espinal desde la cara dorsal. Está rodeada de grasa epidural hiperintensa y la duramadre (la línea oscura) se encuentra desplazada ventralmente. No se observa afectación ósea.

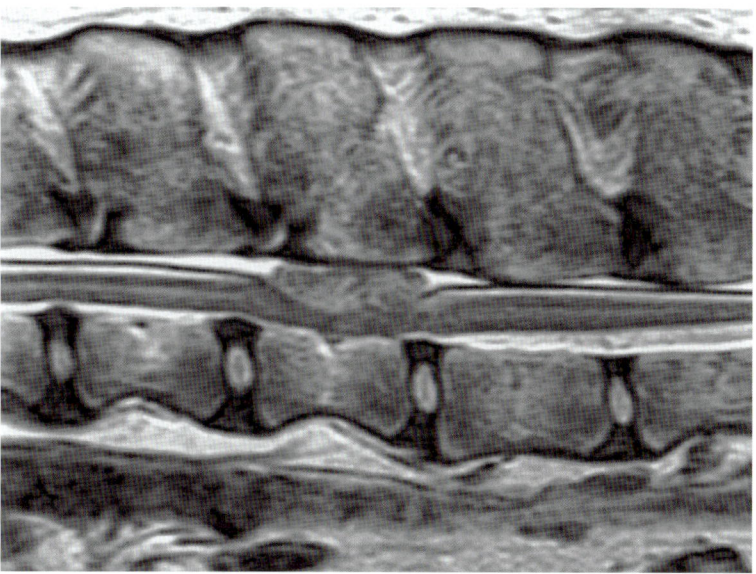

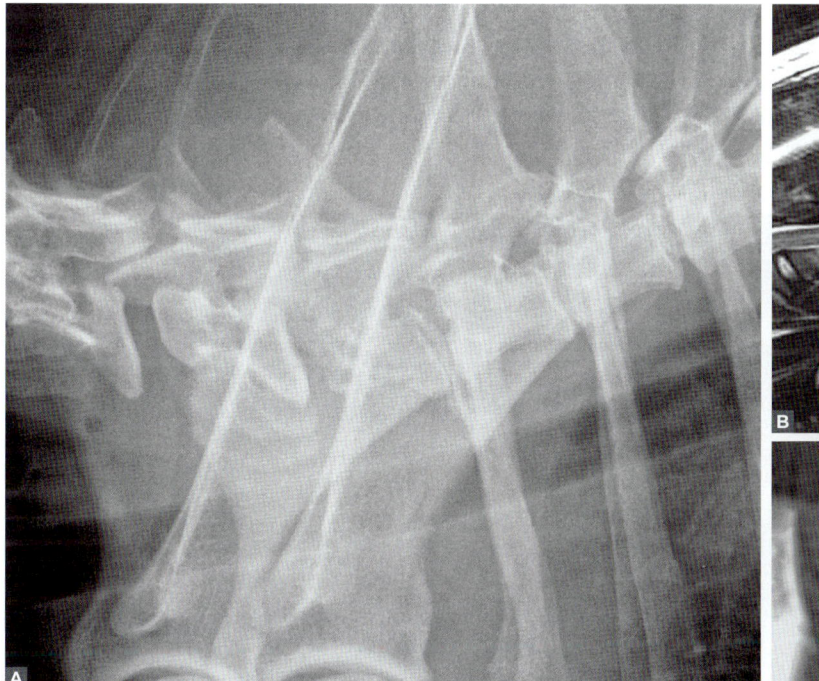

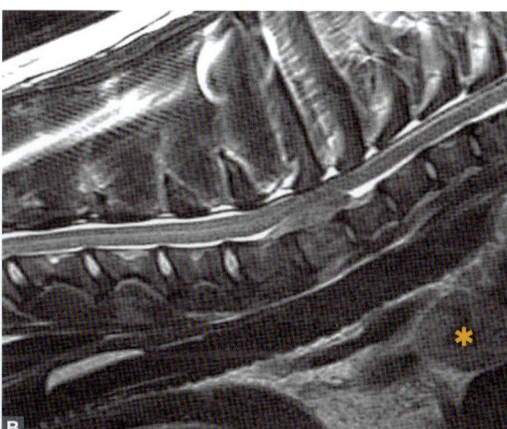

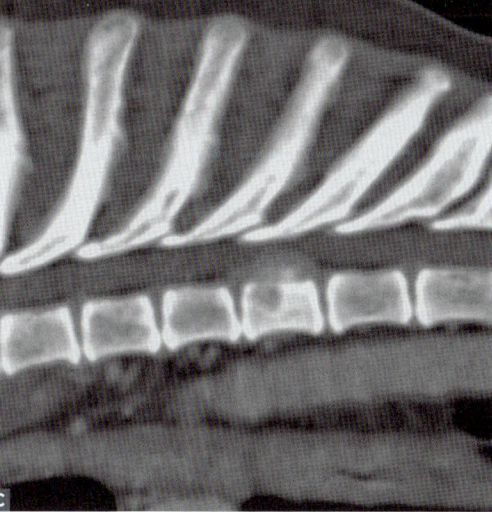

Fig. 16.22 (**A**) Radiografía lateral de columna cervicotorácica de un labrador retriever de 10 años con dolor cervical intenso y cojera de miembro torácico. Existe radiopacidad reducida del cuerpo vertebral de C7, con pérdida de nitidez de los bordes craneal y dorsal, lo que indica osteólisis difusa, y estrechamiento del espacio intervertebral C6-C7. La RM confirmó la presencia de una masa vertebral que causaba compresión de la médula espinal, pero se llevó a cabo la eutanasia del perro y no se realizó un diagnóstico histopatológico. Se supuso que se trataba de una neoplasia maligna. (**B**) Imagen sagital en potenciación T2 de la columna cervicotorácica en bull terrier inglés de 4 años con antecedentes de dolor cervical con empeoramiento durante un mes y tetraparesia localizada en los segmentos neurales C6-T2. Tejido anómalo ligeramente hiperintenso comparado con la médula espinal infiltra el cuerpo de T1 y se extiende hasta el canal vertebral, causando elevación y compresión de la médula espinal. El estudio también mostró linfoadenopatía mediastínica (asterisco) y metástasis pulmonares. El diagnóstico fue de neoplasia maligna con metástasis, pero se procedió a la eutanasia del perro y no se realizó un diagnóstico histológico. (**C**) Reconstrucción por TC sagital (ventana de tejido blando poscontraste) de columna vertebral torácica de un labrador retriever de 8 años que deja de caminar de forma aguda cuatro días antes y presenta dolor espinal difuso. Se observan osteólisis focal con esclerosis circundante en el cuerpo vertebral de T8 y una masa de tejido blando situada sobre él en el canal vertebral, parcialmente mineralizada, que causa grave compresión de la médula espinal. El perro recibió en casa cuidados paliativos: no se realizó un diagnóstico histológico, pero, al no detectarse otras lesiones, se consideró probable que se tratara de un osteosarcoma u otro tumor primario.

ambas técnicas sirven para mostrar la extensión de los cambios de los tejidos blandos circundantes y la compresión de la médula espinal (**fig. 16.22C**).

Diagnóstico diferencial: osteomielitis, especialmente fúngica, para tumores más proliferativos.

▌ **Tumores vertebrales mestatásicos** Es probable que sean múltiples y suelen tener su origen en carcinomas: las metástasis esqueléticas son poco frecuentes, pero la columna es una localización preferente. Predomina la osteólisis, pero no es posible diferenciar los tumores vertebrales primarios y secundarios mediante radiografía, aunque la enfermedad poliostótica es sugerente de metástasis. Es menos probable que las metástasis invadan el conducto vertebral y causen compresión de la médula espinal en comparación con los tumores primarios. La existencia de hueso nuevo perióstico escasamente definido en los bordes ventrales de las vértebras lumbosacras y en las alas ilíacas es muy sugerente de carcinoma prostático en perros macho.

▌ **Mieloma de células plasmáticas (mieloma múltiple)** El mieloma de células plasmáticas (mieloma múltiple) es un tumor de células madre de la médula ósea que produce lesiones óseas secundarias. De manera característica, son osteolíticos, con un discreto aspecto "perforado", y pueden ser solitarios o múltiples; en este último caso, la confluencia de lesiones múltiples a menudo da lugar a un aspecto de hueso apollilado y pueden producirse fracturas patológicas. La columna y la pelvis suelen ser localizaciones frecuentes, aunque los huesos largos, las costillas y las esternebras también pueden resultar afectados (**fig. 16.23A**). La extensión al conducto vertebral y la compresión de la médula espinal son infrecuentes. La radiografía y la TC muestran áreas de osteólisis. En la RM, el tejido blando en las áreas líticas se muestra homogéneo y con realce de contraste; suelen ser levemente expansivas, sin llegar a romper la cortical vertebral (**fig. 16.23B**). Tanto la TC como la RM son superiores a la radiografía en la detección de las lesiones más pequeñas. Las secuencias STIR de RM tienen alta sensibilidad para detectarlas, debido a la supresión de la señal grasa de la médula ósea circundante, de tal manera que las lesiones se revelan de manera más obvia como hiperintensidades focales. Las lesiones multifocales con estas características de imagen son muy indicativas de mieloma múltiple.[12]

Fig. 16.23 (**A**) Radiografía lumbar lateral de un golden retriever de 6 años con mieloma múltiple. Se observan numerosas áreas bien definidas de osteólisis de tamaño variable que afectan a todas las vértebras, dando lugar a una imagen de hueso que se asemeja al mármol. Resultaron también afectadas otras partes del sistema esquelético, como pelvis, costillas y esternón. (**B**) Imagen sagital de RM en potenciación T2 de columna toracolumbar (T7-L3) de un golden retriever de 8 años con mieloma múltiple. Se observan varias áreas de infiltrado óseo homogéneo hiperintenso, con ligero efecto de masa en diversos lugares, sin causar osteólisis agresiva. Las partes afectadas son los cuerpos vertebrales de T9, T10, T11 y L3, las apófisis espinosas de T8 y T9 y el arco neural de T10. Otras áreas de señal ósea hiperintensa pueden representar lesiones más pequeñas o distribución desigual de grasa de la médula ósea; fueron necesarias más secuencias para aclarar este aspecto.

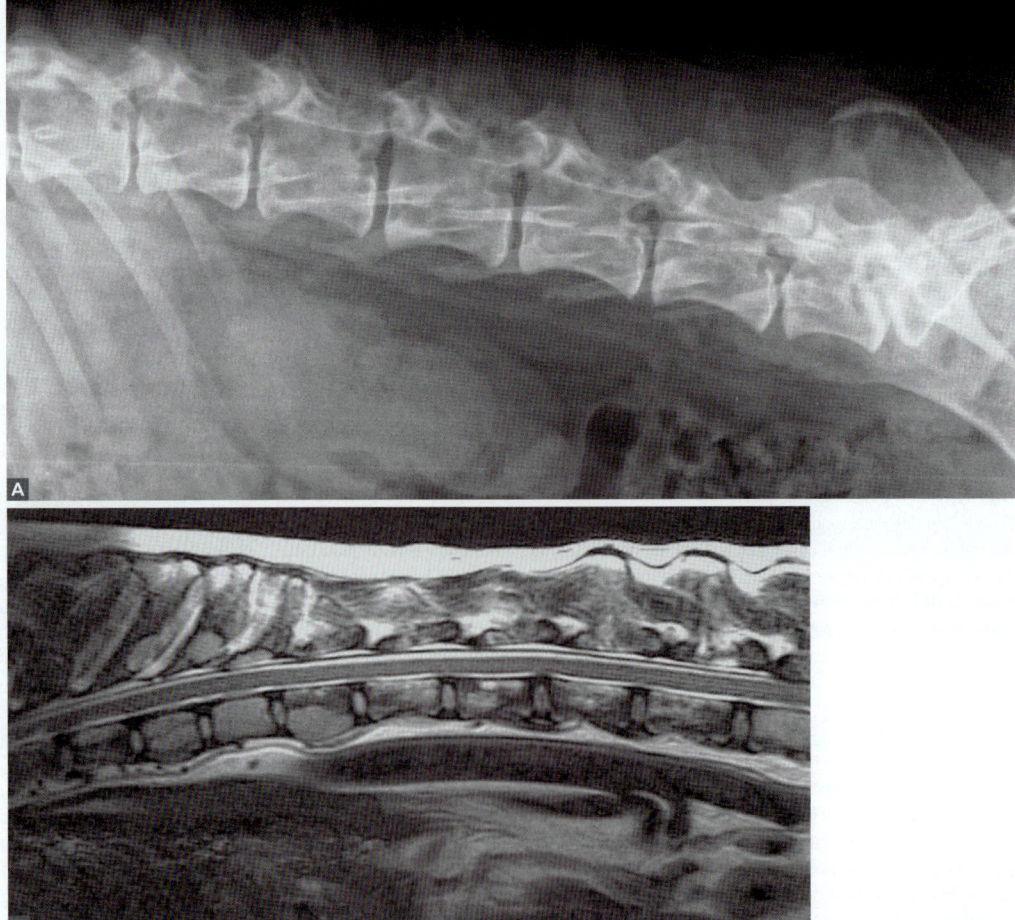

█ Osteocondroma El osteocondroma es una forma de displasia esquelética debida a osificación endocrondral aberrante y se considera un tumor benigno del desarrollo. Cuando son múltiples, los osteocondromas se conocen como "exostosis cartilaginosas múltiples". Aparecen en animales esqueléticamente inmaduros, en localizaciones cartilaginosas, formando masas cuyo tamaño se reduce o desaparecen al alcanzar la madurez esquelética; pueden presentar diversas localizaciones, incluidas las vértebras, y causar signos clínicos por compresión de la médula espinal. Desde el punto de vista radiográfico, se observan como proliferaciones en forma de coliflor, expansivas y de bordes lisos que surgen en áreas cartilaginosas, como placas de crecimiento, uniones costocondrales, crestas del ala del ilion y apófisis articulares y espinosas vertebrales. En ocasiones, se produce la transformación maligna en osteosarcoma.

Las técnicas de imagen revelan las lesiones espinales como pequeñas áreas expansivas de hueso, generalmente con origen en el arco neural o en las apófisis articulares: la cortical y la cavidad medular se funden con el hueso subyacente, sin osteólisis ni reacción perióstica. Desde el punto de vista radiográfico, es necesaria la mielografía para poner de manifiesto la existencia de compresión medular. El aspecto general es el de una lesión no agresiva y el diagnóstico suele ser evidente, dada la juventud del paciente.

En gatos, es posible encontrar también osteocondromas en animales mayores y existe una posible asociación con el virus de la leucemia felina (FeLV). Aunque es infrecuente, la columna vertebral puede ser un sitio de localización preferente. Aquí, las lesiones suelen ser más pequeñas y más escleróticas en comparación con la lesión típica observada en el perro.

█ Angiomatosis La angiomatosis es una enfermedad vertebral no neoplásica del desarrollo que se observa en gatos jóvenes. La malformación vascular se origina por proliferación de vasos sanguíneos bien definidos. Las lesiones son expansivas y tienen un aspecto esclerótico y moteado, con múltiples focos punteados de radiotransparencia en su interior. Los pedículos vertebrales son la localización más frecuente, lo que puede dar lugar a compresión de la médula espinal. Con RM y TC se produce realce de contraste irregular, debido a la naturaleza vascular de las lesiones.

El diagnóstico diferencial, teniendo en cuenta las características del paciente, se establece con el osteocondroma, pero los angiomas suelen tener un aspecto más agresivo.

█ Tumores paravertebrales Las neoplasias malignas de tejidos blandos de localización paravertebral pueden invadir vértebras adyacentes, afectando generalmente a más de un hueso. Los tumores mesenquimatosos, como los fibrosarcomas, son los más frecuentes en perros, y los linfomas en gatos. Tiende a predominar la osteólisis, con escasa o nula evidencia de hueso nuevo y, en el área torácica, las cabezas costales pueden resultar destruidas (**fig. 16.24**). No obstante, algunos tumores extradurales de tejidos blandos entran o salen del conducto vertebral a través de los agujeros intervertebrales, sin causar osteólisis. En la región torácica, los tumores paravertebrales pueden resaltar más por contraste con el aire de los pulmones; en otras localizaciones puede resultar difícil distinguirlos, salvo que exista una masa grande o desplazamiento del plano fascial. El linfoma extradural es el tumor espinal más frecuente en gatos, que suelen ser FeLV positivos.

Fig. 16.24 (**A**) Radiografía craneal de la columna torácica de un labrador retriever de 11 años con dolor torácico craneal y déficits neurológicos que se localizan en los segmentos de médula espinal C6-T2. Existe lisis completa de la apófisis espinosa y del arco neural de T2, lisis parcial con fractura patológica de la apófisis espinosa de T1 y esclerosis con pérdida del patrón trabecular normal de la apófisis espinosa de T3. La osteólisis agresiva de varios huesos adyacentes es indicativa de neoplasia de tejido blando maligno y la biopsia reveló fibrosarcoma. (**B**) Imagen de RM potenciada en T1 sagital poscontraste del área lumbosacra de un gato doméstico de pelo corto con paresia de miembro pélvico e incontinencia. El sitio de la resección previa de una masa de tejido blando superficial (fibrosarcoma) aparece indicado por una cápsula de aceite, que es hiperintensa en las imágenes de RM. Una extensa masa de tejido blando se extiende hasta el canal vertebral, causando grave compresión de la cola de caballo.

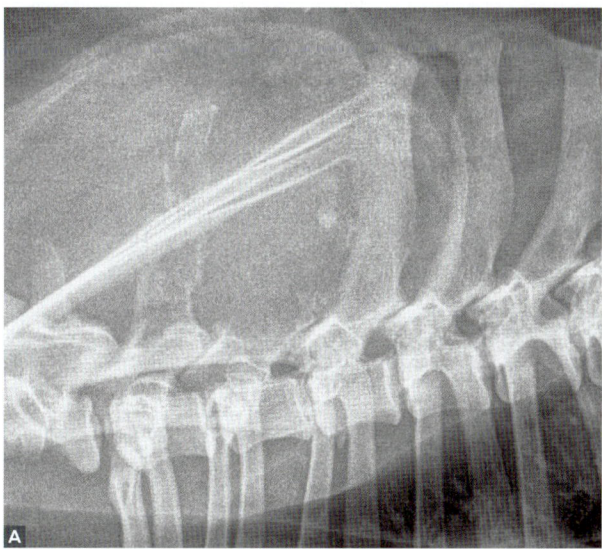
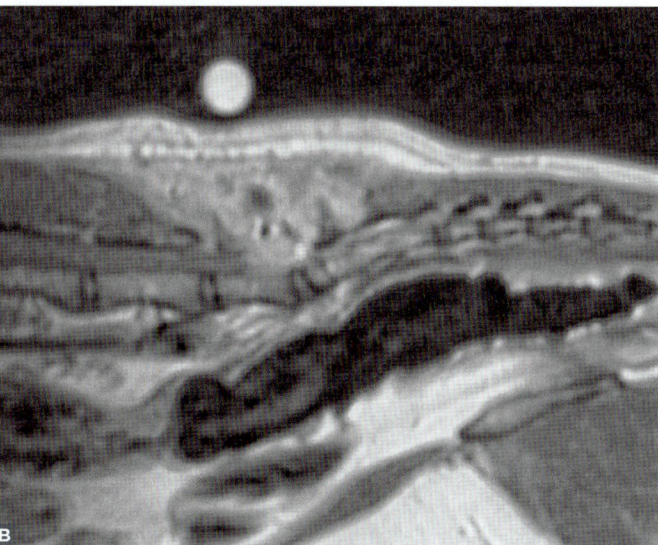

Traumatismo raquídeo

Los perros y gatos con traumatismo raquídeo deben manejarse con cuidado en caso de que la inestabilidad de la columna pueda agravar un posible daño medular. La anestesia general debe evitarse en primera instancia, ya que anula el espasmo muscular protector. El área afectada debe ser entablillada si es posible, o el paciente puede colocarse sobre un tablero de soporte, obteniéndose en primer lugar radiografías laterales. El uso de una bandeja portachasis o un tablero radiotransparente ligeramente elevado de la superficie de la mesa permite colocar los chasis sin mover al animal. La proyección ortogonal (VD) es esencial para detectar el desplazamiento lateral, y puede obtenerse utilizando un haz de rayos X horizontal. No obstante, el desplazamiento en el momento de obtener la radiografía puede ser mucho menor que el presente en el momento del impacto, ya que este puede ser reducido por el espasmo muscular protector, por lo que el daño en la médula espinal puede ser subestimado.

Fracturas y subluxaciones

Alrededor de los dos tercios de los casos de traumatismo raquídeo se deben a impactos en accidentes de automóvil. Otras causas comprenden peleas, caídas desde una cierta altura y lesiones por impacto en la cabeza. Son frecuentes las combinaciones de fractura y subluxación. A menudo las subluxaciones se producen en las uniones entre secciones móviles y rígidas de la columna, por ejemplo, en cada uno de los extremos de la caja torácica y en la unión lumbosacra, aunque las que afectan al área torácica suelen ser menores, por el efecto estabilizador de la caja torácica. Las fracturas y subluxaciones del sacro o la cola en gatos ("lesiones por tirón de cola") pueden producir avulsión de los nervios de la cola de caballo, lo que puede causar problemas en la micción y la defecación. En el cuello craneal, la luxación de la unión occipitoatloidea puede producirse sin fractura, y las fracturas de C1 o C2 a menudo provocan subluxación atloaxoidea. Puede aparecer compresión retardada de la médula espinal meses después del traumatismo por el desarrollo posterior del callo, por lo que se debe advertir a los propietarios de esta posibilidad.

La valoración inicial por imagen puede realizarse mediante radiografía, aunque un estudio constató que no debe emplearse esta modalidad para descartar de manera fiable las lesiones vertebrales potencialmente inestables.[13] En muchos casos la TC y/o la RM pueden aportar información adicional, y se recomienda su realización si se contempla la estabilización quirúrgica de fracturas complejas. La TC es la opción más adecuada para detectar las lesiones óseas más sutiles, mientras que la RM es más sensible para determinar el daño de la médula espinal y de los tejidos blandos paraespinales.[14,15] Con la TC, la reconstrucción multiplanar y la representación de superficies en 3D son recursos útiles. El principal objetivo de las pruebas de imagen es determinar si la columna vertebral es inestable o no, y ello se logra empleando el modelo tricompartimental, adaptado de la imagen médica, en el que la columna se divide en tres compartimentos, dorsal (láminas, pedículos, apófisis articulares, apófisis espinosas y tejidos blandos de soporte), medio (ligamento longitudinal dorsal, parte dorsal del cuerpo vertebral y parte dordal del anillo fibroso) y ventral (resto del cuerpo vertebral, anillo fibroso ventral y ligamento longitudinal ventral). Si dos de estos compartimentos están dañados es probable que la columna sea inestable. Tras un traumatismo raquídeo se debe evaluar la posible aparición de lesiones adicionales, tales como una rotura diafragmática, neumotórax, costillas fracturadas y vísceras abdominales dañadas, utilizando para ello las técnicas de diagnóstico por imagen más apropiadas.

▌ Fracturas Las fracturas importantes de los cuerpos vertebrales suele ser radiográficamente evidentes, ya que el desplazamiento de fragmentos es común en ellas (**fig. 16.25A**). Debe procederse a una cuidadosa valoración de la presencia de fragmentos, que pueden estar en el interior del conducto vertebral. Las fracturas de tipo Salter I de las fisis vertebrales, con deslizamiento de la placa terminal, pueden afectar a animales esqueléticamente inmaduros. Las fracturas por compresión de las vértebras pueden deberse a traumatismos (especialmente en gatos) (**fig. 16.25B**) o a debilitamiento patológico del cuerpo vertebral por neoplasia, osteopenia, infección o quistes óseos (**fig. 16.25C**). Las fracturas por compresión son sutiles y es fácil que pasen desapercibidas; la proyección VD es a menudo las más útil para identificarlas. Entre los signos que ayudan a detectarlas están la pérdida de la forma rectangular del cuerpo vertebral, la aparición de una banda de aumento de opacidad poco definida, la angulación de la columna y la pérdida del paralelismo de los espacios intervertebrales adyacentes. Las fracturas de las apófisis articulares también son sutiles y se observan mejor en la proyección VD, en la que los dos lados se observan por separado. Las fracturas de las apófisis espinosas y transversas son menos importantes. La RM y la TC aportan una información más precisa sobre la naturaleza de las fracturas y su efecto sobre la médula espinal (**fig. 16.26**).

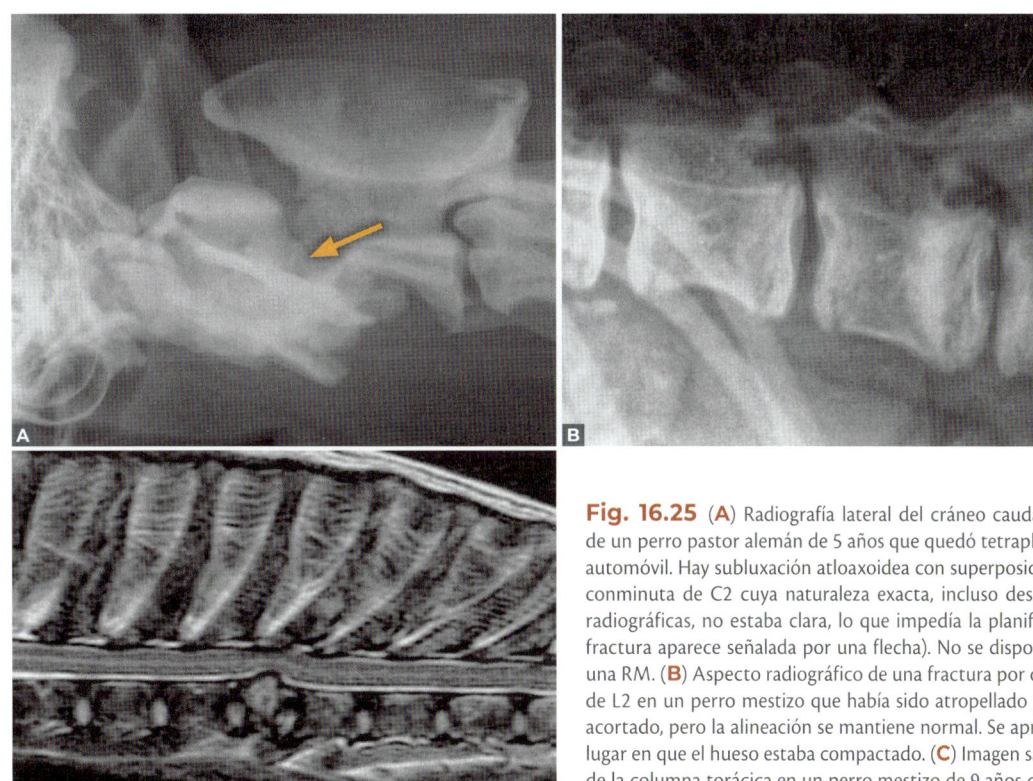

Fig. 16.25 (**A**) Radiografía lateral del cráneo caudal y la columna cervical craneal de un perro pastor alemán de 5 años que quedó tetrapléjico tras ser atropellado por un automóvil. Hay subluxación atloaxoidea con superposición de C2 sobre C1 por fractura conminuta de C2 cuya naturaleza exacta, incluso después de múltiples proyecciones radiográficas, no estaba clara, lo que impedía la planificación quirúrgica (una línea de fractura aparece señalada por una flecha). No se disponía de TC, por lo que se obtuvo una RM. (**B**) Aspecto radiográfico de una fractura por compresión del cuerpo vertebral de L2 en un perro mestizo que había sido atropellado por un automóvil. El hueso está acortado, pero la alineación se mantiene normal. Se aprecia una banda esclerótica en el lugar en que el hueso estaba compactado. (**C**) Imagen sagital de RM en potenciación T2 de la columna torácica en un perro mestizo de 9 años con paraparesia aguda. El cuerpo vertebral de T5 está marcadamente acortado y deforme por una fractura por compresión patológica. Se observa tejido hiperintenso anómalo en el hueso que protruye dorsalmente, causando compresión de la médula espinal. No es visible ninguna masa de tejido blando, y la neoplasia ósea primaria se consideró probable.

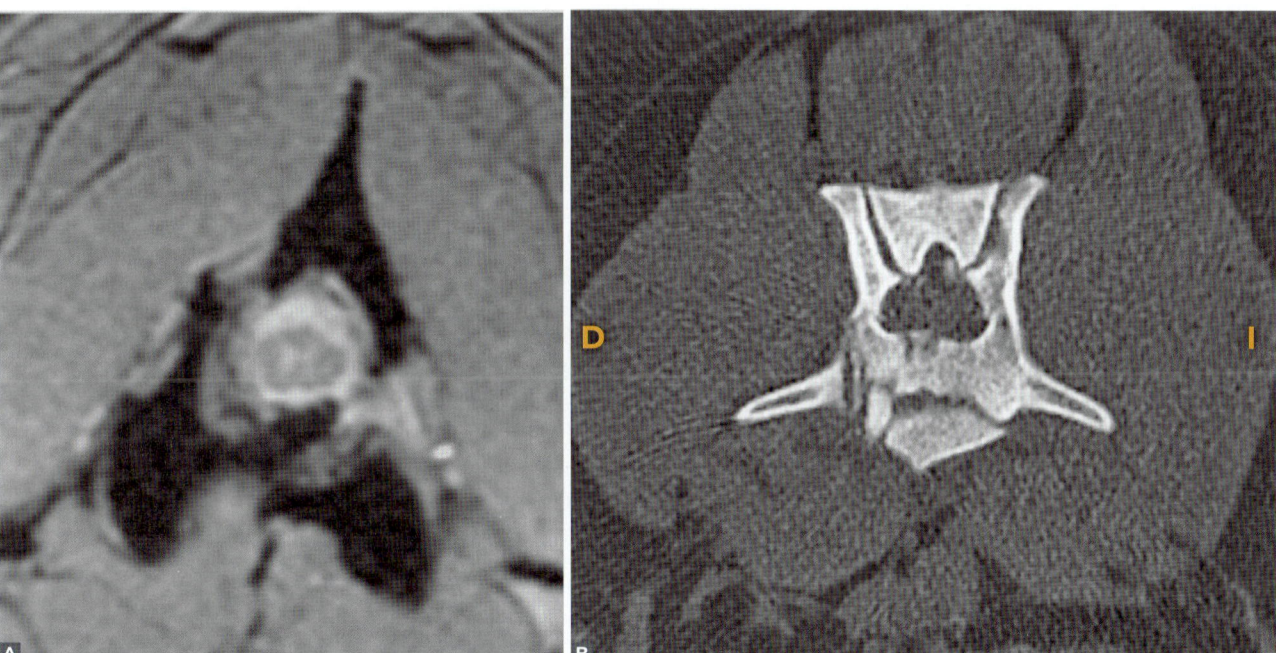

Fig. 16.26 (**A**) Imagen transversal de RM en potenciación T2GE* del perro de la fig. 16.25A a nivel de la zona media de la C2, que ilustra claramente la conformación de las líneas principales de fractura y muestra que la médula espinal no estaba comprimida a pesar del desplazamiento de fragmentos. El perro experimentó una completa recuperación tras la estabilización quirúrgica. La TC demostró también que no había fisuras no desplazadas y las reconstrucciones volumétricas también resultaron útiles para aportar información en 3D. Sin embargo, la información sobre el estado de la médula espinal fue inferior. (**B**) Imagen transversal de TC en ventana de hueso de una fractura conminuta de L4 en un cachorro de Airedale terrier de 18 semanas que había sido atropellado. En esta imagen se observan fracturas conminutas del cuerpo vertebral, junto con fracturas de ambos pedículos, la base de la apófisis transversa derecha y la apófisis articular craneal izquierda. Este nivel de detalle óseo no se alcanza con la radiografía o la RM.

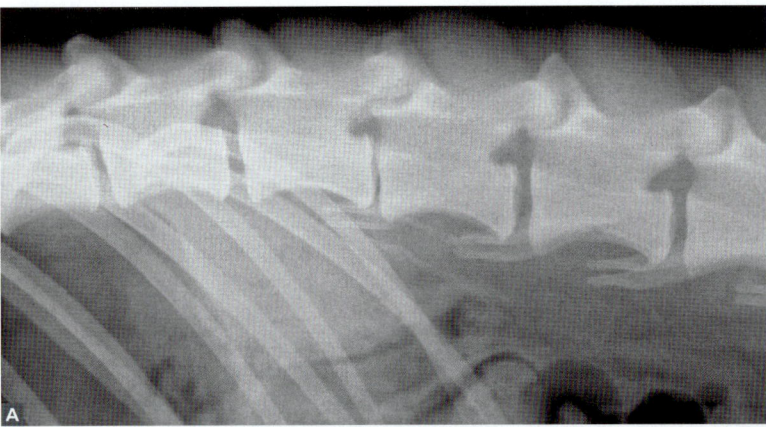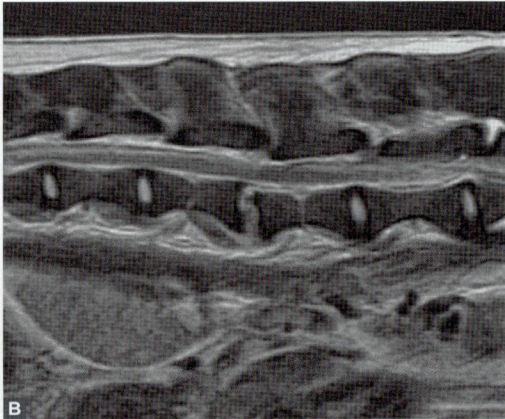

Fig. 16.27 (**A**) Radiografía de la columna toracolumbar de un setter irlandés rojo de 4 años afectado de dolor vertebral y paraparesia leve tras ser atropellado por un automóvil. El espacio y el agujero intervertebral L1-L2 están estrechados y hay un ligero desplazamiento ventral de L2 en relación con la L1. El desplazamiento es leve, aunque es posible que fuera mayor en el momento del impacto, por lo que la integridad de la médula espinal no se conoce. (**B**) Imagen sagital de RM en potenciación T2 del mismo perro, que muestra ensanchamiento del espacio intervertebral afectado y subluxación vertebral más evidente, indicativa de que el sitio de la lesión es inestable. El anillo discal está alterado tanto dorsal como ventralmente, y la subluxación indica que los tres compartimentos vertebrales están dañados. No obstante, a pesar de cierta pérdida de claridad en el espacio epidural y la duramadre dorsal en el sitio lesionado, la médula espinal no parece comprimida ni contusionada de forma evidente.

▌ **Subluxaciones** Las subluxaciones a la altura de un espacio intervertebral suelen causar estrechamiento o acuñamiento del espacio y el agujero intervertebrales con cambios de anchura del espacio articular dorsal (para consultar sobre la extrusión discal de origen traumático, v. la sección dedicada a la enfermedad discal). Es probable un ligero escalonamiento de los bordes dorsales o ventrales de los cuerpos vertebrales, y son frecuentes las fracturas con separación de pequeñas esquirlas, por avulsión de ligamentos (**fig. 16.27**). La subluxación rotacional suele producirse en la columna cervical y se identifica mejor en la radiografía VD, en la que se observa una mala alineación de las apófisis espinosas dorsales.

▌ **Heridas por arma de fuego** Las heridas por arma de fuego pueden afectar a la columna, aunque la médula espinal está relativamente protegida. Las fracturas por herida de bala suelen ser conminutas y, en su mayoría, presentan lesión de tejidos blandos asociada. Las radiografías son útiles para su valoración, y los artefactos causados por los fragmentos metálicos degradan las imágenes tanto de TC como de RM.

Médula espinal y lesión de la duramadre

Un traumatismo cerrado leve puede provocar contusión de médula espinal en ausencia de cambios óseos. Las lesiones causantes de fractura y/o subluxación inevitablemente producen daño medular más grave, que incluye compresión, estiramiento y sección transversal. Un importante objetivo de las modalidades de imagen tomográfica es la valoración del probable grado de daño medular con el fin de establecer un pronóstico. La contusión medular se visualiza mejor en la RM, como hiperintensidad en potenciación T2 (edema) y vacío de señal con artefacto de susceptibilidad magnética en imágenes potenciadas en T2*GE (hemorragia). En imágenes de TC, estos cambios pueden ser hipodensos e hiperdensos, respectivamente, cuando son graves. Con ambas modalidades es probable que el realce de contraste sea mínimo, si bien la captación de contraste por el parénquima medular indica daño. Es posible detectar hemorragia epidural compresiva.

Se han comunicado casos de laceración traumática de la duramadre asociados a traumatismo cerrado y hernia de disco explosiva, aunque también dicha laceración puede ocurrir de manera espontánea en perros de deporte. La mielografía muestra extravasación del medio de contraste a los tejidos blandos circundantes.

Enfermedad discal

El prolapso discal suele producirse en dirección dorsal, porque el anillo fibroso normal es más delgado en su zona dorsal. El prolapso o hernia discal de los tipos Hansen I y II es el más común, si bien se han diferenciado otros tipos desde que la RM comenzó a usarse en pacientes veterinarios.

Aunque los estudios radiográficos pueden sugerirlo, el diagnóstico radiográfico fiable generalmente requiere mielografía, y es esencial si se va a practicar cirugía. Para casos sospechosos de hernia de disco toracolumbar, debe realizarse la punción lumbar, puesto que una inflamación medular secundaria impide en ocasiones que el medio de contraste perfile correctamente el sitio afectado cuando la punción es cervical. Las radiografías VD y oblicuas han de obtenerse, junto con las laterales, ya que muestran la distribución del material discal herniado en relación con la médula, en especial cuando es circunferencial.[16] Las dificultades diagnósticas pueden derivar de problemas tanto técnicos como anatomopatológicos, y se han revisado eficazmente en un informe bien documentado al respecto.[17]

Aunque la RM suele ser la técnica de imagen de elección para la enfermedad discal, la TC también resulta valiosa. Las ventajas relativas de la RM, la TC y la mielografía radiográfica han sido revisadas.[18]

Hernia de disco tipo Hansen I

Las hernias de disco intervertebral de tipo I afectan mayoritariamente a perros condrodistróficos en los que el núcleo pulposo experimenta en ocasiones degeneración y mineralización condroides desde muy corta edad. Esto puede favorecer una rotura aguda del anillo fibroso y del ligamento longitudinal, con extrusión de material mineralizado al conducto vertebral, lo que causa contusión y compresión de la médula espinal y la aparición de signos clínicos agudos o subagudos. En el área cervical, estas hernias de disco suelen producirse en los espacios intervertebrales más craneales. En el área toracolumbar, la mayor parte de las hernias se producen en las regiones torácica caudal o lumbar craneal, por la mayor carga mecánica en estas localizaciones. La hernia de disco craneal en T11 es inusual, por la presencia de los ligamentos intercapitales y por la mayor estabilidad del área. No obstante, signos clínicos similares pueden presentarse en cualquier afectación de T3-L3, por lo que es necesario incluir este segmento completo en el estudio radiográfico. Cabe destacar que los perros grandes, en especial los pastores alemanes, pueden presentar extrusiones en la columna torácica craneal (T2-T5). Los gatos se ven afectados en ocasiones por extrusiones discales y suelen localizarse en el área lumbar media. A veces se puede producir una pequeña extrusión lateralizada en la localización de una hernia crónica de tipo II, lo que genera una agudización de los signos clínicos.

Aunque las radiografías simples pueden ofrecer resultados tanto falsos positivos como falsos negativos, en cualquier caso pueden observarse en ellas los siguientes hallazgos (**fig. 16.28A**):

- Estrechamiento de los espacios y los agujeros intervertebrales en comparación con los situados a ambos lados, aunque hay que tener en cuenta el posible estrechamiento artefactual debido a la colocación del paciente y a la geometría divergente del haz de rayos X. El estrechamiento debe ser uniforme en todas las imágenes de la región, incluidas las VD. Se debe tener en cuenta que el espacio intervertebral anticlinal (generalmente T10-T11) está a menudo ligeramente disminuido de anchura.
- Material discal mineralizado con prominencia de su zona dorsal, que se extiende hacia el conducto vertebral o en su interior. Ha de prestarse atención a las cabezas de las costillas suprayacentes, a las apófisis accesorias o transversas y a las placas terminales proyectadas oblicuamente, que en ocasiones se pueden asemejar a material discal mineralizado. Cabe destacar que el material discal mineralizado que permanece en el espacio intervertebral, con margen dorsal redondeado, es poco probable que sea significativo. En muchos perros condrodistróficos se observan múltiples discos mineralizados como hallazgo incidental.
- Opacificación del agujero intervertebral.
- Presencia de gas dentro de un espacio intervertebral bajo tensión ("fenómeno de vacío"), el cual es un signo de degeneración discal inespecífico.
- Esclerosis de la placa terminal y espondilosis, sugerentes de lesión crónica, que puede no ser la causa del problema a tratar.

Las imágenes mielográficas deben evaluarse para detectar posibles evidencias de compresión extradural de la médula espinal; también puede observarse tumefacción medular adyacente al lugar de compresión. Aunque el material herniado puede hallarse en cualquier localización, generalmente se sitúa ventral o ventrolateral a un espacio intervertebral, pero también puede migrar a lo largo del conducto vertebral, o incluso localizarse dorsal a la médula: es preciso, por ello, obtener radiografías oblicuas, además de las proyecciones convencionales laterales y VD, a fin de detectar una posible compresión medular ventrolateral o dorsolateral (**fig. 16.28B**). Una compresión extradural extensa sugiere hemorragia secundaria por laceración de los senos venosos vertebrales. La opacificación del canal central o de la propia médula en el lugar de la patología son en sí mismos signos de pronóstico grave, ya que indican mielomalacia, con fuga del medio de contraste hacia el interior de la médula. Se puede producir extrusión de una pequeña cantidad de material discal compacto, mineralizado o no, en sentido lateral, hacia el agujero intervertebral, lo que se denomina extrusión foraminal. Este proceso causa dolor intenso, al comprimir las raíces de los nervios raquídeos, sin déficits neurológicos. Las hernias foraminales mineralizadas pueden observarse radiográficamente, mientras que las no mineralizadas requieren RM para el diagnóstico. Las mielografías radiográficas y por TC generalmente son de poca utilidad.

La RM y la TC se emplean con frecuencia para el diagnóstico de la enfermedad discal. En conjunto, la RM es preferible para la detección de alteraciones discales, ya que incluso las degeneraciones discales más tempranas provocan pérdida de señal del núcleo en las imágenes potenciadas en T2. El material discal fuertemente mineralizado aparece como vacío de señal en todas las secuencias. Además, la RM muestra los cambios dentro de la propia médula. Cuando se produce la extrusión, el material discal se aprecia en el espacio epidural y, dado que la grasa epidural y el LCR tienen diferente intensidad de señal que la médula espinal, la compresión es fácilmente apreciable (**fig. 16.28C**). En ocasiones se observan desgarros anulares en las imágenes transversales y sagitales de alta calidad. La hemorragia epidural asociada, debida a la rotura de los senos venosos aparece como vacío de señal dispersa en las imágenes potenciadas en T2*GE, mientras que se muestra heterogénea en otras secuencias. El daño de la médula espinal asociado, tanto agudo como crónico, se muestra con claridad en las imágenes potenciadas en T2, en las que el edema medular aparece como hiperintensidad difusa y tumefacción

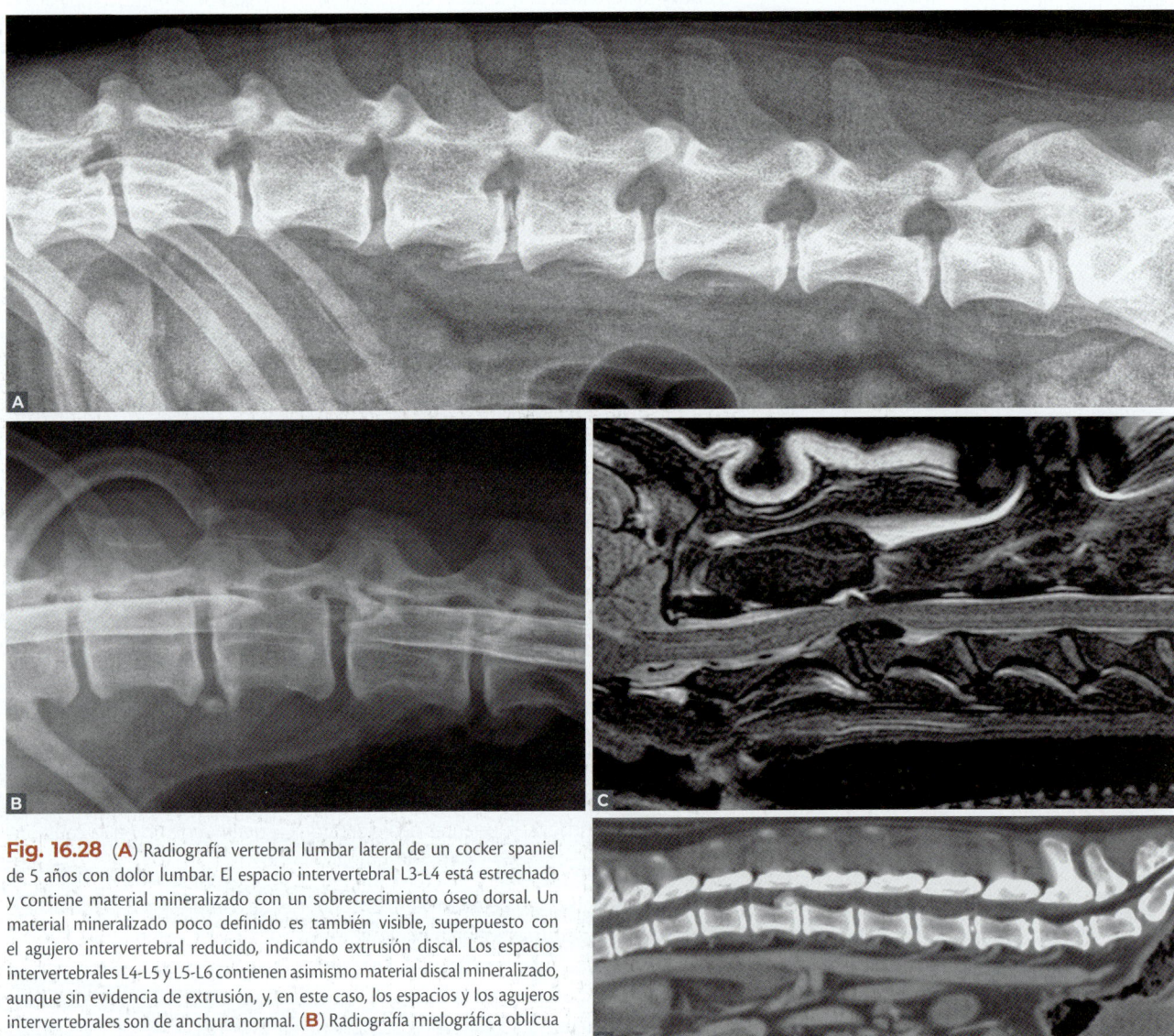

Fig. 16.28 (**A**) Radiografía vertebral lumbar lateral de un cocker spaniel de 5 años con dolor lumbar. El espacio intervertebral L3-L4 está estrechado y contiene material mineralizado con un sobrecrecimiento óseo dorsal. Un material mineralizado poco definido es también visible, superpuesto con el agujero intervertebral reducido, indicando extrusión discal. Los espacios intervertebrales L4-L5 y L5-L6 contienen asimismo material discal mineralizado, aunque sin evidencia de extrusión, y, en este caso, los espacios y los agujeros intervertebrales son de anchura normal. (**B**) Radiografía mielográfica oblicua de un border collie de 10 años con paraplejía aguda. Las columnas de contraste están atenuadas de L2 craneal a L3 craneal, y hay desplazamiento hacia dentro de la columna dorsolateral, indicativo de la presencia de material discal extruido ± hemorragia en esta localización, causantes de compresión de médula espinal. La hernia se originó a partir del espacio intervertebral L2-L3. (**C**) Extrusión discal grande en C2-C3 en un cocker spaniel de 5 años, con dolor de cuello intenso, mostrada en una imagen sagital de RM en potenciación T2. El material herniado presenta vacío de señal, lo que indica que está en su mayor parte mineralizado. El espacio intervertebral C2-C3 está ligeramente estrechado y el material discal residual es más hipointenso que los situados más caudalmente. La médula espinal está elevada y gravemente comprimida, pero su intensidad de señal es normal. (**D**) Imagen de TC en reconstrucción sagital (ventana de tejidos blandos poscontraste) de la columna lumbar de un bulldog francés de 3 años con dolor lumbar agudo y paraplejía. Se observa estrechamiento del espacio intervertebral L1-L2 por extrusión de un gran volumen de material discal mineralizado. Este material también es visible en los espacios intervertebrales T11-T12, L4-L5, L5-L6, L6-L7 y L7-S1.

medular. La mielomalacia ascendente aparece de manera similar, aunque habitualmente cubre una longitud mucho mayor de la médula craneal a la extrusión. En alrededor de un tercio de los casos se observan cambios de señal en los músculos paraespinales, aunque la causa de este hallazgo aún no se conoce por completo.

En la TC, el material discal mineralizado aparece hiperatenuado, por lo que se aprecia con facilidad el material mineralizado extruido dentro del canal vertebral (**fig. 16.28D**). El material extruido no mineralizado muestra una atenuación similar a la de la médula espinal, pero puede aparecer delineado por la grasa epidural adyacente; la hemorragia epidural aparece en ocasiones levemente hiperdensa. La mielografía por TC es necesaria para mostrar el alcance de la compresión medular ± la inflamación reactiva, y perfila el material herniado no mineralizado más claramente. Las imágenes de TC siempre deben reconstruirse en los planos sagital y dorsal, ya que muestran mejor cualquier espacio intervertebral estrechado, así como la localización, la lateralización y la longitud de las áreas comprimidas. La entrada del medio de contraste en la propia médula es indicativa de mielomalacia, si bien hay otras alteraciones medulares, tales como edema y hemorragia, que no son visibles.

Protrusión discal de tipo Hansen II

La protrusión de discos intervertebrales de tipo II suele darse en perros no condrodistróficos, y consiste en degeneración fibroide del núcleo pulposo con hipertrofia y/o proyección del anillo fibroso y el ligamento longitudinal dorsal hacia el canal vertebral, lo que provoca signos crónicos. Pueden ocurrir, asimismo, desgarros anulares parciales, si bien el material del núcleo permanece confinado. Las protrusiones discales se registran a menudo en sitios de inestabilidad, como el cuello caudal y la unión lumbosacra. Las protrusiones en la región torácica craneal se observan a veces en perros grandes, en especial en pastores alemanes.

Los estudios radiográficos son a menudo normales en los pacientes con protrusiones discales, aunque, en ciertos casos, el espacio intervertebral afectado está estrechado o presenta forma de cuña. No suele apreciarse mineralización del material discal. Como el trastorno es crónico, con frecuencia hay también esclerosis de placas terminales y espondilosis. Las protrusiones discales son a menudo componentes de la espondilomielopatía cervical (síndrome de Wobbler) y del síndrome de la cola de caballo (cauda equina). Se requiere mielografía para el diagnóstico, en la que aparece compresión medular extradural desde la cara ventral de la línea media. Dada la cronicidad del trastorno, no se aprecia tumefacción medular y, de hecho, la médula puede estar incluso atrofiada. Las protrusiones discales en el cuello caudal y la unión lumbosacra presentan a veces un componente dinámico, y el grado de compresión cambiará cuando se apliquen, respectivamente, tracción o presión. En caso de atrofia medular en el cuello, la médula permanece estrechada y, en cambio, el espacio subaracnoideo se llena de medio de contraste en la imagen dinámica.

En las imágenes de RM, los signos de protrusiones discales comprenden degeneración discal, estrechamiento y/o acuñamiento de espacios intervertebrales y engrosamiento y prominencia dorsal de la estructura con vacío de señal que representa la combinación de anillo fibroso y el ligamento longitudinal dorsal (**fig. 16.29A**). Si la médula que se sitúa sobre la protrusión se ha atrofiado, el LCR continúa siendo visible en torno a la sección atenuada. En tales casos, una pequeña área de hiperintensidad medular central se observa a menudo en la potenciación T2, lo que se corresponde probablemente con gliosis. Tras aplicar tracción, en ciertos casos se observa aplanamiento parcial del tejido protruido, lo que se tiene en cuenta en la planificación quirúrgica.

Fig. 16.29 (**A**) Imagen sagital de RM en potenciación T2 de la columna torácica craneal de un setter inglés de 10 años con ataxia y paraparesia. Todos los discos visibles están degenerados y, en T2-T3, muestran protrusión dorsal moderada causante de una ligera elevación y compresión de la médula espinal. Hay evidencia de estenosis ósea dorsal en T3, T4 y T5 (según confirman las imágenes transversales). El canal central de la médula espinal está levemente dilatado en sentido craneal por el efecto obstructivo. (**B**) Reconstrucción sagital por TC (ventana de tejidos blandos poscontraste) de la columna lumbosacra de un labrador retriever de 11 años al que se le hizo una TC abdominal. En la unión lumbosacra es visible una moderada protrusión discal, causante de elevación de la cola de caballo (flecha). No obstante, la compresión neural no es evidente con el perro en esta posición, porque la grasa epidural hipoatenuante es visible dorsalmente. La espondilosis ventral, observada como hallazgo accidental, indica cronicidad.

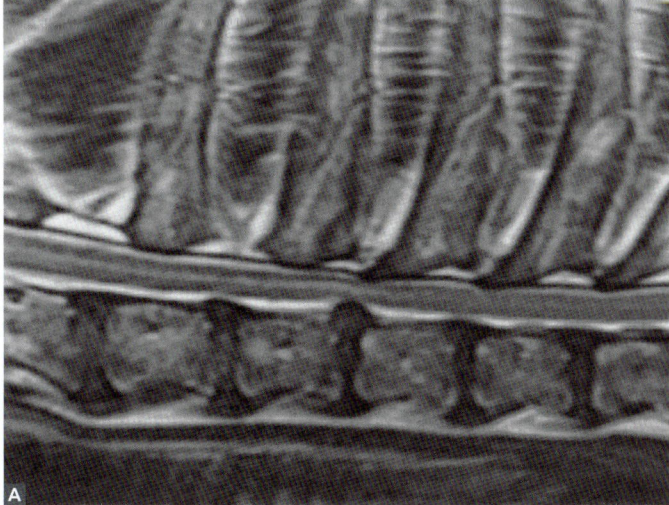
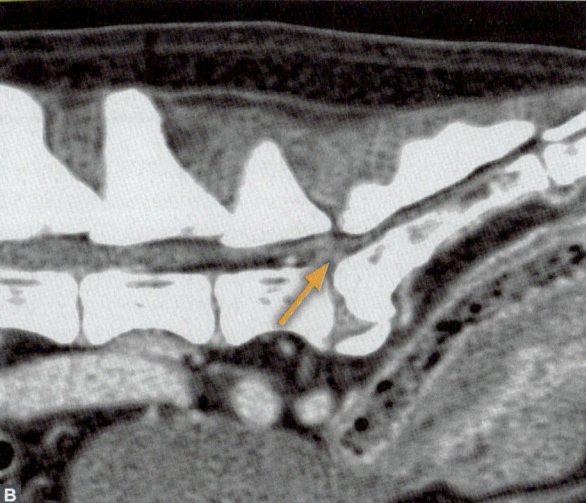

En imágenes de TC, el estrechamiento de espacios intervertebrales puede observarse de nuevo en las imágenes reconstruidas en el plano sagital, visualizándose el disco protruido como una cúpula bien definida de tejido blando levemente hiperatenuante, que se extiende hacia el canal vertebral (**fig. 16.29B**). La mielografía por TC pone de manifiesto la gravedad del desplazamiento y la compresión medulares, aunque no son visibles los cambios en el parénquima medular. Sin embargo, con la TC puede no ser posible diferenciar las lesiones discales de tipo I y II.

Hernias de disco traumáticas (extrusión aguda de núcleo pulposo hidratado)

Los discos no degenerados pueden herniarse de forma aguda tras un traumatismo interno causado por un movimiento atlético súbito de la columna (p. ej., saltando o corriendo). En estos casos, el núcleo pulposo hidratado se extruye de manera forzada a través de un desgarro en el anillo dorsal, aunque, al ser material blando, se reparte dentro del canal vertebral. Este tipo de hernia de disco se reconoció por primera vez con RM, y la mayoría de las veces se produce en la zona media del cuello, en las razas de perros más pequeñas; no se ha descrito en gatos.

Las radiografías simples muestran, en algunos casos, estrechamiento del espacio intervertebral. La mielografía radiográfica y por TC muestran compresión medular extradural ventral leve, centrada sobre un espacio intervertebral. Estas hernias se observan con claridad en la RM. En las imágenes potenciadas en T2 se observa un leve estrechamiento del espacio intervertebral y una reducción del volumen del núcleo. Sobre el espacio intervertebral, y extendiéndose craneal y caudalmente, se aprecia una acumulación superficial de señal hiperintensa, isointensa a la grasa epidural y al LCR en potenciación T2, por lo que no se observa con claridad. En cambio, en las imágenes potenciadas en T1, el material herniado se perfila claramente, ya que presenta señal isointensa al disco hidratado, pero hipointensa en comparación con la grasa. En imágenes potenciadas en T2 transversales, la médula comprimida adopta una forma característica "de gaviota" en el plano transversal. Dado que el material herniado es blando, no suele apreciarse edema medular. Otros dos tipos de hernia de disco aguda, que sin embargo van más allá del ámbito de cobertura de este capítulo, se identifican exclusivamente con RM: se trata de las hernias de disco de alta velocidad y bajo volumen, también conocidas como extrusiones no compresivas agudas de núcleo pulposo, y las extrusiones intramedulares. Se remite al lector a las referencias pertinentes para acceder a más información.

Nódulos de Schmorl (hernia de disco intravertebral)

Los nódulos de Schmorl están bien descritos en humanos, mientras que, en pequeños animales, aunque se han descrito, son inusuales. Son más comunes en humanos, debido al apoyo vertical y a la naturaleza cartilaginosa, más que ósea, de las placas terminales. El debilitamiento de esta predispone a la hernia del material discal en el hueso, lo que puede causar dolor, pero a menudo son lesiones silentes desde el punto de vista clínico. Los signos radiográficos comprenden estrechamiento de espacios intervertebrales, fenómeno de vacío, muescas aisladas de las placas terminales y transparencias de los cuerpos vertebrales, con grados variables de esclerosis circundante. El espacio intervertebral lumbosacro puede mostrar predisposición.

Diagnóstico diferencial: discoespondilitis.

Infartos espinales (émbolos fibrocartilaginosos)

Este tipo de infartos son un diagnóstico diferencial clínico para las hernias de disco agudas, y se producen a menudo durante el ejercicio intenso, causando paresia o plejía progresivas peragudas, generalmente en razas condrodistróficas. El material fibrocartilaginoso del núcleo pulposo penetra en la vasculatura de la médula espinal (a través de un mecanismo cuya naturaleza exacta no está clara), produciendo una mielopatía isquémica debida al propio infarto. El infarto de la médula espinal también puede deberse a otras causas de embolismo, como la endocarditis. Las radiografías simples son normales. Las mielografías radiográfica y por TC muestran leve tumefacción focal de la médula espinal en ciertos casos, aunque también puede ser normal: cuando es así, el diagnóstico se establece descartando la hernia de disco.

La RM es la técnica de elección para el diagnóstico. En casos peragudos en los que no se observan cambios, la hernia de disco se descarta. Después de varias horas, la lesión aparece como un área semidefinida de hiperintensidad medular en las imágenes potenciadas en T2, con o sin inflamación medular leve: las lesiones

Fig. 16.30 (**A**) Imagen sagital de RM en potenciación T2 de la columna cervicotorácica de un staffordshire bull terrier de 8 años con tetraparesia peraguda, más pronunciada en el lado derecho, y síndrome de Horner derecho, localizado en los segmentos de la médula espinal de C6-T2. La médula espinal está inflamada a nivel de C6 y muestra una señal hiperintensa en potenciación T2 poco definida. El núcleo del disco en C6-C7 está hidratado, aunque con volumen ligeramente reducido, y se consideró que probablemente era el origen de un émbolo cartilaginoso (flecha). No se identificó material extramedular que indicara extrusión dentro del canal vertebral. (**B**) Imagen dorsal de RM en potenciación T2 al mismo nivel que muestra que estos cambios se localizaban principalmente en el lado derecho.

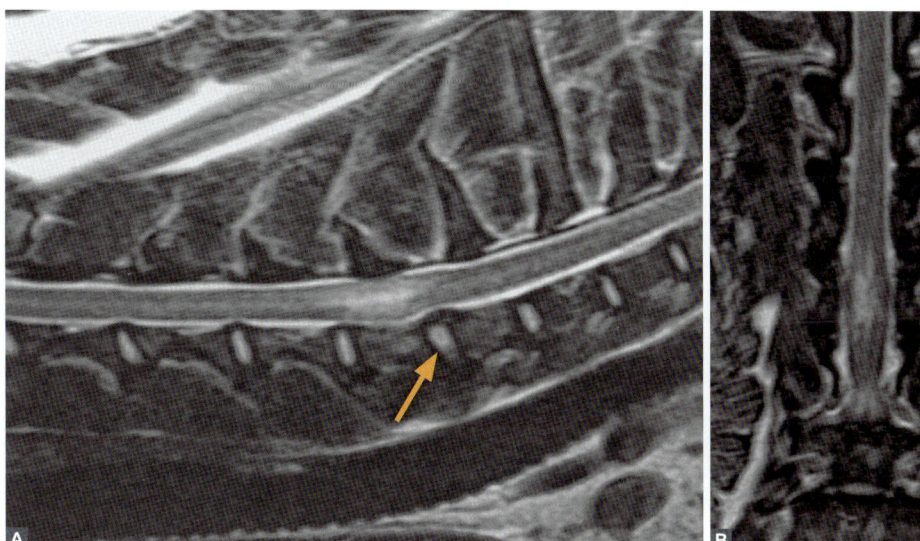

normalmente no están por encima del espacio intervertebral y, a menudo, están lateralizadas, lo que se correlaciona con los déficits neurológicos (**fig. 16.30**). En casos de mayor duración clínica es posible observar un leve realce del contraste.

Etiología combinada-mixta

Síndrome de la cola de caballo

El síndrome de la cola de caballo es un complejo de signos clínicos producido por enfermedad primaria de la cola de caballo (*cauda equina*), como mielitis, neoplasia o, más frecuentemente, por cambios en los tejidos circundantes, causantes de compresión de la cola de caballo. Debido a la anatomía de esta área, los signos clínicos del síndrome pueden originarse por patología en cualquier punto más allá de L5 en sentido caudal, aunque el espacio intervertebral lumbosacro es la localización más afectada. El trastorno es similar al síndrome de Wobbler, por el hecho de que la estenosis del canal vertebral y la compresión neural pueden deberse a una combinación de cambios óseos y de los tejidos blandos. Los objetivos de las pruebas de imagen son: (a) identificar el/los sitio/s de compresión, y (b) determinar la etiología, que puede afectar al tratamiento.

Sus causas comprenden etiologías congénitas, del desarrollo, degenerativas, inflamatorias, traumáticas, neoplásicas y vasculares que afectan a hueso, discos, médula espinal, raíces nerviosas o meninges, y se enumeran en el **cuadro 16.1**.

Los cambios óseos se suelen visualizar en las radiografías simples (**fig. 16.31A**), aunque también son comunes los falsos positivos y negativos, ya que (a) muchos de los cambios radiográficos que se identifican en pacientes con síndrome de la cola de caballo se observan también en perros sin signos clínicos, y (b) algunos perros presentan lesiones únicamente en los tejidos blandos. Una proyección VD flexionada resulta útil, ya que ofrece una perspectiva mucho más clara de la patología del espacio intervertebral y los cambios en la placa terminal.[2]

Para obtener más información pueden emplearse estudios de contraste, en especial si las radiografías en posición forzada son importantes, aunque en la mayoría de los casos la RM aporta la información completa. La TC también resulta de utilidad, aunque proporciona menos datos que la RM (**fig. 16.29B**).

La radiografía se emplea asimismo para examinar el abdomen caudal y las extremidades pélvicas, en busca de lesiones primarias o secundarias de colon, vejiga y glándula prostática que, en ocasiones, imitan los signos clínicos del síndrome de la cola de caballo, en tanto que la radiografía torácica se realiza en caso de sospecha de neoplasia. A estos efectos también se usan la TC y la ecografía.

El estudio radiográfico de contraste más apropiado es la mielografía, que permite examinar la unión lumbosacra en un alto porcentaje de casos, así como identificar lesiones situadas más cranealmente. No obstante, en algunos perros, el saco de la duramadre no se extiende lo suficiente en sentido caudal para que la mielografía sea diagnóstica. La discografía y la epidurografía también se aplican a la unión lumbosacra, aunque en ocasiones son difíciles de interpretar. La compresión de la cola de caballo se produce en sentido ventral con enfermedad discal, osteocondrosis sacra y otras masas de los tejidos blandos ventrales, mientras que la

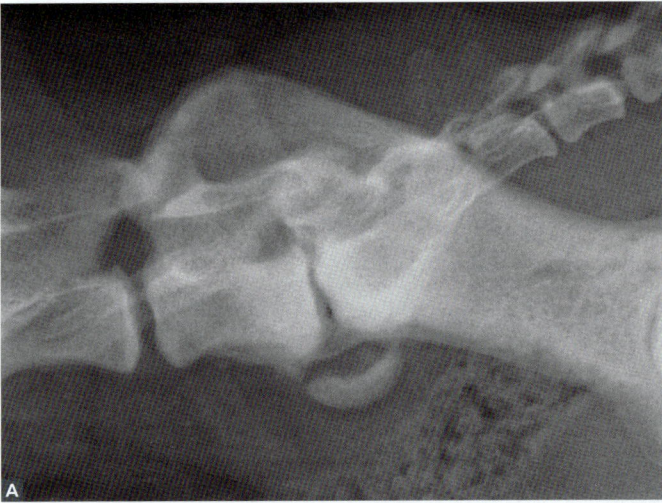
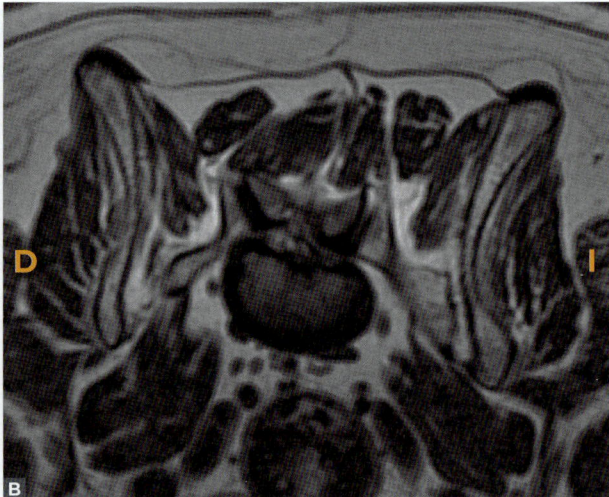

Fig. 16.31 (**A**) Radiografía lumbosacra lateral de un labrador retriever de 8 años con rigidez de extremidades pélvicas, rechazo a subir escaleras y molestia lumbosacra a la manipulación. Varias características radiográficas indican enfermedad discal degenerativa en esta localización, aunque la mielografía o imágenes tomográficas transversales son necesarias para mostrar la naturaleza y el grado de cualquier posible compresión de la cola de caballo. El espacio intervertebral está colapsado y contiene una pequeña acumulación de gas, indicativa de fenómeno de vacío. Hay espondilosis ventral y, probablemente, lateral. El aumento de la radiopacidad de las placas terminales vertebrales puede deberse a una combinación de esclerosis y espondilosis lateral superpuesta. Hay una sutil subluxación ventral de S1 en relación con la L7. (**B**) Imagen transversal de RM en potenciación T2 a nivel de la unión lumbosacra en un pastor alemán de 4 años con signos clínicos de síndrome de la cola de caballo. El perro presenta una vértebra transicional asimétrica, que forma el primer segmento sacro, con un ala sacra reducida articulada con el ilion del lado izquierdo (derecha de la imagen) y una apófisis transversa a la derecha (izquierda de la imagen), dando lugar a una sutil desalineación rotatoria. Hay estenosis del conducto vertebral y de los agujeros intervertebrales, por combinación de cambios anatómicos y degenerativos, entre ellos protrusión discal lumbosacra.

CUADRO 16.1 CAUSAS DEL SÍNDROME DE LA COLA DE CABALLO

La estenosis lumbosacra degenerativa (ELSD) es la causa más común en razas grandes y, en especial, en el pastor alemán. El síndrome comprende protrusión discal, hipertrofia del ligamento amarillo y degeneración articular dorsal, y se cree que obedece a un intento de los tejidos blandos de estabilizar una articulación inestable.

- La estenosis primaria del canal vertebral se debe a pedículos cortos y/o apófisis articulares dorsales grandes; afecta principalmente a perros de razas pequeñas y medianas.

- Las vértebras de transición asimétricas (sobre todo en pastores alemanes) pueden predisponer a enfermedad discal lumbosacra, al quebrar el eje columna/pelvis, aunque en ocasiones estas vértebras causan estenosis por sí mismas.

- La osteocondrosis de la placa terminal sacra se observa principalmente en pastores alemanes macho. La estenosis suele deberse a cambios secundarios, como la enfermedad discal, más que a osteocondrosis primaria. En estos perros el síndrome de la cola de caballo se presenta a edad más temprana que en muchos otros con este síndrome.

- Las fracturas y luxaciones pueden producir signos clínicos inmediatos o tardíos, por inestabilidad o formación de callo. Las fracturas oblicuas de L7 son el hallazgo más frecuente.

- Puede producirse subluxación entre L7 y S1.

- La inestabilidad puede conducir a una compresión dinámica y predispone a degeneración discal.

- La enfermedad discal de tipo II es más común que la de tipo I, en la unión lumbosacra, y la inestabilidad y la osteocondrosis pueden predisponer a ella.

- Espondilosis: los sobrecrecimientos óseos laterales pueden contribuir a la estenosis foraminal y a la compresión de los nervios espinales.

- Infección: la discoespondilitis, la espondilitis y la extensión desde abscesos adyacentes pueden afectar a la unión lumbosacra. Esta es la localización más común de la discoespondilitis, posiblemente porque su movilidad predispone a microfracturas en las que se establece la infección.

- Neoplasia de tejidos blandos o de estructuras óseas.

- Neuritis de la cola de caballo.

- Infartos de la cola de caballo (émbolos fibrocartilaginosos).

- Espina bífida ± mielomeningocele.

- Cicatrización posquirúrgica.

- Claudicación intermitente neurogénica: la dilatación vascular en presencia de estenosis causa más tarde compresión neurológica e isquemia.

Los diagnósticos diferenciales clínicos del síndrome de la cola de caballo comprenden la displasia de cadera, enfermedades de la rodilla, mielopatía degenerativa y trombosis ilíaca.

compresión dorsal y/o lateral tiene lugar con hipertrofia del ligamento amarillo y en posición lateral a ciertas deformidades óseas. La mielografía con flexión/extensión es la técnica de elección para el diagnóstico radiográfico de la espondilopatía lumbosacra en razas grandes, ya que, en ellas, el cuadro puede corresponder a un problema dinámico. En perros sanos, la longitud, el diámetro y la forma del saco de la duramadre terminal cambia mínimamente entre la posición de flexión y la de extensión. En algunos perros afectados, la compresión de la cola de caballo puede mostrarse en la mielografía, con la columna en posición neutra y con alivio de la flexión; la hiperextensión conlleva acentuación de la compresión. En perros con afectación menos grave, la compresión solo es visible en extensión.

La RM se ha convertido en la técnica de elección para la investigación del síndrome de la cola de caballo, en los casos en que puede disponerse de ella, por no ser invasiva y ofrecer excelente contraste entre todos los tejidos blandos y óseos. La obtención de imágenes en posición forzada es posible con determinados aparatos, dependiendo de la forma de la bobina de radiofrecuencia. La protrusión discal produce elevación del saco de la duramadre y pérdida de señal de la grasa epidural alrededor de la cola de caballo. La compresión de raíces nerviosas por estenosis foraminal puede ser evidente en imágenes obtenidas en planos parasagitales y transversales. Esta información diagnóstica no se puede obtener mediante radiografías (**fig. 16.31B**). Sin embargo, ha de actuarse con precaución en el diagnóstico, cuando las características de la RM no son muy manifiestas, ya que muchos perros de razas grandes de mediana edad presentan protrusiones discales en la unión lumbosacra clínicamente silentes, que pueden originar diagnósticos positivos falsos. Los estudios han demostrado que existe una escasa correlación entre los signos clínicos de la compresión de la cola de caballo y el grado de estenosis aparente en la RM. La TC es útil también para la investigación del síndrome de la cola de caballo, en especial tras administración de contraste intravenoso y/o mielografía.

Espondilo(mielo)patía cervical caudal; síndrome de Wobbler

Sinónimo: síndrome de malformación/malarticulación cervical vertebral.

Este trastorno presenta similitudes con el síndrome de la cola de caballo (SCC), con signos clínicos característicos debidos a una mielopatía cervical compresiva extradural inducida por diferentes causas que afectan a los huesos y a los tejidos blandos, a menudo combinadas. La estenosis del canal vertebral que se produce durante el desarrollo, debida a malformación ósea, da lugar a una forma juvenil, pero el trastorno clínico se observa más frecuentemente en perros de mediana edad debido a la enfermedad degenerativa secundaria. Los perros de razas grandes y gigantes son los más afectados, sobre todo los de razas dóberman y gran danés, con preponderancia en machos. Otras razas grandes y los basset hound se ven afectados en ocasiones. Cuando hay un componente dinámico añadido, la compresión de la médula espinal se acentúa en determinadas posiciones, sobre todo en hiperextensión. Las causas de espondilomielopatía cervical se enumeran en el **cuadro 16.2**.

Las radiografías simples solo muestran las lesiones óseas (**figs. 16.32A** y **16.33A**). A menudo son indicativas de patología, pero no resultan concluyentes, ya que pueden señalar una localización de la lesión equivocada y no se puede valorar la naturaleza y la gravedad de la compresión de la médula espinal. Las hallazgos visibles comprenden las siguientes:

- Deformidad e inclinación hacia dorsal de los cuerpos vertebrales, que adquieren forma de trapezoidal a triangular (aspecto de "reja de arado").
- Acuñamiento y/o estrechamiento del espacio intervertebral en sentido craneal.
- Espondilosis ventral.
- Angulación ventral del extremo craneal y el arco neural.
- Agrandamiento, esclerosis y pérdida de definición de apófisis articulares.
- Escalonamiento entre cuerpos vertebrales en flexión: este hallazgo debe interpretarse con precaución, ya que cierto grado de escalonamiento vertebral está presente en perros sanos cuando se flexiona el cuello.

La mielografía es esencial para el diagnóstico preciso de la localización, la naturaleza y la gravedad de la compresión de la médula espinal, al poner de manifiesto los efectos sobre el tejido blando, además de la patología ósea, perfilando las protrusiones discales y permitiendo estudios dinámicos (**fig. 16.32B**). No obstante, en muchos perros se aprecia deterioro clínico temporal después de la mielografía, en especial si se han obtenido radiografías en posición forzada, dato que debe ser advertido a los propietarios. Para facilitar la acumulación de contraste por gravedad en el sitio de interés, es preferible utilizar la posición DV en vez de la VD en el cuello caudal. Las radiografías con tracción que utilizan un peso del 20-25 % del peso corporal muestran alivio de

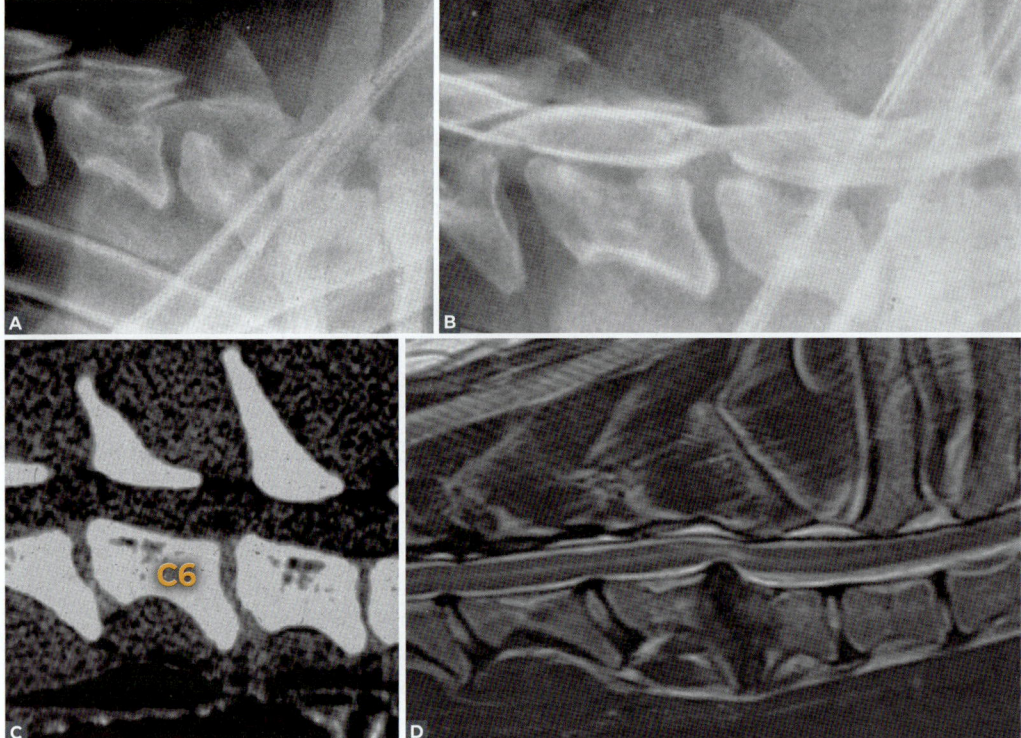

Fig. 16.32 (**A**) Radiografía cervical caudal de un dóberman de 7 años con ataxia. El centro de C7 presenta forma anómala, con inclinación hacia arriba de su extremo caudal, causante de estenosis del canal vertebral dorsoventral y acuñamiento del espacio intervertebral C6-C7. (**B**) Imagen mielográfica del mismo perro con aplicación de leve tracción. La columna de contraste ventral está sensiblemente elevada por encima del espacio intervertebral, lo que indica protrusión discal. La médula espinal está reducida en profundidad, aunque el espacio subaracnoideo dorsal es aún visible, por lo que la médula puede estar atrofiada. El espacio intervertebral es ligeramente más ancho que en (**A**), por el efecto de tracción. (**C**) Reconstrucción sagital por TC (ventana de tejidos blandos poscontraste) de la columna cervical caudal de un dóberman pinscher de 6 años con ataxia, paresia de extremidades pélvicas e hipermetría de extremidades torácicas. El extremo craneal del cuerpo vertebral de C6 está ligeramente inclinado en sentido dorsal, induciendo escalonamiento entre C5 y C6, acuñamiento del espacio intervertebral y leve estenosis del conducto vertebral. (**D**) Imagen sagital de RM en potenciación T2 de un dóberman de 6 años con una deformidad similar. El cuerpo de C7 es deforme y, además, hay espondilosis ventral en C6-C7. El espacio intervertebral está estrechado y el disco situado en su interior está deshidratado y protruido (protrusión discal tipo II). La médula espinal situada por encima está reducida en profundidad y muestra una zona central de señal hiperintensa (gliosis), aunque el espacio subaracnoideo dorsal permanece permeable, lo que indica que la médula está atrofiada.

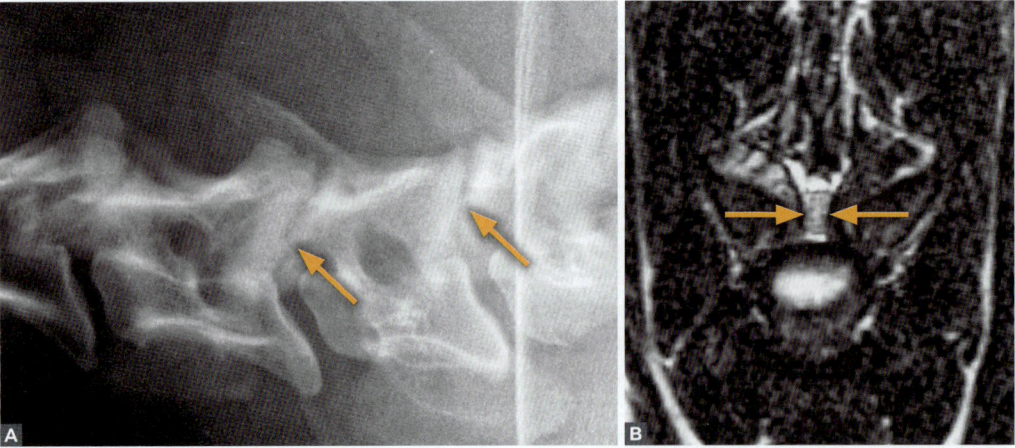

Fig. 16.33 (**A**) Radiografía cervical caudal de un gran danés macho de 17 meses con signos clínicos de espondilopatía cervical. Se observan apófisis articulares agrandadas, irregulares y escleróticas en C5-C6 y C6-C7 (flechas), mientras que las de C4-C5 aparecen normales. Es probable que ello haya dado lugar a estenosis del conducto vertebral dorsolateral y compresión de médula espinal. (**B**) Imagen transversal de RM en potenciación T2 de la columna a nivel de C6-C7 en un gran danés macho de 2 años con signos clínicos de espondilopatía cervical. Hay formas graves de estenosis del canal vertebral lateral y compresión de la médula espinal por malformación vertebral (flechas). La RM de perros de este tamaño y conformación puede resultar técnicamente compleja.

la compresión ventral extradural cuando hay prominencia y exceso de tejidos blandos, y permiten distinguir esta de la hipertrofia y de la presencia de tejido "estático". La tracción es una técnica segura, ya que no acentúa ninguna posible compresión medular presente. Si se aplica hiperflexión, esta debe incluir todo el cuello, prestando atención en todo momento a no obstruir el tubo endotraqueal. La hiperextensión es la maniobra de mayor riesgo, ya que a menudo agudiza la compresión medular, tanto dorsal como ventral. La compresión medular crónica puede provocar atrofia medular, es decir, un diámetro medular reducido que no aumenta al realizar la radiografía con tracción.

La TC muestra las lesiones óseas (**fig. 16.32C**), y es la mejor técnica para detectar los cambios puramente óseos de las apófisis articulares. Sin embargo, la mielografía por TC es necesaria para confirmar la localización y la gravedad de la compresión de la médula espinal resultante, lo que constituye el principal objetivo de las pruebas de imagen. Como en la mielografía radiográfica, es posible aplicar tracción. Sin embargo, el mayor nivel de detalle de tejidos blandos en la RM hace que esta sea la modalidad óptima. Un estudio demostró que la RM parecía ser más precisa que la mielografía para determinar la localización, la gravedad y la naturaleza de la compresión de médula espinal[19] (**figs. 16.32D** y **16.33B**). La compresión medular crónica con frecuencia genera hiperintensidad medular central focal en las imágenes potenciadas en T2, por gliosis, edema y/o dilatación del canal central por atrofia, lo que influye en el pronóstico. Es posible realizar estudios con tracción que permiten diferenciar entre la compresión y la atrofia de la médula, indicando qué pacientes pueden beneficiarse de la cirugía de distracción.

Divertículos aracnoideos ("quistes" subaracnoideos)

Los divertículos aracnoideos espinales son dilataciones focales del espacio subaracnoideo llenas de líquido, que pueden provocar una mielopatía compresiva progresiva.[20] La etiología de estos seudoquistes no se conoce, y puede ser congénita y/o secundaria a inflamación, microtraumatismo o dinámica alterada del LCR, pero su presencia frecuente en perros de menos de 1 año y en cachorros de una misma camada apunta en muchos casos a un factor relacionado con el desarrollo. La mayoría de los perros afectados son de razas pequeñas, con lesión en la columna torácica caudal o cervical, aunque los rottweiler presentan predisposición a los divertículos aracnoideos cervicales. Puede asociarse a aplasia o displasia de apófisis articulares caudales en torno a la unión toracolumbar, en especial en carlinos (pugs), o a hemivértebras o enfermedad discal. Los pacientes con signos clínicos suelen responder a la cirugía descompresiva. Las radiografías son generalmente normales aunque, en ciertos casos, las alteraciones en las apófisis articulares pueden ser evidentes. La mielografía revela una característica dilatación dorsal bulbosa del espacio subaracnoideo, que forma una bolsa en forma de lágrima que presenta un borde caudal romo, y que en ocasiones es reversible (**figs. 16.34A** y **16.34B**). El borde caudal de la distensión puede estar parcial o completamente sellado por trabéculas subaracnoideas gruesas, que dificultan el paso del medio de contraste.

| **CUADRO 16.2** | **CAUSAS DE ESPONDILOMIELOPATÍA CERVICAL** |

Lesiones óseas

▪ Malformaciones de cuerpos vertebrales: la inclinación hacia arriba del extremo craneal del cuerpo vertebral provoca estenosis dorsoventral del conducto vertebral y acuñamiento del espacio intervertebral, afectando especialmente al cuello caudal (C7, C6) en perros dóberman. Es frecuente una ulterior protrusión discal de tipo II.

▪ Las apófisis articulares dorsales agrandadas provocan compresión de la médula espinal dorsolateral, en especial en el cuello caudal de machos grandes de gran danés. Dicha compresión puede presentarse con corta edad o con posterioridad, en este caso por cambio degenerativo.

▪ La estenosis del canal vertebral por acortamiento de los pedículos vertebrales, y por descenso del arco neural en el extremo caudal de la vértebra afectada, aparece sobre todo en el cuello craneal y en basset hounds, afectando a menudo a múltiples localizaciones.

Lesiones de tejidos blandos

▪ La protrusión discal de tipo II, con hipertrofia del anillo fibroso y el ligamento longitudinal dorsal, se observa principalmente en el cuello caudal de dóberman y dálmatas de mediana edad.

▪ La hipertrofia del ligamento amarillo, dorsalmente, y de las cápsulas articulares, dorsolateralmente, contribuye a la estenosis, que puede ser en consecuencia circunferencial.

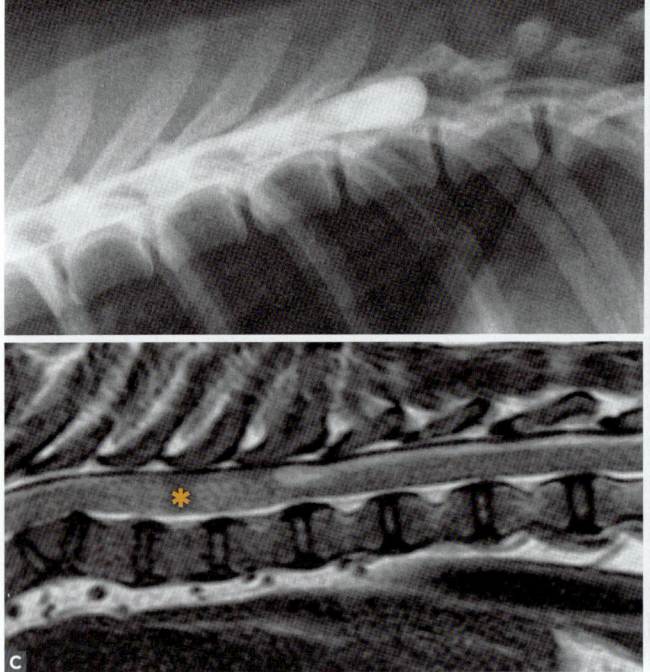

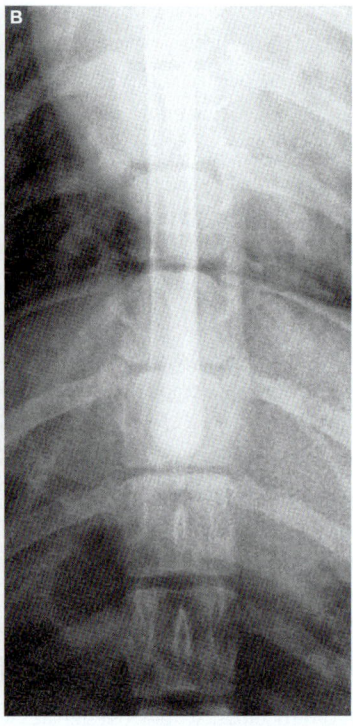

Fig. 16.34 (**A**) Estudio mielográfico en proyección lateral centrado en la columna torácica caudal en un spaniel tibetano de 8 meses con paraparesia. El medio de contraste se interrumpe bruscamente a nivel de la zona caudal de T10, con distensión del espacio subaracnoideo y un contorno caudal convexo. No hay medio de contraste que pase más allá. (**B**) Radiografía ventrodorsal que muestra lateralización izquierda del divertículo y la consiguiente compresión medular espinal. (**C**) Imagen sagital de RM en potenciación T2 de la columna torácica caudal de un bulldog francés de 4 años con divertículo aracnoideo dirigido cranealmente. El espacio subaracnoideo dorsal se ensancha de forma progresiva en dirección craneal, antes de interrumpirse bruscamente, con una conformación en forma de lágrima. Causa compresión de médula espinal, aunque, en sentido craneal a esta área, la médula está levemente inflamada y muestra hiperintensidad difusa (asterisco). No resulta evidente ninguna anomalía vertebral potencialmente causal.

La mielografía también revela estrechamiento medular en el sitio de lesión. En la RM suelen observarse inflamación de médula espinal y señal hiperintensa en la potenciación T2, adyacentes al extremo romo del divertículo (**fig. 16.34C**), mientras que la TC es preferible para identificar los posibles cambios óseos asociados.

Bibliografía

1. Dennis R. Radiographic examination of the canine spine. *Vet Rec* 121:31-35, 1987.
2. McKee WM, Dennis R. Radiology Corner: lumbosacral radiography. *Vet Radiol Ultrasound* 44:655-656, 2003.
3. Llabres Diaz F. Practical contrast radiography 4. Myelography. *In Practice* 27:502-510, 2005.
4. Gibbons SE, Macias M, De Stefani A, Pinchbeck GL, McKee WM. The value of oblique versus ventrodorsal myelographic view for lesions lateralization in canine thoracolumbar disc disease. *J Small Anim Pract* 47:658-662, 2006.
5. Dennis R. Optimal magnetic resonance imaging of the spine. *Vet Radiol Ultrasound neuroimaging supplement* 52:S72-S80, 2011.
6. Drees R, Dennison SE, Keuler NS, Schwarz T. Computed tomographic imaging protocol for the canine cervical and lumbar spine. *Vet Radiol Ultrasound* 50:74-79, 2009.
7. Cerda-Gonzalez S, Dewey CW. Congenital diseases of the craniocervical junction in the dog. *Vet Clin North Am Small Anim Pract* 40:121-141, 2010.
8. Lourinho F, Holdsworth, McConnell JF, Gonçalves R, Gutierrez-Quintana R, Morales C, Lowrie M, Trevail R, Carrera I. Clinical features and MRI characteristics of presumptive constrictive myelopathy in 27 pugs. *Vet Radiol Ultrasound* 61:545-554, 2020.
9. Hanna FY. Lumbosacral osteochondrosis: radiological features and surgical management in 34 dogs. *J Small Anim Pract* 42:272-278, 2001.
10. Ortega M, Gonçalves R, Haley A, Wessmann A, Penderis J. Spondylosis deformans and diffuse idiopathic skeletal hyperostosis (DISH) resulting in adjacent segment disease. *Vet Radiol Ultrasound* 53:128-134, 2012.
11. Carrera I, Sullivan M, McConnell F, Gonçalves R. Magnetic resonance imaging features of discospondylitis in dogs. *Vet Radiol Ultrasound* 52:125-131, 2011.
12. Wyatt S, De Risio L, Driver C, José-López R, Pivetta M, Beltran E. Neurological signs and MRI findings in 12 dogs with multiple myeloma. *Vet Radiol Ultrasound* 60: 409-415, 2019.
13. Kinns J, Mai W, Seiler G, Zwingenberger A, Johnson V, Cáceres A, Valdés-Martinez A, Schwarz T. Radiographic sensitivity and negative predictive value for acute canine spinal trauma. *Vet Radiol Ultrasound* 47:563-570, 2006.
14. Gallastegui A, Davies E, Zwingenberger AL, Nykamp S, Rishniw M, Johnson PJ. MRI has limited agreement with CT in the evaluation of vertebral fractures of the canine trauma patient. *Vet Radiol Ultrasound* 60:533-542, 2019.
15. Johnson P, Beltran E, Dennis R, Taeymans O. Magnetic resonance imaging features of suspected vertebral instability associated with fracture or subluxation in eleven dogs. *Vet Radiol Ultrasound* 53:552-559, 2012.
16. Squires A, Brisson BA, Holmberg DL, Nykamp SG. Use of the ventrodorsal myelographic view to predict lateralization of disc material in small-breed dogs with thoracolumbar intervertebral disc extrusion: 104 cases (2004-2005). *J Am Vet Med Assoc* 230:1860-1865, 2007.
17. Lamb CR. Common difficulties with myelographic diagnosis of acute intervertebral disc prolapse in the dog. *J Small Anim Pract* 35:549-558, 1994.
18. Robertson I, Thrall DE. Imaging dogs with suspected disc herniation: pros and cons of myelography, computed tomography and magnetic resonance. *Vet Radiol Ultrasound neuroimaging supplement* 52:S81-S84, 2011.
19. Da Costa RC, Parent J, Dobson H, Holmberg D, Partlow G. Comparison of magnetic resonance imaging and myelography in 18 Doberman Pinscher dogs with cervical spondylopathy. *Vet Radiol Ultrasound* 47:523-531, 2006.
20. Da Costa RC, Cook LB. Cystic abnormalities of the spinal cord and vertebral column. *Vet Clin North Am Small Anim Pract* 46:277-293, 2016.

CAPÍTULO **17**

Pared torácica, diafragma y pleura

Chee Kin Lim y Hock Gan Heng

PUNTOS CLAVE

▌ Un adecuado conocimiento de la anatomía y la anatomía patológica del tórax es necesario para comprender las características de imagen de las enfermedades de la pared torácica, el diafragma y la pleura.

▌ El uso combinado de diferentes modalidades de imagen puede contribuir a aumentar la sensibilidad y la especificidad del diagnóstico de las enfermedades de la pared torácica, el diafragma y la pleura.

▌ Las posiciones/proyecciones radiográficas específicas ayudan a perfilar la lesión o lesiones que hayan podido pasar desapercibidas con una posición/proyección estándar.

▌ Algunas enfermedades pueden ser dinámicas (p. ej., la hernia de hiato por deslizamiento) y, en ellas, la evaluación radioscópica es en ocasiones necesaria para el diagnóstico.

▌ Hay numerosas anomalías, como el derrame o la masa pleurales, que contribuyen a conformar un signo de presentación similar.

Anatomía de la pared torácica

La pared torácica rodea la cavidad torácica y comprende piel, grasa subcutánea, músculos, costillas, cartílagos costales, pleura parietal, vasos y nervios. La cavidad torácica está delimitada dorsalmente por la columna torácica (dorsal), ventralmente por el esternón, cranealmente por la entrada torácica y caudalmente por el diafragma (**fig. 17.1**).

Los perros y gatos normalmente tienen 13 vértebras torácicas, 13 pares de costillas y 8 esternebras. Las primeras 9 costillas presentan cartílagos costales que se articulan con las esternebras. Los cartílagos costales de las costillas de la 10.ª a la 12.ª se unen con el cartílago costal de la 9.ª costilla para formar el arco costal a cada lado. El último par de costillas (las 13.ᵃˢ costillas) se conocen como costillas flotantes, porque los cartílagos no están unidos a ellas y terminan en la musculatura. Los nervios de la columna torácica[1] dan origen a los nervios intercostales que, junto con las arterias y las venas intercostales, discurren a lo largo del borde caudal de cada costilla.

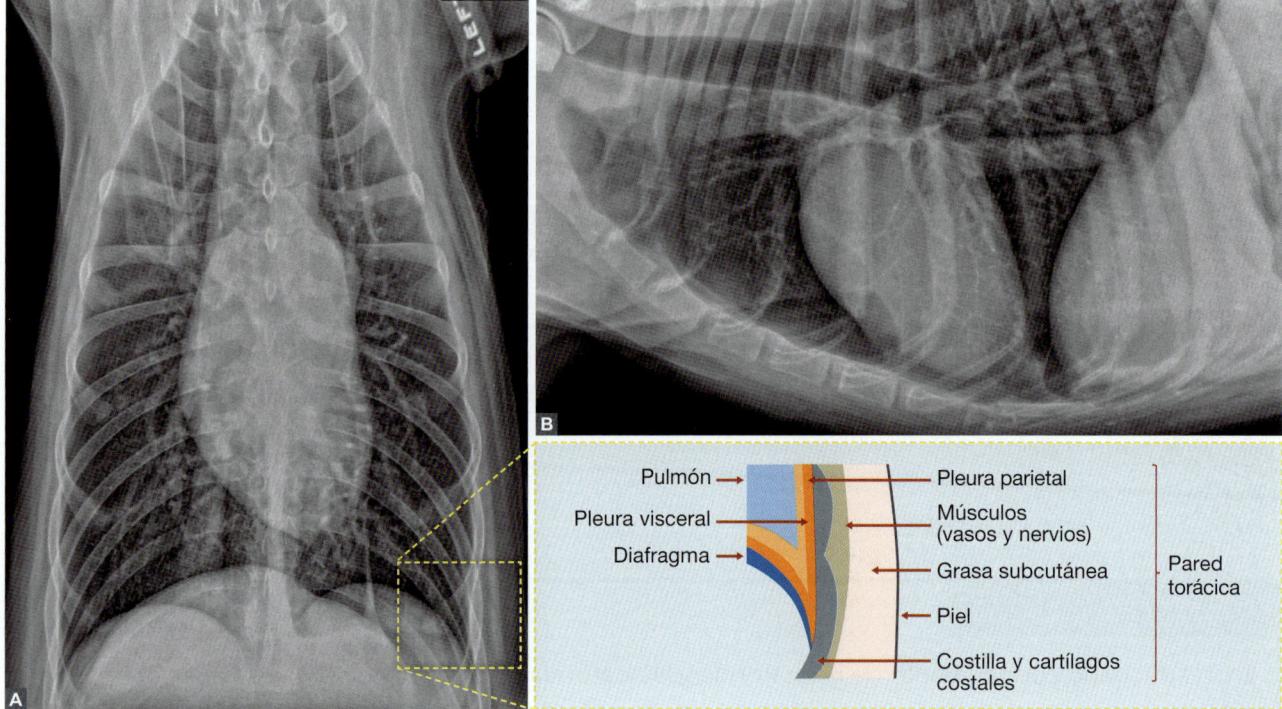

Fig. 17.1 Proyecciones ventrodorsal (**A**) y lateral derecha (**B**) del tórax de un perro con representación esquemática de los componentes de la pared torácica en (**A**).

Tórax en tonel en la enfermedad de las vías respiratorias inferiores

El término tórax en tonel hace referencia a una cavidad torácica que, en máxima expansión, presenta las costillas orientadas en sentido perpendicular, o casi perpendicular, a la columna, en vez de estar anguladas caudalmente en perspectiva dorsoventral o ventrodorsal (**fig. 17.2**). En proyección lateral, la altura dorsoventral de la cavidad torácica puede aumentar con el arqueamiento craneal de las costillas y el arqueamiento hacia fuera de las esternebras.[2]

El tórax en tonel es secundario a un aumento del volumen intratorácico, por un gran volumen de derrame pleural, neumotórax a tensión, tumores mediastínicos o pulmonares grandes, enfisema pulmonar o enfermedad obstructiva de las vías respiratorias bajas causante de atrapamiento de aire (traqueobronquitis obstructiva o enfermedad pulmonar obstructiva crónica).[2,3]

El tórax en tonel es un hallazgo normal en algunas razas de perros, como los bulldogs y los Boston terriers.[2]

Traumatismo de la pared torácica

Entre los traumatismos frecuentes de la pared torácica que pueden detectarse mediante pruebas de imagen se cuentan procesos como inflamación/edema de tejidos blandos, enfisema subcutáneo o de tejidos blandos, fractura de costillas, costillas mal posicionadas/espacio intercostal ensanchado por desgarro de músculo intercostal o fractura/subluxación/luxación vertebral o esternal. Estas patologías son detectables mediante radiografía (**fig. 17.3**) o tomografía computarizada (TC) y, en cierta medida, mediante ecografía torácica. Es importante la cuidadosa evaluación de la simetría y la opacidad homogénea de la pared torácica. La fractura de costilla con desplazamiento es fácilmente identificable en las radiografías, mientras que las fracturas costales sin desplazamiento pueden ser difíciles de detectar. Así pues, la radiografía torácica de tres o cuatro proyecciones es esencial en un paciente con traumatismo. La TC es probablemente la modalidad de imagen más

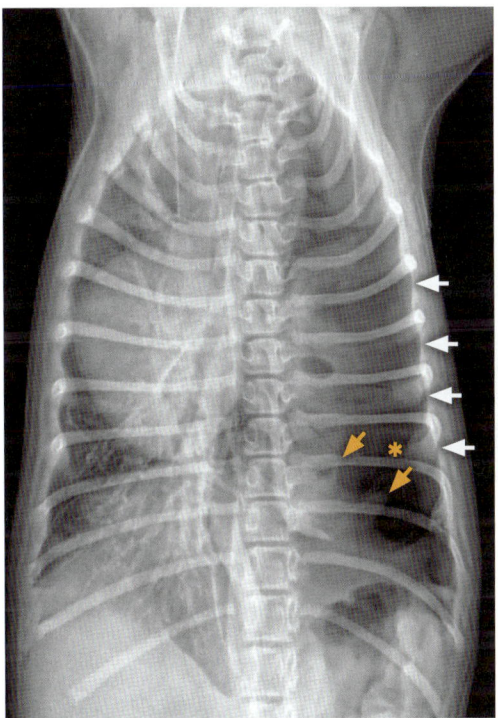

Fig. 17.2 Proyección ventrodorsal del tórax de un pomerania de 2 meses con tórax en tonel por neumotórax a tensión en el lado izquierdo (asterisco). La cavidad torácica está sustancialmente expandida, con espacios intercostales ensanchados, prominencia hacia fuera del borde pleural (flechas blancas) y signo "en tienda de campaña" del diafragma (flechas naranjas). La silueta cardiaca está desplazada hacia el hemitórax derecho. Por cortesía de la Dra. Amy Zalcman, DACVR.

Fig. 17.3 Proyecciones dorsoventral (**A**) y lateral derecha (**B**) del tórax en un chihuahua de 6 años mordido por otro perro. Hay engrosamiento difuso de los tejidos blandos de la pared torácica y enfisema (flechas blancas) con fracturas traumáticas agudas de la quinta y la sexta costillas (flechas naranjas). Hay también ensanchamiento del sexto espacio intercostal (asterisco naranja) y desplazamiento caudal de la séptima costilla por desgarro del músculo intercostal. Hay un moderado aumento concurrente de la opacificación del tejido blando del subsegmento caudal de los lóbulos pulmonares caudales izquierdo y derecho, debido a contusión/hemorragia, y unas pocas burbujas de gas en el espacio pleural, compatible con neumotórax leve (asterisco blanco). Por cortesía de la Dra. Elisabet Domínguez, DECVDI.

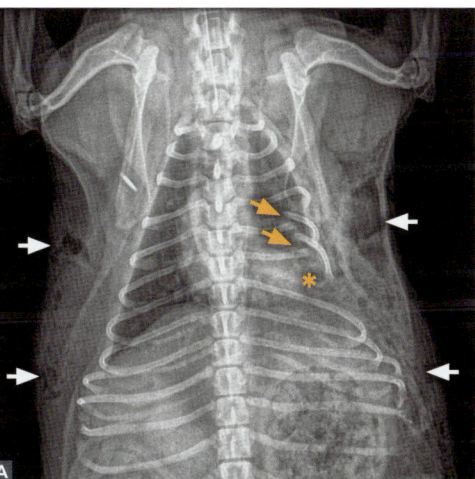

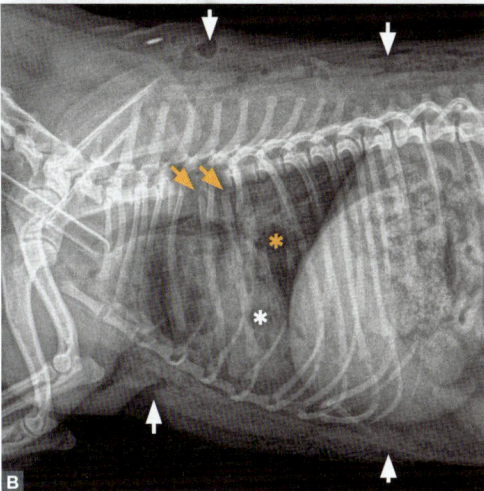

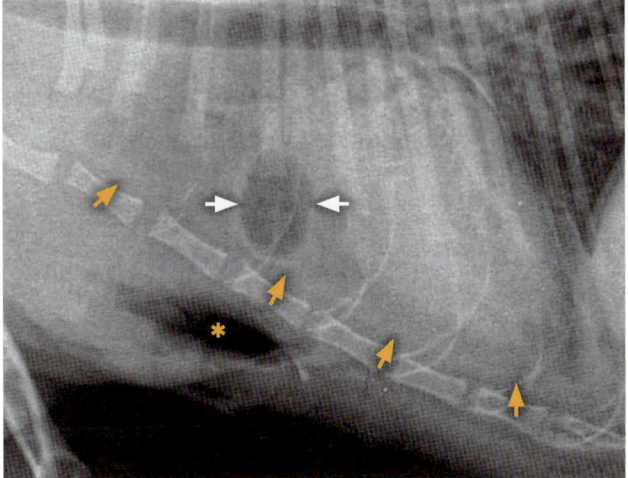

Fig. 17.4 Proyección lateral derecha del tórax de un gato doméstico de pelo corto con engrosamiento y enfisema de los tejidos blandos de la pared torácica (asterisco) como consecuencia de una herida por mordedura de otro perro. Hay un leve aumento concurrente de la opacificación de los tejidos blandos (líquido) en el espacio pleural, con leve retracción de los bordes pulmonares ventrales, acorde con derrame pleural secundario (flechas naranjas). En la zona central y ventral de la cavidad torácica se aprecia una opacidad de gas de forma ovoide, compatible con neumotórax (flechas blancas). Por cortesía del prof. Robert M. Kirberger, DECVDI.

fiable para detectar la mayor parte de estas patologías, si bien el acceso directo a la TC puede estar limitado a los centros veterinarios de referencia.

Las lesiones de la pared torácica suelen tener lesiones asociadas en pleuras y pulmones. Por ejemplo, las fracturas de costilla o las lesiones penetrantes de la pared torácica pueden causar neumotórax o derrame pleural concurrentes (**figs. 17.4** y **17.5**). El término "tórax inestable" hace referencia a un segmento de la pared torácica que puede desplazarse paradójicamente debido a fracturas segmentarias de costillas consecutivas por traumatismo.[4] El neumotórax y las contusiones pulmonares concurrentes se observan en el 50 % de los perros

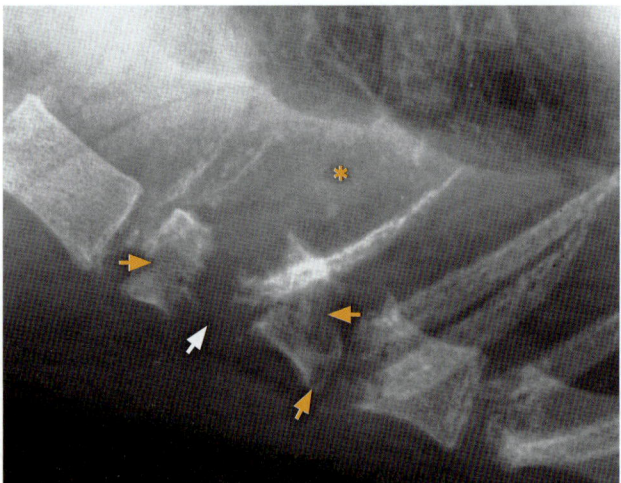

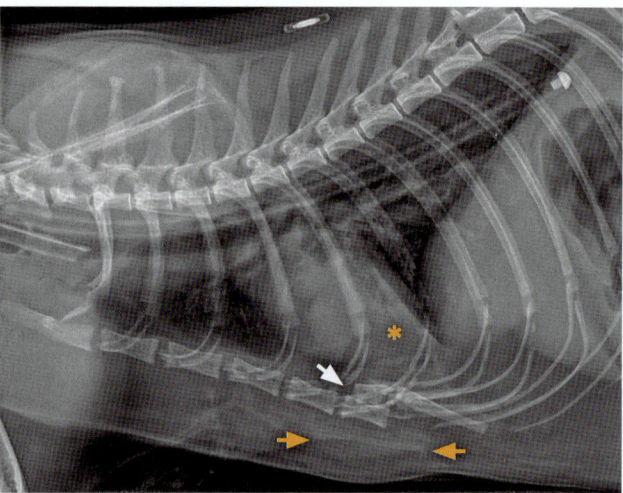

Fig. 17.5 Proyección lateral derecha de un boerboel de 10 años con osteomielitis esternebral caracterizada por lisis, de apolillada a permeativa, de la cuarta y la quinta esternebras (flechas naranjas) y fractura patológica de la cuarta esternebra (flecha blanca). Hay también una moderada retracción concurrente de los bordes ventrales de los lóbulos pulmonares, y el espacio pleural presenta opacidad de tejido blando/derrame pleural homogéneos (asterisco). Por cortesía del prof. Robert M. Kirberger, DECVDI.

Fig. 17.6 Proyección lateral derecha de un gato doméstico americano de pelo corto de 6 años con luxación esternal traumática aguda caracterizada por superposición de las esternebras sexta y séptima (flecha blanca). Hay un moderado engrosamiento de los tejidos blandos de la pared torácica ventral asociado (flechas naranjas), muy probablemente debido a hemorragia o edema. Asimismo, hay una moderada opacificación de los tejidos blandos del subsegmento caudal del lóbulo pulmonar craneal izquierdo con broncogramas aéreos difusos y signos lobulares, seguramente debidos a contusión/hemorragia pulmonar, dado el episodio traumático agudo concurrente en esta región (asterisco).

con tórax inestable debido a heridas por mordedura en las radiografías torácicas.[5] Para observadores poco experimentados, el cambio de orientación y/o la inversión de la escala de grises de las radiografías torácicas pueden facilitar la exploración de las costillas y la detección de fracturas en ellas.[6]

La luxación esternal traumática aguda va generalmente acompañada de lesión de los tejidos blandos de la pared torácica concurrente (con engrosamiento y enfisema) y de cambios intratorácicos (p. ej., derrame pleural, neumotórax o hemorragia/contusión pulmonar) (**fig. 17.6**). La subluxación esternal crónica puede detectarse como hallazgo accidental en la radiografía torácica, sin otros cambios secundarios o sin significación clínica evidente.

Tórax en embudo y tórax en quilla

El tórax en embudo es una conformación esternal anómala caracterizada por desviación dorsal (hacia dentro) de las esternebras y estrechamiento dorsoventral de la cavidad torácica. La mayoría de los casos de tórax en embudo en perros y gatos son congénitos; se ha propuesto un posible origen familiar en cachorros de gato bengalí, y es una manifestación esquelética frecuente de mucopolisacaridosis VI hereditaria en gatos siameses.[7] El tórax en embudo congénito grave puede producir compresión del corazón (**fig. 17.7**), y es posible que sea necesaria su corrección quirúrgica. El tórax en embudo de origen adquirido se ha notificado en un perro y un gato, con presencia en este último de un componente dinámico, secundario a enfermedad obstructiva crónica de las vías respiratorias altas (**fig. 17.8**).[8,9] En el caso del tórax en embudo dinámico causado por obstrucción de vías respiratorias altas, el esternón puede estar intermitentemente desviado en sentido dorsal, en vez de mantenerse en una localización estática.

El tórax en quilla es una conformación esternal anómala caracterizada por desviación ventral (hacia fuera) de las esternebras y ensanchamiento dorsoventral de la cavidad torácica (**fig. 17.9**). Es menos frecuente que el tórax en embudo y suele ser un hallazgo accidental con complicaciones secundarias y signos clínicos menores notificados poco numerosos.

Fig. 17.7 Proyección lateral derecha de un gato doméstico de pelo corto de 4 meses con tórax en embudo congénito caracterizado por pronunciada desviación dorsal estática de las esternebras caudales (flecha).

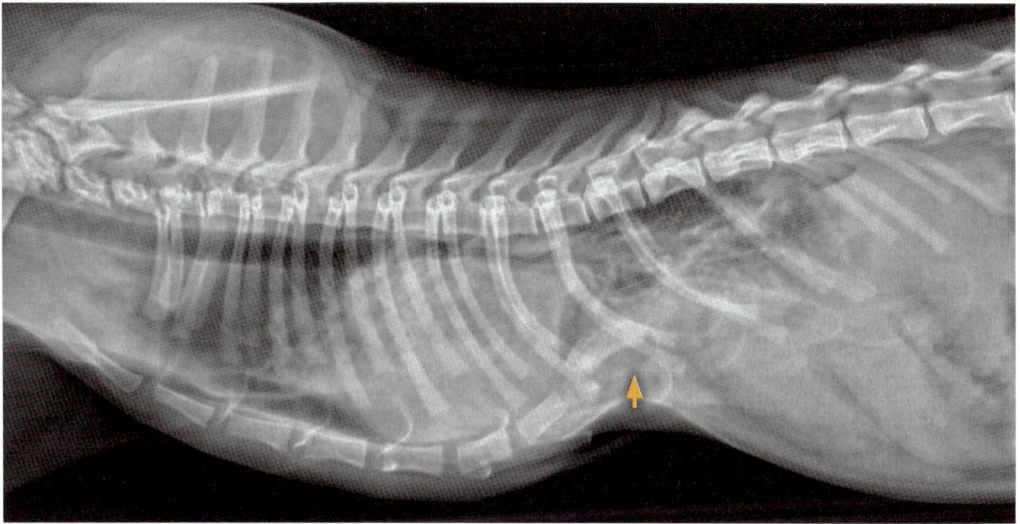

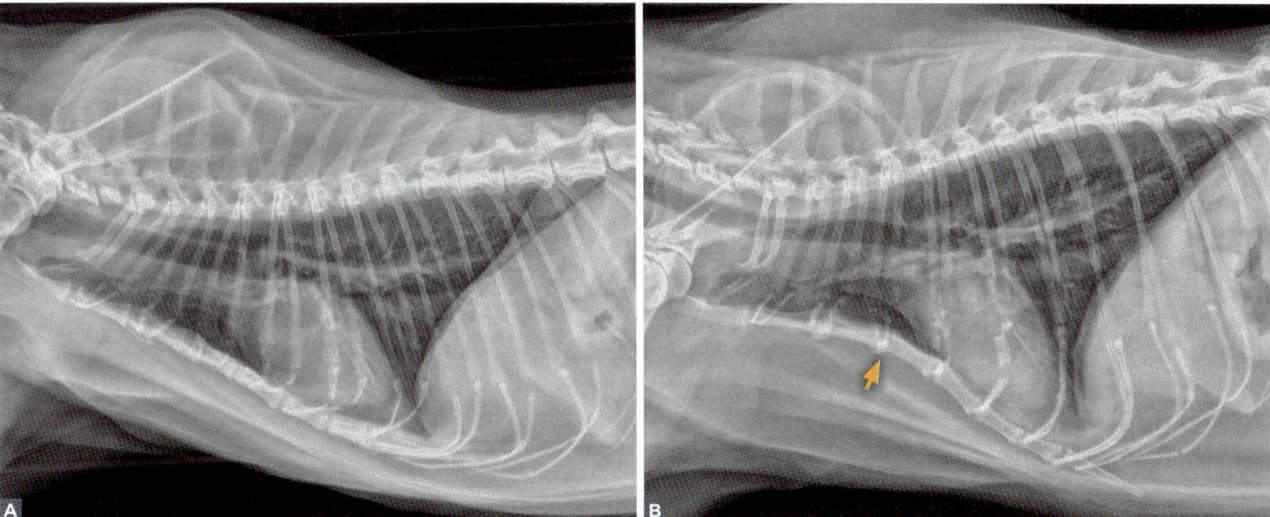

Fig. 17.8 Proyecciones laterales izquierda (**A**) y derecha (**B**) del tórax de un gato doméstico de pelo corto de 11 años con enfermedad de las vías respiratorias superiores obtenidas con 2 min de diferencia. El esternón aparece en una localización anatómica normal en la proyección lateral izquierda, mientras que, en la proyección lateral derecha, se aprecia una moderada desviación dorsal compatible con el tórax en embudo dinámico adquirido (flecha). ©Canadian Veterinary Medical Association - Can Vet J. 2021 Jul;62(7):751-754.

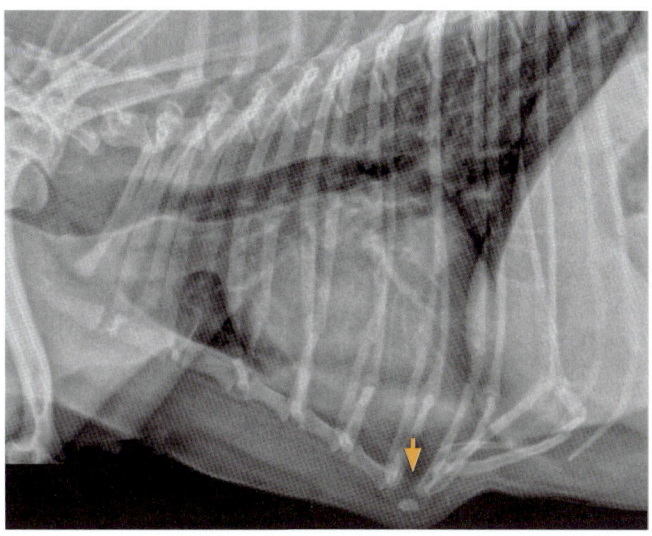

Fig. 17.9 Proyección lateral izquierda del tórax de un bulldog inglés de 5 años con tórax en quilla (flecha) caracterizado por pronunciada desviación ventral de las esternebras de medias a caudales.

Neoplasia de la pared torácica

La neoplasia primaria puede desarrollarse a partir de cualquiera de las estructuras de la pared torácica, aunque las lesiones malignas derivan con más frecuencia de las costillas. Es habitual observar masas adiposas, como lipomas o lipomas infiltrantes, en los planos fasciales de la pared torácica.[10] Los liposarcomas malignos son infrecuentes. Los lipomas generalmente están bien delimitados, tienen forma de redonda a oval y opacidad (en la radiografía) o atenuación (en la TC) grasa homogénea. En ocasiones puede haber pequeñas regiones de opacidad o atenuación de tejidos blandos en el lipoma debido a necrosis (**fig. 17.10**), hemorragia o fibrosis. Los lipomas infiltrantes tienden a ser de forma más irregular, más hiperatenuantes que la grasa circundante y con estriaciones lineales internas (bandas musculares residuales). Otros sarcomas o carcinomas de tejidos blandos invasivos originados en los propios tejidos blandos también se observan de manera ocasional. Las neoplasias costales primarias suelen ser sarcomas, siendo los osteosarcomas y condrosarcomas los más frecuentes, aunque también se han notificado casos de carcinoma metastásico de costilla (**fig. 17.11**).[11-13] El aspecto radiográfico de la neoplasia costal primaria es similar al de otras neoplasias óseas, como lisis cortical con o sin inflamación de tejidos blandos asociada.

La neoplasia de la pared torácica puede detectarse y evaluarse mediante radiografía, TC o ecografía. La TC es la modalidad preferida para evaluar la extensión y los bordes de las neoplasias de la pared torácica de cara a la planificación del tratamiento quirúrgico. Las masas en la pared torácica más grandes, incluyendo las neoplasias costales y de tejidos blandos, pueden protruir hacia la pleura parietal, originando un "signo extrapleural", generalmente observado como una masa convexa de base amplia, bien delimitada, con bordes periféricos afilados (**fig. 17.12**).[2] El "signo extrapleural" es una referencia clave útil para diferenciar una masa en la pared torácica de una pulmonar, y no suele desplazarse junto con los pulmones durante el movimiento respiratorio cuando se observa mediante radioscopia o ecografía, dado su origen no pulmonar. Cualquier masa en la pared torácica, con independencia de su etiología, puede provocar un "signo extrapleural". Las causas no neoplásicas comunes comprenden osteomielitis, absceso, reacción a cuerpo extraño y granuloma, que afecten a las estructuras de la torácica. La linfoadenopatía esternal también puede ocasionar "signo extrapleural".[2] Según la experiencia personal de los autores, la obtención de muestras de tejido blando extrapleural con guía ecográfica suele ser factible y contribuye a establecer un diagnóstico definitivo (**fig. 17.13**, **vídeo 17.1**).

VÍDEO 17.1

Videoclip de una ecografía torácica focal transcutánea que muestra una masa hipoecoica grande que rodea la quinta costilla derecha lítica. La biopsia de la masa confirmó el osteosarcoma.

Anatomía del diafragma

El diafragma es una estructura musculotendinosa en forma de cúpula que constituye el límite caudal de la cavidad torácica y separa las cavidades torácica y abdominal.[14] Consta de un tendón central en forma de V y una parte muscular periférica, subdividida en secciones lumbar, costal y esternal. El diafragma normal intacto es un importante músculo de la respiración. En general, se mueve rítmicamente con la respiración, de manera que se contrae durante la inspiración (la silueta diafragmática se aplana) y se relaja durante la espiración (la silueta diafragmática se desplaza en sentido craneal). El diafragma en sí no suele identificarse por su delgadez, de manera que su silueta se fusiona con la del hígado al estar en contacto con los bordes craneales del mismo, para formar la denominada "silueta diafragmática", constituida por la cúpula central y los pilares izquierdo y derecho.[15]

El diafragma normal tiene también tres aberturas para que las principales estructuras pasen a través de las cavidades torácica y abdominal:

▌ El hiato aórtico: localizado dorsalmente (para la aorta, la vena ácigos y el conducto torácico).
▌ El hiato esofágico: localizado centralmente (para el esófago y nos nervios vagos).
▌ El agujero cavo: localizado en el pilar derecho (para la vena cava caudal).

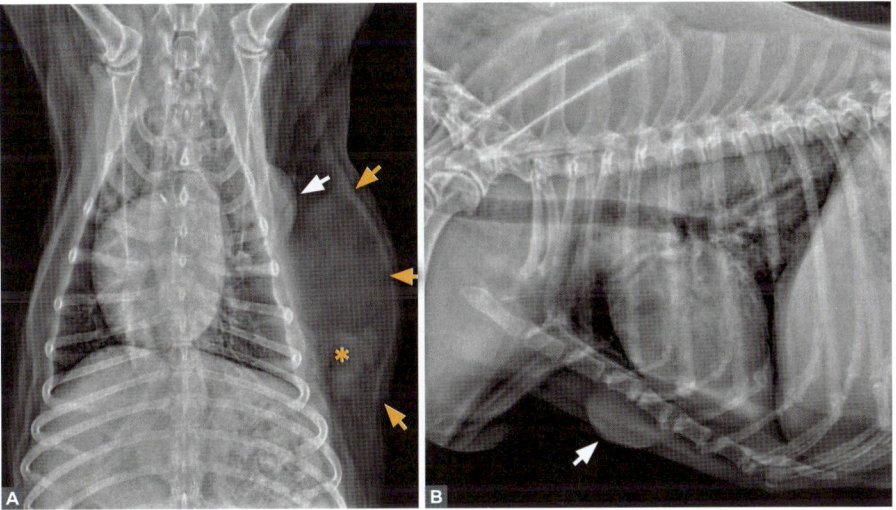

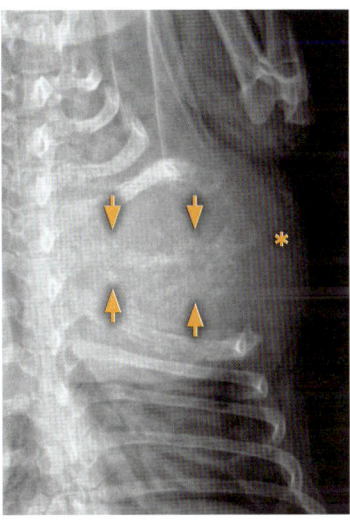

Fig. 17.10 Proyección ventrodorsal (**A**) y proyección lateral derecha (**B**) del tórax de un perro de raza mixta de 15 años con un lipoma subcutáneo de grasa opaca en la pared torácica, grande y de base amplia (flechas naranjas) con una región focal de necrosis (asterisco), caracterizado por opacidad de tejidos blandos lobulada en la cara caudal. Otro lipoma subcutáneo, más pequeño, se observa en la zona craneoventral izquierda de la pared torácica (flecha blanca).

Fig. 17.11 Proyección dorsoventral del tórax de un perro de raza mixta de 13 años con osteosarcoma en la quinta costilla izquierda. Hay lisis grave de la quinta costilla (flechas) con pronunciado efecto de masa centrado en la costilla y desplazamiento de las costillas adyacentes en sentido craneal y caudal, que causa tumefacción de los tejidos blandos de la pared torácica de base amplia (asterisco). Se aprecia un aumento difuso de la opacificación de los tejidos blandos de todo el lóbulo pulmonar izquierdo craneal.

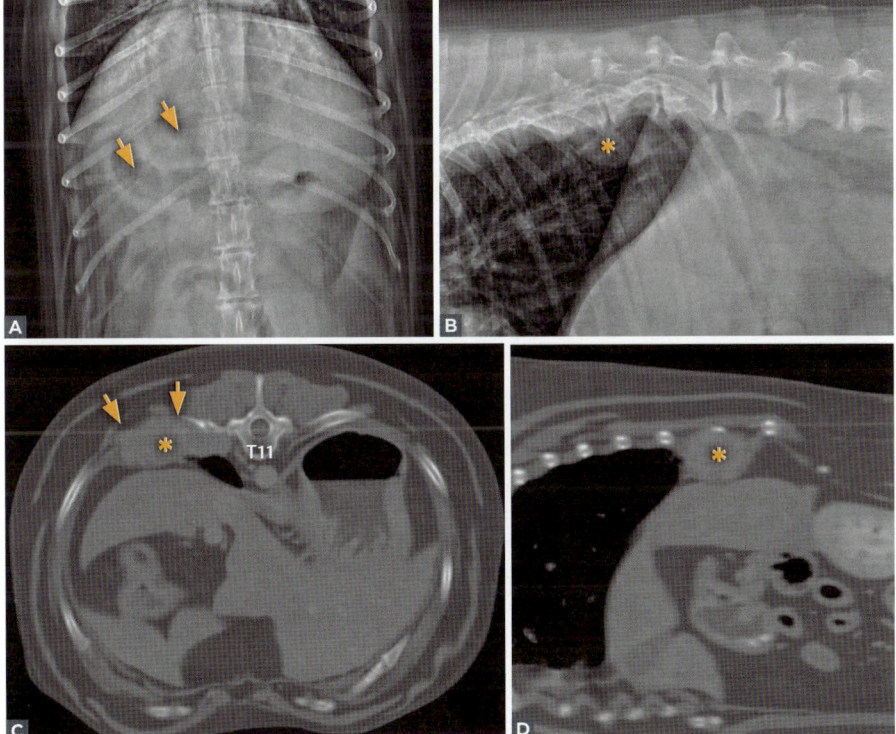

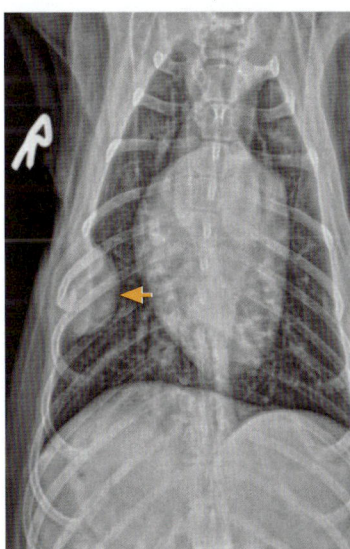

Fig. 17.12 Proyecciones radiográficas ventrodorsal (**A**) y lateral izquierda (**B**) correspondientes a imágenes de una TC transversal (**C**) y un plano reconstruido multiplanar sagital (**D**) de un labrador retriever de 8 años con un tumor de células plasmáticas solitario en la 11.ª costilla derecha. Hay lisis grave de la 11.ª costilla derecha (flechas naranjas) con una masa que engrosa moderadamente el tejido blando local, originando un "signo extrapleural" (asterisco). Las 13.ªs costillas derecha e izquierda están hipoplásicas.

Fig. 17.13 Proyección ventrodorsal del tórax de un beagle de 10 años con una masa de tejido blando de base amplia que protruye a la pleura parietal a nivel de la 5.ª costilla, originando un "signo extrapleural" (flecha naranja).

En las proyecciones laterales, el borde dorsal de los pilares diafragmáticos se une a la cara ventral del cuerpo vertebral de L4 o L5 y forma la fosa (o receso) lumbodiafragmática. El borde craneoventral de la silueta diafragmática suele terminar en la apófisis xifoides.[15]

En la proyección lateral derecha, los pilares aparecen paralelos y el pilar derecho es desplazado más cranealmente que el izquierdo por los órganos abdominales. La silueta de la vena cava caudal puede fusionarse con el pilar más craneal a la altura del agujero cavo (**fig. 17.14A**). En proyección lateral izquierda, los pilares parece que se cruzan o tienen "forma de Y", y el pilar izquierdo está desplazado más cranealmente que el derecho. La vena cava caudal puede aparecer fusionándose con el pilar más caudal (**fig. 17.14B**).[15]

Generalmente, el diafragma aparece como una estructura aislada en forma de cúpula en proyección dorsoventral (**fig. 17.15A**) y como dos o tres estructuras en forma de cúpula en proyección ventrodorsal (**fig. 17.15B**). Sin embargo, la posición y la forma del diafragma varían sustancialmente dependiendo del centrado del haz y de la fase respiratoria.[15]

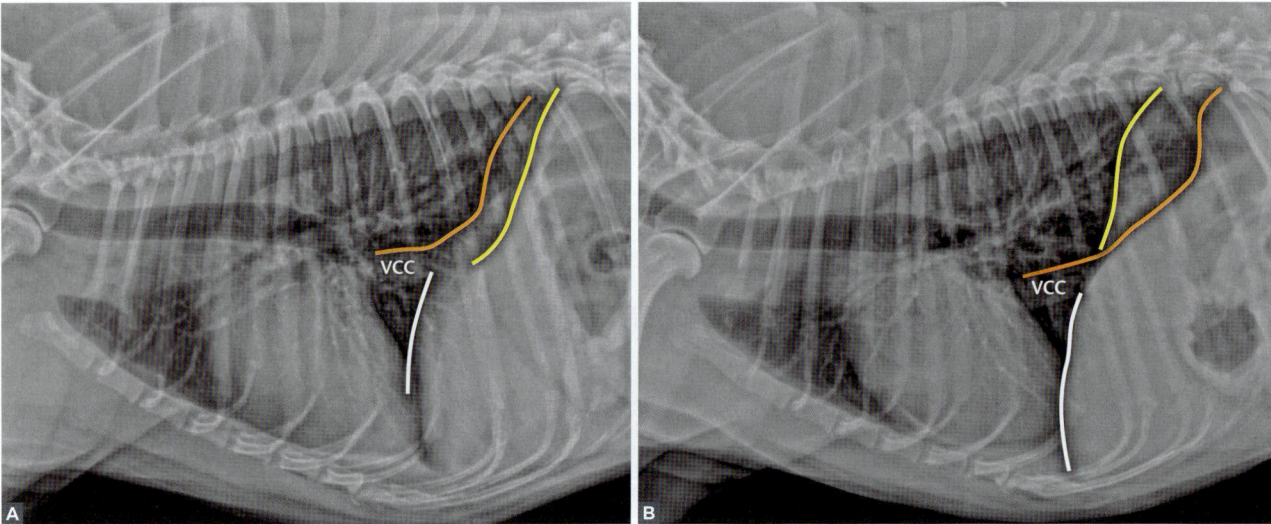

Fig. 17.14 Proyecciones torácicas laterales derecha (**A**) e izquierda y (**B**) del tórax de un labrador retriever de 6 años. La línea naranja representa el pilar diafragmático derecho (generalmente continuo a la vena cava caudal); la línea amarilla corresponde al pilar diafragmático izquierdo, y la línea blanca perfila la cúpula diafragmática. VCC, vena cava caudal.

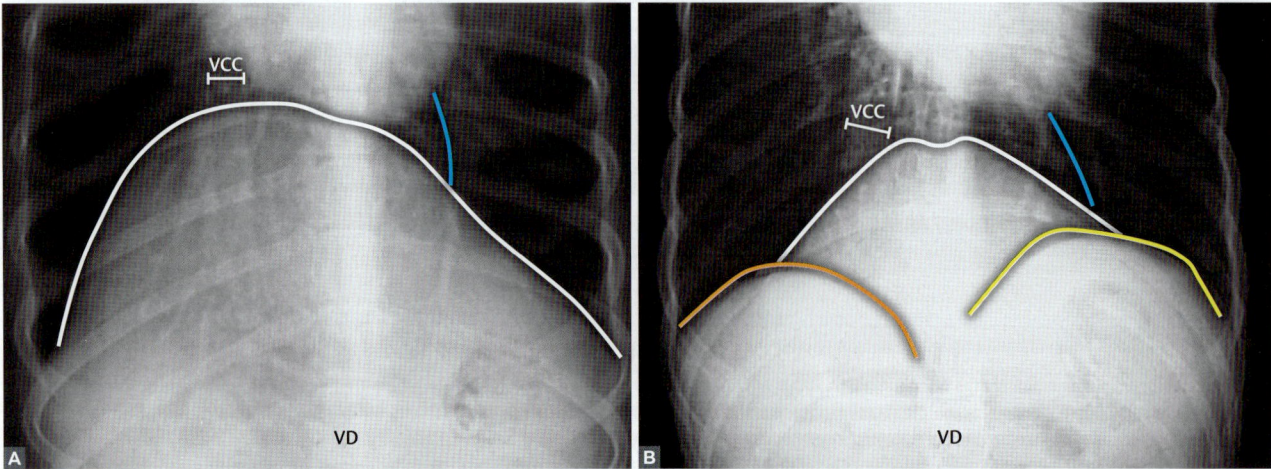

Fig. 17.15 Proyecciones dorsoventral (**A**) y ventrodorsal (**B**) de un labrador retriever de 6 años. La línea naranja representa el pilar diafragmático derecho; la línea amarilla corresponde al pilar diafragmático izquierdo; la línea blanca perfila la cúpula diafragmática y la línea azul señala la reflexión mediastínica caudoventral. VCC, vena cava caudal. Por cortesía de Prof. Robert M. Kirberger, DECVDI.

Enfermedades del diafragma

La hernia diafragmática es la enfermedad más común del diafragma y se caracteriza por desplazamiento de las vísceras abdominales hacia el tórax, a través de un defecto en el diafragma. Las hernias diafragmáticas se diferencian por su origen traumático (rotura diafragmática) o congénito (hernia diafragmática peritoneopericárdica, hernia de hiato y hernias peritoneopleurales).[16]

Rotura diafragmática

La rotura diafragmática, o hernia diafragmática traumática, es debida casi exclusivamente a traumatismo cerrado del abdomen, habiéndose documentado que hasta un 85 % de los casos se deben a accidentes de automóvil.[17] La rotura diafragmática suele afectar a la parte muscular del diafragma y a cualquiera de sus lados.[18] Ello da lugar a herniación craneal de las vísceras abdominales a la cavidad torácica.

La radiografía es la técnica de imagen más utilizada para diagnosticar la rotura diafragmática. Los hallazgos radiográficos más habituales de rotura diafragmática son los asociados a presencia de vísceras abdominales en la cavidad torácica, con pérdida parcial o completa del borde diafragmático (**fig. 17.16**). También puede observarse derrame pleural, particularmente en casos de hernia hepática crónica.[17]

La víscera abdominal herniada con mayor frecuencia es el hígado. El estómago, el intestino delgado y el bazo están a menudo herniados en la rotura diafragmática del lado izquierdo, mientras que el intestino delgado y el páncreas pueden estarlo en la del lado derecho.[19] Hallazgos radiográficos comunes de rotura diafragmática son presencia de tubo digestivo lleno de gas, en el tórax, y presencia de opacidad de tejidos blandos en la cavidad pleural (hígado, bazo o derrame pleural) y volumen reducido de hígado, estómago y/o intestino delgado y bazo, en el abdomen. Otras estructuras torácicas, tales como corazón, mediastino y pulmones pueden quedar ocultas o desplazadas, según la magnitud y la localización de las vísceras abdominales herniadas en la cavidad torácica.

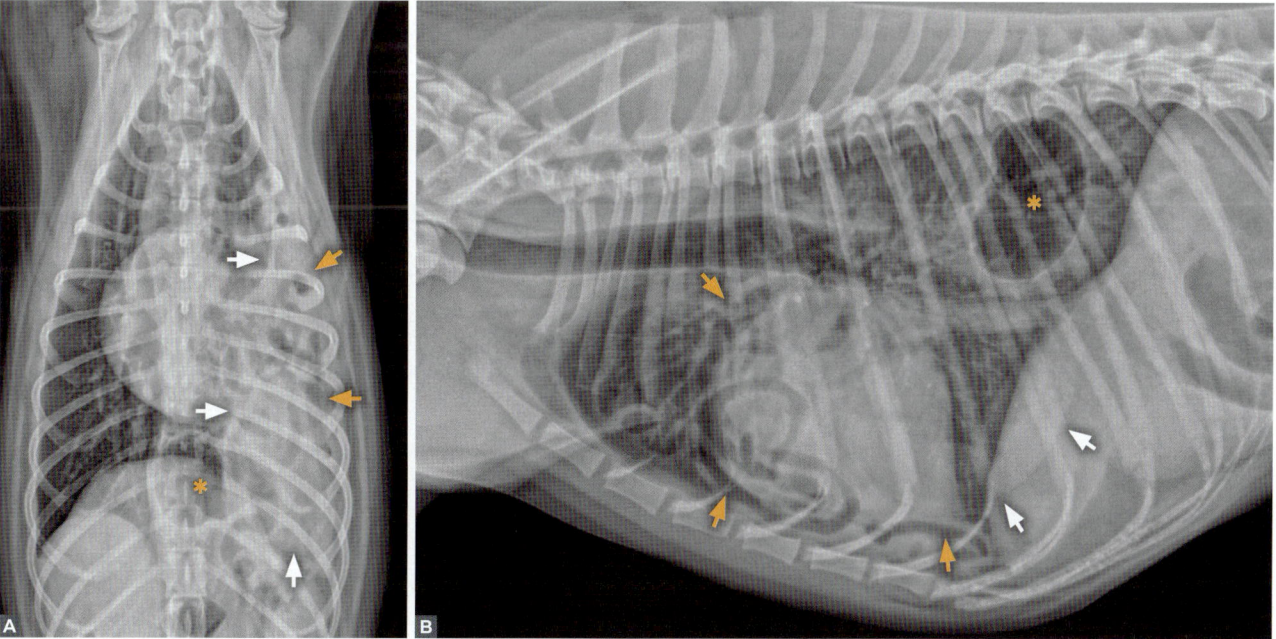

Fig. 17.16 Proyecciones ventrodorsal (**A**) y lateral izquierda (**B**) del tórax de un whippet con rotura diafragmática por un accidente de automóvil. El estómago (asterisco), el intestino delgado (flechas naranjas) y el bazo (flechas blancas) están herniados en el hemitórax izquierdo.

Hernia diafragmática congénita

Alrededor del 15 % de las hernias diafragmáticas son congénitas. A menudo son clínicamente silentes y pueden diagnosticarse en pacientes de cualquier edad. Estas hernias incluyen la peritoneopericárdica, la de hiato y la pleuroperitoneal.[20]

Hernia diafragmática peritoneopericárdica

La hernia diafragmática peritoneopericárdica (HDPP) se caracteriza por cierre de la línea media defectuoso en el embrión, que provoca una comunicación persistente entre el saco pericárdico y el peritoneo. La formación de hernias de las vísceras abdominales al saco pericárdico es variable. La hernia diafragmática peritoneopericárdica puede o no provocar signos clínicos, muchos de los cuales son hallazgos accidentales.

El hallazgo radiográfico más constante en la hernia diafragmática peritoneopericárdica es el agrandamiento de moderado a grave de la silueta cardiaca, que puede ser redondeada, aunque a menudo presenta una forma irregular inusual. A diferencia de lo que sucede en los pacientes con cardiomegalia o derrame pericárdico, la silueta cardiaca puede presentar una opacidad no uniforme por presencia de epiplón y mesenterio (**fig. 17.17**). El estómago o el intestino llenos de gas pueden ser visibles en el pericardio. El volumen reducido del hígado o las vísceras abdominales ausentes son importantes signos secundarios que respaldan el diagnóstico. Los bordes diafragmático ventral y cardiaco caudal suelen ser contiguos. En gatos, la identificación de una opacidad de tejido blando curvilínea diferenciada entre el corazón y el diafragma, conocida como remanente mesotelial peritoneopericárdico dorsal, es un hallazgo acorde con hernia peritoneopericárdica (**fig. 17.18**).[21] La ecografía o un estudio con contraste gastrointestinal limitado también ayudan a confirmar el diagnóstico de hernia diafragmática peritoneopericárdica.

El hígado y la vesícula biliar son las vísceras abdominales más habitualmente herniadas, seguidas de epiplón, intestinos, bazo, páncreas y grasa falciforme.

Hernia de hiato

La hernia de hiato es la protrusión de las vísceras abdominales a través del hiato esofágico al mediastino. Las hernias de hiato afectan a perros y gatos y se distinguen cuatro tipos:

▌ El tipo I (hernia de hiato por deslizamiento) es el más frecuente, con el esófago abdominal y parte del estómago (incluido el esfínter esofágico caudal) desplazado cranealmente al hiato esofágico (**fig. 17.19**).[22] En este grupo están sobrerrepresentadas razas como bulldogs ingleses, shar peis chinos y otros perros braquicéfalos como los buldogs franceses y los Boston terriers.

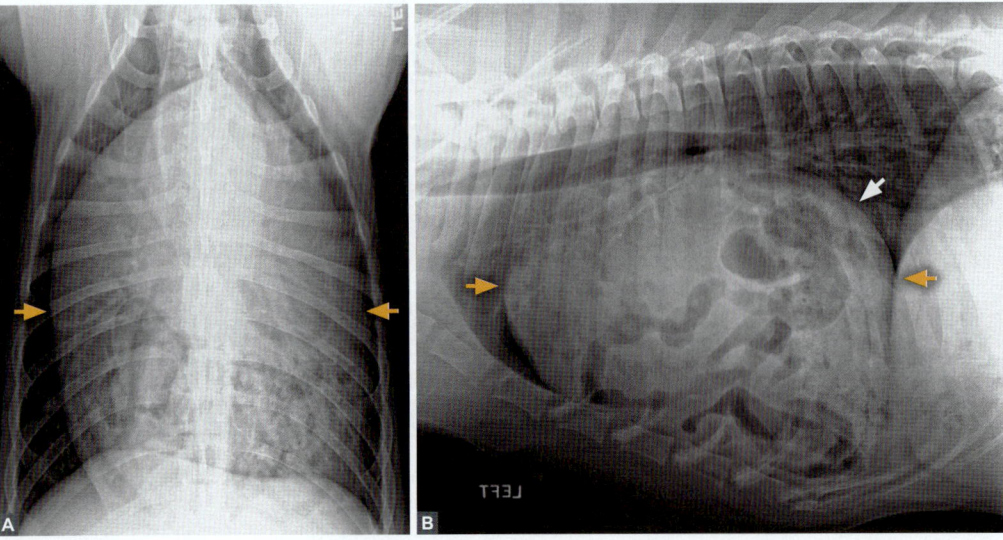

Fig. 17.17 Proyecciones ventrodorsal (**A**) y lateral izquierda (**B**) del tórax de un labrador retriever con hernia diafragmática peritoneopericárdica. La silueta cardiaca aparece manifiestamente aumentada, con bordes lisos (flechas naranjas) y el borde cardiaco caudal presenta forma convexa (flecha blanca). En la silueta cardiaca agrandada se observan segmentos intestinales llenos de gas.

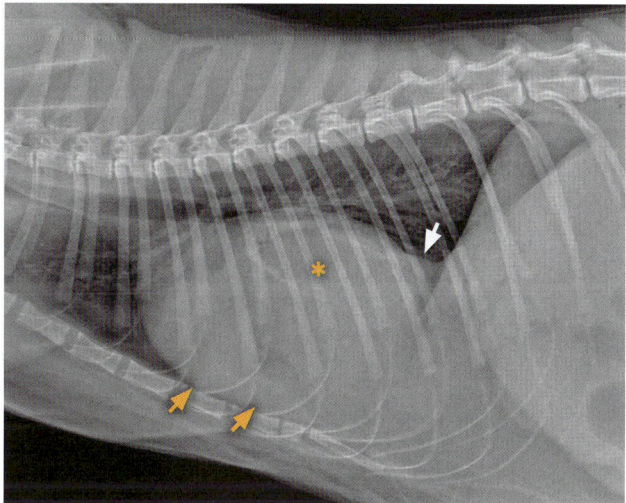

Fig. 17.18 Proyección lateral izquierda del tórax de un gato doméstico americano de pelo corto con hernia diafragmática peritoneopericárdica. La silueta cardiaca está marcadamente aumentada de tamaño, presenta opacidad de tejidos blandos no uniforme y es contigua a la cúpula diafragmática. Se aprecia un remanente mesotelial peritoneopericárdico dorsal (flecha blanca). El hígado está herniado en el saco pericárdico (flechas naranjas) y el corazón está desplazado caudodorsalmente (asterisco).

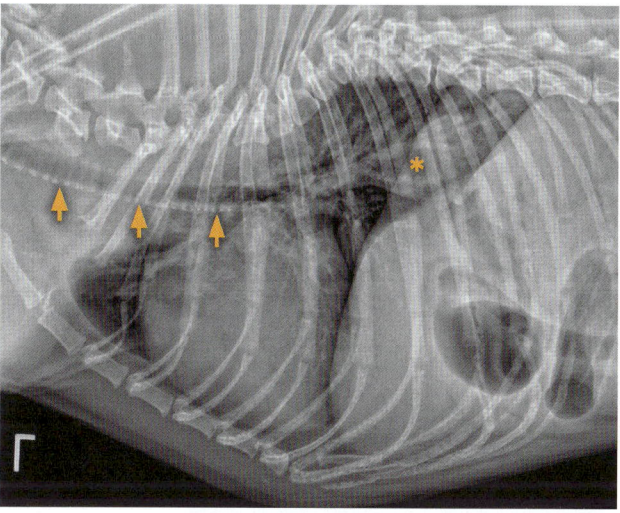

Fig. 17.19 Proyección lateral izquierda de un bulldog inglés de 2 años diagnosticado de síndrome de las vías respiratorias obstructivas de braquicéfalos y hernia de hiato por deslizamiento (asterisco), caracterizada por una estructura opaca de tejido blando de márgenes lisos en el mediastino caudodorsal. También hay una leve hipoplasia traqueal concurrente caracterizada por diámetro traqueal relativamente pequeño (flechas naranjas).

▌ El tipo II (hernia paraesofágica) se caracteriza por herniación de parte del estómago en el mediastino adyacente al esófago, aunque el esófago caudal mantiene su posición en el hiato.[22,23]

▌ Las hernias de hiato de los tipos III y IV se consideran infrecuentes y rara vez se han descrito.

Actualmente hay cierta falta de información sobre las sensibilidades y especificidades de cada modalidad de diagnóstico de la hernia de hiato en la bibliografía veterinaria. La evaluación videorradioscópica es más útil que la radiografía para diagnosticar la hernia de hiato por deslizamiento (**vídeo 17.2**) y también contribuye al diagnóstico del reflujo gastroesofágico, la hipomotilidad y la redundancia esofágica.[22,24] La TC es asimismo útil para definir el tipo de hernia de hiato y para identificar mejor los órganos herniados para la correspondiente planificación prequirúrgica.[24]

Hernia diafragmática pleuroperitoneal

La hernia pleuroperitoneal, o hernia diafragmática verdadera, es un defecto diafragmático subtotal congénito infrecuente que permite que las vísceras abdominales penetren en la cavidad torácica. No obstante, la membrana peritoneal del diafragma se mantiene intacta, impidiendo así la comunicación directa entre las cavidades pleural y peritoneal.[25]

Los hallazgos radiográficos de la hernia diafragmática pleuroperitoneal son bastante similares a los observados en la rotura diafragmática, excepto por el hecho de que la membrana peritoneal del diafragma está aún intacta.[26] Solo se han publicado de pocos a varios casos, según las fuentes, de hernia diafragmática pleuroperitoneal.[25-29] En perros, el hígado o el estómago están a menudo desplazados cranealmente, mientras que, en gatos, la grasa falciforme está desplazada cranealmente hacia la cavidad torácica. En ocasiones, la hernia diafragmática pleuroperitoneal se diagnostica erróneamente como masa pulmonar (**fig. 17.20**).[26] Ello es debido a que el hígado herniado, o la acumulación de grasa falciforme herniada, a menudo presentan una opacidad de tejidos blandos y bordes bien definidos, por la contención aportada por la membrana peritoneal. La peritoneografía con contraste positivo, la ecografía o, particularmente, la angiografía por TC son útiles para distinguir la hernia diafragmática pleuroperitoneal de una masa pulmonar.[26,30] Con angiografía por TC, la vasculatura puede ser identificable en la estructura herniada y la unidad Hounsfield del tejido graso puede determinarse con facilidad. El gastrotórax a tensión, un trastorno

VÍDEO 17.2

Videofluoroscopia de una hernia de hiato por deslizamiento con papilla de bario en un bichón frisón. Obsérvese hernia de hiato con deslizamiento y dismotilidad esofágica concurrente. Por cortesía del Dr. Federico Vilaplana-Grosso, DECVDI, DACVR.

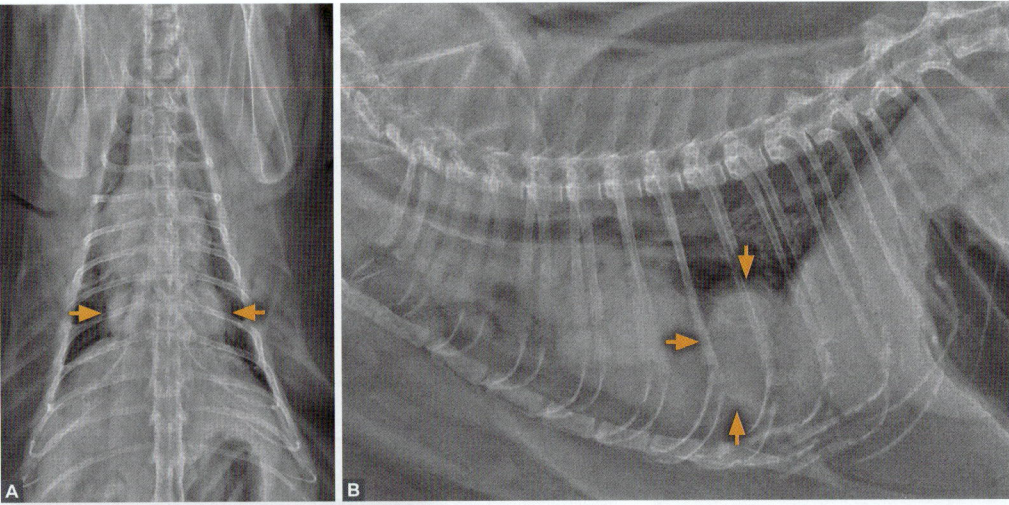

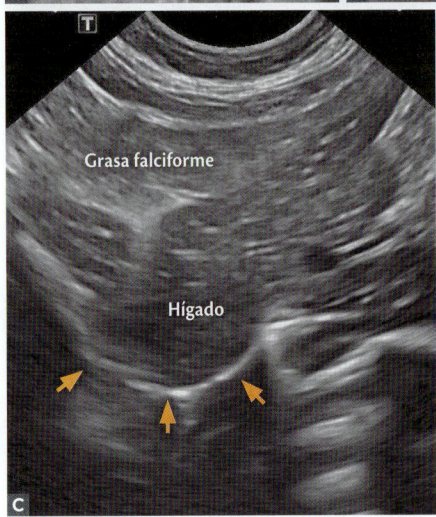

Fig. 17.20 Proyecciones ventrodorsal (**A**) y lateral izquierda (**B**) del tórax, y (**C**) ecografía abdominal transhepática de un gato de raza ragdoll con hernia diafragmática pleuroperitoneal confirmada por cirugía. El hígado, que aparece como una masa de tejido blando redondeada (flechas), se aprecia entre la silueta cardiaca y la diafragmática, con enmascaramiento parcial del borde cardiaco caudal, así como de las partes media y ventral de la silueta diafragmática. En la ecografía, la parte craneoventral del parénquima hepático está herniada en la cavidad torácica, aunque está delimitada por la membrana peritoneal del diafragma (flechas).

agudo potencialmente mortal, se ha notificado en cinco perros cavalier king charles spaniel con hernia diafragmática pleuroperitoneal congénita, cuando el estómago se hernia a la cavidad torácica a través del pilar izquierdo del diafragma.[29]

Parálisis diafragmática unilateral y bilateral

La parálisis diafragmática puede deberse a neumonía, traumatismo, neuropatía frénica, miopatía diafragmática o causas idiopáticas.[31] Puede presentarse como unilateral o bilateral, temporal o permanente.

La fluoroscopia y la ecografía (en modos B y M) se consideran las bases del diagnóstico de la parálisis diafragmática en medicina veterinaria.[31,32] En las radiografías ventrodorsales/dorsoventrales, los pilares son asimétricos, con el pilar paralizado localizado cranealmente. Ambas modalidades de imagen tienen la ventaja de detectar en tiempo real el diafragma paralizado, habitualmente caracterizado por desplazamiento diafragmático disminuido. En cualquier caso, la parálisis diafragmática bilateral puede ser más difícil de diagnosticar, sobre todo si el paciente está taquipneico (**vídeo 17.3**).

VÍDEO 17.3

Fluoroscopia de una parálisis diafragmática bilateral en un pomerania de 11 años. Obsérvese que tanto los pilares como la cúpula del diafragma están desplazados cranealmente, en ausencia de desplazamiento diafragmático.
El movimiento del diafragma es debido a contracción muscular abdominal compensatoria en la respiración.
Por cortesía del Dr. Federico Vilaplana-Grosso, DECVDI, DACVR.

Pleura

El revestimiento pleural consiste en una única capa de células mesoteliales que cubre una fina capa de vasculatura sanguínea y vasos linfáticos. La pleura parietal cubre la superficie interna de la pared torácica (pleura parietal costal), el diafragma (pleura parietal diafragmática) y el mediastino (pleura parietal mediastínica), mientras que la pleura pulmonar, o visceral, reviste la superficie de los pulmones. La cavidad pleural es el espacio comprendido entre las pleuras visceral y parietal, y envuelve todos los lóbulos pulmonares (**fig. 17.21**).[33] En condiciones fisiológicas normales, el líquido pleural es escaso y no suele ser detectable mediante radiografía, TC o ecografía.

En ocasiones, son visibles líneas de fisura pleural o fisuras interlobulares muy finas (**figs. 17.22** y **17.23**), cuando el haz de rayos X se orienta perpendicular en paralelo al plano de la división pleural o debido a engrosamiento pleural accidental en pacientes de edad avanzada.

En perros, las cavidades pleurales derecha e izquierda pueden comunicarse a través de la pleura mediastínica caudoventral fenestrada.[34] Por ello, la enfermedad pleural bilateral no es infrecuente.

En gatos, la pleura mediastínica está a menudo intacta o no fenestrada, por lo que la enfermedad pleural unilateral es más común.[35]

Derrame pleural

La presencia de derrame pleural se caracteriza por el ensanchamiento de las fisuras interlobulares y retracción de los pulmones desde la pared torácica, con presencia de opacidad de tejidos blandos (líquido) en la cavidad pleural, tanto en la radiografía (**fig. 17.24**) como en la TC. En la radiografía, el derrame pleural causa enmascaramiento parcial o completo de las siluetas cardiaca y diafragmática. La fisura interlobular es más ancha en el borde periférico del tórax y más estrecha en la región perihiliar. El músculo psoas menor se extiende más cranealmente en gatos que en perros, por lo que, en proyecciones radiográficas laterales, no debe confundirse la inserción más craneal del psoas menor en las vértebras T12-T13 con un derrame pleural en gatos (**fig. 17.25**).

Es importante conocer la diferencia en la distribución del derrame pleural entre las proyecciones dorsoventral y ventrodorsal, en particular cuando se intenta detectar pequeños volúmenes de dicho derrame (**fig. 17.26**).

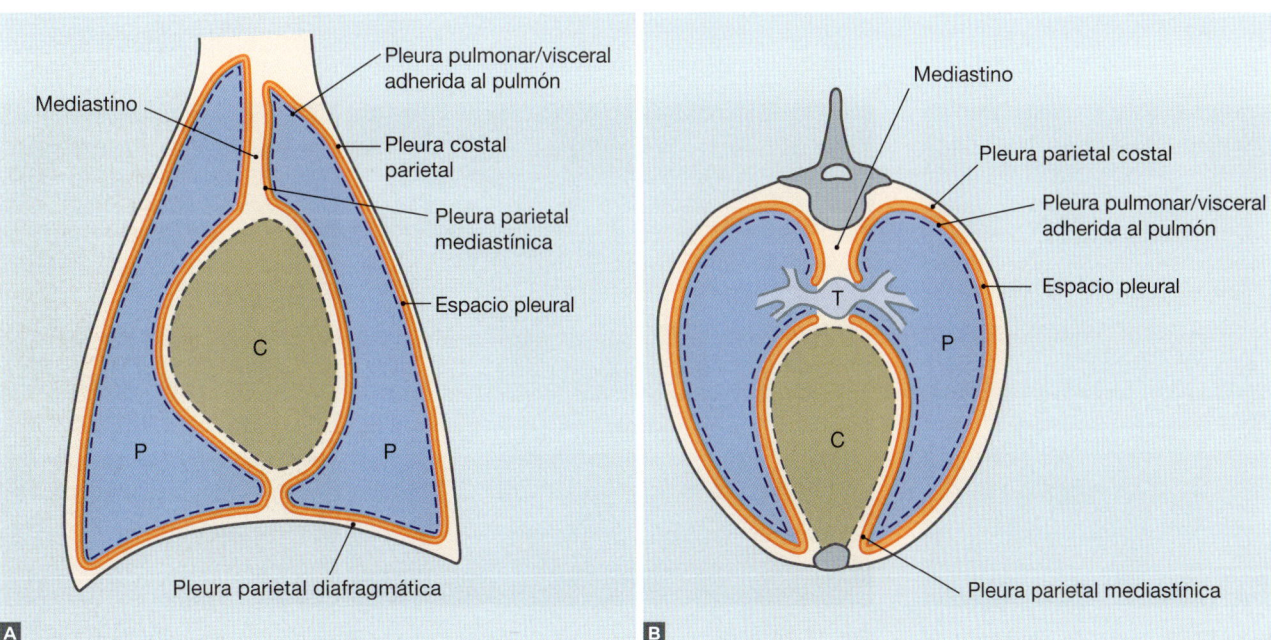

Fig. 17.21 Dibujo esquemático de la anatomía pleural. Tórax, en planos dorsal (**A**) y transversal (**B**), que ilustra la anatomía pleural específica. (**A**) Se observa la continuidad de las partes costal, mediastínica y diafragmática de la pleura parietal y la pleura pulmonar/visceral que reviste íntimamente la superficie de los pulmones. (**B**) Se observa cómo la pleura mediastínica se refleja hacia el pulmón para convertirse en pleura pulmonar/visceral. El pulmón queda delimitado por una línea discontinua de color azul oscuro y el corazón aparece circunscrito por una línea discontinua de color negro. C, corazón; P, pulmón; T, tráquea.

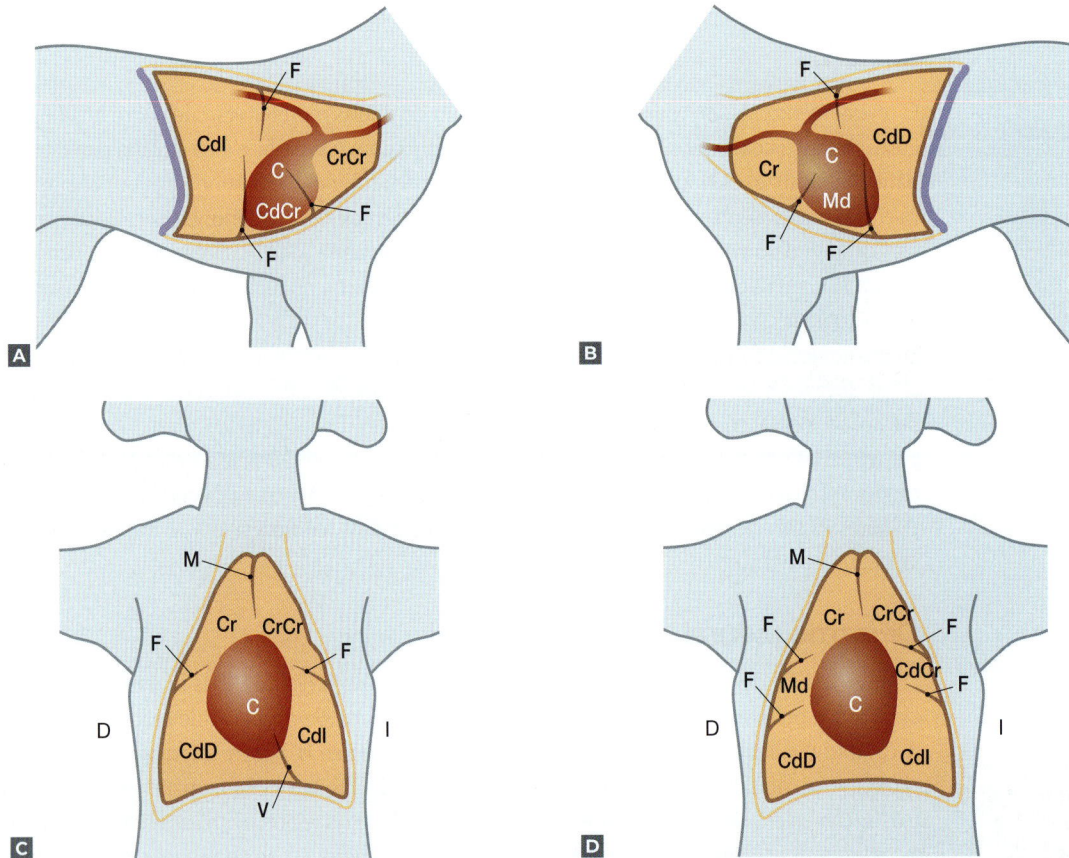

Fig. 17.22 Dibujo esquemático de la localización de las fisuras interlobulares con diferentes posiciones. (**A**) En decúbito lateral izquierdo, es más probable que sean visibles las fisuras interlobulares de los pulmones izquierdos. (**B**) En decúbito lateral, es más probable que sean visibles las fisuras interlobulares de los pulmones derechos. (**C**) En decúbito dorsal, es más probable que sean visibles las fisuras interlobulares en la zona dorsal de los pulmones. (**D**) En decúbito esternal, es más probable que sean visibles las fisuras interlobulares en la zona ventral de los pulmones. C, corazón; CdCr, subsegmento caudal del lóbulo pulmonar izquierdo; CdD, lóbulo pulmonar caudal derecho; Cdl, lóbulo pulmonar caudal izquierdo; Cr, lóbulo pulmonar craneal derecho; CrCr, subsegmento craneal del lóbulo craneal izquierdo; F, fisura interlobular; M, reflexión mediastínica; Md, lóbulo pulmonar medio derecho; V, reflexión mediastínica caudoventral.

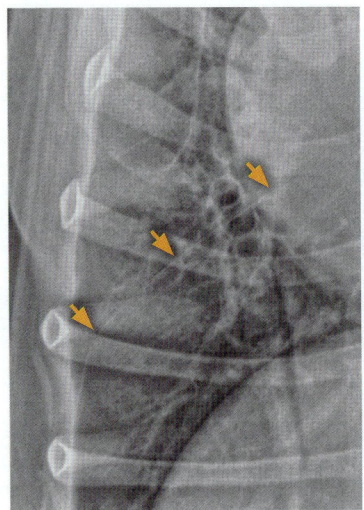

Fig. 17.23 Proyección ventrodorsal del tórax de un dachshund de 7 años con una línea de fisura pleural muy fina (flechas) entre los lóbulos pulmonares medio derecho y caudal derecho.

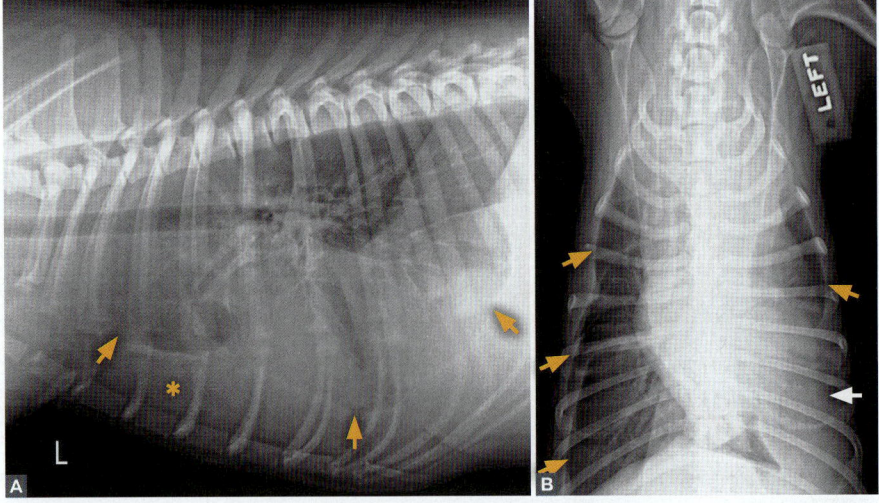

Fig. 17.24 Proyecciones lateral izquierda (**A**) y ventrodorsal (**B**) del tórax de un border collie de 3 años con derrame pleural (asterisco), bordes pulmonares retraídos con fisura interlobular (flechas naranjas) y consolidación del lóbulo pulmonar caudal izquierdo (flecha blanca).

En la proyección dorsoventral, el líquido se acumula en la zona ventral del tórax, dando lugar a un grado variable de moderado enmascaramiento del borde de la silueta cardiaca y el diafragma (dependiente de la cantidad de derrame pleural). En ocasiones son visibles una leve retracción de los bordes pulmonares y un ensanchamiento de las fisuras interlobulares.

En la proyección ventrodorsal, el líquido se acumula en la zona dorsal del tórax. Los bordes pulmonares pueden presentar un grado variable (dependiente de la cantidad de derrame pleural) de redondeo y retracción con

Fig. 17.25 Proyecciones torácicas laterales de un gato (**A**) y un perro (**B**). El músculo psoas menor se observa como una opacidad de tejidos blandos triangular entre los bordes caudodorsales de los lóbulos pulmonares caudales y las vértebras T12 y T13 (flecha). La opacidad no debe confundirse con un derrame pleural. El músculo psoas menor no suele ser identificable en el perro (**B**).

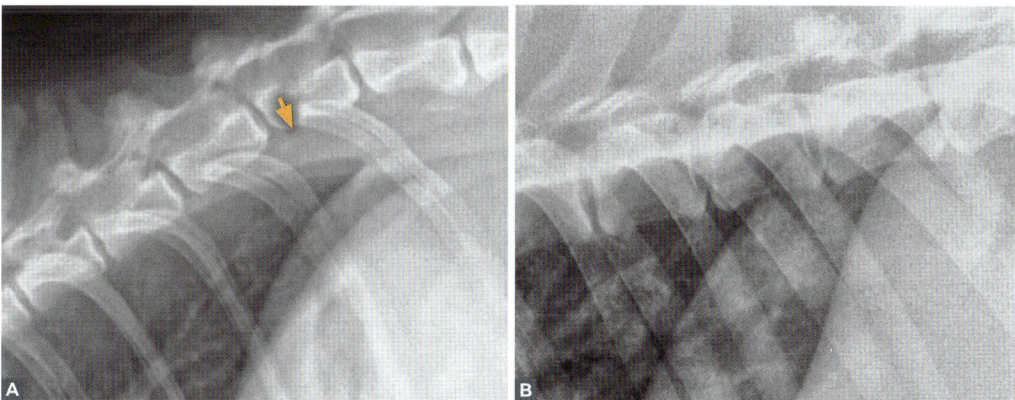

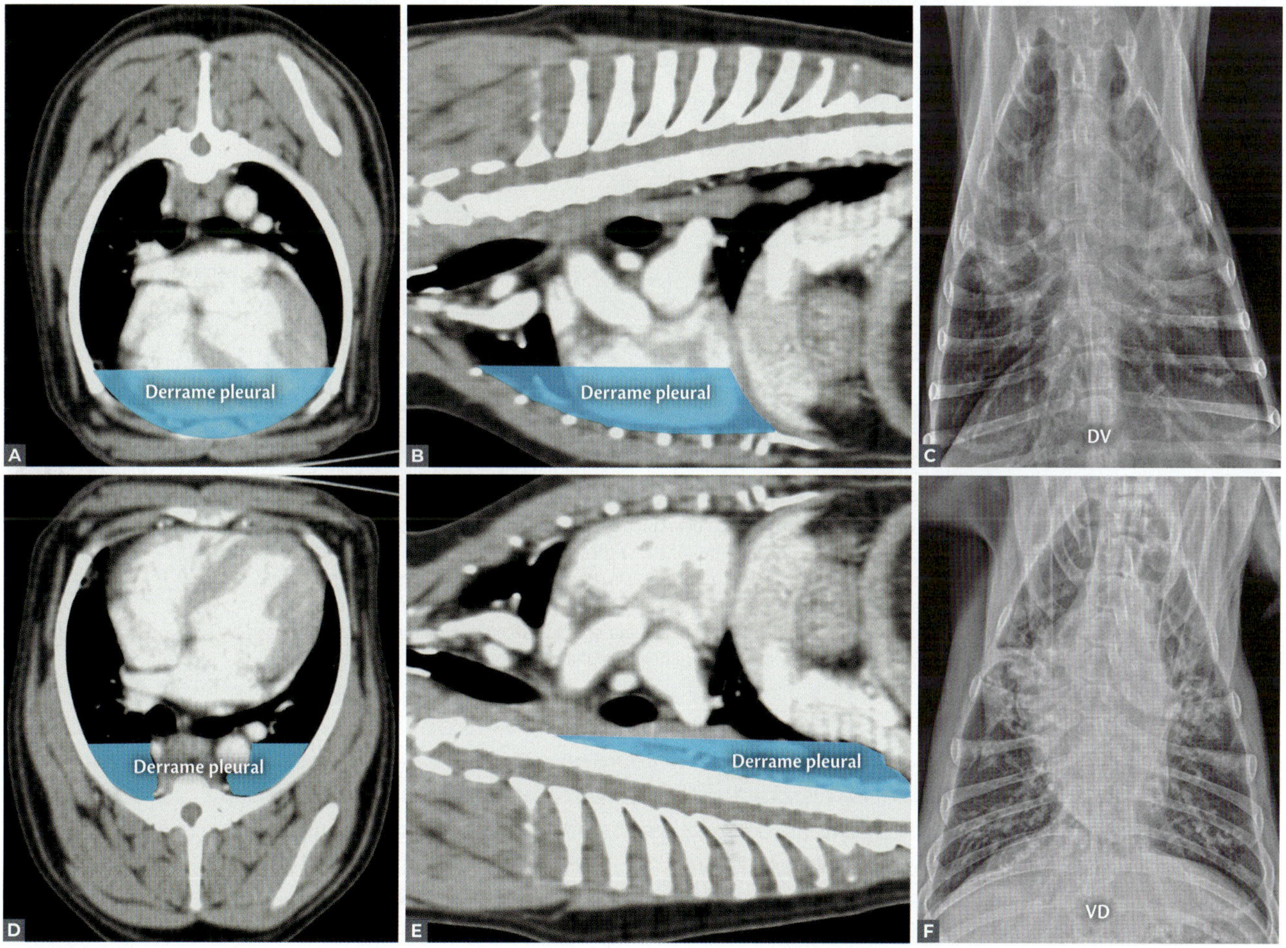

Fig. 17.26 (**A**, **B**) Con el paciente en decúbito esternal, el derrame pleural gravita en la zona ventral de la cavidad torácica. (**C**) En consecuencia, en una proyección dorsoventral, el derrame pleural provoca enmascaramiento del borde de la silueta cardiaca. (**D**, **E**) Con el paciente en decúbito dorsal, el derrame pleural gravita en la zona dorsal de la cavidad torácica, en la corredera (surco) paraespinal, en vez de rodear el corazón. (**F**) Así pues, en la proyección ventrodorsal, la pequeña cantidad de derrame pleural no produce enmascaramiento del borde de la silueta cardiaca y puede pasar desapercibida.

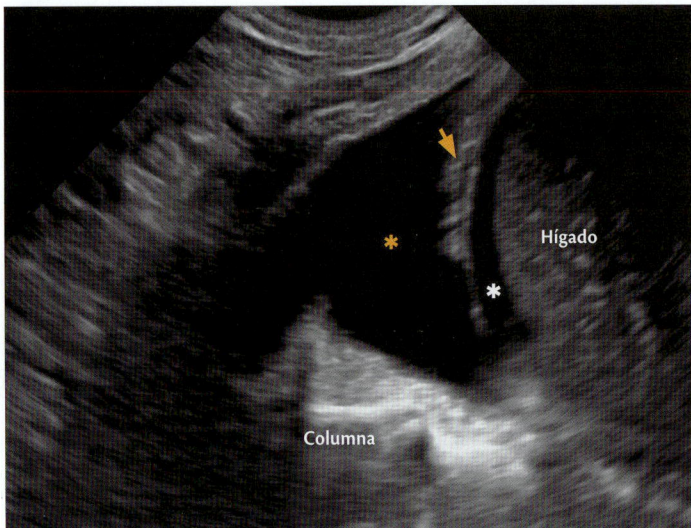

Fig. 17.27 Ecografía transtorácica de un perro de raza mixta de 8 años con una gran cantidad de derrame pleural anecoico (asterisco naranja) a través del leve 11.º espacio intercostal izquierdo. También se aprecia una pequeña cantidad de derrame peritoneal (asterisco blanco) entre el diafragma (flecha naranja) y el hígado. El derrame aneocoico bicavitario es más probable que se deba a hipoalbuminemia por enteropatía con pérdida de proteínas subyacente. Por cortesía del Dr. Federico Vilaplana-Grosso, DECVDI, DACVR.

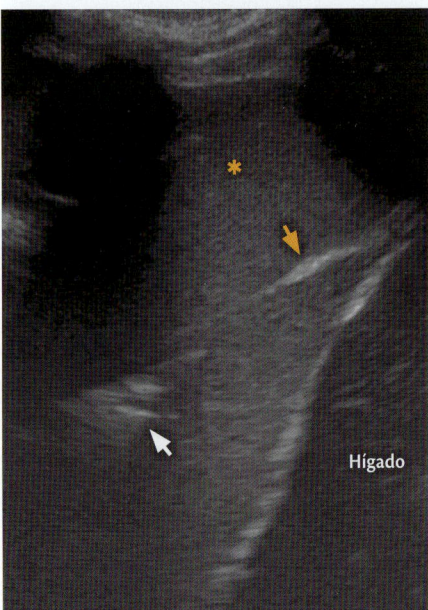

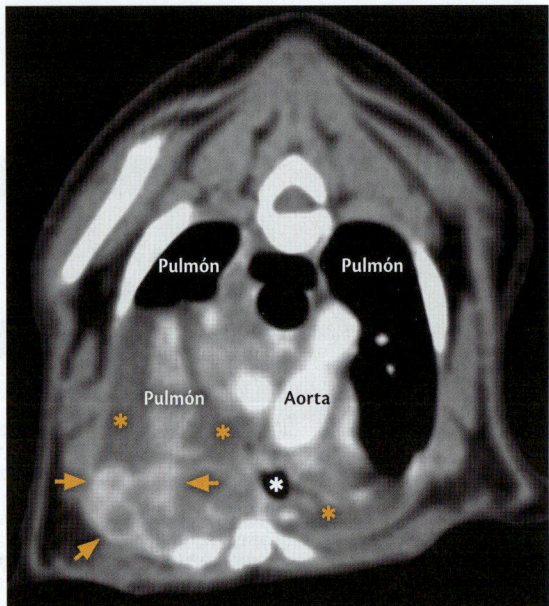

Fig. 17.28 Ecografía transtorácica de un springer spaniel de 3 años con piotórax a través de la ventana del 11.º espacio intercostal dorsal izquierdo. Se aprecia una gran cantidad de derrame pleural ecogénico (asterisco) con una placa fibrinosa hiperecoica (flecha naranja). El lóbulo pulmonar caudal izquierdo está atelectásico (flecha blanca). Por cortesía de Dr. Carlo Anselmi, DECVDI.

Fig. 17.29 Imagen de TC transversal del tórax de un gato doméstico de pelo corto con derrame pleural (asteriscos naranjas) y nódulos con realce de contraste (flechas naranjas) debidos a carcinomatosis pleural. Se aprecia que la porción ventral del lóbulo pulmonar derecho craneal está atelectásica. Hay también una pequeña burbuja de gas yatrogénica (asterisco blanco) en la zona media ventral de la cavidad torácica debida a una toracocentesis previa.

ensanchamiento de las fisuras interlobulares. La silueta cardiaca suele ser visible cuando la cantidad de derrame pleural es pequeña. No obstante, el enmascaramiento del borde del corazón y el diafragma puede en última instancia producirse al aumentar el volumen de derrame pleural.

El derrame pleural puede corresponderse con trasudados, exudados, hemorragia, derrame neoplásico y quilo.[36] La naturaleza exacta del derrame pleural (es decir, sangre, pus, quilo o trasudado) no puede definirse en función del aspecto radiográfico, ya que todos los líquidos tienen la misma opacidad radiográfica.

La toma de muestras del derrame pleural por toracocentesis, para citología y análisis, es a menudo necesaria, a fin de determinar el tipo y naturaleza precisos del líquido presente. La presencia de derrame pleural provoca un grado variable de enmascaramiento de las estructuras torácicas normales y de otras patologías intratorácicas. La ecografía torácica es una modalidad de imagen útil para visualizar las estructuras intratorácicas, la potencial patología del tórax y el aspecto del derrame pleural.[37] Cuando el líquido pleural es anecoico, ello indica derrame con trasudado, trasudado modificado o quiloso. Si el líquido es ecogénico (o moteado), ello indica que es celular, fibrinoso o proteináceo (exudados, hemorragia o derrames neoplásicos) (**figs. 17.27** y **17.28**). El aspecto ecográfico del líquido no resulta fiable, por lo que ha de procederse a la pertinente toma de muestras. La presencia de engrosamiento pleural irregular o de masas pleurales y de bandas fibrinosas ecogénicas puede ser indicio de un derrame más crónico, pleuritis o neoplasia pleural. Sin embargo, el examen ecográfico torácico está limitado por las costillas y el pulmón aireado, y no puede proporcionar una perspectiva de toda la cavidad torácica.

La TC sí proporciona en cambio una perspectiva global de la cavidad torácica y es más sensible que la radiografía para detectar masas o nódulos pleurales (p. ej., por carcinomatosis pleural o mesotelioma) u otras patologías intratorácicas, por su capacidad de detección de lesiones que realzan con contraste. En la radiografía, estas patologías en ocasiones quedan enmascaradas por la presencia de derrame pleural, ya que ambas tienen una opacidad de tejido blando similar (**fig. 17.29**).

Neumotórax

El neumotórax puede ser traumático, espontáneo o yatrogénico.[38] El neumotórax traumático se debe a un traumatismo cerrado o a lesiones penetrantes en la pared torácica. El espontáneo es aquel en el que no hay causas traumáticas o yatrogénicas conocidas, como el inducido por rotura espontánea de una bulla/vesícula pulmonar o que es secundario a una enfermedad pulmonar preexistente. Las posibles causas de neumotórax yatrogénico comprenden colocación o retirada de una sonda de toracostomía, toracocentesis con aguja, dehiscencia de incisiones de toracotomía, celiotomía con hernia diafragmática no detectada, broncoscopia, rotura traqueal asociada a intubación en gatos, ventilación con presión positiva intermitente o aspiración con aguja fina percutánea de pulmón.

En las imágenes radiográficas, el neumotórax se caracteriza por retracción de los pulmones respecto a la pared torácica y la columna, con gas interpuesto. Hay ausencia de marcas pulmonares (vasculatura) que se extiendan hasta la periferia del tórax. La punta del corazón también puede estar desplazada en relación con el esternón en las proyecciones laterales. En general, las proyecciones laterales se consideran más sensibles para la detección de neumotórax que las dorsoventrales o ventrodorsales (**fig. 17.30**).[34] En ocasiones, los pliegues cutáneos pueden asemejarse al gas pleural. No obstante, los pliegues cutáneos normalmente se extienden más allá de la cavidad torácica y suelen tener una orientación diferente a la del borde del lóbulo pulmonar (**fig. 17.31**).

El neumotórax a tensión se produce cuando la presión del gas pleural es mayor que la atmosférica. Se caracteriza por la presencia de una gran cantidad de gas en la cavidad pleural, atelectasias lobulares pulmonares

Fig. 17.30 Proyecciones ventrodorsal (**A**) y lateral izquierda (**B**) del tórax de un macho de bóxer esterilizado de 5 años con neumotórax espontáneo. Se aprecia retracción de los lóbulos pulmonares desde los bordes torácicos (flechas naranjas), por presencia de gas libre (asterisco) en la cavidad pleural.

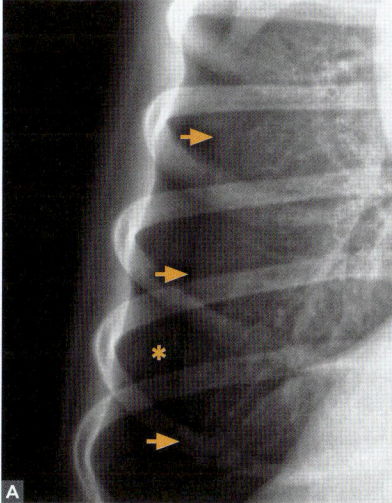
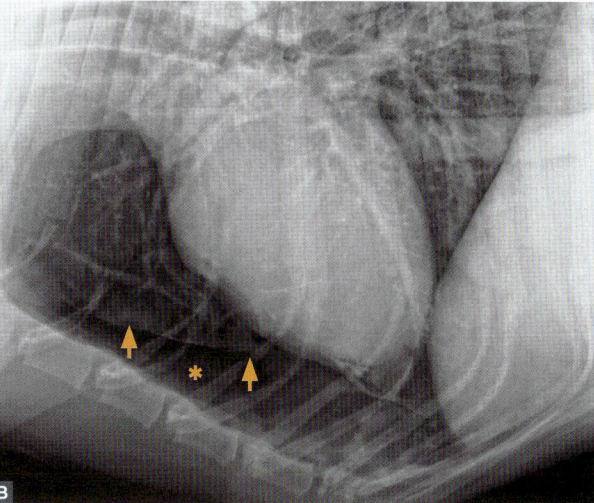

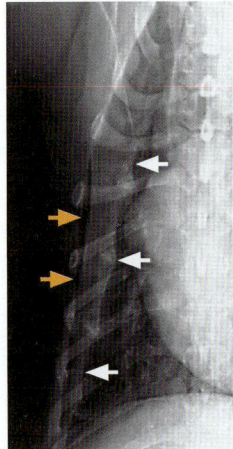

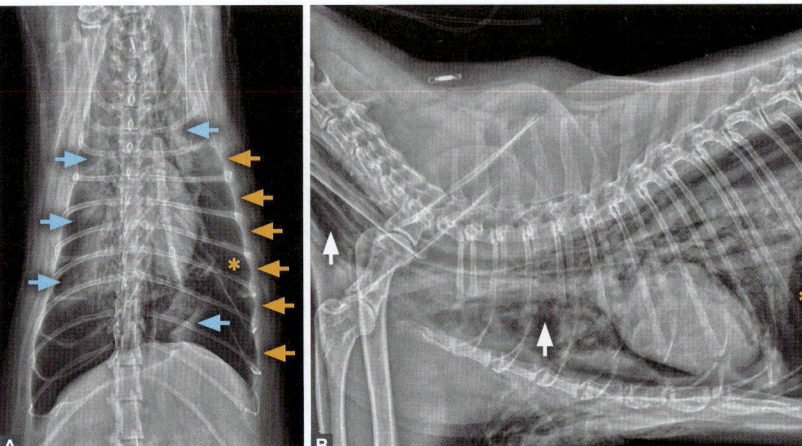

Fig. 17.31 Proyección ventrodorsal del tórax de un bassett hound de 3 años con un artefacto de pliegue cutáneo y conformación "normal" de costillas arqueadas en esta raza, que pueden asemejarse a neumotórax (flechas naranjas) y a derrame pleural (flechas blancas).

Fig. 17.32 Proyecciones ventrodorsal (**A**) y lateral derecha (**B**) de un gato doméstico americano de pelo corto de 10 años con neumotórax a tensión (asterisco) y sobredistensión del hemitórax izquierdo caracterizada por espacios intercostales ensanchados, proyección hacia fuera del borde pleural (flechas naranjas) y desplazamiento caudal del diafragma (flechas amarillas). También hay una moderada atelectasia pulmonar multilobular caracterizada por aumento de la opacificación de los tejidos blandos de múltiples lóbulos pulmonares (flechas azules). Asimismo se aprecian enfisema fascial cervical y neumomediastino pronunciados caracterizados por gas en el plano facial cervical y el mediastino (flechas blancas).

Fig. 17.33 Proyección radiográfica dorsoventral (**A**) e imagen de TC reconstruida dorsal (**B**) del tórax de un chihuahua de 2 años con neumotórax a tensión (asteriscos), enfisema lobular del pulmón medio derecho (flechas naranjas), atelectasias pulmonares de los lóbulos craneal y caudal derechos (flechas blancas) y pronunciada desviación hacia la izquierda del corazón. Obsérvese el tórax en tonel del paciente debido al neumotórax a tensión y el enfisema lobular. Por cortesía del Dr. Federico Vilaplana-Grosso, DECVDI, DACVR.

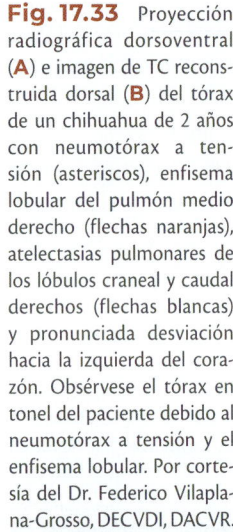

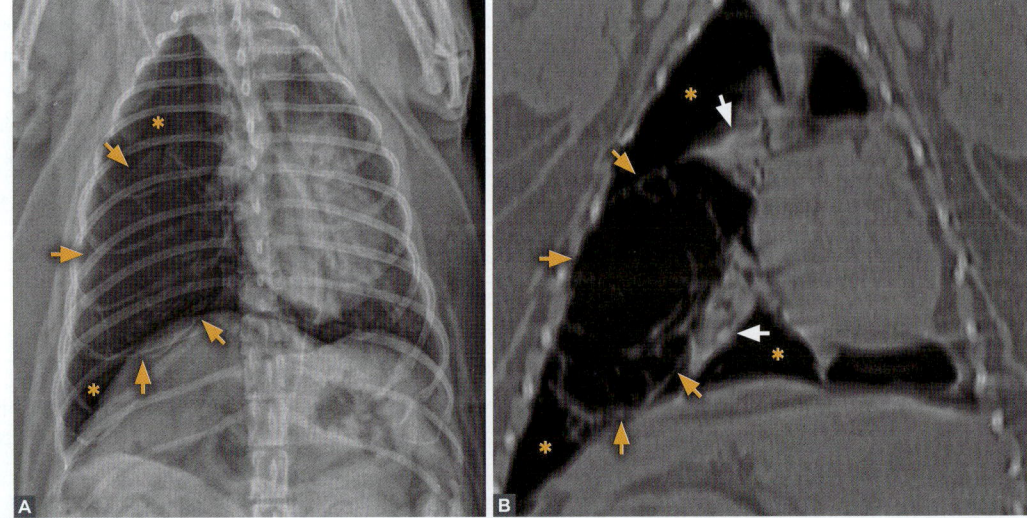

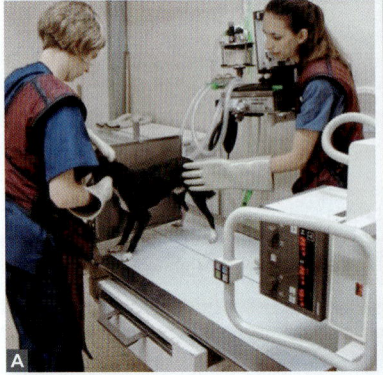

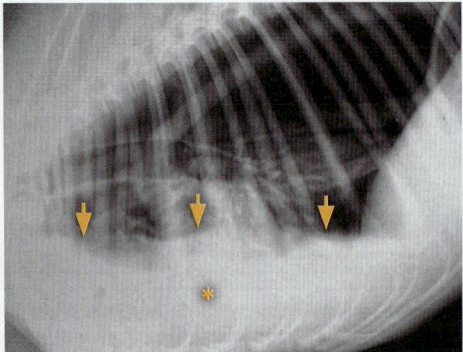

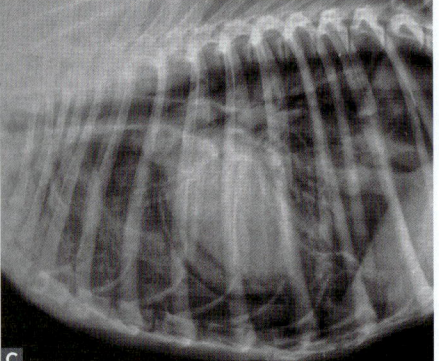

Fig. 17.34 Colocación (**A**), proyección laterolateral de izquierda a derecha con el animal de pie con haz horizontal (**B**) y proyección en decúbito lateral derecho convencional (**C**) del tórax de un perro de raza mixta de 3 años con hidroneumotórax. Obsérvese que el derrame pleural (asterisco) gravita y forma una "línea de líquido" horizontal (flechas), mientras que el gas libre (neumotórax) se eleva hacia la parte superior del tórax en la proyección lateral con el animal de pie. Por cortesía del prof. Robert M. Kirberger, DECVDI.

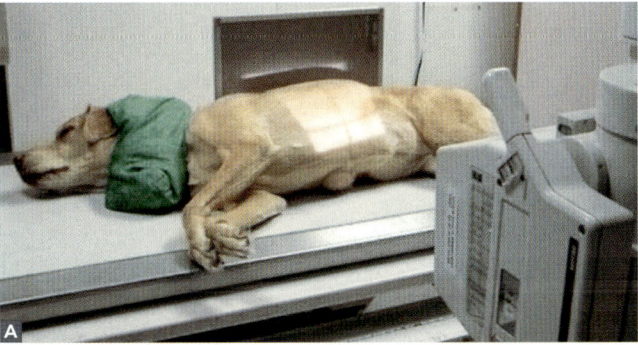
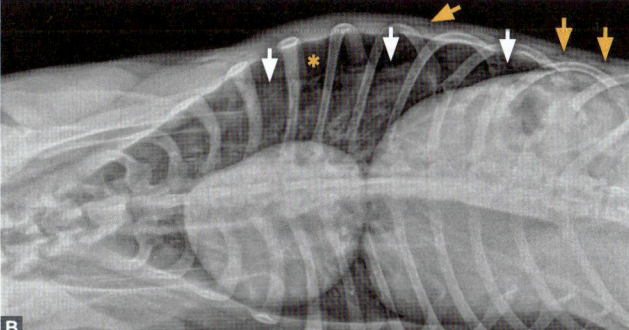

Fig. 17.35 Colocación (**A**) y proyección ventrodorsal (**B**) del tórax de un perro de raza mixta de 4 años en decúbito lateral derecho con haz horizontal. Hay neumotórax leve por acumulación de gas en la zona no declive de la cavidad pleural izquierda (asterisco) y retracción de los lóbulos pulmonares izquierdos desde la pared torácica (flechas blancas). También hay un enfisema subcutáneo muy leve concurrente (flechas naranjas).

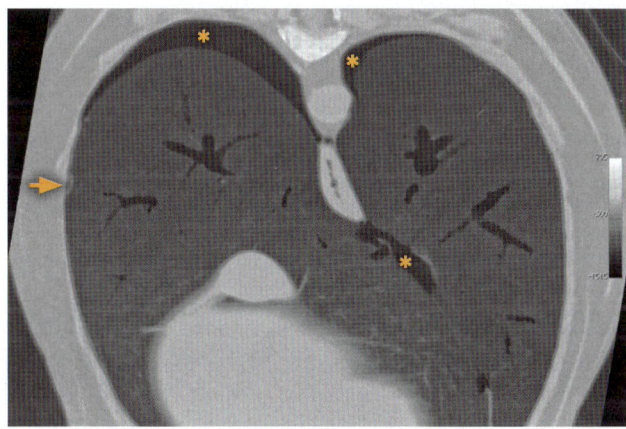

Fig. 17.36 Imagen de TC transversal del tórax de un labrador retriever de 11 años, con neumotórax espontáneo leve, caracterizado por una pequeña cantidad de gas en la cavidad pleural (asteriscos), secundario a una pequeña vesícula rota (flecha naranja). Por cortesía de la Dra. Amy Zalcman, DACVR.

graves, sobredistensión del tórax con aspecto en forma de tonel, y desplazamiento caudal o aplanamiento del diafragma (**fig. 17.32**). En el neumotórax a tensión unilateral, la silueta cardiaca está desviada hacia el lado opuesto, por el incremento de la presión del gas pleural (**fig. 17.33**).

Radiografía de haz horizontal

La radiografía lateral con el animal de pie, o la radiografía ventrodorsal con el animal en decúbito lateral utilizando un haz horizontal, son los mejores métodos para detectar un neumotórax de pequeño volumen (**figs. 17.34** y **17.35**).[39] El gas libre en la cavidad pleural generalmente se eleva hacia la parte superior del tórax. La radiografía suele bastar para diagnosticar un neumotórax. La tomografía computarizada se emplea a menudo en pacientes con sospecha de neumotórax espontáneo, para descartar una posible bulla o vesícula rota (**fig. 17.36**) y otras afecciones pulmonares subyacentes, aunque con frecuencia no permite confirmar la localización de la lesión etiológica, por lo que el diagnóstico a veces requiere toracotomía o toracoscopia.[40]

La ecografía torácica también contribuye a diagnosticar el neumotórax, sobre todo como medio de cribado inicial rápido en pacientes gravemente disneicos o estresados. El diagnóstico de neumotórax se establece cuando no se observa el movimiento deslizante normal de la pleura visceral, mientras el aire del espacio pleural no de desplaza con la respiración.

Enfermedad pleural restrictiva crónica o enfermedad pulmonar restrictiva/fibrosante crónica

La fibrosis de la pleura visceral, o pleuritis fibrosante, puede desarrollarse por derrame pleural inflamatorio crónico, con pus, quilo o hemorragia.[41] Este cuadro da lugar a engrosamiento y contracción de la pleura visceral de los pulmones y restricción y reducción del volumen pulmonar. Tras la centesis terapéutica del líquido pleural, los pulmones continúan colapsados, incluso con drenaje continuo. En consecuencia, los bordes pulmonares aparecen redondeados, perdiéndose los márgenes lobulares agudos del pulmón normal (**fig. 17.37**).[42] La pleuritis fibrosante grave se ha notificado en perros y gatos con quilotórax crónico.[41]

Fuelles torácicos

El mecanismo de los fuelles torácicos afecta a la caja torácica y al diafragma.[43] Las enfermedades pulmonares o pleurales crónicas que causan una pérdida de la distensibilidad pulmonar pueden provocar anomalías por fuelles torácicos. Las fracturas por sobrecarga no traumáticas de múltiples costillas son a veces secundarias a la dificultad respiratoria crónica. El esfuerzo inspiratorio o la tos graves pueden provocar contracción del diafragma y tracción simultánea del músculo serrato dorsal, lo que genera fuerzas de flexión y cizallamiento y microtraumatismo crónico, provocando fracturas por sobrecarga en la zona proximal de las costillas. Las costillas de la 8.º a la 12.ª son las más frecuentemente afectadas (**fig. 17.38**).[43] La presencia de múltiples fracturas costales con grados variables de consolidación, los antecedentes de signos respiratorios crónicos y la ausencia de antecedentes de traumatismo deben alertar al profesional clínico del posible diagnóstico de anomalías por fuelle torácico.

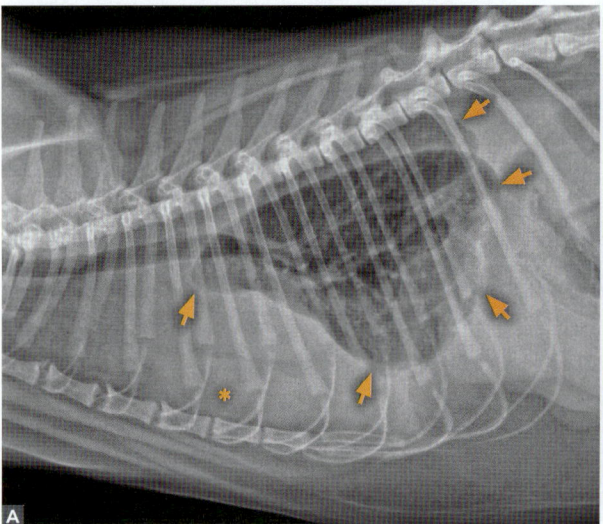
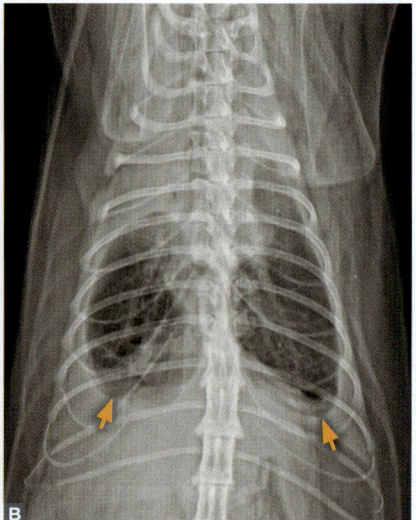

Fig. 17.37 Proyecciones lateral derecha (**A**) y ventrodorsal (**B**) de un gato británico de pelo corto de 16 años con quilotórax crónico y pleuritis restrictiva (fibrosante). Hay una moderada cantidad de derrame pleural (asterisco) caracterizada por aumento de la opacificación de los tejidos blandos (líquido) en la cavidad pleural, y en la que los bordes de los lóbulos pulmonares caudales están redondeados y retraídos de la pared torácica, por fibrosis pleural restrictiva (flechas). Los lóbulos pulmonares craneal derecho, medio derecho y craneal izquierdo están completamente atelectásicos, sin aireación visible. Por cortesía de la Dra. Elisabet Domínguez, DECVDI.

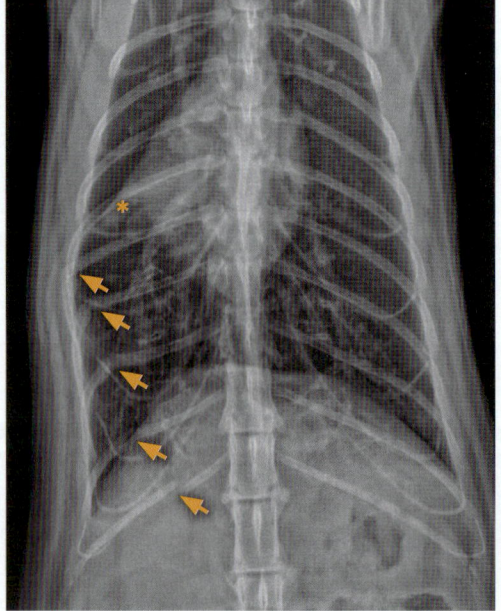

Fig. 17.38 Proyección ventrodorsal del tórax de un gato doméstico de pelo corto con asma felina. Hay un patrón pulmonar bronquial difuso, atelectasias (aumento de la opacificación de los tejidos blandos) del lóbulo pulmonar medio derecho (asterisco) e hiperinsuflación pulmonar. Tales alteraciones son compatibles con asma felina crónica con obstrucción de las vías respiratorias menores. Hay fracturas parcialmente consolidadas de las costillas derechas comprendidas entre la 9.ª y la 13.ª (flechas). Es probable que se trate de fracturas por sobrecarga debidas a enfermedad respiratoria primaria. Por cortesía del Dr. Federico Vilaplana-Grosso, DECVDI, DACVR.

Bibliografía

1. Evans HE, de Lahunta A. The skeleton. In Evans HE, de Lahunta A (editors). Miller's Anatomy of the Dog. St. Louis, Elsevier Saunders, 2013, pp 80-157.

2. Suter PF. Lesions of the thoracic wall, extrapleural diseases. In Suter PF (editor). Thoracic Radiography: A Text Atlas of Thoracic Diseases of the Dog and Cat. Wettswill, Switzerland, Peter F. Suter, 1984, pp 161-177.

3. Suter PF. Lower airway and pulmonary parenchymal diseases. In Suter PF (editor). Thoracic Radiography: A Text Atlas of Thoracic Diseases of the Dog and Cat. Wettswill, Switzerland, Peter F. Suter, 1984, pp 517-682.

4. Parry A, Lamb C. Radiology of thoracic trauma in the dog and cat. *In Practice* 32:238-246, 2010.

5. Scheepens ET, Peeters ME, L'eplattenier HF, Kirpensteijn J. Thoracic bite trauma in dogs: a comparison of clinical and radiological parameters with surgical results. *J Small Anim Pract* 47:721-726, 2006.

6. Lamb CR, Parry AT, Baines EA, Chang YM. Does changing the orientation of a thoracic radiograph aid diagnosis of rib fractures? *Vet Radiol Ultrasound* 52:75-78, 2011.

7. Charlesworth TM, Sturgess CP. Increased incidence of thoracic wall deformities in related Bengal kittens. *J Feline Med Surg* 14:365-368, 2012.

8. Kurosawa TA, Ruth JD, Steurer J, Austin B, Heng HG. Imaging diagnosis. Acquired pectus excavatum secondary to laryngeal paralysis in a dog. *Vet Radiol Ultrasound* 53:329-332, 2012.

9. Lim CK, Heng HG, Guptill LF. Presumed acquired dynamic pectus excavatum in a cat. *Can Vet J* 62:751-754, 2021.

10. Spoldi E, Schwarz T, Sabattini S, Vignoli M, Cancedda S, Rossi F. Comparisons among computed tomographic features of adipose masses in dogs and cats. *Vet Radiol Ultrasound* 58:29-37, 2017.

11. Feeney DA, Johnston GR, Grindem CB, Toombs JP, Caywood DD, Hanlon GF. Malignant neoplasia of canine ribs: clinical, radiographic, and pathologic findings. *J Am Vet Med Assoc* 180:927-933, 1982.

12. Pirkey-Ehrhart N, Withrow SJ, Straw RC, Ehrhart EJ, Page RL, Hottinger HL, Hahn KA, Morrison WB, Albrecht MR, Hedlund CS, et al. Primary rib tumors in 54 dogs. *J Am Anim Hosp Assoc* 31:65-69, 1995.

13. Clarke BS, Mannion PA, White RA. Rib metastases from a non-tonsillar squamous cell carcinoma in a dog. *J Small Anim Pract* 52:163-167, 2011.

14. Hermanson JW E. The muscular system. In Evans HE, de Lahunta A (editors). Miller's Anatomy of the Dog. St. Louis, Elsevier Saunders, 2013, pp 185-280.

15. Grandage J. The radiology of the dog's diaphragm. *J Small Anim Pract* 15:1-18, 1974.

16. Levine SH. Diaphragmatic hernia. *Vet Clin North Am Small Anim Pract* 17:411-30, 1987.

17. Wilson GP, Newton CD, Burt JK. A review of 116 diaphragmatic hernias in dogs and cats. *J Am Vet Med Assoc* 159:1142-1145, 1971.

18. Garson HL, Dodman NH, Baker GJ. Diaphragmatic hernia. Analysis of fifty-six cases in dogs and cats. *J Small Anim Pract* 21:469-481, 1980.

19. Sullivan M, Reid J. Management of 60 cases of diaphragmatic rupture. *J Small Anim Pract* 31:425-430, 1990.

20. Wilson GP, Hayes HM Jr. Diaphragmatic hernia in the dog and cat: a 25-year overview. *Semin Vet Med Surg Small Anim* 1:318-326, 1986.

21. Berry CR, Koblik PD, Ticer JW. Dorsal peritoneopericardial mesothelial remnant as an aid to the diagnosis of feline congenital peritoneopericardial diaphragmatic hernia. *Vet Radiol* 31:239-245, 1990.

22. Ellison GW, Lewiq DD, Phillips L, Tarvin GB. Esophageal hiatal hernia in small animals: literature review and a modified surgical technique. *J Am Anim Hosp Assoc* 23:391-399, 1987.

23. Miles KG, Pope ER, Jergens AE. Paraesophageal hiatal hernia and pyloric obstruction in a dog. *J Am Vet Med Assoc* 193:1437-1439, 1988.

24. Phillips H, Corrie J, Engel DM, Duffy DJ, Holt DE, Kendall AR, Schmiedt CW, Vetter A, Meren IL, Follette C, Schaeffer DJ, Mayhew PD, Marks SL. Clinical findings, diagnostic test results, and treatment outcome in cats with hiatal hernia: 31 cases (1995-2018). *J Vet Intern Med* 33:1970-1976, 2019.

25. Cariou MP, Shihab N, Kenny P, et al. Surgical management of an incidental diagnosed true pleuroperitoneal hernia in a cat. *J Feline Med Surg* 11:873-877, 2009.

26. Voges AK, Bertrand S, Hill RC, et al. True diaphragmatic hernia in a cat. *Vet Radiol Ultrasound* 38:116-119, 1997.

27. Feldman DB, Bree MM, Cohen BJ. Congenital diaphragmatic hernia in neonatal dogs. *J Am Vet Med Assoc* 153:942-944, 1968.

28. Valentine BA, Cooper BJ, Dietze AE, Noden DM. Canine congenital diaphragmatic hernia. *J Vet Intern Med* 2:109-112, 1988.

29. Rossanese M, Pivetta M, Pereira N, Burrow R. Congenital pleuroperitoneal hernia presenting as gastrothorax in five cavalier King Charles spaniel dogs. *J Small Anim Pract* 60: 701-704, 2019.

30. Parry A. Positive contrast peritoneography in the diagnosis of a pleuroperitoneal diaphragmatic hernia in a cat. *J Feline Med Surg* 12:141-143, 2010.

31. Vignoli M, Toniato M, Rossi F, Terragni R, Manzini M, Franchi A, Pozzi L. Transient post-traumatic hemidiaphragmatic paralysis in two cats. *J Small Anim Pract* 43:312-316, 2002.

32. Choi M, Lee N, Kim A, Keh S, Lee J, Kim H, Choi M. Evaluation of diaphragmatic motion in normal and diaphragmatic paralyzed dogs using M-mode ultrasonography. *Vet Radiol Ultrasound* 55:102-108, 2014.

33. Evans HE, de Lahunta A. The respiratory system. In Evans HE, de Lahunta A (editors). Miller's Anatomy of the Dog. St. Louis, Elsevier Saunders, 2013, pp 338-360.

34. Kern DA, Carrig CB, Martin RA. Radiographic evaluation of induced pneumothorax in the dog. *Vet Radiol Ultrasound*, 35:411-417, 1994.

35. Dennis R, Kirberger RM, Barr Frances, Wrigley RH. Other thoracic structures: pleural cavity, mediastinum, thoracic oesophagus, thoracic wall. In Dennis R, Kirberger RM, Barr F, Wrigley RH (editors). Handbook of Small Animal Radiology and Ultrasound - Techniques and Differential Diagnoses. St. Louis, Elsevier, 2010, pp 199-228.

36. Briola C, Zoia A, Rocchi P, Caldin M, Bertolini G. Computed tomography attenuation value for the characterization of pleural effusions in dogs: A cross-sectional study in 58 dogs. *Res Vet Sci* 124:357-365, 2019.

37. Larson MM. Ultrasound of the thorax (noncardiac). *Vet Clin North Am Small Anim Pract* 39:733-745, 2009.

38. Pawloski DR, Broaddus KD. Pneumothorax: a review. *J Am Anim Hosp Assoc* 46:385-397, 2010.

39. Lynch KC, Oliveira CR, Matheson JS, Mitchell MA, O'Brien RT. Detection of pneumothorax and pleural effusion with horizontal beam radiography. *Vet Radiol Ultrasound* 53:38-43, 2012.

40. Au JJ, Weisman DL, Stefanacci JD, et al. Use of computed tomography for evaluation of lung lesions associated with spontaneous pneumothorax in dogs: 12 cases (1999-2002). *J Am Vet Med Assoc* 228:733-737, 2006.

41. Fossum TW, Evering WN, Miller MW, Forrester SD, Palmer DR, Hodges CC. Severe bilateral fibrosing pleuritis associated with chronic chylothorax in five cats and two dogs. *J Am Vet Med Assoc* 201:317-324, 1992.

42. Suess RP Jr, Flanders JA, Beck KA, Earnest-Koons K. Constrictive pleuritis in cats with chylothorax: 10 cases (1983-1991). *J Am Anim Hosp Assoc* 30:70-77, 1994.

43. Hardie EM, Ramirez O, Clary EM, Kornegay JN, Correa MT, Feimster RA, Robertson ER. Abnormalities of the thoracic bellows: stress fractures of the ribs and hiatal hernia. *J Vet Intern Med* 12:279-287, 1998.

CAPÍTULO 18

Mediastino

Ehren M. McLarty

PUNTOS CLAVE

▪ La radiografía es una herramienta de cribado apropiada para la enfermedad mediastínica, aunque a menudo esté indicada la tomografía computarizada (TC) para una localización más exacta de la enfermedad.

▪ Los perros braquicéfalos adultos suelen tener un gran volumen de grasa en el mediastino craneal, que no debe confundirse con una masa.

▪ La linfoadenopatía mediastínica se asocia sobre todo a neoplasia de células redondas.

▪ La linfoadenopatía esternal puede ser un indicador de enfermedad intraabdominal.

▪ Los tumores epiteliales tímicos y los linfomas son las masas mediastínicas craneales más frecuentes.

▪ Los quistes mediastínicos craneales tienen un aspecto radiográfico similar al de otras masas, pero no muestran realce de contraste en la TC.

▪ La linfoadenopatía traqueobronquial causa un efecto de masa dorsal a la carina, que suele asociarse a linfoma o infección fúngica.

▪ El empiema paraesofágico da lugar a una masa en la línea media caudodorsal y, a menudo, se asocia a mediastinitis, derrame pleural y bronconeumonía.

▪ La hemorragia mediastínica causa ensanchamiento mediastínico difuso en forma de V.

▪ El neumomediastino da lugar a un aumento de la visibilidad de las estructuras mediastínicas y puede extenderse a la fascia cervical o al espacio retroperitoneal, o bien tener en estos últimos su origen.

▪ Se requiere videofluoroscopia de contraste para identificar los trastornos de la motilidad esofágica.

▪ El megaesófago generalizado puede ser congénito, asociado a enfermedad sistémica o idiopático, mientras que la dilatación esofágica segmentaria tiene su causa en anomalías del anillo vascular, cuerpos extraños, estenosis y, rara vez, neoplasias esofágicas.

▪ El reflujo gastroesofágico y la hernia de hiato son enfermedades frecuentes de la región hiatal, a menudo se producen conjuntamente y se diagnostican mejor por videofluoroscopia de contraste.

▪ Las neoplasias esofágicas son infrecuentes, aunque pueden darse tanto carcinomas como sarcomas, siendo los carcinomas más habituales en gatos y los sarcomas por infección por *Spirocerca lupi* más habituales en perros.

Mediastino normal

El mediastino se define como el espacio entre los sacos pleurales derecho e izquierdo y alberga la tráquea y la carina, el esófago, el corazón y los grandes vasos, el conducto torácico, numerosos ganglios linfáticos y el timo o restos tímicos (**fig. 18.1**). El mediastino contiene también una pequeña cantidad de tejido adiposo (en el animal en buen estado físico) que rodea los órganos de tejido blando. En las radiografías ventrodorsales, la anchura del mediastino es menor que el ancho de la columna vertebral, o equivalente, pero puede ser mayor en animales obesos. En perros braquicéfalos adultos suele existir un gran volumen de grasa en el mediastino craneal, y aparece más ancho que en otros perros. El margen craneal del mediastino queda delimitado por la entrada torácica, donde comunica con los planos fasciales cervicales, lo que permite que gases o líquidos se extiendan desde esta región hasta el mediastino, y viceversa. Caudalmente, el mediastino queda delimitado por el diafragma, pero comunica con el espacio retroperitoneal a través del hiato aórtico. El mediastino puede considerarse dividido en tres regiones para su estudio, aunque, en realidad, existe solapamiento de patologías entre las regiones, especialmente cuando existen enfermedades mediastínicas generalizadas (como mediastinitis, neumomediastino o derrame). La silueta cardiaca es una referencia práctica para definir estas regiones. El mediastino craneal (craneal a la silueta cardiaca), el mediastino medio (que incluye el corazón y la región dorsal al corazón) y el mediastino caudal (entre la silueta cardiaca y el diafragma). Además, el mediastino puede dividirse para su análisis en compartimentos dorsal y ventral, con respecto a la tráquea y la carina.[1,2]

Mediastino craneal

▮ **Timo** En el perro o gato joven, el timo es una estructura piramidal o cónica que se localiza en el mediastino craneal ventral, inmediatamente craneal al corazón. En proyecciones radiográficas laterales, puede contribuir a aumentar la opacidad de tejido blando en el mediastino craneal, pero no tiene márgenes definidos. En proyecciones dorsoventrales o ventrodorsales, se visualiza como una estructura triangular de tejido blando en el borde izquierdo del mediastino craneal, inmediatamente craneal o contigua a la silueta cardiaca (a menudo se hace referencia a ella como "signo de la vela de barco"). En las imágenes de tomografía computarizada (TC), el timo muestra isoatenuación con respecto al músculo y ligero realce de contraste.

▮ **Ganglios linfáticos** Los ganglios linfáticos del mediastino craneal incluyen los ganglios linfáticos esternales, de localización inmediatamente dorsal al esternón craneal, y los ganglios linfáticos mediastínicos craneales, situados en el centro o en la zona dorsal del mediastino craneal. En condiciones normales, estos ganglios linfáticos no son visibles en las proyecciones radiográficas y a menudo no se observan en las imágenes de resonancia magnética (RM), TC o ecografía. En un perro grande, los ganglios linfáticos normales se visualizan mediante ecografía y tienen un aspecto y un tamaño similares a otros ganglios linfáticos (moderadamente ecogénicos, entre ovoides y fusiformes y de alrededor de 5 mm de ancho). Los esternales y mediastínicos craneales suelen visualizarse en las imágenes de TC como pequeñas estructuras de atenuación tejido blando ovoides o elípticas, rodeadas de grasa. Los esternales suelen ser pares y presentan un hilio hipoatenuante visible, mientras que los mediastínicos craneales suelen ser más pequeños y de número variable, sin un hilio diferenciado.[3]

▮ **Grandes vasos** En condiciones normales, la raíz aórtica y la aorta descendente resultan visibles en las radiografías. En proyecciones laterales, la raíz aórtica se observa en la cara craneodorsal de la silueta cardiaca. En las proyecciones ventrodorsal y dorsoventral, la raíz aórtica puede formar un ligero abombamiento a lo largo del margen craneal izquierdo de la silueta cardiaca, mientras que el margen izquierdo de la aorta descendente suele visualizarse justo a la izquierda de las vértebras, discurriendo a través de la silueta cardiaca con una orientación ligeramente oblicua, para converger en la línea media, en el hiato diafragmático. A veces, las ramas de la raíz aórtica son visibles en la región del mediastino dorsocraneal en proyecciones laterales y, cuando se visualizan de frente, pueden ofrecer la falsa impresión de pequeños nódulos pulmonares.

Fig.18.1 Proyecciones torácicas ortogonales de un perro de raza mixta de 5 años normal (**A-B**) y de un gato doméstico de pelo corto de 9 meses también normal (**C-D**). Las estructuras mediastínicas normales aparecen indicadas de la siguiente manera: *a*, aorta; *c*, vena cava caudal. El mediastino craneodorsal, que incluye la vena cava craneal superpuesta, el tronco braquiocefálico, las arterias subclavias, los ganglios linfáticos mediastínicos craneales y la adventicia mediastínica, aparece señalado por las puntas de flecha blancas. En el perro, el receso mediastínico caudal se muestra con una flecha naranja y el receso mediastínico craneal con una flecha amarilla. No son visibles los ganglios linfáticos mediastínicos, el esófago ni los vasos menores.

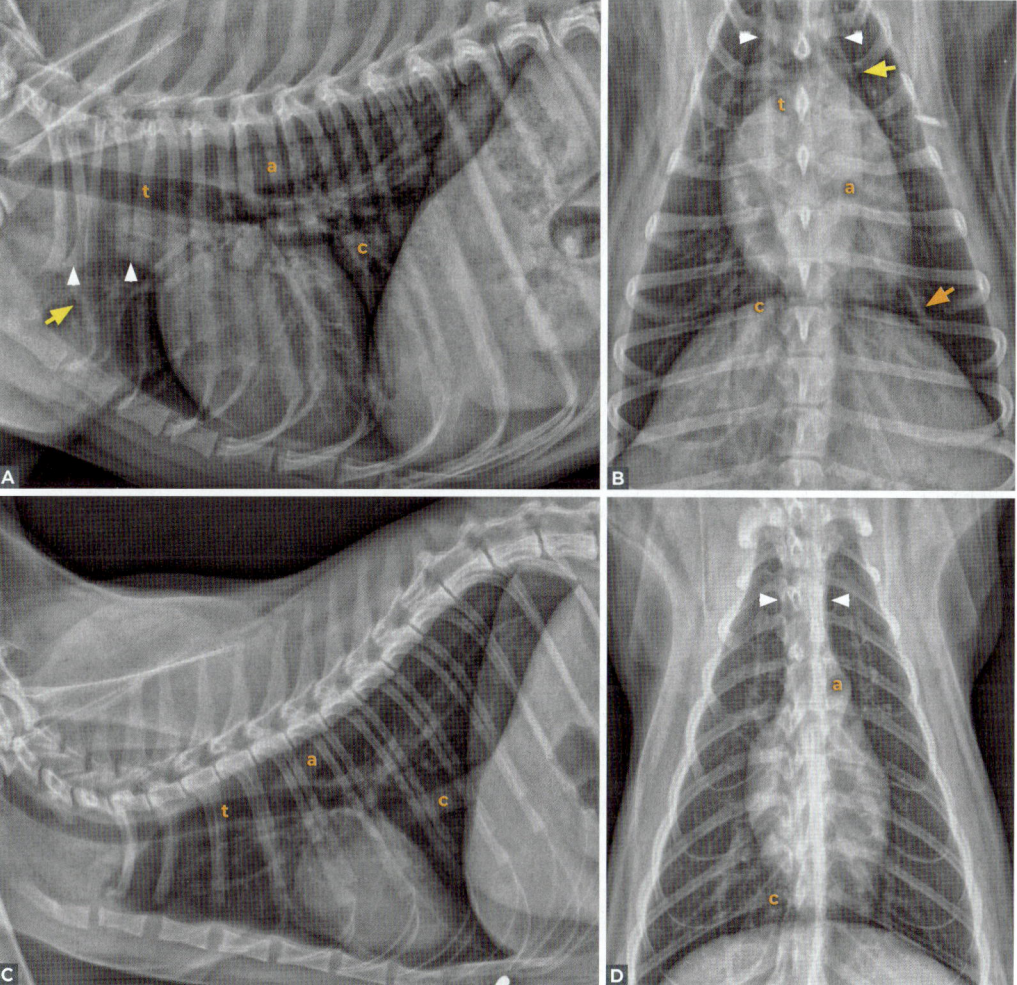

La vena cava craneal no suele ser visible en las radiografías, pero contribuye a la opacidad general de tejido blando en el mediastino craneal. Se distingue claramente en las imágenes de TC, especialmente cuando se administra contraste intravenoso. La mayor parte de la vena cava craneal se visualiza mediante una combinación de ecografía del mediastino craneal y ecocardiografía.

▌ **Receso mediastínico craneal** El lóbulo pulmonar craneal derecho se extiende ligeramente a la izquierda de la línea media. Esto da lugar a una ligera desviación normal hacia la izquierda de la pleura que delimita el mediastino craneal y se visualiza como una banda oblicua de tejido blando, superpuesta a los lóbulos pulmonares craneales derecho e izquierdo en las radiografías laterales. En la proyección dorsoventral o ventrodorsal se visualiza como una estructura linear oblicua de tejido blando ligeramente a la izquierda de la línea media, en una localización similar a la del timo.

Mediastino dorsal

▌ **Aorta** La aorta descendente continúa desde la raíz aórtica por el tórax dorsal, inmediatamente ventral a la columna. La aorta limita lateralmente con la pleura mediastínica, en situación adyacente al pulmón cargado de aire, lo que la hace visible en las radiografías en la mayoría de perros y gatos. La aorta atraviesa el diafragma por un punto dorsal al esófago y la vena cava, y continúa su recorrido por el espacio retroperitoneal.

▌ **Tráquea y carina** La tráquea intratorácica y la carina se encuentran alojadas en el mediastino craneal, situadas en el tercio dorsal del mediastino. La carina (bifurcación de la tráquea en los dos bronquios principales, derecho e izquierdo) es inmediatamente dorsal a la base del corazón. El desplazamiento de la tráquea es un importante indicador de efecto de masa dentro del mediastino y sirve para determinar el origen de dicho efecto. En condiciones normales, la luz de la tráquea se muestra claramente definida en las imágenes radiográficas, de TC y de RM, debido al gas que la ocupa. El borde externo de la pared traqueal no suele observarse en las radiografías, debido a la presencia de tejido blando adyacente y/o de estructuras opacas en el mediastino (obliteración de bordes). La tráquea se aborda con mayor detalle en el capítulo 21.

▌ Ganglios linfáticos traqueobronquiales Existen múltiples ganglios linfáticos en la región de la carina; la mayoría de los perros tienen al menos un ganglio craneal y otro caudal en cada bronquio principal (cuatro en total). Cuando son normales, los ganglios linfáticos no son visibles en las radiografías y resultan difíciles de visualizar por TC o RM.

▌ Esófago El esófago atraviesa todo el mediastino más o menos a la misma altura que la tráquea, superponiéndose a menudo con esta. El esófago no es visible en las radiografías, si bien el segmento torácico caudal puede verse de manera inconstante en el mediastino caudal en cualquier proyección. En condiciones normales, puede haber líquido o gas en el esófago si el paciente está sedado o si traga o eructa durante la obtención de imágenes (**fig. 18.2**).

El esófago se visualiza fácilmente en las imágenes de TC y RM y, a menudo, contiene algo de líquido o de gas, debido a la relajación de los músculos y los esfínteres del esófago inducida por la anestesia. La porción del esófago que se encuentra en el mediastino medio no es visible mediante ecografía, debido al pulmón aireado que la rodea. El esófago más caudal se distingue a menudo en las imágenes de ecografía transdiafragmática, particularmente en pacientes pequeños. En condiciones normales, el esfínter esofágico inferior se encuentra en el abdomen, en situación caudal al diafragma.

Mediastino caudal

▌ Vena cava En condiciones normales, la vena cava caudal se visualiza en las radiografías como una corta estructura tubular que se extiende desde el margen cardiaco hasta el diafragma. Es ventral al esófago caudal y se superpone al lóbulo pulmonar accesorio. La vena cava caudal se visualiza fácilmente en las imágenes de TC y RM y suele distinguirse por ecografía abdominal al atravesar el diafragma.

▌ Receso mediastínico caudal Las pleuras parietales que delimitan el mediastino están orientadas en un plano sagital medio. Sin embargo, en el tórax caudal, las pleuras se desvían hacia la izquierda para dar cabida al lóbulo pulmonar accesorio y envolver la vena cava caudal. Esto crea una fina banda de tejido

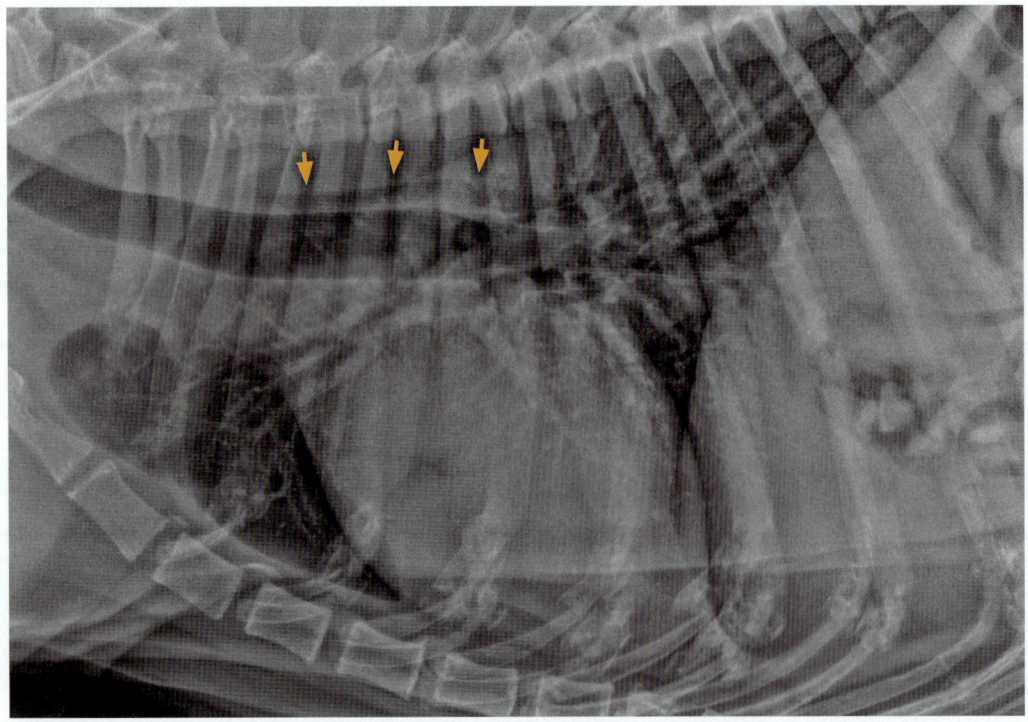

Fig. 18.2 Radiografía lateral derecha del tórax de un labrador retriever de 10 años que muestra una pequeña cantidad de gas en el esófago torácico (flechas). El gas se observó solo en una proyección y es accidental, secundario a sedación o deglución.

blando que se extiende desde el vértice del corazón hasta la cúpula diafragmática, en el tórax caudal izquierdo en radiografías dorsoventrales o ventrodorsales. Esta estructura normal puede ensancharse como consecuencia de derrames, enfermedades infiltrativas o inflamación en el mediastino, así como en pacientes con obesidad mórbida.

■ **Cavidad serosa mediastínica** La cavidad serosa mediastínica es un espacio potencial delimitado por una fina membrana serosa que se extiende a la derecha del esófago, en el mediastino caudodorsal. Deriva del omento mayor y, en condiciones normales, no comunica con el resto del mediastino. Esta estructura no es visible con ninguna técnica de imagen en el paciente normal.

Técnicas de imagen

Radiografía

La radiografía es la técnica de imagen que se utiliza con mayor frecuencia para la evaluación del mediastino: es accesible, tiene un coste razonable y es relativamente fácil de llevar a cabo, al mismo tiempo que ofrece una buena imagen de los detalles anatómicos de las principales estructuras mediastínicas. El contraste que aportan los pulmones adyacentes, llenos de aire, ayuda a identificar patologías mediastínicas. Sin embargo, la técnica radiográfica tiene sus limitaciones. Dado que la mayoría de las estructuras mediastínicas son tejidos blandos opacos, el contraste natural dentro del mediastino es escaso, impidiendo a menudo una localización exacta de la patología. En condiciones normales, el mediastino es un espacio muy estrecho y puede ser difícil distinguir patologías mediastínicas de patologías pulmonares o cardiacas, debido a superposición.[4] En general, la radiografía es una buena herramienta de cribado para identificar patologías mediastínicas, si bien puede ser necesaria información más detallada para localizar y caracterizar con precisión las lesiones.

Tomografía computarizada

La TC proporciona una mejor diferenciación de las estructuras mediastínicas, al eliminar el problema de la superposición y mejorar la resolución de contraste. En perros y gatos, a menudo, la TC proporciona una localización y diagnóstico más precisos de las patologías mediastínicas.[5] La TC de tórax, incluido el mediastino, se realiza mejor con el paciente bajo anestesia general y utilizando sistemas de contención del movimiento respiratorio, para evitar artefactos por este motivo.

Ecografía

La ecografía puede ser una herramienta útil para evaluar ciertas partes del mediastino. El mediastino craneal puede evaluarse desde la entrada torácica o por abordaje latero-paraesternal (similar al de la ecocardiografía).[6] Desde estas posiciones es posible valorar la región del timo, la base del corazón y los ganglios linfáticos mediastínicos. La porción más caudal del mediastino suele evaluarse desde un abordaje transdiafragmático subxifoideo. Desde esta posición es posible visualizar el esófago caudal y el esfínter esofágico inferior, así como líquido, masas, hernias diafragmáticas u otras patologías del mediastino caudal. En pacientes muy grandes u obesos, la visibilidad mediastínica mediante este abordaje puede verse limitada por la profundidad o la grasa. El resto del mediastino, en particular el mediastino dorsal medio, no puede valorarse mediante ecografía en pacientes con pulmones normalmente aireados, debido a la interferencia del gas.

Resonancia magnética

La RM proporciona imágenes de alto contraste del mediastino, pero la utilidad de esta técnica suele verse limitada por el movimiento respiratorio y en la literatura veterinaria se recoge escasa información referente a su uso para la obtención de imágenes del mediastino. Cabe destacar que, a menudo, en la obtención de imágenes de RM de la columna vertebral se incluyen partes del mediastino, un procedimiento relativamente frecuente, de modo que un atento análisis de esta parte de la imagen puede dar lugar a hallazgos inesperados, pero clínicamente importantes (**fig. 18.3**).

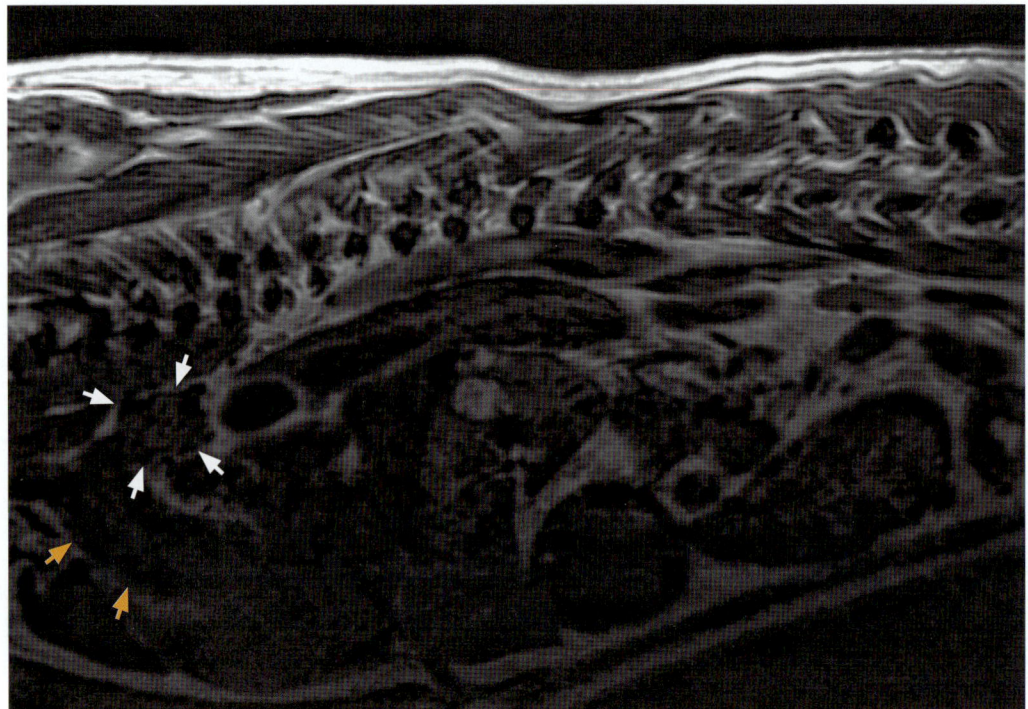

Fig. 18.3 RM sagital en potenciación T1 precontraste de un bulldog del 7 años que muestra una pequeña masa en la base de corazón (flechas blancas), adyacente a la raíz aórtica (flechas naranjas). Mediante ecocardiografía se confirmó la existencia de una masa en la base del corazón, posiblemente un quemodectoma. Fue identificado de manera accidental mientras se obtenían imágenes de la columna vertebral por sospecha de discoespondilitis.

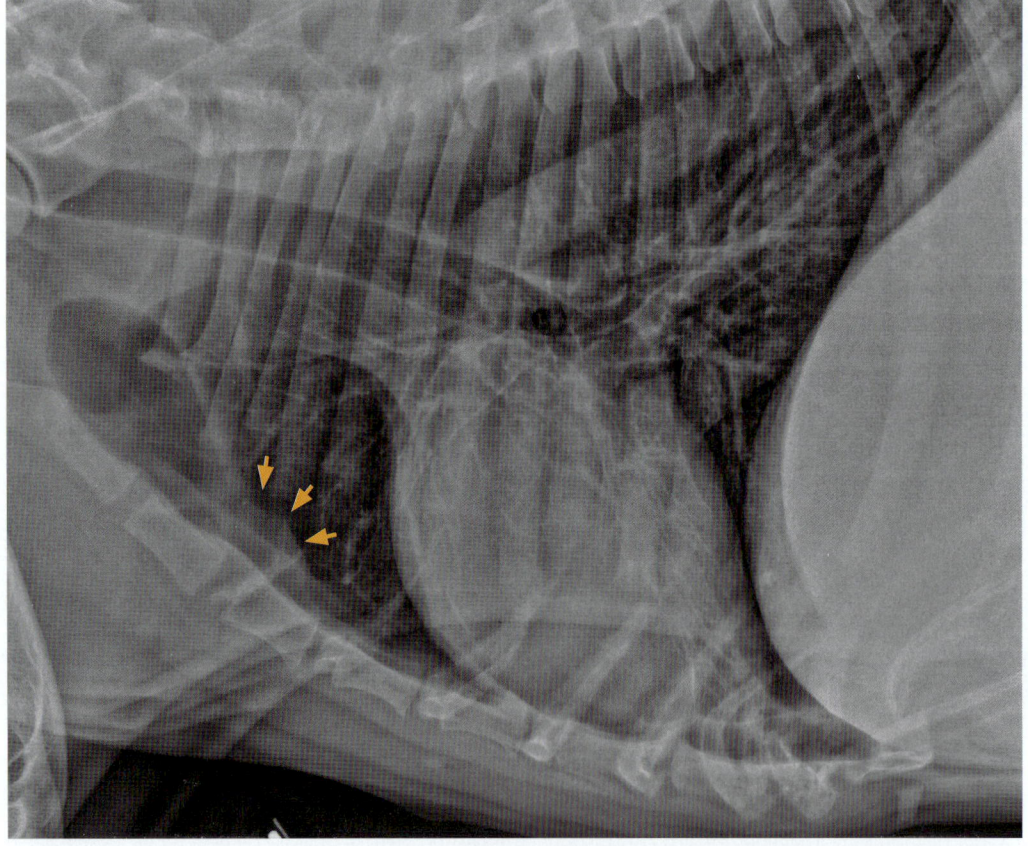

Fig. 18.4 Proyección radiográfica lateral de un weimaraner de 5 años que muestra un ganglio linfático esternal de tamaño aumentado (flechas). Existe disminución concurrente del detalle de la serosa peritoneal y distensión abdominal. El diagnóstico fue de hemoabdomen y tumor esplénico.

Estudios de contraste y fluoroscopia

La radiografía con contraste es una técnica de utilidad para la evaluación del esófago. La administración de bario o de material de contraste yodado mejora la visualización del recorrido del esófago y proporciona información sobre dilatación o estrechamiento esofágico y alteraciones de la mucosa. La fluoroscopia con contraste ofrece un tipo de información similar, pero además permite una evaluación en tiempo real del peristaltismo esofágico y del movimiento de líquidos y bolos alimenticios. La información sobre los aspectos técnicos de la realización de estudios de contraste se aborda en el capítulo 25. La fluoroscopia también es una herramienta útil para la evaluación en tiempo real de la tráquea, la carina y otras estructuras respiratorias.

Masas mediastínicas

Mediastino craneal

Las masas mediastínicas craneales suelen surgir en ganglios linfáticos regionales, el timo o la base del corazón. Las masas con este origen se muestran como una opacidad de tejido blando anómala o aumentada en el mediastino craneoventral, en proyecciones radiográficas laterales, y como un ensanchamiento del mediastino en proyecciones dorsoventrales o ventrodorsales. Las masas grandes provocan en ocasiones desplazamiento dorsal de la tráquea y desviación caudal del corazón. Es frecuente que enmascaren el margen craneal del corazón. La presencia de líquido pleural o mediastínico puede obstaculizar la visualización de masas mediastínicas craneales y, si la masa es grande o está ligeramente fuera de la línea media, puede resultar difícil distinguir un origen mediastínico de uno pulmonar. Las masas mediastínicas craneales tienen un aspecto más variable en las imágenes de TC y ecografía, como se detalla más adelante, pero el aspecto del efecto masa será similar.

■ **Linfoadenopatía esternal y mediastínica craneal** Los ganglios linfáticos esternales de tamaño aumentado (**fig. 18.4**) son visibles en las radiografías como estructuras de tejido blando con un discreto margen dorsal convexo, dorsal a la segunda y tercera esternebras. También son visibles en una localización similar en las técnicas de imagen tomográficas y, a menudo, se observan por ecografía mediante abordaje paraesternal. Estos ganglios reciben drenaje linfático de la cavidad peritoneal, por lo que son sitios frecuentes de inflamación reactiva o metástasis por enfermedad abdominal. Asimismo, los ganglios linfáticos esternales drenan el timo, las costillas y los músculos de la pared torácica.[7,8] Las neoplasias de células redondas representan las enfermedades primarias más frecuentes en pacientes con linfadenopatía esternal. También se ha dejado constancia del hemoabdomen por hemangiosarcoma como causa frecuente de linfadenopatía esternal en perros. Se desconoce si se debe a enfermedad metastática o a una reacción secundaria al hemoabdomen, pero en algunos casos se ha comunicado que la linfadenopatía esternal se resolvió tras la resolución del hemoabdomen. Los gatos son más propensos a presentar una enfermedad inflamatoria primaria, siendo la peritonitis infecciosa felina una etiología frecuente.[8] En general, unos ganglios linfáticos esternales de tamaño aumentado deben conducir a una evaluación en busca de enfermedad abdominal/peritoneal, así como de enfermedades inflamatorias sistémicas y neoplasias de células redondas.

Un ligero incremento de tamaño de los ganglios linfáticos mediastínicos craneales se muestra como un aumento de la opacidad de los tejidos blandos ventrales a la tráquea. Estos tejidos suelen tener un contorno cóncavo, que puede tornarse convexo por aumento de tamaño de ganglios linfáticos. La linfadenopatía mediastínica craneal más grave tiene un aspecto similar al de otras masas mediastínicas craneales, como ya se ha descrito. Los ganglios linfáticos mediastínicos craneales de tamaño aumentado se visualizan fácilmente por TC en localización ventral a la tráquea y adyacente a la vena cava craneal, las venas yugulares y el tronco braquiocefálico. Este aumento de tamaño puede visualizarse por ecografía mediante abordaje paraesternal o desde la entrada torácica. Estos ganglios linfáticos reciben drenaje linfático de numerosas estructuras del mediastino, la pared torácica y la pleura, la pared abdominal (pero no de la cavidad peritoneal) y la región cervical, así como de otros ganglios linfáticos torácicos.[2] La evaluación de los ganglios linfáticos mediastínicos craneales está justificada en pacientes con neoplasias de células redondas, particularmente con linfoma multicéntrico, ya que la afectación mediastínica craneal en estos pacientes es un indicador de pronóstico negativo.[9] Otras patologías a considerar ante el aumento de tamaño de los ganglios mediastínicos craneales son otras neoplasias metastáticas e infección fúngica sistémica.

▌ **Tumores epiteliales tímicos y linfomas** Los tumores epiteliales del timo y los linfomas son las causas más frecuentes de presencia de masas mediastínicas craneales en perros y gatos.[10] El tumor epitelial tímico es una denominación general que engloba timomas, timomas atípicos y carcinomas del timo. Los linfomas pueden tener su origen en el timo, el tejido tímico remanente o cualquier nódulo linfático regional. Resulta difícil diferenciar los tumores epiteliales tímicos de los linfomas únicamente en función de las imágenes; no obstante, se han identificado algunas características que incrementan la especificidad para el tipo de tumor. En comparación con los linfomas, los tumores epiteliales tímicos presentan con mayor frecuencia dos o más bordes definidos en las proyecciones radiográficas laterales y causan desplazamiento a la derecha de la silueta cardiaca en proyecciones dorsoventrales o ventrodorsales (**figs. 18.5** y **18.6**).[11] Los tumores epiteliales tímicos suelen ser más heterogéneos en imágenes de TC pre y poscontraste (**fig. 18.7**) y muestran más a menudo cavitación quística y heterogeneidad en las imágenes ecográficas, mientras que el linfoma es típicamente más homogéneo en la TC, carece de cavitación en las imágenes ecográficas y es más probable que rodee la vena cava.[10,12]

La miastenia gravis, que puede dar lugar a megaesófago, es en ocasiones un síndrome paraneoplásico observado en perros y gatos con tumores epiteliales del timo. Se ha comunicado la aparición de megaesófago hasta en un 40 % de los perros con tumores epiteliales tímicos. La presencia de megaesófago concurrente debe aumentar la sospecha de neoplasia epitelial tímica en un paciente con una masa mediastínica craneal. Aproximadamente la mitad de los perros y gatos con linfoma mediastínico presentan derrame pleural (**fig. 18.8**).[13,14] Otros hallazgos al margen de las técnicas de imagen que aumentan la sospecha de linfoma en pacientes con masas mediastínicas craneales son infección por virus de la leucemia felina e hipercalcemia en perros.

▌ **Otras neoplasias** Los tumores de la base del corazón también se encuentran en el mediastino craneal. Los más frecuentes son los quemodectomas, que se originan en el cuerpo aórtico (**fig. 18.9**). Estos tumores afectan sobre todo a razas braquicéfalas y pueden constituir un hallazgo accidental. La radiografía es una modalidad de imagen específica, pero poco sensible, para la evaluación de tumores de la base del corazón.[15] Salvo que sean muy grandes, a menudo resulta difícil delinear el contorno de las masas en la base del corazón, debido al borramiento del límite con la silueta cardiaca. Los signos radiográficos secundarios que indican que se trata de una masa en la base del corazón son agrandamiento de la silueta cardiaca, con aumento de la opacidad de los tejidos blandos escasamente definida y ensanchamiento mediastínico en la zona dorsocraneal del corazón, así como desplazamiento focal dorsal y/o hacia la derecha de la tráquea distal. Las técnicas de imagen tomográfica mejoran la visualización de las masas de la base del corazón, al eliminar la superposición. Los tumores de la base del corazón son ligeramente heterogéneos en las imágenes de TC pre y poscontraste y pueden invadir vasos adyacentes (p. ej., vena cava craneal), así como desplazar la tráquea, el esófago o vasos.[16] Los tumores de la base del corazón también pueden identificarse mediante ecocardiografía.

En el mediastino craneal pueden aparecer muchos otros tipos de tumores, pero todos infrecuentes. Las neoplasias mediastínicas craneales descritas son carcinoma tiroideo ectópico, tumor neuroendocrino, carcinoma anaplásico, fibroma, lipoma y diversos sarcomas no linfoides.[17]

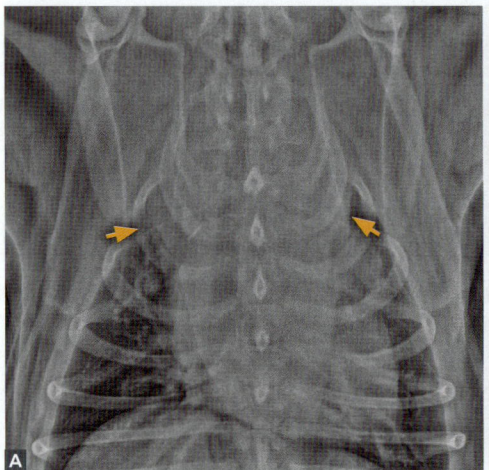
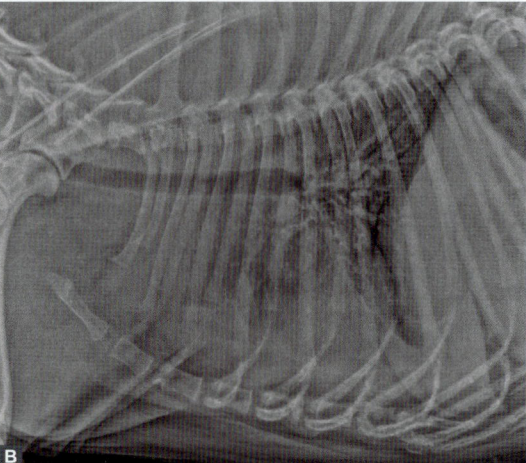

Fig. 18.5 Proyecciones torácicas dorsoventral (**A**) y lateral derecha (**B**) de un bóxer de 7 años con una masa mediastínica craneal poco definida que causa marcado ensanchamiento del mediastino craneal (flechas) y elevación de la tráquea. El margen cardiaco craneal se halla oculto por la masa. El diagnóstico fue de linfoma.

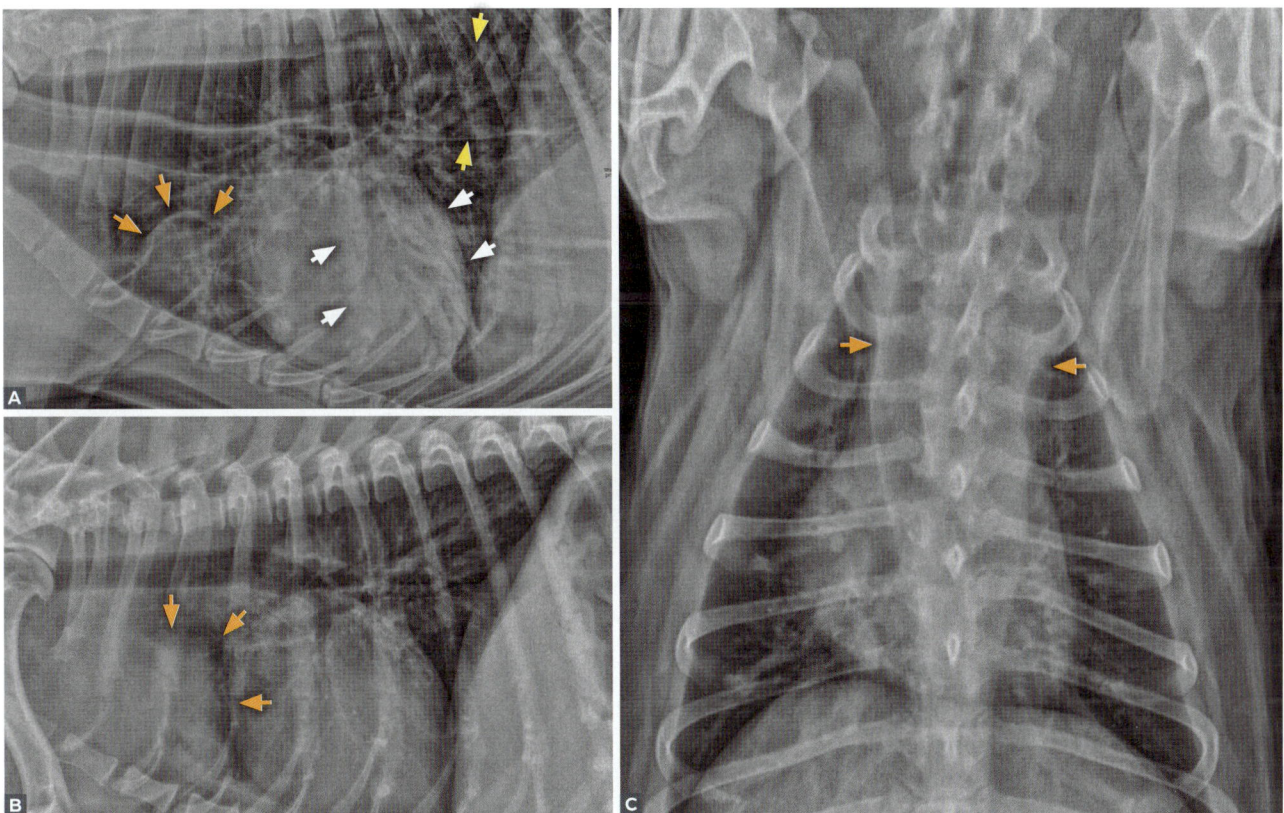

Fig. 18.6 (**A**) Proyección lateral izquierda de un perro de raza mixta de 9 años con un pequeño timoma (flechas naranjas) y megaesófago concurrente (flechas amarillas). Se distingue un patrón pulmonar alveolar en el lóbulo medio del pulmón derecho que indica que este paciente presenta también neumonía por aspiración (flechas blancas.) (**B**) Proyección lateral derecha de un perro de raza mixta de 12 años con un timoma moderadamente grande (flechas). Esta masa presenta bordes dorsal y caudal relativamente definidos. (**C**) Proyección dorsoventral del paciente de B, que muestra ensanchamiento del mediastino craneal (flechas).

Fig. 18.7 Imágenes de TC poscontraste en los planos transversal (**A**) y sagital (**B**) del tórax de un golden retriever de 10 años que presenta un timoma en el mediastino craneal (flechas naranjas). La masa muestra atenuación heterogénea debido a pequeñas y numerosas cavitaciones. Este timoma no es lo suficientemente grande para causar desplazamiento de la tráquea o del corazón. En este paciente no hay megaesófago (flechas blancas).

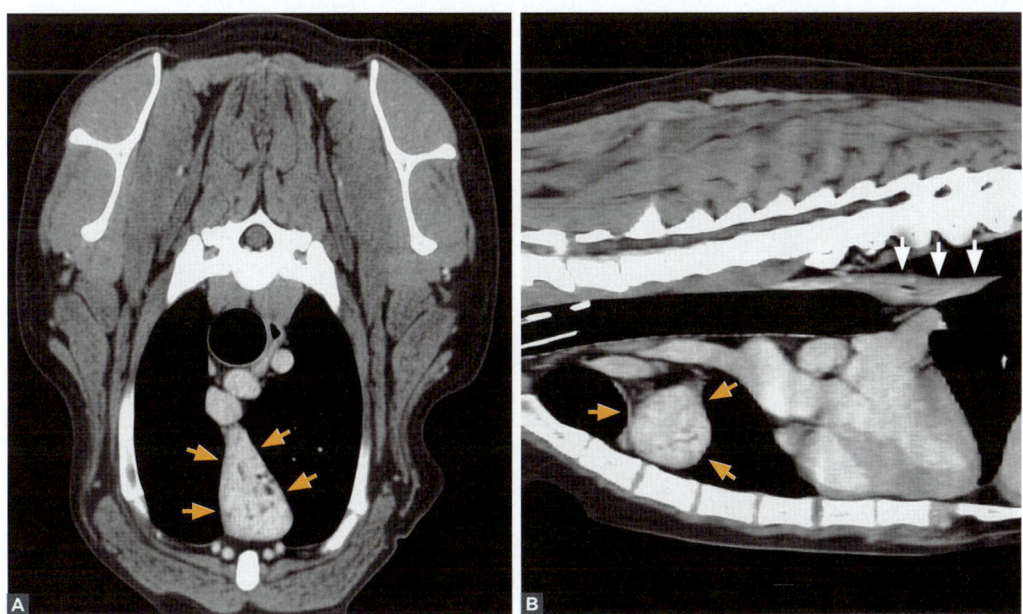

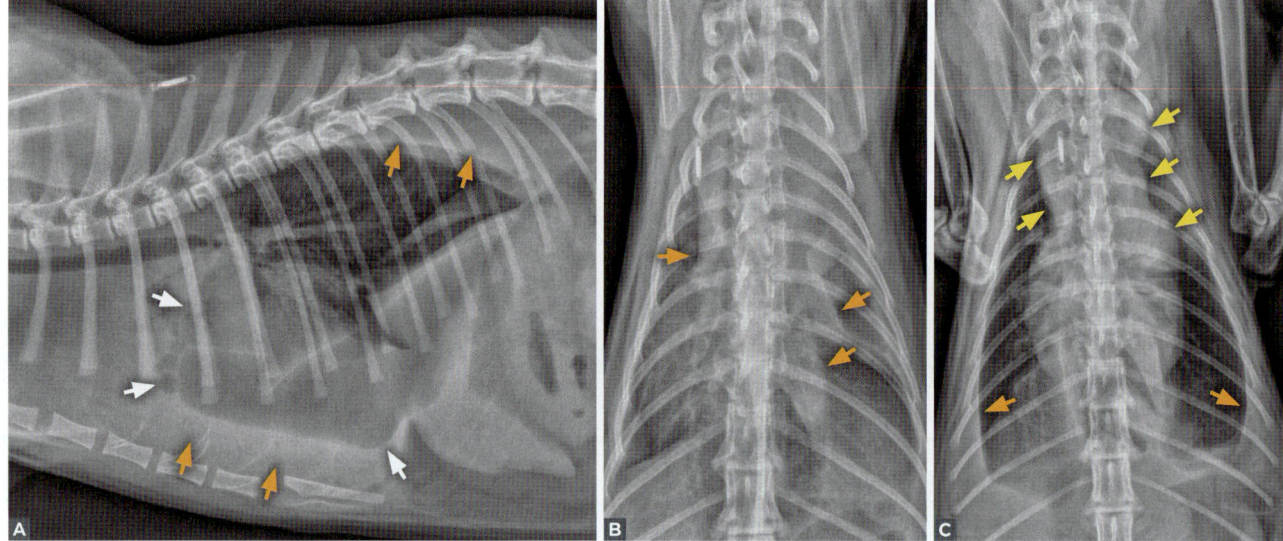

Fig. 18.8 Radiografías lateral derecha (**A**), dorsoventral (**B**) y ventrodorsal (**C**) de un gato doméstico de pelo corto de 15 meses. En las proyecciones lateral y dorsoventral el líquido pleural (flechas naranjas) obstaculiza la evaluación del mediastino craneal; no obstante, se sospecha que el ligero desplazamiento caudal de la carina se debe a una masa mediastínica. En la proyección ventrodorsal puede verse una masa mediastínica craneal con bordes ondulados (flechas amarillas). Existe también neumotórax de volumen moderado (flechas blancas), debido a toracocentesis previa. Se diagnosticó al paciente linfoma y se le realizó una prueba de virus de la leucemia felina, que resultó positiva.

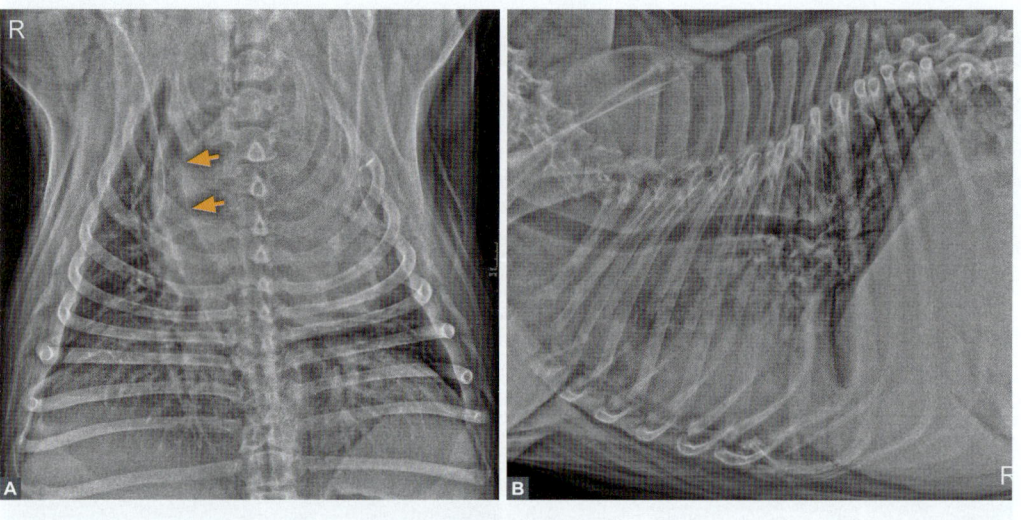

Fig. 18.9 Proyecciones torácicas dorsoventral (**A**) y lateral derecha (**B**) de un bulldog inglés de 10 años con una masa en la base del corazón (posible quemodectoma). La tráquea (flechas) se encuentra marcadamente desviada a la derecha por una gran masa de opacidad de tejido blando que causa borramiento del límite con el corazón. La masa no presenta márgenes bien definidos en la proyección lateral.

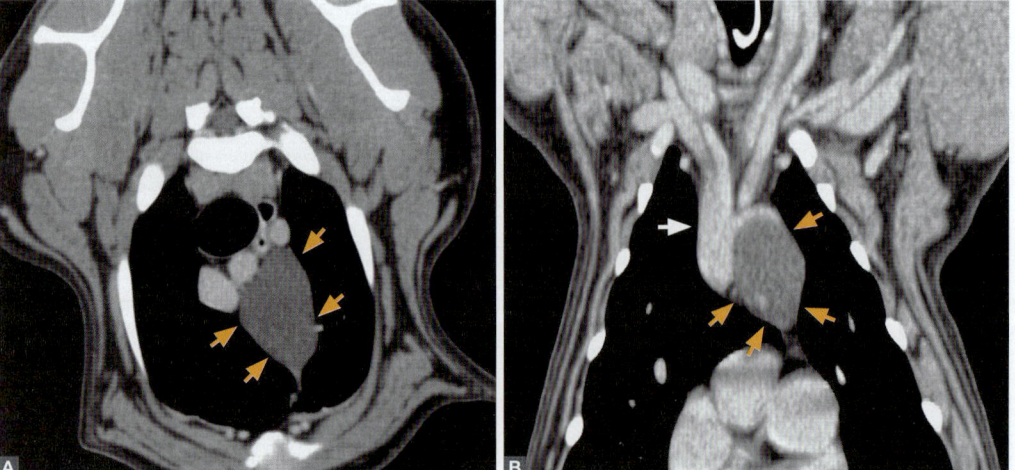

Fig. 18.10 Imágenes de TC poscontraste en los planos transversal (**A**) y dorsal (**B**) de un pastor australiano de 8 años con un quiste branquial. El quiste (flechas naranjas) no muestra realce de contraste. Su situación es inmediatamente craneal al corazón y está en estrecha asociación con la vena cava craneal (flecha blanca).

▌ Quistes Los quistes mediastínicos craneales (masas llenas de líquido y revestidas de células epiteliales) pueden tener su origen en múltiples tejidos. Lo más frecuente es que surjan de tejidos remanentes de las bolsas branquiales medias, del conducto tirogloso o del conducto que conecta las glándulas paratiroides y el primordio tímico. A pesar del origen embrionario de estos tejidos, los quistes suelen identificarse en animales mayores y, a menudo, constituyen un hallazgo accidental, si bien los quistes branquiales se han asociado a signos respiratorios.[18] También se han documentado quistes con origen en el tejido pleural y, en ocasiones, los ganglios linfáticos forman también estructuras similares a quistes (cavidades llenas de líquido, pero no revestidas de epitelio). Los quistes mediastínicos craneales tienen un aspecto radiográfico similar al de otras masas presentes en el mediastino craneal, a menudo con bordes bien definidos. En la TC y en ecografías, estos quistes tienen una pared fina y están llenos de líquido (**fig. 18.10**). El líquido será hipoatenuante y sin realce de contraste en la TC y anecoico en la ecografía (**fig. 18.10**). Es posible observar derrame pleural de manera concurrente con quistes branquiales.[18]

Mediastino dorsal

Las masas que afectan al mediastino dorsal generalmente se desarrollan a partir de los ganglios linfáticos traqueobronquiales, el esófago o la cavidad serosa mediastínica. Las hernias de hiato y paraesofágicas, así como la invaginación gastroesofágica, también provocan un efecto de masa en el mediastino dorsal caudal (la patología esofágica se trata más adelante en este capítulo). Las neoplasias de la columna vertebral, de las cabezas de las costillas o de la musculatura hipoaxial pueden extenderse también al mediastino dorsal, causando desplazamiento ventral de corazón, tráquea y carina. Las masas que se desarrollan a partir de estos componentes de la pared corporal dorsal son normalmente de base amplia y sin borde dorsal definido, debido al borramiento de los bordes.

▌ Linfadenopatía traqueobronquial Los ganglios linfáticos traqueobronquiales hipertrofiados son fácilmente visualizados en la TC y la RM y pueden observarse en las radiografías como una o más estructuras de tejido blando ovoides dorsales a la carina (**fig. 18.11**). Cuando son lo bastante grandes, pueden causar desviación ventral de la carina y los bronquios lobulares caudales, en las proyecciones radiográficas laterales, y ensanchamiento del ángulo entre los bronquios principales, en las proyecciones ventrodorsales o dorso-ventrales. La linfadenopatía traqueobronquial suele asociarse con mayor frecuencia a linfoma o infecciones fúngicas, aunque otras neoplasias de células redondas o metastásicas también han de tenerse en cuenta.[19]

▌ Cavidad serosa mediastínica La patología de la cavidad serosa mediastínica provoca de manera característica distensión, y aparece como una masa bien definida en el plano del esófago en las radiografías, extendiéndose generalmente desde la carina al diafragma (**fig. 18.12**). Por su posición normal a la derecha del esófago, los efectos de masa que se originan a partir de la cavidad serosa mediastínica pueden aparecer

Fig. 18.11 Radiografías torácicas dorsoventral (**A**) y lateral derecha (**B**) de un galgo de 1 año. Hay un borde convexo de tejido blando dorsal a la carina en la proyección lateral (flechas naranjas) y un leve desplazamiento de los bronquios principales en la proyección dorsoventral (flechas amarillas) que representan los ganglios linfáticos traqueobronquiales hipertrofiados. Un patrón pulmonar broncointersticial focal está presente en el pulmón craneoventral (flecha blanca). El paciente fue diagnosticado de coccidiomicosis.

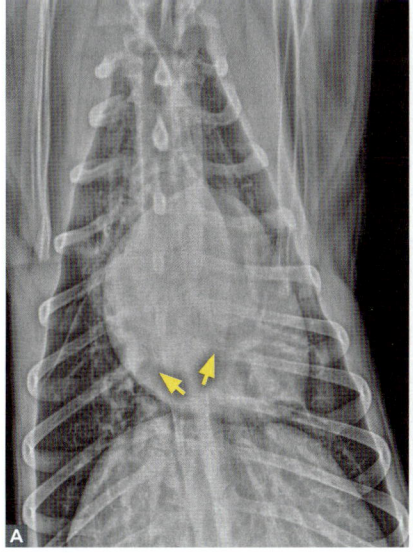
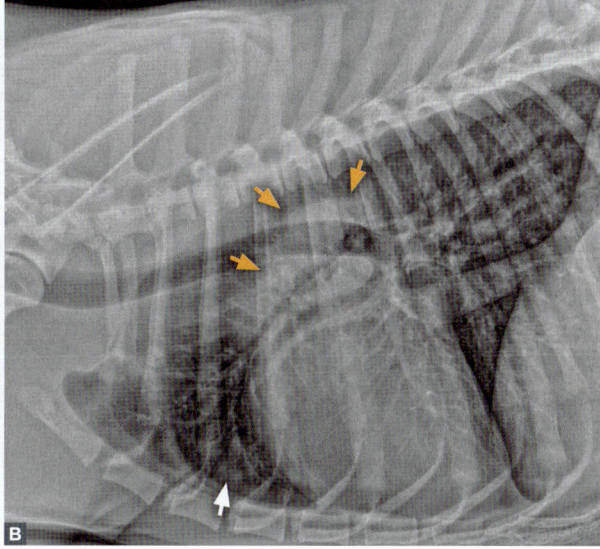

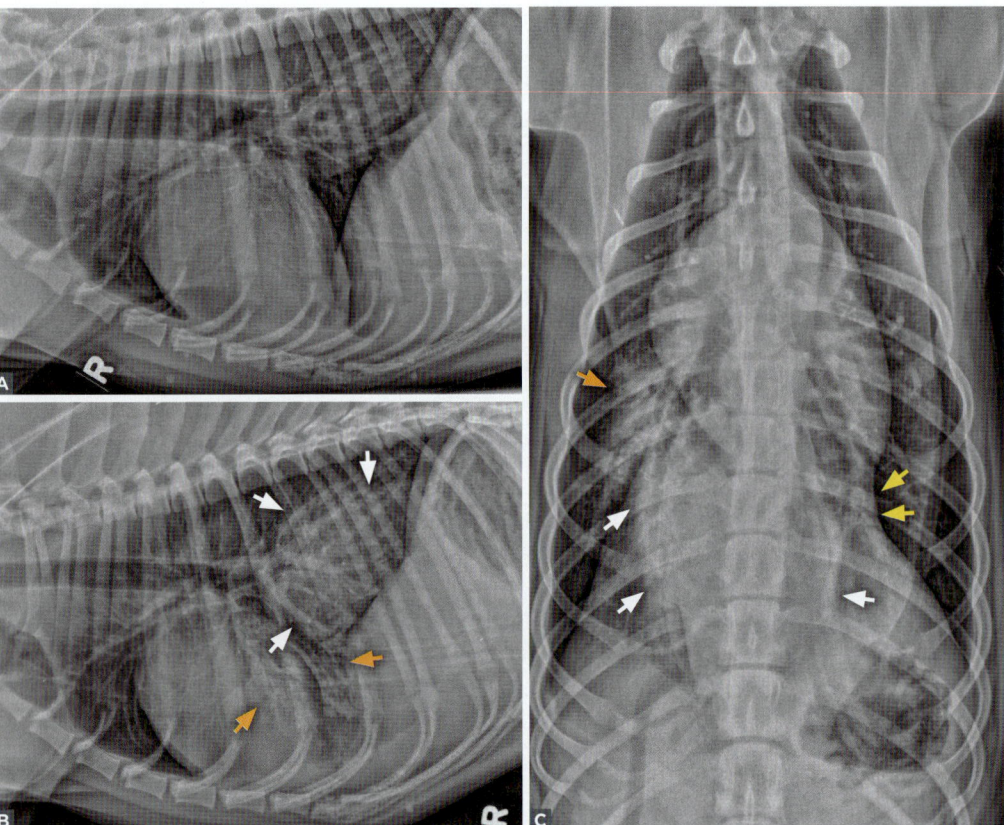

Fig. 18.12 Proyecciones torácicas lateral derecha (**A-B**) y dorsoventral (**C**) de un labrador retriever de 10 años. La proyección lateral derecha de (**A**) fue obtenida 5 días antes que las otras dos. (**A**) Hay un aumento mal definido de opacidad de tejido blando en el mediastino caudodorsal. (**B-C**) En el mediastino caudal se observa una masa de opacidad de tejido blando grande (flechas blancas), ligeramente a la derecha de la línea media y extendiéndose hacia el receso mediastínico caudal (flechas amarillas). Se aprecia un patrón pulmonar alveolar parcheado que afecta al subsegmento caudal de los lóbulos pulmonares craneal izquierdo y medio derecho, ambos lóbulos caudales y al accesorio (flechas naranjas). Al paciente se le diagnosticó empiema paraesofágico.

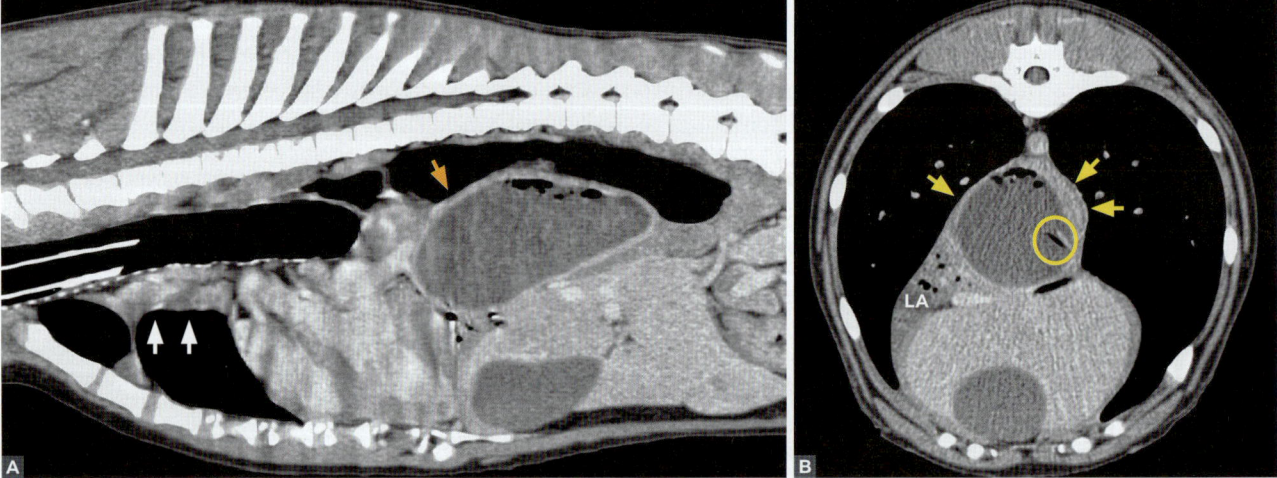

Fig. 18.13 Imágenes de TC poscontraste sagital (**A**) y transversal (**B**) del mismo paciente que el de la figura 18-12. Hay una masa llena de líquido y gas, delimitada por un borde de tejido con realce de contraste en el mediastino caudodorsal derecho (flecha naranja). El hallazgo es compatible con empiema de la cavidad serosa mediastínica. Un objeto hiperatenuante se observa asimismo en el borde ventral izquierdo de la masa (círculo amarillo), que en la cirugía se comprobó que correspondía a una arista de hierba. También están presentes una bronconeumonía concurrente, que incluye el lóbulo pulmonar accesorio (LA), y una adventicia mediastínica engrosada, compatible con mediastinitis (flecha blancas). Las flechas amarillas indican la posición del esófago.

situados ligeramente a la derecha en las proyecciones dorsoventral o ventrodorsal, apreciándose desplazamiento dorsal y a la izquierda del esófago cuando se realiza una esofagografía con contraste. En la TC, las masas o los derrames en la cavidad serosa mediastínica suelen presentar bordes bien definidos, limitados por la membrana serosa normal y pueden diferenciarse de las masas esofágicas.

La patología que afecta más habitualmente a la cavidad serosa mediastínica es el empiema, también conocido como absceso paraesofágico. El absceso/empiema paraesofágico aparece en la TC como una estructura llena de líquido en el mediastino caudal, a la derecha del esófago y ventral a él, y delimitada por paredes engrosadas que realzan con contraste (**fig. 18.13**).[20] El empiema paraesofágico se ha descrito tanto en perros como en gatos, y a menudo se asocia a neumonía piogranulomatosa. El empiema paraesofágico se ha correlacionado con migración de aristas de hierba y otros materiales vegetales, pero rara vez con perforación esofágica. También se han notificado casos de mesotelioma de la cavidad serosa mediastínica. En la TC aparece como una estructura llena de líquido bien definida en el mediastino dorsal caudal, con proyecciones de tipo arborescente de tejido realzado con contraste que se extienden dentro del líquido desde la membrana serosa periférica.[20]

Mediastino caudoventral

Las masas mediastínicas caudoventrales son poco frecuentes tanto en perros como en gatos. Las más comunes son los abscesos o los granulomas. Ocasionalmente se observan también neoplasias metastásicas. En las radiografías, las masas en el mediastino caudoventral pueden ser difíciles de distinguir de las masas pulmonares, sobre todo de las localizadas en el lóbulo pulmonar accesorio, que cruzan la línea media y rodean la vena cava caudal. De hecho, las masas torácicas caudales, con independencia de su localización lateral o en la línea media, tienen un origen pulmonar estadísticamente más probable que el mediastínico.[4] Las masas, hernias o eventraciones diafragmáticas también provocan un efecto de masa en el mediastino caudoventral (la patología diafragmática se trata en el capítulo 17). Las masas mediastínicas caudales son a menudo visibles con la ecografía, mediante abordaje abdominal transdiafragmático, pero continúan siendo difíciles de distinguir de las masas del lóbulo pulmonar accesorio. La diferenciación de las masas mediastínicas caudales de las pulmonares ha mejorado sensiblemente con la TC.

Abscesos y granulomas

Los abscesos y granulomas pueden observarse en todas las regiones del mediastino y obedecen a una amplia diversidad de etiologías, como la migración o penetración de material extraño y las infecciones fúngicas sistémicas. Los abscesos y granulomas tienen un aspecto similar al de otras masas mediastínicas en las radiografías, pero pueden ir acompañadas de derrame mediastínico y/o pleural, causante de borramiento de bordes (**fig. 18.14**).

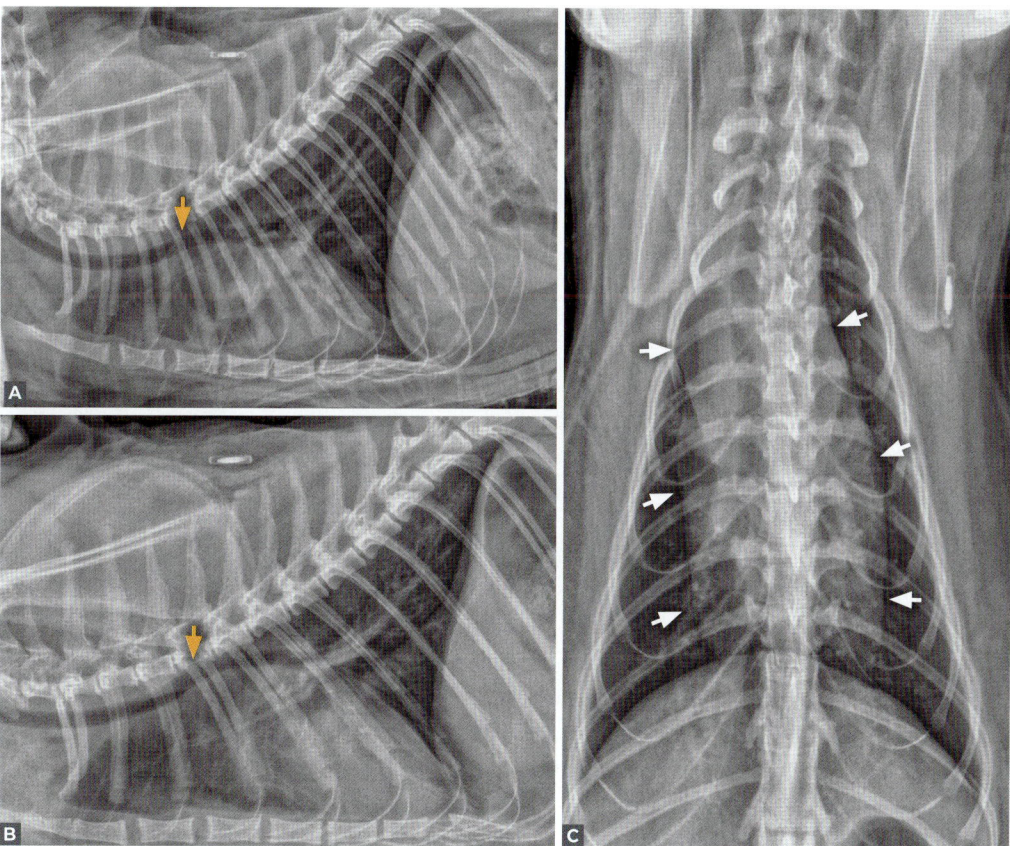

Fig. 18.14 Proyecciones lateral izquierda (**A**), lateral derecha (**B**) y dorsoventral (**C**) del tórax de un gato doméstico de pelo corto de 6 años. Hay aumento difuso de la opacidad en el mediastino craneal, así como a lo largo del mediastino ventral, causante de borramiento del borde en del corazón y el diafragma ventrales. El mediastino está difusamente ensanchado en la proyección dorsoventral (flechas blancas), de modo más pronunciado en la cara craneal derecha. La tráquea está focalmente desviada en sentido dorsal (flecha naranja). El paciente fue diagnosticado de mediastinitis y un absceso mediastínico craneal.

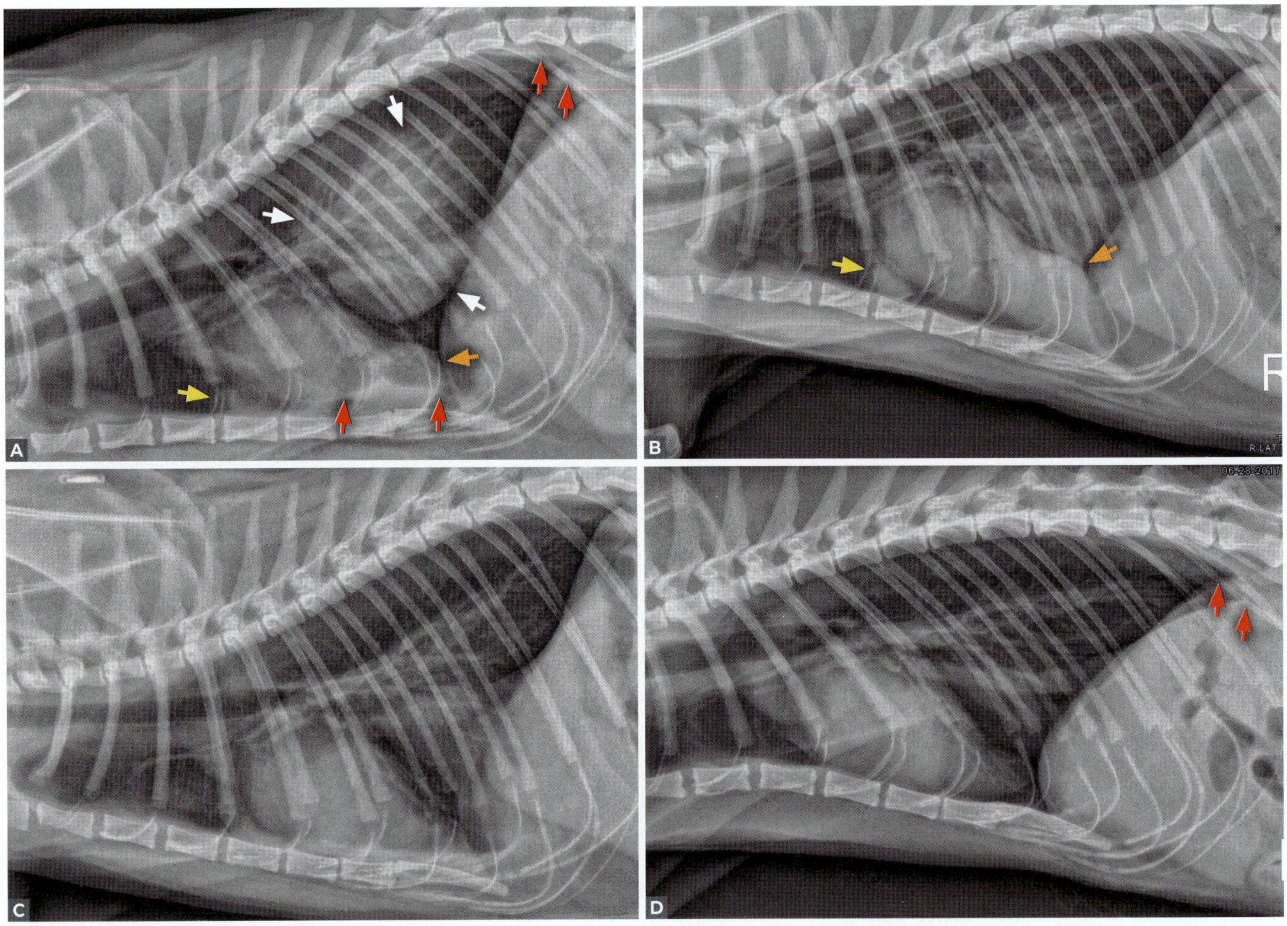

Fig. 18.15 Radiografías torácicas laterales derechas de un gato doméstico de pelo corto de entre 5 y 7 años en el diagnóstico inicial (**A**) y en varios momentos después de establecer el diagnóstico de criptococosis (**B-D**). En el momento del diagnóstico (**A**) se aprecia una gran masa de tejido blando en el mediastino caudodorsal (flechas blancas) y una más pequeña en el mediastino caudoventral en la que hay borramiento del borde del corazón (flecha naranja). Una pequeña área de opacidad de tejido blando amorfa se observa a la altura del borde craneoventral del corazón (flecha amarilla). También hay una leve retracción de los lóbulos pulmonares indicativa de derrame pleural (flechas rojas). Después de 2 meses (**B**), la masa grande se ha reducido ligeramente y está peor definida, mientras que la masa ventral (flecha naranja) ha aumentado de tamaño y aparece un nódulo más definido craneal hacia el corazón (flecha amarilla). A los 11 meses (**C**) todas las masas han disminuido de tamaño y se aprecia un derrame pleural mínimo o casi inexistente. A los 30 meses (**D**) hay un área de opacidad de tejido blando poco definida caudal al corazón, pero no se observan ya masas delimitadas. Hay una leve retracción persistente de los extremos caudodorsales del pulmón (flechas rojas), que puede ser un indicio de líquido pleural o depósito de grasa escasos.

En la ecografía o la TC, los abscesos suelen aparecer llenos de líquido centralmente (que puede ser más ecogénico y atenuante que el líquido quístico) con paredes gruesas que realzan con contraste en la TC. En los abscesos de observa en ocasiones gas, que aparece como focos transparentes en las radiografías, focos hiperecoicos que generan sombra sucia en la ecografía y focos negativamente atenuantes en la TC. En esta última, en ocasiones, se puede ver también material extraño migrante, por ejemplo, palos o aristas de hierba, que aparecen como estructuras hiperatenuantes lineales.

Las infecciones fúngicas sistémicas pueden afectar a los ganglios linfáticos regionales y formar masas granulomatosas aisladas, sobre todo en el mediastino caudal. La infección fúngica más común que presenta este último comportamiento es la criptococosis que, a menudo, origina múltiples masas mediastínicas, junto con derrame pleural y lesiones pulmonares (**figs. 18.15** y **18.16**). Otras infecciones potencialmente causantes de masas mediastínicas granulomatosas son las debidas a los géneros *Histoplasma* y *Blastomyces* y bacterias atípicas, como las de los géneros *Actinomyces* y *Nocardia*.[22-24]

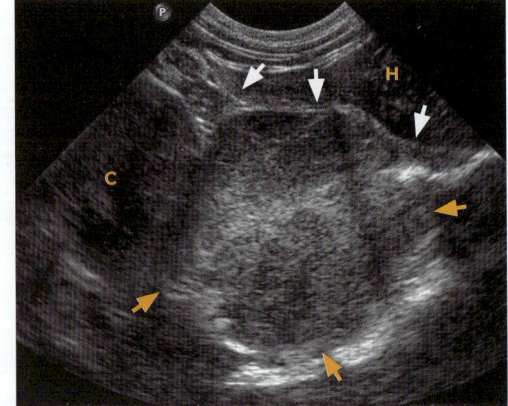

Fig. 18.16 Imagen de ecografía transdiafragmática de la masa más grande (flechas naranjas) en el mismo paciente que en la fig.18.15. La masa es hiperecoica en relación con el hígado (H) y el corazón (C) y levemente heterogénea. La masa contacta con el diafragma y lo desplaza ligeramente, produciendo un borde ondulante atípico (flecha blancas).

Trastornos mediastínicos difusos

Mediastinitis

La mediastinitis puede producirse con o sin formación de abscesos mediastínicos, y está causada por etiologías similares, entre ellas traumatismo penetrante, perforación esofágica, material extraño migrante e infecciones fúngicas. A menudo la mediastinitis se correlaciona con piotórax y derrame pleural.[25] Además de líquido, la mediastinitis suele producir engrosamiento de la pleura y/o la adventicia mediastínicas. En la radiografía, esto puede causar la aparición de bordes mediastínicos irregulares y asimétricos, mientras que en la TC se observa tejido engrosado que realza con contraste y líquido visible escaso o declive. En la ecografía también puede ser evidente un tejido mediastínico heterogéneo engrosado.

Hemorragia mediastínica

La causa más común de hemorragia mediastínica es la toxicidad por rodenticida anticoagulante, si bien otras posibles etiologías son coagulopatías, traumatismos o neoplasias. Los signos radiográficos de hemorragia mediastínica comprenden opacidad aumentada generalizada y ensanchamiento del mediastino, generalmente más pronunciado en sentido craneal. El ensanchamiento mediastínico en las proyecciones dorsoventral y ventrodorsal a menudo configura una forma de V en sentido craneal, con la cara más craneal del mediastino más ancha y estrechamiento hacia el corazón (**fig. 18.17**).

La hemorragia mediastínica asociada a toxicidad por rodenticida anticoagulante o por otras coagulopatías es a menudo concurrente con hemorragia en otras áreas, tales como espacio pleural, parénquima pulmonar y membrana traqueal dorsal, que se pueden visualizar en las radiografías torácicas.[26] Los signos clínicos (p. ej., hemoptisis, taquipnea y aumento del esfuerzo respiratorio) suelen deberse a las hemorragias en estas otras localizaciones y no directamente a la hemorragia mediastínica. Cuando la hemorragia es lo bastante intensa, pueden aparecer signos de shock hipovolémico (como taquicardia y membranas mucosas pálidas). Debido a la comunicación con los tejidos cervicales y al espacio retroperitoneal, la hemorragia en estas regiones puede hacerse extensiva al mediastino. También se observa generalmente hemorragia mediastínica causada por traumatismo, con hemorragia pleural y pulmonar y traumatismo óseo concomitante.

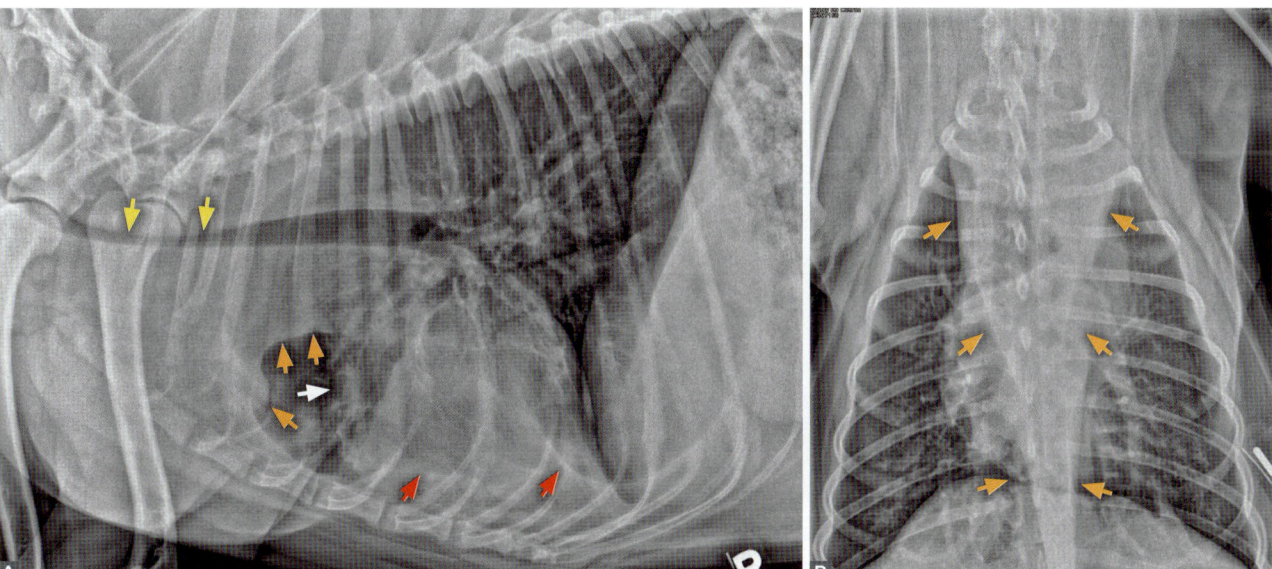

Fig. 18.17 Proyecciones lateral derecha (**A**) y dorsoventral (**B**) de un labrador retriever de 6 años con toxicidad por rodenticida anticoagulante. El mediastino craneal está difusamente ensanchado (flechas naranjas), más en sentido craneal. La membrana traqueal dorsal atenúa la luz traqueal a la altura de la entrada torácica (flechas amarillas), hay ligeros redondeo y retracción de los lóbulos pulmonares en la zona ventral (flechas rojas) y hay un patrón pulmonar intersticial focal en la zona craneoventral (flecha blanca). Tales hallazgos son compatibles con hemorragia mediastínica, traqueal, pleural y pulmonar.

Neumomediastino

El neumomediastino es la presencia de gas libre en el mediastino, y sus hallazgos radiográficos se caracterizan por el aumento del contraste entre las estructuras mediastínicas. Los signos radiográficos de neumomediastino comprenden mayor perceptibilidad de los grandes vasos (como la aorta y sus ramificaciones mayores, la vena cava craneal y la vena ácigos), visibilidad de los bordes externos de la tráquea, aumento de la perceptibilidad del esófago caudal y elevación de la silueta cardiaca desde el esternón.[27,28] En la TC, el neumomediastino se identifica fácilmente por la presencia de gas de atenuación negativa en los bordes de las estructuras del mediastino y entre ellas.

La causa más frecuente de neumomediastino en perros es el traumatismo, mientras que en gatos es la lesión hiperbárica por anestesia general con intubación endotraqueal.[27,28] Pueden considerarse otras causas de alteración esofágica o traqueal, tales como traumatismo penetrante, neoplasia erosiva o trastorno yatrogénico (**fig. 18.18**). Una lesión alveolar o bronquial puede provocar neumomediastino, por salida de aire desde los bronquios, y puede deberse a traumatismo cerrado, lesión por ventilación con presión positiva/hiperbárica, tos crónica o vómito intenso. La presencia de gas derivado de enfisema facial cervical, ya sea por traumatismo penetrante, intervención quirúrgica, lesión traqueal extratorácica o venopunción yugular (en especial en un paciente de difícil manejo, o cuando se han realizado múltiples intentos), también puede producir neumomediastino. El neumomediastino progresa en ocasiones a neumotórax, aunque no tiene lugar como secuela de este.

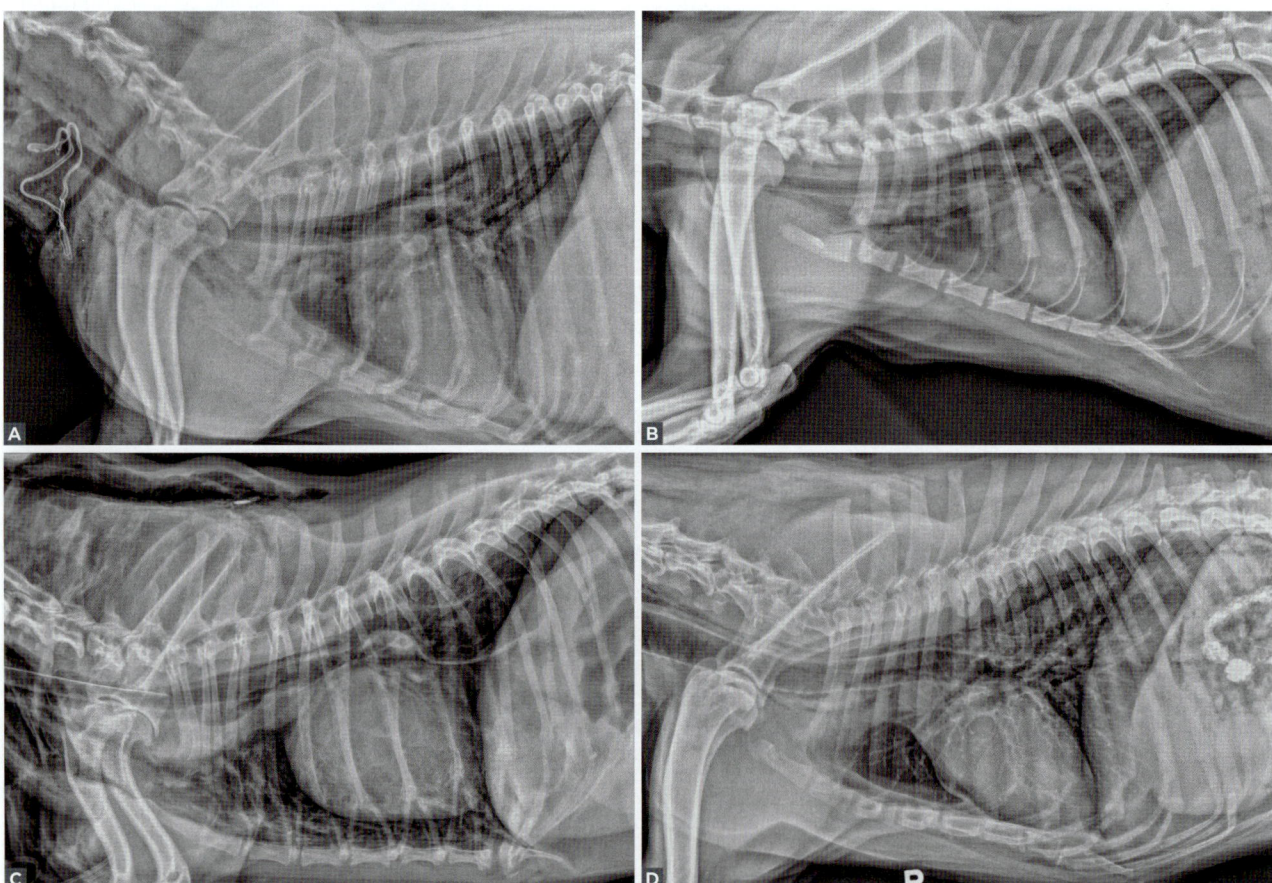

Fig. 18.18 Ejemplos de neumomediastino por varias causas. (**A**) Gas en la fascia cervical con progreso a neumomediastino leve en un Boston terrier de 15 años con laceración cervical. (**B**) Neumomediastino moderado en un gato doméstico de pelo largo de 3 años después de un traumatismo cerrado. El gas también se detecta en los planos fasciales del cuello y se extiende al retroperitoneo, perfilando la aorta. (**C**) Pekinés de 11 años que desarrolló neumomediastino grave y enfisema subcutáneo mientras estaba bajo anestesia general para una intervención dental. Se sospechaba de una perforación traqueal yatrogénica. (**D**) Neumomediastino leve, gas cervical y neumorretroperitoneo en un chow-chow de 4 años con antecedentes de estenosis esofágica tratada con dilatación con balón. Hay también un cuerpo extraño metálico en el estómago. En una endoscopia se detectó esofagitis grave en la región de la estenosis previa. Se sospechó de una perforación esofágica por el paso del cuerpo extraño.

Enfermedades esofágicas

Estudios con contraste esofágico

La radiografía y la fluoroscopia con contraste son recursos particularmente útiles para evaluar el esófago. La radiografía con contraste está indicada en caso de sospecha de masa esofágica luminal, cuerpo extraño esofágico, anomalía de anillo vascular, estenosis esofágica adquirida o perforación esofágica. La radiografía con contraste sirve para diferenciar las masas esofágicas (en las que el contraste generalmente pasa a través de ellas) de las masas paraesofágicas (en las que el contraste es desplazado por la masa). La fluoroscopia tiene una utilidad similar para estas indicaciones, pero aporta también información en tiempo real, por lo que se emplea más en pacientes con sospecha de dismotilidad esofágica, hernia de hiato o estenosis esofágica. El bario líquido es el medio de contraste preferido en la mayoría de los casos, si bien, cuando se sospecha de perforación esofágica, debe usarse contraste yodado no iónico diluido en agua hasta ser isotónico con el plasma para evitar la respuesta inflamatoria que se produce ante las fugas de bario.[29]

Esófago redundante

El esófago normal suele presentar un trayecto relativavmnte recto entre la entrada torácica y el diafragma. Sin embargo, en algunos perros braquicéfalos aparece un asa ventral de esófago redundante en forma de U a la altura de la entrada torácica (**fig. 18.19**). Esta asa esofágica no suele ser visible en las radiografías, aunque en ocasiones sí se observa una bolsa de gas en forma de medialuna, inmediatamente ventral a la tráquea. La desviación del esófago es fácilmente detectable mediante radiografía o fluoroscopia con contraste. Aunque el alimento, sobre todo en bolos grandes, puede retrasarse ligeramente al atravesar este segmento, un asa esofágica redundante casi siempre se detecta como hallazgo accidental.

Anomalías del esfínter esofágico inferior

El reflujo gastroesofágico es un hallazgo frecuente en pacientes con regurgitación o disfagia. Una pequeña cantidad de reflujo es normal, siempre que sea infrecuente y retroceda rápidamente al estómago. El reflujo gastroesofágico se detecta por leve ensanchamiento y aumento de la perceptibilidad del esófago caudal en las radiografías (**fig. 18.20** y **vídeo 18.1**). Cuando se obtienen imágenes de videofluoroscopia, se observa que el alimento, líquido o sólido, se desplaza en sentido retrógrado del estómago al esófago caudal (**fig. 18.21**). En muchos casos, los volúmenes grandes o la retención prolongada del reflujo son indicadores de enfermedad por reflujo gastroesofágico.

La calasia del esfínter esofágico inferior es la ausencia de contracción de dicho esfínter. Como consecuencia de esta el esfínter se mantiene abierto de manera continua, permitiendo el reflujo constante y el movimiento hacia atrás y hacia delante a través del esfínter. Los hallazgos radiográficos son similares a los del reflujo gastroesofágico y el esfínter abierto es habitualmente visible en técnicas de imagen tomográficas. La ausencia de contracción y reflujo se visualizan mejor con videofluoroscopia..

VÍDEO 18.1

Reflujo gastroesofágico

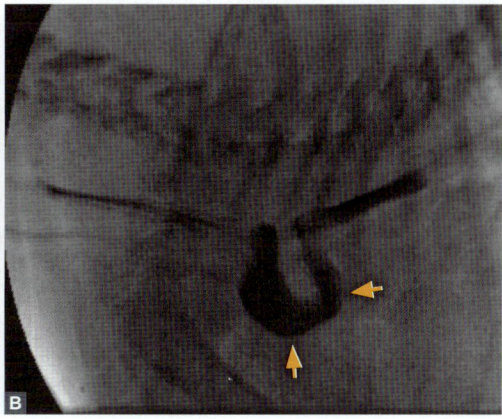

Fig. 18.19 Radiografía lateral (**A**) e imagen fluoroscópica (**B**) que muestran esófago redundante (flechas) en un bulldog inglés de 7 meses.

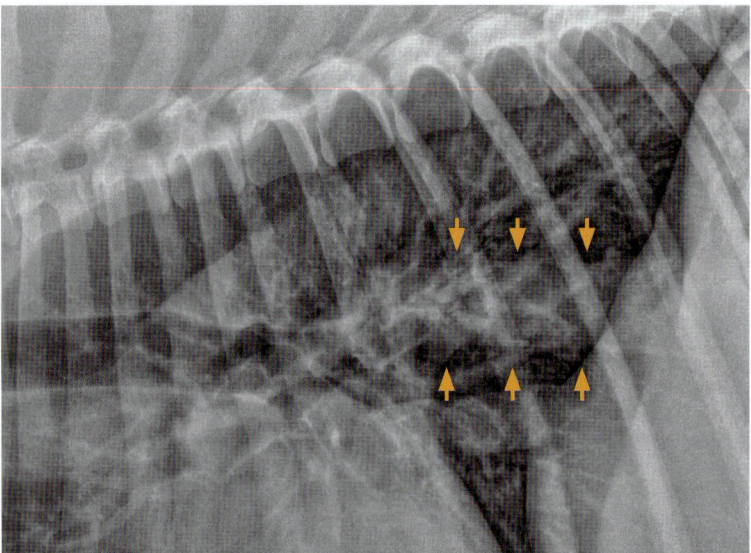

Fig. 18.20 Radiografía torácica lateral derecha de un labrador retriever de 10 años que muestra reflujo gastroesofágico. El reflujo de líquido al esófago caudal produce leve ensanchamiento y opacidad aumentada del esófago caudal a la base cardiaca (flechas). Este reflujo puede ser secundario a sedación o a enfermedad por reflujo gastroesofágico subyacente.

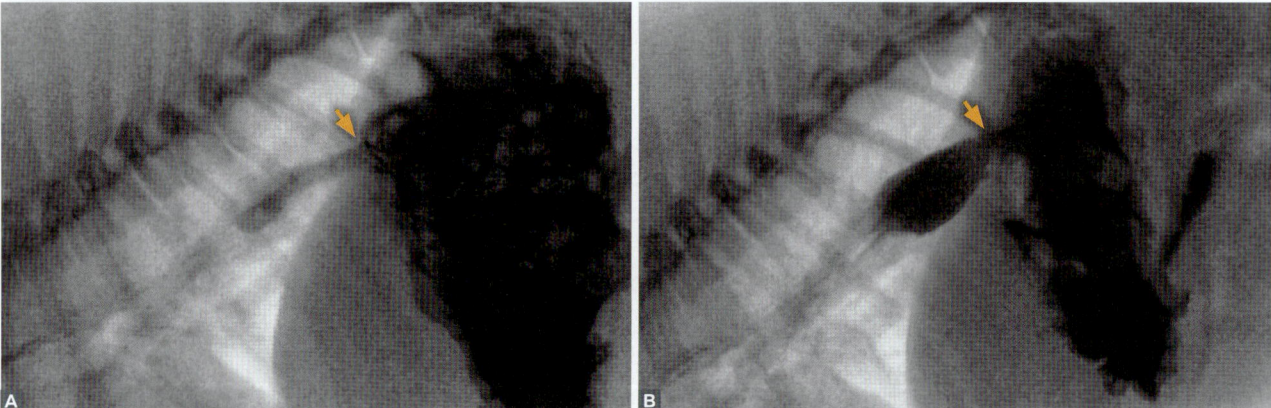

Fig. 18.21 Dos imágenes fluoroscópicas que revelan reflujo gastroesofágico en un bulldog francés de 10 meses. El líquido que contiene contraste positivo se ha desplazado en sentido retrógrado desde el estómago a través del esfínter esofágico inferior (flechas), retrocediendo al esófago caudal. La cantidad de reflujo observada en (**A**), si vuelve con rapidez al estómago, puede considerarse normal. En cambio, el importante volumen de reflujo observado en (**B**) es anómalo.

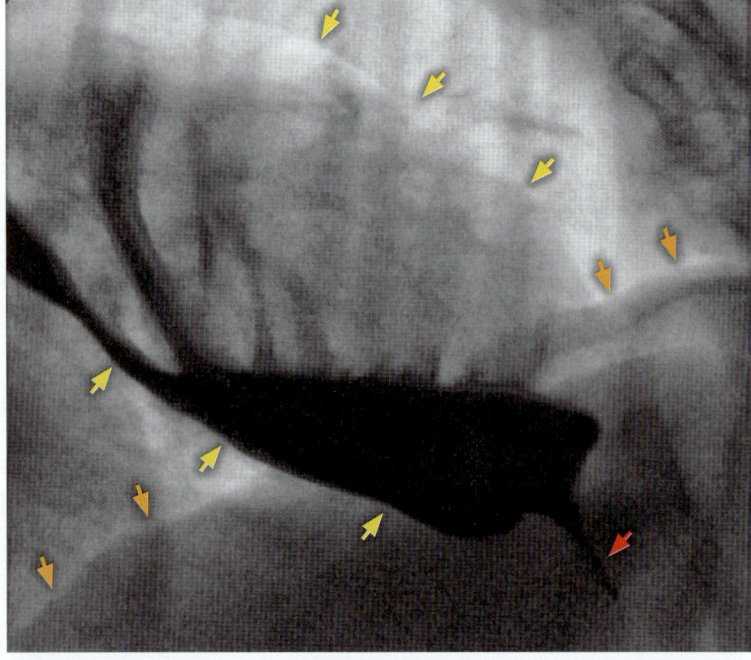

Fig. 18.22 Acalasia esofágica en un pastor belga malinois de 12 años. El paciente está sentado en posición erguida, lo que da lugar a una orientación más vertical del esófago. La cabeza está orientada hacia el lado izquierdo superior y el diafragma está indicado con flechas naranjas. El esfínter esofágico inferior permanece muy contraído, a pesar de la presentación de un bolo de bario líquido. Solo una delgada columna de líquido puede atravesarlo (flecha roja). También se aprecia una pronunciada dilatación esofágica (flechas amarillas).

VÍDEO 18.2

Calasia del esfínter esofágico inferior

El esfínter esofágico inferior también muestra falta de relajación o relajación asincrónica, no coordinada adecuadamente con la presentación del bolo.[29] La falta de relajación del esfínter esofágico inferior se denomina acalasia, mientras que el tiempo de apertura inapropiado se designa como disincronía. La acalasia y la disincronía del esfínter esofágico inferior producen megaesófago, con retención de líquido, alimento y gas, visibles en las radiografías, en las técnicas de imagen tomográficas y en la videofluoroscopia (**fig. 18.22** y **vídeo 18.2**).

Dismotilidad esofágica

❚ **Sedación**   La mayor parte de los sedantes provocan cierta reducción de la motilidad esofágica, dando lugar a leve distensión por gas y reflujo gastroesofágico. Por ello, la sedación debe evitarse cuando se realizan estudios con contraste esofágico, aunque es posible utilizar pequeñas dosis de acepromacina, con mínimo efecto sobre la motilidad esofágica.[29] La distensión leve del esófago por gas y líquido secundaria a la sedación se observa con frecuencia en las radiografías torácicas. Estos hallazgos son igualmente comunes en la TC y la RM en pacientes sometidos a anestesia general.

❚ **Megaesófago**   El megaesófago generalizado es fácil de observar en las radiografías (**fig. 18.23**). Lo más habitual es la distensión del esófago por gas, aunque también es posible la producida por líquido y/o alimento. El megaesófago lleno de gas grave puede provocar superposición de la pared esofágica dorsal sobre la columna, observada en las radiografías laterales y que en ocasiones pasa desapercibida. La radiografía o la fluoroscopia con contraste no suelen recomendarse en pacientes con megaesófago, por el riesgo de neumonía por aspiración. No obstante, la fluoroscopia puede estar indicada cuando se sospecha que la disfunción del esfínter esofágico inferior es una posible causa contribuyente. El megaesófago puede ser primario (congénito o adquirido idiopático) o secundario a una amplia variedad de enfermedades, como miastenia gravis, hipoadrenocorticismo, hipotiroidismo, tétanos y disautonomía.[29] La neumonía por aspiración secundaria es común y afecta habitualmente a los lóbulos pulmonares declives.

❚ **Dismotilidad sin megaesófago**   La motilidad reducida del esófago sin distensión esofágica concomitante también puede aparecer en pacientes con regurgitación. La dismotilidad esofágica no se conoce a fondo, aunque puede deberse a varias etiologías subyacentes. Los mismos trastornos primarios que provocan el megaesófago secundario pueden causar dismotilidad esofágica no dilatada en fases iniciales. La esofagitis es otra causa común de dismotilidad esofágica. En pacientes en los que

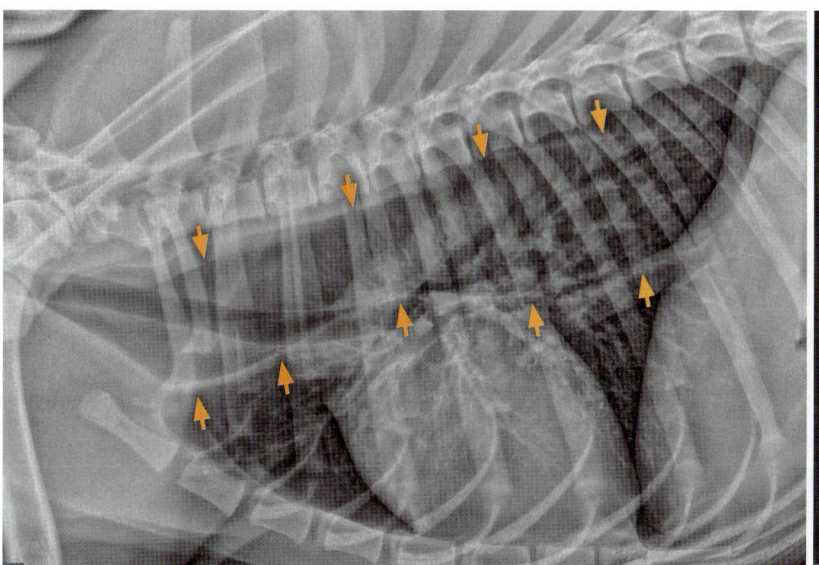

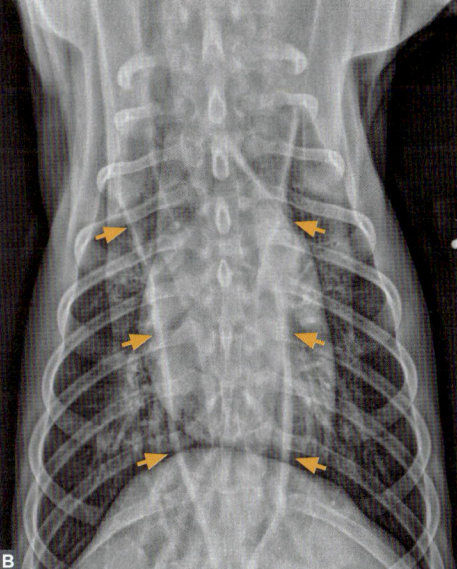

Fig. 18.23 Proyecciones torácicas lateral derecha (**A**) y dorsoventral (**B**) de un labrador retriever de 7 meses. El esófago está difusamente distendido, principalmente por gas, y es visible en ambas proyecciones (flechas). El paciente fue diagnosticado de presunto megaesófago congénito.

no se identifica ninguna otra etiología subyacente debe sospecharse un trastorno neuromuscular primario. La dismotilidad esofágica se ha asociado a disautonomía en perros y gatos y es más frecuente en perros con parálisis laríngea de inicio geriátrico.[30,31] La videofluoroscopia con contraste es necesaria para diagnosticar la dismotilidad esofágica. Los hallazgos incluyen ondas peristálticas primarias y secundarias anómalas y tiempo de tránsito total aumentado (**vídeo 18.3**). Los parámetros propuestos para perros jóvenes comprenden movimiento aboral <5 cm del bolo por peristaltismo primario, retención del bolo después de dos o más ondas peristálticas, disminución del número de las ondas peristálticas y tiempo de tránsito esofágico >5.[32] Esofagitis es un término genérico usado para hacer referencia a la inflamación del esófago, que puede obedecer a reflujo gastroesofágico (sobre todo bajo anestesia general), vómitos crónicos, cuerpo extraño esofágico, hernia de hiato, ingestión de materiales cáusticos (incluyendo la administración de antibióticos con tetraciclinas sin alimento o agua) y, rara vez, infección por *Pythium insidiosum* en perros.[33] La radiografía simple o con contraste puede revelar una retención de gas o líquido secundaria en el esófago, aunque el principal papel de la radiografía en pacientes con sospecha de esofagitis es el descarte de anomalías anatómicas concomitantes. La fluoroscopia con contraste muestra la motilidad reducida, así como el reflujo gastroesofágico o la hernia de hiato, si están presentes. La esofagitis secundaria a reflujo o hernia de hiato es generalmente más pronunciada en el esófago caudal. La irregularidad de la mucosa también se aprecia con radiografía o fluoroscopia con contraste, y puede observarse en las imágenes de TC. La endoscopia es la modalidad diagnóstica de elección para confirmar la esofagitis.

Trastornos esofágicos segmentarios

La obstrucción del esófago provoca dilatación segmentaria en este, proximal al sitio de obstrucción. Sus causas incluyen anomalía congénita de anillo vascular, cuerpos extraños, estenosis adquiridas y, con menor frecuencia, neoplasia esofágica.

▌ **Anomalía de anillo vascular** Las anomalías de anillo vascular son alteraciones del desarrollo de la raíz aórtica y de los grandes vasos adyacentes que provocan envolvimiento y constricción externa del esófago y la tráquea. Ello suele derivar en dilatación del esófago craneal al anillo vascular y puede producir también estrechamiento traqueal focal. Se han notificado diversas anomalías de anillo vascular en perros y gatos.[34,35] La más común es el arco aórtico derecho persistente, en la que el arco aórtico derecho embrionario (más que el izquierdo) se agranda y se transforma en la aorta ascendente. El conducto arterioso izquierdo se desarrolla normalmente, transformándose al nacer en el ligamento arterioso, que pasa de la arteria pulmonar principal del lado izquierdo al arco aórtico derecho anómalo, dando lugar a un anillo completo alrededor del esófago y la tráquea. Se han descrito otras alteraciones que pueden contribuir a la formación de un anillo vascular como las raíces aórticas dobles, las arterias subclavias aberrantes, el tronco bicarotídeo y el ligamento arterioso derecho persistente.

El principal hallazgo radiográfico en pacientes con anomalías de anillo vascular es la dilatación del esófago torácico craneal, con un brusco estrechamiento a la altura de la base del corazón (**fig. 18.24**). En la radiografía o la videofluoroscopia con contraste puede observarse que dicho contraste y el alimento se alojan en esta dilatación craneal, siendo mínima la cantidad de gas o líquido que atraviesa el sitio de constricción. Generalmente, el esófago caudal se mantiene vacío y no dilatado. En pacientes con arco aórtico derecho persistente, la tráquea está desviada hacia el lado izquierdo del mediastino craneal. Además, la aorta descendente se observa en la línea media o ligeramente a su derecha, en vez de a la izquierda. La angiografía por TC está indicada para determinar la disposición exacta de los vasos anómalos y aberrantes, de cara a la planificación quirúrgica. Las estructuras vasculares suelen identificarse con facilidad en imágenes poscontraste. La repetición de las series cortas poscontraste en varios momentos inmediatamente después de la administración del contraste son útiles para diferenciar las estructuras arteriales y venosas. El ligamento arterioso suele ser demasiado pequeño para observarse, pero se puede apreciar un brusco estrechamiento focal del esófago entre la raíz aórtica y la arteria pulmonar principal en pacientes con anomalía característica por arco aórtico derecho persistente.[34]

VÍDEO 18.3

Videofluoroscopia con contraste

VÍDEO 18.4

Estenosis
esofágica

▌ **Estenosis** Las estenosis esofágicas se forman mayoritariamente por esofagitis o daño esofágico mecánico (p. ej., por cuerpos extraños). La estenosis esofágica induce estrechamiento segmentario del esófago con dilatación craneal al sitio de la estenosis (**fig. 18.25** y **vídeo 18.4**). El esófago caudal a la estenosis se muestra generalmente normal/vacío, pero puede experimentar distensión por reflujo gastroesofágico o al eructar. El grado de estenosis puede ser variable. Cuanto más estrecha es la estenosis más pronunciados son la dilatación adyacente, la acumulación de líquido, alimento y gas y los signos clínicos. La estenosis por sí misma no suele ser visible en las radiografías, aunque el repentino cese de una distensión por gas o líquido suele ser indicativo de ella. Es posible que la estenosis esofágica no sea tampoco identificable en la TC, en caso de que la dilatación proximal sea mínima. Distender el esófago con gas introducido con un

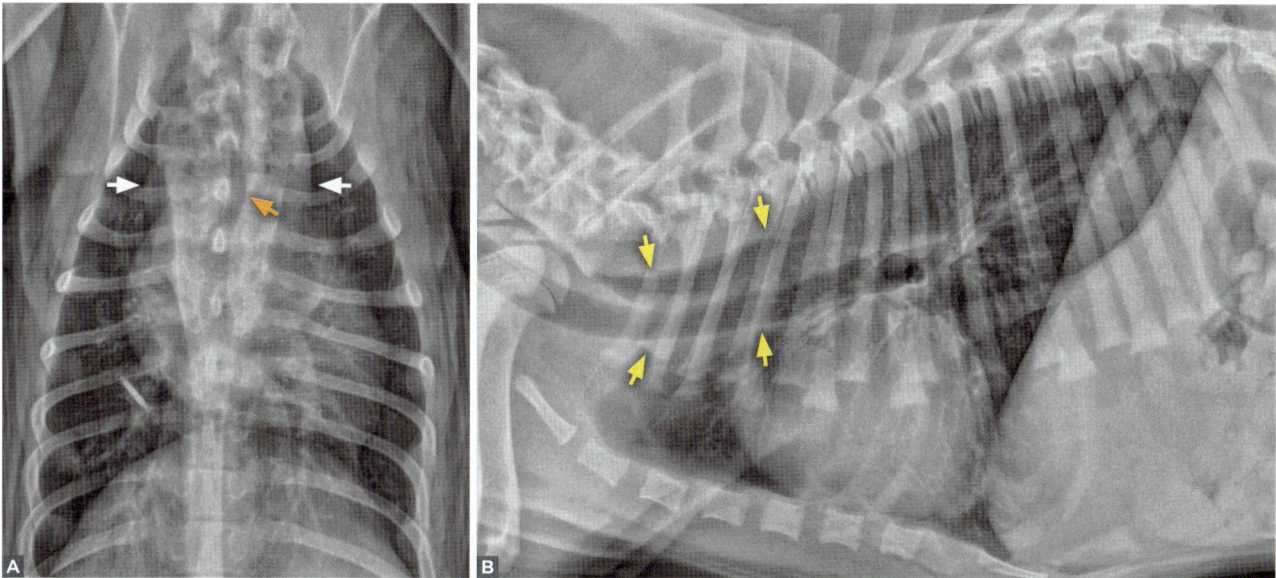

Fig. 18.24 Radiografías torácicas dorsoventral (**A**) y lateral derecha (**B**) de un labrador retriever de 3 meses con arco aórtico derecho persistente. Hay desviación focal a la izquierda de la tráquea a nivel de la base del corazón (flecha naranja) y dilatación del esófago craneal en la base cardiaca (flechas amarillas). En la proyección dorsoventral, el mediastino craneal suele aparecer ensanchado (flechas blancas), lo que probablemente obedece a una combinación de dilatación esofágica segmentaria, arco aórtico derecho y timo normal. No se visualiza el arco aórtico en el lado izquierdo.

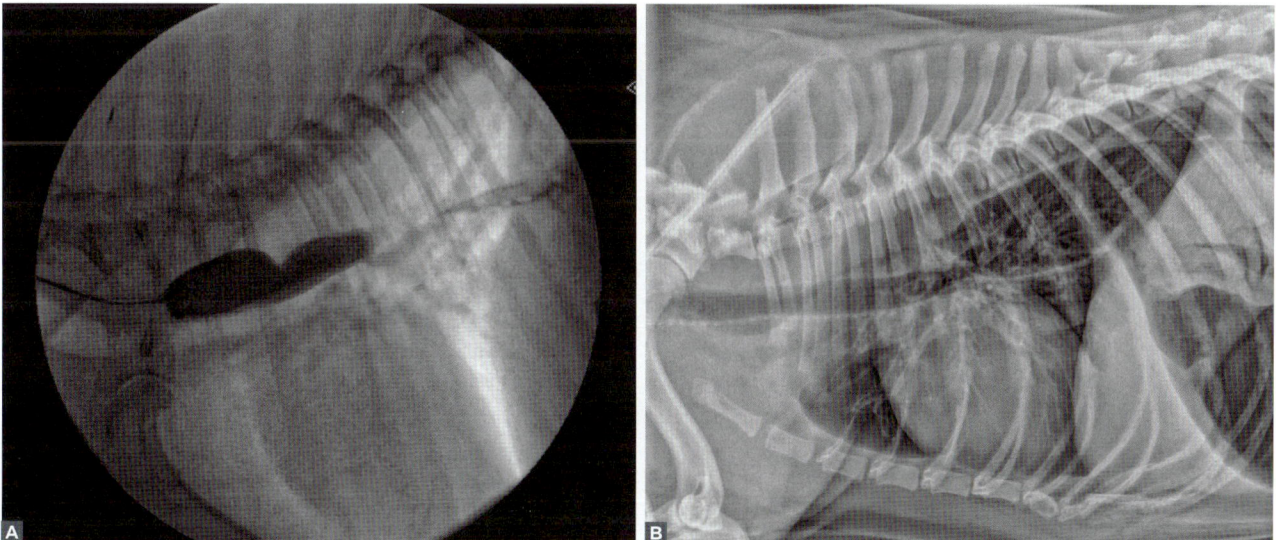

Fig. 18.25 Dos ejemplos de estenosis esofágica. (**A**) Imagen fluoroscópica de un labrador retriever de 4 años que muestra el paso de un bolo de líquido a través de una región de estrechamiento esofágico focal a nivel de la base del corazón. El esófago craneal al estrechamiento está levemente dilatado. (**B**) Radiografía torácica lateral de un bulldog francés de 1 año con leve dilatación por gas del esófago cervical, estrechamiento de la columna de gas esofágico a lo largo del tórax craneal y dilatación moderada del esófago caudal, a su vez caudal a la base del corazón. El paciente fue diagnosticado de una larga estenosis esofágica torácica craneal.

catéter Foley ayuda a determinar la presencia y la localización de una estenosis esofágica. La radiografía y la videofluoroscopia con contraste son las técnicas diagnósticas no invasivas más idóneas para identificar estenosis esofágicas. La administración de pienso embebido en bario es particularmente útil para identificar las estenosis, ya que los materiales más líquidos pueden atravesarlas.[29] El estrechamiento y la incapacidad del esófago para distenderse durante la deglución de un bolo es fácilmente apreciable en las imágenes fluoroscópicas.

▌ Cuerpos extraños y perforación esofágica Los cuerpos extraños esofágicos pueden alojarse en cualquier parte del esófago y en general son identificables en las radiografías. Los cuerpos extraños radiopacos (como huesos, dientes o anzuelos) son particularmente evidentes. Los cuerpos extraños de opacidad de tejido blando a veces son difíciles de perfilar.[36] La dilatación esofágica focal por acumulación de gas, proximal y/o distal al cuerpo extraño puede perfilarlo parcialmente, contribuyendo así al diagnóstico. Algunos cuerpos extraños presentan una opacidad heterogénea, con pequeñas bolsas internas de aire (**fig. 18.26**). La perforación esofágica secundaria es infrecuente, aunque, cuando se ha producido, pueden detectarse neumomediastino o neumotórax, así como evidencias de mediastinitis y de absceso mediastínico o paraesofágico. Es posible administrar material de contraste positivo para confirmar la presencia de material extraño luminal, que sin embargo puede impedir la ulterior endoscopia. Si se sospecha de posible perforación del esófago, el contraste yodado no iónico ha de utilizarse con precaución, ya que la aspiración de contraste hipertónico puede provocar un edema pulmonar potencialmente mortal. El retraso en el diagnóstico y el tratamiento de un cuerpo extraño esofágico se asocia a mayor riesgo de perforación o esofagitis grave, y de posterior formación de estenosis.

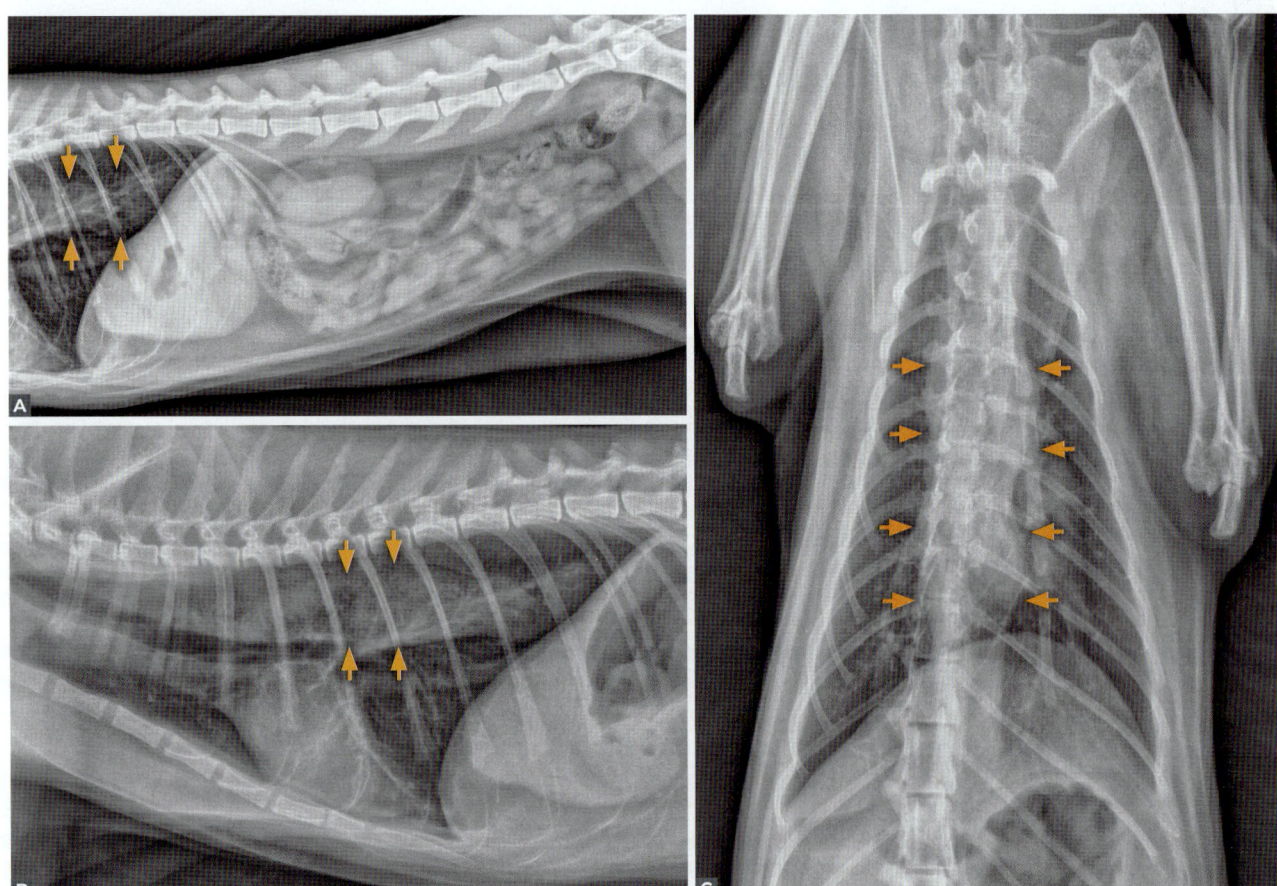

Fig. 18.26 Proyecciones lateral derecha (**A-B**) y dorsoventral (**C**) de un gato doméstico de pelo largo de 2 años. En el borde de la proyección abdominal lateral (**A**) hay opacidad aumentada, con bordes ondulantes, en la región del esófago, definida con más precisión con radiografías torácicas específicas. El esófago de medio a caudal está moderadamente distendido, por material de opacidad de tejido blando heterogénea de bordes ondulados. Un delgado borde de gas separa el contenido luminal de la pared esofágica en la cara dorsal. El paciente fue diagnosticado de un tricobezoar (bola de pelo) esofágico.

Hernia de hiato

La parte más caudal del esófago normalmente se asienta dentro del abdomen craneal, donde se une al cardias del estómago y forma el esfínter esofágico inferior. La hernia del esófago abdominal, el cardias y parte del fondo gástrico, puede producirse a través del hiato esofágico. Las hernias de hiato se clasifican por tipos: la de tipo I, "deslizante", en la que el esfínter esofágico inferior y el cardias/fondo se desplazan en sentido craneal al diafragma; la de tipo II, "paraesofágica", en la que el cardias/fondo se desplazan en sentido craneal, adyacente al esófago caudal, sin hernia del esfínter esofágico inferior; la de tipo III, que incluye componentes tanto deslizantes como paraesofágicos, y la de tipo IV, en la que contenido abdominal adicional (como el hígado o el intestino delgado) se hernia a través del hiato esofágico.[37] Las hernias de hiato de tipo I, o deslizantes, son con mucho las más habituales, y se diagnostican a menudo en razas braquicéfalas. Esta predisposición puede relacionarse con obstrucción crónica de las vías respiratorias superiores, como consecuencia del síndrome respiratorio obstructivo braquicéfalo. Las hernias deslizantes son poco frecuentes en gatos. Pueden detectarse en las radiografías, siendo su principal rasgo la presencia de una estructura de tipo masa de tejido blando en el tórax dorsocaudal, ligeramente a la izquierda de la línea media, que confluye con el borde diafragmático. Puede apreciarse en esta masa de tejido blando gas procedente de la luz esofágica o gástrica. Los pliegues de las rugosidades gástricas son visibles cuando una parte del fondo está incluida en la hernia. Dada la naturaleza habitualmente dinámica de las hernias de hiato, es habitual observar la hernia solo en algunas proyecciones, lo que descarta otras masas mediastínicas caudodorsales (**fig. 18.27** y **vídeo 18.5**). De manera similar, en la TC o la RM, la hernia de hiato deslizante puede diagnosticarse por la presencia del esfínter esofágico inferior y una parte del fondo craneal al diafragma. La radiografía, la TC y la RM permiten establecer el diagnóstico definitivo de hernia de hiato, aunque dependen del momento de la adquisición de las imágenes y no son sensibles para las hernias dinámicas. La fluoroscopia es la modalidad preferida para el diagnóstico de pacientes con sospecha de hernia de hiato, aunque un estudio negativo no la descarta de manera concluyente. La hernia de hiato deslizante se diagnostica por fluoroscopia mediante detección del esfínter esofágico inferior y una parte del estómago craneal al diafragma.

VÍDEO 18.5

Hernia de hiato

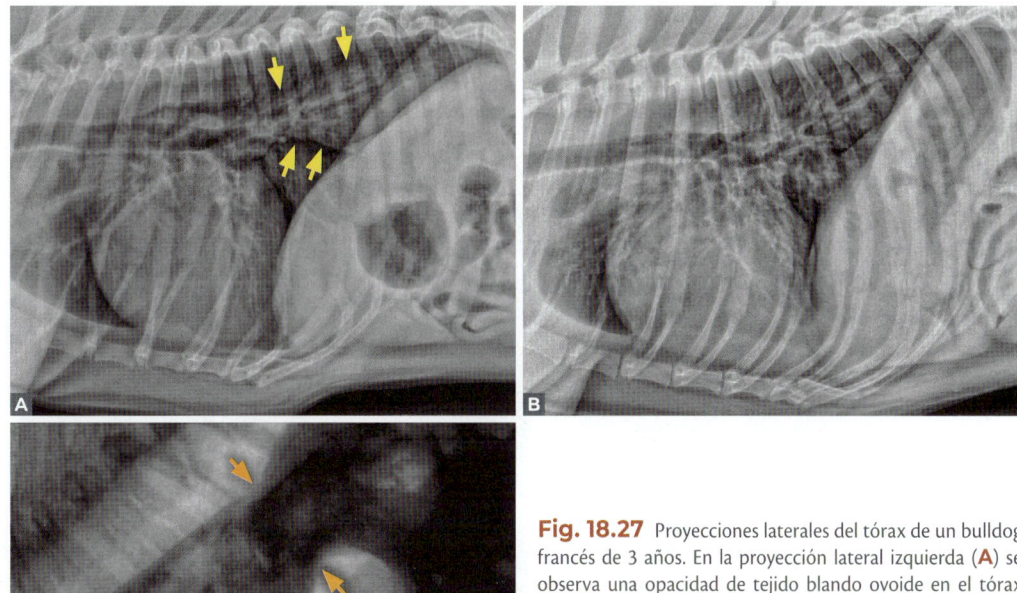

Fig. 18.27 Proyecciones laterales del tórax de un bulldog francés de 3 años. En la proyección lateral izquierda (**A**) se observa una opacidad de tejido blando ovoide en el tórax caudodorsal, confluente con el borde diafragmático (flechas amarillas). Esta opacidad no está presente en la proyección lateral derecha (**B**) y el fondo está en posición normal en el abdomen craneal. (**C**) Imagen fluoroscópica lateral de una hernia de hiato en otro bulldog francés de 3 años. La región del esfínter esofágico inferior, al igual que el cardias gástrico, está desplazada hacia el tórax caudodorsal (flechas naranjas). Craneal a este, también hay reflujo gastroesofágico mezclado con gas.

El reflujo gastroesofágico suele producirse con episodios de hernia. Un leve desplazamiento craneal del esfínter esofágico inferior sin reflujo puede estar presente a menudo durante un estudio, en asociación con la respiración en perros con hernia de hiato. La posición de observación completa del estómago y el esternón se asocia con mayor probabilidad de detectar la hernia, probabilidad que se ve favorecida también cuando se aplica una presión externa sobre el abdomen craneal.[29] La hernia dinámica puede observarse, asimismo, en la ecografía, mientras se explora la región del hiato esofágico.

Infección por *Spirocerca lupi*

Las neoplasias de esófago son inusuales en gatos y perros, si bien se desarrollan a partir de diversos tipos celulares. En perros se han notificado casos de carcinoma epidermoide, adenocarcinoma, leiomiosarcoma, leiomioma, plasmocitoma y neoplasia mestatásica. El carcinoma epidermoide (de células escamosas) es la neoplasia esofágica más común en gatos. Los granulomas por infección por *Spirocerca lupi*, un parásito nematodo del perro en climas tropicales y subtropicales, pueden sufrir transformación maligna a sarcomas. Las neoplasias esofágicas se registran en cualquier punto de la longitud del esófago. En perros, los leiomiomas y sarcomas son más habituales en el esófago caudal (de la base del corazón al abdomen craneal), con predilección de los leiomiomas y leiomiosarcomas por el esfínter esofágico inferior.[38] En las radiografías, las masas esofágicas caudales se observan como masas de tejido blando de tamaño y forma variables en el mediastino dorsal (en la línea media o inmediatamente a su izquierda en las proyecciones dorsoventrales o ventrodorsales). Las masas esofágicas tienen a menudo bordes poco definidos, pero generalmente se distinguen bien de la pared torácica dorsal, salvo en el caso de masas muy grandes (**fig. 18.28**). También es posible observar gas en el esófago y dilatación esofágica. La radiografía o la fluoroscopia con contraste son útiles para mostrar el recorrido de la luz esofágica en relación con la masa, así como para identificar las irregularidades de la mucosa. La TC es preferible para la localización definitiva y para la valoración de la viabilidad de la resección quirúrgica. La infección por *Spirocerca lupi* se ha notificado principalmente en perros (rara vez en otras especies), con distribución mundial tropical y subtropical, aunque la mayor parte de los informes al respecto proceden de Israel, regiones mediterráneas europeas o países africanos. El principal hallazgo radiográfico es una masa torácica dorsocaudal, acorde con un origen esofágico. Las masas esofágicas asociadas a infección activa por *S. lupi* corresponden a granulomas y contienen helmintos adultos. Estos granulomas se extienden

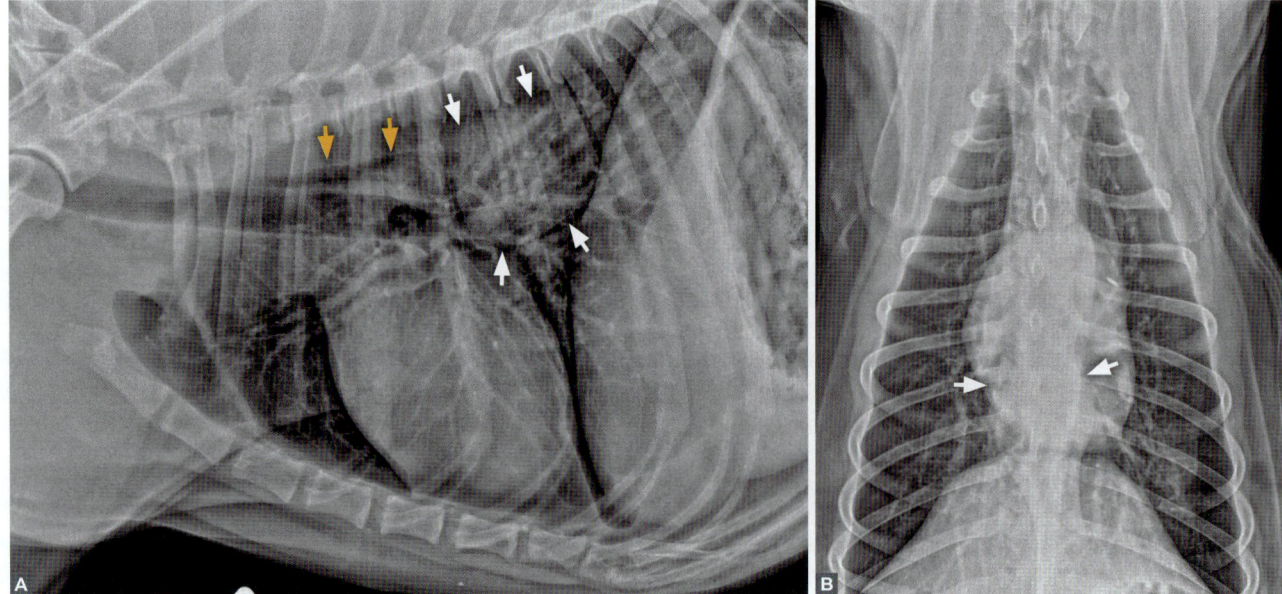

Fig. 18.28 Proyecciones torácicas lateral derecha (**A**) y dorsoventral (**B**) de un golden retriever de 8 años. En las radiografías se observa una masa de opacidad tejido blando de ovoide a redondeada, poco definida, en el tórax dorsal a nivel de la línea media (flechas blancas). La masa parece estar separada del diafragma y la pared corporal tórax, y está en la región del esófago (flechas naranjas). La TC mostró una masa heterogénea irregular, desarrollada a partir de la pared esofágica y con extensión hacia la luz esofágica. La histopatología era compatible con un sarcoma.

hacia la luz esofágica y pueden ser variables en tamaño y número. La infección crónica por *S. lupi* se ha correlacionado con osteosarcoma, fibrosarcoma y sarcoma de esófago, por transformación maligna de granulomas. La mineralización de la masa puede producirse por transformación maligna. Otros hallazgos radiográficos notificados incluyen proliferación perióstica laminar o levemente irregular a lo largo de la cara ventral de los cuerpos vertebrales torácicos (correspondiente a espondilitis), mineralización aórtica y, ocasionalmente, dilatación aórtica segmentaria, los cuales son atribuidos a migración larvaria de la aorta al esófago. La radiografía o la fluoroscopia con contraste mejoran la sensibilidad para detectar nódulos o masas pequeños, que, de modo característico, aparecen como defectos de llenado luminales. La TC mejora la delineación de las masas esofágicas y tiene mayor sensibilidad ante hallazgos secundarios, como espondilitis, mineralización aórtica y aneurisma aórtico.[39]

Bibliografía

1. The respiratory system. In Hermanson JW, de Lahunta A, Evans HE (eds). Miller and Evan's Anatomy of the Dog 5th edition. St. Louis, Elsevier, 2018, pp 405-407.

2. Thrall DE. Canine and feline mediastinum. In Thrall DE (editor). Textbook of Veterinary Diagnostic Radiology 7th edition. St. Louis, W.B. Saunders, 2018, pp 649-669.

3. Kayanuma H, Yamada K, Maruo T, Kanai E. Computed tomography of thoracic lymph nodes in 100 dogs with no abnormalities in the dominated area. *J Vet Med Sci* 82:279-285, 2020.

4. Ruby J, Secrest S, Sharma A. Radiographic differentiation of mediastinal versus pulmonary masses in dogs and cats can be challenging. *Vet Radiol Ultrasound* 61:385-393, 2020.

5. Prather AB, Berry CR, Thrall DE. Use of radiography in combination with computed tomography for the assessment of noncardiac thoracic disease in the dog and cat. *Vet Radiol Ultrasound* 46:114-121, 2005.

6. Konde LJ, Spaulding K. Sonographic evaluation of the cranial mediastinum in small animals. *Vet Radiol* 32:178-184, 1991.

7. Baines E. BSAVA Manual of Canine and Feline Thoracic Imaging. In Schwarz T, Johnson V (editors). BSAVA Manual of Canine and Feline Thoracic Imaging, Wiley Blackwell, 2008, pp 177-199.

8. Smith K, O'Brien R. Radiographic characterization of enlarged sternal lymph nodes in 71 Dogs and 13 Cats. *J Am Anim Hosp Assoc* 48:176-181, 2012.

9. Starrak GS, Berry CR, Page RL, Johnson JL, Thrall DE. Correlation between thoracic radiographic changes and remission/survival duration in 270 dogs with lymphosarcoma. *Vet Radiol Ultrasound* 38:411-4188, 1997.

10. Reeve EJ, Mapletoft EK, Schiborra F, Maddox TW, Lamb CR, Warren-Smith CMR. Mediastinal lymphoma in dogs is homogeneous compared to thymic epithelial neoplasia and is more likely to envelop the cranial vena cava in CT images. *Vet Radiol Ultrasound* 61:25-32, 2020.

11. Oura TJ, Hamel PE, Jennings SH, Bain PJ, Jennings DE, Berg J. Radiographic differentiation of cranial mediastinal lymphomas from thymic epithelial tumors in dogs and cats. *J Am Anim Hosp Assoc* 55:187-193, 2019.

12. Patterson MME, Marolf AJ. Sonographic characteristics of thymoma compared with mediastinal lymphoma. *J Am Anim Hosp Assoc* 50:409-413, 2014.

13. Fabrizio F, Calam AE, Dobson JM, Middleton SA, Murphy S, Taylor SS, Schwartz A, Stell AJ. Feline mediastinal lymphoma: a retrospective study of signalment, retroviral status, response to chemotherapy and prognostic indicators *J Feline Med Surg* 16:637-644, 2014.

14. Moore EL, Vernau W, Rebhun RB, Skorupski KA, Burton JH. Patient characteristics, prognostic factors and outcome of dogs with high-grade primary mediastinal lymphoma. *Vet Comp Oncol* 16:E45-E51, 2018.

15. Guglielmini C, Toaldo MB, Quinci M, Romito G, Luciani A, Cipone M, Drigo M, Diana A. Sensitivity, specificity, and interobserver variability of survey thoracic radiography for the detection of heart base masses in dogs. *J Am Vet Med Assoc* 248:1391-1398, 2016.

16. Yoon J, Feeney DA, Cronk DE, Anderson KL, Ziegler LE. Computed tomographic evaluation of canine and feline mediastinal masses in 14 patients. *Vet Radiol Ultrasound* 45:542-546, 2004.

17. Liptak JM, Kamstock DA, Dernell WS, Ehrhart EJ, Rizzo SA, Withrow SJ. Cranial mediastinal carcinomas in nine dogs. *Vet Comp Oncol* 6:19-30, 2008.

18. Liu S, Patnaik AK, Burk RL. Thymic branchial cysts in the dog and cat. *J Am Vet Med Assoc* 182:1095-1098, 1983.

19. Jones BG, Pollard RE. Relationship between radiographic evidence of tracheobronchial lymph node enlargement and definitive or presumptive diagnosis. *Vet Radiol Ultrasound* 53:486-491, 2012.

20. Gendron K, McDonough SP, Flanders JA, Tse M, Scrivani PV. The pathogenesis of paraesophageal empyema in dogs and constancy of radiographic and computed tomography signs are linked to involvement of the mediastinal serous cavity. *Vet Radiol Ultrasound* 59:169-179, 2018.

21. Trivedi SR, Sykes JE, Cannon MS, Wisner ER, Meyer W, Sturges BK, Dickinson PJ, Johnson LR. Clinical features and epidemiology of cryptococcosis in cats and dogs in California: 93 cases (1988-2010). *J Am Vet Med Assoc* 239:357-369, 2011.

22. Boyd N, Thomason J, Pohlman L, Anselmi C. Mediastinal histoplasmosis with cardiac involvement in a cat. *J Vet Cardiol* 31:15-22, 2020.

23. Gilor C, Graves TK, Barger AM, O'Dell-Anderson K. Clinical aspects of natural infection with *Blastomyces dermatitidis* in cats: 8 cases (1991-2005). *J Am Vet Med Assoc* 229:96-99, 2006.

24. Schmidt M, Wolvekamp P. Radiographic findings in ten dogs with thoracic actinomycosis. *Vet Radiol* 32:301-306, 1991.

25. Mellanby RJ, Villiers E, Herrtage ME. Canine pleural and mediastinal effusions: a retrospective study of 81 cases. *J Small Anim Pract* 43:447-451, 2002.

26. Blocker TL, Roberts BK. Acute tracheal obstruction associated with anticoagulant rodenticide intoxication in a dog. *J Small Anim Pract* 40:577-580, 1999.

27. Broek A van den. Pneumomediastinum in seventeen dogs: aetiology and radiographic signs. *J Small Anim Pract* 27:747-757, 1986.

28. Thomas EK, Syring RS. Pneumomediastinum in cats: 45 cases (2000-2010). *J Vet Emerg Crit Care* 23:429-435, 2013.

29. Pollard RE. Imaging evaluation of dogs and cats with dysphagia. *ISRN Vet Sci* 2012:1-15, 2012.

30. Levine JS, Pollard RE, Marks SL. Contrast videofluoroscopic assessment of dysphagic cats. *Vet Radiol Ultrasound* 55:465-471, 2014.

31. Stanley BJ, Hauptman JG, Fritz MC, Rosenstein DS, Kinns J. Esophageal dysfunction in dogs with idiopathic laryngeal paralysis: a controlled cohort study. *Vet Surg* 39:139-149, 2010.

32. Bexfield NH, Watson PJ, Herrtage ME. Esophageal dysmotility in young dogs. *J Vet Intern Med* 20:1314-1318, 2006.

33. Sellon RK, Willard MD. Esophagitis and esophageal strictures. *Vet Clin North Am Small Animal Pract* 33:945-967, 2003.

34. Morgan KRS, Bray JP. Current diagnostic tests, surgical treatments, and prognostic indicators for vascular ring anomalies in dogs. *J Am Vet Med Assoc* 254:728-733, 2019.

35. Bascuñán A, Regier PJ, Case JB, Singh A, Balsa I, Flanders J, Thieman-Mankin K, Ham KM. Vascular ring anomalies in cats: 20 cases (2000-2018). *Vet Surg* 49:265-273, 2020.

36. Thompson HC, Cortes Y, Gannon K, Bailey D, Freer S. Esophageal foreign bodies in dogs: 34 cases (2004-2009). *J Vet Emerg Crit Care* 22:253-261, 2012.

37. Reeve EJ, Sutton D, Friend EJ, Warren-Smith CMR. Documenting the prevalence of hiatal hernia and oesophageal abnormalities in brachycephalic dogs using fluoroscopy. *J Small Anim Pract* 58:703-708, 2017.

38. Willard MD. Alimentary neoplasia in geriatric dogs and cats. *Vet Clin North Am Small Anim Pract* 42:693-706, 2012.

39. Merwe LL van der, Kirberger RM, Clift S, Williams M, Keller N, Naidoo V. *Spirocerca lupi* infection in the dog: A review. *Vet J* 176:294-309, 2008.

CAPÍTULO 19

Enfermedades cardiacas congénitas y adquiridas

L. Abbigail Granger y Serena Crosara

PUNTOS CLAVE

▪ Ante la sospecha de una enfermedad cardiaca es necesario un posicionamiento correcto del paciente al obtener las imágenes, para evitar alteraciones de la forma y diagnósticos erróneos.

▪ La enfermedad cardiaca puede ser evaluada mediante radiografías de alta calidad y mediante imágenes ecográficas en modo M, en modo B y Doppler color, que permiten estudiar los cambios estructurales, la función y el flujo de la sangre, y para detectar una insuficiencia cardiaca.

▪ La insuficiencia cardiaca congestiva izquierda causa congestión venosa pulmonar y se caracteriza habitualmente por la aparición de edema pulmonar, que se diagnostica mejor en las radiografías.

▪ La insuficiencia cardiaca congestiva derecha causa congestión venosa sistémica y habitualmente se caracteriza por la aparición de derrame pleural, hepatomegalia y derrame peritoneal, y se puede confirmar mediante radiografía o ecografía.

▪ Para la valoración de las alteraciones en los estudios de imagen y para establecer un diagnóstico o formular los diagnósticos diferenciales es imprescindible un conocimiento detallado del flujo sanguíneo cardiovascular normal y de la anatomía y la fisiología de las anomalías cardiacas congénitas.

▪ El tamaño del corazón se puede evaluar de manera objetiva a través de la relación entre el tamaño cardiaco y la longitud vertebral, lo que se denomina índice cardiaco-vertebral.

▪ La ecocardiografía es superior a la radiografía para la valoración de las válvulas cardiacas, la función del miocardio y la presencia de defectos cardiacos.

▪ La radiografía es mejor para la confirmación de la insuficiencia cardiaca congestiva y para la valoración de la respuesta al tratamiento.

La evaluación radiográfica del sistema vascular cardiopulmonar requiere un estudio radiológico torácico de alta calidad con atención a los parámetros de exposición, el posicionamiento y la fase de la respiración durante la exposición, con el objetivo de obtener imágenes de calidad diagnóstica. Es necesario que los miembros anteriores estén en extensión para evitar los artefactos de superposición y enmascaramiento en la parte superior del tórax. El estudio torácico completo requiere al menos una proyección lateral y las proyecciones dorsoventral (DV) y ventrodorsal (VD). La imagen de las estructuras cardiovasculares varía en función de las proyecciones radiográficas utilizadas, tal como se detalla en la **tabla 19.1**.

El corazón es una estructura tridimensional con una anatomía interna compleja cuyas interpretaciones radiográficas deben ser simplificadas para la valoración de su forma y su tamaño. Por tanto, es necesario eliminar la oblicuidad debido a que el posicionamiento anómalo puede alterar la forma cardiaca, especialmente en aquellos casos en los que la evaluación cardiaca representa el objetivo del estudio torácico (**fig. 19.1**). El haz debe estar centrado a la altura del borde caudal de la escápula, que es la referencia anatómica para centrar el corazón cuando los miembros están ya extendidos. Las proyecciones centradas en el diafragma o más caudales hacen que el corazón muestre una forma más redondeada, lo que puede dar lugar a un diagnóstico incorrecto.

El corazón, el pericardio y el líquido en el interior del pericardio y en el mediastino medio generan en conjunto la silueta cardiaca radiográfica. Así, las alteraciones en el tamaño y la forma de la silueta cardiaca pueden ser debidas a alteraciones no solamente del corazón en sí mismo, sino también a problemas pericárdicos o del mediastino medio. El aspecto de la silueta cardiaca varía en las diferentes razas de perros debido al amplio espectro de configuraciones del tórax (**fig. 19.2**). Las configuraciones torácicas de las distintas razas pueden ser clasificadas en tórax profundo, tórax intermedio o tórax en tonel. Estas variaciones de la configuración torácica influyen

Tabla 19.1 Variación de la morfología cardiaca y la visibilidad vascular en diferentes proyecciones radiográficas torácicas

Proyecciones laterales

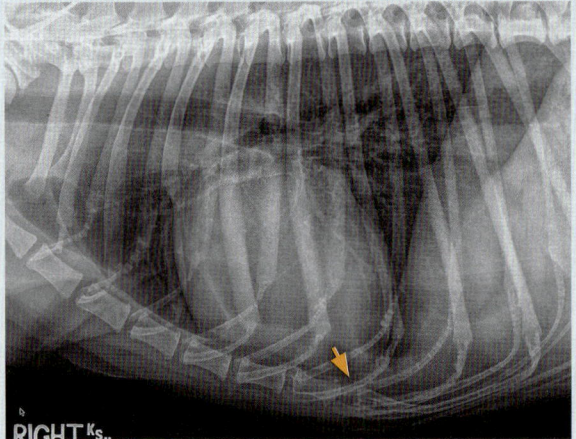 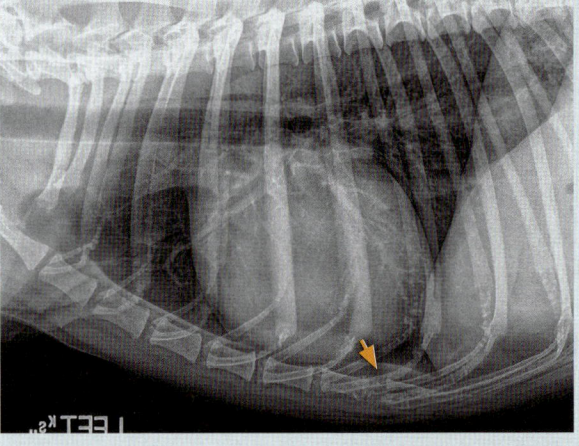

Derecha
- Corazón alargado
- El vértice establece contacto con el esternón (flecha)

Izquierda
- Corazón redondeado
- El vértice queda situado separado del esternón (flecha)

Proyecciones ortogonales

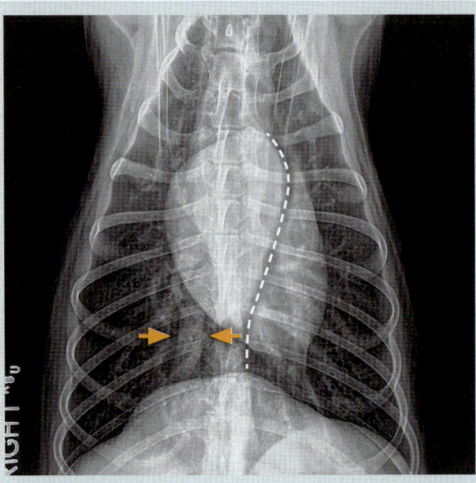 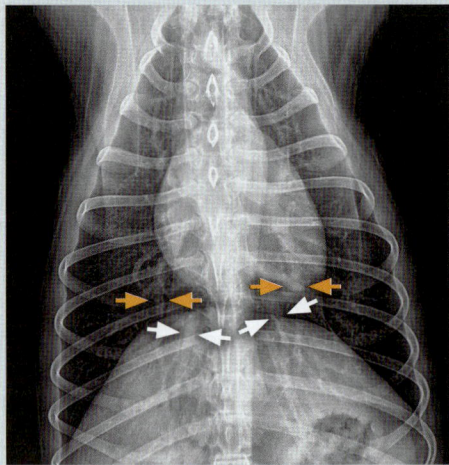

Ventrodorsal
- Corazón alargado
- Aumento de la distancia entre el vértice cardiaco y el diafragma
- El vértice está cerca de la línea media
- El lóbulo pulmonar accesorio está más aireado y se puede valorar mejor
- Se observa mejor la vena cava caudal (flechas)

Dorsoventral
- Corazón redondeado
- Contacto entre el diafragma y el vértice cardiaco
- El vértice se sitúa más a la izquierda
- Los lóbulos pulmonares caudales están más aireados y se pueden valorar mejor
- Las arterias (entre las flechas naranjas) y las venas (entre las flechas blancas) lobulares caudales se observan mejor

Fig. 19.1 Proyecciones radiográficas correctamente posicionada (**A**) y oblicua (**B**) obtenidas en un mismo estudio y en un mismo perro. (**B**) La oblicuidad se identifica mediante el posicionamiento del esternón hacia la derecha (flechas naranjas) y de la columna vertebral, que queda situada hacia la izquierda (flechas amarillas), de forma que no se observa la superposición como aparece en (**A**). Este nivel de oblicuidad crea la falsa impresión de una protrusión en la prominencia de la posición 1-2 del reloj, lo que imita la dilatación de la arteria pulmonar principal.

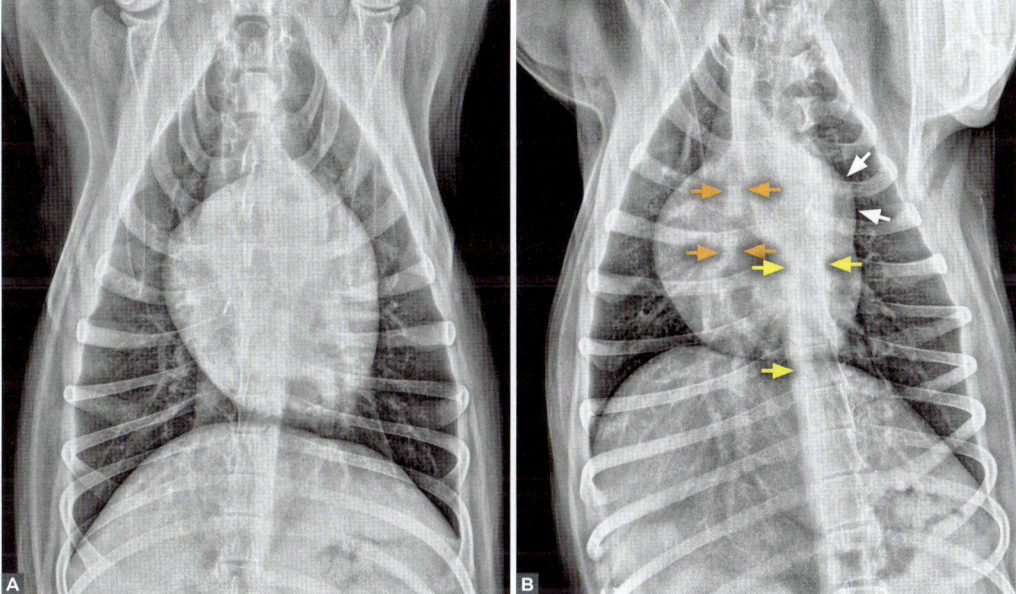

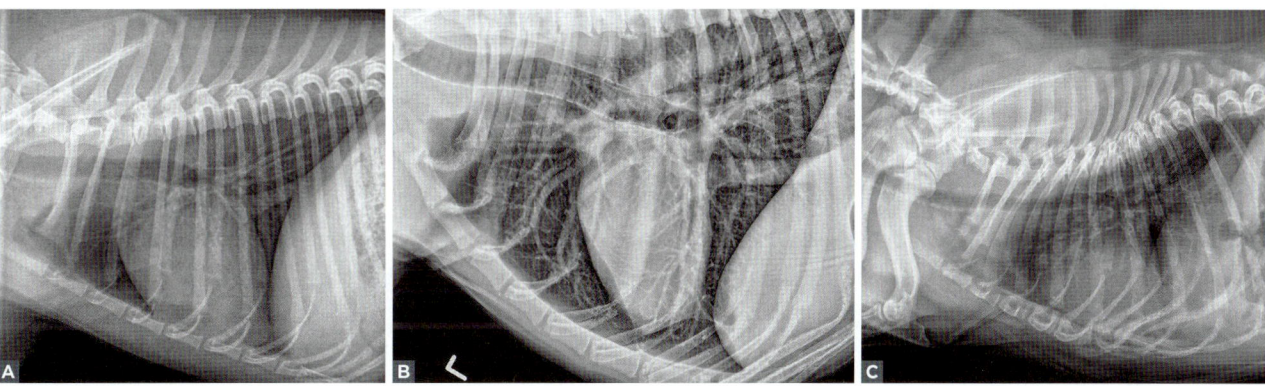

Fig. 19.2 Radiografías torácicas laterales en tres razas de perros que ilustran de la posible variación en relación con la configuración del tórax. Los perros de las razas yorkshire terrier (**A**), gran danés (**B**) y bulldog inglés (**C**) son radiográficamente normales, pero cada uno de ellos presenta un tamaño y una configuración del corazón relativas diferentes en comparación con la configuración torácica de cada raza.

en el tamaño y la forma de la silueta cardiaca, y deben ser tenidas en cuenta a la hora de interpretar el estudio radiológico del corazón. En los gatos hay una variación menor en la configuración y el aspecto del tórax, pero la cantidad del tejido adiposo puede influir en el tamaño y en la visibilidad de la silueta cardiaca (**fig. 19.3**).

La radiografía y la ecocardiografía son métodos complementarios a la hora de evaluar el corazón y a menudo se utilizan en combinación con el objetivo de definir un cuadro clínico completo de la enfermedad. Las indicaciones para el estudio de imagen cardiaco se muestran en el **cuadro 19.1**. La ecocardiografía tiene una sensibilidad mayor para detectar la cardiomegalia leve y es la modalidad de imagen principal para la valoración de la función cardiaca. La radiografía es el estudio de elección para determinar la presencia de una insuficiencia cardiaca manifiesta y también tiene utilidad en el diagnóstico inicial y la monitorización seriada de la cardiomegalia. El estudio ecocardiográfico permite una evaluación directa de la función cardiaca, la anatomía de las cavidades y las válvulas del corazón, el pericardio y las estructuras extracardiacas. Generalmente, la ecocardiografía se lleva a cabo con el paciente en decúbito lateral, con aplicación de la sonda desde la parte inferior a través de una abertura en la mesa de exploración, dado que con esta técnica disminuye la interferencia relacionada con los pulmones. La elección del transductor depende del tamaño corporal del paciente. Las sondas de frecuencia baja (p. ej., 5-7,5 MHz) facilitan una penetración mayor y tienen una resolución espacial limitada, de manera que son adecuadas para los perros de razas de tamaño medio o grande. Las sondas de frecuencia alta (p. ej., 7,5-10 MHz) no tienen una penetración excesiva, pero su resolución espacial es mejor, de manera que son apropiadas para los perros de razas pequeñas y los gatos.

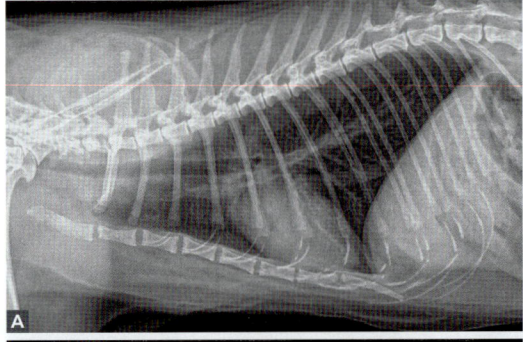

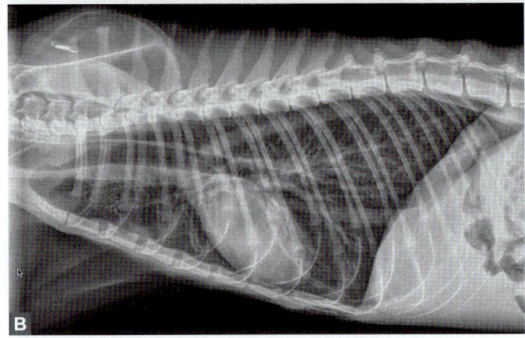

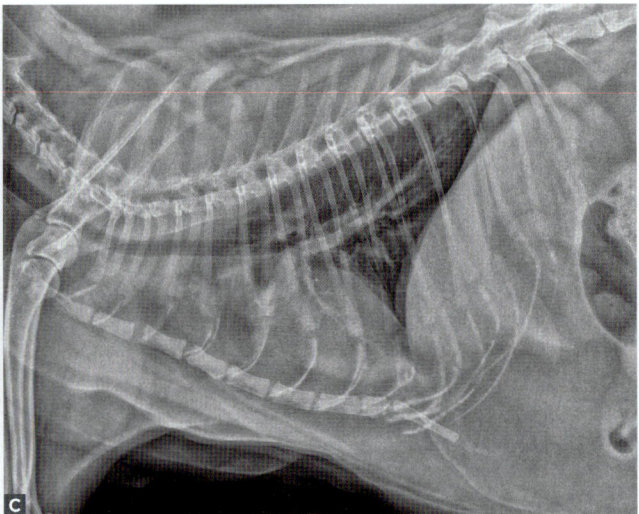

Fig. 19.3 Radiografías laterales en gatos normales con diferentes índices de la condición corporal. En los gatos con un índice de la condición corporal normal (**A**) e indicativo de emaciación (**B**), la silueta cardiaca puede ser identificada adecuadamente y no hay diferencias morfológicas significativas entre las distintas razas de gatos. Sin embargo, en los gatos obesos (**C**) la silueta cardiaca puede estar parcialmente enmascarada y su valoración es ligeramente más difícil.

CUADRO 19.1   INDICACIONES PARA LOS ESTUDIOS DE IMAGEN CARDIACOS

- Soplo audible
- Intolerancia al ejercicio
- Tos
- Disnea
- Incremento de los ruidos pulmonares
- Cianosis

- Síncope
- Distensión abdominal y pulsos yugulares
- Infección por *D. immitis*
- Monitorización seriada de una enfermedad cardiaca diagnosticada previamente
- Como método de cribado en las razas con predisposición

Consideraciones previas a la interpretación radiográfica del corazón

La valoración detallada de la silueta cardiaca y de las alteraciones en los grandes vasos y de los vasos pulmonares, así como el reconocimiento de la insuficiencia cardiaca (derecha o izquierda), tienen utilidad para definir una lista adecuada de diagnósticos diferenciales y también para determinar el tratamiento. Los datos identificativos, tal como la especie, la raza y la edad del paciente, son útiles para refinar la lista de diagnósticos diferenciales en lo relativo a los problemas cardiacos. En muchos casos es necesario confirmar la causa subyacente de la cardiomegalia mediante la ecocardiografía. En aquellos casos en los que se sospecha una enfermedad cardiaca pero el corazón es radiográficamente normal, la ecocardiografía tiene utilidad para confirmar si realmente es normal o patológico.

El diagnóstico de las enfermedades cardiacas específicas requiere una valoración detallada de las estructuras cardiacas y extracardiacas del tórax. Para establecer los diagnósticos diferenciales apropiados o determinar el diagnóstico definitivo es necesaria la síntesis de la totalidad de los hallazgos normales y patológicos. El fundamento para el establecimiento del diagnóstico es el conocimiento detallado de la anatomía normal y patológica, así como de la fisiología de la enfermedad cardiaca. Los hallazgos radiológicos deben ser correlacionados con los signos clínicos y la exploración física. Tal como se muestra en la **figura 19.4**, a menudo es necesario comprobar la normalidad del flujo sanguíneo cardiovascular y también hay que valorar las alteraciones del flujo sanguíneo que tienen lugar en las cardiopatías congénitas, con el objetivo de predecir y reconocer los problemas de aumento de tamaño de las cavidades cardiacas y de incremento del calibre de los vasos asociados a las distintas enfermedades del corazón. El conocimiento de la fisiología de las anomalías cardiacas congénitas y la forma en que dichas anomalías influyen en la morfología a través de las alteraciones en el flujo sanguíneo y las presiones representa un enfoque más fiable para el establecimiento del

Fig. 19.4 Flujo normal de la sangre a través del sistema cardiovascular.

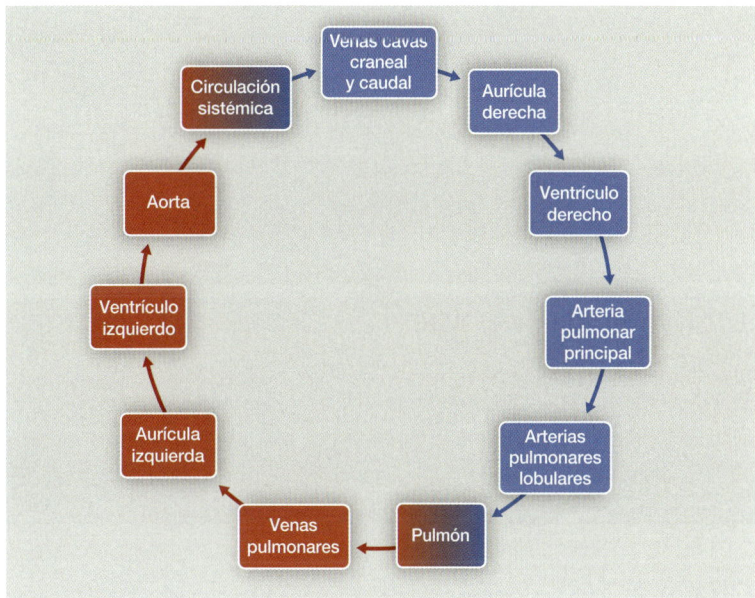

diagnóstico en comparación con la memorización de los diagnósticos diferenciales correspondientes a cada situación en la que se detecta un aumento de tamaño de alguna estructura cardiaca o del calibre de un vaso.

Anatomía radiográfica cardiaca

El conocimiento de las características radiográficas normales y de la anatomía topográfica del corazón es necesario para reconocer las situaciones patológicas. El tamaño del corazón puede ser determinado mediante una valoración subjetiva (**cuadro 19.2**) o bien de forma objetiva a través de la relación entre el tamaño cardiaco y la longitud vertebral, lo que se denomina índice cardiaco-vertebral (**fig. 19.5**). La forma cardiaca tiene una importancia similar para determinar la existencia de algún proceso patológico, considerando que las alteraciones en la morfología del corazón no necesariamente influyen en el tamaño cardiaco. El posicionamiento inadecuado, el centrado anómalo de las radiografías o ambos factores dan lugar a una distorsión de la silueta cardiaca que puede inducir a la sospecha de diagnósticos inexistentes o a situaciones en las que el diagnóstico es pasado por alto. Las alteraciones en el posicio-

---

CUADRO 19.2	TAMAÑO DEL CORAZÓN EN COMPARACIÓN CON LA CAVIDAD TORÁCICA

Perros

▌ Proyección lateral

 ▮ La altura del corazón es inferior a las dos terceras partes del diámetro dorsoventral del tórax

 ▮ La anchura del corazón es de 2,5-3,5 espacios intercostales

 ▮ Las dos terceras partes de la anchura del corazón se sitúan craneal a la carina (lado derecho del corazón) y la tercera parte restante se sitúa caudal a ella (lado izquierdo del corazón)

 ▮ La tráquea es casi paralela al esternón

▌ Proyección ventrodorsal

 ▮ El borde cardiaco izquierdo es más plano que el derecho

 ▮ La anchura de la silueta cardiaca es inferior a las dos terceras partes de la anchura del tórax

 ▮ El vértice cardiaco se sitúa ligeramente a la izquierda de la línea media

Gatos

▌ Proyección lateral

 ▮ La altura del corazón es inferior a las dos terceras partes del diámetro dorsoventral del tórax

 ▮ La anchura del corazón es de 2-3 espacios intercostales

 ▮ La tráquea diverge de la columna vertebral y es casi paralela al esternón

 ▮ Aumento de la divergencia traqueal respecto la columna vertebral con la edad

▌ Proyección ventrodorsal

 ▮ El borde cardiaco izquierdo es plano

 ▮ La anchura de la silueta cardiaca es inferior a la mitad de la anchura del tórax

 ▮ El vértice está situado moderadamente a la izquierda de la línea media

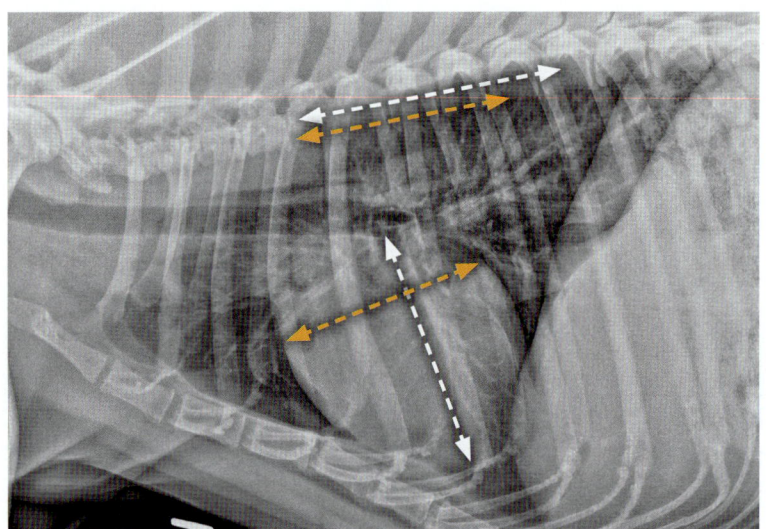

Fig. 19.5 Técnica para la determinación del índice cardia-co-vertebral (VHS).[2] Hay una línea trazada a lo largo del eje longitudinal del corazón, desde el nivel de la base cardiaca (línea blanca) hasta el vértice cardiaco. Una segunda línea ha sido trazada a lo largo del eje corto del corazón desde el nivel de su inserción en el borde dorsal de la vena cava caudal y se extiende hasta el borde cardiaco craneal, de manera que esta segunda línea es perpendicular a la línea original (línea naranja). Después, ambas líneas son superpuestas en la columna torácica desde el nivel del platillo vertebral craneal de T4, con extensión en dirección caudal. El número de vértebras incluidas entre estas líneas representa el VHS, que en este caso tiene un valor de 10.

namiento y el centrado también impiden una monitorización seriada fiable de la progresión de la enfermedad. Hay que tener en cuenta que existen variaciones entre las distintas razas; en el **cuadro 19.2** se exponen las características de la silueta cardiaca normal en perros y gatos. Para la medición del tamaño del corazón en los perros y los gatos se desarrolló un índice numérico que permitiera una valoración objetiva del tamaño del corazón, con independencia de las variaciones correspondientes a la raza.[2-4] En la proyección lateral derecha se traza una línea a lo largo del eje longitudinal del corazón desde la base del corazón (en la bifurcación traqueal) hasta el vértice cardiaco. Se traza después una segunda línea a lo largo del eje transversal del corazón, desde el borde dorsal de la unión con la vena cava caudal hasta el borde cardiaco craneal, de manera que dicha línea sea perpendicular a la del eje longitudinal. Después, ambas mediciones se superponen con la columna torácica a partir del platillo vertebral craneal de T4 y se extienden en sentido caudal. El número de vértebras delimitado por estas líneas representa el índice cardiaco-vertebral (VHS por sus siglas en inglés *Vertebral Heart Score*), tal como se muestra en la **figura 19.5**. En la mayor parte de los perros normales (98 %) el VHS es inferior a 10,6,[2,4] aunque algunos perros normales muestran un VHS por encima de esa cifra. Para contemplar la variación de los valores normales correspondientes a la conformación torácica se han publicado varios rangos del VHS específicos de cada raza.[5-8] El límite superior del VHS en los gatos es 8,0.[3] Para la valoración precisa del tamaño del corazón son necesarias radiografías con un posicionamiento apropiado y bien centradas.

Son posibles los cambios en la morfología cardiaca asociados a una enfermedad sin que ello se acompañe simultáneamente de un incremento en el tamaño del corazón (sobre todo en las enfermedades caracterizadas por hipertrofia concéntrica). Una confianza excesiva en las mediciones radiográficas, sin consideración de las alteraciones en la forma del corazón, puede llevar a clasificar erróneamente un corazón como normal cuando no lo es. El principal beneficio del VHS es que representa una determinación objetiva del tamaño del corazón con utilidad para los radiólogos menos experimentados; además, y con una importancia aún mayor, el VHS permite valorar de manera objetiva los cambios en el tamaño con el paso del tiempo. Se sabe que en los perros cavalier King Charles spaniel con endocardiosis valvular mitral las cavidades cardiacas izquierdas aumentan rápidamente de tamaño en el año previo al inicio de una insuficiencia cardiaca izquierda.[9,10] La tasa de incremento del tamaño del corazón (determinada en ΔVHS/mes) es un factor predictivo de la inminencia de la insuficiencia cardiaca. El valor absoluto del VHS aumenta de manera constante en cada visita tras el establecimiento del diagnóstico de endocardiosis mitral, hasta que se llega a un diagnóstico de insuficiencia; si la tasa de modificación del VHS es constante hasta el intervalo inmediatamente anterior al inicio de la insuficiencia, un valor umbral de ≥0,08 VHS/mes tiene un importante efecto positivo sobre la probabilidad del inicio de la insuficiencia en un periodo de 1 año, mientras que si la tasa es ≤0,06 VHS/mes implica una probabilidad baja de insuficiencia inminente durante el mismo periodo.[10]

Cuando aparece la cardiomegalia, habitualmente afecta a una única cavidad o lado del corazón (cardiomegalia izquierda o derecha). En ocasiones están afectadas todas las cavidades cardiacas, lo que se denomina cardio-megalia generalizada). Incluso en estos casos predomina la cardiomegalia en uno de los lados. Para establecer una lista apropiada de diagnósticos diferenciales es necesario identificar el aumento de tamaño de las cavidades

Tabla 19.2 Intervalos horarios correspondientes a las cámaras cardiacas específicas según la analogía de la esfera del reloj

Proyección lateral

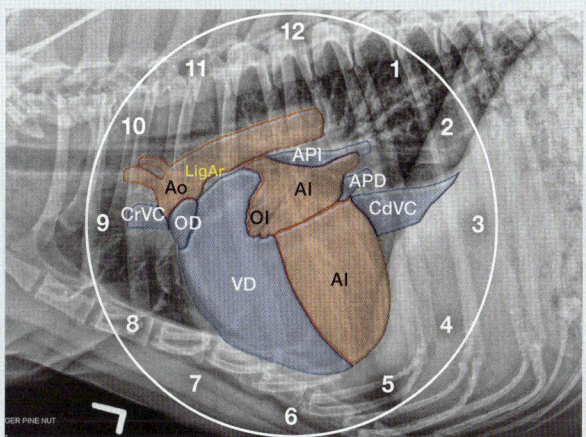

Intervalo horario	Cámara(s) cardiaca(s)
▋ 12:00-3:00 (base cardiaca caudal)	▋ Aurícula izquierda (AI) y orejuela izquierda (OI)
▋ 3:00-5:00 (vértice cardiaco caudal)	▋ Ventrículo izquierdo (VI)
▋ 5:00-8:00 (vértice cardiaco craneal)	▋ Ventrículo derecho (VD)
▋ 8:00-11:00 (base cardiaca craneal)	▋ Orejuela derecha (OD), arteria pulmonar principal (APP), aorta ascendente y cayado aórtico (Ao)

Proyección ventrodorsal

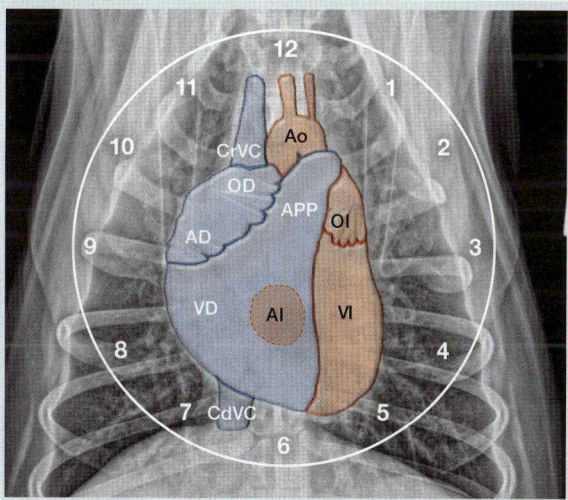

Intervalo horario	Cámara(s) cardiaca(s)
▋ 11:00-1:00	▋ Aorta (Ao)
▋ 1:00-2:00	▋ Arteria pulmonar principal (APP)
▋ 2:00-3:00	▋ Orejuela izquierda (OI)
▋ 3:00-5:00	▋ Ventrículo izquierdo (VI)
▋ 5:00-9:00	▋ Ventrículo derecho (VD)
▋ 9:00-11:00	▋ Aurícula derecha (AD) y orejuela derecha (OD)
▋ Dial central (entre los bronquios principales)	▋ Aurícula izquierda (AI)

específicas, según las alteraciones en su tamaño, su morfología, o ambas. Por tanto, las zonas de prominencia de la silueta cardiaca deben ser correlacionadas anatómicamente con las cavidades y los vasos específicos. Para ello tiene utilidad la denominada analogía de la esfera del reloj, tal como se muestra en la **tabla 19.2**. Las cavidades del corazón se localizan en segmentos específicos del reloj. La analogía de la esfera del reloj es similar en los gatos, excepto por el hecho de que en ellos la aurícula izquierda se localiza más a la izquierda en la silueta cardiaca, en vez de estar situada dorsalmente respecto a la base cardiaca caudal, como ocurre en los perros.

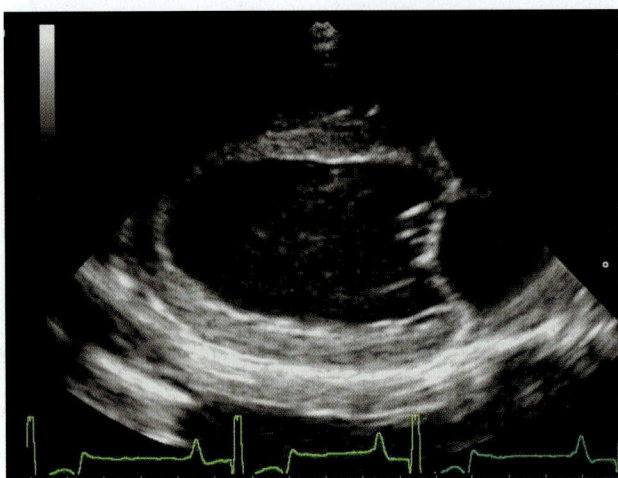

Fig. 19.6 Galgo. Corte longitudinal paraesternal derecho. La sonda está colocada en la proximidad del esternón con el cursor hacia la escápula, alineado con el eje largo del corazón (que en esta proyección es horizontal). Es visible el lado izquierdo y, en la parte superior de la pantalla, son ligeramente visibles el ventrículo y la aurícula derechos: las valvas de la válvula mitral (la valva anterior es dorsal y la posterior ventral) muestran aposición por debajo del plano de inserción. En esta proyección es posible medir los volúmenes ventricular y auricular.

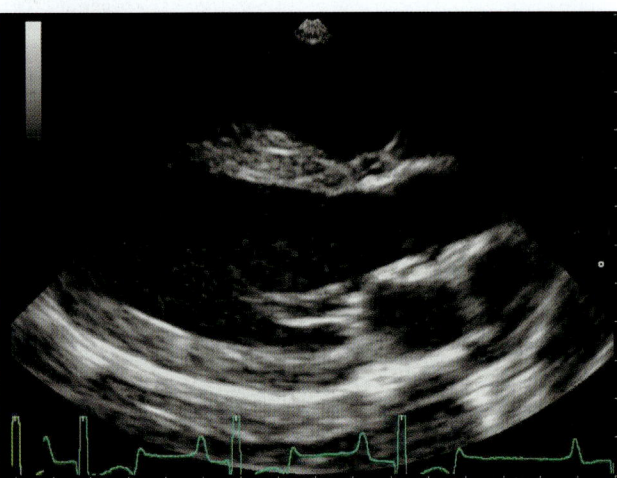

Fig. 19.7 Galgo. Corte longitudinal paraesternal derecho de cinco cámaras, fotograma sistólico. La sonda ha sido rotada ligeramente en el sentido contrario al de las agujas del reloj desde el eje largo paraesternal derecho, con el objetivo de visualizar el tracto de salida ventricular izquierdo y la aorta. La aurícula izquierda ha sido parcialmente eliminada. Son visibles el anillo y las valvas de la válvula aórtica. En la imagen, las valvas están abiertas. Esta proyección se utiliza para medir el anillo aórtico y para estudiar el tracto de salida ventricular izquierdo, y en la imagen hay evidencia de un defecto perimembranoso en el tabique interventricular.

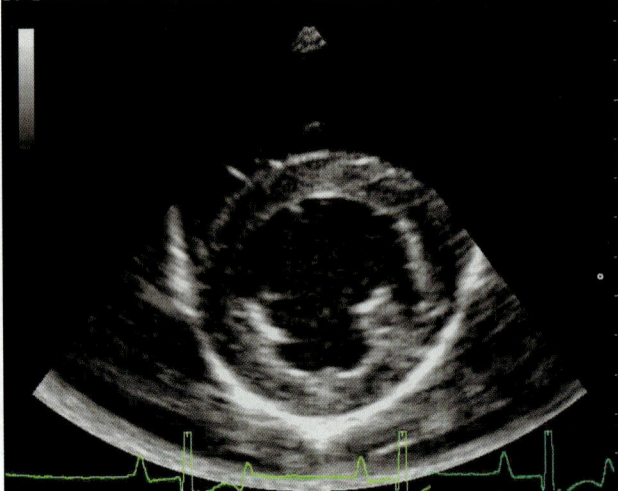

Fig. 19.8 Galgo. Corte transversal paraesternal derecho a la altura de los músculos papilares. Este corte se obtiene mediante la rotación de 90 grados de la sonda en el sentido contrario al de las agujas del reloj, a partir del corte longitudinal paraesternal derecho. El ventrículo izquierdo es visible como una estructura redondeada en la parte media de la imagen, con "forma de hongo" típica debido a la presencia de los dos músculos papilares. El ventrículo derecho (con forma en "semiluna") rodea al ventrículo izquierdo y es visible en la parte superior de la pantalla. La proyección es correcta cuando "el hongo" está recto y el cursor se puede colocar en la parte media de los músculos papilares para obtener el modo M.

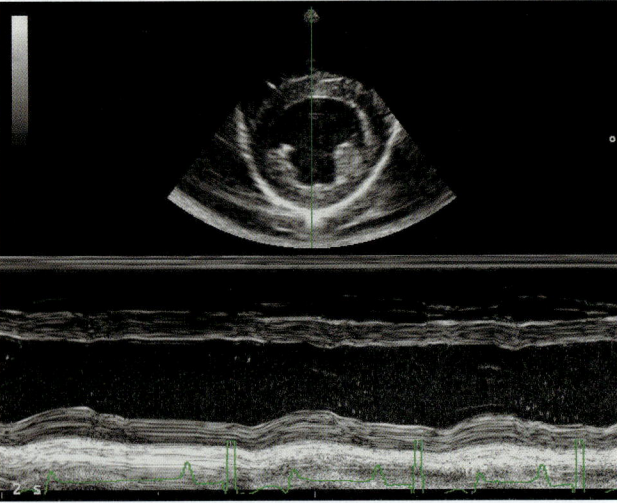

Fig. 19.9 Galgo. Imagen en modo M obtenida a partir de un corte transversal paraesternal derecho a la altura de los músculos papilares. De arriba abajo son visibles las estructuras siguientes: ventrículo derecho, tabique interventricular, ventrículo izquierdo y pared posterior. La técnica del modo M permite la medición de las cavidades cardiacas en la sístole y la diástole a través de la referencia al electrocardiograma (ECG). Los volúmenes ventriculares, la fracción de eyección y la fracción de acortamiento se calculan mediante la fórmula de Teicholz, a partir de mediciones lineales.

La exploración ecocardiográfica incluye los planos estándar adaptados a partir de la ecocardiografía humana, con el objetivo de obtener imágenes uniformes. La obtención de imágenes apropiadas permite una evaluación subjetiva inmediata de la morfología cardiaca, la función del miocardio y el movimiento valvular. Las mediciones objetivas obtenidas a partir de los planos estándar pueden ser comparadas con los datos de la normalidad publicados en relación con las diferentes razas y especies, y también tienen utilidad para las valoraciones secuenciales objetivas de la progresión de la enfermedad (**figs. 19.6-19.14**).

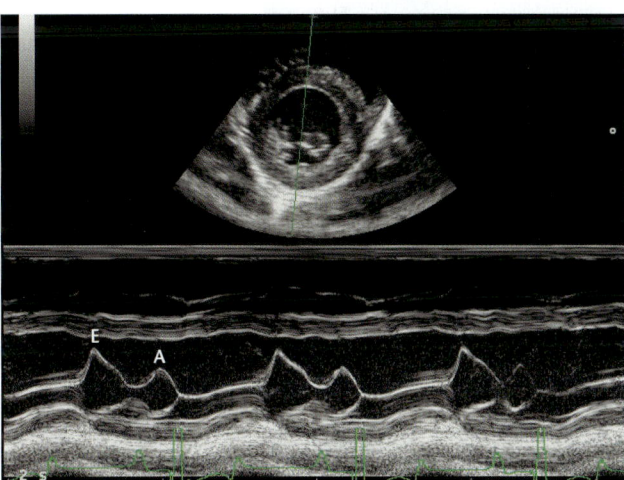

Fig. 19.10 Galgo. Imagen en modo M obtenida a partir de un corte transversal paraesternal derecho a la altura de la válvula mitral. Se visualizan las valvas de la válvula mitral durante el ciclo cardiaco. La "forma en M" típica se debe a la apertura de la válvula mitral durante la diástole temprana (E) y durante la diástole tardía (A). La valva anterior de la válvula mitral es visible en la parte superior y la valva posterior lo es en la parte inferior. Esta proyección se utiliza para medir la separación septal en el punto E de separación septal, que es la distancia entre el punto E y el tabique interventricular.

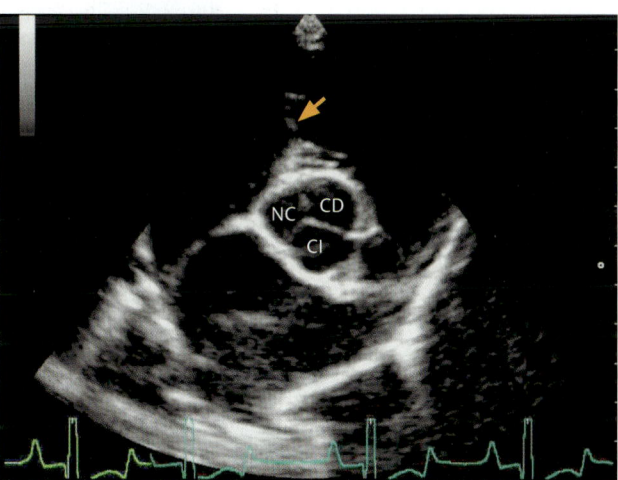

Fig. 19.11 Galgo. Corte transversal paraesternal derecho a la altura de la base cardiaca. En la parte media de la imagen son visibles la raíz aórtica y los tres senos aórticos de Valsalva: el seno no coronario (NC), el seno coronario derecho (CD) y el seno coronario izquierdo (CI). Desde la parte inferior de la pantalla y en el sentido de las agujas del reloj son visibles las estructuras siguientes: aurícula y orejuela izquierdas, aurícula derecha, válvula tricúspide (flecha), tracto de salida ventricular derecho y anillo de la válvula pulmonar. Esta proyección permite la medición del cociente aurícula izquierda/raíz aórtica.

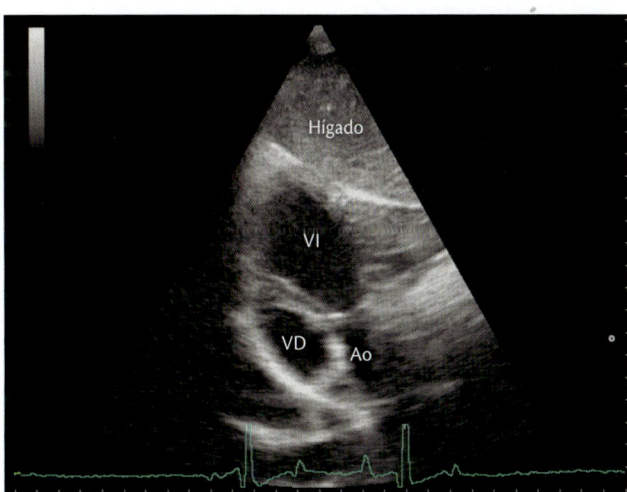

Fig. 19.12 Perro mestizo. Corte subcostal. Este corte se obtiene colocando la sonda por detrás del esternón y dirigiendo el cursor hacia la columna vertebral. El haz de ultrasonidos atraviesa el hígado y el diafragma, y muestra una alineación perfecta con el ventrículo izquierdo (VI) y con la aorta ascendente (Ao), lo que permite la medición correcta de la velocidad del flujo aórtico. En la parte inferior es parcialmente visible el ventrículo derecho (VD).

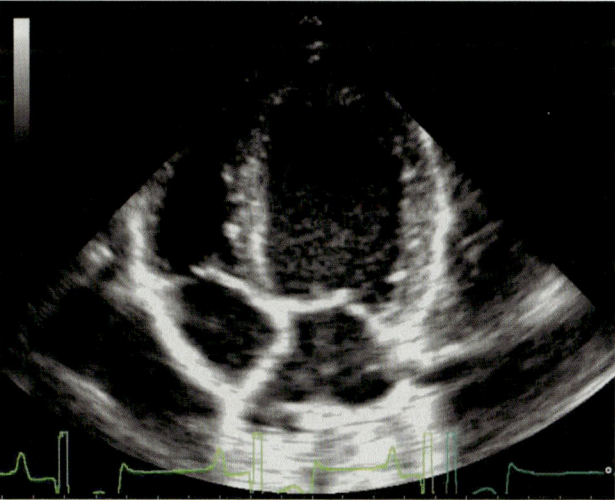

Fig. 19.13 Galgo. Corte apical izquierdo. La sonda está colocada en la proximidad del esternón (a la altura del vértice cardiaco) y orientada hacia la cabeza del perro con el cursor dirigido hacia la columna vertebral. El haz está perfectamente alineado con el eje longitudinal del ventrículo izquierdo y es perpendicular al plano mitral. La alineación correcta se obtiene cuando es visible el vértice ventricular izquierdo. En esta proyección es posible determinar los volúmenes ventricular y auricular, el flujo transmitral diastólico y el Doppler tisular en el nivel del plano mitral.

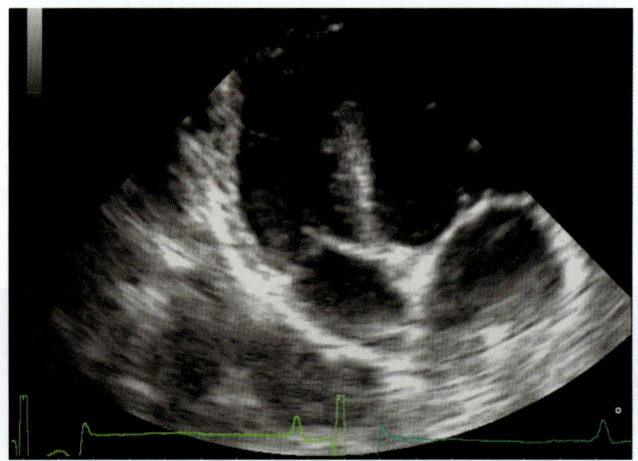

Fig. 19.14 Galgo. Corte apical izquierdo optimizado para la visualización del lado derecho. El lado izquierdo ha sido parcialmente eliminado y no debe ser visible la aorta. En esta proyección se pueden determinar los diámetros y volúmenes del ventrículo y la aurícula derechas. La excursión sistólica del plano valvular tricúspide se calcula mediante la colocación del cursor sobre el anillo tricúspide a la altura de la pared libre ventricular derecha.

Hipertrofia cardiaca

Las enfermedades cardiacas se deben a anomalías anatómicas congénitas o degenerativas que alteran los patrones normales del flujo sanguíneo o de las presiones; también pueden ser debidas a una enfermedad primaria del miocardio. Las alteraciones en los patrones del flujo sanguíneo se asocian a cambios morfológicos en el corazón, la vasculatura o ambos, debido principalmente al incremento del volumen sanguíneo y –de manera secundaria– al aumento del volumen de las cavidades con el paso del tiempo, lo que se denomina hipertrofia excéntrica. El incremento del volumen sanguíneo en el ventrículo izquierdo puede ser debido a múltiples causas. Entre ellas, la válvula aórtica incompetente (que da lugar al retorno de la sangre desde la aorta hasta el ventrículo izquierdo durante la diástole), el incremento del volumen de sangre circulante en el lado izquierdo secundario a una derivación izquierda-derecha congénita (conducto arterioso persistente, comunicación interventricular, comunicación interauricular) y el incremento del flujo a través del corazón izquierdo debido a una válvula mitral displásica o degenerativa con la consecuencia de la recirculación continuada entre la aurícula y el ventrículo izquierdos. Con este incremento en el volumen de sangre, el ventrículo izquierdo se dilata y se produce una hipertrofia excéntrica del miocardio con ampliación del tamaño luminal. En el ventrículo izquierdo se puede producir un incremento de la presión debido a la estenosis de la válvula aórtica a través de la cual el ventrículo izquierdo debe expulsar la sangre hacia la aorta. Este aumento de la presión tiene como consecuencia un engrosamiento del miocardio (el músculo cardiaco) y una disminución del tamaño luminal real, lo que se denomina hipertrofia concéntrica. La hipertrofia concéntrica puede llegar a ser grave sin que ello dé lugar a alteraciones en la morfología externa o el tamaño del corazón, especialmente cuando afecta al ventrículo izquierdo. En consecuencia, la hipertrofia concéntrica suele ser radiológicamente menos evidente que la hipertrofia excéntrica.

La sobrecarga de presión y la miocardiopatía hipertrófica causan hipertrofia concéntrica, mientras que la sobrecarga de volumen y la miocardiopatía dilatada dan lugar a hipertrofia excéntrica de los ventrículos. En comparación con los ventrículos, las aurículas responden de manera distinta a la sobrecarga de presión. Cuando las aurículas izquierda o derecha experimentan una sobrecarga de presión solamente se dilatan (hipertrofia excéntrica), tal como se observa en las situaciones de sobrecarga volumétrica en los ventrículos. Por ejemplo, la

Tabla 19.3 Hipertrofia excéntrica y concéntrica del corazón	
Hipertrofia excéntrica	**Hipertrofia concéntrica**
▪ Aumento del volumen de la cámara	▪ Aumento del grosor parietal y disminución del volumen de la cámara
▪ Más evidente radiológicamente	▪ No se observa radiológicamente hasta que no es marcada
▪ Secundaria a:	▪ Secundaria a:
▪ Sobrecarga de volumen	▪ Sobrecarga de presión
▪ Disfunción miocárdica secundaria a miocardiopatía dilatada	▪ Disfunción miocárdica debida a alguna de las miocardiopatías (p. ej., la MCH)
▪ Enfermedad de arterias coronarias	

aurícula derecha se puede dilatar en respuesta a un incremento del volumen secundario a una válvula tricúspide displásica, o bien en respuesta a un aumento de la presión secundario a una válvula tricúspide estenótica.[11] Para la interpretación adecuada de los estudios torácicos y el reconocimiento de las limitaciones de la radiología torácica respecto al diagnóstico de las cardiopatías es importante conocer cada tipo de hipertrofia cardiaca. Los diagnósticos caracterizados por hipertrofia concéntrica suelen ser menos evidentes radiográficamente debido a que el incremento del grosor parietal puede no modificar el contorno externo de la silueta cardiaca. El miocardio y la sangre son indistinguibles en la radiografía, de manera que para confirmar y cuantificar cualquier forma de hipertrofia son necesarias la ecocardiografía o la angiocardiografía con contraste. Las diferencias principales entre la hipertrofia excéntrica y la hipertrofia concéntrica se indican en la **tabla 19.3**. Un corazón radiográficamente normal puede presentar una enfermedad clínicamente significativa, de manera que la determinación de la normalidad cardiaca nunca debe estar fundamentada únicamente en una valoración subjetiva del tamaño o en una medición del VHS. La hipertrofia excéntrica se caracteriza en la evaluación ecocardiográfica por un incremento de los diámetros ventriculares diastólico y –ocasionalmente– sistólico, y por dilatación auricular. La función sistólica puede estar influida de manera variable, en función de la patología subyacente (p. ej., un ventrículo hipercinético en el contexto de una insuficiencia mitral o una disfunción sistólica en el contexto de una miocardiopatía dilatada). La hipertrofia excéntrica puede afectar a los lados derecho, izquierdo o ambos del corazón (**figs. 19.15** y **19.16**).

La hipertrofia concéntrica es secundaria a un incremento de la poscarga en los ventrículos derecho o izquierdo (p. ej., una estenosis pulmonar o aórtica, o una hipertensión sistémica) o bien a una miocardiopatía hipertrófica primaria. Se caracteriza por el aumento del grosor de las paredes ventriculares con preservación de la función sistólica. Las aurículas pueden mostrar una dilatación variable como consecuencia de la presión diastólica ventricular elevada. Con el paso del tiempo, la hipertrofia concéntrica puede evolucionar hacia una forma hipocinética dilatada (desequilibrio de la poscarga); en esta fase del problema ya no es evidente la hipertrofia (**figs. 19.17** y **19.18**).

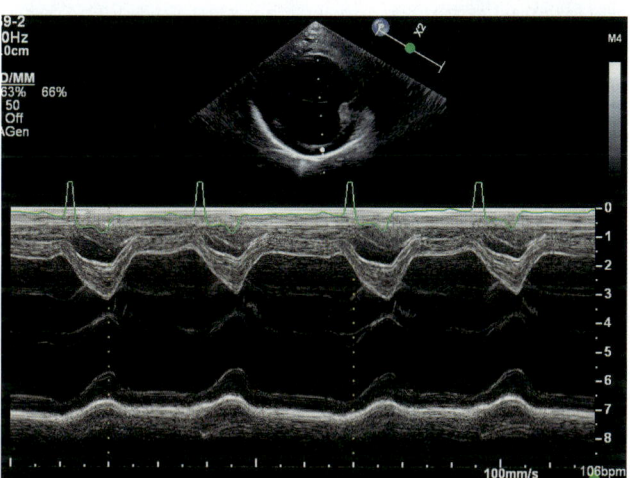

Fig. 19.15 Cavalier King Charles spaniel afectado por la enfermedad valvular mitral degenerativa crónica en estadio D. Corte transversal paraesternal derecho y modo M a la altura de los músculos papilares. Hipertrofia excéntrica del ventrículo izquierdo con grosor parietal normal. Es difícil valorar la función sistólica debido a que el tabique interventricular parece ser hipercinético como consecuencia del incremento de la precarga y de la reducción de la poscarga que caracterizan a la enfermedad.

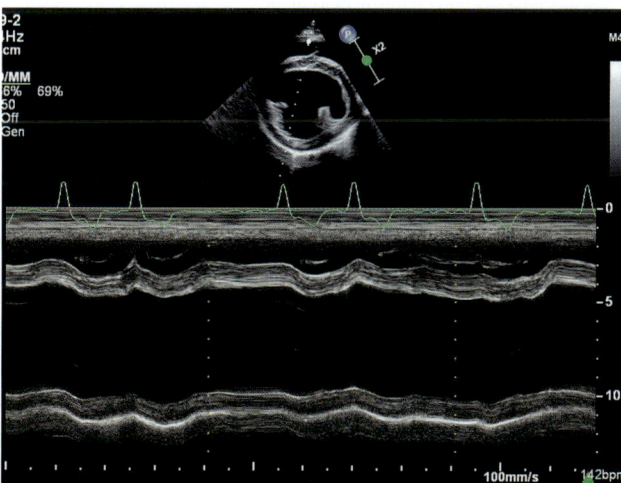

Fig. 19.16 Labrador retriever afectado por una miocardiopatía inducida por taquicardia y secundaria a fibrilación auricular. Corte transversal paraesternal derecho a la altura de músculos papilares. Hipertrofia excéntrica del ventrículo izquierdo asociada a disfunción sistólica. El ventrículo derecho parece tener un tamaño normal. La fibrilación auricular es evidente en la monitorización electrocardiográfica debido a la ausencia de ondas P y a la irregularidad del ritmo cardiaco.

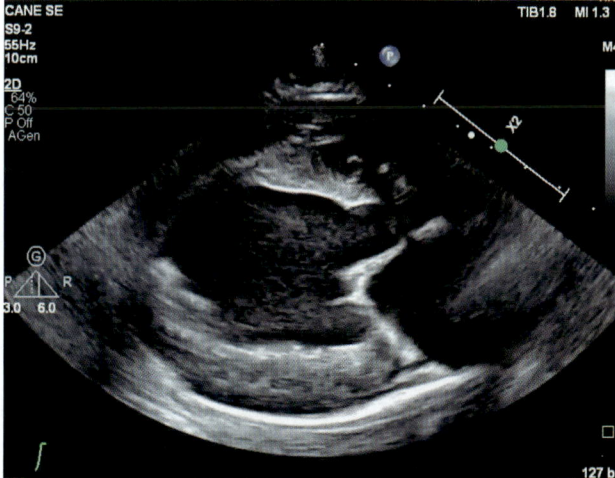

Fig. 19.17 Un rottweiler de 4 meses afectado por una estenosis subaórtica grave de tipo túnel. Corte longitudinal paraesternal derecho. Hipertrofia concéntrica del ventrículo izquierdo; están engrosados el tabique interventricular y la pared libre ventricular izquierda. El miocardio subendocárdico es hiperecogénico debido a fibrosis. El ventrículo derecho es normal.

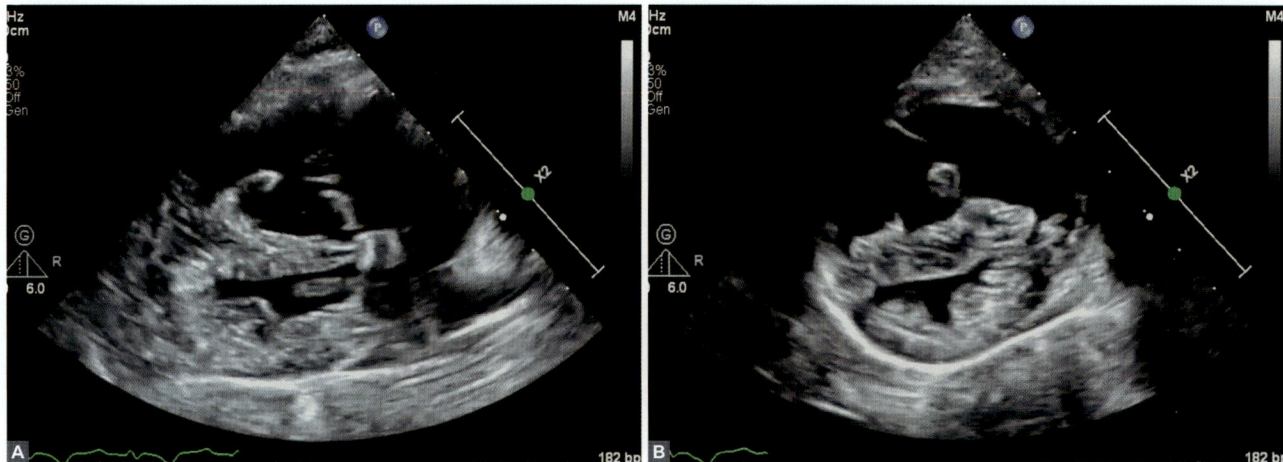

Fig. 19.18 Perro mestizo afectado por hipertensión pulmonar. (**A**) Corte longitudinal paraesternal derecho. Marcada hipertrofia del ventrículo derecho y dilatación de la aurícula izquierda; el engrosamiento de las paredes del ventrículo derecho se asocia a dilatación ventricular derecha. La hipertrofia ventricular derecha simula un vértice cardiaco doble. El ventrículo izquierdo está engrosado debido a la reducción de la precarga secundaria a hipertensión pulmonar grave; este trastorno se denomina pseudohipertrofia. (**B**) Corte transversal paraesternal derecho. Dilatación ventricular derecha y pseudohipertrofia del ventrículo izquierdo. La presión ventricular derecha supera a la presión ventricular izquierda, dando lugar al aplanamiento del tabique interventricular y a una morfología triangular del ventrículo izquierdo durante la diástole.

Aspecto radiológico de la cardiomegalia derecha

Desde el punto de vista radiológico, la cardiomegalia derecha suele dar lugar a un corazón ensanchado en la proyección lateral y a un redondeamiento del borde cardiaco derecho en las proyecciones ventrodorsal/dorsoventral. Se pueden observar zonas de prominencia en la silueta cardiaca correspondientes a la aurícula derecha, el ventrículo derecho o ambos, siguiendo la analogía de la esfera del reloj. En la **tabla 19.4** se recogen numerosas causas de cardiomegalia derecha como alteración aislada o en combinación con cardiomegalia izquierda. Cuando es visible, el aumento de tamaño de la aurícula derecha puede causar un incremento de opacidad de tejido blando entre la base cardiaca craneal y el mediastino craneal en las proyecciones laterales (posición 8:00-11:00). Sin embargo, a menudo la proyección ortogonal (VD o DV) es más fiable para detectar el aumento de tamaño de la aurícula derecha en forma de una prominencia del borde cardiaco craneal derecho en la posición 9:00-11:00 (**fig. 19.19**). Como consecuencia del aumento de tamaño del corazón, la tráquea suele estar elevada, generalmente en una posición craneal al hilio pulmonar. En algunos casos, especialmente cuando hay al mismo tiempo un aumento de tamaño del ventrículo derecho, el vértice cardiaco queda desplazado hacia la izquierda en las proyecciones ventrodorsal/dorsoventral. En general, el aumento de tamaño de la aurícula derecha es más evidente en la proyección ventrodorsal. Cuando es detectable, el aumento de tamaño del ventrículo derecho da lugar a una silueta cardiaca globalmente ensanchada y redondeada en la proyección lateral. En circunstancias normales, dos terceras partes de la anchura del corazón se sitúan cranealmente respecto al hilio pulmonar en la proyección lateral. En los casos de ventriculomegalia derecha se puede observar un incremento de esta porción craneal del corazón. El corazón parece establecer contacto con una longitud mayor del esternón, lo que se denomina contacto esternal aumentado. Sin embargo, este es un indicador poco fiable que a menudo lleva a una sobreinterpretación de cardiomegalia, considerando la importante variación en el aspecto normal en relación con la conformación del tórax. Este hallazgo debe ser utilizado con una prudencia considerable y nunca como indicador único de la cardiomegalia. En la proyección VD se observa una configuración en "D" invertida secundaria a la ventriculomegalia derecha en aquellos casos de grado moderado o grave. La configuración en "D" invertida es un hallazgo inespecífico en lo que se refiere a la causa subyacente del aumento de tamaño ventricular derecho. Este hallazgo no debe ser confundido con el borde cardiaco derecho normal en la proyección ventrodorsal. En una silueta cardiaca normal, la aurícula derecha en la posición 9:00-11:00 es la parte más periférica del borde cardiaco derecho; después, el corazón comienza a estrecharse hacia el vértice. En caso de aumento de tamaño ventricular derecho, el borde cardiaco en la proyección ventrodorsal muestra prominencia en la posición 5:00-9:00 y redondeamiento, antes de angularse hacia el vértice, dando lugar así a la característica forma en "D" invertida que se observa en los casos de aumento de tamaño ventricular derecho. Estos hallazgos se muestran en las **figuras 19.20** y **19.21**.

Tabla 19.4 Causas de cardiomegalia derecha

Aurícula derecha	Ventrículo derecho
▌ **Dilatación de la cámara como hallazgo único (hipertrofia excéntrica)** ▌ Sobrecarga de volumen debida a: ⟩ Insuficiencia o displasia de la válvula tricúspide ⟩ Comunicación interauricular ▌ Sobrecarga de presión debida a: ⟩ Válvula tricúspide estenótica ▌ **Masa auricular derecha** ▌ Por ejemplo, hemangiosarcoma	▌ **Dilatación de la cámara (hipertrofia excéntrica)** ▌ Sobrecarga de volumen debida a: ⟩ Insuficiencia valvular tricúspide ⟩ Insuficiencia valvular pulmonar ⟩ Comunicación interauricular ⟩ Hidratación excesiva ▌ Insuficiencia miocárdica ⟩ Miocardiopatía (miocardiopatía ventricular derecha arritmogénica) ▌ Anemia crónica ▌ Corazón atlético ▌ Alteraciones de la conducción cardiaca ▌ **Engrosamiento parietal (hipertrofia concéntrica)** ▌ Sobrecarga de presión debida a: ⟩ Estenosis pulmonar ⟩ Hipertensión pulmonar (*cor pulmonale*) – Infección por *D. immitis* ⟩ Tetralogía de Fallot ▌ Miocardiopatía (MCH)

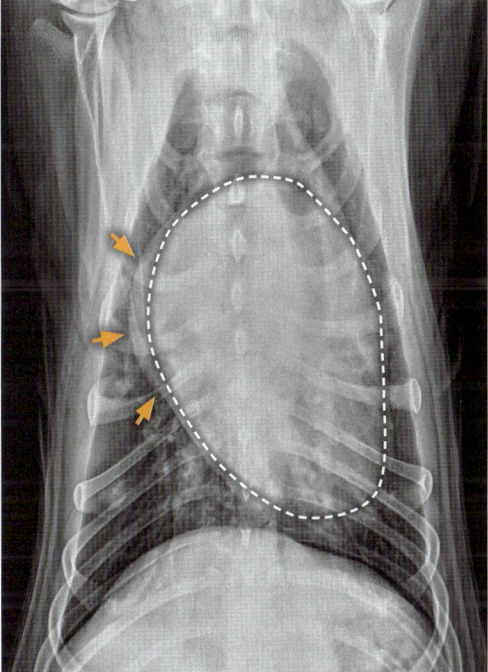

Fig. 19.19 Proyección ventrodorsal en un perro bóxer de 1,5 años con aumento de tamaño auricular derecho secundario a displasia tricúspide. En la posición 9:00-11:00 se identifica una prominencia (flechas naranjas) congruente con la región de la aurícula y la orejuela derechas en la analogía de la esfera del reloj, con alteración de la configuración del corazón en comparación con la normalidad (línea discontinua).

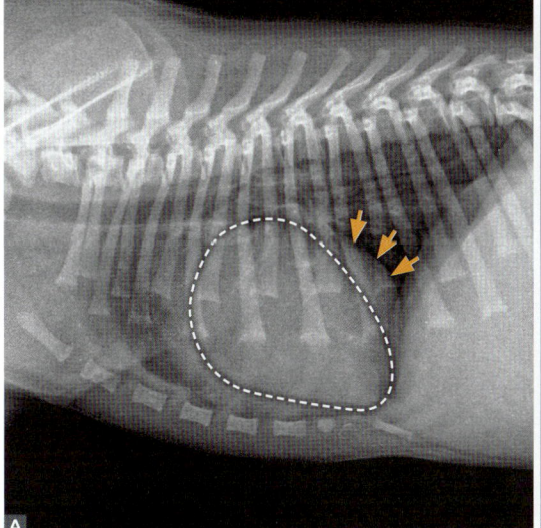
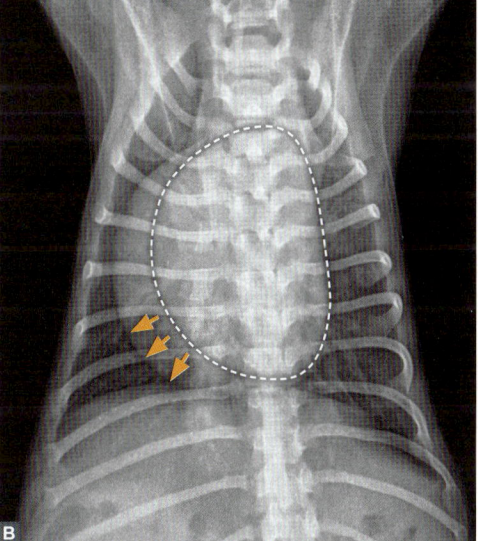

Fig. 19.20 Proyecciones lateral y ventrodorsal en un cachorro de perro con aumento de tamaño ventricular derecho debido a estenosis pulmonar grave e insuficiencia pulmonar. (**A**) La tráquea está elevada y es paralela a la columna vertebral. La silueta cardiaca está ampliada subjetivamente en la proyección lateral y abarca cuatro espacios intercostales; sin embargo, a diferencia de lo que ocurre en la cardiomegalia izquierda, en este caso el borde caudal de la silueta cardiaca está muy redondeado en la proyección lateral (flechas naranjas). (**B**) El contorno del borde izquierdo de la silueta cardiaca es plano en la proyección ventrodorsal. Todo el borde cardiaco derecho está redondeado y el ventrículo (en la posición 5:00-9:00) es más periférico que la aurícula (flechas naranjas), lo que da lugar a una silueta cuyo contorno tiene la forma de una "D" invertida. En comparación con el corazón normal, el aumento de tamaño del ventrículo derecho altera el tamaño global y la forma del corazón en ambas proyecciones (línea discontinua en **A** y **B**).

Fig. 19.21 Labrador retriever con displasia de la válvula tricúspide. Corte apical paraesternal izquierdo angulado. Dilatación marcada de la aurícula y el ventrículo derechos.

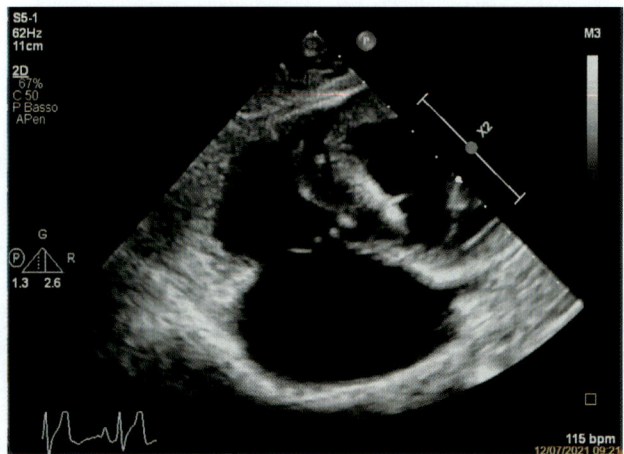

Aspecto radiológico de la cardiomegalia izquierda

La cardiomegalia izquierda suele dar lugar a un aspecto de corazón "alto o alargado" en la proyección lateral; la elevación traqueal que se puede identificar en cualquier caso de cardiomegalia es más pronunciada en la cardiomegalia izquierda. Sus posibles causas se resumen en la **tabla 19.5**. La cardiomegalia izquierda es bastante más frecuente que la derecha, considerando la prevalencia de las diversas enfermedades cardiacas específicas en las poblaciones canina y felina. Además, la mayor parte de las miocardiopatías tienden a causar preferencialmente una remodelación cardiaca izquierda, excepto en lo relativo a la miocardiopatía ventricular derecha arritmogénica en los perros bóxer.[11,12]

El aumento de tamaño de la aurícula izquierda da lugar a una prominencia en la parte dorsocaudal del corazón (posición 12:00-3:00) en la proyección lateral. Esta prominencia altera el contorno normal de la parte dorsocaudal del corazón, que pasa de ser convexa a ser plana. En los gatos, la aurícula izquierda dilatada aparece como una prominencia redondeada en el borde dorsocaudal del corazón. Cuando la dilatación de la aurícula es muy marcada, el corazón puede adoptar en la proyección lateral una forma arriñonada. En las proyecciones VD o DV

Tabla 19.5 Causas de cardiomegalia izquierda	
Aurícula izquierda	**Ventrículo izquierdo**
▎ Dilatación de la cámara como alteración única (hipertrofia excéntrica)	▎ Dilatación de la cámara (hipertrofia excéntrica)
▎ Sobrecarga de volumen debida a:	▎ Sobrecarga de volumen debida a:
〉 Insuficiencia o displasia de la válvula mitral	〉 Insuficiencia valvular mitral
〉 Derivación izquierda-derecha	〉 Insuficiencia valvular aórtica
– Conducto arterioso persistente	〉 Derivaciones izquierda-derecha:
– Comunicación interventricular	– Conducto arterioso persistente
– Comunicación interauricular	– Comunicación interventricular
▎ Sobrecarga de presión	– Comunicación interauricular
〉 Válvula mitral estenótica	〉 Hidratación excesiva
	▎ Insuficiencia miocárdica
	〉 Miocardiopatía (dilatada)
	▎ Anemia crónica
	▎ Corazón atlético
	▎ Alteraciones de la conducción cardiaca
	▎ Engrosamiento parietal (hipertrofia concéntrica)
	▎ Sobrecarga de presión debida a:
	〉 Estenosis aórtica
	〉 Hipertensión sistémica
	▎ Miocardiopatía (hipertrófica)

la aurícula izquierda queda superpuesta a la parte caudal de la silueta cardiaca, entre los bronquios principales. Cuando la dilatación es de moderada a marcada puede conducir a un efecto de lesión ocupante de espacio (efecto masa), con aparición de un ángulo "con forma de U" más que del ángulo normal "con forma de V" que se forma entre los bronquios principales, en las proyecciones VD o DV. Este aspecto también puede ser debido a una proyección con centrado inadecuado.[13] En ocasiones, el borde caudal de la aurícula izquierda aumentada de tamaño da lugar a la aparición de un margen redondeado bien definido ligeramente craneal y paralelo al vértice cardiaco en la proyección ventrodorsal (**fig. 19.22**). El aumento de tamaño de la orejuela auricular izquierda crea una prominencia de la silueta cardiaca en la posición 2:00-3:00 en la proyección ventrodorsal.

Existen dos parámetros objetivos para la valoración de tamaño auricular izquierdo en los perros, la dimensión radiográfica auricular izquierda (RLAD por sus siglas en inglés *radiographic left atrial dimension*)[14] y el tamaño auricular izquierdo vertebral (VLAS por sus siglas en inglés *vertebral left atrial size*)[15] (**fig. 19.23**). Ambos pará-

Fig. 19.22 Proyecciones lateral (**A**) y ventrodorsal (**B**) en un perro con dilatación auricular izquierda secundaria a endocardiosis valvular mitral. La tráquea y los bronquios principales están elevados. (**A**) El borde cardiaco es plano en la proyección lateral (flechas blancas). En la parte dorsal y caudal del corazón (flechas naranjas) es visible una prominencia. (**B**) En la proyección ventrodorsal está ampliado el ángulo entre los bronquios principales (flechas amarillas). El borde caudal de la aurícula izquierda aumentada de tamaño es visible en paralelo al borde cardiaco caudal (flechas naranjas). La prominencia correspondiente a la orejuela izquierda es visible periféricamente a lo largo del borde cardiaco izquierdo (flechas blancas). Estos cambios alteran la forma global y el tamaño de la silueta cardiaca en comparación con lo normal (**A** y **B**, línea discontinua).

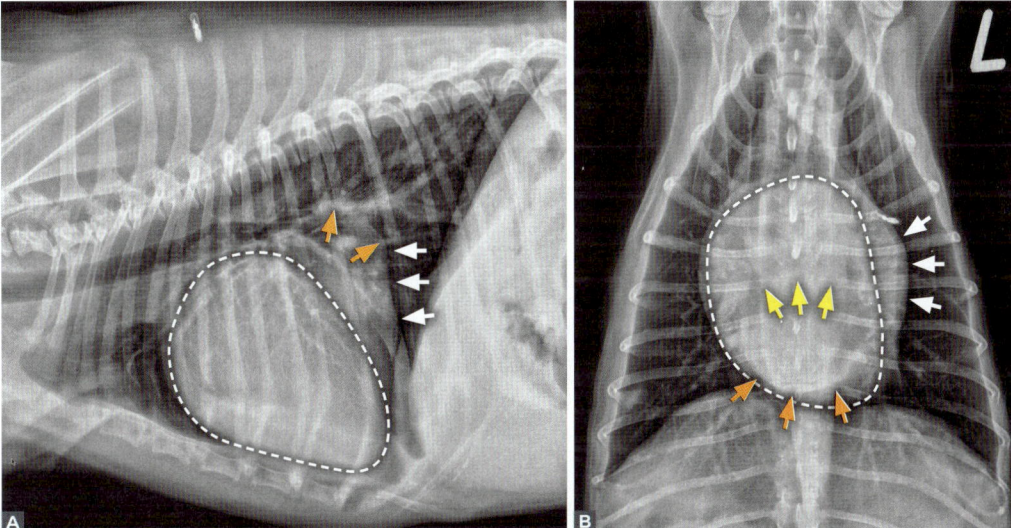

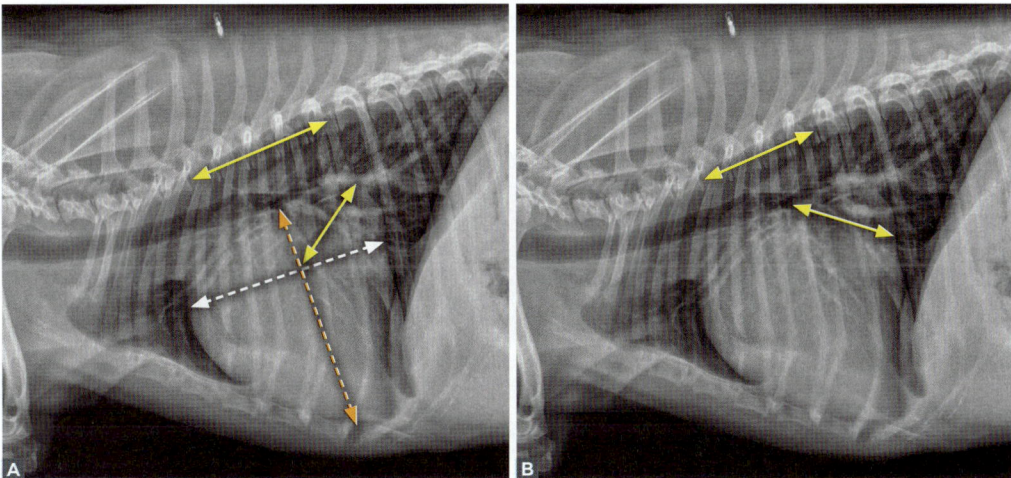

Fig. 19.23 Proyecciones torácicas laterales derechas en un mismo perro con aumento de tamaño auricular izquierdo secundario a enfermedad valvular mitral degenerativa. Se muestran los protocolos de medición para determinar (**A**) la dimensión radiográfica de la aurícula izquierda (RLAD) y (**B**) el tamaño auricular izquierdo vertebral (VLAS). (**A**) Para determinar la RLAD, las líneas de intersección se deben trazar de forma idéntica a lo necesario para obtener la índice cardiaco-vertebral (VHS; v. fig. 19.5; flechas naranja y blanca discontinuas). Después se traza una línea bisectriz que divide en dos el cuadrante abarcado por la aurícula izquierda (flechas amarillas). La longitud de esta línea se superpone a la columna torácica a partir del platillo vertebral craneal de T4. La RLAD en este caso mide 4,0 vértebras. El límite para diferenciar el tamaño normal del patológico es de 1,8 vértebras,[16] lo que indica que en este caso hay un aumento de tamaño auricular izquierdo. (**B**) Para determinar el VLAS se traza una línea desde la parte más ventral de la bifurcación traqueal hasta el borde caudal de la silueta cardiaca en su intersección con la parte dorsal de la vena cava caudal (flechas amarillas). La longitud de esta línea se superpone a la columna torácica, comenzando en el platillo vertebral craneal de T4. El VLAS en este caso mide 3,75 vértebras. Se ha establecido un VLAS >2,3 vértebras como umbral predictivo del aumento de tamaño auricular izquierdo en los perros.[15]

metros pueden tener utilidad para confirmar la sospecha de un aumento de tamaño de la aurícula izquierda y también para la valoración objetiva de los cambios en el tamaño auricular con el paso del tiempo.

El aumento de tamaño del ventrículo izquierdo es infrecuente sin un aumento simultáneo del tamaño de la aurícula izquierda. La evaluación radiográfica carece de sensibilidad para la detección del aumento de tamaño ventricular izquierdo independiente del aumento de tamaño auricular izquierdo. Cuando está visiblemente alterado, el corazón muestra un aumento de su altura, ocupando más de dos terceras partes del diámetro dorsoventral del tórax en la proyección lateral, lo que se acompaña de una elevación de la vena cava caudal. El vértice cardiaco puede ser redondeado y estar desplazado hacia el lado izquierdo en la proyección ventrodorsal.

Cardiomegalia generalizada

El de cardiomegalia generalizada es un diagnóstico que se reserva para aquellos casos con evidencia de aumento de tamaño de los lados derecho e izquierdo del corazón, así como también para los casos en los que la silueta cardiaca está aumentada de tamaño sin que se observe un aumento de tamaño definitivo de alguna cavidad específica (p. ej., tal como ocurre en el derrame pericárdico). En los casos de aumento de tamaño cardiaco verdadero suele haber algún grado de dilatación reconocible de la aurícula izquierda, lo que no ocurre en la enfermedad pericárdica (**fig. 19.26**). Cuando el corazón presenta un aumento de tamaño marcado y una morfología globoide, al tiempo que no se observa una aurícula izquierda dilatada, el diagnóstico diferencial principal es el de enfermedad o derrame pericárdico. Entre los diagnósticos diferenciales del aumento de tamaño generalizado del corazón se incluyen cualquier combinación de enfermedades que pueden cursar con una cardiomegalia derecha o izquierda, las miocardiopatías, la comunicación interauricular o defecto septal auricular (CIA), la anemia crónica y las alteraciones de la conducción cardiaca. A menudo, los perros de constitución atlética (p. ej., los greyhounds) tienen un corazón grande.

En los casos de derrame pericárdico, la evaluación ecocardiográfica es clave debido a que permite definir la etiología (p. ej., una masa cardiaca o una rotura auricular), al tiempo que puede confirmar o excluir un taponamiento cardiaco (**fig. 19.25**). El taponamiento cardiaco tiene lugar cuando la presión pericárdica supera a las presiones existentes en el interior del corazón derecho, lo que da lugar a un colapso diastólico de la aurícula derecha y, a la larga, del ventrículo derecho. La intensidad del derrame no muestra una correlación directa con la aparición del taponamiento debido a que este depende también de la distensibilidad del pericardio. El pericardio es una estructura fibrosa que se distiende lentamente en respuesta al derrame. La acumulación rápida de un volumen muy pequeño de líquido en el interior del pericardio puede elevar las presiones lo suficiente como para causar un taponamiento.

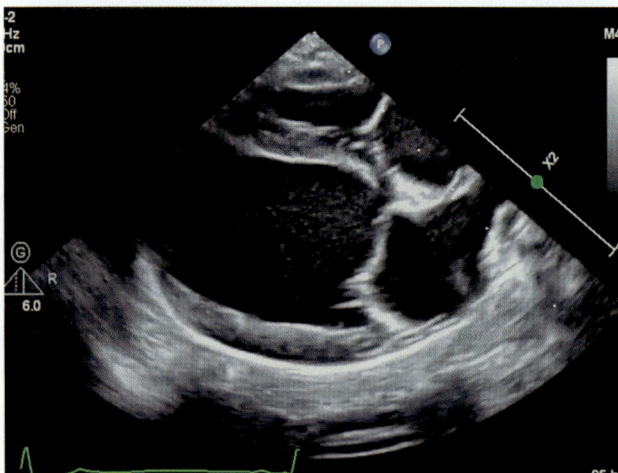

Fig. 19.24 Cavalier King Charles spaniel con conducto arterioso persistente. El ventrículo izquierdo está redondeado y muestra un incremento de los diámetros transversales debido a la sobrecarga de volumen. La aurícula izquierda tiene un tamaño normal y la vena pulmonar (que es visible en su inserción en el techo de la aurícula izquierda) no está dilatada. Es evidente un prolapso leve de la valva anterior de la válvula mitral. Las cámaras derechas tienen un tamaño normal.

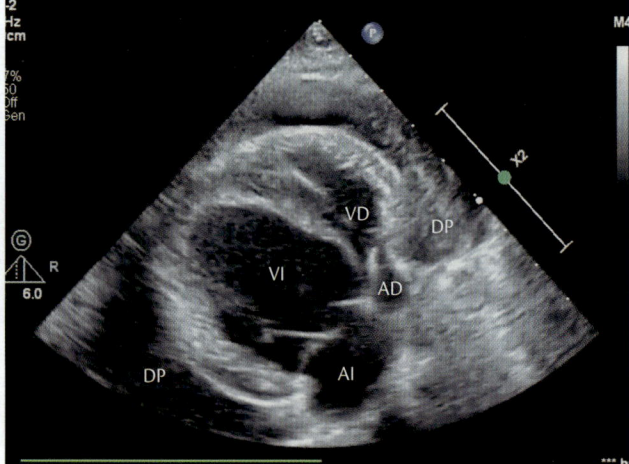

Fig. 19.25 Jack Russel terrier. Corte paraesternal derecho angulado al final de la diástole. Derrame pericárdico (DP) con taponamiento cardiaco. La aurícula derecha (AD) está colapsada. AI, aurícula izquierda; VI, ventrículo izquierdo; VD, ventrículo derecho.

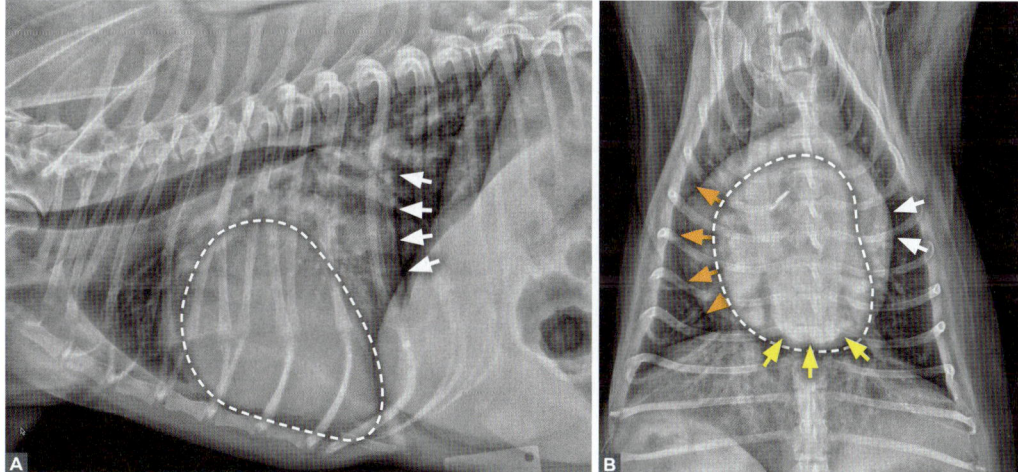

Fig. 19.26 Proyecciones lateral (**A**) y ventrodorsal (**B**) en un chihuahua de 9 años con cardiomegalia grave generalizada (derecha e izquierda) debido a la degeneración simultánea de las válvulas tricúspide y mitral. El corazón está ensanchado y alargado en comparación con el tamaño y la morfología normales (línea discontinua). (**A**) La aurícula y la orejuela izquierdas están dilatadas, lo que se manifiesta por el aplanamiento del borde cardiaco caudal en la proyección lateral (flechas blancas) por una línea bien definida superpuesta a la parte craneal del vértice cardiaco en la proyección ventrodorsal (flechas amarillas) (**B**) y por una prominencia leve en la parte media del borde cardiaco izquierdo en la proyección ventrodorsal (flechas blancas). El vértice cardiaco está redondeado y ello impide la valoración de la dilatación ventricular izquierda o derecha. Los bordes cardiacos craneal y derecho está redondeados, lo que es compatible con la dilatación del corazón derecho.

Aumento de tamaño de los grandes vasos

El aumento de tamaño de la aorta y de la arteria pulmonar principal se debe al flujo turbulento a partir de una válvula estenótica o de una derivación vascular, o bien a un cuadro de congestión. Estos cambios vasculares se pueden acompañar o no de una cardiomegalia visible o de una alteración en la morfología cardiaca. La observación de un incremento del tamaño de los grandes vasos obliga a la evaluación urgente de la silueta cardiaca y de los vasos pulmonares.

El aumento de calibre o el tamaño de la arteria pulmonar principal se identifica con mayor facilidad en la proyección ventrodorsal y aparece en forma de una prominencia focal en la parte craneal del corazón izquierdo, en la posición 1:00-2:00, tal como se observa en la **figura 19.27**. La dilatación de la arteria pulmonar principal se debe al flujo turbulento secundario a la estenosis de la válvula pulmonar o a la presencia de un conducto arterioso persistente, así como también a la congestión asociada a la infección por *Dirofilaria immitis* o a la hipertensión pulmonar adquirida.

Fig. 19.27 Radiografías lateral (**A**) y ventrodorsal (**B**) en un perro con dilatación marcada de la arteria pulmonar principal. (**A**) Aunque poco aparente, en el borde cardiaco craneal de la proyección lateral se puede observar un incremento de la convexidad (flechas). (**B**) En el borde cardiaco craneal izquierdo de la proyección ventrodorsal hay una prominencia focal grande en la región de la arteria pulmonar principal (posición 1:00-2:00; flechas). En este caso es normal el tamaño cardiaco global, pero el aumento de tamaño de la arteria pulmonar principal da lugar a una alteración de la morfología en comparación con un perro normal (líneas discontinuas en **A** y **B**).

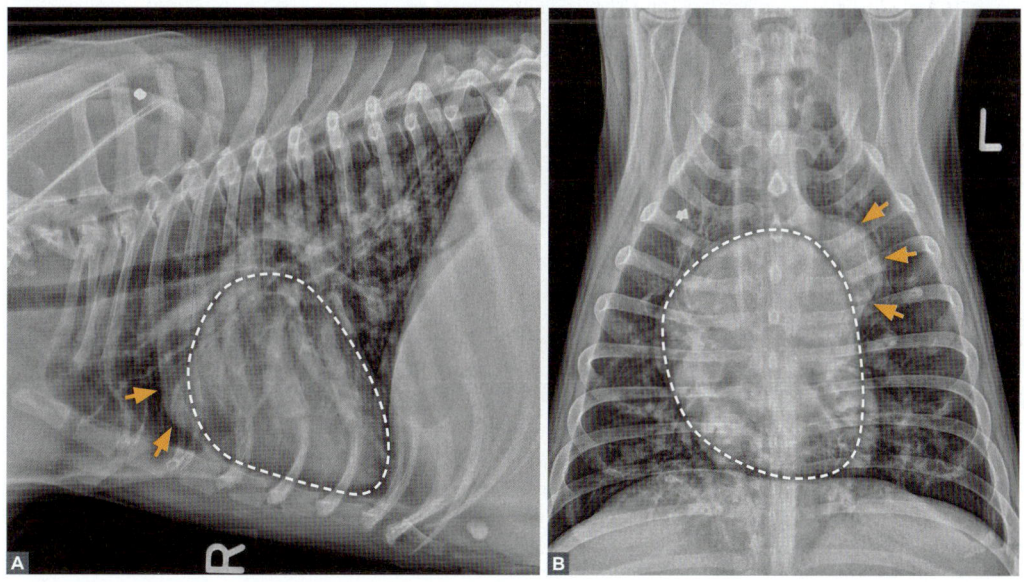

Cualquier causa de aumento del calibre de la arteria pulmonar principal puede dar lugar a una cardiomegalia derecha. El factor diferenciador principal a la hora del diagnóstico diferencial es el aspecto de la vasculatura pulmonar lobular, tal como se muestra en la **figura 19.28**. El incremento del calibre del cayado aórtico se localiza en la parte craneodorsal del corazón (posición 8:00-11:00) en la proyección lateral, de manera similar al aumento de tamaño de la aurícula derecha y de la arteria pulmonar principal; sin embargo, la proyección lateral carece de sensibilidad para la detección del aumento del calibre del cayado aórtico, que se detecta con mayor facilidad en las proyecciones VD o DV y que aparece en forma de una prominencia en el borde cardiaco craneal dentro de la parte caudal del mediastino craneal. El aumento del calibre del cayado aórtico se debe con mayor frecuencia al flujo turbulento secundario a una estenosis aórtica, tal como se muestra en la **figura 19.29**.

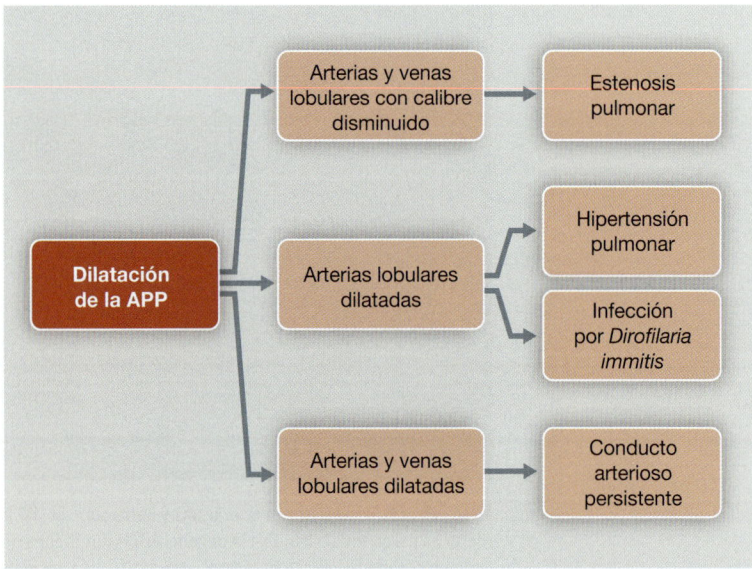

Fig. 19.28 Diagnósticos diferenciales de la dilatación de la arteria pulmonar principal (APP).

El aumento del calibre aórtico secundario al flujo turbulento asociado a un conducto arterioso persistente (CAP) puede dar lugar a una segunda localización de este problema en la aorta descendente proximal. El aumento del calibre aórtico en la parte proximal de la aorta descendente es patognomónico del CAP (derivación izquierda-derecha o derivación invertida) y se observa con mayor facilidad en la proyección ventrodorsal (**fig. 19.30**).

La ecocardiografía tiene limitaciones en la valoración de los grandes vasos, considerando que solo son visibles las porciones proximales cercanas al corazón. La dilatación del tronco de la arteria pulmonar y de las arterias pulmonares principales puede ser visible en los casos de hipertensión pulmonar, dilatación postestenosis o CAP (**figs. 19.31** y **19.32**). La aorta ascendente puede estar dilatada debido a una estenosis aórtica/subaórtica o a una hipertensión sistémica. Las venas cavas craneal y caudal muestran distensión en el curso de la insuficiencia cardiaca congestiva o bien cuando hay obstrucción de la precarga (p. ej., neoplasia o trombos intracavitarios, taponamiento cardiaco). La evaluación de la vena cava caudal es más sencilla a través de un abordaje subcostal a través del hígado.

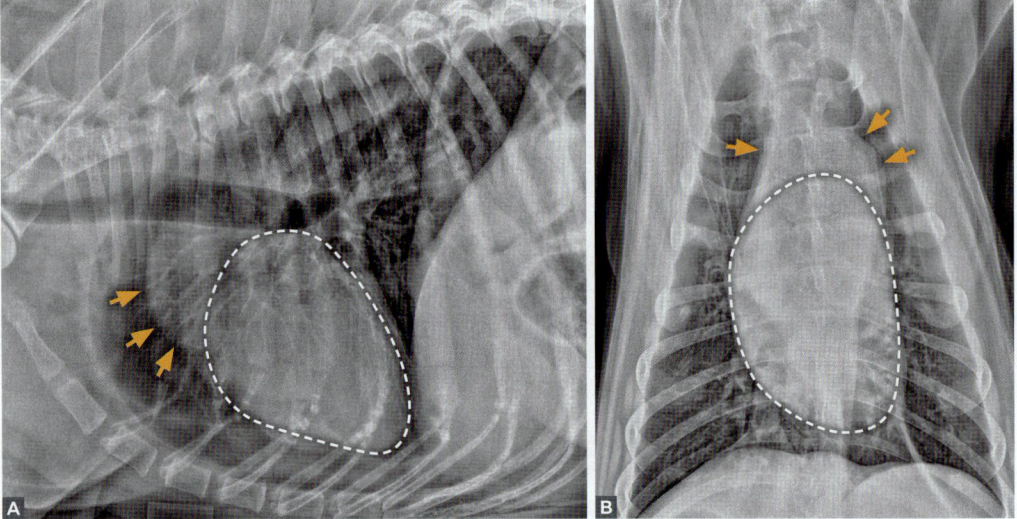

Fig. 19.29 Proyecciones lateral (**A**) y ventrodorsal (**B**) en un perro con dilatación postestenótica de la aorta secundaria a estenosis subaórtica. (**A**) En la proyección lateral se observa una prominencia focal en la base cardiaca craneal (flechas). (**B**) En la proyección ventrodorsal se observa un incremento de la opacidad de los tejidos blandos en la parte caudal del mediastino craneal, en la posición 11:00-1:00 de la silueta cardiaca (flechas). El tamaño cardiaco es normal; sin embargo, la morfología de la silueta cardiaca refleja el aspecto típico del aumento de tamaño del cayado aórtico en comparación con la normalidad (**A** y **B**, líneas discontinuas).

Fig. 19.30 Radiografía ventrodorsal de un perro con dilatación focal de la aorta descendente proximal secundaria a un conducto arterioso persistente (flechas). La parte proximal de la aorta descendente muestra una convexidad focal a la altura de la aorta descendente proximal con incremento de la convexidad de esta región en comparación con la aorta descendente proximal normal (línea discontinua).

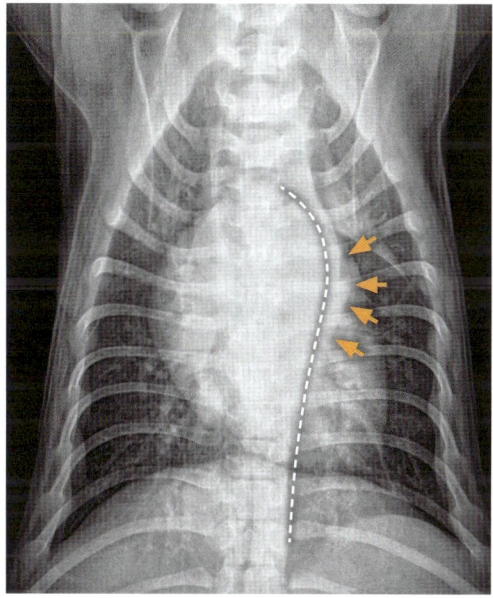

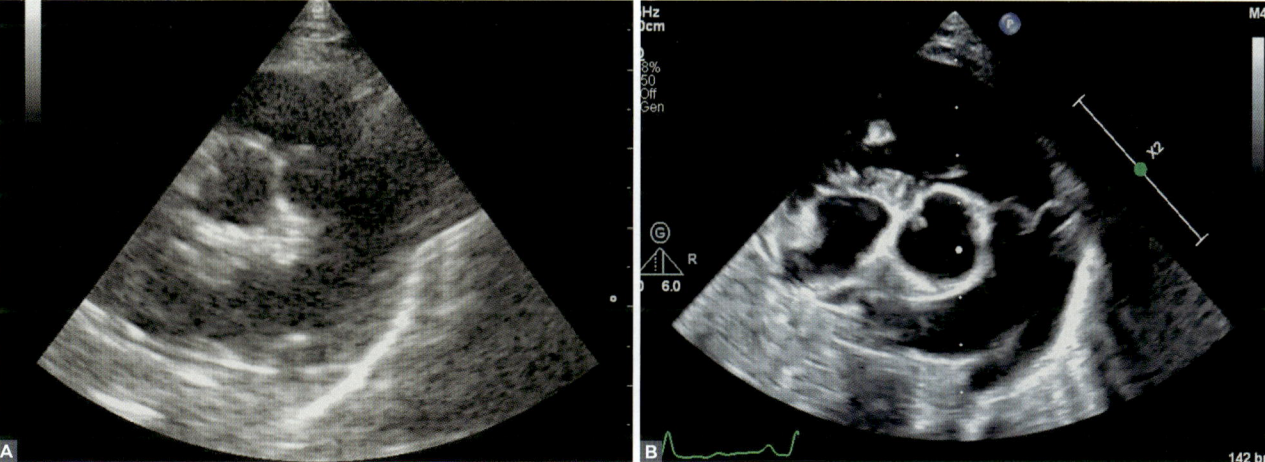

Fig. 19.31 (**A**) Gato doméstico de pelo corto con un defecto septal ventricular con derivación izquierda-derecha. La arteria pulmonar principal y las arterias pulmonares derecha e izquierda están distendidas debido a la sobrecarga de volumen. El ventrículo derecho no está dilatado debido al flujo a través de la derivación correspondiente al defecto membranoso, lo que hace que la sangre pase por alto el ventrículo derecho y se introduzca directamente en el tracto de salida ventricular derecho y en la arteria pulmonar. (**B**) Perro mestizo con hipertensión pulmonar tipo 3. La dilatación marcada de la arteria pulmonar principal y de la arteria pulmonar derecha se asocia a dilatación del ventrículo derecho como consecuencia de la sobrecarga de presión crónica.

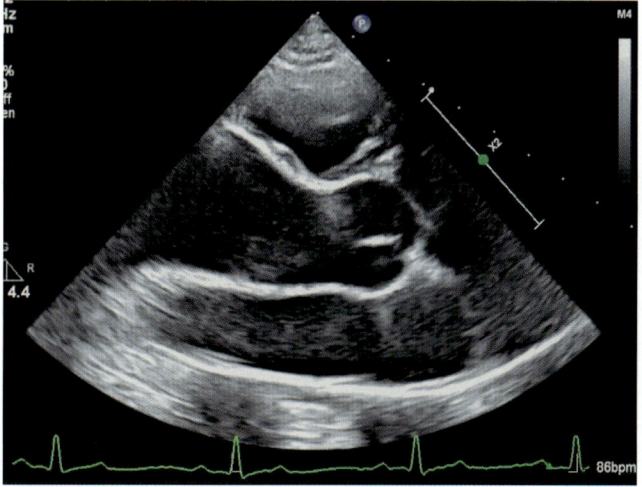

Fig. 19.32 Golden retriever afectado por estenosis subaórtica. Corte a la altura de la raíz aórtica craneal izquierda. La dilatación postestenótica es evidente más allá de la unión senotubular.

285

Vasculatura pulmonar

Inicialmente, las arterias y venas pulmonares muestran una aposición estrecha respecto a los bronquios lobulares, creando así una tríada de arteria, bronquio y vena. Con cada ramificación de los vasos y los bronquios, estos últimos adquieren una relación cada vez más estrecha con las arterias pulmonares hasta que la ramificación final crea los lobulillos pulmonares en los que los bronquiolos y las arterias pulmonares se sitúan centralmente, mientras que las venas pulmonares lo hacen en la periferia. En la proyección lateral las arterias se localizan dorsalmente respecto al bronquio, mientras que las venas lo hacen ventralmente. Los vasos lobulares craneales, valorados en las proyecciones laterales, deben presentar un diámetro similar entre sí, y dicho tamaño no debe superar al de la parte proximal de la cuarta costilla menos magnificada (**fig. 19.15**).[16,17] Las arterias y venas lobulares caudales se pueden valorar mejor en la proyección ventrodorsal/dorsoventral. Las arterias lobulares caudales se localizan lateralmente respecto a los bronquios y las venas, razón por la cual las venas se sitúan centralmente y se dice que son "centrales y ventrales" en el interior de la tríada de arteria, bronquio y vena. El calibre de las arterias y venas pulmonares lobulares caudales debe ser similar al diámetro de la novena costilla en la zona en la que la cruzan (**fig. 19.33**).

La dilatación venosa pulmonar tiene lugar tras un incremento sostenido en la presión auricular izquierda que da como resultado una congestión. La presencia de dilatación venosa pulmonar suele indicar una insuficiencia cardiaca izquierda. Las arterias pulmonares dilatadas se deben a un incremento de la presión o a una obstrucción distal de las mismas, es decir, a nivel de la arteria distal, a nivel de los capilares, o bien por incrementos de la presión poscapilar (p. ej., elevación crónica de la presión auricular izquierda). Además de la presencia de hipertensión pulmonar, la proliferación miointimal y la lesión endotelial de la arteria pulmonar también pueden dar lugar de forma directa a un aumento del calibre de la arteria en los casos de infección por *Dirofilaria immitis* a partir de los 3 meses de la inoculación.[18]

La dilatación simultánea de las arterias y venas pulmonares se debe a una circulación sanguínea pulmonar excesiva (sobrecarga circulatoria) en las situaciones de derivación cardiaca izquierda-derecha congénita, tal como el CAP y las comunicaciones interauricular (CIA) o interventricular (CIV). El incremento crónico de la presión en la aurícula izquierda secundario a insuficiencia cardiaca congestiva izquierda puede dar lugar a la transmisión de la elevación de la presión en dirección ascendente a partir del lecho capilar y hasta la circulación arterial pulmonar, con dilatación de las arterias y las venas pulmonares.[19] La congestión vascular pulmonar generalizada también puede ser debida a una sobrecarga de líquido de origen yatrógeno. Por otra parte, las enfermedades cardiacas también pueden causar una reducción del calibre de las arterias y las venas pulmonares. Las diferentes causas extracardiacas de hipovascularización son mucho más frecuentes y entre ellas están la deshidratación intensa, el shock hipovolémico y, con menor frecuencia, el hipoadrenocorticismo. En estos casos, el corazón también puede presentar un tamaño pequeño.

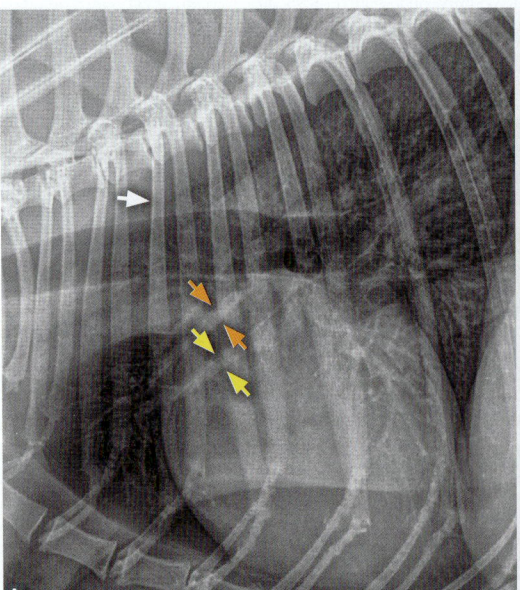
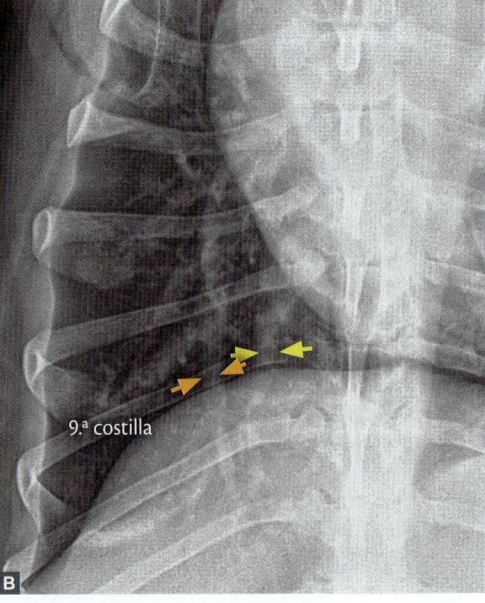

9.ª costilla

Fig. 19.33 Proyecciones lateral (**A**) y ventrodorsal (**B**) en un perro normal que muestran el tamaño normal de las arterias y venas lobulares normales. Las arterias (entre las flechas naranjas) y las venas (entre las flechas amarillas) lobulares craneales y caudales deben tener un calibre similar al de la parte proximal de la cuarta costilla (flecha blanca) y al de la novena costilla indicada en el punto de intersección (**B**), respectivamente.

Fig. 19.34 Diagnósticos diferenciales de la dilatación vascular pulmonar. CAP, conducto arterioso persistente; CIA, comunicación interauricular; CIV, comunicación interventricular.

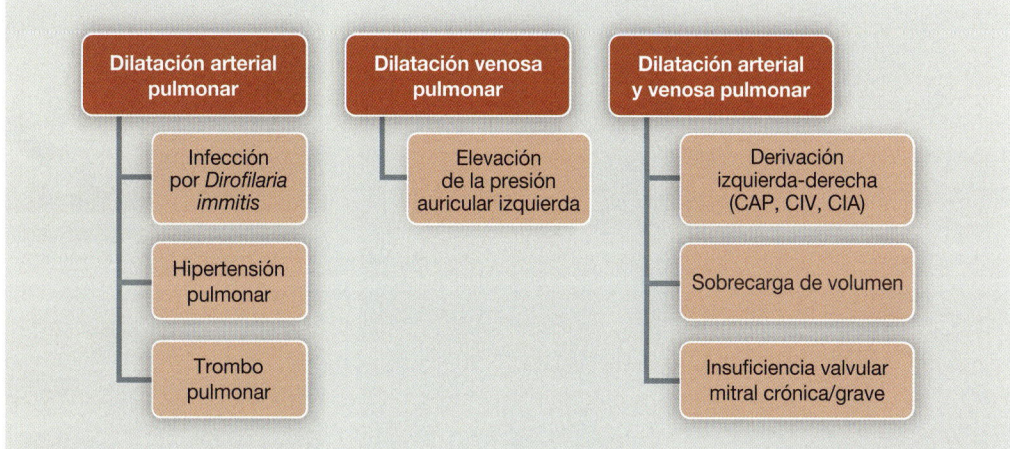

Las anomalías cardiacas congénitas que pueden causar hipovolemia son la estenosis pulmonar grave (produce una disminución del flujo sanguíneo hacia la circulación pulmonar procedente del ventrículo derecho), la displasia tricúspide (reducción del flujo de sangre hacia las arterias pulmonares desde el ventrículo derecho, debido al flujo retrógrado hacia la aurícula derecha) y las derivaciones derecha-izquierda (CAP invertida, CIV invertida o la tetralogía de Fallot, en las que la circulación arterial sistémica recibe sangre que normalmente debería pasar a través de la circulación pulmonar). La hipoperfusión pulmonar puede ser debida a un derrame pericárdico o a un taponamiento cardiaco con reducción del gasto cardiaco. En ocasiones, las arterias y las venas pulmonares también muestran un calibre pequeño después del tratamiento de la insuficiencia cardiaca congestiva mediante la administración de diuréticos.

Para definir la lista de diagnósticos diferenciales se deben considerar conjuntamente las alteraciones vasculares pulmonares periféricas y los cambios radiológicos de la silueta cardiaca. La **figura 19.34** resume los diagnósticos diferenciales de los cuadros de aumento de calibre de las arterias pulmonares, las venas pulmonares o ambas.

Insuficiencia cardiaca congestiva

El término de cardiomegalia no es sinónimo de insuficiencia cardiaca. Tras la detección de una cardiomegalia, es imprescindible determinar si el problema afecta al corazón izquierdo o al corazón derecho (raramente es generalizado), y si hay o no evidencia radiológica de insuficiencia derecha o izquierda. Estos hallazgos se deben correlacionar con la situación clínica del animal, dado que los signos clínicos de descompensación cardiaca pueden aparecer antes que los cambios radiológicos. La insuficiencia cardiaca congestiva derecha causa congestión del sistema venoso sistémico que alcanza la aurícula derecha (las venas cavas craneal y caudal, los vasos linfáticos) y reduce la transmisión de la sangre en dirección proximal hasta el corazón. Es el resultado de una elevación sostenida de la presión auricular derecha. Una vez que quedan sobrepasados los mecanismos compensadores del corazón, aparece una congestión que da lugar a dilatación de la vena cava caudal y de las venas hepáticas, congestión del parénquima hepático y ascitis (**figs. 19.35-19.37**).

La insuficiencia cardiaca congestiva izquierda se debe a una elevación sostenida de la presión en la aurícula izquierda que sobrepasa los mecanismos compensadores que permiten al corazón aceptar una expansión del volumen vascular circulante que retorna a través de las venas pulmonares. Con la insuficiencia cardiaca y el inicio del edema pulmonar, la tasa de acumulación de líquido extravascular supera a la tasa de eliminación de líquido por el sistema linfático. Son indicadores visibles de la insuficiencia cardiaca congestiva izquierda la

Fig. 19.35 Orden típico de los hallazgos en la insuficiencia cardiaca derecha. A menudo, estos hallazgos aparecen en combinación con la evidencia de cardiomegalia derecha o de enfermedad pericárdica.

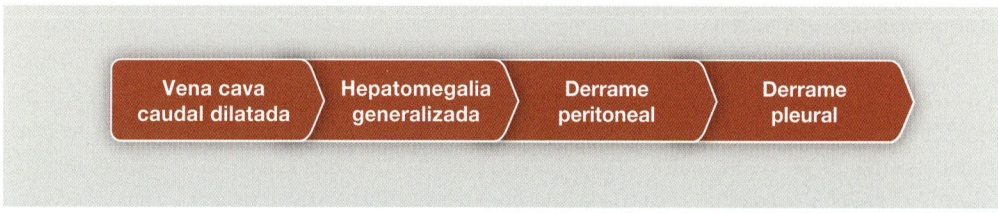

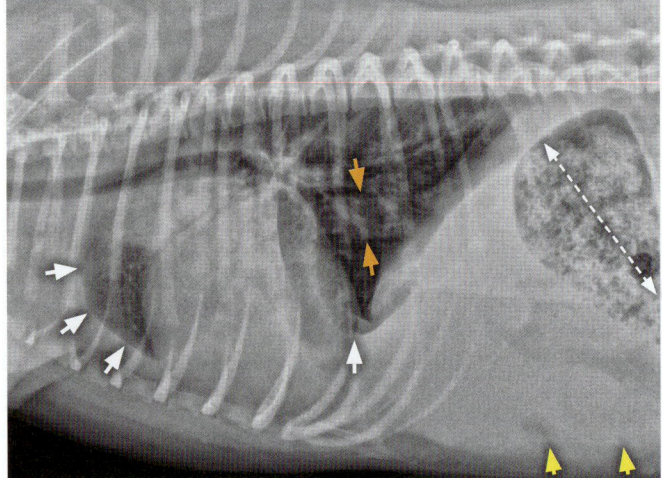

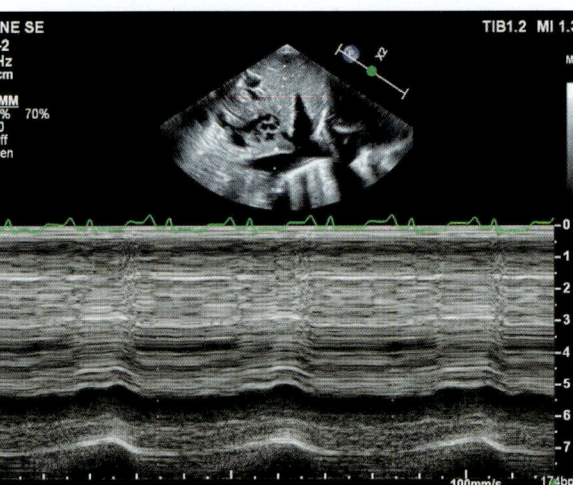

Fig. 19.36 Radiografía torácica lateral de un perro con insuficiencia cardiaca derecha secundaria a hipertensión pulmonar grave. La vena cava caudal muestra congestión y no presenta reducción progresiva del calibre en dirección al diafragma (entre las flechas naranjas). El hígado está aumentado de tamaño, lo que provoca el desplazamiento caudal del estómago (línea discontinua). Hay un derrame peritoneal que da lugar a la aparición de bandas de opacidad de tejido blando con disminución de la visibilidad del borde hepático caudoventral (flechas amarillas). También se puede observar una separación moderada entre los pulmones y la pared torácica debido a la presencia del líquido (flechas blancas), que indica derrame pleural. En combinación con la cardiomegalia, esos hallazgos son indicativos de insuficiencia cardiaca derecha.

Fig. 19.37 Ecografía hepática en modo M de la vena cava caudal. En condiciones normales hay una variación del calibre interno de la vena cava caudal en relación con la fase respiratoria. La ausencia de dicha variación, que se denomina *plethora cavale*, depende del incremento de la presión venosa central.

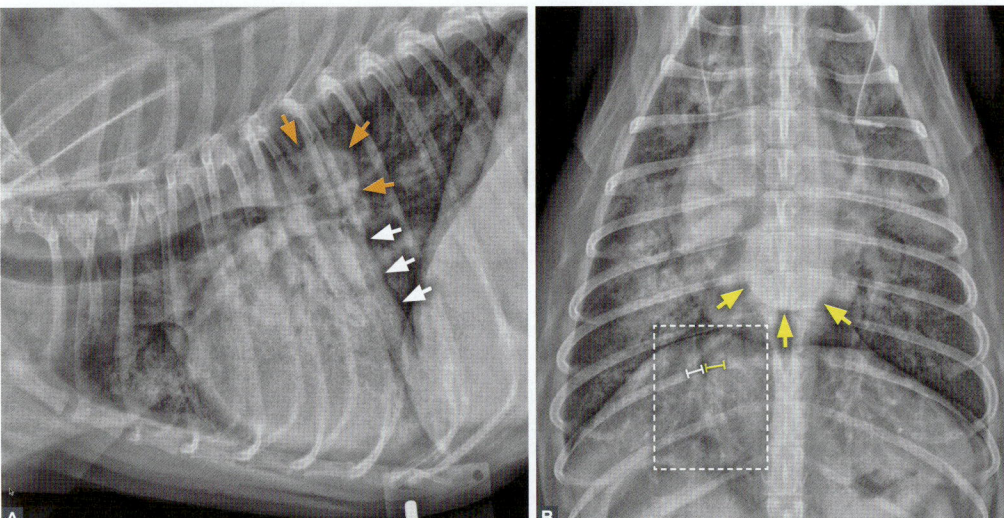

Fig. 19.38 Radiografías torácicas lateral (**A**) y dorsoventral (**B**) en un pomerania con insuficiencia cardiaca izquierda secundaria a endocardiosis valvular mitral. (**A**) El borde cardiaco caudal es plano (flechas blancas). Se observa una prominencia en la región de la aurícula izquierda que se extiende dorsalmente respecto a los bronquios lobulares caudales (flechas naranjas). (**B**) Se puede observar un margen bien definido que representa el borde caudal de la aurícula izquierda en la proyección ventrodorsal (flechas amarillas). Los vasos lobulares caudales o inferiores están parcialmente enmascarados por un incremento de la opacidad pulmonar localizado en las zonas hiliar y media, y que es más marcado en el lado derecho que en el izquierdo. En la proyección dorsoventral del tórax todavía es débilmente visible la vasculatura lobular caudal derecha (interior del cuadro de guiones). En su intersección con la costilla, la vena lobular caudal derecha (calibrador amarillo) está dilatada en comparación con la arteria (calibrador blanco). Por último, los dos lóbulos pulmonares craneales muestran un patrón intersticial que es más marcado en las zonas media y periférica. Estos hallazgos son compatibles con una insuficiencia cardiaca congestiva izquierda y con un edema pulmonar agudo cardiogénico intenso.

dilatación de las venas pulmonares (aunque esta no es una alteración constante) y el edema cardiogénico que se caracteriza en los perros por una opacidad pulmonar intersticial o alveolar con una distribución perihiliar/caudodorsal (**fig. 19.38**). El edema suele ser simétrico, pero también puede ser asimétrico hacia el lado derecho. Cuando está presente, la distribución en el lado derecho es secundaria con mayor frecuencia a una valvulopatía

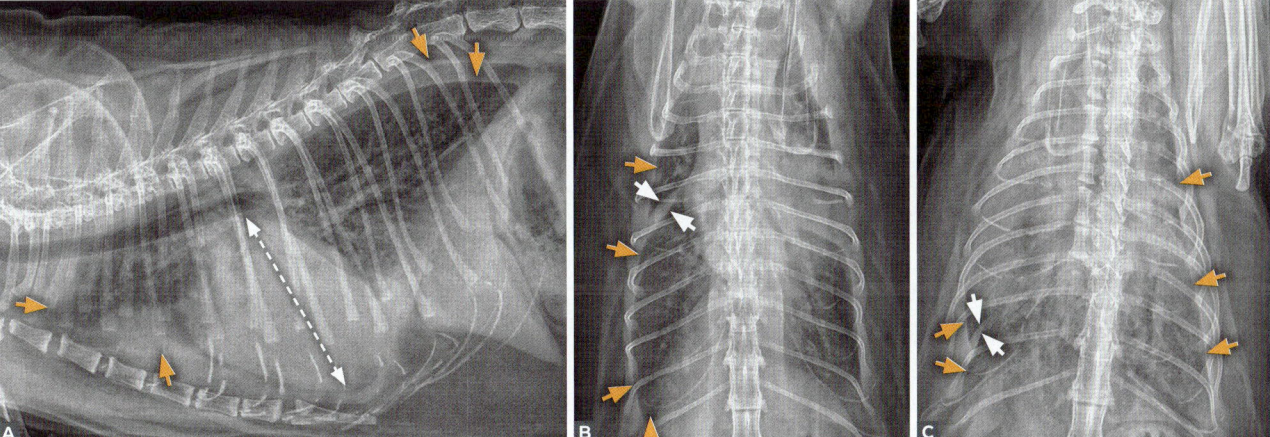

Fig. 19.39 Radiografías lateral (**A**) y ventrodorsal (**B**) y dorsoventral (**C**) en un gato con insuficiencia cardiaca congestiva izquierda secundaria a miocardiopatía hipertrófica. La distribución del edema cardiogénico es multifocal y predominantemente ventral, lo que da lugar al borramiento parcial del borde de la silueta cardiaca. (**A**) El aumento del tamaño del corazón causa elevación dorsal de la tráquea y un incremento en la altura de la silueta cardiaca (línea discontinua). Hay signos de derrame pleural moderado en la zona en la que los pulmones muestran retracción respecto a la pared torácica (**A**, **B** y **C**, flechas naranjas) y también se pueden observar líneas de fisura pleural pequeñas (**B** y **C**, entre las flechas blancas). El líquido pleural es un hallazgo frecuente en los gatos con insuficiencia cardiaca izquierda, que es una diferencia con los hallazgos de la insuficiencia cardiaca izquierda en los perros.

mitral, más que a una miocardiopatía dilatada.[20] La distribución del edema cardiogénico en los gatos suele ser menos predecible en lo relativo a su distribución regional y puede ser difusa o multifocal (**fig. 19.39**), lo que complica el diagnóstico diferencial entre las causas cardiogénicas y no cardiogénicas del incremento de la opacidad pulmonar. Aunque el mecanismo no se ha aclarado, una diferencia importante entre perros y gatos es el hecho de que el derrame pleural suele acompañar al edema cardiogénico en los casos de insuficiencia cardiaca izquierda en los gatos, siendo dicho derrame habitualmente de pequeño volumen.[21]

Cardiopatías congénitas

Se han descrito en perros y gatos numerosos defectos cardiacos congénitos que no pueden ser clasificados según su aspecto radiológico sin un conocimiento sólido del mecanismo través del cual las alteraciones morfológicas influyen en la remodelación cardiaca y vascular, con las consiguientes anomalías radiográficas. A continuación se van a exponer varios conceptos básicos para facilitar el diagnóstico diferencial apropiado; por ejemplo, las derivaciones cardiacas y las alteraciones del flujo sanguíneo que tienen lugar en muchas de las cardiopatías congénitas, y su influencia sobre la morfología cardiaca manifestada a través de su aspecto radiológico.

Las enfermedades cardiacas congénitas son trastornos morfológicos que están presentes en el momento del nacimiento. Entre estos trastornos también se incluyen malformaciones de los grandes vasos, además de las malformaciones del corazón en sí mismo. Las alteraciones morfológicas tienen lugar durante la formación del corazón en las fases de septación y de transformación de los seis arcos aórticos durante la embriogénesis. Las cuatro cavidades cardiacas aparecen como resultado de la formación de las válvulas y los tabiques interauricular e interventricular. Las válvulas y los tabiques interauricular e interventricular presentan una gran proximidad entre sí, de manera que hay malformaciones complejas que afectan simultáneamente a las válvulas y a los tabiques. La etiología específica de las enfermedades cardiacas congénitas es compleja y no ha sido aclarada por completo. En los perros, la predisposición genética es un factor de riesgo conocido, considerando que está demostrado que enfermedades como la estenosis subaórtica en la raza newfoundland, la estenosis pulmonar en la raza beagle, el conducto arterioso persistente en la raza caniche y las anomalías conotruncales (tetralogía de Fallot) en la raza keeshond tienen una base hereditaria.[22,23] También son probables los factores ambientales asociados a ciertas formas de exposición durante el desarrollo cardiaco. Además, en la formación de los defectos cardiacos congénitos también podría influir un incremento de origen genético en la susceptibilidad a los factores desencadenantes ambientales.[24] La prevalencia de las diferentes enfermedades congénitas en los perros varía en función de la fuente, pero se incluyen de manera constante la estenosis subaórtica y la estenosis pulmonar, el conducto arterioso persistente y las comunicaciones interventriculares.[25,26] Las displasias valvulares auriculoventriculares son menos frecuentes.

Las enfermedades cardiacas congénitas son infrecuentes en los gatos. Se han descrito en varias razas patrones familiares de cardiopatías congénitas felinas. Los gatos siameses pueden presentar estenosis aórtica, malformaciones valvulares auriculoventriculares y fibroelastosis endocárdica. Los gatos domésticos de pelaje corto pueden presentar defectos septales ventriculares y malformaciones valvulares auriculoventriculares.[27] Los defectos septales ventriculares (comunicaciones interventriculares) representan la anomalía congénita más frecuente en los gatos (el 50 % de todas las anomalías congénitas), seguidos de la displasia tricúspide.[28,29] Por último, se ha observado en los machos una predisposición a diversas anomalías cardiacas congénitas felinas.[27]

Derivación de la sangre

Existen varios defectos cardiacos congénitos que dan lugar a la derivación de la sangre. Para que haya una comunicación patológica directa entre las circulaciones cardiacas izquierda y derecha es necesaria la presencia de un defecto en los tabiques del corazón (derivación intracardiaca) o de una comunicación entre los sistemas arterial y venoso (derivación extracardiaca). La sangre que discurre a través de una derivación siempre se dirige desde una región de presión alta hasta una región de presión baja. Así, las derivaciones cardiacas tienen habitualmente una dirección izquierda-derecha (es decir, mezclan sangre rica en oxígeno con sangre desoxigenada). También es posible la derivación de la sangre en la dirección derecha-izquierda, pero para ello es necesario que existan dos anomalías congénitas simultáneas. En primer lugar, debe estar presente un defecto septal (derivación intracardiaca) o bien una comunicación entre los sistemas arterial y venoso (derivación extracardiaca). En segundo lugar, debe haber simultáneamente una anomalía (adquirida o congénita) que dé lugar a un incremento de las presiones en el corazón derecho, de manera que superen a las del izquierdo. Por ejemplo, esta situación se puede observar como consecuencia de una estenosis pulmonar congénita o de una hipertensión pulmonar Para que se produzca una inversión del flujo (es decir, la derivación derecha-izquierda), la anomalía que cursa con un incremento de la presión en el corazón derecho debe alterar las presiones distales a la derivación. Por ejemplo, un perro que presente de forma simultánea hipertensión pulmonar y conducto arterioso persistente puede desarrollar una derivación derecha-izquierda. Sin embargo, en un perro con estenosis pulmonar y conducto arterioso persistente no tiene lugar una reversión de la derivación debido a que las diferencias de la presión en la circulación arterial pulmonar correspondiente a la zona de la derivación (distal a la estenosis) son normales, lo que tiene como resultado una configuración de flujo anómalo izquierda-derecha.

Cuando se produce la derivación de la sangre, el incremento del volumen sanguíneo causa un aumento de tamaño de las cavidades cardiacas que reciben el volumen recirculado, con una hipertrofia excéntrica del miocardio. Además del aumento de tamaño de las cavidades señaladas, en los casos de derivación izquierda-derecha puede haber una congestión de las arterias y las venas pulmonares debido a la recirculación de la sangre (sobrecarga circulatoria pulmonar) en aquellos casos en los que a través de la derivación se desvía de la circulación normal una proporción suficiente del gasto cardiaco. En los casos de derivación derecha-izquierda, los vasos pulmonares tienen un aspecto normal debido a que no hay una recirculación de la sangre a través de los pulmones. Cuando la proporción del gasto cardiaco que se desvía de su trayecto normal a través de una derivación derecha-izquierda es importante, los pulmones pueden presentar hipoperfusión.

Aspecto radiológico de las cardiopatías congénitas específicas

En general, las enfermedades cardiacas congénitas son más frecuentes en los perros. La incidencia de las anomalías cardiacas congénitas más frecuentes en los perros varía en función del organismo oficial que proporciona este dato, pero entre las anomalías más habituales están el conducto arterioso persistente, la estenosis subaórtica, la comunicación interventricular (defecto del tabique ventricular) y la estenosis de la válvula pulmonar.[22,23,30] Cada anomalía cardiaca puede dar lugar a alteraciones específicas en la silueta del corazón y los vasos, y este dato se puede utilizar para establecer un diagnóstico preliminar junto con los datos correspondientes a la auscultación cardiaca. Para la confirmación del diagnóstico casi siempre es necesaria la ecocardiografía. Las anomalías congénitas cardiacas más frecuentes y los hallazgos radiológicos típicos en las mismas se resumen en la **tabla 19.6**. Es muy importante tener en cuenta que en muchos pacientes con anomalías cardiacas congénitas no se observa la totalidad de los hallazgos radiológicos típicos. Las radiografías no permiten establecer un diagnóstico específico en muchos casos y, en relación con ello, la evaluación ecocardiográfica sigue siendo el estudio de imagen de referencia para el diagnóstico de las cardiopatías congénitas. El grado de la cardiomegalia puede ser utilizado como un índice básico de la gravedad de la anomalía. Las radiografías tienen una utilidad mayor para confirmar o excluir la insuficiencia cardiaca.

Tabla 19.6 Resumen de los hallazgos radiológicos que se observan en las enfermedades cardiacas congénitas más frecuentes

Enfermedades que causan derivación izquierda-derecha

1) Conducto arterioso persistente (CAP)	■ El conducto protruye en la aorta descendente proximal (patognomónico del CAP) 　■ Localización anatómica diferente de la del aumento de tamaño del cayado aórtico debido a dilatación postestenótica secundaria a estenosis aórtica ■ Aumento de tamaño de la arteria pulmonar principal ■ Cardiomegalia izquierda (hipertrofia excéntrica) ■ Dilatación de las arterias y venas pulmonares (sobrecarga circulatoria pulmonar)
2) Comunicación interventricular (CIV)	■ Generalmente cardiomegalia izquierda como hallazgo único (hipertrofia excéntrica) 　■ La CIV suele ser pequeña y tiene una localización alta en el tabique interventricular, lo que hace que el flujo de sangre alcance directamente el tracto de salida ventricular derecho durante sístole, en vez de dirigirse hacia el ventrículo derecho 　■ El ventrículo derecho aumenta de tamaño si la CIV se localiza en el tabique muscular o es grande ■ Dilatación de las arterias y venas pulmonares (sobrecarga circulatoria)
3) Comunicación interauricular	■ Cardiomegalia generalizada ■ Dilatación de las arterias y venas pulmonares (sobrecarga circulatoria)

Enfermedades obstructivas vasculares

1) Estenosis pulmonar	■ Aumento de tamaño del ventrículo derecho (hipertrofia concéntrica) ■ Aumento de tamaño de la arteria pulmonar principal (dilatación postestenótica) ■ Arterias y venas pulmonares pequeñas o normales
2) Estenosis subaórtica	■ Cardiomegalia izquierda (hipertrofia concéntrica) ■ Dilatación del cayado aórtico

Displasias de las válvulas auriculoventriculares

1) Displasia tricúspide	■ Cardiomegalia derecha (hipertrofia excéntrica) ■ Predominio del aumento de tamaño auricular derecho ■ Arterias y venas pulmonares pequeñas o normales
2) Displasia mitral	■ Cardiomegalia izquierda (hipertrofia excéntrica) ■ Predominio del aumento de tamaño auricular izquierdo

Enfermedades que causan derivación derecha-izquierda

1) Tetralogía de Fallot	■ Aumento de tamaño muy marcado del ventrículo derecho ■ Aumento de tamaño de la arteria pulmonar principal (dilatación postestenótica) ■ Arterias y venas pulmonares pequeñas o normales
2) CAP invertido	■ El conducto protruye en la aorta descendente proximal (patognomónico del CAP) ■ Aumento de tamaño de la arteria pulmonar principal ■ Cardiomegalia derecha ■ Ausencia de sobrecarga circulatoria pulmonar

Enfermedades que causan derivación izquierda-derecha de la sangre

El conducto arterioso persistente (CAP) se debe a una derivación extracardiaca de la sangre entre la aorta y la arteria pulmonar principal. La sangre procedente de la aorta (con una presión intravascular elevada) fluye hacia la arteria pulmonar principal generando un sistema de recirculación desde la aorta y a través de las arterias pulmonares en primer lugar, después las venas pulmonares y finalmente hasta la aurícula izquierda (de vuelta al corazón), tal como se muestra en la **figura 19.40**. Pueden aparecer alteraciones cardiovasculares en las diversas partes del corazón y la vasculatura, en las que este sistema de recirculación da lugar a un flujo anómalo. Así, en la aorta descendente proximal (en la localización del CAP) o en la arteria pulmonar principal, se puede esperar

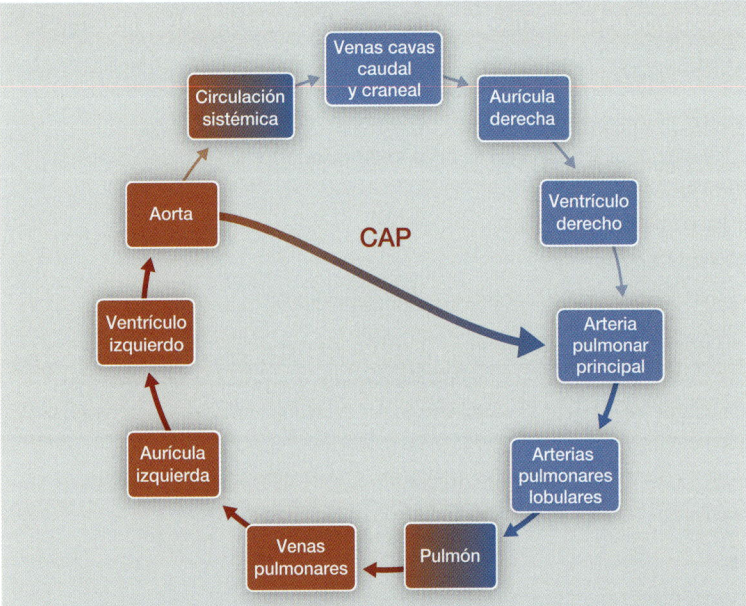

Fig. 19.40 Vía de recirculación causada por un conducto arterioso persistente. Aumentan de tamaño las estructuras cardiacas que reciben la sangre recirculada a través de la derivación, incluyendo las arterias y venas pulmonares, la aurícula izquierda y el ventrículo izquierdo (hipertrofia excéntrica). La arteria pulmonar principal y la aorta descendente proximal reciben un volumen vascular aumentado y también pueden presentar una dilatación focal como consecuencia del flujo turbulento.

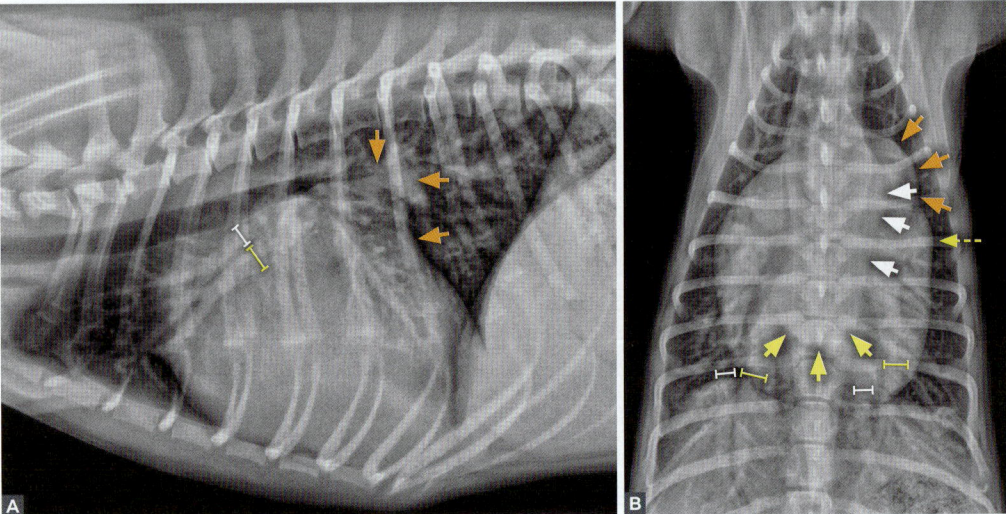

Fig. 19.41 Radiografías torácicas lateral derecha (**A**) y ventrodorsal (**B**) de un perro con un diagnóstico de conducto arterioso persistente. Se puede observar una cardiomegalia izquierda manifestada por el aumento de tamaño de la aurícula izquierda, identificada en la proyección lateral (**A**) (flechas naranjas), con un borde auricular izquierdo caudal visible en la proyección ventrodorsal (**B**) (flechas amarillas) y con un aumento del tamaño de la orejuela izquierda (flecha amarilla discontinua). El vértice cardiaco es redondeado debido a la hipertrofia excéntrica y al aumento de volumen del ventrículo izquierdo. Están dilatadas las arterias y las venas pulmonares lobulares (calibradores blanco y amarillo, respectivamente), lo que indica una sobrecarga circulatoria pulmonar. Finalmente, se pueden observar prominencias de la aorta descendente proximal (flechas blancas) y de la arteria pulmonar principal (flechas naranjas).

una dilatación aneurismática debido al flujo turbulento en la zona del conducto arterioso. La dilatación de la aorta y de la arteria pulmonar principal es muy variable y en estos casos puede estar dilatado tan solo uno de estos vasos o incluso ninguno de ellos. Las arterias y venas pulmonares muestran dilatación cuando el volumen de sangre a través de la derivación es importante. La sobrecarga volumétrica da lugar a dilatación e hipertrofia excéntrica del ventrículo izquierdo, y a dilatación de la aurícula izquierda (**fig. 19.41**). La derivación derecha-izquierda a través de un CAP requiere el incremento simultáneo de la presión en la arteria pulmonar principal para equilibrar o superar la presión aórtica que podría causar a una hipertensión pulmonar adquirida secundaria a la sobrecarga circulatoria pulmonar crónica (síndrome de Eisenmenger).

La evaluación ecocardiográfica permite la visualización directa del conducto arterioso (**figs. 19.42** y **19.43**). Es posible visualizar y medir el diámetro ductal mínimo (en el nivel de la inserción en la arteria pulmonar); sin embargo, para ello es necesaria la ecocardiografía transesofágica, que tiene una precisión mayor. La eco-

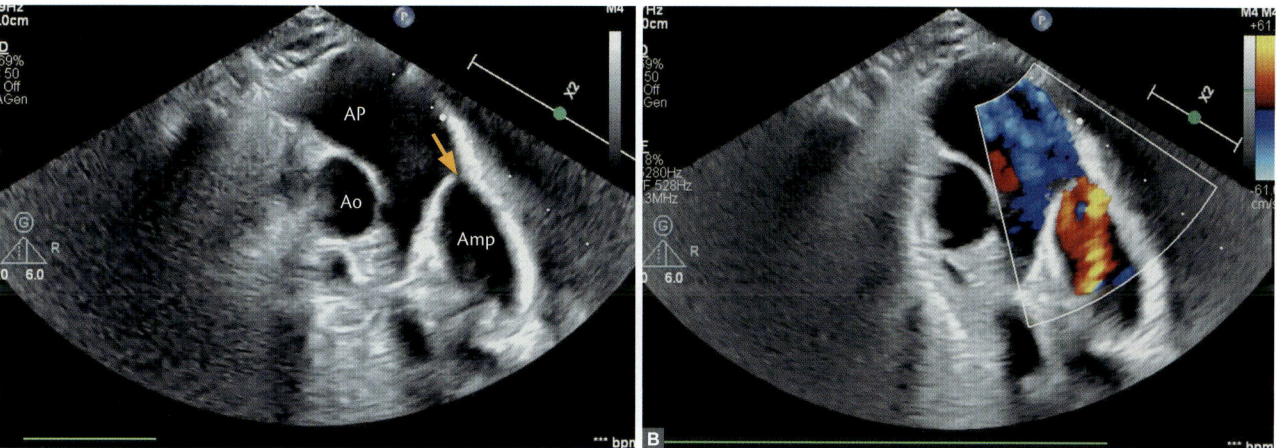

Fig. 19.42 Cavalier King Charles spaniel con derivación izquierda-derecha debida a un conducto arterioso persistente (CAP). (**A**) Corte oblicuo paraesternal izquierdo. Son visibles la ampolla (Amp) ductal y el punto de inserción en la arteria pulmonar (AP) principal, donde el calibre del CAP es mínimo (flecha). (**B**) Imagen Doppler color del flujo de la derivación a través del CAP. Es evidente la dilatación de la arteria pulmonar principal. Ao, aorta.

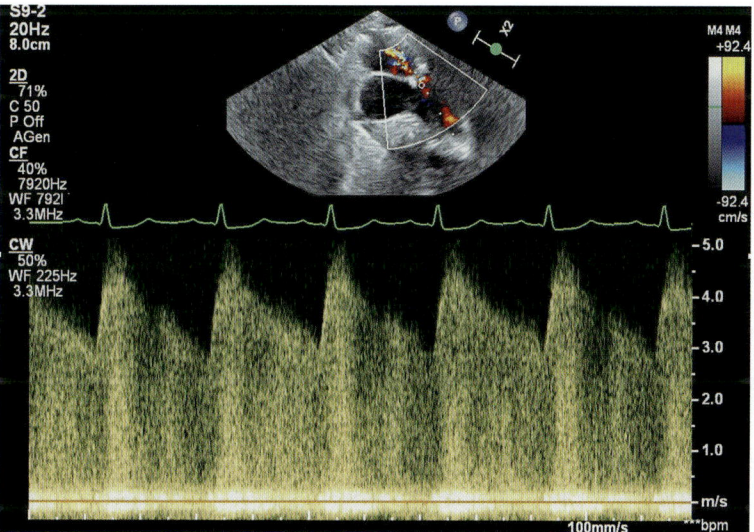

Fig. 19.43 Perro mestizo con conducto arterioso persistente (CAP) y una derivación izquierda-derecha. Doppler espectral del flujo de derivación continuo. La velocidad del flujo cambia durante el ciclo cardiaco, con un máximo en la sístole (4,8 m/s) y un mínimo en la diástole (3 m/s). El gradiente de presión sistólica a través del CAP es de 98 mm Hg, lo que sugiere una resistencia pulmonar normal.

grafía Doppler color y Doppler espectral permite evaluar el flujo en el interior de la derivación: la derivación izquierda-derecha normal muestra un flujo continuo con una velocidad elevada (velocidad sistólica máxima, aproximadamente 5 m/s), lo que indica la existencia de un gradiente de presión normal entre las circulaciones sistémica y arterial pulmonar. Cuando la resistencia pulmonar aumenta lo suficiente como para igualar o superar las presiones sistémicas, la derivación adquiere un carácter bidireccional o muestra inversión del flujo y se convierte en una derivación derecha-izquierda, con reducción de la velocidad máxima.

La comunicación interventricular (CIV), también denominada defecto septal ventricular, da lugar a una derivación intracardiaca de la sangre entre los ventrículos y el defecto se suele localizar en la parte basilar del tabique interventricular, en la proximidad de las válvulas cardiacas; en estos casos se utiliza a menudo la denominación de CIV "alta" o "membranosa". En muchos casos la derivación tiene un tamaño pequeño, lo que limita el flujo de sangre (se denomina CIV restrictiva); en esta situación se mantienen las diferencias normales de la presión entre los ventrículos. Sin embargo, la configuración más habitual de la CIV (membranosa y restrictiva) hace que durante la sístole la sangre procedente del ventrículo izquierdo (con una presión elevada) se introduzca directamente en el tracto de salida ventricular derecho debido a la localización basilar del defecto septal. Como consecuencia de la localización del defecto septal y de la orientación del flujo, en la mayor parte de los casos de CIV no hay una sobrecarga de volumen o presión en el ventrículo derecho. De la misma manera que con cualquier otra derivación, los cambios cardiovasculares resultantes afectan a aquellas estructuras que reciben la sangre recirculada, tal como se muestra en las **figuras 19.44** y **19.45**. Dado el patrón de flujo de la sangre en las CIV membranosas

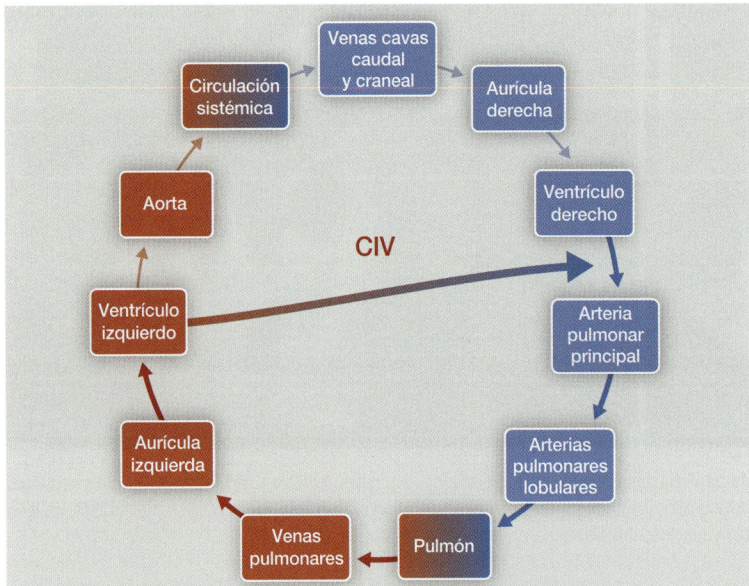

Fig. 19.44 Vía de recirculación asociada a la configuración más habitual (membranosa y restrictiva con flujo de volumen elevado) del defecto septal ventricular o comunicación interventricular (CIV). Las estructuras que reciben la sangre recirculada debido a la derivación izquierda-derecha muestran un aumento de tamaño. Dado que la mayor parte de las CIV tienen una localización alta en el tabique interventricular, la sangre proveniente del ventrículo izquierdo tiende a alcanzar directamente el tracto de salida ventricular derecho, pasando por alto el ventrículo derecho. Debido a ello, en las CIV no se suele observar un aumento de tamaño ventricular derecho. El exceso de volumen vascular en el interior de la arteria pulmonar no suele ser suficiente para causar un aumento del calibre de la arteria pulmonar principal que sea radiológicamente evidente.

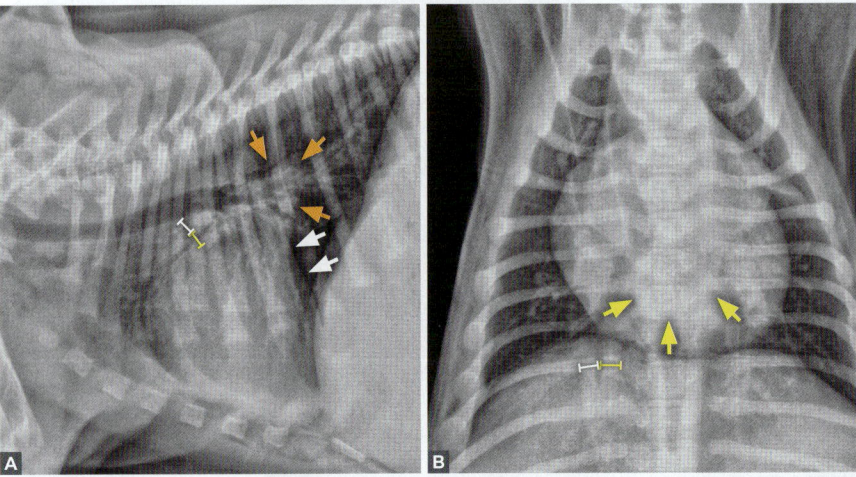

Fig. 19.45 Radiografías lateral derecha (**A**) y ventrodorsal (**B**) en un schnauzer de 2 meses con un defecto septal ventricular membranoso y restrictivo. (**A**) La silueta cardiaca es alta en la proyección lateral, con un borde caudal plano (flechas blancas). En la región de la aurícula izquierda se observa una prominencia en la proyección lateral (flechas naranjas), mientras que en la proyección ventrodorsal (**B**) es evidente el borde caudal de la dilatación auricular izquierda (flechas amarillas). Están dilatadas las arterias (calibradores blancos) y las venas (calibradores amarillos) lobulares craneales y caudales derechas, en congruencia con la sobrecarga circulatoria pulmonar secundaria a la derivación izquierda-derecha de la sangre.

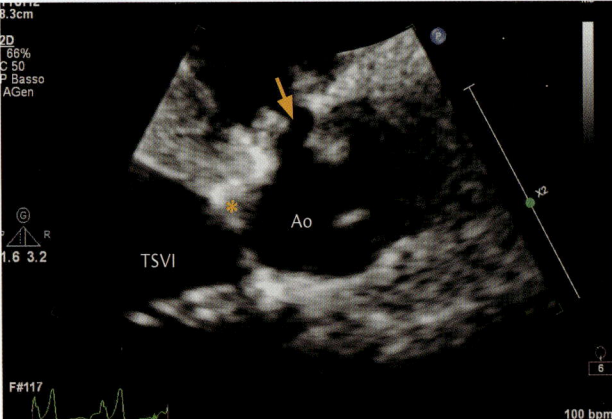

Fig. 19.46 Perro pastor alemán afectado por múltiples anomalías cardiacas congénitas: derivación izquierda-derecha secundaria a un defecto septal ventricular, estenosis subaórtica y ventrículo derecho con doble cámara. Corte longitudinal paraesternal derecho de cinco cámaras; magnificación del tracto de salida ventricular izquierdo (TSVI). El anillo fibroso subaórtico (asterisco) es visible bajo las valvas de la válvula aórtica (Ao). Por encima del anillo fibroso es evidente un defecto septal ventricular perimembranoso (flecha).

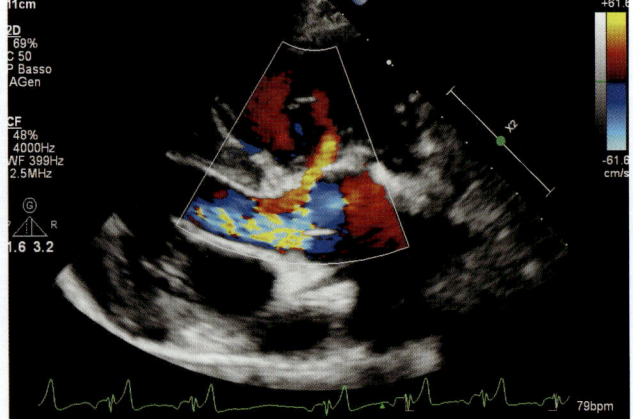

Fig. 19.47 Perro pastor alemán afectado por anomalías cardiacas congénitas múltiples: derivación izquierda-derecha secundaria a una comunicación interventricular (CIV), estenosis subaórtica y ventrículo derecho con doble cámara. Corte longitudinal paraesternal derecho de cinco cámaras; Doppler color. Es evidente un flujo turbulento en el tracto de salida ventricular izquierdo, por debajo del anillo fibroso subaórtico. A través de la CIV también es evidente un flujo (de color rojizo o anaranjado) con dirección izquierda-derecha en el nivel del tabique perimembranoso.

y restrictivas, la cardiomegalia resultante afecta generalmente tan solo al lado izquierdo del corazón y produce una sobrecarga circulatoria pulmonar simultánea (dilatación de las arterias y las venas) de intensidad variable. El aumento de tamaño del corazón izquierdo y la sobrecarga circulatoria pulmonar son similares a los que se observan en el CAP, pero no hay una dilatación de la aorta descendente proximal. La localización membranosa de la mayor parte de las CIV, así como su proximidad a las válvulas adyacentes, puede ser causa de anomalías más complejas que afectan a la válvula aórtica, con la consiguiente regurgitación a través de esta válvula. Las CIV que tienen un tamaño grande o que se localizan en el tabique muscular pueden dar lugar a un aumento de tamaño del ventrículo derecho debido a la sobrecarga de volumen y presión (**figs. 19.46-19.48**).

Las comunicaciones interauriculares (CIA) se deben a un defecto en el tabique interauricular que permite el paso de la sangre desde la aurícula izquierda (en la que la presión es elevada) hasta la aurícula derecha (en la que la presión es baja). La sangre recirculada atraviesa las cuatro cámaras del corazón. Cuando la CIA da lugar a la derivación de una proporción importante del gasto cardiaco, se puede producir una cardiomegalia generalizada (hipertrofia excéntrica en los lados derecho e izquierdo), al tiempo que puede ser visible la sobrecarga circulatoria vascular pulmonar esperada en las derivaciones izquierda-derecha, tal como se muestra en las **figuras 19.49** y **19.50**. No obstante, lo más habitual es que el defecto septal sea pequeño y que las radiografías tengan un aspecto normal; estos defectos se suelen detectar más fácilmente en los animales de mayor edad. La evaluación ecocardiográfica demuestra la localización del defecto (**figs. 19.51-19.53**). En función de su localización, los casos de CIA se pueden clasificar de la manera siguiente: "septum primum", en el que el defecto se sitúa en la parte inferior del tabique interauricular, en la proximidad del plano valvular; "septum secundum", en el que el defecto se localiza en la parte media del tabique interauricular; "agujero oval permeable", en el que el defecto se corresponde con el agujero oval, un problema que puede ser congénito o adquirido; "seno coronario", asociado a la falta de formación de la pared entre el seno coronario y la aurícula izquierda, y "seno venoso", que es secundario a la fijación anómala de la vena pulmonar a las venas cavas superior o inferior. Los dos últimos defectos son poco frecuentes y su visualización es difícil.

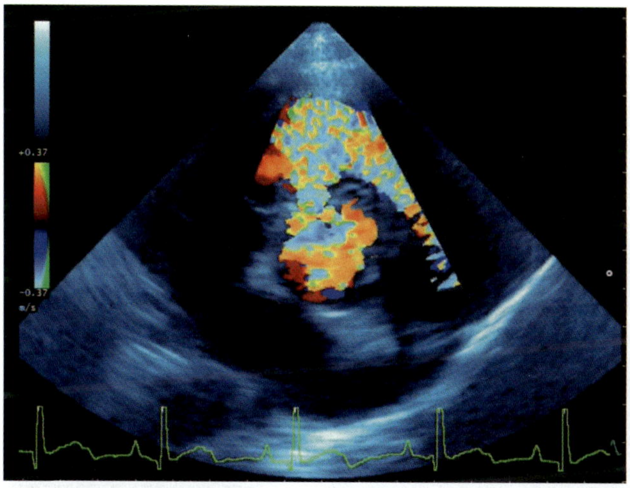

Fig. 19.48 Gato doméstico de pelo corto con un defecto septal ventricular. Corte transversal paraesternal derecho a la altura de la base del corazón; Doppler color. Es evidente un flujo turbulento desde el tracto de salida ventricular izquierdo hasta el ventrículo derecho. El defecto se localiza en la posición de las 12:00 en punto en relación con la aorta, lo que es típico del defecto septal ventricular perimembranoso.

Fig. 19.49 Vía de recirculación causada por un defecto septal auricular o comunicación interauricular (CIA). Aumenta el tamaño de las cuatro cámaras cardiacas debido a que la sangre recircula a través de todas ellas y de las arterias y las venas pulmonares. La sangre recirculada que fluye a través de la arteria pulmonar principal y la aorta no causa dilatación.

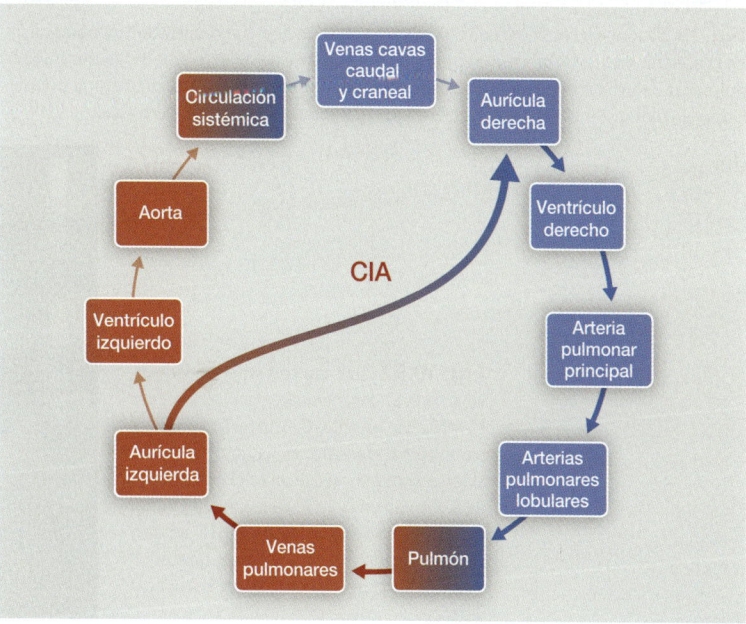

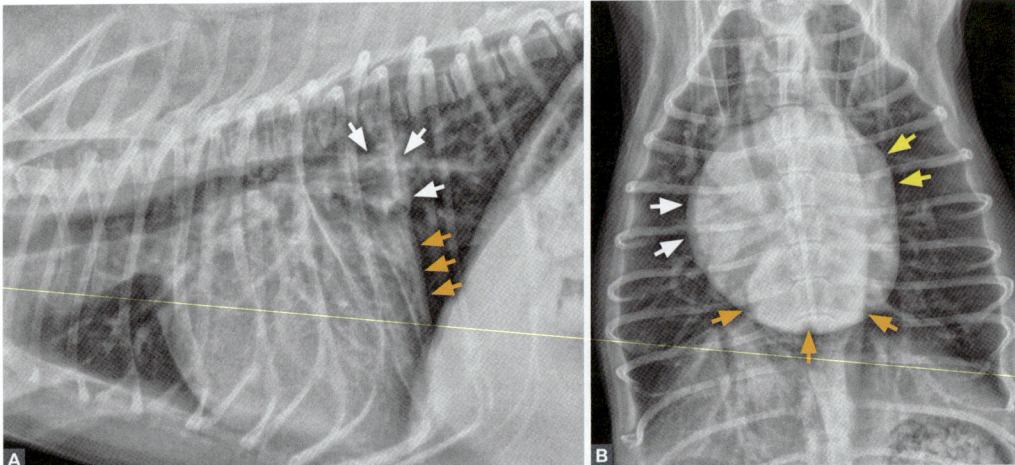

Fig. 19.50 Radiografías lateral izquierda (**A**) y ventrodorsal (**B**) en un yorkshire terrier de 15 años con un defecto septal auricular. (**A**) En la proyección lateral, el borde cardiaco caudal es plano (flechas naranjas) y se observa una prominencia en el nivel de la aurícula izquierda (flechas blancas). La aurícula izquierda aumentada de tamaño da lugar a un borde caudal visible en la proyección ventrodorsal (**B**) (flechas naranjas). En la región de la aurícula izquierda (flechas amarillas) hay una prominencia superficial y de base amplia. También se identifica una prominencia amplia en la región de la aurícula derecha (flechas blancas). Dadas la ausencia de sobrecarga circulatoria pulmonar visible y la edad del perro, el de insuficiencia valvular auriculoventricular sería un diagnóstico diferencial más probable para estos hallazgos radiológicos; sin embargo, si tenemos en cuenta el pequeño tamaño del defecto septal auricular, la remodelación cardiaca posiblemente está retardada y no es evidente la sobrecarga circulatoria pulmonar.

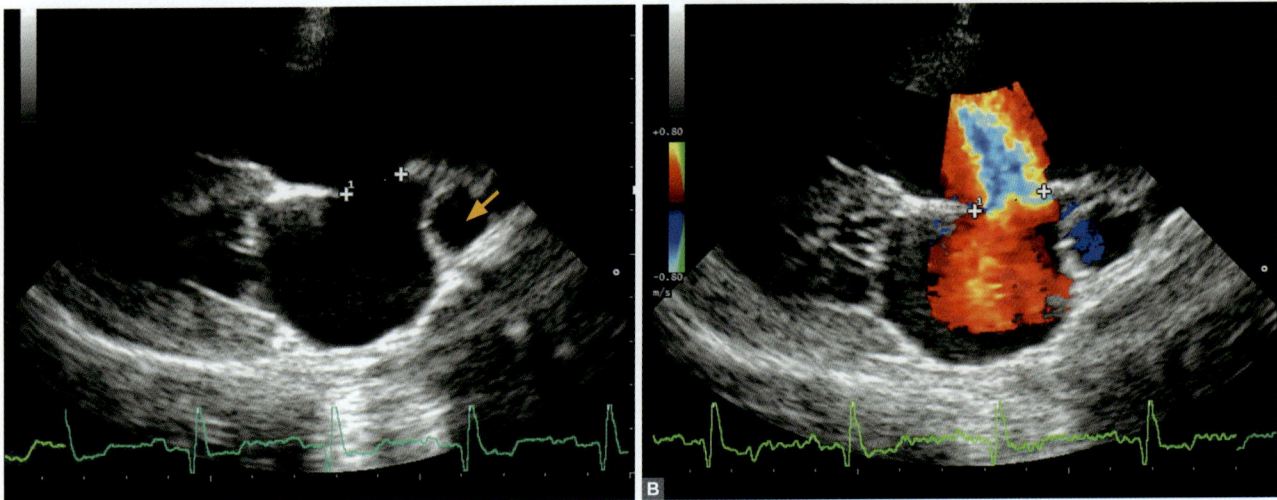

Fig. 19.51 Caniche estándar con un defecto septal auricular o comunicación interauricular tipo *septum secundum*. (**A**) Corte longitudinal paraesternal derecho. En la porción media del tabique interauricular es evidente un defecto grande (14 mm). Sobrecarga volumétrica de la aurícula y el ventrículo derechos; la arteria pulmonar derecha muestra una distensión ligera debido a la sobrecarga circulatoria pulmonar (flecha). El lado izquierdo tiene un tamaño normal. (**B**) Imagen Doppler color que muestra la derivación izquierda-derecha a través del defecto.

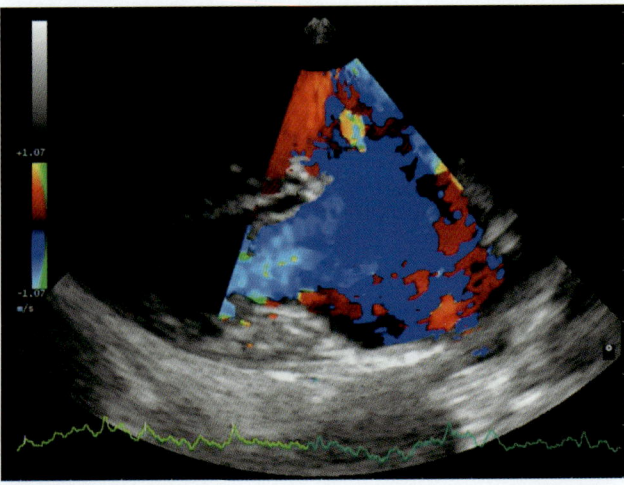

Fig. 19.52 Shih tzu con enfermedad valvular mitral degenerativa clasificada como EVMDC en estadio C. Corte longitudinal paraesternal derecho. El agujero oval está abierto como consecuencia del incremento de la presión en la aurícula izquierda y actúa como una válvula de descarga. La imagen Doppler color muestra el flujo diastólico desde la aurícula izquierda hasta la aurícula derecha.

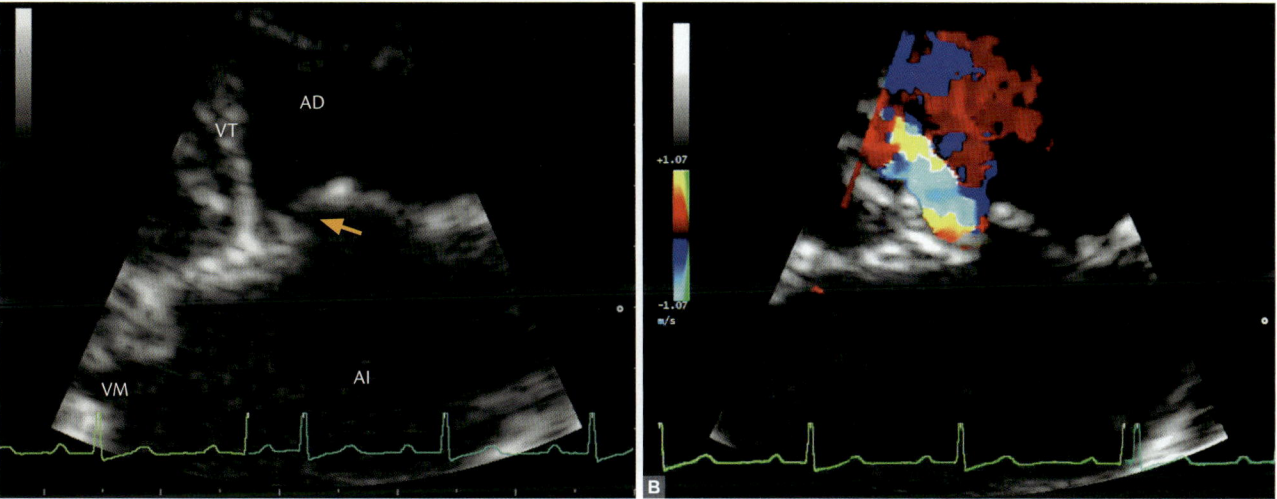

Fig. 19.53 Magnificación de la figura 19.52. (**A**) La flecha muestra la pérdida de contraste en el nivel del agujero oval. AD, aurícula derecha; AI, aurícula izquierda; VM, válvula mitral; VT, válvula tricúspide. (**B**) La imagen Doppler color muestra la dirección del flujo de derivación a través del defecto.

Enfermedades que causan derivación derecha-izquierda de la sangre

Tal como se ha indicado anteriormente, para que tenga lugar una derivación derecha-izquierda es necesaria la existencia simultánea de dos anomalías cardiacas. Las anomalías congénitas que dan lugar a derivaciones derecha-izquierda son infrecuentes. Cualquier anomalía correspondiente a una derivación cardiaca puede ser revertida dependiendo de las diferencias de presión entre las circulaciones derecha e izquierda. Cuando las presiones en el lado derecho igualan o superan a las del lado izquierdo se produce una reversión en la dirección del flujo, lo que hace que la sangre desoxigenada se mezcle con la sangre oxigenada.

El CAP invertido se origina cuando el flujo a través de un conducto arterioso persistente se dirige desde la arteria pulmonar hasta la aorta. La reversión del flujo puede tener lugar después del desarrollo de una hipertensión pulmonar por cualquier razón. Las presiones en el lado derecho se incrementan hasta superar la presión sanguínea sistémica y la sangre desoxigenada se introduce en la aorta procedente de la arteria pulmonar principal. Esta comunicación tiene lugar distalmente respecto al origen del tronco braquiocefálico y de la arteria subclavia izquierda, de manera que el animal no muestra cianosis en la mitad craneal de su cuerpo pero sí en la mitad caudal (es decir, presenta una cianosis diferencial). Radiográficamente, el CAP invertido es distinto del CAP izquierda-derecha típico, en el que no hay una sobrecarga de la circulación pulmonar. La hipertensión pulmonar causa hipertrofia concéntrica del ventrículo derecho, con la consecuencia de una cardiomegalia derecha, más que izquierda. La aparición de una prominencia en la parte proximal de la aorta descendente suele alertar al radiólogo de la presencia de un CAP. También suele haber una dilatación de la arteria pulmonar principal debido al flujo turbulento y a la hipertensión pulmonar concurrente. El CAP invertido se muestra en la **figura 19.54**. El estudio ecocardiográfico del CAP invertido puede ser muy difícil debido a la ausencia de un flujo de derivación evidente a través del conducto arterioso. La visualización del conducto arterioso es la clave para establecer el diagnóstico. La tetralogía de Fallot es una anomalía congénita compleja que cursa con una derivación derecha-izquierda. Tres de los componentes de la tetralogía de Fallot —una CIV grande, la dextroposición de la aorta que se desplaza y comunica con los ventrículos derecho e izquierdo, y una estenosis pulmonar— causan una hipertrofia ventricular derecha marcada, que representa el cuarto componente de la anomalía (**figs. 19.56 y 19.57**). El grado de la estenosis pulmonar influye en el grado de cianosis, en relación con la resistencia al flujo sanguíneo que procede del ventrículo derecho y que se dirige hacia la arteria pulmonar principal, con derivación hasta la aorta de sangre desoxigenada.[24] El hallazgo radiológico principal asociado a la tetralogía de Fallot es una hipertrofia concéntrica del corazón derecho que desplaza el vértice cardiaco hacia la izquierda en las proyecciones VD o DV. Esta situación da lugar a una silueta cardiaca anómala cuya morfología puede ser similar a la de una bota en aquellos casos en que la hipertrofia concéntrica derecha es marcada, tal como se muestra en la **figura 19.55**. La dilatación postestenótica de la arteria pulmonar principal puede ser visible o no. Los casos leves de hipertrofia concéntrica ventricular derecha pueden no ser radiográficamente visibles.

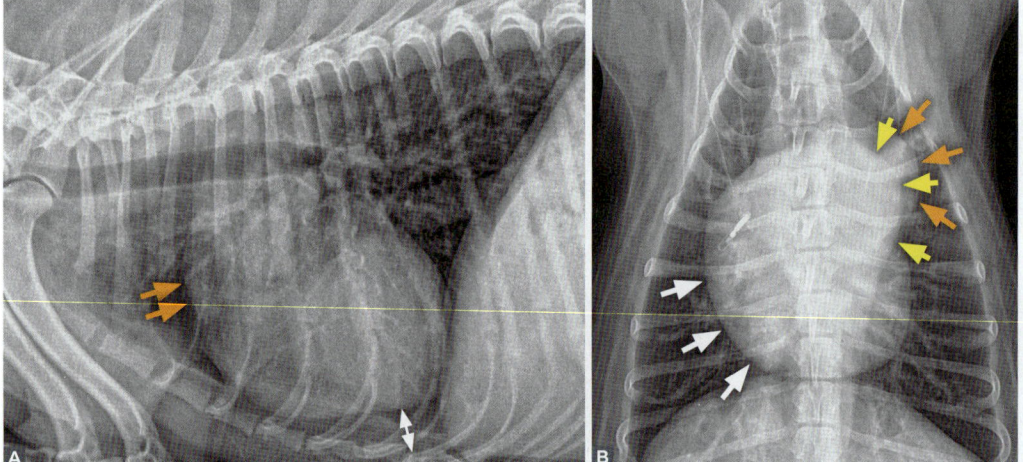

Fig. 19.54 Radiografías torácicas lateral derecha (**A**) y ventrodorsal (**B**) en un perro con CAP invertido. (**B**) En la proyección ventrodorsal se observan prominencias en la región de la arteria pulmonar principal (flechas naranjas) y de la aorta descendente proximal (flechas amarillas). Estos hallazgos pueden aparecer en un CAP con direccionamiento izquierda-derecha o derecha-izquierda. Los hallazgos clave que indican un CAP invertido son el aumento de tamaño del ventrículo derecho (más que del corazón izquierdo) y la ausencia de sobrecarga circulatoria pulmonar. (**A**) El vértice está elevado desde el esternón en la proyección lateral, un hallazgo que se observa con mayor frecuencia en la hipertrofia concéntrica del ventrículo derecho (flecha blanca doble). Además, el borde cardiaco craneal es plano (flechas naranjas), lo que indica un aumento de tamaño de la aurícula derecha, la arteria pulmonar principal, el cayado aórtico o cualquier combinación de estas estructuras (en este caso, aumento del calibre de la arteria pulmonar principal). (**B**) El ventrículo derecho no se afina hacia el vértice, lo que hace que tenga una configuración en "D" invertida (flechas blancas). Las arterias y venas pulmonares no muestran dilatación debido a que la sobrecarga circulatoria pulmonar conduce a una reversión del flujo. En muchos casos hay escasa evidencia de hipertensión pulmonar (arterias pulmonares dilatadas), lo que provoca la reversión del flujo sanguíneo.

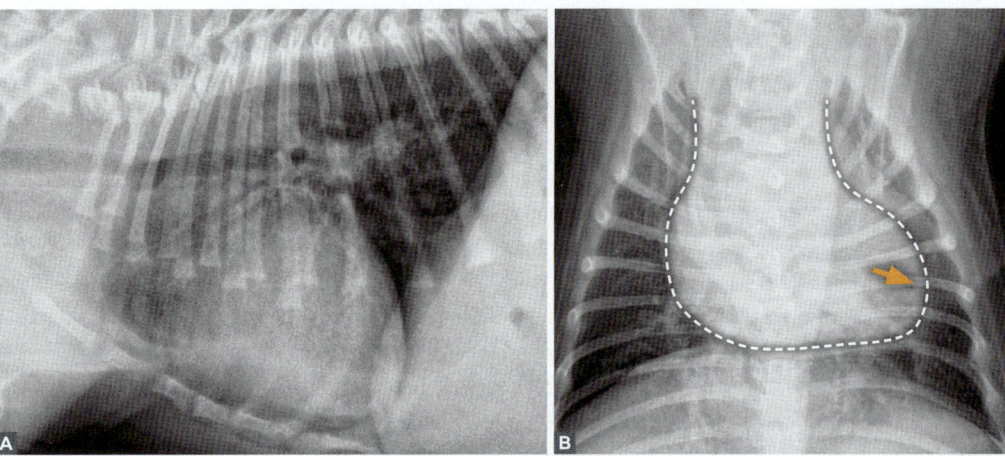

Fig. 19.55 Radiografías torácicas lateral derecha (**A**) y ventrodorsal (**B**) en un cachorro de bulldog con tetralogía de Fallot. (**B**) La morfología cardiaca es anómala debido a la marcada hipertrofia concéntrica ventricular derecha que desplaza el vértice cardiaco hacia la izquierda de la línea media (flecha naranja), de manera que la forma global del corazón simula la forma de una bota (línea discontinua).

Fig. 19.56 Un gato doméstico de pelo corto y 3 meses con tetralogía de Fallot. Corte longitudinal paraesternal derecho. La hipertrofia masiva del ventrículo derecho causa el desplazamiento del corazón en el tórax. El tabique interventricular (TIV) y la pared libre del ventrículo derecho están muy engrosados. El músculo papilar (MP) derecho presenta hipertrofia y parece dividir el ventrículo en dos cavidades. La aurícula derecha está dilatada. La precarga reducida en el lado izquierdo causa una pseudohipertrofia del ventrículo izquierdo. AD, aurícula derecha; AI, aurícula izquierda; VD, ventrículo derecho; VI, ventrículo izquierdo.

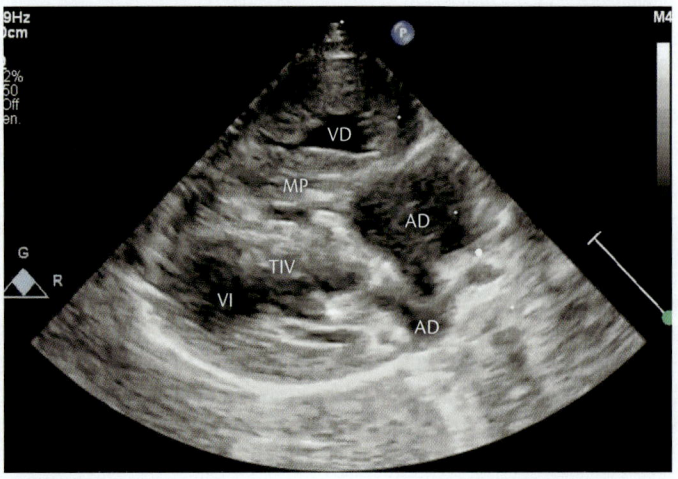

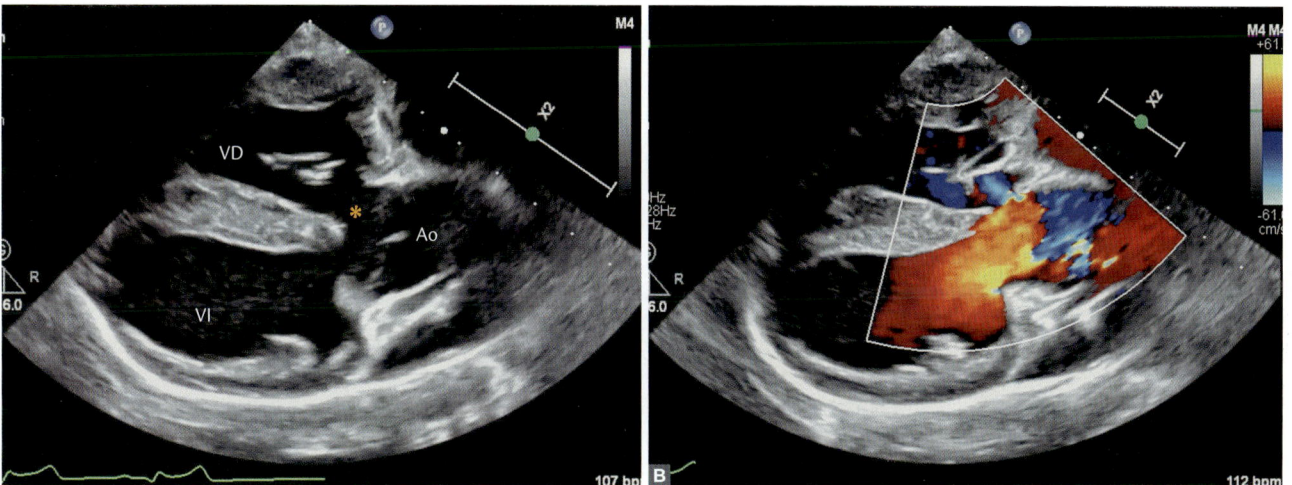

Fig. 19.57 Un perro pastor alemán de 6 meses con tetralogía de Fallot. Corte longitudinal paraesternal derecho de cinco cámaras. (**A**) La aorta muestra dextroposición y se sitúa por detrás del tabique interventricular, y es evidente un defecto septal grande (asterisco). (**B**) La imagen Doppler color pone de manifiesto el flujo aórtico sistólico procedente de los ventrículos derecho (a través del defecto septal ventricular) e izquierdo. Ao, aorta; VD, ventrículo derecho; VI, ventrículo izquierdo.

Enfermedades obstructivas valvulares congénitas

La estenosis pulmonar se debe con mayor frecuencia a una displasia de las valvas de la válvula pulmonar y de los tejidos de soporte, que da lugar a un anillo fibroso. También se han descrito anomalías subvalvulares y supravalvulares, pero son infrecuentes. Para compensar el incremento de la presión necesario para la transmisión de la sangre a través de la válvula pulmonar y hacia la arteria pulmonar principal se produce una hipertrofia miocárdica concéntrica. En la circulación pulmonar se debe esperar una reducción de la sangre, lo que puede dar lugar a una disminución del tamaño de las arterias y las venas pulmonares en los casos de estenosis valvular intensa. La estenosis de la válvula pulmonar origina un flujo turbulento anómalo en la arteria pulmonar principal inmediatamente distal a la válvula, con la consecuencia de una dilatación aneurismática de la arteria pulmonar principal. Los cambios morfológicos incluyen el aumento de tamaño del ventrículo derecho y de la arteria pulmonar, junto con arterias y venas pulmonares periféricas pequeñas o normales, tal como se muestra en la **figura 19.58**.

La clasificación y estadificación de la estenosis de la válvula pulmonar se lleva a cabo mediante la evaluación ecocardiográfica (**figs. 19.59** y **19.60**). La visualización de la válvula pulmonar, del tracto de salida ventricular derecho y de la arteria pulmonar principal permite diferenciar las estenosis valvular, subvalvular y supraval-

Fig. 19.58 Proyecciones lateral derecha (**A**) y ventrodorsal (**B**) en un perro con estenosis pulmonar de moderada a intensa. (**A**) En la proyección lateral la silueta cardiaca es amplia y abarca cuatro espacios intercostales. Hay un incremento del contacto esternal, lo que también indica una cardiomegalia derecha. En el borde cardiaco craneal (posición 8:00-11:00) (flechas naranjas) hay una prominencia que le da al corazón una forma aplanada, más que redondeada, cranealmente. (**B**) Esta protrusión se debe claramente al aumento del calibre de la arteria pulmonar en la posición 1:00-2:00 de la proyección ventrodorsal (flechas blancas). El ventrículo derecho es redondeado y no muestra afinamiento hacia el vértice (flechas naranjas), lo que hace que el corazón tenga una forma de "D" invertida en la proyección ventrodorsal. Las arterias (calibradores blancos) y las venas (calibradores amarillos) pulmonares son finas, en congruencia con una reducción de la circulación en su interior.

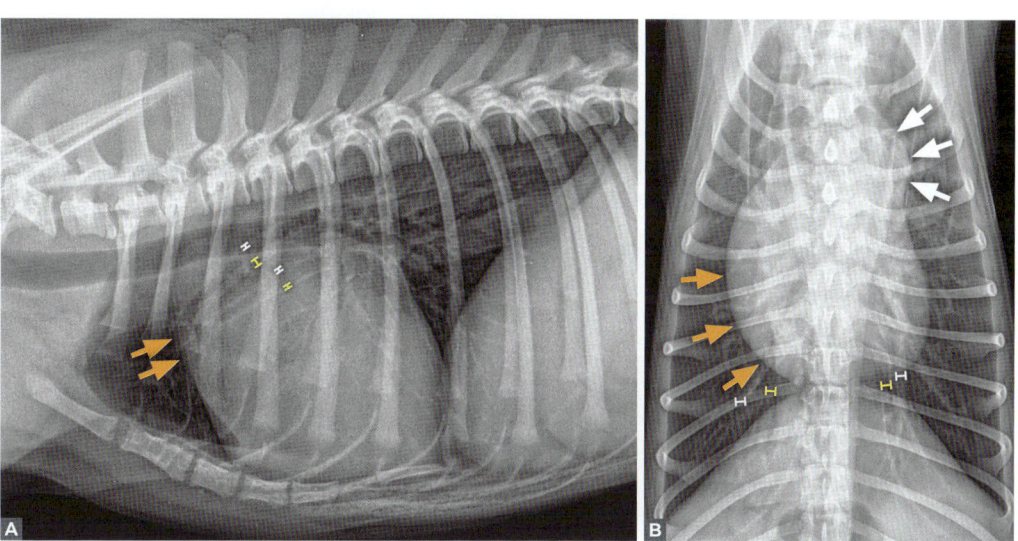

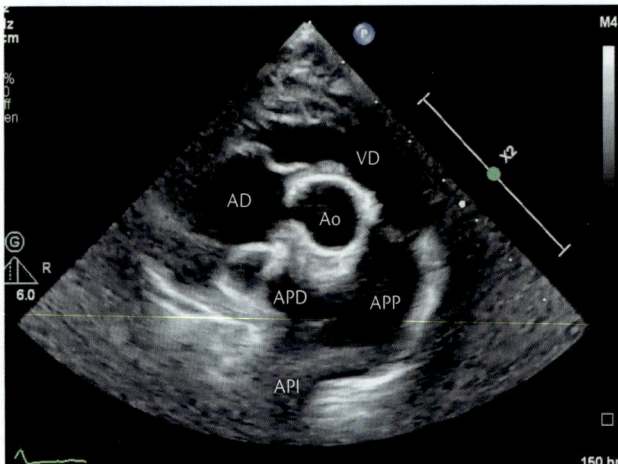

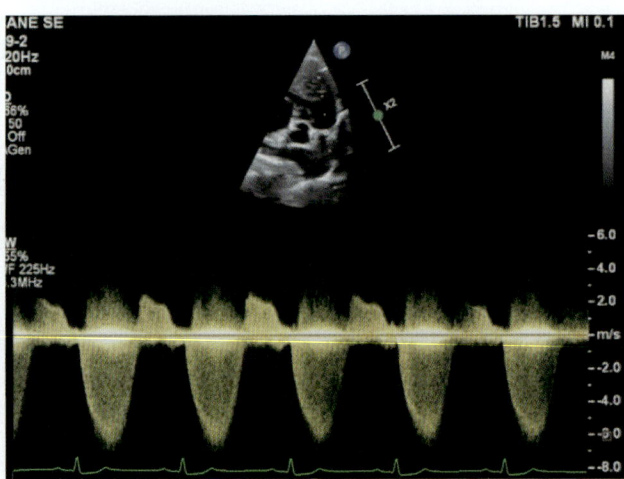

Fig. 19.59 Bulldog inglés afectado por una estenosis pulmonar. Corte transversal paraesternal derecho. Las valvas de la válvula pulmonar están engrosadas y aparecen parcialmente fusionadas durante la sístole. Dilatación postestenótica intensa de la arteria pulmonar principal (APP) y de la arteria pulmonar izquierda (API). Ao, aorta; AD, aurícula derecha; APD, arteria pulmonar derecha; VD, ventrículo derecho.

Fig. 19.60 Perro mestizo con estenosis pulmonar. Corte transversal paraesternal derecho, Doppler continuo del flujo pulmonar. La imagen Doppler muestra un flujo sistólico de alta velocidad (5,3 m/s), indicativo de una estenosis pulmonar intensa; es visible el flujo de regurgitación diastólico.

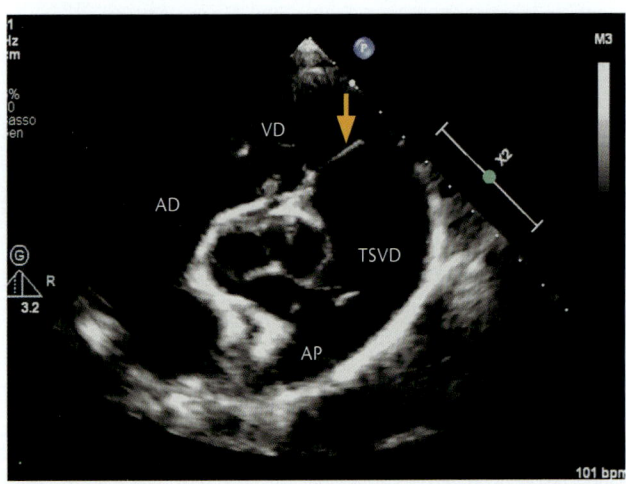

Fig. 19.61 Perro pastor alemán afectado por múltiples defectos cardiacos congénitos: comunicación interventricular con derivación izquierda-derecha, estenosis subaórtica y ventrículo derecho con cavidad doble. Corte transversal paraesternal derecho a la altura de la base cardiaca. Una membrana (flecha) divide el ventrículo derecho en dos cavidades: una cavidad de presión alta por debajo de la obstrucción (VD) y una cavidad de presión baja por encima de la obstrucción (TSVD). La válvula pulmonar es normal. El ventrículo derecho con cavidad doble es una forma de estenosis pulmonar subvalvular. AD, aurícula derecha; AP, arteria pulmonar.

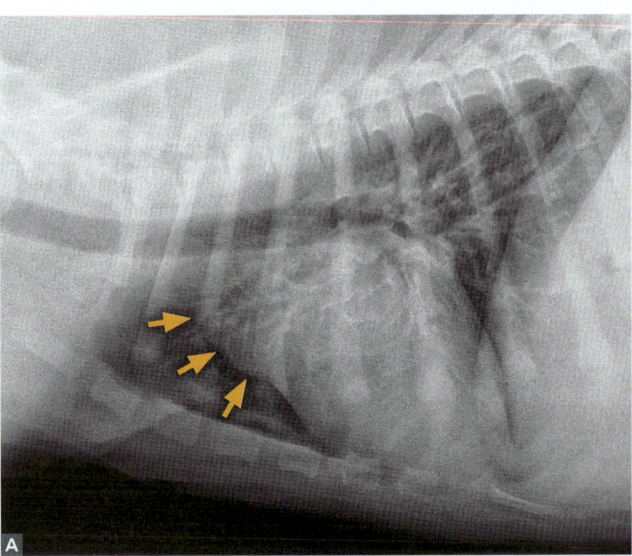

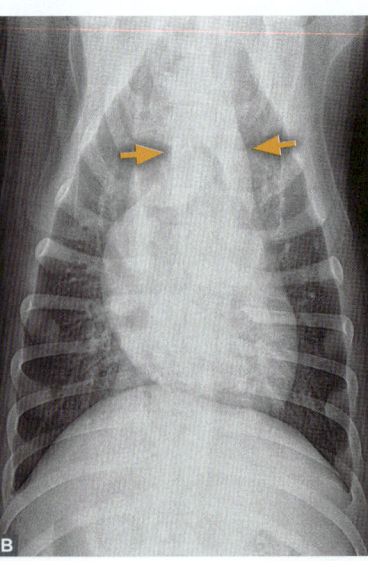

Fig. 19.62 Radiografías torácicas lateral derecha (**A**) y ventrodorsal (**B**) de un labrador retriever de 3 meses con estenosis aórtica. El tamaño global del corazón es normal, que es típico de la hipertrofia concéntrica ventricular izquierda secundaria a la sobrecarga de presión; sin embargo, el aumento de tamaño del cayado aórtico (flechas) debido a la dilatación postestenótica altera la silueta cardiaca. En la proyección ventrodorsal el aumento de tamaño del cayado aórtico aparece a menudo en forma de un ensanchamiento focal de la parte caudal del mediastino craneal.

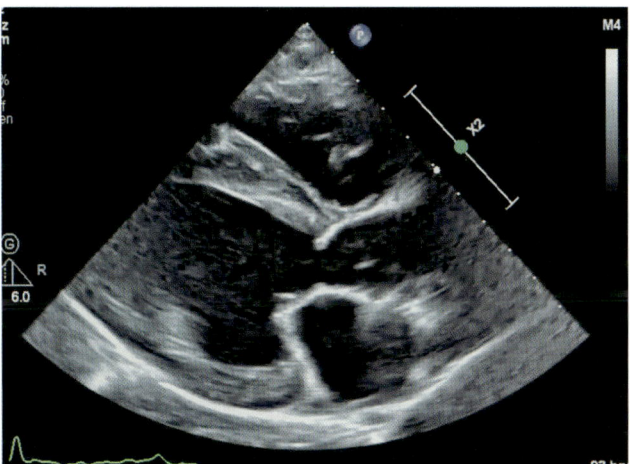

Fig. 19.63 Golden retriever afectado por una estenosis subaórtica de grado 2. Corte longitudinal paraesternal derecho de cinco cámaras. Las valvas de la válvula aórtica son normales y hay un anillo fibroso subvalvular. El tabique interventricular es ligeramente hipertrófico.

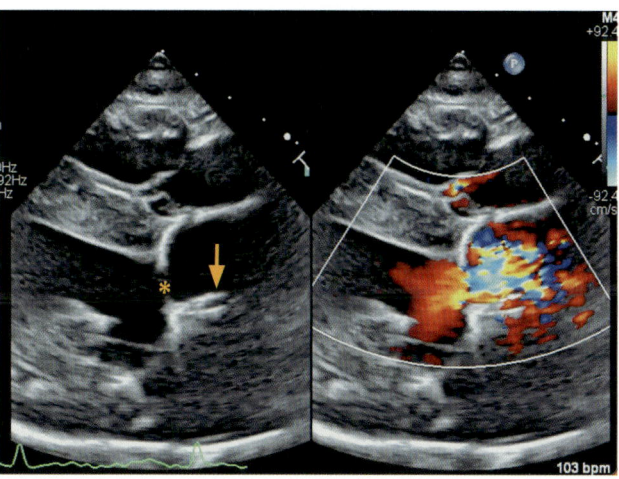

Fig. 19.64 Golden retriever afectado por una estenosis subaórtica de grado 2. Corte longitudinal paraesternal derecho de cinco cámaras con magnificación del tracto de salida ventricular izquierdo en el marco sistólico. (**A**) Es visible un anillo fibroso subvalvular (asterisco) y las valvas aórticas están abiertas (flecha). (**B**) Imagen Doppler color: flujo sistólico procedente del ventrículo izquierdo que se convierte en turbulento en el nivel del anillo subvalvular.

vular (**fig. 19.61**). La gravedad de la estenosis se define en función del gradiente de presión (GP) a través de la propia estenosis: leve (GP <50 mm Hg) moderada (GP >50 mm Hg y <75 mm Hg) y grave (GP >75 mm Hg). Aparece una hipertrofia ventricular derecha, especialmente cuando la estenosis es grave. En los casos en que la presión ventricular derecha supera a la presión ventricular izquierda es evidente un aplanamiento del tabique interventricular.

La estenosis aórtica tiene habitualmente una localización subvalvular y se debe a una acumulación de nódulos fibrosos o a un anillo obstructivo de tejido fibroso.[24] La válvula aórtica estenótica incrementa la presión necesaria para que el ventrículo izquierdo pueda impulsar la sangre hacia la aorta, lo que da lugar a una hipertrofia concéntrica compensadora del ventrículo izquierdo. Radiográficamente se puede observar un aumento de tamaño ventricular izquierdo en aquellos casos en los que la hipertrofia concéntrica es marcada; sin embargo, en la mayor parte de los casos el ventrículo izquierdo tiene un aspecto normal. El flujo turbulento distal a la válvula es causa de una dilatación segmentaria de la aorta proximal, que aparece como una prominencia en la parte craneal del corazón, en la posición 8:00-11:00 en la proyección lateral y en la posición 11:00-1:00 (en la parte caudal del mediastino craneal) en la proyección ventrodorsal, tal como se muestra en la **figura 19.62**. La clasificación morfológica de la estenosis subaórtica está fundamentada en la presencia de un pequeño nódulo por debajo de plano valvular (grado 1), de un anillo fibroso (grado 2) o de una zona fibrosa de restricción en el tracto de salida ventricular izquierdo con forma de túnel (grado 3). De manera similar a lo que ocurre en la estenosis pulmonar, la intensidad viene definida por el gradiente de presión a través de la obstrucción: leve (GP <50 mm Hg), moderada (GP >50 mm Hg y <80-90 mm Hg) y grave (GP >80-90 mm Hg) (**figs. 19.63-19.65**).

La estenosis de las válvulas auriculoventriculares (mitral y tricúspide) es infrecuente; no obstante, en estos casos se debe esperar una dilatación de la aurícula respectiva. En la displasia de las válvulas auriculoventriculares puede haber un componente de estenosis valvular (v. más adelante).

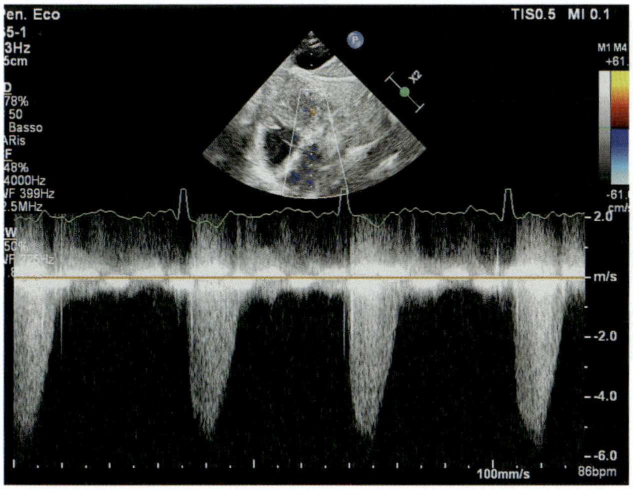

Fig. 19.65 Golden retriever afectado por una estenosis subaórtica de grado 2. Corte subcostal. Doppler continuo del flujo aórtico. La velocidad del flujo (5,2 m/s) corresponde a un gradiente de presión de 108 mm Hg, indicativo de una estenosis aórtica grave.

Displasia de las válvulas auriculoventriculares

La displasia valvular auriculoventricular es infrecuente y afecta generalmente a la válvula tricúspide. Aproximadamente, la tercera parte de los perros con displasia tricúspide muestra también anomalías congénitas concomitantes.[31] Además, en alrededor de la tercera parte de los casos con displasia tricúspide el problema se considera grave o el animal desarrolla una insuficiencia cardiaca derecha con reducción de su esperanza de vida. La insuficiencia asociada al problema valvular hace que durante la sístole la sangre vuelva a la aurícula derecha desde el ventrículo derecho, en vez de dirigirse hacia la arteria pulmonar principal. La consecuencia de ello es la dilatación de la aurícula derecha, que puede ser marcada. Por otra parte, a los pulmones llega un volumen vascular disminuido que puede dar lugar a una reducción visible del calibre de las arterias y las venas pulmonares. Un ejemplo de ello se muestra en la **figura 19.66**. Además, el volumen excesivo de sangre recirculada a través del ventrículo derecho origina una hipertrofia excéntrica ventricular derecha. El aumento

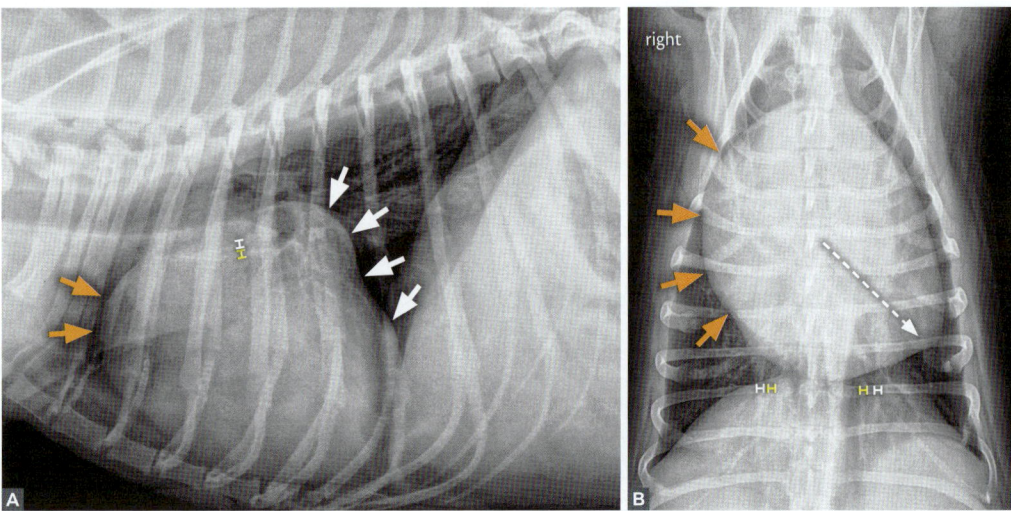

Fig. 19.66 Radiografías lateral derecha (**A**) y ventrodorsal (**B**) en un teckel con displasia tricúspide e insuficiencia cardiaca derecha. La silueta cardiaca es grande y redondeada, pero siguen siendo evidentes las prominencias, lo que hace poco probable un derrame pericárdico marcado. La silueta cardiaca es amplia en la proyección lateral. (**A**) El borde cardiaco craneal es redondeado y prominente (flechas naranjas). El borde cardiaco caudal muestra una convexidad superficial (flechas blancas) que imita la dilatación de la aurícula izquierda y que es secundario a una dilatación intensa de la aurícula derecha, dado que la cámara expande la silueta cardiaca. (**B**) Se observa una prominencia grande y de base amplia en la región de la aurícula derecha en la proyección ventrodorsal (flechas naranjas). La aurícula derecha, muy aumentada de tamaño, da lugar al desplazamiento del vértice cardiaco hacia la izquierda (flecha discontinua). Como consecuencia de la regurgitación a través de la tricúspide hay una reducción del gasto ventricular derecho y ello provoca una disminución de calibre de las arterias y venas pulmonares (calibradores blancos y amarillos). En este caso está dilatada la vena cava caudal y en el abdomen hay una disminución del detalle seroso como consecuencia de la ascitis secundaria a la insuficiencia cardiaca derecha.

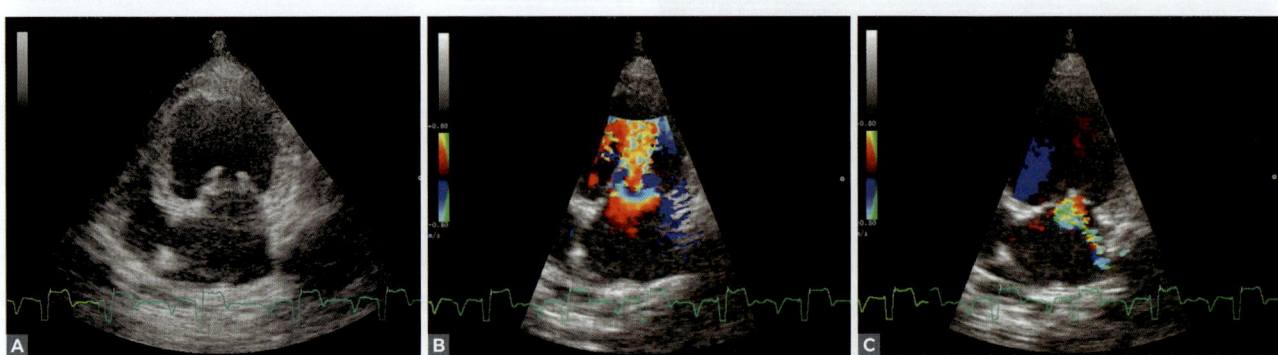

Fig. 19.67 Bull terrier afectado por una displasia valvular mitral. Corte apical paraesternal izquierdo. (**A**) Fotograma diastólico con engrosamiento y fusión parcial de la válvula mitral. Están dilatados la aurícula y el ventrículo izquierdos. (**B**) Imagen Doppler color de la válvula mitral, fotograma diastólico. El flujo turbulento que se aproxima al plano valvular mitral es indicativo de una estenosis valvular. (**C**) Imagen Doppler color de la válvula mitral, fotograma sistólico. En la aurícula izquierda es evidente un flujo de regurgitación con dirección posterior.

Fig. 19.68 Bull terrier afectado por una displasia de la válvula mitral. Imagen en modo M de la válvula mitral. La reducida motilidad de las valvas de la válvula mitral origina una pendiente EF con pérdida de las dos ondas bien diferenciadas correspondientes a las fases temprana y tardía de la apertura diastólica (v. fig. 19.67C).

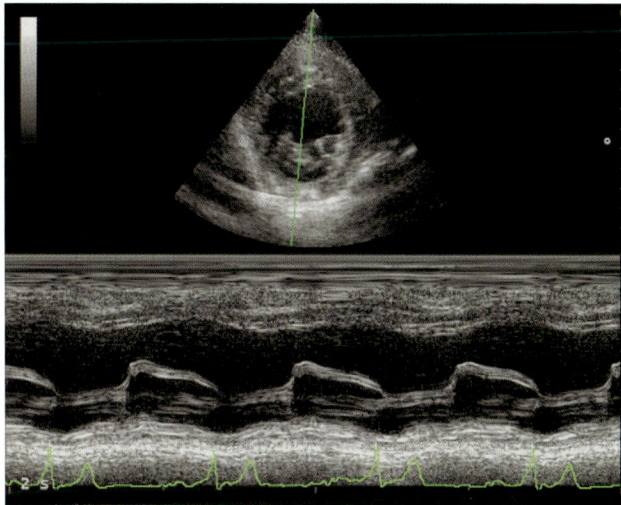

de tamaño del ventrículo derecho no suele alcanzar el grado de aumento de tamaño de la aurícula derecha, especialmente en los casos graves. Un diagnóstico diferencial menos habitual en lo relativo al aspecto radiográfico de la displasia tricúspide es el del *cor triatrium dexter*, un problema que puede aparecer en forma de comorbilidad congénita en los casos de displasia tricúspide.

La displasia valvular mitral es infrecuente (su frecuencia es inferior a la de la displasia tricúspide) y puede dar lugar al aumento de tamaño de la aurícula y el ventrículo izquierdos, siendo el incremento de tamaño de la aurícula más marcado (**figs. 19.67** y **19.68**).

Cardiopatías congénitas en los gatos

La incidencia de las diferentes enfermedades cardiacas congénitas en los gatos varía en función de la institución oficial que proporciona los datos, pero entre dichas enfermedades están la displasia valvular auriculoventricular, la comunicación interventricular (defecto septal ventricular), el conducto arterioso persistente y los defectos del tabique auriculoventricular y del cojinete endocárdico.[22,23,27,33] Estas enfermedades cursan con los mismos hallazgos radiográficos que se observan en los perros. El canal auriculoventricular común (también denominado defecto del cojinete endocárdico) representa una falta de fusión de los tabiques auricular y ventricular, con la creación de una cavidad común de grado variable. Dada la proximidad del origen de las válvulas y de la fusión septal durante la formación embriológica, a menudo hay una malformación vascular auriculoventricular (AV) concurrente. Las radiografías muestran a menudo una cardiomegalia generalizada con evidencia de insuficiencia cardiaca. En el momento del establecimiento del diagnóstico también se pueden observar signos de hipertensión pulmonar adquirida, especialmente en aquellos casos en los que la derivación izquierda-derecha de la sangre es marcada como consecuencia de un defecto septal grande (**fig. 19.69**). La fibroelastosis endocárdica se caracteriza por un engrosamiento endocárdico mural difuso por colágeno y tejido elástico; en los gatos burmese tiene un carácter hereditario.[27]

La hernia diafragmática pericárdico-peritoneal (HDPP) es una malformación infrecuente, pero representa la anomalía congénita del pericardio más frecuente en los gatos y los perros. Es habitual que el diagnóstico inicial se establezca en animales de compañía de edad media o avanzada, dado que esta anomalía evoluciona de forma clínicamente silente en la mitad de los casos publicados.[34] La comunicación entre el saco pericárdico y el espacio peritoneal permite el paso de los órganos, incluyendo el hígado, el bazo, el estómago y el intestino delgado.[34] Los signos cardiorrespiratorios son inconstantes y están relacionados con el volumen de los órganos abdominales herniados, o bien –raramente– con la aparición de un taponamiento cardiaco. Los propietarios de estos animales pueden indicar la existencia de signos gastrointestinales esporádicos, posiblemente debido a una herniación intermitente. El incremento del volumen en el interior del espacio pericárdico puede dar lugar teóricamente a una dificultad en el llenado del corazón derecho con insuficiencia cardiaca derecha secundaria. Es relativamente frecuente la presencia de adherencias entre los órganos abdominales y el pericardio, lo que puede causar complicaciones cuando se lleva a cabo la reparación quirúrgica.[34] La prevalencia global es mayor en los gatos (específicamente, los de pelaje largo) en comparación con los perros. Los perros de raza weimaraner muestran un riesgo mayor.[34,35] Se debe esperar que la HDPP dé lugar a grados variables de aumento de tamaño de la silueta cardiaca, que puede tener un aspecto parcialmente plano o angulado, más que la configuración redondeada o globoide que se observa en el derrame pericárdico. Un hallazgo clave es la opacidad heterogénea de la silueta cardiaca debido a la herniación del mesenterio o el epiplón. La presencia de asas intestinales con gas hace que el diagnóstico sea sencillo, tal como se muestra en la **figura 19.70**. Los contornos cardiaco y el diafragmático son contiguos. En el espacio peritoneal se observa en ocasiones una disminución del volumen de los órganos abdominales.

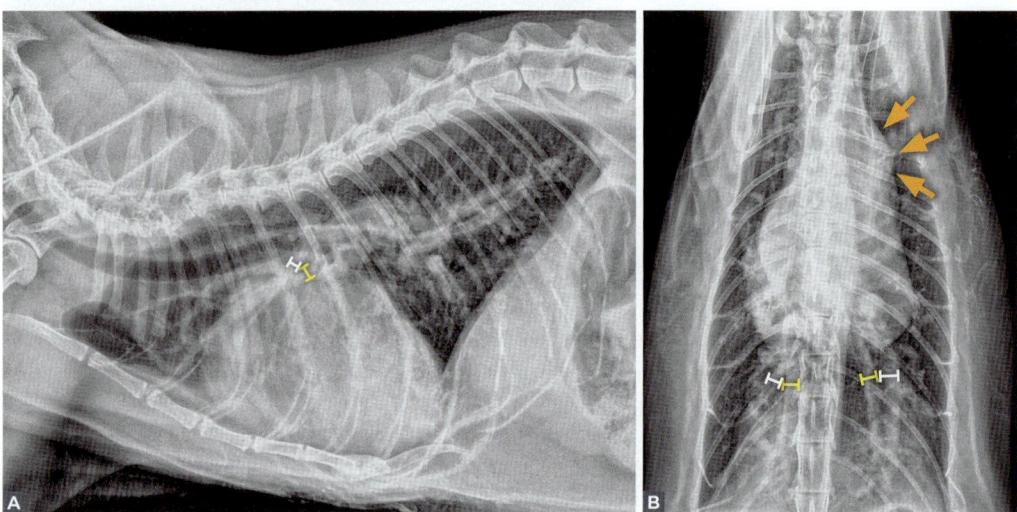

Fig. 19.69 Radiografías torácicas lateral derecha (**A**) y ventrodorsal (**B**) en un gato doméstico de pelo largo y 14 años con taquipnea. (**A**) La silueta cardiaca está muy aumentada de tamaño (abarca cinco espacios intercostales) y presenta una morfología redondeada en la proyección lateral. (**B**) En la proyección ventrodorsal, el borde cardiaco izquierdo es plano y el derecho redondeado. Hay una prominencia en la región de la arteria pulmonar principal (flechas naranjas). Las arterias y las venas pulmonares están muy dilatadas (calibradores blancos y amarillos, respectivamente). En este gato se estableció un diagnóstico de defecto septal auriculoventricular (o defecto del cojinete endocárdico) con hipertensión pulmonar adquirida, aparentemente secundaria a una sobrecarga circulatoria pulmonar crónica.

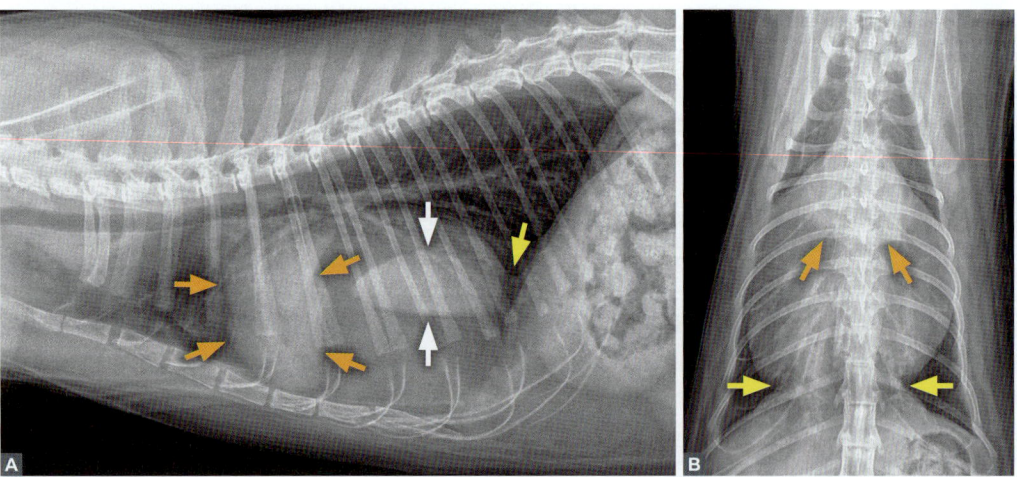

Fig. 19.70 Proyecciones lateral (**A**) y ventrodorsal (**B**) en un gato con un una hernia diafragmática pericárdico-peritoneal clínicamente silente descubierta en un estudio para valoración de metástasis. La silueta cardiaca está muy aumentada de tamaño, principalmente por grasa. En este caso el corazón muestra un desplazamiento craneal en el saco pericárdico y su forma es vagamente reconocible rodeada por grasa (flechas naranjas). (**A**) Hay una estructura adicional redondeada con opacidad de tejidos blandos (flechas blancas) rodeada por grasa, posiblemente correspondiente a un lóbulo hepático o al bazo. La silueta cardiaca y la cúpula del diafragma muestran contigüidad (flechas amarillas). El estómago tiene una posición craneal debido a la disminución del volumen hepático intraabdominal.

Enfermedades cardiacas adquiridas

En los perros y los gatos son mucho más frecuentes las enfermedades cardiacas adquiridas que las cardiopatías congénitas. La mayoría de las enfermedades cardiacas adquiridas presentan un número limitado de diagnósticos diferenciales. En su mayor parte, estas enfermedades se corresponden con insuficiencia valvular auriculoventricular secundaria a valvulopatía crónica, miocardiopatía o infección por *Dirofilaria immitis*.

Aspecto radiográfico de las enfermedades cardiacas adquiridas

La endocardiosis valvular auriculoventricular secundaria a una degeneración valvular mixomatosa crónica es la enfermedad cardiaca adquirida más frecuente en los perros y afecta con mayor frecuencia a la válvula mitral. La incidencia de la afectación de la válvula mitral como alteración única es ligeramente superior al 60 %, mientras que la incidencia de la afectación valvular mitral y tricúspide combinada es de casi el 30 %, al tiempo que la incidencia de la enfermedad adquirida con afectación única de la válvula tricúspide o de las válvulas aórtica y pulmonar es inferior al 10 %.[36,37] La mayor parte de los casos de endocardiosis valvular mitral adquirida afecta a perros de razas pequeñas, con un peso corporal de 10 kg o inferior. El aspecto radiográfico de la enfermedad valvular mitral adquirida se muestra en el **cuadro 19.3** y en la **figura 19.72**. La enfermedad valvular mitral da lugar a un aumento de tamaño del corazón izquierdo. Durante la sístole, la sangre localizada en el ventrículo izquierdo vuelve a la aurícula izquierda a través de una válvula mitral incompetente, lo que origina una sobrecarga volumétrica en la aurícula izquierda; después, la sangre vuelve a circular hacia el ventrículo izquierdo. El hallazgo radiográfico predominante es un aumento de tamaño de la aurícula izquierda, aunque también se puede observar una dilatación excéntrica del ventrículo izquierdo secundaria a la sobrecarga volumétrica. A medida que aumenta la presión en la aurícula izquierda se produce una congestión venosa pulmonar y, en última instancia, un edema cardiogénico que indica la insuficiencia cardiaca del corazón izquierdo. La dilatación venosa pulmonar es inconstante y puede no estar presente en todos los animales con edema cardiogénico. En los casos en que hay una afectación adicional o única de la válvula tricúspide se puede observar evidencia radiológica de cardiomegalia derecha, pero ello es bastante infrecuente. El aspecto ecocardiográfico típico de la enfermedad valvular degenerativa crónica es el de una válvula mitral engrosada y con signos de prolapso (**figs. 19.73-19.77**). El engrosamiento puede ser de leve a grave y hay una proliferación de tipo vegetativo en las valvas valvulares. Las dos valvas pueden mostrar prolapso, pero suele estar más afectada la anterior. Las cuerdas tendinosas también pueden estar engrosadas y en ocasiones se rompen. La válvula tricúspide suele estar afectada, aunque con una intensidad menor que la válvula mitral.

CUADRO 19.3 ASPECTO RADIOGRÁFICO DE LA DEGENERACIÓN VALVULAR MITRAL

Cardiomegalia izquierda

▌ Proyección lateral: borde cardiaco caudal plano, prominencia en la base cardiaca caudal en la región de la aurícula izquierda (posición 12:00-3:00)

▌ Proyección ventrodorsal: prominencia que crea separación entre los bronquios principales, prominencia en el borde cardiaco izquierdo en la región de la orejuela izquierda (posición 2:00-3:00), vértice cardiaco redondeado debido a la dilatación excéntrica del ventrículo izquierdo (posición 3:00-5:00)

Insuficiencia cardiaca izquierda, cuando está presente

▌ Dilatación venosa pulmonar

▌ Edema cardiogénico (distribución perihiliar o caudodorsal de la opacidad pulmonar de intersticial a alveolar)

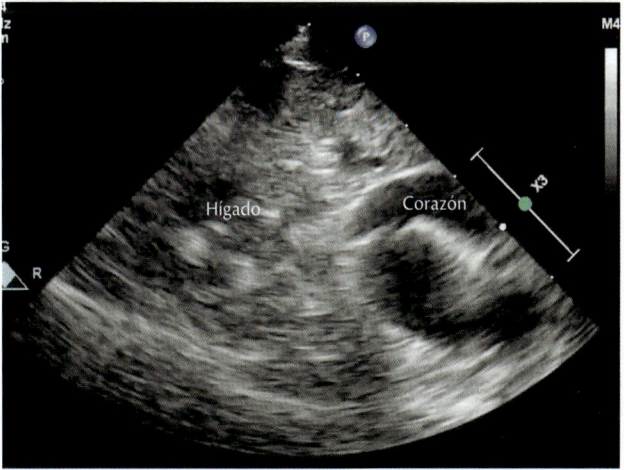

Fig. 19.71 Gato Maine coon. En una ecocardiografía de cribado por la raza se observó una hernia diafragmática pericárdico-peritoneal como hallazgo incidental. El hígado estaba herniado en el espacio pericárdico y era visible próximo al corazón. El parénquima hepático era heterogéneo, con zonas hiperecoicas.

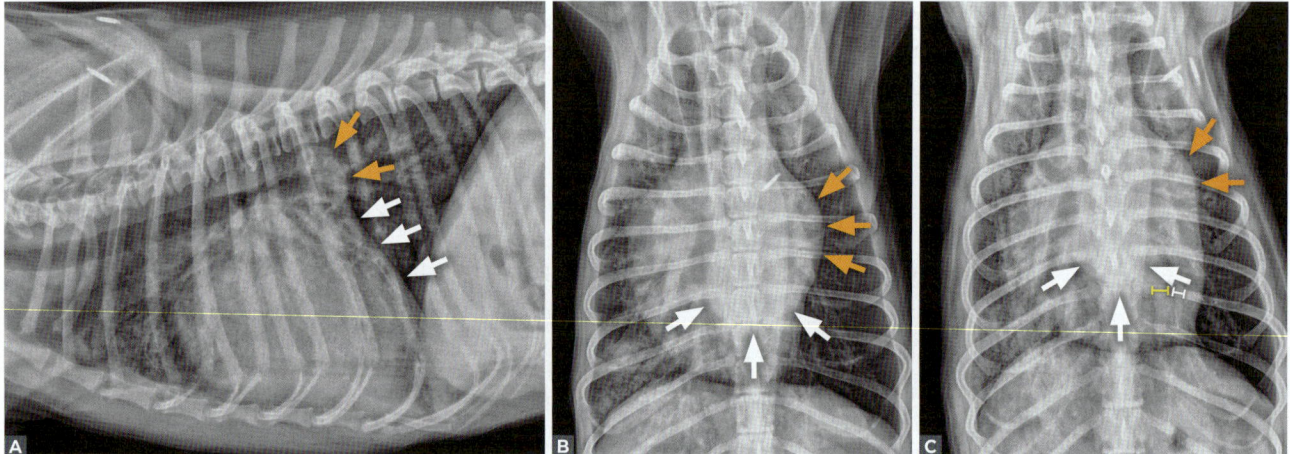

Fig. 19.72 Radiografías lateral derecha (**A**), ventrodorsal (**B**) y dorsoventral (**C**) en un maltipoo de 12 años con insuficiencia cardiaca izquierda secundaria a insuficiencia valvular mitral. (**A**) El borde cardiaco caudal es plano (flechas blancas) y se observa una prominencia en el borde cardiaco dorsal y caudal que indica dilatación de la aurícula izquierda (flechas naranjas). (**B, C**) En las proyecciones ortogonales el borde caudal de la aurícula izquierda dilatada es visible entre los bronquios principales (flechas blancas). Tal como era de esperar, la silueta cardiaca es más alargada en la proyección ventrodorsal, lo que incrementa la visibilidad del aumento de tamaño auricular izquierdo en dicha proyección (flechas naranjas) en comparación con la proyección dorsoventral (flechas naranjas). En el lóbulo pulmonar caudal derecho, el lóbulo pulmonar craneal derecho y el subsegmento craneal del lóbulo pulmonar craneal izquierdo está presente un patrón intersticial marcadamente desestructurado que reduce la visibilidad de los vasos pulmonares. (**C**) El lóbulo pulmonar caudal izquierdo muestra una opacidad normal y se observa mejor en la proyección dorsoventral, mientras que la vena lobular caudal izquierda (calibrador amarillo) está ligeramente aumentada de tamaño en comparación con la arteria correspondiente (calibrador blanco).

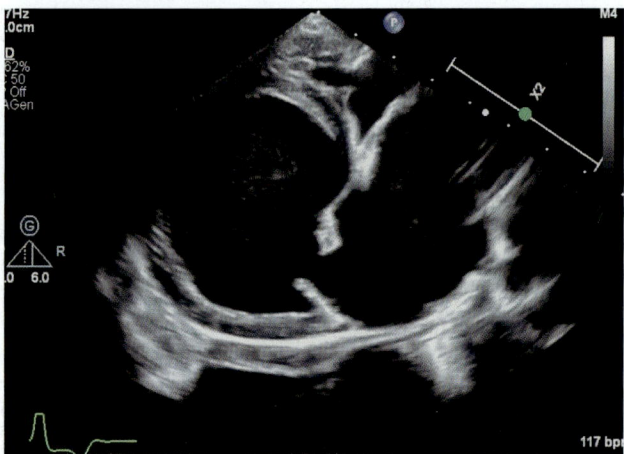

Fig. 19.73 Cavalier King Charles spaniel afectado por enfermedad valvular mitral degenerativa. Corte longitudinal paraesternal derecho. Hipertrofia excéntrica intensa del ventrículo izquierdo, que tiene una configuración redondeada con aumento del índice de esfericidad. La aurícula izquierda está muy aumentada de tamaño y el tabique interauricular muestra protrusión hacia el lado derecho. La vena pulmonar que drena en la aurícula izquierda está dilatada. La válvula mitral muestra un engrosamiento moderado y es evidente un prolapso marcado de la valva anterior.

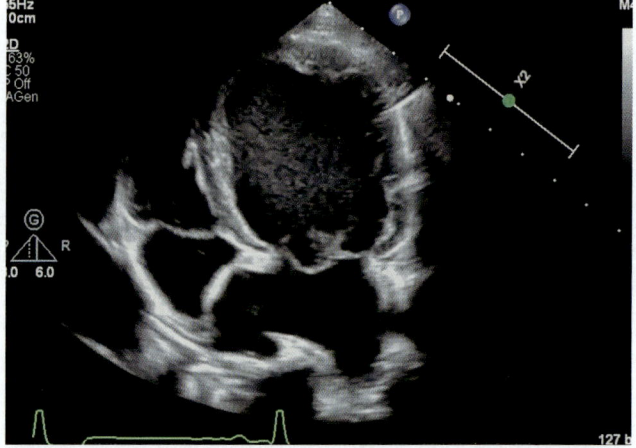

Fig. 19.74 Perro mestizo afectado por enfermedad valvular mitral degenerativa. Corte apical izquierdo. Las dos válvulas auriculoventriculares presentan degeneración. La valva septal de la válvula tricúspide muestra prolapso y un engrosamiento leve. Las alteraciones de la válvula mitral son más evidentes, con engrosamiento intenso y prolapso. Hipertrofia excéntrica del ventrículo izquierdo y dilatación de la aurícula izquierda.

La miocardiopatía dilatada (MCD) es un trastorno miocárdico de etiología desconocida que causa dilatación ventricular y disminución de la contractilidad ventricular (disfunción sistólica). Se observa con mayor frecuencia en los perros de razas grandes y gigantes, y las razas más afectadas son dóberman pinscher, bóxer y gran danés. También hay una predisposición en el cocker spaniel inglés.[38,39] Las características radiográficas de la MCD se resumen en el **cuadro 19.4**. Algunos pacientes no muestran una cardiomegalia apreciable. Cuando está presente, la cardiomegalia puede ser de leve a grave y suele afectar más al corazón izquierdo. Tal como se observa en la **figura 19.78**, la dilatación auricular izquierda es un hallazgo clave. El aumento de tamaño de la aurícula izquierda puede ser grave cuando la dilatación del anillo valvular mitral da lugar a una insuficiencia mitral secundaria. Los hallazgos radiográficos de la endocardiosis valvular mitral y de la miocardiopatía dilatada son similares, aunque su patogenia es diferente. Las poblaciones afectadas por ambos problemas son

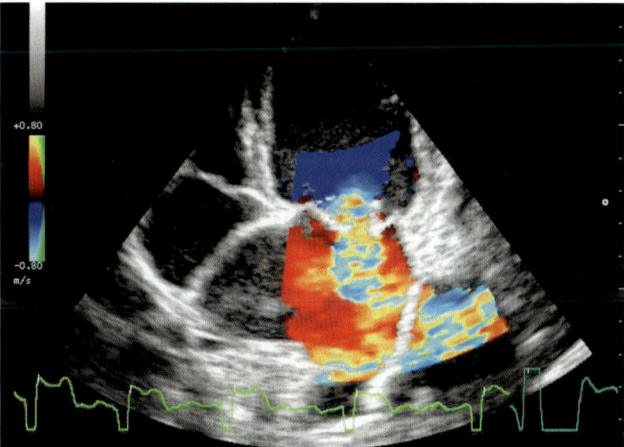

Fig. 19.75 Perro mestizo afectado por enfermedad valvular mitral degenerativa. Corte apical izquierdo, imagen Doppler color. Hay un jet de regurgitación turbulento con dirección posterior que alcanza el techo auricular. En el transcurso de la enfermedad valvular mitral degenerativa la valva anterior suele ser la más afectada y el jet de regurgitación es excéntrico.

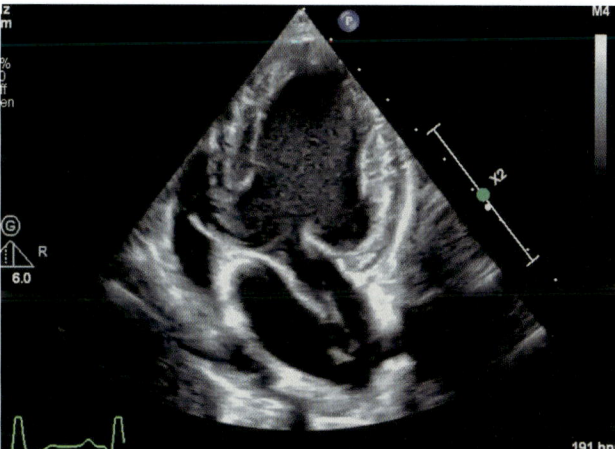

Fig. 19.76 Perro mestizo afectado por enfermedad valvular mitral mixomatosa. Corte apical izquierdo. Prolapso muy intenso de la valva anterior de la válvula mitral debido a la rotura de una cuerda tendinosa primaria. La pérdida de soporte estructural da lugar a una insuficiencia valvular grave.

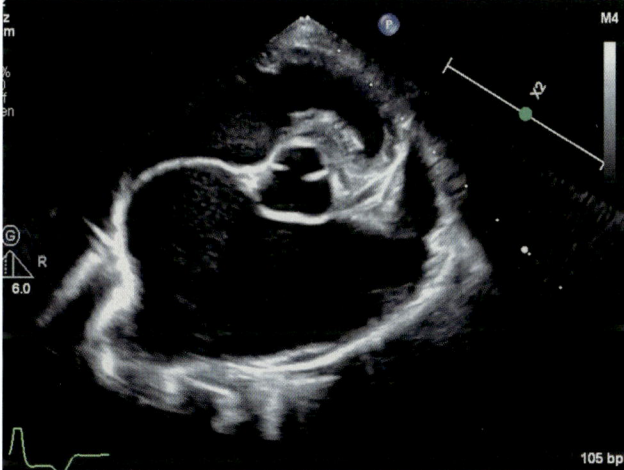

Fig. 19.77 Cavalier King Charles spaniel afectado por enfermedad valvular mitral degenerativa. Corte paraesternal derecho a la altura de la raíz aórtica. Dilatación auricular intensa y distensión de la vena pulmonar que alcanza la aurícula izquierda.

CUADRO 19.4 ASPECTO RADIOGRÁFICO DE LA MIOCARDIOPATÍA DILATADA

▌ Cuando hay un aumento de tamaño visible, predomina generalmente la cardiomegalia izquierda

▌ Insuficiencia cardiaca izquierda: más común

  ▌ Congestión de las venas pulmonares

  ▌ Patrón de intersticial a alveolar con una distribución hiliar, peribronquial/perivascular, difusa o aleatoria

▌ Insuficiencia cardiaca derecha

  ▌ Congestión de la vena cava caudal

  ▌ Hepatomegalia generalizada

  ▌ Derrame peritoneal

  ▌ Derrame pleural

diferentes, aunque los perros cocker spaniel inglés pueden presentar ambos trastornos. La aparición de edema pulmonar en la miocardiopatía dilatada también es muy variable, especialmente en la raza canina dóberman. La distribución del edema puede seguir el intersticio peribroncovascular, dando lugar a un aspecto que imita al del patrón bronquial, tal como se observa en la **figura 19.78**. El edema puede afectar a las zonas perihiliar y central de los lóbulos pulmonares caudales; después evoluciona hacia una distribución difusa a medida que aumenta su gravedad. En algunos perros con un patrón bronquial aparente también se puede observar una distribución parcheada aleatoria o difusa. Los perros con MCD muestran un aumento del riesgo de presentar alteraciones del ritmo cardiaco concurrentes, fundamentalmente fibrilación auricular. En los perros con MCD preclínica es probable una progresión hacia la insuficiencia del corazón izquierdo; sin embargo, en los casos con fibrilación auricular concurrente hay un aumento del riesgo de insuficiencia cardiaca derecha.

En la MCD la exploración ecocardiográfica pone de manifiesto la presencia de hipertrofia ventricular izquierda, dilatación auricular izquierda y disfunción sistólica grave (**figs. 19.79** y **19.80**). Suele haber una insuficiencia o regurgitación mitral leve debido a la dilatación del anillo valvular.

La miocardiopatía hipertrófica es un trastorno miocárdico primario felino que produce hipertrofia del miocardio y que no tiene una causa explícita (es decir, no hay evidencia de hipertensión sistémica crónica ni de

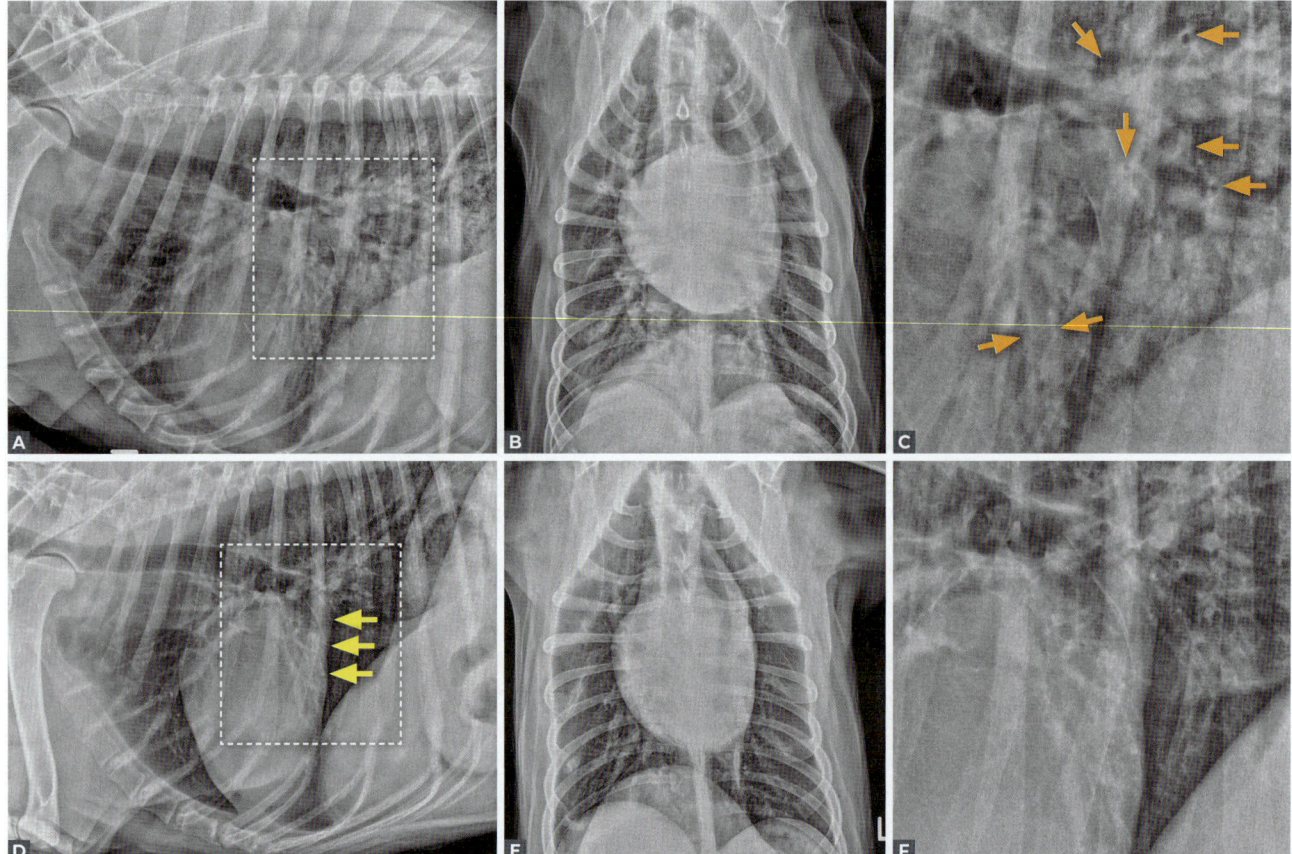

Fig. 19.78 Proyecciones lateral izquierda (**A** y **C**) y ventrodorsal (**B** y **D**) en un dóberman pinscher de 8 años con miocardiopatía dilatada. (**A, B, C**) En la valoración inicial se observó un incremento de la opacidad pulmonar que limitaba la visibilidad de los bordes cardiacos y de los vasos pulmonares; parte del incremento de la opacidad se ajusta al trayecto de las vías respiratorias y los vasos (**A**, el cuadro de guiones blancos muestra los pulmones con magnificación; **C**, flechas naranjas). El edema peribronquial y perivascular imita el engrosamiento de las paredes de las vías respiratorias. La tráquea está elevada (en comparación con el dóberman pinscher normal). (**D, E, F**) En las proyecciones obtenidas tras el tratamiento con diuréticos, la silueta cardiaca es más visible y está ligeramente aumentada de tamaño. El hallazgo más notable es el del borde cardiaco caudal plano indicativo de una cardiomegalia izquierda (flechas amarillas). La vasculatura es más visible tras la resolución del edema cardiogénico (**D**, el cuadro de guiones blancos muestra en **F** los pulmones con magnificación).

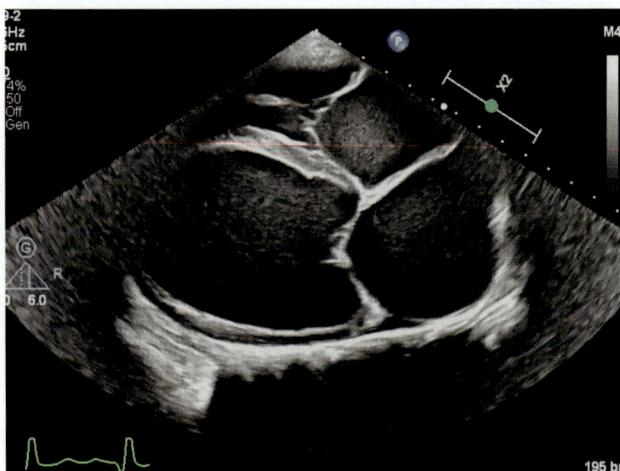

Fig. 19.79 Gran danés afectado por miocardiopatía dilatada. Corte longitudinal paraesternal derecho. Hipertrofia excéntrica intensa del ventrículo izquierdo y dilatación de la aurícula izquierda y de la vena pulmonar. La aurícula y el ventrículo derechos también están dilatados. Las valvas auriculoventriculares son normales.

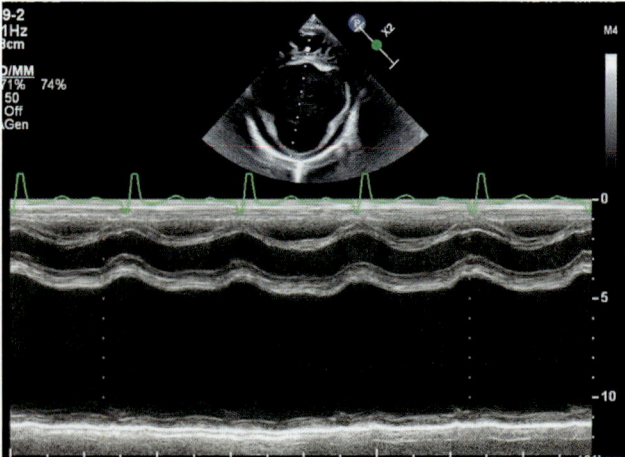

Fig. 19.80 Gran danés afectado por miocardiopatía dilatada. Imagen en modo M del ventrículo izquierdo. Disfunción sistólica intensa y dilatación de los dos ventrículos. El tabique interventricular se desplaza simultáneamente con la pared libre del ventrículo derecho, lo que sugiere un desplazamiento pasivo más que una contracción. El ventrículo derecho está distendido.

hipertiroidismo). La hipertrofia miocárdica suele ser concéntrica y uniforme, pero también puede presentar un patrón geográfico con afectación del tabique interventricular, la pared libre del ventrículo izquierdo, los músculos papilares o cualquier combinación de estas estructuras. La hipertrofia miocárdica concéntrica reduce el volumen de la luz de la cavidad con la consiguiente disminución de la distensibilidad miocárdica que –a su vez– da lugar a una disfunción diastólica que es el factor principal causante de la enfermedad clínica. La disfunción miocárdica afecta a menudo al lado izquierdo. Las presiones ventriculares izquierdas elevadas de manera crónica y secundarias a la disfunción diastólica se transmiten hasta la aurícula izquierda, causando una dilatación excéntrica. Radiográficamente, esta situación genera la configuración cardiaca típica del aumento de tamaño auricular junto con una silueta ventricular relativamente normal (lo que se ha denominado corazón "de San Valentín"), tal como se observa en la **figura 19.81**. Dado que la hipertrofia concéntrica predomina en los ventrículos (fundamentalmente, el izquierdo), en los gatos afectados puede no haber alteraciones radiográficas a menos que se produzca una dilatación auricular izquierda moderada o marcada. Los hallazgos radiológicos de la miocardiopatía hipertrófica se resumen en el **cuadro 19.5** y el corazón "de San Valentín", caracterizado por un vértice cardiaco estrecho y una base ensanchada en la proyección ventrodorsal, se debe principalmente a un aumento de tamaño auricular izquierdo marcado.[41] La detección ecocardiográfica de un engrosamiento diastólico del ventrículo izquierdo es el hallazgo clave para el diagnóstico de la miocardiopatía hipertrófica. La dilatación de la aurícula izquierda está relacionada con la gravedad de la enfermedad y representa un factor de riesgo para la aparición de trombos.

La infección por *Dirofilaria immitis*, también denominada dirofilariosis, es una de las tres enfermedades cardiacas adquiridas más frecuentes en los perros que residen en regiones endémicas. Esta infección también se observa en los gatos, en los que es menos frecuente y cursa con signos radiográficos más leves. Los signos

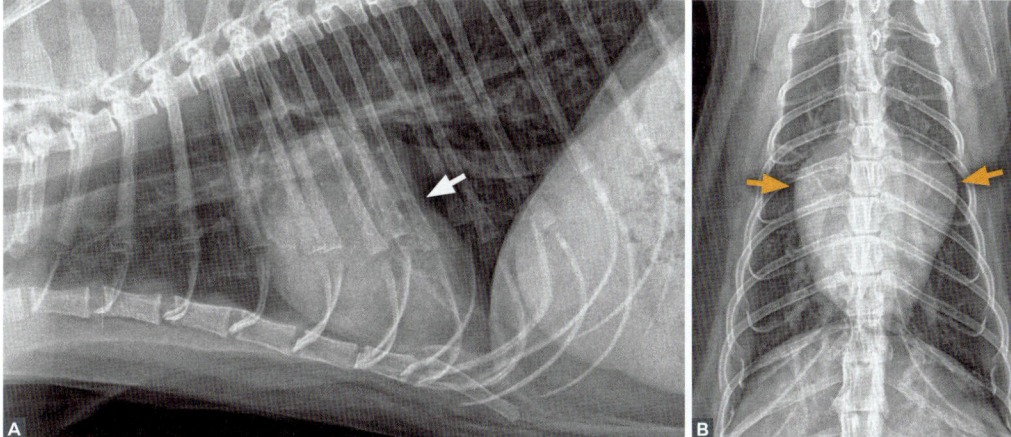

Fig. 19.81 Radiografías torácicas lateral (**A**) y ventrodorsal (**B**) en un gato con miocardiopatía hipertrófica. El hallazgo más notable es la alteración en la morfología de la silueta cardiaca. (**A**) En la zona de unión entre la aurícula y el ventrículo izquierdos se observa una indentación superficial del borde cardiaco caudal. (**B**) El vértice cardiaco está desplazado ligeramente hacia la derecha y se sitúa en la línea media; sin embargo, la dilatación de la orejuela izquierda aparece como una protrusión grande en el borde cardiaco lateral izquierdo (flechas naranjas).

CUADRO 19.5 ASPECTO RADIOGRÁFICO DE LA MIOCARDIOPATÍA HIPERTRÓFICA

▌ Aumento de tamaño de la aurícula izquierda o (raramente) de las dos aurículas

  ▌ Hipertrofia concéntrica que generalmente no se acompaña de un aumento de tamaño radiográfico de los ventrículos

  ▌ Proyección lateral: corazón con forma arriñonada debido a una concavidad en el borde cardiaco caudal secundaria a la dilatación de la aurícula izquierda

  ▌ Proyección ventrodorsal: corazón "de San Valentín" debido a la dilatación marcada de la aurícula izquierda o (raramente)

al aumento de tamaño combinado de las aurículas derecha e izquierda

▌ Insuficiencia cardiaca izquierda, lo más común

  ▌ Edema cardiogénico

    – Opacidad pulmonar de intersticial a alveolar multifocal o parcheada

  ▌ Derrame pleural de volumen pequeño

  ▌ Congestión venosa pulmonar variable, con afectación frecuente de las arterias y las venas

clínicos se caracterizan por una combinación de alteraciones respiratorias y cardiovasculares, y los cuadros de muerte súbita son más frecuentes en los gatos. Los hallazgos radiológicos en la infección por *Dirofilaria immitis* se deben a los cambios inducidos por los parásitos en las arterias pulmonares (**fig. 19.86**). La gravedad depende de la cantidad de parásitos y de la cronicidad de la infección. Las filarias presentes en las arterias pulmonares inician una lesión vascular que es proporcional a su número, con lesión endotelial, desprendimiento del endotelio y proliferación de formaciones vellositarias.[42] La trombosis es una secuela de la presencia física de las filarias y de las alteraciones del revestimiento endotelial. Los efectos de la infección por *Dirofilaria immitis* sobre el corazón son secundarios a la hipertensión pulmonar. En algunos casos, la presencia directa de las filarias en la aurícula derecha puede alterar la función valvular, con insuficiencia tricúspide en los casos de síndrome de vena cava manifiesto. Los signos radiográficos asociados a la infección por *Dirofilaria immitis* se muestran en el **cuadro 19.6** y la **figura 19.85**. La hipertensión pulmonar asociada a la infección por *Dirofilaria immitis* causa una hipertrofia concéntrica del ventrículo derecho. La dilatación de la arteria pulmonar principal se debe a la congestión. Las arterias pulmonares periféricas pueden presentar un calibre normal, pero también pueden mostrar dilatación y tortuosidad intensas, así como truncamiento. En ocasiones son visibles infiltrados intersticiales pulmonares desestructurados que corresponden a la inflamación eosinofílica asociada a la infección y que pueden ser

CUADRO 19.6 ASPECTO RADIOGRÁFICO DE LA INFECCIÓN POR *DIROFILARIA IMMITIS*

- Aumento de tamaño ventricular derecho
  - La naturaleza concéntrica de la hipertrofia hace que las radiografías carezcan de sensibilidad para su detección, a menos que sea grave
  - Proyección lateral: silueta cardiaca ancha, aumento del contacto esternal, elevación del vértice cardiaco
  - Proyección ventrodorsal: prominencia en la posición 5:00-9:00, en el borde cardiaco derecho
- Aumento de tamaño de la arteria pulmonar principal
  - Proyección lateral: prominencia en la posición 8:00-11:00 en la base cardiaca craneal
  - Proyección ventrodorsal: prominencia en la posición 1:00-2:00 en el borde cardiaco craneal izquierdo
- Aumento de tamaño arterial pulmonar periférico
- Inflamación eosinofílica pulmonar
  - Opacidad pulmonar intersticial o alveolar peribronquial
  - Patrón pulmonar nodular multifocal en algunos casos
- Insuficiencia cardiaca derecha
  - Dilatación de la vena cava caudal
  - Hepatomegalia generalizada
  - Derrame peritoneal
  - Derrame pleural

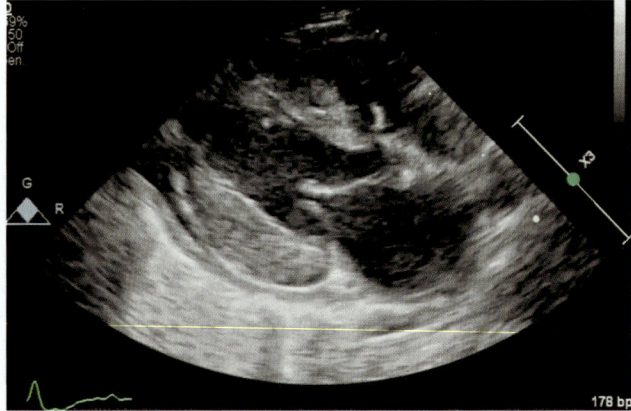

Fig. 19.82 Scottish fold afectado por miocardiopatía hipertrófica. Corte longitudinal paraesternal derecho. Hipertrofia simétrica del ventrículo izquierdo. El aparato valvular mitral tiene un aspecto normal. A la altura del vértice es visible un derrame pericárdico leve.

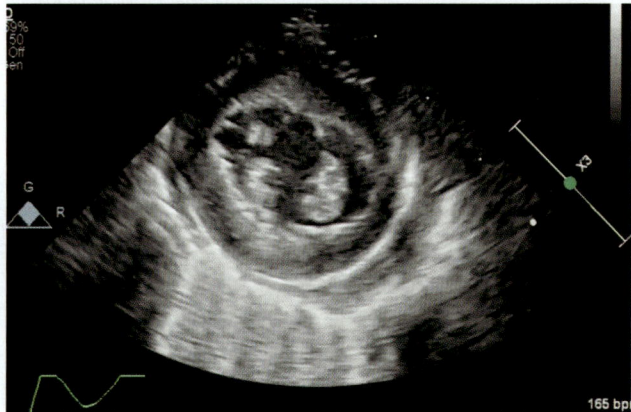

Fig. 19.83 Scottish fold afectado por miocardiopatía hipertrófica. Corte transversal paraesternal derecho a la altura de los músculos papilares. Hipertrofia simétrica del ventrículo izquierdo; hiperecogenicidad de los músculos papilares y del miocardio subendocárdico, sugestiva de fibrosis o isquemia. Derrame pericárdico leve.

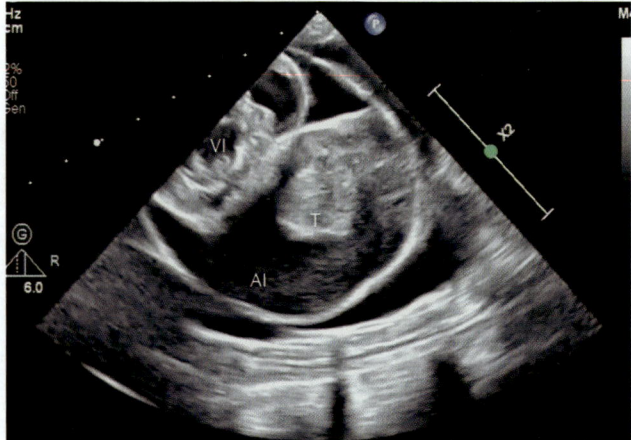

Fig. 19.84 Maine coon afectado por miocardiopatía hipertrófica. Corte craneal izquierdo orientado para la optimización de la visualización de la aurícula izquierda (AI). A la altura de la aurícula izquierda es evidente un trombo (T). El ventrículo izquierdo (VI) está en el borde de la imagen. Alrededor del corazón es evidente un derrame pleural leve.

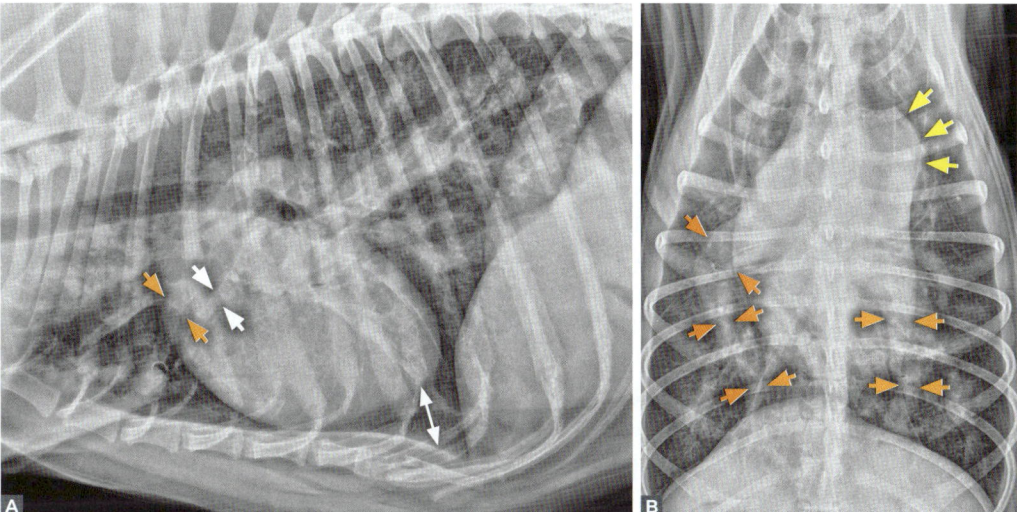

Fig. 19.85 Radiografías torácicas lateral (**A**) y ventrodorsal (**B**) en un perro con infección crónica grave por *D. immitis*. Las arterias pulmonares periféricas están muy dilatadas, son tortuosas y están truncadas (flechas naranjas). (**A**) Se pueden observar para comparación las venas lobares craneales normales (flechas blancas). La hipertrofia ventricular concéntrica derecha da lugar a una elevación del vértice cardiaco (flecha blanca con punta doble). (**B**) Se observa una dilatación intensa de la arteria pulmonar principal (flechas amarillas). Por último, el incremento de la opacidad pulmonar intersticial no estructurada en la totalidad de los lóbulos pulmonares reduce el grado de definición de los vasos pulmonares en congruencia con la presencia de infiltrados eosinofílicos. En este caso no hay evidencia de insuficiencia cardiaca derecha.

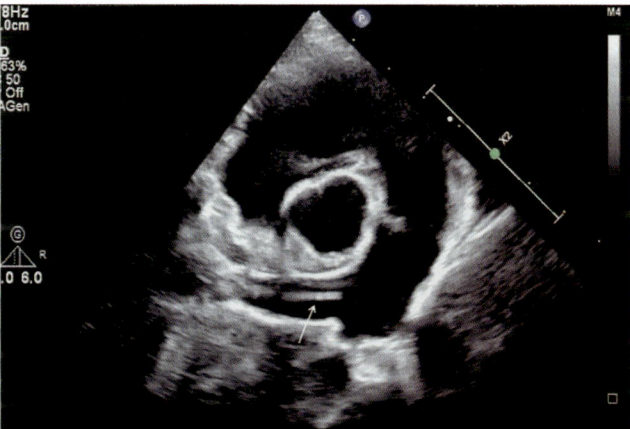

Fig. 19.86 Perro mestizo. Corte transversal paraesternal derecho. Se observa un parásito de *D. immitis* en la arteria pulmonar derecha en forma de dos líneas hiperecogénicas paralelas (flecha).

Fig. 19.87 Radiografías torácicas lateral (**A**) y ventrodorsal (**B**) en un perro con derrame pericárdico grave. La silueta cardiaca está muy aumentada de tamaño y tiene una forma redondeada, al tiempo que no son visibles las marcas superficiales, lo que se describe como un aumento de tamaño "globoide" (flechas blancas). Hay una insuficiencia cardiaca derecha que está indicada por el derrame pleural manifestado por la retracción de los pulmones respecto a la pared torácica debido al líquido (flechas naranjas).

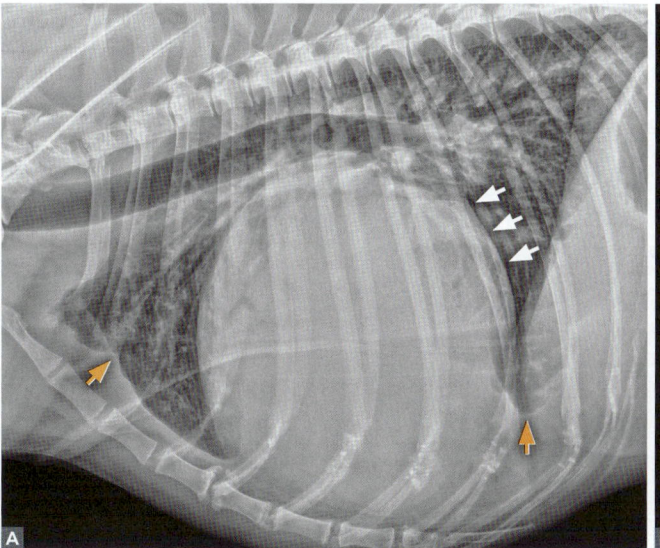

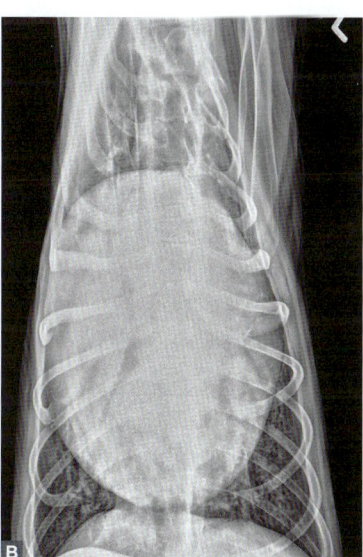

el único cambio radiográfico; estas alteraciones son generalmente visibles en los lóbulos pulmonares caudales y alrededor de los bronquios lobulares, lo que da lugar a un aparente patrón pulmonar bronquial en algunos casos. También se puede observar un patrón nodular debido a la formación de granulomas eosinofílicos.

El derrame pericárdico es la enfermedad pericárdica adquirida más frecuente en los perros. En algunos casos es idiopática. En el diagnóstico diferencial se deben contemplar los tumores intrapericárdicos, tal como el hemangiosarcoma auricular derecho, el quemodectoma de la base del corazón y el mesotelioma. La pericarditis infecciosa es infrecuente en los animales de compañía. El líquido pericárdico incrementa la presión en el interior del pericardio y, una vez que dicha presión iguala o supera a la presión auricular y ventricular derechas, da lugar al colapso de estas cámaras, con alteración del llenado diastólico. Esta situación se denomina taponamiento cardiaco y causa insuficiencia del corazón derecho. La alteración del llenado diastólico del corazón derecho produce una disminución del gasto cardiaco ventricular derecho y en estos casos los vasos pulmonares pueden presentar un calibre pequeño. Los signos radiográficos asociados al derrame pericárdico se resumen en el **cuadro 19.7** y en la **figura 19.87**. Cuando el volumen del derrame pericárdico es pequeño, el corazón puede presentar un aspecto normal. Sin embargo, los derrames pericárdicos de volumen moderado o abundante dan lugar a una silueta cardiaca globoide con un contorno liso y redondeado en todas las proyecciones. Un hallazgo clave para diferenciar el derrame pericárdico de la cardiomegalia generalizada grave (p. ej., la secundaria a una miocardiopatía dilatada) es la ausencia de dilatación auricular izquierda visible. Una cardiomegalia derecha grave y un derrame pericárdico pueden presentar características radiográficas similares (**fig. 19.88**), mientras que una cardiomegalia predominantemente izquierda se diferencia bien (tal como ocurre en la mayor parte de los casos de miocardiopatía dilatada y de enfermedad degenerativa valvular auriculoventricular adquirida). El pericardio es fibroso y relativamente inelástico. La acumulación aguda de un volumen pequeño de líquido,

Fig. 19.88 Radiografías lateral y ventrodorsal de un perro con cardiomegalia derecha grave secundaria a displasia tricúspide y a hipertensión pulmonar concurrentes (**A**, **B**), y de un perro con miocardiopatía dilatada (**C**, **D**). (**A**) El borde cardiaco caudal es marcadamente convexo y redondeado en el perro con la cardiomegalia derecha intensa (flechas blancas), con un aspecto similar al de la imagen anterior correspondiente a un derrame pericárdico (fig. 19.38). El borde cardiaco izquierdo en la proyección ventrodorsal de este perro es moderadamente plano (flechas naranjas), un dato de utilidad para diferenciar la cardiomegalia derecha de la cardiomegalia secundaria a un derrame pericárdico (en el que este borde izquierdo es generalmente redondeado). (**C**) En el perro con miocardiopatía dilatada el borde cardiaco caudal es plano (flechas) y (**D**) el borde caudal de la aurícula izquierda genera una línea bien definida superpuesta al vértice cardiaco (flechas blancas). Por otra parte, en la posición 2-3 del reloj hay una prominencia auricular izquierda (flechas naranjas), lo que constituye un conjunto de hallazgos que permiten diferenciar la cardiomegalia izquierda de la derecha o del derrame pericárdico.

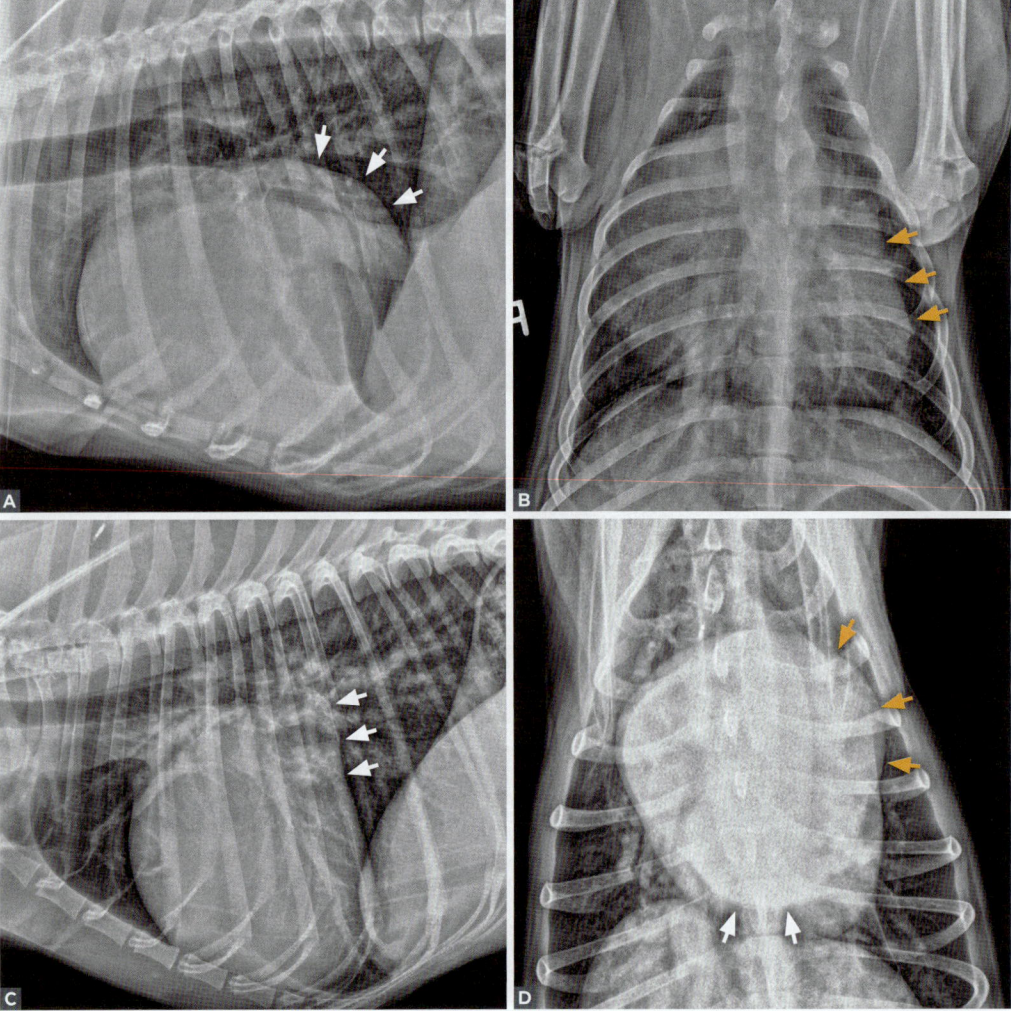

tal como ocurre en los casos de hemorragia, puede dar lugar a un taponamiento cardiaco sin una cardiomegalia apreciable en las radiografías (**fig. 19.89**). En estos casos puede haber un colapso agudo sin signos de insuficiencia cardiaca congestiva derecha. En los pacientes con derrame pericárdico crónico se suelen observar signos de insuficiencia cardiaca derecha en el momento del establecimiento del diagnóstico. En los gatos no es frecuente que un derrame pericárdico clínicamente significativo tenga intensidad suficiente como para causar insuficiencia cardiaca derecha. Se puede observar un derrame pericárdico de volumen pequeño en gatos con enfermedad miocárdica, como miocardiopatía hipertrófica, peritonitis infecciosa felina y linfoma multicéntrico.[43] El término utilizado para describir un corazón de tamaño pequeño secundario a la reducción del volumen circulante es el de microcardia. Las causas más frecuentes son el shock hipovolémico (p. ej., secundario a una hemorragia aguda) y la deshidratación grave. Una causa ocasional es el hipoadrenocorticismo. El aspecto radiográfico puede ser similar al de los pulmones con insuflación excesiva y al de neumotórax. La microcardia se acompaña a menudo de una vena cava con calibre disminuido, además de una reducción del tamaño y el número de las arterias y venas pulmonares visibles (**fig. 19.90**).

CUADRO 19.7 ASPECTO RADIOGRÁFICO DEL DERRAME PERICÁRDICO

▪ Silueta cardiaca globoide
  ▪ Cardiomegalia sin evidencia radiológica de aumento de tamaño de cámaras específicas
▪ Insuficiencia cardiaca derecha
  ▪ Hipoperfusión pulmonar
  ▪ Vena cava caudal dilatada
  ▪ Hepatomegalia generalizada
  ▪ Derrame peritoneal
  ▪ Derrame pleural

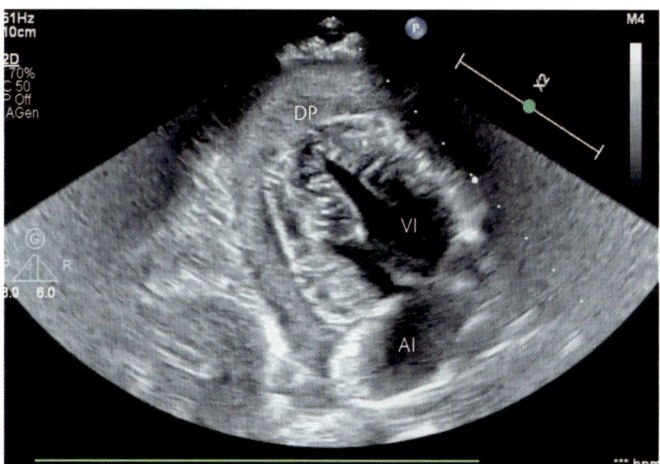

Fig. 19.89 Teckel afectado por enfermedad valvular mitral mixomatosa. Corte oblicuo obtenido con el perro en pie. Presencia de líquido hiperecogénico en el saco pericárdico (DP). El ventrículo izquierdo (VI) parece engrosado debido a la reducción de la precarga (pseudohipertrofia), mientras que la aurícula izquierda tiene un tamaño pequeño en comparación con el examen ecocardiográfico anterior. El perro presentaba una rotura de la aurícula izquierda (AI) debido a dilatación auricular intensa y al incremento de la presión. El líquido pericárdico es hiperecogénico debido a que se está formando un coágulo.

Fig. 19.90 Radiografías torácicas lateral (**A**) y ventrodorsal (**B**) en un belgian malinois que padecía una insuficiencia suprarrenal aguda. El corazón muestra una disminución intensa de su tamaño y abarca tan solo dos espacios intercostales, además de que está separado del esternón. Los vasos pulmonares muestran una marcada reducción de calibre. La disminución del volumen vascular da lugar a una hipertransparencia en los pulmones.

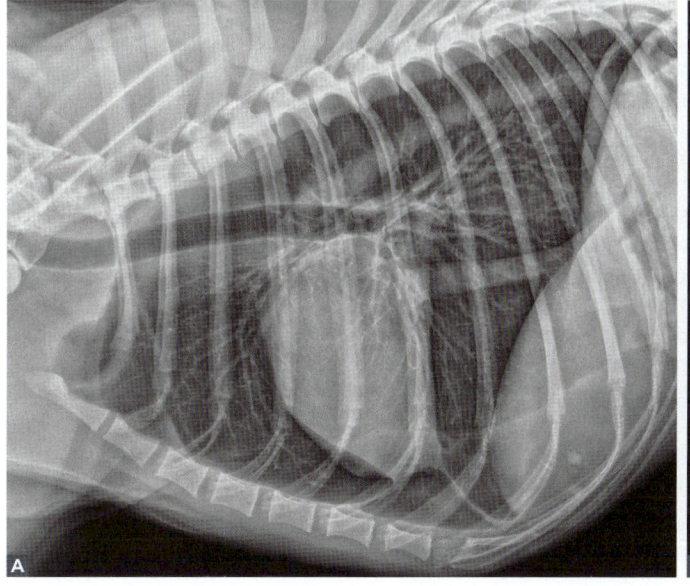
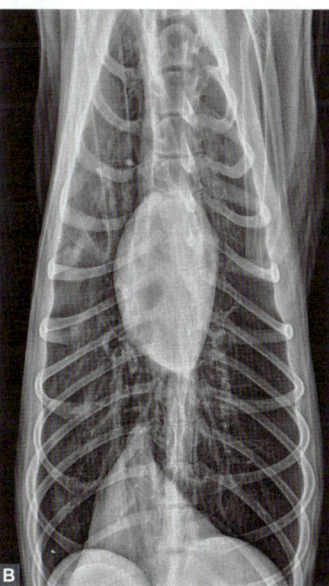

Bibliografía

1. Ristic J. Clinical assessment of the dog with suspected cardiac disease. *In Practice* 26:192-199, 2004.

2. Buchanan JW, Bucheler J. Vertebral scale system to measure canine heart size in radiographs. *J Am Vet Med Assoc* 206: 194-199, 1995.

3. Litster AL, Buchanan JW. Vertebral scale system to measure heart size in radiographs of cats. *J Am Vet Med Assoc* 216:210-214, 2000.

4. Buchanan JW. Vertebral scale system to measure heart size in radiographs. *Vet Clin North Am Small Anim Pract* 30:379-393, 2000.

5. Bavegems V, Van Caelenberg A, Duchateau L, Sys SU, Van Bree H, De Rick A. Vertebral heart size ranges specific for whippets. *Vet Radiol Ultrasound* 46:400-403, 2005.

6. Jepsen-Grant K, Pollard RE, Johnson LR. Vertebral heart scores in eight dog breeds. *Vet Radiol Ultrasound* 54:3-8, 2013.

7. Kraetschmer S, Ludwig K, Meneses F, Nolte I, Simon D. Vertebral heart scale in the beagle dog. *J Small Anim Pract* 49:240-243, 2008.

8. Marin LM, Brown J, McBrien C, Baumwart R, Samii VF, Couto CG. Vertebral heart size in retired racing Greyhounds. *Vet Radiol Ultrasound* 48:332-334, 2007.

9. Lord P, Hansson K, Kvart C, Häggström J. Rate of change of heart size before congestive heart failure in dogs with mitral regurgitation. *J Small Anim Pract* 51:210-218, 2010.

10. Lord PF, Hansson K, Carnabuci C, Kvart C, Häggström J. Radiographic heart size and its rate of increase as tests for onset of congestive heart failure in Cavalier King Charles Spaniels with mitral valve regurgitation. *J Vet Intern Med* 25:1312-1319, 2011.

11. Fox PR. Canine myocardial disease. In Fox PR (editor). Canine and Feline Cardiology. New York, Churchill Livingstone, 1988, pp 467-493.

12. Meurs KM. Boxer dog cardiomyopathy: an update. *Vet Clin North Am Small Anim Pract* 34:1235-1244, 2004.

13. Le Roux A, Rademacher N, Saelinger C, Rodriguez D, Pariaut R, Gaschen L. Value of tracheal bifurcation angle measurement as a radiographic sign of left atrial enlargement in dogs. *Vet Radiol Ultrasound* 53:28-33, 2012.

14. Sanchez Salguero X, Prandi D, Llabres-Diaz F, Manzanilla EG, Bussadori C. A radiographic measurement of left atrial size in dogs. *Ir Vet J* 71:25, 2018.

15. Malcolm EL, Visser LC, Phillips KL, Johnson LR. Diagnostic value of vertebral left atrial size as determined from thoracic radiographs for assessment of left atrial size in dogs with myxomatous mitral valve disease. *J Am Vet Med Assoc* 253:1038-1045, 2018.

16. Thrall DE, Losonsky JM. A method for evaluating canine pulmonary circulatory dynamics from survey radiographs. *J Am Anim Hosp Assoc* 12:457-462, 1976.

17. Myer CW. Radiography review: the vascular and bronchial patterns of pulmonary disease. *Vet Radiol* 21:156-160, 1980.

18. Seiler GS, Nolan TJ, Withnall E, Reynolds C, Lok JB, Sleeper MM. Computed tomographic changes associated with the prepatent and early patent phase of dirofilariasis in an experimentally infected dog. *Vet Radiol Ultrasound* 51:136-140, 2010.

19. Serres FJ, Chetboul V, Tissier R, Carlos Sampedrano C, Gouni V, Nicolle AP, et al. Doppler echocardiography-derived evidence of pulmonary arterial hypertension in dogs with degenerative mitral valve disease: 86 cases (2001-2005). *J Am Vet Med Assoc* 229:1772-1778, 2006.

20. Diana A, Guglielmini C, Pivetta M, Sanacore A, Di Tommaso M, Lord PF, et al. Radiographic features of cardiogenic pulmonary edema in dogs with mitral regurgitation: 61 cases (1998-2007). *J Am Vet Med Assoc* 235:1058-1063, 2009.

21. Johns SM, Nelson OL, Gay JM. Left atrial function in cats with left-sided cardiac disease and pleural effusion or pulmonary edema. *J Vet Intern Med* 26:1134-1139, 2012.

22. Strickland KN. Congenital heart disease. In Tilley LP, Smith Jr FW, Oyama MA, Sleeper MM (editors). Manual of Canine and Feline Cardiology. St Louis, Elsevier, 2008, pp 215-239.

23. MacDonald KA. Congenital heart diseases of puppies and kittens. *Vet Clin North Am Small Anim Pract* 36:503-531, 2006.

24. Olivier NB. Congenital heart disease in dogs. In Fox PR (editor). Canine and Feline Cardiology. New York, Churchill Livingstone, 1988, pp 357-389.

25. Tidholm A. Retrospective study of congenital heart defects in 151 dogs. *J Small Anim Pract* 38: 94-98, 1997.

26. Oliveira P, Domenech O, Silva J, Vannini S, Bussadori R, Bussadori C. Retrospective review of congenital heart disease in 976 dogs. *J Vet Intern Med* 25:477-483, 2011.

27. Fox PR. Congenital feline heart disease. In Fox PR (editor). Canine and Feline Cardiology. New York, Churchill Livingstone, 1988, pp 391-408.

28. Tidholm A, Ljungvall I, Michal J, Häggström J, Hoglund K. Congenital heart defects in cats: a retrospective study of 162 cats (1996-2013). *J Vet Cardiol* 17:S215-219, 2015.

29. Riesen SC, Kovacevic A, Lombard CW, Amberger C. Prevalence of heart disease in symptomatic cats: an overview from 1998 to 2005. *Schweiz Arch Tierheilkd* 149:65-71, 2007.

30. Kittleson MD, Kienle RD. Cardiac embryology and anatomy. In Kittleson MD, Kienle RD (editors). Small Animal Cardiovascular Medicine. St. Louis, Mosby, 1998, pp 1-10.

31. Navarro-Cubas X, Palermo V, French A, Sanchis-Mora S, Culshaw G. Tricuspid valve dysplasia: a retrospective study of clinical features and outcome in dogs in the UK. *Open Vet J* 7:349-359, 2017.

32. Nadolny KE, Kellihan HB, Scansen BA, Tjostheim SS, Grint KA, Forrest LJ, et al. Cor triatriatum dexter in 17 dogs. *J Vet Cardiol* 23:129-141, 2019.

33. Roland R. Congenital Heart Disease. In August JR (editor). Consultations in Feline Internal Medicine. St. Louis, Elsevier, 2010, pp 421-429.

34. Banz AC, Gottfried SD. Peritoneopericardial diaphragmatic hernia: a retrospective study of 31 cats and eight dogs. *J Am Anim Hosp Assoc* 46:398-404, 2010.

35. Burns CG, Bergh MS, McLoughlin MA. Surgical and nonsurgical treatment of peritoneopericardial diaphragmatic hernia in dogs and cats: 58 cases (1999-2008). *J Am Vet Med Assoc* 242:643-650, 2013.

36. Buchanan JW. Chronic valvular disease (endocardiosis) in dogs. *Adv Vet Sci Comp Med* 21:75-106, 1977.

37. Häggström J, Pedersen HD, Kvart C. New insights into degenerative mitral valve disease in dogs. *Vet Clin North Am Small Anim Pract* 34:1209-1226, 2004.

38. Martin MW, Stafford Johnson MJ, Strehlau G, King JN. Canine dilated cardiomyopathy: a retrospective study of prognostic findings in 367 clinical cases. *J Small Anim Pract* 51:428-436, 2010.

39. O'Grady MR, O'Sullivan ML. Dilated cardiomyopathy: an update. *Vet Clin North Am Small Anim Pract* 34:1187-1207, 2004.

40. Ward J, Ware W, Viall A. Association between atrial fibrillation and right-sided manifestations of congestive heart failure in dogs with degenerative mitral valve disease or dilated cardiomyopathy. *J Vet Cardiol* 21:18-27, 2019.

41. Oura TJ, Young AN, Keene BW, Robertson ID, Jennings DE, Thrall DE. A valentine-shaped cardiac silhouette in feline thoracic radiographs is primarily due to left atrial enlargement. *Vet Radiol Ultrasound* 56:245-250, 2015.

42. Hoch H, Strickland K. Canine and feline dirofilariasis: life cycle, pathophysiology, and diagnosis. *Comp Contin Educ Vet* 30:133-140; quiz 141, 2008.

43. Davidson BJ, Paling AC, Lahmers SL, Nelson OL. Disease association and clinical assessment of feline pericardial effusion. *J Am Anim Hosp Assoc* 44:5-9, 2008.

CAPÍTULO 20

Pulmón: anatomía, técnicas y principios de interpretación

John P. Graham y Juliette Besso

PUNTOS CLAVE

- En los pacientes con sospecha de enfermedad pulmonar son necesarias las radiografías laterales izquierda y derecha, además de una radiografía ventrodorsal o dorsoventral.
- El pulmón puede presentar hipertransparencia, lo que es sinónimo de disminución de la opacidad.
- El incremento de la opacidad pulmonar se puede clasificar en los patrones bronquial, alveolar, intersticial nodular e intersticial no estructurado.
- La clasificación de los patrones pulmonares es útil, pero no tiene un carácter absoluto. Casi todos los procesos patológicos pulmonares cursan con una combinación de dos o más patrones pulmonares.
- Los procesos patológicos pulmonares agudos pueden presentar cambios con mucha rapidez, a menudo en el transcurso de varias horas, de manera que las radiografías seriadas tienen utilidad para confirmar un diagnóstico de sospecha a través de la progresión de enfermedad o para valorar la respuesta al tratamiento.
- La distribución de las lesiones en el pulmón es importante para formular un diagnóstico diferencial.

Obtención de las radiografías

El contenido de aire del pulmón hace que este órgano sea idóneo para la evaluación radiográfica. La visibilidad de las lesiones pulmonares es el resultado del contraste entre la opacidad de tejidos blandos de las propias lesiones y el pulmón adyacente aireado. Sin embargo, incluso las lesiones muy grandes pueden estar enmascaradas por una atelectasia parcial o completa, ya que las atelectasias eliminan el contraste entre el pulmón aireado y la lesión. En todos los pacientes, tanto conscientes como sedados o anestesiados, se desarrolla en el transcurso de unos pocos minutos un cierto grado de atelectasia en las partes declive de los pulmones, especialmente en las áreas pulmonares interpuestas entre el corazón o el hígado y la pared corporal. En la postura de decúbito lateral las atelectasias afectan al pulmón que está más cerca de la mesa de exploración, mientras que en el decúbito dorsal o supino las atelectasias se desarrollan en las zonas medias y periféricas de los lóbulos pulmonares caudales, dado que quedan comprimidas por el desplazamiento craneal y dorsal del diafragma, el hígado y otros órganos abdominales como consecuencia de la gravedad. Cuando un paciente está colocado en decúbito prono o esternal, para la obtención de una proyección dorsoventral, aparecen atelectasias periféricas ventrales mínimas en los pulmones debido a la fuerza de la gravedad y a la compresión. Las atelectasias en las zonas pulmonares declive se desarrollan con una rapidez mucho mayor y son más marcadas cuando los pacientes están sedados o anestesiados. Las lesiones pulmonares pueden ser visibles únicamente en aquellos casos en los que las zonas pulmonares afectadas corresponden a las zonas pulmonares más altas y están bien aireadas.

Siempre que sea posible, se debe evitar la anestesia general en los pacientes en que es necesaria la radiografía torácica, aunque la anestesia puede ser imprescindible en aquellos casos en los que el paciente está especialmente nervioso o sufre un dolor intenso, tal como en los cuadros de lesiones traumáticas. Cuando no es posible evitarla, la inducción de la anestesia debe tener lugar inmediatamente antes de la radiografía y en estos casos es necesa-

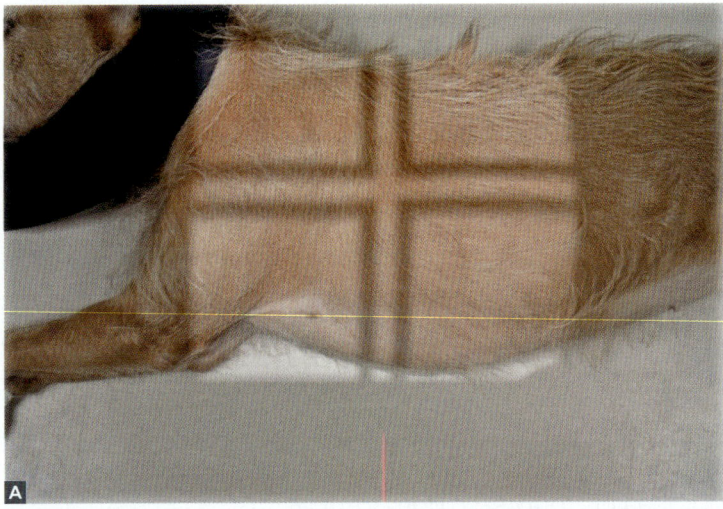

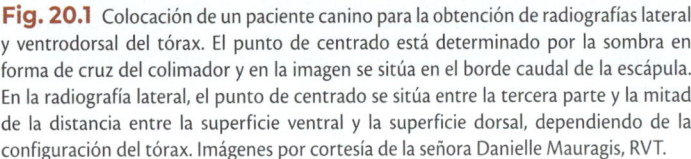

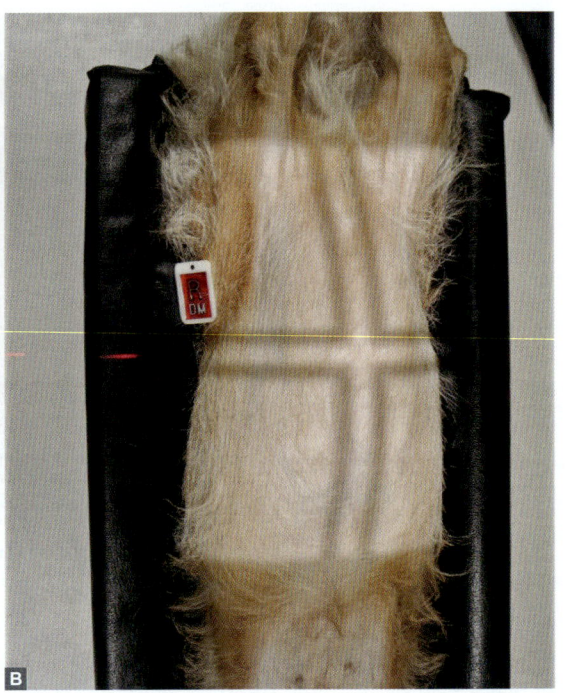

Fig. 20.1 Colocación de un paciente canino para la obtención de radiografías lateral y ventrodorsal del tórax. El punto de centrado está determinado por la sombra en forma de cruz del colimador y en la imagen se sitúa en el borde caudal de la escápula. En la radiografía lateral, el punto de centrado se sitúa entre la tercera parte y la mitad de la distancia entre la superficie ventral y la superficie dorsal, dependiendo de la configuración del tórax. Imágenes por cortesía de la señora Danielle Mauragis, RVT.

ria la ventilación del paciente para minimizar las atelectasias. Los pacientes deben estar colocados en decúbito esternal tras la inducción y después son colocados en decúbito lateral inmediatamente antes de la obtención de las radiografías laterales; después de ello, se vuelven a colocar en decúbito esternal lo más rápidamente posible. A menudo, para conseguir una buena insuflación pulmonar es necesaria la ventilación con presión positiva.

Las radiografías se deben obtener al final de la inspiración debido a que ello garantiza un contraste máximo en el pulmón; en ese momento se suele producir una pausa breve en el movimiento respiratorio, lo que elimina o minimiza los artefactos por movimiento. Para optimizar la colocación del animal es útil una cierta sedación, que generalmente reduce la frecuencia respiratoria. La técnica y la colocación del animal apropiadas son fundamentales para obtener radiografías de calidad diagnóstica y tienen también una importancia especial para la monitorización de la progresión de la patología o para demostrar su resolución. El uso de una tabla de datos técnicos ayuda a obtener resultados más consistentes. Además, el registro de los parámetros de exposición en la historia médica del paciente tiene una gran utilidad en las evaluaciones seriadas. En la postura de decúbito lateral, los miembros torácicos deben estar en extensión craneal para eliminar la superposición. Entre el esternón y la mesa de radiología se pueden colocar cuñas de posicionamiento de espuma radiotransparentes para asegurar que el tórax no presente rotación y que la columna vertebral y el esternón sean equidistantes respecto a la mesa de radiología. También puede ser útil la colocación de este tipo de cuñas entre los miembros en los perros de gran tamaño, con el objetivo de evitar que el miembro superior descienda, con la consiguiente rotación del tórax. En la mayor parte de los perros, el punto de centrado del colimador se sitúa en el borde caudal de la escápula y en un punto localizado aproximadamente entre la tercera parte y la mitad de la distancia que hay entre la superficie cutánea ventral y la dorsal (**fig. 20.1**). El centrado depende de la conformación torácica y debe ser relativamente ventral en los perros con un tórax ancho y plano, y más dorsal en los perros con un tórax profundo y estrecho. El campo de colimación se debe extender hasta el nivel de la punta de la última costilla flotante, con el objetivo de incluir los campos pulmonares craneales. El haz también debe estar centrado en el borde caudal de la escápula y el campo de exposición tiene que extenderse hasta la punta de la última costilla. El tórax de los gatos es relativamente más alargado que el de los perros y el punto de centrado en ellos suele estar situado a uno o dos dedos por debajo del borde caudal de la escápula y en el punto medio entre las superficies cutáneas dorsal y ventral. Para las proyecciones ventrodorsal (VD) y dorsoventral (DV) se utiliza el mismo punto de centrado y el campo de exposición es colimado como en los perros.

Cuando el objetivo principal de las radiografías torácicas es la valoración de una enfermedad pulmonar es necesario obtener proyecciones laterales y una proyección VD o DV.[1] Las radiografías se exponen en el momento de la inspiración máxima. Las radiografías respiratorias no suelen ser útiles para valorar los pulmones, pero sí para documentar la pérdida de la distensibilidad pulmonar asociada a procesos como la fibrosis o el atrapamiento de aire, a través

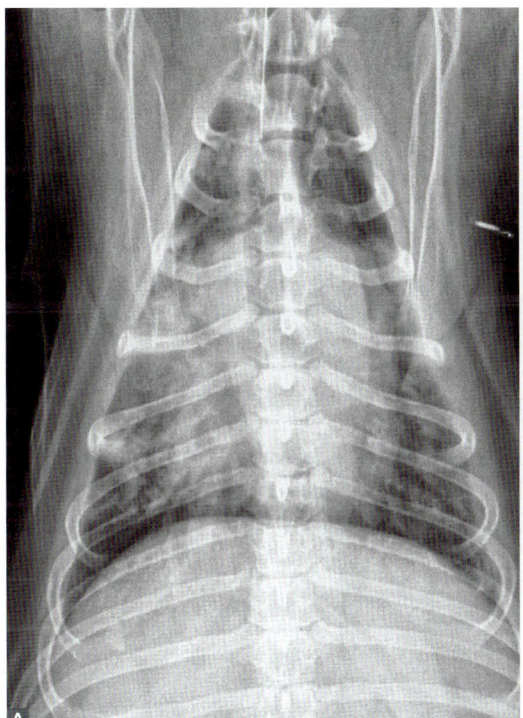 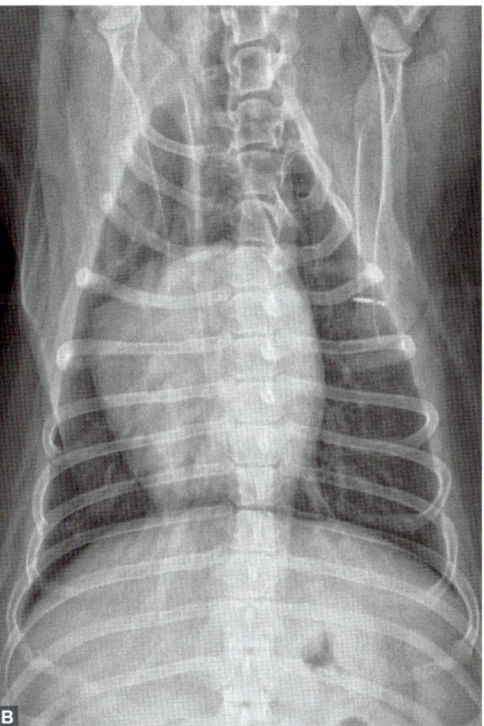

Fig. 20.2 (**A**) Radiografía ventrodorsal de un Jack Russell terrier de 12 años tras la inducción de la anestesia general después de la identificación de una masa en la base de la lengua durante la intubación. La imagen muestra un incremento de opacidad multifocal marcado en todos los campos pulmonares, con un borramiento casi completo del borde cardiaco derecho y otro parcial del borde cardiaco izquierdo. El incremento de la opacidad pulmonar representa una mezcla de patrones alveolar e intersticial no estructurado. (**B**) Radiografía ventrodorsal del mismo perro obtenida aproximadamente 2 h después de la recuperación anestésica. El volumen pulmonar global es mayor y los pulmones muestran ahora una opacidad uniforme normal relativamente oscura. Dado que ahora el paciente permanece consciente, el posicionamiento es ligeramente oblicuo y aparece un cierto artefacto por movimiento.

de la demostración de un volumen constante y del aspecto general, con independencia de la fase respiratoria. Las radiografías espiratorias también son útiles para confirmar la presencia de un pequeño volumen de líquido o aire en el espacio pleural. La anestesia general se asocia a atelectasias y a un incremento de la opacidad de los campos pulmonares, con un grado variable e impredecible. En estos casos no es posible diferenciar de manera fiable las atelectasias de la enfermedad pulmonar evaluada. De la misma manera, las lesiones patológicas (p. ej., los nódulos) pueden quedar enmascaradas fácilmente por el incremento de la opacidad asociado a las atelectasias (**fig. 20.2**). La tomografía computarizada (TC) es una técnica de imagen adecuada para el diagnóstico de la patología pulmonar debido a que el contraste entre las lesiones y los pulmones aireados es incluso mayor que en las radiografías, al tiempo que con la TC la superposición queda prácticamente eliminada. En la mayor parte de los casos es preferible el decúbito esternal para evitar las atelectasias. Algunos pacientes pueden ser evaluados mediante TC sin necesidad de restricción química; sin embargo, a diferencia del ser humano, los animales pequeños no pueden recibir instrucciones para mantener una apnea y, por ello, suele haber problemas con los artefactos por movimiento. Pueden ser necesarios varios escaneos para la visualización de la totalidad del tórax sin artefactos por movimiento. La sedación tiene utilidad generalmente para minimizar el estrés del paciente y para reducir su frecuencia respiratoria. La anestesia general en el contexto de la TC es menos problemática en comparación con la radiografía, dado que en estos casos es posible utilizar la ventilación para reforzar el mantenimiento de la respiración.

Pulmón normal

La anatomía de los pulmones es similar en los gatos y los perros. El pulmón izquierdo está constituido por un lóbulo craneal con subdivisiones craneal y caudal incompletamente separadas, además de un lóbulo caudal. El vértice del lóbulo craneal izquierdo se extiende a menudo craneal a la primera costilla, justo a la derecha de la línea media. La división entre ambos lóbulos tiene una orientación oblicua, craneodorsal hacia caudoventral. El borde ventral caudal del lóbulo craneal se extiende hasta el diafragma en muchos perros. El lóbulo derecho está constituido por cuatro lóbulos. Los lóbulos craneal, medio y caudal ocupan el hemitórax derecho, mientras que el lóbulo pulmonar accesorio está interpuesto entre el corazón y el diafragma, se extiende hasta el lado izquierdo de la línea media y rodea parcialmente a la vena cava caudal.

El pulmón normal está constituido predominantemente por aire, con un volumen pequeño de tejidos blandos y de sangre, de manera que tiene un aspecto relativamente oscuro. Las paredes de los bronquios principales son visibles en la parte hiliar del pulmón en los perros y, ocasionalmente, también en los gatos. Las paredes

Fig. 20.3 Radiografías lateral derecha (**A**) y ventrodorsal (**B**) en un golden retriever hembra castrado de 10 años, y magnificación de una imagen lateral (**C**) en un perro mestizo de 6 años. Las radiografías son normales. Se puede observar el aspecto relativamente radiotransparente de los pulmones. Son claramente visibles los vasos normales que se extienden entre la región de la base del corazón y la periferia del pulmón (flechas naranjas). Las paredes bronquiales son visibles únicamente en el segmento hiliar del pulmón (flechas blancas). La imagen magnificada (**C**) pone de manifiesto la presencia de vasos pulmonares normales más pequeños en la periferia del pulmón. La visibilidad de los vasos pulmonares pequeños en las zonas media y periférica del pulmón es una forma de control interno útil para confirmar o excluir la presencia de un patrón intersticial no estructurado. En las radiografías de calidad apropiada se deben visualizar vasos relativamente pequeños en el pulmón normal.

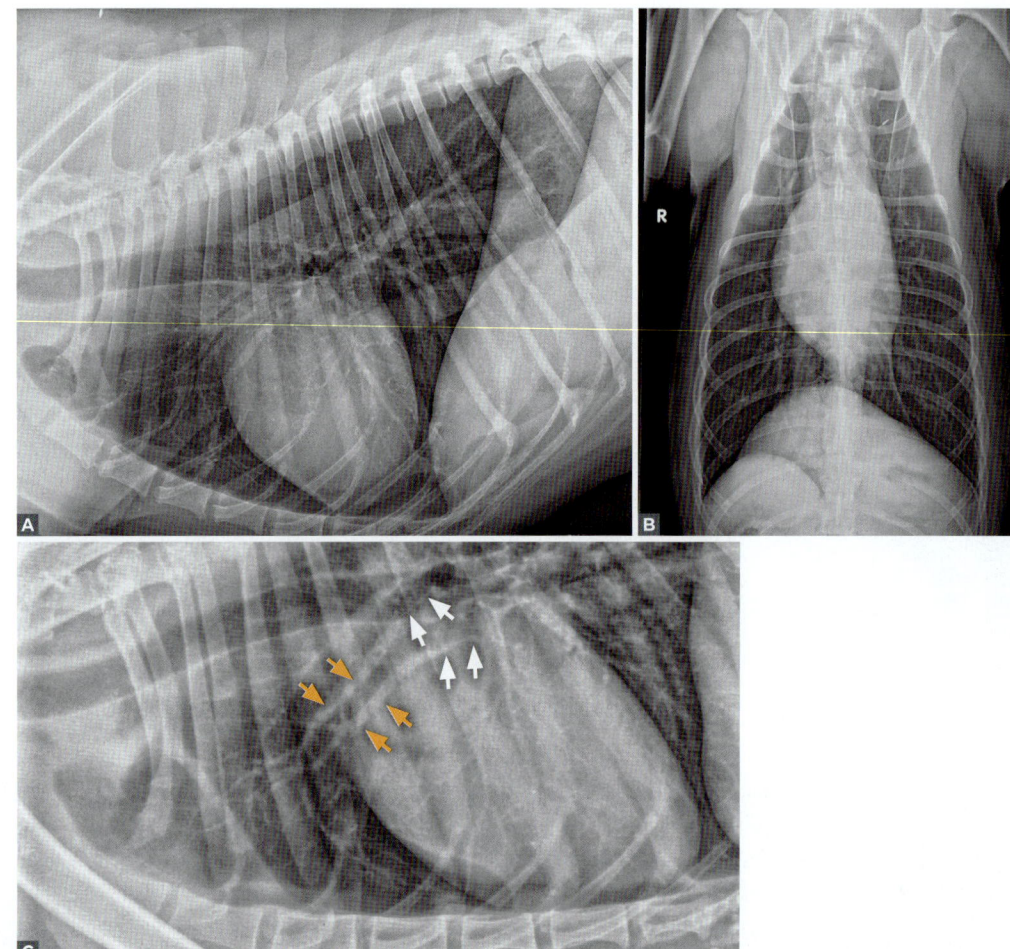

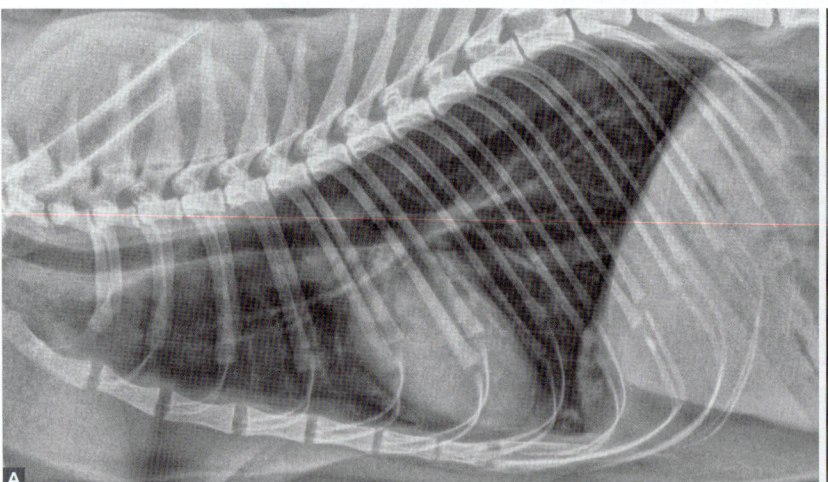

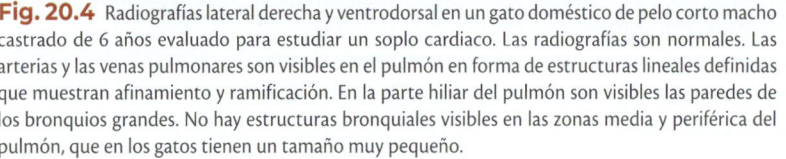

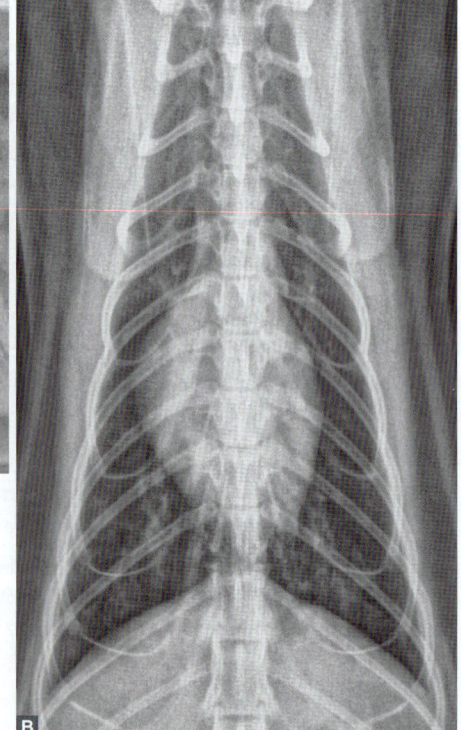

Fig. 20.4 Radiografías lateral derecha y ventrodorsal en un gato doméstico de pelo corto macho castrado de 6 años evaluado para estudiar un soplo cardiaco. Las radiografías son normales. Las arterias y las venas pulmonares son visibles en el pulmón en forma de estructuras lineales definidas que muestran afinamiento y ramificación. En la parte hiliar del pulmón son visibles las paredes de los bronquios grandes. No hay estructuras bronquiales visibles en las zonas media y periférica del pulmón, que en los gatos tienen un tamaño muy pequeño.

bronquiales normales pueden ser visibles en la zona media del pulmón en los perros de tamaño medio y grande. Las vías respiratorias de la periferia del pulmón en los perros y los gatos son muy pequeñas y no se pueden visualizar en las radiografías cuando son normales. Las arterias y las venas pulmonares son vasos visibles y pequeños cuyo trayecto se puede seguir casi hasta la periferia del pulmón (**figs. 20.3** y **20.4**).

Las paredes bronquiales normales y los vasos pulmonares son claramente visibles en la TC. Dado que estas estructuras no suelen presentar una orientación paralela al plano de la imagen, generalmente se visualizan en modo de cortes oblicuos. Las paredes bronquiales y los vasos son visibles hasta la zona media del pulmón, pero en la periferia de este órgano su tamaño es demasiado pequeño como para que puedan ser visibles. Los tejidos de las paredes alveolares, el intersticio y el lecho capilar pueden contribuir a una opacidad global de carácter difuso cuando se ajustan apropiadamente los parámetros de exposición. Cuando las imágenes de la TC se ajustan para optimizar la imagen de los tejidos blandos (p. ej., los vasos o el mediastino), el pulmón normal aparece casi negro y solamente son visibles los vasos y las vías respiratorias de mayor calibre (**fig. 20.5**).

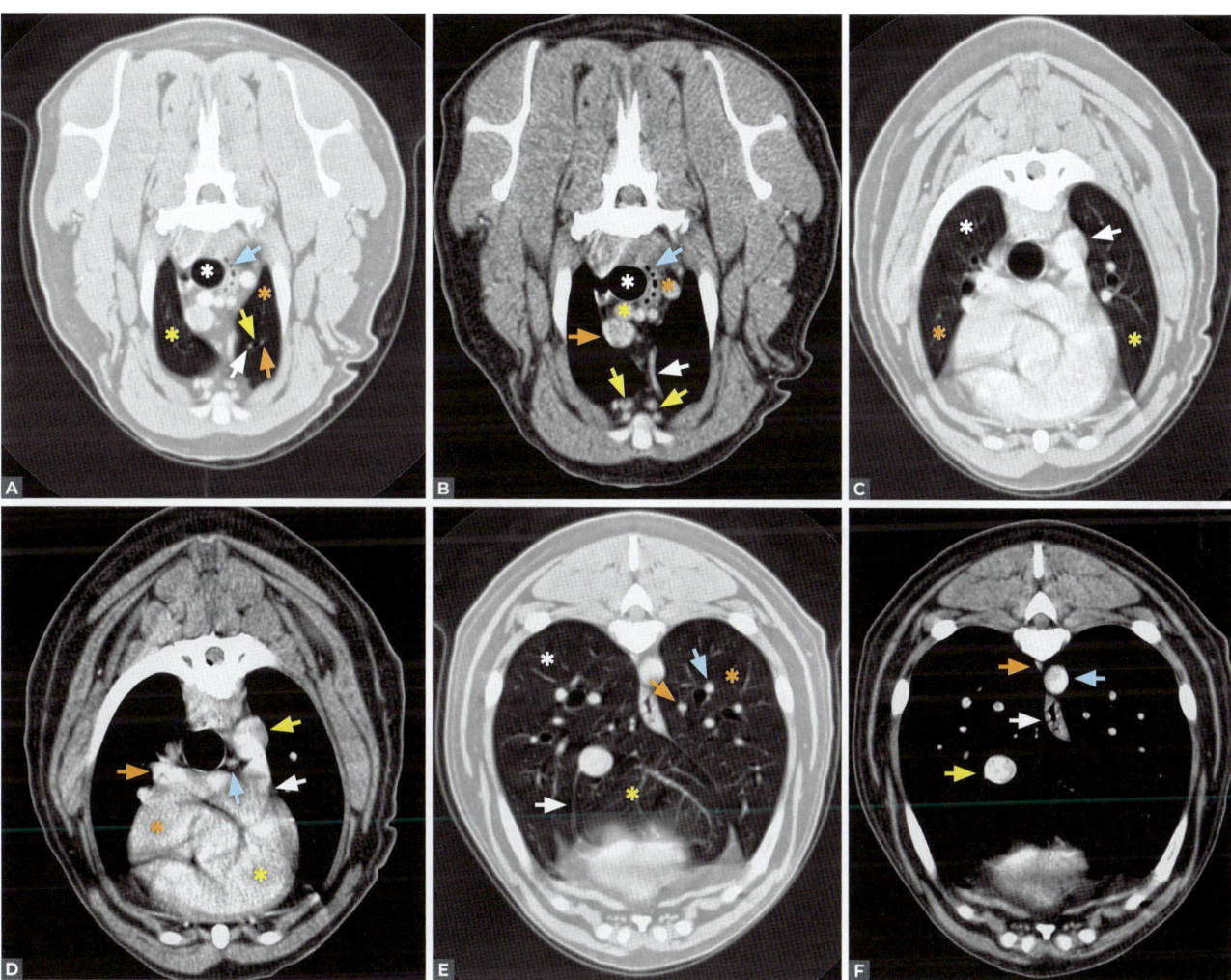

Fig. 20.5 (**A**) Imagen transversal de tomografía computarizada del mediastino craneal con ventana pulmonar. Lóbulo pulmonar craneal derecho (asterisco amarillo), porción craneal del lóbulo pulmonar craneal izquierdo (asterisco naranja). Vena pulmonar del lóbulo pulmonar craneal izquierdo (flecha blanca), arteria pulmonar del lóbulo pulmonar craneal izquierdo (flecha naranja), bronquio lobular del lóbulo pulmonar craneal izquierdo (flecha amarilla). (**B**) Imagen transversal de tomografía computarizada poscontraste del mediastino craneal con ventana de tejidos blandos. Tráquea (asterisco blanco), esófago, vena cava craneal (flecha naranja), arteria subclavia derecha (asterisco amarillo), arteria subclavia derecha (asterisco naranja), timo (flecha blanca), ganglios linfáticos esternales (flechas amarillas). (**C**) Imagen transversal de tomografía computarizada del mediastino medio con ventana pulmonar. Lóbulo pulmonar craneal derecho (asterisco blanco), lóbulo pulmonar medio derecho (asterisco naranja) y porción caudal del lóbulo pulmonar craneal izquierdo (asterisco amarillo). (**D**) Imagen transversal de tomografía computarizada poscontraste del mediastino medio con una ventana de tejidos blandos. Aorta torácica (flecha amarilla), arteria pulmonar izquierda (flecha blanca), arteria pulmonar derecha (flecha naranja), aurícula derecha (asterisco naranja), ventrículo derecho (asterisco amarillo), ganglios linfáticos traqueobronquiales izquierdos (flecha azul). (**E**) Imagen transversal de tomografía computarizada del mediastino caudal con ventana pulmonar. Lóbulo pulmonar caudal derecho (asterisco blanco), lóbulo pulmonar caudal izquierdo (asterisco naranja), lóbulo pulmonar accesorio (asterisco amarillo), vena pulmonar del lóbulo pulmonar caudal izquierdo (flecha naranja), arteria pulmonar del lóbulo pulmonar caudal izquierdo (flecha azul), pliegue de la vena cava (flecha blanca). (**F**) Imagen transversal de tomografía computarizada poscontraste del mediastino caudal con ventana de tejidos blandos. Aorta torácica (flecha azul), vena ácigos (flecha naranja), esófago (flecha blanca) y vena cava caudal (flecha amarilla).

Interpretación de la patología pulmonar

Se aplica a los pulmones el principio de interpretación radiológica básica correspondiente a la valoración de los cambios en el tamaño, la forma, el número, la posición y la opacidad.[2] En la mayor parte de los casos, la patología pulmonar se manifiesta a través de cambios en la opacidad, ocasionalmente con una disminución de la opacidad, pero generalmente con un incremento de la misma. Básicamente, la valoración inicial consiste en decidir si los pulmones tienen un aspecto normal o bien son más o menos opacos de lo normal. Cuando los pulmones están alterados, hay que decidir el tipo o tipos de patrones presentes, y la distribución de los cambios. Los patrones bronquial, alveolar e intersticial nodular tienen características que generalmente permiten su identificación con un grado apropiado de fiabilidad. Los patrones intersticiales no estructurados muestran características menos distintivas y pueden tener más utilidad para un diagnóstico de exclusión. El abordaje compartimentado para la interpretación de la patología pulmonar tiene utilidad, pero se debe aplicar de manera flexible, dado que la mayor parte de las enfermedades pulmonares cursa con un patrón mixto constituido por dos o más patrones. Las alteraciones pulmonares observadas en los estudios de imagen (combinadas con otros hallazgos en estos estudios) y los datos de la historia clínica son útiles para establecer un diagnóstico o definir la lista de diagnósticos diferenciales. Las alteraciones radiológicas pulmonares pueden cambiar con rapidez, en ocasiones en el transcurso de varios minutos u horas. En los pacientes con signos hiperagudos puede no haber tiempo suficiente como para que sean evidentes las alteraciones radiológicas; por ejemplo, en los casos de bronconeumonía bacteriana, neumonía por aspiración o contusión pulmonar traumática. Las radiografías seriadas obtenidas cada pocas horas o días para evaluar la progresión y la respuesta al tratamiento tienen a menudo una gran utilidad. La resolución radiológica de los cambios pulmonares puede ser más lenta que la respuesta clínica y estos dos parámetros son importantes a la hora de valorar la eficacia del tratamiento.

Opacidad pulmonar reducida

Hipertransparencia es un término que describe un pulmón relativamente más oscuro de lo normal, es decir, que muestra una reducción de la opacidad radiológica. Esta valoración es fundamentalmente subjetiva y depende de la familiaridad del radiólogo respecto a las características de las imágenes en un sistema o centro clínico concreto. La hipertransparencia puede ser normal en los pacientes muy delgados, atléticos o caquécticos debido a que la ausencia de grasa corporal se asocia a una sobreexposición relativa. La sobreexposición verdadera también da lugar a hipertransparencia, aunque los sistemas de imagen digital son menos susceptibles que los analógicos. En las radiografías laterales obtenidas en los perros grandes y con un tórax profundo puede haber una sobreexposición relativa en los campos pulmonares ventrales craneales, dado que esta es la parte más delgada del tórax.

En los pacientes con hipertransparencia pulmonar generalizada de los pulmones el aspecto de estos es más oscuro de lo normal y es posible que en su periferia no aparezcan los vasos pequeños normales. El ajuste de la ampliación de imagen y de la escala de grises generalmente permite visualizar algunos vasos periféricos pequeños. En un primer vistazo este aspecto puede ser confundido con el de un neumotórax, especialmente en los pacientes con un tamaño cardiaco reducido (microcardia).

La hipertransparencia generalizada se observa con mayor frecuencia en los casos de deshidratación intensa o shock hipovolémico, en los que la reducción del volumen en la circulación pulmonar disminuye la opacidad global del pulmón (**fig. 20.6**). Son causas frecuentes de ello la gastroenteritis hemorrágica grave, los traumatismos contusos como los correspondientes a un accidente con vehículo de motor, y la hemorragia aguda grave como la asociada a la rotura de un hematoma esplénico o a un tumor. Los vasos pulmonares tienen un calibre menor de lo normal en estos pacientes y en los casos graves el corazón también es pequeño. La hipertransparencia gene-

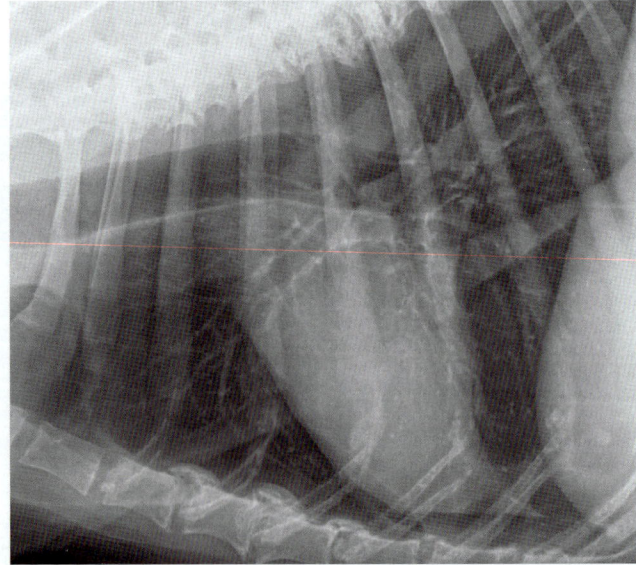

Fig. 20.6 Radiografía lateral derecha en un pastor alemán macho castrado de 10 años. El paciente presentó una hemorragia intraperitoneal aguda secundaria a una masa esplénica. El corazón y los vasos pulmonares son mucho más pequeños de lo normal, y en la periferia del pulmón no se visualizan los vasos pulmonares. El pulmón muestra una hipertransparencia difusa y es más oscuro de lo esperado debido a la reducción del volumen de sangre en la circulación pulmonar. Estos hallazgos se deben a shock hipovolémico.

ralizada es una manifestación ocasional e inconstante de la enfermedad de Addison debido a la reducción del volumen circulante; en estos casos el corazón y los vasos pulmonares también pueden ser pequeños.

La hiperinsuflación secundaria a enfermedad obstructiva de las vías respiratorias de calibre pequeño y a atrapamiento de aire es relativamente frecuente en los gatos con asma felina (**fig. 20.7**). En algunos pacientes, la insuflación excesiva hace que los pulmones aparezcan más oscuros de lo normal debido a que "diluye" eficazmente cualquier incremento de la opacidad bronquial o intersticial. Generalmente, los pacientes afectados muestran un cierto engrosamiento bronquial y un patrón intersticial no estructurado. Está aumentado el volumen pulmonar global y el tórax muestra una morfología en tonel, más que su forma triangular alargada normal. En las proyecciones laterales hay un aumento de la separación entre el diafragma y el corazón, y el diafragma está desplazado caudalmente y aplanado. En las proyecciones VD y DV las costillas tienen una orientación casi perpendicular a la columna vertebral. A menudo, las radiografías inspiratorias y espiratorias muestran pocos cambios en el volumen pulmonar global de estos pacientes.

Un pulmón puede presentar hiperinsuflación e hipertransparencia cuando hay atelectasias unilaterales, lo que se acompaña de una hiperinsuflación compensadora en el pulmón contralateral. Esta situación tiene un origen generalmente yatrogénico en pacientes con atelectasias por decúbito asociadas a la anestesia o bien, en ocasiones, debidas al uso de un tubo endotraqueal largo con intubación bronquial selectiva (**fig. 20.8**). Este aspecto también es frecuente en los pacientes que mantienen un decúbito prolongado debido a parálisis o a dolor como consecuencia de un traumatismo o de un procedimiento de cirugía mayor. La obstrucción de un bronquio por un cuerpo extraño inhalado causa generalmente atelectasia en el lóbulo pulmonar correspondiente. De manera infrecuente, el cuerpo extraño actúa como una válvula unidireccional que permite

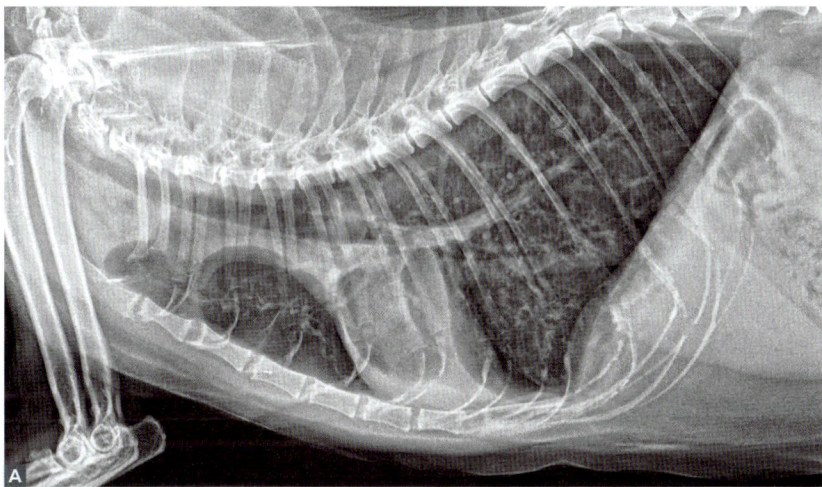

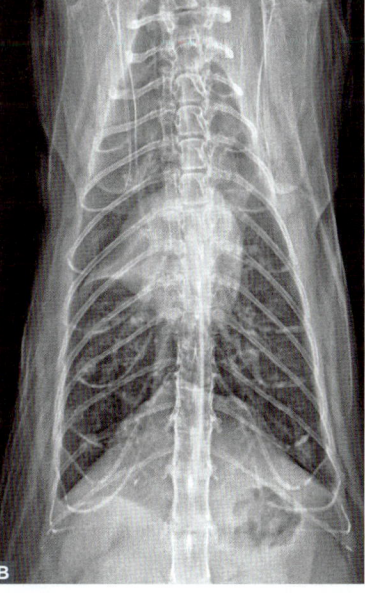

Fig. 20.7 Radiografías lateral y ventrodorsal en un gato siamés de 11 años con antecedentes de tos crónica e inicio reciente de disnea. (**A**) El campo pulmonar está muy expandido, con desplazamiento caudal y aplanamiento del diafragma. Los pulmones muestran una hipertransparencia ligera y en conjunto son más oscuros de lo normal, aunque en una valoración más detallada se pueden observar numerosas marcas bronquiales en forma de "dónut" y de "vías de tren". La gravedad de los cambios pulmonares está atenuada por la insuflación excesiva. (**B**) Hay un colapso completo del lóbulo pulmonar medio derecho que aparece como una estructura triangular bien definida adyacente al borde cardiaco derecho. La insuflación excesiva del pulmón y el colapso del lóbulo pulmonar medio derecho se deben a la obstrucción de las vías respiratorias de calibre pequeño. También hay fracturas en las costillas novena a decimosegunda, con una cierta formación de callo óseo. Son fracturas por estrés crónicas secundarias a la pérdida de la distensibilidad pulmonar, más que a traumatismos.

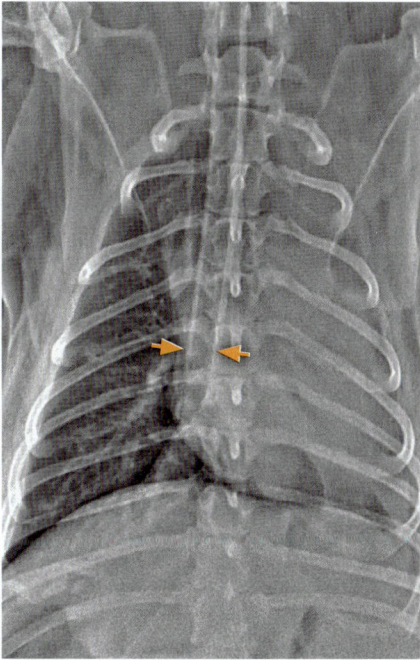

Fig. 20.8 Radiografía ventrodorsal en un bichón frisé de 11 años. Se ha colocado una sonda endotraqueal con el extremo localizado en el bronquio lobular caudal derecho (flechas). Ello impide la ventilación del pulmón izquierdo, que muestra atelectasia secundaria completa. El pulmón izquierdo presenta una opacidad de tejidos blandos uniforme que enmascara los contornos cardiaco y diafragmático, y las estructuras vasculares intrapulmonares. El corazón y el mediastino están desplazados hacia la pared torácica izquierda (desplazamiento mediastínico) debido a la atelectasia.

321

la entrada de aire pero no su salida, lo que da lugar a una hiperinsuflación de un lóbulo o de un pulmón. Dependiendo de la intensidad de la insuflación excesiva, el pulmón no afectado puede presentar atelectasia. La hipertransparencia que afecta a uno o varios lóbulos, o a un segmento de un lóbulo, es menos frecuente que la hipertransparencia generalizada. Las bullas son estructuras hipertransparentes con pared fina rellenas de aire, y pueden ser congénitas o secundarias a una laceración traumática del pulmón. En las radiografías aparecen estructuras bien delimitadas similares a pompas de jabón (**fig. 20.9**). Son causas relativamente infrecuentes de hipertransparencia lobular segmentaria el enfisema lobular y la tromboembolia pulmonar (**fig. 20.10**).

Opacidad pulmonar aumentada

La mayor parte de los procesos patológicos pulmonares causa un incremento de la opacidad de los tejidos blandos. La interpretación de los cambios que aparecen en los pulmones es compleja y puede llegar a ser muy difícil, pero afortunadamente se puede llevar a cabo mediante un enfoque sistemático e iterativo. El incremento de la opacidad se clasifica en función de los componentes anatómicos afectados, tal como los bronquios, los alveolos y el intersticio. Este sistema de clasificación es en realidad una simplificación, dado

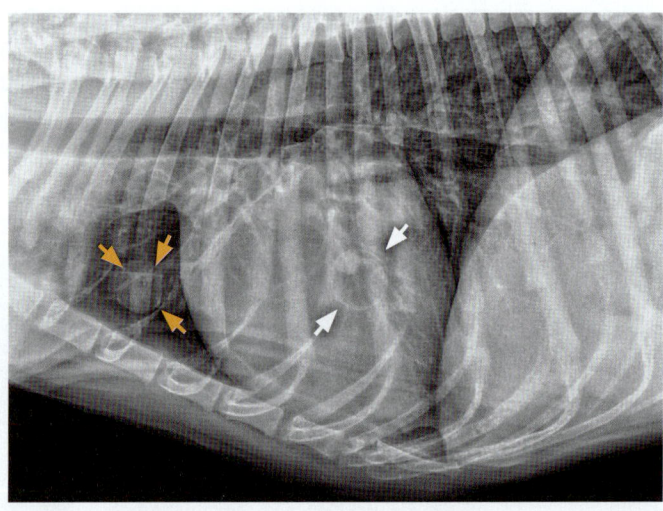

Fig. 20.9 Radiografía torácica lateral izquierda en un pitbull terrier de edad avanzada. Superpuesta con la parte central de la silueta cardiaca hay una bulla de pared fina y rellena de aire (flechas blancas). En el campo pulmonar craneal ventral hay una segunda bulla rellena de líquido (flechas naranjas) que aparece como una estructura esférica y bien delimitada con opacidad de tejidos blandos, imitando un nódulo. Estos fueron hallazgos incidentales y el paciente no presentaba signos respiratorios.

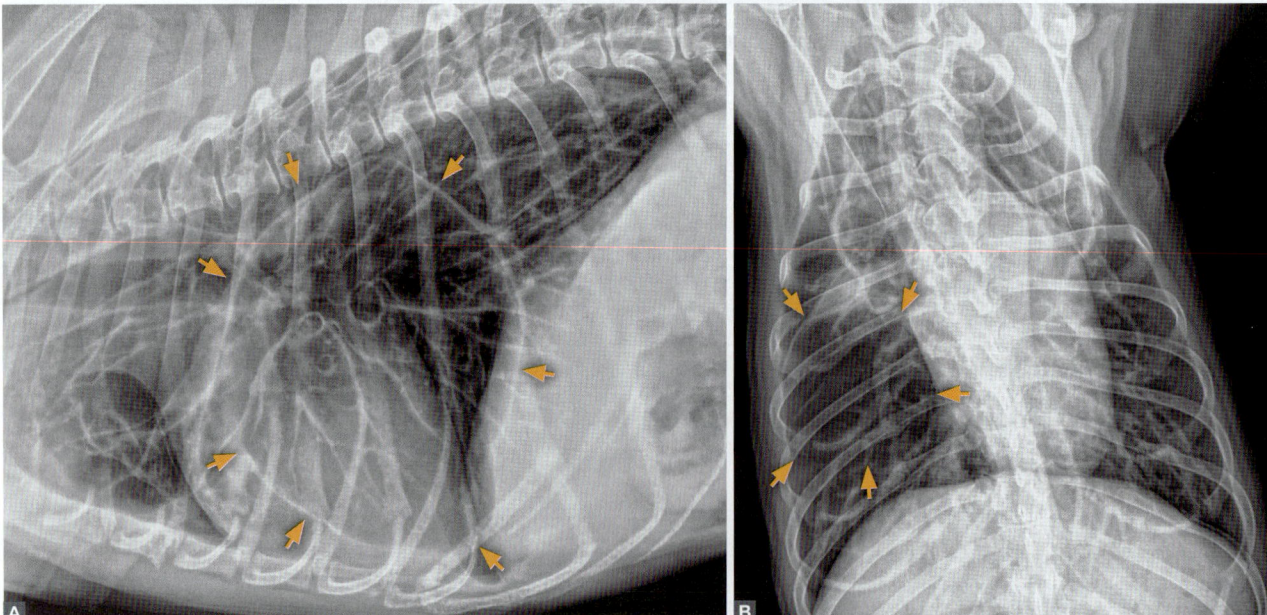

Fig. 20.10 Radiografías lateral derecha y ventrodorsal en un perro mestizo de 12 años con tos crónica y sin respuesta al tratamiento. La mayor parte del tórax medio derecho está ocupado por una estructura grande rellena de aire que presenta una pared fina con opacidad de tejidos blandos bien definida (flechas). Esta estructura no muestra los vasos y las vías aéreas normales que deben ser visibles en el pulmón. La lesión representa una bulla grande o un enfisema del lóbulo pulmonar medio derecho. También hay una dilatación marcada y uniforme de múltiples bronquios en todos los lóbulos pulmonares, compatible con bronquiectasias tubulares difusas graves; las paredes bronquiales están engrosadas. La lesión de tipo bulla es una secuela de enfermedad bronquial crónica grave.

que los componentes anatómicos valorados no están realmente separados entre sí. Por ejemplo, el intersticio del pulmón presenta contigüidad con los espacios intersticiales que rodean a los bronquios y los vasos, de manera que los procesos patológicos que afectan al intersticio también pueden dar lugar a alteraciones en los tejidos peribronquiales, dando así una impresión de engrosamiento bronquial. La mayor parte de los procesos patológicos cursa con patrones mixtos que afectan al menos a dos componentes. El efecto del incremento de la opacidad en el pulmón sobre el aspecto de los vasos pulmonares normales y sobre los márgenes del corazón y el diafragma representa un control interno importante, así como el contraste existente entre el pulmón normal y el pulmón patológico.

La distribución de las lesiones en el interior del pulmón es importante a la hora de formular el diagnóstico diferencial. Hay que tener en cuenta los lóbulos y las regiones pulmonares afectados. Por motivos de descripción, el pulmón se divide genéricamente en tres zonas concéntricas: hiliar, media y periférica. Hay que tener en cuenta que para la valoración de esta compleja anatomía tridimensional utilizamos imágenes bidimensionales, de manera que la localización de las lesiones se debe confirmar siempre mediante proyecciones ortogonales.

Patrón bronquial

El patrón bronquial puede estar causado por el aumento de las secreciones luminales, la infiltración de la mucosa, el edema peribronquial, los infiltrados celulares o cualquier combinación de estos factores. En las radiografías y la TC el patrón bronquial aparece como un engrosamiento de las paredes bronquiales.

Los bronquios engrosados aparecen en forma de líneas convergentes con opacidad de tejido blando cuando su orientación es perpendicular al haz de rayos X, lo que se describe como "raíles de tren o tranvía" (**fig. 20.11**). Los bronquios adoptan la forma de estructuras circulares con opacidad de tejidos blandos cuya zona central es radiotransparente cuando su orientación es paralela al haz de rayos X, lo que se describe como siluetas en "dónut" o en "anillo". El patrón bronquial da lugar a la disminución del tamaño de las vías respiratorias en las zonas media y periférica visibles del pulmón. El engrosamiento de las paredes bronquiales que son normalmente visibles en la parte hiliar del pulmón es la alteración más frecuente en los perros con bronquitis crónica.[3] No obstante, esta valoración es subjetiva y depende de la experiencia del radiólogo y de la existencia de imágenes radiológicas previas para comparar. En los perros normales de tamaño medio y grande generalmente son visibles los bronquios en las zonas hiliar y media. En los perros pequeños y los gatos, los bronquios pueden ser visibles en la porción hiliar del pulmón, pero en algunos casos estas estructuras son tan pequeñas que no se llegan a visualizar. Los bronquios

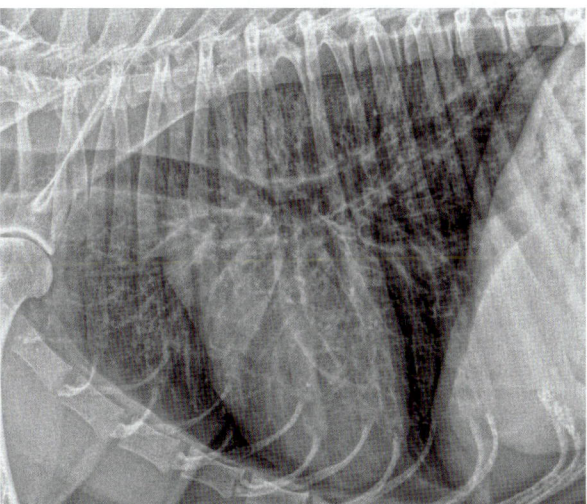

Fig. 20.11 Radiografía obtenida en un cruce de pastor alemán de 8 años con antecedentes de tos crónica debido a bronquitis crónica. Los campos pulmonares muestran una opacidad difusa aumentada. Las paredes de los bronquios principales son más gruesas de lo normal y también son visibles en zonas más periféricas de lo normal. En las partes media y periférica del pulmón son visibles los bronquios en forma de líneas de opacidad de tejidos blandos, convergentes y gruesas. En los campos pulmonares caudales hay también varias imágenes transversales de bronquios terminales con aspecto de "dónut" o anillos con opacidad de tejidos blandos; se observan mejor justo caudal al corazón y dorsal a la vena cava caudal.

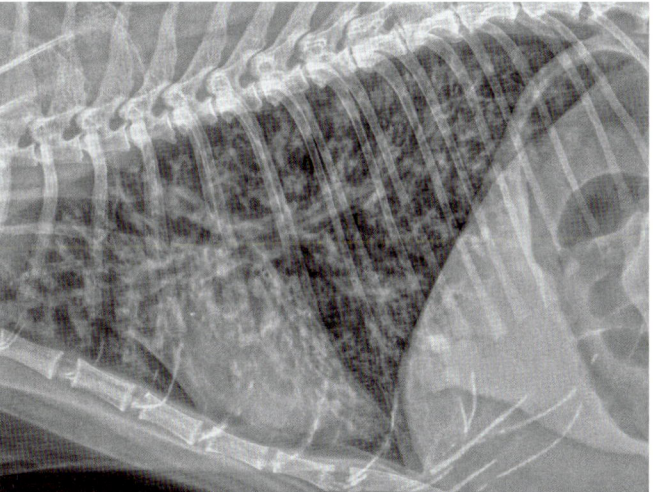

Fig. 20.12 Radiografía lateral izquierda en un gato doméstico de pelo largo y 9 años con antecedentes de tos. Los pulmones muestran un incremento difuso de la opacidad. En todos los campos pulmonares se observan numerosos bronquios engrosados con siluetas de tipo "dónut". Hay también un engrosamiento marcado de las paredes bronquiales que se manifiesta en forma de marcas lineales convergentes con opacidad de tejidos blandos repartidos por todo el pulmón. Algunos bronquios alterados parecen estar rellenos por un material con opacidad de tejidos blandos y por tapones bronquiales. Por último, hay un incremento difuso de la opacidad intersticial no estructurada en los pulmones, con disminución de la visibilidad de las marcas vasculares normales. En este paciente se estableció un diagnóstico de asma felina crónica grave.

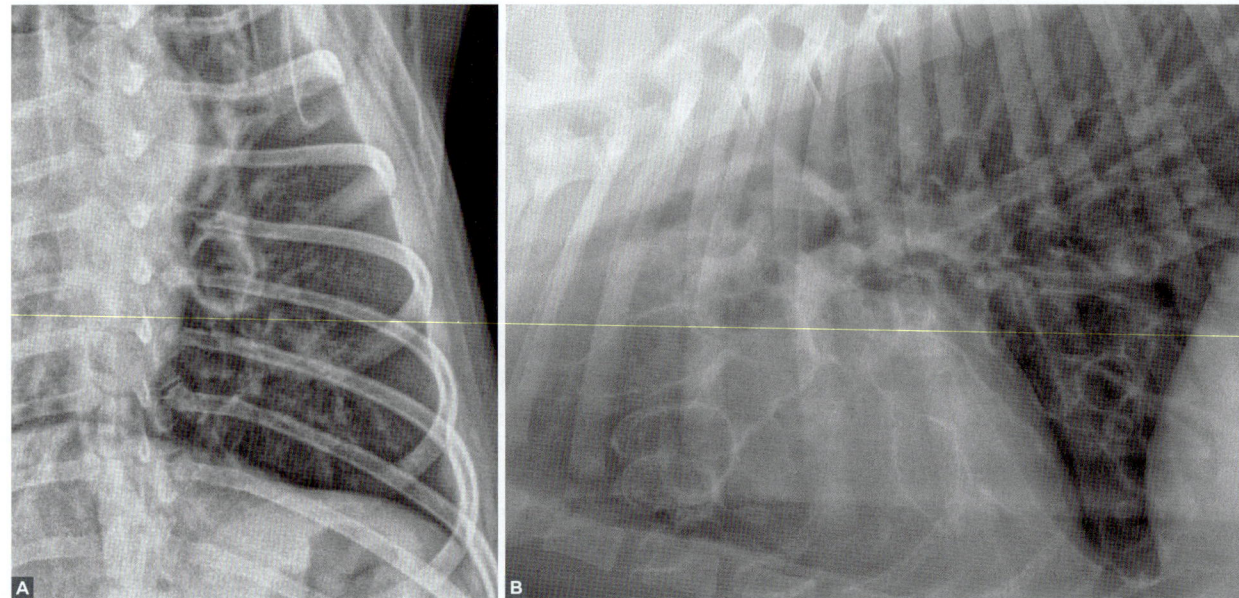

Fig. 20.13 (**A**) Radiografía ventrodorsal obtenida ligeramente oblicua de un cocker spaniel de 9 años con antecedentes de tos crónica. El bronquio del subsegmento caudal del lóbulo pulmonar craneal izquierdo se observa en la imagen transversal y muestra una dilatación moderada, así como un engrosamiento también moderado de su pared, apareciendo como una estructura en forma de anillo con pared engrosada y opacidad de tejidos blandos adyacente al borde cardiaco izquierdo. Es una bronquiectasia tubular. (**B**) Radiografía lateral derecha en un perro de 7 meses con antecedentes de neumonía recurrente y tos crónica. En la parte ventral del tórax se observa la dilatación de los bronquios. En la parte ventral craneal del tórax son visibles múltiples dilataciones saculares con pared gruesa de las vías aéreas, compatibles con bronquiectasias saculares graves. Hay también múltiples dilataciones saculares de los bronquios con menor engrosamiento de las paredes en el tórax ventral caudal, entre el corazón, la vena cava caudal y el hígado.

Fig. 20.14 Radiografía lateral derecha obtenida en una gata doméstica de pelo corto esterilizada de 10 años. En este caso había antecedentes de tos crónica seca con inicio reciente de respiración por la boca. En el campo pulmonar ventral craneal es visible un bronquio dilatado (flechas). La luz del bronquio está rellena uniformemente de material con opacidad de tejidos blandos. Este hallazgo es congruente con un asma felina crónica asociada a hiperplasia de las glándulas de la mucosa bronquial y al relleno de la luz con un tapón mucoso. Se observan también el desplazamiento caudal y el aplanamiento del diafragma, además de una hipertransparencia de los lóbulos pulmonares caudales debido a una expansión excesiva.

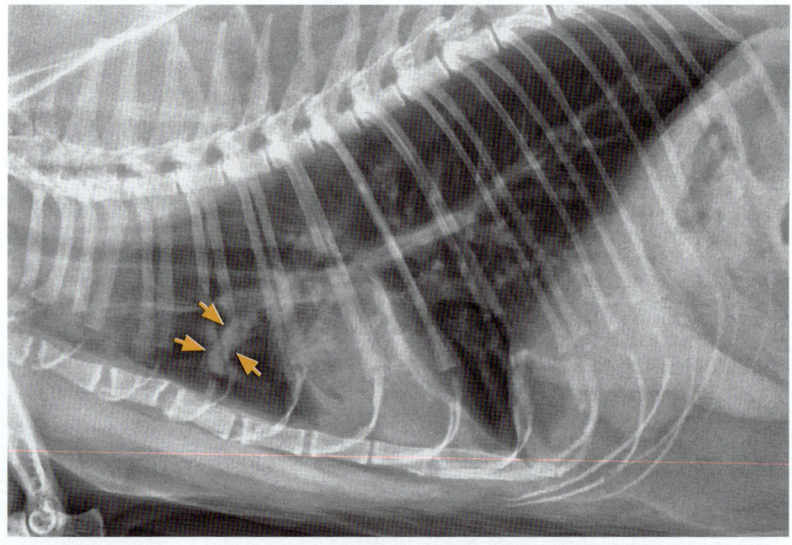

en la periferia del pulmón son pequeños y normalmente no se visualizan. Las marcas bronquiales visibles en la periferia de los pulmones representan un signo fiable de enfermedad bronquial (**fig. 20.12**).

La mineralización de los cartílagos bronquiales es un fenómeno normal y un hallazgo frecuente en los perros de edad media o avanzada. Los cartílagos bronquiales aparecen como líneas o anillos convergentes bien definidos, finos e intensamente radiopacos en las zonas hiliar y media del pulmón. Las arterias y las venas pulmonares muestran una aposición estrecha con los bronquios y no deben ser confundidas con las paredes de las vías respiratorias.

Las bronquiectasias representan una dilatación de los bronquios y pueden ser congénitas, pero también secundarias a una enfermedad bronquial o a un proceso parenquimatoso pulmonar crónico. El bronquio no muestra el afinamiento normal y presenta un cierto grado de dilatación, al tiempo que las paredes bronquiales están engrosadas. La dilatación se describe como tubular cuando el bronquio dilatado tiene un diámetro muy uniforme. Las dilataciones no uniformes segmentarias múltiples de los bronquios se describen como bronquiectasias saculares. La confluencia de varios bronquios con dilatación sacular arroja una imagen en forma de estructuras de pared gruesa similares a "pompas de jabón" o a un "racimo de uvas" (**fig. 20.13**). Los pacientes con neumonía recurrente y bronquiectasias tienen a menudo una inmunodeficiencia local o sistémica. Se han observado bronquiectasias tubulares periféricas en gatos con asma felina crónica y los bronquios dilatados son más visibles cuando están ocupados por tejido hiperplásico y ocluidos por secreciones espesas (tapones), con un aspecto de estructuras ramificadas con opacidad de tejidos blandos. Este patrón ha sido descrito como similar a una "mano enguantada" (**fig. 20.14**).

Patrón alveolar

En el patrón alveolar, el aire que rellena normalmente los alveolos es sustituido por líquido (sangre, pus o edema) o desplazado hacia el exterior de los alveolos por el colapso de estas estructuras en los casos de atelectasia. Las características radiológicas del patrón alveolar se deben a este aumento de la opacidad y a su efecto sobre el aspecto de las estructuras intrapulmonares, el corazón y el diafragma.

El patrón alveolar hace que la región pulmonar afectada adquiera una opacidad de tejidos blandos comparable a la del corazón o el hígado. El broncograma aéreo puede ser considerado como el "signo de referencia" del patrón alveolar. El broncograma aéreo representa un bronquio relleno de aire y rodeado por parénquima pulmonar con opacidad de tejidos blandos homogénea. Los vasos pulmonares adyacentes al bronquio se utilizan como control interno de este hallazgo, dado que pueden quedar ocultos por el patrón alveolar. La situación es análoga a la del hígado, que contiene numerosos vasos sanguíneos, todos completamente invisibles en las radiografías. Por el contrario, cuando los vasos pulmonares son visibles no hay patrón alveolar. El broncograma aéreo se suele observar mejor en las proyecciones laterales debido a que las vías respiratorias muestran una orientación perpendicular al haz de rayos X y aparecen como líneas radiotransparentes ramificadas en el interior del pulmón patológico (**fig. 20.15**).

El signo de la "silueta" se describe como una obliteración o borramiento del borde y tiene lugar cuando entran en contacto dos objetos con la misma opacidad, lo que hace que sus bordes no sean identificables en la zona de contacto. Esta situación tiene lugar cuando un segmento del pulmón con patrón alveolar está en contacto

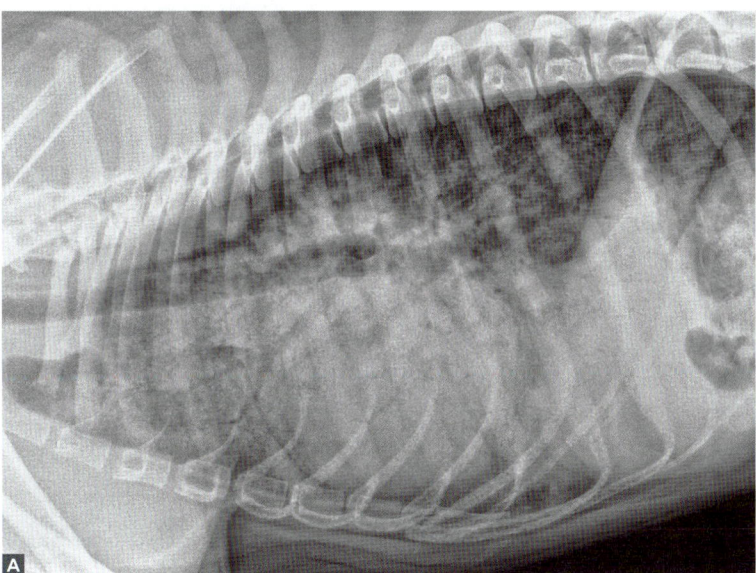

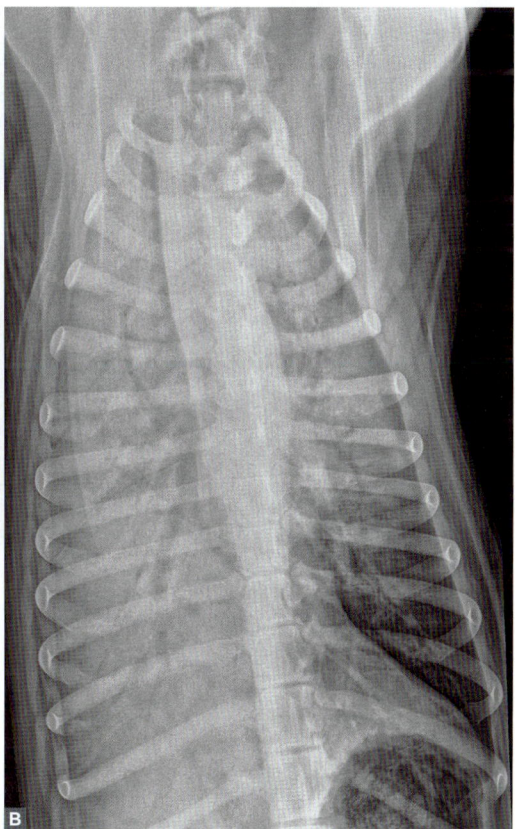

Fig. 20.15 Radiografías lateral izquierda y ventrodorsal en un cruce de retriever de 10 meses. El paciente presentó tos aguda intensa y hemoptisis. (**A**) En el campo pulmonar ventral hay un incremento importante de la opacidad. Es visible un broncograma aéreo en forma de una estructura radiotransparente ramificada que se extiende desde la bifurcación traqueal hasta la periferia ventral craneal del pulmón. (**B**) En el pulmón derecho hay una opacificación uniforme con opacidad de tejidos blandos que da lugar al enmascaramiento de los contornos cardiaco y diafragmático. Los vasos intrapulmonares también están completamente enmascarados y hay múltiples broncogramas aéreos. En el lóbulo pulmonar craneal izquierdo se observa un incremento de la opacidad con opacidad de tejidos blandos y broncogramas aéreos, además de enmascaramiento del borde cardiaco izquierdo. El lóbulo pulmonar caudal izquierdo parece no estar afectado, con vasos normales visibles, al tiempo que el hemidiafragma izquierdo es claramente visible. Estos cambios representan una hemorragia secundaria a intoxicación por un raticida anticoagulante.

con el corazón o el diafragma, lo que causa el borramiento del borde. El signo de la "silueta" se observa con mayor facilidad en las proyecciones VD y DV cuando parte de los bordes del corazón o el diagrama muestran borramiento y preservación parcial. Este signo de oblieración o borramiento del borde también se puede observar en casos de masa pulmonar, pleural o mediastínica, y también en casos de derrame pleural, y como alteración única no se debe utilizar para establecer un diagnóstico de patrón alveolar.

El signo lobular tiene lugar cuando un patrón alveolar lobular o segmentario contacta con la división pleural entre los lóbulos pulmonares o entre los subsegmentos del lóbulo pulmonar craneal izquierdo (**fig. 20.16**). En la unión entre el pulmón con infiltración y el pulmón aireado se visualiza un borde curvilíneo discreto. Este signo solo es visible cuando el haz de rayos X tiene una orientación paralela a la división, de manera que suele observarse únicamente en una proyección. Por ejemplo, cuando hay un patrón alveolar en la totalidad del lóbulo pulmonar medio derecho en la proyección VD, aparece en la parte craneal del lóbulo el signo lobular en forma de un borde curvilíneo bien definido, pero no se ve en las proyecciones laterales. El signo lobular en el borde caudal del lóbulo medio derecho es visible en las proyecciones laterales, aunque no en las proyecciones VD.

Patrón intersticial nodular

El patrón intersticial nodular se caracteriza por la visualización de nódulos con opacidad de tejidos blandos y con tamaño variable que oscila entre 4-5 mm y 2 cm. Las lesiones sólidas con opacidad de tejidos blandos

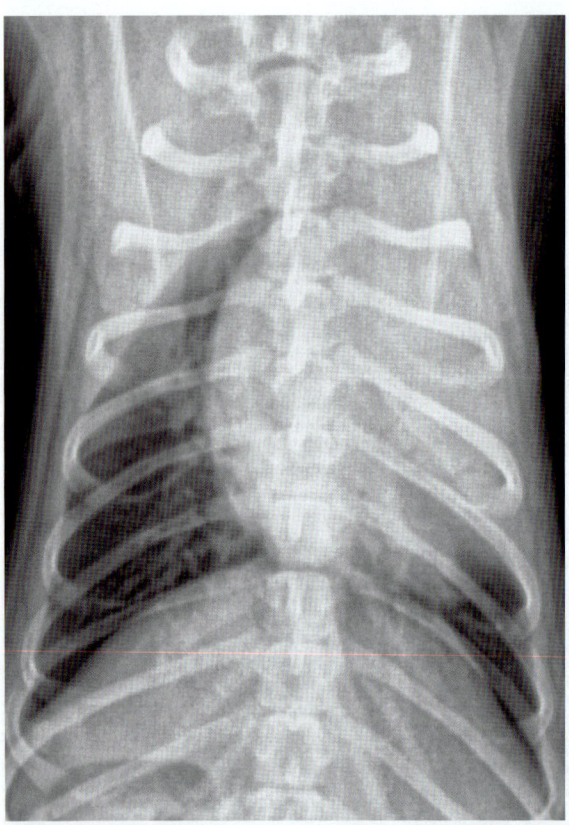

Fig. 20.16 Radiografía ventrodorsal obtenida en un perro mestizo de 9 meses con inicio reciente de tos productiva, fiebre, depresión y anorexia. El lóbulo pulmonar craneal derecho presenta opacidad de tejidos blandos uniforme y muestra un borde caudal bien definido y cóncavo que contacta con el lóbulo pulmonar medio derecho. Se observa también un incremento de la opacidad en el lóbulo pulmonar medio derecho, lo que destaca el límite lobular con respecto al lóbulo pulmonar caudal derecho. El borde craneal del lóbulo caudal derecho es más craneal de lo normal, lo que indica una atelectasia parcial de los lóbulos craneal y medio. Hay también un aumento de opacidad uniforme en los dos subsegmentos del lóbulo pulmonar craneal izquierdo con un enmascaramiento completo del borde cardiaco izquierdo. El borde caudal del lóbulo pulmonar craneal izquierdo no se puede distinguir debido a que tiene una orientación oblicua respecto al haz de rayos X. Estos cambios indican una opacificación alveolar de los lóbulos pulmonares craneales derecho e izquierdo, con un patrón intersticial marcado en el lóbulo pulmonar medio derecho. El diagnóstico fue el de bronconeumonía bacteriana.

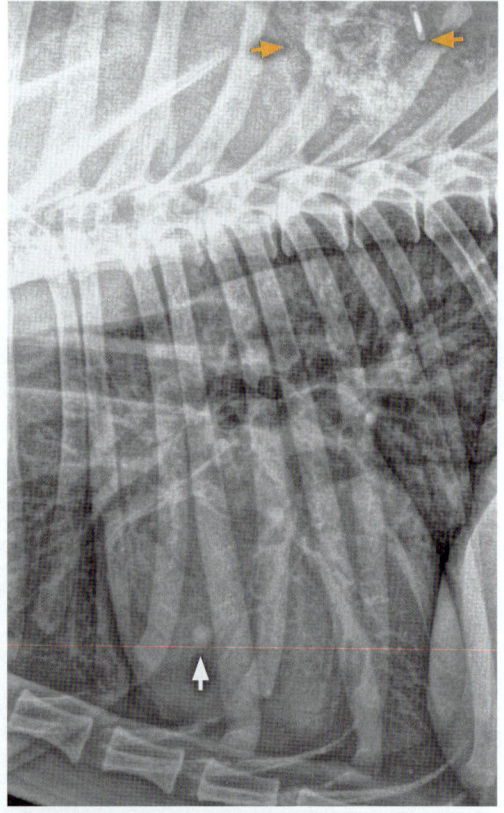

Fig. 20.17 Radiografía torácica lateral izquierda en un husky macho castrado de 10 años con una masa dura entre las escápulas. Se observa una mineralización granular gruesa y amorfa superpuesta con las apófisis espinosas de la columna torácica media (flechas naranjas). Hay una destrucción completa de la mitad dorsal de la apófisis espinosa de T5. Superpuesta con la parte ventral craneal del corazón se observa un nódulo único con opacidad de tejidos blandos, bien definido (flecha blanca). Se puede observar que el nódulo tiene un diámetro mayor que el de los vasos sanguíneos adyacentes. La lesión de la apófisis espinosa es compatible con una neoplasia ósea maligna primaria, como un osteosarcoma. Lo más probable es que el nódulo pulmonar represente una lesión metastásica.

mayores de 2 cm se denominan masas. Esta clasificación es completamente arbitraria y se debe usar de manera flexible; por ejemplo, una lesión de 1,5 cm es relativamente más grande en un perro de 3 kg de peso que en un perro de 50 kg. Los nódulos pulmonares son lesiones con opacidad de tejidos blandos homogéneas y aproximadamente esféricas cuyos bordes pueden estar bien o mal definidos (**figs. 20.17** y **20.18**). La mayor parte de las lesiones nodulares tiene un origen hematógeno y son más frecuentes en la periferia del pulmón. Cuando aparecen nódulos abundantes y de tamaño muy pequeño (1-3 mm) se describe como patrón nodular miliar (con aspecto similar al de las semillas de mijo) y cuando este patrón es marcado, la superposición de los nódulos puede dar lugar a un efecto de "tormenta de nieve" con un incremento difuso y heterogéneo en la opacidad del tejido blando. En estos pacientes generalmente es difícil distinguir los nódulos individuales. Los nódulos se observan con mayor facilidad en las partes más delgadas de los pulmones, en las que hay una menor superposición, por ejemplo, la periferia ventral del pulmón sobre el corazón o el hígado (**fig. 20.19**). Las estructuras normales pueden asemejarse a nódulos. Las proyecciones de los extremos de los vasos sanguíneos pulmonares aparecen en forma de estructuras redondeadas y bien definidas con opacidad de tejidos

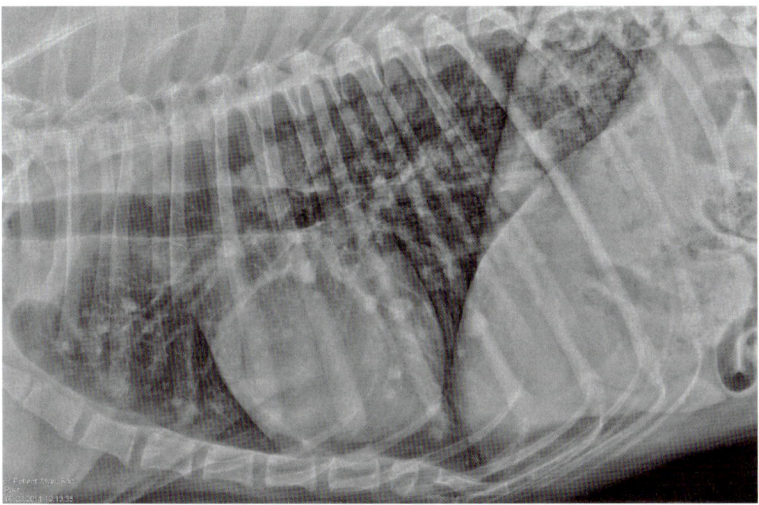

Fig. 20.18 Radiografía torácica lateral izquierda en un perro mestizo de 12 años en el que se había diagnosticado un carcinoma prostático 2 meses antes. La radiografía muestra numerosos nódulos bien definidos y con opacidad de tejidos blandos que tienen un tamaño variable y que están dispersos por todo el pulmón. Corresponden a metástasis pulmonares.

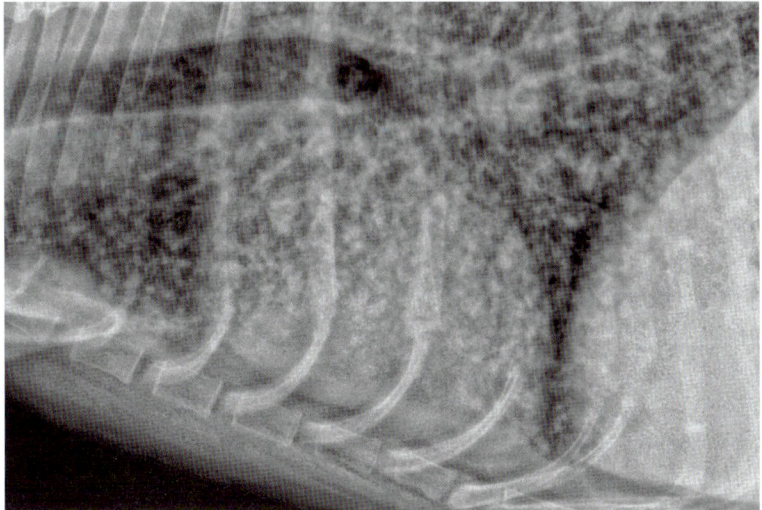

Fig. 20.19 Radiografía lateral en un perro de 12 años con un antecedente de esplenectomía por hemangiosarcoma 6 meses antes. Se observa un incremento generalizado de la opacidad en los campos pulmonares, con un aspecto de moteado grueso. Es un patrón nodular miliar y los nódulos se pueden observar con mayor facilidad en la periferia ventral del pulmón. Estos cambios representan metástasis difusa.

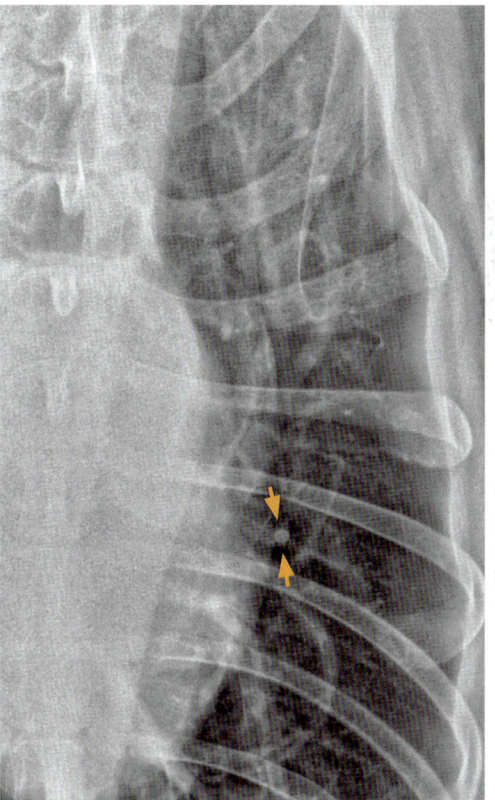

Fig. 20.20 Radiografía ventrodorsal obtenida en un perro mestizo de 8 años evaluado por un soplo cardiaco. En el hemitórax izquierdo aparece la silueta transversal de un vaso sanguíneo normal adyacente al borde cardiaco izquierdo (flechas) y tiene una opacidad relativamente mayor que las siluetas longitudinales de los vasos pulmonares visibles en situación craneal y caudal a la primera. La mayor opacidad de la silueta transversal en comparación con las siluetas longitudinales de los vasos próximos indica que se trata de un vaso y no de un nódulo parenquimatoso. La estrecha asociación entre la silueta de tipo nodular y el bronquio también es un dato importante debido a que indica que se trata de un vaso, más que de un nódulo verdadero. En la parte hiliar del pulmón se observan generalmente imágenes transversales de vasos con un calibre grande. Por el contrario, la mayor parte de los nódulos pulmonares son lesiones hematógenas que aparecen con mayor frecuencia en la periferia del pulmón.

blandos, y pueden ser confundidas con nódulos (**fig. 20.20**). Hay varias características que pueden ayudar a diferenciarlos. En términos geométricos, los vasos son cilindros, mientras que los nódulos son esferas. Las siluetas longitudinales de los vasos y los nódulos del mismo diámetro muestran la misma opacidad debido a que el haz de rayos X atraviesa la misma cantidad de tejido. Las siluetas transversales de los vasos son más opacas que las siluetas longitudinales de los vasos y que los nódulos de diámetro similar, debido a que en este caso el haz de rayos X atraviesa más tejido en toda la longitud del cilindro. La opacidad de cualquier nódulo sospechoso debe ser comparada con la de una silueta longitudinal de un vaso de calibre similar en la misma región del pulmón. Los nódulos verdaderos presentan una densidad similar a la de las siluetas longitudinales de los vasos, mientras que las siluetas transversales de los vasos son más opacas. Estas últimas se observan con mayor frecuencia en la zona hiliar del pulmón, dado que en esta región los vasos tienen un calibre mayor. El examen visual detallado permite observar un bronquio inmediatamente adyacente al "nódulo", cuando en realidad se trata de un vaso.

Muchos perros de edad media y avanzada presentan osteomas pulmonares, que son focos mineralizados bien definidos y de morfología irregular constituidos por hueso heterotópico (**fig. 20.21**). Son más opacos que los vasos adyacentes de tamaño similar y pueden presentar un borde irregular. Su número es muy variable. Algunos gatos con enfermedad bronquial crónica desarrollan una mineralización en las glándulas bronquiales hiperplásicas, con similitud a los osteomas pulmonares caninos. Los nódulos pulmonares mineralizados correspondientes a metástasis o a infecciones sistémicas por hongos son extremadamente infrecuentes.

Las estructuras que protruyen en la superficie de la piel, tal como los pezones, las verrugas, las masas cutáneas y las garrapatas abultadas pueden imitar nódulos pulmonares cuando están rodeadas por aire. La lesión cutánea "pulmonar" puede presentar un borde mal definido en la zona donde se une a la superficie de la piel. La exploración física del paciente suele confirmar que el "nódulo" es realmente un artefacto. En casos de duda, se puede aplicar sobre la estructura cutánea sospechosa pasta de bario o bien un clip metálico, con repetición de la radiografía para confirmarlo (**fig. 20.22**).

Muchos nódulos pulmonares en los animales de compañía son lesiones neoplásicas primarias o metastásicas. Los diagnósticos diferenciales principales son los abscesos y granulomas. La dilatación segmentaria de las arterias pulmonares asociada a la infección por *Dirofilaria immitis* puede imitar los nódulos parenquimatosos, lo que también ocurre con los tapones bronquiales.

Patrón intersticial no estructurado

En el patrón intersticial no estructurado el pulmón es más radiopaco de lo normal y para su diagnóstico es necesario haber excluido previamente los demás patrones pulmonares; básicamente, es un diagnóstico de exclusión. Este patrón cursa con un incremento difuso y amorfo de la opacidad pulmonar, que le da un aspecto similar al de algodón de azúcar. El efecto es el de un aumento de la opacidad global del pulmón con enmascaramiento parcial de los vasos pulmonares (**fig. 20.23**). El incremento de la gravedad de este patrón

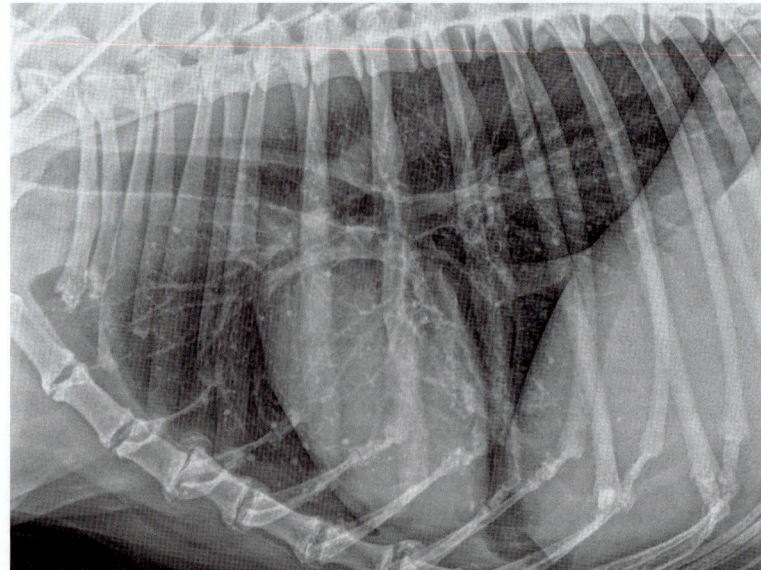

Fig. 20.21 Radiografía lateral en un perro mestizo de 14 años evaluado respecto a la posibilidad de metástasis tras el diagnóstico de tumor hepático. Se observan múltiples estructuras nodulares radiopacas pequeñas y bien definidas que se distribuyen en el pulmón y que se observan mejor en el campo pulmonar ventral craneal. Son más opacas que los vasos adyacentes, lo que indica que tienen una opacidad mineral y que corresponden a los denominados osteomas, que son formaciones de hueso heterotópico. Son hallazgos incidentales frecuentes y carentes de significación clínica en los pacientes de edad media y avanzada.

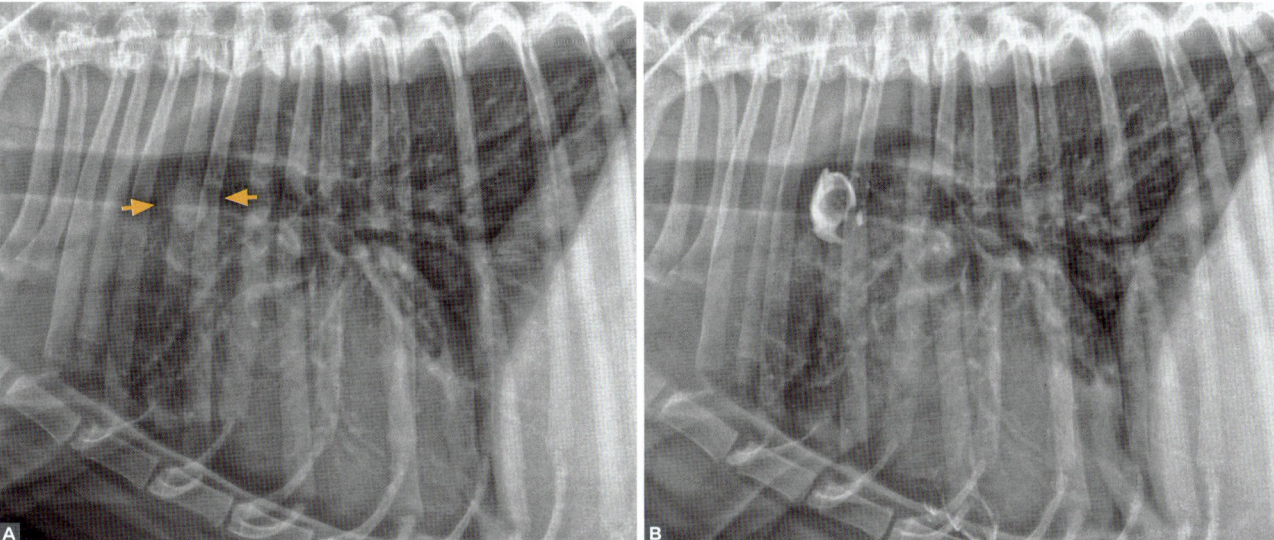

Fig. 20.22 Radiografías torácicas laterales en un beagle de 10 años con un antecedente de tos crónica. En la radiografía lateral inicial se puede observar una estructura nodular con opacidad de tejidos blandos superpuesta con el borde ventral de la tráquea, a la altura de la base del corazón (flechas). Los bordes craneal y dorsal de esta estructura se distinguen algo peor de lo esperado. En esta área se descubrió un papiloma cutáneo en la exploración física del paciente y después se repitieron la radiografías tras la aplicación de una pasta de bario sobre el papiloma. En la radiografía repetida se puede observar que el "nódulo" está cubierto ahora por la crema de bario, lo que indica que no es una lesión pulmonar.

da lugar al enmascaramiento de los vasos de mayor calibre. Los vasos lobulares más grandes casi siempre son visibles, aunque puede ser difícil distinguirlos claramente cuando el patrón intersticial no estructurado es marcado. La visibilidad de los vasos pulmonares es una característica clave de control a la hora de considerar un diagnóstico de patrón intersticial no estructurado. Cuando se observan vasos pulmonares pequeños en un pulmón "anómalo", lo más probable es que el patrón intersticial no estructurado sea el resultado de una interpretación excesiva, más que un hallazgo real.

Puede aparecer un patrón intersticial no estructurado de carácter artefactual en situaciones de exposición insuficiente, inspiración limitada, obesidad o cualquier combinación de estos factores. La utilización de un rango dinámico amplio y de un realce de bordes excesivos también puede generar un patrón intersticial no estructurado artefactual. El de patrón intersticial no estructurado es a menudo un diagnóstico excesivo en la práctica clínica, de manera que siempre es necesaria una comprobación doble. Tal como se ha indicado anteriormente, la visibilidad de los vasos pequeños es un signo de control apropiado para determinar si un patrón intersticial no estructurado es real o artefactual.

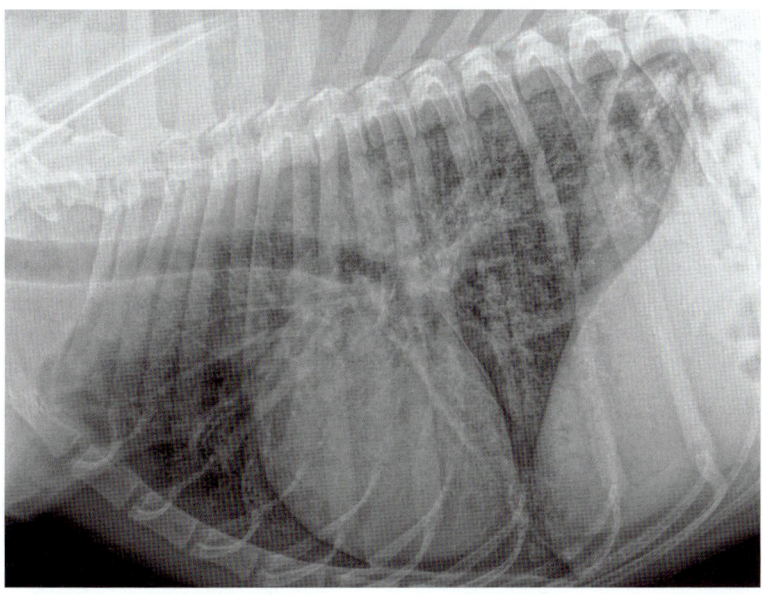

Fig. 20.23 Radiografía torácica lateral izquierda obtenida en un perro mestizo hembra esterilizado con un linfoma multicéntrico. Los pulmones muestran un aumento generalizado de la opacidad con un patrón amorfo y difuso. Son visibles los bordes del corazón y del diafragma, así como los vasos pulmonares de calibre grande, pero los vasos pulmonares periféricos están enmascarados. Esta imagen es congruente con un patrón intersticial no estructurado generalizado grave asociado al linfoma pulmonar. También hay un marcado incremento de la opacidad mal definido caudal y dorsal a la bifurcación traqueal, compatible con un aumento de tamaño de los ganglios linfáticos traqueobronquiales.

Patrones mixtos

En muchos pacientes con enfermedad pulmonar se observan características de varios patrones pulmonares. Por ejemplo, en un paciente con un diagnóstico de bronconeumonía bacteriana en la periferia del lóbulo medio del pulmón derecho puede haber un patrón alveolar periférico y un patrón intersticial no estructurado en la transición hacia el pulmón aireado. También se puede encontrar un patrón bronquial en el pulmón aireado, secundario a una bronquitis asociada. En los pacientes con bronquitis crónica se suele observar una combinación de patrón bronquial y patrón intersticial no estructurado. El término "broncointersticial" se utiliza con mucha frecuencia para describir estos infiltrados pulmonares, pero se recomienda valorar la contribución relativa de cada componente.

Diagnósticos diferenciales de los patrones pulmonares

La valoración del tipo, la gravedad y la distribución de las alteraciones radiológicas pulmonares es un aspecto clave a la hora de establecer un diagnóstico; también son importantes para este objetivo otros cambios radiológicos como la cardiomegalia, el aumento de tamaño de los ganglios linfáticos y las lesiones traumáticas. La historia del paciente, su localización geográfica (incluyendo los viajes) y los resultados de los estudios analíticos (p. ej., la hematología y la bioquímica sérica) son factores que también se deben contemplar, cuando son conocidos. Por ejemplo, la observación de un patrón alveolar en la totalidad del lóbulo medio del pulmón derecho en un perro adulto joven sugiere un diagnóstico diferencial de neumonía o hemorragia; el antecedente del inicio reciente de un cuadro de tos, fiebre y leucocitosis apoya la neumonía, mientras que el antecedente de contacto con un raticida anticoagulante, equimosis cutáneas y prolongación de los tiempos de coagulación apoya el diagnóstico de hemorragia secundaria a coagulopatía. El radiólogo también debe estar familiarizado con las enfermedades endémicas regionales (**tabla 20.1**).

Patrón bronquial

El patrón bronquial puede ser debido a la presencia de exudado, trasudado o hemorragia en la luz de las vías respiratorias, así como a la presencia de edema, infiltración celular o hemorragia en la mucosa o los tejidos peribronquiales.

En algunos pacientes con traqueobronquitis infecciosa canina grave se puede observar un patrón bronquial, pero en estos casos la radiografía también puede ser normal, de manera que este es un diagnóstico de exclusión. La bronquitis inespecífica crónica en los perros y el asma crónica en los gatos son diagnósticos frecuentes. La infección de la vía respiratoria por *Dirofilaria immitis* es el diagnóstico diferencial principal en los gatos que residen en regiones endémicas.[4] Los cambios radiográficos asociados a estos diagnósticos no se correlacionan adecuadamente con la intensidad de los signos clínicos y algunos pacientes afectados presentan características normales; por el contrario, algunos pacientes clínicamente normales pueden mostrar alteraciones radiográficas. Un patrón bronquial marcado en perros jóvenes y de edad media con inicio agudo de los signos clínicos debe plantear la posibilidad de una bronconeumopatía eosinofílica. Esta enfermedad también puede manifestarse en forma de infiltrados alveolares multifocales distribuidos aleatoriamente o en forma de nódulos o masas mal definidos.

Patrón alveolar

El patrón alveolar puede ser secundario a atelectasia completa. El grado de pérdida de volumen necesario para que el pulmón presente una opacidad uniforme de tejidos blandos debe ser muy marcado, superior al 80 %, dado que el pulmón normal está constituido fundamentalmente por aire. El pulmón normal muestra una hiperinsuflación compensadora y en ocasiones se observa un desplazamiento del mediastino hacia el lado afectado. En los procesos patológicos que causan un patrón alveolar aparece un cierto grado de atelectasia debido a la disminución de la perfusión y la ventilación. El radiólogo debe decidir si el grado de pérdida de volumen es suficiente por sí mismo para explicar el incremento de la opacidad únicamente por atelectasia. En caso contrario, el patrón alveolar se puede explicar por la presencia de líquido en los espacios aéreos o por la infiltración celular del pulmón. El patrón alveolar se observa con mayor frecuencia asociado a la ocupación de los alveolos por pus, sangre, líquido de edema o, raramente, células neoplásicas. Los diagnósticos diferenciales principales de un patrón alveolar son la neumonía bacteriana, la neumonía por aspiración, la hemorragia por traumatismo o coagulopatía, el edema cardiogénico y el edema no cardiogénico. La historia clínica, los

Tabla 20.1. Diagnósticos diferenciales de los patrones pulmonares

Patrón pulmonar	Frecuente	Ocasional	Infrecuente	Regional
Hipertransparencia pulmonar generalizada	Artefacto secundario a caquexia o a la condición corporal Deshidratación grave Shock hipovolémico Asma felina, atrapamiento de aire	Enfermedad de Addison		
Hipertransparencia pulmonar focal	Bullas Neumatocele traumático	Enfisema lobular Obstrucción bronquial por un cuerpo extraño o una masa	Tromboembolia pulmonar	
Alveolar	Bronconeumonía bacteriana Neumonía por aspiración Edema cardiogénico Contusión traumática Coagulopatía, hemorragia Atelectasia	Edema pulmonar no cardiogénico Torsión de un lóbulo pulmonar	Linfoma Tumor pulmonar primario Tromboembolia o infarto pulmonar Inhalación de humo	Infección por *Blastomyces* Infección por *A. vasorum*
Bronquial	Bronquitis inespecífica (C) Asma felina	Infiltrado pulmonar con eosinofilia o bronconeumopatía eosinofílica		Infección canina por *D. immitis* Enfermedad de la vía respiratoria felina asociada a *D. immitis* Infección felina por *A. abstrusus*
Nódulos y masas	Tumor metastásico Tumor pulmonar primario	Absceso Granuloma Hematocele	Infiltrado pulmonar con eosinofilia o bronconeumopatía eosinofílica	Infección por *Blastomyces* Infección por *Coccidioides* Infección por *Histoplasma* Infección por *Cryptococcus*
Intersticial no estructurado	Artefacto: exposición insuficiente, exposición en espiración, procesamiento de la imagen Bronquitis inespecífica Asma felina Fibrosis pulmonar idiopática Enfermedad en transición	Neumonitis vírica Linfoma Neumonitis urémica Mineralización difusa secundaria a síndrome de Cushing crónico	Carcinoma metastásico Inhalación de humo	Infección por *Blastomyces* Infección por *Histoplasma* Infección canina por *D. immitis* Infección felina por *D. immitis* Infección felina por *A. abstrusus* Infección por *A. vasorum*

hallazgos en la exploración física y los resultados de los estudios analíticos sugieren a menudo el diagnóstico antes de realizar los estudios de imagen o ayudan a confirmar un diagnóstico preliminar obtenido mediante pruebas de imagen. La distribución del patrón alveolar en los pulmones es el factor clave para establecer un diagnóstico radiológico. No es posible diferenciar la neumonía bacteriana y la neumonía por aspiración únicamente en función de las características radiográficas. Estas dos formas de neumonía afectan a las partes declive de los lóbulos pulmonares craneal derecho, medio derecho y craneal izquierdo, y se extienden desde la periferia hasta el hilio con una intensidad cada vez mayor. En las fases tempranas, los infiltrados tienen a menudo una distribución peribronquial que progresa hasta una opacificación más difusa. El lóbulo medio derecho es el afectado con mayor frecuencia debido al origen del bronquio lobular y a su morfología alargada y fina que limita la circulación colateral del aire en el lóbulo. Los infiltrados alveolares se pueden extender hasta la periferia ventral de los lóbulos pulmonares caudales en los casos graves. La distribución de la neumonía en

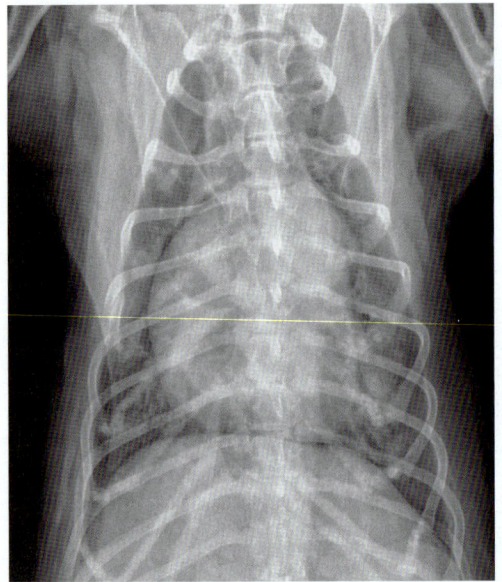

Fig. 20.24 Radiografía dorsoventral obtenida en un perro de 3 años que había sido atropellado por un coche aproximadamente 3 h antes. Se observa un incremento mal definido de la opacidad en el pulmón adyacente al borde cardiaco izquierdo. El borde cardiaco izquierdo está parcialmente enmascarado, tal como ocurre con los vasos pulmonares en la parte afectada del pulmón. El incremento de la opacidad tiene un patrón mixto, alveolar y no estructurado, lo que indica una contusión pulmonar traumática. También se puede observar una fractura de la quinta costilla derecha, con posición adyacente de los extremos de la fractura, también en relación con el traumatismo.

los pacientes con aspiración durante la anestesia o con pérdida del conocimiento depende de la postura del paciente cuando tuvo lugar el episodio y, en ocasiones, tiene un aspecto poco habitual, por ejemplo distribución en los lóbulos caudales si el paciente estaba en la postura de decúbito dorsal.

La distribución de la hemorragia pulmonar es completamente aleatoria, con independencia de su etiología[5] (**fig. 20.24**). Esta distribución puede sugerir diagnósticos como los de neumonía o edema cardiogénico, y a menudo el diagnóstico lo sugieren la historia clínica y los resultados analíticos. La existencia de otras lesiones traumáticas, las fracturas de las costillas o los huesos largos, el neumotórax, el neumomediastino y la hemorragia pleural, apoyan un diagnóstico de contusión traumática. La extensión completa de las contusiones traumáticas puede no ser evidente hasta transcurridas varias horas del traumatismo. Los pacientes con hemorragia secundaria a coagulopatía pueden mostrar simultáneamente hemorragia pleural, mediastínica o en la mucosa traqueal.

La distribución del edema cardiogénico secundario a insuficiencia cardiaca congestiva izquierda presenta una cierta variación[6] (**figs. 20.25** y **20.26**). En los perros con enfermedad valvular degenerativa el edema suele ser relativamente simétrico en los lóbulos pulmonares caudales; inicialmente está presente en el hilio y después se extiende hacia la periferia, con una intensidad cada vez mayor. Se observa una distribución similar del edema en los casos de sobrecarga de fluidos yatrogénica grave. En los pacientes con descompensación aguda es relativamente frecuente el edema unilateral en el lóbulo pulmonar caudal derecho, aunque también se puede observar con una frecuencia menor en el lóbulo pulmonar caudal izquierdo. Los pacientes con insuficiencia cardiaca congestiva grave pueden mostrar un patrón intersticial no estructurado (edema) en la periferia ventral de los dos lóbulos pulmonares craneales.

El edema cardiogénico presenta a veces un patrón de distribución similar en los perros con enfermedad valvular degenerativa y miocardiopatía dilatada (MCD), y en los gatos con miocardiopatía. Pero lo más habitual es que los perros con MCD

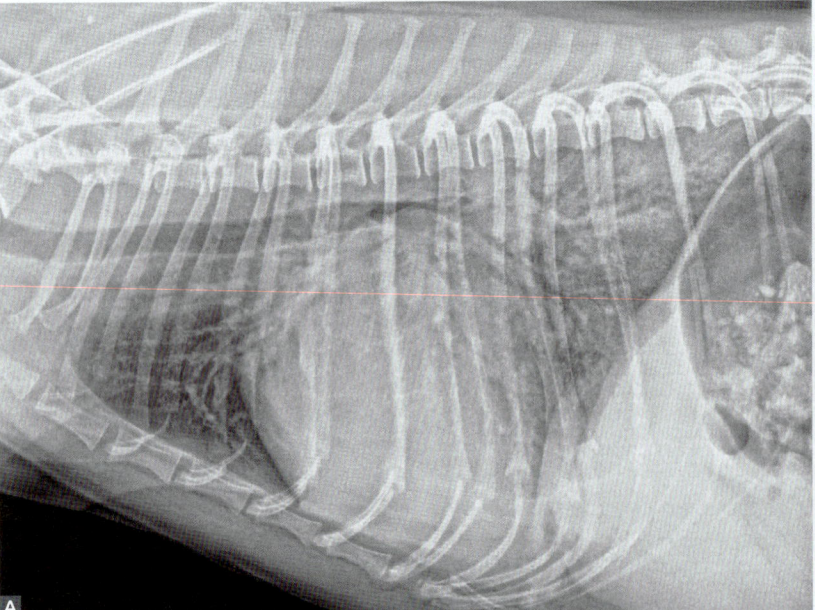
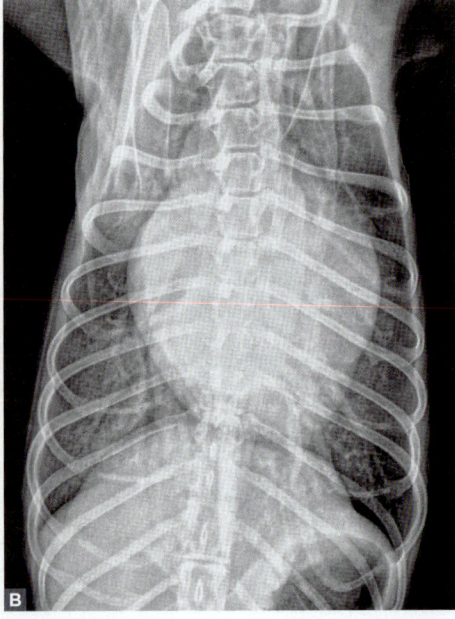

Fig. 20.25 Radiografías lateral y ventrodorsal obtenidas en un caniche miniatura macho castrado de 10 años. El paciente tenía antecedentes de endocardiosis crónica de la válvula mitral y había presentado recientemente disnea, taquipnea y tos. El corazón está muy aumentado de tamaño en las dos proyecciones. (**A**) En los lóbulos pulmonares caudales hay un incremento importante de la opacidad que enmascara el borde cardiaco dorsal caudal. (**B**) El aumento de la opacidad en los lóbulos pulmonares caudales es asimétrico. El lóbulo pulmonar caudal derecho muestra un incremento mayor de la opacidad, que se extiende hasta la periferia. Los vasos del lóbulo pulmonar caudal derecho están casi completamente enmascarados. El incremento de la opacidad en el lóbulo pulmonar caudal izquierdo afecta a las zonas hiliar y media, pero no a la periferia. La opacidad pulmonar es un ejemplo de patrón intersticial muy marcado en transición hacia un patrón alveolar, y representa un edema cardiogénico grave secundario a insuficiencia cardiaca congestiva izquierda.

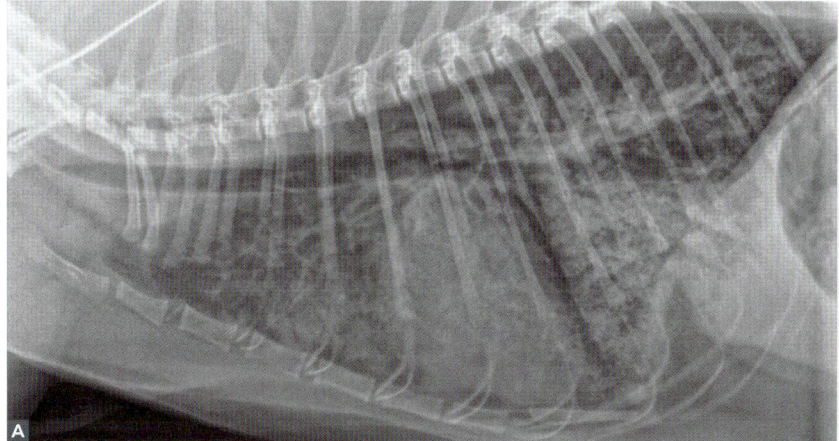

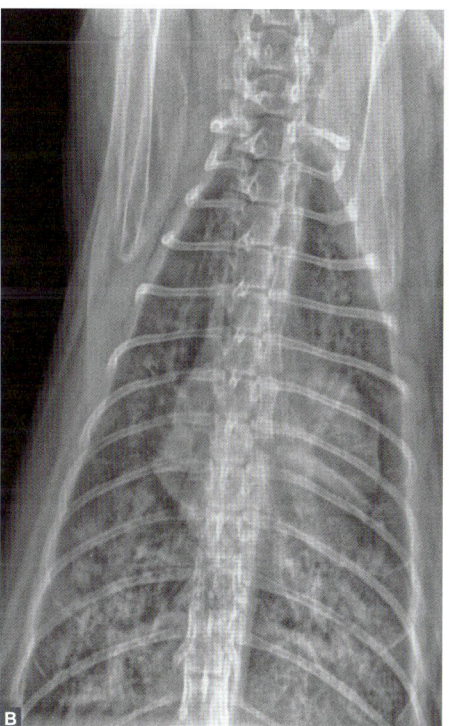

Fig. 20.26 Radiografías lateral y ventrodorsal obtenidas en un gato de 8 años que presentaba colapso agudo, taquipnea y disnea. El corazón está enmascarado parcialmente en ambas imágenes, lo que limita la evaluación. El corazón muestra un aumento de su altura en la proyección lateral y también está ensanchado en la proyección ventrodorsal. En los dos lóbulos pulmonares caudales hay una opacidad heterogénea con opacidad de tejidos blandos que enmascara los bordes del corazón y el diafragma, y los vasos pulmonares. (**A**) La parte dorsal del campo pulmonar caudal está relativamente conservada. La radiografía lateral también muestra un incremento similar de la opacidad en el campo pulmonar ventral craneal, con enmascaramiento del borde cardiaco craneal y de los vasos del pulmón. El patrón pulmonar es compatible con un edema cardiogénico grave secundario a insuficiencia cardiaca congestiva izquierda.

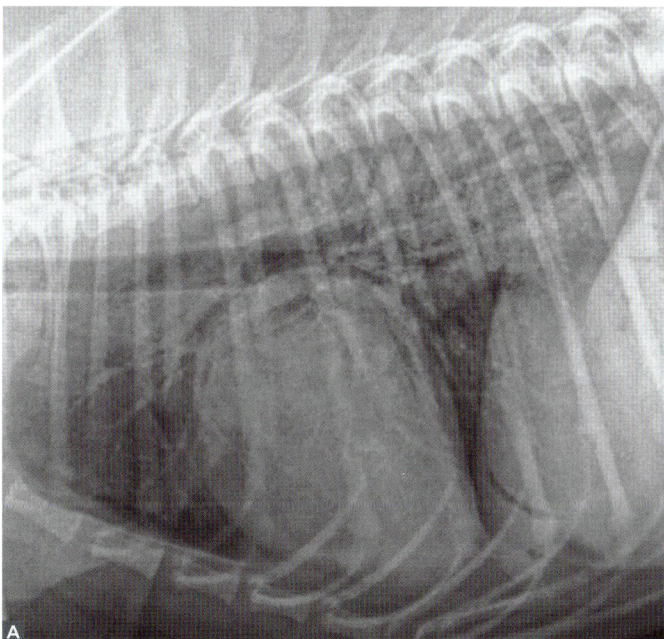

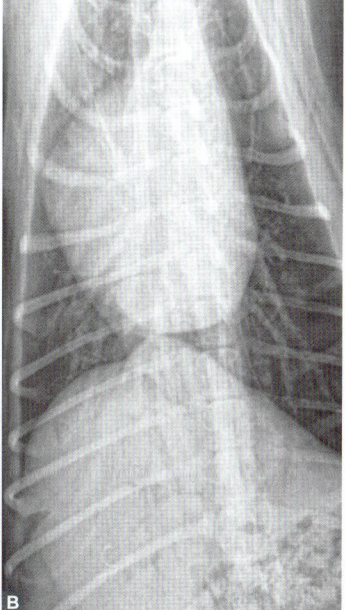

Fig. 20.27 Radiografías lateral y ventrodorsal obtenidas en un cachorro de golden retriever que desarrolló disnea tras morder un cable eléctrico y sufrir electrocución. (**A**) En el campo pulmonar dorsal caudal hay un incremento de la opacidad con densidad de tejidos blandos que enmascara los vasos y que impide casi por completo la visualización del borde diafragmático. (**B**) La radiografía ventrodorsal tiene una posición oblicua. Hay un patrón alveolar en el lóbulo pulmonar caudal derecho, superpuesto al hígado y al diafragma. En el pulmón afectado es visible un broncograma aéreo, superpuesto al hígado. Esta imagen representa un edema no cardiogénico secundario a la electrocución.

y los gatos con miocardiopatía muestren un patrón mixto alveolar e intersticial no estructurado no uniforme y difuso, o un patrón alveolar aleatorio. Algunos gatos con edema cardiogénico secundario a miocardiopatía presentan una distribución predominantemente ventral que imita a la neumonía grave. Mientras que la respuesta clínica al tratamiento puede ser muy rápida, la mejoría radiográfica requiere al menos 12 h y se observa con mayor fiabilidad a las 24 h del inicio del tratamiento.

El edema no cardiogénico puede ser debido a numerosas causas, incluyendo la situación de semiasfixia, la oclusión transitoria de la vía respiratoria, las convulsiones, la lesión cerebral traumática y la vasculitis[7] (**fig. 20.27**). La distribución es generalmente simétrica en las zonas media y periférica de los lóbulos pulmonares caudales, con extensión hacia la zona hiliar cuando el edema es grave. En los casos de mayor gravedad también puede haber en los demás lóbulos pulmonares infiltrados alveolares o intersticiales parcheados o aleatorios. La historia clínica del paciente sugiere a menudo el diagnóstico.

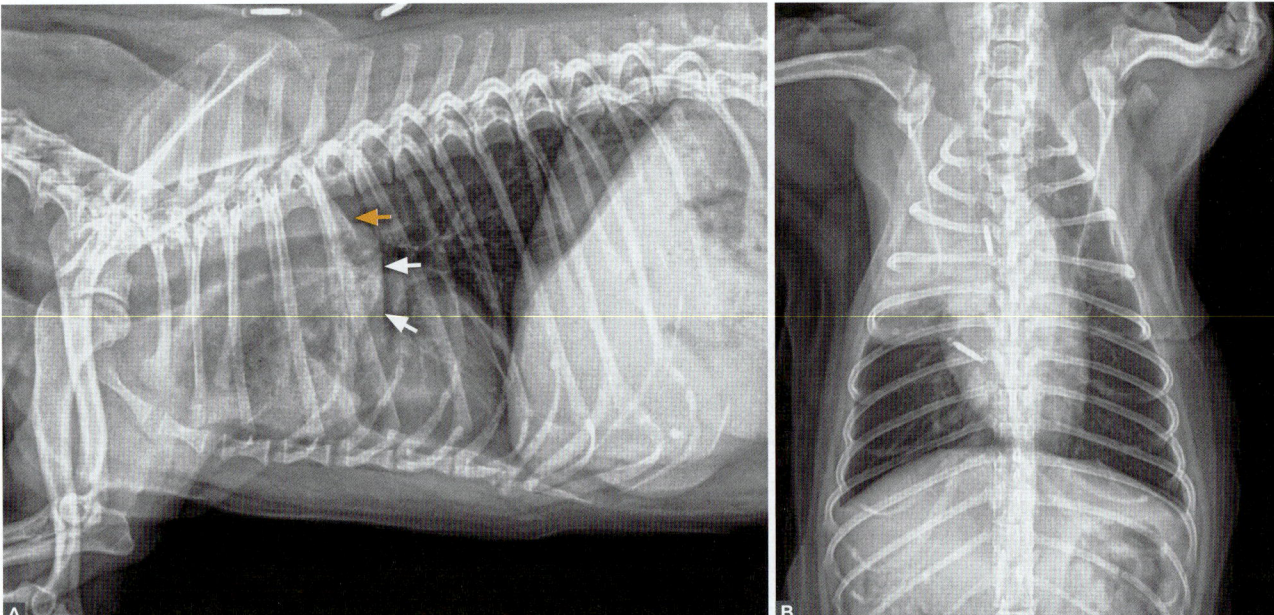

Fig. 20.28 Radiografías lateral izquierda y ventrodorsal en un shih tzu de 9 años. El paciente tenía antecedentes de un cuadro de tos de 2 semanas de duración, con disnea de inicio reciente. Hay una opacificación difusa con opacidad de tejidos blandos en el lóbulo pulmonar craneal derecho, con enmascaramiento completo de los vasos en este lóbulo pulmonar y de la parte craneal derecha del borde cardiaco. En la parte ventral craneal del lóbulo pulmonar se observan diminutas bolsas de gas en la proyección lateral. Este hallazgo ha sido descrito como un patrón vesicular y aparece cuando los ácinos pulmonares adyacentes están rellenos de aire y líquido. La opacificación de tejidos blandos se extiende hasta el borde dorsal del lóbulo, mientras que el margen dorsal caudal del lóbulo aparece como una interfaz bien definida dorsal a la bifurcación traqueal a la altura del quinto espacio intercostal (flecha naranja). En la radiografía lateral, el lóbulo pulmonar craneal derecho muestra un borde caudal convexo anómalo (flechas blancas). La TC confirmó un diagnóstico de torsión del lóbulo pulmonar craneal derecho.

La torsión de un lóbulo pulmonar da lugar a menudo a un patrón alveolar que afecta a un único lóbulo pulmonar o, raramente, a dos lóbulos[8] (**fig. 20.28**). Los perros de razas grandes y con un tórax profundo muestran predisposición a este problema, que también se puede observar en perros de razas pequeñas y, raramente, en gatos. La oclusión de las arterias, venas y linfáticos pulmonares en el hilio del lóbulo pulmonar causa congestión, edema e infarto. El bronquio lobular proximal a la torsión puede presentar una orientación anómala, similar a una "espiral" o a un "sacacorchos". En la mayor parte de los pacientes el bronquio lobular está relleno de líquido y no es visible un broncograma aéreo. En los pacientes con una torsión relativamente reciente, el lóbulo pulmonar puede mostrar una opacidad de tejidos blandos difusa y con numerosas burbujas de gas pequeñas intercaladas en su interior, lo que se ha denominado patrón vesicular. En los casos más crónicos el lóbulo afectado suele presentar una opacidad de tejidos blandos uniforme. El lóbulo pulmonar alterado de tamaño mayor del normal debido a la congestión y al edema, y puede tener una forma redondeada y dar lugar a un efecto masa con desplazamiento del pulmón normal adyacente y bien aireado. El lóbulo patológico puede estar enmascarado cuando hay simultáneamente un derrame pleural. Se afectan con mayor frecuencia el lóbulo pulmonar medio derecho y el lóbulo pulmonar craneal izquierdo. También se han descrito casos de torsión de los lóbulos pulmonares craneal derecho, caudal izquierdo y accesorio. Los tumores pulmonares primarios y el linfoma pulmonar son causas infrecuentes del patrón alveolar. En estos casos, la distribución del patrón alveolar es aleatoria, aunque puede imitar una neumonía o un edema.

Nódulos y masas

Las lesiones de tipo masa solitarias corresponden fundamentalmente a tumores primarios tanto en los perros como en los gatos. Los tumores pulmonares primarios parecen presentar una predilección por los lóbulos pulmonares caudales en los gatos. El granuloma micótico, como el asociado a la infección por *Blastomyces* o *Coccidioides*, también es una posible etiología en los perros y, raramente, en los gatos. En los casos en que no se lleva a cabo la cirugía ni se obtienen muestras de biopsia de la lesión, hay que repetir las radiografías al cabo de 4 y 12 semanas. El aumento de tamaño de la lesión a las 4 semanas eleva sustancialmente la sospecha de un tumor maligno. Sin embargo, la ausencia de modificaciones en el tamaño de la lesión al cabo de 12 semanas indica que lo más probable es que se trate de un absceso o un granuloma, aunque puede ocurrir también en el caso de un tumor primario de crecimiento lento en los gatos.

En un paciente con un tumor maligno conocido se debe asumir que los nódulos pulmonares representan metástasis. En los pacientes sin un diagnóstico confirmado de tumor maligno, las metástasis siguen siendo probables, pero también se deben contemplar en el diagnóstico diferencial los granulomas inflamatorios y los abscesos (**figs. 20.29** y **20.30**). El sarcoma histiocítico maligno y, con menor frecuencia, el linfoma,

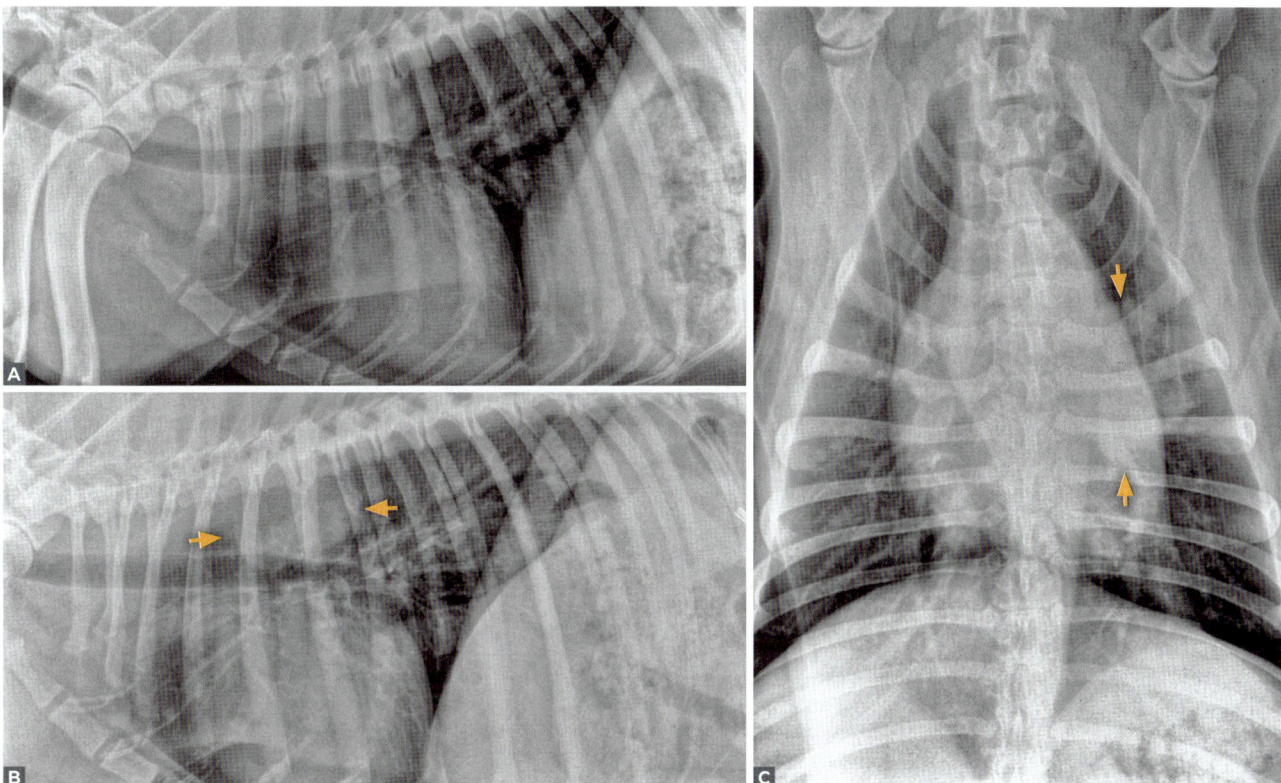

Fig. 20.29 Radiografías lateral derecha, lateral izquierda y ventrodorsal correspondientes al tórax de un perro mestizo de 12 años con tos crónica. (**A**) En la proyección lateral derecha es claramente visible una masa esférica con opacidad de tejidos blandos, situada en el tórax dorsal craneal sobre la parte caudal de la tráquea intratorácica. (**B**) Esta lesión es débilmente visible en la proyección lateral izquierda inmediatamente dorsal a la bifurcación traqueal (flechas), siendo mucho menos llamativa que en la proyección lateral derecha. La razón de ello es la presencia de atelectasia parcial de la parte declive del pulmón izquierdo en esta proyección. (**C**) En la proyección ventrodorsal la lesión también es menos evidente y se observa superpuesta con el borde izquierdo del corazón, así como con las costillas cuarta, quinta y sexta izquierdas (flechas). La reducción de la visibilidad de la lesión en la imagen ventrodorsal también se debe a la atelectasia parcial de la parte dorsal del pulmón, dado que el paciente está colocado en decúbito dorsal. La punción-aspiración con aguja fina confirmó un diagnóstico de carcinoma.

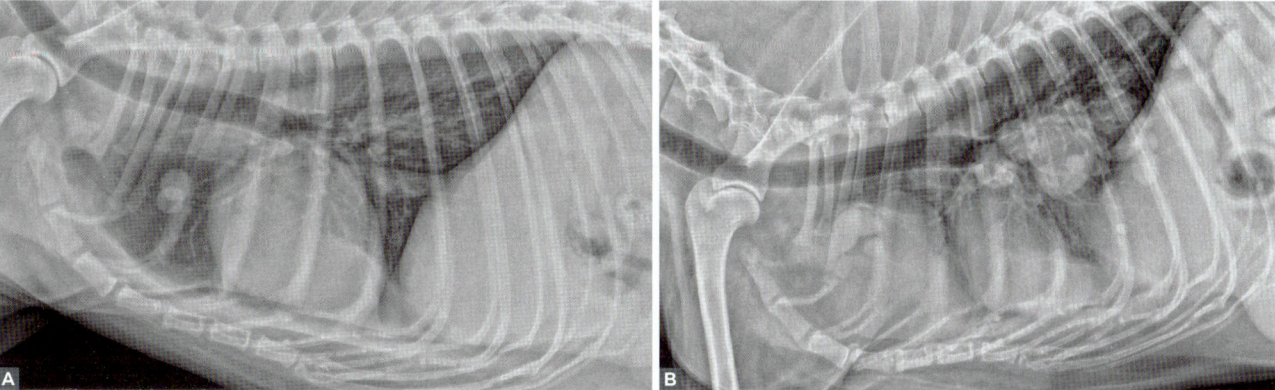

Fig. 20.30 Radiografías torácicas laterales obtenidas en un perro mestizo de 10 años en el que se había llevado a cabo la amputación de un miembro torácico como tratamiento de un osteosarcoma. (**A**) Imagen obtenida 2 meses después de la amputación; se pueden observar en el tórax craneal dos nódulos bien definidos y esféricos con opacidad de tejidos blandos en el espacio intercostal, aproximadamente a la mitad de distancia entre la tráquea y el esternón. No había otras lesiones adicionales en las demás radiografías torácicas obtenidas en ese momento. (**B**) Imagen obtenida 6 meses después de la amputación. Hay una gran lesión de aspecto tumoral que ocupa la mayor parte del tórax craneal y que enmascara el borde cardiaco. En los pulmones se observan múltiples nódulos de tamaño grande. La progresión de los nódulos o masas pulmonares con el paso del tiempo es un dato útil para establecer un diagnóstico preliminar de tumor maligno en aquellos casos en los que no es posible la confirmación del diagnóstico por otros medios.

también pueden cursar con la aparición de múltiples nódulos o masas pulmonares. La evaluación del abdomen mediante estudios de imagen como la radiología, la ecografía y la TC es necesaria para detectar la lesión primaria. Tal como ocurre con las lesiones solitarias, la observación de un aumento del tamaño o del número de los nódulos en las radiografías repetidas al cabo de 4 semanas hace mucho más probable un diagnóstico de tumor maligno metastásico.

Patrón intersticial no estructurado

El diagnóstico diferencial del patrón intersticial no estructurado es muy amplio. En muchos pacientes con enfermedad bronquial crónica inespecífica se pueden observar infiltrados intersticiales. En los perros de edad media y avanzada es relativamente frecuente un patrón intersticial no estructurado difuso de leve a moderado, que a menudo se describe como un cambio relacionado con la edad; posiblemente representa una combinación de cicatrización, fibrosis y enfermedad crónica subclínica de las vías respiratorias. Las posibles etiologías del patrón intersticial no estructurado incluyen los procesos siguientes: fibrosis, neumonitis vírica aguda, linfoma, metástasis diseminadas, neumonitis urémica y mineralización difusa secundaria a hiperadrenocorticismo crónico. Los infiltrados intersticiales no estructurados focales o multifocales con distribución aleatoria pueden ser debidos a infección por *Dirofilaria immitis*, infección por *Angiostrongylus vasorum*, leptospirosis e infección temprana por *Blastomyces*. La fibrosis pulmonar idiopática en los West Highland white terrier cursa con un patrón intersticial difuso y no uniforme marcado. La mayor parte de las enfermedades que presentan un patrón intersticial también tienen un componente bronquial.

Tomografía computarizada de la enfermedad pulmonar

La TC es un estudio de imagen muy apropiado para el diagnóstico de la enfermedad pulmonar. En comparación con la radiografía, la ausencia de superposición, el contraste de imagen mucho mayor y la resolución espacial apropiada hacen que la TC tenga niveles de sensibilidad y especificidad mayores (**fig. 20.5**).[9,10] Con los escáneres multicorte es posible obtener imágenes de la totalidad del tórax en unos pocos segundos, evitando así la necesidad de la anestesia en muchos pacientes. La TC en algunos casos se puede llevar a cabo bajo sedación, e incluso en ocasiones en pacientes conscientes. Los bronquios y los vasos sanguíneos pueden ser estudiados con facilidad y seguidos hasta la periferia del pulmón. Se han publicado los valores normales de los cocientes entre la pared bronquial y el calibre de los vasos, y estos índices se utilizan para el diagnóstico de la enfermedad bronquial. La TC de alta resolución (con adquisición de imágenes de cortes con un grosor de 1 mm o inferior, más elevado y técnica axial) permite una valoración mucho más detallada de la gravedad y la extensión de los infiltrados bronquiales e intersticiales en enfermedades como el asma felina. La TC es mejor que las radiografías para la valoración de la gravedad y la extensión de los infiltrados intersticiales. Con estas imágenes es posible valorar la distribución de los infiltrados en relación con las vías respiratorias, los vasos y las regiones afectadas en los lóbulos pulmonares. La TC torácica tiene una utilidad mayor para el diagnóstico y la estadificación de los pacientes oncológicos, y representa la modalidad de imagen más adecuada para este objetivo cuando está disponible. La TC se puede utilizar para confirmar la localización anatómica precisa de las masas intratorácicas; por ejemplo, permite determinar si una lesión de tipo masa situada en la parte craneal del tórax tiene un origen pulmonar o mediastínico. La TC también presenta niveles de sensibilidad y especificidad mayores que las radiografías para la detección de los nódulos pulmonares, y a menudo permite identificar lesiones que no son visibles en las radiografías. Por último, la TC también es significativamente más sensible que las radiografías para la detección del aumento de tamaño de los ganglios linfáticos traqueobronquiales.

Ecografía de la enfermedad pulmonar

La ecografía tiene una utilidad relativamente limitada en el estudio de la enfermedad pulmonar (**fig. 20.31**), dado que el aire de los pulmones refleja el haz de ultrasonidos; por ello, solo tiene valor cuando la lesión se extiende hasta la superficie pleural visceral en la pared torácica. Tal como ocurre con muchas lesiones abdominales, las características ecográficas de las masas pulmonares son inespecíficas. La ecografía facilita la obtención de muestras de las lesiones para su diagnóstico citológico o histológico. La ecografía también per-

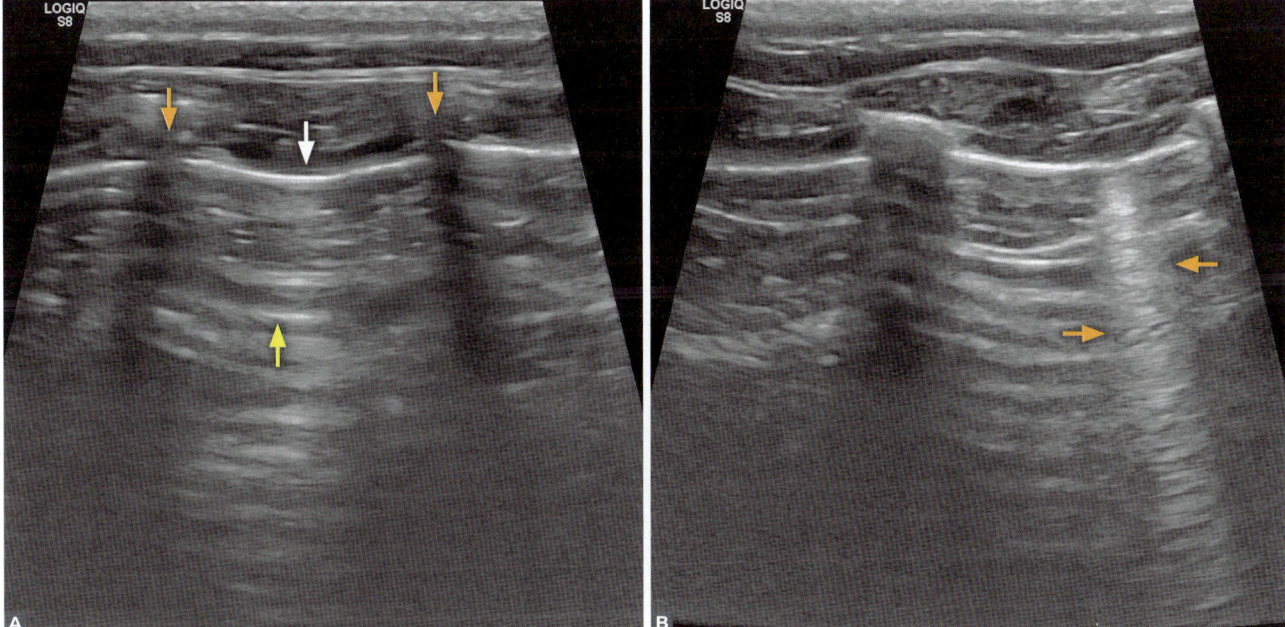

Fig. 20.31 Ecografía del pulmón. (**A**) Un gato macho castrado de 3 años. Aspecto normal del espacio intercostal en una imagen longitudinal: sombras de las costillas (flechas naranjas) que tienen utilidad para identificar la línea pleural hiperecogénica (flecha blanca) formada por la pleura parietal y visceral. Las líneas A (flecha amarilla) son artefactos por reverberación hiperecogénicos horizontales, paralelos y equidistantes a la línea pleural. (**B**) Gato macho sano de 3 años de edad. Se observan líneas B aisladas (flechas naranjas) en forma de artefactos hiperecogénicos verticales que se originan a partir de la superficie pleural y que se extienden hasta el campo más alejado de la imagen, enmascarando las líneas A. Por cortesía del Dr. Giovanni Aste DVM, PhD.

mite valorar procesos patológicos que cursan con infiltrados alveolares en las radiografías, siempre y cuando dichos infiltrados se extiendan hasta la superficie pleural visceral. La neumonía, la hemorragia y el edema hacen que el parénquima pulmonar muestre generalmente una ecogenicidad relativamente uniforme. En el pulmón pueden ser visibles las venas y las arterias pulmonares de mayor calibre. Los bronquios rellenos de aire aparecen en forma de estructuras hiperecogénicas lineales con sombra acústica. Los bronquios pueden presentar un aspecto similar al de los vasos cuando están rellenos de sangre, exudado o líquido de edema. La ecografía se puede utilizar para una valoración preliminar de la patología pulmonar intersticial difusa, dado que los infiltrados que se extienden hasta la superficie pleural visceral dan lugar a la aparición de bandas lineales en forma de artefactos por reverberación. No obstante, las radiografías tienen niveles de sensibilidad y especificidad mayores para este tipo de valoración.

Bibliografía

1. Biller DS, Meyer CW. Case examples demonstrating the clinical utility of obtaining both right and left lateral thoracic radiographs in small animals. *J Am Anim Hosp Assoc* 23:381, 1987.

2. Suter PF, Lord PF. Thoracic radiography: a text atlas of thoracic disease in the dog and cat. Wettswil, Switzerland, 1984.

3. Mantis P, Lamb CR, Boswood A. Assessment of the accuracy of thoracic radiography in the diagnosis of canine chronic bronchitis. *J Small Anim Pract* 39:518-520, 1998.

4. Garrity S, Lee-Fowler T, Reinero C. Feline asthma and heartworm disease: clinical features, diagnostics and therapeutics. *J Feline Med Surg* 21:825-834, 2019.

5, Berry CR, Gallaway A, Thrall DE, Carlisle C. Thoracic radiographic features of anticoagulant rodenticide toxicity in fourteen dogs. *Vet Radiol Ultrasound* 34:391-396, 1993.

6. Diana A, Guglielmini C, Pivetta M, Sanacore A, Di Tommaso M, Lord PF, et al. Radiographic features of cardiogenic pulmonary edema in dogs with mitral regurgitation: 61 cases (1998-2007). *J Am Vet Med Assoc* 235:1058-1063, 2009.

7. Bouyssou S, Specchi S, Desquilbet L, Pey P. Radiographic appearance of presumed noncardiogenic pulmonary edema and correlation with the underlying cause in dogs and cats. *Vet Radiol Ultrasound* 58:259-265, 2017.

8. Gicking J, Aumann M. Lung lobe torsion. *Comp Contin Educ Vet* 33:E4, 2011.

9. Lamb CR, Whitlock J, Foster-Yeow ATL. Prevalence of pulmonary nodules in dogs with malignant neoplasia as determined by CT. *Vet Radiol Ultrasound* 60:300-305, 2019.

10. Masseau I, Reinero CR. Thoracic computed tomographic interpretation for clinicians to aid in the diagnosis of dogs and cats with respiratory disease. *Vet J* 253:105388, 2019.

11. Dicker SA, Lisciandro GR, Newell SM, Johnson JA. Diagnosis of pulmonary contusions with point-of-care lung ultrasonography and thoracic radiography compared to thoracic computed tomography in dogs with motor vehicle trauma: 29 cases (2017-2018). *J Vet Emerg Crit Care* 30:638-46, 2020.

CAPÍTULO 21

Tráquea

Chiara Mattei

PUNTOS CLAVE

▌ La hipoplasia traqueal afecta principalmente a los perros braquicéfalos jóvenes y se caracteriza radiológicamente por una disminución uniforme y estática del calibre de la tráquea.

▌ El colapso traqueal dinámico se debe al debilitamiento y a la deformidad de los anillos cartilaginosos. La radiografía pone de manifiesto un aplanamiento luminal dorsoventral acompañado de una invaginación de la membrana traqueal dorsal hacia la luz.
La fluoroscopia y la broncoscopia tienen un grado de sensibilidad mayor para el diagnóstico del colapso traqueal y para determinar su gravedad y extensión.

▌ La rotura se puede producir en cualquier punto de la tráquea, pero ocurre con mayor frecuencia en el segmento cervical y las radiografías muestran enfisema facial y subcutáneo, y neumomediastino.

▌ La intoxicación por raticidas con cumarina puede dar lugar a una hemorragia submucosa traqueal con estrechamiento variable de la luz.

Hipoplasia

La hipoplasia es un estrechamiento generalizado congénito del diámetro traqueal causado por una superposición anómala o por la presencia de anillos cartilaginosos completos con una membrana traqueal dorsal (MTD) prácticamente inexistente.

Se diagnostica con mayor frecuencia en los perros braquicéfalos y forma parte del síndrome braquicefálico con obstrucción de la vía respiratoria (BOAS, *brachycephalic obstructive airway syndrome*).[1] Los animales afectados presentan dificultad respiratoria, tos e infecciones respiratorias recurrentes.[1]

En las radiografías y la fluoroscopia, la tráquea hipoplásica aparece disminuida de diámetro de manera uniforme sin variaciones asociadas a la respiración (**fig. 21.1**).[1]

Para el diagnóstico de la hipoplasia traqueal se han propuesto dos métodos radiográficos objetivos,[1,2] pero el grado de concordancia entre ellos –y también entre cualquiera de ellos y los hallazgos endoscópicos– es escaso, de manera que su utilidad es cuestionable.[3,4]

▌ El cociente entre el diámetro luminal de la zona media de la tráquea torácica y la anchura del tercio proximal de la tercera costilla (TT/3R). Los valores inferiores a 2,0 o a 3,0 definen la hipoplasia traqueal.

▌ El cociente entre el diámetro luminal traqueal y la medida de la entrada torácica (TD:TI) (**fig. 21.2**). Para definir la hipoplasia se utilizan los cocientes medios inferiores a 0,13 en los bulldog inglés (aunque en perros asintomáticos el límite inferior se sitúa en 0,09), los cocientes medios inferiores a 0,16 en las razas braquicéfalas distintas del bulldog y los cocientes medios inferiores a 0,20 en perros con otras conformaciones anatómicas.

Estos valores numéricos representan un apoyo para el diagnóstico, pero la hipoplasia traqueal puede ser asintomática en ausencia de enfermedad pulmonar y de defectos congénitos concurrentes. Cuando se sospecha una hipoplasia traqueal en un animal joven, es necesario evaluar de nuevo la vía respiratoria después de que el animal alcanza la madurez, dado que el grado de estrechamiento con frecuencia disminuye en dicho intervalo.

Fig. 21.1 Radiografía lateral en un bulldog inglés de 2 meses con disnea. La tráquea muestra un estrechamiento marcado y uniforme, lo que sugiere una hipoplasia. Los bronquios principales tienen un diámetro relativamente más grande. No se observan signos concurrentes de neumonía. Este hallazgo puede formar parte del síndrome braquicefálico obstructivo de la vía respiratoria. En estos casos es necesario repetir las radiografías una vez que el animal ha alcanzado la madurez, dado que el aparente estrechamiento marcado con frecuencia mejora durante el crecimiento.

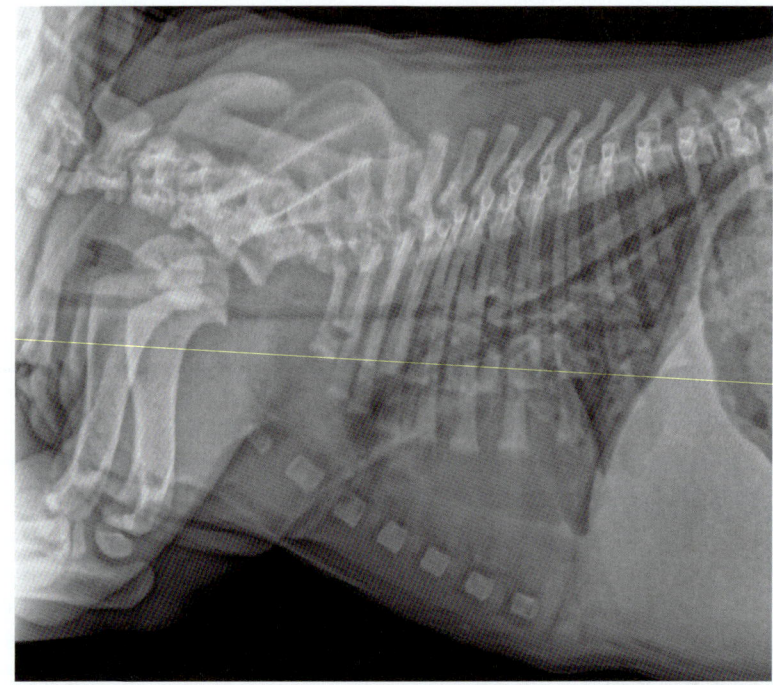

Fig. 21.2 Radiografía torácica lateral en un perro mestizo braquicéfalo de 5 años evaluado respecto a la resolución de una neumonía. Se demuestra el cociente (TD:TI). El diámetro luminal (línea azul) se mide perpendicular al eje longitudinal de la tráquea a la altura de la entrada torácica y la medida de la entrada torácica (línea naranja) desde la cara ventral del punto medio de la primera vértebra torácica hasta la superficie dorsal del manubrio en su porción más delgada. El cociente es inferior a 0,2, es decir, normal.

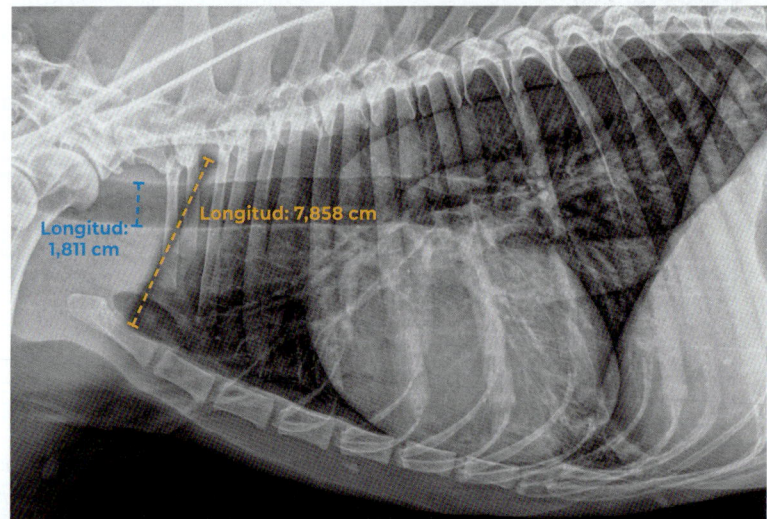

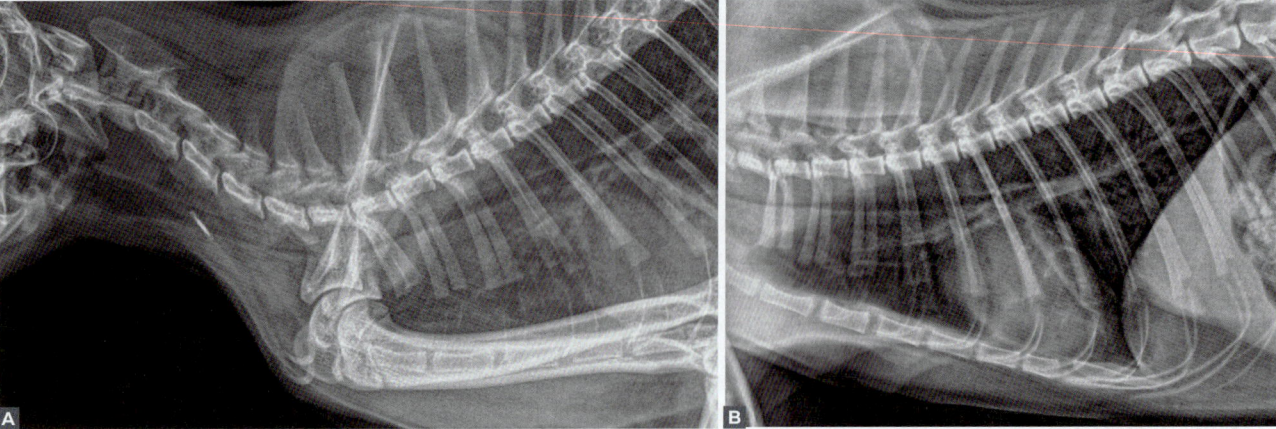

Fig. 21.3 Radiografías laterales cervical (**A**) y torácica (**B**) obtenidas en un gato de 1,5 años con dificultad respiratoria. Los segmentos cervical caudal e intratorácico de la tráquea muestran un estrechamiento persistente de grado moderado a marcado. El colapso traqueal primario es infrecuente en los gatos, por lo que en estos casos siempre hay que excluir un problema de la vía respiratoria superior.

Colapso dinámico

VÍDEO 21.1

Fluoroscopia: contraste espontáneo

El colapso traqueal se debe al reblandecimiento de los cartílagos y a la pérdida de la rigidez funcional. Se caracteriza por el aplanamiento dorsoventral del anillo, estiramiento y protrusión luminal de la MTD, y estrechamiento luminal variable.[5] Habitualmente es un proceso dinámico, pero también puede ser estático. Afecta a los perros de razas pequeñas y edad media que manifiestan tos progresiva. El colapso traqueal es infrecuente en los gatos, en los que generalmente se debe a una obstrucción de las vías respiratorias altas (**fig. 21.3**).[6]

La radiografía y la fluoroscopia son técnicas complementarias para el diagnóstico del colapso traqueal.[7]

Las radiografías cervicales y torácicas laterales desde la faringe hasta la carina se deben obtener al final de la inspiración y de la espiración. En estas imágenes se puede observar un aplanamiento luminal dorsoventral que afecta a un segmento de la tráquea o a la mayor parte de su longitud, además de la invaginación de la MTD en la luz (**fig. 21.4**).

Esta última alteración debe ser diferenciada de la redundancia de la MTD, que se puede observar en perros clínicamente normales (**fig. 21.5**).[7,8]

También se puede apreciar un incremento de la altura dorsoventral en las radiografías laterales (**fig. 21.6**).[9]

VÍDEO 21.2

Fluoroscopia: derrame pleural

Esto se debe a la rotación axial de la tráquea colapsada, de manera que la dimensión luminal dorsoventral observada en la radiografía representa la dimensión laterolateral en la tomografía computarizada (TC).[9] Para la demostración del colapso puede ser útil una proyección tangencial ("skyline") de la tráquea, que se obtiene con el paciente en decúbito esternal y con flexión dorsal de la cabeza y el cuello. El haz de rayos X se orienta en una dirección ligeramente de craneal a caudal, y se centra en la entrada torácica. La proyección radiográfica tangencial puede poner de manifiesto una forma en semiluna o en hendidura, o un estrechamiento asimétrico. La TC cervical y torácica es mejor para conocer el grado y la extensión del estrechamiento de la tráquea (**fig. 21.7**).

Son posibles hallazgos radiográficos concurrentes el colapso bronquial y las bronquiectasias. En los casos del colapso traqueal intratorácico y de retorcimiento traqueal extratorácico es posible observar al final de la espiración una herniación pulmonar cervical intermitente (**fig. 21.8**).[5]

VÍDEO 21.3

Fluoroscopia: derrame pericárdico

La radiografía es una técnica que ofrece una estimación significativamente insuficiente de la frecuencia y el grado del colapso traqueal en comparación con la fluoroscopia, incluso obteniendo las imágenes en inspiración y espiración, y la normalidad de las radiografías no excluye este diagnóstico.[7] La fluoroscopia es la modalidad de imagen de elección debido a que permite realizar un estudio en tiempo real durante la totalidad del ciclo respiratorio, con una respiración normal y con espiración inducida por tos forzada.[5,7] Dadas las presiones que se desarrollan durante el ciclo respiratorio, la fluoroscopia demuestra la naturaleza dinámica del colapso traqueal, con afectación de la parte extratorácica durante la inspiración y del segmento intratorácico durante la espiración (**fig. 21.9** y **vídeos 21.1-21.3**).[7]

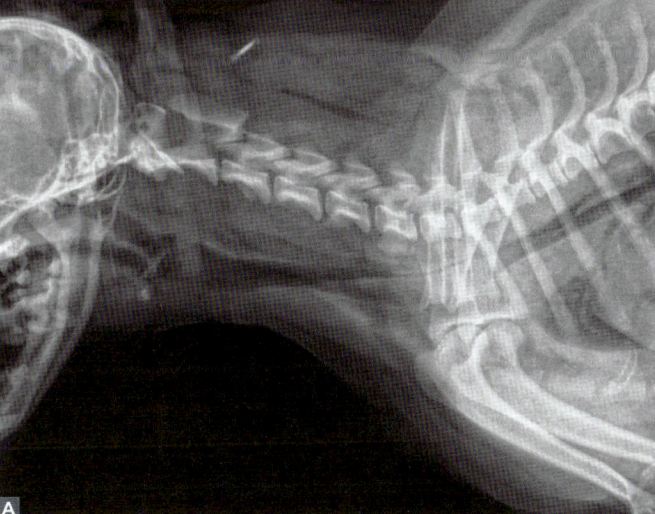
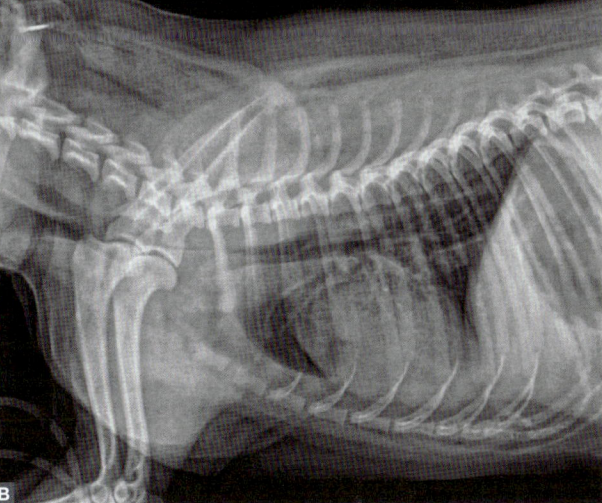

Fig. 21.4 Radiografías laterales cervical (**A**) y torácica (**B**) obtenidas en un perro spitz de 2 años con tos. A la altura de la entrada torácica se observa en las dos imágenes una pérdida de visualización de la luz traqueal secundaria a un colapso estático de la luz. La endoscopia confirmó un colapso traqueal de grado 4 (100 %) en la entrada torácica.

Fig. 21.5 Radiografía lateral cervical y torácica obtenida en un golden retriever de 1,5 años que no presentaba signos respiratorios. En el borde dorsal de la luz traqueal correspondiente al segmento cervical caudal y en la entrada torácica se aprecia una opacidad de tejidos blandos (flechas blancas). La cara dorsal de la tráquea está claramente definida (flechas naranjas). Este cuadro corresponde a una redundancia de la MTD, más que a un colapso de los anillos traqueales.

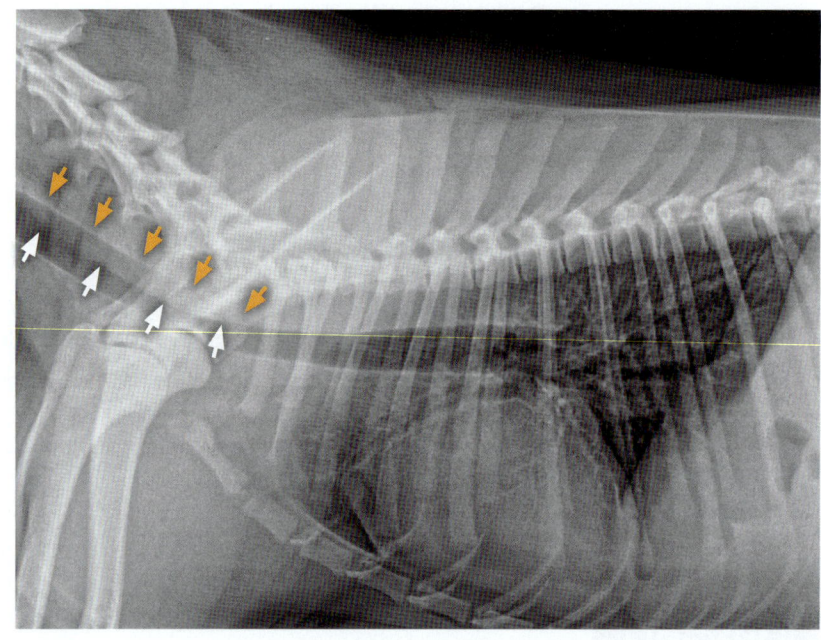

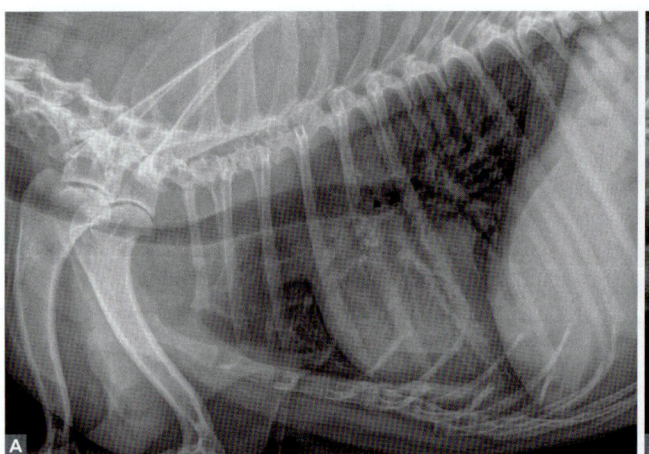

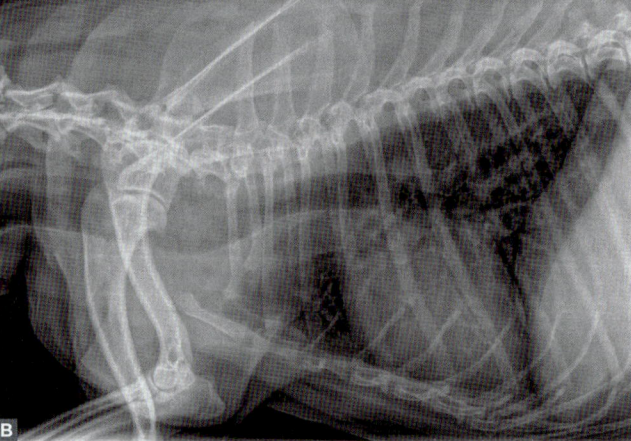

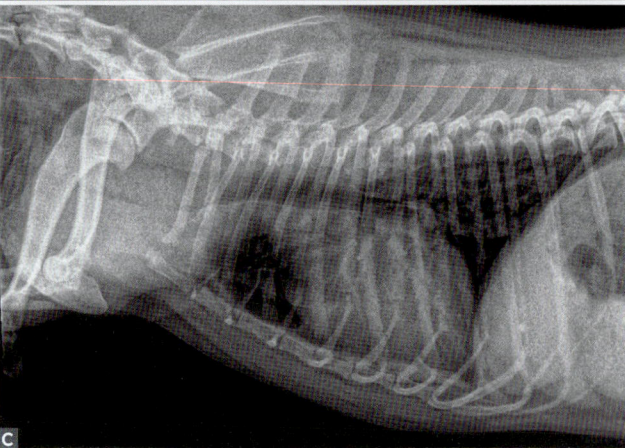

Fig. 21.6 (**A-B**) Radiografías torácicas laterales obtenidas en un perro chihuahua mestizo de 13 años con tos. Se observa un colapso segmentario de la luz traqueal en la entrada torácica, indicativo de una falta de rigidez de los anillos traqueales. (**C**) Radiografía torácica lateral obtenida en un yorkshire terrier de 13 años con dificultad respiratoria. Se observa un aumento de la altura dorsoventral de la tráquea cervical hasta la entrada torácica, asociado a una opacidad tubular intraluminal con opacidad de tejidos blandos rodeada dorsal y ventralmente por aire. La causa es la rotación axial de la tráquea colapsada. Imagen cortesía de Antech Imaging Services, Fountain Valley, CA, Estados Unidos.

Fig. 21.7 Imágenes de TC obtenidas en un spitz de 7 años evaluado respecto a una sospecha de colapso traqueal y bronquial. (**A-C**) Muestran secciones transversales de la tráquea cervical con la ventana de tejidos blandos en niveles distintos correspondientes a la línea de color en (**D**). (**B**) Se observa un colapso traqueal moderado a grave. (**E**) Se observa el colapso del bronquio principal izquierdo, confirmado en la endoscopia.

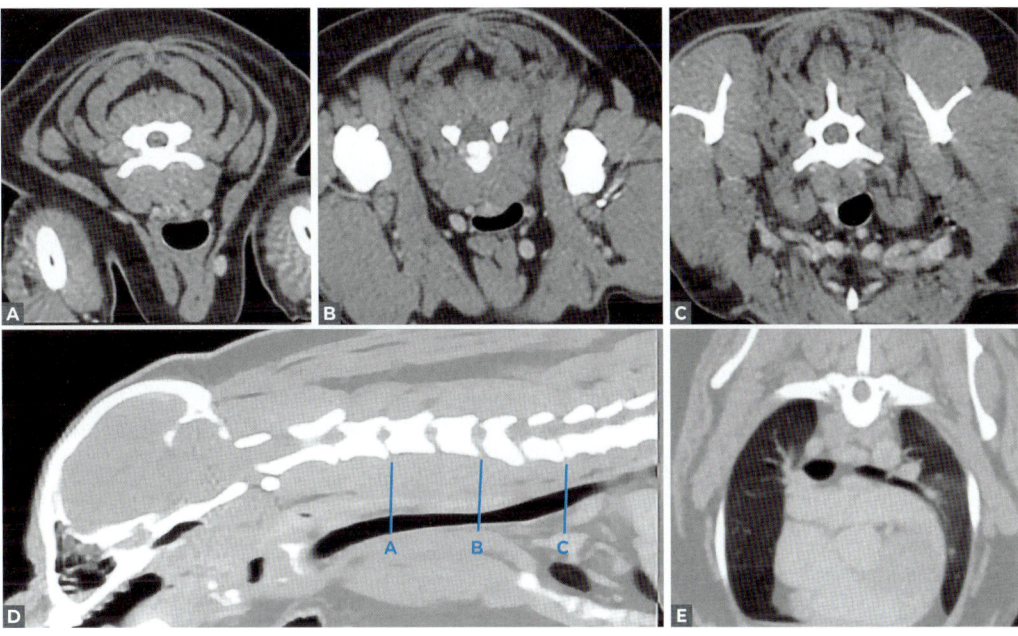

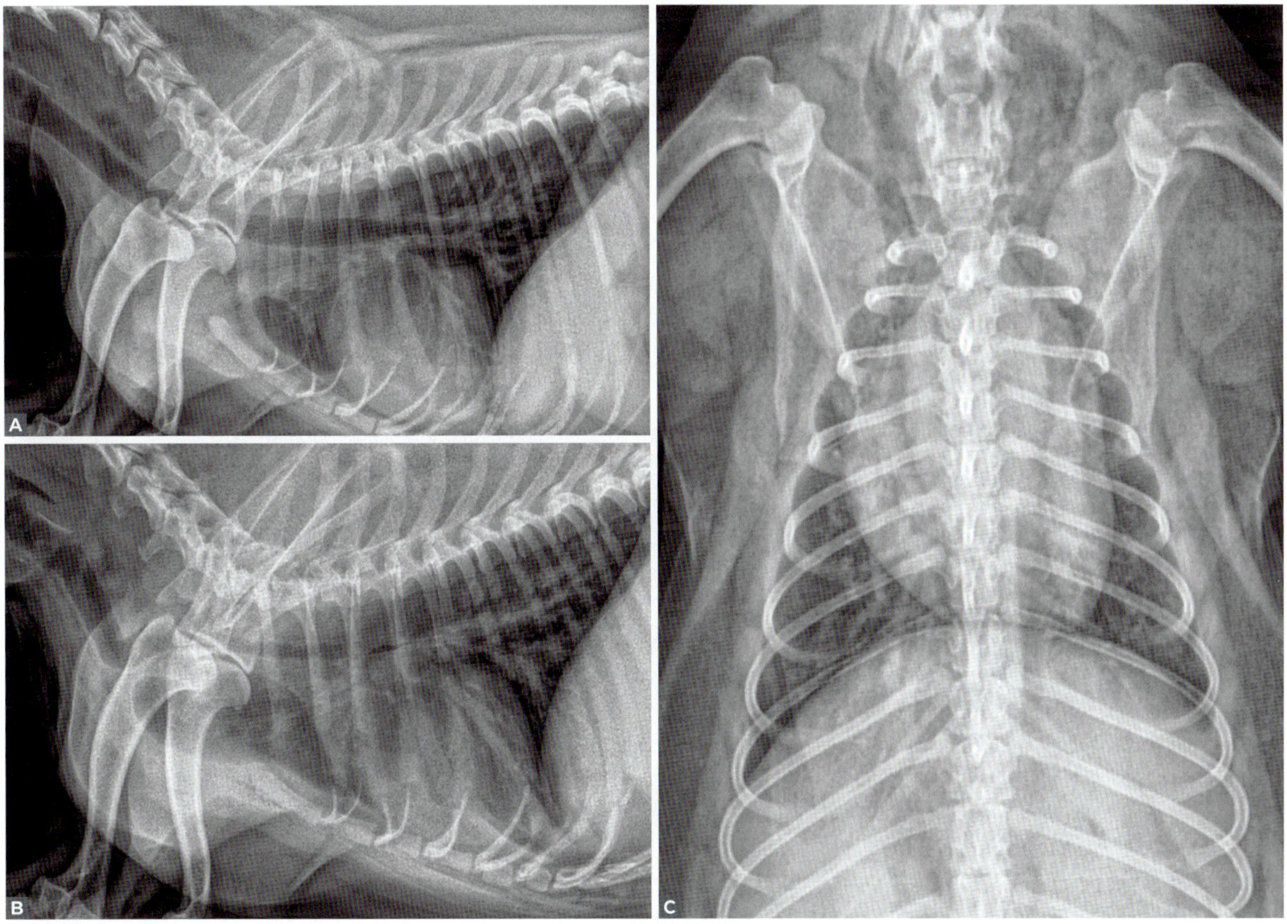

Fig. 21.8 Radiografías torácicas laterales obtenidas en un chihuahua de 9 años con antecedentes de tos crónica. En (**A**) la tráquea intratorácica presenta un diámetro uniforme y los pulmones están en una posición normal. En la espiración durante la tos (**B**) la tráquea intratorácica, la carina y los bronquios principales presentan colapso y desplazamiento craneal. Se observa un plegamiento de la tráquea extratorácica. Los lóbulos pulmonares craneales muestran una herniación craneal hacia la región cervical. La radiografía torácica ventrodorsal (**C**) confirma una herniación pulmonar similar de los dos lóbulos pulmonares craneales.

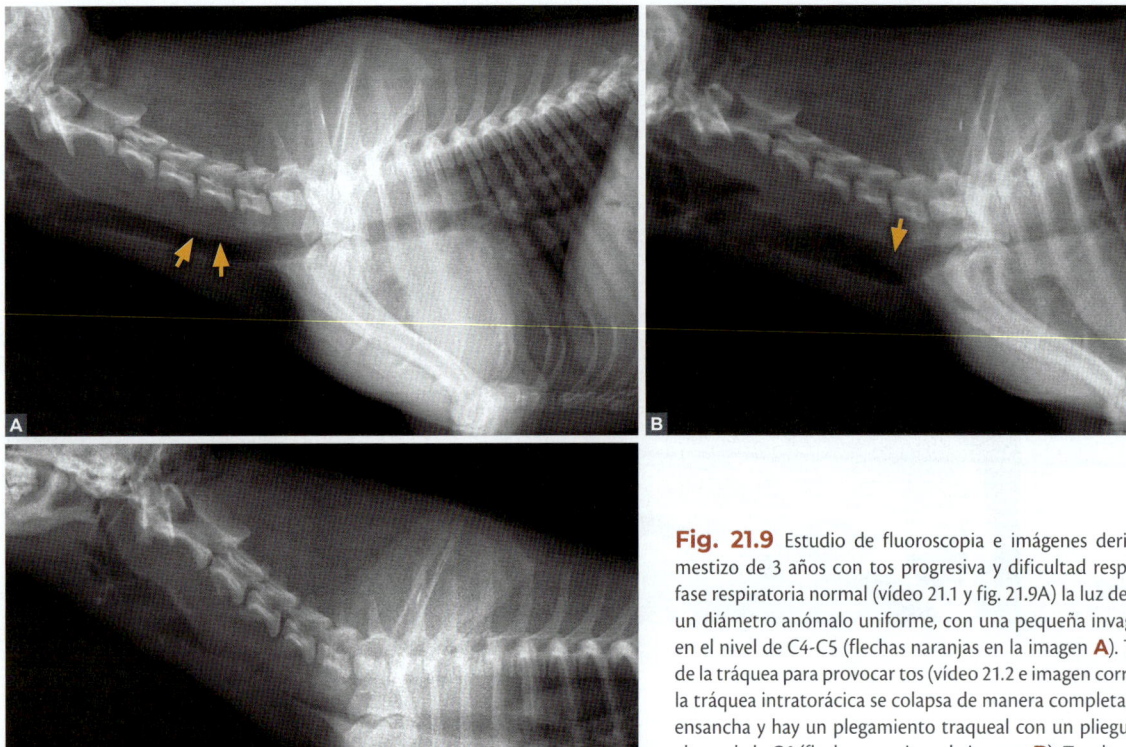

Fig. 21.9 Estudio de fluoroscopia e imágenes derivadas de un perro mestizo de 3 años con tos progresiva y dificultad respiratoria. Durante la fase respiratoria normal (vídeo 21.1 y fig. 21.9A) la luz de la tráquea muestra un diámetro anómalo uniforme, con una pequeña invaginación de la MTD en el nivel de C4-C5 (flechas naranjas en la imagen **A**). Tras la estimulación de la tráquea para provocar tos (vídeo 21.2 e imagen correspondiente 21.9B), la tráquea intratorácica se colapsa de manera completa, la parte cervical se ensancha y hay un plegamiento traqueal con un pliegue dorsal visible a la altura de la C6 (flecha naranja en la imagen **B**). Tras la oclusión de las fosas nasales para forzar la inspiración (vídeo 21.3 e imagen correspondiente 21.9C), se observa un colapso completo de la tráquea cervical, seguido de su ensanchamiento. Imagen cortesía de SLU University Animal Hospital, Uppsala, Suecia.

Traumatismo y estenosis

La lesión traumática de la tráquea puede dar lugar a rotura o avulsión. El término rotura hace referencia a una separación o solución de continuidad del grosor parietal completo y este problema afecta típicamente a la tráquea cervical por causas como las heridas por mordedura, las cadenas o collares asfixiantes, y la intubación endotraqueal.[10] La avulsión se describe en los gatos y es secundaria a la hiperextensión del cuello inducida por un traumatismo contuso, que causa separación de los anillos traqueales torácicos, generalmente a la altura de las vértebras torácicas segunda a cuarta; la adventicia intacta o el tejido mediastínico mantienen temporalmente la integridad de la vía respiratoria.[11]

La rotura traqueal no se suele diagnosticar en las radiografías debido a que en estas imágenes no es posible visualizar la lesión real de la pared traqueal; no obstante, puede estar alterada la forma de la tráquea, con paredes irregulares y una alineación anómala focal de los anillos y la luz. Resulta más fácil identificar hallazgos secundarios como el enfisema subcutáneo o fascial, neumomediastino y –ocasionalmente– neumorretroperitoneo y neumotórax (**fig. 21.10**).[10] La avulsión aguda puede causar disnea, aunque algunos pacientes no muestran signos agudos; las alteraciones radiográficas incluyen interrupción o estrechamiento focal de la tráquea intratorácica, borramiento luminal y neumomediastino.[11]

En caso de avulsión crónica se observa en ocasiones una discontinuidad traqueal circunferencial completa, con una dilatación esférica con gas bien definida, que aparece rodeada por bordes finos de opacidad de tejidos blandos. La balonización segmentaria, denominada vía aérea falsa o seudo-vía aérea, está formada por la adventicia traqueal y los tejidos conjuntivos mediastínicos. La estenosis circunferencial progresiva de los extremos de la tráquea con rotura da lugar a una disnea de inicio gradual y carácter progresivo (2-3 semanas después del traumatismo).[11]

La estenosis grave de un segmento corto de la tráquea también puede ser la secuela de un traumatismo en aquellos casos en los que no hay separación de extremos de la tráquea rota. No se observa neumomediastino (**fig. 21.11**).[11]

La TC puede poner de manifiesto un desgarro de la pared traqueal con una definición más precisa de la localización y la extensión de la laceración (**figs. 21.12** y **21.13**). Se pueden observar hallazgos como una forma anómala de la luz traqueal, discontinuidad de la pared con ausencia de anillos y un enfisema o un neumomediastino localizados o extensos. En los casos crónicos se puede observar un engrosamiento circunferencial del tejido adyacente que realza el contraste, y estenosis segmentaria del diámetro luminal traqueal.

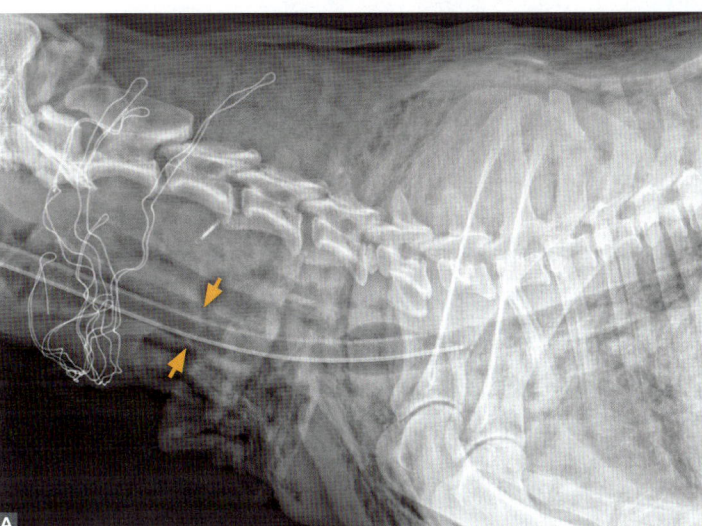
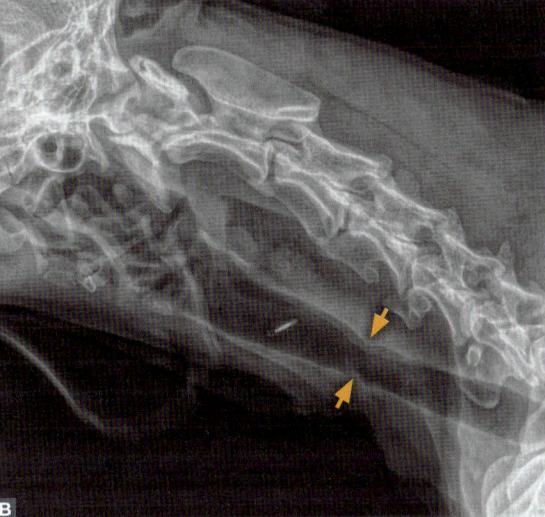

Fig. 21.10 Radiografías laterales cervicales obtenidas en un perro mestizo de 6 años. (**A**) El paciente presentaba heridas por mordedura en la zona cervical tras haberse peleado con otro perro. Las paredes traqueales dorsal y ventral a la altura de C3-C4 muestran una irregularidad leve, en una zona en la que es visible una línea con opacidad de tejidos blandos (flechas). Entre esta zona y el manguito del tubo endotraqueal disminuye la visualización de las paredes traqueales y de la columna de aire. Es difícil identificar la lesión real en la pared, pero el enfisema y el neumomediastino concomitantes incrementan la sospecha de una rotura de la vía respiratoria superior. Durante la cirugía fue identificada y reparada una rotura traqueal cervical. El hilo radiopaco forma parte de un vendaje colocado alrededor del cuello. (**B**) El mismo perro 6 meses después del traumatismo. En la zona quirúrgica se puede observar una estenosis circunferencial, estática y leve de la luz traqueal (flechas), compatible con una estenosis leve.

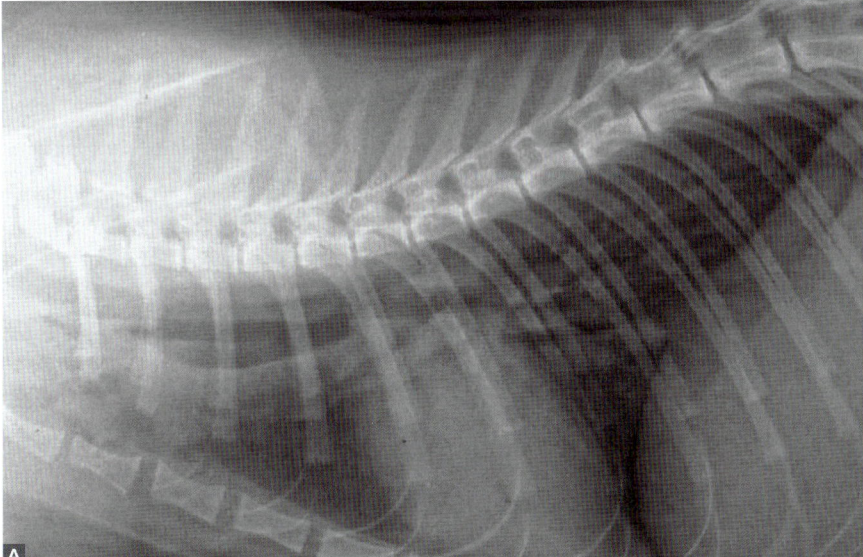
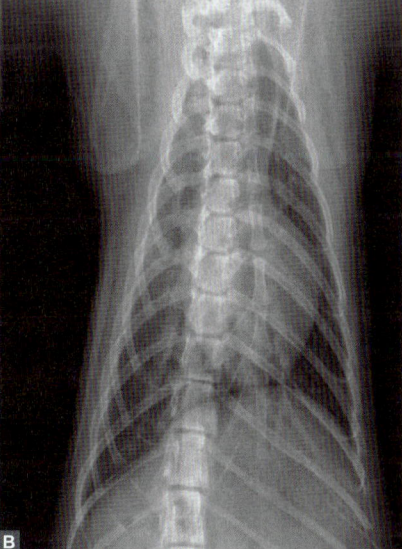

Fig. 21.11 Radiografías torácicas lateral (**A**) y dorsoventral (**B**) obtenidas en un gato doméstico de pelo corto y 2 años que presentaba uñas raspadas, abrasiones cutáneas y disnea intensa. Se sospechó que había sido atropellado por un vehículo de motor. Superpuesta y a la izquierda de la tráquea intratorácica se observa un área tubular de opacidad, entre el segundo y el cuarto espacios intercostales. No se identifica claramente la pared ventral de la tráquea en esta región, al tiempo que la pared dorsal está desviada ventralmente. El diagnóstico más probable es el de avulsión traqueal con formación de una vía respiratoria falsa. Imagen cortesía del Dr. Paul Mahoney.

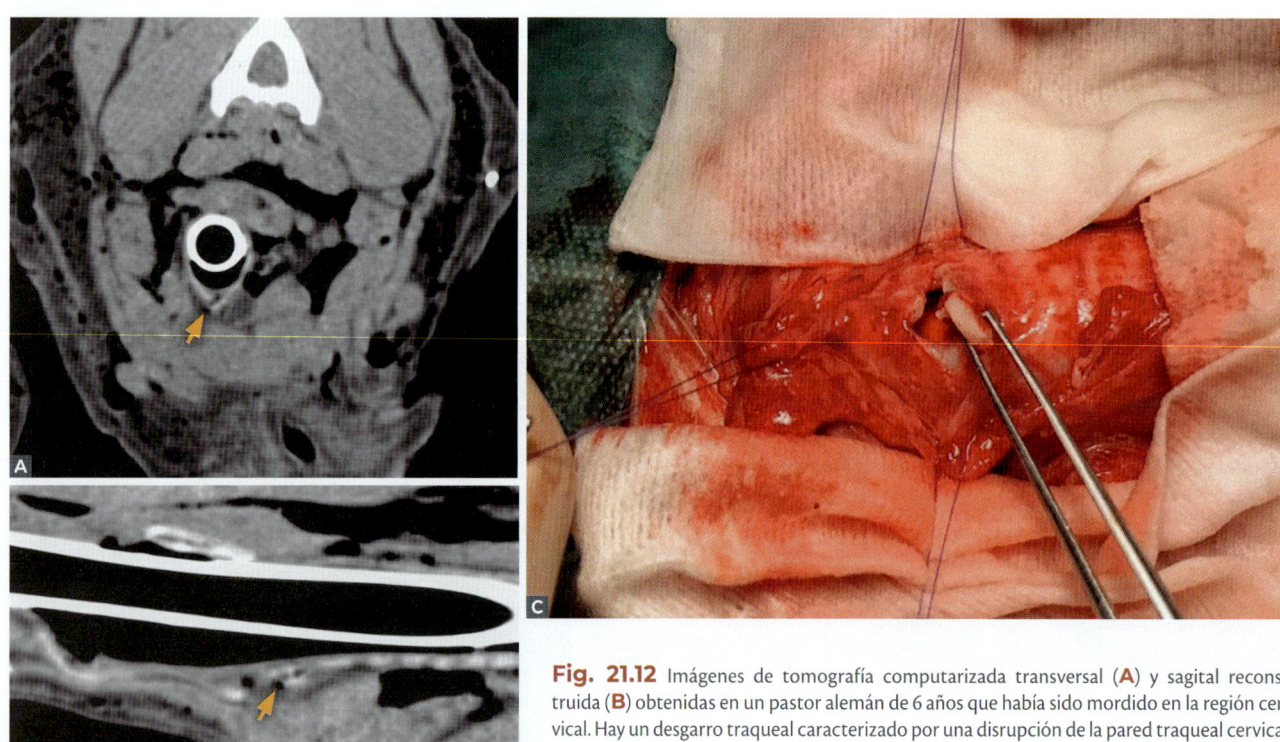

Fig. 21.12 Imágenes de tomografía computarizada transversal (**A**) y sagital reconstruida (**B**) obtenidas en un pastor alemán de 6 años que había sido mordido en la región cervical. Hay un desgarro traqueal caracterizado por una disrupción de la pared traqueal cervical ventral y por la discontinuidad de los anillos traqueales. En la pared traqueal adyacente a la laceración hay pequeñas bolsas de aire (flechas) y también se observa un enfisema disecante extenso. La rotura traqueal fue confirmada quirúrgicamente (**C**). Imágenes cortesía del Dr. Eduard Anadón, Hospital Veterinari Glòries, Barcelona, España.

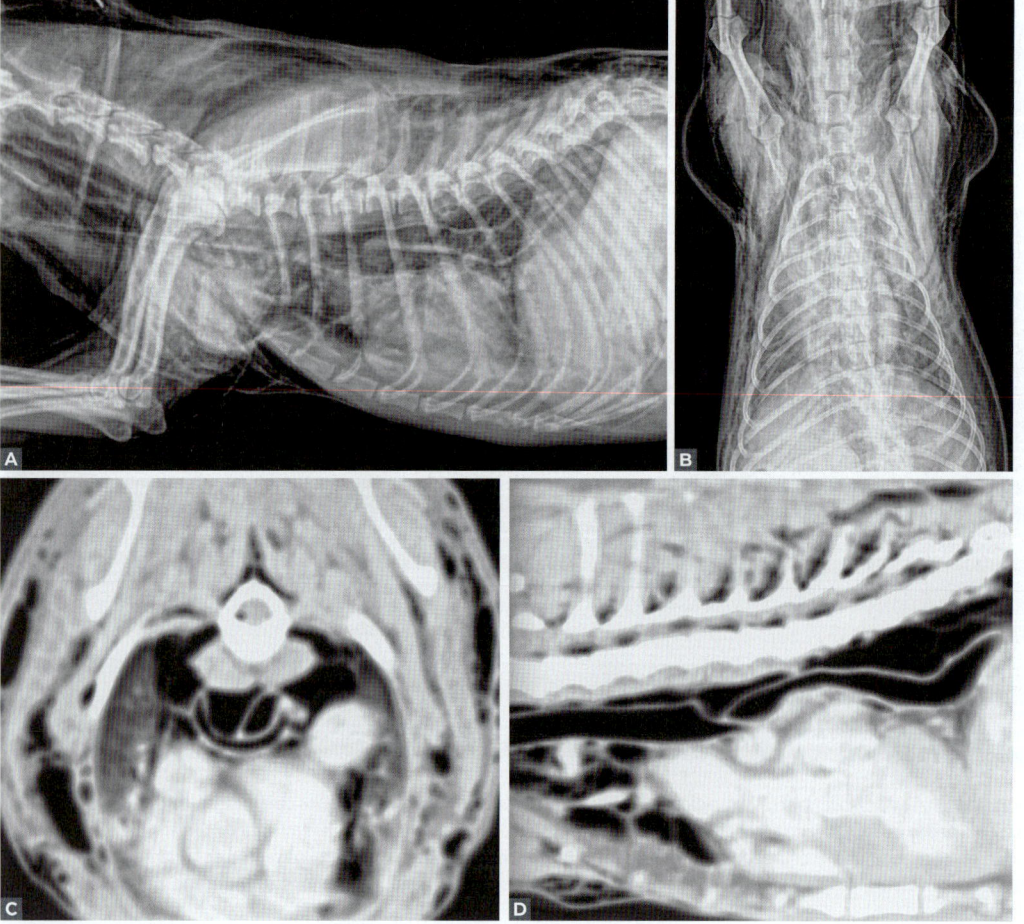

Fig. 21.13 Radiografías torácicas lateral izquierda (**A**) y dorsoventral (**B**) obtenidas en un bichón frisé de 11 años que desarrolló un enfisema subcutáneo grave y progresivo –además de dificultad respiratoria– tras un procedimiento dental. Se observa una gran cantidad de aire en los planos fasciales y los tejidos subcutáneos del cuello, el tórax y los miembros torácicos, además de un neumomediastino. En las imágenes de tomografía computarizada torácica craneal transversal (**C**) y sagital reconstruida (**D**) la tráquea tiene una morfología anómala con aplanamiento dorsoventral y ensanchamiento en dirección laterolateral. Se observa una desviación marcada de la membrana traqueal dorsal y del esófago adyacente. Se confirman el neumomediastino y el enfisema subcutáneo. En la endoscopia se detectó una rotura de la tráquea intratorácica caudal, con extensión hasta la bifurcación. También se observó una invaginación del esófago hacia el interior de la zona del desgarro.

Hemorragia por cumarina

La ingestión de raticidas con cumarina es la causa más frecuente de coagulopatía por deficiencia de vitamina K en pequeños animales. La hemorragia puede tener lugar en cualquier localización del cuerpo y los signos clínicos dependen de la zona de origen, la intensidad y la duración de la hemorragia; a menudo, los animales presentan disnea, letargo, tos, hemoptisis, palidez y epistaxis.[12]

El engrosamiento difuso de la pared traqueal secundario a hemorragia submucosa y la estenosis luminal de grado variable son hallazgos radiográficos típicos en la intoxicación por raticidas y se pueden identificar con facilidad en las radiografías cervicales y torácicas laterales.[12,13] A diferencia del colapso dinámico, el estrechamiento es estático y se mantiene constante en las radiografías seriadas.[13] Pueden estar afectados los segmentos intratorácico y extratorácico de la tráquea, y el estrechamiento luminal puede ser focal o difuso.[12,13] Esta alteración se resuelve con el tratamiento.[12] Otros hallazgos radiográficos torácicos asociados con frecuencia son la hemorragia mediastínica, pleural y pulmonar (**figs. 21.14** y **21.15**).[12]

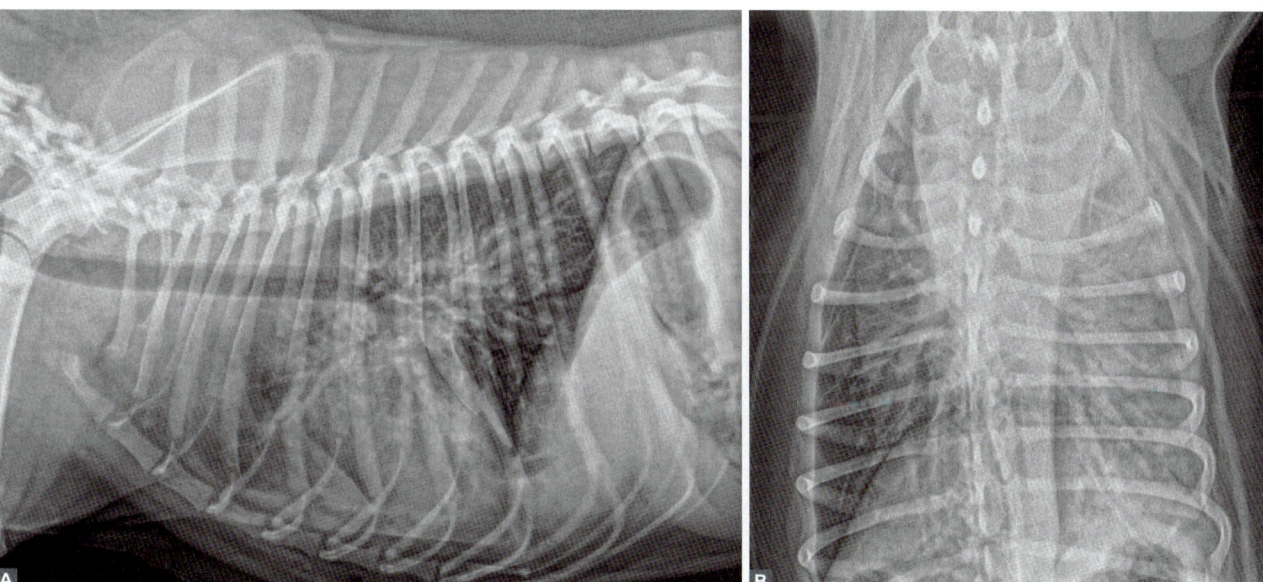

Fig. 21.14 Radiografías torácicas lateral derecha (**A**) y ventrodorsal (**B**) obtenidas en un golden retriever de 1,5 años con letargo, tos esporádica y epistaxis. La tráquea muestra un estrechamiento leve debido al engrosamiento de la membrana traqueal dorsal. Hay también un derrame pleural bilateral y un ensanchamiento de los tejidos blandos en el mediastino craneal, además de una opacificación intersticial-alveolar mixta del lóbulo pulmonar craneal izquierdo. La coagulación se prolongó y se sospechó una intoxicación por raticida anticoagulante. El perro respondió al tratamiento con vitamina K.

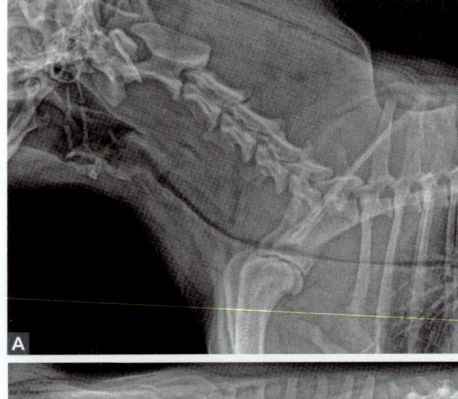
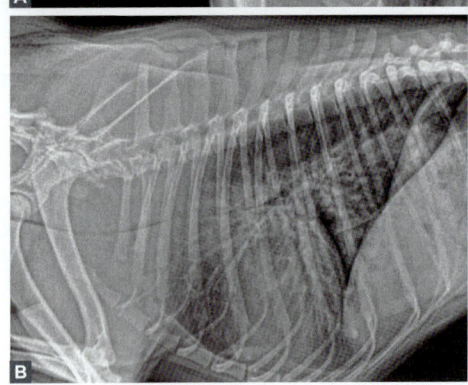
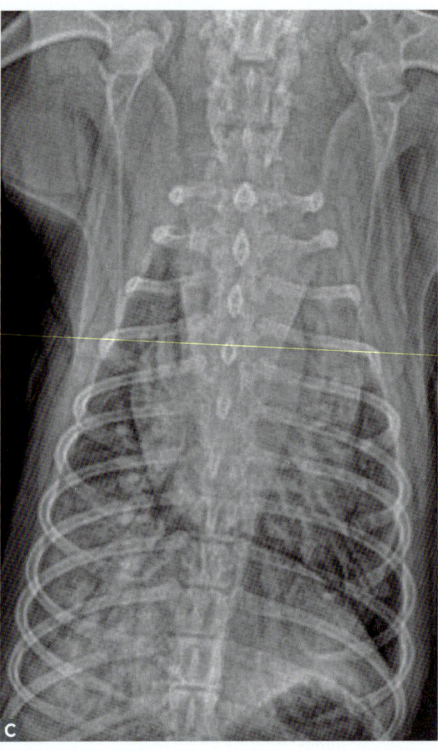

Fig. 21.15 Un perro mestizo labrador de 2 años con letargo, anorexia y tos seca. La radiografía lateral del cuello (**A**) muestra un engrosamiento difuso de la pared traqueal y un estrechamiento generalizado y grave de la luz. En la parte dorsal del cuello también se observa una tumefacción de base amplia en los tejidos blandos superficiales, posiblemente un hematoma relacionado con una inyección. Las radiografías lateral izquierda (**B**) y ventrodorsal (**C**) obtenidas en el mismo animal confirman un estrechamiento estático grave similar de la tráquea intratorácica y ponen de manifiesto una opacidad alveolar heterogénea en los subsegmentos caudal y craneal derechos del lóbulo pulmonar craneal izquierdo, además de un ensanchamiento del mediastino craneal con opacidad de tejidos blandos. Las alteraciones traqueales son características de la hemorragia secundaria a intoxicación por cumarina. Estos hallazgos también indican hemorragia pulmonar multifocal y mediastínica. Los parámetros de la coagulación se prolongaron y el propietario del animal confirmó la exposición del mismo a un raticida anticoagulante. Imagen cortesía del Dr. John Graham.

Bibliografía

1. Coyne BE, Fingland RB. Hypoplasia of the trachea in dogs: 103 cases (1974-1990). *J Am Vet Med Assoc* 201:768-772, 1992.

2. Harvey CE, Fink EA. Tracheal diameter: analysis of radiographic measurements in brachycephalic and nonbrachycephalic dogs. *J Am Anim Hosp Assoc* 18:570-576, 1982.

3. Ingman J, Näslund V, Hansson K. Comparison between tracheal ratio methods used by three observers at three occasions in English Bulldogs. *Acta Vet Scand* 56:79, 2014.

4. Kaye BM, Boroffka SAEB, Haagsman AN, Haar GT. Computed tomographic, radiographic, and endoscopic tracheal dimensions in English Bulldogs with grade 1 clinical signs of brachycephalic airway syndrome. *Vet Radiol Ultrasound* 56:609-616, 2015.

5. Lee J, Yun S, Lee I, Choi M, Yoon J. Fluoroscopic characteristics of tracheal collapse and cervical lung herniation in dogs: 222 cases (2012-2015). *J Vet Sci* 18:499-505, 2017.

6. Fujita M, Miura H, Yasuda D, Hasegawa D, Orima H. Tracheal narrowing secondary to airway obstruction in two cats. *J Small Anim Pract* 45:29-31, 2004.

7. Macready DM, Johnson LR, Pollard RE. Fluoroscopic and radiographic evaluation of tracheal collapse in dogs: 62 cases (2001-2006). *J Am Vet Med Assoc* 230:1870-1876, 2007.

8. Lindl Bylicki BJ, Johnson LR, Pollard RE. Comparison of the radiographic and tracheoscopic appearance of the dorsal tracheal membrane in large and small breed dogs. *Vet Radiol Ultrasound* 56:602-608, 2015.

9. Heng HG, Lim CK, Gutierrez-Crespo B, Guptill LF. Radiographic and computed tomographic appearance of tracheal collapse with axial rotation in four dogs. *J Small Anim Pract* 59:53-58, 2018.

10. Basdani E, Papazoglou LG, Patsikas MN, Kazakos GM, Adamama-Moraitou KK, Tsokataridis I. Upper airway injury in dogs secondary to trauma: 10 dogs (2000-2011). *J Am Anim Hosp Assoc* 52:291-296, 2016.

11. White RN, Burton CA. Surgical management of intrathoracic tracheal avulsion in cats: long-term results in 9 consecutive cases. *Vet Surg* 29:430-435, 2000.

12. Berry CR, Gallaway A, Thrall DE, Carlisle C. Thoracic radiographic features of anticoagulant rodenticide toxicity in fourteen dogs. *Vet Radiol Ultrasound* 34:391-396, 1993.

13. Lawson C, O'Brien M, McMichael M. Upper airway obstruction secondary to anticoagulant rodenticide toxicosis in five dogs. *J Am Anim Hosp Assoc* 53:236-241, 2017.

CAPÍTULO 22

Enfermedad pulmonar infecciosa

John P. Graham

PUNTOS CLAVE

▪ Deben realizarse radiografías laterales derecha e izquierda, además de una proyección ventrodorsal o dorsoventral.

▪ Una neumonía puede deberse a una infección bacteriana o a aspiración de alimento, vómito u otro material.

▪ Los campos pulmonares ventrales/en declive son los afectados con mayor frecuencia y los infiltrados alveolares constituyen el hallazgo radiográfico característico.

▪ La radiografía es una útil herramienta para evaluar la eficacia terapéutica, aunque la mejora en la imagen puede ser más lenta que la respuesta clínica.

▪ La mayoría de las infecciones fúngicas son endémicas de regiones específicas.

▪ Las infecciones fúngicas muestran una amplia variedad de anomalías, que a menudo se solapan con las de neoplasias pulmonares, pleurales o multicéntricas.

La enfermedad pulmonar infecciosa es una entidad clínica relativamente frecuente en animales de compañía. Como en otras enfermedades pulmonares, deben realizarse radiografías laterales derecha e izquierda, ya que las anomalías presentes en el pulmón en declive, es decir, el pulmón más próximo a la mesa de radiografía, pueden quedar totalmente ocultas a la vista por atelectasias parciales, incluso en pacientes no sedados. También debe obtenerse una radiografía ventrodorsal o dorsoventral, ya que esta proyección facilita la comparación inmediata entre los pulmones derecho e izquierdo. En pacientes con disnea grave puede realizarse una única radiografía dorsoventral, pues estos pacientes están más estables y cómodos en decúbito esternal. Esta proyección permitirá una visión general de los pulmones, del espacio pleural y de las estructuras cardiovasculares y, a menudo, proporciona información suficiente para un diagnóstico provisional y un plan de tratamiento.

La neumonía bacteriana y la neumonía por aspiración son las enfermedades pulmonares infecciosas o inflamatorias más frecuentes que se diagnostican en animales de compañía. En la mayor parte de los casos, se suele sospechar el diagnóstico antes de realizar la radiografía, debido a los antecedentes y a los signos clínicos del paciente. La mayor parte de los microorganismos infecciosos fúngicos son endémicos de regiones específicas y la localización geográfica, junto con los signos clínicos, suele sugerir el diagnóstico antes de realizar las radiografías. No obstante, ocasionalmente se identifican casos fuera de regiones endémicas habituales en mascotas que viajan con sus propietarios o en aquellas rescatadas y de origen geográfico incierto. También pueden registrarse casos esporádicos de infección fúngica, en particular de blastomicosis, fuera de regiones endémicas. Estamentos de salud locales, como los *Centers for Disease Control* estadounidenses, publican mapas que muestran la distribución conocida de los microorganismos infecciosos fúngicos. Es posible que el cambio climático altere la distribución geográfica de algunas de estas enfermedades.

Neumonía bacteriana y neumonía por aspiración

En los animales de compañía, las etiologías más frecuentes de neumonía son infecciones bacterianas y por aspiración de alimento, vómito y/o secreciones gastrointestinales.[1,2] En perros jóvenes, la neumonía bacteriana puede ser una secuela de la neumonía vírica. Los cambios radiográficos son similares, sin importar la etiología subyacente, y el diagnóstico se basa en la consideración de una combinación de antecedentes del paciente, datos clinicopatológicos y radiografía torácica. La neumonía se diagnostica con mayor frecuencia en perros que en gatos, pero las características son similares en ambas especies. Los pacientes con neumonía bacteriana pueden presentar signos agudos o bien antecedentes de enfermedad crónica con remisiones y agudizaciones. Los signos respiratorios son secreción nasal, tos y taquipnea y los signos sistémicos son fiebre, letargo, anorexia y debilidad.[1-3]

Los pacientes con neumonía por aspiración suelen mostrar una presentación aguda, con antecedentes de disfagia, regurgitación, vómitos o alimentación forzada. Las enfermedades preexistentes que predisponen

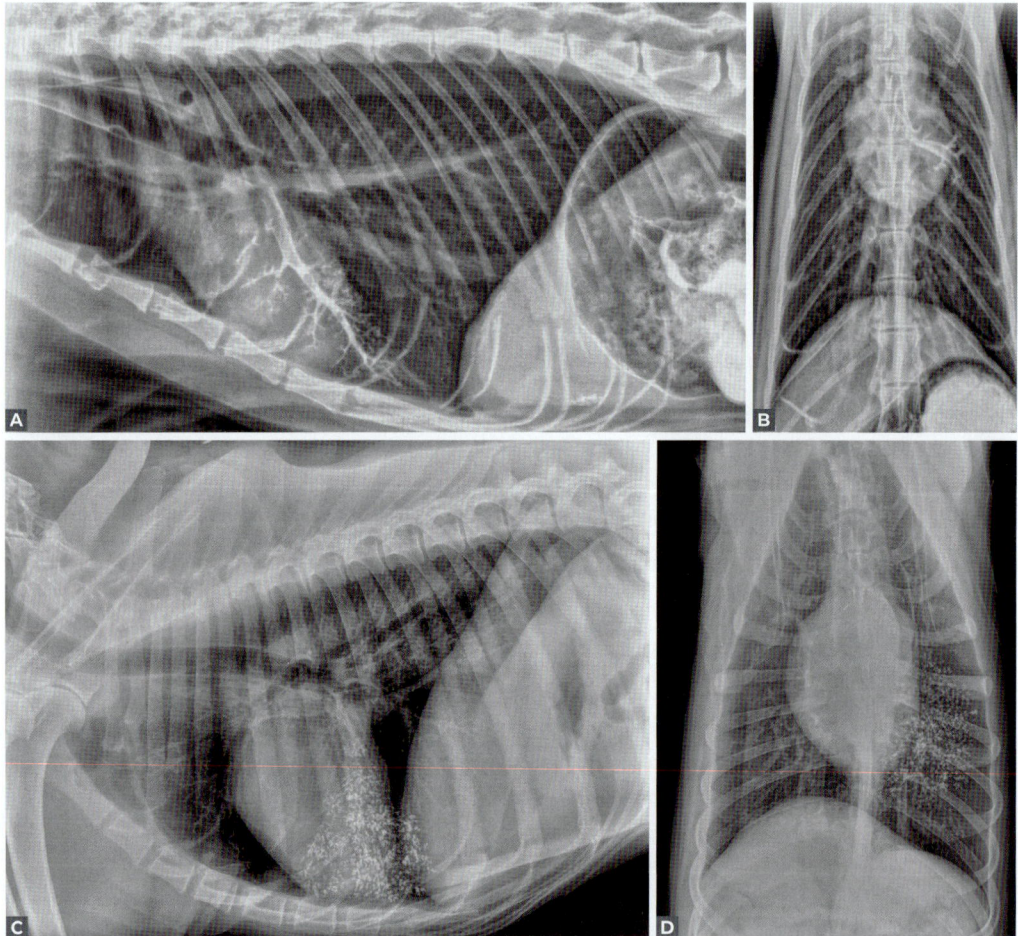

Fig. 22.1 (**A-B**) Radiografías lateral y ventrodorsal de un gato adulto al que se le ha realizado un estudio de contraste gastrointestinal superior. La radiografía lateral muestra un pequeño volumen de contraste de bario en la luz de la tráquea torácica. Existe también un pequeño volumen de contraste de bario dentro del esófago, inmediatamente dorsal a la tráquea. El contraste de bario aspirado se observa dentro del bronquio del subsegmento caudal del lóbulo pulmonar craneal izquierdo, superpuesto con la silueta cardiaca en la proyección lateral y con el borde izquierdo del corazón en la proyección ventrodorsal. La aspiración de bario puede ser el resultado de una función esofágica o faríngea anómala, pero también puede darse en condiciones normales en pacientes sometidos a ingesta excesivamente forzada del contraste. Las radiografías muestran la distribución del contraste dentro del bronquio principal y también dentro de los bronquios menores hacia la periferia del pulmón. (**C-D**) Radiografías lateral y ventrodorsal del tórax de un perro adulto de raza mixta. En el subsegmento caudal del lóbulo pulmonar craneal izquierdo se observa opacidad mineral moteada. Esta imagen es compatible con la suspensión de bario localizada en los espacios aéreos del pulmón. La aspiración de bario fue un hallazgo accidental atribuido a un estudio de contraste gastrointestinal superior realizado al paciente unos años antes. El paciente no presentaba signos respiratorios. Las radiografías muestran el destino del material aspirado, como vómito, y la distribución esperada de la neumonía por aspiración.

al desarrollo de neumonía por aspiración son disfunción esofágica, vómitos resistentes, convulsiones y disfunción laríngea. La neumonía por aspiración también puede producirse como complicación de un procedimiento anestésico en pacientes por lo demás sanos. Se debe sospechar este diagnóstico en pacientes que reúnen los ya mencionados factores de riesgo y desarrollan signos respiratorios agudos. La gravedad de la respuesta depende del tipo y del volumen de material aspirado. Inicialmente se trata de una neumonitis química, que puede ir seguida de inflamación séptica, especialmente en caso de aspiración de alimento o de enfermedad pulmonar preexistente.[1-3]

La suspensión de sulfato de bario es inerte y, aunque su aspiración puede dar lugar a llamativos cambios radiográficos, los pacientes afectados no suelen presentar ningún efecto clínico adverso. La suspensión de bario puede visualizarse en la tráquea y en los bronquios si se toman radiografías inmediatamente después de la aspiración (**fig. 22.1**). El bario es eliminado rápidamente de las vías respiratorias por el sistema de transporte mucociliar y la tos. El bario que llega a los alvéolos se muestra como una opacidad mineral moteada, correspondiente a los grupos de alvéolos llenos de bario y de aire de manera alterna, y es eliminado por una combinación de tos y fagocitosis por parte de los macrófagos alveolares. El bario fagocitado es transportado a los ganglios linfáticos traqueobronquiales. El bario aspirado puede persistir en los alvéolos y los ganglios linfáticos traqueobronquiales durante años después del episodio de aspiración. Con frecuencia, en estos pacientes, los cambios radiográficos son bastante llamativos, pero habitualmente no se asocian a signos respiratorios. La aspiración de bario mezclado con alimento o vómito causa neumonía, del mismo modo que lo haría la aspiración solo de alimento o vómito. En los pacientes con riesgo de aspiración deben evitarse los contrastes yodados hidrosolubles para los estudios gastrointestinales con contraste, pues dichos agentes son marcadamente hiperosmóticos con las concentraciones utilizadas para el diagnóstico y causan edema pulmonar grave y potencialmente mortal.

Hallazgos radiológicos de la neumonía bacteriana y por aspiración

En algunos pacientes, los cambios radiográficos pueden retrasarse unas 12-24 h con respecto a la aparición de los signos clínicos, si bien avanzan rápidamente. En pacientes con signos de inicio agudo de menos de 24 h y radiografías normales o con cambios radiográficos tenues, la repetición de la radiografía pasadas 24 h suele demostrar la progresión y confirmar el diagnóstico. La mayoría de los pacientes presentan anomalías radiográficas en el momento de su evaluación clínica. En casos tempranos, los infiltrados pulmonares tienen una distribución peribronquial en las zonas periférica y media del pulmón y se caracterizan por un patrón intersticial no estructurado, que puede confluir en focos de opacificación alveolar (**fig. 22.2**), adyacentes a los bronquios o en la periferia ventral del pulmón.

La mayoría de los pacientes muestran infiltrados alveolares lobulares o segmentarios en el momento del diagnóstico (**fig. 22.3**). En el pulmón infiltrado suelen ser visibles broncogramas aéreos, que se identifican más fácilmente cuando los bronquios se encuentran orientados perpendicularmente al haz de rayos X. En el segmento pulmonar afectado, el patrón alveolar oculta los vasos pulmonares. La frontera entre un lóbulo pulmonar anómalo y un lóbulo pulmonar adyacente normal o afectado menos gravemente se mostrará como un borde curvilíneo definido si el haz de rayos X se orienta paralelo a la división interlobular, a lo

Fig. 22.2 Radiografías lateral y ventrodorsal de un labrador de 4 años con debilidad, fiebre y tos productiva desde hace aproximadamente 12 h. Hay aumento de la opacidad intersticial no estructurada en el lóbulo craneal del pulmón izquierdo y en el lóbulo medio del pulmón derecho. En la proyección lateral se observa engrosamiento de moderado a grave de las paredes bronquiales en el lóbulo medio del pulmón derecho (flechas). El patrón intersticial tiene una distribución peribronquial parcheada en las zonas media y periférica del lóbulo medio del pulmón derecho, superpuesto con la silueta cardiaca en esta proyección. Estos cambios son compatibles con bronconeumonía bacteriana temprana o neumonía por aspiración.

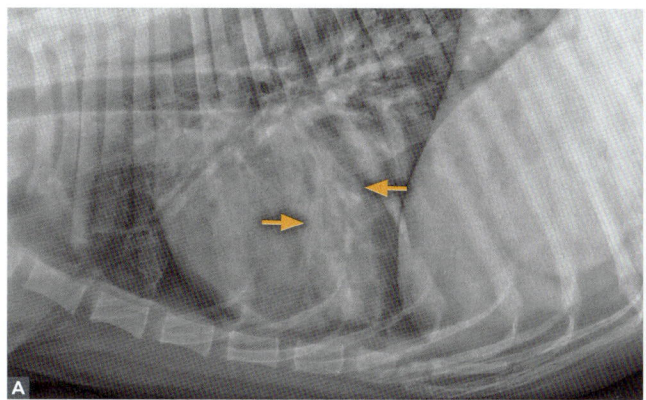
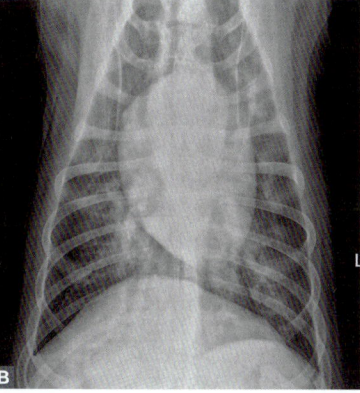

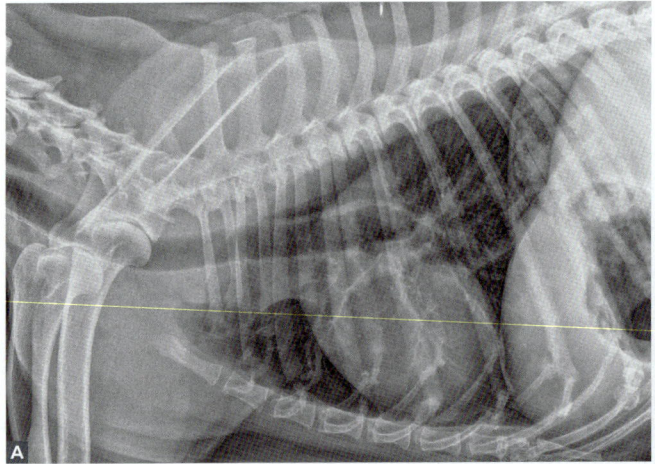
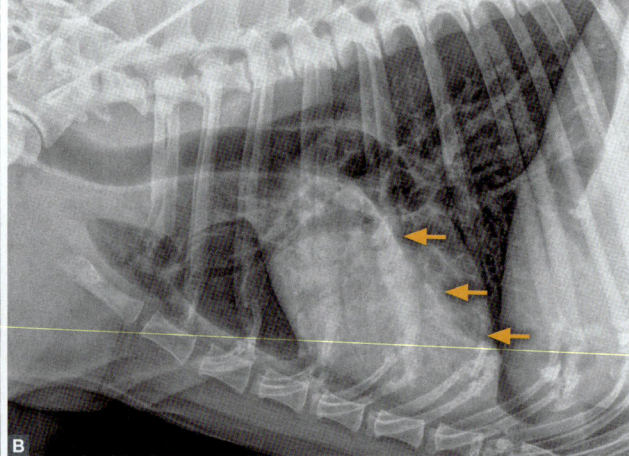
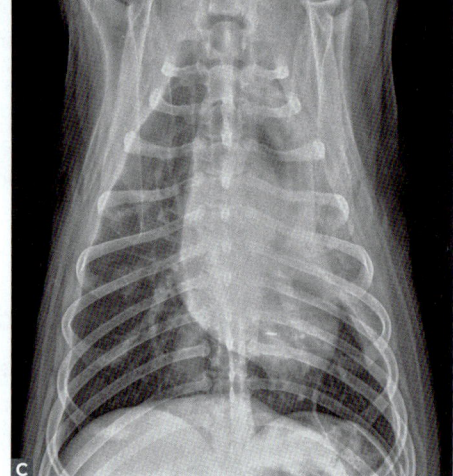

Fig. 22.3 Radiografías lateral izquierda, lateral derecha y ventrodorsal del tórax de un perro de raza mixta de 10 años con neumonía bacteriana. En la proyección lateral izquierda no se observan cambios en el parénquima pulmonar. En la proyección lateral derecha se identifican broncogramas aéreos en los subsegmentos craneal y caudal del lóbulo craneal del pulmón izquierdo, que se observan mejor en la zona superpuesta con el corazón. El borde caudal del lóbulo pulmonar se visualiza como un borde curvilíneo bien definido superpuesto con corazón (flechas). La proyección ventrodorsal confirma el patrón alveolar en el lóbulo craneal del pulmón izquierdo, lo que da lugar al borramiento de parte del borde cardiaco izquierdo. Hay también pérdida parcial de volumen del lóbulo craneal del pulmón izquierdo, con el consiguiente desplazamiento del corazón y del mediastino hacia la pared torácica izquierda. Ello se debe a la reducción de la perfusión y la ventilación del lóbulo pulmonar neumónico.

que se hace referencia como "signo lobular". Si el pulmón infiltrado está en contacto con el corazón o el diafragma, el borde queda borrado, lo que se denomina "signo de la silueta".

Las localizaciones más frecuentes de neumonía son las partes ventrales, en declive, de los lóbulos pulmonares craneal izquierdo, craneal derecho y medio derecho (**figs. 22.4A** y **22.4B**). Al aumentar la gravedad, los infiltrados se extienden hacia el hilio pulmonar y dan lugar a la opacificación de todo el lóbulo. En pacientes con enfermedad grave, el lóbulo pulmonar accesorio y la periferia ventral de los lóbulos pulmonares caudales también pueden estar afectados (**figs. 22.4C** y **22.4D**). El lóbulo pulmonar medio derecho es el afectado con mayor frecuencia por la neumonía bacteriana y por aspiración, debido en parte al origen del bronquio lobular. La forma larga y delgada del lóbulo, que limita la circulación colateral de aire dentro del lóbulo, lo hace también más vulnerable a neumonía y atelectasia.[5]

La distribución de la neumonía por aspiración puede variar con respecto a este patrón en pacientes en estado de inconsciencia o aturdimiento, dependiendo de la posición del paciente cuando tuvo lugar la aspiración. Es posible que los infiltrados neumónicos en la periferia ventral del pulmón sean visibles solo en la proyección lateral en la que el pulmón afectado queda arriba. Así, por ejemplo, una neumonía en la periferia ventral del pulmón derecho puede ser visible solamente en la proyección realizada en decúbito lateral izquierdo. Ello es aplicable especialmente a las neumonías localizadas en la periferia del lóbulo pulmonar medio derecho y en el subsegmento caudal del lóbulo pulmonar craneal izquierdo, cuya visualización se ve dificultada por la superposición del corazón. Cuando se intente confirmar o excluir una neumonía, deberán obtenerse proyecciones laterales derecha e izquierda, además de una proyección dorsoventral o ventrodorsal.[4] Los infiltrados intersticiales no estructurados suelen localizarse en la zona de transición entre infiltrados alveolares y pulmón normal, que en general es ancha y relativamente indiferenciada. Es posible que resulte visible un engrosamiento de las paredes de los bronquios principales en los lóbulos neumónicos.

La neumonía suele dar lugar a cierto grado de atelectasia, por reducción de la ventilación y perfusión de los segmentos y/o lóbulo o lóbulos afectados. Si la enfermedad es unilateral o presenta una distribución asimétrica, ello puede dar lugar a un desplazamiento del mediastino hacia el pulmón más gravemente afectado. La gravedad de la atelectasia es insuficiente para explicar la importancia y el alcance del aumento de opacidad pulmonar en estos pacientes, lo que ayuda a distinguir la atelectasia asociada a neumonía

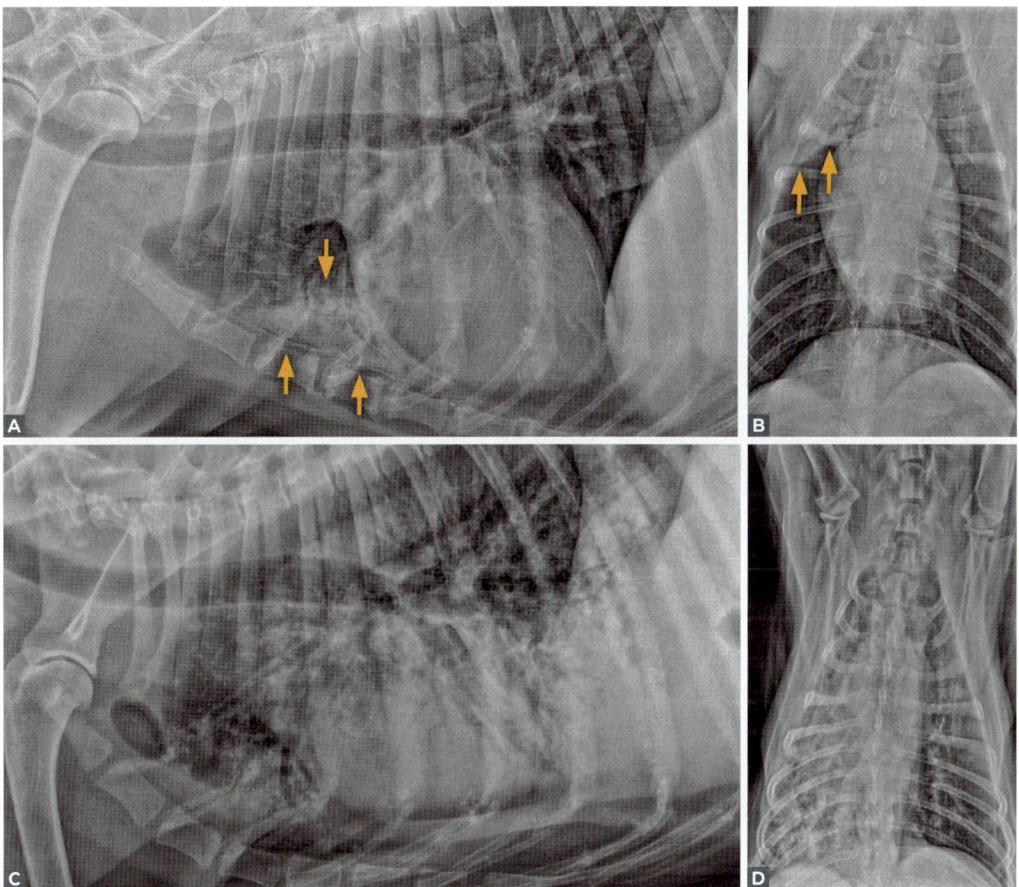

Fig. 22.4 Radiografías laterales izquierdas y ventrodorsales de un perro con posible neumonía por aspiración. (**A-B**) La radiografía lateral muestra opacidad alveolar focal en la periferia ventral craneal del pulmón, que se visualiza interpuesta entre el corazón y el esternón (flecha). Se identifican broncogramas aéreos dentro del segmento pulmonar. Existe una opacidad intersticial no estructurada difusa, dorsal a la región de la opacidad alveolar, que representa la zona de transición con el pulmón normal. La radiografía ventrodorsal muestra un aumento de opacidad de los tejidos blandos en el lóbulo craneal del pulmón derecho en comparación con el lóbulo craneal del pulmón izquierdo. Existe asimismo un ejemplo de signo lobular, ya que la unión de los lóbulos medio y craneal del pulmón derecho forma una interfaz curvilínea bien definida (flechas). (**C-D**) Radiografías lateral izquierda y ventrodorsal de un perro con neumonía grave de lado derecho. La proyección lateral muestra opacidad no uniforme aumentada en todo el tórax ventral, con múltiples broncogramas aéreos. El borde cardiaco caudal, la vena cava caudal y la cúpula diafragmática quedan ocultos, lo que indica que la neumonía afecta al lóbulo pulmonar accesorio y a la periferia ventral del lóbulo caudal del pulmón derecho. En la proyección ventrodorsal se observa un aumento de opacidad difuso en el pulmón derecho que da lugar a borramiento de los contornos cardiaco y diafragmático. Este paciente muestra asimismo desplazamiento del mediastino hacia la derecha por atelectasia parcial del pulmón derecho. El pulmón izquierdo aparece normal.

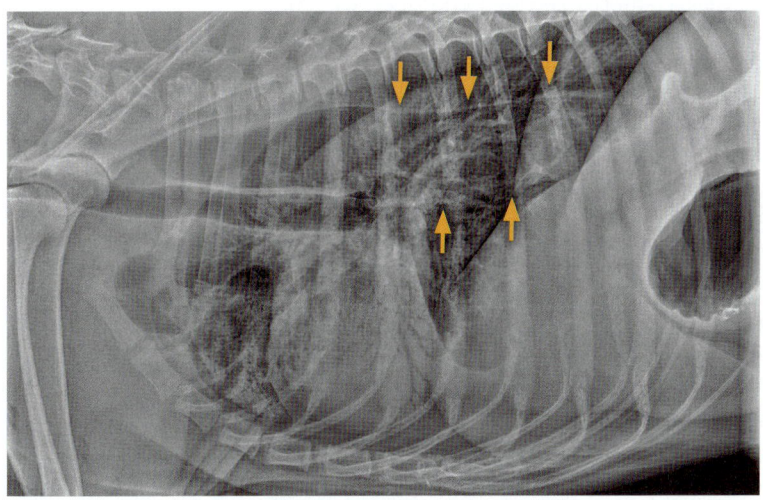

Fig. 22.5 Radiografía lateral izquierda de tórax de un gran danés de 5 años. El paciente presenta un vólvulo gástrico de 180 grados, sin dilatación, y neumonía por aspiración secundaria. El antro pilórico está lleno de gas y se localiza en el abdomen dorsal craneal, en situación caudal al pilar diafragmático izquierdo. El fondo del estómago está también lleno de gas, y se identifica por la presencia de pliegues irregulares. Existe una moderada dilatación generalizada del esófago (flechas) secundaria a la oclusión de la unión gastroesofágica. El paciente presenta neumonía por aspiración, con opacidad incrementada en los campos pulmonares ventrales. Hay múltiples broncogramas aéreos superpuestos a la mitad caudal de la silueta cardiaca, lo que indica un patrón alveolar en el lóbulo pulmonar medio derecho. Se aprecia asimismo un signo lobular que destaca el borde caudal de este lóbulo pulmonar. También se observa opacidad incrementada en las zonas media y periférica del lóbulo craneal del pulmón derecho. Este parece tener un patrón intersticial grave en confluencia con un patrón alveolar en la periferia del pulmón.

353

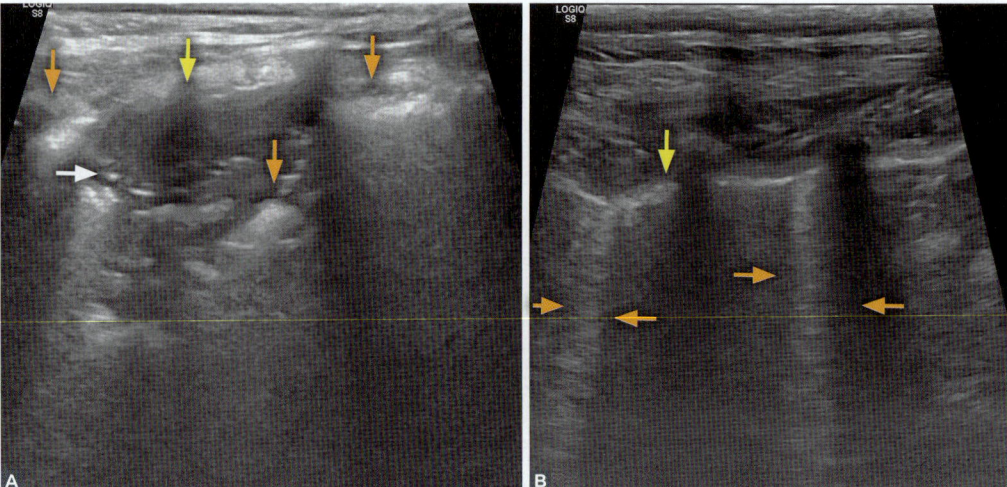

Fig. 22.6 (**A**) Bichón maltés de 13 años con neumonía bacteriana. Consolidación pulmonar: importante consolidación alveolar sin broncogramas aéreos (patrón de tipo hepático) (flecha amarilla), broncograma aéreo mostrado longitudinalmente (flechas naranjas) y líneas B que surgen de los bronquios (flecha blanca). Los pequeños focos blancos puntiformes son imágenes transversales de bronquios ("como vistos de frente") llenos de aire. (**B**) Bichón maltés de 14 años con neumonía bacteriana parcialmente resuelta. Líneas pleurales irregulares (flecha amarilla) con líneas B aisladas (flechas naranjas) que se muestran como artefactos hiperecoicos verticales que surgen de la línea pleural y se extienden hacia el campo más alejado de la imagen, suprimiendo las líneas A. Por cortesía del Dr. Giovanni Aste, DMV, PhD.

de la atelectasia sin complicaciones. La distribución de los cambios pulmonares en la neumonía por aspiración suele ser la misma que en la neumonía bacteriana (**fig. 22.5**). La neumonía por aspiración puede presentar una distribución focal o multifocal atípica si el paciente se encontraba anestesiado, aturdido o inconsciente cuando se produjo la aspiración, por ejemplo, con regurgitación durante la recuperación de la anestesia general. Al producirse el episodio, el material aspirado se distribuye por el pulmón que se encuentra en posición declive en ese momento. En estos pacientes, la neumonía puede afectar a los lóbulos pulmonares caudales o tener una distribución multifocal poco común si se produjeron varios episodios de aspiración.

Si el esófago aparece dilatado, aumenta la sospecha de que se trate de megaesófago adquirido y de una neumonía por aspiración, en particular si existen antecedentes de disfagia o regurgitación. No obstante, algunos pacientes con disnea por neumonía presentan dilatación esofágica transitoria por aerofagia. En pacientes con dilatación esofágica, neumonía y disnea, deberán repetirse las radiografías una vez que el paciente se haya estabilizado y esté eupneico, para confirmar la persistencia o la resolución de la dilatación esofágica. El diagnóstico de megaesófago debe reservarse hasta que la disnea y la taquipnea se hayan resuelto, mientras persista la dilatación esofágica.

Los hallazgos radiográficos de neumonía son relativamente característicos y el diagnóstico suele ser inmediato, basado en los cambios radiográficos y los datos clínicos. La distribución de una hemorragia pulmonar por coagulopatía o traumatismo puede asemejarse a una neumonía, pero los antecedentes y los datos clínicos suelen utilizarse para confirmar el diagnóstico más probable. En muy pocos casos, una neoplasia pulmonar primaria o un linfoma pulmonar se asemejan a una neumonía y la presentación clínica puede parecerse a la de una neumonía crónica. La ausencia de respuesta clínica o radiográfica al tratamiento debe conducir a una reevaluación del diagnóstico y a pruebas diagnósticas adicionales, como toma de muestra percutánea del pulmón guiada por ecografía.

La ecografía se puede utilizar como herramienta de cribado en pacientes con posible neumonía. Los exudados neumónicos presentes en los espacios aéreos permiten que el haz de ultrasonidos atraviese el pulmón (**fig. 22.6**). La ecogenicidad del pulmón afectado es variable, de modo que las imágenes oscilan entre bastante hipoecoicas e hiperecoicas, generalmente con ecotextura heterogénea. Con frecuencia el pulmón neumónico se asemeja al hígado o al bazo en las imágenes ecográficas. Los bronquios llenos de aire se muestran como estructuras hiperecoicas lineales dentro del pulmón consolidado. La transición de pulmón consolidado a pulmón aireado suele aparecer como un margen hiperecoico e irregular. Se pueden realizar

Fig. 22.7 Radiografías lateral izquierda y ventrodorsal del tórax de un beagle de 8 años con antecedentes de enfermedad crónica inespecífica y pérdida de peso. Existe un patrón alveolar en el lóbulo medio del pulmón derecho que da lugar a borramiento de parte del borde cardiaco derecho en la proyección ventrodorsal. Se observa un aumento generalizado de la opacidad de tejido blando pulmonar. Ello se debe al grave engrosamiento difuso de las paredes de los bronquios, que también muestran moderada dilatación tubular difusa (flechas). Estos cambios son compatibles con neumonía crónica y bronquiectasia tubular grave generalizada.

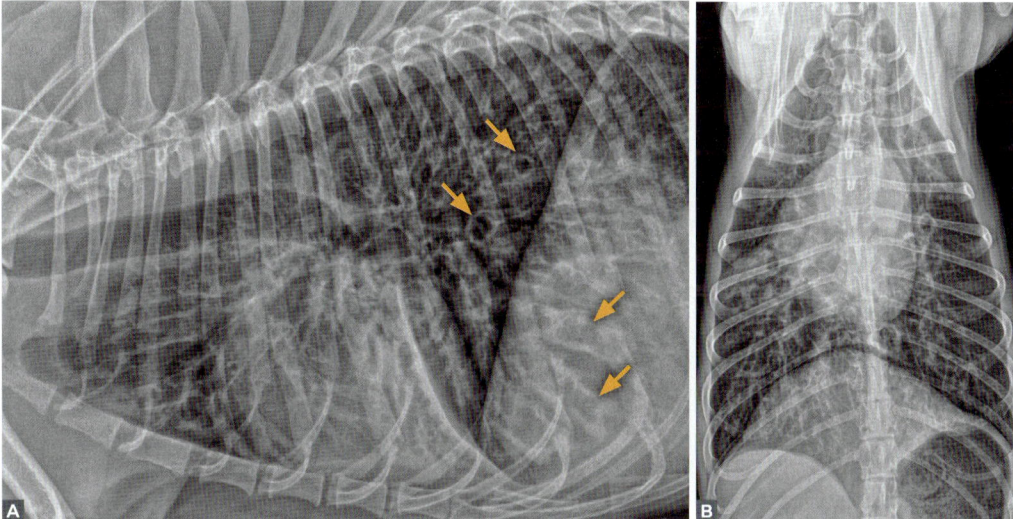

estudios ecográficos seriados para evaluar la progresión o la respuesta al tratamiento de una posible neumonía y son más fáciles de llevar a cabo que las radiografías en pacientes inestables o dependientes de oxígeno. La bronquiectasia es una secuela infrecuente de la neumonía y, a su vez, predispone a infecciones recurrentes. La bronquiectasia puede conducir a una dilatación de los bronquios de tipo tubular o sacular (**fig. 22.7**). La bronquiectasia y la neumonía recurrente o crónica indican probablemente inmunodeficiencia local o sistémica.[6,7] Las radiografías se utilizan habitualmente para evaluar la respuesta al tratamiento. Algunos pacientes muestran respuesta clínica al tratamiento antes de que la imagen radiográfica mejore, de modo que, en ocasiones, la evaluación inicial de la eficacia terapéutica depende más de la impresión clínica que de los cambios radiográficos. El tiempo hasta la resolución de los cambios radiográficos es variable, aunque, para la mayoría de los pacientes, cabe esperar una mejora sustancial o la resolución de los cambios radiográficos tras 10-14 días de tratamiento. Las radiografías pueden recuperar la normalidad, aunque en algunos pacientes se observan focos persistentes de infiltración alveolar, infiltrados intersticiales no estructurados y engrosamiento bronquial. Estos cambios corresponden a enfermedad no totalmente resuelta y/o a cicatrización/fibrosis. Este último diagnóstico es más probable si no existe alteración apreciable del aspecto del pulmón en las series radiográficas durante la convalecencia.[1,3,8]

Blastomicosis

Blastomyces dermatitidis es una levadura oportunista que ha sido aislada en muchas áreas de Norteamérica, aunque es más frecuente en las regiones del este y del centro-oeste de Canadá y Estados Unidos. Inicialmente resultan infectados los pulmones, con posterior diseminación sistémica. Los signos clínicos son anorexia, pérdida de peso, fiebre, tos, disnea y linfadenopatía. La infección afecta a los pulmones y a los ganglios linfáticos traqueobronquiales y puede extenderse a la pleura y al mediastino. Con la diseminación sistémica, también se producen lesiones en el esqueleto, el sistema nervioso central y las vísceras abdominales.[3,9] La confirmación del diagnóstico suele basarse en la identificación de las levaduras por citología o histología. La infección por *Blastomyces* tiene una amplia gama de manifestaciones radiográficas y el diagnóstico puede suponer todo un reto. Habitualmente se registran infiltrados intersticiales no estructurados, de distribución aleatoria o difusa (**figs. 22.8A** y **22.8B**). En infecciones más crónicas, los infiltrados pulmonares confluyen para formar infiltrados alveolares segmentarios o lobulares, nódulos y masas (**fig. 22.9**). El aumento de tamaño de los ganglios linfáticos traqueobronquiales se muestra como una opacidad aumentada y relativamente indiferenciada, adyacente a la bifurcación de la tráquea. Si se produce un aumento importante de tamaño de estos ganglios linfáticos, una masa bien diferenciada puede tornarse evidente, con desplazamiento o compresión de los bronquios principales. El derrame pleural, el derrame mediastínico o la existencia de

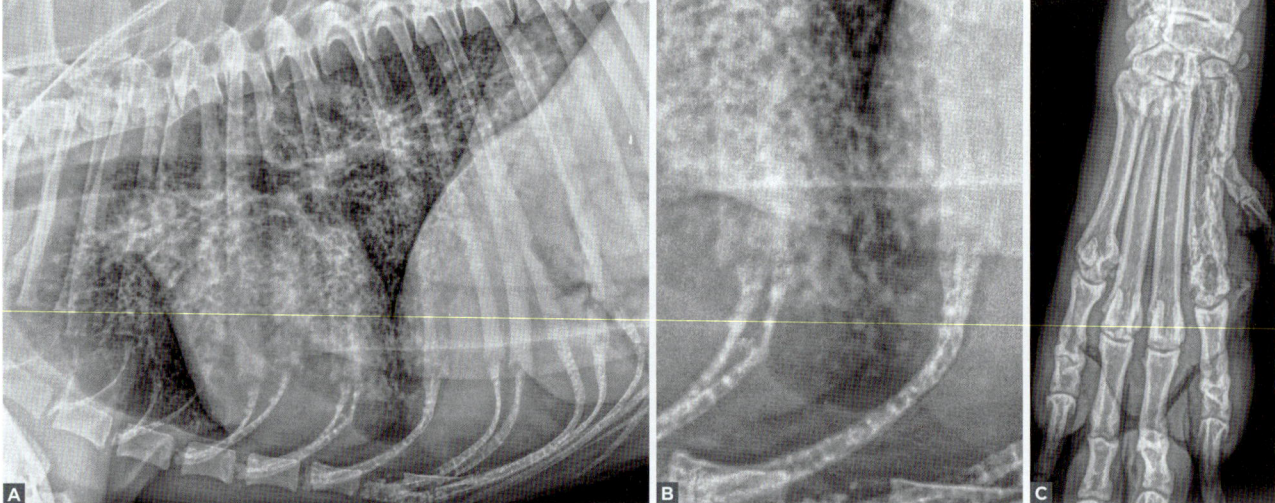

Fig. 22.8 Radiografía lateral de tórax, imagen en primer plano del campo pulmonar ventral caudal y radiografía dorsopalmar de la región metacarpiana izquierda de un perro de raza mixta de 3 años. El paciente presentaba tumefacción de la extremidad torácica izquierda, letargo y tos ocasional. Se observa aumento generalizado de opacidad en los pulmones, caracterizada por un marcado patrón intersticial no estructurado. También existen pequeños nódulos poco definidos, dispersos por los pulmones y que se distinguen mejor en las partes periféricas más delgadas del pulmón. Se observa tumefacción difusa de carpo y mano. A lo largo del segundo metacarpiano se observan focos de lisis de aspecto apolillado, con extensa destrucción de la cortical y del hueso trabecular de la cavidad medular. Aparece hueso nuevo perióstico liso y relativamente bien definido en la cortical medial y lateral de la diáfisis metacarpiana. Los cambios no parecen extenderse para afectar al tercer metacarpiano o a las falanges del primer dedo adyacentes. Se confirmó neumonía y osteomielitis por *Blastomyces* gracias a la identificación del antígeno *de Blastomyces*.

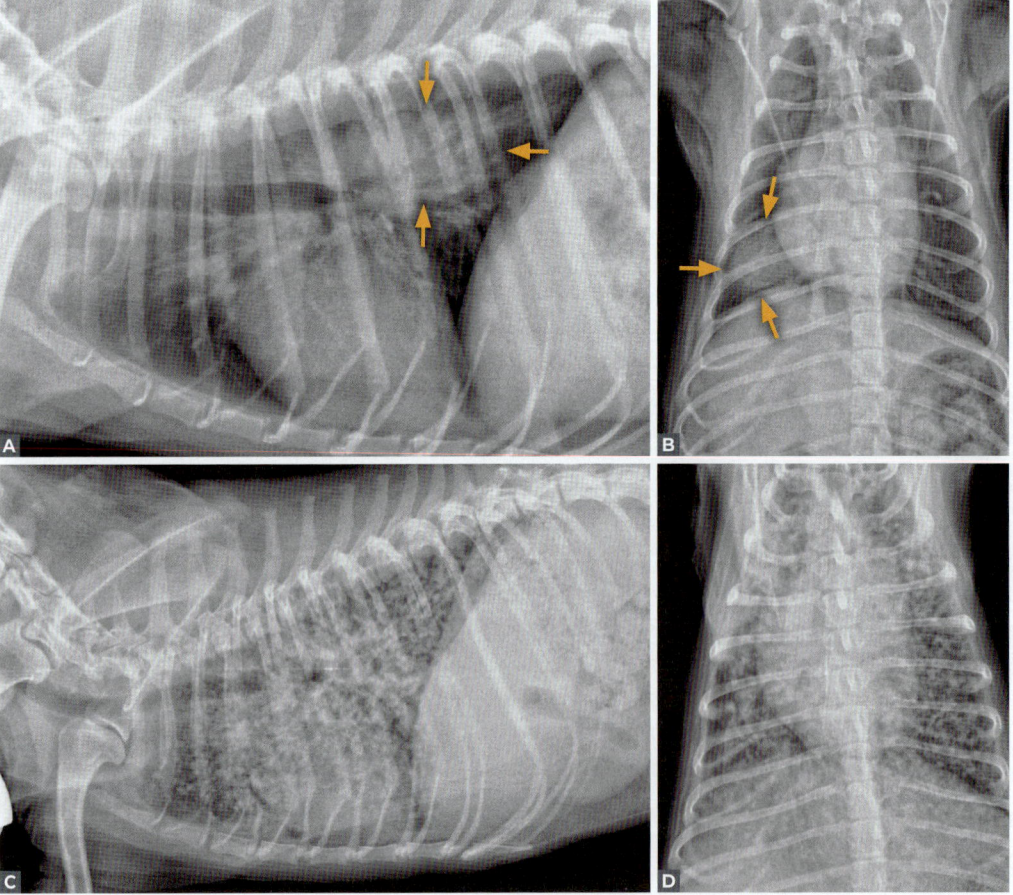

Fig. 22.9 Radiografías laterales y ventrodorsales de un shih tzu de 10 años con antecedentes de disnea y tos que no responde al tratamiento. Las radiografías iniciales muestran una lesión en forma de masa homogénea y poco definida de opacidad de tejido blando en las zonas hiliar y media del lóbulo caudal del pulmón derecho (flechas). La lesión de tipo masa no es evidente en las radiografías de seguimiento, que muestran un marcado patrón intersticial no estructurado generalizado que afecta a todos los lóbulos pulmonares. En las radiografías iniciales se consideró que una neoplasia pulmonar primaria podía ser el diagnóstico más probable de la lesión de tipo masa. El paciente fue tratado con corticoesteroides para paliar los signos clínicos según este diagnóstico presuntivo, lo que pudo contribuir a la progresión relativamente rápida de los infiltrados pulmonares. Tras la segunda serie de radiografías se confirmó la infección por *Blastomyces*.

una masa mediastínica son hallazgos ocasionales. La infección por *Blastomyces* puede asemejarse a una neumonía, una neoplasia pulmonar primaria o un linfoma. Suelen producirse lesiones óseas que afectan a las metáfisis y las diáfisis adyacentes de huesos largos (**fig. 22.8C**). Las lesiones muestran remodelación ósea lítica y productiva. Los hallazgos radiográficos son similares a los de una neoplasia ósea maligna, como el osteosarcoma. La presencia de múltiples lesiones o de lesiones en sitios atípicos para un osteosarcoma deben llevar a considerar este diagnóstico. Son necesarias evaluaciones citológicas o histológicas para confirmar el diagnóstico. La afectación del SNC se confirma mediante TC o RM.

Micosis por *Coccidioides*

Coccidioides es un género de hongos oportunistas presentes en el suelo y con amplia distribución en las regiones áridas y semiáridas de Norteamérica y Sudamérica, diagnosticándose sobre todo en el sudoeste de Estados Unidos.[3,10,11] La infección se produce por inhalación y las lesiones iniciales se desarrollan en el pulmón y posteriormente en los ganglios linfáticos traqueobronquiales. Puede producirse diseminación sistémica a huesos, SNC y vísceras abdominales. Los signos clínicos son tos, fiebre intermitente, letargo, hiporexia y pérdida de peso, a menudo con un curso clínico de remisiones y agudizaciones. La detección de los microorganismos en muestras tomadas de los órganos afectados confirma el diagnóstico, aunque en muchos casos se realiza un diagnóstico presuntivo sobre la base de los signos clínicos, de los resultados clinicopatológicos, de valores de anticuerpos positivos y de la respuesta al tratamiento antifúngico.

En pacientes infectados, pero con signos clínicos leves o de inicio reciente, las radiografías a menudo son normales. Es más probable que se identifiquen cambios radiográficos en pacientes con signos clínicos relati-

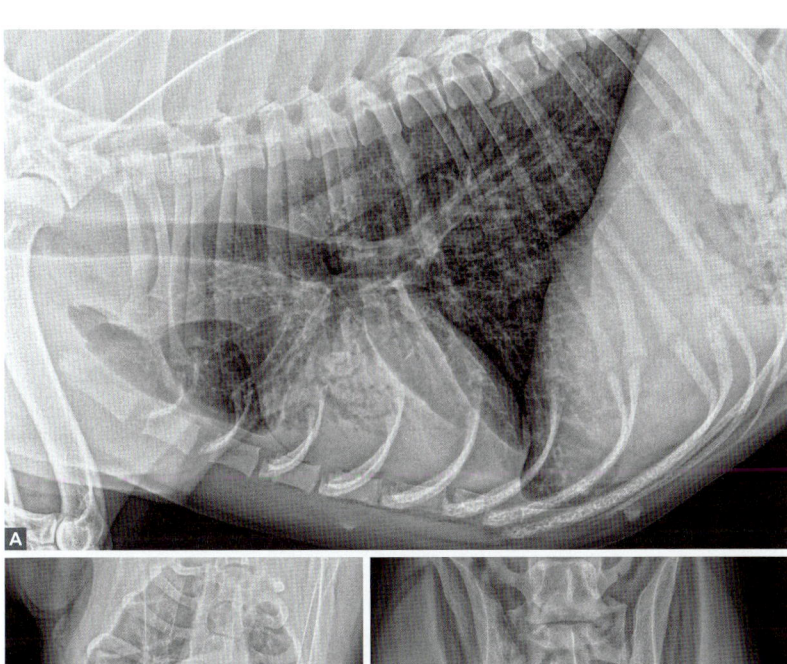

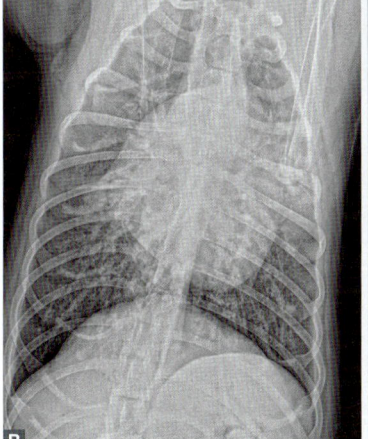

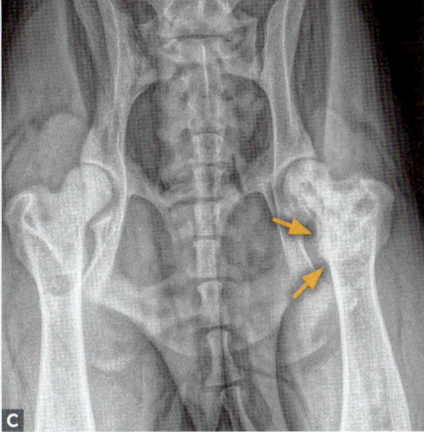

Fig. 22.10 Radiografías torácicas y pélvica de un perro de raza mixta de 2 años de talla mediana con antecedentes de tos productiva de varias semanas de duración y cojera grave de la extremidad pélvica izquierda por infección por *Coccidioides*. Las radiografías torácicas muestran opacidad alveolar en los lóbulos pulmonares craneal izquierdo y medio derecho, con varios broncogramas aéreos visibles y borramiento del borde cardiaco. En los demás campos pulmonares se observa un aumento generalizado de opacidad intersticial no estructurada. Los cambios pulmonares se deben a infección por *Coccidioides*, pero también podrían haberse atribuido a neumonía. Se aprecia formación de hueso nuevo proliferativo, bien mineralizado y bien definido a lo largo del margen ventral de T9. La formación de hueso nuevo es más extensa de la que tiene lugar en una espondilosis deformante, que además sería improbable en un paciente de esta edad. Se corresponde probablemente con una lesión debida a osteomielitis por *Coccidioides*. En la cabeza y el cuello del fémur izquierdo aparecen focos osteolíticos poco definidos. También hay formación de hueso nuevo bien mineralizado, con borde ligeramente mal definido, a lo largo de la cara medial del cuello del fémur y en la metáfisis proximal adyacente del fémur (flechas), compatible con osteomielitis crónica por *Coccidioides*. No se identifica extensión apreciable al acetábulo izquierdo. La cadera derecha es normal. Las infecciones fúngicas sistémicas tienen una amplia variedad de presentaciones clínicas y radiográficas y los cambios radiográficos pueden parecerse a los de una neoplasia ósea o pulmonar primaria o a una neoplasia multicéntrica.

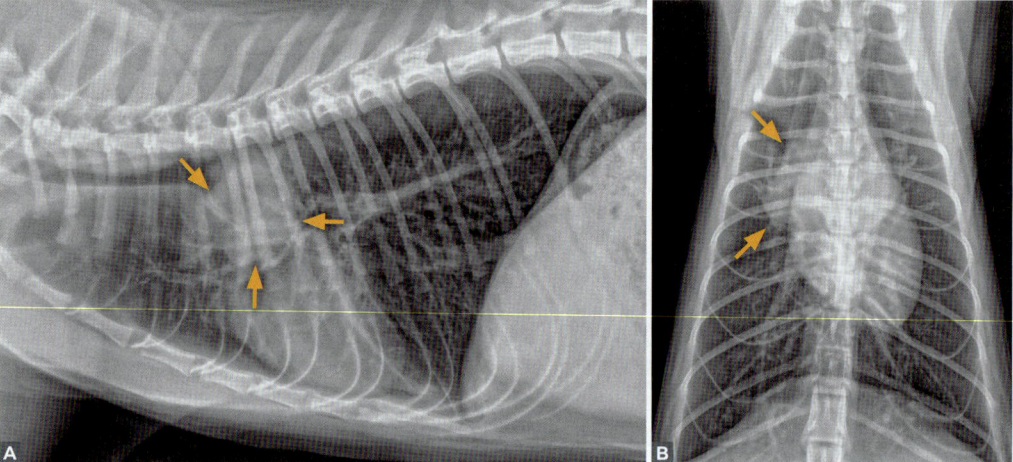

Fig. 22.11 Radiografías lateral y ventrodorsal de un gato doméstico de pelo corto de 6 meses con infección por *Coccidioides*. El paciente tenía antecedentes de disnea, tos y letargo. En la radiografía lateral se observa una lesión de tipo masa con opacidad de tejido blando, homogénea y bien definida, superpuesta a la región de la base del corazón, que provoca desplazamiento dorsal de la tráquea inmediatamente craneal a la bifurcación (flechas). En la proyección ventrodorsal puede verse la lesión tipo masa superpuesta al borde cardiaco craneal derecho (flechas). Ello es compatible con un marcado aumento de tamaño de los ganglios linfáticos traqueobronquiales.

vamente graves crónicos o recurrentes (**figs. 22.10** y **22.11**). El aumento de tamaño de los ganglios linfáticos traqueobronquiales es la anomalía radiográfica torácica más frecuente. En la mayoría de los pacientes, dicho aumento de tamaño es sutil y menos grave que el observado en el linfoma. Las anomalías pulmonares son infiltrados intersticiales no estructurados focales o multifocales. También es posible que existan lesiones óseas por la diseminación sistémica, que afectan al esqueleto axial y apendicular y que pueden ser solitarias o múltiples. La mayor parte de las lesiones óseas se caracterizan por cambios proliferativos, más que destructivos. En algunos pacientes, la diseminación sistémica da lugar a infección del SNC. La resonancia magnética (RM) puede utilizarse para confirmar la infección y controlar la respuesta al tratamiento.

Otras neumonías infecciosas

En pacientes caninos y felinos, la neumonía granulomatosa también puede deberse a una amplia variedad de patógenos, entre ellos *Histoplasma capsulatum* y especies de los géneros *Cryptococcus*, *Aspergillus* y *Mycobacterium*. *Histoplasma* se aísla en todo el continente americano. *Cryptococcus*, *Aspergillus* y *Mycobacterium* tienen distribución mundial. Estos microorganismos pueden causar infecciones pulmonares y sistémicas.[3] Los cambios radiográficos observados en estas infecciones son bastante variables, entre ellos infiltrados intersticiales no estructurados, infiltrados alveolares segmentarios y lobulares, nódulos, lesiones tipo masa y aumento de tamaño de ganglios linfáticos torácicos (**figs. 22.12** y **22.13**). Dado que las infecciones son esporádicas y no muestran hallazgos característicos en las técnicas de diagnóstico por imagen, asemejándose en ocasiones a neoplasias primarias, metastásicas o multicéntricas, la confirmación del diagnóstico depende de la identificación de los microorganismos infecciosos en las muestras tomadas de las vías respiratorias o del parénquima pulmonar. Las especies de micobacterias, tanto tuberculosas como no tuberculosas, pueden causar infecciones pulmonares en pacientes caninos y felinos. Si se confirma el diagnóstico de tuberculosis por *Mycobacterium*, se debe consultar a los estamentos responsables de salud pública locales, ya que la infección puede deberse al contacto con un ser humano infectado y es posible que el tratamiento de los animales infectados esté prohibido por regulaciones locales.

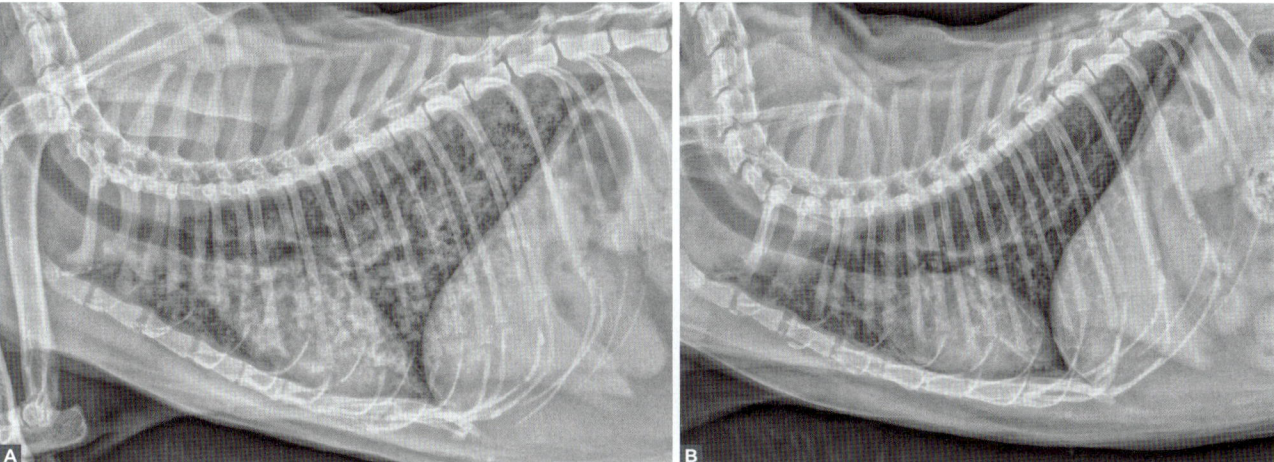

Fig. 22.12 Radiografías laterales del tórax de un gato doméstico de pelo corto de 2 años con neumonía por *Histoplasma*. La radiografía inicial muestra un aumento generalizado de la opacidad de tejidos blandos pulmonares. Aparece un patrón intersticial no estructurado grave que oculta casi por completo los vasos pulmonares. La segunda radiografía se obtuvo al cabo de 10 semanas de terapia antifúngica y muestra una marcada mejoría de la imagen del pulmón, con cierta opacidad intersticial persistente. El aumento persistente de la opacidad podría representar una infección crónica o cicatrización y fibrosis. Los cambios pulmonares son relativamente inespecíficos y los potenciales diagnósticos diferenciales son asma felina grave, enfermedad grave de las vías respiratorias asociada a gusanos del corazón, neoplasia metastática o multicéntrica diseminada y fibrosis.

Fig. 22.13 Radiografías lateral y ventrodorsal de un gato de 2 años con infección confirmada por *Mycobacterium avium*. Las radiografías muestran un patrón intersticial no estructurado generalizado grave con afectación de todos los lóbulos pulmonares. En la proyección ventrodorsal existen más focos opacos en la periferia del pulmón, representando regiones de opacificación alveolar. Estos cambios son inespecíficos y, para confirmar el diagnóstico, es obligado realizar pruebas adicionales, como la toma de muestras de las vías respiratorias para citología y cultivo.

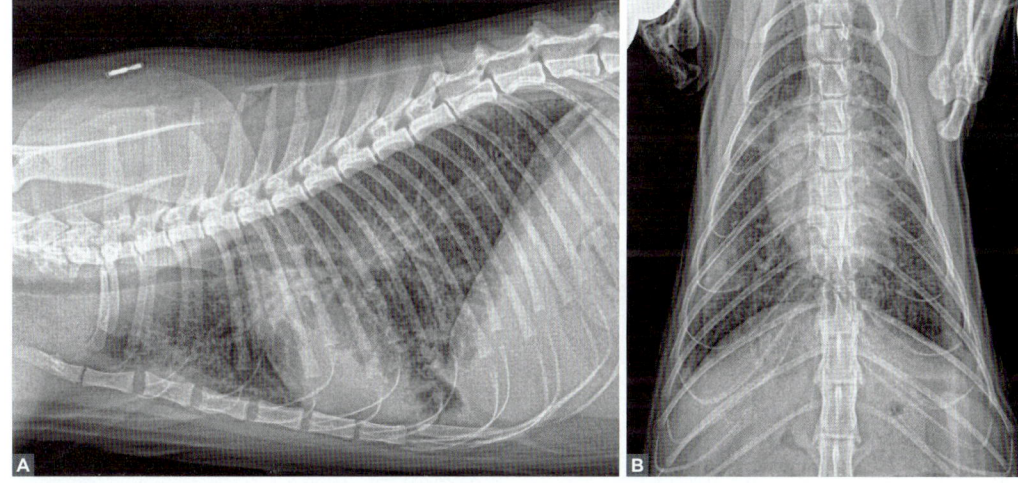

Infección por *Aelurostrongylus abstrusus*

Aelurostrongylus abstrusus es un parásito nematodo de las vías respiratorias de los gatos con distribución global.[3,12] La infección se produce por consumo de hospedadores/huéspedes intermedios. Los pacientes infectados pueden mostrarse clínicamente normales o presentar antecedentes de tos crónica y disnea intermitente, sintomatología similar a la de pacientes con bronquitis/asma felina. En pacientes con infección grave, en ocasiones hay también hemoptisis. Los cambios radiográficos son variables, según la carga parasitaria y la cronicidad de la infección. Algunos pacientes infectados no presentan anomalías en las radiografías. Los hallazgos radiográficos abarcan desde engrosamiento de la pared bronquial e infiltrados intersticiales no estructurados parcheados, hasta infiltrados alveolares multifocales o difusos en pacientes con infección grave (**fig. 22.14**). La confirmación del diagnóstico requiere identificación de las larvas en muestras obtenidas de las vías respiratorias o por flotación fecal. Las anomalías pulmonares suelen resolverse en pocas semanas, en respuesta al tratamiento.

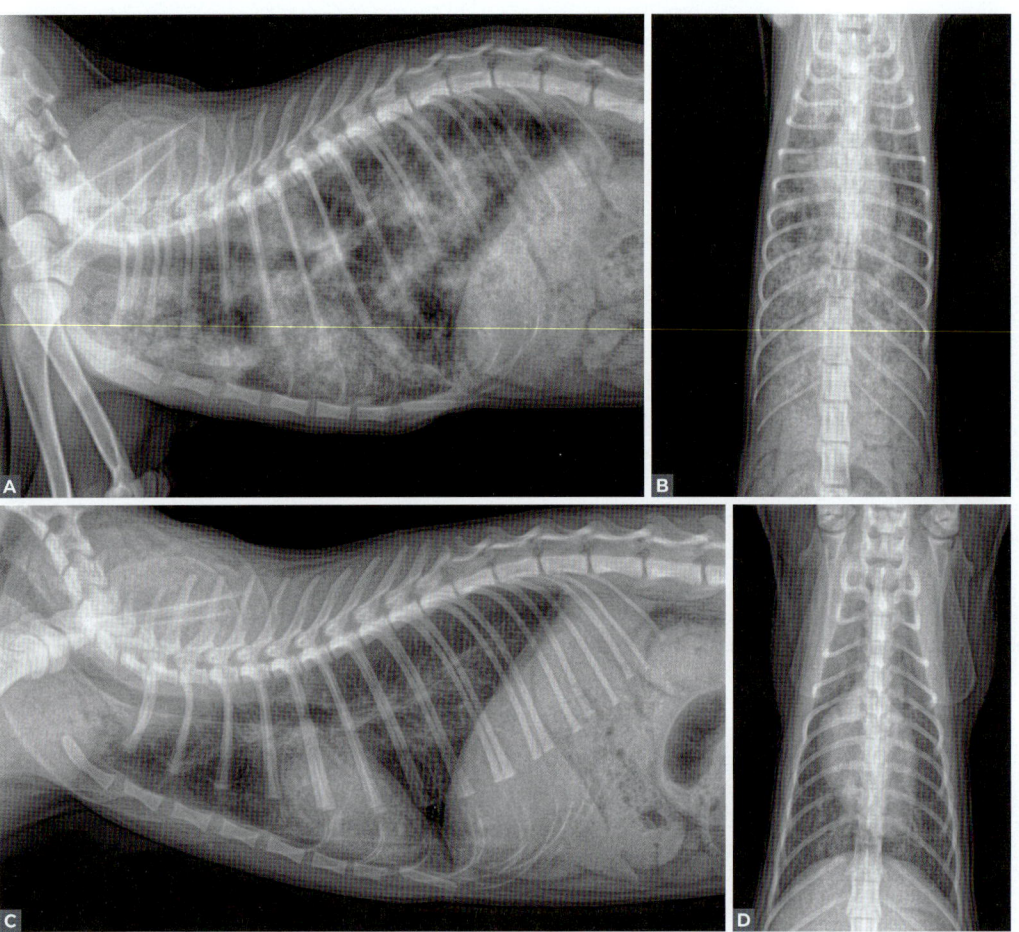

Fig. 22.14 Radiografías laterales y ventrodorsales de un gato de 5 meses con infección por helmintos pulmonares confirmada y signos de fiebre, tos y letargo. Las radiografías lateral y ventrodorsal iniciales muestran un aumento generalizado de la opacidad en los campos pulmonares, ocultando completamente los vasos pulmonares y parcialmente la silueta cardiaca. La opacidad pulmonar se caracteriza por un marcado patrón intersticial no estructurado, con focos poco definidos y aleatorios de opacificación alveolar. Las radiografías obtenidas 8 semanas después del tratamiento antihelmíntico muestran la completa resolución de las anomalías pulmonares.

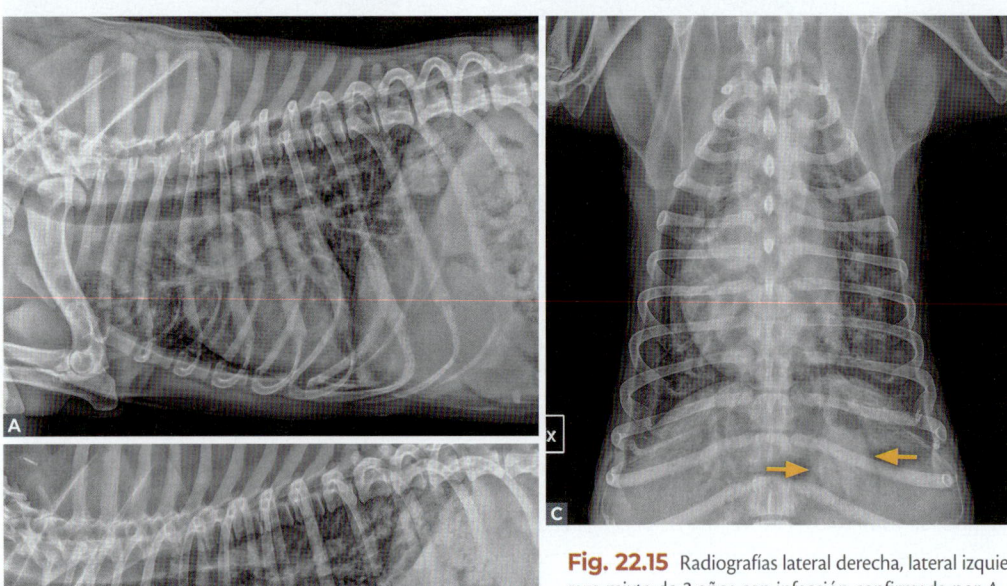

Fig. 22.15 Radiografías lateral derecha, lateral izquierda y dorsoventral de un perro de raza mixta de 3 años con infección confirmada por *A. vasorum*. Se observa un aumento moderado y difuso de opacidad intersticial no estructurada y engrosamiento difuso de las paredes bronquiales. En ambas proyecciones laterales hay un aumento de la opacidad intersticial en los campos pulmonares craneales grave. La proyección lateral izquierda también muestra un marcado aumento de la opacidad intersticial en la periferia dorsal caudal del lóbulo pulmonar caudal derecho, que en parte desdibuja el contorno del pilar diafragmático. En la periferia dorsal caudal del lóbulo pulmonar caudal izquierdo se observa una lesión de tipo masa de opacidad de tejido blando adyacente a la arteria pulmonar. Se aprecia mejor en la proyección dorsoventral, superpuesta al hígado (flechas). Esta lesión es compatible con un granuloma inflamatorio. Por cortesía de la Dra. Rossella Terragni, DVM, PhD, SPCAA.

Infección por *Angiostrongylus vasorum*

Angiostrongylus vasorum es un nematodo parásito de zorros y perros, endémico en Europa, África y Sudamérica. También se han registrado casos esporádicos en la costa este de Canadá y en Estados Unidos.[3] El parásito tiene un ciclo de vida indirecto, por lo que los perros adquieren la infección por ingestión de hospedadores intermedios gasterópodos. Los parásitos adultos viven en el corazón derecho y en las arterias pulmonares del hospedador. Las larvas salen de los huevos que ponen las hembras y penetran en las paredes de las vías respiratorias, son expectoradas, deglutidas y pasan a las heces. Los signos clínicos de los pacientes afectados son bastante variables. De forma similar a la infección por *Dirofilaria immitis*, la presencia de gusanos pulmonares en las arterias pulmonares puede dar lugar a obstaculización de la circulación e hipertensión. Se producen, asimismo, cambios inflamatorios en los pulmones debidos a la presencia de gusanos adultos y larvas migrantes. Los parásitos pueden causar coagulopatías en algunos pacientes con hemorragia en los pulmones o en cualquier localización orgánica. Los signos cardiopulmonares, como tos y disnea, son los más frecuentes. Los pacientes también pueden mostrar otros signos de coagulopatía como hemoptisis, epistaxis, petequias o equimosis. El diagnóstico se confirma mediante la detección de larvas en las heces o por una prueba PCR de antígeno sérico.

Los cambios radiográficos son bastante variables y algunos pacientes afectados se muestran radiográficamente normales. Los cambios pulmonares suelen obedecer a reacciones inflamatorias y hemorragia (**fig. 22.15**). Se caracterizan por engrosamiento bronquial, aumento difuso de opacidad intersticial no estructurada o infiltrados intersticiales no estructurados multifocales o focales aleatorios.[13] La hemorragia intensa puede dar lugar a opacificación alveolar multifocal o periférica. En los casos crónicos graves, la hipertensión pulmonar adquirida da lugar a cardiomegalia derecha, dilatación de la arteria pulmonar principal y dilatación y/o tortuosidad de los vasos pulmonares periféricos. En la evaluación por TC de individuos infectados se ha referido la existencia de infiltrados intersticiales y alveolares alrededor de granulomas inflamatorios.

Bibliografía

1. Dear JD. Bacterial pneumonia in dogs and cats. *Vet Clin North Am Small Anim Pract* 44:143, 2014.

2. MacDonald ES, Norris CR, Berghaus RD, et al. Clinicopathologic and radiographic features and etiologic agents in cats with histologically confirmed infectious pneumonia: 39 cases (1991-2000). J Am Vet Med Assoc 223:1142, 2003.

3. Cohn LA. Diseases of the pulmonary parenchyma. In Ettinger SJ, Feldman EC, Côtè E (editors). Textbook of Veterinary Internal Medicine 8th edition. St Louis, Elsevier, 2017, pp 2730-2806.

4. Biller DS, Meyer CW. Case examples demonstrating the clinical utility of obtaining both right and left lateral thoracic radiographs in small animals. *J Am Anim Hosp Assoc* 23:381, 1987.

5. Lord PF, Gomez JA. Lung lobe collapse: pathophysiology and radiologic significance. *Vet Radiol* 26:187, 1985.

6. Myer CW, Burt JK. Bronchiectasis in the dog: its radiographic appearance. *J Am Vet Radiol Soc* 14:3, 1973.

7. Norris CR, Samii VF. Clinical, radiographic, and pathologic features of bronchiectasis in cats: 12 cases (1987-1999). *J Am Vet Med Assoc* 223:1628, 2003.

8. Wayne A, Davis M, Sinnott VB, Bracker K. Outcomes in dogs with uncomplicated, presumptive bacterial pneumonia treated with short or long course antibiotics. *Can Vet J* 58:610, 2017.

9. Brömel C, Sykes JE. Epidemiology, diagnosis, and treatment of blastomycosis in dogs and cats. *Clin Tech Small Anim Pract* 20:233-239, 2005.

10. Graupmann-Kuzma A, Valentine BA, Shubitz LF, Dial SM, Watrous B, Tornquist SJ. Coccidioidomycosis in dogs and cats: a review. *J Am Anim Hosp Assoc* 44:226-235, 2008.

11. Johnson LR, Herrgesell EJ, Davidson AP, Pappagianis D. Clinical, clinicopathologic, and radiographic findings in dogs with coccidioidomycosis: 24 cases (1995-2000). *J Am Vet Med Assoc* 222:461-466, 2003.

12. Febo E, Crisi PE, Traversa D, Luciani A, Di Tommaso M, Pantaleo S, Santori D, Di Cesare A, Boari A, Terragni R, Vignoli M. Comparison of clinical and imaging findings in cats with single and mixed lungworm infection. *J Feline Med Surg* 21:581-589, 2019.

13. Boag AK, Lamb CR, Chapman PS, Boswood A. Radiographic findings in 16 dogs infected with *Angiostrongylus vasorum*. *Vet Rec* 154:426-430, 2004.

14. Dennler M, Makara M, Kranjc A, Schnyder M, Ossent P, Deplazes P, Ohlerth S, Glaus TM. Thoracic computed tomography findings in dogs experimentally infected with *Angiostrongylus vasorum*. *Vet Radiol Ultrasound* 52:289-294, 2011.

CAPÍTULO 23

Infiltraciones pulmonares

Margareta Uhlhorn, Carolina Carlsson Nilemo y Jessica Ingman

PUNTOS CLAVE

▍ Puede producirse una enfermedad pulmonar en grado suficiente para causar signos respiratorios sin que se observen cambios radiográficos.

▍ Enfermedades pulmonares diferentes pueden dar lugar a imágenes radiográficas coincidentes, de modo que es esencial interpretar los hallazgos de las técnicas de diagnóstico por imagen a la luz de los antecedentes y de otros datos clínicos.

▍ Tanto perros como gatos pueden resultar afectados por enfermedad pulmonar intersticial fibrótica.

▍ Las lesiones pulmonares llenas de aire en las radiografías resultan difíciles de distinguir entre ellas, de modo que a menudo se denominan indistintamente.

▍ El edema no cardiogénico tiene múltiples etiologías, pero la imagen radiográfica es similar para todas ellas.

▍ La neoplasia pulmonar primaria es el diagnóstico más probable para una masa aislada, tanto en perros como en gatos.

▍ El sarcoma histiocítico pulmonar se presenta a menudo en forma de varias masas pulmonares.

Enfermedad bronquial felina y asma felina

El asma felina y la bronquitis crónica felina son enfermedades inflamatorias idiopáticas de las vías respiratorias que cursan con obstrucción leve de las vías respiratorias que provoca tos crónica. La denominación más amplia de "enfermedad felina de las vías respiratorias bajas" engloba las enfermedades bronquiales, tanto inflamatorias como no inflamatorias.

Representa todo un reto distinguir el asma felina de la bronquitis crónica, debido a la coincidencia de signos clínicos y radiológicos. El asma felina se describe como una enfermedad alérgica con inflamación eosinofílica de las vías respiratorias, mientras que la bronquitis crónica cursa con inflamación neutrofílica de las vías respiratorias; no obstante, en el lavado broncoalveolar se observa habitualmente inflamación mixta.[1]

Los gatos afectados suelen ser jóvenes o de mediana edad. La tos crónica es el signo clínico más frecuente. Otros síntomas son sibilancias, aumento del esfuerzo respiratorio, taquipnea, secreción nasal y estornudos.[1,2]

Los hallazgos radiológicos varían dependiendo de la gravedad y de la duración de la enfermedad. Es posible que las radiografías sean normales, pero la ausencia de cambios no descarta la enfermedad felina de las vías respiratorias bajas. Se observa con mayor frecuencia un patrón bronquial con paredes bronquiales engrosadas, que en transversal se visualizan en forma de "anillos o donuts" y en longitudinal en forma de "vías de tren" (**fig. 23.1**). Por otro lado, suele distinguirse un patrón intersticial no estructurado, difuso o parcheado, y es posible que existan áreas de patrón alveolar.[1,3] En ocasiones, la enfermedad de las vías respiratorias asociada a *Dirofilaria immitis* muestra cambios similares y representa el principal diagnóstico diferencial en regiones endémicas. Al igual que en las radiografías, en las imágenes de TC pueden observarse engrosamiento bronquial, aumento de la opacidad intersticial peribroncovascular y opacidad con aspecto de vidrio esmerilado.[2]

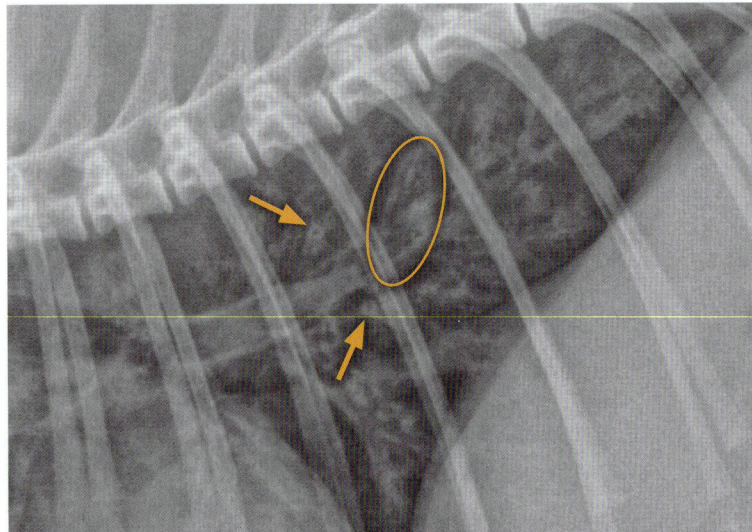

Fig. 23.1 Radiografía torácica ampliada en decúbito lateral izquierdo de un gato doméstico de pelo corto de 1 año que ilustra un patrón bronquial generalizado. Las paredes bronquiales se muestran moderadamente engrosadas y se observan múltiples "donuts" (imagen transversal de bronquios, flechas) y "vías de tren" (imagen longitudinal de bronquios como líneas paralelas de bronquios, círculo).

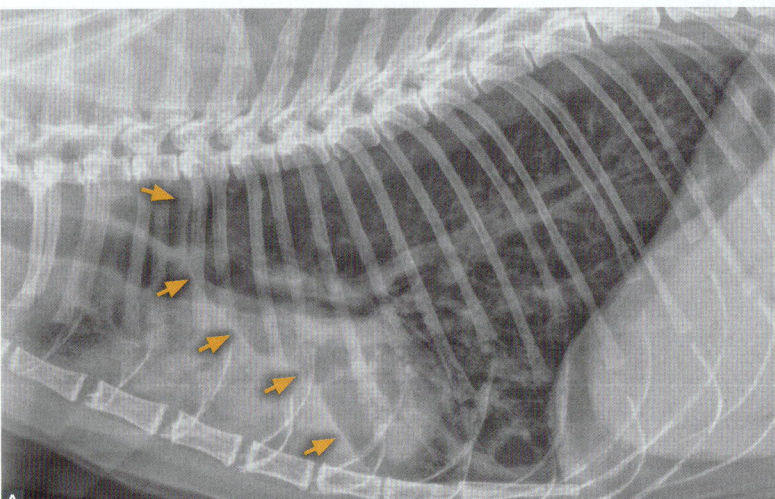

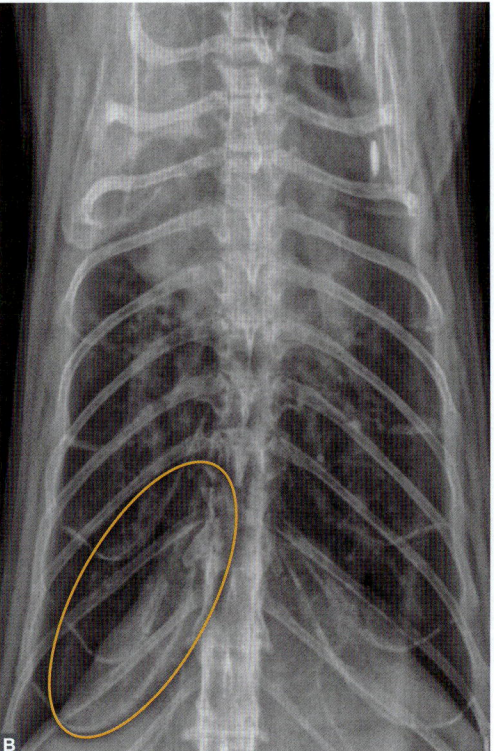

Fig. 23.2 Radiografías de tórax en decúbito lateral izquierdo (**A**) y ventrodorsal (**B**) de un gato siamés de 11 años con asma felina y tos de empeoramiento reciente, taquipnea, ruidos respiratorios sibilantes y respiración con aumento del esfuerzo abdominal. Se aprecian un leve patrón bronquial generalizado e hiperinsuflación pulmonar. (**A**) El lóbulo pulmonar caudal derecho se encuentra hiperinsuflado y se extiende hasta una localización más craneal (flechas) y caudal de lo normal. El diafragma se muestra aplanado y desplazado caudalmente, provocando un aumento de la distancia entre la silueta cardiaca y el diafragma. (**B**) Se distingue la forma de "tienda de campaña" del diafragma, sobre todo en el hemitórax derecho (círculo). El pulmón hiperisunflado empuja el diafragma en sentido caudal, causando tensión en los puntos de inserción diafragmática en la caja torácica. La ligera asimetría del diafragma halla explicación en la hiperinsuflación más grave del lado derecho. El lóbulo pulmonar craneal derecho y posiblemente también el lóbulo pulmonar medio derecho presentan opacidad de tejido blando y se pueden ver pequeños broncogramas aéreos poco evidentes en la proyección lateral. La imagen del lóbulo pulmonar craneal derecho y, posiblemente, del lóbulo pulmonar medio derecho es compatible con colapso secundario a tapones de moco o, menos probablemente, a bronconeumonía.

A menudo hay atrapamiento de aire por obstrucción de las vías respiratorias de menor calibre, lo que causa hiperinsuflación pulmonar, con imagen pulmonar agrandada más radiotransparente. Ello causa aumento de la distancia entre la silueta cardiaca y el diafragma y aplanamiento del diafragma.[1] En la proyección ventrodorsal o dorsoventral, las costillas muestran orientación perpendicular o casi perpendicular a la columna, y el tórax pierde su forma triangular normal. En casos graves puede producirse una imagen de diafragma "en tienda de campaña". Este último aspecto resulta más fácilmente visible en una proyección ventrodorsal o dorsoventral (**fig. 23.2**). En la TC se puede distinguir un patrón de mosaico (áreas parcheadas de atenuación variable) en las áreas de atrapamiento de aire.[4]

Otro hallazgo habitual en el asma felina es la atelectasia del lóbulo pulmonar medio derecho, secundaria a taponamiento mucoide y obstrucción bronquial. El lóbulo colapsado se muestra pequeño y triangular y

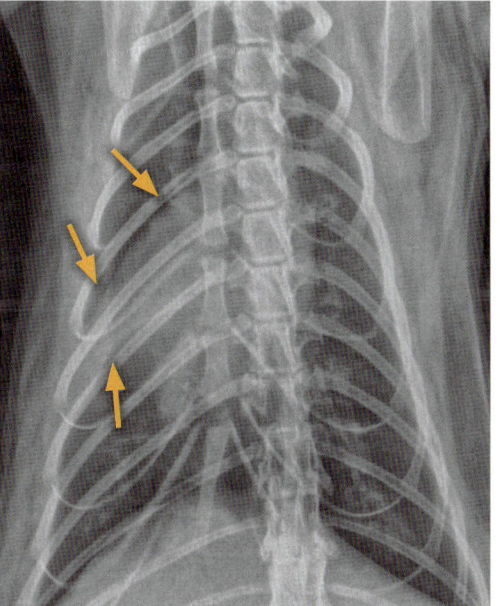

Fig. 23.3 Radiografía torácica ventrodorsal de un gato siamés de 7 años con antecedentes de tratamiento para asma felina. El lóbulo pulmonar medio derecho está colapsado, con una opacidad homogénea de tejido blando y bordes definidos, lo que da lugar a un signo lobular en los márgenes que contactan con los lóbulos pulmonares craneal y caudal aireados (flechas). El lóbulo pulmonar medio derecho causa borramiento del borde que lo separa de la silueta cardiaca. Se observa ligero desplazamiento mediastínico derecho de la silueta cardiaca hacia el pulmón atelectásico. También existe un patrón bronquial generalizado.

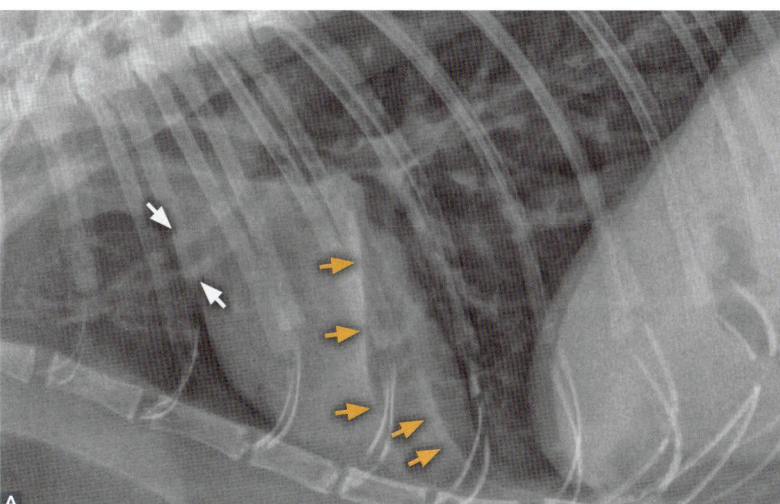

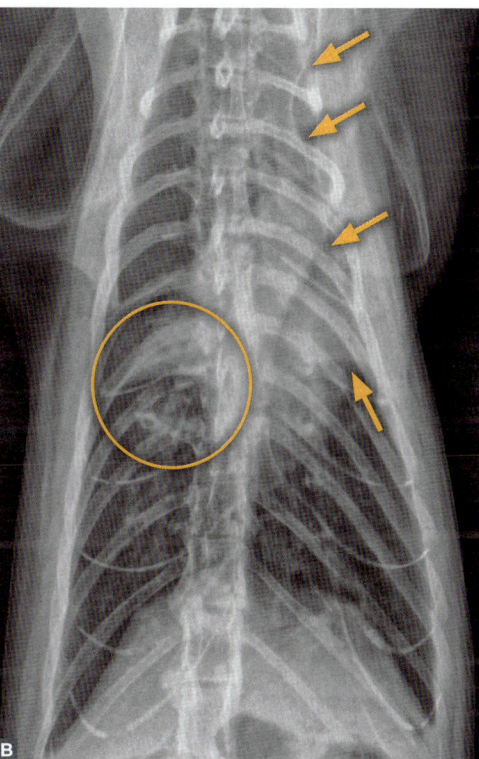

Fig. 23.4 Radiografías de tórax en decúbito lateral izquierdo (**A**) y ventrodorsal (**B**) de un gato doméstico de pelo corto de 14 años diagnosticado de asma felina hace 5 años y aumento reciente de la tos. Hay patrón bronquial generalizado. (**B**) El lóbulo pulmonar medio derecho se muestra colapsado y pequeño, presentando forma triangular (círculo). Se observa un signo lobular entre el lóbulo pulmonar medio derecho y los lóbulos pulmonares craneal y caudal derechos. El lóbulo pulmonar craneal izquierdo también está colapsado (flechas), dando lugar a desplazamiento mediastínico hacia la izquierda de la silueta cardiaca. (**A**) Dos líneas de opacidad de tejidos blandos ligeramente curvas se superponen a la silueta cardiaca (flechas). Representan los bordes caudales de los lóbulos pulmonares craneal izquierdo y medio derecho colapsados. Solo se ven un par de vasos pulmonares en el tórax craneal (flechas blancas). Los vasos que se dirigen al lóbulo pulmonar craneal izquierdo colapsado están rodeados de opacidad de tejido blando y quedan ocultos. El aumento de la opacidad del lóbulo pulmonar craneal izquierdo colapsado no se puede ver en la proyección obtenida en decúbito lateral izquierdo, debido a la hiperinsuflación del lóbulo pulmonar craneal derecho. La hiperinsuflación de los lóbulos pulmonares caudales provoca el aplanamiento del diafragma y un aumento de la distancia entre la silueta cardiaca caudal y el diafragma. La ligera rotación del tórax en (**B**) provoca un artefacto de asimetría de los lóbulos caudales.

presenta una opacidad homogénea de tejido blando (**figs. 23.3** y **23.4**). Menos a menudo existe atelectasia de los lóbulos pulmonares craneal derecho o craneal izquierdo. La acumulación mucosa o los tapones de moco bronquial también pueden crear un patrón de tipo nodular. En los casos crónicos, existen en ocasiones brocolitiasis y bronquiectasias secundarias. En los casos crónicos graves, pueden verse en las radiografías los bronquios dilatados rellenos de mucosa hiperplásica y moco, que se muestran como estructuras lineales ramificadas de tejido blando. Esta imagen se describe a menudo como patrón "en dedos de guante", análogo al denominado patrón de "brote de árbol" observado en las imágenes de TC.[1,2]

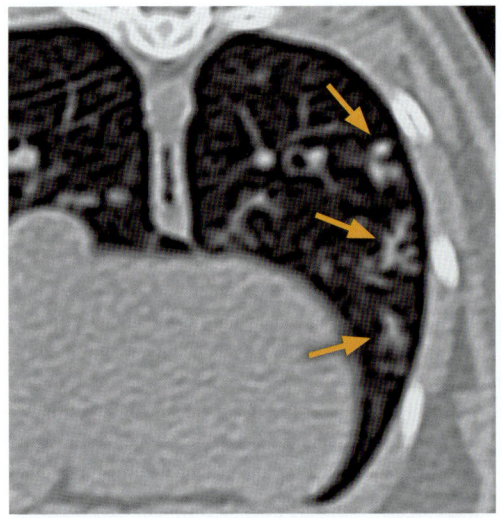

Fig. 23.5 Imagen transversal de TC ampliada mostrada en ventana pulmonar de un gato doméstico de pelo corto de 11 años que muestra el patrón de brote de árbol. En la periferia del lóbulo pulmonar caudal izquierdo pueden verse estructuras de tejido blando, con una mezcla de formas lineales y nodulares que se asemejan a un brote de árbol (flechas).

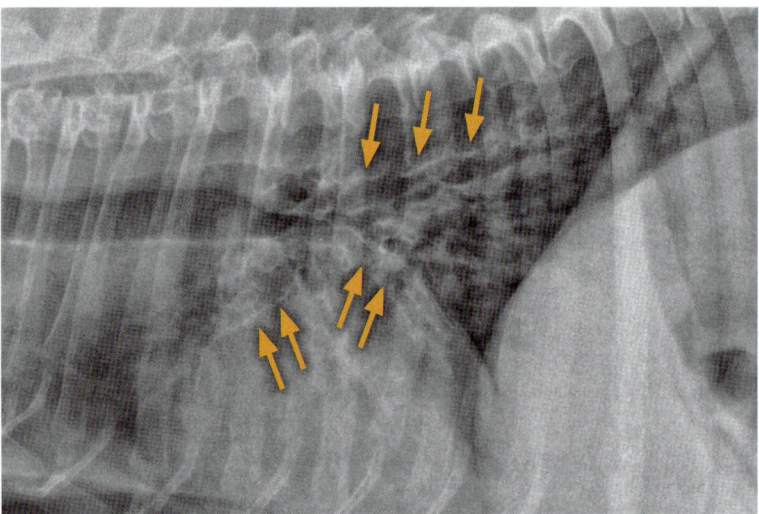

Fig. 23.6 Radiografía de tórax obtenida en decúbito lateral izquierdo de un West Highland white terrier de 15 años que muestra paredes bronquiales mineralizadas (flechas). El perro tenía antecedentes de tos crónica, presentaba un patrón bronquial en múltiples radiografías realizadas en los 3 años anteriores y fue diagnosticado de bronquitis crónica, posiblemente en combinación con fibrosis pulmonar. Los bronquios mineralizados pueden corresponder a un cambio relacionado con la edad o secundario a bronquitis crónica.

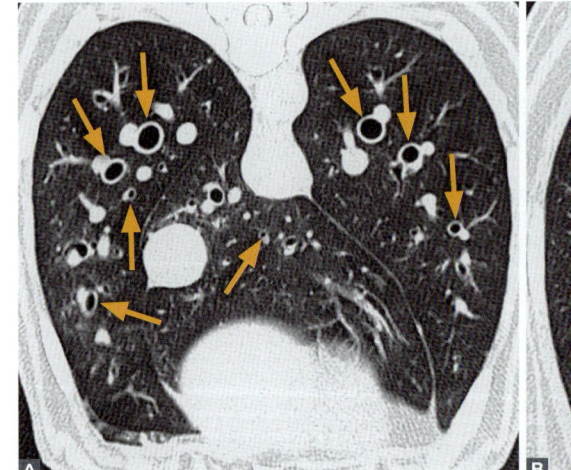
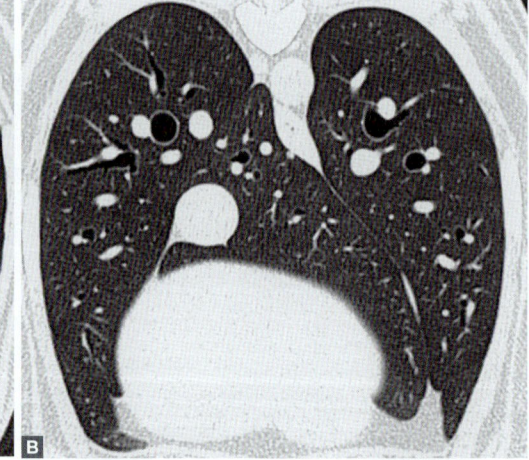

Fig. 23.7 Imágenes transversales de TC mostradas en ventana pulmonar de dos perros adultos para ilustrar el engrosamiento de las paredes bronquiales (flechas en [**A**]) en comparación con paredes bronquiales normales (**B**) en TC.

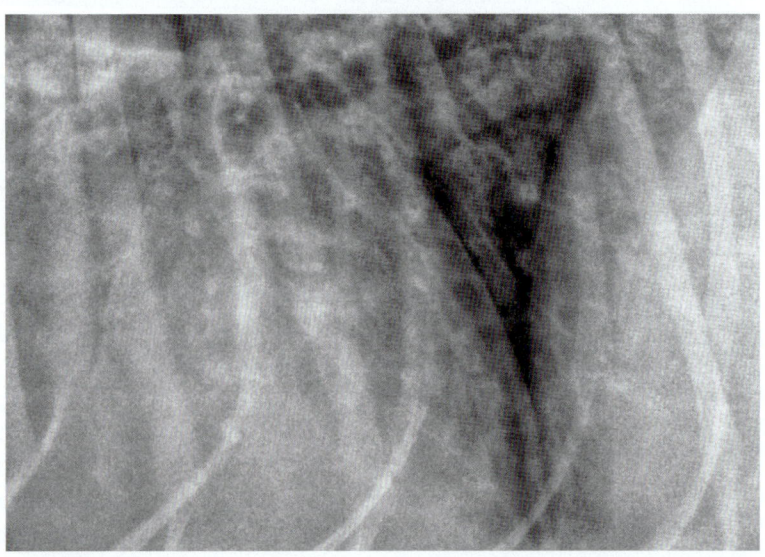

Fig. 23.8 Imagen ampliada del lóbulo pulmonar accesorio en una radiografía de tórax obtenida en decúbito lateral derecho de una hembra esterilizada de cavalier King Charles spaniel de 5 años. Basándose en el lavado broncoalveolar, en una marcada eosinofilia sanguínea y en la imagen radiográfica, el diagnóstico fue de bronconeumonía eosinofílica. Existe engrosamiento difuso de las paredes bronquiales. Los bronquios de paredes engrosadas, vistos de frente (en transversal), se muestran como "donuts". Bronquios similares, pero vistos de lado (en longitudinal), se muestran como líneas convergentes o "vías de tren".

El patrón de brote de árbol de las imágenes de TC (**fig. 23.5**) se observa cuando las ramificaciones menores dilatadas de las vías respiratorias están llenas de secreciones y tejido hiperplásico y el patrón se asemeja a un árbol con yemas.[2,4] El patrón puede presentar líneas de ramificación en V o en Y, ser nodular, o aparecer de ambas formas.[2] En ocasiones, se producen fracturas espontáneas de costillas, secundarias a tos intensa, pérdida de distensibilidad pulmonar y aumento del esfuerzo respiratorio. Este fenómeno se observa con mayor frecuencia en la porción media de las costillas caudales y pueden identificarse múltiples fracturas costales en diferentes estadios de consolidación.[1]

Enfermedad bronquial en el perro

La bronquitis crónica canina se define como enfermedad inflamatoria crónica de las vías respiratorias bajas que causa tos áspera casi a diario y durante al menos 2 meses. A veces, el diagnóstico se establece por exclusión. Con frecuencia ha de diferenciarse de enfermedades que cursan con signos coincidentes, como el colapso traqueal y la enfermedad mixomatosa de la válvula mitral (EMVM), dado que los pacientes predispuestos son perros de razas pequeñas y de edad media o avanzada, y habida cuenta de que algunos pacientes con tos crónica presentan varias etiologías concomitantes.[5]

Las radiografías tienen una sensibilidad relativamente baja para el diagnóstico de bronquitis crónica en perros, y una proporción importante de pacientes ofrecen imágenes aparentemente normales. En las radiografías torácicas puede verse un patrón bronquial con una cantidad aumentada de imágenes de "donuts" (también llamadas siluetas en anillo) y "vías de tren", debido al engrosamiento de las paredes bronquiales (**figs. 23.1** y **23.8**). Las infiltraciones de células o líquido en el intersticio peribronquial adyacente también contribuyen a un patrón bronquial. A menudo se hace referencia a esta imagen como "manguito peribronquial", aunque resulta bastante difícil de distinguir en las radiografías. Puede haber hiperinsuflación y bronquiectasias secundarias.[5]

La mineralización bronquial es una alteración frecuente, relacionada con la edad y sin importancia clínica, especialmente en perros pequeños (**fig. 23.6**), y es infrecuente como cambio secundario a bronquitis crónica. La mineralización bronquial también puede relacionarse con el hiperadrenocorticismo.[3]

En la bronquitis crónica, los hallazgos en los exámenes de TC son similares a los de las radiografías torácicas, con paredes engrosadas (**fig. 23.7**). Ocasionalmente se identifican tapones de moco. Del mismo modo que no es posible descartar una bronquitis crónica sobre la base de radiografías normales, algunos pacientes afectados presentan un examen de TC normal.

Aunque en algunos pacientes con bronquitis crónica los estudios radiográficos y de TC no muestren anomalías, estas pruebas sirven para confirmar o descartar otras etiologías de tos crónica.

Broconeumopatía eosinofílica

La bronconeumopatía eosinofílica (también llamada infiltrado pulmonar con eosinofilia) del perro es un complejo patológico caracterizado por infiltración eosinofílica de las paredes bronquiales y del parénquima pulmonar. La bronconeumopatía eosinofílica se considera idiopática, pero la infiltración eosinofílica del pulmón también puede producirse por etiología parasitaria, fúngica o neoplásica, con cambios radiográficos similares. Los hallazgos radiográficos tienen distribución multifocal o generalizada. Las anomalías referidas son patrones broncointersticiales de moderados a marcados (**figs. 23.8-23.10**), áreas de patrón alveolar (**fig. 23.11**) y paredes bronquiales engrosadas. Los casos crónicos pueden presentar bronquiectasia. Los cambios referidos en las imágenes de TC son infiltrados intersticiales en el parénquima pulmonar, engrosamiento de la pared bronquial, taponamiento bronquial por moco y detritos, y bronquiectasias[6] (**figs. 23.12** y **23.13**). Es muy infrecuente observar nódulos y masas en el parénquima pulmonar, presentación a la que se hace referencia como neumonía eosinofílica granulomatosa.[7]

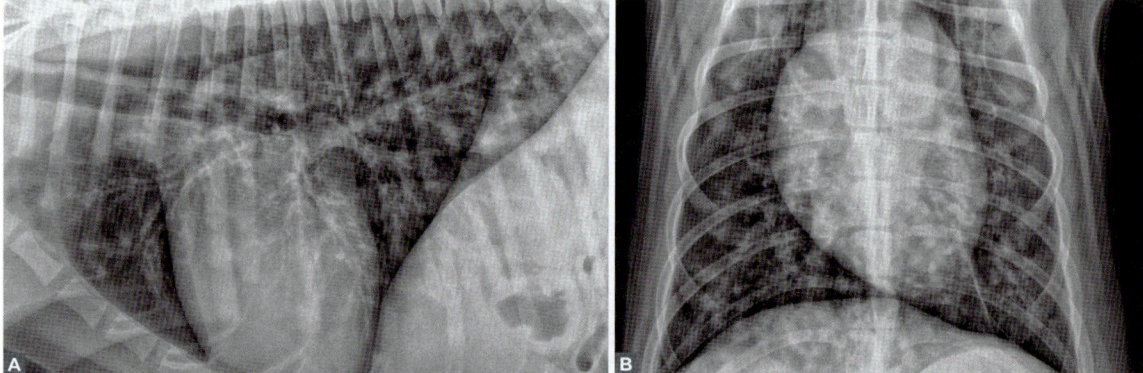

Fig. 23.9 Radiografías torácicas en proyecciones obtenidas en decúbito lateral izquierdo (**A**) y ventrodorsal (**B**) de una hembra de caniche estándar de 3 años. Presentaba grave eosinofilia circulante, con un 60 % de eosinófilos en la citología del lavado broncoalveolar. Se le diagnosticó bronconeumopatía eosinofílica. Se observa un patrón broncointersticial generalizado en todos los lóbulos pulmonares. En algunas áreas, el componente intersticial se torna ligeramente parcheado.

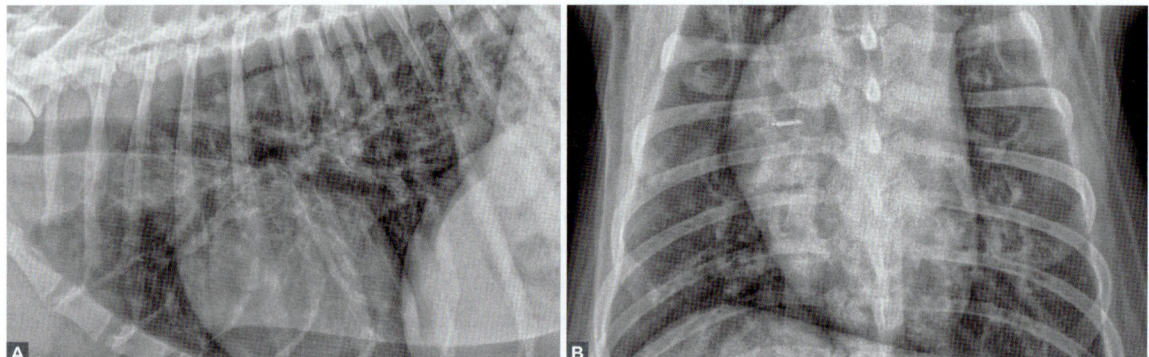

Fig. 23.10 Hembra castrada de springer spaniel inglés de 8 años. Proyecciones torácicas obtenidas en decúbito lateral izquierdo (**A**) y ventrodorsal ampliada (**B**). Existe un patrón mixto generalizado, intersticial no estructurado y bronquial, que corresponde a una bronconeumopatía eosinofílica. Este perro tiene un componente intersticial algo mayor y, en los lóbulos pulmonares caudales, ese aspecto oculta parcialmente los bordes de los vasos pulmonares y la aorta.

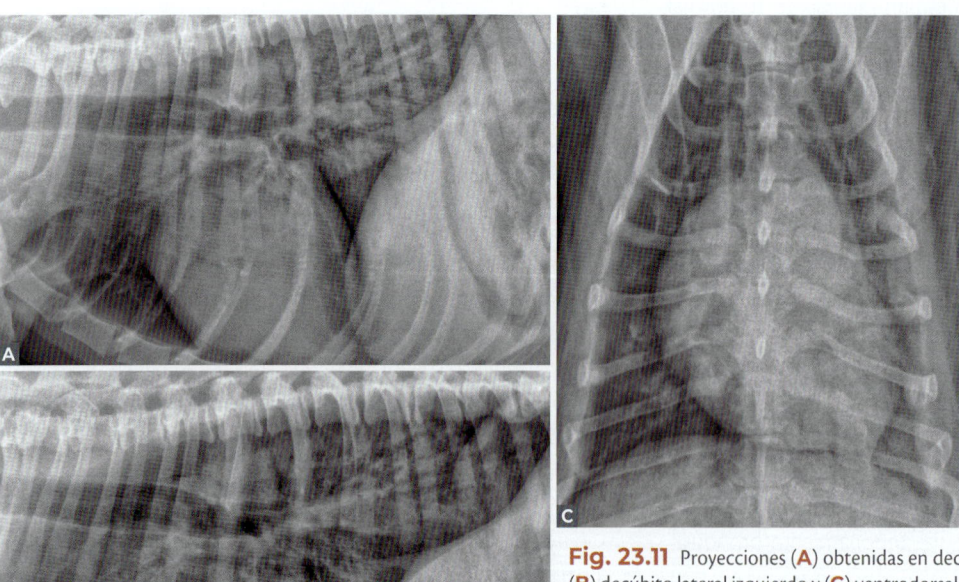

Fig. 23.11 Proyecciones (**A**) obtenidas en decúbito lateral derecho, (**B**) decúbito lateral izquierdo y (**C**) ventrodorsal del tórax de un teckel macho de 8 años. Se le diagnosticó bronconeumopatía eosinofílica sobre la base del estudio hematológico, del lavado broncoalveolar y de las radiografías. La opacidad de tejidos blandos oculta los bordes vasculares y crea un broncograma aéreo poco definido en el lóbulo pulmonar caudal izquierdo. Esta imagen es compatible con un patrón no estructurado grave sumado con patrón alveolar.

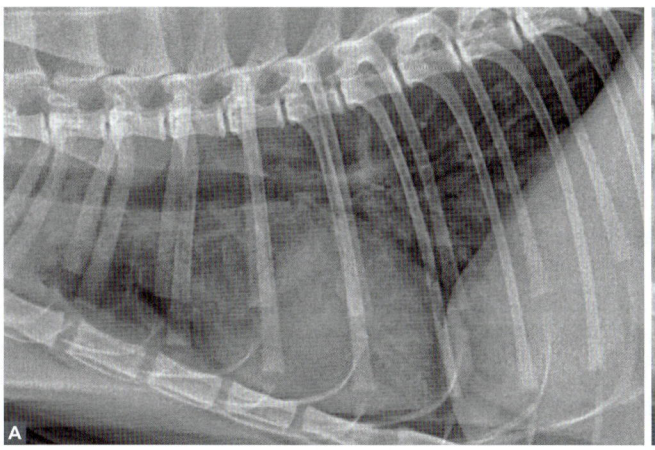

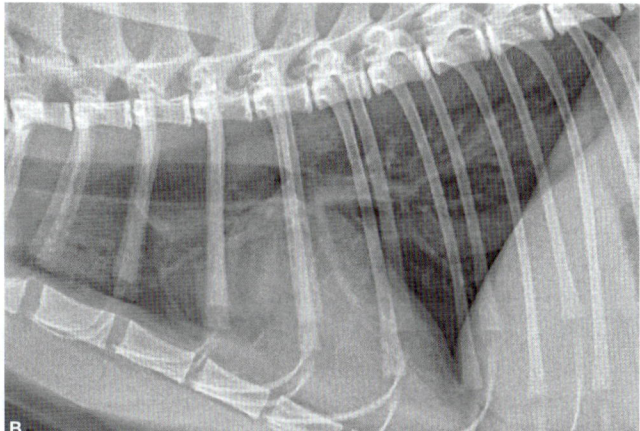

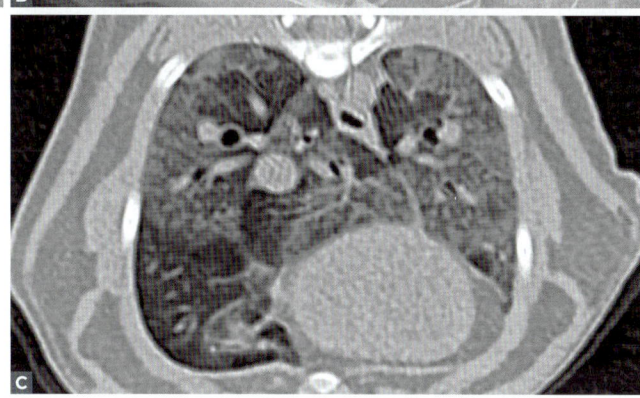

Fig. 23.12 Gato abisinio macho castrado de 2 años. (**A**) Radiografía de tórax obtenida en decúbito lateral izquierdo en la consulta inicial por aparición repentina de tos. Se aprecia un moderado patrón intersticial en el área del lóbulo pulmonar accesorio. La opacidad oculta los bordes de la vena cava caudal. El gato fue diagnosticado de bronconeumopatía eosinofílica y se inició su tratamiento. (**B**) Radiografía de tórax obtenida en decúbito lateral izquierdo del mismo gato 9 meses más tarde. (**C**) Imagen de TC en reconstrucción transversal de los pulmones del gato en la consulta inicial. La imagen se muestra en ventana pulmonar y ofrece una imagen del tórax a la altura de los lóbulos pulmonares caudal y accesorio. Se observan cambios en todos los lóbulos pulmonares, pero más marcados en los lóbulos caudales. Existe una mezcla de patrones: áreas multifocales claramente delimitadas de patrón intersticial (opacidad en vidrio esmerilado), intercaladas con un patrón reticular y tejido pulmonar de aspecto normal. También se aprecia un moderado engrosamiento multifocal de las paredes bronquiales. La imagen de TC es inespecífica, pero muestra cambios más graves y extensos que los que se observan en la radiografía (**A**), obtenida al mismo tiempo.

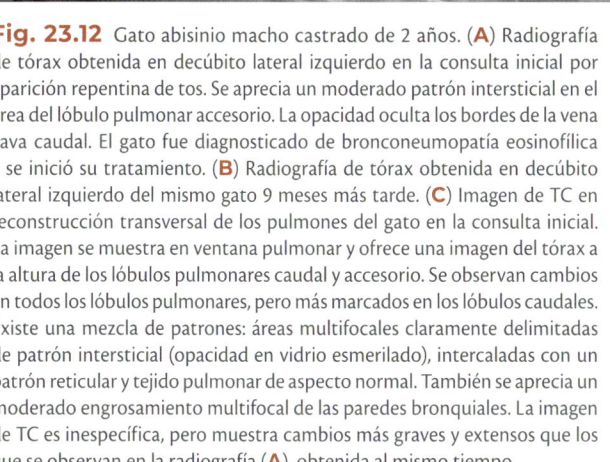

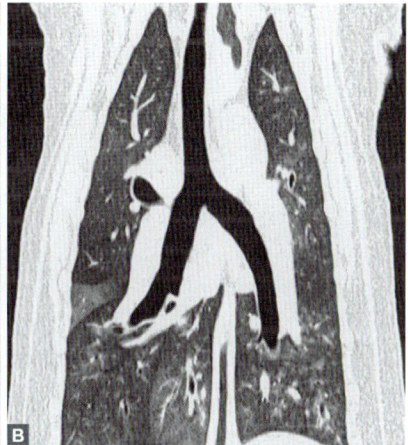

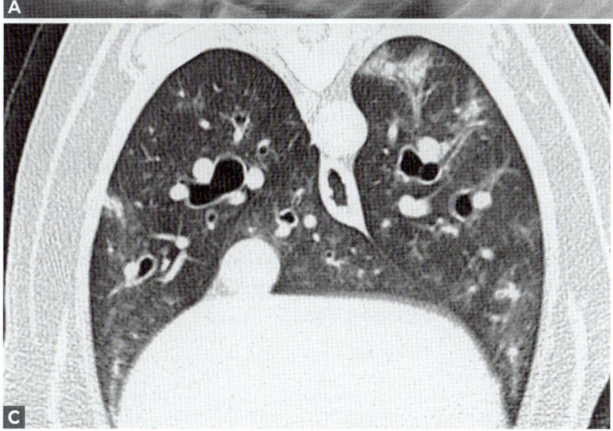

Fig. 23.13 Macho de golden retriever castrado de 11 años con tos de 1 mes de duración. Se muestran una radiografía obtenida en decúbito lateral izquierdo (**A**) y dos imágenes de TC con ventana pulmonar reconstruidas en los planos dorsal (**B**) y transversal (**C**) del tórax. (**A**) Se observan áreas de moderado patrón intersticial no estructurado en el campo pulmonar caudodorsal. En las imágenes de TC se observan los cambios con más detalle y parecen más graves. En la reconstrucción dorsal (**B**) se observa una diferencia en la atenuación entre los campos pulmonares craneales y caudales. Los campos pulmonares caudales tienen mayor atenuación (son más opacos), lo que se denomina opacidad en vidrio esmerilado. Los lóbulos pulmonares craneales parecen más normales. En la imagen de TC transversal (**C**), aparte de la opacidad general en vidrio esmerilado, también se observan focos con atenuación incluso mayor y engrosamiento bronquial. El lavado broncoalveolar reveló grave eosinofilia. El diagnóstico fue de bronconeumopatía eosinofílica.

Bronquiectasia

La bronquiectasia es una dilatación progresiva e irreversible de los bronquios secundaria a inflamación crónica de las vías respiratorias y obstrucción bronquial por exudado inflamatorio, lo que causa destrucción de la pared bronquial normal y alteración de la eliminación de las secreciones respiratorias. Todo ello conduce a un círculo vicioso de acumulación de moco y exudado en la luz bronquial que predispone a infecciones repetidas, respuesta inflamatoria y consiguiente daño y debilitamiento de la pared bronquial.

En consecuencia, la bronquiectasia es una secuela o complicación de otras enfermedades de las vías respiratorias, como neumonía (incluidas la infecciosa, la neumonía por aspiración, la intersticial y la neumonía por cuerpo extraño), bronconeumopatía eosinofílica, discinesia ciliar o enfermedades inflamatorias de las vías respiratorias, como la bronquitis crónica.[8] En gatos, la enfermedad subyacente suele ser bronquitis crónica, neoplasia obstructiva o bronconeumonía.[9] Los perros de edad media o avanzada y los gatos macho de edad avanzada son los afectados con mayor frecuencia. Se han documentado casos de bronquiectasia en perros de múltiples razas, aunque se ha sugerido que los cocker spaniel muestran predisposición.[8,10]

La tos es el signo clínico más frecuente, aunque los signos clínicos guardan relación con la enfermedad subyacente. Se han diagnosticado bronquiectasias también en pacientes sin síntomas clínicos de las vías respiratorias. Las bronquiectasias se pueden diagnosticar por radiología, broncoscopia o tomografía computarizada (TC). En casos leves o tempranos pueden pasar desapercibidas en las radiografías, tanto en perros como en gatos. En un estudio, la sensibilidad para la detección de bronquiectasias en perros fue del 60 % para la radiografía, del 92 % para la broncoscopia y del 100 % para la TC.[8] En los pacientes afectados, los bronquios son visibles en las radiografías en zonas más periféricas de lo habitual. En perros y gatos, las bronquiectasias se describen como tubulares y saculares. Las bronquiectasias tubulares (**fig. 23.14**) constituyen el tipo más frecuente, tanto en perros[3,9-11] como en gatos,[9] y muestran una dilatación relativamente uniforme, sin estrechamiento periférico. En las bronquiectasias saculares (**fig. 23.15**), los bronquios muestran dilataciones multifocales en forma de saco o de balón, imagen que se ha comparado con un racimo de uvas. El líquido que rellena las dilataciones saculares periféricas puede conferirles aspecto de lesiones nodulares. Ambos tipos pueden estar presentes en un mismo paciente.

La distribución de las bronquiectasias puede ser generalizada, multifocal, lobular o focal. Las generalizadas y multifocales se describen más a menudo en perros.[8,10,11] La enfermedad focal, lobular o multifocal suele afectar a uno o ambos lóbulos pulmonares craneal derecho y medio derecho (**fig. 23.16**).

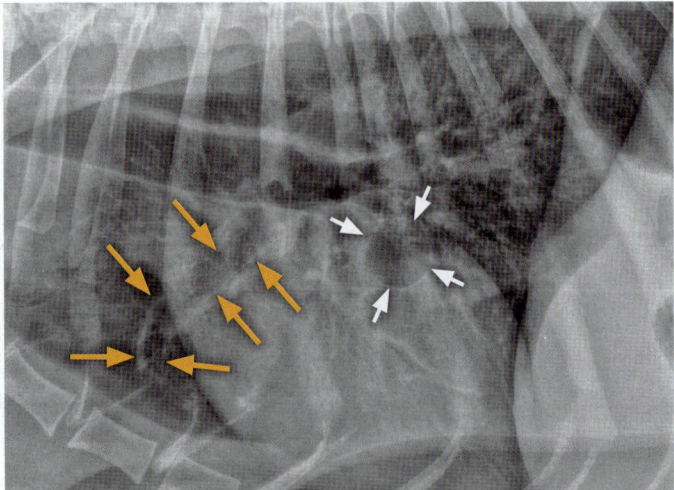

Fig. 23.14 Radiografía torácica obtenida en decúbito lateral izquierdo de un pastor australiano de 12 años con tos de varios meses de duración y empeoramiento reciente. El bronquio correspondiente al lóbulo pulmonar craneal derecho está ensanchado, con paredes finas y relativamente paralelas, que es posible seguir hacia la periferia más de lo que normalmente se puede. Esta imagen corresponde al tipo tubular de bronquiectasias (flechas naranjas). Una lesión radiotransparente redonda de paredes delgadas se superpone al borde cardiaco caudodorsal y corresponde a una bulla, que podría guardar relación con una enfermedad crónica de las vías respiratorias, pero que también puede ser un hallazgo accidental (flechas blancas).

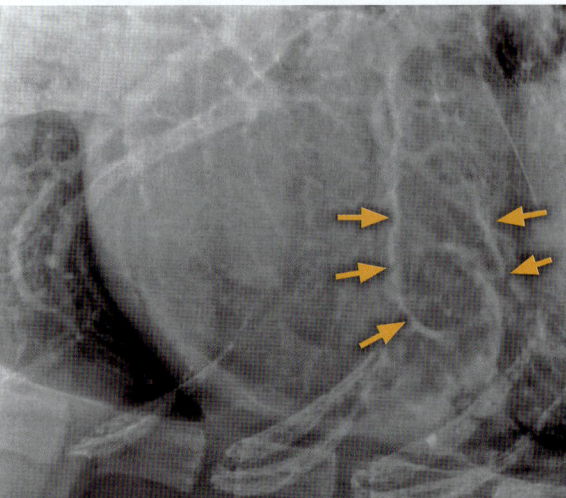

Fig. 23.15 Radiografía torácica ampliada obtenida en decúbito lateral izquierdo de un perro en la que se observan bronquiectasias saculares en el lóbulo pulmonar medio derecho. Los bronquios están dilatados en la periferia del pulmón y las paredes bronquiales son gruesas, irregulares y de forma ondulada (flechas).

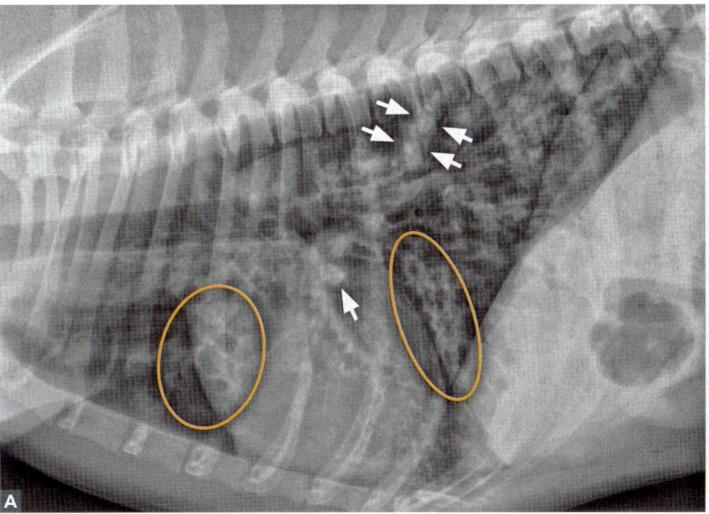
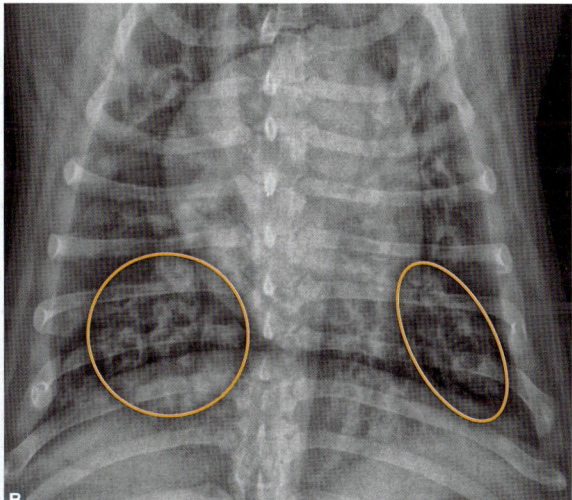

Fig. 23.16 Radiografías torácicas obtenidas en decúbito lateral izquierdo y en proyección ventrodorsal del tórax de un perro de 6 años de raza Glen of Imaal terrier con bronquiectasias saculares generalizadas. (**A**, **B**) Los bronquios están engrosados en todos los lóbulos pulmonares, tienen una forma quística y sacular y pueden seguirse hacia la periferia del pulmón (círculos). (**A**) Se observan múltiples focos nodulares y confluyentes de opacidad de tejido blando en la zona dorsal del pulmón (flechas blancas). Estas áreas corresponden a acumulaciones de mucosidad y pus, confirmadas por broncoscopia. El perro presentaba desde hacía al menos 1 año tos crónica y neumonía bacteriana recurrente. La necropsia reveló peribronquiolitis crónica y bronconeumonía necrosante y fibrinopurulenta aguda, de multifocal a confluente, con bacterias.

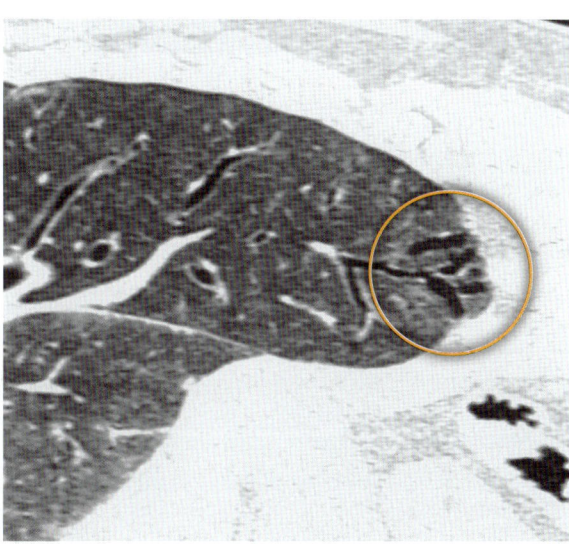

Fig. 23.17 Imagen de TC mostrada con ventana pulmonar de un bullmastiff de 7 años con bronquiectasias focales periféricas. Se aprecian varios segmentos bronquiales dilatados en la periferia dorsal caudal del lóbulo pulmonar caudal derecho (círculo).

En los gatos, los lóbulos afectados con mayor frecuencia son los caudales y el medio.

Las bronquiectasias se reconocen más fácilmente en la TC, debido a la ausencia de superposición. Los bronquios dilatados son más anchos que los vasos adyacentes y la dilatación puede extenderse a la periferia del tejido pulmonar (**fig. 23.17**). En perros normales, el umbral de relación broncoarterial (luz bronquial con respecto al diámetro de la arteria pulmonar) propuesto es <2, aunque ello excluye a algunos pacientes con enfermedad leve.[11] Otros hallazgos concurrentes de TC son consolidación pulmonar, engrosamiento de la pared bronquial y, ocasionalmente, oclusión de la luz bronquial.

Fibrosis pulmonar

La fibrosis pulmonar idiopática pertenece a un grupo heterogéneo de enfermedades pulmonares intersticiales que afectan al ser humano, al perro y al gato. La fibrosis pulmonar tiene una etiología variada, aunque en la mayoría de los casos no llega a conocerse la causa. La fibrosis pulmonar idiopática canina afecta principalmente a perros West Highland white terriers, aunque pueden resultar afectadas también otras razas, y suele diagnosticarse en perros mayores. Los gatos pueden presentarla a cualquier edad.

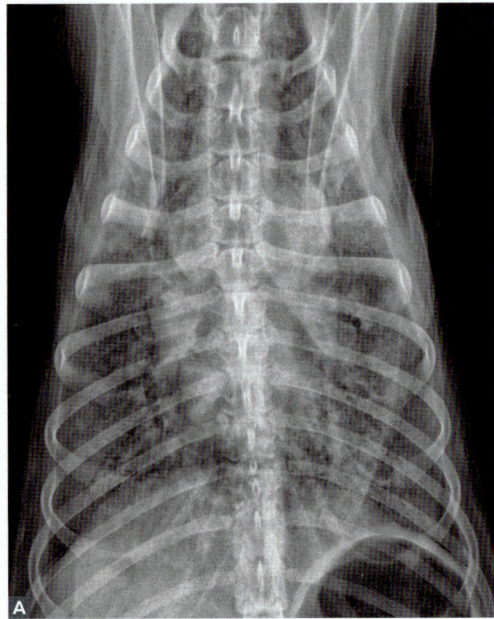

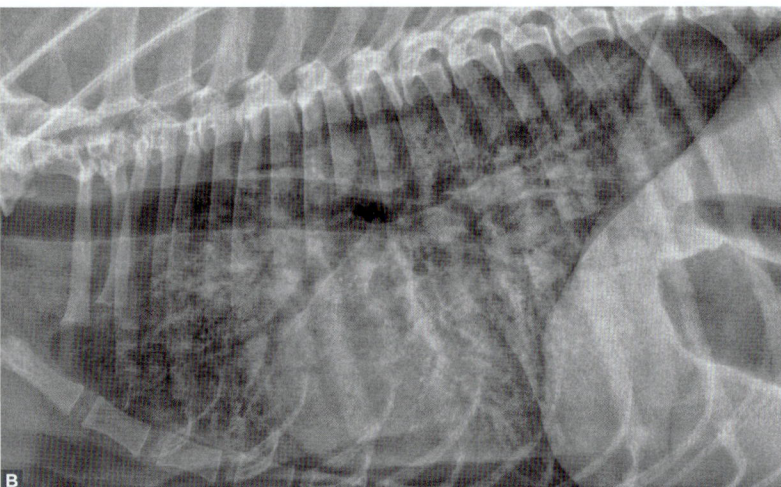

Fig. 23.18 (**A**) Radiografías torácicas en proyección ventrodorsal y (**B**) obtenida en decúbito lateral izquierdo de un hembra de retriever de Nueva Escocia (Nova Scotia Duck Tolling retriever) de 13 años. Todos los lóbulos pulmonares son anómalos: existe un grave patrón intersticial no estructurado, difuso y no uniforme, con componente bronquial. (**B**) También se observa signo de borramiento del borde que afecta al margen cardiaco caudal, a la vena cava caudal y al diafragma, lo que indica un patrón alveolar en el lóbulo pulmonar accesorio. Este perro presentaba neumonía intersticial crónica, confirmada mediante anatomía patológica.

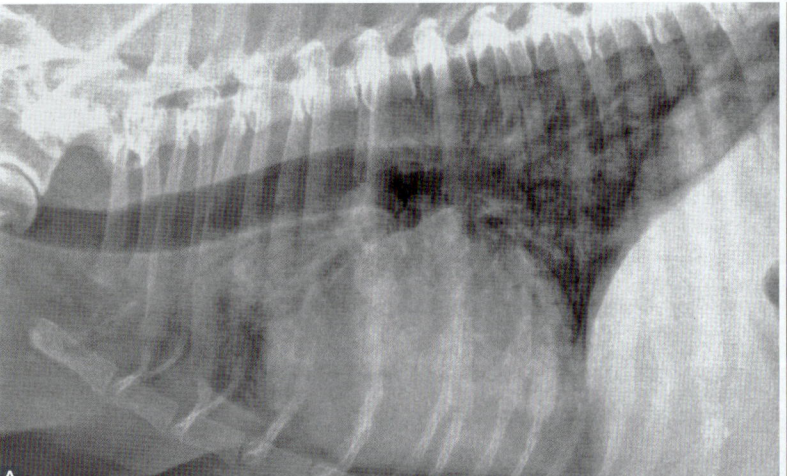

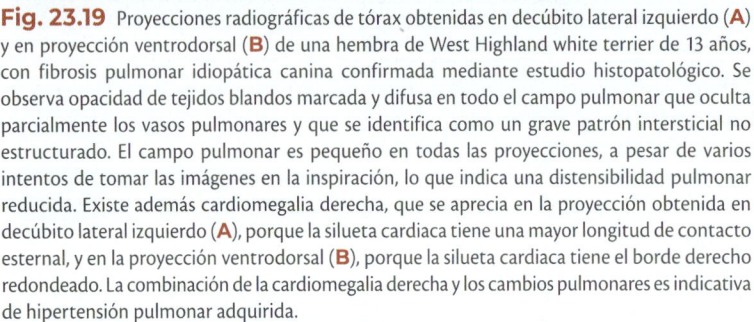

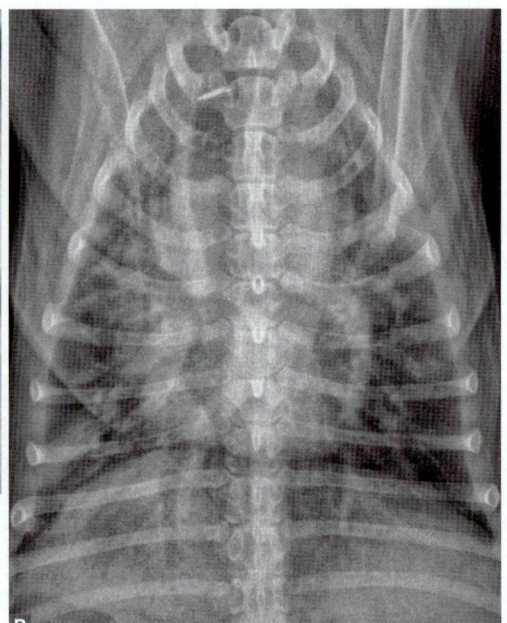

Fig. 23.19 Proyecciones radiográficas de tórax obtenidas en decúbito lateral izquierdo (**A**) y en proyección ventrodorsal (**B**) de una hembra de West Highland white terrier de 13 años, con fibrosis pulmonar idiopática canina confirmada mediante estudio histopatológico. Se observa opacidad de tejidos blandos marcada y difusa en todo el campo pulmonar que oculta parcialmente los vasos pulmonares y que se identifica como un grave patrón intersticial no estructurado. El campo pulmonar es pequeño en todas las proyecciones, a pesar de varios intentos de tomar las imágenes en la inspiración, lo que indica una distensibilidad pulmonar reducida. Existe además cardiomegalia derecha, que se aprecia en la proyección obtenida en decúbito lateral izquierdo (**A**), porque la silueta cardiaca tiene una mayor longitud de contacto esternal, y en la proyección ventrodorsal (**B**), porque la silueta cardiaca tiene el borde derecho redondeado. La combinación de la cardiomegalia derecha y los cambios pulmonares es indicativa de hipertensión pulmonar adquirida.

La imagen radiográfica que suele referirse en perros es la de un patrón de moderado a marcado generalizado mixto intersticial no estructurado y bronquial, o bien solo intersticial no estructurado (**fig. 23.18**). Debido a la pérdida de distensibilidad de los pulmones fibróticos, el volumen de estos puede verse reducido y es posible que no existan diferencias de tamaño pulmonar entre radiografías tomadas en la inspiración y en la espiración (**fig. 23.19**). El hallazgo más frecuente en los estudios de TC es el aumento generalizado y difuso de la opacidad (opacidad en vidrio esmerilado) en los pulmones.[12] Muchos perros con fibrosis pulmonar idiopática desarrollan hipertensión pulmonar secundaria. En los casos de hipertensión pulmonar crónica grave, puede aparecer cardiomegalia del lado derecho. Sin embargo, algunos pacientes afectados no presentan cardiomegalia apreciable. La ecocardiografía es más sensible para el diagnóstico de la hipertensión y también se puede utilizar para cuantificar su gravedad (**fig. 23.19**).

En gatos con fibrosis pulmonar idiopática, los cambios radiográficos varían considerablemente y pueden asemejarse a los de otras enfermedades pulmonares, lo que dificulta el diagnóstico. En gatos se ha descrito alguno de los siguientes patrones, o una combinación de ellos: patrón broncointersticial, patrón intersticial (estructurado y no estructurado), patrones alveolares, masas pulmonares, formación de bullas, cambios enfisematosos y derrame pleural (**figs. 23.20** y **23.21**). La localización de los hallazgos también varía entre generalizada y multifocal, viéndose afectados diferentes lóbulos pulmonares. En gatos con fibrosis pulmonar idiopática también se ha comunicado hipertensión pulmonar secundaria, que sin embargo se diagnostica mejor por ecocardiografía, ya que a menudo las radiografías no muestran cambios cardiacos.[13]

Los hallazgos de las técnicas de diagnóstico por imagen en perros y gatos con fibrosis pulmonar idiopática no son patognomónicos de la enfermedad y las imágenes radiográficas deben interpretarse a la luz de otros datos clínicos. La fibrosis pulmonar solo puede confirmarse mediante examen histológico del tejido pulmonar.

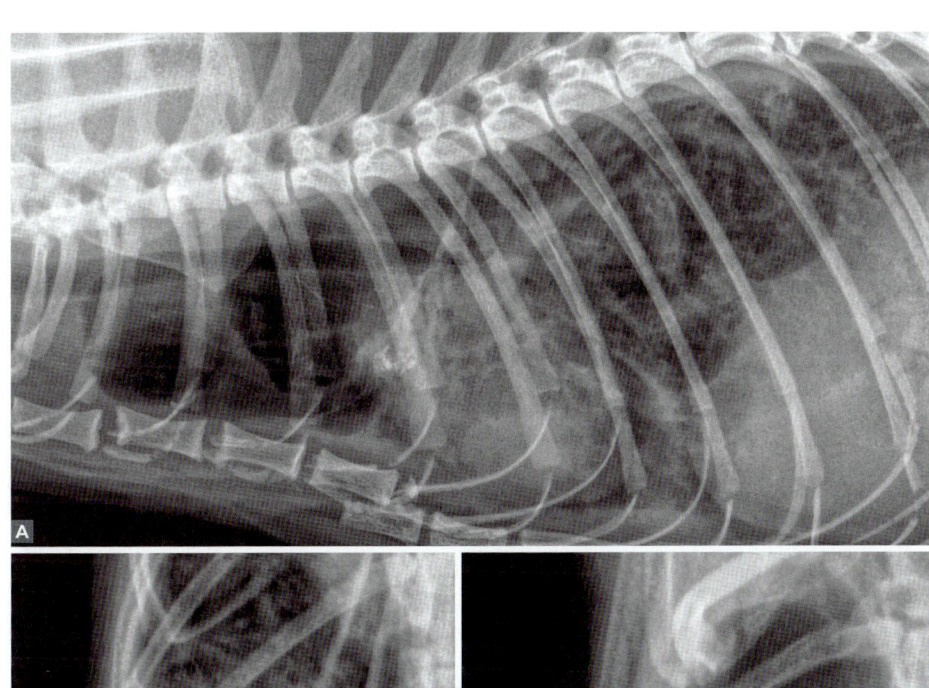
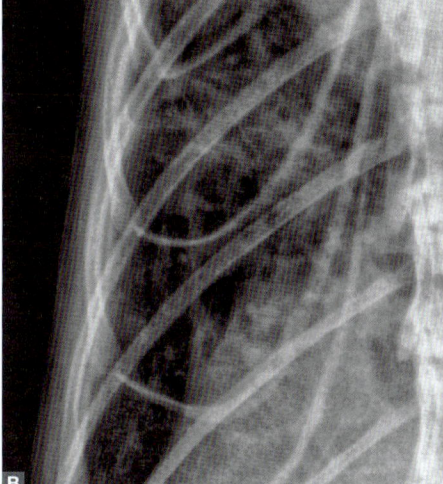
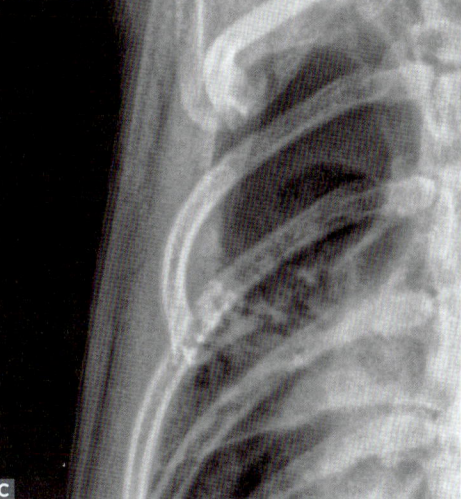

Fig. 23.20 Gato doméstico de pelo corto de 15 años con antecedentes de signos respiratorios durante varios años. Después de pruebas exhaustivas para descartar enfermedades infecciosas o inflamatorias, se realizó un diagnóstico presuntivo de fibrosis pulmonar. (**A**) Radiografía torácica obtenida en decúbito lateral izquierdo y proyecciones ventrodorsales ampliadas del tórax derecho caudal (**B**) y del tórax derecho craneal (**C**). Todos los lóbulos pulmonares se muestran anómalos, con una mezcla de diferentes patrones. Existe principalmente un marcado patrón mixto bronquial e intersticial, que en parte oculta los bordes de los vasos pulmonares. Pero hay también áreas con numerosas líneas de opacidad de tejido blando finas y definidas que atraviesan el parénquima pulmonar en direcciones aleatorias (**A, B**). Algunas de estas líneas se irradian hacia la superficie pleural, creando deformaciones en la superficie pulmonar (**A**). Los lóbulos pulmonares también tienen márgenes lobulados anómalos. Estos hallazgos son compatibles con fibrosis y contractura. Las proyecciones obtenidas en decúbito lateral izquierdo (**A**) y ventrodorsal (**C**) muestran que los lóbulos pulmonares craneales son hipertransparentes, sin ninguna estructura bronquial o vascular visible, lo que es compatible con cambios enfisematosos. En el tórax craneal derecho (**A, C**) también se aprecian algunas pequeñas áreas focales de opacidad mineral amorfa. Como hallazgo accidental, el gato presenta una subluxación crónica de esternón.

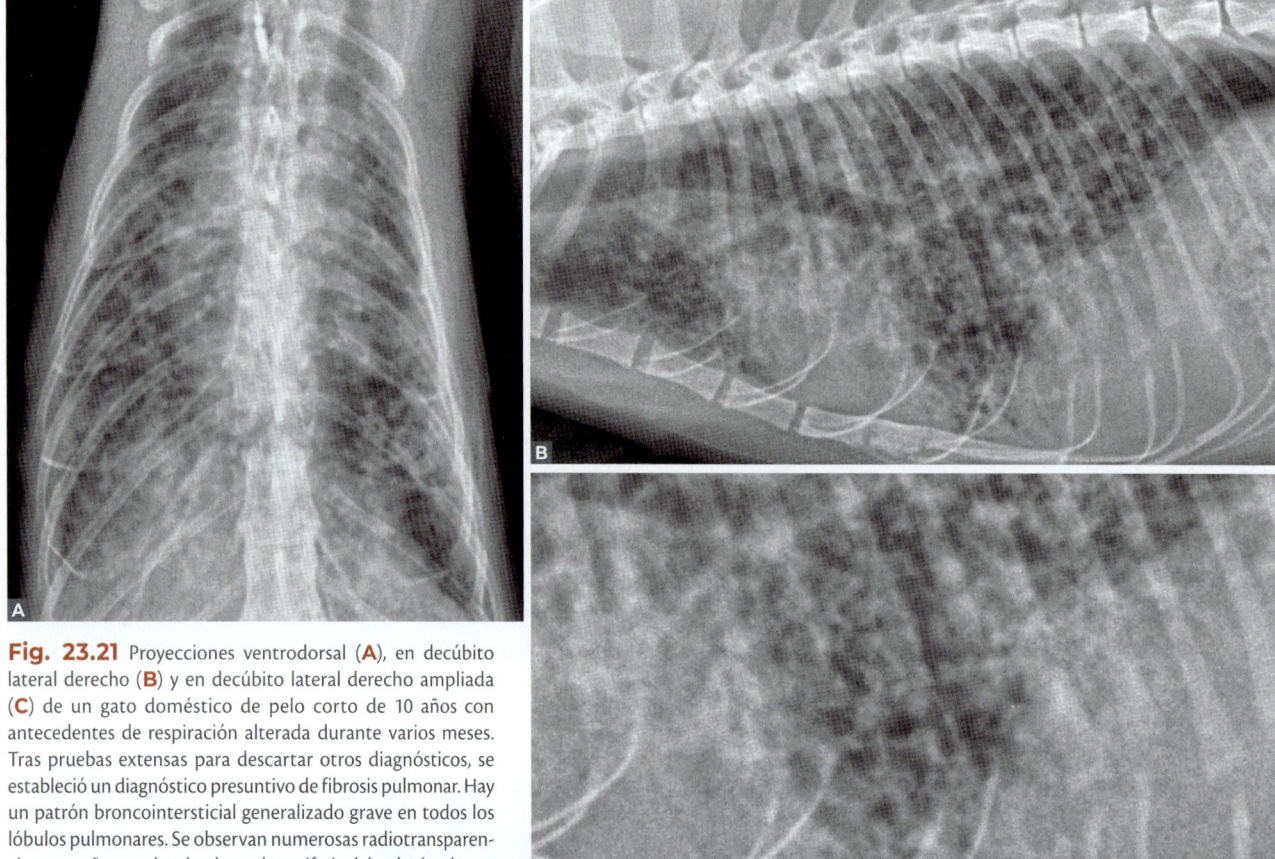

Fig. 23.21 Proyecciones ventrodorsal (**A**), en decúbito lateral derecho (**B**) y en decúbito lateral derecho ampliada (**C**) de un gato doméstico de pelo corto de 10 años con antecedentes de respiración alterada durante varios meses. Tras pruebas extensas para descartar otros diagnósticos, se estableció un diagnóstico presuntivo de fibrosis pulmonar. Hay un patrón broncointersticial generalizado grave en todos los lóbulos pulmonares. Se observan numerosas radiotransparencias pequeñas y redondeadas en la periferia del pulmón, demasiado grandes y próximas entre sí para representar bronquios normales. Se trata probablemente de cambios enfisematosos y bronquiectasias.

Enfisema pulmonar

El enfisema pulmonar es una enfermedad irreversible, con dilatación y rotura de alvéolos, infrecuente en perros y gatos. La forma adquirida puede presentarse como secuela de una bronquitis crónica. Existen varios informes de enfisema pulmonar congénito en perros, en algunos casos combinado con hipoplasia pulmonar o bronquial.[14] Los hallazgos de las pruebas de diagnóstico por imagen son aumento de la radiotransparencia focal o lobular (en radiografías) y disminución de la atenuación (en TC) por hiperinsuflación y pérdida de parénquima, así como aumento del volumen pulmonar con desplazamiento caudal del diafragma. En pacientes con enfermedad lobular o unilateral pueden existir desplazamiento mediastínico contralateral y atelectasia parcial o completa de lóbulos no afectados. En ocasiones se produce neumotórax espontáneo[3] (**figs. 23.22-23.24**).

Desde el punto de vista radiológico, a veces es casi imposible la diferenciación entre los trastornos reversibles de hiperinsuflación, el atrapamiento de aire de la enfermedad bronquial y el enfisema pulmonar irreversible. Por consiguiente, los hallazgos radiológicos deben interpretarse con cautela y en virtud del cuadro clínico global del paciente. Al realizar radiografías, tanto en inspiración como en espiración, el lóbulo pulmonar enfisematoso hipertransparente se mantendrá sin cambios. En proyecciones dorsoventrales o ventrodorsales de haz horizontal, con el lóbulo supuestamente afectado en la región en declive, el lóbulo enfisematoso no colapsará, como cabría esperar de un lóbulo pulmonar normal.[3]

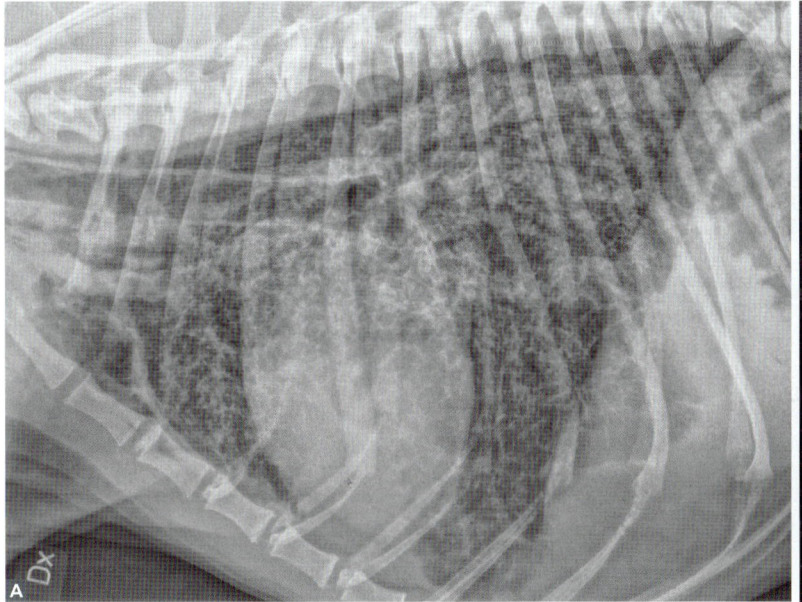

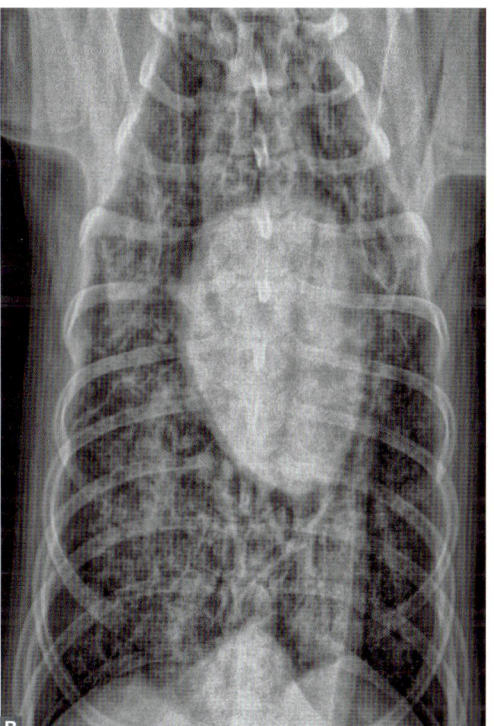

Fig. 23.22 Macho de caniche estándar de 7 años que presentaba letargo y respiración forzada. Se muestran proyecciones radiográficas de tórax, la obtenida en decúbito lateral derecho (**A**) y la ventrodorsal (**B**). En el campo pulmonar se presenta agrandamiento generalizado y el diafragma está aplanado, lo que indica hiperinsuflación. Se aprecia patrón broncointersticial generalizado grave, de aspecto reticular. En el mediastino craneal, los grandes vasos, el esófago y la tráquea se muestran claramente delineados por gas, lo que indica neumomediastino. La bronquitis crónica y la neumonía broncointersticial con enfisema fueron los principales diagnósticos diferenciales, considerándose menos probable una neoplasia infiltrante con enfisema. El perro respondió al tratamiento con esteroides, pero en las radiografías repetidas 2 meses más tarde los resultados fueron idénticos, lo que avala la presunción inicial de bronquitis crónica y enfisema.

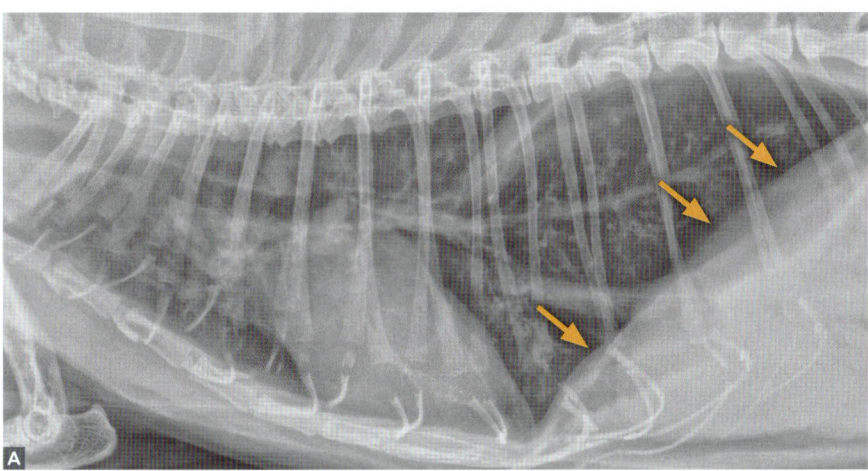

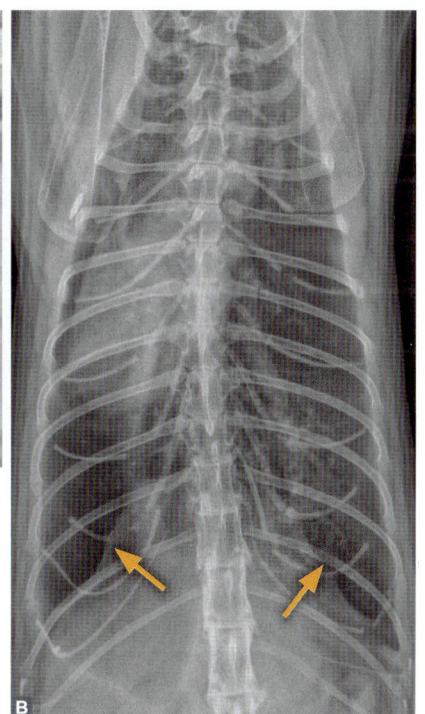

Fig. 23.23 Proyección obtenida en decúbito lateral izquierdo (**A**) y ventrodorsal (**B**) de un gato doméstico de pelo corto de 12 años. El campo pulmonar se muestra agrandado, con diafragma aplanado y desplazado caudalmente (flechas). Ambos lóbulos pulmonares caudales se muestran hipertransparentes. Se observa un aumento generalizado del patrón broncointersticial. La silueta cardiaca está desplazada hacia el lado derecho. Una banda de tejido blando, que se extiende en dirección caudodorsal desde la región hiliar en la proyección obtenida en decúbito lateral izquierdo, fue interpretada como pleura engrosada, posiblemente combinada con atelectasia periférica. El diagnóstico provisional fue de proceso inflamatorio crónico (bronquitis/asma felina /fibrosis), con enfisema lobular en ambos lóbulos pulmonares caudales, en combinación con engrosamiento pleural.

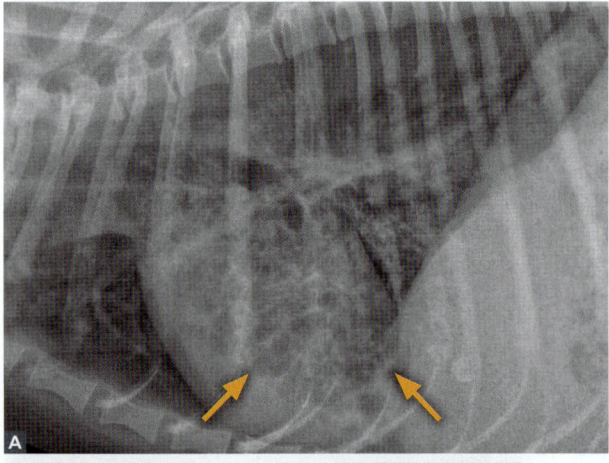

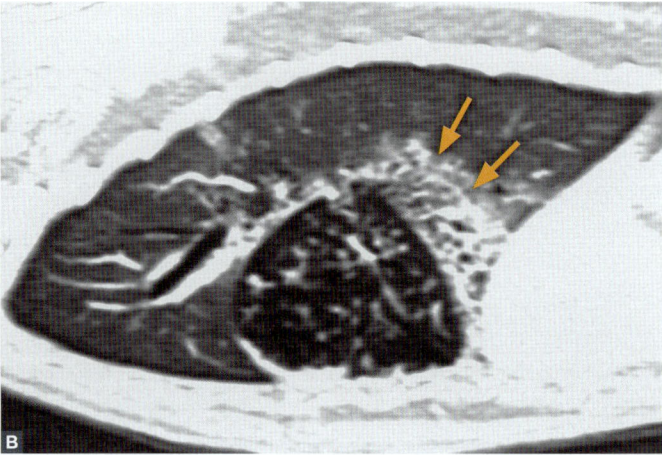

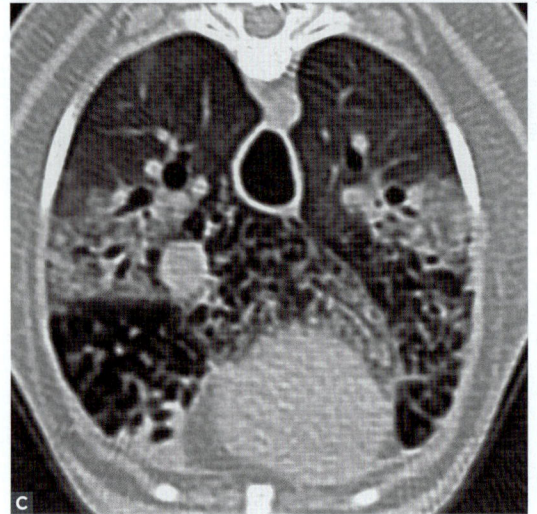

Fig. 23.24 Chihuahua de 6 años con tos recurrente. La proyección obtenida en decúbito lateral izquierdo (**A**) muestra un área radiotransparente multilobular (flechas) en la parte ventral del lóbulo pulmonar medio derecho, con moderado patrón intersticial en situación dorsal a este. En la reconstrucción parasagital del examen con TC (**B**) del tórax optimizada para evaluar los pulmones, el lóbulo pulmonar medio derecho hipoatenuado se muestra agrandado con forma redondeada, indicativo de enfisema. La zona craneoventral del lóbulo pulmonar caudal derecho presenta hiperatenuación difusa (flechas), causada probablemente por una atelectasia focal. La reconstrucción transversal (**C**) muestra inmediatamente caudal al corazón la parte hipoatenuante del lóbulo pulmonar medio derecho con patrón en panal y una imagen similar en la parte incluida del lóbulo pulmonar accesorio y la zona craneoventral del lóbulo pulmonar caudal izquierdo. Adyacentes a las regiones hipoatenuantes existen áreas hiperatenuantes que muestran desde una imagen de vidrio esmerilado hasta una atenuación más homogénea, lo que es compatible con una combinación de atelectasia e inflamación, fibrosis o edema.

Hematocele traumático y neumatocele y bullas pulmonares

En las imágenes radiográficas resulta difícil distinguir entre sí las lesiones pulmonares llenas de aire, de manera que a menudo se designan con nombres que se utilizan indistintamente. En la TC es más fácil identificar la localización exacta de la lesión, aunque continúa habiendo características coincidentes. La TC es también más sensible que la radiografía para la detección de lesiones. Los términos utilizados habitualmente son cavidad, bulla, neumatocele, ampolla, seudoquiste y quiste, todos ellos inespecíficos.

Las bullas pueden ser congénitas o secundarias a traumatismos o inflamación. Son estructuras esféricas llenas de aire, con una pared delgada (menos de 1 mm), y se localizan en cualquier parte del parénquima pulmonar. Algunas se acompañan de signos de lesión primaria (áreas de mayor opacidad o atenuación), pero muchas son accidentales, sin otra enfermedad pulmonar. A veces, la lesión está llena de líquido y se asemeja a un nódulo sólido o a una masa. Las ampollas traumáticas a menudo se denominan neumatoceles. Estos pueden estar parcial o completamente llenos de líquido, presumiblemente sangre, en cuyo caso se conocen como hematoceles o hematomas pulmonares. Los neumatoceles y los hematoceles suelen ser lesiones transitorias, y la mayoría se resuelven en semanas o meses. La necrosis en la parte central de una neoplasia o un absceso pulmonar pueden dar lugar a la aparición de una cavidad llena de aire, si existe comunicación con una vía aérea. Sin embargo, en este tipo de lesiones, la pared suele ser bastante gruesa y tiene un contorno interior irregular (**fig. 23.25**).

Cuando se produce confluencia de varias bullas, afectando a un segmento pulmonar, un lóbulo o múltiples lóbulos, se utiliza el término enfisema bulloso. Las bullas se localizan a menudo en la periferia pulmonar. El término ampolla se utiliza en ocasiones en referencia a una bulla subpleural (**fig. 23.26**).

Aunque las bullas pueden ser un hallazgo accidental (**figs. 23.14** y **23.27**), la rotura de estas estructuras superficiales llenas de aire es causa frecuente de neumotórax espontáneo (**fig. 23.28**). La TC es más sensible que la radiografía para la detección de bullas llenas de aire, pero la sensibilidad para detectar la lesión etiológica en los casos de neumotórax espontáneo es limitada cuando la bulla rota se colapsa.[15] El uso de las posiciones de decúbito dorsal y decúbito esternal en los estudios de TC en pacientes con neumotórax espontáneo aumenta en cierta manera la sensibilidad de la técnica, si bien la confirmación de la causa del neumotórax espontáneo por TC resulta a veces imposible.[15]

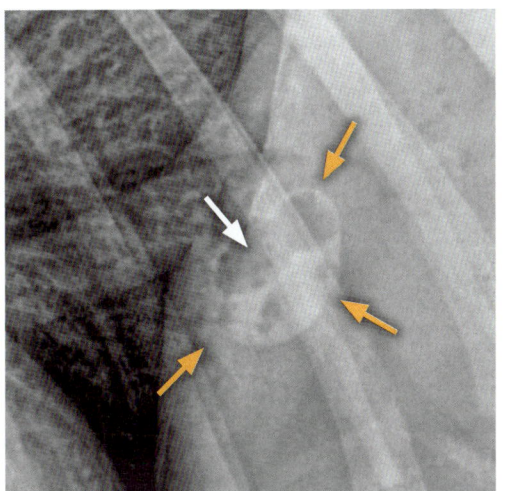

Fig. 23.25 Imagen ampliada de una proyección obtenida en decúbito lateral derecho del tórax de un husky siberiano de 6 meses atropellado por un coche el día anterior. Se observa una estructura de forma ovalada con opacidad de tejido blando (flechas naranjas) que presenta dos bolsas llenas de gas en situación asimétrica (flecha blanca), que aparece superpuesta al hígado, en localización ventral a la vena cava caudal. La imagen, junto con los datos clínicos de presentación, es compatible con un hemato-neumatocele traumático.

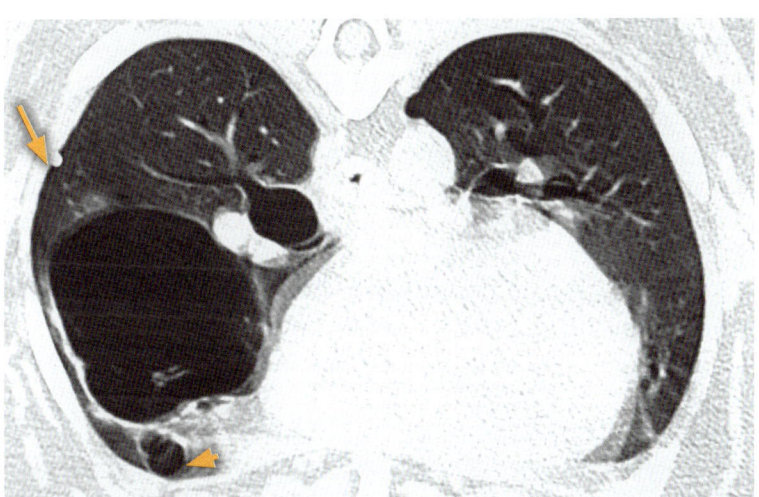

Fig. 23.26 Reconstrucción transversal de TC de los pulmones a la altura del corazón de un boyero de Berna de 5 años que muestra una bulla de atenuación gas de paredes delgadas y 6 cm de tamaño situada en la mitad ventral del lóbulo pulmonar medio derecho y una pequeña bulla subpleural (ampolla) ventral a aquella (punta de flecha). El perro presentaba inicialmente neumotórax del lado derecho y se distingue un drenaje pleural lateral al pulmón (flecha).

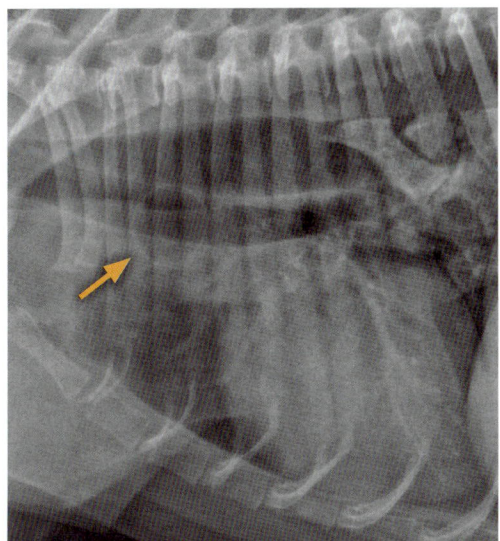

Fig. 23.27 Proyección obtenida en decúbito lateral izquierdo de un terrier alemán de 8 años con varios cuerpos extraños óseos en el esófago torácico caudal y dilatación esofágica con gas en el mediastino craneal. Como hallazgo accidental, hay una bulla de 2 cm de diámetro, de paredes delgadas y llena de aire, superpuesta al mediastino craneal (flecha).

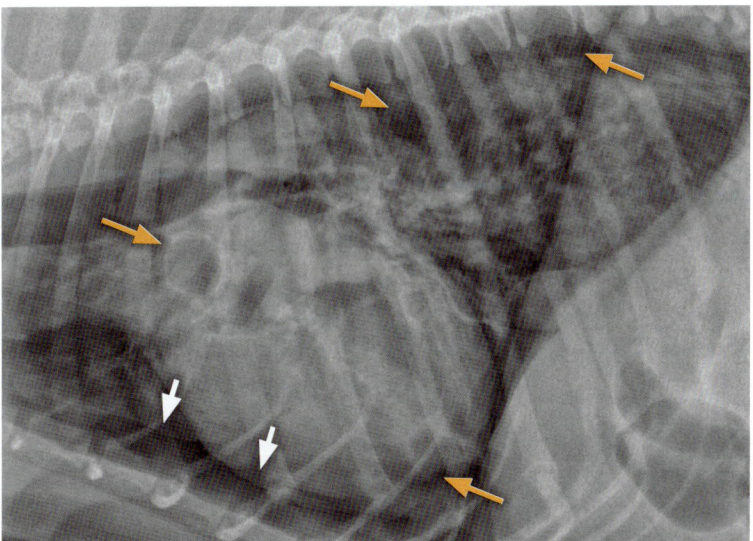

Fig. 23.28 Un perro de raza mixta de 14 años fue radiografiado por presentar dificultad respiratoria aguda y tos. La proyección obtenida en decúbito lateral izquierdo muestra múltiples bullas redondeadas radiotransparentes de tamaño variable, de entre 8 y 20 mm de diámetro, con una pared delgada de opacidad tejido blando (flechas naranjas). Hay gas interpuesto entre el corazón y el esternón, lo que indica neumotórax (flechas blancas). Una bulla rota fue considerada la causa más probable del neumotórax.

Hemorragia pulmonar

En pequeños animales, la hemorragia pulmonar suele tener su causa en traumatismos, aunque también se observa en coagulopatías como la trombocitopenia, en la coagulación intravascular diseminada y en la intoxicación por rodenticidas anticoagulantes.

Los hallazgos radiográficos de la hemorragia pulmonar incluyen patrones alveolares, intersticiales o mixtos, con distribución focal, parcheada o, a menudo, aleatoria. Puede verse hemorragia pleural y mediastínica concurrente. El estrechamiento de la luz traqueal debido a hemorragia en la mucosa, en la submucosa o extratraqueal es un hallazgo relativamente característico de la intoxicación por anticoagulantes[16] (**fig. 23.29**). En las lesiones traumáticas, a veces los cambios pulmonares se combinan con lesiones traumáticas de la pared torácica, como costillas fracturadas y hemotórax o neumotórax (**fig. 23.30**).

Los cambios radiográficos por una contusión traumática aguda pueden tardar en aparecer hasta 24 h y existe el riesgo de subestimar las lesiones pulmonares si el examen se realiza directamente en la fase aguda. La TC es más precisa para la detección de contusiones, así como para la clasificación de la gravedad de las lesiones, en comparación con la radiografía, pero no se ha demostrado que la diferencia afecte al abordaje o al resultado clínico (**fig. 23.31**).

La ecografía de tórax permite realizar un seguimiento de la progresión de las contusiones en pacientes críticos, siempre y cuando las lesiones se localicen en la periferia de los pulmones.[17]

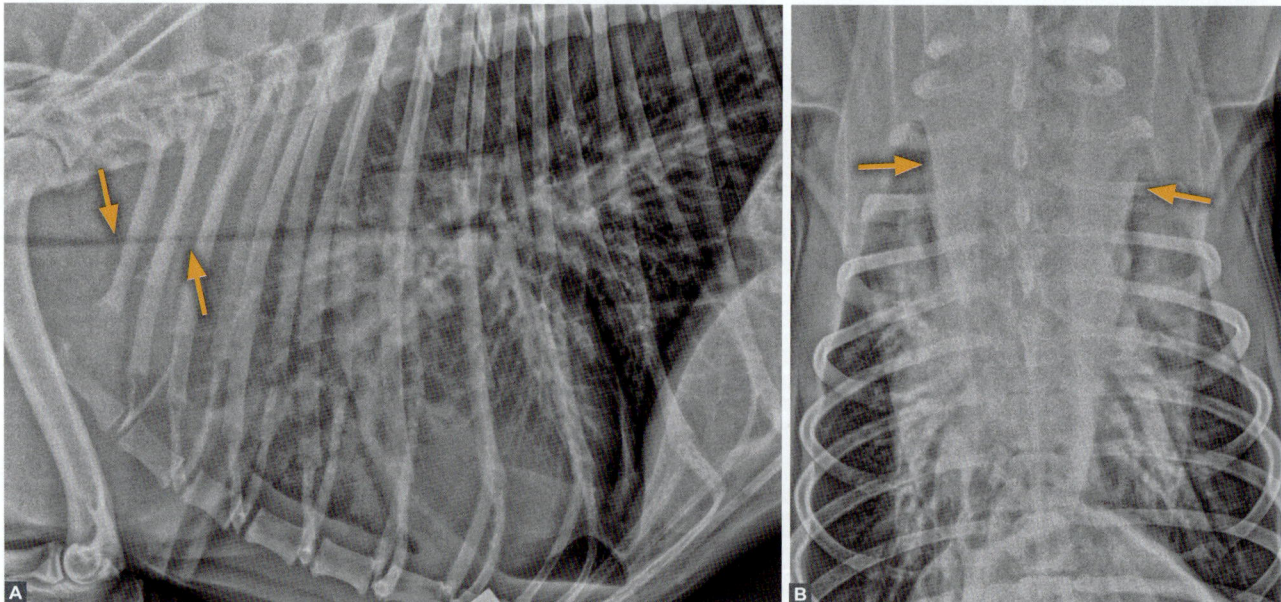

Fig. 23.29 Proyección obtenida en decúbito lateral izquierdo (**A**) y dorsoventral (**B**) de un labrador retriever con coagulopatía por envenenamiento con raticida (cumarina). La luz traqueal presenta un estrechamiento uniforme grave (flechas) por una hemorragia que afecta al ligamento traqueal, aspecto característico de la intoxicación por cumarinas. El patrón intersticial parcheado o alveolar en los lóbulos pulmonares craneales y el mediastino craneal ensanchado (flechas) indican hemorragia mediastínica y pulmonar concurrentes. Los lóbulos pulmonares están ligeramente separados entre sí y, en relación a la pared torácica, por una opacidad de tejidos blandos y, en la proyección dorsoventral, la silueta cardiaca queda oculta, lo que indica que también existe hemorragia pleural.

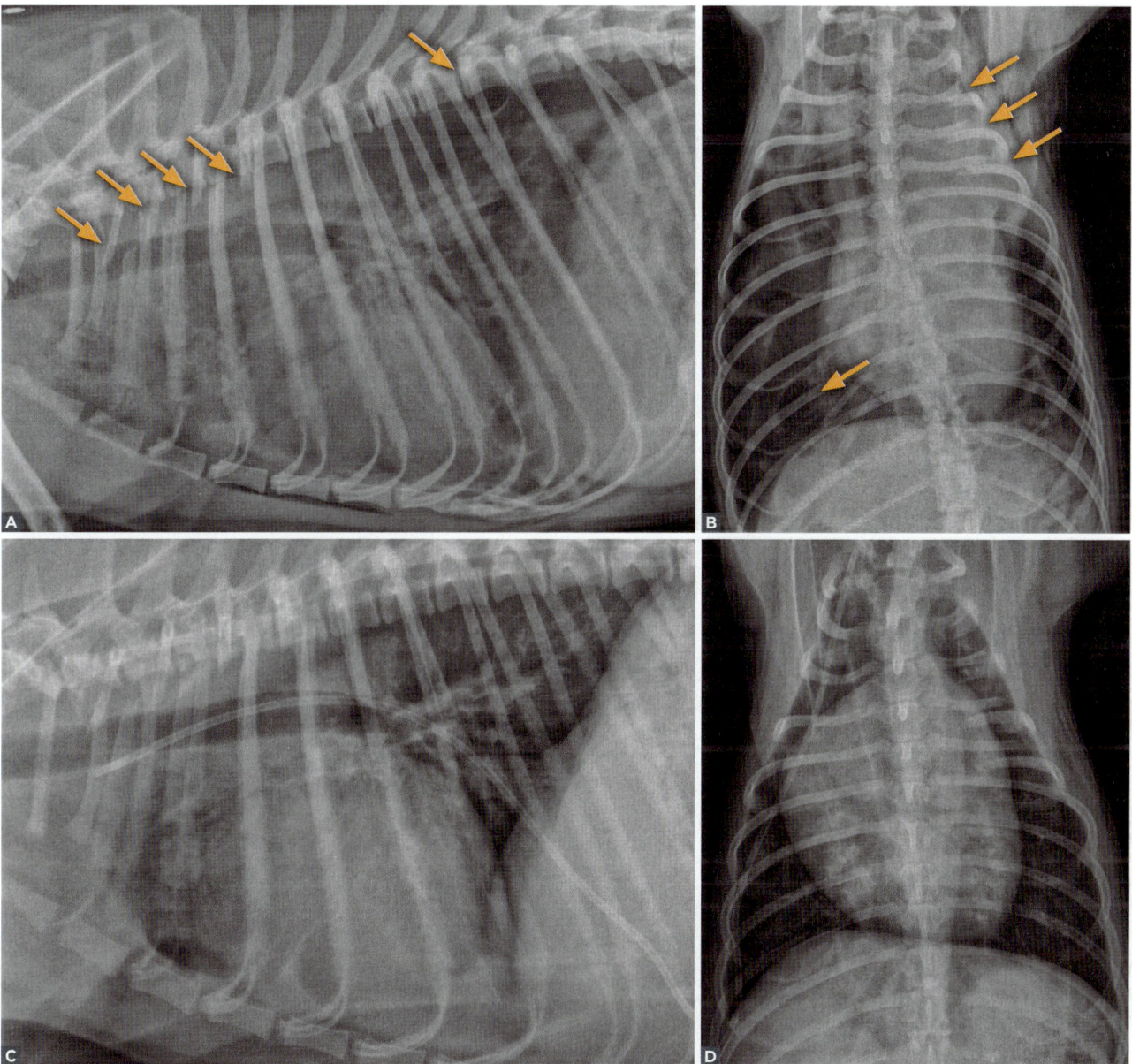

Fig. 23.30 Un perro de raza mixta de 3 años fue atropellado por un automóvil y se le realizaron radiografías de tórax en decúbito lateral derecho (**A**) y dorsoventral (**B**) 2 h después del accidente. Las radiografías iniciales revelan fracturas de la segunda a la quinta costillas en el lado izquierdo (flechas), en combinación con leve enfisema fascial focal, y un patrón alveolar en el lóbulo pulmonar craneal izquierdo, indicativo de hemorragia. También se observa un patrón de intersticial a alveolar en el lóbulo pulmonar craneal derecho. En la proyección dorsoventral, la periferia del tórax es hipertransparente, debido al aire que se interpone entre los pulmones y la pared torácica. El resto del campo pulmonar presenta un patrón intersticial, atribuido a atelectasia leve por neumotórax bilateral. En la zona dorsal del lóbulo pulmonar caudal derecho se aprecia una cavidad ovalada llena de aire de paredes delgadas que corresponde a una bulla traumática (flecha). Las radiografías repetidas en decúbito lateral derecho (**C**) y en proyección ventrodorsal (**D**) 4 días después del accidente muestran una marcada mejoría de las contusiones y del neumotórax. Ya no se observa la cavidad llena de aire en el lóbulo pulmonar caudal derecho, lo que se interpreta como un neumatocele traumático resuelto. En las imágenes se aprecia un drenaje pleural. Nótese la diferencia de tamaño del corazón en las distintas imágenes. Inicialmente es menor, debido al shock hipovolémico, y luego se normaliza tras la estabilización del paciente.

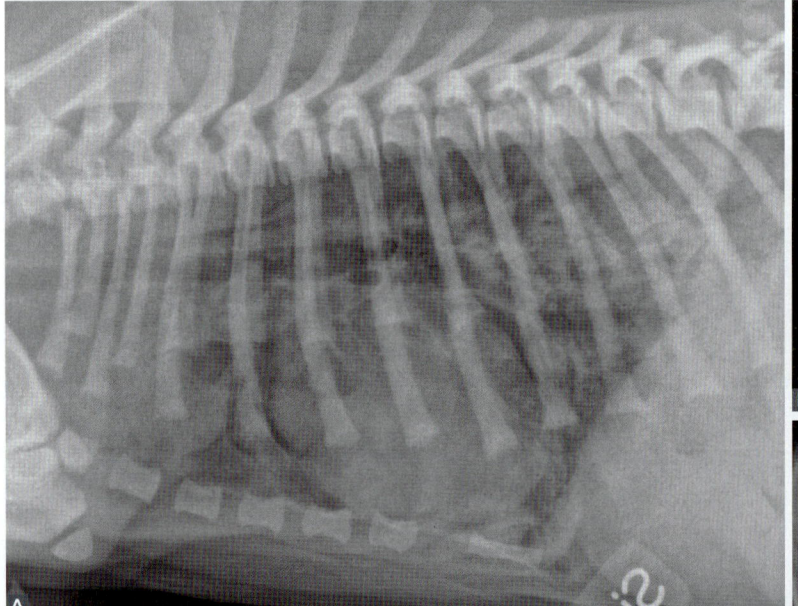

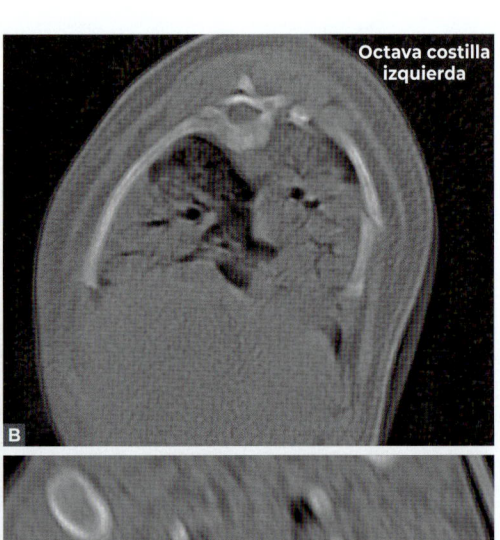

Octava costilla izquierda

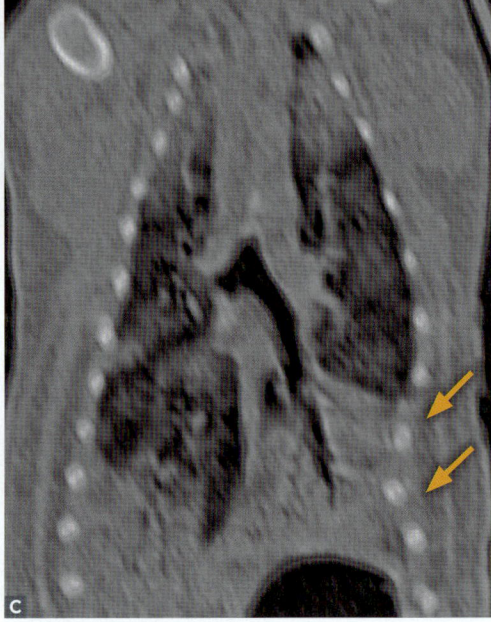

Fig. 23.31 Un Jack Russell terrier de 3 meses fue atropellado por un automóvil y, al ser atendido, su estado clínico solo permitió la obtención de una única proyección del tórax, obtenida en decúbito lateral izquierdo (**A**). Se observa un patrón de intersticial a alveolar entre moderado y grave, principalmente en el campo pulmonar caudodorsal y craneoventral, y la zona dorsal del diafragma queda oculta por la opacidad. No se aprecian líquido pleural, aire pleural o costillas fracturadas. Inmediatamente después del examen radiográfico, se sometió al cachorro, despierto, a un examen de TC en una "ratonera". Las reconstrucciones transversal (**B**) y dorsal (**C**) en ventana de hueso muestran fracturas desplazadas de las costillas izquierdas 8 y 9 (flechas), con hiperatenuación focal del lóbulo pulmonar caudal izquierdo, que indica hemorragia traumática. Se observa asimismo un marcado aumento de la atenuación en las regiones media y periférica del lóbulo pulmonar caudal derecho, que también se corresponde con una contusión. Se aprecia hiperatenuación parcheada adicional en ambos lóbulos pulmonares craneales, nuevamente indicativos de contusión.

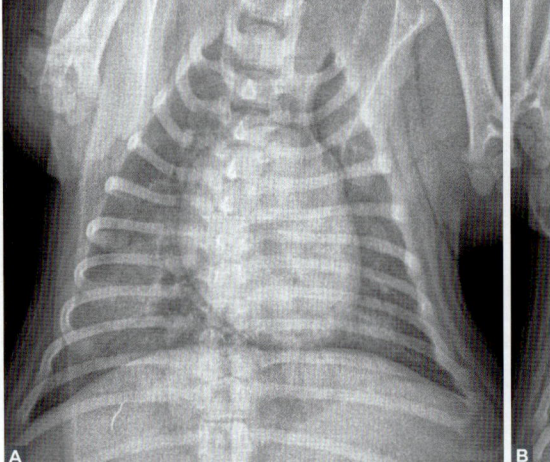

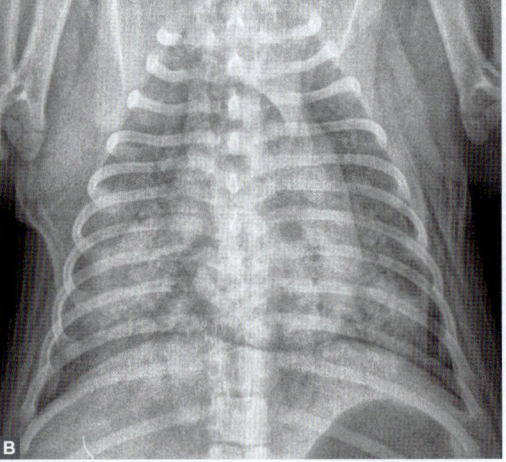

Fig. 23.32 Un bulldog francés de 6 meses que se había caído a una piscina fue llevado a consulta en estado próximo al ahogamiento, con desarrollo de edema no cardiogénico. Una proyección ventrodorsal (**A**) tomada inmediatamente después de su llegada a la clínica mostró solo moderadas opacidades intersticiales en los lóbulos pulmonares medio derecho y caudales derecho e izquierdo. Sin embargo, al cabo de 2 h, una proyección dorsoventral (**B**) mostraba una mayor opacidad pulmonar, con broncogramas aéreos, ocultando parcialmente la silueta cardiaca y el diafragma, hallazgos compatibles con un patrón alveolar no uniforme. En estados agudos puede existir un retraso en el desarrollo radiográfico de la imagen de edema o hemorragia en los pulmones y, si hay discrepancia entre la evaluación clínica y los hallazgos radiográficos iniciales, siempre se debe considerar la repetición de la exploración.

Edema pulmonar

El edema pulmonar es una acumulación patológica de líquido extravascular en el pulmón que se produce de manera secundaria a otras enfermedades primarias que causan aumento de la presión hidrostática vascular, aumento de la permeabilidad vascular, disminución de la presión oncótica plasmática o disminución del drenaje linfático.[18,19] El edema pulmonar es una de las causas más frecuentes de dificultad respiratoria en perros y se clasifica en edema cardiogénico o no cardiogénico.[19] La diferenciación entre los dos tipos de edema es esencial, ya que las estrategias de tratamiento son distintas.

A menudo, el paciente presenta dificultad respiratoria de inicio agudo y la evaluación clínica sirve para determinar si se puede aplicar la técnica radiológica de forma segura. Al igual que ocurre con la hemorragia pulmonar, los cambios radiológicos pueden no ser evidentes en la fase aguda, pero se desarrollan en un plazo de 24 h (**fig. 23.32**). La presentación es inespecífica y, como en muchas situaciones de patología pulmonar, el edema es una de las diversas posibilidades en la lista de diferenciales que han de ser confirmados o descartados sobre la base del cuadro clínico completo del paciente. El patrón pulmonar, su distribución y su extensión reflejan la gravedad del edema. La radiología es especialmente valiosa para evaluar la respuesta al tratamiento, lo que puede contribuir a confirmar el diagnóstico (**figs. 23.33** y **23.36**).

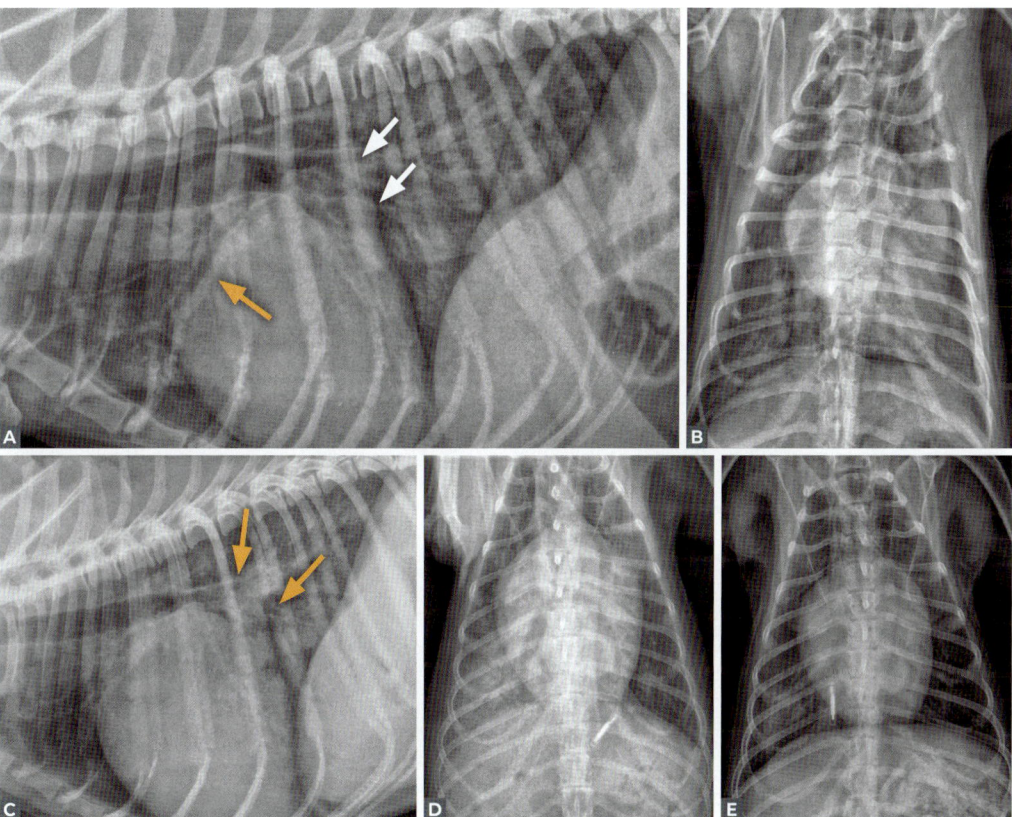

Fig. 23.33 Proyección obtenida en decúbito lateral izquierdo (**A**) y proyección ventrodorsal (**B**) de un teckel de 8 años con enfermedad mixomatosa de válvula mitral que muestran una presentación clásica de insuficiencia cardiaca izquierda y edema pulmonar cardiogénico. Existe cardiomegalia con agrandamiento de la aurícula izquierda (flechas blancas en la imagen **A**) y congestión venosa pulmonar (flechas), junto con una opacidad de intersticial a alveolar de distribución bastante simétrica en ambos lóbulos pulmonares caudales. Las imágenes (**C**) y (**D**) corresponden a un chihuahua de 10 años, también con enfermedad mixomatosa de válvula mitral y signos de insuficiencia cardiaca congestiva izquierda aguda. Se obtuvo una proyección en decúbito lateral izquierdo (**C**) y una proyección ventrodorsal (**D**) en el estadio agudo. En comparación con el perro anterior (**A, B**) con la misma enfermedad, este perro muestra una distribución claramente asimétrica del edema pulmonar, visible como patrón alveolar en todo el lóbulo pulmonar caudal derecho. En la proyección obtenida en decúbito lateral izquierdo (**C**), el bronquio lobular caudal izquierdo se encuentra desplazado en sentido dorsal y parcialmente comprimido por la aurícula izquierda dilatada (flechas en la imagen **C**), que protruye en el margen caudodorsal del corazón. La proyección ventrodorsal (**E**), tomada 2 días después del tratamiento con diuréticos, muestra que el patrón alveolar en el lóbulo pulmonar caudal derecho ha mejorado visiblemente, con un patrón intersticial moderado y contornos cardiaco y diafragmático ahora visibles. El edema cardiogénico suele mejorar en respuesta al tratamiento al cabo de 24-48 h, aunque es posible que la mejora clínica se aprecie antes.

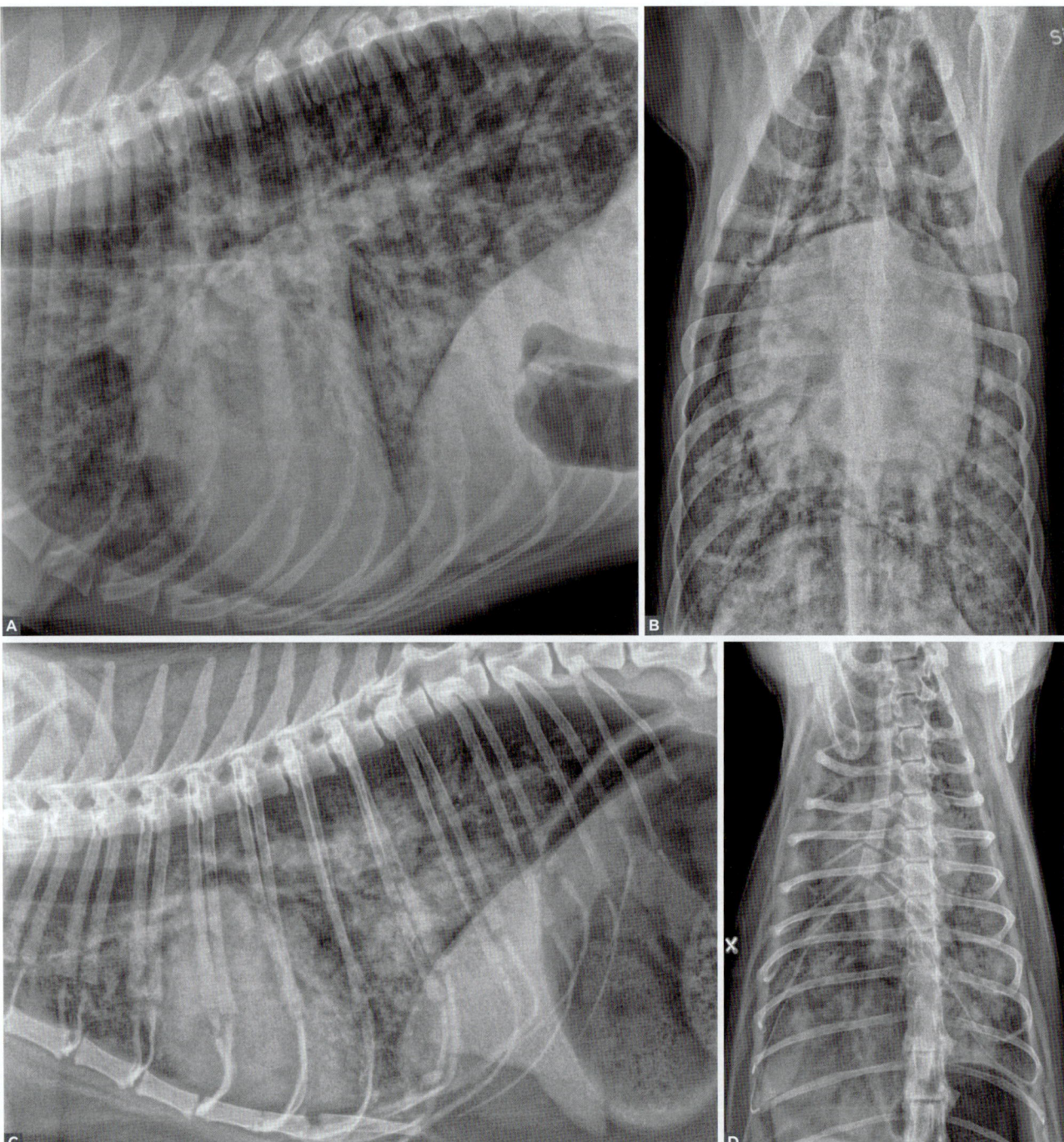

Fig. 23.34 Dóberman pinscher de 4 años con miocardiopatía dilatada e insuficiencia cardiaca izquierda aguda. Se obtuvieron una proyección en decúbito lateral izquierdo (**A**) y otra ventrodorsal (**B**). Se observa aumento generalizado de opacidad en los pulmones, con un patrón mixto, que incluye un marcado componente intersticial no estructurado, el cual, en las partes ventrales del campo pulmonar, se fusiona con focos de opacidad alveolar con broncogramas aéreos. El corazón aparece aumentado de altura, con un borde caudodorsal recto que indica dilatación de la aurícula izquierda, y las venas pulmonares están dilatadas, lo que indica congestión. Las imágenes (**C**) y (**D**) corresponden a un gato birmano de 10 años al que se diagnosticó un tipo restrictivo de miocardiopatía e insuficiencia cardiaca izquierda aguda. El edema tiene una distribución algo más ventral si se compara con los casos de insuficiencia mitral presentados en la fig. 24.33. Se aprecia un patrón parcheado principalmente alveolar en la mayor parte del pulmón, sin afectación de la periferia caudodorsal. La distribución de las lesiones es simétrica. El corazón está agrandado y tiene forma arriñonada en la proyección obtenida en decúbito el lateral izquierdo (**C**), lo que indica dilatación de la aurícula izquierda. La oblicuidad de la proyección dorsoventral impide una evaluación precisa del tamaño del corazón, pero la imagen es adecuada para evaluar los pulmones. Los vasos pulmonares quedan ocultos por el edema. Obsérvese el estómago lleno de gas, indicativo de aerofagia.

Edema cardiogénico

El edema cardiogénico se desarrolla como consecuencia del aumento de presión hidrostática que aparece como consecuencia de la insuficiencia cardiaca izquierda y se analiza también en el capítulo 20.

La causa más frecuente de edema cardiogénico en perros es la insuficiencia cardiaca congestiva izquierda que se observa en la EMVM o endocardiosis de la válvula mitral y la imagen característica de edema pulmonar es el aumento de opacidad de tejidos blandos, con distribución simétrica en la región hiliar de los lóbulos pulmonares caudales. El patrón puede variar desde intersticial no estructurado leve hasta opacificación alveolar uniforme, dependiendo de la gravedad del edema y a menudo es mixto, especialmente en la zona de transición entre el pulmón afectado y el normal. Aproximadamente en el 30 % de los perros con edema pulmonar debido a EMVM, la distribución es asimétrica, con afectación predominante del lóbulo pulmonar caudal derecho, de manera exclusiva o más marcada[19] (**fig. 23.33**). La cardiomegalia izquierda, con agrandamiento auricular izquierdo, respalda el diagnóstico de edema cardiogénico. Sin embargo, dependiendo de la causa primaria de la insuficiencia cardiaca, es posible que el corazón no se encuentre visiblemente agrandado.

En perros con miocardiopatía dilatada y en gatos con miocardiopatía (a menudo hipertrófica) que causan insuficiencia cardiaca congestiva, la distribución del edema pulmonar puede ser más ventral en el campo pulmonar, a menudo con un patrón mixto parcheado y ocasionalmente también con derrame pleural (**fig. 23.34**). En perros con cardiomegalia y dilatación moderada o grave de la aurícula izquierda, el bronquio principal izquierdo a menudo resulta comprimido por la aurícula, lo que reduce la ventilación. El grado de inspiración también afecta a la opacidad de los lóbulos pulmonares caudales y cualquier posible opacidad intersticial observada en las proyecciones laterales siempre debe confirmarse en proyecciones ventrodorsales o dorsoventrales, para evitar un diagnóstico positivo falso de edema pulmonar (**fig. 23.35**).

Edema no cardiogénico

El edema no cardiogénico tiene múltiples etiologías, pero todas dan lugar a cambios radiográficos similares. Se observan edemas pulmonares neurogénicos en los traumatismos craneoencefálicos y por otras causas de aumento de la presión intracraneal, convulsiones, electrocución e hipoglucemia. Se cree que se debe a

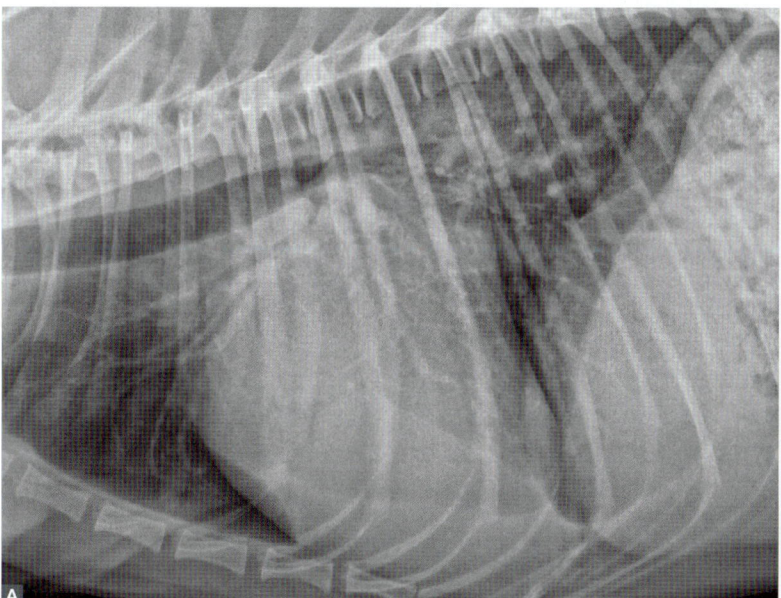
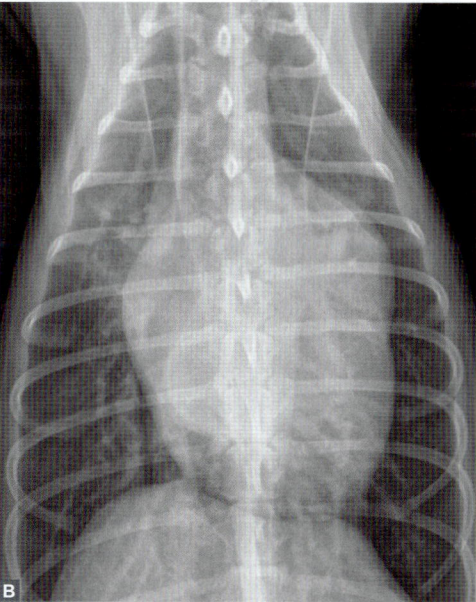

Fig. 23.35 Spaniel tibetano de 8 años radiografiado con un diagnóstico conocido de valvulopatía mitral mixomatosa. Tanto la proyección obtenida en decúbito lateral derecho (**A**) como la ventrodorsal (**B**) muestran cardiomegalia grave con aurícula izquierda dilatada que comprime los bronquios de los lóbulos pulmonares caudales. Los vasos pulmonares son normales. En la proyección obtenida en decúbito lateral derecho, el área hiliar y todo el campo pulmonar caudal muestran una opacidad moderadamente aumentada, que sin embargo no se confirma en la proyección ventrodorsal. Una combinación de espiración, bronquios principales comprimidos que causan ventilación reducida de los lóbulos pulmonares caudales, y aurícula izquierda agrandada que contribuye a una opacidad aumentada en la región hiliar, puede dar una falsa impresión de opacidad aumentada en el pulmón.

una liberación masiva de catecolaminas. Se ha descrito que el drever, o perro tejonero sueco (perro de caza), desarrolla edema neurogénico durante la caza[20] (**figs. 23.36** y **23.37**).

Se observa edema pulmonar postobstructivo en situaciones próximas a ahogamiento, estrangulación u obstrucción faríngea o laríngea, en el síndrome braquicefálico obstructivo de las vías respiratorias y por otras causas de obstrucción de las vías respiratorias altas (**fig. 23.38**).

Los inhalantes tóxicos (humo o gases tóxicos) y el golpe de calor causan daño local directo del pulmón, con aumento de la permeabilidad vascular. Toxinas, sepsis, uremia, pancreatitis y el síndrome de dificultad respiratoria aguda causan daño indirecto de los pulmones, debido a que la reacción inflamatoria aumenta la permeabilidad vascular. La enfermedad de las alturas, la sobrecarga yatrogénica de líquido, la lesión pulmonar aguda relacionada con una transfusión de sangre y la anafilaxia son otras causas documentadas de edema no cardiogénico (**fig. 23.32**).

Los hallazgos radiográficos más frecuentes del edema pulmonar no cardiogénico en perros y gatos son patrones bilaterales, simétricos, de intersticiales no estructurados a alveolares en los lóbulos pulmonares caudales, afectando habitualmente a las zonas medias y periféricas[18] (**figs. 23.36-23.38**). En casos graves, el edema afecta por completo a los lóbulos pulmonares caudales, con edema parcheado en otros lóbulos. Como en muchas otras situaciones en los estudios radiológicos, el diagnóstico no puede establecerse únicamente sobre la base de las imágenes radiográficas. Los antecedentes constituyen un componente clave en el diagnóstico, junto con la exclusión de otras causas, como edema pulmonar cardiogénico, hemorragia y procesos inflamatorios.

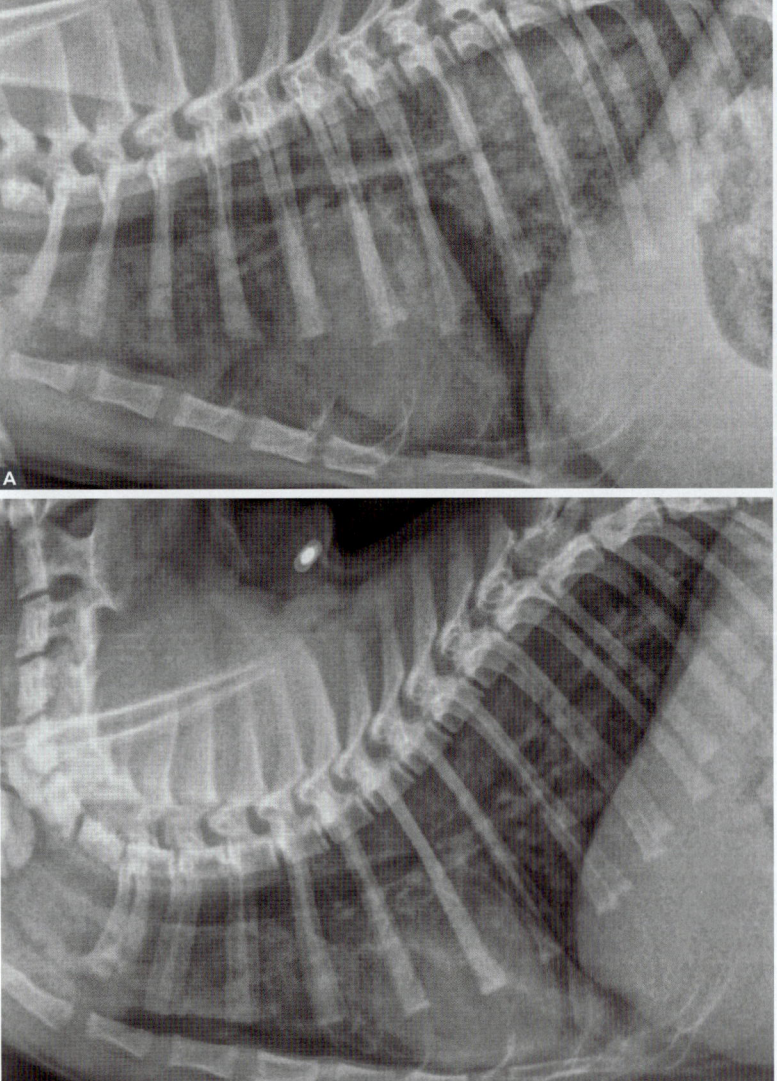

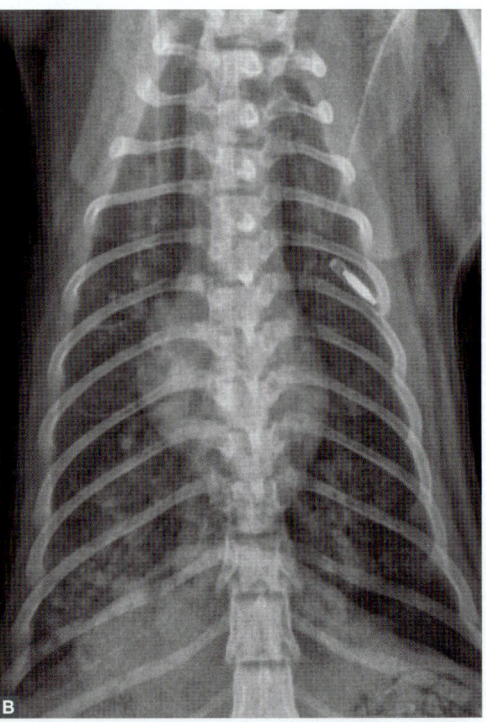

Fig. 23.36 Un gato ragdoll de 3 meses resultó electrocutado al morder un cable eléctrico y llegó a la consulta en estado de shock. Las proyecciones obtenidas en decúbito lateral derecho (**A**) y ventrodorsal (**B**) del tórax muestran un patrón alveolar parcheado distribuido asimétricamente en los lóbulos pulmonares caudales, más grave en el lado derecho, indicando edema no cardiogénico. Las radiografías de seguimiento tomadas 3 días después, tras tratamiento médico y mejora clínica, muestran en la proyección obtenida en decúbito lateral derecho una opacidad ahora reducida y mayoritariamente intersticial, localizada en el campo pulmonar caudodorsal (**C**).

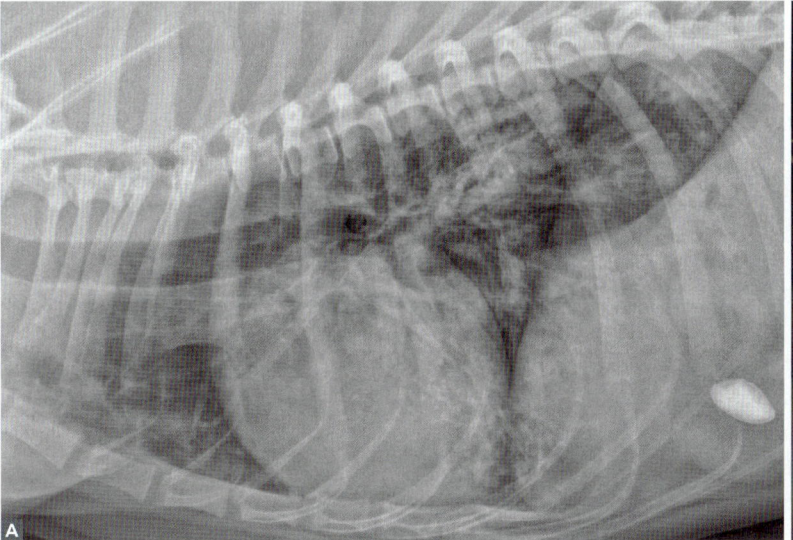

Fig. 23.37 Un drever, o tejonero (perro de caza sueco), de 2 años llegó a la consulta con dificultad respiratoria, que desarrolló mientras cazaba. Las proyecciones obtenidas en decúbito lateral izquierdo (**A**) y dorsoventral (**B**) del tórax muestran una marcada opacidad de intersticial a alveolar en los lóbulos pulmonares caudales y, parcialmente, en el lóbulo pulmonar medio derecho. El corazón y los vasos pulmonares son de tamaño normal para su raza. Un cuerpo extraño (piedra) se identifica en el estómago como hallazgo accidental. La presentación clínica, en combinación con los hallazgos radiográficos, es indicativa de edema no cardiogénico neurogénico, que se ha descrito en esta raza.

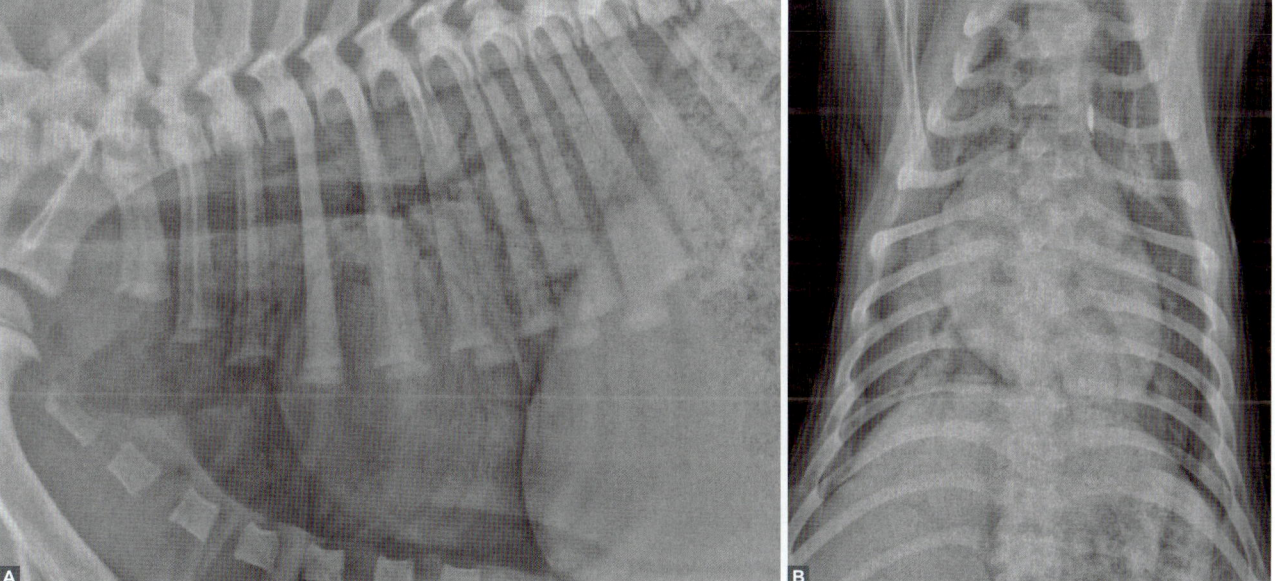

Fig. 23.38 Edema no cardiogénico secundario a obstrucción de las vías respiratorias superiores por un cuerpo extraño óseo en un cachorro de bóxer de 9 meses. Las proyecciones obtenidas en decúbito lateral izquierdo (**A**) y ventrodorsal (**B**) muestran un patrón alveolar en los lóbulos pulmonares caudales, con distribución asimétrica, que afecta más gravemente al lóbulo pulmonar caudal derecho, pero también a los lóbulos pulmonares caudal izquierdo y medio derecho.

Linfomas

Los linfomas integran un grupo de diferentes enfermedades neoplásicas de varios subtipos que tienen su origen en células linforreticulares. El linfoma multicéntrico es la forma más frecuente en el perro, observándose al mismo tiempo afectación pulmonar en muchos casos. El linfoma pulmonar primario no ha sido descrito aún en el perro.[21] Se describe una amplia variabilidad de cambios radiográficos torácicos en perros y gatos con linfoma pulmonar. El intersticial no estructurado es el patrón pulmonar referido con mayor frecuencia en perros. También pueden aparecer patrones mixtos, nódulos y masas, patrón alveolar, patrón bronquial, linfoadenopatías (traqueobronquiales, esternales, mediastínicas craneales) y derrame pleural. En algunos casos, el tórax se muestra normal (**figs. 23.39** y **23.40**).

En gatos, los patrones descritos con mayor frecuencia han sido masas y nódulos pulmonares y un infiltrado bronquial, aunque también se han referido patrones alveolares e intersticiales no estructurados.[21] En gatos, se da una forma mediastínica de linfoma que puede afectar al timo y a los ganglios linfáticos mediastínicos y esternales. Es frecuente el derrame pleural (**fig. 23.41**).

Las técnicas de imagen ayudan a establecer el diagnóstico, permiten la estadificación y sirven para evaluar la respuesta al tratamiento.

Nódulos y lesiones de tipo masa

El patrón intersticial estructurado se corresponde con lesiones nodulares o de tipo masa en el parénquima pulmonar. La distinción entre un nódulo y una masa depende únicamente del tamaño, pero se trata de una distinción arbitraria. Los nódulos son lesiones aproximadamente esféricas, que miden ≤2 cm de diámetro. Las lesiones >2 cm de diámetro se denominan masas y aquellas <3 mm se detectan más fácilmente mediante TC y se denominan micronódulos. Estas distinciones son arbitrarias, ya que las lesiones de 1 cm son relativamente más grandes en un perro que pesa 3 kg que en uno de 45 kg.

Los nódulos y las masas pueden correlacionarse con cualquier tejido anómalo, benigno o maligno. Las potenciales etiologías son inflamación, infecciones, atelectasias, tumores, granulomas, abscesos, hematomas, bronquios llenos de moco, bullas llenas de líquido, quistes o incluso malformaciones vasculares. Por lo tanto,

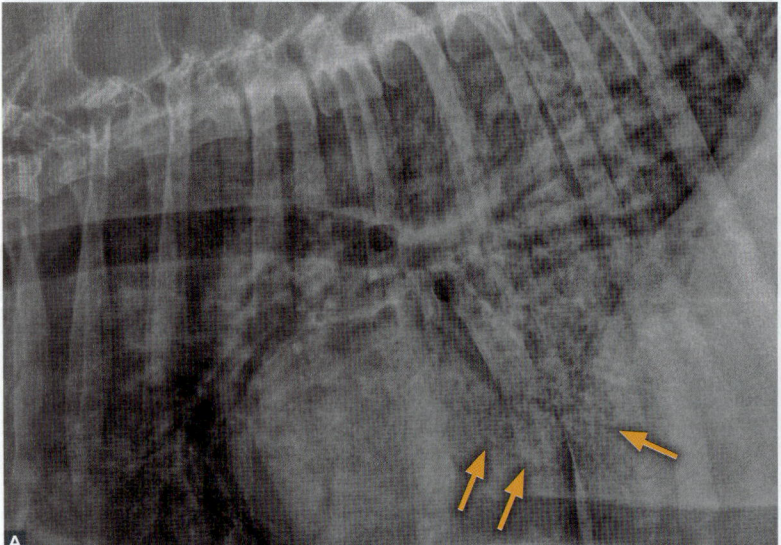
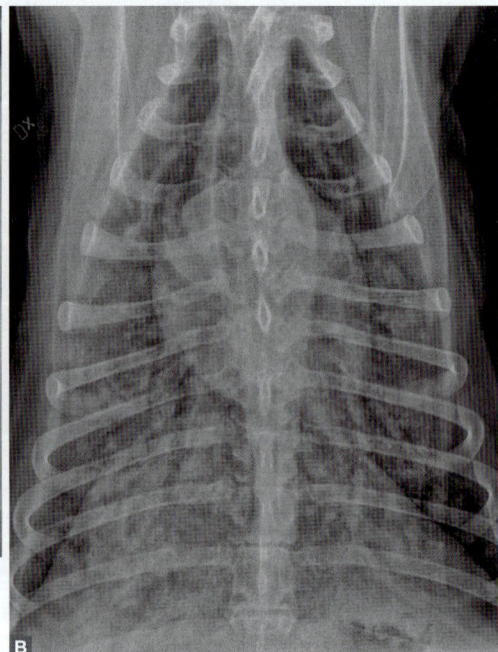

Fig. 23.39 Proyecciones obtenidas en decúbito lateral derecho (**A**) y dorsoventral (**B**) del tórax de un rottweiler de 11 años. Una opacidad anómala, constituida principalmente por un patrón intersticial no estructurado grave, está difusamente distribuida por todos los lóbulos pulmonares, aunque preservando la periferia craneal de ambos pulmones. (**A**) Hay borramiento del borde cardiaco caudal, vena cava caudal y cúpula del diafragma, y broncogramas aéreos, indicativos de patrón alveolar en el lóbulo pulmonar accesorio. Aspirados con aguja fina de varios ganglios linfáticos periféricos mostraron células linfoides anómalas, que confirmaron un diagnóstico de linfoma multicéntrico.

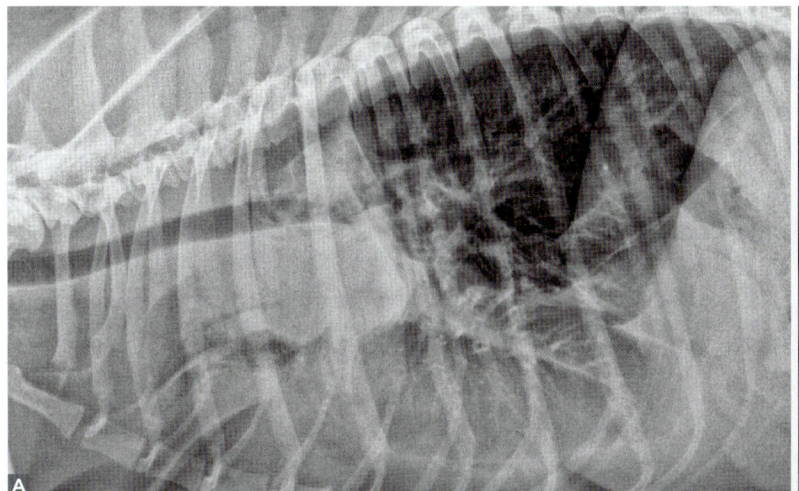
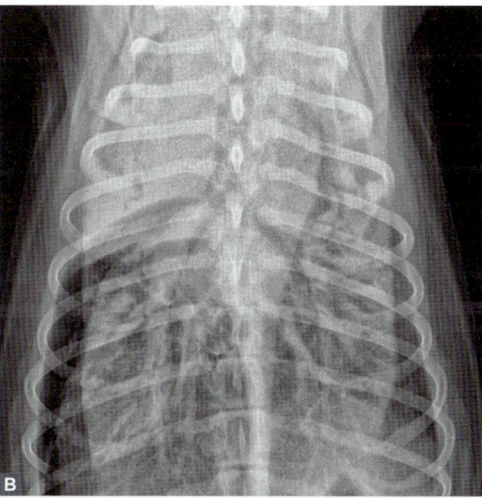
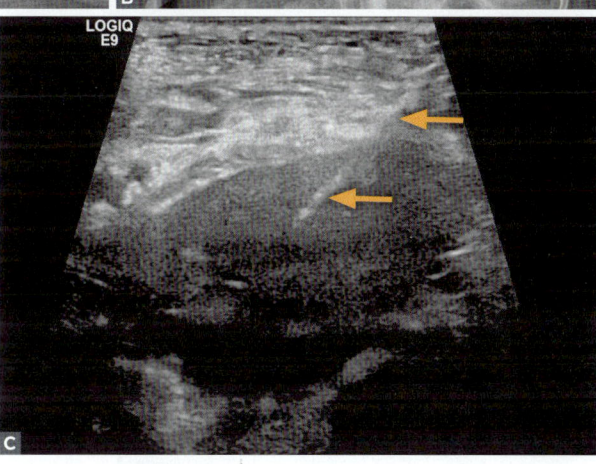

Fig. 23.40 Imágenes radiográficas y de ecografía del tórax de una perra de raza mixta de 7 años. En la proyección obtenida en decúbito lateral izquierdo (**A**) hay una masa de tejido blando superpuesta a la tráquea y la zona craneal del corazón que desplaza la tráquea dorsalmente. En la masa, un broncograma aéreo se extiende en dirección craneal, lo que indica que parte de la masa afecta al lóbulo pulmonar craneal derecho. Por su localización hiliar, es probable que al menos parte de la masa esté conformada por ganglios linfáticos traqueobronquiales agrandados. El bronquio del lóbulo pulmonar medio derecho presenta una orientación caudal anómala por desplazamiento y la masa de tejido blando oculta su parte hiliar. En la proyección ventrodorsal (**B**) todo el lóbulo pulmonar craneal derecho presenta un patrón alveolar, con algunos broncogramas aéreos. El patrón alveolar crea un signo lobular en la unión con el lóbulo pulmonar medio derecho aireado. La imagen (**C**) muestra una técnica de aspiración con aguja fina con guía ecográfica, utilizando un abordaje intercostal en el tórax craneal derecho, con un transductor lineal de 11 MHz. La aguja (flechas) atraviesa la pared torácica, penetrando en una lesión hipoecoica focal en el pulmón craneal derecho. La citología de la lesión reveló un linfoma.

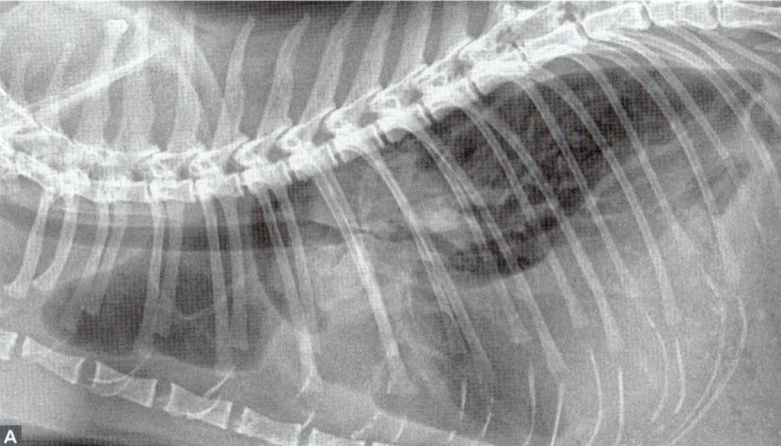
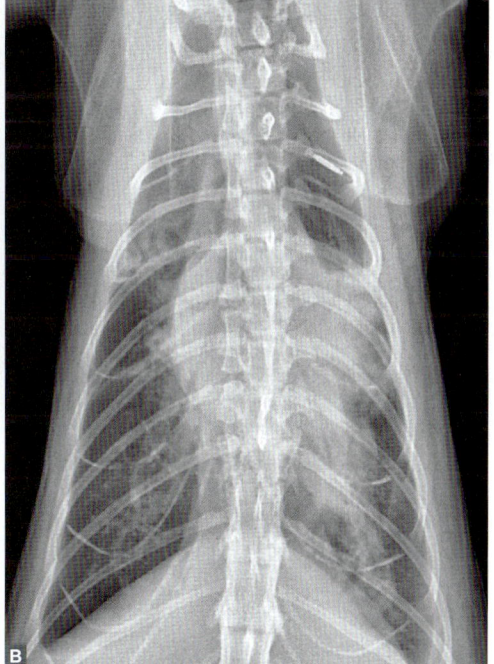

Fig. 23.41 Radiografías torácicas de un gato doméstico macho de pelo corto castrado de 12 años con disnea. En la proyección obtenida en decúbito lateral izquierdo (**A**), los lóbulos pulmonares están retraídos de la pared torácica, con opacidad de tejido blando interpuesta, que corresponde a un derrame pleural moderado. En la proyección dorsoventral (**B**), el derrame pleural se aprecia por un leve redondeo del borde pulmonar en los recesos costofrénicos. (**A**) Hay un efecto de masa de tejido blando focal centrado en la región hiliar, causante de estrechamiento de los bronquios lobulares caudales, que probablemente corresponde a ganglios linfáticos traqueobronquiales agrandados. (**B**) En el tórax medio izquierdo hay una opacidad de tejido blando, homogénea pero escasamente definida, que representa un patrón alveolar en el subsegmento caudal del lóbulo pulmonar craneal izquierdo y a lo largo de la vasculatura y el bronquio principales del lóbulo caudal izquierdo. En la necropsia se hallaron masas originadas por un linfoma maligno, caudales a la bifurcación traqueal, que afectaban a los ganglios linfáticos traqueobronquiales e infiltraban de forma difusa el parénquima pulmonar.

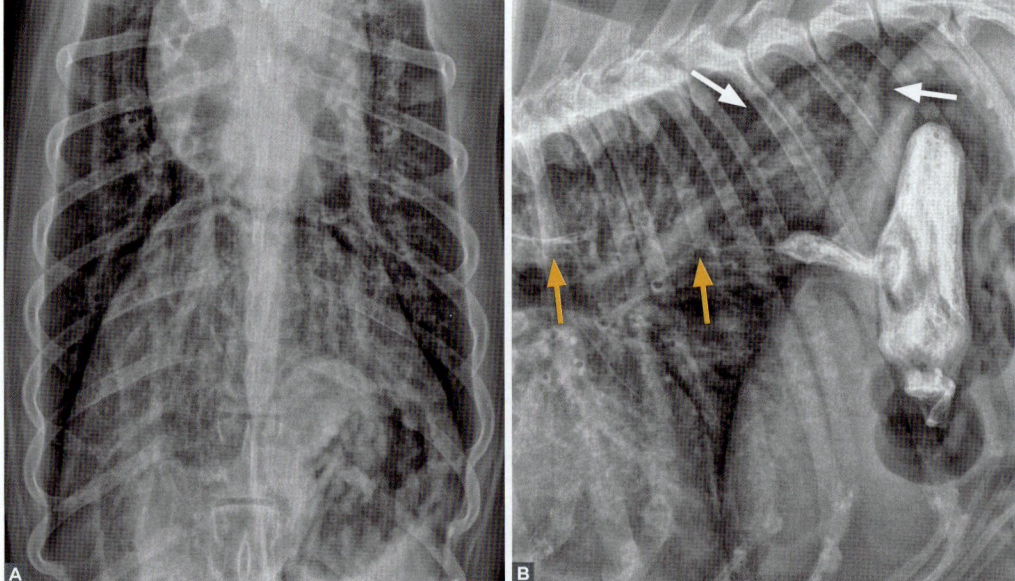

Fig. 23.42 Imágenes de un perro macho de raza mixta de 13 años. En las proyecciones torácicas iniciales simples, obtenidas en decúbito lateral derecho (imagen no mostrada) y dorsoventral (**A**), se observó una masa de tejido blando ovalada, limitada por el parénquima pulmonar aireado, ligeramente a la izquierda de la línea media, en la periferia caudodorsal del tórax. Existían ciertas dudas de que la masa pudiera afectar al mediastino y al esófago. Se llevó a cabo una esofagografía con bario en decúbito lateral derecho (**B**) para investigar si la masa afectaba al esófago. La luz esofágica normal aparece perfilada por una fina línea de contraste baritado (flechas naranjas) y la masa de tejido blando es dorsal al esófago y está separada de él (flechas blancas), determinándose que era de origen pulmonar. No se obtuvo un diagnóstico definitivo, pero se dio por sentado que lo más probable era que la masa correspondiera a una neoplasia primaria en el lóbulo pulmonar caudal izquierdo. Hay un patrón bronquial e intersticial generalizado de moderado a grave.

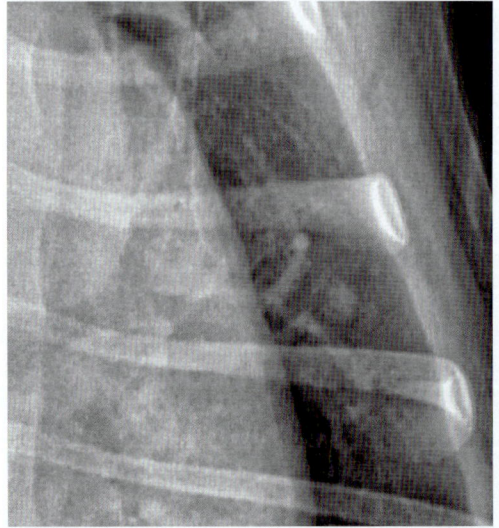

Fig. 23.43 Imagen ampliada de una proyección radiográfica ventrodorsal del tórax que muestra el lóbulo pulmonar craneal izquierdo. En la imagen aparece una estructura de tejido blando redondeada bien delimitada de 1,5 mm de diámetro. La estructura y el vaso orientado longitudinalmente que la cruza tienen el mismo diámetro, pero la estructura es más opaca, lo que indica que corresponde a la silueta transversal de un vaso (imagen de frente).

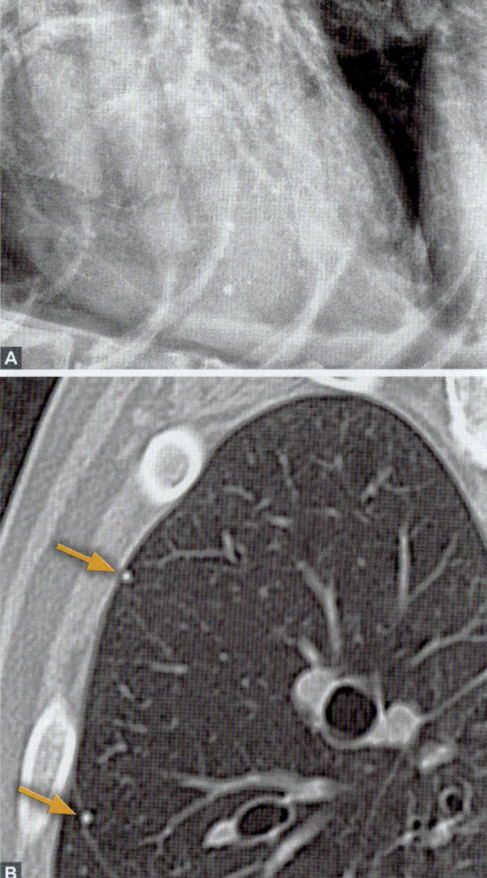

Fig. 23.44 Imagen ampliada de una radiografía torácica obtenida en decúbito lateral derecho (**A**) de un rottweiler de 10 años con metaplasia ósea pulmonar. En el tórax ventral se observan varias pequeñas estructuras de opacidad mineral en el pulmón superpuesto a la silueta cardiaca. El tamaño de dichas estructuras oscila entre 1 y 3 mm, lo que está por debajo del límite de detección de nódulos de tejido blando, y estas son visibles por estar mineralizadas. No tienen conexión con el árbol vascular visible y, por consiguiente, no son vasos vistos de frente. (**B**) Ampliación de una imagen transversal de TC en ventana pulmonar del lóbulo pulmonar caudal derecho del mismo perro. Dos lesiones de atenuación mineral muy pequeñas (<2 mm de diámetro) (flechas) son visibles cerca de la superficie pleural visceral del pulmón. Tales lesiones corresponden a una metaplasia ósea pulmonar, según se observaba en la radiografía (**A**).

su interpretación debe ser considerada en conjunto dentro del contexto clínico global y nunca únicamente en función de la imagen radiológica. Por ejemplo, es más probable que un nódulo pulmonar en un paciente con una neoplasia maligna demostrada sea una lesión metastásica que un nódulo encontrado en un paciente que está siendo evaluado por enfermedad cardiaca. A menudo, las masas pulmonares son idóneas para la aspiración con aguja fina guiada por ecografía si la lesión alcanza la superficie pleural visceral del pulmón, adyacente a la pared torácica (sin gas interpuesto). En general, se requiere anestesia o sedación del paciente para reducir al mínimo el riesgo de neumotórax o hemotórax yatrogénicos. En algunos casos, una esofagografía con bario ayuda a distinguir si la masa está asociada al esófago (**fig. 23.42**).

Existe la posibilidad de un sobrediagnóstico erróneo de nódulos. Es esencial saber que los vasos pulmonares, vistos de frente (imagen transversal de vasos), pueden parecer nódulos de tejidos blandos. Los nódulos de tejido blando menores de 5-10 mm no suelen ser visibles en las radiografías convencionales y es probable que cualquier silueta con opacidad de tejido blando nodular menor de 5 mm que sea claramente visible se corresponda con la imagen transversal de un vaso. Los vasos pulmonares resultan claramente visibles cuando se visualizan de frente porque su estructura es cilíndrica, en lugar de esférica, y por lo tanto son más opacos que los vasos cercanos de tamaño comparable vistos de lado (imagen longitudinal de vasos). Los vasos vistos de frente son de diámetro similar o menor que los vasos sanguíneos cercanos vistos de lado, y son de diámetro mayor en el hilio y menor en la periferia, ya que las ramificaciones del árbol vascular se estrechan gradualmente (**fig. 23.43**). La metaplasia ósea pulmonar (que engloba las denominaciones de osteoma pulmonar, osteoma subpleural, hueso heterotópico, neumolitos y placas pleurales calcificadas) es una forma de mineralización distrófica de la pleura y del parénquima pulmonar y es un hallazgo accidental, benigno y frecuente en perros mayores. Es fundamental no confundirlo con nódulos de tejido blando pulmonar (**fig. 23.44**). Las metaplasias óseas pulmonares son pequeñas, a menudo de unos pocos milímetros de diámetro. Son extremadamente opacas (opacidad mineral) para su reducido tamaño, a menudo de forma irregular, y tienen una distribución predominantemente ventral. A pesar de su pequeño tamaño, son visibles por su contenido mineral y suelen ser más opacas que los vasos adyacentes más grandes vistos de lado. La mineralización en las lesiones pulmonares metastásicas o inflamatorias es relativamente infrecuente.

Neoplasias metastásicas

Las pruebas sistemáticas para la detección de metástasis pulmonares deben incluir como mínimo las proyecciones ventrodorsal o dorsoventral, en decúbito lateral izquierdo y en decúbito lateral derecho, ya que la atelectasia que tiene lugar en las partes en declive del pulmón puede impedir la identificación de nódulos y masas. Si bien las radiografías son una buena herramienta para la detección de nódulos, las lesiones de menos de 5-10 mm de tamaño pueden pasar desapercibidas. La TC ha demostrado tener una sensibilidad considerablemente mayor que las radiografías para la detección de nódulos de tejidos blandos pulmonares en perros. La TC puede detectar nódulos más pequeños e identifica un mayor número de nódulos, y es preferible a las radiografías cuando cualquier evidencia de metástasis alteraría sustancialmente el tratamiento o el pronóstico de un paciente con cáncer. Sin embargo, la mayor sensibilidad para detectar nódulos de la TC también puede resultar problemática, ya que no todos los nódulos pequeños o micronódulos son neoplásicos. Es posible que sean necesarios estudios seriados para determinar si las lesiones progresan o están inactivas. La imagen radiológica en las neoplasias metastásicas varía mucho. El patrón típico consiste en pocos o múltiples nódulos de tejido blando en múltiples lóbulos pulmonares. A menudo son de diferentes tamaños, debido a múltiples episodios de embolia tumoral (**fig. 23.45**). El término "patrón miliar" se utiliza en ocasiones para describir nódulos numerosos y muy pequeños que pueden confluir, lo que dificulta discernir entre los distintos nódulos (**fig. 23.46**).

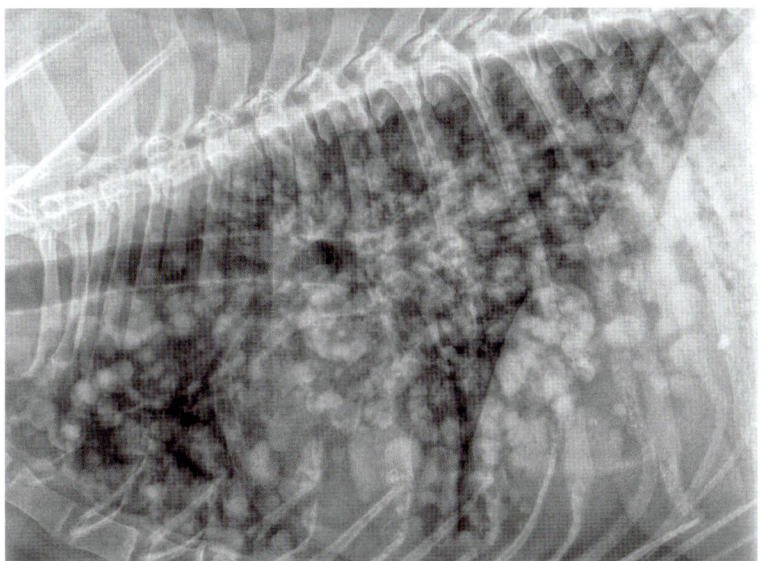

Fig. 23.45 Radiografía torácica obtenida en decúbito lateral derecho de una hembra de pastor alemán de 9 años. Múltiples nódulos de opacidad de tejidos blandos (patrón intersticial estructurado) de tamaño variable están presentes en todos los lóbulos pulmonares. Algunos corresponden a masas de mayor tamaño, de más de 3 cm de diámetro. El animal tenía un adenocarcinoma de glándulas anales que había metastatizado a los pulmones.

Los nódulos individuales se distinguen mejor en la periferia ventral del pulmón superpuesto al corazón o al hígado, donde el pulmón es más delgado. Las metástasis también pueden presentarse como un patrón broncointersticial generalizado, un patrón intersticial no estructurado (**fig. 23.47**) o un patrón alveolar aleatorio (**fig. 23.48**), o bien como una masa o un nódulo solitario. La neoplasia metastásica también puede aparecer como un patrón intersticial no estructurado generalizado en los casos en que las células neoplásicas infiltran y bloquean los vasos linfáticos.

Neoplasia pulmonar primaria

La neoplasia pulmonar primaria afecta tanto a perros como a gatos, aunque es poco frecuente. Suele ser maligna, habiéndose documentado los siguientes tipos: carcinoma broncoalveolar, adenocarcinomas, carcinoma adenoescamoso y carcinoma de células escamosas. Los adenocarcinomas son los más comunes, tanto en gatos como en perros. La imagen radiográfica más frecuente de un tumor pulmonar primario es una masa o un nódulo único claramente delimitado, localizado en la periferia de un lóbulo pulmonar.

Sin embargo, el aspecto y la localización de las lesiones varían considerablemente (en parte dependiendo del tipo de tumor) y más en el gato que en el perro. Los adenocarcinomas más frecuentes tienden a localizarse en las regiones pulmonares periféricas y en mayor medida en los lóbulos pulmonares caudales, tanto en perros[22] como en gatos[23] (**fig. 23.49**). Los carcinomas bronquioloalveolares se localizan más a menudo en las regiones medias o periféricas y los carcinomas de células escamosas suelen ser perihiliares.[24] Además de la lesión tipo masa, los hallazgos en gatos pueden incluir derrame pleural (**fig. 23.50**) y linfadenopatía traqueobronquial.[23] Muy pocas veces un carcinoma primario presenta un patrón broncointersticial lobular o segmentario (**fig. 23.51**). En los perros, la TC es más sensible que las radiografías para detectar una linfadenopatía traqueobronquial con neoplasia pulmonar, lo cual es un importante factor pronóstico si se contempla la resección quirúrgica. Los tumores primarios pueden estar cavitados, es decir, contener cantidades variables de aire, si el centro está necrótico y comunica con una vía respiratoria (**fig. 23.50**), y pueden estar o no calcificados (**fig. 23.52**). La cavitación no suele observarse en la enfermedad metastásica.[23] Las lesiones superficiales pueden ser accesibles para una toma de muestras guiada por ecografía. Si ello no es factible o se rechaza, se recomiendan radiografías seriadas a intervalos de 4 a 6 semanas para controlar la progresión, si la escisión quirúrgica no es el tratamiento de elección. Si la lesión tiene un aspecto estático al cabo de 2-3 meses, es poco probable que se trate de una neoplasia maligna.

Los estudios de TC que describen la aparición de tumores pulmonares primarios en gatos y perros coinciden en que las lesiones solitarias de tipo masa en las regiones pulmonares periféricas son las más frecuentes. También muestran que las masas tienden a ser broncocéntricas, contienen broncogramas aéreos internos, tienen mineralizaciones intratumorales y van acompañadas de linfoadenopatías traqueobronquiales. Algunos perros presentan nódulos pulmonares adicionales, lo que se interpreta como metástasis nodular a partir del tumor pulmonar primario. Dado que la TC es más sensible para evaluar el aumento de tamaño de los ganglios linfáticos

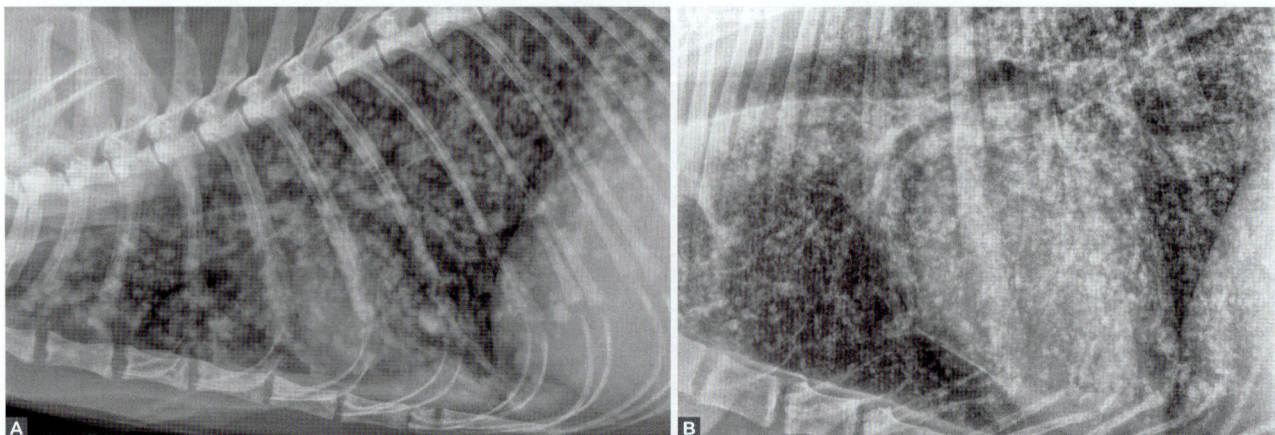

Fig. 23.46 Radiografías torácicas laterales de un gato doméstico macho de pelo corto castrado de 8 años (**A**) y de un perro pastor alemán de 8 años (**B**). En ambas se observan numerosas lesiones nodulares con opacidad de tejidos blandos de pequeño tamaño repartidas por todo el campo pulmonar. Estas lesiones se describen como patrón miliar, por su similitud con las semillas de mijo. (**A**) Se pensó que eran compatibles con metástasis de un melanoma de iris difuso. (**B**) Se consideraron compatibles con metástasis pulmonares de una neoplasia de tejidos blandos en una extremidad posterior.

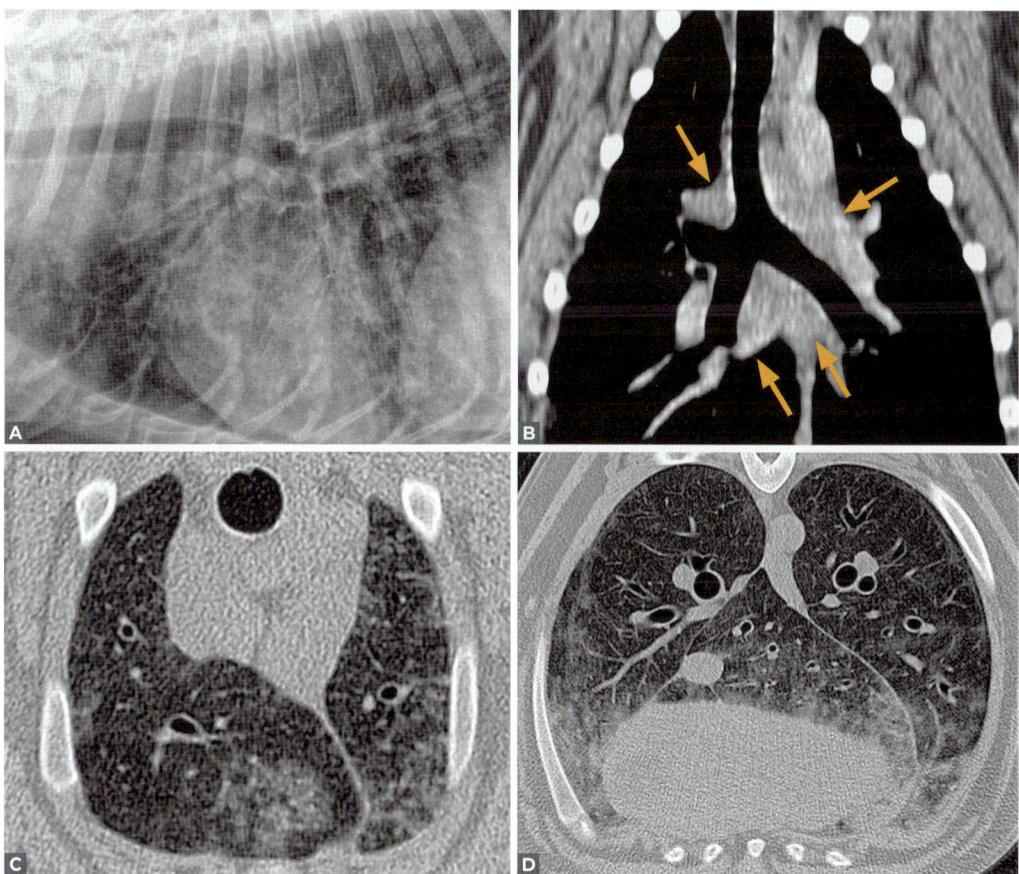

Fig. 23.47 Hembra de bullmastiff de 7 años castrada en la que se hallaron células neoplásicas en un lavado broncoalveolar compatibles con carcinoma. En una radiografía torácica inicial obtenida en decúbito lateral derecho (**A**) se observa un patrón intersticial no estructurado parcheado grave en el campo pulmonar ventral. Se obtuvo una TC de tórax (**B-D**) pocos días después de la radiografía. (**B**) Reconstrucción en el plano dorsal con ventana de tejidos blandos tras inyección de contraste intravenoso. Muestra un significativo aumento de tamaño de múltiples ganglios linfáticos alrededor de la bifurcación traqueal (flechas) que no son visibles en la radiografía. (**C**, **D**) Reconstrucciones transversales con ventana pulmonar a nivel de los lóbulos pulmonares craneales (**C**) y caudales (**D**). Hay zonas de atenuación en vidrio esmerilado, principalmente en las partes ventrales de los lóbulos pulmonares, aunque también hay áreas de atenuación aumentada en las partes subpleurales de los pulmones. Algunos bronquios de mayor tamaño presentan paredes engrosadas. El origen de la neoplasia no pudo determinarse.

Fig. 23.48 Radiografías torácicas dorsoventral (**A**) y en decúbito lateral izquierdo (**B**) de un pastor belga malinois macho de 9 años. Se observa opacidad pulmonar aumentada generalizada. En todo el campo pulmonar ventral hay un patrón alveolar con broncogramas aéreos y borramiento del borde de la silueta cardiaca. Un patrón intersticial parcheado grave es visible en el campo pulmonar caudodorsal. En la necropsia, un 70-80 % del volumen pulmonar estaba ocupado por tejido neoplásico, confirmado como hemangiosarcoma.

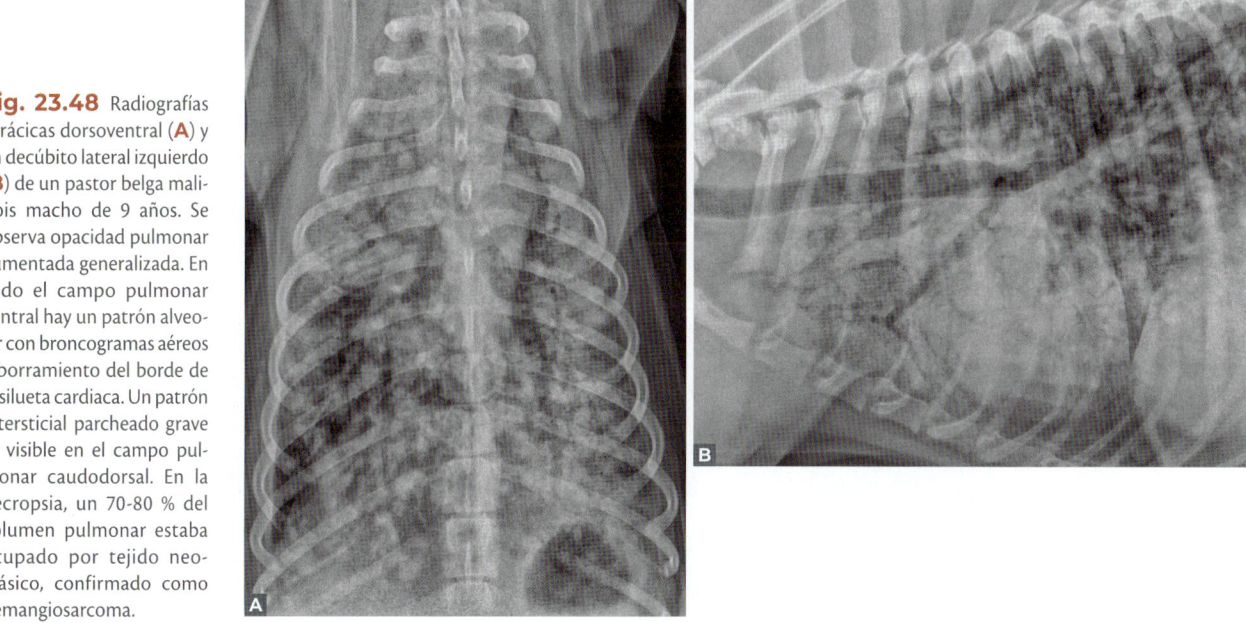

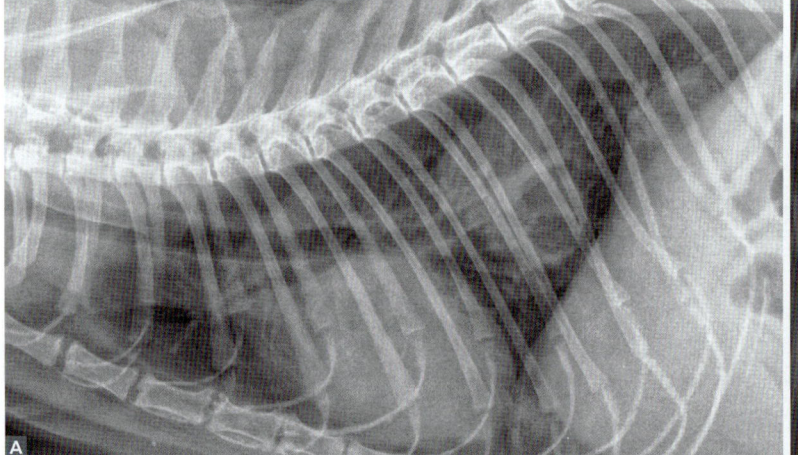

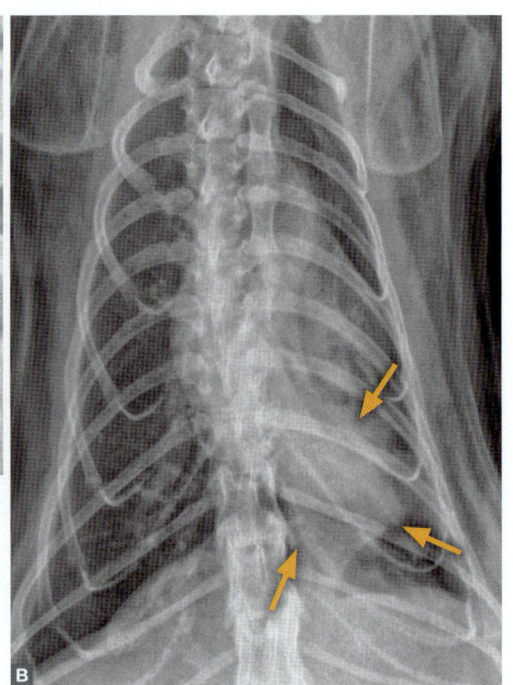

Fig. 23.49 Hembra de gato persa castrada de 14 años con inicio súbito de cojera dolorosa en la extremidad anterior izquierda. Las radiografías torácicas, en proyecciones obtenidas en decúbito lateral izquierdo (**A**) y ventrodorsal (**B**), revelan una masa grande redondeada de tejido blando en la zona central del lóbulo pulmonar caudal izquierdo (señalada con flechas en la imagen **B**). Se confirmó que la masa era un adenocarcinoma. Otro nódulo de adenocarcinoma de 5 mm de diámetro se encontró en el lóbulo pulmonar craneal derecho en la necropsia. Este nódulo no era visible en las radiografías. Se sabe que los nódulos de hasta 5 mm, o ligeramente más grandes, pueden no ser radiográficamente visibles. La cojera y el dolor en la extremidad anterior izquierda se debían a isquemia por un émbolo tumoral en la arteria radial.

Fig. 23.50 Hembra de gato persa de 12 años con derrame pleural moderado. (**A**, **B**) Proyecciones obtenidas en decúbito lateral izquierdo y dorsoventral del tórax antes de un drenaje pleural. Todos los lóbulos pulmonares están retraídos de la pared torácica y rodeados por una opacidad de tejido blando homogénea. La centesis terapéutica, con radiografía de seguimiento, puede contribuir a identificar las lesiones cruciales para el diagnóstico. En este caso, una masa cavitada, escasamente definida, localizada en la periferia caudodorsal del lóbulo pulmonar caudal derecho, se visualiza más claramente después del drenaje, tanto en la proyección obtenida en decúbito lateral izquierdo (**C**) como en la dorsoventral (**D**).

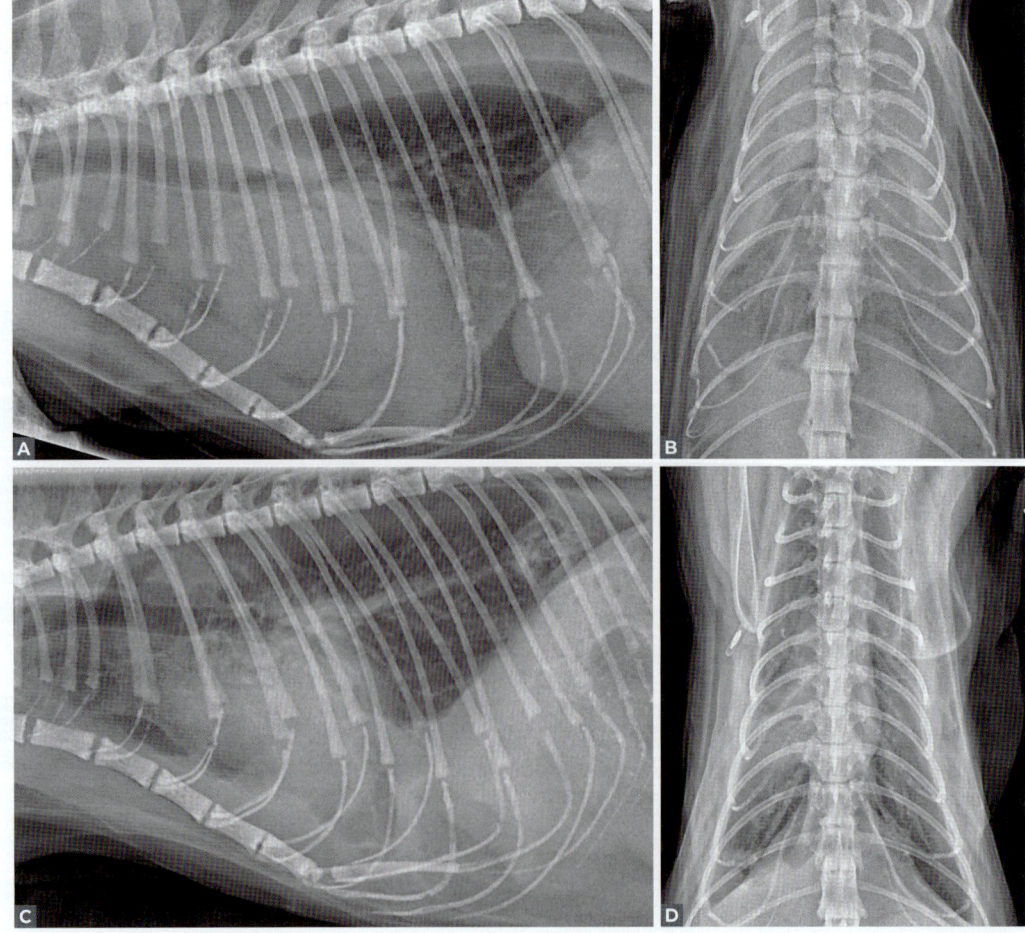

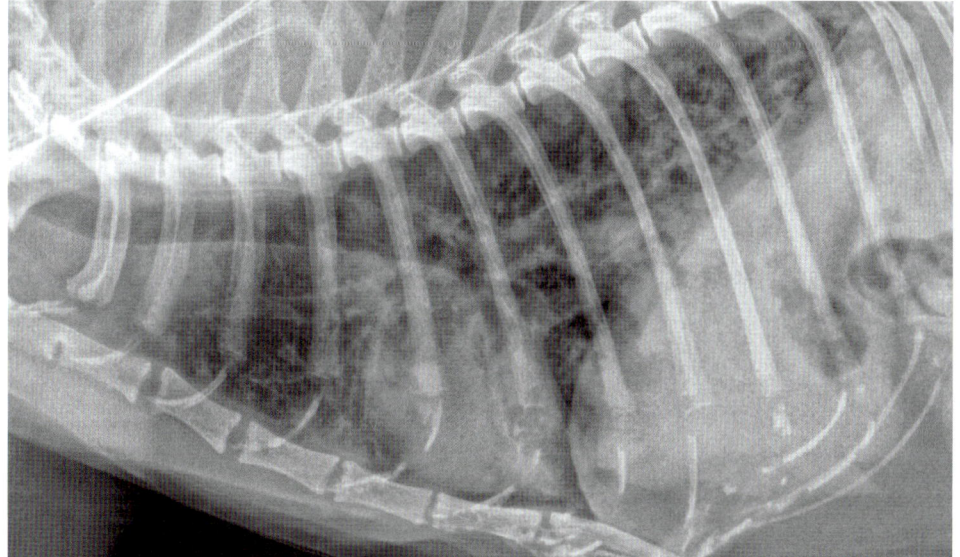

Fig. 23.51 Gato doméstico de pelo corto de 13 años con diseminación difusa confirmada de un adenocarcinoma en todos los lóbulos pulmonares. La radiografía torácica obtenida en decúbito lateral derecho muestra áreas de opacidad intersticial no estructurada grave interpuestas entre áreas de patrón broncointersticial. La necropsia también mostró metástasis en ganglios linfáticos mediastínicos y traqueobronquiales no apreciables en la radiografía.

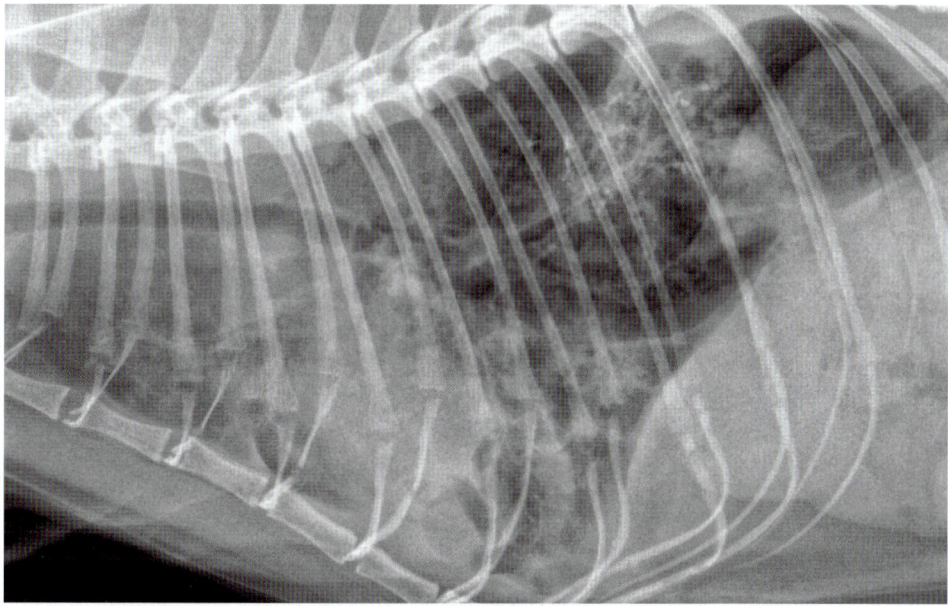

Fig. 23.52 Proyección lateral de tórax de un gato doméstico de pelo corto de 9 años con adenocarcinoma multifocal confirmado en varios lóbulos pulmonares. La mayor parte del parénquima pulmonar es anómalo, con múltiples focos de opacidad de tejido blando heterogénea escasamente definida, en una combinación de lesiones tipo masa y opacidad intersticial grave. Hay múltiples pequeñas opacidades minerales amorfas en una lesión localizada en los lóbulos pulmonares caudales.

traqueobronquiales y metástasis intrapulmonares, en los tumores primarios de pulmón se debe considerar la TC como parte del procedimiento de estadificación.[24]

Sarcoma histiocítico

El sarcoma histiocítico es una neoplasia con origen en células dendríticas y que afecta a los pulmones y a muchos otros órganos. Antes se conocía también como histiocitosis maligna o sarcoma histiocítico diseminado. Este tipo de tumor aparece en perros y gatos, aunque es bastante infrecuente en estos últimos. Se han descrito dos formas: un sarcoma histiocítico localizado y un sarcoma histiocítico diseminado, dependiendo de si afecta a uno o varios órganos. Ambas formas, la localizada y la diseminada, pueden afectar a los pulmones. Se ha referido predisposición por razas y afecta principalmente a boyeros de Berna, pero también a retrievers de pelo liso, rottweilers y schnauzers miniatura.[25]

Como ocurre con muchas otras neoplasias pulmonares, el aspecto del sarcoma histiocítico es variable. No obstante, el sarcoma histiocítico es un diagnóstico probable en pacientes con masas pulmonares y linfoadenopatía esternal y traqueobronquial[22] (**figs. 23.53** y **23.54**). Otros hallazgos descritos son derrame pleural, patrón intersticial generalizado, consolidaciones parcheadas y lesiones abdominales y esqueléticas concurrentes[25] (**figs. 23.55** y **23.56**).

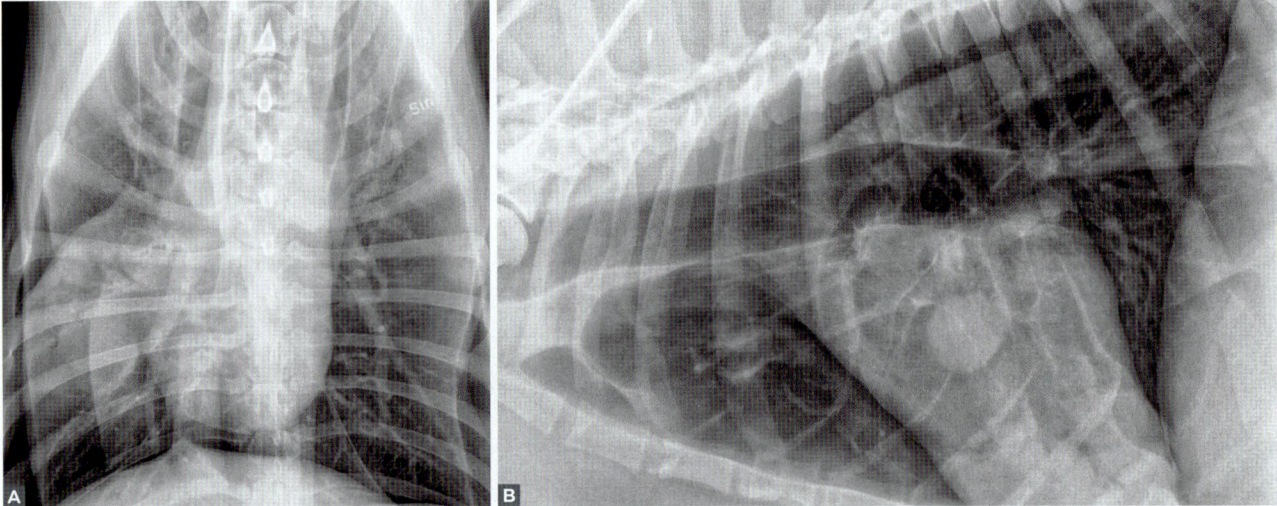

Fig. 23.53 Imágenes de un perro boyero de Berna de 7 años. Radiografías torácicas obtenidas en decúbito lateral izquierdo y ventrodorsal. En la proyección ventrodorsal (**A**) hay una masa ovoide bien definida en el lóbulo pulmonar medio derecho. Una segunda masa es parcialmente visible en la zona hiliar del lóbulo. Hay un patrón alveolar con broncogramas aéreos que crea un signo lobular entre el lóbulo pulmonar craneal derecho aireado y la parte opaca del lóbulo pulmonar medio derecho. En la proyección obtenida en decúbito lateral izquierdo (**B**), una de las masas redondeadas se localiza en la zona media del lóbulo y la opacidad alveolar se sitúa en la periferia ventral del lóbulo pulmonar medio derecho. Estas lesiones correspondían a un sarcoma histiocítico, y esta raza tiene predisposición conocida a presentar este tipo de tumor.

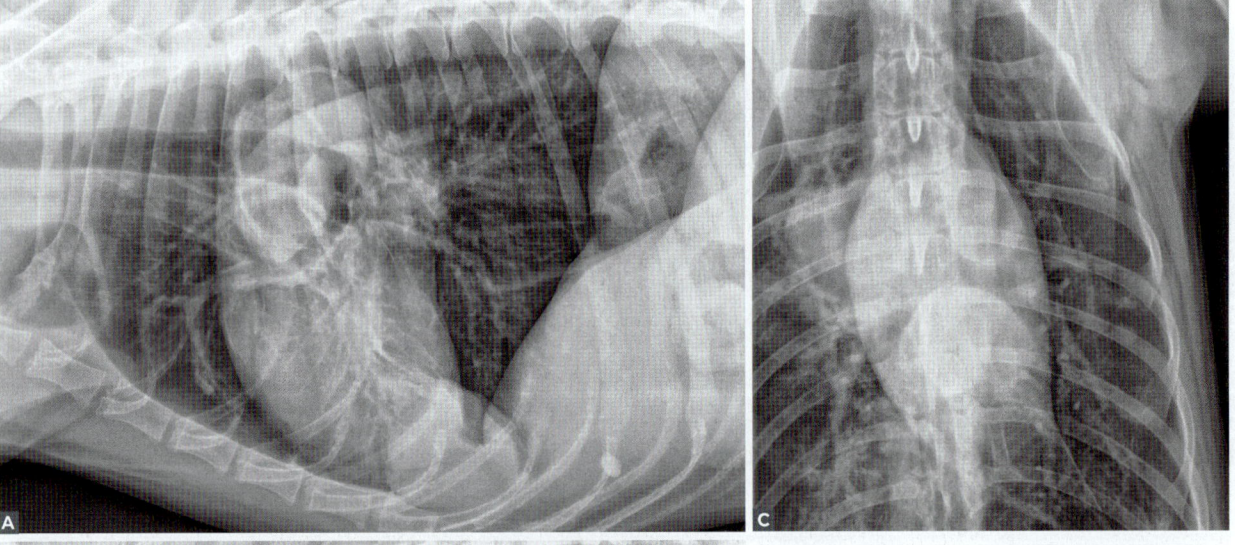

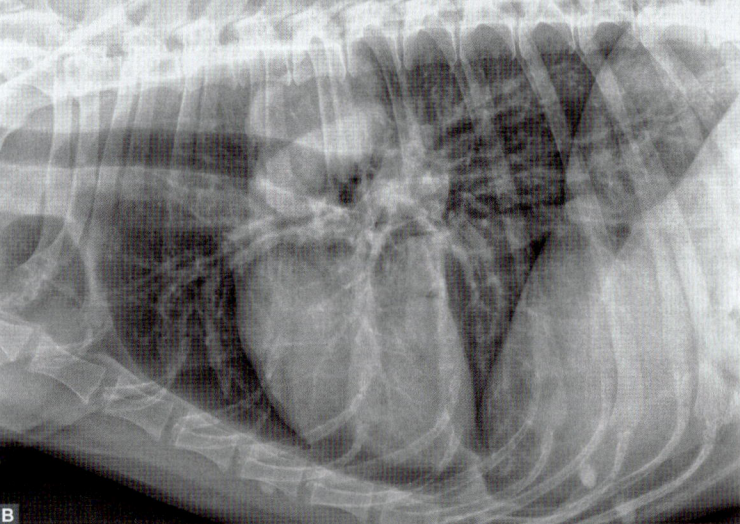

Fig. 23.54 Radiografías torácicas obtenidas en decúbito lateral izquierdo (**A**), decúbito lateral derecho (**B**) y en proyección ventrodorsal (**C**) de una hembra de pharaoh hound de 8 años. Se localiza una masa en la periferia ventral del lóbulo pulmonar medio derecho y se aprecia con claridad en la proyección obtenida en decúbito lateral izquierdo. Es apenas visible en la obtenida en decúbito lateral derecho (**B**), debido a la atelectasia en la zona declive. Una masa de tejido blando lobulada está presente en la zona hiliar del pulmón derecho y rodea tanto la bifurcación traqueal como la porción hiliar del bronquio lobular craneal derecho (**C**). La masa causa una desviación ventral del bronquio hacia el lóbulo pulmonar craneal derecho (observada en la imagen **A**) y desplazamiento lateral de los bronquios lobulares caudales en la proyección ventrodorsal (**C**). Los cambios indican un importante aumento de tamaño de los ganglios linfáticos traqueobronquiales. La necropsia confirmó un sarcoma histiocítico en los lóbulos pulmonares craneal y medio derechos y ganglios linfáticos traqueobronquiales y mediastínicos marcadamente agrandados.

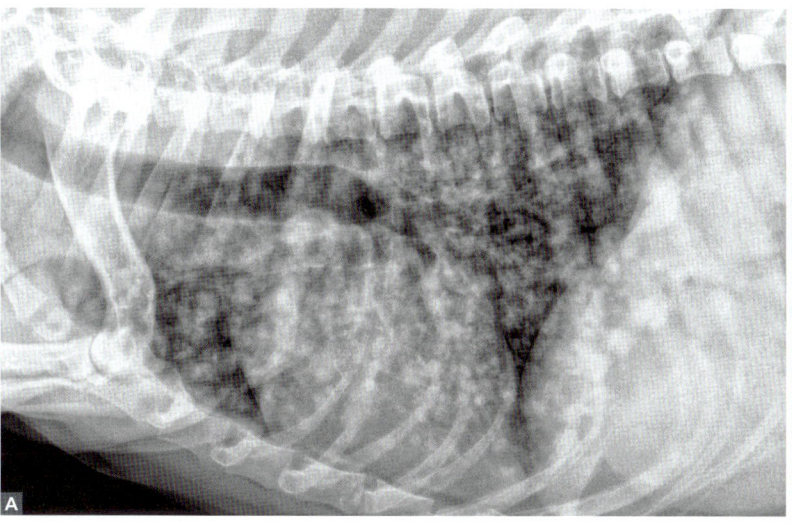

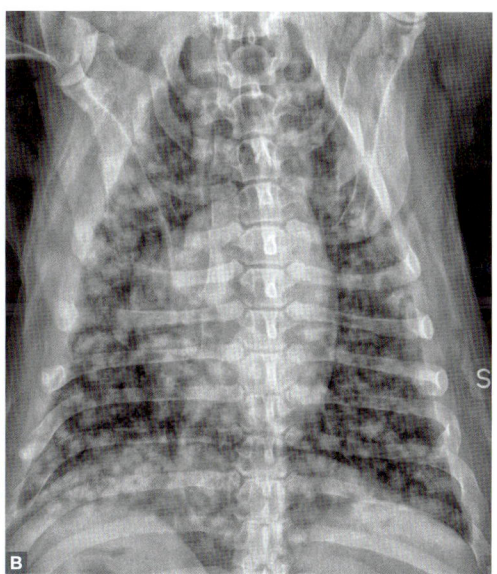

Fig. 23.55 Imágenes de una hembra de Glen of Imaal terrier de 14 años. Proyecciones de tórax obtenidas en decúbito lateral izquierdo (**A**) y ventrodorsal (**B**). Un patrón intersticial nodular generalizado está presente en todos los lóbulos pulmonares, con nódulos de tamaño variable. El perro presentaba varios nódulos cutáneos diagnosticados como sarcomas histiocíticos y los nódulos pulmonares correspondían muy probablemente a la misma neoplasia. Hay tantas lesiones nodulares superpuestas que las lesiones individuales son difíciles de distinguir. Los nódulos aislados se observan más fácilmente en las partes delgadas del pulmón, como las del tórax ventral superpuestas con el corazón.

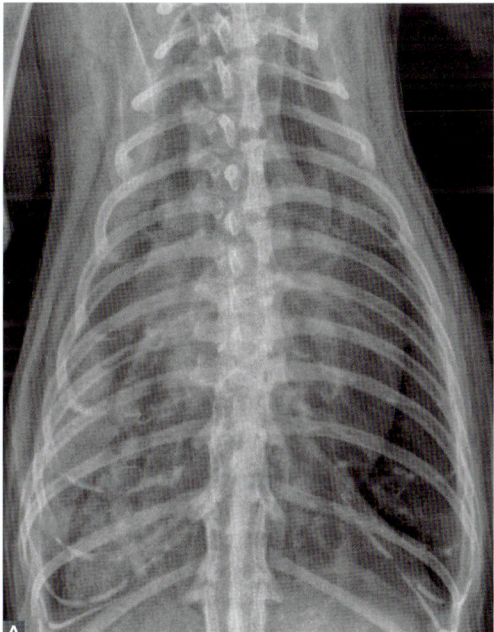

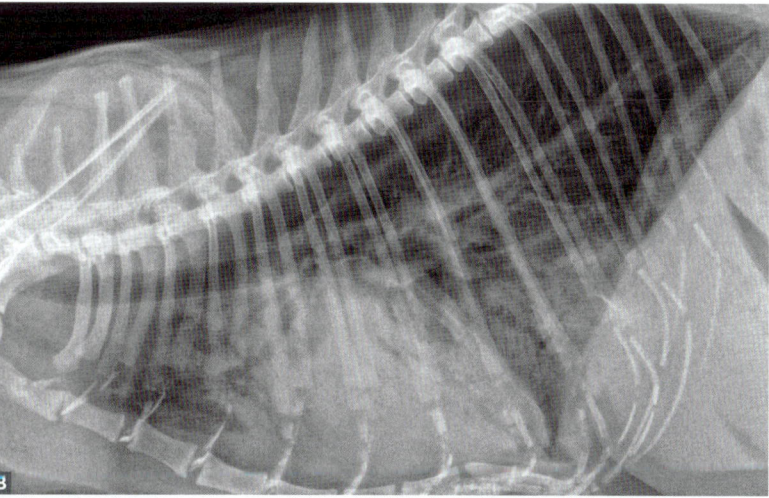

Fig. 23.56 Imágenes de un gato doméstico de pelo corto de 9 años. En la proyección dorsoventral (**A**) hay un patrón alveolar en el pulmón derecho y el lóbulo pulmonar craneal izquierdo, con broncogramas aéreos y borramiento del borde del hemidiafragma derecho y de la silueta cardiaca. En la proyección obtenida en decúbito lateral izquierdo (**B**), la opacidad alveolar oculta parcialmente la silueta cardiaca, así como los vasos que se dirigen a los lóbulos pulmonares craneal y medio, la vena cava caudal y la cúpula del diafragma. Hay hiperinsuflación compensatoria de los lóbulos pulmonares caudales. Este gato tenía una neoplasia de células redondas, probablemente un sarcoma histiocítico en el parénquima pulmonar.

Granulomas

Los granulomas y los abscesos pueden causar lesiones nodulares o masas, focales o multifocales, en el parénquima pulmonar, según su origen. Con diseminación hematógena sistémica, es más probable que la distribución sea generalizada o que afecte a múltiples lóbulos pulmonares. Los granulomas pueden tener un origen fúngico o parasitario. Los granulomas y los abscesos también pueden deberse a cuerpos extraños inhalados, y tales lesiones muestran una distribución caudodorsal en los pulmones. Los pequeños cuerpos extraños migratorios causan tos crónica de grado bajo, con hallazgos radiográficos localizados sutiles o radiografías normales. En cambio, los cuerpos extraños más grandes ocasionan lesiones de tipo masa considerables, que en las radiografías se asemejan a neoplasias pulmonares primarias (**fig. 23.57**).

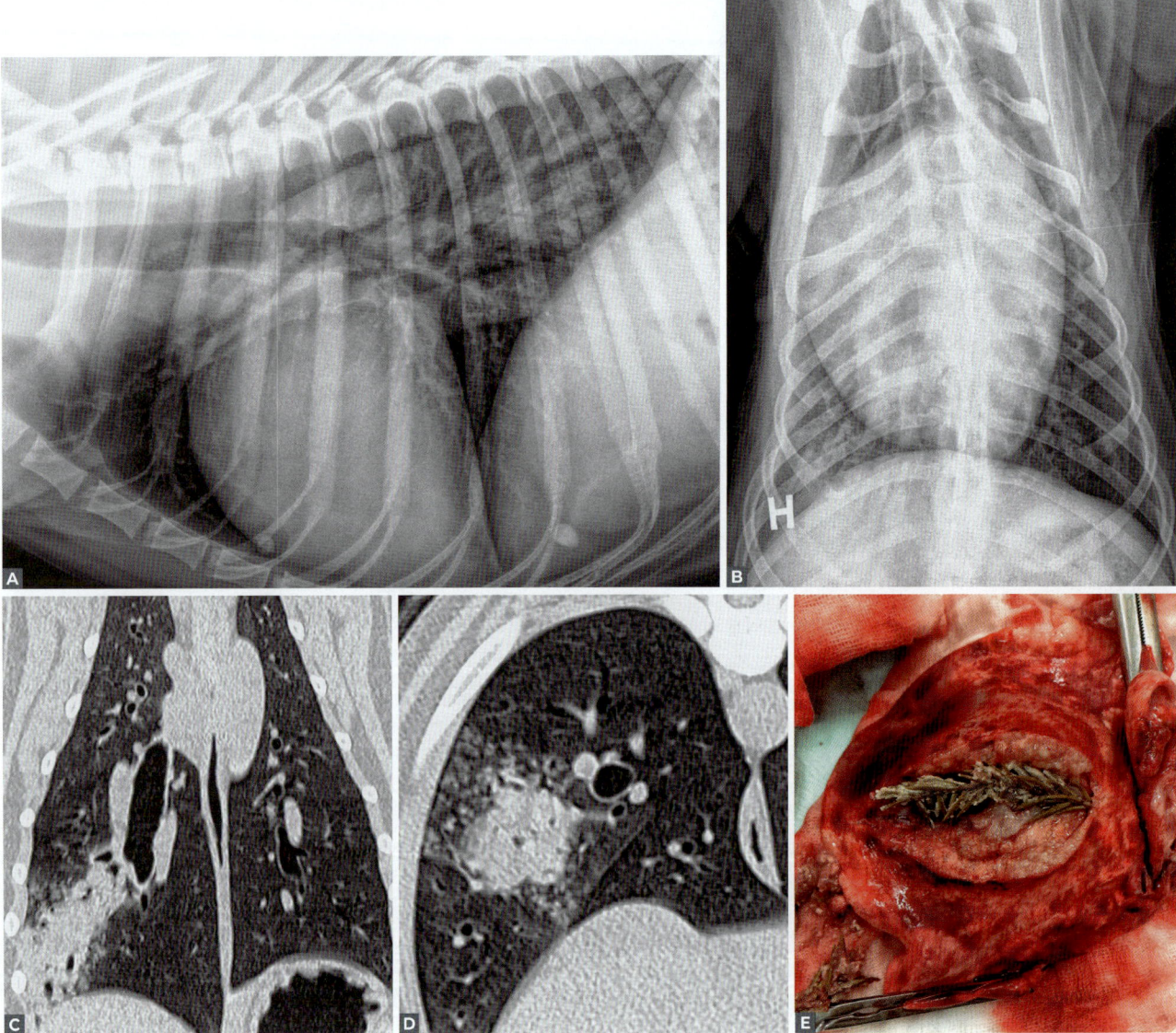

Fig. 23.57 Un perro de caza de raza sabueso finlandés de 3 años fue llevado a la consulta con tos de 3 meses de duración. En la radiografía obtenida en decúbito lateral izquierdo (**A**) se observa una opacidad alveolar heterogénea focal poco definida en el campo pulmonar caudodorsal entre la vena cava caudal y la aorta. La misma lesión se aprecia en el campo pulmonar caudal derecho en la proyección ventrodorsal (**B**). Para tipificar mejor la lesión, se realizó una TC. (**C**) Reconstrucción en el plano dorsal del tórax a nivel de los lóbulos pulmonares caudales, con ventana pulmonar. En el lóbulo pulmonar caudal derecho se aprecia un área alargada de tejido pulmonar consolidado, con numerosos pequeños bolsillos de gas, acorde con un bronquio secundario. El bronquio está obstruido. (**D**) Reconstrucción en el plano transversal del lóbulo pulmonar caudal derecho que muestra el área consolidada en sección transversal. No pudo observarse un cuerpo extraño aislado, pero hay una lesión evidente, relativamente circunscrita, asociada a la vía aérea. La zona media del lóbulo pulmonar caudal derecho, estrechamente asociada a las vías aéreas, es una localización frecuente de los cuerpos extraños inhalados, y este es el diagnóstico más probable. El lóbulo pulmonar caudal derecho fue extirpado. (**E**) Corte a través de la lesión pulmonar en el que se muestra una rama de 5 cm de largo de pícea europea (*Picea abies*), con la mayor parte de las hojas aciculares aún en posición. La lesión es un granuloma por cuerpo extraño.

Torsión del lóbulo pulmonar

La torsión del lóbulo pulmonar puede producirse tanto en perros como en gatos. La localización más frecuente es el lóbulo pulmonar medio derecho en perros de razas grandes, mientras que el lóbulo pulmonar craneal izquierdo es el afectado más a menudo en perros de razas pequeñas. El lóbulo afectado presenta aumento difuso de la opacidad de tejidos blandos, que puede ser uniforme. En algunos casos existe opacidad lobular de tejidos blandos salpicada de numerosas y pequeñas burbujas de gas, lo que da lugar a una imagen similar a la de una esponja o espuma, denominada patrón vesicular. El lóbulo afectado suele estar agrandado por congestión, lo que provoca desplazamiento del mediastino alejándose de dicho lóbulo. En algunos casos, el segmento hiliar del bronquio lobular sigue siendo visible, pero se interrumpe bruscamente. El bronquio también puede tener una orientación anómala o dar un giro visible en espiral. En ocasiones se produce derrame pleural, ya sea adyacente al lóbulo afectado o en todo el espacio pleural, llegando a ocultar el lóbulo anómalo. En las imágenes ecográficas, el lóbulo afectado se muestra hipoecoico en la periferia, con focos hiperecoicos en la porción central, por el aire residual. Los cambios ecográficos son inespecíficos, y no es posible obtener un diagnóstico confirmatorio mediante esta técnica. La TC es la modalidad de imagen preferida para diagnosticar una torsión de lóbulo pulmonar. Los hallazgos son un bronquio que termina bruscamente y la presencia de derrame pleural con agrandamiento, consolidación, enfisema del lóbulo pulmonar afectado y desplazamiento mediastínico. Cabe destacar que los lóbulos pulmonares rotados no realzan con contraste, mientras que los lóbulos pulmonares adyacentes, colapsados y aireados, sí lo hacen, siendo este otro hallazgo útil para establecer la diferencia con otros diagnósticos, como el de neoplasia.

Bibliografía

1. Lee EA, Johnson LR, Johnson EG, Vernau W. Clinical features and radiographic findings in cats with eosinophilic, neutrophilic, and mixed airway inflammation (2011-2018). *J Vet Intern Med* 34:1291-1299, 2020.

2. Hahn H, Specchi S, Masseau I, Reinero C, Benchekroun G, Rechy J, et al. The computed tomographic "tree-in-bud" pattern: Characterization and comparison with radiographic and clinical findings in 36 cats. *Vet Radiol Ultrasound* 59:32-42, 2018.

3. Suter PF, Lord PF. Thoracic radiography: a text atlas of thoracic disease in the dog and cat. Wettswil, Switzerland, 1984.

4. Masseau I, Reinero CR. Thoracic computed tomographic interpretation for clinicians to aid in the diagnosis of dogs and cats with respiratory disease. *Vet J* 253:105388, 2019.

5. Rozanski E. Canine chronic bronchitis: an update. *Vet Clin North Am Small Anim Pract* 50:393-404, 2020.

6. Johnson LR, Johnson EG, Hulsebosch SE, Dear JD, Vernau W. Eosinophilic bronchitis, eosinophilic granuloma, and eosinophilic bronchopneumopathy in 75 dogs (2006-2016). *J Vet Intern Med* 33:2217-2226, 2019.

7. Fina C, Vignoli M, Terragni R, Rossi F, Wisner E, Saunders JH. Computed tomographic characteristics of eosinophilic pulmonary granulomatosis in five dogs. *Vet Radiol Ultrasound* 55:16-22, 2014.

8. Johnson LR, Johnson EG, Vernau W, Kass PH, Byrne BA. Bronchoscopy, imaging, and concurrent diseases in dogs with bronchiectasis: (2003-2014). *J Vet Intern Med* 30:247-254, 2016.

9. Norris CR, Samii VF. Clinical, radiographic, and pathologic features of bronchiectasis in cats: 12 cases (1987-1999). *J Am Vet Med Assoc* 216:530-534, 2000.

10. Hawkins EC, Basseches J, Berry CR, Stebbins ME, Ferris KK. Demographic, clinical, and radiographic features of bronchiectasis in dogs: 316 cases (1988-2000). *J Am Vet Med Assoc* 223:1628-1635, 2003.

11. Cannon MS, Johnson LR, Pesavento PA, Kass PH, Wisner ER. Quantitative and qualitative computed tomographic characteristics of bronchiectasis in 12 dogs. *Vet Radiol Ultrasound* 54:351-357, 2013.

12. Laurila HP, Rajamaki MM. Update on canine idiopathic pulmonary fibrosis in West Highland White Terriers. *Vet Clin North Am Small Anim Pract* 50:431-446, 2020.

13. Evola MG, Edmondson EF, Reichle JK, Biller DS, Mitchell CW, Valdés-Martínez A. Radiographic and histopathologic characteristics of pulmonary fibrosis in nine cats. *Vet Radiol Ultrasound* 55:133-140, 2014.

14. Han HJ, Kim JH. Concurrent pulmonary hypoplasia and congenital lobar emphysema in a young dog with tension pneumothorax: a rare congenital pulmonary anomaly. *Acta Vet Scand* 61:37, 2019.

15. Reetz JA, Caceres AV, Suran JN, Oura TJ, Zwingenberger AL, Mai W. Sensitivity, positive predictive value, and interobserver variability of computed tomography in the diagnosis of bullae associated with spontaneous pneumothorax in dogs: 19 cases (2003-2012). *J Am Vet Med Assoc* 243:244-251, 2013.

16. Berry CR, Gallaway A, Thrall DE, Carlisle C. Thoracic radiographic features of anticoagulant rodenticide toxicity in fourteen dogs. *Vet Radiol Ultrasound* 34:391-396, 1993.

17. Dicker SA, Lisciandro GR, Newell SM, Johnson JA. Diagnosis of pulmonary contusions with point-of-care lung ultrasonography and thoracic radiography compared to thoracic computed tomography in dogs with motor vehicle trauma: 29 cases (2017-2018). *J Vet Emerg Crit Care (San Antonio)* 30:638-646, 2020.

18. Bouyssou S, Specchi S, Desquilbet L, Pey P. Radiographic appearance of presumed noncardiogenic pulmonary edema and correlation with the underlying cause in dogs and cats. *Vet Radiol Ultrasound* 58:259-265, 2017.

19. Diana A, Guglielmini C, Pivetta M, Sanacore A, Di Tommaso M, Lord PF, et al. Radiographic features of cardiogenic pulmonary edema in dogs with mitral regurgitation: 61 cases (1998-2007). *J Am Vet Med Assoc* 235:1058-1063, 2009.

20. Egenvall A, Hansson K, Sateri H, Lord PF, Jonsson L. Pulmonary oedema in Swedish hunting dogs. *J Small Anim Pract* 44:209-217, 2003.

21. Geyer NE, Reichle JK, Valdes-Martinez A, Williams J, Goggin JM, Leach L, et al. Radiographic appearance of confirmed pulmonary lymphoma in cats and dogs. *Vet Radiol Ultrasound* 51:386-390, 2010.

22. Barrett LE, Pollard RE, Zwingenberger A, Zierenberg-Ripoll A, Skorupski KA. Radiographic characterization of primary lung tumors in 74 dogs. *Vet Radiol Ultrasound* 55:480-487, 2014.

23. Aarsvold S, Reetz JA, Reichle JK, Jones ID, Lamb CR, Evola MG, et al. Computed tomographic findings in 57 cats with primary pulmonary neoplasia. *Vet Radiol Ultrasound* 56:272-277, 2015.

24. Marolf AJ, Gibbons DS, Podell BK, Park RD. Computed tomographic appearance of primary lung tumors in dogs. *Vet Radiol Ultrasound* 52:168-172, 2011.

25. Mullin C, Clifford CA. Histiocytic sarcoma and hemangiosarcoma update. *Vet Clin North Am Small Anim Pract* 49:855-879, 2019.

CAPÍTULO **24**

Cavidad abdominal y espacio retroperitoneal

Christopher R. Tollefson

PUNTOS CLAVE

▎ Deben obtenerse siempre proyecciones ortogonales del abdomen al realizar estudios radiográficos.

▎ En ocasiones son necesarias múltiples proyecciones radiográficas para evaluar la pared corporal, aunque la ecografía y la tomografía computarizada (TC) son más sensibles y específicas en la detección de lesiones.

▎ La disminución del detalle peritoneal obedece a múltiples etiologías y, cuando se produce, habitualmente son necesarias pruebas adicionales, como la ecografía abdominal y la citología.

▎ El gas libre en el abdomen puede ser más fácil de identificar con una proyección de haz horizontal.

▎ Las masas abdominales tienen varios órganos de origen posibles, y los diferenciales, la ecografía, la TC y la citología/histopatología suelen ser necesarios para delimitar la lista de diagnósticos diferenciales.

▎ En general, los ganglios linfáticos abdominales son visibles en las radiografías solo cuando están marcadamente aumentados de tamaño, y se valoran mejor con ecografía y con TC.

▎ La ecografía o la TC resultan útiles para evaluar las glándulas adrenales, determinar el origen de la mayoría de las masas abdominales o evaluar a los pacientes con grandes volúmenes de derrame peritoneal.

Una parte esencial de la interpretación de las pruebas de imagen abdominales es un detallado conocimiento de la localización anatómica de los órganos abdominales. Las radiografías son una excelente modalidad de estudio de imagen y son accesibles para numerosos profesionales, aunque tienen sus limitaciones. En muchos casos, la TC o la ecografía proporcionan una valoración más específica del abdomen. Con las radiografías, la obtención de varias proyecciones ayuda a localizar una anomalía (**figs. 24.1** y **24.2**).

Debido a la superposición, el borde completo de un órgano no siempre queda perfilado en las radiografías. Por ejemplo, el estómago y el hígado están en contacto y parte de los contornos de uno y otro quedan ocultos. Por ello, las proyecciones ortogonales contribuyen a efectuar una evaluación más completa. De manera similar, el riñón derecho es a veces difícil de perfilar, por su estrecha asociación con la fosa renal del lóbulo caudado hepático y el intestino delgado que se superpone en la proyección ventrodorsal.

Las similitudes entre el abdomen del perro y el del gato son numerosas, pero también hay múltiples diferencias (**figs. 24.3** y **24.4**). En el gato, el lóbulo izquierdo del páncreas normal puede observarse ocasionalmente en las radiografías en pacientes obesos. En la mayoría de los gatos, la cola del bazo no es visible en el abdomen ventral en proyecciones laterales, aunque sí lo es en algunos individuos normales. En la proyección ventrodorsal, el estómago felino normal tiene "forma de J" y el píloro se localiza ligeramente a la derecha de la línea media.

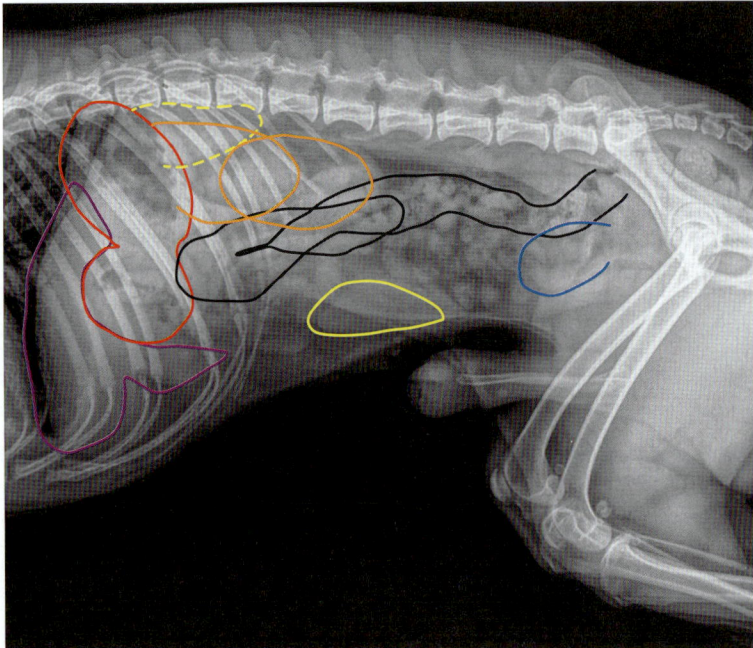

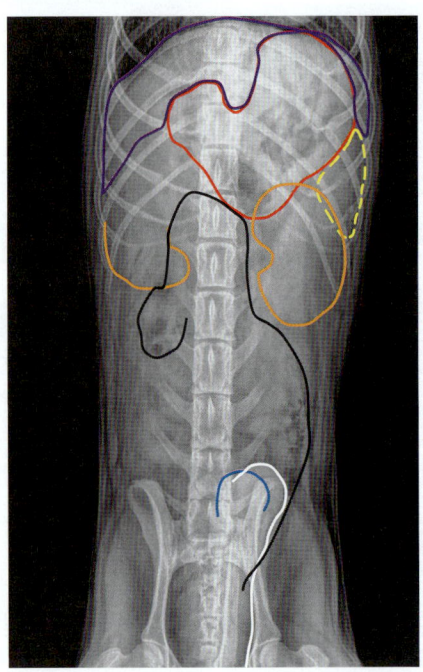

Fig. 24.1 Radiografía lateral del abdomen normal de un joven perro macho no esterilizado. El hígado está contorneado en morado. El estómago está perfilado en rojo y su silueta se fusiona con las de la porción dorsal del hígado, la cabeza del bazo y la silueta renal. La cola del bazo está contorneada en amarillo continuo, con la cabeza en amarillo discontinuo. La cabeza del bazo no siempre es visible, y su visibilidad depende de la condición corporal del paciente. Se ha de prestar atención al interpretar esta área, ya que otros órganos, como las glándulas adrenales, que normalmente no son visibles, pueden hacerse visibles si presentan patología. El color naranja contornea las siluetas renales. El colon está perfilado en negro y en azul aparece la vejiga urinaria. El intestino delgado se halla entre estos órganos y no aparece perfilado en esta figura.

Fig. 24.2 Radiografía ventrodorsal de un abdomen normal de un joven perro macho no esterilizado. El hígado está contorneado en morado. El estómago aparece en rojo y su silueta se fusiona con la del hígado, la cabeza del bazo y la silueta renal. La cabeza del bazo está delineada en amarillo. El color naranja perfila las siluetas renales. El polo craneal del riñón derecho no se identifica de manera precisa. El colon está contorneado en negro y en azul se delinea la parte visible de la vejiga urinaria. El intestino delgado se halla entre los órganos y no aparece perfilado en esta figura. El prepucio está perfilado en blanco, y no debe confundirse con una masa.

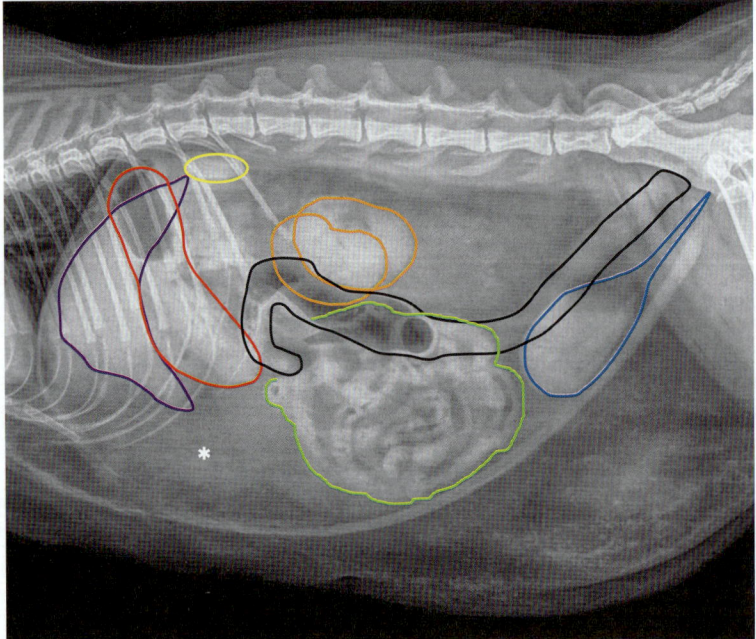

Fig. 24.3 Radiografía lateral de una gata esterilizada normal. En morado se perfila la silueta hepática. La parte ventral incluye la vesícula biliar, que en ocasiones se visualiza ventralmente como una prominencia de opacidad de tejido blando convexa. El estómago aparece perfilado en rojo y su tamaño varía dependiendo del grado de llenado. El intestino delgado está agrupado y contorneado en verde. El color naranja perfila las siluetas renales. En amarillo se delinea la cabeza del bazo. Esta no es siempre visible y que lo sea depende de la condición corporal del paciente. En negro se perfila el colon y en azul la vejiga urinaria y la uretra. Se aprecia abundante grasa falciforme, ventral al hígado (asterisco).

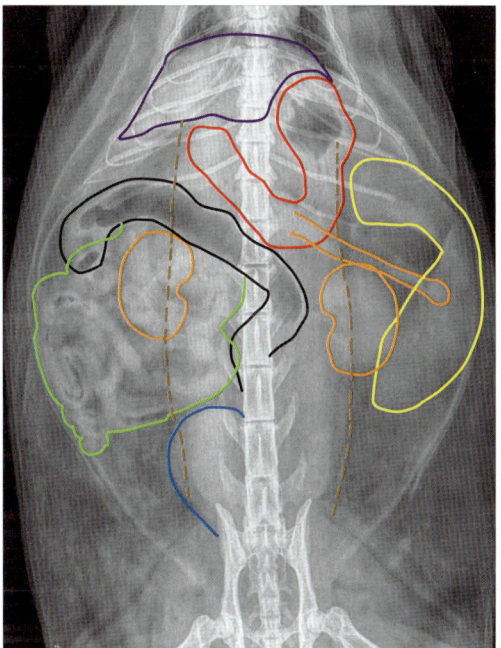

Fig. 24.4 Radiografía ventrodorsal de una gata joven esterilizada. El hígado está perfilado en morado y está parcialmente superpuesto al estómago. El estómago (rojo) tiene forma de J, con el píloro ligeramente a la derecha de la línea media, a diferencia de lo que sucede en los perros. El lóbulo izquierdo del páncreas está contorneado en naranja. Este es un hallazgo normal en un gato en buena condición. El color amarillo perfila el bazo, con la cabeza craneal y la cola caudal. El color negro corresponde al colon. Este está parcialmente superpuesto a la columna y la pelvis, lo que, en este caso, dificulta la evaluación completa de su zona distal. El color azul perfila la vejiga urinaria, que, como el colon, está parcialmente superpuesta a la columna y la pelvis. Las líneas discontinuas de color marrón claro indican los músculos hipaxiales.

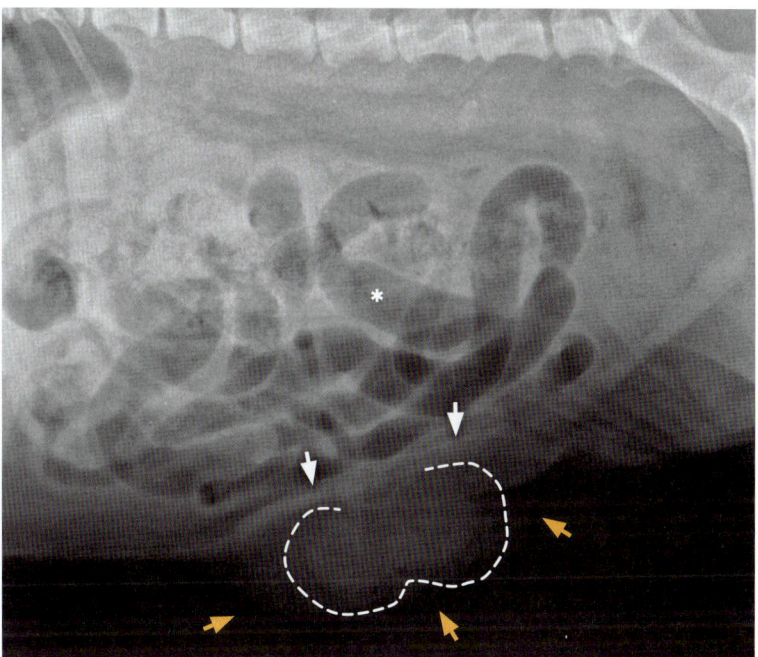

Fig. 24.5 Radiografía lateral izquierda colimada de un perro de 10 años llevado a consulta por vómitos. Varias asas del intestino delgado están dilatadas con gas (asterisco). Hay una tumefacción superficial de base amplia de la pared abdominal ventral (flechas naranjas). En esta región hay una estructura de opacidad de tejido blando lobulada (delineada por la línea blanca discontinua). En esta localización, la pared corporal está desviada dorsalmente (flechas blancas). Este perro tiene un asa intestinal herniada a través de un orificio en la pared corporal, que está atrapada y causa obstrucción del intestino delgado.

Pared corporal

La pared corporal conforma los límites lateral y ventral de la cavidad abdominal. La pared consta de los músculos recto del abdomen, transverso del abdomen y oblicuos abdominales externos e internos.[1] Por ello, es posible observar una discontinuidad de los planos musculares, en particular en la proyección ventrodorsal, en animales con buena condición corporal, cuando la grasa se deposita en los planos fasciales. La pared corporal es difícil de evaluar, ya que su estructura es curvada y los pequeños orificios o defectos no suelen apreciarse en las radiografías. En la **fig. 24.5** hay una hernia en la pared corporal, aunque su localización exacta no se determina, por la superposición de las partes intactas del cuerpo. Como sucede en este caso, la detección de una hernia en la pared corporal en las radiografías casi siempre depende de la herniación visible de las vísceras abdominales. En ocasiones, las proyecciones oblicuas sirven para identificar un defecto (**fig. 24.6**).

Cuando la causa es un traumatismo, es posible que los signos secundarios, como engrosamiento de la pared corporal, edema, derrame peritoneal u órganos abdominales herniados, sean más fáciles de detectar (**fig. 24.7**). La TC es la mejor modalidad de imagen para identificar las roturas en la pared corporal, cuando las radiografías no son concluyentes (**fig. 24.8**).

Los estudios radiográficos también se emplean para evaluar las dehiscencias de heridas quirúrgicas. No obstante, es improbable que las radiografías detecten un defecto en el músculo de la pared corporal, salvo cuando hay herniación intestinal. La ecografía es más sensible para evaluar la dehiscencia de la incisión de laparotomía, ya que los dos músculos rectos del abdomen, a ambos lados de la línea alba, son fácilmente

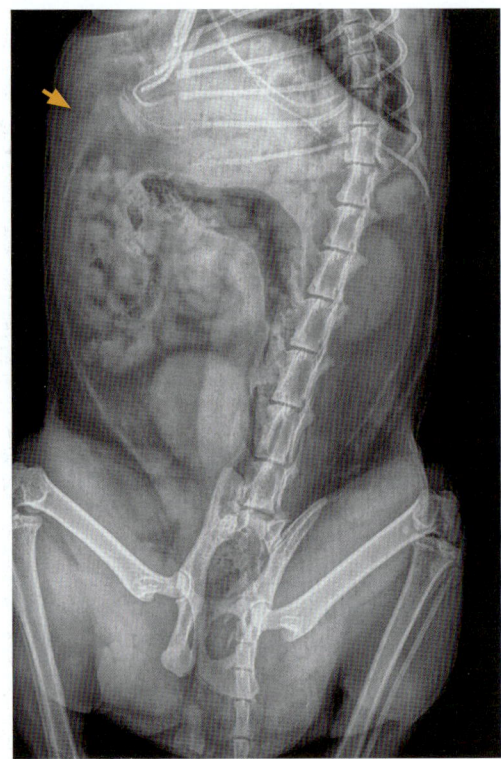

Fig. 24.6 Gato doméstico de pelo corto adulto con rotura de la pared abdominal al que se le realizaron proyecciones ventrodorsales. El defecto no era visible en la proyección ventrodorsal estándar. Cuando el paciente fue colocado en posición oblicua, el defecto se hizo más fácil de visualizar. Obsérvese la discontinuidad de los músculos de la pared abdominal, marcado por la flecha.

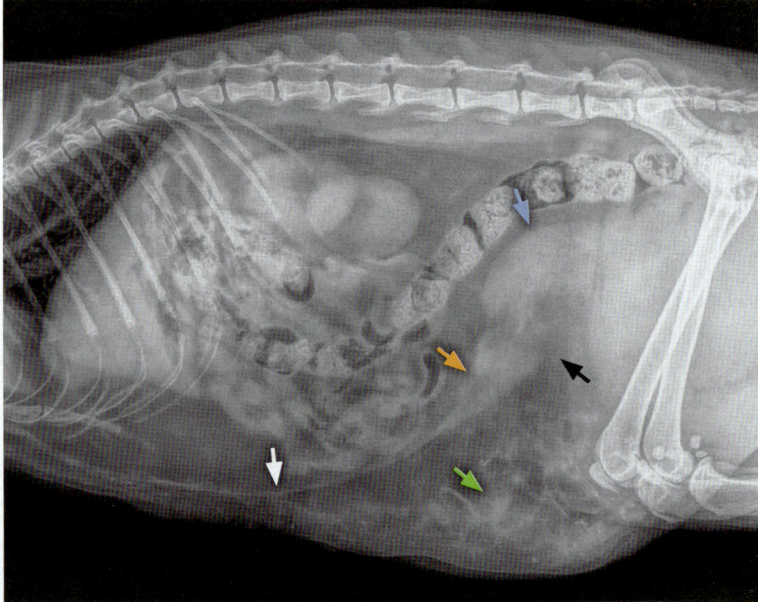

Fig. 24.7 Proyección lateral izquierda de un gato con una rotura traumática de la pared corporal. En sentido craneal se observa la pared corporal abdominal delgada normal (flecha blanca). Caudalmente, la pared corporal se engrosa (flecha naranja) y se hace indistinguible de la hemorragia y el edema (flecha negra). Estos cambios sugieren una rotura de la pared corporal abdominal, pero no es visible ningún defecto definido. Hay pérdida focal de detalle de la serosa abdominal en el abdomen caudal que enmascara parte de los bordes de la vejiga urinaria (flecha azul). Aparecen algunas áreas de material de opacidad de tejido blando en los tejidos blandos abdominales ventrales superficiales (flecha verde) por hemorragia y/o edema.

Fig. 24.8 Imagen de TC transversal con ventana de tejido blando del mismo gato que el de la fig. 24.7. La derecha del paciente aparece a la izquierda de la imagen y el dorso se localiza hacia la parte superior de la imagen. El colon está indicado con un asterisco blanco. Se ilustra una porción normal, lisa y delgada de la pared abdominal (flecha blanca). La vejiga urinaria está marcada con un asterisco naranja. Se observa alteración de la pared corporal a lo largo de la zona ventral derecha (flecha naranja). La hemorragia y/o el edema se observan también en los tejidos blandos abdominales ventrales superficiales (flecha verde).

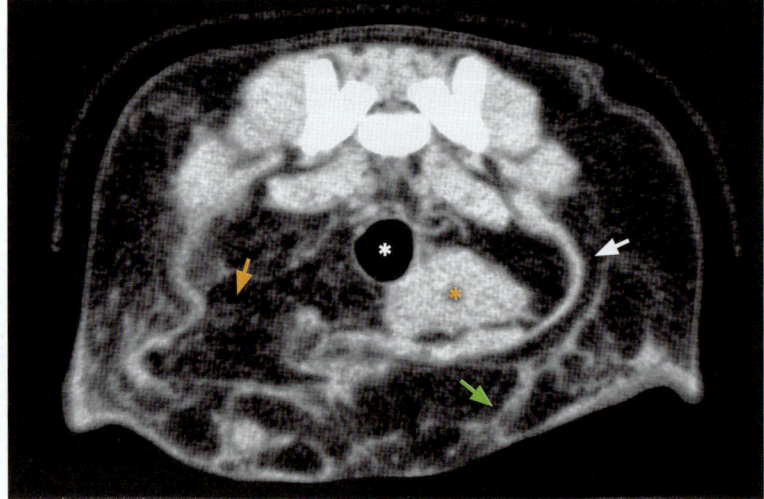

reconocibles. El material de sutura también puede ser visible, en forma de focos hiperecoicos que presentan sombra acústica. La dehiscencia de la línea alba se observa como separación de los vientres de los dos músculos rectos del abdomen. La ecografía también revela hernia del mesenterio, el epiplón o el intestino, con mayor sensibilidad que las radiografías. Asimismo, la TC sirve para valorar la dehiscencia de heridas, ya que el excelente contraste entre la grasa y el tejido muscular, junto con la falta de superposición, muestran claramente un defecto, cuando está presente. El diafragma es el límite craneal del abdomen, y se trata en un capítulo aparte.

Detalle de la serosa

Los órganos abdominales, tejidos conjuntivos y bordes internos de la pared corporal están revestidos por el peritoneo, que es una fina membrana serosa. Entre las dos capas de peritoneo hay un espacio (espacio peritoneal) con una mínima cantidad de líquido, que permite a los órganos desplazarse sin fricción.

El detalle del margen de la serosa peritoneal normal en el abdomen depende de la presencia de grasa. En pacientes de complexión normal u obesos, la grasa intraabdominal depositada en el mesenterio, el epiplón y la fascia retroperitoneal, resalta el borde seroso o externo de las vísceras en el espacio peritoneal, es decir, hígado, bazo, estómago, intestino delgado, colon y vejiga urinaria. Al menos parte del borde externo de estos órganos debería ser visible en las radiografías abdominales de buena calidad. De la misma forma debería ser visible el borde interno de la capa muscular de la pared corporal.

Antes de determinar si el detalle del borde de la serosa peritoneal es normal o anómalo, es preciso valorar la condición corporal total del paciente, que esta define si el nivel de dicho detalle es adecuado o insuficiente. En pacientes jóvenes hay una cantidad limitada de grasa parda intraabdominal que tiene un contenido notable de agua y, como consecuencia, el detalle visible del borde de la serosa es escaso o nulo. Los gatos y perros maduros con una condición corporal normal tienen al menos cierta cantidad de grasa en el abdomen. En pacientes obesos suele haber un importante volumen de grasa en el abdomen. En perros, la obesidad provoca mayor acumulación de grasa en el espacio retroperitoneal. En gatos, la grasa se deposita selectivamente en el ligamento falciforme en animales con condición corporal obesa. El detalle de la serosa en pacientes de complexión atlética o caquécticos es limitado o incluso está ausente. Estos pacientes suelen presentar grasa subcutánea escasa o nula, lo que proporciona un útil control extraabdominal. La forma del abdomen es un importante indicio para determinar si los pacientes sin grasa corporal tienen también derrame peritoneal. En pacientes caquécticos, el abdomen suele tener un aspecto retraído. Un abdomen péndulo o distendido, con bordes serosos peritoneales borrados en un paciente sin grasa corporal, indica con casi total seguridad la presencia de líquido peritoneal que contribuye a la distensión. El detalle en el espacio retroperitoneal, en el abdomen dorsal, también constituye un importante elemento de control interno para decidir si el detalle de la serosa es normal o está reducido por la presencia de líquido en el espacio peritoneal. Tanto en perros como en gatos con condición corporal normal u obesa hay depósito de grasa en los planos fasciales del espacio retroperitoneal. Ello perfila claramente el riñón izquierdo y, a veces, el derecho. El borde ventral de los músculos epaxiales también suele ser visible. En algunos pacientes obesos también se pueden identificar la aorta abdominal y la vena cava caudal.

El líquido en el espacio peritoneal reduce o elimina el detalle de la serosa, dependiendo del equilibrio entre el volumen de líquido presente y la cantidad de grasa en el abdomen. En consecuencia, en un paciente obeso, la presencia de un pequeño volumen de líquido peritoneal da un aspecto estriado o moteado, con bordes de la serosa indiferenciados. Con volumen creciente de líquido intraperitoneal, hay una progresiva pérdida de definición y, en última instancia, pérdida completa del detalle del borde de la serosa peritoneal. Cuando el volumen de líquido es grande, ello produce dicha pérdida completa del detalle del borde de la serosa peritoneal y un abdomen péndulo o distendido, incluso en pacientes con condición corporal normal.[2]

El aspecto radiográfico del líquido peritoneal es el mismo con independencia del tipo de líquido presente. El menor detalle de la serosa es un hallazgo relativamente común. Dado que la grasa en el abdomen proporciona contraste para la visualización de los bordes de la serosa de los órganos abdominales, la pérdida de grasa produce reducción del detalle de la serosa abdominal. Por ello, los pacientes con condición corporal deteriorada y los que presentan un abdomen retraído muestran menor detalle. Otros hallazgos, como el ondulado de los tejidos blandos a lo largo de las apófisis espinosas lumbares, contribuyen a indicar una condición corporal disminuida. Radiográficamente, el derrame abdominal puede identificarse como un material de opacidad de tejidos blandos tenue superpuesto al abdomen con definición disminuida del detalle de la serosa de los órganos abdominales hasta la pérdida completa de distinción de los bordes de la serosa de dichos órganos, dejando solamente que pueda visualizarse el gas. Las posibles causas de la disminución del detalle de la serosa incluyen trasudado modificado, trasudado puro, exudado estéril o séptico, quilo, bilis, orina, hemorragia o derrame neoplásico/carcinomatosis (**fig. 24.9**).[2] La pérdida de detalle del borde de la serosa peritoneal puede asemejarse al artefacto creado por superposición del pelo húmedo si el paciente estaba mojado o había sido sometido a un estudio ecográfico antes de la radiografía. Cierto

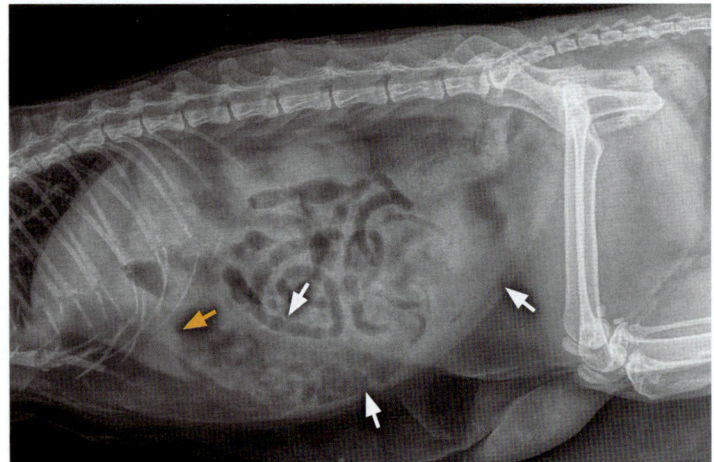

Fig. 24.9 Imagen de un gato doméstico macho castrado de 10 años que presenta vómitos y diarrea de 1 mes de duración. Hay disminución del detalle peritoneal, con pérdida de los bordes de la serosa del intestino delgado y la vejiga urinaria (flechas blancas). El borde caudal de la silueta hepática es ligeramente ondulado. Este paciente tenía numerosos nódulos a lo largo del peritoneo, derrame peritoneal y nódulos hepáticos en la ecografía. Había sospecha de carcinomatosis en función de la citología.

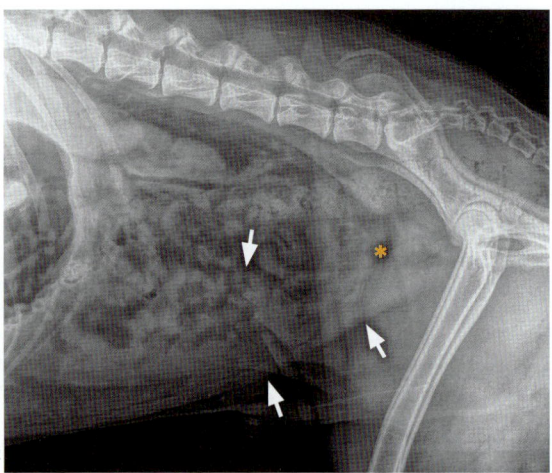

Fig. 24.10 Radiografía lateral caudal de un pastor alemán de 2 años. Hay disminución del detalle de la serosa del espacio peritoneal que causa borramiento de los bordes del intestino delgado (flechas blancas). Se observa que el margen externo de la vejiga urinaria no es visible (asterisco). Hay derrame peritoneal. Se realizó una abdominocentesis y se diagnosticó un uroperitoneo que, según se comprobó, se debía a rotura de la vejiga urinaria. Un cistograma permite confirmar el diagnóstico.

grado de derrame peritoneal es normal tras una laparotomía y puede persistir hasta 2 semanas.[2] El derrame peritoneal postoperatorio normal tiene un aspecto radiográfico similar a la peritonitis séptica postoperatoria, y ambos no pueden diferenciarse solo mediante radiografías. Con volúmenes de líquido peritoneal de moderados a grandes, las vísceras abdominales quedan parcial o completamente ocultas, dificultando de modo significativo la evaluación radiográfica (**fig. 24.10**).

Los pacientes sanos de hasta unos meses de edad también suelen presentar un nivel de detalle nulo o escaso del borde de la serosa en el abdomen, ya que presentan grasa parda intraabdominal con un alto contenido de agua y, por tanto, una opacidad similar a la de los tejidos blandos. El detalle aumenta gradualmente a medida que la grasa blanca va reemplazando a la parda y, para la mayoría de los pacientes, es similar a la de los adultos hacia los 5 o 6 meses de edad (**fig. 24.11**). El detalle de la serosa peritoneal en pacientes obesos, sobre todo en gatos, suele ser excelente, ya que la grasa también aporta cierta separación de los órganos. Cuando se identifica líquido peritoneal en las radiografías abdominales, se evalúa el abdomen en busca de evidencias de aumento de tamaño de órganos o de una lesión tipo masa. Si el detalle del borde de la serosa está reducido pero no borrado, tanto el agrandamiento como la lesión tipo masa pueden ser visibles, como en un paciente sin derrame. Pero si el borramiento del detalle del borde de la serosa es completo, el agrandamiento de órganos o la presencia de masas se deducen a veces del desplazamiento de los órganos en el abdomen, en especial del intestino. Esta pauta no es siempre fiable, por lo que la anomalía sospechada debe confirmarse mediante ecografía o TC. En pacientes con derrame peritoneal es preciso obtener radiografías de tórax para confirmar o descartar como etiología una enfermedad cardiaca, una neoplasia metastásica o una neoplasia multicéntrica.

La ecografía es la modalidad de imagen preferida para evaluar el líquido peritoneal. El aspecto ecográfico del líquido es a veces útil, aunque se han de extraer siempre muestras para análisis y evaluación citológica. El líquido anecoico es más probable que corresponda a líquido acelular, como son el trasudado o el trasudado modificado. Cuando el líquido del espacio peritoneal es ecogénico, esto probablemente indica la presencia de residuos y/o proteínas celulares, como en el caso de la hemorragia o el exudado. El hígado se debe evaluar para confirmar o descartar la congestión venosa hepática que, de existir, se considera un posible indicio de insuficiencia cardiaca congestiva derecha como causa de derrame. En el hígado, el bazo, el tracto gastrointestinal y los ganglios linfáticos ha de investigarse la presencia de una lesión de tipo masa o de aumento de tamaño.

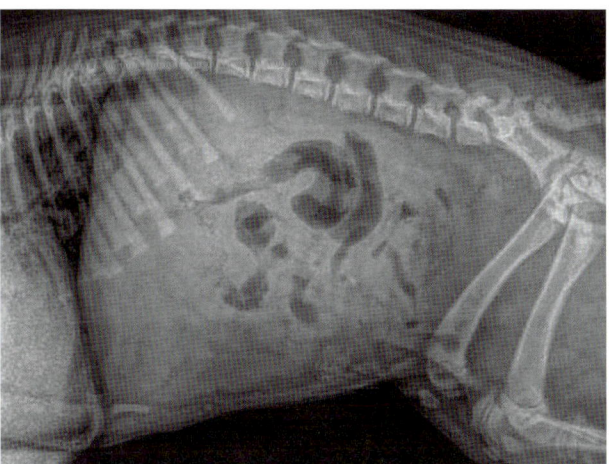

Fig. 24.11 Proyección lateral izquierda de una hembra intacta de bulldog francés de 6 meses que presenta vómitos. Se aprecia ausencia de detalle de la serosa, normal en animales de esa edad. En la ecografía abdominal no se identifican líquido libre ni cuerpos extraños. Las radiografías y la ecografía abdominal eran normales.

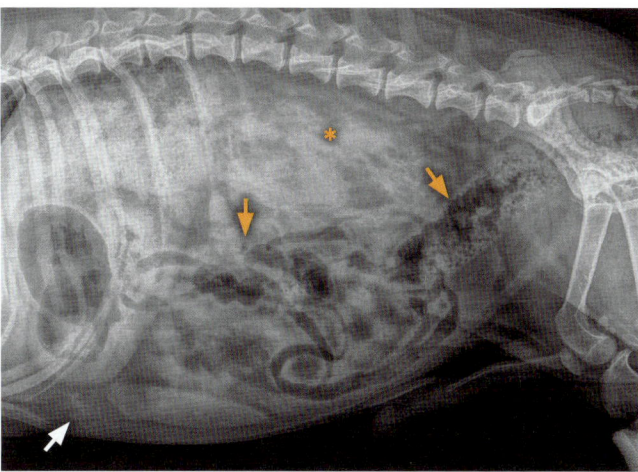

Fig. 24.12 Radiografía abdominal lateral izquierda de un perro con efecto de masa y derrame retroperitoneales. Obsérvese el borramiento de las siluetas renales y el borde ventral de los músculos epaxiales y la opacidad de tejidos blandos parcheada (asterisco) comparado con el detalle normal del borde de la serosa peritoneal en la zona ventral del estómago y el bazo (flecha blanca). El espacio retroperitoneal está expandido, causando desplazamiento ventral de los intestinos (flechas naranjas).

El espacio retroperitoneal es un espacio potencial localizado en el abdomen dorsal. Está delimitado dorsalmente por el músculo epaxial, cranealmente por el diafragma y ventralmente por la membrana peritoneal. El espacio retroperitoneal se comunica con el mediastino a través de las aberturas del diafragma para el paso de la aorta y el esófago y, caudalmente, es contiguo con la fascia del conducto pélvico. El espacio retroperitoneal contiene la aorta, la vena cava caudal, los riñones, las glándulas adrenales y los ganglios linfáticos aórticos lumbares. La comparación del detalle en el espacio peritoneal y el retroperitoneal sirve como recurso de control en el abdomen, ya que los procesos patológicos no suelen provocar acumulación de líquido en las dos áreas al mismo tiempo. Los pacientes con condición corporal normal y líquido peritoneal conservan el detalle retroperitoneal, y el perfil de al menos uno de los riñones continúa siendo visible. Las acumulación de líquido en el espacio retroperitoneal oculta las siluetas renales y el borde ventral del músculo epaxial, mientras que el detalle del borde de la serosa en el espacio peritoneal está preservado (**fig. 24.12**).

La presencia de una masa y/o líquido en el espacio retroperitoneal puede ocasionar expansión del espacio.

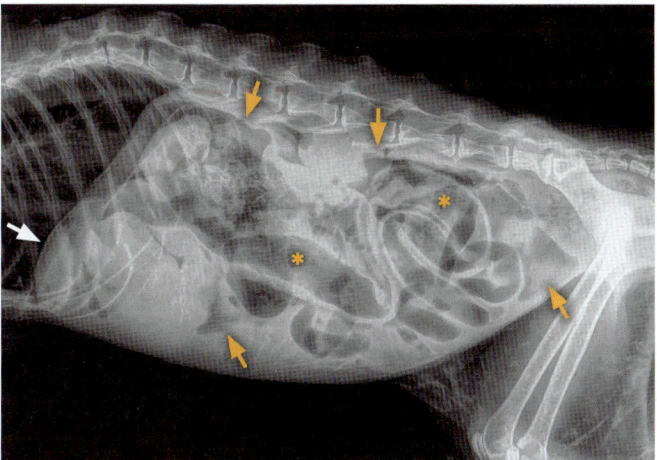

Fig. 24.13 Gato doméstico de pelo largo geriátrico con caquexia. El borde abdominal del diafragma está perfilado por gas (flecha blanca). Unas pocas burbujas de gas triangulares están presentes en el espacio peritoneal (flechas naranjas). Se observan asas del intestino delgado dilatadas con gas (asteriscos). No se identificó la causa definitiva del neumoperitoneo y se programó la eutanasia.

En la radiografía lateral, esto se pone de manifiesto por el desplazamiento ventral de los intestinos delgado y grueso.[3]

El aumento del detalle de la serosa suele ser un signo más significativo de la presencia de gas en el espacio peritoneal, siendo la causa más frecuente una cirugía abdominal reciente. El gas persiste hasta 4 semanas tras una laparotomía.[2] Las etiologías patológicas del gas intraperitoneal incluyen rotura del tracto gastrointestinal, rotura de un absceso intraabdominal con microorganismos formadores de gas y traumatismo penetrante de la pared corporal en esta región anatómica (**fig. 24.13**).

El gas en el espacio peritoneal puede mejorar la visibilidad de los bordes de la serosa si su volumen es suficiente. Cuando un volumen relativamente grande de gas se halla en el espacio peritoneal, alcanza la parte más alta del abdomen. En las radiografías laterales, esto es más evidente debido a la interposición del gas entre los pilares del diafragma, el hígado y el cuerpo/fondo gástrico y el abdomen dorsal craneal. En proyecciones ventrodorsales, el gas se acumula en el abdomen ventral craneal y puede perfilar el borde caudal de la cúpula del diafragma. Si el volumen de gas presente es escaso, puede haber pequeños bolsillos de gas dispersos en el abdomen, habitualmente localizados en los pliegues del mesenterio y el omento. Estos pequeños bolsillos de gas en ocasiones son difíciles de distinguir del gas luminal intestinal normal. El gas peritoneal se detecta a veces en la periferia del abdomen, más allá de la localización previsible del intestino delgado. Si existe sospecha de gas peritoneal, es conveniente dejar que el paciente permanezca tumbado sobre la mesa radiográfica, sin ser molestado durante unos minutos, antes de obtener las primeras imágenes. A continuación se repite la radiografía. El gas presente en el intestino rara vez aparece en una misma localización en radiografías tomadas con pocos segundos de intervalo, debido al peristaltismo. Los bolsillos de gas que no cambian de localización durante varios minutos aumentan la sospecha de gas peritoneal. La forma de las burbujas de gas también constituye un indicio útil, ya que estas conforman el borde seroso de los segmentos adyacentes del intestino, y las burbujas pueden tener forma triangular o de coma, distinta de la forma circular u ovoide de las burbujas intestinales luminales. Cuando son posibles, las radiografías en el plano horizontal son preferibles para diagnosticar el gas peritoneal. El paciente puede colocarse en decúbito lateral izquierdo a fin de evitar la eventual confusión con el gas del cuerpo del estómago, obteniéndose radiografías ventrodorsales o dorsoventrales con un haz horizontal centrado en la pared corporal más alta. Así se muestra la presencia de la acumulación de gas por debajo de la pared corporal. Alternativamente, se puede colocar al paciente en decúbito dorsal y tomar una radiografía laterolateral con haz horizontal centrado en el punto más alto del abdomen ventral craneal. La ecografía es asimismo bastante sensible para la detección de pequeños volúmenes de gas en el espacio peritoneal. El aspecto ecográfico de las burbujas de gas es el mismo que el del gas luminal intestinal, si bien la ecografía muestra que los bolsillos de gas se localizan fuera del tracto gastrointestinal.

Masas abdominales

La organomegalia y las masas son indicaciones frecuentes para la obtención de radiografías abdominales. Cuando están presentes, el desplazamiento de los órganos adyacentes ayuda a determinar su origen (**fig. 24.14**). Cuando en las radiografías se identifica una masa en el abdomen, ha de evaluarse el desplazamiento de las vísceras adyacentes, en particular del tracto gastrointestinal. Los órganos abdominales normales están desplazados, alejándose del lugar de origen de la masa, y las estructuras u órganos que normalmente se localizan en esta región del abdomen son los que con mayor probabilidad constituyen su origen. Por ejemplo, lo más probable es que una masa localizada en el abdomen medio izquierdo, que causa desplazamiento hacia la derecha y caudal de los intestinos delgado y grueso, sea de origen esplénico. La ausencia de una silueta esplénica visible normal también respalda esta conclusión. La identificación de una masa abdominal aislada puede no ser posible cuando hay líquido en el espacio peritoneal. En estos pacientes, el término "efecto de masa" se emplea para definir el desplazamiento de vísceras como el intestino delgado cuando no se identifica una masa definida, pero el desplazamiento de órganos sugiere la presencia de este tipo de lesión. Los diagnósticos diferenciales de las masas abdominales incluyen neoplasia, granuloma, hematoma, quiste y absceso. La ecografía abdominal suele ser más útil para confirmar el origen de las masas abdominales. Cuando una masa se identifica mediante ecografía, el objetivo es conectarla con un órgano abdominal específico, si es posible (**fig. 24.15**).

La necrosis grasa nodular o "cuerpos de Bates" es más frecuente en gatos que en perros. Suele aparecer como nódulos bien definidos, esféricos, ovoides o irregulares, con un borde a modo "de cáscara de huevo" y en algunos casos mineralización interna.[4] Estas estructuras son hallazgos benignos intrascendentes que no deben confundirse con pequeños cuerpos extraños intestinales o masas neoplásicas abdominales (**fig. 24.16**).

Los lipomas intraabdominales o los lipomas infiltrantes se observan ocasionalmente en perros y, con menor frecuencia, en gatos. Presentan una opacidad grasa uniforme y provocan desplazamiento de órganos, que depende del punto de su origen dentro el abdomen. En algunos pacientes son excepcionalmente grandes en el momento del diagnóstico. Un lipoma grande puede causar desplazamiento y compresión de las vísceras en un cuadrante del abdomen, de manera que las radiografías pueden mostrar una opacidad relativamente uniforme en la zona afectada del abdomen, sin evidencia de las vísceras normales, lo que puede inducir a confusión con un derrame intraperitoneal para un observador casual. Los liposarcomas son relativamente infrecuentes en pacientes caninos y felinos. En la mayoría de los casos, estas neoplasias tienen un componente de tejido blando, además de tejido graso, y no presentan la misma opacidad uniforme que los lipomas y lipomas infiltrantes (**fig. 24.17**). Es frecuente que la ecografía de estas lesiones no resulte útil, ya que el tejido graso aparece como tejido amorfo, de ecogenicidad heterogénea, sin rasgos internos específicos. La TC abdominal suele ser mucho más apropiada para valorar la extensión macroscópica de la lesión, determinar su origen y contribuir a la planificación quirúrgica de la resección o la citorreducción.

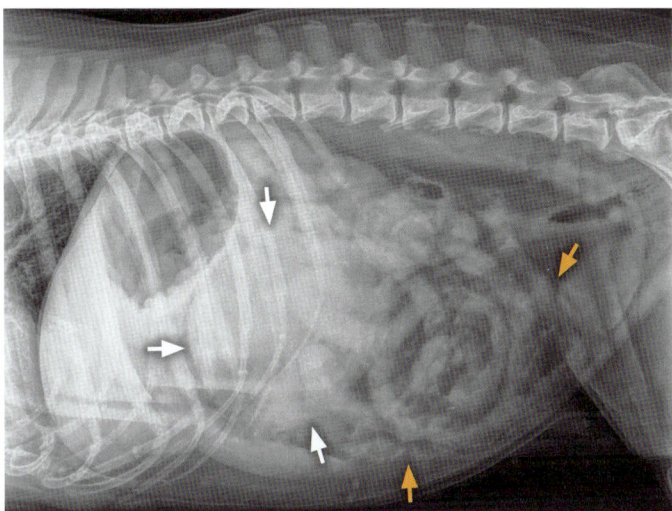

Fig. 24.14 Radiografía lateral de un perro adulto de raza mixta con una masa localizada en la zona media del abdomen que causa desplazamiento caudal del intestino delgado (flechas blancas). En el abdomen hay un material de opacidad de tejido blando parcheado, probablemente debido a un moderado volumen de derrame peritoneal (flechas naranjas).

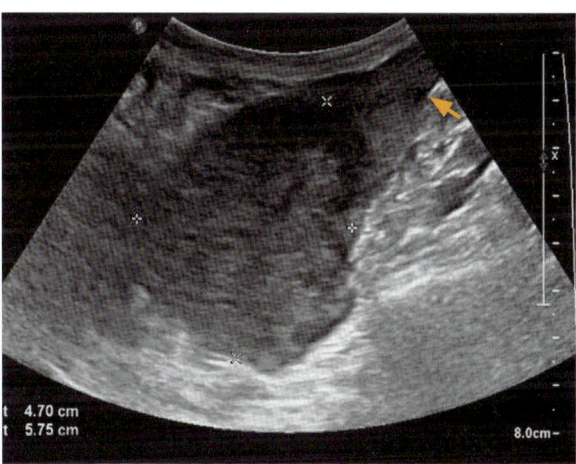

Fig. 24.15 Ecografía de un perro adulto que presenta una masa abdominal. La masa, identificada y delimitada con calibradores, surge del bazo (flecha naranja).

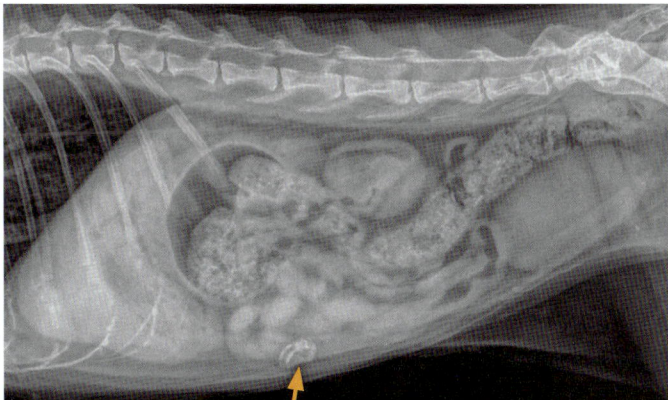

Fig. 24.16 Radiografía abdominal lateral izquierda de un gato doméstico de pelo corto adulto. En la zona ventral del abdomen medio hay una estructura ovoide y de borde bien definido que tiene opacidad grasa y un delgado borde de opacidad mineral (flecha). Esta estructura no se encuentra dentro de un asa intestinal. Obsérvese que el intestino delgado adyacente a la estructura tiene tamaño normal y su diámetro es inferior al de dicha estructura, la cual corresponde a una necrosis grasa nodular, a veces denominada "cuerpo de Bates", y no debe confundirse con un cuerpo extraño en el intestino delgado.

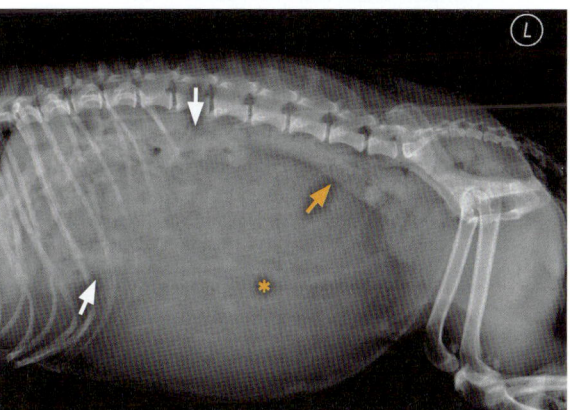

Fig. 24.17. Radiografía lateral izquierda de un perro con un lipoma intraabdominal de gran tamaño que ocupa la mayor parte del abdomen. Obsérvese el desplazamiento del intestino delgado (flechas blancas) y el colon (flecha naranja) en sentido craneal y dorsal. Los bordes de la serosa de estas estructuras aún son visibles. Hay algunas estructuras delgadas y curvilíneas de opacidad de tejido blando superpuestas a la altura de la zona media del abdomen (asterisco) que probablemente corresponden a vasos.

Ganglios linfáticos

En el abdomen hay numerosos grupos de ganglios linfáticos. Los ganglios linfáticos normales no son visibles en las radiografías, en las que solo se identifican si están marcadamente aumentados de tamaño. Para evaluar de manera precisa estas estructuras suelen ser necesarias la ecografía o las técnicas de imagen tomográficas. Un grupo homogéneo de ganglios linfáticos es el de los ganglios ilíacos mediales (**fig. 24.18**).

Estos ganglios linfáticos se sitúan caudales a las venas circunflejas profundas, ventrales a las vértebras L6-L7 y dorsales al colon. Cuando están aumentados de tamaño, pueden identificarse con un margen definido y provocar desplazamiento ventral del colon (**fig. 24.19**).

Los diagnósticos diferenciales de la linfoadenomegalia comprenden neoplasia, ya sea metastásica o multi-céntrica, y linfadenopatía reactiva. Cuando se detectan ganglios aumentados de tamaño, se recomienda realizar una investigación y evaluación más completa para buscar una lesión primaria (**fig. 24.20**).

En la ecografía, los cachorros presentan en ocasiones ganglios abdominales ligeramente más grandes que los de los adultos, y también pueden ser homogéneamente hipoecoicos o hiperecoicos con un borde hipoecoico.[5]

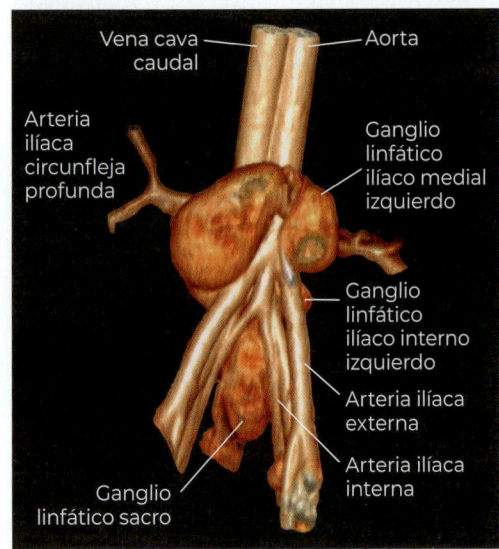

Fig. 24.18 Reconstrucción en 3D de la aorta terminal y la vena cava caudal en un perro con linfadenopatía. La derecha del paciente aparece a la izquierda de la imagen y la cara ventral se muestra enfrentada al lector. Los ganglios linfáticos ilíacos mediales son ventrales a las estructuras vasculares. Los ilíacos internos se sitúan a lo largo de la cara dorsal de la trifurcación y están posicionados entre las arterias ilíacas externa e interna. El ganglio linfático sacro se asocia a la arteria sacra mediana (no mostrada).

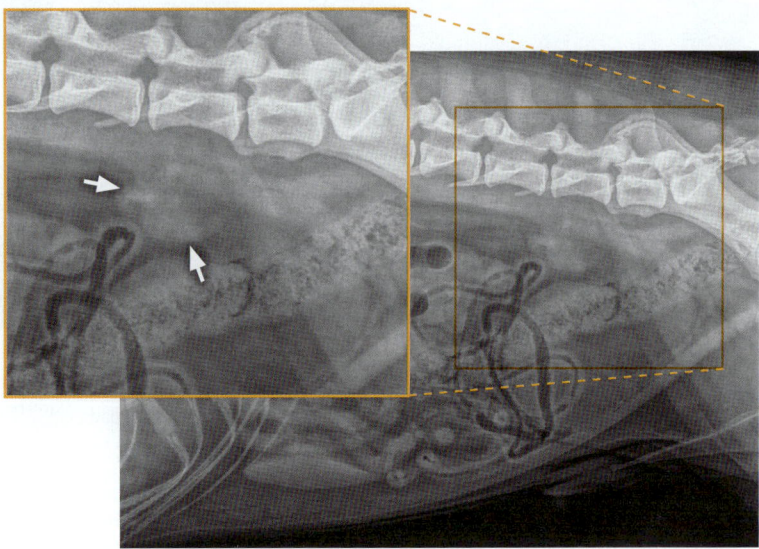

Fig. 24.19 Radiografía lateral caudal de un macho esterilizado de cruce de golden retriever. El paciente presentaba intolerancia al ejercicio y anorexia. Hay una estructura de opacidad de tejido blando ovoide y de borde bien definido, ventral a las vértebras L6-L7 (flechas blancas). En la ecografía se confirmó que la masa era un ganglio linfático ilíaco medial aumentado de tamaño y, en última instancia, se diagnosticó como linfoma.

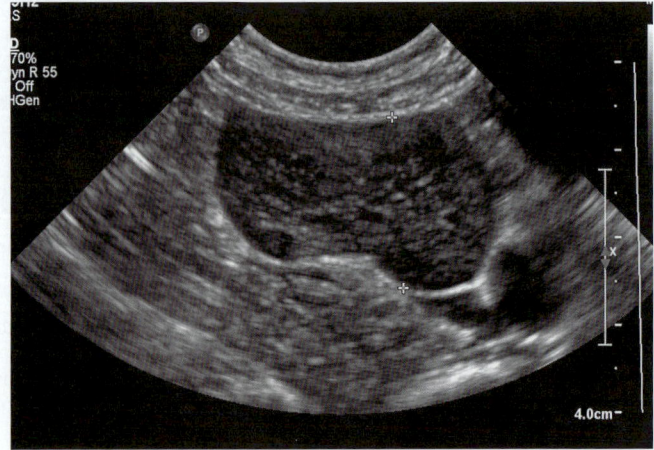

Fig. 24.20 Ecografía del mismo perro que el de la fig. 24.19 que muestra un ganglio linfático ilíaco medial derecho aumentado de tamaño y heterogéneamente hipoecoico. El linfoma se diagnosticó tras la obtención de aspirados con aguja fina.

Glándulas adrenales

Las glándulas adrenales normales no son visibles en los estudios radiográficos, ni en perros ni en gatos. La mineralización distrófica de las glándulas adrenales es un hallazgo accidental que ocurre en ocasiones en gatos geriátricos, y es clínicamente intrascendente. Las lesiones tipo masa grandes originadas rara vez alcanzan el tamaño suficiente para ser visibles en las radiografías. Aparecen como masas en situación medial craneal al riñón ipsolateral. Las masas adrenales de pequeño tamaño pueden mostrar mineralización, lo que las hace visibles en las radiografías, aunque esto es muy infrecuente. Las neoplasias adrenales malignas son localmente invasivas y pueden provocar hemorragia retroperitoneal aguda, por invasión y rotura de una de las venas renales o de la vena cava caudal. Los pacientes afectados presentan shock hipovolémico por hemorragia. Los estudios radiográficos muestran un aumento difuso de opacidad en el espacio retroperitoneal, con expansión de este, lo que causa desplazamiento ventral del intestino (**fig. 24.21**).

La técnica más empleada para evaluar las glándulas adrenales es la ecografía que, con la práctica suficiente, permite identificar las glándulas normales en la mayor parte de los pacientes caninos y felinos (**fig. 24.22**). Aunque las glándulas adrenales están próximas a los riñones, su relación anatómica es relativamente variable. La relación con los puntos de referencia vasculares es mucho más constante y permite identificar de manera fiable las glándulas. La glándula adrenal izquierda se localiza en posición lateral a la aorta, justo craneal al origen de la arteria renal izquierda, que cursa craneal y lateral desde la aorta por la cara lateral de la glándula adrenal izquierda. Las arterias celíaca y mesentérica craneal se originan a partir de la cara ventral de la aorta, a la altura de la glándula adrenal. La vena renal izquierda pasa caudal a la glándula adrenal izquierda en su recorrido hacia la vena cava caudal. La arteria y la vena frenicoabdominales izquierdas recorren la cara dorsal y ventral, respectivamente, de la zona central del cuerpo de la glándula adrenal izquierda. La glándula adrenal derecha se localiza en posición lateral o dorsolateral a la vena cava caudal, justo craneal al origen de la arteria renal derecha. La glándula suele situarse ligeramente craneal al origen de las arterias celíaca y mesentérica craneal. De modo similar a lo que sucede en la glándula adrenal izquierda, la arteria y las venas frenicoabdominales derechas recorren la cara dorsal y ventral, respectivamente, de la zona central del cuerpo de la glándula adrenal derecha.

Las glándulas adrenales normales tienen un parénquima hipoecoico en comparación con la grasa y la fascia adyacentes. Con un transductor de alta frecuencia a veces se distinguen la corteza y la médula adrenales en pacientes sanos. La glándula adrenal izquierda en perros varía desde una estructura corta, delgada y ovoide hasta una bilobulada alargada. En la mayor parte de los pacientes, la glándula adrenal derecha tiene una forma similar. En ciertos casos, la glándula adrenal derecha tiene forma de punta de flecha, orientada cranealmente. En gatos, las glándulas adrenales son habitualmente estructuras hipoecoicas ovoides cortas. El tamaño de las glándulas adrenales es variable dependiendo del tamaño del perro, aunque, como promedio, una dimensión superior a 0,7 cm en perros adultos de razas grandes se considera el límite máximo de normalidad.[2]

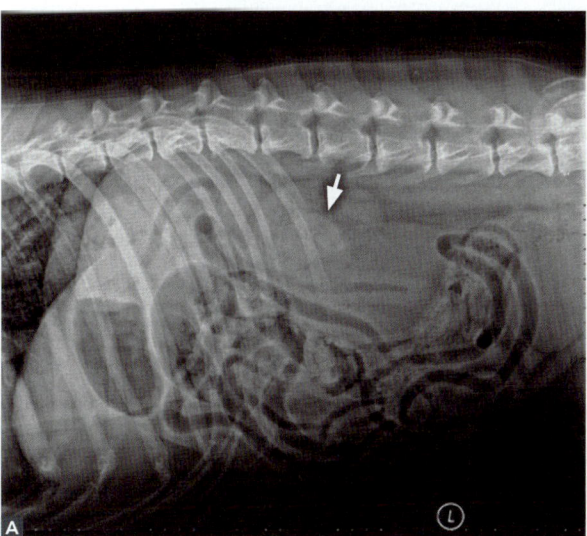
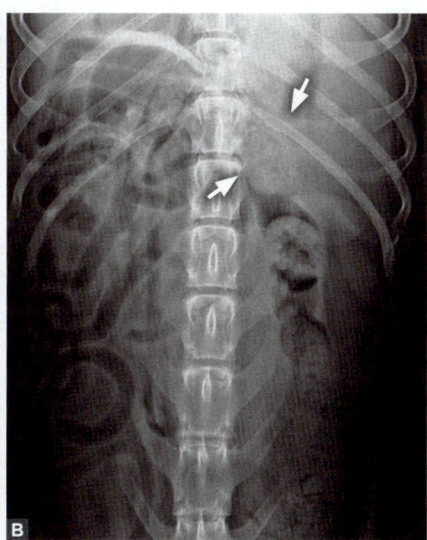

Fig. 24.21 Radiografías lateral y ventrodorsal colimada de un perro adulto con un adenocarcinoma adrenal. En las radiografías, la masa se visualiza debido a una tenue mineralización. Dada su localización, el origen más probable es la glándula adrenal, y otros orígenes menos probables son ganglios linfáticos, riñón, mesotelio, vasculatura o una esponja quirúrgica retenida (en el llamado a veces textiloma o gossypiboma). Los diagnósticos diferenciales incluyen neoplasia, granuloma o mineralización distrófica.

Los nódulos adrenales de menos de 5 mm de diámetro son hallazgos accidentales frecuentes en perros de edad mediana y avanzada (**fig. 24.23**). En muchos pacientes, estos nódulos son benignos y no funcionales, y no tienen signos clínicos asociados. Las pruebas endocrinológicas y los controles ecográficos repetidos suelen recomendarse para el seguimiento de estas lesiones. Es mucho más probable que las lesiones tipo masa mayores de 2 cm de diámetro correspondan a neoplasias adrenales malignas. La evidencia ecográfica de invasión de las venas renales, frenicoabdominales o de la vena cava caudal es el indicio más fiable de neoplasia maligna como el adenocarcinoma o el feocromocitoma adrenales. La presencia de un

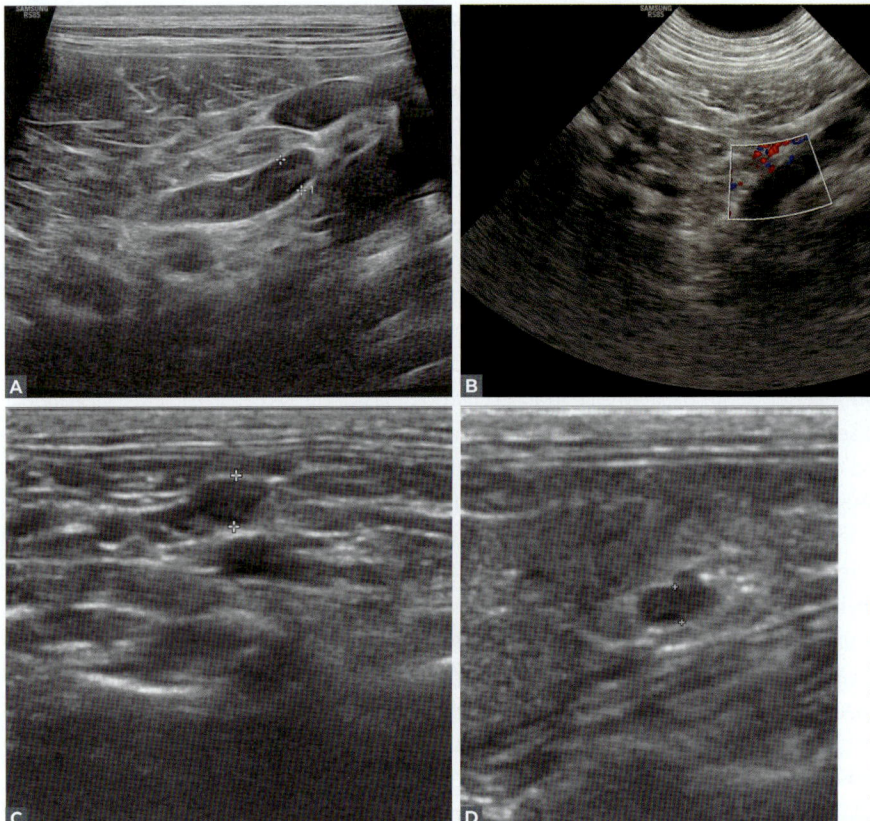

Fig. 24.22 (**A**) Glándula adrenal izquierda normal de un golden retriever adulto. (**B**) Glándula adrenal derecha normal de un golden retriever adulto. La adrenal es bastante hipoecoica y puede confundirse con un vaso, aunque no se detecta flujo con el Doppler color. (**C**) Glándula adrenal izquierda normal de un gato doméstico de pelo corto adulto. (**D**) Glándula adrenal derecha normal de un gato doméstico de pelo corto adulto.

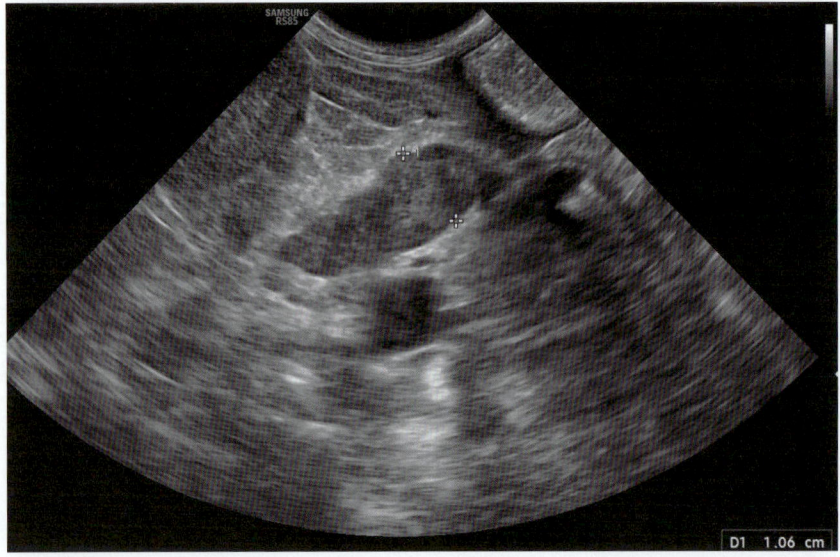

Fig. 24.23 Glándula adrenal izquierda de un perro adulto de raza mixta. El tamaño total del polo caudal está aumentado, que mide más de 1 cm de grosor (entre los calibradores). En el polo caudal hay un nódulo redondo hiperecoico escasamente definido.

trombo ecogénico en la luz de la vena renal o de la vena cava caudal adyacentes a una masa adrenal debe ser interpretada como invasión vascular (**figs. 24.24** y **24.25**). En algunos pacientes, el trombo puede ser bastante grande y causar oclusión casi completa de las venas cava o renal. En ciertos casos, puede haber evidencia ecográfica de invasión del riñón o infiltración de la musculatura epaxial por una masa adrenal maligna. Aunque la ecografía puede ser útil para evaluar las masas adrenales y una posible invasión vascular, la TC también puede ser adecuada para evaluar la extensión de la invasión o para valorar masas difíciles de identificar (**fig. 24.26**).

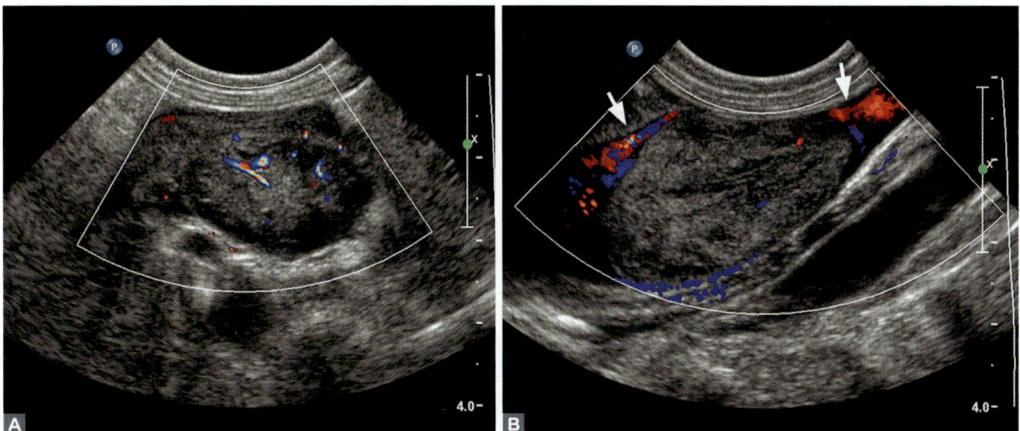

Fig. 24.24 (**A**) Ecografía con Doppler color. Se identificó una masa en la región de la glándula adrenal izquierda sin que la glándula se identificara. La masa mostraba flujo sanguíneo. (**B**) La evaluación de la vena cava caudal puso de manifiesto extensión de la masa hacia el vaso. La masa produjo oclusión parcial, con flujo turbulento de la sangre al bordearla (flechas). Estos hallazgos son indicativos de neoplasia maligna, como adenocarcinoma o feocromocitoma.

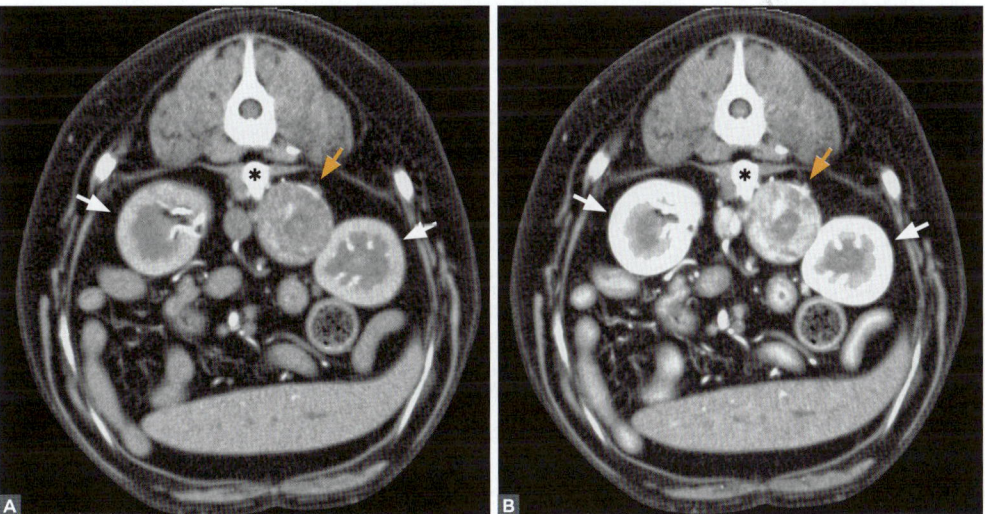

Fig. 24.25 Cortes transversales de TC con una ventana de tejido blando de una hembra esterilizada de labrador retriever de 9 años. El lado derecho de la paciente aparece a la izquierda de la imagen. (**A**) Esta imagen fue tomada durante la fase arterial temprana. (**B**) Esta imagen fue tomada durante la fase arterial tardía. Obsérvese el fuerte realce de contraste en la aorta (asterisco) en ambas fases. Las cortezas renales presentan un leve realce de contraste en la fase temprana, acentuado en la fase arterial tardía (flechas blancas). Medial al riñón izquierdo hay una masa de atenuación de tejidos blandos y líquido, que presenta realce de contraste heterogéneo (flechas naranjas). La masa es de origen adrenal con una región central sin realce, probablemente indicativa de necrosis. Dados el tamaño y el patrón de realce del contraste, el feocromocitoma y el adenocarcinoma cortical son los más probables.

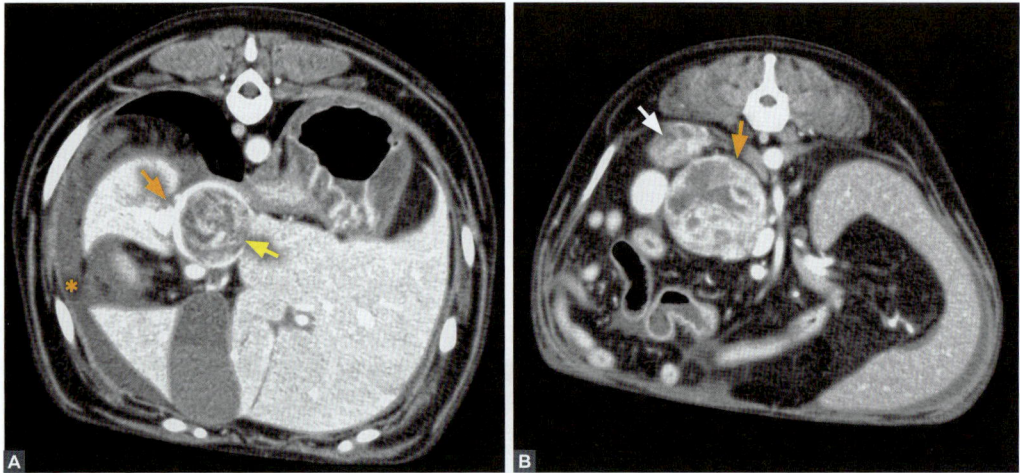

Fig. 24.26 El lado derecho del paciente aparece a la izquierda de la imagen. Imágenes trasversales de TC de un perro con una masa adrenal derecha e invasión hacia la vena cava caudal. (**A**) La vena cava caudal está marcadamente dilatada y rellena casi por completo por una masa con realce de contraste heterogéneo (flecha amarilla), rodeada de una fina banda de contraste intraluminal (flecha naranja). Hay una cantidad moderada de líquido en el abdomen (asterisco). (**B**) Imagen transversal más caudal que muestra la masa adrenal (flecha naranja). Un gran trombo tumoral dilata la vena frenicoabdominal derecha a lo largo de su recorrido dorsal a la masa adrenal (flecha blanca).

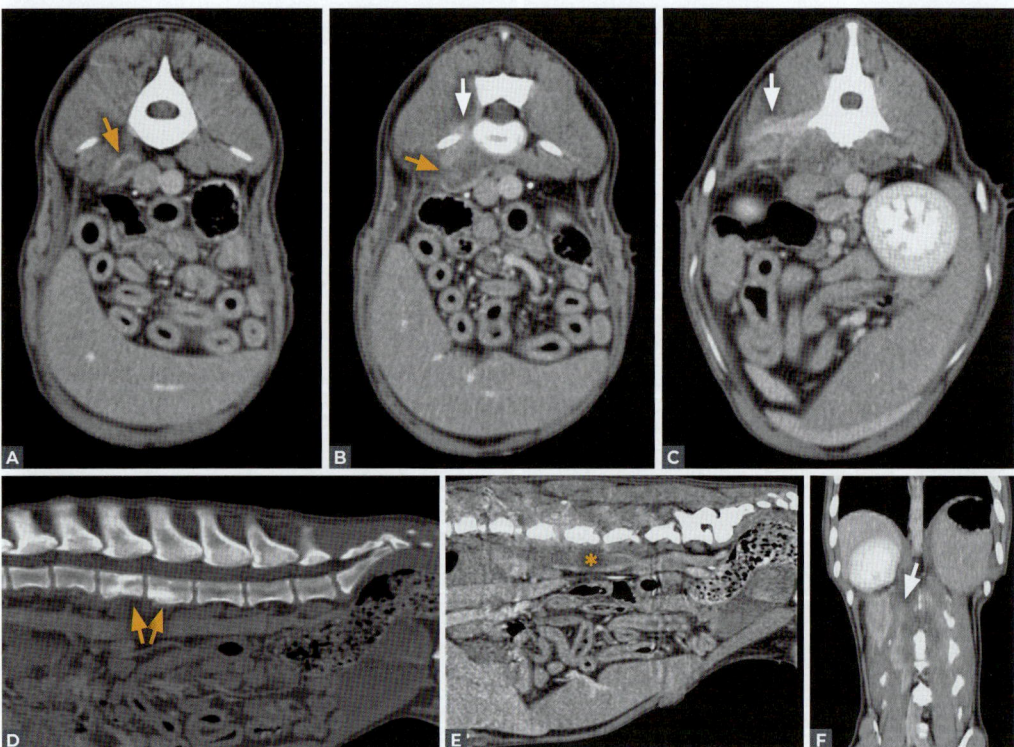

Fig. 24.27 Estudio de TC de un perro de raza mixta de 14 meses. (**A**, **B**) El estudio poscontraste muestra una fístula con una pared que realza con contraste bien visible y que contiene líquido (flechas naranjas). (**B-F**) El realce de contraste de los músculos psoas y epaxiales era también visible, lo que determinó un diagnóstico de miositis (flechas blancas). La reconstrucción sagital en una ventana (**D**) muestra esclerosis ósea de los cuerpos de L3 y L4, lo que constituye un signo de espondilitis. En una reconstrucción parasagital con ventana de tejidos blandos (**E**) se visualiza la masa con contenido líquido (asterisco), compatible con un absceso.

Cuerpo extraño migratorio

Los cuerpos extraños migratorios pueden mostrar una amplia variedad de signos clínicos y presentaciones, dependiendo de dónde se localicen, qué sean y a qué sistemas orgánicos afecten.

Un tipo de cuerpos extraños de frecuente aparición son los alambres de los cepillos de cerdas metálicas, que a menudo se identifican dentro del espacio peritoneal de pacientes caninos, casi siempre como hallazgo accidental. Se trata de estructuras de opacidad metal, curvas y de longitud variable.

Otro cuerpo extraño migratorio frecuente es el material vegetal aspirado. Los perros de caza y los cachorros pueden presentar signos clínicos, como estornudos, tos, fiebre o secreción nasal, cuando los cuerpos extraños penetran en el sistema respiratorio. Los cuerpos extraños producen una amplia variedad de signos clínicos en virtud de la trayectoria y el alcance de la migración. Cuerpos como las espigas de plantas herbáceas pueden migrar a través de los pulmones y quedar implantados en la pared corporal o el espacio retroperitoneal. Este material tiende a migrar en sentido caudal y dorsal por los bronquios, alcanzando la cara ventral de las vértebras L3-L4, ya que esta es la localización de la inserción de los pilares del diafragma. Ello provoca en ocasiones proliferación perióstica columnar y osteomielitis a lo largo de las caras ventrales de las vértebras L3-L4 (**fig. 24.25**).

Aparte de las radiografías, la TC, la resonancia magnética o la ecografía pueden resultar más útiles para localizar material extraño cuando se sospecha su existencia, y son más sensibles y específicas para su identificación. Generalmente, la reacción granulomatosa resultante y la inflamación secundaria aparecen como tejido amorfo desorganizado, si bien el material extraño aparece como una estructura hiperecoica delimitada, a veces con sombra acústica.

El material extraño vegetal puede ser difícil de identificar incluso con técnicas de diagnóstico por imagen avanzadas. La madera, por ejemplo, adopta diferentes aspectos en función de su diferente contenido de agua y de la cronicidad de la presencia del material extraño (**figs. 24.27- 24.29**).[6]

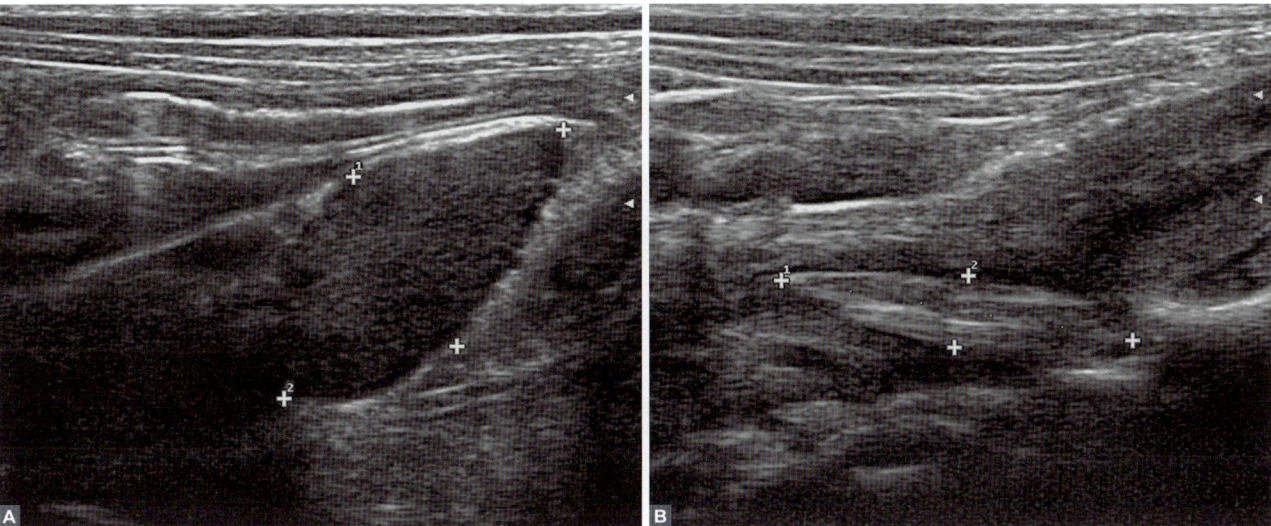

Fig. 24.28 Imágenes del mismo perro que el de la fig. 24.27. (**A**) La ecografía en el área de las lesiones observadas en la TC muestra formación de un absceso sublumbar bien definido y (**B**) un cuerpo extraño vegetal adyacente a él. El perro fue sometido a cirugía y el cuerpo extraño fue extraído bajo guía ecográfica.

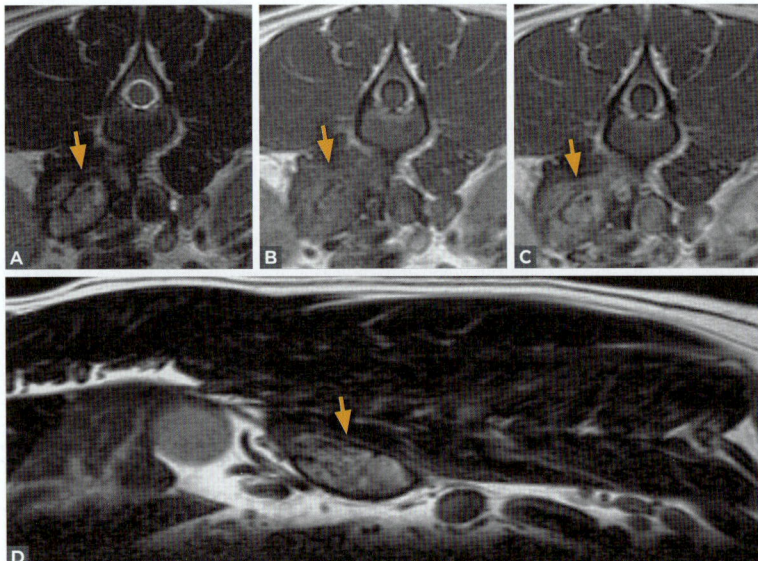

Fig. 24.29 Estudio de resonancia magnética de un perro macho de raza basset que mostró dolor cuando estaba cazando y disconfort al tumbarse. Presentó dolor al palpar la región lumbar. Las imágenes potenciadas en T1 FSE y en T2 evidenciaron un absceso sublumbar (flechas).

Bibliografía

1. Hermanson JW, de Lahunta A, Evans HE. The muscular system. In Hermanson J, de Lahunta A (editors). Miller and Evans' Anatomy of the Dog 5th edition. St. Louis, Elsevier, 2020.

2. Thrall DE (editor). Textbook of Veterinary Diagnostic Radiology 6th edition. St. Louis, Elsevier, pp 659-678.

3. Liptak JM, Dernell WS, Ehrhart EJ, Rizzo SA, Rooney MB, Withrow SJ. Retroperitoneal sarcomas in dogs: 14 cases (1992-2002). *J Am Vet Med Assoc* 224:1471-1417, 2004.

4. Schwarz T, Morandi F, Gnudi G, Wisner E, Paterson C, Sullivan M, Johnston P. Nodular fat necrosis in the feline and canine abdomen. *Vet Radiol Ultrasound* 41:335-339, 2000.

5. Krol L, O'Brien R. Ultrasonographic assessment of abdominal lymph nodes in puppies. *Vet Radiol Ultrasound* 53:455-458, 2012.

6. Ober CP, Jones JC, Larson MM, et al. Comparison of ultrasound, computed tomography, and magnetic resonance imaging in detection of acute wood foreign bodies in the canine manus. *Vet Radiol Ultrasound* 49:411-418, 2008.

CAPÍTULO 25

Estudios de contraste gastrointestinales

Lorrie Gaschen

PUNTOS CLAVE

▌ Los estudios con contraste se realizan cuando las radiografías son equívocas o cuando se requiere información funcional para establecer el diagnóstico.

▌ Es posible diagnosticar obstrucciones de tipo intraluminal, mural y extramural.

▌ Los esofagogramas estáticos ayudan a diagnosticar cuerpos extraños, estenosis, masas paraesofágicas, divertículos y fístulas broncoesofágicas.

▌ La videofluoroscopia es necesaria para diagnosticar disfunciones oral, faríngea, cricofaríngea y esofágica.

▌ Los estudios de contraste con bario están contraindicados si existe sospecha de perforación basada en la presencia de derrames cavitarios o de gas libre en el tórax o el abdomen.

▌ La neumocolonografía resulta de utilidad para diferenciar el intestino delgado dilatado por gas del intestino grueso en perros y gatos con posible íleo mecánico.

▌ Los estudios con contraste negativo de estómago y colon pueden utilizarse para detectar cuerpos extraños y masas murales.

Los estudios de contraste gastrointestinales resultan de gran valor para descartar obstrucciones de esófago, estómago e intestino delgado y grueso. El esofagograma, el estudio gastrointestinal superior y el enema de bario son las técnicas más habituales. Los capítulos 18, 26 y 28 abordan la interpretación radiográfica de trastornos esofágicos, gástricos y del intestino grueso, mientras que el presente capítulo se centra en la realización y el establecimiento del diagnóstico mediante estudios con contraste de estas regiones.

Esofagografía con contraste

Las indicaciones para la esofagografía son disfagia o regurgitación, sin que se observe una lesión etiológica definitiva en las radiografías simples. El esofagograma puede utilizarse para el estudio de diagnósticos como cuerpo extraño esofágico, estenosis, masas esofágicas y paraesofágicas, divertículos, fístula broncoesofágica y trastornos de la motilidad. La principal contraindicación es la presencia de neumomediastino o derrame pleural, que puede asociarse a rotura esofágica. Es preferible evitar la esofagografía de contraste en pacientes con neumonía, ya que la aspiración del medio de contraste causaría un importante agravamiento de la neumonía. Los medios de contraste que contienen bario son los más utilizados, pero deben evitarse si se sospecha rotura de esófago o si se planifica una endoscopia después del estudio. En estos casos, son preferibles medios de contraste yodados no iónicos. No se utilizan medios de contraste yodados iónicos porque son hiperosmolares y, de ser aspirados, causarían un edema pulmonar potencialmente mortal. Pueden obtenerse esofagogramas radiográficos estáticos para diagnosticar cuerpos extraños, estenosis y masas, mientras que los trastornos funcionales de la deglución requieren un estudio dinámico de fluoroscopia con

CUADRO 25.1	TÉCNICAS DE CONTRASTE ESOFÁGICO

Antes de la realización del estudio:

▌ Radiografías lateral y ventrodorsal de las regiones orofaríngea, laríngea y cervical.

▌ Estudio radiográfico en proyecciones ortogonales del tórax.

▌ Cribado de neumotórax y derrame pleural, que puede indicar perforación esofágica.

▌ No debe realizarse si se sospecha perforación esofágica.

▌ Cribado de cuerpos extraños radiopacos, masas y megaesófago, segmentario o generalizado, con potencial de aspiración.

Realización de una esofagografía estática de fase líquida seguida de una fase sólida, con alimento blando y pienso seco mezclados con bario:

▌ El líquido puede pasar por un estrechamiento por el que el alimento blando o el pienso no pueden pasar.

Esofagograma estático con bario líquido:

▌ Administración oral con jeringa.

▌ Suspensión de sulfato de bario preformulada en peso/volumen al 60 %:

   ▌ Perro pequeño: 15 ml.

   ▌ Perro grande: 20-30 ml.

   ▌ Gato: 5-7 ml.

▌ Radiografías laterales de cuello y tórax inmediatamente después de la administración; a continuación, proyección ventrodorsal del tórax.

▌ Obtención de la radiografía lateral de tórax opuesta.

▌ Repetición de radiografías torácicas para seguimiento del paso de cualquier contraste residual al esófago.

Prueba estática con papilla baritada:

▌ Utilizada para identificar obstrucciones incompletas.

▌ Si el esofagograma con bario líquido es negativo, administrar papilla baritada.

▌ Si el perro o el gato pueden tragar agua pero no alimento.

▌ Embeber el alimento blando y el pienso seco por separado con suspensión líquida de sulfato de bario:

   ▌ Perro: 150 mg de alimento y 10 ml de bario líquido.

   ▌ Gato: 75 mg de alimento y 10 ml de bario líquido.

▌ Permitir que el perro o el gato coman del cuenco, obteniendo inmediatamente después imágenes laterales cervical y torácica.

▌ Obtención de radiografía lateral de tórax opuesta.

▌ Esta técnica puede repetirse tantas veces como sea necesario.

Esofagograma con yodo:

▌ Si se sospecha perforación esofágica.

▌ Si se va a realizar una endoscopia después.

▌ Administración oral con jeringa.

▌ Uso de una mezcla 50:50 de medio de contraste yodado no iónico y agua del grifo:

   ▌ Perro: 10-15 ml.

   ▌ Gato: 5-10 ml.

▌ Obtención de radiografías como en la suspensión de bario líquido.

Modificado de: Wallack ST. Static barium esophagram. En Wallack ST (editor). The handbook of veterinary contrast radiography, Solana Beach, 2003, Veterinary Imaging, págs. 45-53.

contraste. En el **cuadro 25.1** se resumen las técnicas para la realización de esofagografías estáticas en fase líquida y sólida.[1] Los estudios de la deglución mediante fluoroscopia con contraste están indicados en perros y gatos para evaluar la función oral, faríngea, cricofaríngea y del esfínter esofágico caudal en tiempo real. Las imágenes deben tomarse a un mínimo de 30 fotogramas/segundo. Los pacientes que muestran incapacidad de prensión del alimento, que dejan caer la comida, babean o intentan repetidamente tragar alimento o agua sin éxito, requieren estudios dinámicos de la deglución. Si no se dispone de un equipo de fluoroscopia, los pacientes pueden requerir derivación a un centro especializado en el diagnóstico de trastornos de la deglución.

Diagnóstico de obstrucción por esofagografía

La dilatación segmentaria del esófago en las radiografías de un paciente con signos clínicos es indicación para la obtención de un esofagograma estático con bario en fase líquida y sólida con el fin de identificar el potencial sitio de estrechamiento y su extensión. El llenado del esófago con contraste positivo tiene tres posibles variaciones con respecto a la normalidad cuando existe una obstrucción: luminal, mural y extramural (**cuadro 25.2**).[2] El líquido se utiliza para evaluar los bordes de la columna de contraste, mientras que el estudio de fase sólida se utiliza para identificar un sitio de obstrucción incompleta que permite el paso de líquido (**fig. 25.1**).

Obstrucción por cuerpo extraño intraluminal

Un cuerpo extraño puede provocar una obstrucción total o parcial (**fig. 25.2**). Es posible que en el sitio de la obstrucción se desarrollen estenosis adquiridas, especialmente cuando la obstrucción es de larga duración. El cuerpo extraño muestra opacidades variables y provoca grados variables de dilatación esofágica, tanto segmentaria como generalizada. Si en un paciente con regurgitación no se visualiza directamente en las radiografías un cuerpo extraño radiopaco o si se identifica una masa de tejido blando en la región del esófago, está indicado un esofagograma de contraste.

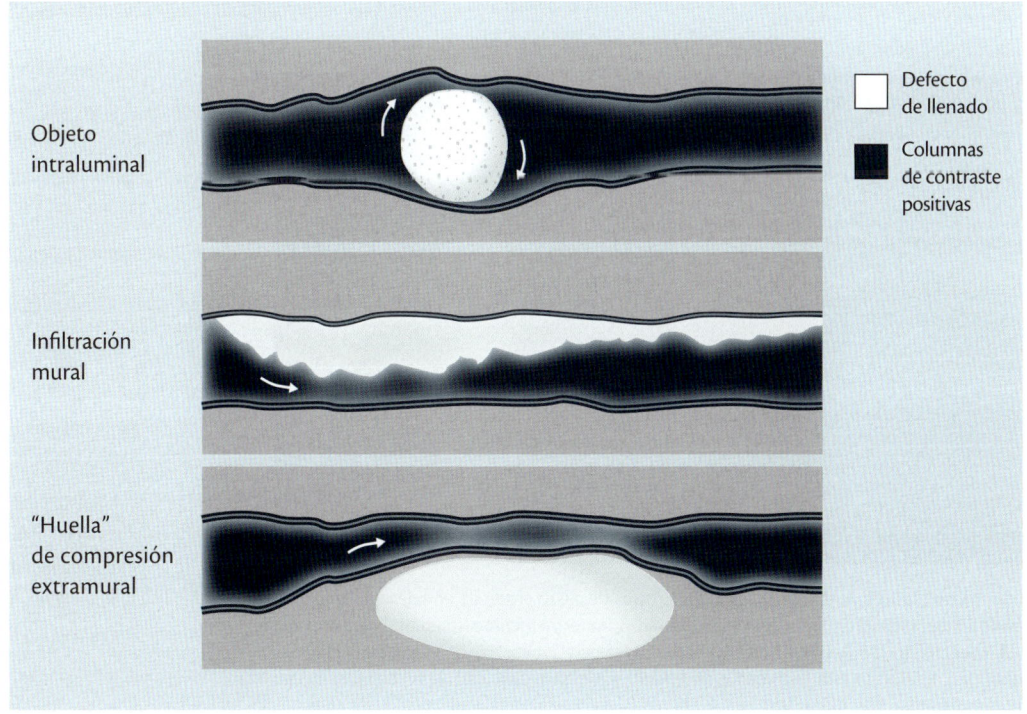

Objeto intraluminal

Infiltración mural

"Huella" de compresión extramural

Defecto de llenado

Columnas de contraste positivas

Fig. 25.1 Esquema de los tres tipos de obstrucciones que pueden diagnosticarse a partir de un estudio de contraste positivo del tracto digestivo. Las lesiones intraluminales, como las debidas a cuerpos extraños, tienen medio de contraste alrededor de ellas. Las lesiones murales, tales como tumores, infiltración fúngica, úlceras y estenosis, están parcialmente rodeadas de medio de contraste, el cual presenta bordes irregulares en la localización de la lesión. Las lesiones compresivas extramurales son externas al tracto digestivo, debido a un efecto de masa, causante de estrechamiento luminal. En la compresión tanto intraluminal como extramural, las columnas de contraste presentan típicamente márgenes lisos.

CUADRO 25.2 | PATRONES DE OBSTRUCCIÓN DEL TUBO GASTROINTESTINAL

Intraluminal

▌ Defecto de llenado en el medio de contraste.

▌ Dilatación focal común con obstrucción por cuerpo extraño en proyecciones lateral y ventrodorsal.

▌ Los bordes de la columna de contraste permanecen lisos en el borde de la mucosa.

▌ Zona de transición gradual de diámetro dilatado a diámetro normal.

▌ Las obstrucciones incompletas y parciales pueden presentar anomalías similares.

▌ Detención completa del contraste o paso por todos los lados alrededor de la estructura intraluminal.

▌ Forma dependiente del tipo de contenido:

　▎ Cuerpo extraño lineal con plegamiento.

　▎ Forma del contorno del cuerpo extraño.

Mural

▌ Engrosamiento o úlceras de la pared intestinal:

　▎ Infiltración fúngica y neoplásica.

　▎ Úlcera benigna.

▌ Suele causar obstrucción incompleta.

▌ Estrechamiento de la luz.

▌ Las columnas de contraste tienen un borde irregular en la zona de contacto con la mucosa.

▌ El diámetro intestinal proximal a la lesión puede estar dilatado.

▌ El engrosamiento puede ser concéntrico o excéntrico y simétrico o asimétrico.

▌ Las úlceras forman un defecto mural "de tipo cráter" en la columna de contraste:

　▎ Evaginación de contraste a través de la pared.

Extramural

▌ El estrechamiento de la luz intestinal se debe a compresión externa.

▌ Los ejemplos incluyen adherencias por cirugía previa y masa en un órgano, que presiona el intestino.

▌ Un signo "de huella digital" está presente en la columna de contraste en el sitio de estrechamiento:

　▎ Columnas de contraste de borde liso en la zona de contacto con la mucosa.

　▎ Luz estrechada en una proyección ortogonal y ensanchada en las demás.

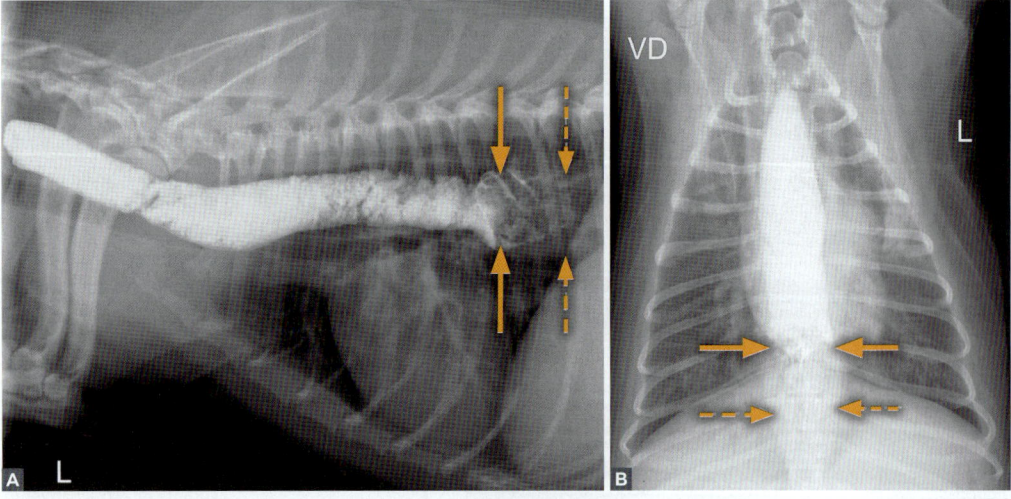

Fig. 25.2 Una hembra de bichón maltés esterilizada de 6 años se tragó un trozo de cuero crudo de un hueso masticable y empezó a regurgitar. El sulfato de bario llena el esófago torácico, que está moderada y uniformemente distendido. Entre la carina y el diafragma se aprecia una brusca detención de la columna de contraste, que rodea parcialmente un defecto de llenado en la luz del esófago caudal (flechas continuas). El esófago está focalmente distendido y presenta opacidad de tejidos blandos en la ubicación del cuerpo extraño de cuero (flechas discontinuas).

Infiltración mural

Las enfermedades fúngicas, parasitarias, neoplásicas y ulcerativas pueden conducir a engrosamiento e irregularidad de la pared y causar estrechamiento y obstrucción (**fig. 25.3**). El esófago suele encontrarse dilatado en situación craneal a la lesión. Las columnas de contraste en la transición de esófago normal a la zona de infiltración tendrán un borde irregular en el punto de estrechamiento luminal, lo que sugiere mayor probabilidad de infiltración de la pared. Las lesiones murales pueden ser excéntricas o circunferenciales.

Compresión extramural

La compresión extramural de la luz esofágica en pacientes jóvenes suele deberse a una anomalía de anillo vascular (AAV), siendo la más común el arco aórtico derecho persistente (AADP). La presencia de masas en el mediastino o en estructuras de alrededor es la causa más frecuente en pacientes adultos. El AADP es una anomalía vascular que induce compresión extraluminal del esófago craneal a la carina, que suele afectar a cachorros de perro y de gato (**fig. 25.4**). Algunos pacientes presentan signos clínicos de inicio en la edad adulta.[3,4] La dilatación esofágica por AAV es típicamente segmentaria y afecta a los segmentos cervical y torácico craneales por delante de la carina. El esófago puede formar un gran divertículo de localización ventral a la tráquea en la entrada torácica. En ocasiones, en animales con AADP, el esófago desarrolla una dilatación generalizada y, en estos casos, el pronóstico es más desfavorable. La columna de contraste se estrecha de manera concéntrica en el sitio de obstrucción y tiene bordes lisos. Es necesaria una TC con contraste para identificar la anomalía vascular y confirmar y planificar la cirugía.

Fig. 25.3 Imágenes de un labrador retriever con antecedentes de regurgitación crónica y anorexia y ptialismo progresivos. Se realizó una esofagografía con contraste de fase líquida (**A**) y con bolo de pienso seco embebido en bario (**B**). En ambos estudios se observa dilatación focal de la zona media del esófago cervical. En la fase líquida, el borde dorsal de la columna de contraste es irregular y el borde ventral es liso (flechas continuas). Tras el punto de dilatación, el contraste presenta un característico patrón lineal debido a los pliegues normales de la mucosa esofágica (flechas discontinuas). (**B**) El pienso seco embebido en bario no puede pasar más allá del esófago cervical, y se identifica una lesión tipo masa mucosa hemisférica y de base amplia en el lugar donde se observaba la irregularidad mucosa en la fase líquida (flechas continuas). Se realizó una exploración ecográfica y se identificó una masa de tejido blando en la pared del esófago. Una toma de muestras de tejido guiada para citología resultó diagnóstica de carcinoma de células escamosas esofágico.

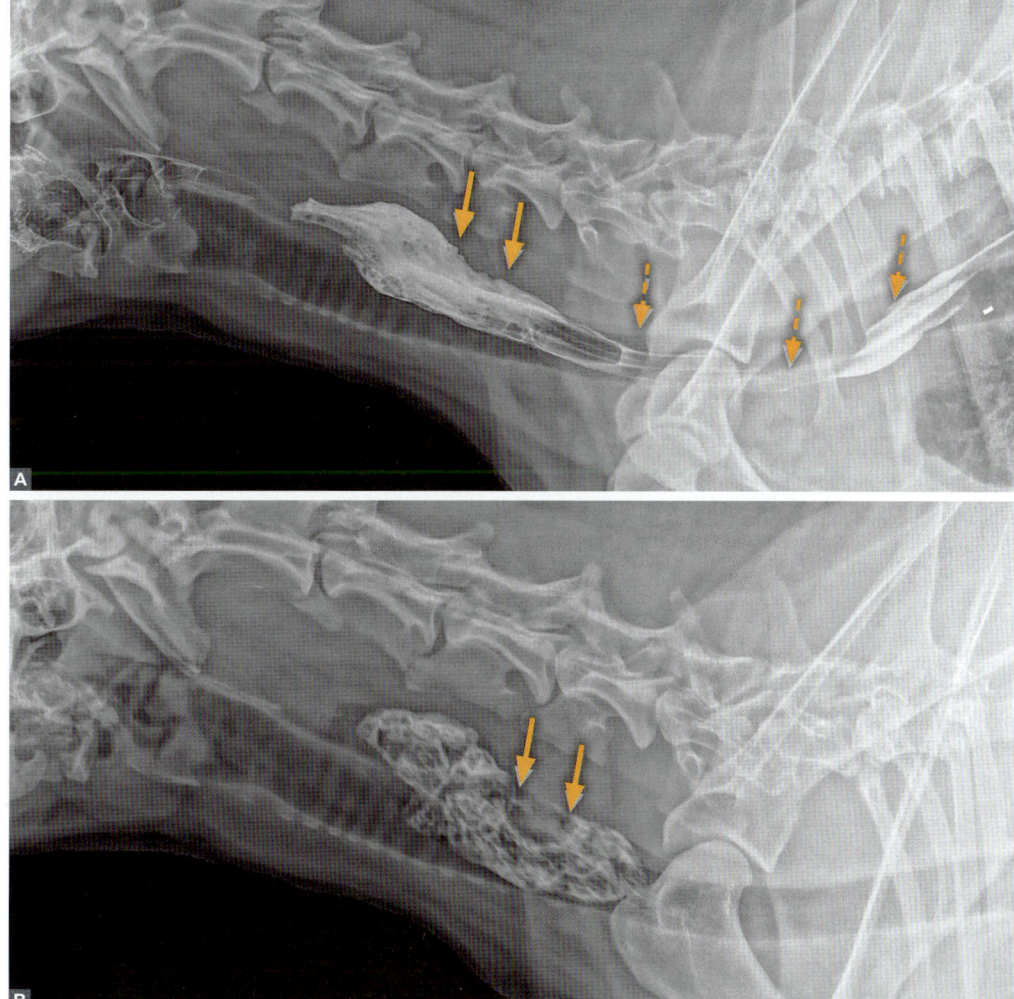

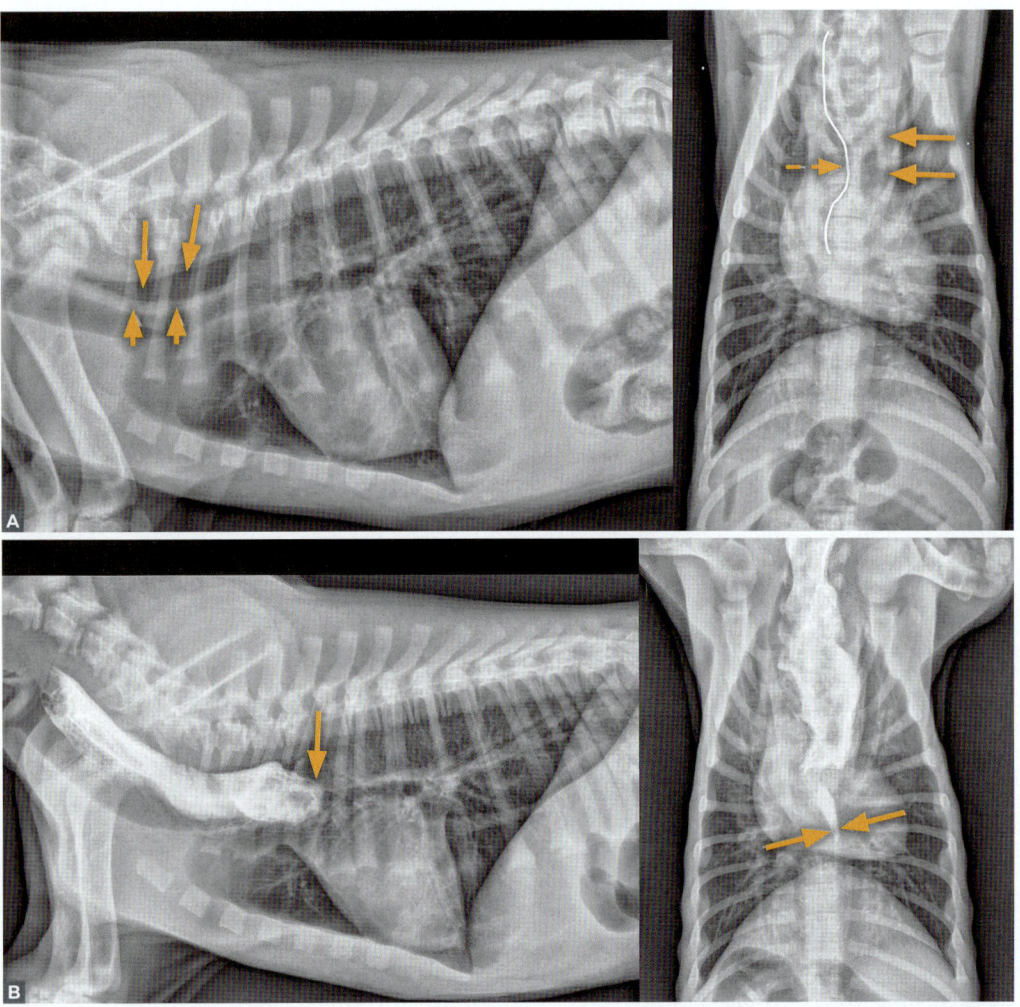

Fig. 25.4 (**A**) Hembra de pastor alemán de 8 semanas que presentaba regurgitación de alimentos sólidos desde la cuarta semana de vida y que no había ganado peso desde entonces. Los estudios radiográficos del tórax muestran dilatación por gas del esófago torácico craneal y un signo de banda esofágica (flechas continuas). La tráquea está desplazada en sentido ventral y hacia la izquierda desde la primera hasta la cuarta vértebras torácicas. El esófago caudal no está distendido. (**B**) Se realizó una esofagografía con sulfato de bario, y el esófago aparece dilatado desde el nivel de la laringe hasta la cuarta vértebra torácica, en la que la columna de contraste queda bruscamente truncada y se afina manteniendo bordes definidos hasta un punto (flechas continuas), lo que indica compresión extraluminal craneal a la base del corazón. Se diagnosticó un arco aórtico persistente mediante angiografía por tomografía computarizada y se seccionó un ligamento arterioso con cirugía.

Disfagia

Oral, faríngea, cricofaríngea

Las radiografías laterales de cabeza y cuello son importantes para descartar anomalías estructurales o cuerpos extraños. Para observar y cuantificar el paso de un bolo se requiere fluoroscopia registrada a 30 fotogramas/segundo, con la finalidad de diagnosticar trastornos funcionales de la deglución.[5-7] Para una completa evaluación de la deglución deben administrarse suspensiones de sulfato de bario en líquido (5-20 ml, 45-85 % peso/volumen) y alimentos blandos y duros empapados en bario (**figs. 25.5-25.8**). Lo ideal es que el estudio se lleve a cabo con fluoroscopia de haz horizontal, en posición de estación, aunque también se puede realizar en decúbito lateral. La función normal de prensión se comprueba ofreciendo al paciente un bolo de comida. Una vez que se ha producido la prensión del alimento o que se ha administrado el medio de contraste líquido por vía oral, el bolo se forma por propulsión de la lengua hacia la orofaringe, la cual se contrae y empuja el bolo hacia el esfínter esofágico craneal, que se abre al mismo tiempo que la epiglotis cubre la abertura laríngea. El esfínter se cierra inmediatamente para evitar el movimiento retrógrado o reflujo del bolo hacia la nasofaringe o la cavidad oral.

En animales con disfagia oral se produce retención del bolo en la cavidad oral. La retención del bolo en la faringe o el reflujo a la nasofaringe indica disfagia faríngea (como trastornos aerodigestivos) y faringitis. La disfagia cricofaríngea se reconoce por la retención del bolo en la faringe, la apertura retardada o intermitente del esfínter esofágico craneal y los intentos repetidos forzados de tragar mientras el esfínter permanece cerrado, lo que impide el tránsito del bolo hacia el esófago (**fig. 25.9**). En animales con disfagia, el bolo también puede ser aspirado hacia la laringe o la tráquea.

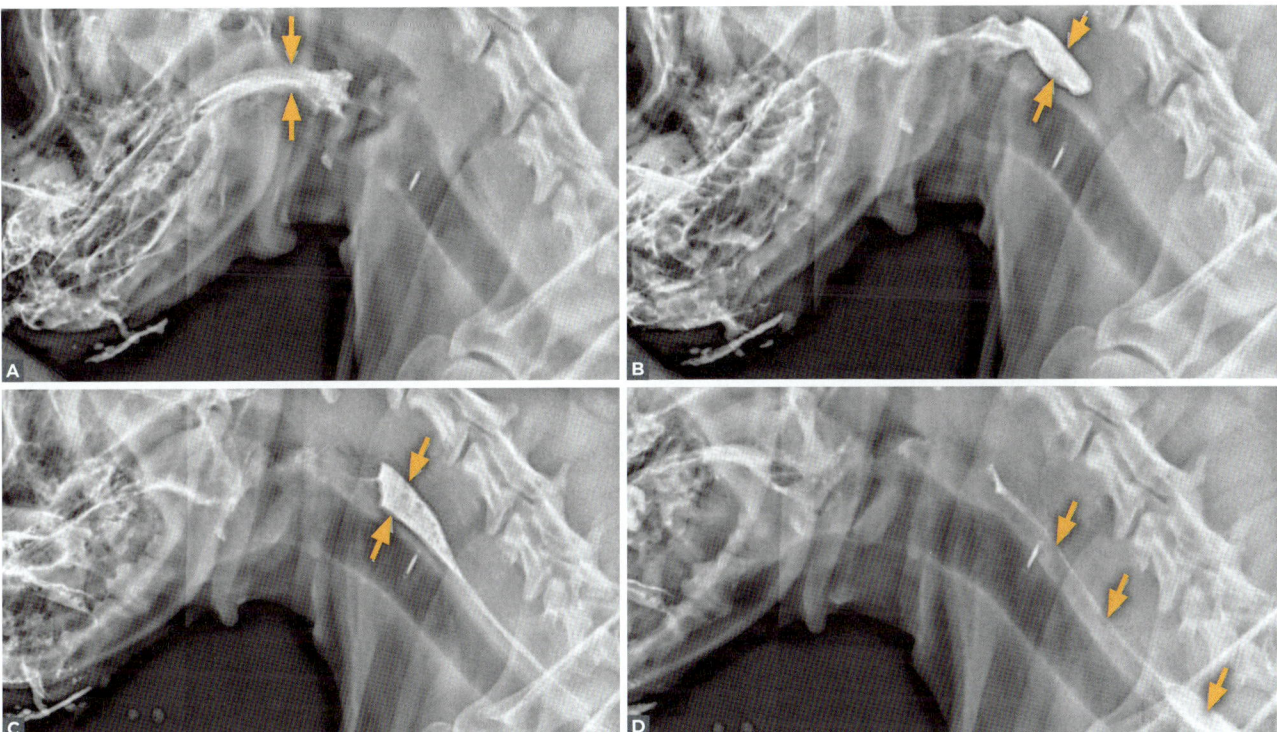

Fig. 25.5 Imágenes estáticas de un estudio fluoroscópico de deglución realizado con suspensión de sulfato de bario de fase líquida, de 30 fotogramas/segundo, realizado con un haz horizontal en un perro normal en posición de estación. Hay bario líquido que reviste la boca y la cavidad oral y el bolo se muestra con flechas continuas. (**A**) Contracción faríngea; (**B**) apertura del esfínter esofágico craneal; (**C**) forma normal del bolo comprimido al atravesar el esófago craneal, y (**D**) remanente lineal fino normal del contraste que reviste la mucosa esofágica tras el paso del bolo.

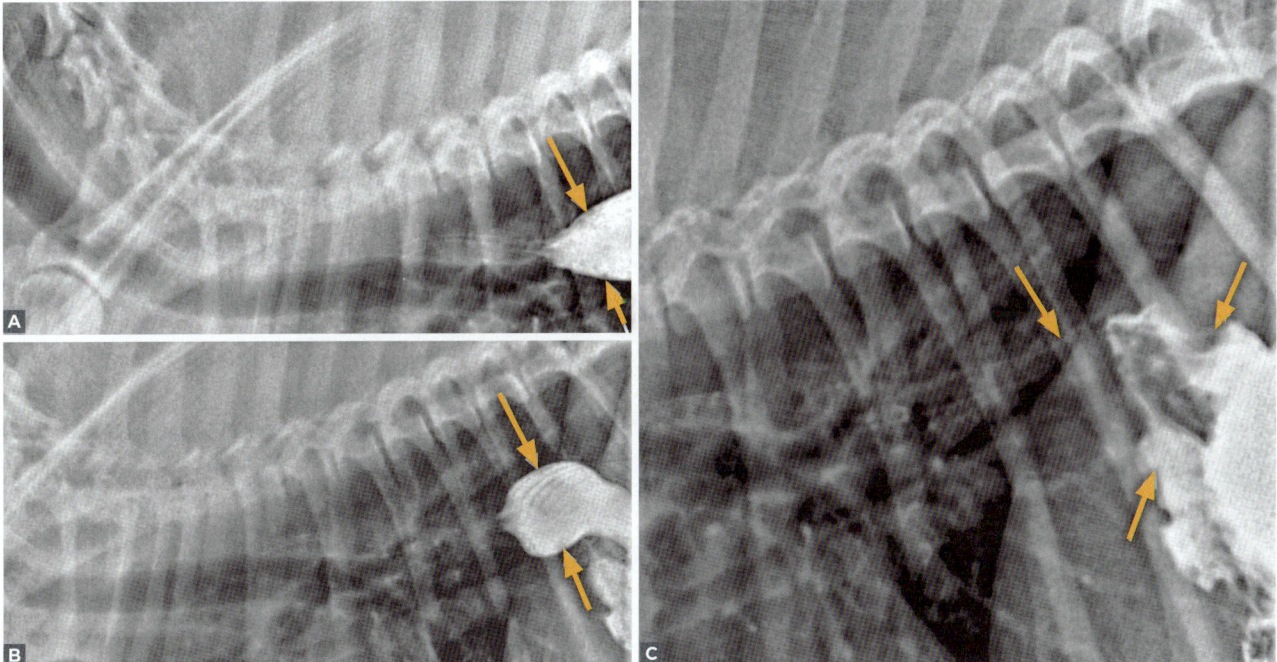

Fig. 25.6 Imágenes estáticas de un estudio fluoroscópico de deglución con suspensión de sulfato de bario de fase líquida, de 30 fotogramas/segundo, realizado con un haz horizontal en el mismo perro de la fig. 25.5 (**A**). El esófago está contraído tras el paso del bolo y una fina capa de contraste recubre el margen interno esofágico. (**B**) El bolo (flechas continuas) está comprimido y pasa a través del esfínter esofágico caudal abierto. (**C**) El esfínter esofágico caudal ahora está cerrado y el bario ha penetrado en el estómago.

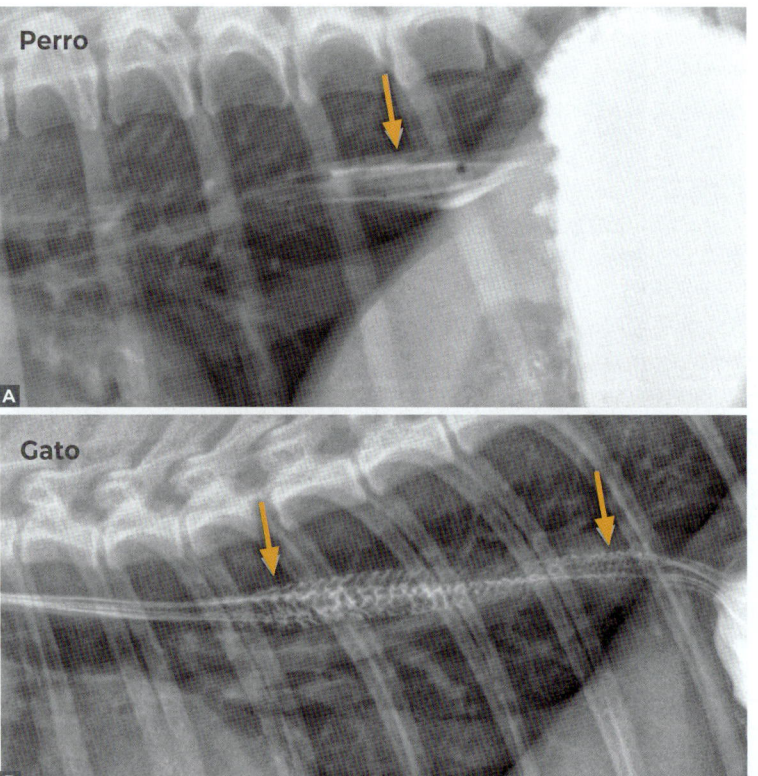

Fig. 25.7 Imágenes radiográficas que muestran las diferencias en el esófago caudal en perros y gatos sanos. El bario que recubre la mucosa en perros muestra finos pliegues lineales y bordes lisos (flechas), mientras que en el gato la mucosa exhibe un patrón en espina de pez (flechas) en el tórax caudal porque, en esta especie, hay músculo estriado en la pared esofágica torácica caudal.

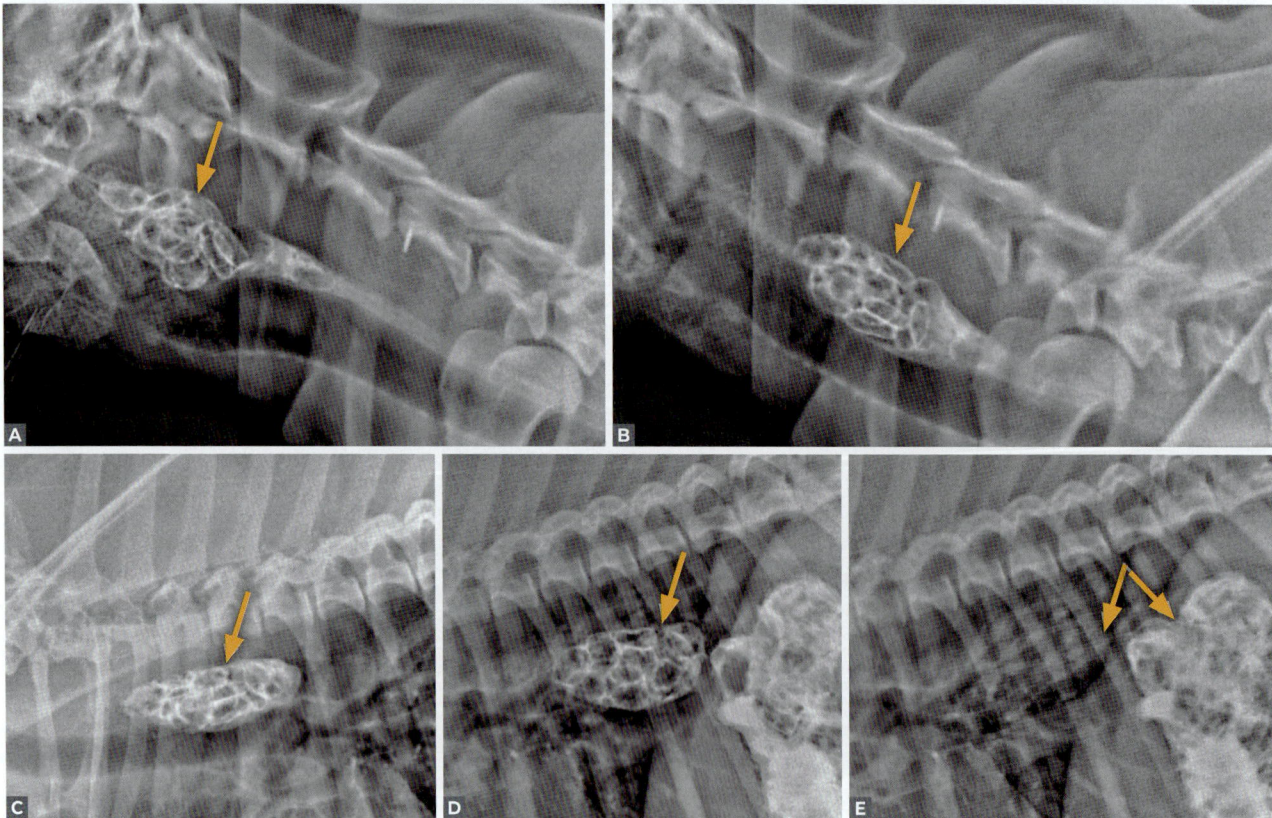

Fig. 25.8 Imágenes estáticas de un estudio fluoroscópico de deglución de pienso seco embebido en bario, de 30 fotogramas/segundo, realizado con un haz horizontal en el mismo perro de la fig. 25.5 (**A**). El bolo de pienso (flecha) está en la orofaringe cuando el esfínter esofágico craneal empieza a abrirse. (**B**) El bolo de pienso compacto entra en el esófago cervical. (**C**) Pasa al esófago torácico craneal a la carina y mantiene su forma compacta. (**D**) Atraviesa el hiato esofágico del diafragma. (**E**) Ahora está en el estómago y no hay pienso residual en el esófago caudal.

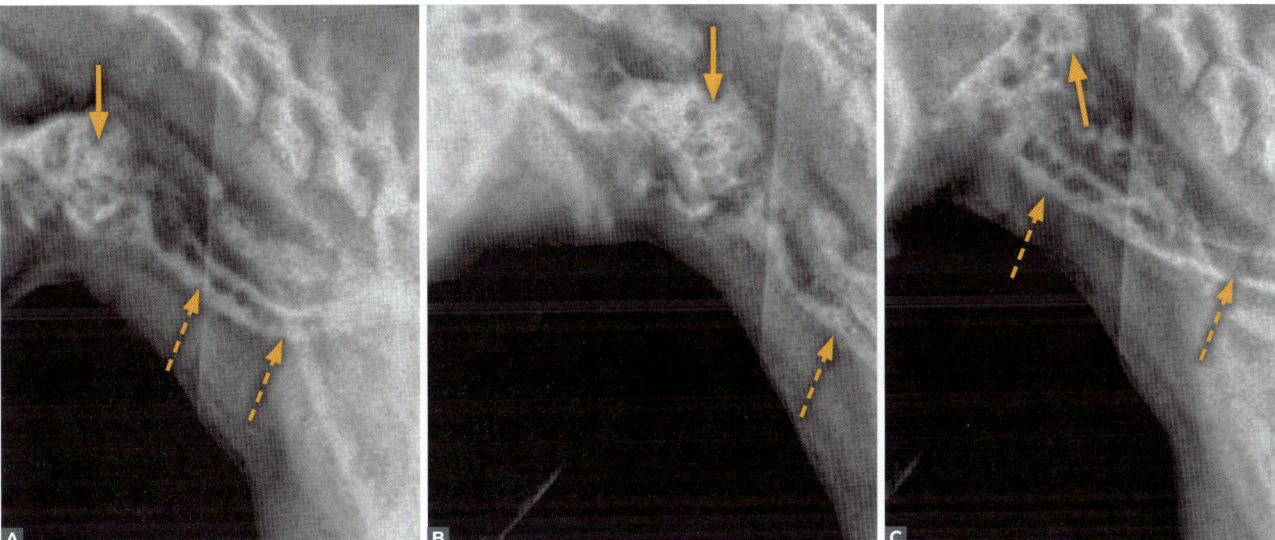

Fig. 25.9 Macho de cocker spaniel castrado de 3 años con megaesófago idiopático crónico, regurgitación, incapacidad para tragar y neumonía por aspiración recurrente. Imágenes estáticas de un estudio fluoroscópico de deglución con bolo de pienso seco embebido en bario, de 30 fotogramas/segundo, realizado con un haz horizontal, con el paciente en posición de estación. El estudio de deglución de fase líquida realizado con anterioridad reveló varios intentos de tragar antes de que el esfínter esofágico craneal se abriera. El bario líquido fue aspirado hacia la tráquea (flechas discontinuas). (**A**) Bolo de pienso seco mezclado con bario en la orofaringe y falta de apertura del esfínter esofágico craneal. (**B**) Los siguientes intentos no provocaron la apertura del esfínter y el bolo permanece en la orofaringe. (**C**) El bolo es retropropulsado a la nasofaringe y el esfínter no se abre. El bolo no llegó a atravesar el esfínter en este perro. El diagnóstico fue de acalasia cricofaríngea adquirida causante de incapacidad para tragar bolos de alimento sólido y aspiración traqueal.

Dismotilidad esofágica y megaesófago

El megaesófago generalizado puede ser congénito o adquirido. Sus posibles etiologías son idiopática juvenil, idiopática del adulto, neuromuscular (miastenia grave), miositis, trastorno inmunomediado, polineuropatía, inflamación, etiología tóxica, neoplásica u obstructiva (cuerpo extraño o estenosis) y acalasia del esfínter esofágico caudal. Los esofagogramas con contraste están indicados cuando se han descartado las enfermedades que causan hipomotilidad y con ello dilatación esofágica generalizada y existe preocupación clínica por una posible estenosis caudal o acalasia esofágica caudal. La fluoroscopia se utiliza para evaluar el transporte del bolo mediante ondas peristálticas primarias y secundarias hasta el esfínter esofágico caudal (**figs. 25.10-25.13**). Los estudios fluoroscópicos de la deglución están indicados para la investigación de posible acalasia esofágica caudal y de trastornos del hiato, que pueden ser intermitentes y difíciles de diagnosticar en esofagogramas estáticos. En perros con megaesófago y enfermedad del esfínter esofágico inferior, como la acalasia, los estudios de tránsito esofágico asistidos por gravedad, utilizando una silla Bailey, ofrecen una mayor eficacia diagnóstica y permiten mejores estrategias de tratamiento.[8]

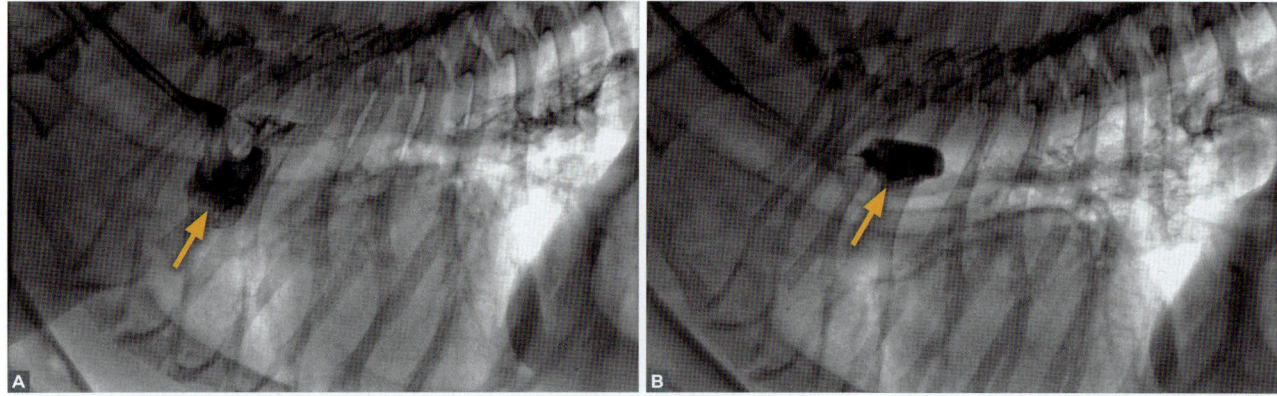

Fig. 25.10 Imágenes estáticas de una fluoroscopia de fase líquida en decúbito lateral en un bulldog inglés castrado de 2 años que regurgitaba 3-4 veces por semana. (**A**) Una desviación ventral de forma sigmoide del contraste líquido de bario que llena el esófago está presente en la entrada torácica (flechas). (**B**) Un segundo bolo líquido mostró que la desviación ventral es transitoria. Se estableció un diagnóstico de redundancia esofágica accidental. Un asa (bucle) redundante en el esófago en la entrada torácica es un hallazgo intrascendente frecuente en perros braquicéfalos.

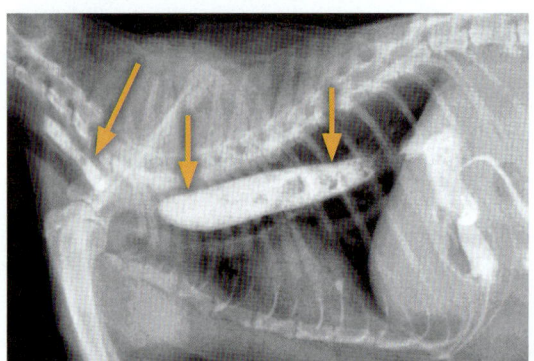

Fig. 25.11 Una hembra de gato doméstico de pelo largo esterilizada de 14 años, con dificultad para tragar y regurgitar, fue sometida a un estudio de deglución con fase líquida de sulfato de bario y fase de alimento blando mezclado con bario. Las fases faríngea y cricofaríngea fueron normales. En la fase esofágica se observó dilatación esofágica cervical leve y torácica grave, con retención de la mezcla de alimento blando y contraste (flechas). No llegó a formarse un bolo compacto y la dilatación persistió en el esófago, sin evidencia de peristaltismo. Solo pasó líquido al estómago. Se le diagnosticó megaesófago y dismotilidad adquiridos. Los diagnósticos diferenciales incluyeron enfermedad idiopática, inflamatoria y neuromuscular.

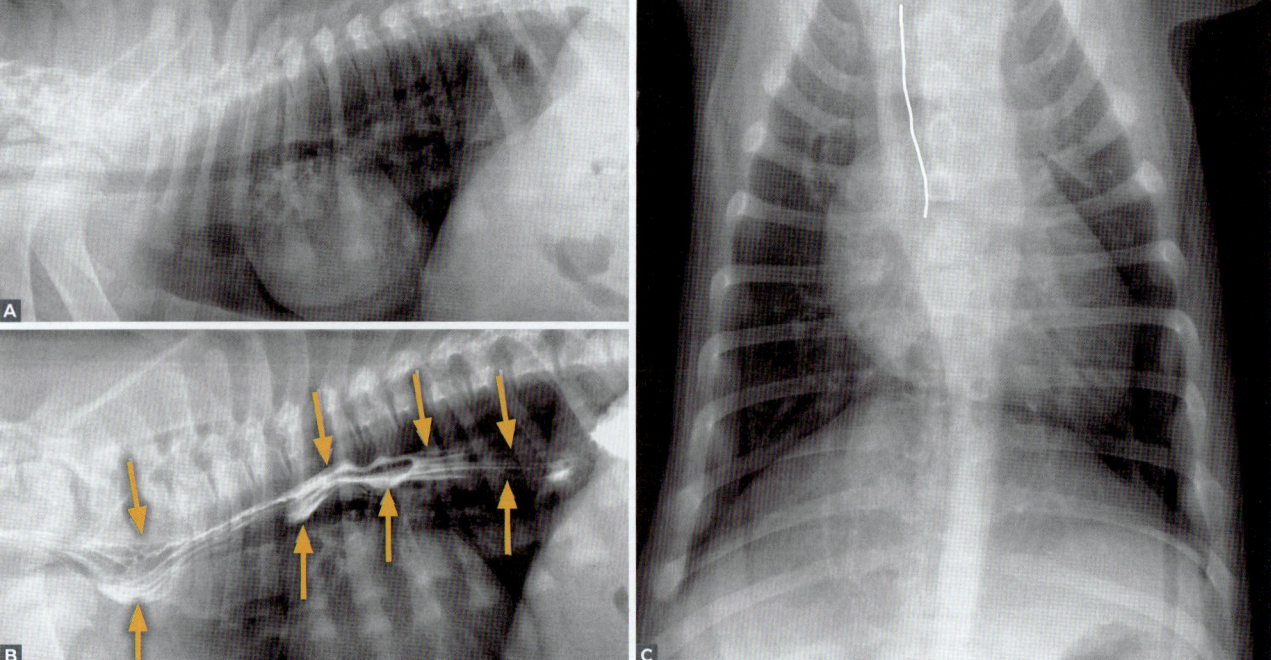

Fig. 25.12 Un mastín macho de 3 meses con regurgitación frecuente fue llevado a consulta para ser sometido a un estudio de deglución. Los estudios radiográficos (**A**, **B**) fueron normales y no mostraron dilatación del esófago. El sulfato de bario en fase líquida administrado por vía oral mostró retención de contraste en el esófago con dilatación leve (flechas). No se apreció peristaltismo al extender el examen en tiempo real. Se estableció un diagnóstico de disfagia en fase esofágica por dismotilidad idiopática juvenil. (**C**) Se observa posición normal de la tráquea en la proyección ventrodorsal (línea blanca). La ausencia de dilatación esofágica segmentaria craneal a la carina descarta casi con toda certeza una anomalía de anillo vascular como etiología de la regurgitación en este paciente de corta edad.

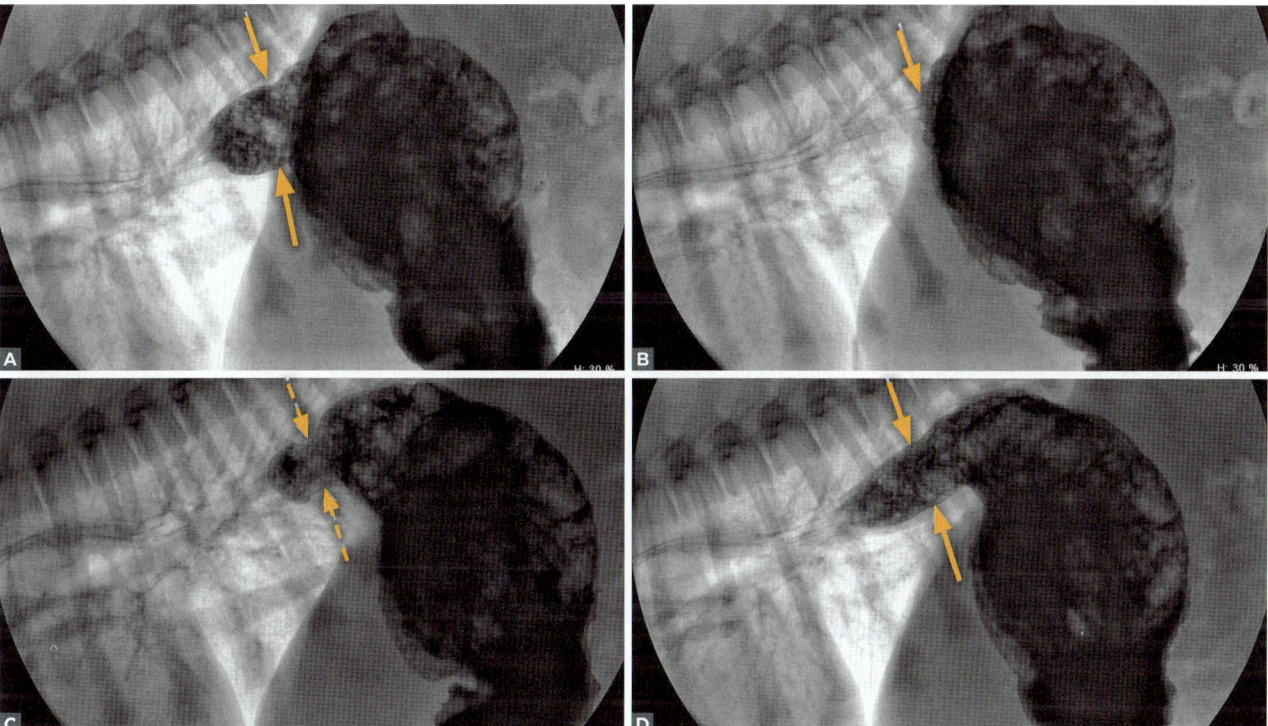

Fig. 25.13 Hembra de pastor belga malinois de 4 meses con antecedentes de 8 semanas de regurgitación. Se llevó a cabo un estudio de deglución en fase sólida con pienso seco embebido en bario, después de un estudio de fase líquida, el cual no había revelado nada reseñable. (**A**) Abertura del esfínter esofágico caudal (flechas) cuando el bolo pasa a través de ella, y (**B**) cierre del esfínter (flecha) inmediatamente después. (**C**) Desplazamiento craneal del esfínter esofágico caudal (flechas discontinuas) y el cardias hacia el tórax a través del hiato esofágico, y (**D**) desplazamiento craneal continuado de la unión gastroesofágica y el cardias (flechas) hacia el tórax. Se le diagnosticó una hernia de hiato deslizante congénita.

Estudio gastrointestinal superior con contraste

Un estudio gastrointestinal (GI) superior examina el estómago y el yeyuno para conocer el tiempo de tránsito e identificar una posible enfermedad obstructiva parcial o completa (los tipos luminal, mural y extramural se muestran en el **cuadro 25.2**), y también se utiliza en animales con hematemesis y melena. Las principales indicaciones son situaciones en las que las radiografías resultan equívocas en cuanto a la identificación de la causa de signos gastrointestinales en perros y gatos con vómitos agudos o crónicos, diarrea crónica, efecto de masa en el abdomen y pérdida de peso crónica (**figs. 25.17-25.21**). El **cuadro 25.3** resume los procedimientos para realizar un estudio GI superior con bario y con medios de contraste yodados.[1,9,10] El bario es el medio de contraste preferido, debido a sus propiedades inertes y a su capacidad de revestimiento de la mucosa gastrointestinal (**figs. 25.14-25.16**). El medio de contraste yodado no iónico se reserva para pacientes con sospecha de perforación intestinal, basada en la presencia de derrame peritoneal o gas libre en el abdomen (**fig. 25.17**). Los animales deshidratados deben recibir fluidoterapia antes de un estudio GI superior, ya que incluso los medios yodados no iónicos causan cierto secuestro de agua en el intestino. El medio de contraste yodado no es el ideal para la evaluación de lesiones murales y, si existe esta sospecha, es preferible el bario. Tanto la suspensión de bario como el medio de contraste yodado se utilizan para confirmar obstrucciones completas, pero pueden pasar a través de una obstrucción parcial, de modo que deben obtenerse suficientes imágenes para no pasar por alto una lesión de estas características. Para la administración oral, el medio de contraste yodado no iónico debe diluirse en agua, hasta resultar prácticamente isotónico con respecto al plasma, lo que reduce al mínimo la dilución osmótica, pero permite una evaluación adecuada del tracto digestivo.[10]

El medio de contraste yodado también puede mezclarse con carboximetilcelulosa (CMC, carboximetilcelulosa sódica, Sigma Chemical Co, St Louis, Mo y Kukjeon Pharm, Seúl, República de Corea), que es una sustancia no tóxica, no inmunogénica, biodegradable y bioabsorbible, con bajo riesgo de causar reacción adversa si se aspira y pasa a los pulmones o a la cavidad abdominal.[9] Véase el **cuadro 25.3** para consultar las mezclas y las dosis.

CUADRO 25.3	TÉCNICA DE CONTRASTE GASTROINTESTINAL SUPERIOR CON BARIO Y YODO

Estudio GI superior con bario

▎ Evaluación de los tiempos de tránsito y vaciamiento GI, diagnóstico de cuerpos extraños luminales, enfermedad mural infiltrante y potenciales causas de hematemesis o melena.

▎ Las contraindicaciones incluyen sospecha de perforación y presencia de gas o líquido peritoneal.

▎ Puede utilizarse medio de contraste yodado en vez de bario si se sospecha perforación (v. más adelante).

Antes de la realización del estudio

▎ Realización sin sedación, ya que esta afecta a los tiempos de tránsito y vaciamiento.

▎ Ayuno de alimento de 12-24; el animal puede beber agua hasta 2 h antes del estudio.

▎ Estudio radiográfico simple del abdomen, preferiblemente con proyecciones laterales derecha e izquierda y ventrodorsal.

▎ En presencia de ingesta gástrica, continuación del ayuno y repetición de estudios radiográficos hasta que se resuelva.

▎ En presencia de heces, aplicación de enema y repetición de estudios radiográficos hasta que se resuelva.

▎ Administración de suspensión de sulfato de bario oral con jeringa o sonda orogástrica.

▎ Administración de solución en peso/volumen al 30-60 %:

  ▎ Perro: < 20 kg, 8-12 ml/kg; > 20 kg, 5-7 ml/kg.

  ▎ Gato: 12-20 ml/kg.

▎ Obtención inmediata de radiografías laterales derecha e izquierda, VD y DV.

▎ Repetición de radiografías laterales derecha e izquierda y VD a los 30, 60 y 90 min, y cada 30 min después, hasta que el bario llegue al colon.

Tiempos de vaciamiento y tránsito para los estudios GI superiores con bario

▎ Vaciamiento gástrico normal:	▎ Tránsito del intestino delgado:	▎ Vaciamiento del intestino delgado:
▎ Perro: 30-120 min.	▎ Perro: 30-120 min.	▎ Perro: 180-300 min.
▎ Gato: 15-60 min.	▎ Gato: 30-60 min.	▎ Gato: 30-60 min.

Modificado de: Wallack ST. Static barium esophagram. En: Wallack ST (editor). The handbook of veterinary contrast radiography, Solana Beach, 2003, Veterinary Imaging, págs. 45-53.

Estudio GI superior con yodo
Antes de la realización del estudio

▎ El animal debe estar bien hidratado para prevenir el shock, que puede poner en riesgo su vida debido a la hiperosmolaridad del medio de contraste.

▎ El animal debe prepararse para el estudio GI superior con bario, según las indicaciones arriba apuntadas.

Tipo, preparación y administración del medio de contraste yodado

▎ Se prefiere un medio de contraste yodado no iónico, por su baja osmolaridad.

▎ Se puede utilizar un medio de contraste yodado iónico pero diluido.

▎ Diluir el medio de contraste yodado en proporción 1:3 con agua del grifo antes de su administración oral.

▎ El medio de contraste yodado puede mezclarse con carboximetilcelulosa: 8,5 ml/kg de CMC al 0,5 % mezclados con 1,5 ml de iohexol/kg.

▎ La administración de yodo mediante sonda orogástrica, al igual que la aspiración en la administración con jeringa oral, puede provocar edema pulmonar agudo.

  ▎ Perro: 10 ml/kg. Radiografías derecha, izquierda y VD a los 0, 15, 30, 60, 90, 120 y 150 min hasta que el yodo alcanza el colon. Vaciamiento gástrico normal: 30-120 min. Tránsito del intestino delgado: 60-90 min.

  ▎ Gato: 10 ml/kg. Radiografías derecha, izquierda y VD a los 0, 15, 45, 60, 75 y 90 min hasta que el yodo alcanza el colon. Vaciamiento gástrico normal: 30-90 min. Tránsito del intestino delgado: 15-75 min.

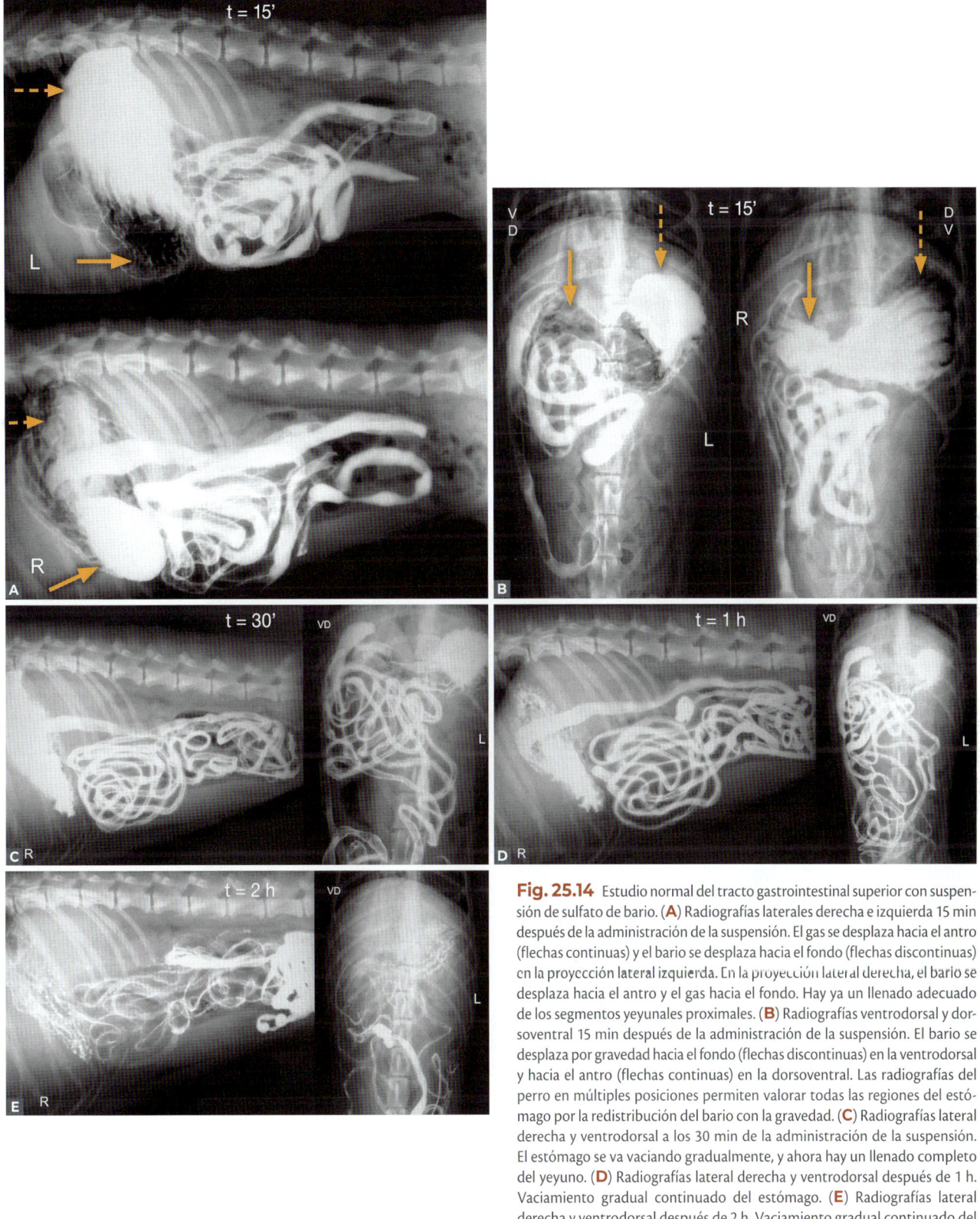

Fig. 25.14 Estudio normal del tracto gastrointestinal superior con suspensión de sulfato de bario. (**A**) Radiografías laterales derecha e izquierda 15 min después de la administración de la suspensión. El gas se desplaza hacia el antro (flechas continuas) y el bario se desplaza hacia el fondo (flechas discontinuas) en la proyección lateral izquierda. En la proyección lateral derecha, el bario se desplaza hacia el antro y el gas hacia el fondo. Hay ya un llenado adecuado de los segmentos yeyunales proximales. (**B**) Radiografías ventrodorsal y dorsoventral 15 min después de la administración de la suspensión. El bario se desplaza por gravedad hacia el fondo (flechas discontinuas) en la ventrodorsal y hacia el antro (flechas continuas) en la dorsoventral. Las radiografías del perro en múltiples posiciones permiten valorar todas las regiones del estómago por la redistribución del bario con la gravedad. (**C**) Radiografías lateral derecha y ventrodorsal a los 30 min de la administración de la suspensión. El estómago se va vaciando gradualmente, y ahora hay un llenado completo del yeyuno. (**D**) Radiografías lateral derecha y ventrodorsal después de 1 h. Vaciamiento gradual continuado del estómago. (**E**) Radiografías lateral derecha y ventrodorsal después de 2 h. Vaciamiento gradual continuado del estómago y aumento del llenado del yeyuno distal y vaciamiento del proximal.

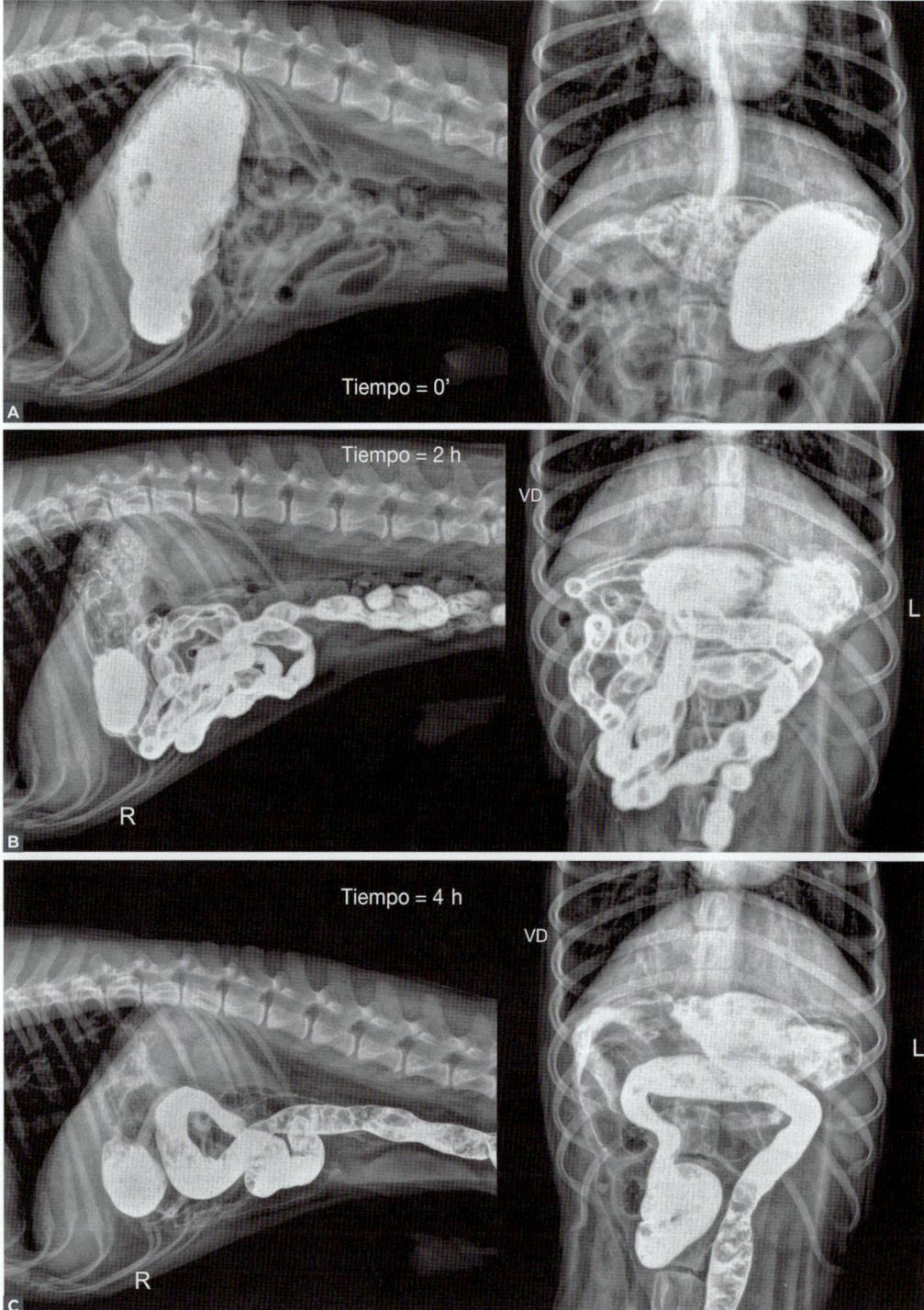

Tiempo = 0'

Tiempo = 2 h

VD

L

R

Tiempo = 4 h

VD

L

R

Fig. 25.15 (**A**) Hembra de perro de raza mixta esterilizada de 8 años con meteorismo crónico y vómitos intermitentes. El estudio gastrointestinal superior con suspensión de sulfato de bario mostró un llenado normal del estómago a los 15 min. (**B**) A las 2 h hay vaciamiento progresivo del estómago, aunque con una moderada cantidad de contraste residual (en comparación con la fig. 25.14E). El yeyuno muestra llenado progresivo normal. (**C**) A las 4 h, el colon presenta un abundante llenado de contraste y hay una moderada cantidad de contraste residual en el estómago, similar a la observada a las 2 h. Este animal tenía vaciamiento gástrico retardado sin evidencia de obstrucción, y entre sus diagnósticos diferenciales se cuentan íleo funcional, por gastritis o idiopático, y pancreatitis causante de inflamación regional.

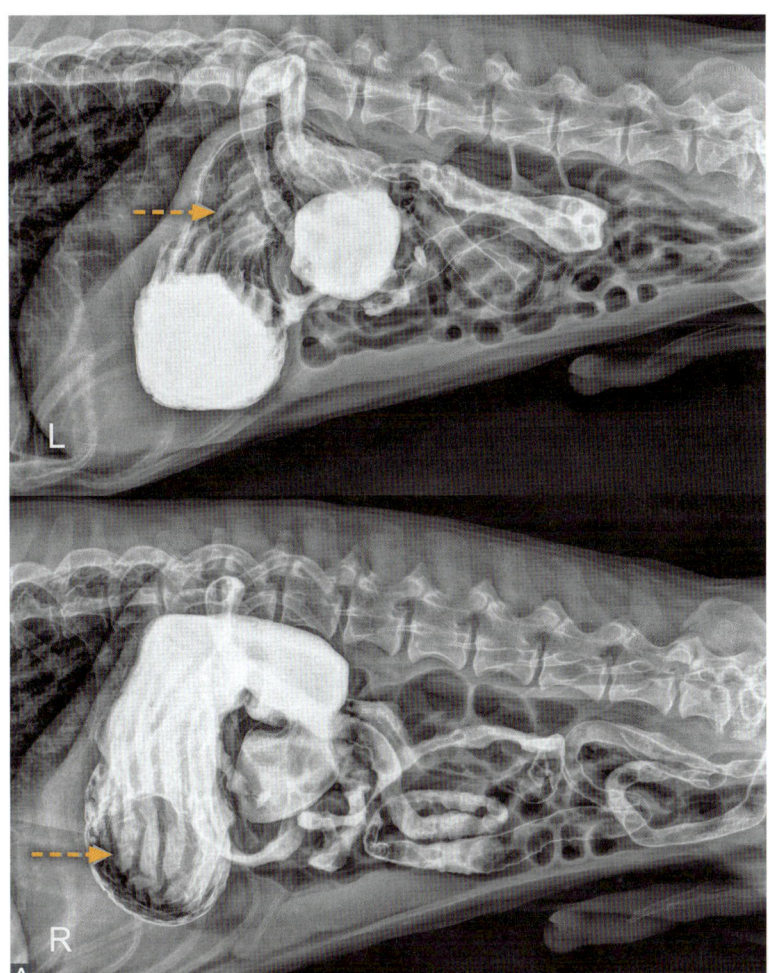

Fig. 25.16 (**A**) Macho de basset hound de 6 años con meteorismo crónico intermitente y regurgitación. El estudio gastrointestinal superior con sulfato de bario reveló una posición anómala del estómago. En proyección lateral izquierda, el antro debería estar lleno de gas, pero ahora está lleno de bario por gravedad, lo que indica que el antro está situado en el lado izquierdo del perro. En la proyección lateral derecha hay pliegues en la parte del estómago localizada ventralmente que indican que corresponde al fondo y al cuerpo. El antro pilórico ha de localizarse (flechas discontinuas) en el abdomen craneoventral. (**B**) En las imágenes ventrodorsal y dorsoventral, el fondo (flechas discontinuas) y el antro (flechas continuas) se localizan ambos a la izquierda. La laparotomía exploratoria confirmó la mala posición gástrica, que se corrigió con gastropexia.

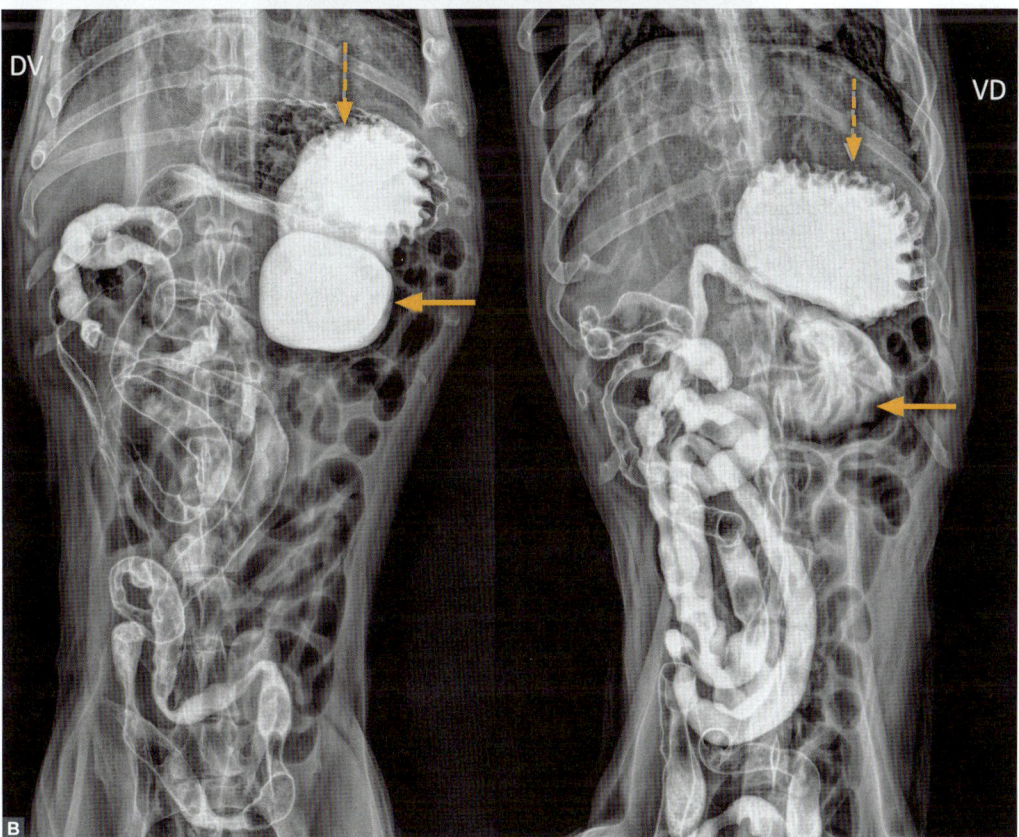

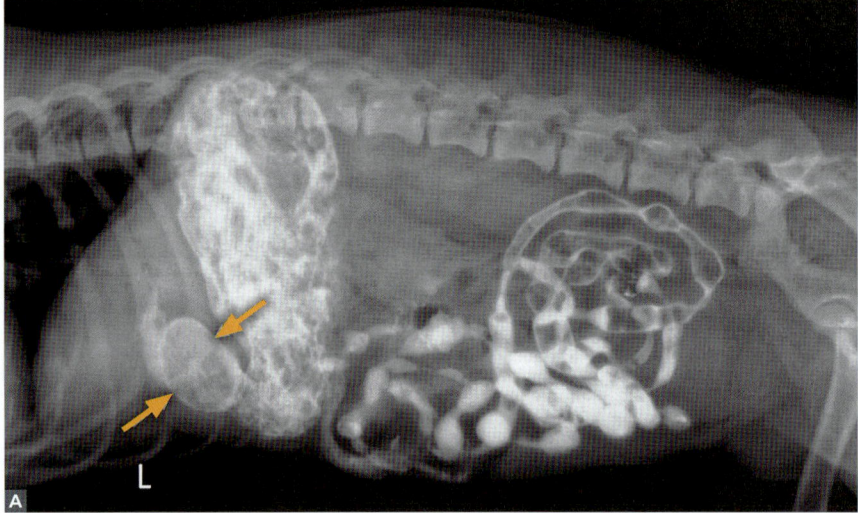

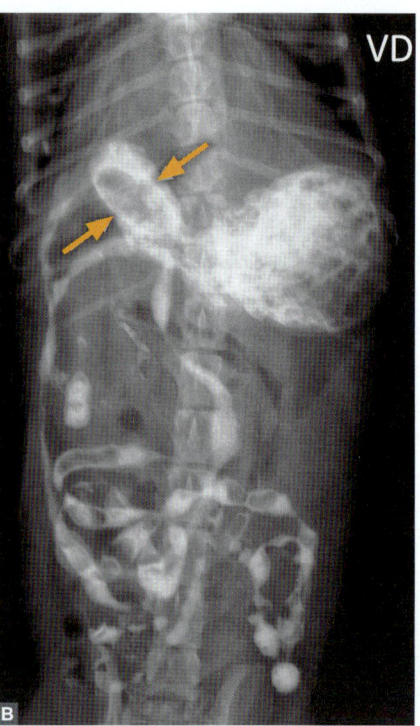

Fig. 25.17 Hembra de Lhasa apso esterilizada de 1 año tras 3 días de vómitos. Los estudios radiográficos resultaron equívocos. El estudio gastrointestinal superior con bario mostró un defecto de llenado luminal ovoide, con columnas de contraste lisas que lo rodean (flechas) en el antro gástrico. La obstrucción del flujo de salida no era completa y el bario líquido podía pasar al yeyuno. Se realizó una endoscopia y se extrajo un juguete de plástico.

Fig. 25.18 Macho de gato doméstico de pelo corto esterilizado de 3 años con vómitos agudos. Se realizó una gastrografía con contraste negativo en la que destacaba una gran acumulación de contenido de opacidad de tejido blando, estriado, con patrón "ondulado" (flechas). El material en el estómago tiene bordes relativamente diferenciados, resaltados por aire, lo que no suele observarse con el alimento. Se realizó una gastroscopia y se extrajo una bola de gomas para el pelo.

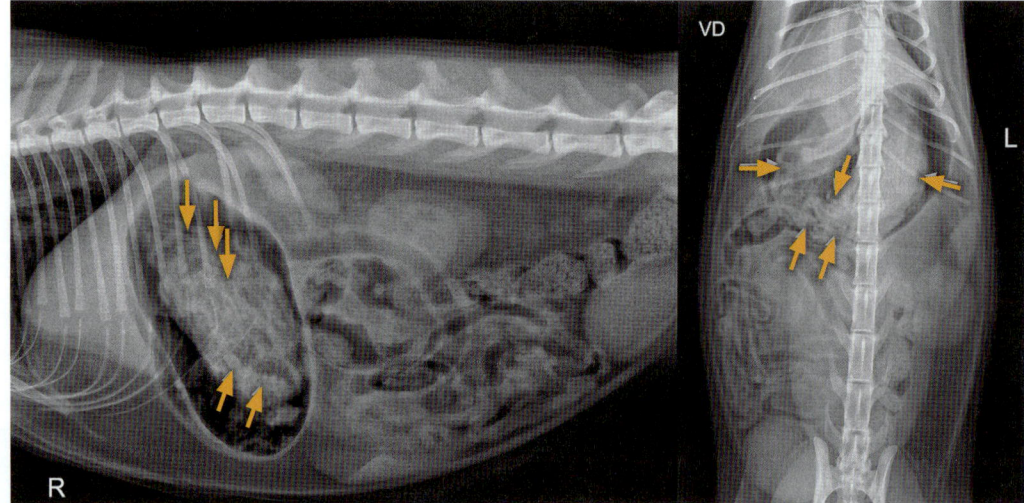

Gastrografía con contraste negativo

La gastrografía con contraste negativo se utiliza para descartar la presencia de una masa gástrica o de una estructura intraluminal (**fig. 25.18**). Los pacientes deben estar en ayunas y el estómago tiene que estar completamente vacío para realizar este procedimiento lo que se comprueba con radiografías simples. Si existen grandes cantidades de heces en el colon ascendente o transverso, se debe administrar un edema para vaciar el colon 1 o 2 h antes del procedimiento. Se introduce por la sonda orogástrica aire ambiental o 5 ml/kg de peso corporal de una bebida carbonatada sin cafeína para distender el estómago. Se realizan inmediatamente un mínimo de una radiografía lateral derecha, una lateral izquierda y una ventrodorsal y, si es posible, una dorsoventral.[1]

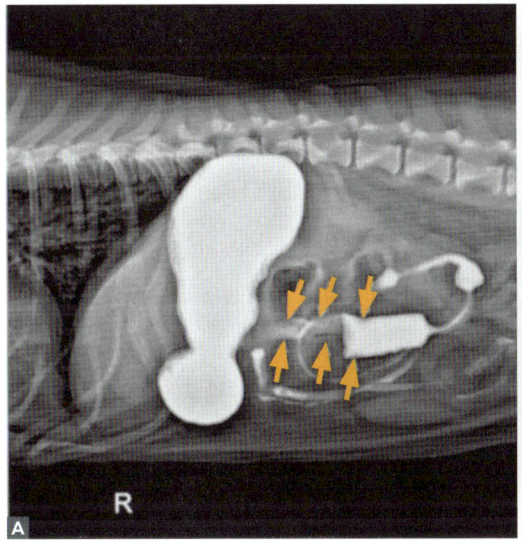 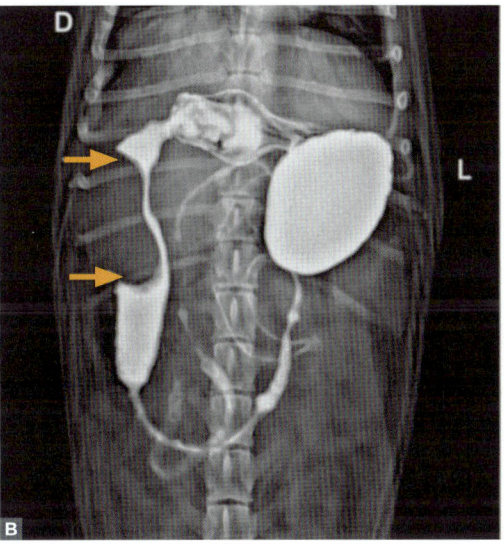

Fig. 25.19 Macho de teckel esterilizado de 9 años con vómitos subagudos y pérdida de peso en los últimos 6 días. El estudio gastrointestinal superior con bario mostró una obstrucción duodenal (flechas). La parte estrechada del duodeno descendente presenta bordes de la columna de contraste lisos y un signo de "huella digital", que indica que la compresión es extramural. La cirugía exploratoria diagnosticó una masa de carcinoma pancreático no resecable, causante de compresión del duodeno.

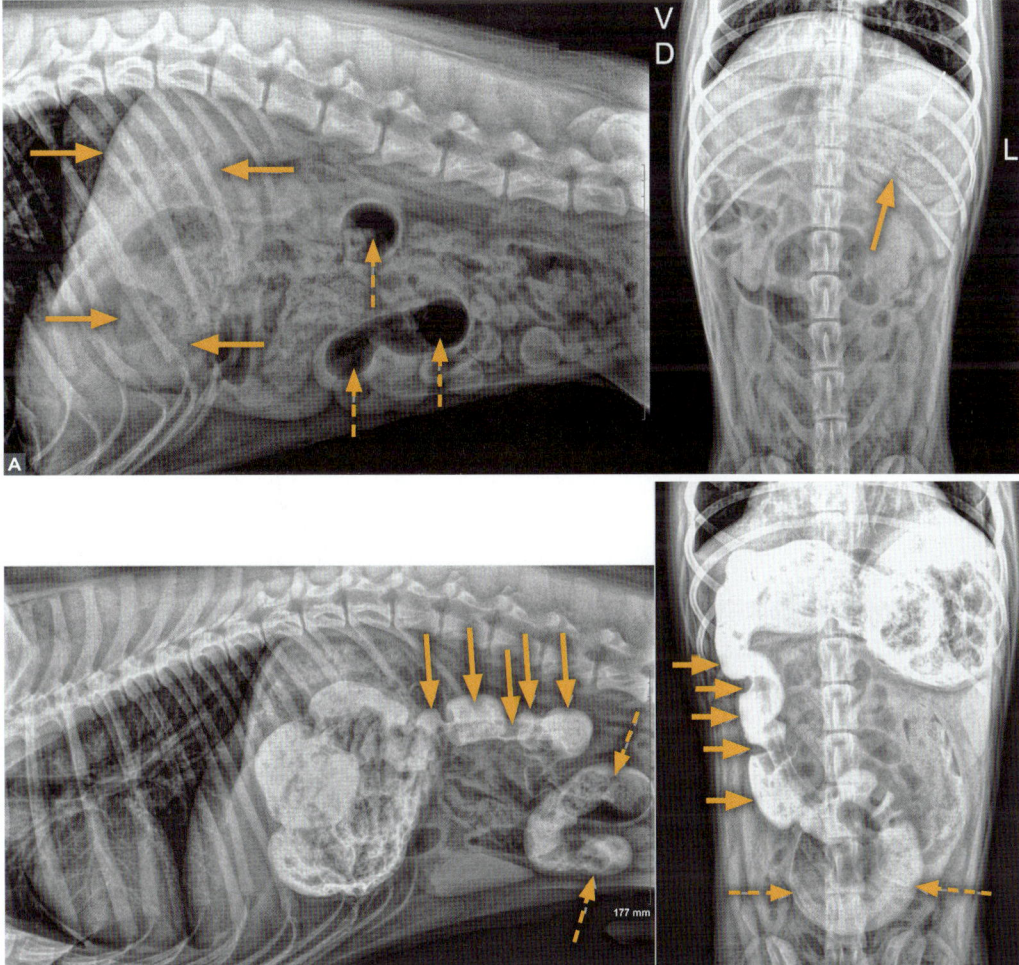

Fig. 25.20 (**A**) Macho de border collie esterilizado de 1,5 años con vómitos agudos. Los estudios radiográficos mostraban distensión gástrica, con ingesta de opacidad mixta de tejido blando y gas (flechas continuas) y múltiples segmentos yeyunales marcadamente dilatados con gas en abdomen medio (flechas discontinuas). (**B**) El estudio gastrointestinal superior con bario mostraba revestimiento de la ingesta gástrica y plegamiento del duodeno (flechas continuas). Los segmentos yeyunales proximales están parcialmente llenos de bario y muy dilatados, coincidiendo con los mismos segmentos dilatados del estudio radiográfico simple (flechas discontinuas). Se diagnosticó la presencia de un cuerpo extraño lineal con extensión al yeyuno con íleo mecánico.

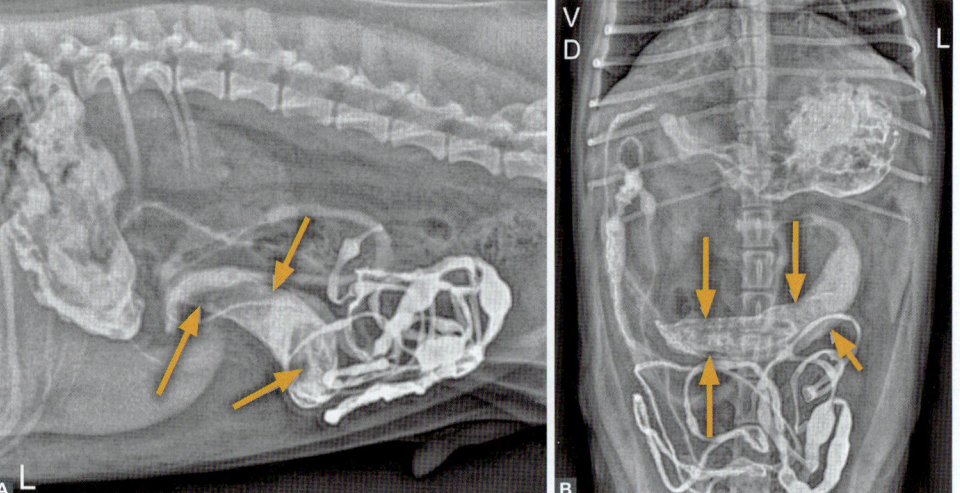

Fig. 25.21 Macho de perro de raza mixta esterilizado de 5 años con vómitos agudos de 2 días de duración. Las radiografías 2 h después de la administración del contraste mostraban presencia de contraste residual en el estómago y una dilatación intestinal focal localizada en el duodeno distal/yeyuno proximal (flechas). En el segmento dilatado, el contraste pasa alrededor de una estructura luminal que crea un defecto de llenado. El bario líquido pasa a los segmentos yeyunales distales que no están dilatados. Se extrajo quirúrgicamente un cuerpo extraño de tela del yeyuno proximal.

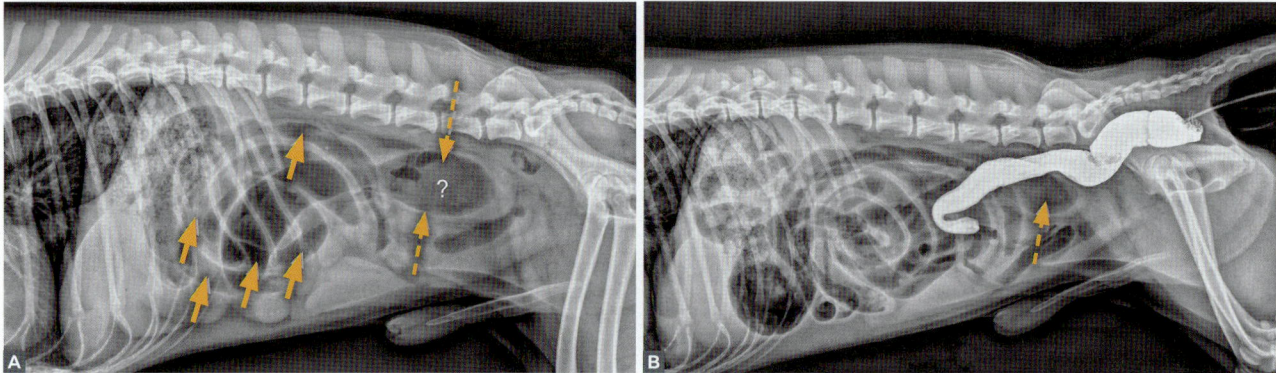

Fig. 25.22 Macho de King Charles spaniel esterilizado de 8 años tras 4 días de vómitos con abdomen doloroso. El estudio radiográfico mostraba múltiples segmentos intestinales dilatados con gas que corresponden al yeyuno (flechas continuas). En el abdomen caudal hay una dilatación focal grave de un segmento intestinal con gas, que es difícil distinguir si se trata del yeyuno o el colon (flechas discontinuas). Se aplicó un enema de bario, y el colon lleno de bario se sitúa dorsal al segmento con dilatación grave con gas, separado de este último, lo que confirma que su origen es yeyunal, por lo que se estableció un diagnóstico de íleo mecánico del yeyuno. Se extrajo quirúrgicamente un cuerpo extraño.

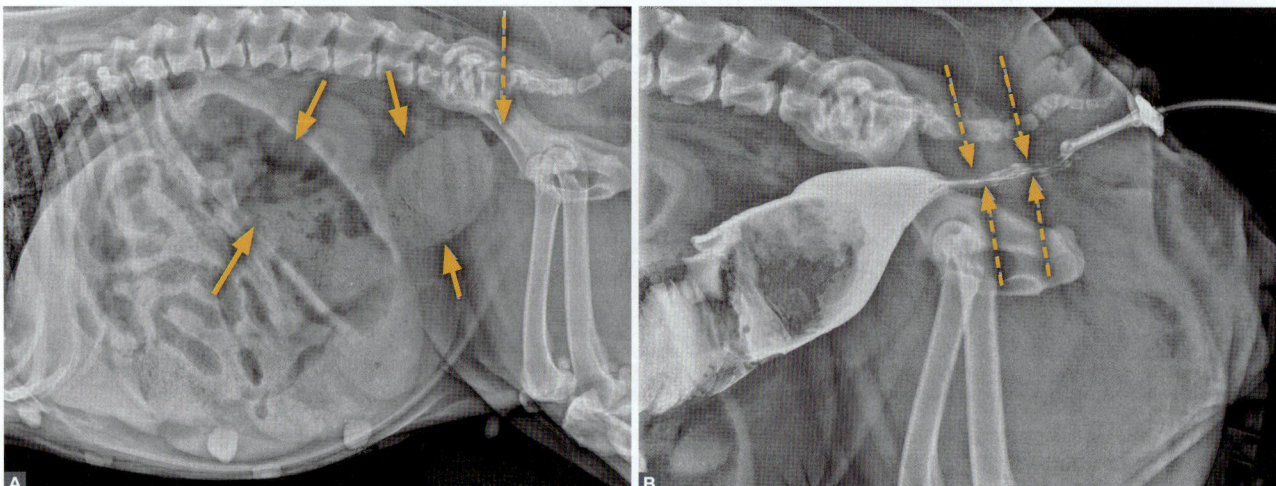

Fig. 25.23 Hembra de bulldog inglés de 6 años con vómitos y sin defecación en los últimos 4 días. Los estudios radiográficos mostraban dilatación de colon grave, con gas y heces (flechas continuas). Se aplicó un enema de bario y se observa estrechamiento focal del segmento colorrectal con márgenes uniformes lisos (flechas discontinuas). Se diagnosticó una estenosis mediante colonoscopia.

Enema de bario

Los enemas de bario están indicados para determinar la causa de estreñimiento, hematoquecia o defecación dolorosa que causa distensión de colon, por ejemplo, por estenosis o enfermedad infiltrante de la pared por hongos o neoplasias (**figs. 25.22** y **25.23**). La torsión y el vólvulo de colon pueden confirmarse también con un enema de bario, que permite localizar el punto de estrechamiento del segmento intestinal marcadamente dilatado con gas. En el **cuadro 25.4** se resume la técnica para la realización de un enema de bario.[1]

Neumocolonografía

La neumocolonografía es una valiosa técnica para diferenciar el yeyuno dilatado con gas del colon o para determinar si el material de tipo fecal se encuentra en el colon o en el yeyuno en perros y gatos con vómitos (**figs. 25.24** y **25.25**). El intestino grueso normal lleno de gas puede ser difícil de diferenciar del yeyuno

---

CUADRO 25.4	**TÉCNICAS DE ENEMA DE BARIO Y NEUMOCOLONOGRAFÍA**

Enema de bario
- Evaluación del intestino grueso para determinación de localización, vólvulos, invaginaciones y obstrucciones luminales, murales o extramurales.

Antes de la realización del estudio
- Ayuno de 24 h; puede proporcionarse agua.
- Estudio radiográfico del abdomen simple para confirmar que en el colon no hay heces.
- Aplicación de enema y repetición en caso de presencia de heces.
- Sedación o anestesia.
- Introducción de un catéter de Foley lubricado en el recto o el colon descendente e inflar el balón.
- Administración de suspensión de sulfato de bario en peso/volumen al 20-25 %.
- Inicio de infusión al nivel inferior de las dosis citadas:
  - Perro: 11-30 ml/kg de peso corporal.
  - Gato: 7-20 ml/kg de peso corporal.
- Repetición de la radiografía lateral derecha para evaluar el llenado, con repetición, si es necesaria.
- Obtención de radiografías lateral izquierda y VD una vez que el colon está lleno.

Neumocolonografía
- Distinción de los intestinos grueso y delgado llenos de aire e identificación de estenosis o masas.

Antes de la realización del estudio
- Si en los estudios radiográficos se observa presencia de heces, se aplica y se repite un enema.
- Colocación del animal en decúbito lateral derecho.
- La sedación puede ser necesaria para aliviar el dolor y las molestias.
- Introducción de un catéter de goma lubricado en el recto o el colon descendente.
- Administración de aire ambiente con una jeringa grande.
- Repetición de radiografías laterales derechas.
- Obtención de radiografías VD una vez que el colon está lleno de aire.

Modificado de: Wallack ST. Static barium esophagram. En: Wallack ST (editor). The handbook of veterinary contrast radiography, Solana Beach, 2003, Veterinary Imaging, págs. 45-53.

dilatado con contenido gaseoso debido a la superposición. El contenido de tipo fecal se puede acumular en el yeyuno distal o en el íleon en casos de obstrucción subaguda y crónica, y debe distinguirse de las heces normales presentes en el colon. La neumocolonografía se utiliza también para diagnosticar estenosis o masas asociadas a la pared del colon. La introducción de gas en el colon existiendo heces en su luz dificulta la interpretación de la neumocolonografía. Antes de realizar esta técnica deben llevarse a cabo un enema de limpieza y radiografías repetidas, que pueden excluir el estudio de contraste. En el **cuadro 25.3** se resume la técnica en perros y gatos.[1]

Complicaciones de los estudios de contraste

Se puede producir aspiración de la suspensión de sulfato de bario, especialmente si se administra por vía oral con jeringa. Generalmente, pequeñas cantidades en las vías respiratorias son expectoradas y no suelen provocar lesiones pulmonares (**fig. 25.26**). La aspiración de grandes volúmenes es una causa potencial de

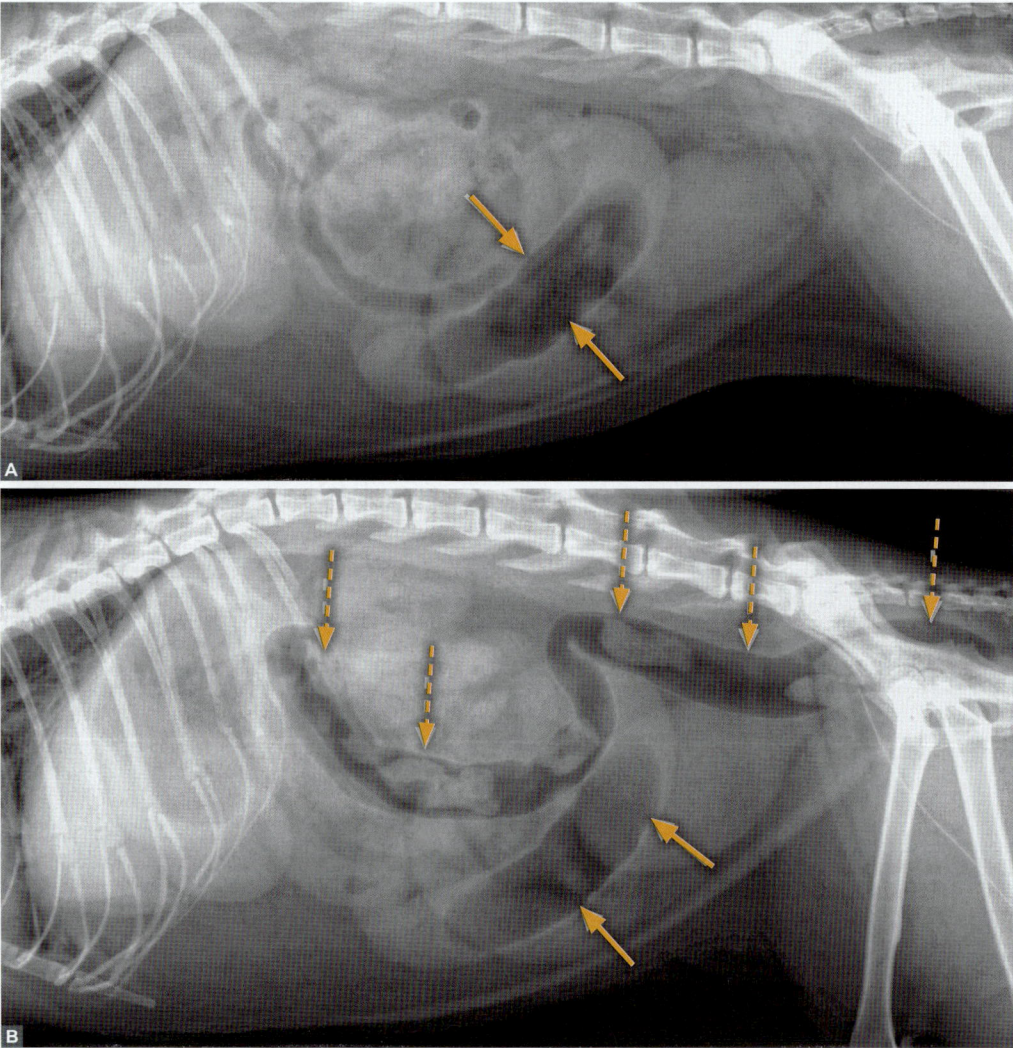

Fig. 25.24 Hembra de gato doméstico de pelo corto esterilizada de 5 años con vómitos agudos. (**A**) Las radiografías simples mostraban una notable dilatación focal con gas y líquido de un segmento intestinal (flechas continuas). No se puede seguir visualmente el colon, por lo que no se pudo determinar si el segmento correspondía al intestino delgado o al grueso. (**B**) Se realizó una neumocolonografía (flechas discontinuas) que puso de manifiesto que el segmento dilatado se localizaba en el yeyuno y no correspondía al colon. Se estableció un diagnóstico de íleo mecánico del yeyuno y se extrajo quirúrgicamente un cuerpo extraño.

Fig. 25.25 (**A**) Las radiografías simples de un macho de Jack Russell terrier esterilizado de 4 años, con vómitos de 3 días de duración, mostraron acumulación de residuos de opacidad mineral granular gruesa, designada como signo de grava (flechas), en el abdomen medio derecho y cierto contenido mineral punteado en algunos de los segmentos del intestino delgado. No había dilatación intestinal adicional. No pudo determinarse con certeza si el residuo mineral estaba localizado en el colon ascendente o en un segmento yeyunal. (**B**) Se realizó una neumocolonografía y el signo de grava no se localizó en el colon (flechas discontinuas). El material mineral no estaba resaltado o rodeado por gas al realizar la neumocolonografía, por lo que se determinó que estaba presente en un segmento yeyunal, probablemente a causa de una obstrucción parcial por un cuerpo extraño o una estenosis. Un cuerpo extraño de tela parcialmente obstructivo fue extraído del yeyuno distal.

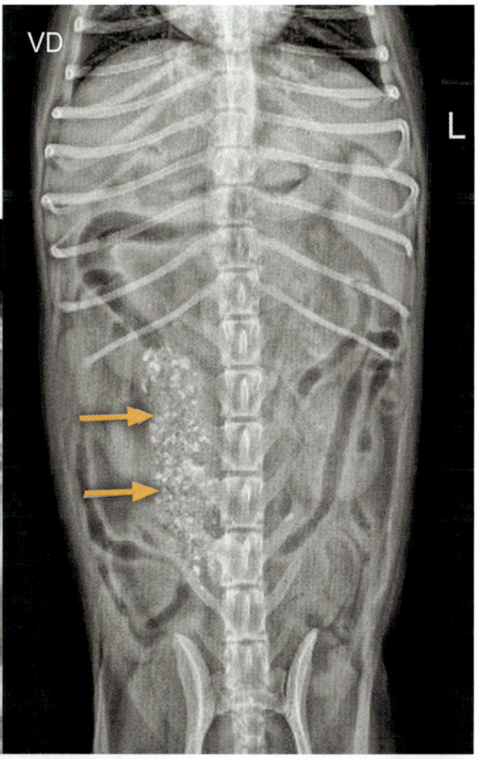

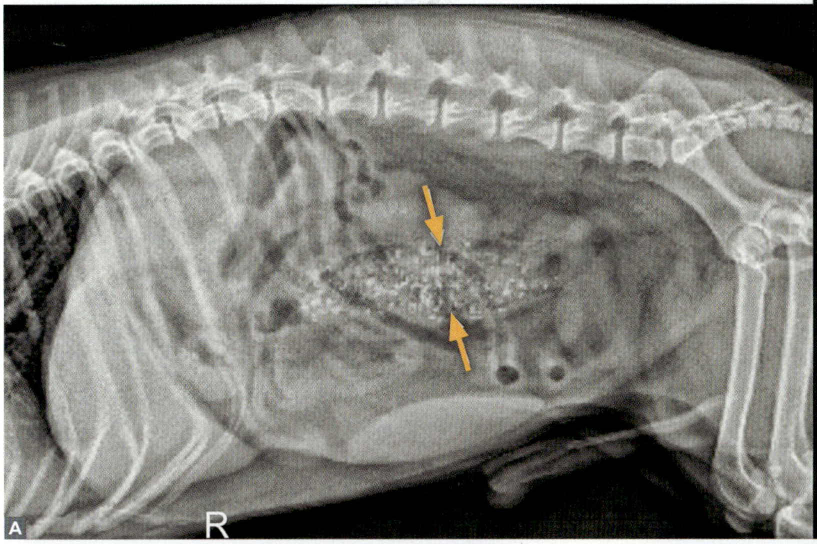

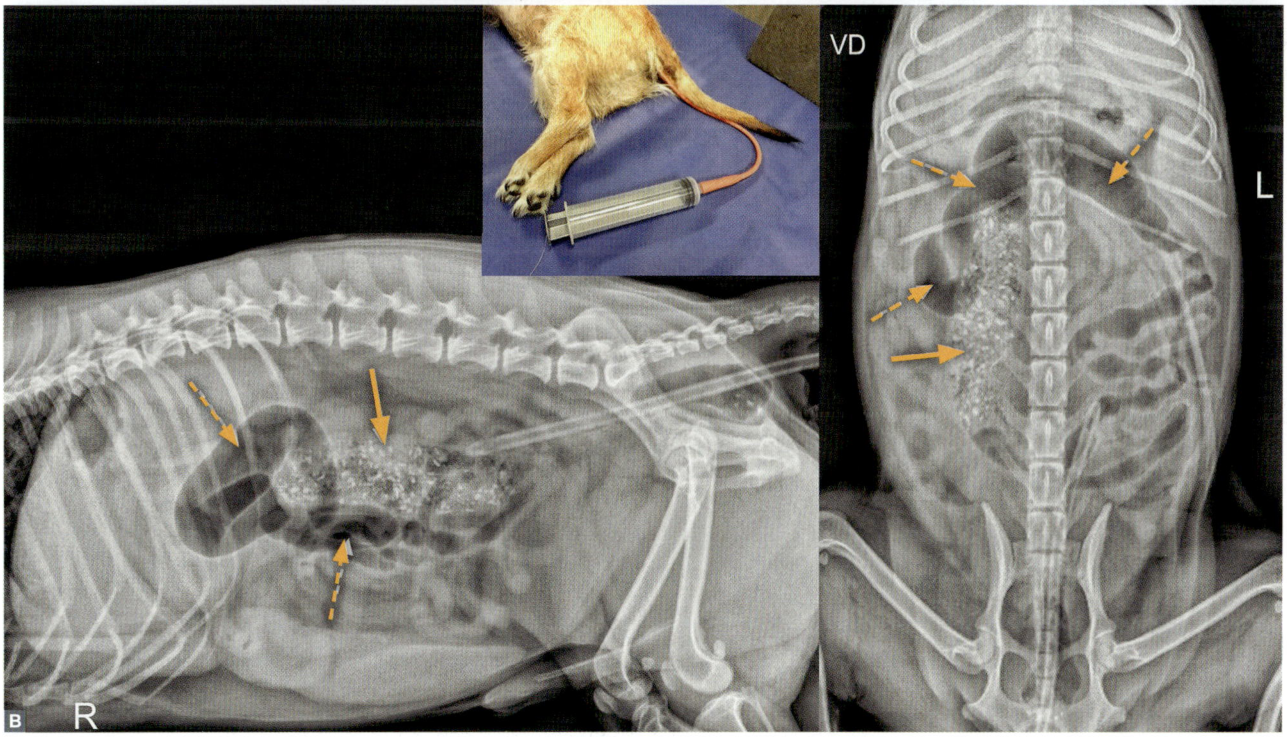

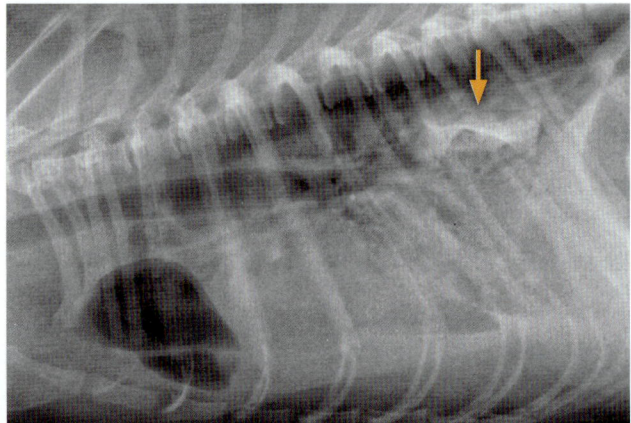

Fig. 25.26 Radiografía lateral de un perro con regurgitación crónica de 1 semana de duración que desarrolló fiebre y dificultad respiratoria. Hay derrame pleural grave y un cuerpo extraño óseo opaco presente en el esófago caudal (flecha). Este es un ejemplo de contraindicación estricta para la administración de bario. El perro presentaba una rotura del esófago y el derrame pleural consiguiente por piotórax.

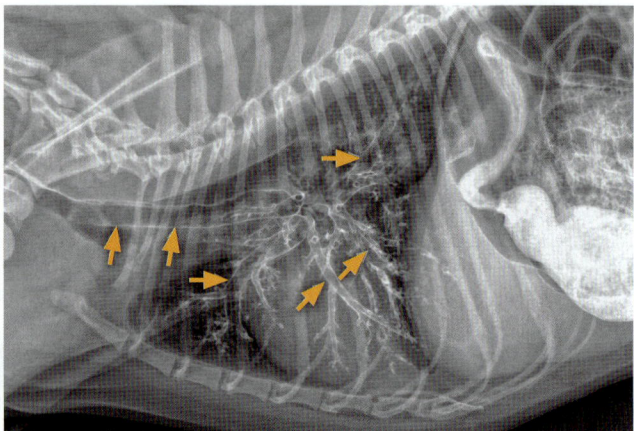

Fig. 25.27 El mismo perro que el de la fig. 25.9 con acalasia cricofaríngea y aspiración traqueal de bario líquido. El bario reviste las superficies mucosas traqueal y bronquial. Esta es una complicación potencial de la administración de bario oral con jeringa en perros con disfagia. Las pequeñas cantidades de bario como esta no suelen provocar problemas adicionales. Se pueden repetir las radiografías en los días posteriores para hacer un seguimiento de su eliminación.

complicaciones graves. La aspiración de suspensión de bario con neumonía preexistente puede causar un importante agravamiento de esta. Es posible que la fuga de bario al mediastino, al espacio pleural o al espacio peritoneal, secundaria a perforación esofágica o gastrointestinal, provoque mediastinitis, pleuritis o peritonitis grave (**fig. 25.27**). En la cavidad peritoneal y el mediastino pueden formarse granulomas de bario, fibrosis y adherencias. Los agentes de contraste yodados tienen alta osmolaridad y toxicidad química, y deben diluirse para su administración oral, a fin de reducir al mínimo las reacciones adversas, incluido el shock hipovolémico en cachorros de perro y de gato y en pacientes deshidratados de mayor riesgo. La aspiración de medio de contraste yodado hiperosmolar también provoca un edema pulmonar potencialmente mortal y, por esta razón, no se deben utilizar agentes de contraste iónicos. Además, la hipertonicidad de los agentes iónicos provoca secuestro de agua en el intestino y dilución del contraste, lo que hace que, con frecuencia, el estudio en cuestión no resulte diagnóstico.[9,10]

Bibliografía

1. Wallack ST (editor). The handbook of veterinary contrast radiography, Solana Beach, 2003, Veterinary Imaging.
2. Burk R, Ackerman, IN. The Abdomen 2nd edition. Philadelphia, 1996, WB Saunders.
3. Shannon D, Husnik R, Fletcher JM, Middleton G, Gaschen L. Persistent right aortic arch with an aberrant left subclavian artery, Kommerell's diverticulum and bicarotid trunk in a 3-year-old cat. *JFMS Open Rep* 1:2055116915614590, 2015.
4. Blank C, Ahuja R, McGovern D, Gaschen F, Gaschen L. Adult-onset regurgitation in two dogs with partial esophageal constriction caused by vascular ring anomaly. *J Small Anim Pract* 61:717, 2020.
5. Pollard RE: Imaging evaluation of dogs and cats with Dysphagia. *ISRN Vet Sci* 2012:238505, 2012.
6. Pollard RE. Videofluoroscopic evaluation of the pharynx and upper eso-phageal sphincter in the dog: a systematic review of the literature. *Front Vet Sci* 6:117, 2019.
7. Pollard RE, Marks SL, Cheney DM, Bonadio CM. Diagnostic outcome of contrast videofluoroscopic swallowing studies in 216 dysphagic dogs. *Vet Radiol Ultrasound* 58:373-80, 2017.
8. Haines JM, Khoo A, Brinkman E, Thomason JM, Mackin AJ. Technique for evaluation of gravity-assisted esophageal transit characteristics in dogs with megaesophagus. *J Am Anim Hosp Assoc* 55:167-77, 2019.
9. Kang J, Oh D, Choi J, Kim K, Yoon J, Choi M. Evaluation of a dual-purpose contrast medium for radiography and ultrasonography of the small intestine in dogs. *Am J Vet Res* 81:950-957, 2020.
10. Williams J, Biller DS, Myer CW, Miyabayashi T, Leveille R. Use of iohexol as a gastrointestinal contrast agent in three dogs, five cats, and one bird. *J Am Vet Med Assoc* 202:624-627, 1993.

CAPÍTULO 26

Estómago

Lorrie Gaschen

PUNTOS CLAVE

▮ Las radiografías lateral derecha, lateral izquierda y ventrodorsal del abdomen en perros que vomitan son necesarias para valorar la posible presencia en el estómago de material extraño obstructivo en el tracto de salida gástrico.

▮ Resulta útil repetir las radiografías con ayuno y fluidoterapia con el fin de vigilar el paso del contenido gástrico y diferenciar el alimento del material extraño que, en la radiografía, tiene un aspecto similar.

▮ La ecografía gástrica es importante para identificar una enfermedad infiltrativa del estómago, que es difícil de diagnosticar en las radiografías.

▮ La tomografía computarizada (TC) puede ayudar en el diagnóstico de úlceras en la pared gástrica, que resulta más difícil con una ecografía.

▮ Las lesiones en la porta hepática pueden tener su origen en el estómago, el hígado, los ganglios linfáticos y el páncreas y son difíciles de diferenciar sin el uso de la TC.

Los vómitos agudos o crónicos constituyen las indicaciones más habituales para una investigación radiológica del estómago. Otras posibles indicaciones son inicio agudo de una distensión abdominal grave en perros de razas grandes y gigantes y evaluación de lesiones por masas abdominales craneales, sobre todo en gatos. En los perros, la opción estándar actual para valorar el estómago y, en concreto, el tracto de salida gástrico que incluye el antro, el píloro y el duodeno, es un estudio radiográfico del abdomen con tres proyecciones (**figs. 26.1-26.4**).[1] No se ha demostrado que esto sea necesario en gatos, salvo que el estómago esté muy dilatado.[2]

Anatomía y aspecto normales

En un perro adulto normal, el fondo y el cuerpo gástricos están situados en el abdomen craneal izquierdo, y la unión entre el cuerpo gástrico y el antro pilórico se sitúa aproximadamente en la línea media o ligeramente a la derecha de la misma. El antro pilórico se ubica en el abdomen craneal derecho. En proyecciones laterales, el estómago aparece como una estructura ovoide alargada o bilobulada, inmediatamente caudal al hígado y orientada en una dirección de dorsal a ventral. En las proyecciones ventrodorsales, el estómago presenta orientación transversal en el abdomen. El aspecto del estómago felino normal en una proyección lateral se asemeja al del paciente canino. En la proyección ventrodorsal, el estómago felino normal tiene forma de "J" en la proyección ventrodorsal, con el cuerpo gástrico orientado en una dirección ligeramente caudal y la unión píloro-duodenal se sitúa en la línea media o ligeramente a la derecha de la misma.

En pacientes caninos sometidos a ayuno completo, el estómago contiene normalmente un volumen reducido o moderado de aire y una cantidad pequeña de líquido debido a las secreciones normales.

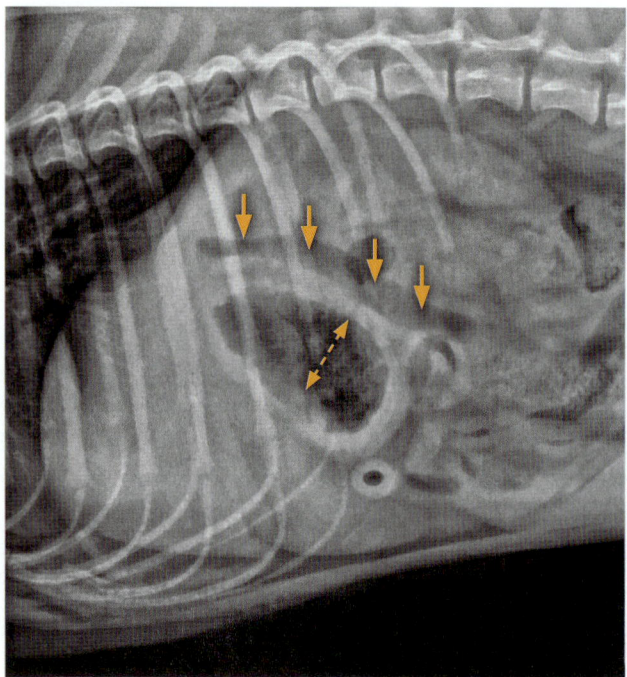

Fig. 26.1 Radiografía lateral izquierda normal del estómago de un perro. En decúbito lateral izquierdo, el antro, el píloro y el duodeno, que son estructuras anatómicas del lado derecho, son no declives y el gas se distribuye en esas regiones. Cualquier material extraño de opacidad de tejidos blandos fijo podría destacar por la presencia de gas a su alrededor en el tracto de salida gástrico, lo que haría más probable la identificación de una obstrucción. *Flechas naranjas: duodeno lleno de gas; flecha de dos puntas:* antro lleno de gas.

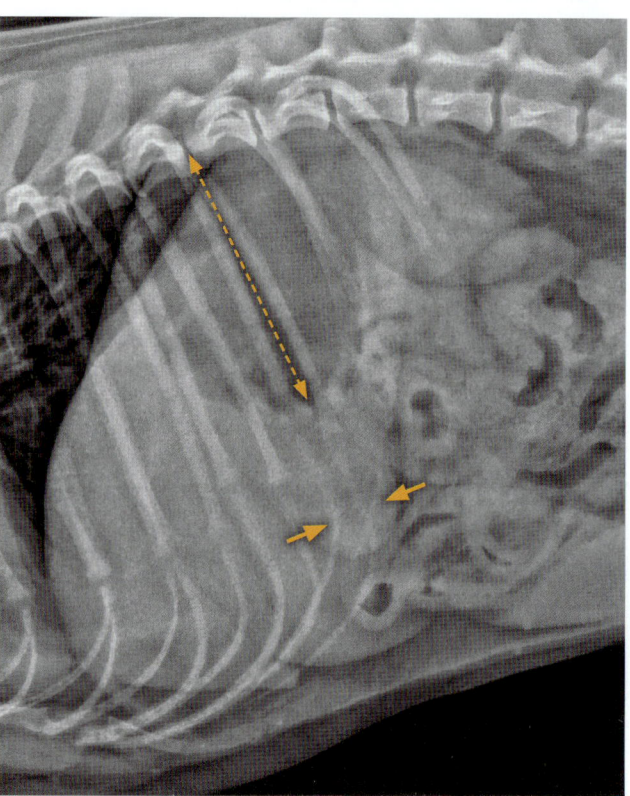

Fig. 26.2 Radiografía lateral derecha normal del estómago de un perro. En decúbito lateral derecho, el antro, el píloro y el duodeno, que son estructuras ventrales del lado derecho, son declives y no están llenas de gas. El antro en este perro es tiene opacidad de tejidos blandos (flechas). El gas llena el fondo y el cuerpo no declives (flecha de dos puntas).

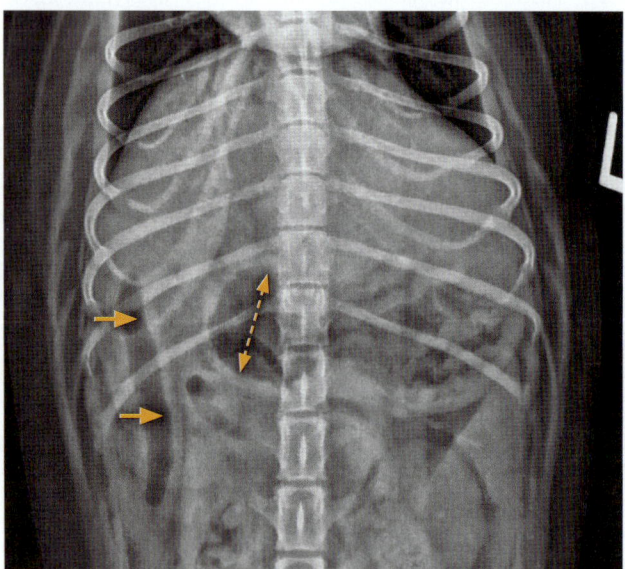

Fig. 26.3 Imagen radiográfica ventrodorsal del estómago de un perro. El antro (flecha de dos puntas) y el cuerpo gástrico están llenos de gas en la posición ventrodorsal. Aparecen pliegues gástricos normales en el cuerpo gástrico. El duodeno (flechas) también está lleno de gas.

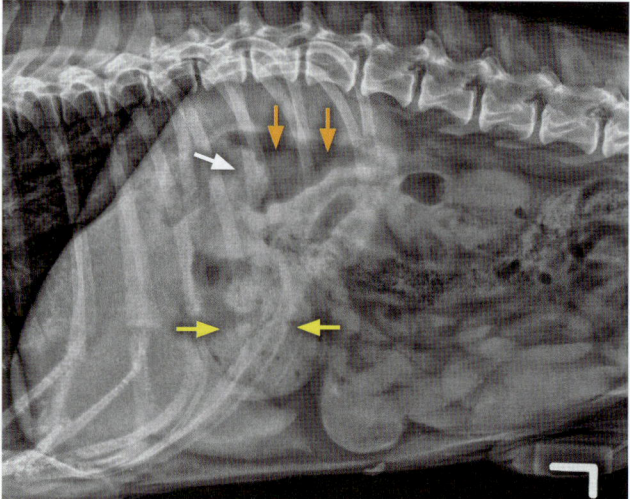

Fig. 26.4 Radiografía lateral izquierda del abdomen craneal en un teckel macho esterilizado que se presentó después de 4 días de vómitos y letargo. Radiografía abdominal lateral izquierda. El gas se redistribuye en el duodeno al localizarse en el lado derecho (flechas naranjas) y resalta un cuerpo extraño con opacidad de tejidos blandos (flecha blanca) en la unión píloro-duodenal. El antro (flechas amarillas) está lleno también de contenido de opacidad de tejido blando similar. Se extrajo quirúrgicamente una tela del estómago.

El volumen de aire luminal es variable y puede aparecer aumentado en perros y gatos que presentan disnea o taquipnea, o estrés. La velocidad de vaciado gástrico en los perros normales es extremadamente variable, según el tipo y el volumen de alimento ingerido. Esta velocidad puede verse ralentizada también por factores externos como el estrés o el dolor. La presencia de material de alimento residual en el estómago de 12 a 16 h después de la ingesta de una comida copiosa no es inusual en los perros. En los gatos, el vaciado gástrico es un poco más rápido.

El aspecto normal del estómago en la radiografía varía según la posición del paciente y el contenido luminal. Cuando el paciente está en decúbito derecho, el gas en el estómago ascenderá a la parte superior del mismo, el fondo y el cuerpo. Cualquier líquido presente en el estómago migrará hacia la parte declive de la luz gástrica, en este caso el antro pilórico. Cuanto este antro pilórico está lleno de líquido, frecuentemente aparece como una estructura casi circular, bien delimitada, de opacidad de tejido blando uniforme, en la zona craneal y ventral del abdomen en las proyecciones laterales derechas en los perros normales, y no debe confundirse con un cuerpo extraño gástrico. En una proyección lateral izquierda, el gas ascenderá a la parte más alta del estómago, el antro pilórico. El fondo y el cuerpo del estómago pueden estar llenos de gas, líquido o una combinación de ambos. En una proyección ventrodorsal, el líquido tenderá a llenar el fondo gástrico. El gas ocupará la parte distal del cuerpo gástrico y el antro pilórico. En una proyección dorsoventral, el gas llenará el fondo gástrico. El antro pilórico normalmente se llena de líquido, salvo que exista en el estómago un volumen relativamente grande de gas.

El significado del material radiopaco en el estómago debe relacionarse con la hora de la última comida o la presunta ingestión de material extraño. A menudo es necesario repetir las radiografías en perros y gatos con vómitos que presentan distensión gástrica con ingesta de opacidad de tejido blando heterogénea después de transcurridas 12-24 h (o menos, si se aprecia un deterioro en el estado clínico del animal) para vigilar el paso del contenido (**fig. 26.5**).[3] El alimento y el material extraño pueden presentar un aspecto radiográfico muy similar, y repetir las radiografías después de confirmar el ayuno y la fluidoterapia es un método diagnóstico muy útil para diferenciarlos. El estómago debe vaciarse, al menos en parte, ya sea con vómito continuado o por el peristaltismo normal. La persistencia de contenido sin cambios elevará la sospecha de que se trata de material extraño, si bien es preciso realizar pruebas adicionales para confirmarlo. En los gatos, en la radiografía, la pared del estómago presenta bandas alternas de tejido blando y grasa semejantes a una "rueda de carro" debido a la grasa de la capa submucosa, que es un rasgo propio de los gatos (**fig. 26.6**).

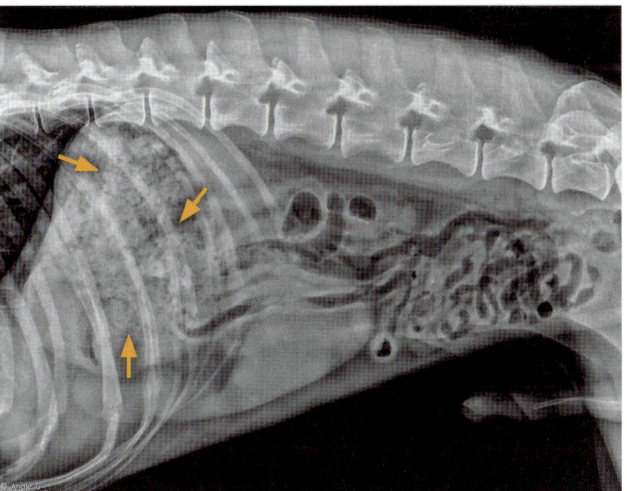

Fig. 26.5 Radiografía abdominal lateral derecha realizada después de ayuno y fluidoterapia de 24 h en un perro con vómitos agudos. Existe un gran volumen de contenido de opacidad de tejido blando heterogénea que llena el estómago (flechas). Los segmentos yeyunales presentan un tamaño normal y contienen un volumen de gas normal. El colon está casi vacío y prácticamente sin heces. Se extrajeron tampones del estómago con gastroscopia. Este hallazgo refuerza el principio de que el alimento y el contenido extraño, especialmente la tela, tienen un aspecto similar en la radiografía. El ayuno con radiografías repetidas es un buen método para diferenciar el alimento del material extraño.

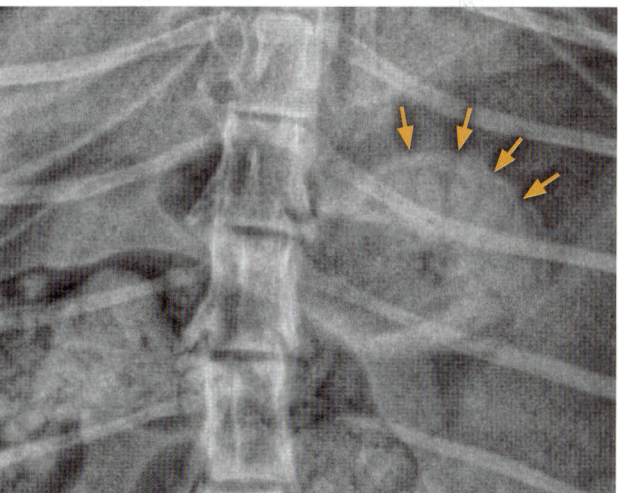

Fig. 26.6 Imagen ventrodorsal del estómago normal de un gato. Se muestra un estómago vacío con un aspecto de "rueda de carro" debido a la alternancia de los pliegues gástricos de opacidad de tejido blando con la grasa de la submucosa que se sitúa entre ellos (flechas).

La ecografía se emplea de forma sistemática como modalidad de estudio de imagen complementaria a las radiografías para evaluar el estómago. Puede utilizarse en la valoración de la pared gástrica en busca de anomalías como alteración o borramiento de la distribución en capas y aumento de grosor. Además, aporta cierta información sobre el contenido gástrico, si bien el estudio de imagen está a menudo significativamente limitado por la presencia de gas luminal y los artefactos resultantes. La pared gástrica normal debe tener cinco capas alternas hiperecoicas e hipoecoicas, como en el intestino delgado. El borde luminal de la mucosa aparece como una línea ecogénica brillante. La capa mucosa es hipoecoica y se sitúa sobre la capa submucosa, más ecogénica. La muscular es hipoecoica, mientras que el margen seroso aparece como una fina línea hiperecoica. El cuerpo gástrico y el antro pilórico poseen numerosos pliegues rugosos. La medida de la pared gástrica para confirmar o excluir un engrosamiento solo se realizará cuando el estómago esté al menos moderadamente distendido. En pacientes normales suelen observarse ondas peristálticas en tiempo real, con un promedio de aproximadamente 4-5 por minuto.

La ecografía debe realizarse antes de la endoscopia o los estudios de bario, si es posible. Para la evaluación ecográfica del estómago se recomiendan transductores de matriz curva de alta frecuencia. Los transductores lineales pueden utilizarse en perros pequeños o gatos, aunque su utilidad es menor en los estudios de imagen de perros medianos o grandes debido a su gran área de contacto, a un campo visual limitado y a la localización subcostal del estómago que se utilizará para evaluar este órgano en animales de mayor tamaño. Un transductor de 7,5 MHz resulta adecuado en perros grandes, mientras que frecuencias >7,5 MHz son mejores en perros pequeños y en gatos. La exploración ecográfica del estómago debe incluir una valoración del peritoneo, el mesenterio y los ganglios linfáticos regionales. Incluso en condiciones ideales, es habitual que no se pueda examinar el estómago al completo al realizar la ecografía abdominal.

La evaluación ecográfica del estómago ha de incluir una valoración del grosor de la pared, la distribución en capas y la simetría, localización y distribución del engrosamiento, la motilidad y el contenido luminal.

Una TC del estómago con contraste es una modalidad excelente para explorar el estómago y las estructuras regionales. Permite valorar la distribución en capas y el grosor de la pared, las obstrucciones mecánicas del tracto de salida, los cuerpos extraños en la luz, las hemorragias agudas asociadas, por ejemplo, a úlceras en la mucosa, las perforaciones de la pared gástrica y enfermedades infiltrativas como las neoplasias.

Cuerpos extraños gástricos y material extraño

La presencia de un cuerpo o material extraño en el estómago es una etiología común de los vómitos de inicio agudo, especialmente en pacientes caninos. Algunos de estos cuerpos extraños gástricos, como las piedras o sus fragmentos y los objetos metálicos, son sencillos de identificar en las radiografías. En algunos pacientes, tales objetos, pueden recorrer el intestino delgado y eliminarse por el colon, aunque, por desgracia, no es posible predecir con fiabilidad el tamaño de aquellos objetos extraños que provocarán, probablemente, obstrucción del intestino delgado. Los cuerpos extraños con opacidad de tejidos blandos en la luz gástrica son a menudo significativamente más difíciles de diagnosticar, ya que pueden estar enmascarados por la presencia de líquido en dicha luz. Si se realizan tres proyecciones del abdomen, aumenta la probabilidad de que el cuerpo extraño pueda ser perfilado por el aire luminal, especialmente si dicho objeto se fija en el antro pilórico. Es posible realizar un estudio de contraste gástrico limitado cuando exista una sospecha notable de ingestión de un objeto extraño con opacidad de tejidos blandos, si no se identifica en las radiografías simples. Se administra un pequeño volumen de suspensión de bario diluida (aproximadamente de 5 a 25 ml al 30 % en peso/volumen, según el tamaño del paciente). Se obtienen radiografías del abdomen en proyecciones lateral izquierda, lateral derecha, ventrodorsal y dorsoventral. El pequeño volumen de contraste puede delimitar un objeto extraño aislado como, por ejemplo, una pelota de plástico o de goma (**fig. 26.7**). Si estas radiografías no facilitan un diagnóstico, podrá administrarse bario adicional para realizar un estudio de contraste gastrointestinal superior completo.

La presencia de material de opacidad de tejido blando heterogénea en la luz gástrica es un hallazgo frecuente en pacientes caninos que presentan vómitos con inicio agudo. El aspecto radiográfico de este contenido es inespecífico, y tanto el alimento residual como el material extraño de tipo tela u otro tejido, plástico, tricobezoares o fitobezoares pueden adoptar una apariencia relativamente similar en las radiografías. El material

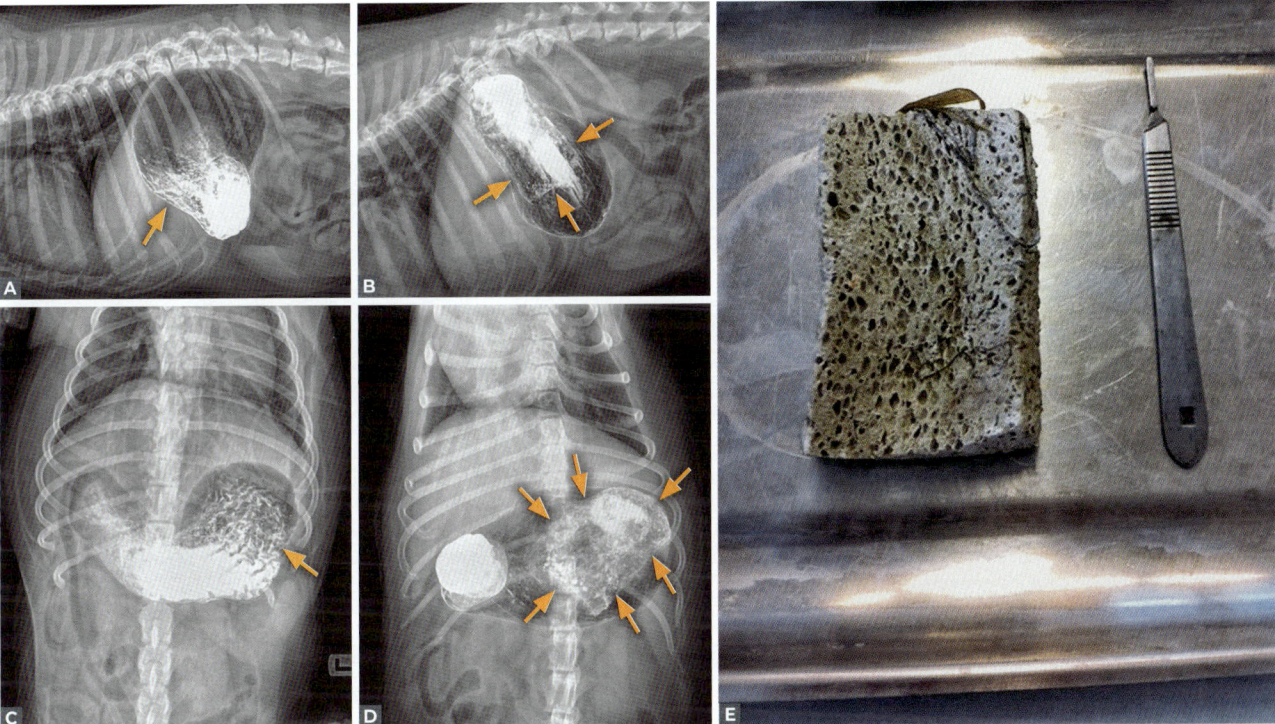

Fig. 26.7 Estudio de contraste de pequeño volumen en un perro con un cuerpo extraño gástrico. El estudio muestra un objeto extraño impregnado con bario semejante a una esponja en las proyecciones lateral izquierda y ventrodorsal (**B**, **D**). En las proyecciones lateral derecha y dorsoventral, el cuerpo extraño no es visible o es apenas visible, debido a la superposición de los pliegues gástricos.

extraño de tela o tejido y los fitobezoares asumen a veces un aspecto estriado por los acúmulos de gas que quedan atrapados en la estructura del material. La detección de material radiopaco en el estómago debe correlacionarse con la hora de la última comida o con la sospecha clínica de ingesta de material extraño. La repetición de radiografías después de un ayuno confirmado y fluidoterapia procura un método diagnóstico importante para diferenciar entre alimento y material extraño. Estas radiografías repetidas se obtendrán tras un ayuno de 12-24 h (o menos, si se aprecia un deterioro en el estado clínico del animal) para vigilar el paso del contenido (**fig. 26.5**).[3] El estómago debe vaciarse, al menos en parte, por peristaltismo, aunque en pacientes estresados tal vez lo haga más despacio de lo esperado. La persistencia de un contenido sin cambios refuerza la sospecha de presencia de material extraño, si bien tal vez sea necesario realizar, como confirmación, una endoscopia, un estudio de contraste gastrointestinal superior o una laparotomía.

Trastornos que cursan con dilatación gástrica

La distensión gástrica puede deberse a una cantidad excesiva de gas, comida y/o líquido en el estómago y es uno de los hallazgos más comunes en las radiografías de perros y gatos con vómitos. Entre las causas se incluyen la distensión (hinchazón) gástrica, atonía, gastritis, dilatación-torsión del estómago, vólvulo, obstrucción mecánica del tracto de salida y enfermedad infiltrativa de la pared gástrica como la neoplasia.

Distensión gástrica y atonía

Cuando el estómago está dilatado y lleno de comida, pero mantiene una posición normal, el "empacho" (indigestión) es uno de los diagnósticos más probables (**fig. 26.8**). El retraso en el vaciado gástrico y la gastritis son causas ocasionales de este hallazgo (**figs. 26.9-26.11**). En tales casos puede recurrirse a la repetición de las radiografías para vigilar el paso de la ingesta después del tratamiento médico, ya que el alimento y el material extraño pueden presentar un aspecto radiológico similar.

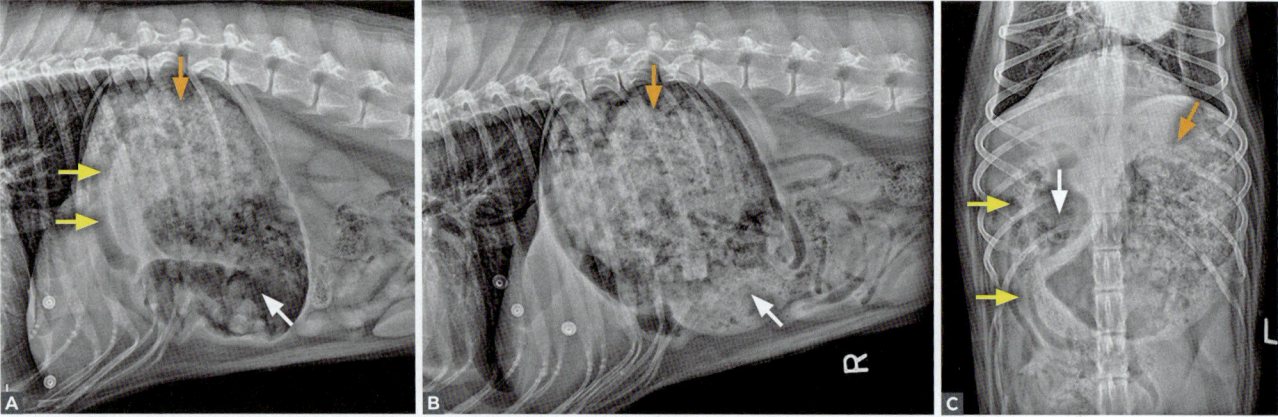

Fig. 26.8 Radiografías laterales izquierda y derecha y ventrodorsal del abdomen craneal de un gran danés con mezcla de raza que presentaba vómitos agudos. El estómago tiene una posición normal con el fondo (flecha naranja) y el antro (flecha blanca) en sus posiciones anatómicas. El estómago se encuentra marcadamente distendido con ingesta de aspecto granular y opacidad heterogénea de tejido blando y gas. El duodeno es visible en las proyecciones lateral izquierda y ventrodorsal, y contiene gas (flechas amarillas). El contenido de aspecto granular podría representar alimento, un material extraño o una combinación de comida mezclada con material extraño, pero no es posible establecer esta diferenciación con las radiografías. En este perro, el contenido correspondía a alimento, y el diagnóstico fue indigestión gástrica ("empacho").

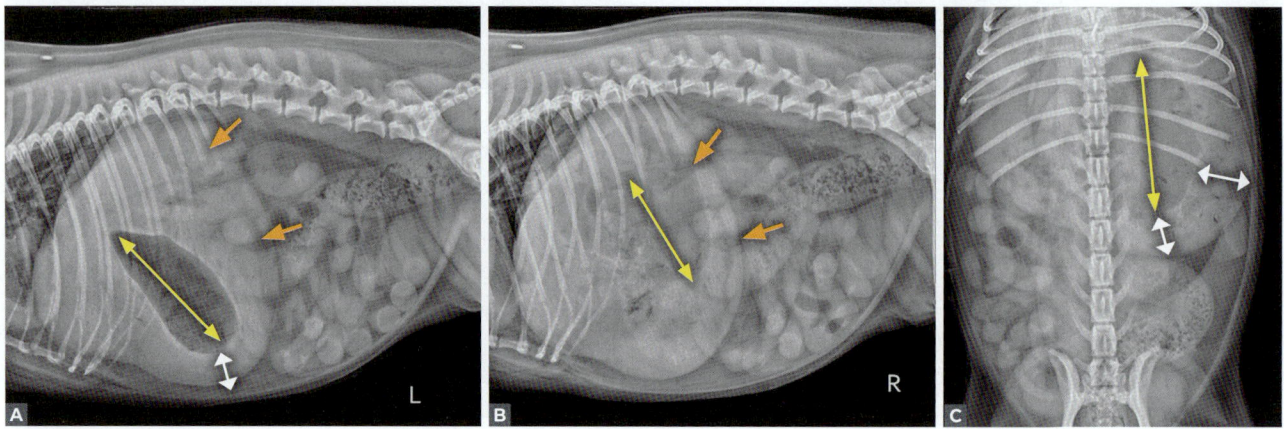

Fig. 26.9 Radiografías laterales derecha e izquierda y ventrodorsal del abdomen de un carlino que presentaba náuseas, vómitos y distensión abdominal. El estómago está claramente dilatado debido a una gran cantidad de contenido de líquido y gas. Esta presencia de líquido (flechas naranjas) con una gran burbuja de gas superpuesta (flechas amarillas) se confunde a menudo con un aumento de grosor de la pared gástrica (flechas blancas). El margen de la burbuja de gas solo muestra el borde con líquido en el estómago, no la mucosa gástrica, con lo cual la determinación del espesor de la pared no puede establecerse y se necesita una ecografía. En las imágenes lateral derecha y ventrodorsal, la burbuja de gas tiene una opacidad heterogénea, que se debe a la superposición del líquido con la burbuja gaseosa. Esta opacidad es diagnóstica de la presencia de líquido y gas en el estómago. Los diagnósticos diferenciales de estómago distendido por líquido y gas incluyen íleo funcional (gastritis y pancreatitis), obstrucción del tracto de salida gástrico (estenosis pilórica, cuerpo extraño) e infiltración de la pared gástrica por neoplasia (menos común).

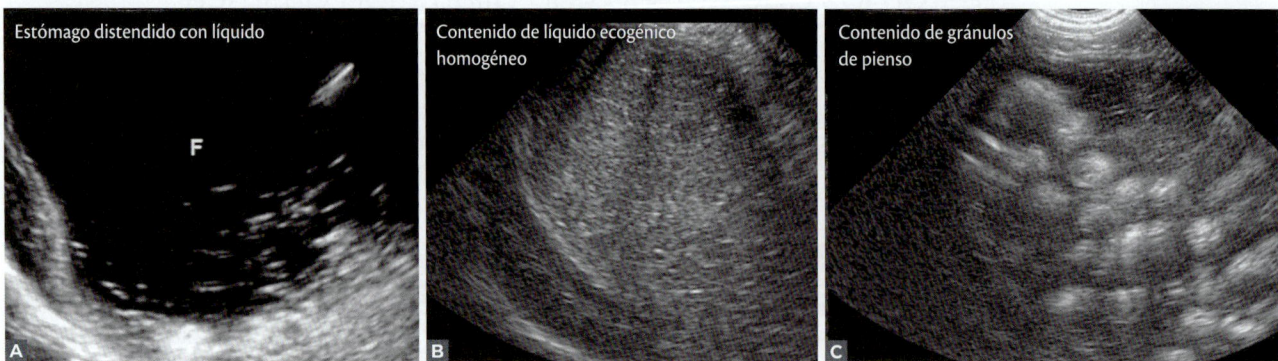

Fig. 26.10 Ejemplos del aspecto ecográfico variable del contenido en el estómago. Imágenes ecográficas del estómago de tres perros diferentes. Los tres presentan dilatación gástrica. (**A**) El estómago está distendido con líquido. Los puntos hiperecoicos en el líquido se deben a pequeñas burbujas de gas. (**B**) Distensión del estómago lleno con ingesta de líquido ecogénico homogéneo que representa alimento blando mezclado con líquido. (**C**) Las múltiples estructuras nodulares hiperecoicas redondas rodeadas por líquido en el estómago distendido se deben a la reciente ingestión de gránulos de pienso.

Fig. 26.11 Imagen ecográfica del estómago de un perro que recientemente había ingerido una comida que consistía en pequeños trozos de alimento. En comparación con los gránulos de pienso de la figura 26.10, la comida blanda, como la carne y las patatas, tiene un aspecto hipoecoico (flechas) y, a menudo, está perfilada en parte por gas (marcado como gas en el estómago) a su alrededor en la luz del estómago.

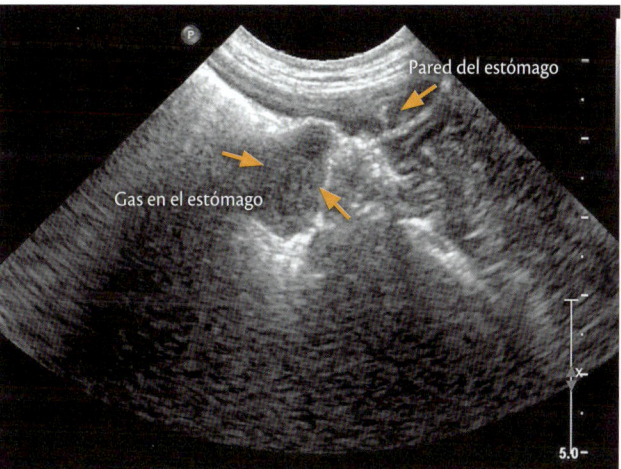

Fig. 26.12 Perra de 8 años castrada de raza mixta que se presentó con vómitos crónicos y pérdida de peso. Se muestra (**A**) una radiografía lateral izquierda y (**B**) una imagen ecográfica transversal del antro gástrico. La radiografía lateral izquierda muestra que la pared del estómago parece tener una forma ondulante y engrosada (flechas), si bien podría tratarse de un artefacto por contenido adherido. En la imagen ecográfica transversal correspondiente del antro se confirma la forma ondulante y engrosada de la pared del estómago. En la imagen ecográfica, la pared engrosada presenta una pérdida transmural hipoecoica de la distribución en capas. Con la biopsia gástrica se diagnosticó un linfoma.

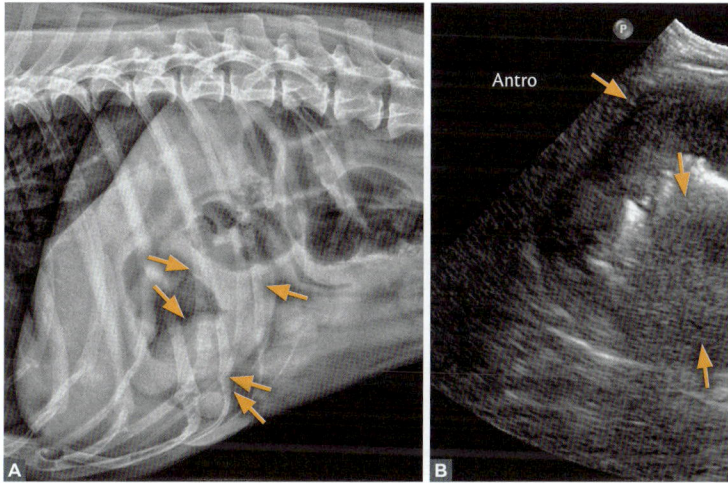

Gastritis y úlceras

La gastritis y las úlceras pueden derivar en un engrosamiento de la pared gástrica. En las radiografías no es posible valorar con precisión el grosor de dicha pared y es habitual que se sobrevalore este engrosamiento. La fusión de las siluetas del líquido luminal y de la pared del estómago, unida a la presencia de una burbuja de gas luminal adyacente, genera en la imagen una falsa apariencia de engrosamiento mural (**fig. 26.9**). La confirmación de un aumento de grosor de la pared requiere la realización de un estudio de contraste gastrointestinal superior (capítulo 25), una ecografía o una TC con contraste para el diagnóstico (**fig. 26.12**). En las ecografías, el engrosamiento de la pared del estómago puede caracterizarse como focal o difuso, concéntrico o asimétrico (**fig. 26.13**). Un engrosamiento focal con disrupción de la distribución en capas de la pared puede deberse a neoplasia con o sin ulceración, granulomas y úlceras benignas. El aumento de grosor generalizado es más común en enfermedades inflamatorias, pero puede producirse también por una infiltración neoplásica difusa. Se considera que existe engrosamiento de la pared gástrica cuando el espesor de dicha pared es superior a 5 mm en perros o a 3 mm, en gatos. Las mediciones de la pared gástrica no deben obtenerse con el estómago vacío y colapsado, pues al plegarse la pared gástrica se hace difícil identificar las capas de la pared, y es normal que se sobreestime en gran medida dicho grosor. Al medir el espesor de la pared gástrica, la medida debe tomarse entre los pliegues gástricos para no sobrevalorar el grosor de la pared.

En perros con vómitos secundarios a pancreatitis o afectados por hipoalbuminemia puede aparecer un edema en la pared gástrica.[4,5] Este edema conduce en ocasiones a que la pared adquiera un grosor >5 mm. Las características ecográficas de un edema de la pared gástrica comprenden parte o la totalidad de las siguientes: mayor espesor de la pared, pérdida completa de la distribución en capas en la misma, engro-

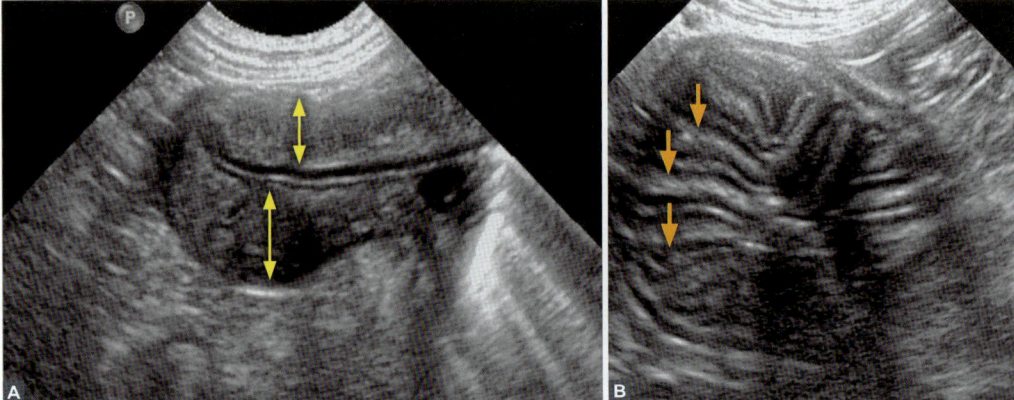

Fig. 26.13 Un bassett hound macho esterilizado de 6 años que presentaba vómitos agudos y hematemesis. (**A**) La exploración ecográfica del fondo gástrico reveló que la capa submucosa de la pared estaba difusamente engrosada con la capa mucosa preservada (flechas amarillas). (**B**) Tres días más tarde, después del tratamiento médico, el grosor de la pared gástrica y la distribución en capas del fondo recuperaron el aspecto normal con pliegues gástricos radiales normales (flechas naranjas). El diagnóstico fue gastritis inespecífica y edema de la pared gástrica. La pared gástrica engrosada en un perro con vómitos puede asemejarse a la imagen de infecciones infiltrativas o neoplásicas, por lo que conviene repetir la ecografía del estómago después del tratamiento médico y cuando se resuelvan los vómitos para determinar si los hallazgos son estáticos o no.

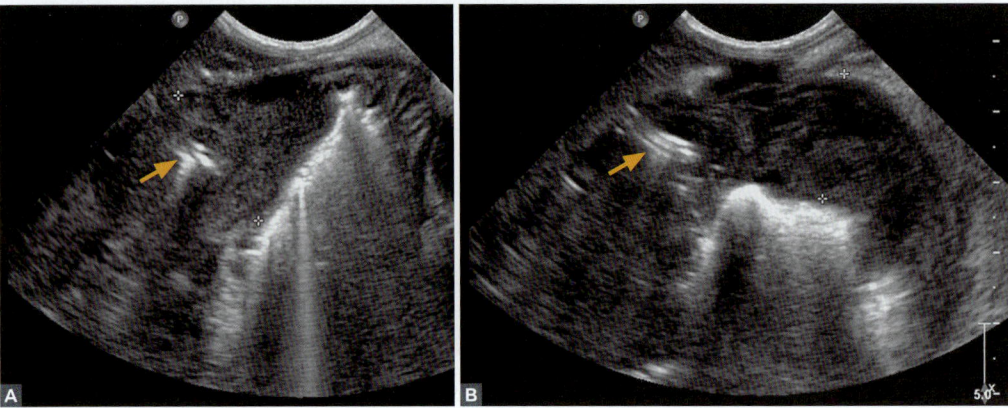

Fig. 26.14 Imágenes ecográficas del estómago en un perro de raza mixta de tamaño medio esterilizado y de 6 años que presentaba vómitos crónicos y melena. El perro había sido tratado con antiinflamatorios no esteroideos por un dolor ortopédico. La pared del antro gástrico muestra un engrosamiento focal grave (calibradores) de hasta 2,12 cm. En las regiones con aumento de grosor se observa pérdida transmural hipoecoica de la distribución en capas de la pared. En las regiones engrosadas aparecen varios puntos hiperecoicos con artefactos de reverberación (flechas) que representan necrosis y gas que rellena el cráter de una úlcera. En este perro se diagnosticaron úlceras benignas.

samiento de la submucosa y aumento de grosor de la capa muscular.[4] En perros con hipoalbuminemia, el 21,4 % mostró engrosamiento de la pared gástrica con una media de 10,0 mm ± 2,0 mm, preservación de la capa mucosa, engrosamiento de la submucosa y alteraciones en la distribución regular de capas en la pared.[5] El mayor espesor de la pared gástrica en perros con vómitos, pancreatitis o hipoalbuminemia debe vigilarse para comprobar la resolución ecográfica del mismo una vez desaparecidos los signos clínicos, con el objetivo de descartar una infiltración neoplásica. Las úlceras gástricas conducen a una disrupción de la mucosa y no pueden diagnosticarse con radiografía simple. El diagnóstico exige un estudio con contraste de bario, ecografía, TC con contraste o endoscopia. La endoscopia es el método preferido para el diagnóstico de pequeñas úlceras en la mucosa, que son difíciles o imposibles de detectar con las demás modalidades debido a su reducido tamaño y a la ausencia de un engrosamiento mural secundario. Se necesita que haya un aumento de grosor de la pared que se acompañe de un defecto en la superficie o cráter para detectar úlceras mediante la mayoría de las técnicas de imagen. En las ecografías, las úlceras benignas aparecen como un engrosamiento de pared localizado (**fig. 26.14**).[6] También se pueden apreciar cráteres en la mucosa con una superficie irregular y adherencia de burbujas de gas. La presencia de gas luminal y alimento crea artefactos que dificultan la detección ecográfica de las úlceras gástricas. Las úlceras benignas provocan un aumento de grosor focal de la pared gástrica y pérdida de la distribución en capas, con un aspecto que puede asemejarse al de las úlceras malignas. La TC es la mejor modalidad para valorar la pared gástrica, ya que en la imagen no interfiere ninguna superposición ni el gas luminal. La distensión del estómago con agua o gas reduce los artefactos por plegamiento de la pared gástrica y permite valorar esta en su totalidad. Al mismo tiempo, hace posible analizar los ganglios linfáticos y el hígado en busca de metástasis locales y regionales.

La presencia de engrosamiento focal de la pared y la pérdida de la distribución en capas requiere la toma de muestras de tejido para diferenciar una enfermedad infiltrativa de la pared gástrica benigna de una maligna.

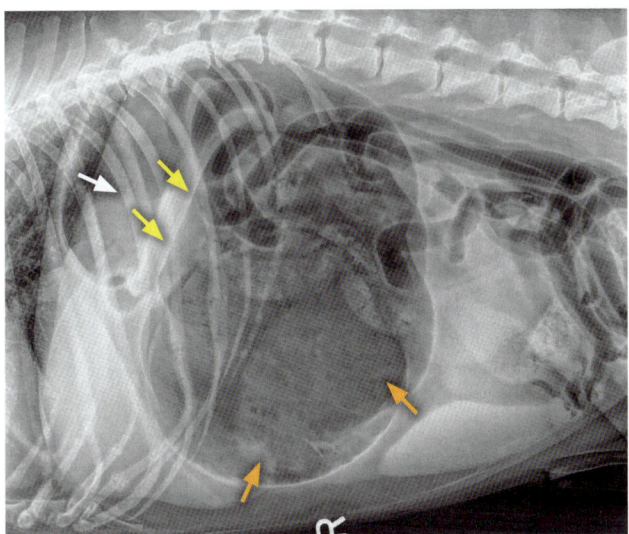

Fig. 26.15 Collie con mezcla de raza que se presenta con dolor y distensión del abdomen y náuseas. Se realizó una radiografía lateral derecha que mostró un desplazamiento del fondo y el cuerpo del estómago en sentido caudoventral (flechas naranjas), y del antro en sentido craneodorsal (flecha blanca). Se aprecia compartimentación, denotada por una banda de tejido blando entre el antro y el fondo (flechas amarillas). Se trata de un caso de dilatación y vólvulo gástrico que requirió una intervención quirúrgica.

Dilatación y vólvulo gástrico

Una dilatación grave unida al desplazamiento del estómago es un signo de vólvulo gástrico, diagnosticado sobre todo en perros grandes y gigantes y rara vez en canes pequeños. El estómago gira aproximadamente 180° alrededor del eje largo del abdomen, de forma que el antro pilórico pasa a localizarse en el abdomen dorsal craneal izquierdo, mientras que el fondo y el cuerpo gástrico cambian su posición al abdomen ventral derecho y en la línea media. En los perros con vólvulo gástrico, el estómago puede parecer compartimentado o segmentado por la aparición de bandas de opacidad de tejido blando entre los segmentos llenos de gas (**fig. 26.15**). Puesto que normalmente el píloro está desplazado en sentido dorsal y a la izquierda, en una radiografía lateral derecha se observa ocupación con gas de este segmento del estómago localizado en posición anómala, y en general este hallazgo es suficiente para establecer el diagnóstico. El esófago se muestra a menudo dilatado y lleno de gas, de forma secundaria a la oclusión de la unión gastroesofágica. En muchos pacientes existe también una dilatación generalizada del intestino delgado con gas por íleo paralítico causado por isquemia y dolor. La dilatación y el vólvulo gástrico son extremadamente raros en gatos.[7] Asimismo, en los perros es posible observar un vólvulo parcial, en cuyo caso el estómago asume una posición atípica, pero no compatible

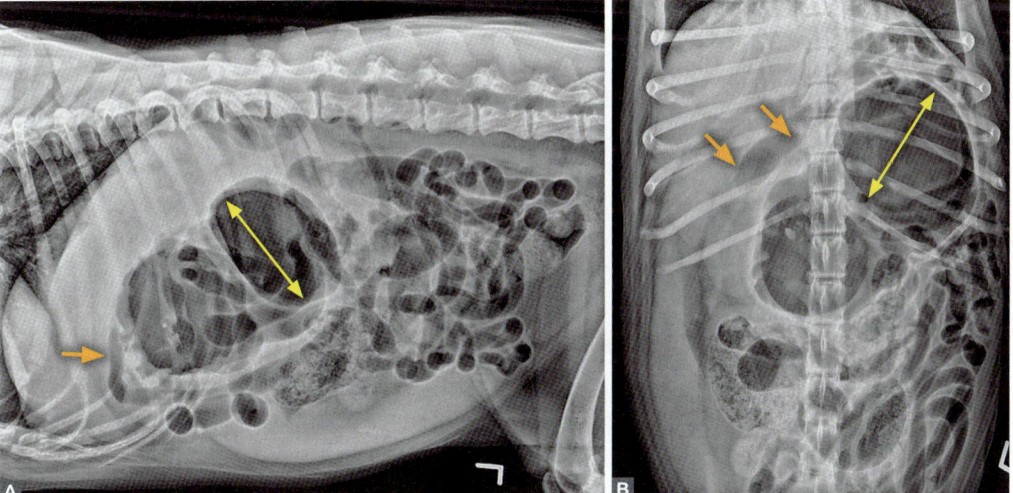

Fig. 26.16 Radiografías lateral izquierda y ventrodorsal del abdomen en un mastín italiano que presentaba vómitos crónicos intermitentes desde hacía 2 meses. La posición gástrica está alterada. El cuerpo gástrico lleno de gas (flechas amarillas) se sitúa en el abdomen mediodorsal izquierdo. El fondo gástrico se encuentra en la línea media caudal al cuerpo gástrico en la proyección ventrodorsal. El duodeno está desplazado en sentido medial (flechas naranjas) y el bazo, está aumentado de tamaño y desplazado hacia la derecha. Todo el yeyuno se encuentra desplazado en el abdomen medio izquierdo. Se confirmó quirúrgicamente la presencia de un vólvulo parcial del estómago y el bazo estaba desplazado a la derecha y congestionado.

Fig. 26.17 Radiografía abdominal lateral derecha de un perro con dilatación y vólvulo gástrico con rotura. El fondo y el cuerpo están mal posicionados en el abdomen caudoventral (flecha blanca), con presencia de gas libre en todo el espacio peritoneal, lo que realza los márgenes serosos de varios segmentos intestinales (flechas naranjas) y el margen caudal del diafragma.

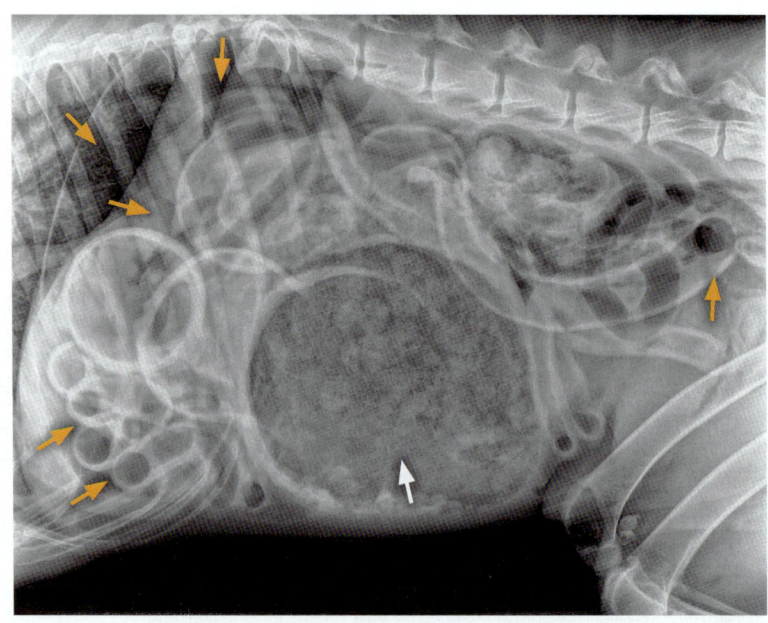

Fig. 26.18 Radiografías abdominales laterales derecha e izquierda de un gato de 10 meses con vómitos agudos. El estómago está dilatado con líquido y gas que se redistribuye según la posición de decúbito del gato. (**A**) El gas ocupa el tracto de salida del antro y el duodeno (flechas naranjas). Se aprecia un cuerpo extraño en el duodeno proximal dilatado (flecha amarilla). (**B**) El líquido ocupa el antro pilórico y el duodeno (flechas naranjas). Este estudio ofrece un buen ejemplo de obstrucción del tracto de salida gástrico, que se caracteriza por un estómago dilatado y segmentos yeyunales vacíos. Una vez que se produce la obstrucción, el intestino distal a esta se vacía y el estómago se va dilatando con el tiempo.

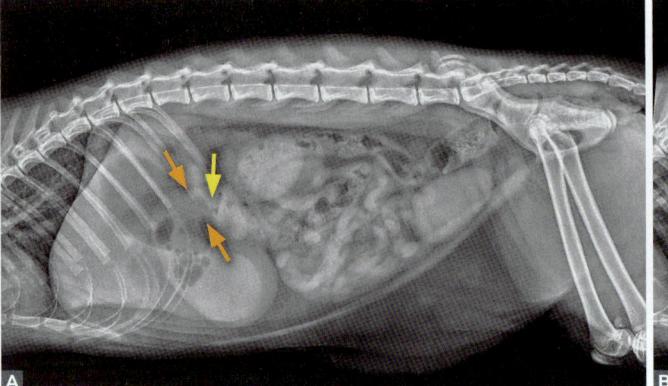 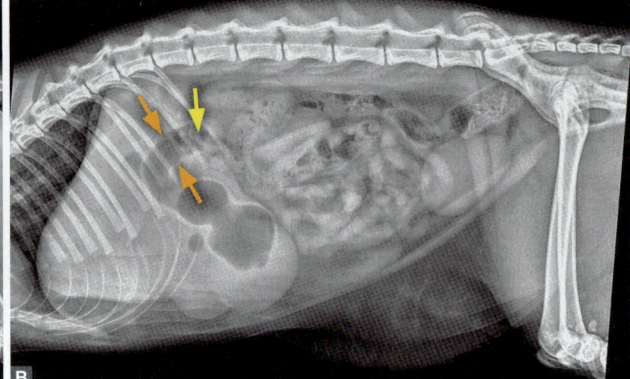

con un vólvulo completo (**fig. 26.16**). En los perros también pueden aparecer vólvulos intermitentes y sin dilatación. Una complicación poco habitual de la dilatación y el vólvulo gástrico es una rotura que libera un gran volumen de gas en la cavidad peritoneal (**fig. 26.17**). También puede apreciarse gas en la pared gástrica y en las venas porta, con necrosis del estómago por dilatación y vólvulo. La TC puede servir de ayuda para diagnosticar una malposición gástrica en los perros, y entre los hallazgos típicos cabe citar la ubicación del canal pilórico en el abdomen craneal izquierdo cerca del cardias gástrico y el antro a la izquierda o en posición ventral con respecto al fondo.[8]

Obstrucción del tracto de salida gástrico

La obstrucción del tracto de salida gástrico puede producirse a consecuencia del estrechamiento de la luz del antro y el píloro debido al aumento de grosor de la pared o al bloqueo mecánico del orificio. Por lo común, las radiografías simples suelen mostrar cierto grado de distensión gástrica. En una posición de decúbito lateral izquierdo, el gas en el estómago asciende al lado no declive (derecho), y los cuerpos extraños con opacidad de tejidos blandos en el tracto de salida son más fáciles de detectar cuando se resaltan debido a la presencia de gas luminal. En decúbito lateral derecho, el líquido llena el tracto de salida, por lo que resulta más difícil detectar el material extraño en la luz (**figs. 26.18** y **26.19**). En los gatos, sin embargo, obtener imágenes laterales derechas e izquierdas no ayuda a valorar el tracto de salida gástrico, salvo que exista una dilatación del estómago moderada o marcada.[2] Los cuerpos extraños gástricos pueden no provocar una obstrucción

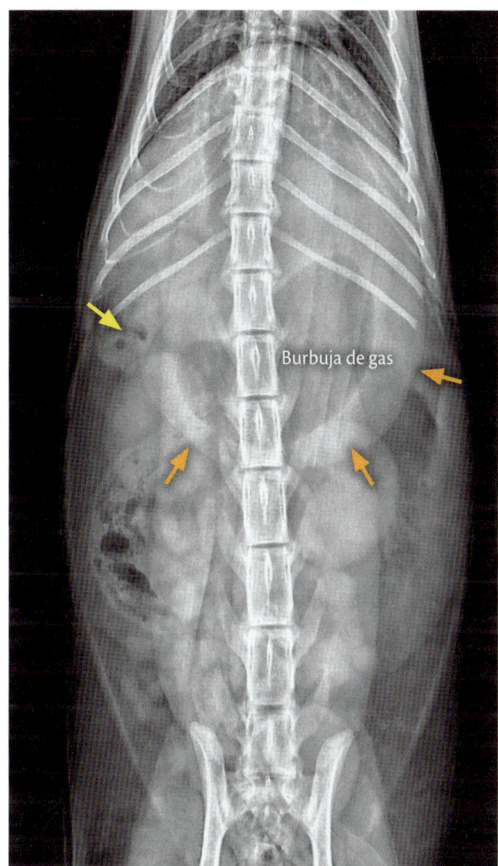

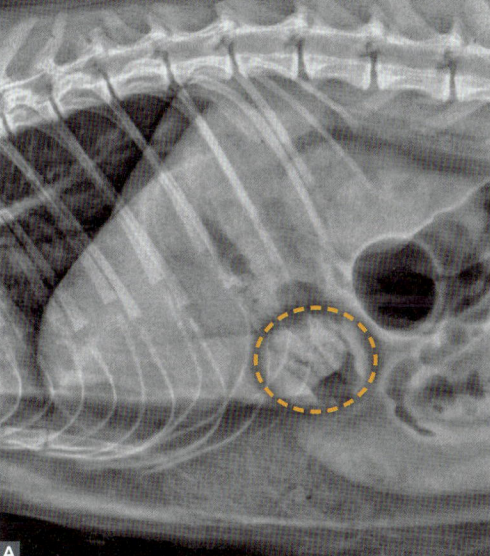

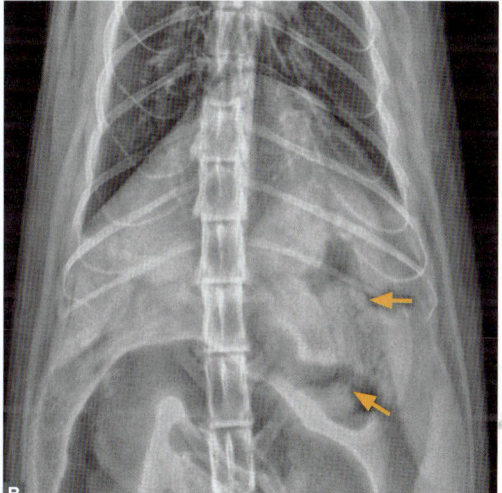

Fig. 26.20 Gato macho esterilizado de 4 años con náuseas y vómitos desde hace 24 h. Se aprecia una estructura de opacidad de tejido blando con aspecto estriado (flechas naranjas) rodeada por gas en el estómago que es móvil y se desplaza desde el fondo en la proyección ventrodorsal al cuerpo en la imagen lateral izquierda (círculo). Mediante gastroscopia se extrajo una bola de pelo del estómago. El estómago no estaba distendido, ya que la bola de pelo no había obstruido por completo el tracto de salida gástrico.

Fig. 26.19 Radiografía ventrodorsal del mismo gato que en la figura 26.18. El estómago está marcadamente distendido con líquido y gas (las flechas naranjas identifican los márgenes serosos caudales del estómago). Una burbuja de gas se superpone con la opacidad de líquido en el estómago, lo que no debe malinterpretarse como un engrosamiento de la pared gástrica. Existe un cuerpo extraño en el duodeno proximal (flecha amarilla).

completa del tracto de salida cuando pueden moverse libremente dentro de la luz gástrica, pero pueden causar obstrucción intermitente y vómitos (**fig. 26.20**). Cuando las radiografías muestran resultados equívocos, el estudio de contraste gastrointestinal superior positivo (capítulo 25) y la ecografía resultan de gran utilidad a la hora de identificar alteraciones del tracto de salida causantes de obstrucción gástrica. Pueden deberse a cuerpos extraños, pólipos o infiltrados inflamatorios graves o neoplasias.

A menudo, con las técnicas de diagnóstico por imagen, no es posible diferenciar entre estenosis pilórica hipertrófica e infiltrados inflamatorios o neoplasias, ya que todas estas alteraciones provocan un estrechamiento del orificio pilórico debido a engrosamiento anular y tienen un aspecto similar en las radiografías y la ecografía (**figs. 26.21** y **26.22**). La estenosis pilórica hipertrófica congénita muestra en la ecografía un aumento de grosor circunferencial (>3 mm) de la capa muscular y puede reconocerse por la visualización de una capa hipoecoica que se asemeja a un anillo en sección transversal (**fig. 26.23**). También es posible observar intensas contracciones peristálticas debido a la estenosis de la luz del tracto de salida. El reflujo de la ingesta gástrica puede apreciarse en la ecografía y, tras contracciones repetidas, puede pasar poco o ningún contenido al duodeno. La gastritis hipertrófica crónica puede asemejarse a una estenosis pilórica hipertrófica, pero la mucosa suele estar también engrosada. Es posible identificar un engrosamiento polipoide en el antro pilórico, que es excéntrico, y no concéntrico, como lo es en el caso de la hipertrofia pilórica. Estas estructuras pueden ser sésiles o pedunculadas y provocar obstrucción intermitente del tracto de salida gástrico (**fig. 26.24**). También es posible un engrosamiento concéntrico del píloro con infiltración neoplásica y fúngica, y el diagnóstico definitivo exige recurrir a la histopatología (**fig. 26.25**).

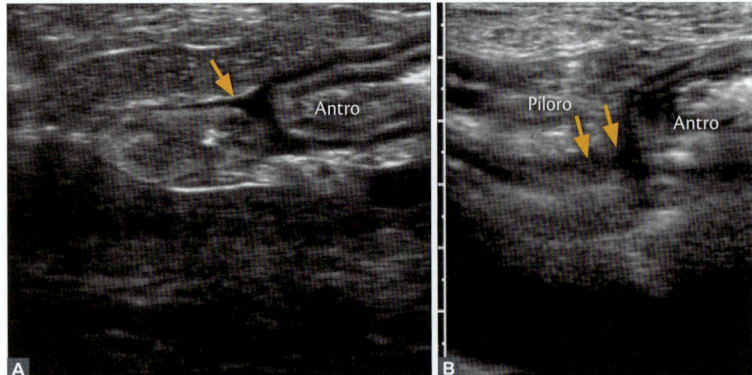

Fig. 26.21 Imágenes ecográficas normales del píloro de un gato (**A**) y un perro (**B**). En el gato se aprecia una región hipoecoica de la pared pilórica que no debe confundirse con aumento de grosor y que, en esta especie, es normal.

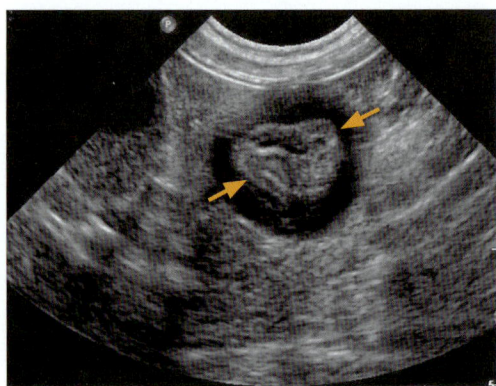

Fig. 26.22 Imagen transversal del píloro de un teckel macho esterilizado de 11 años con vómitos crónicos. La capa muscular (flechas) del píloro está engrosada circunferencialmente debido a hipertrofia pilórica idiopática.

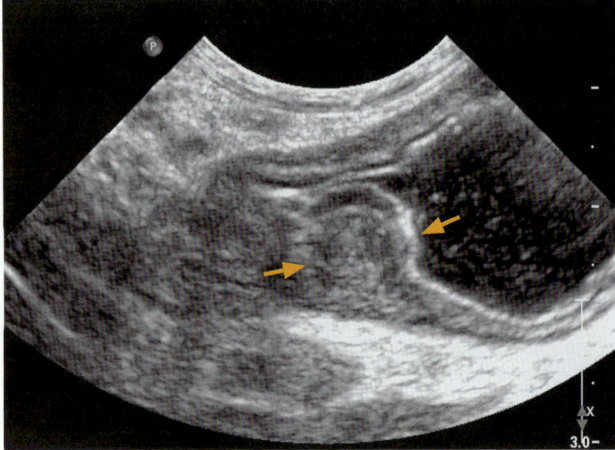

Fig. 26.23 Un teckel macho castrado de 12 años se presentó con vómitos crónicos desde hacía 3 semanas. La ecografía del estómago mostró un nódulo mural redondo diferenciado en el píloro que sobresale hacia la luz (flechas). El nódulo se diagnosticó como un pólipo. Los pólipos en esta localización pueden originar obstrucciones intermitentes del tracto de salida gástrico.

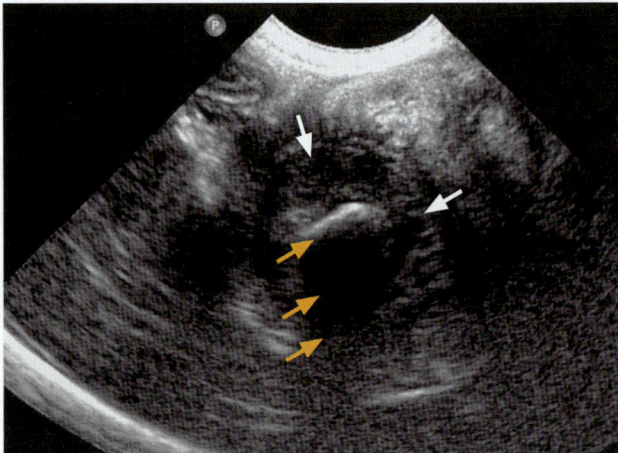

Fig. 26.24 Imagen ecográfica transversal de un perro con vómitos crónicos. Se aprecia un engrosamiento transmural hipoecoico circunferencial de la pared del antro (flechas blancas). En la luz existe una interfaz lineal hiperecoica con una sombra acústica marcada (flechas naranjas). El perro tenía un cuerpo extraño alojado en el antro pilórico con engrosamiento mural secundario que provocaba una obstrucción del tracto de salida.

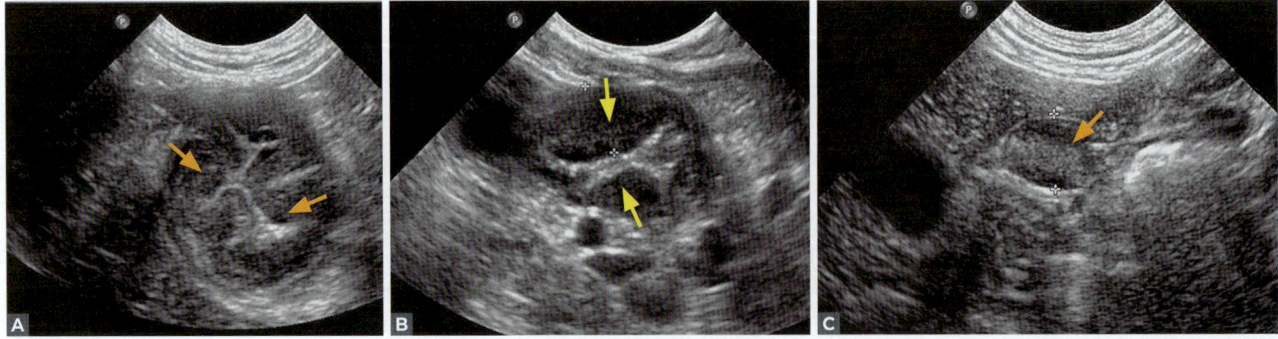

Fig. 26.25 Imágenes ecográficas del estómago de un Jack Russell terrier macho de 4 años que presentaba desde hacía 2 semanas hematoquecia y linfadenopatía generalizada. (**A**) El estómago tenía un engrosamiento de pared hipoecoico transmural difuso con disrupción en la distribución en capas de la pared (flechas naranjas). (**B**) Se aprecia también un engrosamiento hipoecoico transmural multifocal a lo largo de la pared del colon descendente (flechas amarillas). Se trata de una imagen transversal de la zona media del colon descendente. (**C**) El ganglio linfático gástrico está hipertrofiado (flecha naranja). Los diagnósticos diferenciales para estos hallazgos son enfermedades infiltrativas neoplásicas y fúngicas como la histoplasmosis, y exigen una muestra de tejidos para la diferenciación. A este perro se le diagnosticó un linfoma.

Enfermedad infiltrativa de la pared gástrica

Las neoplasias gástricas son relativamente infrecuentes, y el carcinoma representa su tipo más común en perros y el linfoma, en gatos. La neoplasia gástrica es difícil de diagnosticar en las radiografías simples salvo que exista una gran masa resaltada por el gas luminal. Las infiltraciones difusas de la pared del estómago son todavía más complejas y a menudo imposibles de diagnosticar en las radiografías. Las masas focales en la pared gástrica son típicas de carcinoma, leiomioma y leiomiosarcoma, mientras que es posible observar un engrosamiento generalizado de la pared con otras dolencias, como gastritis hipertrófica crónica, edema de la pared gástrica, gastritis eosinófila, infiltraciones fúngicas y neoplasias, como linfomas o sarcomas histiocíticos. Las infiltraciones difusas o localizadas y las masas de la pared gástrica se visualizan mejor con ecografía, lo que frecuentemente elimina la necesidad de estudios de contraste gastrointestinales. Las neoplasias pueden reconocerse durante la ecografía abdominal al observar un engrosamiento de la pared y disrupción de la distribución en capas de pared normal (**fig. 26.24**). La lesión neoplásica muestra normalmente una disminución de la ecogenicidad y puede crear el aspecto de seudodistribución en capas.[9] Los ganglios linfáticos regionales están a menudo aumentados de tamaño. El linfoma gástrico aparece en perros y gatos y provoca un aumento de grosor hipoecoico generalizado de la pared gástrica con pérdida de distribución en capas.[10]

Es posible realizar una biopsia o aspiración con aguja fina percutánea con guiado ecográfico de la pared gástrica para diferenciar los infiltrados neoplásicos e inflamatorios. La aspiración con aguja fina puede llevarse a cabo con una aguja de calibre 20, y las biopsias se obtienen con un dispositivo de biopsia automatizado de calibre 18 cuando la pared gástrica tiene un grosor de más de 2 cm.

Se ha demostrado que la TC con contraste sirve de ayuda para estadificar los tumores gástricos caninos.[11] Las hallazgos de TC del linfoma, el carcinoma, el leiomioma y los pólipos inflamatorios se solapan. Sin embargo, la TC es ventajosa para diagnosticar invasión local y metástasis distantes con fines de estadificación, además de caracterizar el origen y la magnitud de la lesión (**fig. 26.26**).[11] Se ha demostrado que la hidro-TC helicoidal es sencilla de realizar y resulta útil para el diagnóstico de tumores gástricos en perros y gatos (**fig. 26.27**). Para esta técnica, se intuba el estómago y se llena con agua a una dosis de 30 ml/kg. El abdomen se explora antes y después de una inyección intravenosa de contraste yodado soluble en agua. Esta técnica permite una valoración completa de la pared gástrica sin interferencia de gas luminal como en la ecografía y proporciona una evaluación precisa del tamaño y la extensión de las lesiones gástricas murales para la planificación terapéutica. También es útil también para evaluar los ganglios linfáticos locales y regionales.[12]

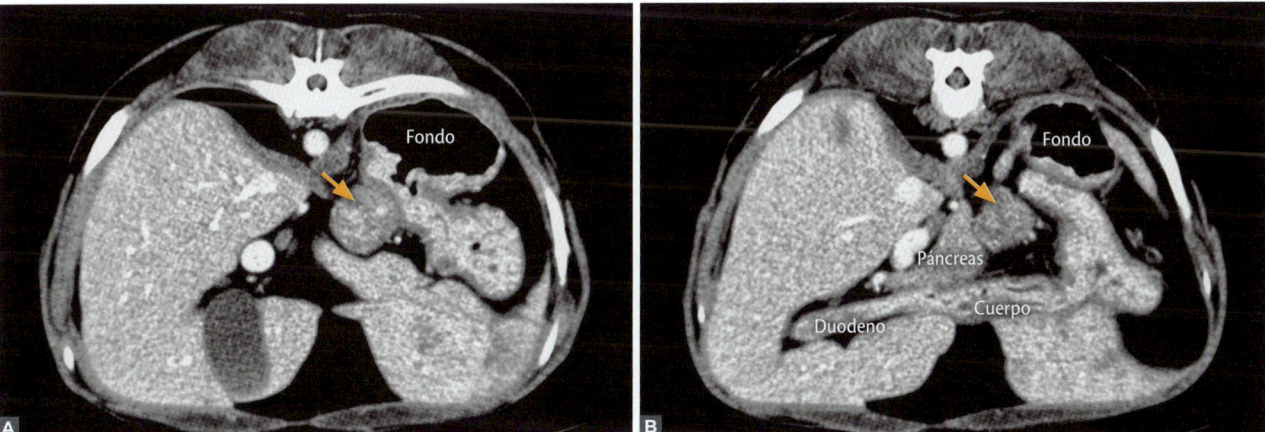

Fig. 26.26 Imágenes de TC de una terrier con mezcla de raza castrada de 13 años que presentaba vómitos y una masa cerca de la porta hepática identificada en la ecografía. El estudio de TC con ventana de tejidos blandos después de contraste mostró una masa en la pared en la curvatura menor del estómago en la proximidad del cardias. El esófago no estaba afectado. La masa borra la capa muscular del estómago y se extiende más allá del borde seroso en la grasa circundante cerca de la porta hepática. En la ecografía, la proximidad de la masa a la porta hepática puede dificultar su diferenciación con respecto a una lesión originada en el páncreas o en los ganglios linfáticos hepáticos. El resto del estómago no presenta alteraciones. Se contemplaron los diagnósticos diferenciales de leiomioma y leiomiosarcoma debido a la predilección de estos por la capa muscular. Son posibles otras neoplasias gástricas como el carcinoma. Esta masa requeriría una toma de muestra guiada por ecografía o una laparotomía para obtener un tejido para el diagnóstico, ya que no se extiende a través de la pared hacia la mucosa/luz, lo cual excluye una toma de muestras por endoscopia.

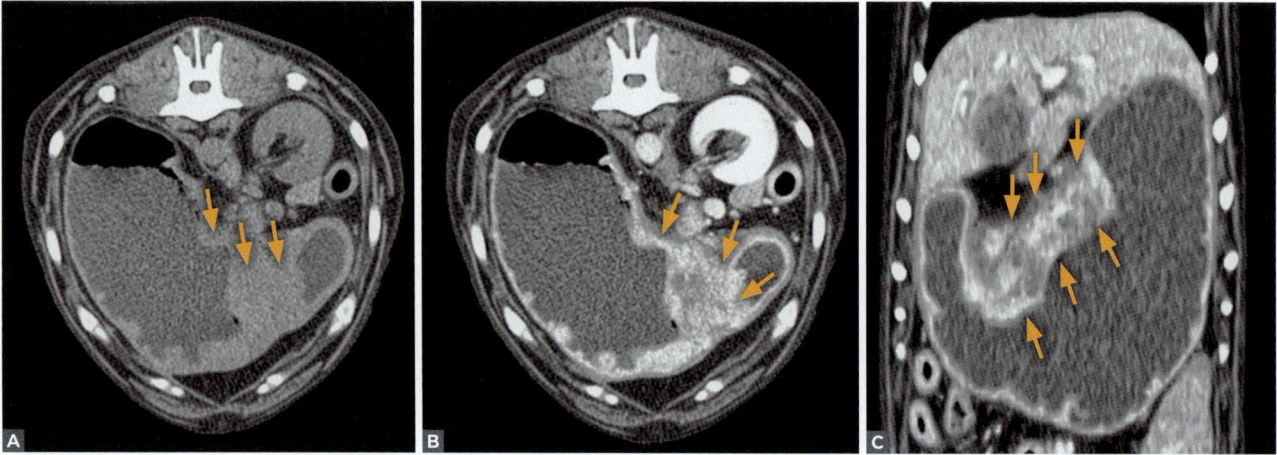

Fig. 26.27 Hidrotomografía computarizada helicoidal de una perra de raza mixta de 9 años con neoplasia gástrica. Imágenes transversales antes (**A**) y después (**B**) de contraste de un perro con marcado engrosamiento de la curvatura menor (flechas) bien visible después de la distensión del estómago. La reconstrucción multiplanar dorsal (**C**) muestra claramente la afectación de la curvatura menor del estómago. El diagnóstico final fue carcinoma gástrico.

Bibliografía

1. Vander Hart D, Berry CR. Initial influence of right versus left lateral recumbency on the radiographic finding of duodenal gas on subsequent survey ventrodorsal projections of the canine abdomen. *Vet Radiol Ultrasound* 56: 12-17, 2015.

2. Paradise, H, Gaschen L, Wanderer M, Liu C, Granger LA. Performing both lateral abdominal radiographs may not improve the visualization of gas in the gastric outflow tract of cats. *Vet Radiol Ultrasound* 60:633-639, 2019.

3. Miles S, Gaschen L, Presley T, Liu C, Granger LA. Influence of repeat abdominal radiographs on the resolution of mechanical obstruction and gastrointestinal foreign material in dogs and cats. *Vet Radiol Ultrasound* 62:282-288, 2021.

4. Murakami M, Heng HG, Lim CK, Parnell NK, et al. Ultrasonographic features of presumed gastric wall edema in 14 dogs with pancreatitis. *J Vet Intern Med* 33:1260-1265, 2019.

5. Murakami M, Heng HG, Lim CK, Parnell NK, Sola M. Ultrasonographic features and prevalence of presumed gastric wall edema in dogs with hypoalbuminemia. *J Vet Intern Med* 34:1867-1871, 2020.

6. Penninck D, Matz M, Tidwell A. Ultrasonography of gastric ulceration in the dog. *Vet Radiol Ultrasound* 38:308-312, 1997.

7. Leary ML, Sinnott-Stutzman V. Spontaneous gastric dilatation-volvulus in two cats. *J Vet Emerg Crit Care (San Antonio)* 28:346-355, 2018.

8. White C, Dirrig H, Fitzgerald E. CT findings in dogs with gastric malposition: 6 cases (2016-2019). *J Small Anim Pract* 61:766-771, 2020.

9. Penninck DG, Moore AS, Gliatto J. Ultrasonography of canine gastric epithelial neoplasia. *Vet Radiol Ultrasound* 39:342-348, 1998.

10. Richter KP. Feline gastrointestinal lymphoma. *Vet Clin North Am Small Anim Pract* 33:1083-1098, 2003.

11. Tanaka T, Akiyoshi H, Mie K, Okamoto M, et al. Contrast-enhanced computed tomography may be helpful for characterizing and staging canine gastric tumors. *Vet Radiol Ultrasound* 60:7-18, 2019.

12. Terragni R, Vignoli M, Rossi F, Laganga P, et al. Stomach wall evaluation using helical hydro-computed tomography. *Vet Radiol Ultrasound* 53:402-405, 2012.

CAPÍTULO 27

Intestino delgado

Lorrie Gaschen

PUNTOS CLAVE

- En las radiografías no es posible valorar el grosor de la pared intestinal, por lo que se hace necesario un estudio de contraste gastrointestinal superior o una ecografía.
- La distensión intestinal con líquido puede malinterpretarse como un engrosamiento de la pared debido al efecto silueta entre el líquido y la pared intestinal.
- Es posible utilizar radiografías repetidas para vigilar el diámetro y el contenido del intestino con el tiempo cuando el paciente se encuentre clínicamente estable y las radiografías muestren hallazgos poco claros.
- La obstrucción mecánica se reconoce por la presencia conjunta de segmentos intestinales dilatados y no dilatados tanto en las radiografías como en las ecografías.
- La compresión abdominal con cuchara puede ayudar a visualizar mejor los segmentos intestinales individuales al eliminar la superposición.
- La ecografía resulta útil cuando las radiografías muestran resultados equívocos en caso de animales con vómitos y diarrea para valorar el contenido luminal, la distribución en capas de la pared y el grosor.
- La ecografía puede utilizarse para evaluar el peristaltismo cuando existe sospecha clínica de un íleo funcional.
- Mediante la ecografía no es posible diferenciar entre las causas de pérdida transmural de la distribución en capas de la pared intestinal, con lo cual se requiere extraer muestras de tejidos para diagnosticar la etiología.
- El aumento de grosor de la capa muscular en gatos puede deberse a una enfermedad inflamatoria intestinal o a un linfoma.
- La tomografía computarizada del intestino delgado se reserva normalmente para pacientes con hallazgos radiográficos poco claros o masas intestinales más complejas como un medio de planificación prequirúrgica y no se utiliza como prueba diagnóstica de primera línea.

Las indicaciones de las radiografías dirigidas a valorar el intestino delgado incluyen vómitos, abdomen agudo, diarrea, pérdida de peso, anorexia o una masa palpable. En perros y gatos con sospecha de enfermedad clínica del intestino delgado debe realizarse un estudio radiográfico de tres proyecciones que consiste en radiografías laterales derecha e izquierda y ventrodorsal como una base de datos mínima y antes de llevar a cabo una ecografía abdominal. Las radiografías permiten una valoración general del diámetro, la distribución y el contenido del intestino delgado, que es importante para el diagnóstico del íleo funcional frente al íleo mecánico. También es posible identificar material extraño radiopaco en el intestino delgado, cuya evolución puede vigilarse en estudios repetidos. Normalmente se recurre a la ecografía cuando las radiografías del intestino delgado arrojan resultados equívocos y adquiere importancia para diagnosticar intususcepciones, pancreatitis, engrosamiento de la pared intestinal, presencia de peristaltismo, contenido luminal y enfermedad infiltrativa.

Como norma, los animales anoréxicos o que no han comido (>12 h) no deben tener en los segmentos del intestino delgado material de opacidad de tejido blando o granular que se asemeje al alimento. Es posible detectar un contenido granular o más opaco en el intestino delgado en pacientes con una obstrucción parcial o completa.

El diámetro normal del intestino delgado en perros sanos debe ser inferior a 1,6 veces la altura de la parte media de cuerpo vertebral lumbar de L5. En los gatos, el diámetro intestinal máximo es de 12 mm, o dos veces la altura del cuerpo vertebral L2.

El duodeno normal en perros presenta una localización específica en el abdomen lateral derecho medio y se extiende de craneal a caudal a lo largo de la pared abdominal derecha. En los gatos, el duodeno tiene una localización craneal y en la línea media. Los segmentos yeyunales en perros y gatos se sitúan en el abdomen medio y caudal entre los márgenes caudal del estómago y craneal de la vejiga urinaria, así como en posición ventral y superpuestos al colon en perros y gatos (**figs. 27.1** y **27.2**). En los gatos con grandes depósitos de grasa intraabdominal, el yeyuno a menudo migra al abdomen medio derecho y puede incluso recogerse en un "agregado" intestinal que a veces se podría confundir con la imagen generada por un cuerpo extraño lineal (**fig. 27.2B**).

Las radiografías generadas con compresión del abdomen pueden ser muy útiles para valorar el intestino delgado. Dado que los segmentos yeyunales y el colon con frecuencia se superponen entre sí y tienen un contenido variable de opacidad gas y tejido blando, a veces resulta difícil diferenciar el intestino delgado del grueso y evaluar la forma de ambos (**fig. 27.3**). En los gatos, este hecho es importante para diferenciar agrupamientos, por ejemplo, como ocurre con un cuerpo extraño lineal. Como ayuda para separar los

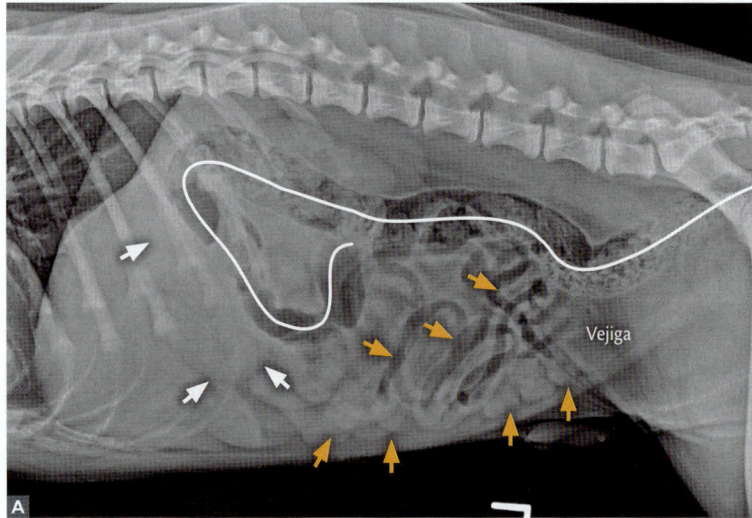
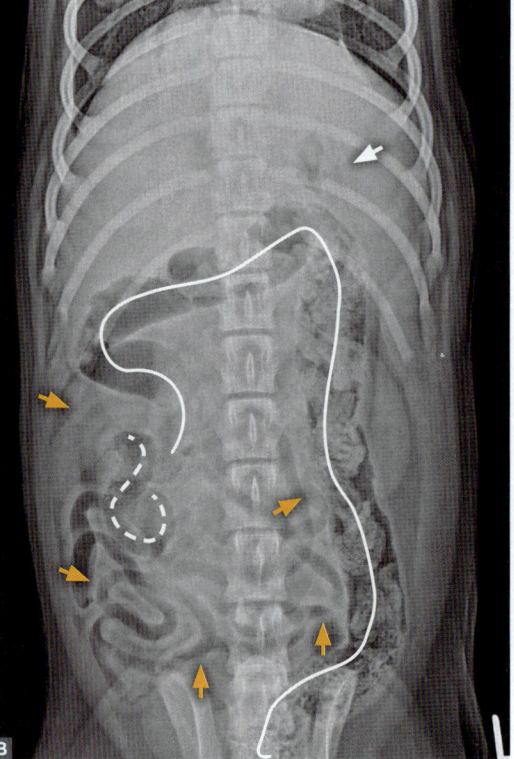

Fig. 27.1 (**A**) Radiografía abdominal lateral izquierda de un perro normal en la que se muestra el aspecto de un intestino delgado normal. El perro estaba en ayunas, y en el estómago no se aprecia ningún contenido (flechas blancas). El yeyuno forma un conjunto uniforme de asas de diámetro normal y con contenido de opacidad variable de tejido blando y gas (flechas naranjas). El contenido de gas tiene un volumen bajo, y el intestino no aparece distendido. Los segmentos yeyunales están distribuidos en el abdomen medio ventral entre el estómago y la vejiga urinaria y aproximadamente ventral al colon. Aparece gas en el colon ascendente y transverso, con heces que ocupan la longitud del colon descendente (la línea blanca traza el recorrido del colon). Es importante observar el excelente detalle de la serosa en los márgenes de los segmentos yeyunales perfilada por la grasa peritoneal aun cuando están superpuestos entre sí. (**B**) Radiografía abdominal ventrodorsal de un perro normal. El estómago no presenta contenido (flecha blanca). El yeyuno forma un conjunto uniforme de asas de diámetro normal y presenta una distribución normal en el abdomen medio, mayor en el lado derecho, algo que es habitual. Asimismo, tiene una opacidad variable de tejido blando con gas en algunos segmentos, que presentan una forma tubular continua. El ciego tiene un contenido granular de opacidad de tejido blando, que puede confundirse con un segmento yeyunal dilatado, aunque su localización en el hemiabdomen medio derecho y su forma sigmoidea son típicos de este segmento (línea de puntos). El colon transverso contiene gas y el colon descendente está lleno de heces (trazo de la línea blanca).

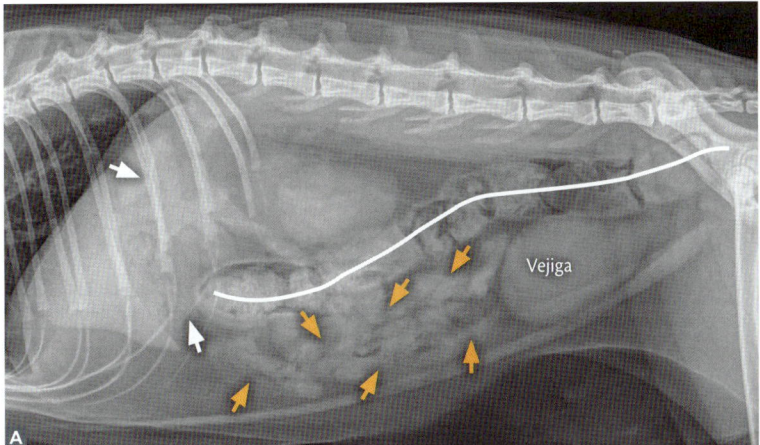

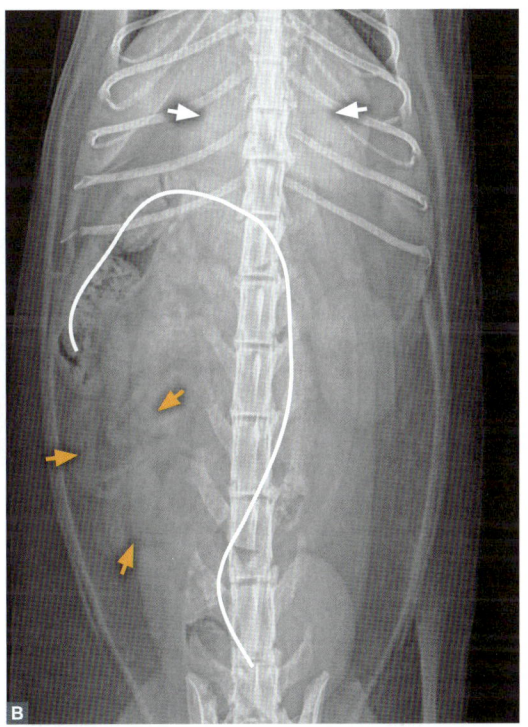

Fig. 27.2 (**A**) Radiografía abdominal lateral derecha de un gato normal. El estómago no tiene ningún contenido (flechas blancas). El yeyuno (flechas naranjas) forma un conjunto uniforme de asas de diámetro normal y presenta forma tubular y una distribución normal en el abdomen medio ventral entre el estómago y la vejiga y ventral al colon (la línea blanca destaca el recorrido del colon). (**B**) Abdomen ventrodorsal de un gato normal. El estómago no tiene ningún contenido (flechas blancas). El yeyuno (flechas naranjas) forma un conjunto uniforme de asas de diámetro normal y está distribuido en el hemiabdomen medio derecho, lo que es muy típico en los gatos. El colon está marcado con una línea blanca para mostrar su localización.

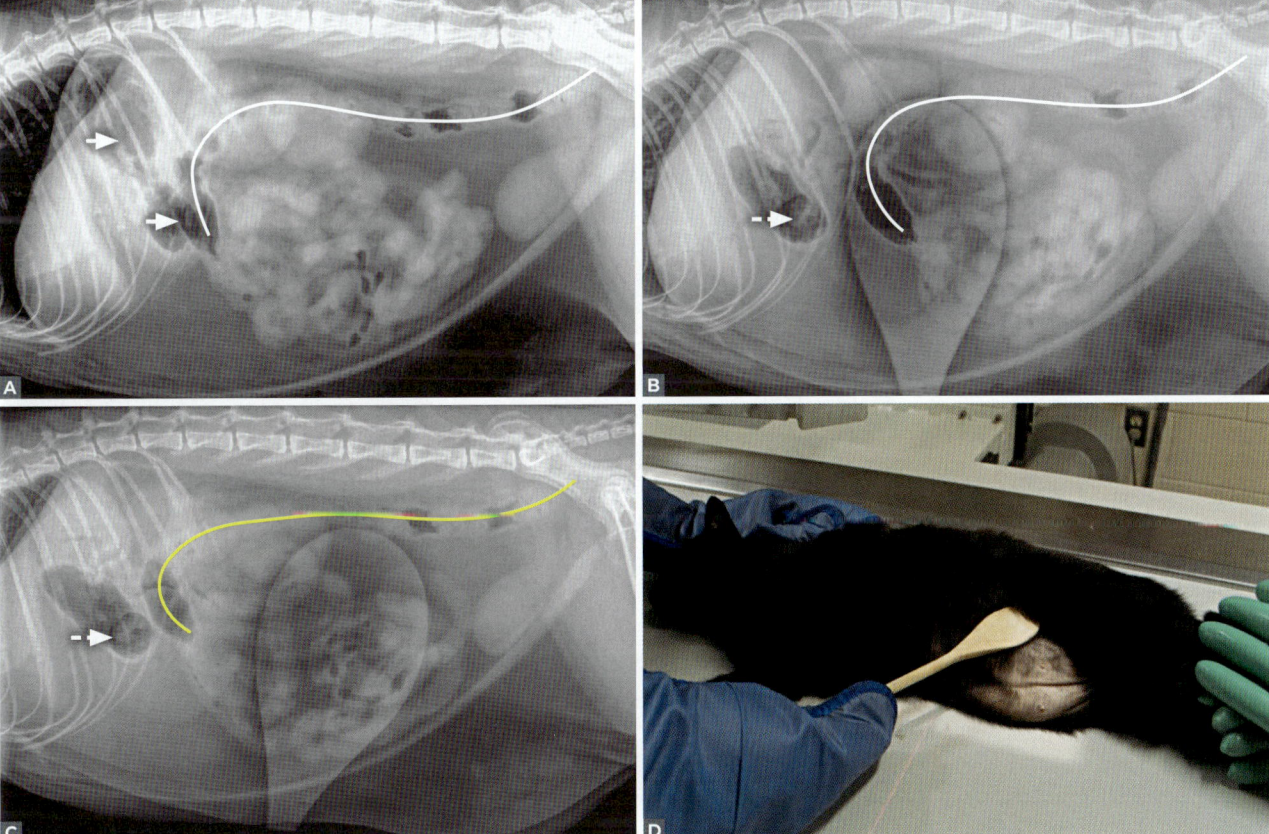

Fig. 27.3 (**A**) Radiografías laterales en un gato que presentaba vómitos. El estómago contiene gas (flechas blancas) y se identificó un pequeño cuerpo extraño en el estómago (flechas en trazo discontinuo), que era la causa final de los vómitos. (**B**, **C**) Se utilizó una cuchara de madera para obtener una vista con compresión en la que se evaluaron mejor los segmentos yeyunales. Al presionar hacia abajo con la cuchara en el abdomen craneal (**B**) y medio (**C**) se consigue separar el intestino delgado y valorar individualmente el tamaño y el contenido. Esta maniobra ayuda también a descartar un cuerpo extraño lineal en la zona de agrupamiento del intestino y que no se desplegaría con la compresión ejercida con la cuchara. Los segmentos yeyunales en este gato son normales. (**D**) Ilustración del uso de la compresión con cuchara para valorar el intestino delgado en un gato. Se presiona lentamente hacia abajo con la cuchara de madera en el abdomen para separar el intestino delgado superpuesto.

segmentos yeyunales entre sí puede utilizarse una cuchara radiotransparente, que podría ser una cuchara de madera de cocina, con la que se aplicará una suave presión en el abdomen.

Íleo

El íleo describe la incapacidad de transportar el contenido intestinal y, en las radiografías, se reconoce por la presencia de segmentos intestinales dilatados. Su aspecto radiográfico depende de su duración, el lugar en que aparece y el tipo. El íleo puede ser funcional o mecánico. En este último caso, las obstrucciones agudas o proximales pueden asociarse en las radiografías con una pequeña dilatación intestinal, mientras que las obstrucciones crónicas y en posiciones más distales se relacionarán con segmentos intestinales más dilatados. Además, el íleo mecánico puede ser parcial o completo y tener una localización luminal, mural o extramural. Entre los ejemplos de enfermedades que provocan obstrucción mecánica se incluyen cuerpos extraños, herniación de segmentos del intestino delgado, intususcepción, adherencias, granulomas o enfermedad infiltrativa debida a causas fúngicas o neoplásicas.

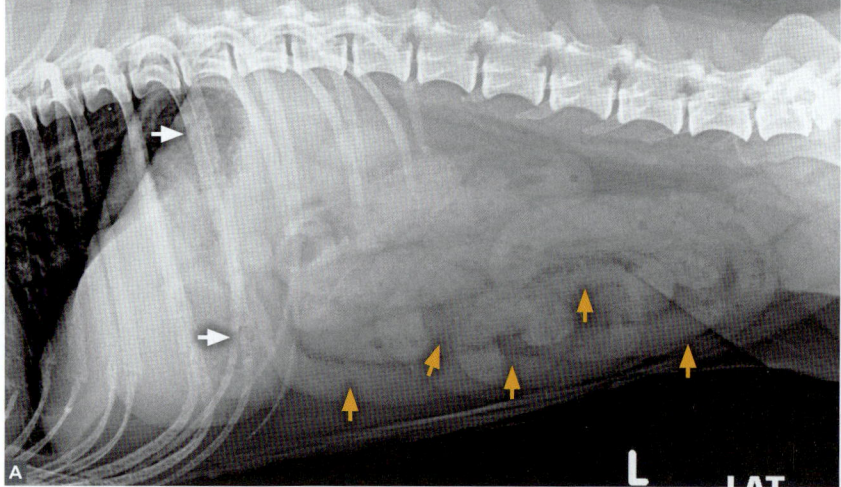

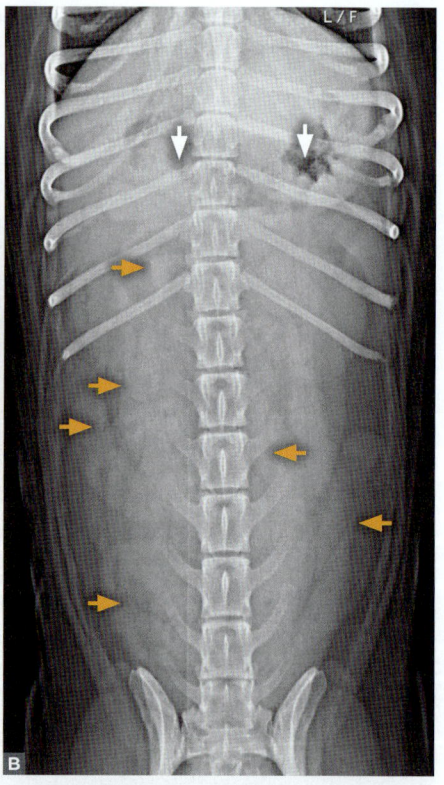

Fig. 27.4 (**A**) Abdomen lateral en un perro con vómitos y diarrea. El estómago contiene una mezcla espumosa de gas y líquido, pero no está distendido en exceso (flechas blancas). El yeyuno aparece ligeramente dilatado y los segmentos presentan un diámetro uniforme. El yeyuno también incluye burbujas de gas fragmentadas y espumosas y líquido (flechas naranjas). No hay heces en el colon, aunque sí líquido y gases. El diagnóstico radiográfico fue de íleo funcional, y el perro presentaba una gastroenteritis inespecífica. (**B**) Proyección ventrodorsal. Se observan los mismos hallazgos radiográficos que en la lateral.

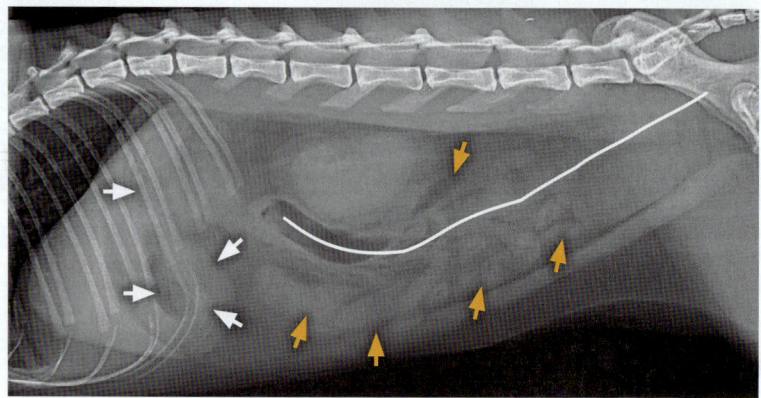

Fig. 27.5 Radiografía abdominal lateral de un gato con vómitos y diarrea. Se aprecia gas y líquido que provocan una ligera distensión en el estómago (flechas blancas). El yeyuno se encuentra ligeramente distendido y tiene predominantemente opacidad de líquido con algo de gas en algunas asas (flechas naranjas). El colon transverso contiene gas y el colon descendente tiene opacidad de líquido (línea blanca que perfila el intestino grueso). Al gato se le diagnosticó gastroenteritis inespecífica. El líquido y el gas del colon habían pasado desde el tracto digestivo superior con resultado de diarrea.

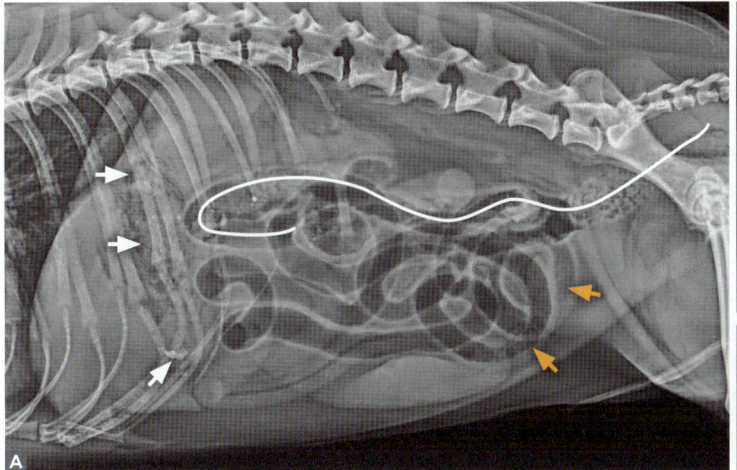

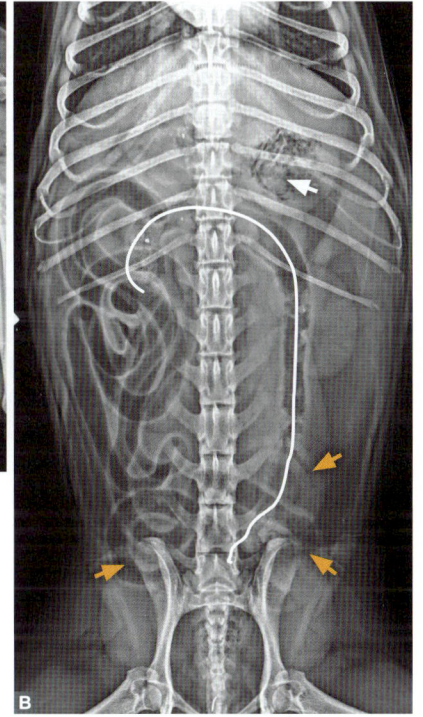

Fig. 27.6 (**A**) Un perro macho de pequeño tamaño esterilizado de 2 años que presentaba vómitos agudos y diarrea. Se aprecia un pequeño volumen de contenido gástrico heterogéneo, que incluye algunas opacidades minerales que forman un conglomerado (flechas blancas). El yeyuno está ligeramente dilatado y presenta un curso tubular y una localización normales en el abdomen. El contenido yeyunal es predominantemente gas, y algunos segmentos tienen un aspecto espumoso (flechas naranjas). Se aprecia una ligera cantidad de heces en el colon que también incluye cierto contenido mineral similar al del estómago. El diagnóstico es de íleo funcional, debido a una gastroenteritis inespecífica después de una ingesta indiscriminada. El recorrido del colon aparece trazado con una línea blanca. (**B**) Imagen ventrodorsal. Se observan los mismos hallazgos radiográficos que en la lateral.

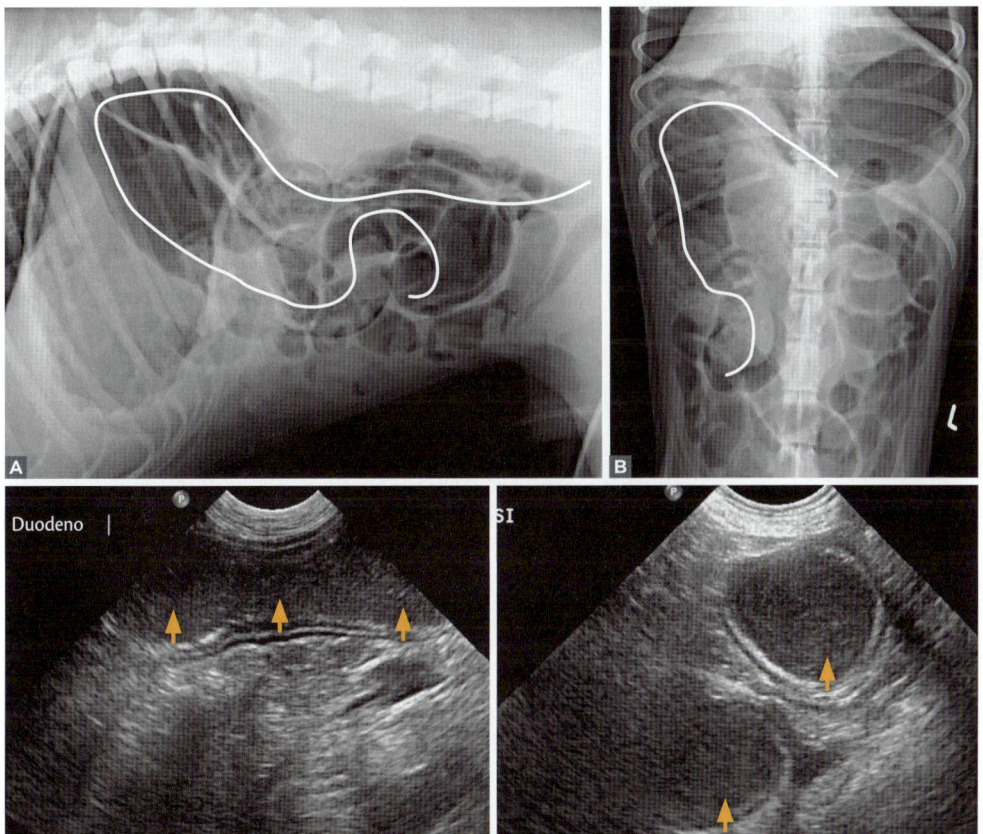

Fig. 27.7 Radiografías (**A**) lateral y (**B**) ventrodorsal de un perro con vómitos y diarrea hemorrágica. Se observa una dilatación generalizada de moderada a grave con gas de todo el tracto gastrointestinal que plantea dificultades en el intento de descartar un íleo mecánico. En el ciego y el colon ascendente hay algunas heces formadas (la línea blanca traza el recorrido de esta región). La combinación de dilatación generalizada con gas y los signos clínicos hacen que el diagnóstico radiográfico de íleo funcional sea más probable, aun cuando el intestino delgado esté más que ligeramente dilatado. Existe también un cierto contenido de opacidad de tejido blando en los segmentos yeyunales dilatados. Los pasos siguientes en este perro pueden incluir ayuno continuado, fluidoterapia y repetir radiografías seriadas para valorar la variación del tamaño y el contenido de los segmentos gastrointestinales con el tiempo, según el estado clínico del paciente. Imágenes ecográficas de (**C**) el duodeno y (**D**) los segmentos yeyunales en un perro con vómitos y diarrea con diagnóstico de íleo funcional debido a gastroenteritis inespecífica. En el duodeno y en todos segmentos yeyunales no se apreciaba peristaltismo y estaban moderadamente dilatados con líquido (flechas naranjas).

455

Se considera que el intestino delgado está ligeramente dilatado cuando alcanza >1,6 veces la altura de la zona media del cuerpo vertebral lumbar de la L5 en perros. Cuando existe una ligera dilatación generalizada del intestino delgado se habla de íleo funcional o paralítico (**figs. 27.4-27.6**). El íleo funcional conduce a una obstrucción, ya que el contenido intestinal se acumula en el tracto digestivo debido a la ausencia de motilidad. También puede afectar al estómago, al intestino delgado o al intestino grueso al mismo tiempo y, cuando es grave, dificulta la interpretación del patrón radiográfico y la diferenciación entre intestino grueso y delgado (**fig. 27.7**). En las radiografías, los segmentos del intestino delgado con íleo funcional pueden tener una opacidad de tejido blando homogénea cuando están llenos de líquido, o bien un patrón combinado de gas y líquido. También puede estar presente un contenido luminal de opacidad de tejido blando de pequeño volumen. No es posible valorar el grosor de la pared intestinal en las radiografías. Un segmento de intestino con contenido de gas y líquido adopta a veces la apariencia de una pared engrosada debido al efecto de silueta entre el líquido y pared intestinal.

La causa más común del patrón gastrointestinal compatible con íleo funcional es una enteritis inespecífica aguda o síndrome de diarrea hemorrágica aguda, y los perros presentan signos clínicos de vómitos y diarrea. Este patrón intestinal puede deberse también a la administración de agentes farmacéuticos como parasimpaticolíticos o sedantes. Otras causas son peritonitis, traumatismo abdominal contuso, desequilibrio electrolítico o enteritis de diversas causas. La disautonomía es un trastorno del sistema nervioso autónomo que también puede conducir a dilatación generalizada del tracto digestivo en perros y gatos. Una obstrucción completa en el yeyuno distal o a la altura ileocecal también puede generar el mismo aspecto radiográfico. En pacientes con pancreatitis, la disminución del peristaltismo puede limitarse al duodeno.

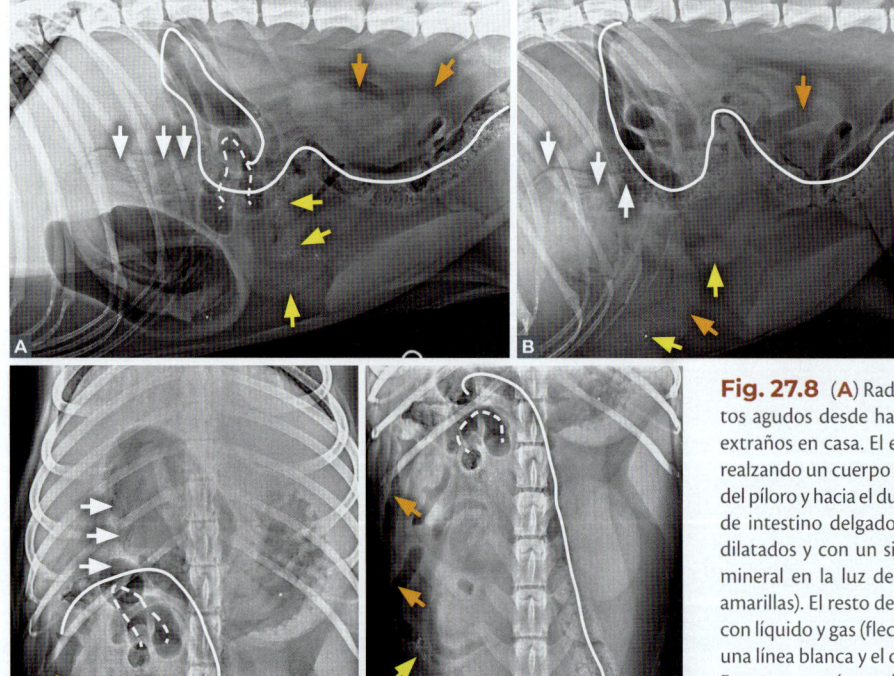

Fig. 27.8 (**A**) Radiografía lateral izquierda de un perro con vómitos agudos desde hacía 24 h y antecedentes de ingesta de objetos extraños en casa. El estómago está dilatado y el gas rellena el antro, realzando un cuerpo extraño tubular grande que se extiende a través del píloro y hacia el duodeno (flechas blancas). Hay algunos segmentos de intestino delgado en el abdomen craneal y medio ligeramente dilatados y con un signo de grava: estructuras focales de opacidad mineral en la luz de los segmentos ligeramente dilatados (flechas amarillas). El resto del yeyuno presenta una ligera dilatación variable con líquido y gas (flechas naranjas). El recorrido del colon se traza con una línea blanca y el ciego con una línea blanca de trazo discontinuo. Este perro tenía un objeto extraño de tela en el duodeno y pequeños cuerpos extraños en el intestino delgado parcialmente obstructivos en el yeyuno proximal. (**B**) Radiografía lateral derecha. Se observan los mismos hallazgos radiográficos que en la lateral izquierda. (**C**) Radiografías ventrodorsales craneal y caudal. Se observan los mismos hallazgos radiográficos que en las laterales.

En obstrucciones parciales, como el líquido pasa a través de la luz estrechada, el contenido que se mantiene proximal a la obstrucción parcial se vuelve físicamente más denso y, con ello, radiográficamente más opaco, para dar lugar al signo de grava (**fig. 27.8**).

Se observan dilataciones más importantes, normalmente con presencia de gas, en animales con obstrucciones completas que reciben el nombre de íleo mecánico (**fig. 27.9**). La dilatación (1,5-2 veces la altura del cuerpo de L5 en los perros) se observa en posición proximal al lugar de obstrucción y los segmentos distales a la misma suelen aparecer vacíos y contraídos. Por este motivo, los segmentos yeyunales parecen tener diámetros muy variables y se describen como poseedores de un conjunto diverso de características. Aún puede haber heces en el colon, según la duración de la obstrucción. Las obstrucciones en el yeyuno distal pueden provocar una dilatación generalizada y se asemejan a íleo funcional en las radiografías o a un vólvulo mesentérico; el estado clínico del perro desempeña un papel importante en la diferenciación entre estas alteraciones. Mediante el uso de una relación de intestino delgado y L5 con valor de 1,7, el diagnóstico de obstrucción intestinal alcanza una sensibilidad y una especificidad del 66 %.[1] La baja sensibilidad y especificidad derivada de comparar el diámetro del intestino delgado con la altura del cuerpo vertebral destaca que este método debe utilizarse como un indicador inicial y que se necesitan otros procedimientos, como el ayuno continuo con fluidoterapia y radiografías repetidas, o bien exploración ecográfica, cuando las radiografías iniciales muestran resultados equívocos o con fines de monitorización del paso del contenido intestinal (**fig. 27.10**).[2]

La ecografía ofrece la ventaja de que puede utilizarse para inspeccionar en el intestino delgado la distribución en capas de la pared, el grosor, la dilatación y el peristaltismo, así como las causas intraluminales, intramurales y extraluminales de una obstrucción. La ausencia de peristaltismo junto con una dilatación generalizada del intestino delgado puede verse en caso de íleo funcional. Es posible observar contracciones en el intestino delgado, de manera que aproximadamente una sucesión de 1-3 por minuto se considera normal, por lo que la ecografía sirve para monitorizar el peristaltismo.[3]

Mediante la ecografía pueden detectarse además cuerpos extraños radiotransparentes en el intestino, especialmente cuando provocan una obstrucción mecánica en la unión entre segmentos yeyunales dilatados y vacíos (**figs. 27.11** y **27.12**). El hallazgo de una dilatación importante de uno o más segmentos del

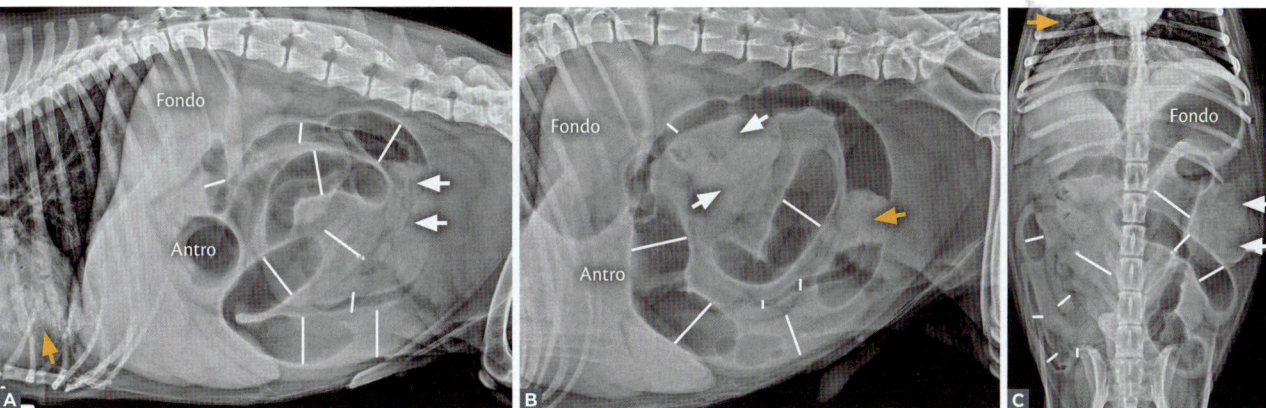

Fig. 27.9 (**A**) Radiografía lateral izquierda de un cocker spaniel macho esterilizado de 10 años que presentaba vómitos agudos. El perro tenía en su historia antecedentes de una masa esplénica (flechas blancas). El patrón gastrointestinal es íleo mecánico: existe un conjunto mixto de segmentos yeyunales marcadamente dilatados junto con otros normales o dilatados ligeramente (las barras muestran diámetros variables). Se aprecia también un contenido luminal heterogéneo en algunos de los segmentos dilatados (flechas blancas). El colon no tiene ningún contenido. En la imagen lateral izquierda, el gas ha migrado al antro gástrico (marcado). El diagnóstico fue presencia de un cuerpo extraño de tela en el intestino que provocó una obstrucción completa. El perro desarrolló también neumonía por aspiración (flecha naranja) en el lóbulo pulmonar medio derecho a causa de los vómitos. (**B**) Radiografía lateral derecha. Se observan hallazgos radiográficos similares que en la lateral izquierda. En la imagen lateral derecha, el líquido en el estómago migra al antro en comparación con el contenido gaseoso que se observa en la proyección lateral izquierda (fig. 27.9A). El diagnóstico fue presencia de un cuerpo extraño de tela en el intestino que causó una obstrucción completa. (**C**) Radiografía ventrodorsal. Se observan los mismos hallazgos radiográficos que en las laterales.

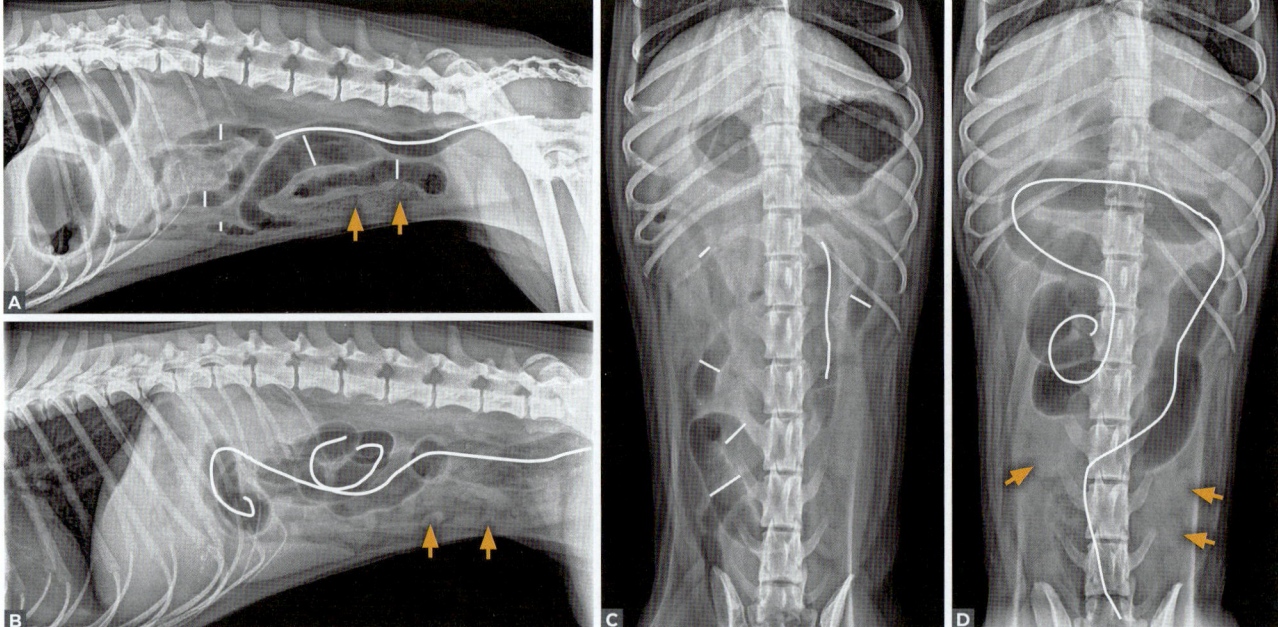

Fig. 27.10 Una perra castrada de tamaño medio y raza mixta de 7 años que presentaba vómitos agudos desde hacía 24 h. (**A**) En las radiografías iniciales, el estómago estaba dilatado con gas y se apreciaba un íleo mecánico con un conjunto mixto de segmentos de intestino delgado con diámetros comprendidos entre valores normales y una marcada dilatación con gas. En el abdomen ventral medio, un único segmento yeyunal presenta un contenido de opacidad de tejido blando heterogénea (flechas). Basándose en el estado estable del perro, se decidió continuar con el ayuno y la fluidoterapia y repetir las radiografías. (**B**) Esta radiografía se llevó a cabo 8 h más tarde, cuando el contenido anómalo ya había pasado y el íleo mecánico se había resuelto. El colon está ahora distendido con gas, y el yeyuno no tiene contenido anómalo y su tamaño es normal. (**C**) En las radiografías iniciales, el estómago estaba dilatado con gas y el íleo mecánico se presenta con un conjunto mixto de segmentos de intestino delgado con diámetros comprendidos entre valores normales y una marcada dilatación con gas (barras blancas). En el abdomen ventral medio, un único segmento yeyunal presenta un contenido de opacidad de tejido blando heterogénea. Basándose en el estado estable del perro, se tomó la decisión de continuar con el ayuno y la fluidoterapia y repetir las radiografías. (**D**) Esta radiografía se realizó 8 h después, cuando el contenido anómalo había pasado y el íleo mecánico se había resuelto. Existe considerablemente menos dilatación por gases en el estómago. El ciego y el colon están ahora distendidos con gas (trazado con línea blanca) y el yeyuno no tiene contenido anómalo y es de tamaño normal (flechas).

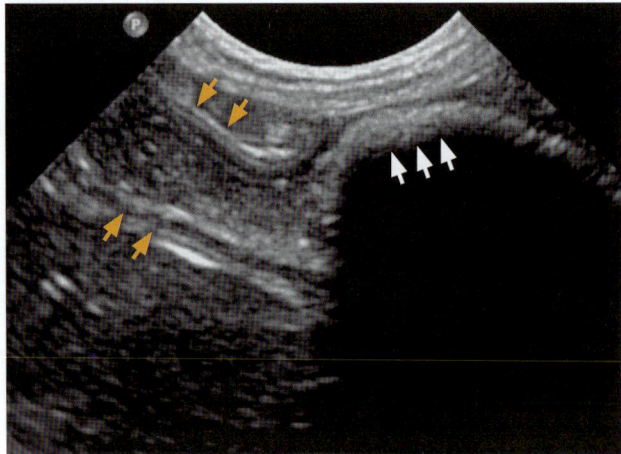

Fig. 27.11 Un único segmento de yeyuno está dilatado moderadamente con líquido (flechas naranjas) y existe una expansión focal del segmento debida a un objeto intraluminal. El objeto es curvilíneo con una marcada sombra acústica distal (flechas blancas). Se extrajo quirúrgicamente un cuerpo extraño del intestino que estaba provocando el íleo mecánico.

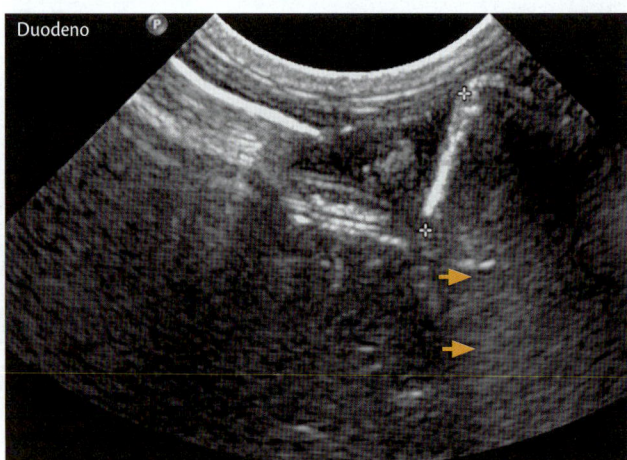

Fig. 27.12 Aparece una estructura intraluminal en el duodeno con un borde recto (entre calibradores) y con artefacto acústico distal. Este artefacto no es tan hipoecoico como en la figura 27.11, ya que el material carece de suficiente solidez para crear una sombra hipoecoica limpia. El cuerpo extraño estaba provocando íleo mecánico y obstrucción del tracto de salida gástrico. Se extrajo quirúrgicamente una pieza de espuma.

yeyuno y el estómago junto con segmentos intestinales contraídos y vacíos distalmente puede indicar una obstrucción completa o parcial (**fig. 27.13**). El material luminal sólido aparece, en general, como una interfaz hiperecoica, que crea una sombra acústica. Se debe tener cuidado con no confundir una interfaz gas-líquido en un segmento intestinal dilatado con una obstrucción. Las pelotas y sus fragmentos tendrán una superficie redonda o curvilínea, los huesos de melocotón son irregulares y los huesos ingeridos suelen presentar una superficie regular lisa. Los cuerpos extraños lineales pueden identificarse en ocasiones en segmentos plegados del intestino delgado como una fina estructura hiperecoica, con el intestino

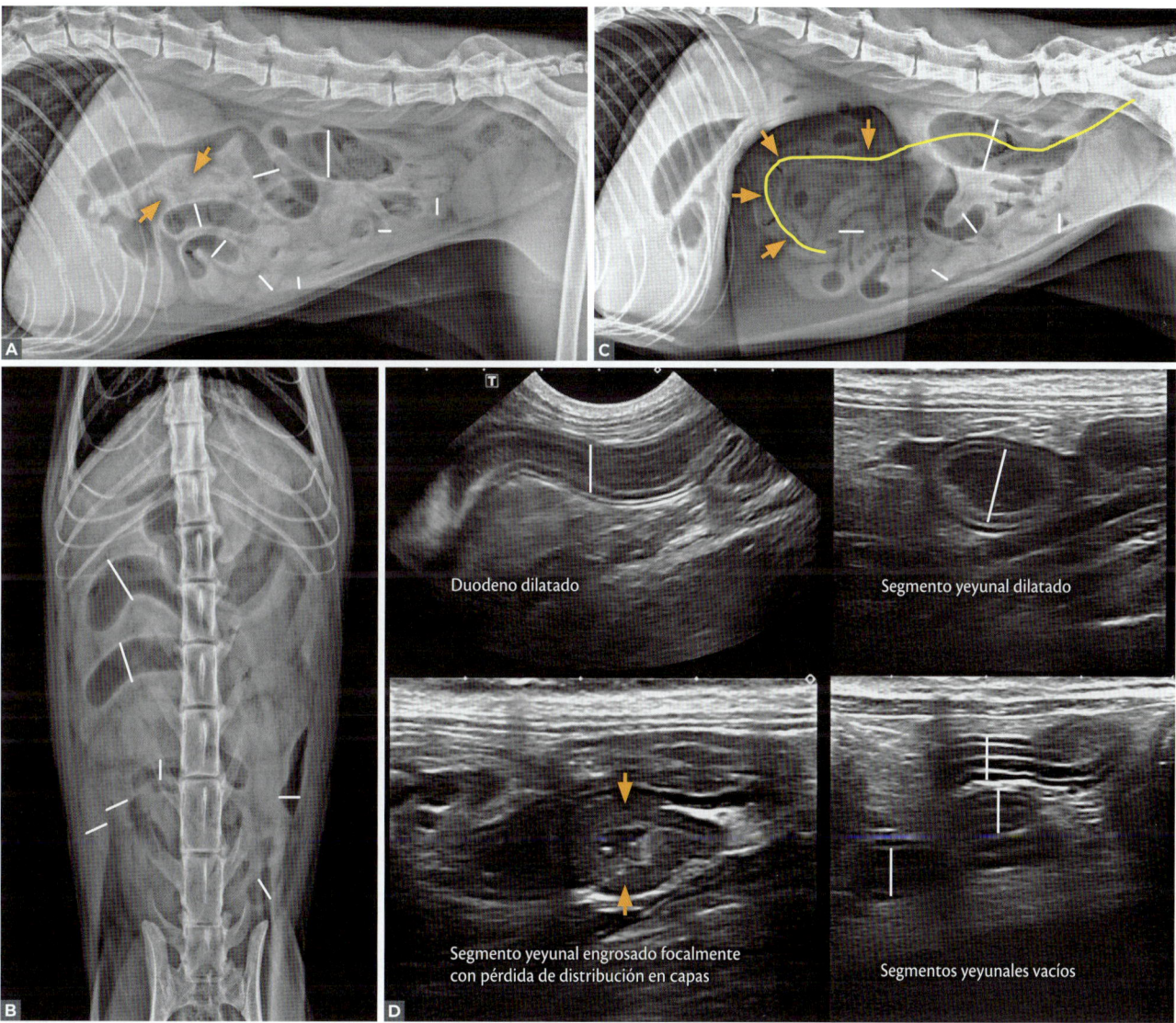

Fig. 27.13 (**A**) Radiografía abdominal lateral de una gata esterilizada de 10 años que presentaba vómitos agudos y colapso. Existe un conjunto mixto de segmentos de intestino delgado con diámetro variable (barras blancas) con los segmentos yeyunales proximales moderadamente dilatados con gas y los más caudales ligeramente dilatados con opacidad de gas o líquido. Hay un segmento de intestino con un contenido granular de opacidad de tejido blando (flechas naranjas) en el abdomen medio que no puede diferenciarse de las heces contenidas en el intestino grueso. (**B**) Radiografía abdominal ventrodorsal de una gata esterilizada de 10 años que presentaba vómitos agudos y colapso. Se aprecia un conjunto mixto de segmentos de intestino delgado con diámetro variable (barras blancas), con los segmentos yeyunales proximales moderadamente dilatados con gas y los más caudales ligeramente dilatados con opacidad de gas o líquido. (**C**) Se realizó una compresión con cuchara. El contenido granular se identifica ahora como bolas fecales en el colon transverso (flechas naranjas) y es posible trazar el recorrido del colon (línea amarilla). Persiste el conjunto mixto de segmentos yeyunales con diámetro variable, y el diagnóstico es íleo mecánico. Se llevó a cabo una exploración ecográfica. (**D**) La exploración ecográfica del mismo gato mostró un conjunto mixto de duodeno dilatado con líquido y segmentos yeyunales proximales y muchos caudales vacíos (barras blancas). Existía un estrechamiento focal de la luz asociado con engrosamiento mural concéntrico y pérdida de distribución en capas (flechas naranjas). Se realizó una laparotomía exploratoria y se identificó una estenosis, que provocaba obstrucción mecánica.

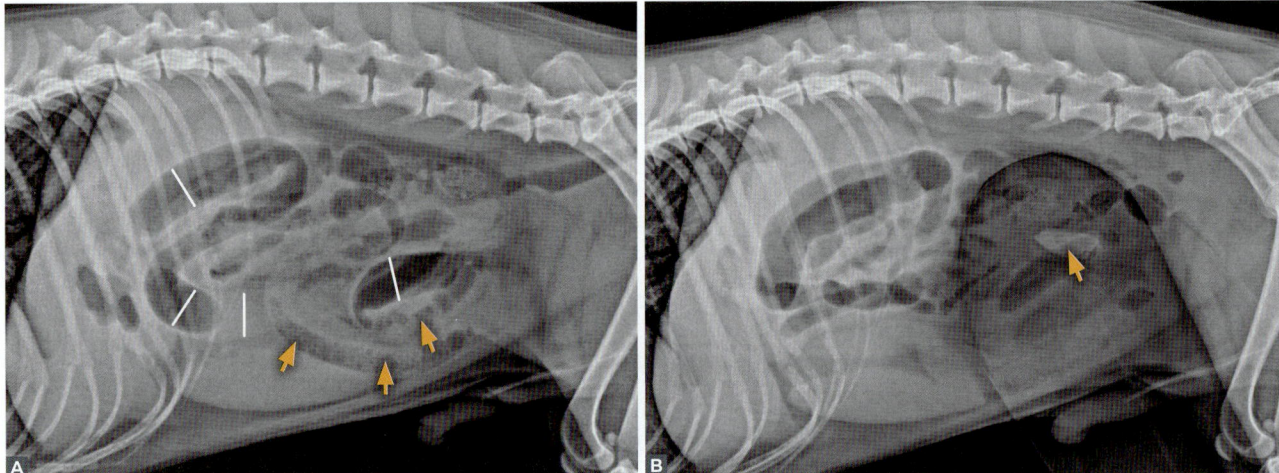

Fig. 27.14 (**A**) Radiografías laterales izquierdas de un Jack Russel terrier de 8 años después de 4 días de vómitos y 24 h de anorexia. Se aprecia un patrón de íleo mecánico con un conjunto mixto de segmentos yeyunales con diámetros comprendidos entre valores normales y una marcada dilatación con gas (barras blancas). Se aprecia líquido y gas espumoso en algunos de los segmentos abdominales ventrales medios (flechas). (**B**) Se aplicó compresión con cuchara y se identificó un cuerpo extraño intestinal con opacidad mineral (flecha) en el intestino delgado, que posteriormente se extrajo quirúrgicamente y se identificó como un objeto de goma dura.

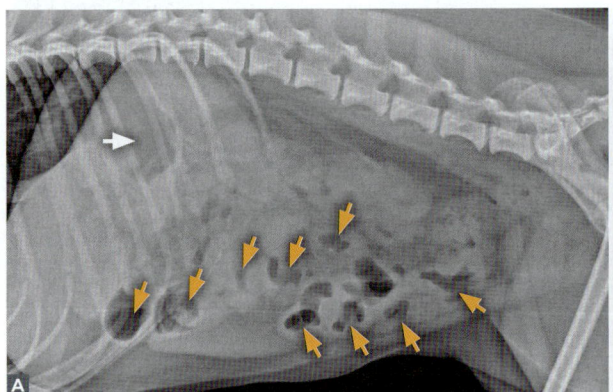

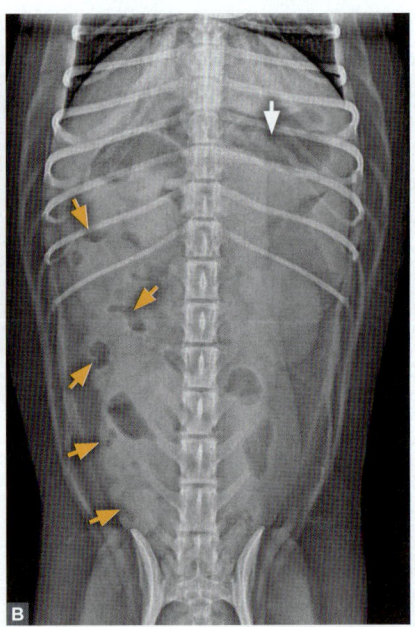

Fig. 27.15 (**A**) Radiografía lateral izquierda de un perro de raza pequeña con vómitos agudos y persistentes durante 3 días. El estómago contiene algo de gas (flecha blanca). El yeyuno presenta una forma anómala con agrupamiento de asas y contenido de gas fragmentado con forma irregular (flechas naranjas). Se trata de un cuerpo extraño lineal. (**B**) Radiografía ventrodorsal. Se observan los mismos hallazgos radiográficos que en la lateral.

delgado agrupado a lo largo de los mismos (**figs. 27.14-27.17**). De forma muy similar a la radiografía, los hallazgos equívocos o poco claros en relación con un contenido luminal hiperecoico pueden volverse a analizar en una exploración ecográfica de seguimiento.

Formas complicadas de íleo

Entre los tipos complicados de íleo se incluyen perforación intestinal con peritonitis, presencia de gas libre en la cavidad abdominal e isquemia intestinal debida a tromboembolia, intususcepción o vólvulo en la raíz del mesenterio. Los cuerpos extraños lineales también pueden conducir a una forma complicada de íleo con posibilidad de derivar en isquemia y perforación. La presencia de neumoperitoneo junto con derrame peritoneal en una radiografía abdominal debe alertar al profesional sobre el hecho de que se haya producido una perforación intestinal. La detección de gas libre intraabdominal puede obligar a realizar una radiografía ventrodorsal de haz horizontal con el paciente tumbado en decúbito lateral izquierdo, en la que será posible detectar aire libre justo debajo de la pared abdominal derecha y en situación lateral al duodeno. Los cuerpos extraños lineales producen cambios característicos en las radiografías abdominales tanto en perros como en gatos (**figs. 27.15-27.17**). Los segmentos del intestino delgado se muestran en convolución y reunidos o agrupados en un lugar (normalmente en el abdomen medio derecho), a la vez que aparecen burbujas de gas fragmentadas intraluminales de forma asimétrica e irregular. Es importante reconocer la diferencia entre hiperperistaltismo y un cuerpo extraño lineal, que podrían confundirse.

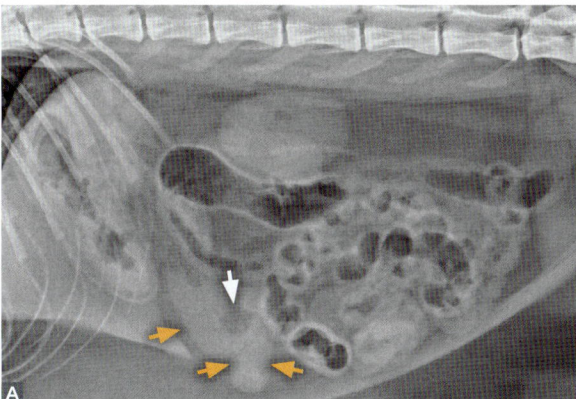

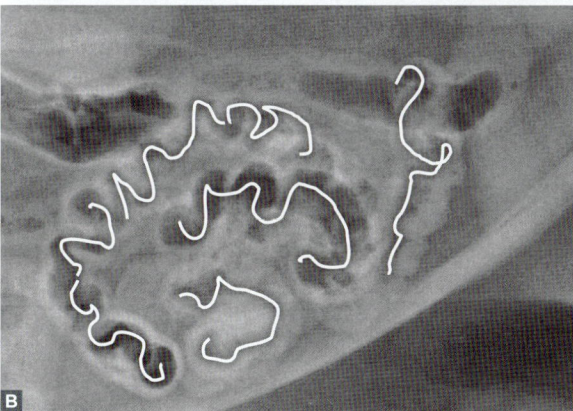

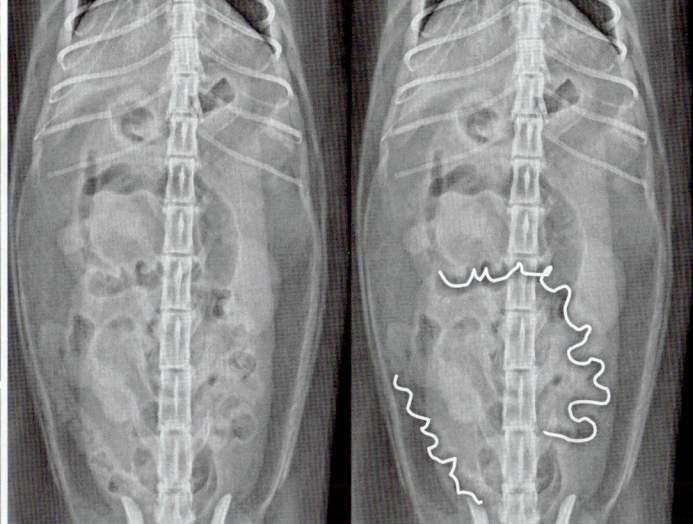

Fig. 27.16 (**A**) Radiografía abdominal lateral derecha de un gato de 3 años con vómitos agudos de 48 h y después anorexia. El estómago contiene algo de gas, y el duodeno está dilatado y presenta una forma ondulante irregular y burbujas de gas fragmentadas (flechas naranjas). (**B**) Imagen ampliada del yeyuno. El yeyuno presenta un plegamiento generalizado reconocido por el agrupamiento de asas y el contenido de gas fragmentado (trazado de línea blanca). El gas fragmentado aparece como gas luminal de forma irregular, que carece del curso tubular típico del yeyuno normal. (**C**) Radiografía ventrodorsal. Se observan los mismos hallazgos radiográficos que en la lateral.

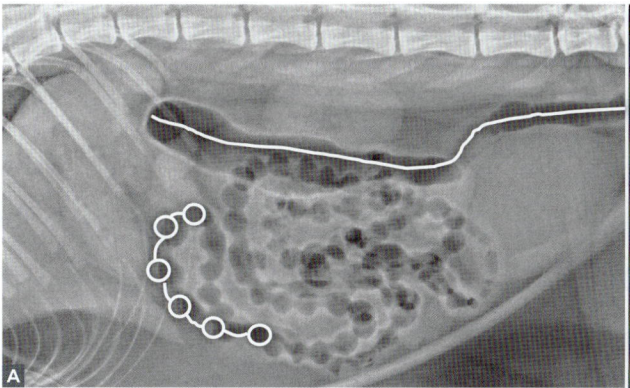

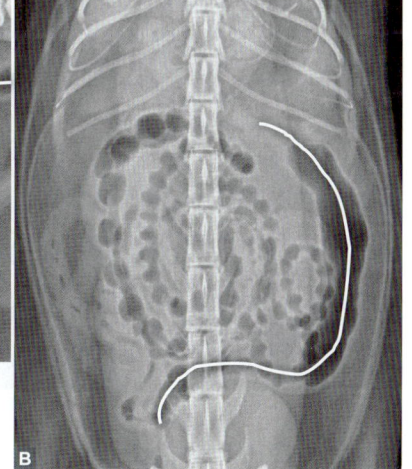

Fig. 27.17 Radiografías lateral y ventrodorsal de un gato con diarrea. Este gato presenta un aspecto de "collar de perlas" en el yeyuno (la anotación en forma de línea blanca muestra el patrón de un tracto de segmentos redondos conectados por segmentos cortos lineales llenos de gas que crean la apariencia de collar de perlas). El colon está lleno de gas, sin presencia de heces. El hiperperistaltismo puede crear esta apariencia del yeyuno, lo que puede malinterpretarse como un plegamiento. El yeyuno no está agrupado, y el gas en la luz es continuo, no fragmentado, como sería si hubiera un cuerpo extraño lineal. El recorrido del colon lleno de gas se muestra con una línea blanca.

El hiperperistaltismo debido a espasmos, por ejemplo, en caso de enteritis, puede crear un aspecto corrugado o de "collar de perlas" (**fig. 27.16**). En el patrón de collar de perlas no existe agrupamiento y los patrones gaseosos son continuos, no irregulares ni fragmentados. En las ecografías, los segmentos del intestino delgado aparecerán reunidos con el material extraño lineal ligados entre sí (**figs. 27.18** y **27.19**). Es preciso examinar el mesenterio circundante en busca de aumento de la ecogenicidad y líquido libre, que podrían ser indicativos de rotura. La **fig. 27.20** muestra el uso de la compresión con cuchara como ayuda en el diagnóstico de la presencia de material extraño lineal en el yeyuno y anclado al antro gástrico. El vólvulo o el tromboembolismo mesentérico pueden reconocerse por la dilatación generalizada y marcada de segmentos yeyunales llenos de gas (**fig. 27.21**). La dilatación generalizada debida a un íleo funcional grave o a una obstrucción yeyunal/ileal puede ser difícil de diferenciar en la radiografía, y los signos clínicos del perro desempeñan un papel importante en la toma de decisiones terapéuticas. Los perros de

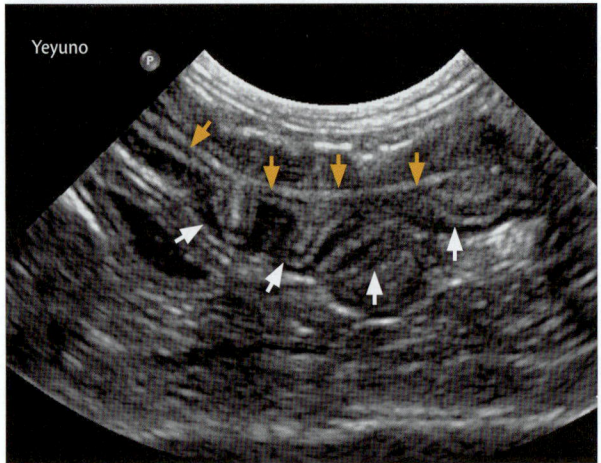

Fig. 27.18 Imagen ecográfica de un cuerpo extraño lineal. Existe una fina estructura hiperecoica (flechas blancas) en posición central en una sección de yeyuno que presenta agrupamiento y plegamiento (flechas naranjas).

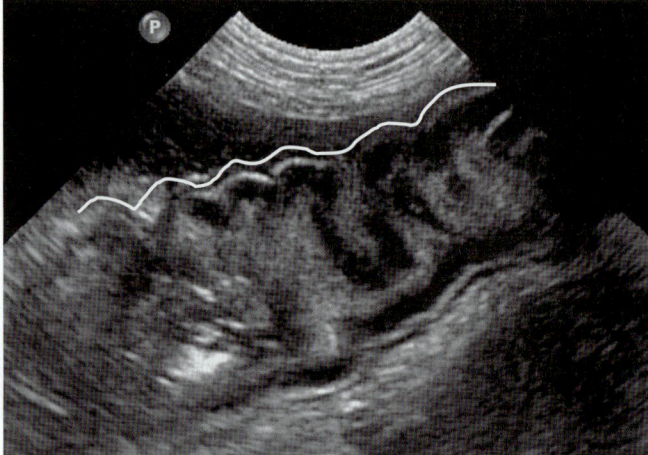

Fig. 27.19 Imagen ecográfica de un perro con duodenitis secundaria a gastroenteritis inespecífica. El segmento intestinal está corrugado: presenta un curso tubular ondulante, aunque no existe plegamiento (la línea blanca ondulante muestra esta forma). Este patrón puede confundirse con un cuerpo extraño lineal. La corrugación es a menudo secundaria a espasmos que aparecen y desaparecen. La observación del segmento con el tiempo puede servir de ayuda para diferenciar si el cambio de forma es dinámico o estático. Otra causa de espasmos del duodeno que pueden causar corrugación es la pancreatitis.

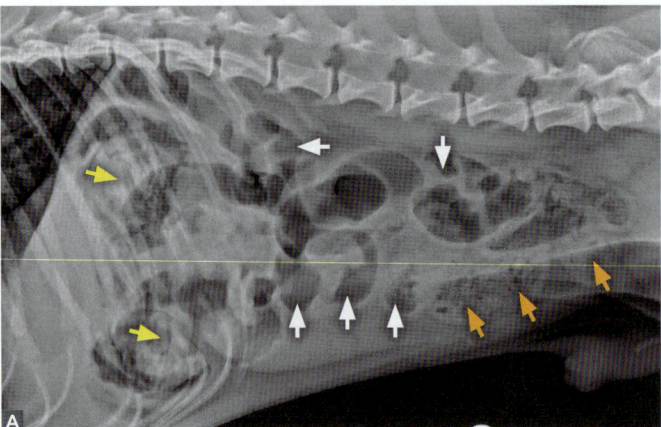

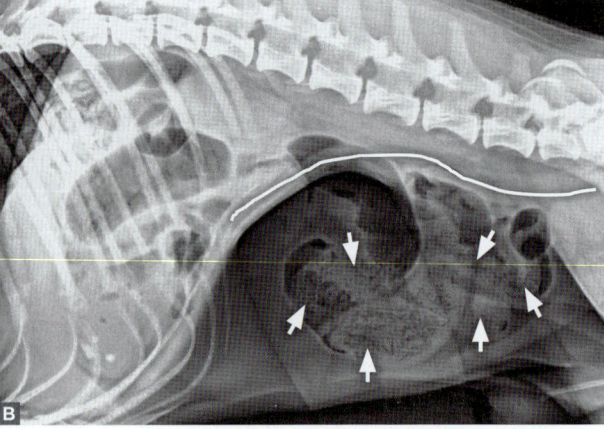

Fig. 27.20 (**A**) Boston Terrier macho esterilizado de 4 años después de presentar vómitos durante 2 días. El perro estaba en ayunas y se le realizaron unas radiografías. En ellas se aprecian conglomerados heterogéneos de opacidad de tejido blando en el estómago (flechas amarillas); los segmentos yeyunales llenos de gas están dilatados, y algunos están plegados (flechas blancas). En el abdomen ventral medio aparece un gran volumen de contenido de opacidad de tejido blando heterogénea en el intestino que es difícil de asignar de forma específica al intestino delgado o al grueso (flechas naranjas). (**B**) La compresión con cuchara reveló un contenido anómalo que se identificó en varios segmentos del intestino delgado (flechas blancas) y ayudó a diferenciar este contenido del intestino grueso. El colon se encuentra en posición dorsal a esta región y no tiene ningún contenido (línea blanca). En la cirugía se confirmó un diagnóstico de cuerpo extraño lineal anclado en el píloro.

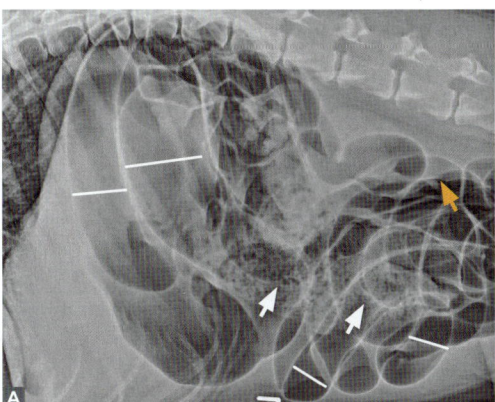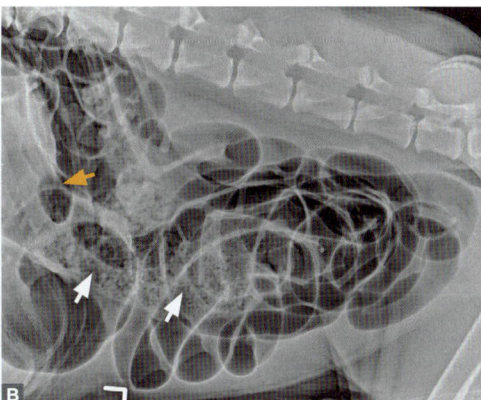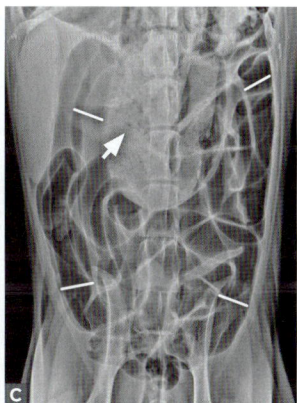

Fig. 27.21 Radiografías laterales izquierdas del abdomen craneal (**A**) y caudal (**B**) de un gran danés de 4 años con meteorismo, colapso e hipovolemia. Todo el tracto del intestino delgado está muy dilatado con gas (las barras blancas muestran una parte a modo de ejemplo, aunque el patrón es generalizado). No es posible distinguir entre el colon y el intestino delgado, y hay un segmento en el abdomen medio craneal con contenido granular (flechas blancas). Este patrón tiene como diagnósticos diferenciales obstrucción del yeyuno distal o del íleon y vólvulo mesentérico. Debido al estado clínico del perro se procedió a cirugía exploratoria, y se diagnosticó un vólvulo mesentérico. (**C**) Radiografía ventrodorsal del abdomen caudal que muestra todo el tracto del intestino delgado marcadamente dilatado con gas como en las imágenes laterales. No es posible distinguir entre el colon y el intestino delgado, y hay un segmento de intestino en el abdomen medio con contenido granular (flechas blancas).

las **figs. 27.7** y **27.21** parecen similares radiográficamente, pero presentan un estado clínico diferente. En el de la **fig. 27.21** existe una dilatación generalizada más grave debida a un vólvulo mesentérico, mientras que el de la **fig. 27.7** tenía un íleo funcional y se encontraba clínicamente estable.

Enfermedad infiltrativa del intestino delgado

Las infiltraciones murales localizadas debidas a inflamación, infección o neoplasia pueden estrechar la luz intestinal y provocar obstrucciones parciales o completas. Los signos clínicos suelen ser más crónicos que en casos de obstrucción por cuerpo extraño. A menudo se aprecia cierto grado de dilatación intestinal y, en posición proximal al estrechamiento, pueden agruparse materiales extraños, por ejemplo, pequeñas piedras. En las ecografías, los infiltrados neoplásicos producen un engrosamiento de la pared intestinal, a menudo con pérdida de la distribución en capas de la pared. El linfoma es el tumor intestinal más común en gatos, pero también aparece con frecuencia en perros. Normalmente da lugar a un aumento de grosor circunferencial transmural, simétrico o asimétrico. Las capas murales son difíciles de identificar, y la pared en su conjunto aparece hipoecoica o anecoica. La infiltración de la pared intestinal puede ser solitaria, difusa o multifocal, y los ganglios linfáticos regionales se ven hipertrofiados. Sin embargo, a menudo no tiene lugar una obstrucción intestinal completa. El carcinoma intestinal produce frecuentemente una masa intestinal solitaria, al igual que los pólipos, los leiomiomas o los leiomiosarcomas. Los carcinomas suelen mostrarse como infiltraciones anulares e irregulares que invaden la luz, provocan obstrucciones y presentan una ecogenicidad más heterogénea o compleja de la pared infiltrada. Las infiltraciones granulomatosas debidas a infecciones fúngicas también pueden causar infiltraciones difusas o focales de la pared intestinal y, en las ecografías, son difíciles de distinguir de una neoplasia. La histoplasmosis, por ejemplo, puede producir infiltraciones murales localizadas y marcadas que se asemejan a linfomas. La fibroplasia gastrointestinal esclerosante eosinófila felina es una enfermedad inflamatoria que provoca engrosamiento de la pared y pérdida de la distribución en capas en el estómago, el duodeno, el yeyuno y el colon; se han descrito para ella características ecográficas semejantes a las de las neoplasias o a las infiltraciones por hongos.[4] Puesto que el aspecto ecográfico de la pared intestinal en solitario no basta para un diagnóstico definitivo, para diagnosticar enfermedades infiltrativas de la pared con engrosamiento o disrupción de la distribución en capas se requieren biopsias de grosor completo, biopsias percutáneas guiadas por ecografía o aspirados con aguja fina de la pared intestinal. Las **figs. 27.22** a **22.29** muestran imágenes ecográficas normales y con alteraciones yeyunales.

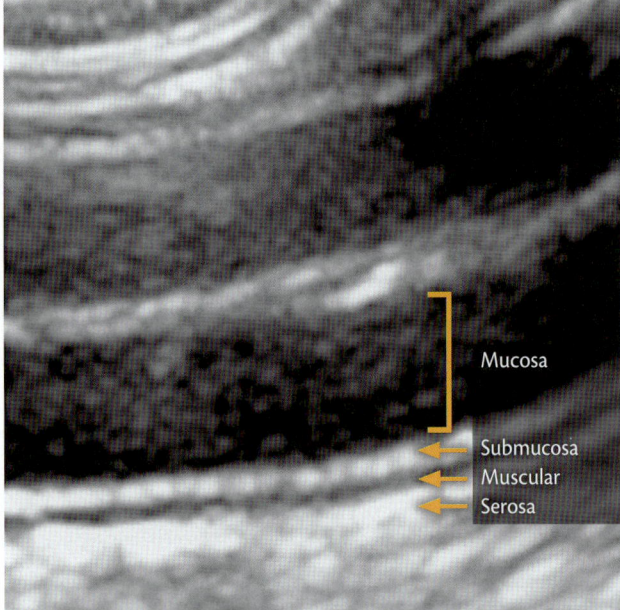

Fig. 27.22 Imagen sagital de un segmento del intestino delgado canino normal obtenida con sonda de matriz curva de 7,5 MHz. La capa mucosa es hipoecoica, mostrada con el corchete. Las tres capas exteriores presentan una imagen alterna entre hiperecoica (submucosa), hipoecoica (muscular) e hiperecoica (serosa). Estas tres capas externas son finas y tienen aproximadamente el mismo tamaño. La mucosa es la capa más gruesa. La luz se encuentra vacía y aparece como una fina interfaz hiperecoica.

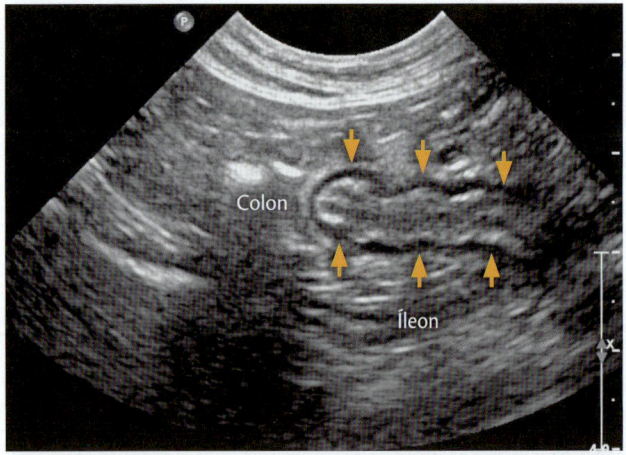

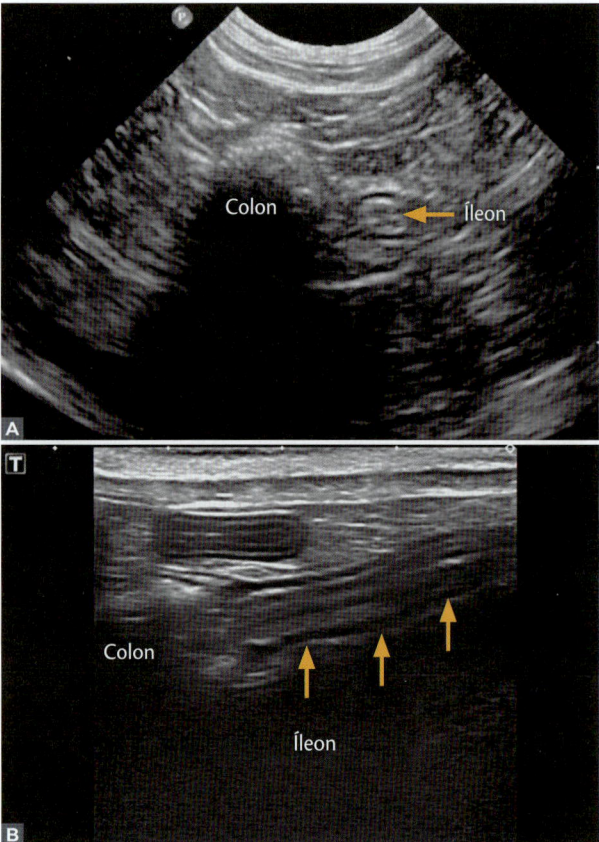

Fig. 27.23 Imágenes en el plano transversal (**A**) y sagital (**B**) de la unión ileocecocólica que muestra el aspecto del íleon canino normal. El íleon presenta la misma distribución en capas de la pared que el yeyuno, pero la capa muscular es más prominente. En la imagen transversal, el íleon tiene un aspecto de roseta (**A**).

Fig. 27.24 Imagen sagital del íleon de un gato normal. El íleon es más corto en los gatos que en los perros, aunque presenta un aspecto ecográfico similar, con la capa muscular más prominente en comparación con la distribución en capas yeyunal.

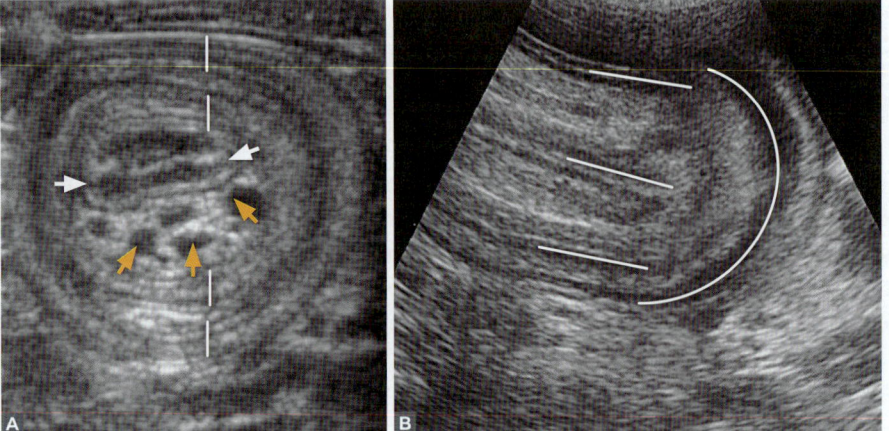

Fig. 27.25 Bóxer de 4 meses con diarrea crónica y vómitos agudos. Se palpaba una masa blanda en el abdomen medio. Con las imágenes ecográficas transversal (**A**) y sagital (**B**) se diagnosticó intususcepción del yeyuno. (**A**) Se aprecian anillos concéntricos de intestino (las barras blancas muestran las paredes intestinales apiladas en un patrón concéntrico) con un segmento de intestino central contraído (flechas blancas) junto con muchos vasos mesentéricos (flechas naranjas). (**B**) La imagen sagital presenta un aspecto de horquilla o tridente con una forma roma o curvilínea (línea blanca) en un extremo y los segmentos intestinales apilados alineados en el otro (barras blancas).

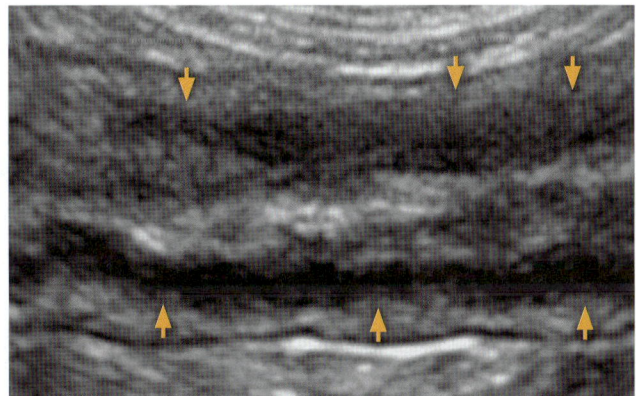

Fig. 27.26 Imagen sagital ecográfica de un segmento de intestino delgado en un perro con infección por *Heterobilharzia americana*. Esta infección provoca la afectación patológica de la submucosa y, en este perro, se observa en la submucosa un hallazgo común de engrosamiento e irregularidad (flechas).

Fig. 27.27 Ejemplos de pérdida transmural hipoecoica focal de la distribución en capas de la pared (flechas) del yeyuno en varios gatos con muestras histológicas tomadas de las lesiones. (**A**) Imagen sagital de un gato con mastocitoma que presenta una masa infiltrativa hipoecoica de la pared del yeyuno que altera la distribución en capas de la pared. (**B**) Pérdida transmural hipoecoica de distribución en capas en un gato con histoplasmosis. (**C**) Marcado engrosamiento transmural focal hipoecoico con pérdida de distribución en capas de la pared en un gato con fibroplasia esclerosante eosinófila idiopática felina. (**D**) Engrosamiento transmural focal hipoecoico y sin distribución en capas de la pared que se diagnosticó como un linfoma. La pérdida transmural de la distribución en capas no es específica de una etiología concreta, por lo que, para el diagnóstico, se requiere la toma de muestras de tejidos.

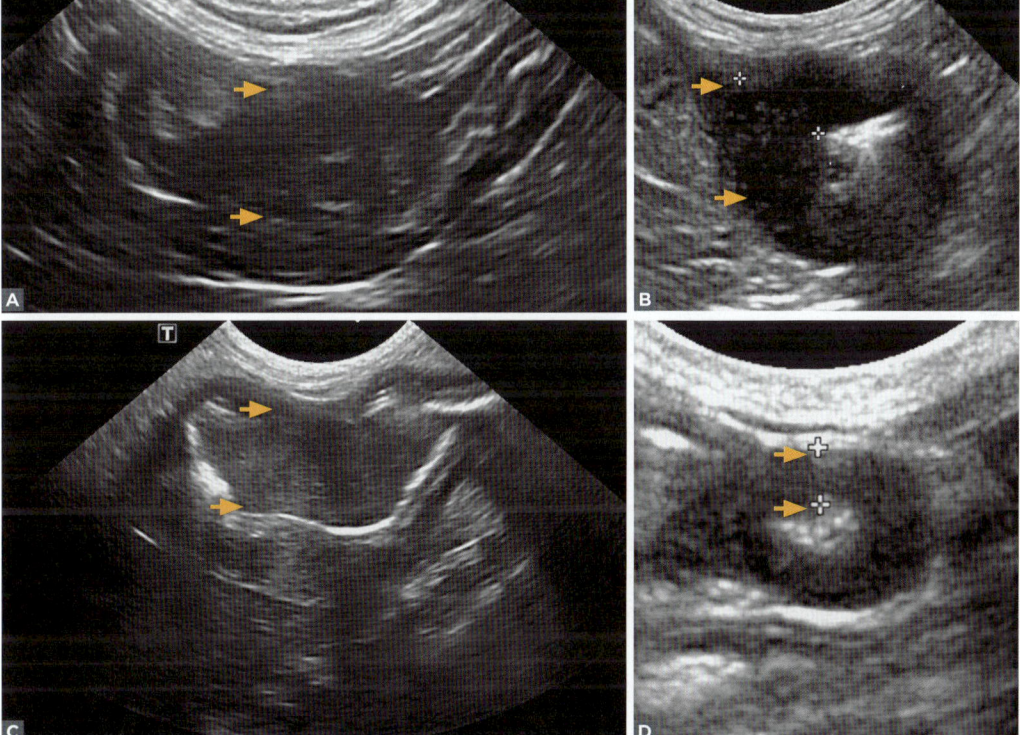

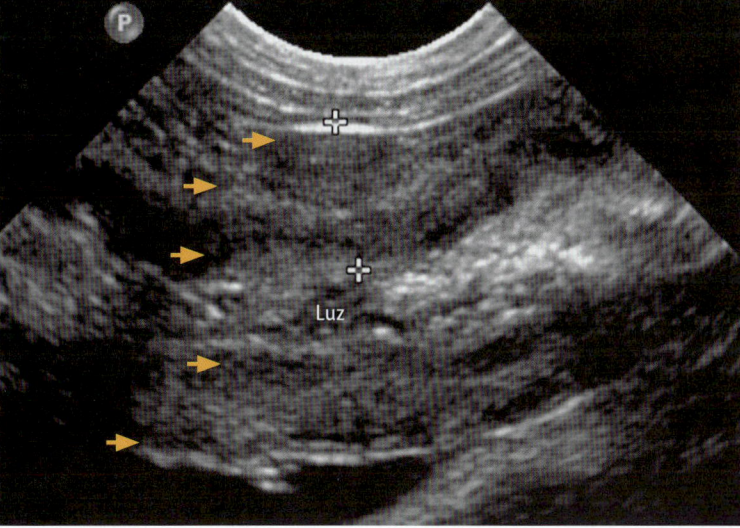

Fig. 27.28 Labrador retriever de 2 años con diarrea crónica y atrofia muscular progresiva. Se muestra la imagen ecográfica en el plano sagital de un segmento de intestino delgado con engrosamiento de la pared (6 mm entre calibradores) y alteración de la distribución en capas transmural; se estableció un diagnóstico de pitiosis. Se trata de una infección piogranulomatosa transmural por *P. insidiosum* que crea bandas alternas y una distribución aleatoria de la ecogenicidad de la pared del intestino (flechas).

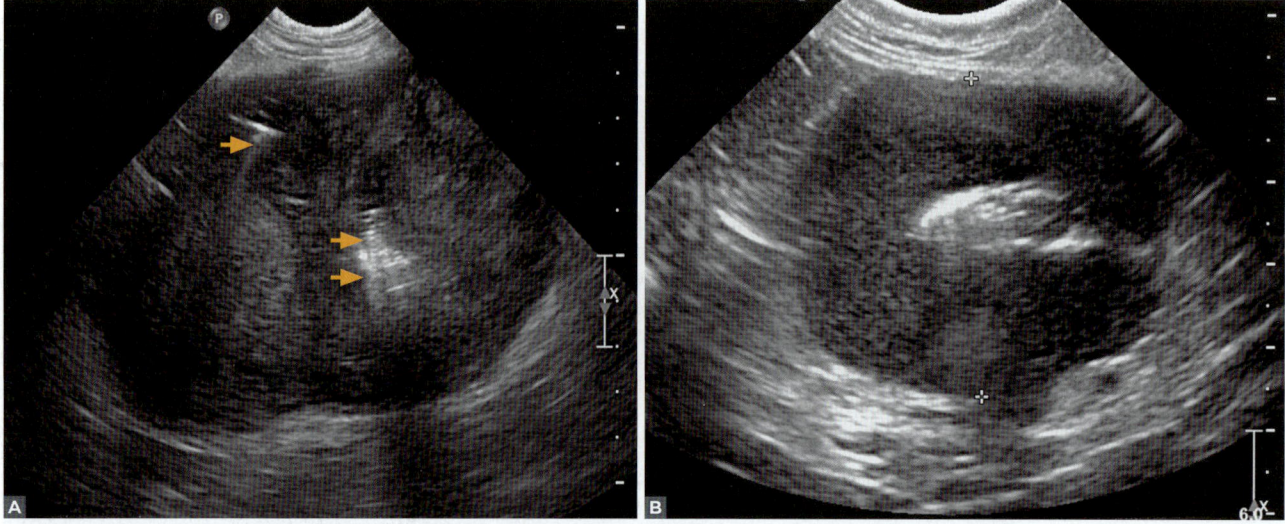

Fig. 27.29 (**A**) Imagen ecográfica de una masa en el intestino delgado en un perro de 10 años de raza grande con vómitos y pérdida de peso. Se observa una gran masa de 5 cm en el yeyuno que muestra una ecotextura heterogénea con múltiples reverberaciones de gases centrales. Se trataba de un carcinoma intestinal enfisematoso. (**B**) Masa de gran tamaño similar en el yeyuno de un gato debido a linfoma de linfocitos B. Las masas intestinales grandes pueden parecer similares con independencia de su etiología, lo que hace necesaria la toma de muestras de tejido para confirmar la causa.

Diarrea crónica y enfermedad del intestino delgado

A menudo, en pacientes con diarrea crónica sin vómitos las radiografías simples son inespecíficas y los estudios gastrointestinales con contraste tampoco aportan resultados válidos. Para detectar infiltrados en la pared intestinal es preferible la ecografía a la radiografía simple y con contraste, si bien la primera presenta limitaciones propias que, con frecuencia, no ayudan a identificar la causa subyacente de la diarrea. Aun así, la ecografía sigue siendo una herramienta de cribado válida para valorar la pérdida de peso y detectar masas gastrointestinales como posibles causas de signos digestivos. La valoración en la pared intestinal de enfermedades difusas en perros y gatos con diarrea crónica se basa en la evaluación del grosor y la distribución en capas de la pared y en la evidencia de comorbilidades (hepatobiliares, pancreáticas, linfoadenopatías). Recientemente, un grupo de investigadores ha intentado relacionar el grosor de la pared intestinal en perros sanos con el peso corporal. En este informe, los autores propusieron que el grosor normal de la pared del duodeno debe ser <5,1 mm en perros de hasta 20 kg, <5,3 mm para los que pesan entre 20 y 29,9 kg y <6,0 mm para los de más 30 kg, mientras que los valores normales de grosor de la pared del yeyuno serán de <4,1 mm para perros de hasta 20 kg, <4,4 mm entre 20 y 39,9 kg y <4,7 mm para perros de más de 40 kg.[5]

Diversas enfermedades digestivas pueden provocar infiltración difusa de la pared del intestino delgado. No se han descrito características ecográficas específicas que permitan diferenciar entre las distintas enfermedades infiltrativas. Las capas mucosa, submucosa y muscular son las más afectadas. Las **figs. 27.30-27.34** muestran ejemplos de anomalías intestinales en perros y gatos. La mucosa también puede mostrar alteraciones en su ecogenicidad, que varían desde la presencia de focos hiperecogénicos puntiformes de distribución difusa hasta hiperecogenicidad generalizada. Es posible observar un aumento notable de espesor de la mucosa con incremento de la

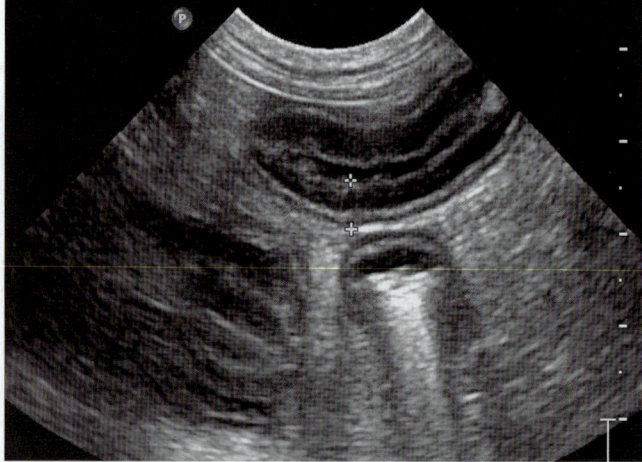

Fig. 27.30 Perro de raza grande de 4 años con diarrea crónica y pérdida de peso. Las imágenes ecográficas del yeyuno muestran un engrosamiento leve y generalizado de la pared (4,8 mm) con distribución en capas normal y bajo volumen de contenido líquido y gas. En el perro se tomaron biopsias del intestino y se estableció un diagnóstico de enteritis plasmocítica linfocítica crónica grave.

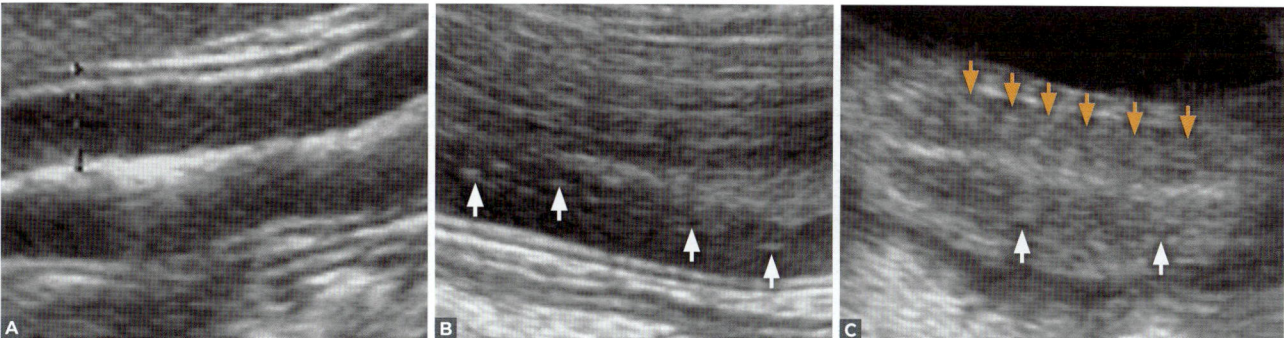

Fig. 27.31 Imágenes ecográficas del aspecto variable de la mucosa del intestino delgado en perros. (**A**) Mucosa normal, que es hipoecoica homogénea. (**B**) Presencia de varias motas pequeñas hiperecoicas (flechas blancas) en la mucosa. (**C**) Estrías perpendiculares hiperecoicas en la mucosa (flechas naranjas). En los tres perros se diagnosticó histológicamente la presencia de infiltrados inflamatorios. El perro de (**C**) también tenía linfangiectasia.

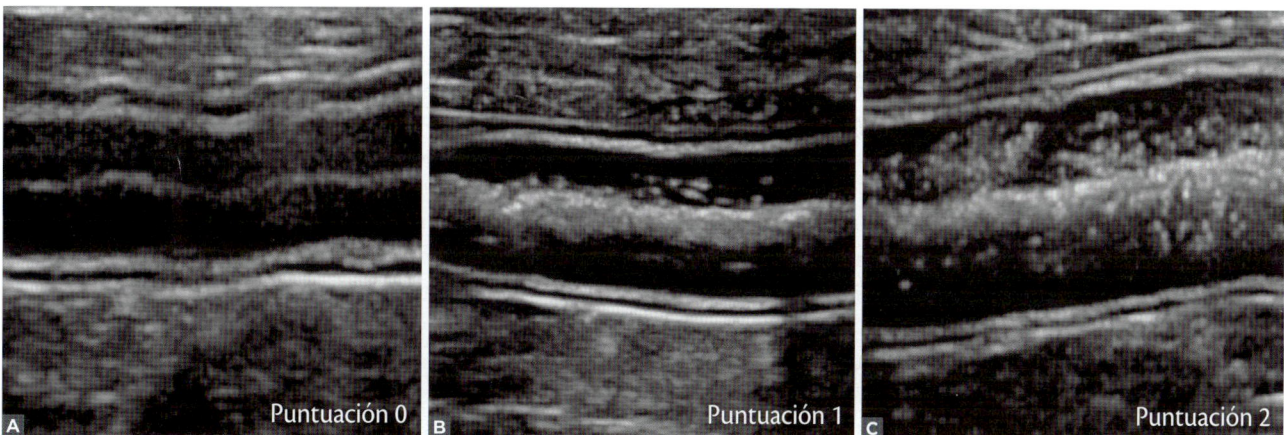

Fig. 27.32 Las tres imágenes ecográficas corresponden al mismo perro sano (**A**) en ayunas, (**B**) después de una comida pobre en grasas y (**C**) tras una comida rica en grasas. (**B, C**) Aparece una cantidad variable de motas en la mucosa después de comer que pueden confundirse con afectaciones patológicas como una enfermedad inflamatoria intestinal o una linfangiectasia. La ecogenicidad de la mucosa se interpreta mejor con los perros en ayunas.

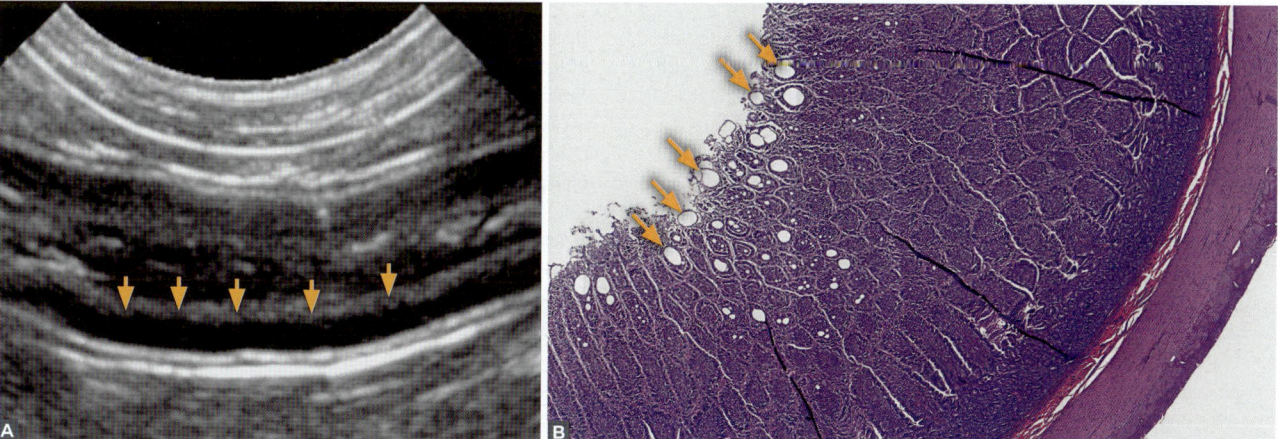

Fig. 27.33 (**A**) Imagen sagital ecográfica de un perro que ha comido recientemente. (**B**) Sección histológica de otro perro que había comido antes de la recogida de muestras con vacuolas de grasa en los extremos de las vellosidades (flechas naranjas) que corresponden al borde hiperecoico en la interfaz entre la mucosa y la luz. Se trata de un hallazgo normal en los perros que han comido poco antes de la exploración ecográfica.

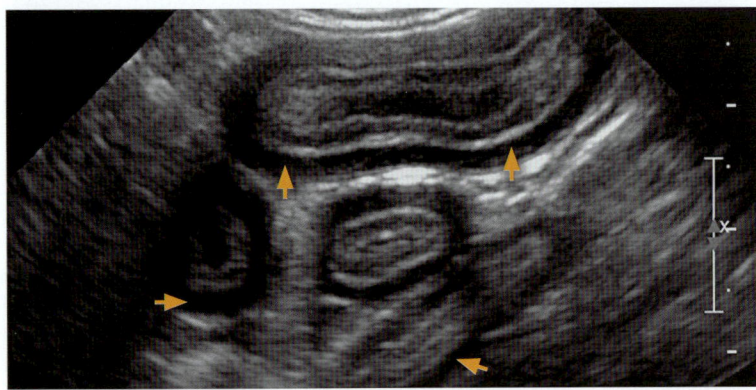

Fig. 27.34 Imagen ecográfica del yeyuno de un gato de 5 años con vómitos crónicos y pérdida de peso. La capa muscular aparece muy engrosada en todos los segmentos yeyunales (flechas) y el grosor total de la pared intestinal es de 3,5 mm. Se le diagnosticó linfoma de linfocitos T intestinal.

ecogenicidad en animales con enteropatía con pérdida de proteínas y linfangiectasia. Además, el intestino delgado generalmente muestra un cierto grado de dilatación con líquido y gas y puede tener la motilidad reducida o una apariencia rígida.

En el engrosamiento de la pared intestinal o de una capa individual debida a una enfermedad inflamatoria es difícil diferenciar entre una infiltración fúngica o neoplásica.[6] Por ejemplo, si existe solo engrosamiento de la capa muscular, la causa puede ser una infiltración inflamatoria o neoplásica, o bien hipertrofia del músculo liso.[7] Los ganglios linfáticos pueden aparecer redondeados, heterogéneos y, posiblemente, con lesiones de tipo diana en pacientes con cualquiera de estas enfermedades. Las enfermedades micóticas como la histoplasmosis, la pitiosis o la criptococosis pueden producir una enfermedad infiltrativa localizada ecográficamente similar a una neoplasia. Sin embargo, se considera que la neoplasia origina una mayor disrupción en la distribución en capas de la pared que la enfermedad inflamatoria. Las anomalías ecográficas en animales con linfoma alimentario pueden incluir aumento de grosor de la pared gástrica o intestinal, pérdida de distribución en capas normal, una masa hipoecoica asociada con un engrosamiento difuso de la capa muscular de la pared intestinal y linfadenomegalia abdominal.[8]

En gatos con signos clínicos de enfermedad del intestino delgado y engrosamiento difuso de la pared intestinal >3 mm se ha constatado su correspondencia con enfermedades histopatológicas como infiltrados inflamatorios, linfoma o una combinación de ambos. En estas dos enfermedades, el engrosamiento de la capa muscular contribuye a la mayor parte del grosor total de la pared.[9]

Bibliografía

1. Ciasca TC, David FH, Lamb CR. Does measurement of small intestinal diameter increase diagnostic accuracy of radiography in dogs with suspected intestinal obstruction? *Vet Radiol Ultrasound* 54:207-211, 2013.
2. Miles S, Gaschen L, Presley T, Liu CC, Granger LA. Influence of repeat abdominal radiographs on the resolution of mechanical obstruction and gastrointestinal foreign material in dogs and cats. *Vet Radiol Ultrasound* 62:282-288, 2021.
3. Husnik R, Gaschen FP, Fletcher JM, Gaschen L. Ultrasonographic assessment of the effect of metoclopramide, erythromycin, and exenatide on solid-phase gastric emptying in healthy cats. *J Vet Intern Med* 34:1440-1446, 2020.
4. Weissman A, Pennick D, Webster C, Hecht S, Keating J, et al. Ultrasonographic and clinicopathological features of feline gastrointestinal eosinophilic sclerosing fibroplasia in four cats. *J Feline Med Surg* 15:148-154, 2013.
5. Delaney F, O'Brien RT, Waller K. Ultrasound evaluation of small bowel thickness compared to weight in normal dogs. *Vet Radiol Ultrasound* 44:577-580, 2003.
6. Graham JP, Newell SM, Roberts GD, Lester NV. Ultrasonographic features of canine gastrointestinal pythiosis. *Vet Radiol Ultrasound* 41:273-277, 2000.
7. Daniaux LA, Laurenson MP, Marks SL, Moore PF, Taylor SL. Ultrasonographic thickening of the muscularis propria in feline small intestinal small cell T-cell lymphoma and inflammatory bowel disease. *J Feline Med Surg* 16:89-98, 2014.
8. Grooters AM, Biller DS, Ward H, Miyabayashi T. Ultrasonographic appearance of feline alimentary lymphoma. *Vet Radiol Ultrasound* 35:468-472, 1994.
9. Norsworthy GD, Estep JS, Hollinger C, Steiner JM, et al. Prevalence and underlying causes of histologic abnormalities in cats suspected to have chronic small bowel disease: 300 cases (2008-2013). *J Am Vet Med Assoc* 247:629-635, 2015.

CAPÍTULO 28

Intestino grueso

Lorrie Gaschen

PUNTOS CLAVE

▐ La radiografía es importante para descartar una obstrucción mecánica del colon debido a masas abdominales o intrapélvicas y a un estrechamiento del canal pélvico.

▐ A menudo es necesario recurrir a la tomografía computarizada (TC) o a la resonancia magnética (RM) para investigar la obstrucción mecánica de la región colorrectoanal de la pelvis.

▐ La radiografía permite evaluar masas asociadas con el intestino grueso que causan estenosis y estreñimiento con obstrucción.

▐ La ecografía es la técnica preferida para valorar la pérdida de distribución en capas de la pared y el aumento de grosor del intestino grueso que se observa en enfermedades infiltrativas infecciosas y neoplásicas.

▐ La torsión del colon y una colitis grave pueden provocar una importante dilatación del intestino grueso con gas y tienen una presentación similar.

▐ Un punto focal de estrechamiento del colon cuando este está gravemente distendido es un signo de torsión del colon.

▐ Para diagnosticar una torsión del colon puede utilizarse TC y enema con bario.

▐ Las anomalías congénitas de la región rectoanal suelen requerir estudios con contraste para su diagnóstico y para identificar fístulas entre el tracto genitourinario y el intestino grueso.

Las radiografías laterales y ventrodorsales de la región pélvica suponen una parte importante del plan diagnóstico en perros y gatos con estreñimiento, hematoquecia y/o defecación dolorosa. En la radiografía suele ser posible reconocer anomalías del colon, como obstrucción, megacolon y estreñimiento. Sin embargo, en radiografías y ecografías es difícil diagnosticar una enfermedad inflamatoria, una infestación por parásitos o una hipersensibilidad de la dieta cuando afectan al colon. La ecografía se utiliza para trazar y examinar el colon desde la unión ileocecocólica hasta la entrada pélvica. La región rectoanal también se explora mediante una ventana perineal perianal en la base de la cola. La TC puede emplearse para explorar toda la extensión del intestino grueso e investigar afecciones más complejas, como la torsión del colon, o para la planificación prequirúrgica de masas. La TC y la RM son especialmente útiles para el diagnóstico de afecciones intrapélvicas en la unión colorrectal y el recto, ya se deba a una enfermedad infiltrativa, a un traumatismo o a un efecto de masa que origina una obstrucción debido a prostatomegalia, linfadenopatía o neoplasia invasiva desde los sacos anales.

Intestino grueso normal

El intestino grueso normal de los perros empieza en la unión ileocecocólica en el abdomen medio derecho, prosigue en forma de colon ascendente durante un breve tramo en el abdomen craneal derecho y se curva a la izquierda en situación caudal al estómago como colon transverso. El colon descendente cursa en sentido de craneal a caudal en el abdomen izquierdo (**fig. 28.1**). Desde la entrada pélvica, la unión colorrectal y el recto continúan a lo largo del canal pélvico y la unión anorrectal se sitúa caudal al canal pélvico, para terminar como la unión anocutánea. La anatomía del colon asume la forma de un "cayado" o un signo de interrogación en las radiografías ventrodorsales. Los gatos presentan una anatomía similar del intestino grueso, aunque en ellos el ciego no es una estructura distinguible en las radiografías (**fig. 28.2**). La localización del colon descendente es también variable. Esta estructura puede estar desplazada al lado derecho del abdomen y presentar un curso sigmoideo, especialmente cuando está llena de heces.

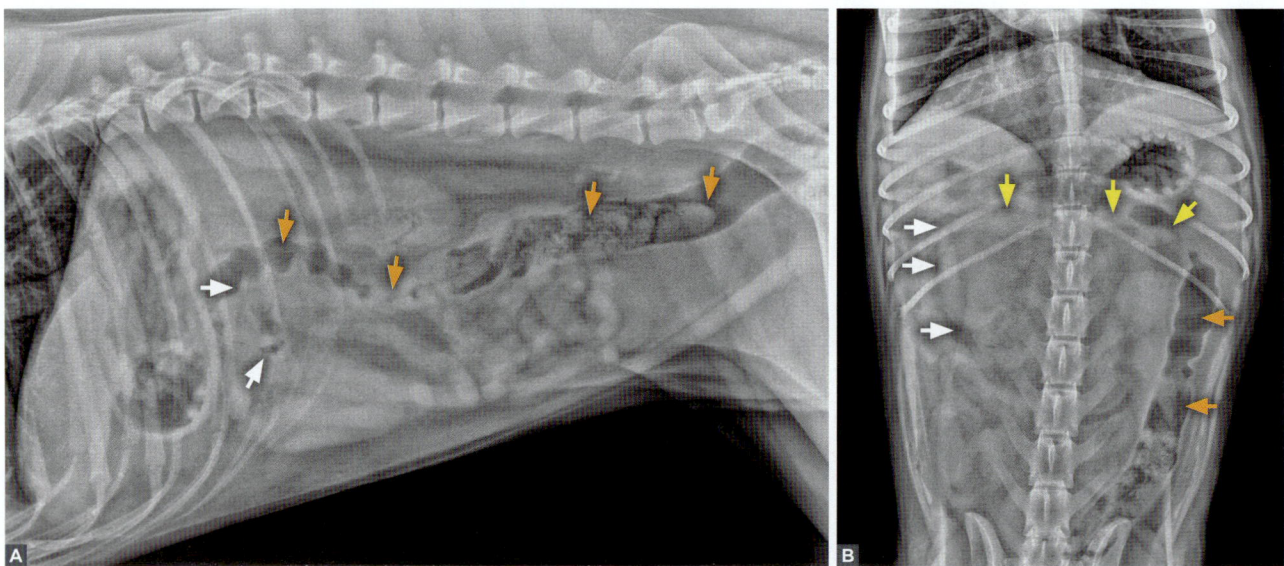

Fig. 28.1 (**A**) Localización del colon en un perro normal. Una radiografía lateral izquierda muestra el colon transverso (flechas blancas) y el colon descendente (flechas naranjas) en su recorrido de craneal a caudal en el abdomen medio. El colon transverso se encuentra en posición inmediatamente caudal a la curvatura mayor del estómago. (**B**) Colon normal. El colon ascendente (flechas blancas) discurre desde el abdomen medio en sentido craneal, donde gira hacia la línea media caudal al estómago para convertirse en colon transverso (flechas amarillas). El colon descendente discurre de craneal a caudal en el abdomen izquierdo (flechas naranjas).

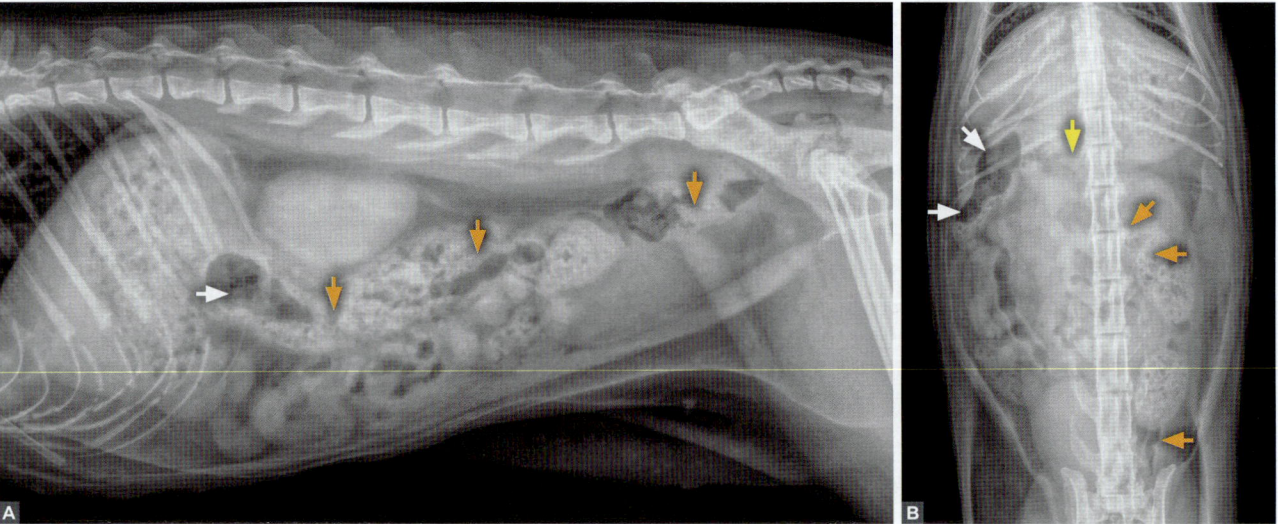

Fig. 28.2 (**A**) Radiografía lateral del abdomen de un gato que muestra la localización normal del colon. El colon ascendente se superpone al descendente en el abdomen medio, y no es posible diferenciar claramente entre ambos debido a esta superposición. El colon transverso está situado inmediatamente caudal al estómago (flecha blanca) y prosigue, en sentido de craneal a caudal, por el abdomen medio como segmento descendente (flechas naranjas). El gato no estaba en ayunas, y se observa contenido de opacidad de tejido blando en el estómago y en algunas partes del yeyuno. (**B**) Radiografía ventrodorsal del abdomen de un gato que muestra la localización normal del colon. El colon ascendente está situado en el abdomen derecho craneal (flechas blancas), donde se curva hacia la línea media y discurre caudal al estómago (flecha amarilla), para continuar como segmento descendente del colon por el lado izquierdo (flechas naranjas).

En la ecografía, la distribución en capas de la pared del colon se ve como bandas alternas de capas finas hiperecoicas e hipoecoicas y de igual grosor, siendo la más externa la serosa, y hacia dentro se sitúan la muscular, la submucosa y la mucosa, en ese orden, al igual que en el intestino delgado (**figs. 28.3** y **28.4**). Cuando está distendida, la pared del intestino grueso debe mostrar una apariencia en tres capas y un grosor de 1-2 mm. El colon vacío puede crear una imagen ecográfica confusa, ya que los pliegues de la pared están colapsados y pueden confundirse con un engrosamiento mural (**fig. 28.5**). La unión ileocecocólica se identifica localizando el íleon en el plano transversal y sagital y trazando su recorrido hacia el intestino grueso, cuya pared se reconoce normalmente por su distribución en capas finas y su contenido de gas (**fig. 28.6**).

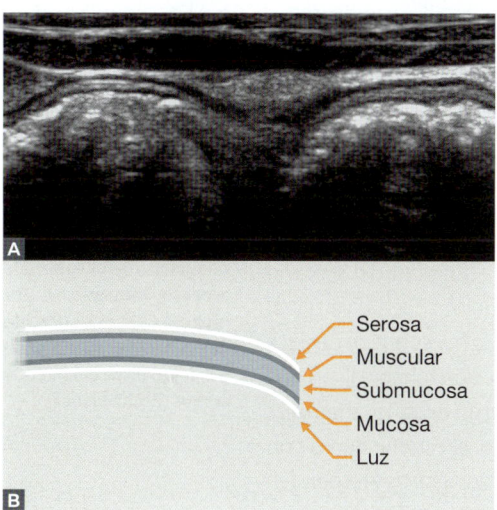

Fig. 28.3 Imagen ecográfica normal de la pared del colon con una representación que muestra la distribución en capas de la pared.

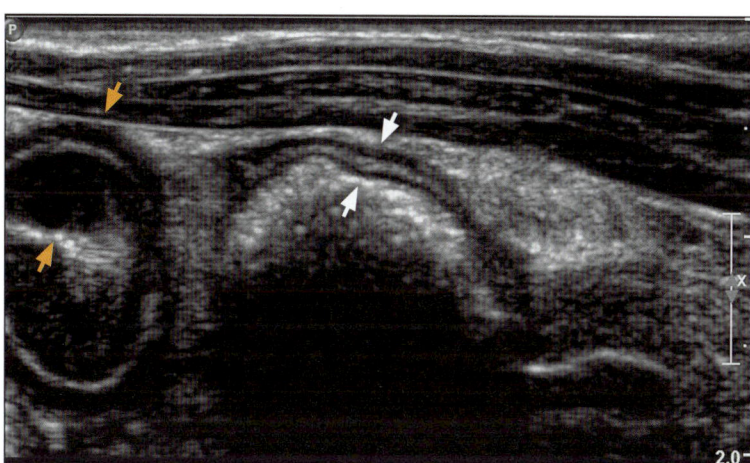

Fig. 28.4 Imagen ecográfica que muestra la distribución en capas normal del intestino delgado (flechas naranjas) comparada con la de la pared del colon (flechas blancas).

Fig. 28.5 Imágenes ecográficas (**A**) transversal y (**B**) sagital del colon vacío normal. El colon vacío puede malinterpretarse como un engrosamiento de la pared, ya que los pliegues de la mucosa se contraen juntos (flechas).

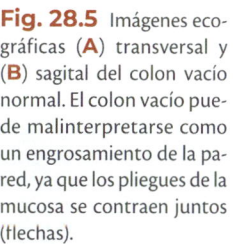

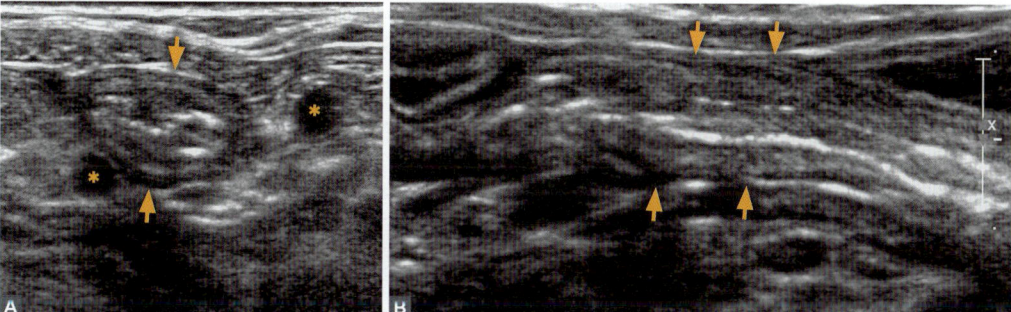

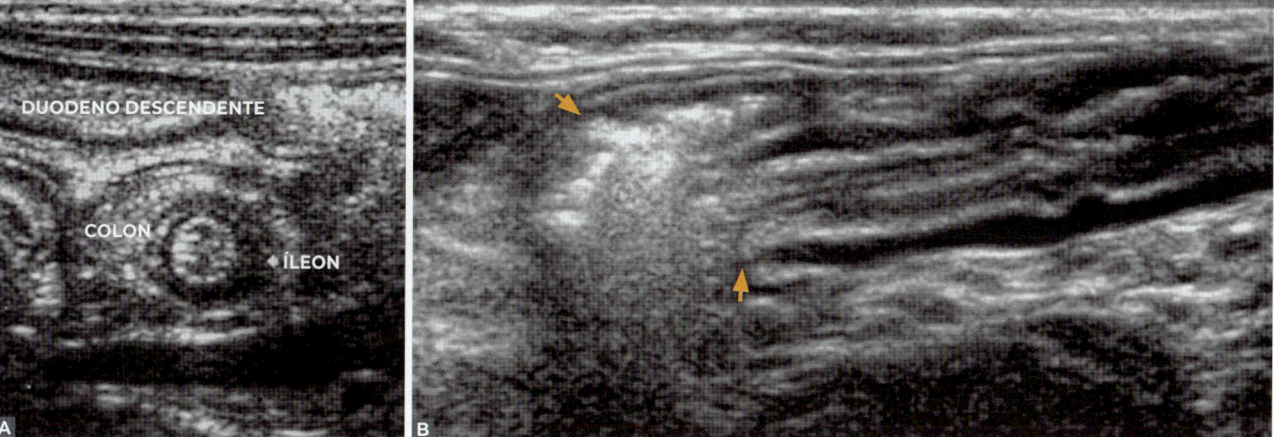

Fig. 28.6 Imágenes ecográficas (**A**) transversal y (**B**) sagital de la unión ileocólica en un perro normal.

En la mayor parte de los casos, en los perros el ciego contendrá gas y será difícil de diferenciar del colon ascendente. En los gatos, el ciego normalmente no contiene gas (**fig. 28.7**).

El recto distal y el ano pueden explorarse mediante una ventana perineal. La exploración del conjunto del segmento colorrectal situado dentro de la pelvis se realiza mejor con TC y RM. Es posible efectuar estudios del colon con contraste negativo y positivo, que se describen en el capítulo 25. Los enemas con bario pueden ser útiles en el diagnóstico de intususcepciones ileocólicas, inversiones cecales, estrechamientos, torsiones o infiltraciones de la pared.

Estreñimiento

Dado que en el colon puede haber una gran cantidad de heces antes de la defecación, debido a la retención consciente en un perro o un gato normal, el hallazgo de un colon distendido en la radiografía debe evaluarse en relación con los signos clínicos del paciente. En los perros, el diámetro del colon normal no ha de ser mayor que la longitud del séptimo cuerpo vertebral lumbar y, en los gatos, no será superior a 1,3 veces la longitud del quinto cuerpo vertebral lumbar, si bien estos valores sirven tan solo como orientación general. La retención de heces puede deberse también a enfermedades como un megacolon idiopático, que provoca una obstrucción funcional, o a una obstrucción mecánica por compresión extramural, estenosis, presencia de un cuerpo extraño, anomalías congénitas, trastornos neurológicos, neoplasias e intususcepción. El estreñimiento, el estreñimiento con obstrucción, la impactación y el megacolon pueden ser difíciles de diferenciar en las radiografías y responden a términos clínicos que están relacionados más con la cronicidad y la reversibilidad del trastorno que con los cambios radiográficos. Las características clave de las heces retenidas en el colon durante largo tiempo es la detección de un gran volumen fecal con opacidad mineral. Una gran cantidad de heces de opacidad mineral se encuentra en enfermedades crónicas, que pueden provocar una obstrucción funcional o mecánica. Entre las causas funcionales cabe citar el estreñimiento/estreñimiento con obstrucción crónicos, los trastornos neuromusculares y los trastornos metabólicos (**fig. 28.8**). Las causas mecánicas comprenden

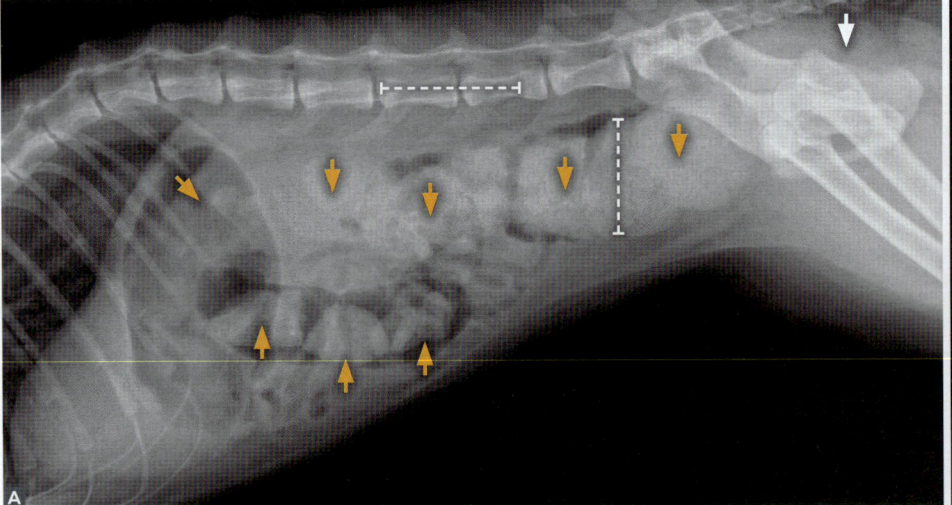

Fig. 28.7 Imagen ecográfica del ciego normal de un gato. El ciego es una pequeña estructura con aspecto lobulado y una mucosa gruesa (flechas naranjas). Se aprecia gas del colon en la unión entre ambos (flecha blanca).

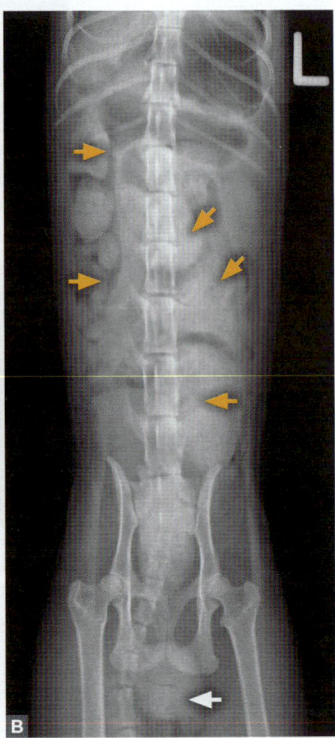

Fig. 28.8 Radiografías (**A**) lateral y (**B**) ventrodorsal de un gato de 9 años que padecía megacolon idiopático desde hacía 2,5 años y solo tenía movimientos intestinales por sí mismo en intervalos de meses cada vez. En el colon se aprecia una distensión grave con grandes bolas fecales muy radiopacas (flechas naranjas), también situadas en el recto (flecha blanca). Es importante explorar toda la pelvis en la radiografía en busca de un posible estrechamiento o un efecto de masa. Este gato no presentaba obstrucción mecánica y se le diagnosticó obstrucción funcional debida a megacolon idiopático. La medida de la altura del colon comparada con la longitud de la quinta vértebra lumbar reveló una relación >1,3 por encima del límite normal superior. Se trata de una guía no específica para medir el diámetro del colon.

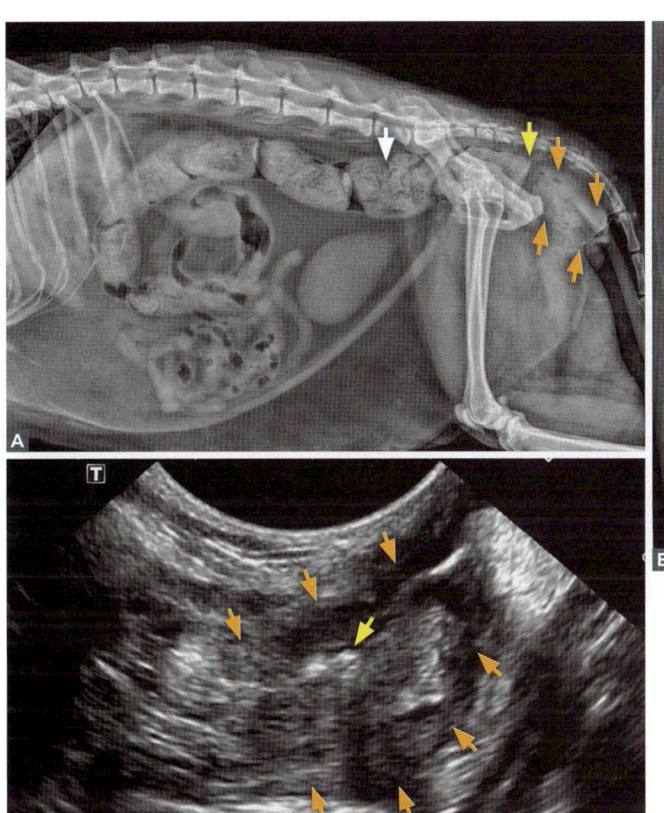

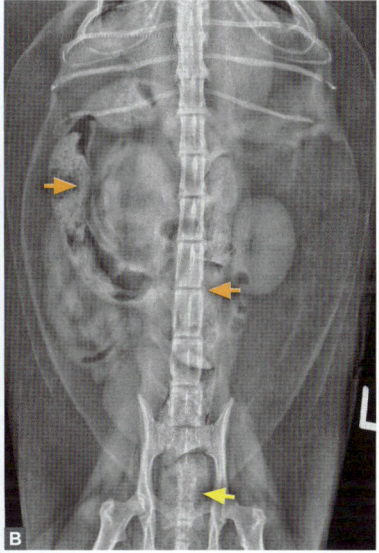

Fig. 28.9 (**A**) Radiografía lateral de un gato de 12 años que presentaba dificultades para defecar. El colon está moderadamente distendido con bolas fecales muy radiopacas, que terminan de forma abrupta (flecha amarilla) justo craneal a una masa de 5 cm de longitud con opacidad de tejidos blandos y múltiples focos de gas localizada a la altura de la unión rectoanal (flechas naranjas). (**B**) Radiografía ventrodorsal del mismo gato. Las bolas fecales terminan de forma abrupta (flecha amarilla) en el canal pélvico. La región rectoanal no se incluye en esta imagen. La pelvis es normal. (**C**) Exploración ecográfica perineal que muestra una masa rectal causante de obstrucción del colon que produjo estreñimiento. La sonda de matriz curva se sitúa en posición lateral a la cabeza de la cola en una orientación sagital para explorar las estructuras anorrectales caudales a la pelvis. Se detectó una masa lobulada (flechas naranjas) concéntrica, rodeaba el recto y el ano, con una ecogenicidad heterogénea. El gas del recto (flecha amarilla) sirvió para establecer la localización de la masa en la pared anorrectal. Las lesiones infiltrativas en esta región pueden deberse a neoplasias como adenocarcinomas y linfomas. Como diagnóstico diferencial también podría considerarse un granuloma crónico.

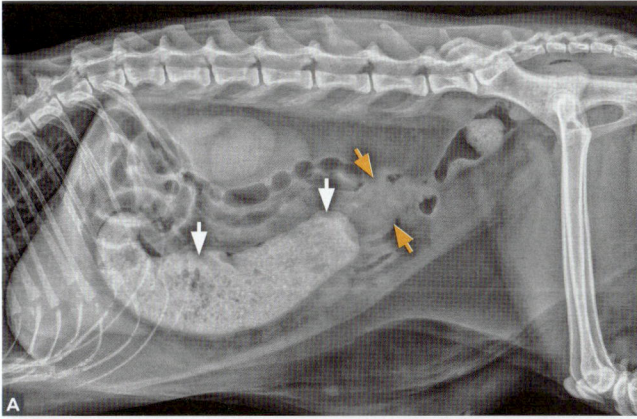

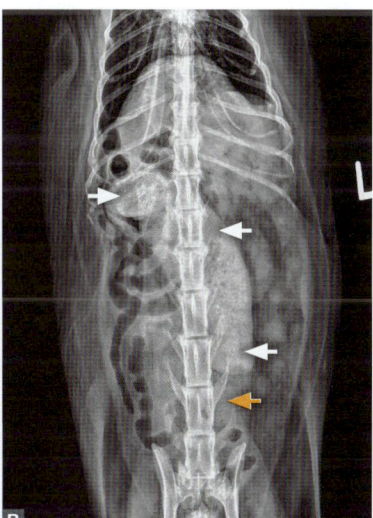

Fig. 28.10 (**A**) Radiografía de un gato de 10 años que presentaba dificultades para defecar y no lo había hecho desde hacía 2 semanas. La radiografía lateral muestra una marcada distensión del colon proximal con heces muy radiopacas que incluyen mineralización puntiforme (flechas blancas). Las heces terminan de forma abrupta donde se aprecia una masa focal de opacidad de tejido blando mal definida (entre las flechas naranjas). En el colon y el recto distales a este punto se observan bolas fecales más pequeñas. (**B**) En la radiografía ventrodorsal se observan los mismos hallazgos radiográficos que en la lateral. (**C**) La imagen ecográfica sagital del colon muestra material fecal (flechas blancas) con final abrupto en una gran masa mural infiltrativa heterogénea en la pared (flechas naranjas) del colon distal. La luz del colon está muy estrechada y provoca una obstrucción del material fecal que se aprecia en la radiografía. El diagnóstico diferencial principal para esta masa es adenocarcinoma. Es necesario tomar muestras de tejido para confirmar y descartar otras causas no malignas.

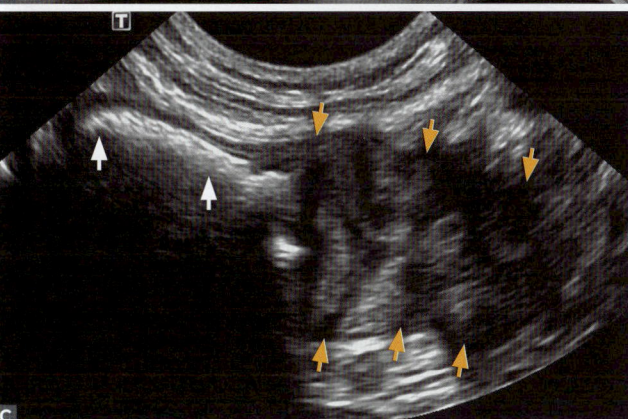

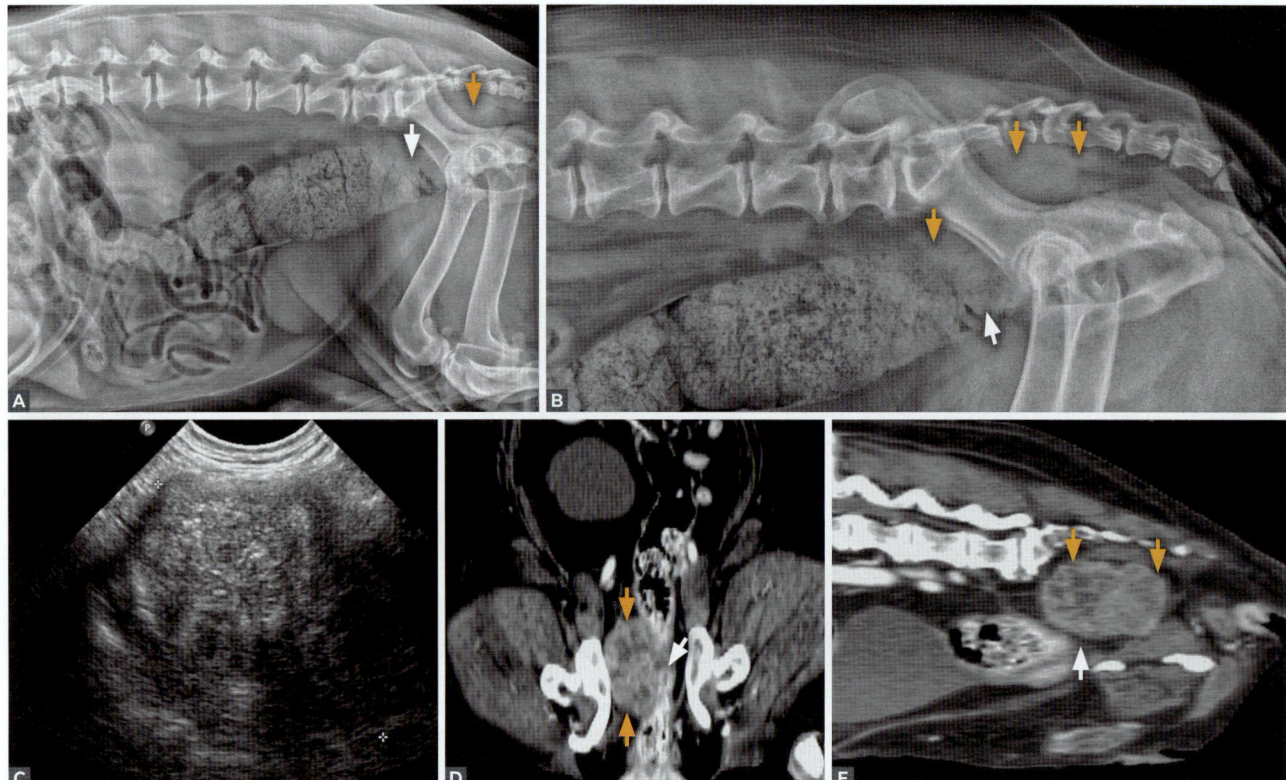

Fig. 28.11 (**A**) Un basset hound macho esterilizado de 7 años con estreñimiento crónico y defecación dolorosa. Las radiografías laterales muestran heces de mayor opacidad en el colon descendente que provocan cierta distensión del mismo. En su zona caudal, el colon descendente va reduciéndose en diámetro hacia el canal pélvico con desviación ventral (flecha blanca) y una ligera compresión del colon. Se observa una masa de tejido blando en el canal pélvico (flecha naranja) dorsal al recto y con una longitud de 8 cm. No se identifican anomalías óseas. La masa intrapélvica se exploró adicionalmente mediante ecografía y TC para determinar su origen. Entre las causas posibles se incluyen estreñimiento secundario a una masa neoplásica intrapélvica como, por ejemplo, un sarcoma de los tejidos blandos, un carcinoma del saco anal, un carcinoma rectal y un absceso o fístula perianal. (**B**) Radiografía lateral focalizada del abdomen caudal y la pelvis. Se observan los mismos hallazgos radiográficos que en la radiografía lateral anterior. (**C**) Imagen ecográfica sagital del abdomen caudal con la sonda angulada hacia el canal pélvico. En posición dorsolateral derecha hay una gran masa ecogénica heterogénea (entre calibradores) dorsal al colon y supuestamente retroperitoneal. Se sospechó una masa retroperitoneal como causa del estreñimiento obstructivo detectado en la radiografía. (**D**) Imagen de TC en reconstrucción bidimensional en el plano dorsal del abdomen caudal y la pelvis después del contraste que muestra una gran masa con realce heterogéneo en el lado derecho dentro del canal pélvico (flechas naranjas) que desplaza el recto a la izquierda y lo comprime. (**E**) Imagen de TC en reconstrucción bidimensional en el plano sagital del abdomen caudal y la pelvis después del contraste que muestra una gran masa con realce heterogéneo dorsal en el canal pélvico (flechas naranjas) que desplaza el recto en sentido ventral y lo comprime. La masa no pudo localizarse definitivamente en ningún órgano concreto, si bien se consideró que tenía su origen en los ganglios linfáticos de esa región. Con la citología de la masa se diagnosticó un carcinoma.

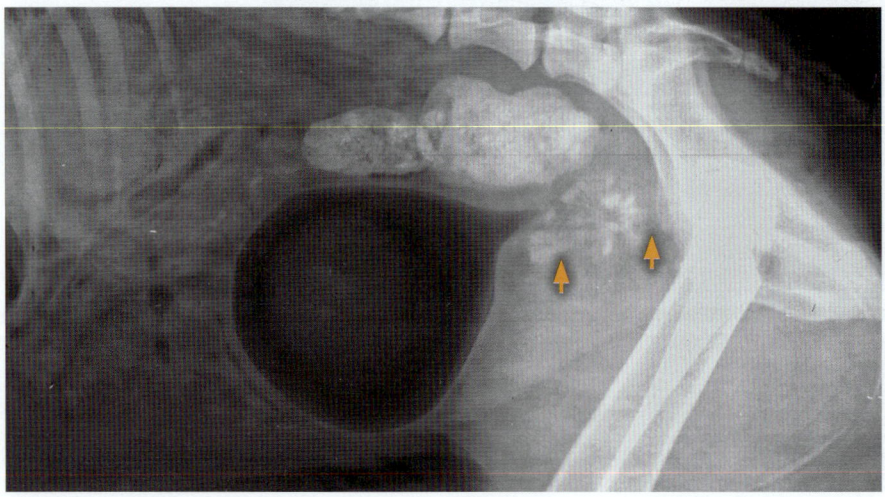

Fig. 28.12 Radiografía lateral de un perro macho esterilizado de 11 años con dificultades para defecar. En este paciente se llevó a cabo una cistografía de contraste negativo como parte del trabajo diagnóstico con el fin de localizar la vejiga. Se aprecian bolas fecales de opacidad mineral en el colon distal. A la altura del cuello de la vejiga hay una región de mineralización amorfa que se diagnosticó como mineralización prostática (flechas). La próstata hipertrofiada mineralizada, cuyo diagnóstico fue un carcinoma, estaba provocando una obstrucción crónica de la unión colorrectal.

la presencia de un cuerpo extraño, aumento de grosor de la pared por una enfermedad infiltrativa o una masa, compresión extramural y estenosis (**figs. 28.9-28.12**).

La obstrucción mecánica debida a una estenosis previa del canal pélvico por un traumatismo o por lesiones que ocupan espacio como causa de obstrucción del colon puede detectarse mediante radiografías. También es posible detectar radiográficamente un aumento de tamaño de los ganglios linfáticos sublumbares, extensión de masas retroperitoneales, prostatomegalia en perros machos y masas uterinas en las hembras, así como la presencia de hernias perineales. Un aumento de las opacidades de tejidos blandos o el desplazamiento o compresión del colon en el canal pélvico indican la necesidad de realizar estudios de imagen adicionales, como ecografía, TC o RM.

Intususcepción

Una masa de opacidad de tejido blando que presente una interfaz distal curvada convexa con el gas contenido en el colon es un signo de intususcepción. Las intususcepciones se localizan más habitualmente en la unión ileocecocólica o en cualquier región a lo largo del colon. Aunque la radiografía constituye un buen método de cribado para detectar una masa de tejido blando, la ecografía proporciona un diagnóstico definitivo de la intususcepción (**fig. 28.13**). Una intususcepción puede producirse en perros jóvenes y en gatos con enteritis grave, como la causada por parvovirus en un perro con diarrea, pero también puede aparecer en animales de más edad por la presencia de una neoplasia.

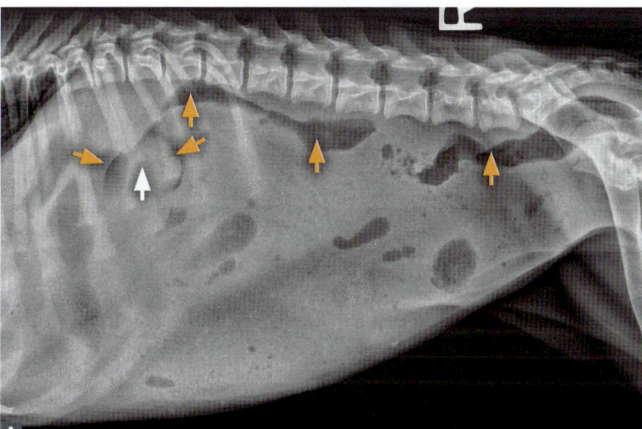

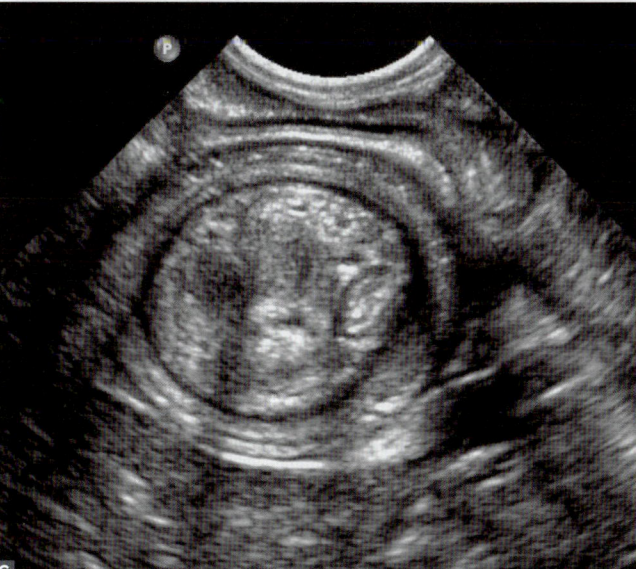

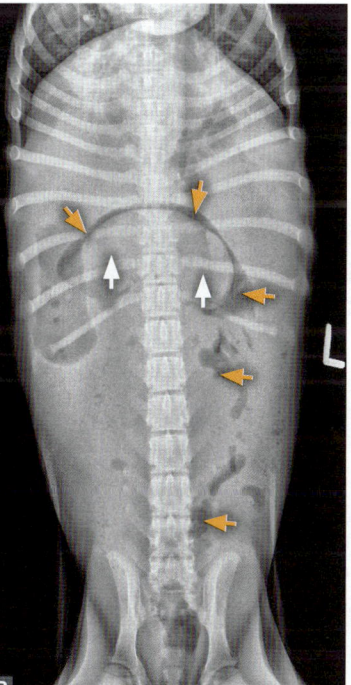

Fig. 28.13 (**A**) Perra bóxer de 6 meses con una historia de 4 meses de diarrea y pérdida de peso. Una radiografía lateral del abdomen muestra una pérdida generalizada de detalle por la condición corporal de emaciación. Resulta difícil diferenciar el origen de la mayor parte de las opacidades gaseosas en el intestino delgado o en el grueso. Se puede seguir el gas en el colon distal en sentido craneal (flechas naranjas) hasta una opacidad de tejido blando realzada por el gas (flecha blanca). (**B**) En la radiografía ventrodorsal del abdomen se observan los mismos hallazgos radiográficos que en la lateral. (**C**) Se realizó una ecografía abdominal. La imagen ecográfica de la unión ileocecocólica mostró que la masa radiopaca en las radiografías era una intususcepción con anillos concéntricos de la pared intestinal y segmentos intestinales, vasos y grasa mesentérica en el centro.

Torsión del colon

Aunque poco frecuente, la torsión del colon pone en riesgo la vida del paciente y provoca una importante dilatación y desplazamiento de esta estructura con respecto a su localización normal (**fig. 28.14**). Las características radiográficas de una torsión del colon incluyen distensión segmentaria, estrechamiento focal en el lugar de la torsión (signo de torsión), desplazamiento del ciego y del colon descendente, con ligera o ninguna distensión del intestino delgado. La TC puede utilizarse para confirmar la torsión, de manera que el hallazgo principal en esta modalidad es el "signo del remolino" unido a desplazamiento y distensión del ciego y el colon, estrechamiento focal del colon y distensión de la vasculatura mesentérica. El signo del remolino se crea por el giro en espiral del tejido torsionado y de los vasos sanguíneos asociados. Otros hallazgos adicionales posibles en la TC son un derrame peritoneal poco abundante, neumatosis cólica, distensión del intestino delgado, trombosis de la vena porta y reducción en el realce de contraste de la pared del colon.

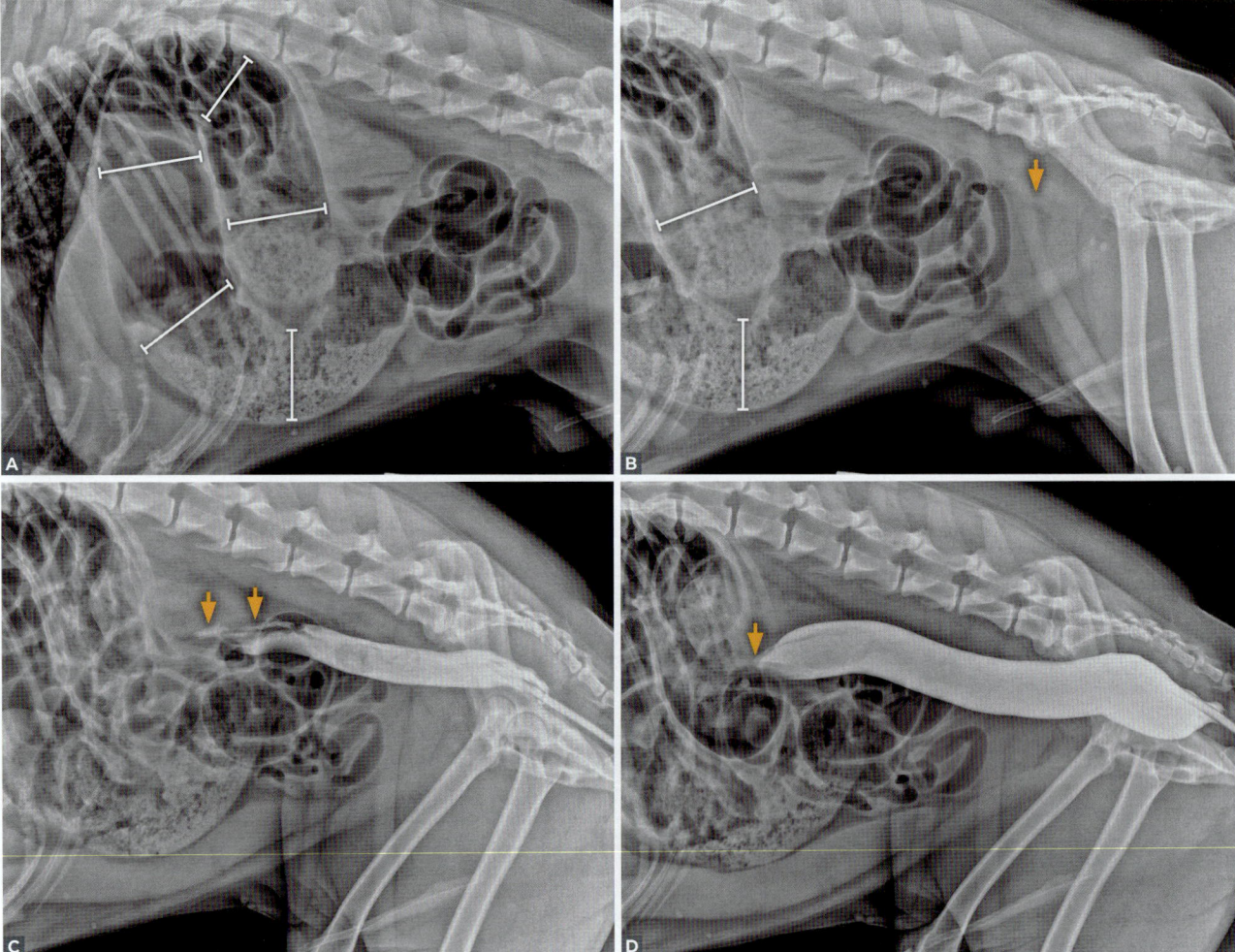

Fig. 28.14 Abdomen (**A**) craneal (**B**) y caudal en un bóxer macho castrado de 4 años con abdomen agudo y ausencia de defecación durante 5 días. El colon ascendente y el transverso (líneas blancas) están muy distendidos con gas y material fecal granular de opacidad de tejido blando. El colon distal craneal a la pelvis no es visible (flecha naranja) aun cuando la mayor parte del colon aparece muy distendida. (**C, D**) Ante los hallazgos de las radiografías y la sospecha de torsión del colon se llevó a cabo un enema con un total de 210 ml de bario diluido 1:1 con agua del grifo. (**C**) Se observa un catéter con la punta en el recto proximal. Después de la instilación de 180 ml de bario se aprecia el medio de contraste en el colon descendente hasta la altura de L2, donde son visibles estrías longitudinales que describen un patrón helicoidal (signo de torsión, flechas naranjas). (**D**) Se introdujeron 30 ml más de bario, y el colon se distendió progresivamente, pero el bario no llegó más allá en sentido craneal. Se diagnosticó una torsión completa del colon descendente proximal con íleo secundario en el intestino delgado y estreñimiento con obstrucción.

Enfermedad infiltrativa del intestino grueso

Las masas de opacidad de tejido blando asociadas con el colon pueden reconocerse en la radiografía, pero son poco frecuentes y a veces quedan enmascaradas por la presencia de heces. En la ecografía es posible detectar infiltraciones focales o masas intramurales de la pared del colon, que se asocian con neoplasias o con granulomas fúngicos como una pitiosis o una histoplasmosis en perros y en gatos. Entre las causas neoplásicas se incluyen carcinomas y linfomas (**fig. 28.15**). Los hallazgos ecográficos comunes incluyen una masa focal o un engrosamiento difuso con pérdida de la distribución en capas de la pared. En los gatos, la fibroplasia esclerosante eosinófila idiopática felina es una causa no neoplásica de engrosamiento mural con pérdida de distribución en capas en el colon.

Colitis

En perros con diarrea por una colitis, el colon puede aparecer con bordes lisos o forma irregular, debido a peristaltismo, y estará lleno de líquido y/o gas (**fig. 28.16**). La colitis asociada a una infiltración inflamatoria difusa, leve o moderada, a menudo no mostrará cambios en la radiografía ni en la ecografía, siendo la colonoscopia la modalidad diagnóstica de elección, tanto en perros como en gatos. Es posible identificar lesiones micronodulares en la submucosa del colon en perros y gatos con enfermedad inflamatoria, y estas lesiones representan probablemente folículos linfoides reactivos en el interior de la pared que desaparecen cuando se resuelven los signos clínicos. El peristaltismo transitorio en perros con colitis puede observarse como una forma de pared corrugada que varía entre imágenes obtenidas de forma secuencial (**fig. 28.17**). Se llama neumatosis cólica a la presencia de gas en la pared del colon, lo cual constituye un signo radiográfico de colitis infecciosa, aunque también puede tratarse de un hallazgo accidental en perros sanos. El neumorretroperitoneo y el neumoperitoneo también se pueden apreciar de forma secundaria a una neumatosis cólica, debido a la translocación de gas, o de las bacterias que los producen, desde la pared del colon (**fig. 28.18**).

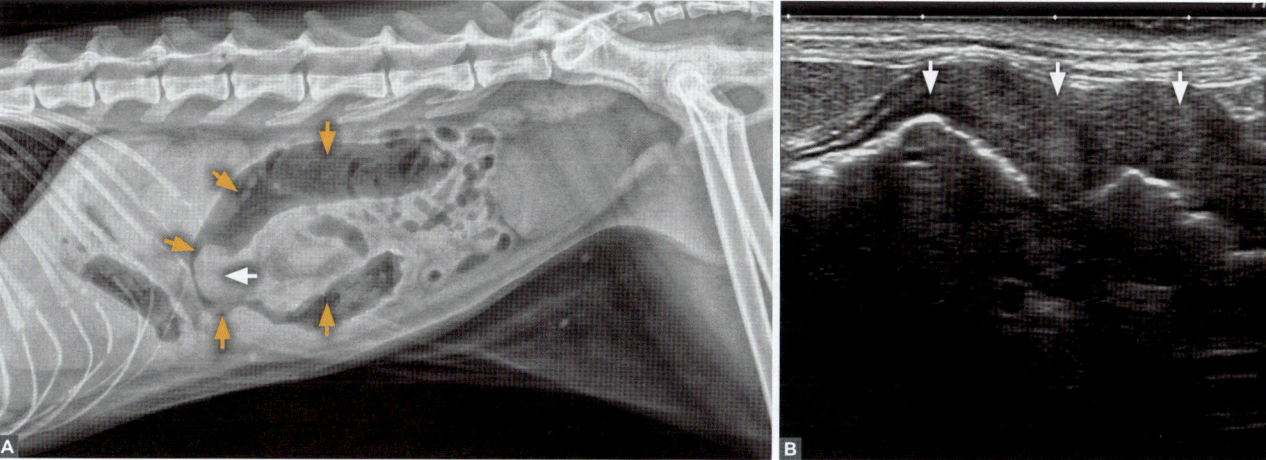

Fig. 28.15 (**A**) Neoplasia infiltrativa del colon. Gata castrada de 10 años con vómitos y pérdida de peso de 2 meses de duración. Se aprecia una ligera cantidad de gas y líquido en el estómago y en el intestino delgado, sin evidencia de íleo mecánico. El colon descendente y el transverso están moderadamente dilatados con gas (flechas naranjas) y se aprecia una interfaz entre tejido blando homogéneo, redondeado y de base ancha, con gas, que rodea y perfila nítidamente el margen del tejido blando, localizado a la altura del colon transverso con extensión hacia el colon ascendente (flecha blanca). Se diagnosticó una masa en el colon y se realizó una ecografía para ampliar la valoración. Entre las causas posibles de este hallazgo radiográfico se incluyen una neoplasia mural de base ancha, una masa benigna polipoide o un granuloma. (**B**) Masa infiltrativa de la pared del colon ascendente. Hay un marcado engrosamiento de la pared del colon con pérdida transmural hipoecoica de la distribución en capas de dicha pared. La pared engrosada medía hasta 8,6 mm de diámetro y se extendía desde la unión ileocecocólica hasta la unión con el colon descendente. Se realizó una aspiración con aguja fina para citología. El diagnóstico fue de linfoma.

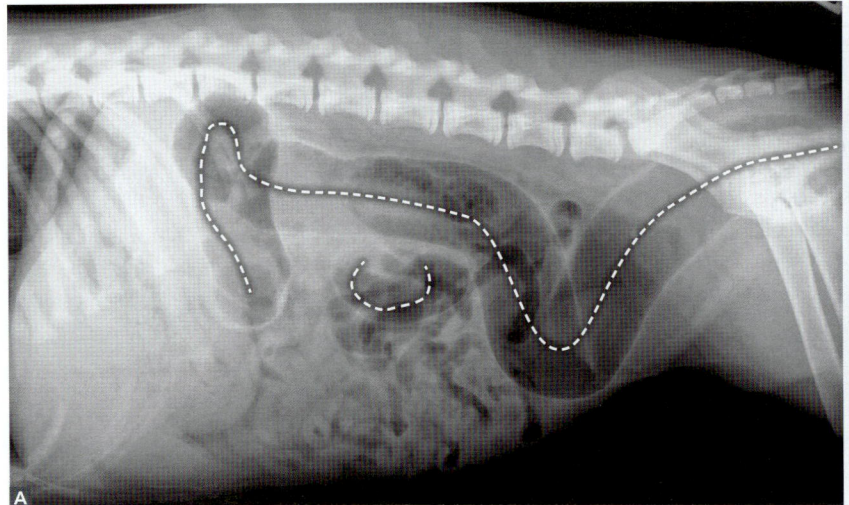
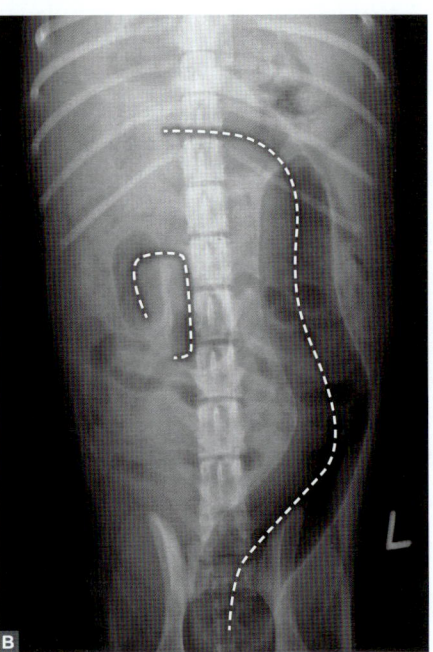

Fig. 28.16 Perro macho de raza mixta de 10 años con vómitos agudos y diarrea al que se le diagnosticó gastroenteritis y colitis inespecíficas. Las radiografías (**A**) lateral y (**B**) ventrodorsal muestran el colon marcadamente distendido con gas, que puede trazarse en toda su longitud. El recorrido del ciego y el colon se muestra con una línea blanca.

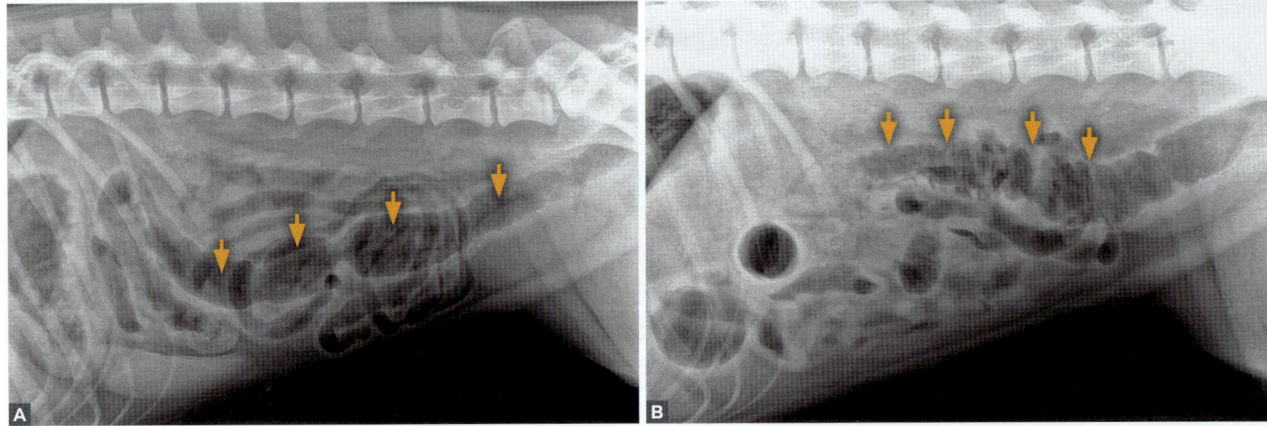

Fig. 28.17 Ejemplo de la variabilidad de la forma del colon en un perro con colitis y hematoquecia. (**A**) El colon tiene un borde liso y se aprecia un estrechamiento focal en los puntos de peristaltismo/contracción (flechas). (**B**) El colon descendente presenta una forma corrugada debido a espasmos en radiografías tomadas un minuto después de la primera.

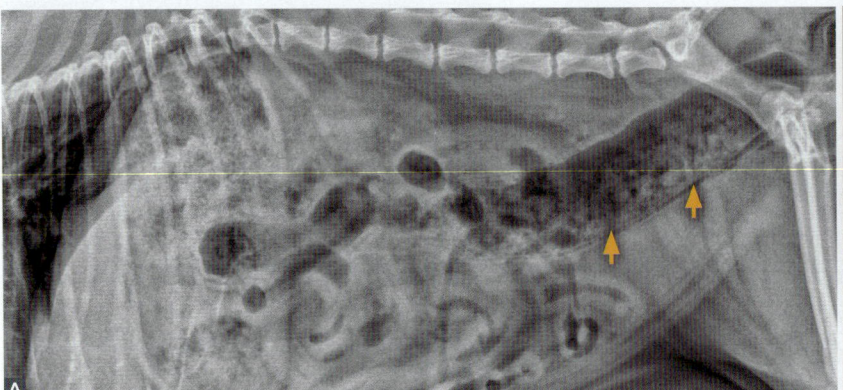
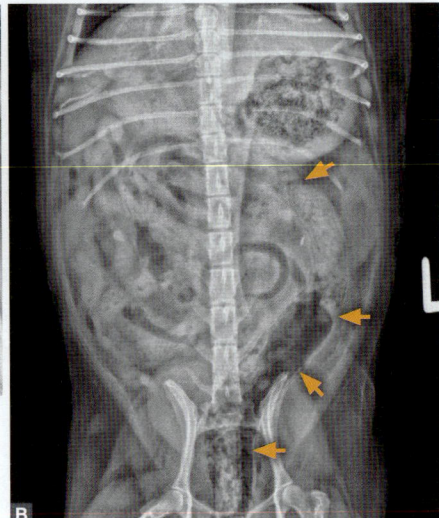

Fig. 28.18 Pomerania de 5 años con diarrea crónica y hematoquecia. Las radiografías lateral (**A**) y ventrodorsal (**B**) del abdomen muestran una opacidad de gas lineal en la pared del colon descendente distal (flechas), que está distendido con gas y una pequeña cantidad de heces de opacidad de tejido blando. El diagnóstico es neumatosis cólica debida a colitis.

Anomalías congénitas del colon

Las anomalías congénitas del colon son poco frecuentes e incluyen ano imperforado, atresia del colon, atresia del recto, fístulas, divertículos, duplicación y colon corto (**figs. 28.19** y **28.20**). Por lo general, el colon se distiende progresivamente con las heces, y en la exploración física no existe orificio anal. En las radiografías, el extremo final del recto se situará en la pelvis o en posición caudal a ella, y craneal a la localización del ano. También pueden desarrollarse fístulas congénitas o adquiridas entre la vagina, la uretra y el recto. En ocasiones se observan pérdidas de orina desde el recto en pacientes con una fístula rectouretral, y pueden salir heces por la vagina en un animal con formación de fístulas, normalmente congénitas, entre la vagina y el recto. Los estudios de contraste positivo, como una vaginouretrografía retrógrada en las hembras o una uretrografía en los machos, se pueden usar para identificar fístulas entre el tracto urogenital y las estructuras rectoanales. La radiografía con contraste o la angiografía por TC son métodos válidos para la exploración de las fístulas rectouretrales.

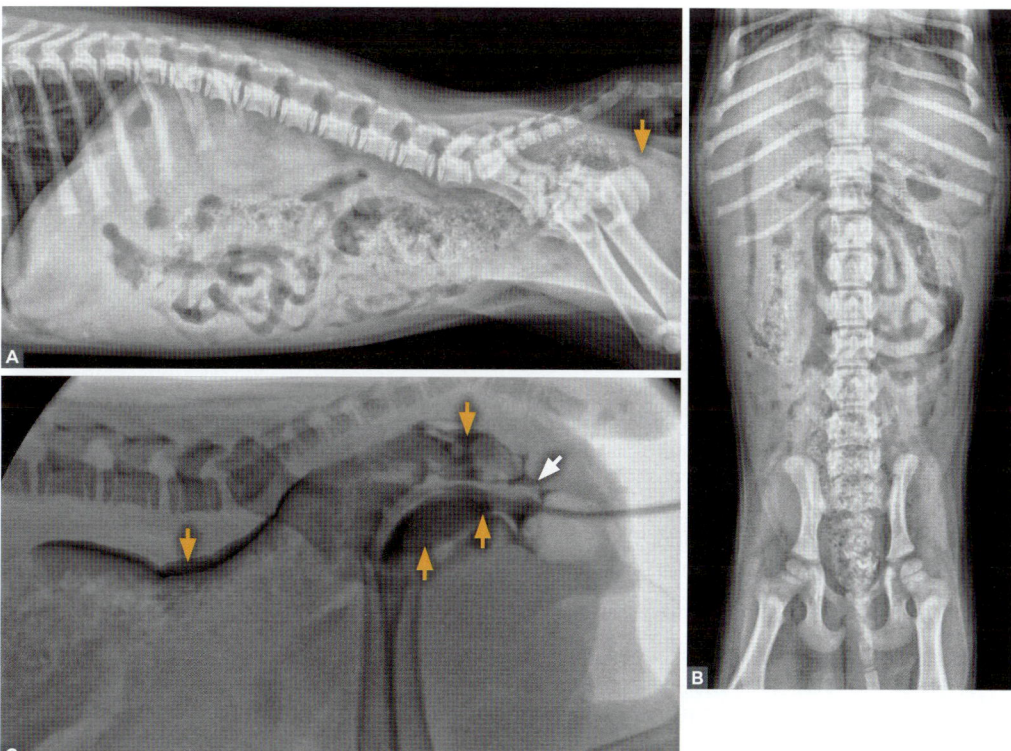

Fig. 28.19 Radiografías (**A**) lateral y (**B**) ventrodorsal del abdomen en un cachorro de 2 meses que defeca por la vagina. Existe un aumento en la cantidad de material fecal en el colon y distensión abdominal. El material fecal termina abruptamente en localización craneal al ano (flecha naranja). (**C**) Se llevó a cabo una vaginouretrografía fluoroscópica con medio de contraste yodado. La imagen se muestra con inversión de grises. El medio de contraste llena la vagina y el colon (flechas naranjas) debido a una comunicación entre estas dos estructuras (flecha blanca). No hay evidencia de llenado con contraste de la parte caudal del recto o el ano. El estudio permitió establecer un diagnóstico de fístula rectovaginal congénita con atresia anal.

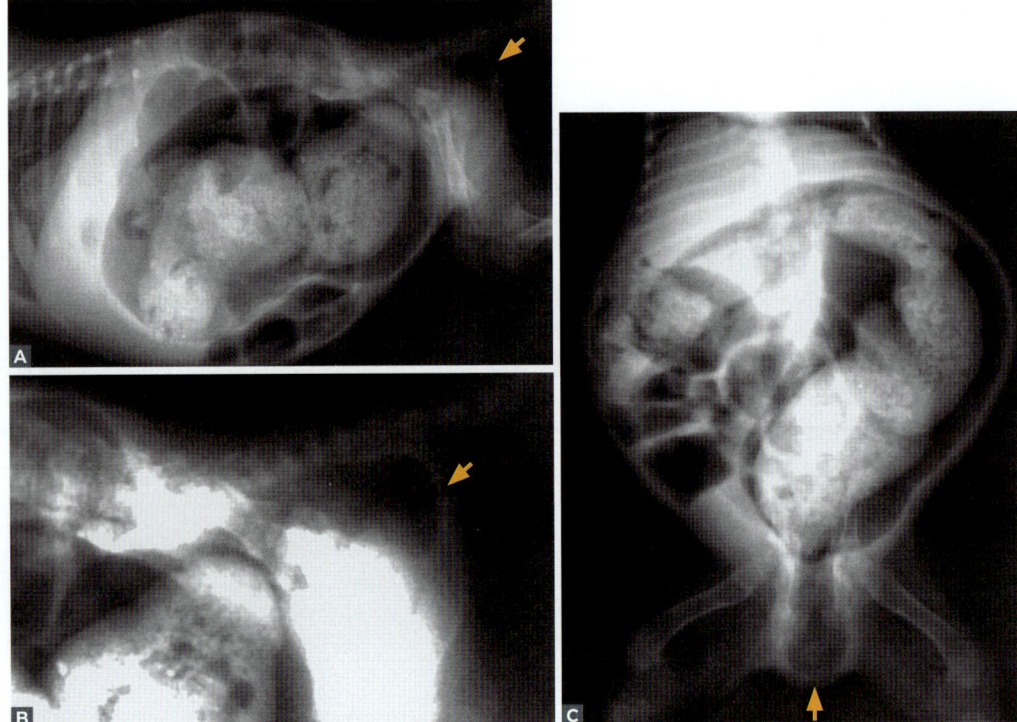

Fig. 28.20 Cachorro de 4 semanas con distensión progresiva del abdomen. Las radiografías lateral (**A**) y ventrodorsal (**B**) del abdomen muestran una importante distensión abdominal debida a una grave dilatación de todo el colon lleno con una gran cantidad de gas y heces. (**C**) Región ampliada del ano en la que se aprecia la terminación abrupta del recto en su unión con el ano, lo que también puede verse en la imagen ventrodorsal (flecha). Al cachorro se le diagnosticó atresia anal.

Bibliografía

1. Trevail T, Gunn-Moore D, Carrera I, Courcier E, Sullivan M. Radiographic diameter of the colon in normal and constipated cats and in cats with megacolon. *Vet Radiol Ultrasound* 52:516-520, 2011.
2. Yoon S, Lee SK, Lee J, Baek YB, Cho KO, Choi J. Dual-phase computed tomography angiography of intestinal carcinoid tumor as a lead point for cecocolic intussusception in a dog. *J Vet Med Sci* 81:928-932, 2019.
3. Gremillion CL, Savage M, Cohen EB. Radiographic findings and clinical factors in dogs with surgically confirmed or presumed colonic torsion. *Vet Radiol Ultrasound* 59:272-278, 2018.
4. Barge P, Fina CJ, Mortier JR, Jones ID. CT findings in five dogs with surgically confirmed colonic torsion. *Vet Radiol Ultrasound* 61:190-196, 2020.
5. Chavez-Peon Berle E, KuKanich K, Biller D. Ultrasonographic findings of gastrointestinal histoplasmosis in dogs. *Vet Radiol Ultrasound* 62:108-115, 2021.
6. Slawienski MJ, Mauldin GE, Mauldin GN, Patnaik AK. Malignant colonic neoplasia in cats: 46 cases (1990-1996). *J Am Vet Med Assoc* 211:878-881, 1997.
7. Weissman A, Pennick D, Webster C, Hecht S, Keating J, Craig LE. Ultrasono-graphic and clinicopathological features of feline gastrointestinal eosinophilic sclerosing fibroplasia in four cats. *J Feline Med Surg* 15:148-154, 2013.
8. Citi S, Chimenti T, Marchetti V, Millanta F, Mannucci T. Micronodular ultrasound lesions in the colonic submucosa of 42 dogs and 14 cats. *Vet Radiol Ultrasound* 54:646-651, 2013.
9. Fisk A, Allen-Durrance A. Pneumatosis coli in a dog. *J Am Anim Hosp Assoc* 55:e55401, 2019.
10. Vianna ML, Tobias KM. Atresia ani in the dog: a retrospective study. *J Am Anim Hosp Assoc* 41:317-322, 2005.
11. Rahal SC, Vicente CS, Mortari AC, Mamprim MJ, Caporalli EHG. Rectovaginal fistula with anal atresia in 5 dogs. *Can Vet J* 48:827-830, 2007.
12. Silverstone AM, Adams WM. Radiographic diagnosis of a rectourethral fistula in a dog. *J Am Anim Hosp Assoc* 37:573-576, 2001.
13. Cruse AM, Vaden SL, Mathews KG, Hill TL, Robertson ID. Use of computed tomography (CT) scanning and colorectal new methylene blue infusion in evaluation of an English Bulldog with a rectourethral fistula. *J Vet Intern Med* 23:931-934, 2009.

CAPÍTULO 29

Hígado normal y enfermedad parenquimatosa hepática

Mylène Auger

PUNTOS CLAVE

▌ Las radiografías son útiles para evaluar las alteraciones del tamaño y la opacidad del hígado.

▌ La ecografía abdominal puede detectar cambios en la ecogenicidad del hígado, su ecotextura y sus márgenes, así como identificar lesiones focales o multifocales y ayudar a establecer una lista de diagnósticos diferenciales, aunque raras veces aporta un diagnóstico específico.

▌ La evaluación con Doppler espectral de la vasculatura hepática, y en particular de la vena porta, puede servir de ayuda cuando se sospecha hipertensión portal y múltiples derivaciones adquiridas.

▌ La tomografía computarizada (TC) es a menudo complementaria a la ecografía y resulta útil en particular cuando se sospechan anomalías vasculares, o al evaluar el origen y la extensión de una masa hepática.

▌ Dada la coincidencia de hallazgos antes y después del contraste de las diferentes masas hepáticas, la TC no puede predecir con precisión si una masa es benigna o maligna ni el tipo de tumor, y la histopatología permanece como recurso principal para el diagnóstico.

Características normales de las imágenes hepáticas

Radiografías

El hígado posee una opacidad uniforme de tejidos blandos y normalmente está contenido en el arco costal, aunque su extensión caudal puede variar según la conformación y la raza del paciente, la fase inspiratoria o espiratoria de la respiración y la edad; como consecuencia, la evaluación del tamaño resulta un tanto subjetiva[1,2] (**fig. 29.1**). El borde hepático ventral puede estar perfilado por la grasa falciforme y es curvado y liso. Los bordes lobulares, como la unión de los márgenes hepáticos ventral y caudal en la radiografía lateral, forman un ángulo agudo. La posición del estómago puede aportar una evaluación más objetiva del tamaño del hígado (**fig. 29.2**).

Ecografía

Para obtener imágenes del hígado pueden necesitarse varias ventanas, entre ellas las subxifoidea e intercostal.[3,4] En perros de tórax profundo y en pacientes con microhepatía, las ventanas intercostales son especialmente útiles, dado que la mayor parte del hígado está contenida dentro del arco costal. La selección del transductor y de la frecuencia depende del paciente y del tamaño del hígado, donde esta última está comprendida normalmente entre 5 y 10 MHz.[3,4] Las imágenes del hígado han de obtenerse en los planos sagital/parasagital y transversal. Una valoración completa incluye la evaluación del tamaño, la ecogenicidad, la ecotextura y los márgenes, así como la presencia y la distribución de anomalías, que pueden ser focales, multifocales o generalizadas.[5]

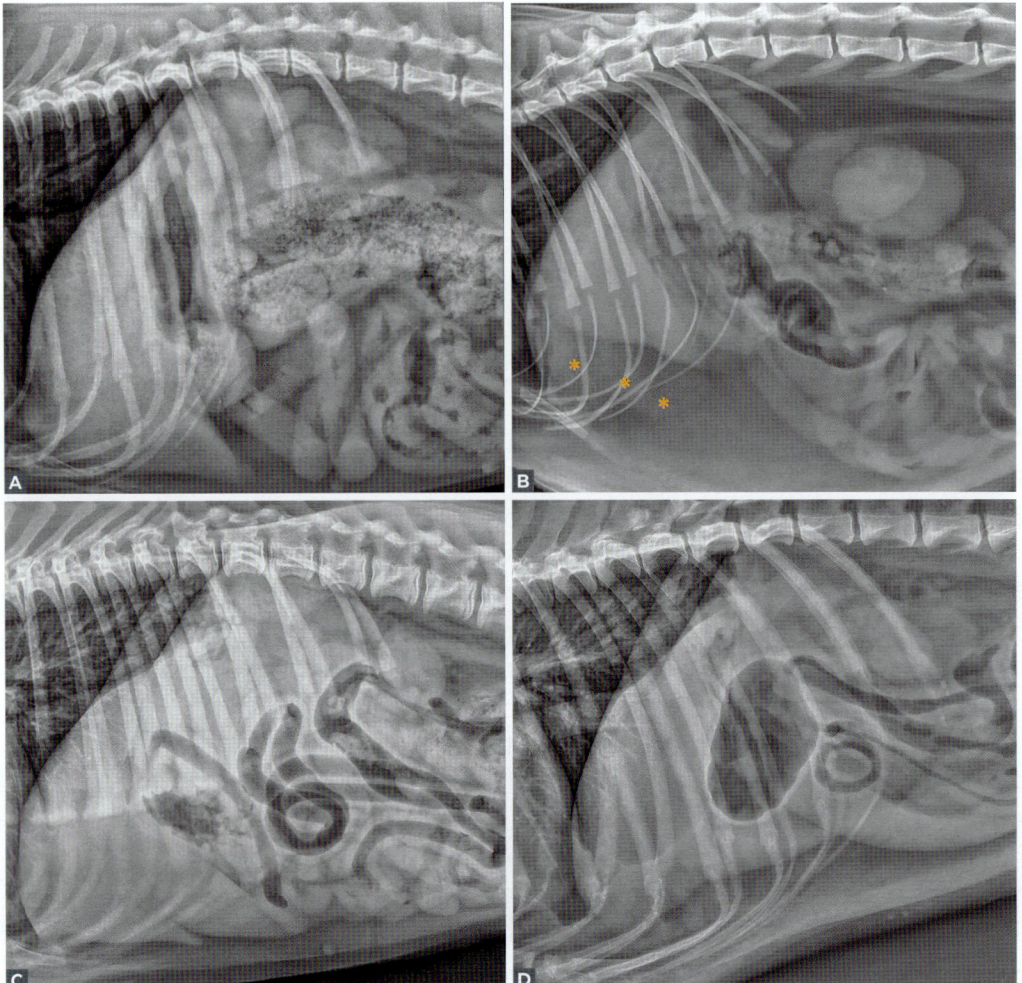

Fig. 29.1 Ejemplos de variaciones en las radiografías en un hígado de tamaño normal. (**A**) Chihuahua de 9 años. El hígado se extiende ligeramente más allá del arco costal, pero tiene margen agudo y bien definido. Esto se observa habitualmente en perros de razas pequeñas sin evidencias de enfermedad hepática. (**B**) Proyección lateral izquierda en un gato doméstico de pelo largo, obeso, de 2 años. En gatos obesos es común el depósito de grasa en el ligamento falciforme (asteriscos) y no debe confundirse con microhepatía. (**C**) Proyección lateral izquierda en un dóberman pinscher de 3 meses sin evidencias de hepatopatía. El hígado se extiende más allá del arco costal pero tiene un margen agudo y bien definido. Por lo general, en los gatos y perros jóvenes normales el hígado es relativamente grande. (**D**) Proyección lateral izquierda en un perro de montaña de los Pirineos de 4 años. En perros de tórax profundo, el hígado está con frecuencia totalmente contenido dentro del arco costal, lo que no debe confundirse con microhepatía.

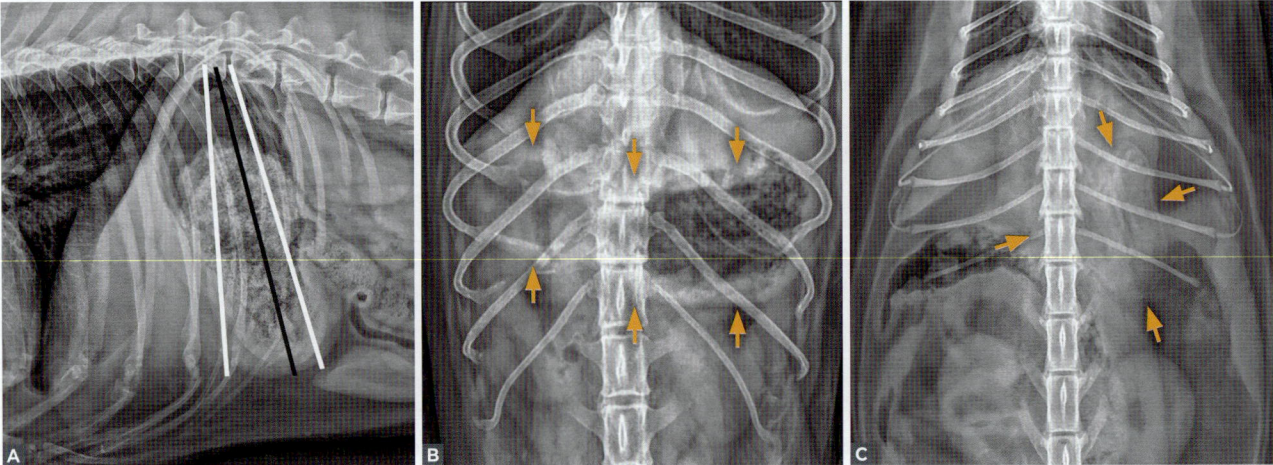

Fig. 29.2 Eje gástrico normal. (**A**) Radiografía lateral derecha de un labrador retriever de 9 años que ilustra el eje gástrico normal, representado por la línea que une el fondo con el antro en las radiografías laterales (línea negra), y que debe discurrir paralela a las costillas o perpendicular a la columna (líneas blancas) o en una posición intermedia entre las dos anteriores. (**B**) Radiografía ventrodorsal en un chihuahua de 9 años. En las radiografías ventrodorsales en los perros, el estómago suele ser perpendicular al eje largo del cuerpo (flechas). (**C**) Vista ventrodorsal del abdomen en un gato doméstico de pelo largo de 2 años. En los gatos, el píloro ocupa una posición más medial que en los perros, ligeramente a la derecha de la línea media. Las flechas delimitan el estómago.

El tamaño del hígado puede ser difícil de evaluar en la ecografía; no obstante, el arco costal, la posición del estómago y los márgenes hepáticos pueden utilizarse como referencia.[3] La ecogenicidad hepática se caracteriza por comparación del hígado con el bazo y/o los riñones y por la visibilidad de las venas porta intrahepáticas (**fig. 29.3**). En los gatos, el hígado se compara a menudo con la grasa falciforme adyacente (**fig. 29.4**). Las venas porta intrahepáticas poseen bordes hiperecoicos y deben afinarse suavemente a medida que se ramifican.[1] El flujo de sangre portal ha de ser hepatopetal y la velocidad portal puede medirse mediante Doppler espectral, con una corrección del ángulo de insonación de menos de 60°.[3] La velocidad de flujo portal medio puede calcularse mediante la medida de la velocidad portal máxima, en el centro de la luz de la vena porta, y a continuación multiplicando la velocidad máxima por un factor de 0,57.[3] Se han documentado valores de las velocidades de flujo portal medio entre 15 ± 3 y 18 ± 8 cm/s en perros normales, y de 10-18 cm/s en gatos normales.[3] Las venas hepáticas aparecen como estructuras tubulares anecoicas que se extienden a través del parénquima y convergen en la vena cava caudal. Las paredes venosas son isoecoicas con respecto al hígado y no resultan visibles, aunque pueden ser hiperecoicas en la confluencia con la vena cava caudal[1] (**fig. 29.5**).

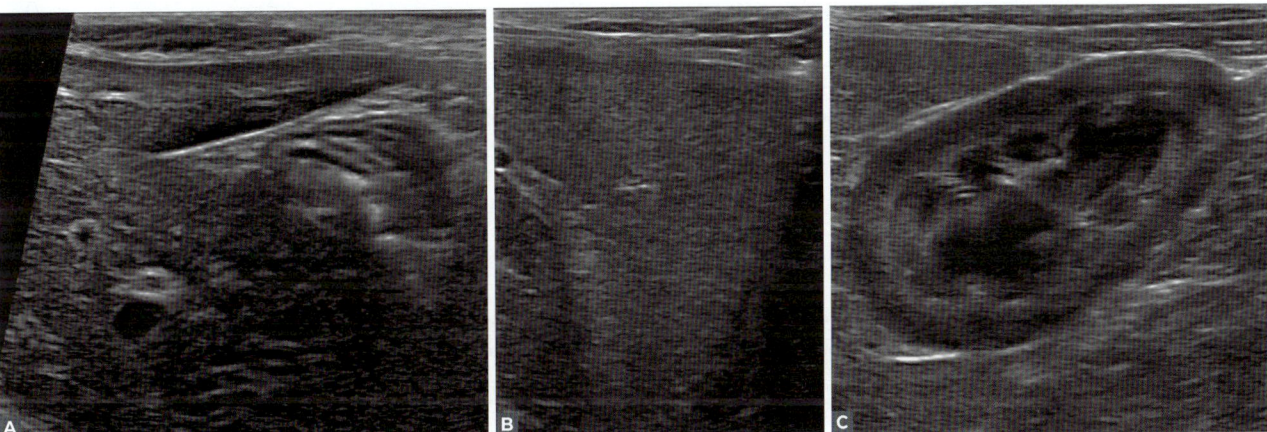

Fig. 29.3 Ejemplos de ecogenicidad relativa entre el hígado (**A**), el bazo (**B**) y el riñón (**C**) en un perro de raza mixta de 2 años. En general, el hígado tiene una ecotextura moderadamente gruesa que suele ser hipoecoica respecto al bazo e isoecoica o hiperecoica respecto a las cortezas renales cuando se comparan con los mismos ajustes de profundidad y ganancia.

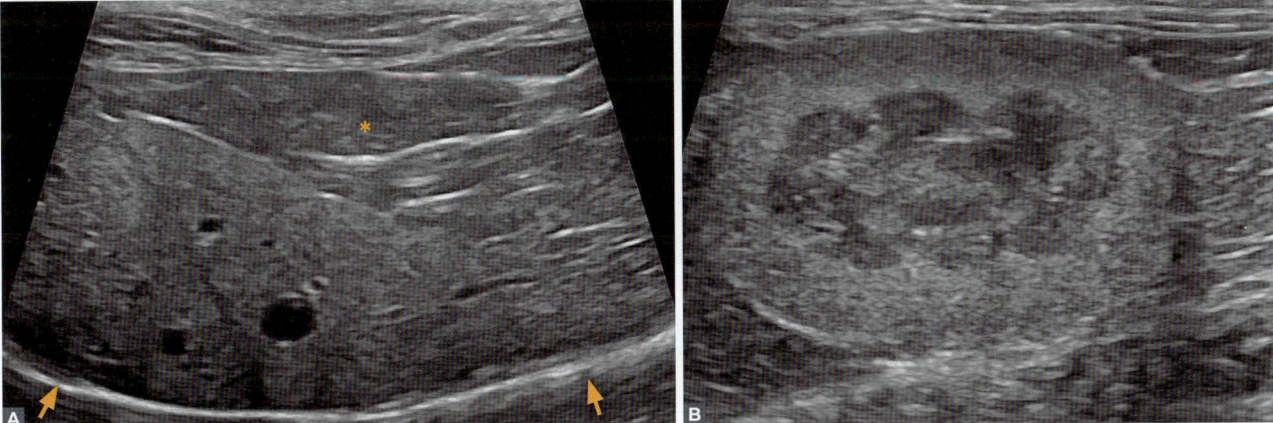

Fig. 29.4 Variaciones ecográficas normales en gatos. (**A**) Imagen ecográfica transversal del hígado en un gato somalí de 10 años. El ligamento falciforme suele ser isoecoico o ligeramente hiperecoico con respecto al hígado, si bien en algunos gatos sanos obesos el hígado puede ser hiperecoico con respecto al ligamento falciforme (asterisco), como sucedía en este gato, que no presentaba evidencias clínicas ni en la analítica sanguínea de hepatopatía. Una línea hiperecoica curva bordea el hígado en sentido craneal y dorsal (flechas), lo que representa la interfaz entre el diafragma y los pulmones/pleura. (**B**) Imagen ecográfica sagital del riñón izquierdo del mismo gato que en (A) que muestra hiperecogenicidad de la corteza renal, probablemente debido a depósito de grasa, ya que no existían evidencias clínicas de enfermedad renal. En los gatos, las cortezas renales pueden ser en algunos casos hiperecoicas con respecto al hígado.

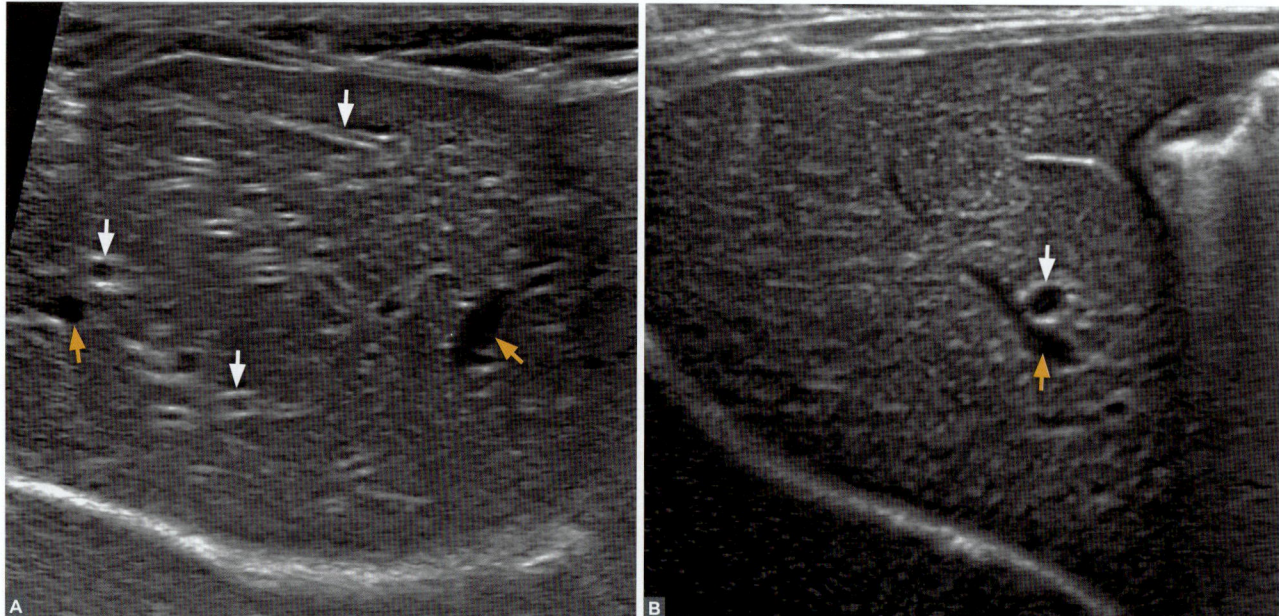

Fig. 29.5 Ecografía normal del hígado. (**A**) Imagen ecográfica transversal del hígado de un perro de raza mixta de 2 años e (**B**) imagen ecográfica sagital del hígado de un perro de raza mixta de 5 meses. Las venas porta intrahepáticas (flechas blancas) tienen bordes hiperecoicos, mientras que las venas hepáticas son estructuras tubulares anecoicas que se extienden a través del parénquima (flechas naranjas). Cuando se miden a la misma profundidad, las venas porta y las hepáticas deben tener un diámetro similar.

Tomografía computarizada

El hígado suele ser isoatenuante con respecto al bazo con un realce de contraste uniforme. Para evaluar la vasculatura hepática se recomienda una angiografía de triple fase, en la cual se programan con precisión varias adquisiciones de imágenes después de administrar el contraste para realzar la vasculatura arterial hepática, venosa hepática y venosa portal (**fig. 29.6**).[6-8]

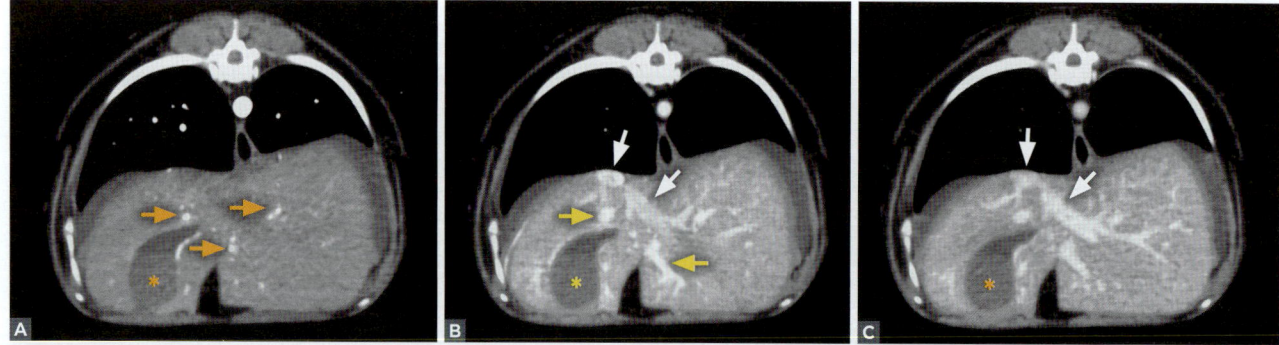

Fig. 29.6 Estudio de angiografía por tomografía computarizada en el plano transversal del hígado normal en una perra de raza mixta castrada de 3 años. La vesícula biliar (asterisco) es hipoatenuante con respecto al hígado debido a la presencia de bilis. (**A**) La fase arterial suele iniciarse entre 13 y 20 s después de la administración de contraste y resalta las arterias hepáticas (flechas naranjas). (**B**) La fase portal se inicia normalmente unos 30-40 s tras la administración de contraste y destaca el sistema venoso portal (flechas amarillas). En este paciente, la vena cava caudal y las venas hepáticas muestran un realce de contraste parcial (flechas blancas) en la fase portal. (**C**) La fase de parénquima hepático se inicia, en general, aproximadamente 120 s después de administrar el contraste. La vena cava caudal y las venas hepáticas presentan un realce de contraste homogéneo (flechas blancas).

Hepatopatías difusas

La hepatomegalia puede ser generalizada o focal/asimétrica. El aumento o la disminución del tamaño del hígado puede ser un indicador de enfermedad hepática.[9]

En las radiografías, un hígado difusamente agrandado se extiende en sentido caudal más allá del arco costal. El redondeo o la pérdida de la forma angular de los márgenes hepáticos en las radiografías puede ser un signo de enfermedad parenquimatosa hepática difusa o de congestión. Es posible apreciar un desplazamiento caudal del estómago, con orientación craneodorsal-caudoventral del eje gástrico (**fig. 29.7A, B**). En casos de microhepatía, el estómago estará desplazado en sentido craneal y el píloro puede estar más craneal que el fondo (**fig. 29.7C, D**).

En la ecografía, las alteraciones en el tamaño, los cambios en la ecogenicidad, un contorno capsular irregular o unos márgenes lobulares redondeados apuntan a una hepatopatía difusa.[1] Una menor visualización de las paredes hiperecoicas de las venas porta intrahepáticas, unida al aumento en la atenuación del haz ecográfico cuando atraviesa el hígado, es indicativa de hiperecogenicidad hepática. Por su parte, la hipoecogenicidad hepática suele mejorar la visibilidad de las paredes de las venas porta intrahepáticas. Es importante tener en cuenta que, en los casos de enfermedad difusa, incluso grave, el hígado puede aparecer normal en las ecografías.[5]

Cuando se sospechen hepatopatías, será preciso tener en cuenta los signos clínicos y los datos de laboratorio, y, en general, se requiere una citología o un estudio histológico para obtener un diagnóstico definitivo.[1,5]

La TC puede ser complementaria a la ecografía en casos de enfermedad difusa, y se prefiere cuando se sospechan anomalías vasculares. La angiografía por TC (ATC) es preferible a la ecografía abdominal para la detección y caracterización de derivaciones (*shunts*) portosistémicas congénitas y adquiridas múltiples en

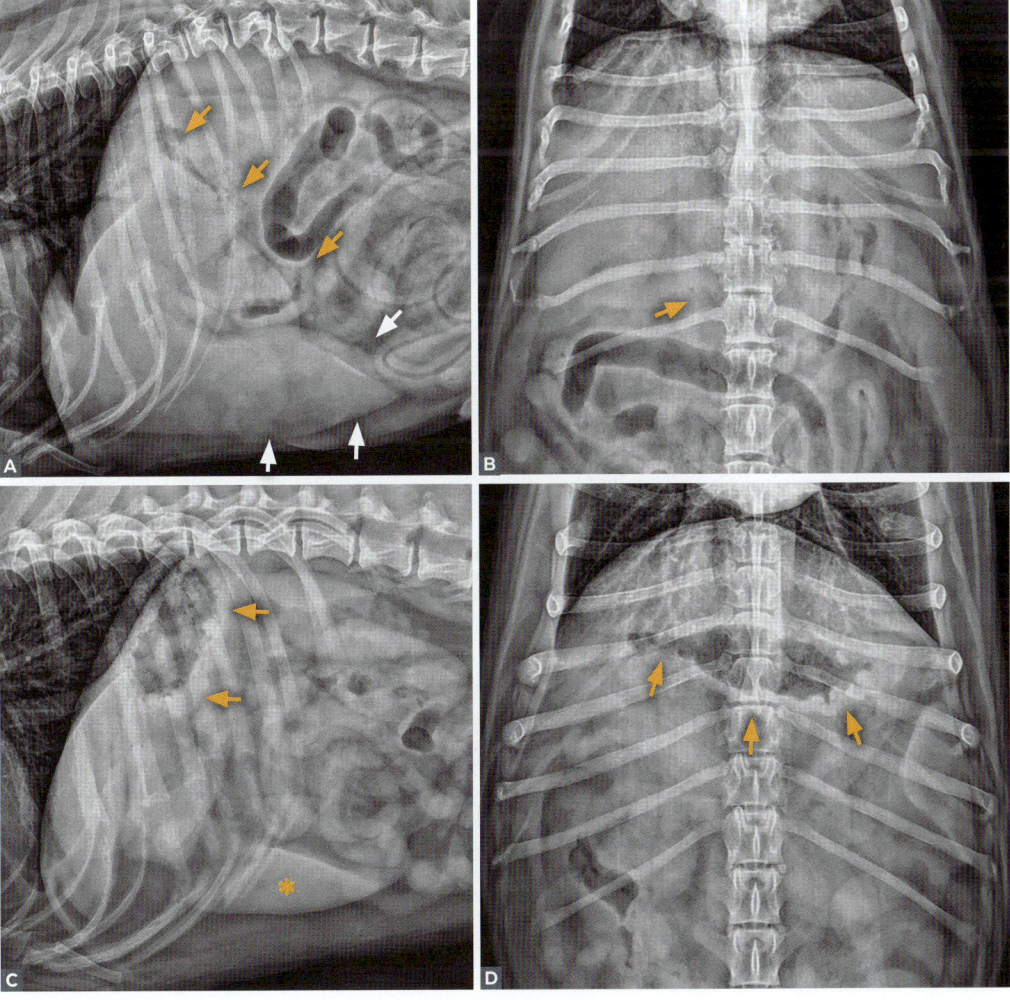

Fig. 29.7 Hepatomegalia y microhepatía. Radiografías (**A**) lateral izquierda y (**B**) ventrodorsal de un teckel de 14 años con hepatopatía esteroidea que muestra hepatomegalia. El hígado se extiende en sentido caudal más allá del arco costal con márgenes caudoventrales redondeados (flechas blancas). Puede observarse el desplazamiento caudodorsal del eje gástrico (flechas naranjas) y el desplazamiento caudal y medial del píloro en la proyección ventrodorsal (flecha naranja). (**C**) Radiografías lateral derecha y (**D**) ventrodorsal de una perra de raza mixta castrada de 4 años con hepatitis crónica que muestra microhepatía. El estómago está desplazado en sentido craneal, lo que reduce la distancia entre el diafragma y el estómago (flechas naranjas). En la proyección ventrodorsal existe un desplazamiento craneal del antro pilórico. Obsérvese la posición craneal de la cola esplénica (asterisco).

perros y, según los estudios publicados, determina correctamente la presencia o ausencia de una derivación portosistémica con una probabilidad 5,5 veces mayor que la ecografía abdominal.[10]

Entre las causas de una hepatomegalia generalizada se incluyen congestión venosa hepática, enfermedad inflamatoria e infiltrativa, hepatopatía esteroidea, lipidosis hepática y neoplasia.[9] Las causas de microhepatía comprenden anomalías congénitas de la vena porta, hepatitis crónica y cirrosis.[1,9]

Congestión hepática pasiva

La congestión hepática pasiva (**fig. 29.8**) puede producirse de forma secundaria a obstrucción de las venas hepáticas o la vena cava caudal, insuficiencia cardiaca derecha o enfermedad pericárdica. Normalmente provocará hepatomegalia hipoecoica con dilatación de las venas hepáticas y de la vena cava caudal, junto con ascitis.

Hepatitis aguda

Entre las causas de la hepatitis aguda (**fig. 29.9**) se incluyen agentes infecciosos, toxinas y reacciones farmacológicas adversas, aunque también puede ser idiopática.[11] En general, la hepatitis aguda provoca una hepatomegalia difusamente hipoecoica. La leptospirosis es la causa más común de hepatitis infecciosa en los perros.[11] En casos de leptospirosis, los hallazgos ecográficos adicionales pueden incluir anomalías renales y biliares y derrame perirrenal y peritoneal.[12]

Colangitis/colangiohepatitis

La colangitis, que es común en gatos, es una inflamación de los conductos biliares intrahepáticos, mientras que la colangiohepatitis se refiere a una inflamación de los conductos biliares que se ha extendido al parénquima hepático[13] (**fig. 29.10**). En gatos con colangitis/colangiohepatitis, el hígado aparece a menudo difusamente hipoecoico, aunque puede ser normal, hiperecoico o heterogéneo.[3] De forma concurrente se observan con frecuencia anomalías biliares, como barro biliar, colelitiasis o engrosamiento de la pared de la vesícula biliar (indicativo de colecistitis), así como pancreatitis.[3]

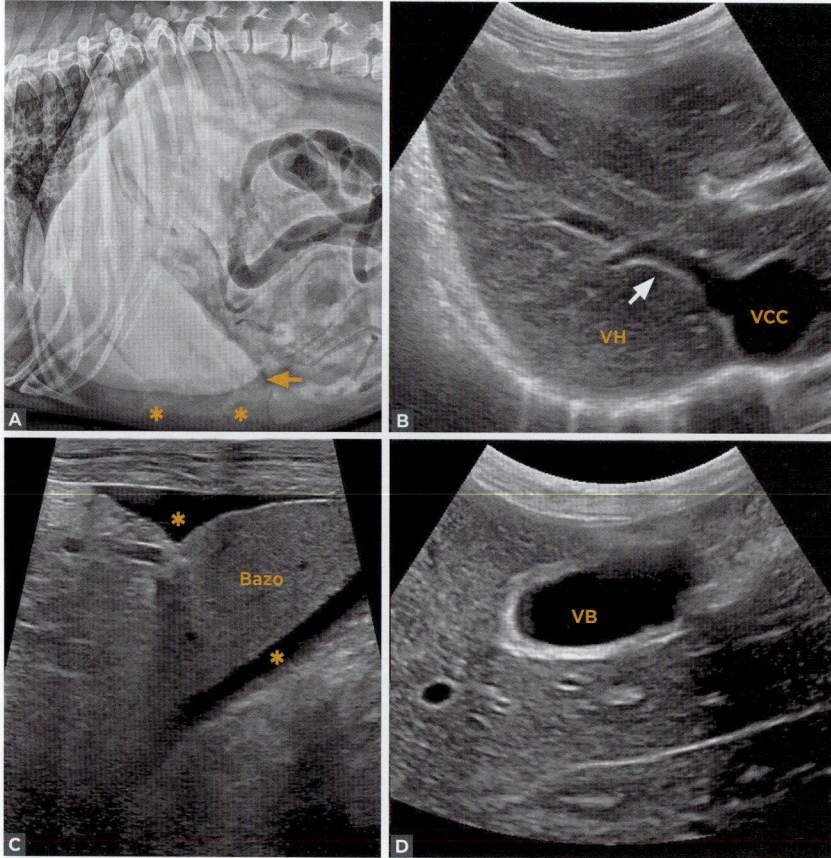

Fig. 29.8 Congestión hepática pasiva en un staffordshire terrier de 8 años con insuficiencia cardiaca congestiva derecha secundaria a displasia tricúspide. (**A**) Radiografía lateral derecha. El hígado aparece moderadamente agrandado y se extiende más allá del arco costal con un margen caudoventral ligeramente redondeado (flecha naranja). El detalle seroso peritoneal está disminuido, con bandas de opacidad líquida en la grasa peritoneal (asteriscos), compatible con derrame peritoneal. (**B**) Imagen ecográfica sagital del hígado. El parénquima hepático es difusamente hipoecoico y la vena cava caudal (VCC) y las venas hepáticas (VH) están distendidas. (**C**) Imagen ecográfica sagital del abdomen izquierdo. Adyacente al bazo existe un derrame peritoneal anecoico (asteriscos). (**D**) Imagen ecográfica de la vesícula biliar (VB) que muestra un engrosamiento de la pared de la vesícula biliar, con distribución en capas triple, consistente en capas hiperecoicas interna y externa y una capa hipoecoica central. Se trata de un hallazgo compatible con un edema de la pared de la vesícula biliar y, en este paciente, se debió probablemente a la insuficiencia cardiaca congestiva derecha. Los hallazgos combinados de hepatomegalia hipoecoica, distensión venosa hepática y de la vena cava caudal, edema en la pared de la vesícula biliar y ascitis son compatibles con congestión hepática pasiva.

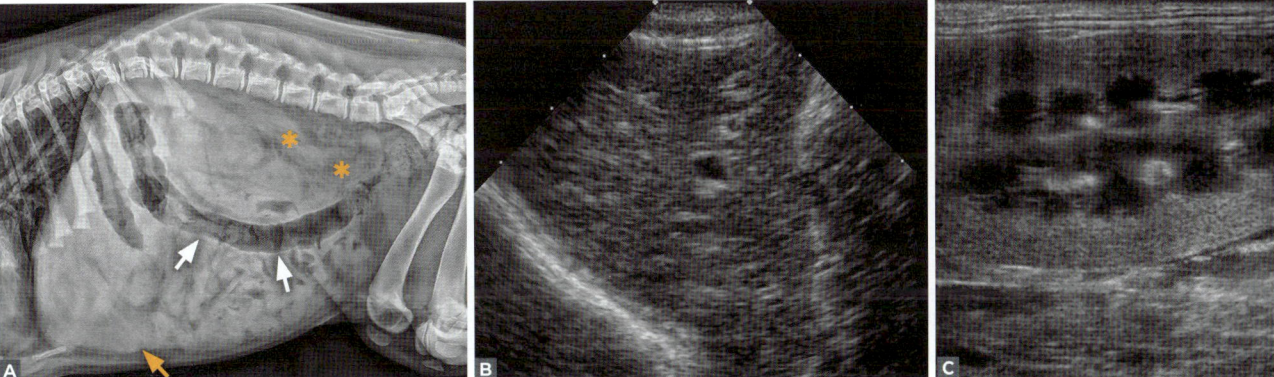

Fig. 29.9 Leptospirosis en un labrador retriever de 3 meses que presentaba insuficiencia renal aguda y enzimas hepáticas elevadas. (**A**) Radiografía lateral derecha. El hígado se extiende ligeramente más allá del arco costal (flecha naranja). Aunque el tamaño global del hígado puede considerarse normal dada la juventud del paciente, el redondeo de los márgenes hepáticos es un posible indicador de hepatomegalia leve en este paciente. Se aprecia un efecto de masa en el espacio retroperitoneal, con bandas de opacidad líquido de la grasa retroperitoneal (asteriscos), compatible con derrame retroperitoneal, y desplazamiento ventral del colon descendente (flechas blancas). (**B**) Imagen ecográfica sagital del hígado. El hígado es difusamente hipoecoico, lo que aumenta la visibilidad de las venas porta. (**C**) Imagen ecográfica sagital del riñón izquierdo. La corteza renal es marcadamente hiperecoica, lo que acentúa la diferenciación corticomedular. El riñón derecho tenía un aspecto similar y existía un derrame retroperitoneal anecoico moderado. La hipoecogenicidad hepática en este paciente hace sospechar una hepatitis aguda y, en asociación con hiperecogenicidad cortical renal y derrame retroperitoneal, es muy sugerente de infección por leptospirosis. Así se confirmó en la necropsia.

Fig. 29.10 Colangitis/colangiohepatitis felina. (**A**) Gato doméstico de pelo corto de 3 años con colangiohepatitis. La ecogenicidad del hígado es normal. Hay un ligero engrosamiento de la pared de la vesícula biliar (VB) que apunta a una colecistitis; además, la vesícula biliar contiene una pequeña cantidad de residuos ecogénicos. (**B**) El mismo gato que en (**A**) a la altura de la papila duodenal. Se aprecia un ligero engrosamiento de la pared del conducto colédoco distal (entre cursores) justo proximal a la papila duodenal. (**C**) Gato doméstico de pelo corto de 14 años con colangiohepatitis. El hígado es normal en su ecogenicidad global, aunque ligeramente heterogéneo en su ecotextura. (**D**) Mismo gato que en (**C**). La pared de la vesícula biliar está ligeramente engrosada, lo que indica colecistitis, y la vesícula biliar (VB) contiene residuos ecogénicos. Los espacios periportales están engrosados e irregulares (flechas naranjas).

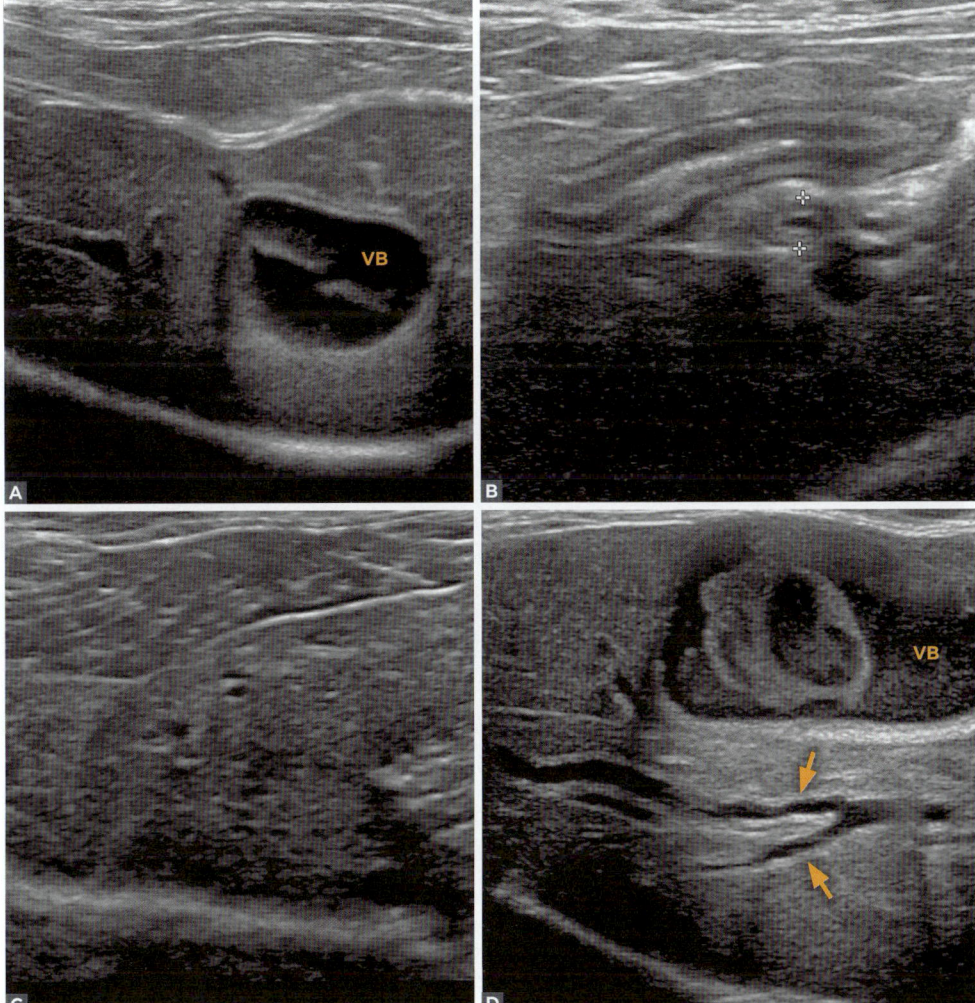

Hepatopatía vacuolar/esteroidea

En los perros, la hepatopatía esteroidea y otras hepatopatías vacuolares, como la hepatopatía diabética, figuran entre los trastornos difusos más comunes del parénquima hepático[3] (**fig. 29.11A, B**). Normalmente el hígado aparecerá agrandado y difusamente hiperecoico, y en ocasiones puede ser hiperatenuante.[3] En algunos casos pueden estar presentes nódulos hipoecoicos y/o hiperecoicos poco definidos (compatible con hiperplasia nodular o nódulos regenerativos).[3]

Lipidosis hepática

En los gatos, la lipidosis hepática (**fig. 29.11C, D**) es uno de los trastornos difusos del parénquima hepático más habituales. En ocasiones el hígado aparece agrandado y difusamente hiperecoico e hiperatenuante debido a la acumulación de grasa en los hepatocitos.[1,3]

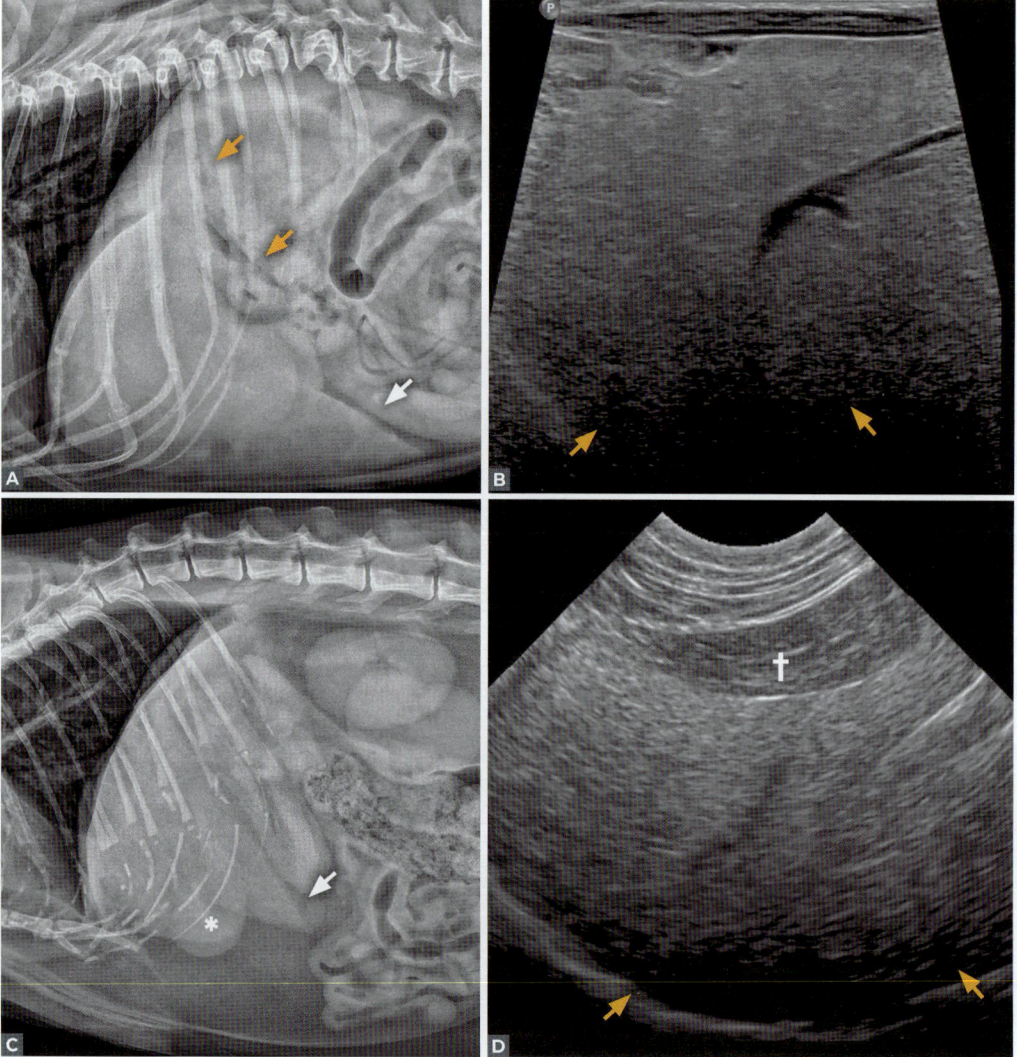

Fig. 29.11 Hepatopatía esteroidea y lipidosis hepática. (**A**) Radiografía lateral derecha en un teckel de 14 años con hepatopatía esteroidea. El hígado aparece moderadamente agrandado y se extiende más allá del arco costal (flecha blanca) con desplazamiento caudodorsal del eje gástrico (flechas naranjas). (**B**) Imagen ecográfica sagital del hígado del mismo perro que en (**A**). El hígado es difusamente hiperecoico e hiperatenuante, con atenuación del haz en el campo lejano (flechas naranjas). (**C**) Radiografía lateral izquierda en un gato doméstico de pelo corto de 11 años con diabetes mellitus y lipidosis hepática. El hígado está ligeramente agrandado con un margen caudoventral agudo (flecha blanca). Una estructura con opacidad de tejidos blandos y margen convexo se extiende ventralmente sobrepasando el margen hepático, compatible con distensión de la vesícula biliar (asterisco). (**D**) Imagen ecográfica sagital del hígado del mismo gato que en (**C**). El hígado, difusamente hiperecoico con respecto a la grasa falciforme (†), es hiperatenuante (flechas naranjas).

Neoplasia de células redondas

Las características ecográficas de infiltración de células redondas hepáticas pueden ser muy variables (**fig. 29.12-29.14**). El linfoma puede no modificar el aspecto del hígado o puede provocar un espectro de alteraciones que incluyen aumento o disminución difusos de la ecogenicidad, así como cambios focales como nódulos o masas hipoecoicos.[1,3] Se ha documentado que el sarcoma histiocítico origina nódulos y masas hipoecoicos, pero también, en ocasiones, una hipoecogenicidad hepática difusa.[14]

La infiltración de mastocitos se ha asociado con hepatomegalia hiperecoica difusa, hepatomegalia con ecogenicidad normal, hipoecogenicidad difusa y nódulos hepáticos. La neoplasia mastocitaria se ha identificado también en hígados con un aspecto ecográfico normal.[15,16]

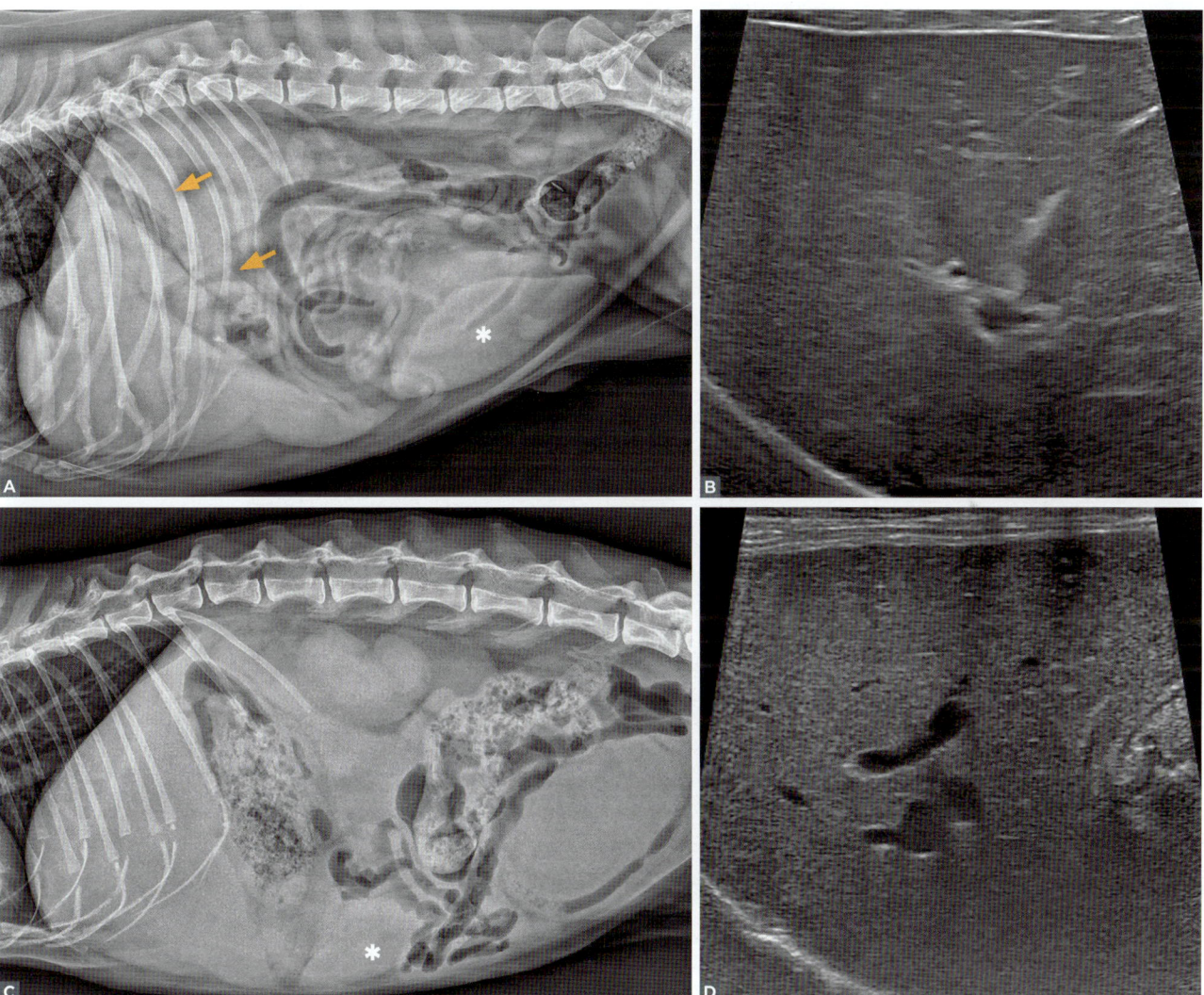

Fig. 29.12 Linfoma. (**A**) Radiografía lateral izquierda en un perro esquimal de 10 años con linfoma. El hígado está agrandado y se extiende más allá del arco costal, con lo que provoca un desplazamiento caudodorsal del eje gástrico (flechas). El bazo está también difusa y ligeramente aumentado de tamaño (asterisco). La hepatoesplenomegalia es un hallazgo común en el linfoma. (**B**) Imagen ecográfica sagital del hígado, que está agrandado y difusamente hiperecoico, lo que reduce la visibilidad de los vasos porta intrahepáticos. El linfoma se confirmó mediante análisis citológico de aspirados por aguja fina del hígado y el bazo guiados por ecografía. (**C**) Radiografía lateral izquierda en un gato doméstico de pelo corto de 12 años con linfoma. El abdomen está distendido y el detalle seroso se encuentra difusamente disminuido, lo que se atribuye a una combinación de agrupamiento visceral debido a organomegalia y derrame peritoneal, ya que el detalle retroperitoneal está conservado. El hígado se encuentra moderadamente agrandado con márgenes caudales algo redondeados. El bazo también está aumentado de tamaño (asterisco). (**D**) Imagen ecográfica sagital del hígado, que está agrandado y es difusamente hiperecoico, lo que reduce la visibilidad de los vasos porta intrahepáticos. El linfoma se confirmó por análisis citológico de aspirados por aguja fina del hígado y el bazo guiados por ecografía.

489

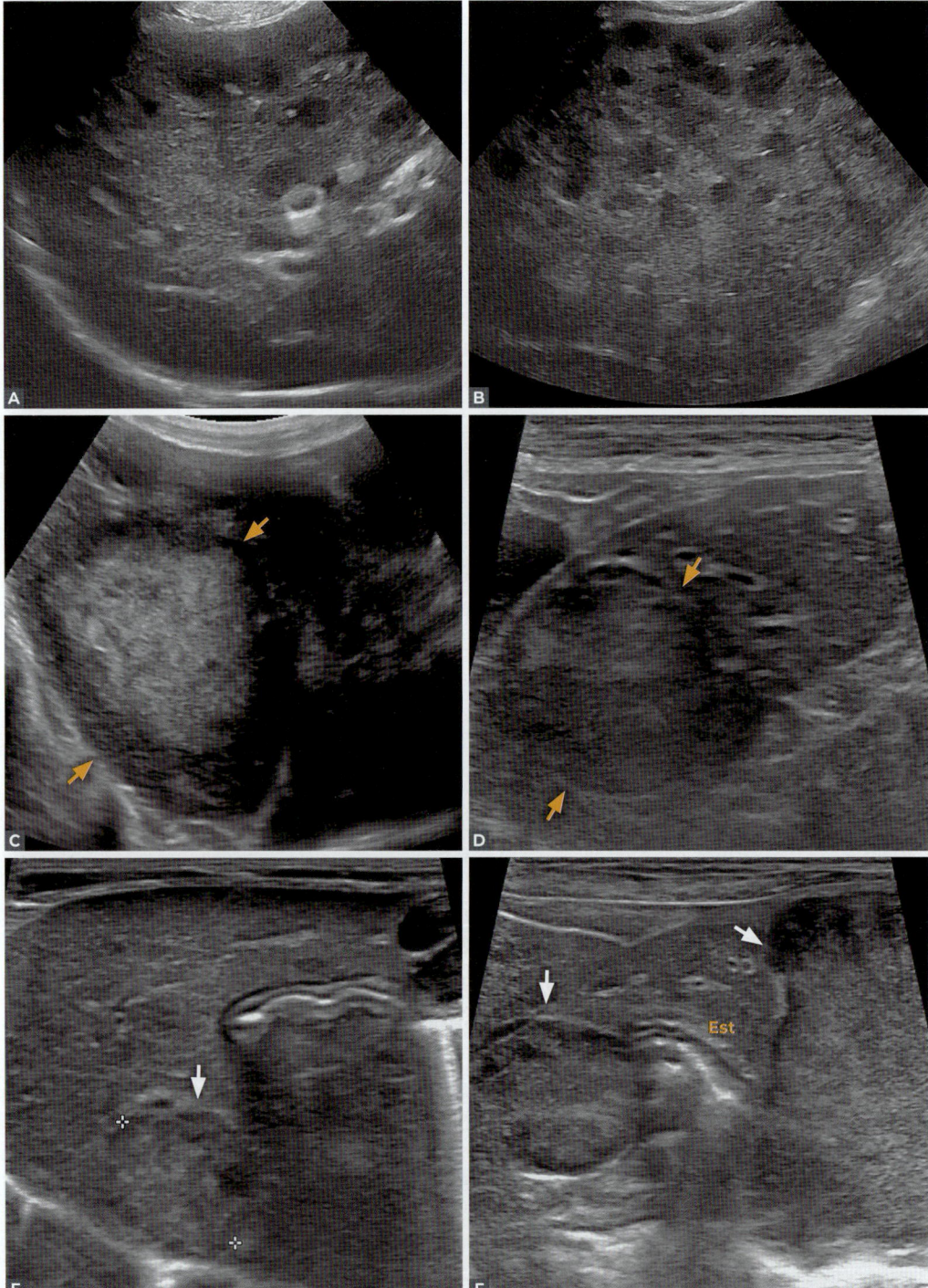

Fig. 29.13 Sarcoma histiocítico. (**A-B**) Imágenes ecográficas del hígado en un boyero de Berna de 8 años. El hígado es difusamente hiperecoico, con numerosos nódulos hipoecoicos mal definidos de forma y tamaño variable repartidos por todo su parénquima. (**C-D**) Imágenes ecográficas del hígado en un perro de raza mixta de 11 años. Se aprecia una masa de tipo diana (**C**), con una periferia hipoecoica y una parte central hiperecoica (flechas naranjas). Hay también una masa hipoecoica adicional mal definida (**D**) (flechas naranjas). Imágenes ecográficas sagital (**E**) y transversal (**F**) del hígado en un bichón maltés de 11 años. Se observan varias masas heterogéneas de gran tamaño en el hígado (flechas blancas), adyacentes al diafragma (**E**) y al estómago (Est) (**F**).

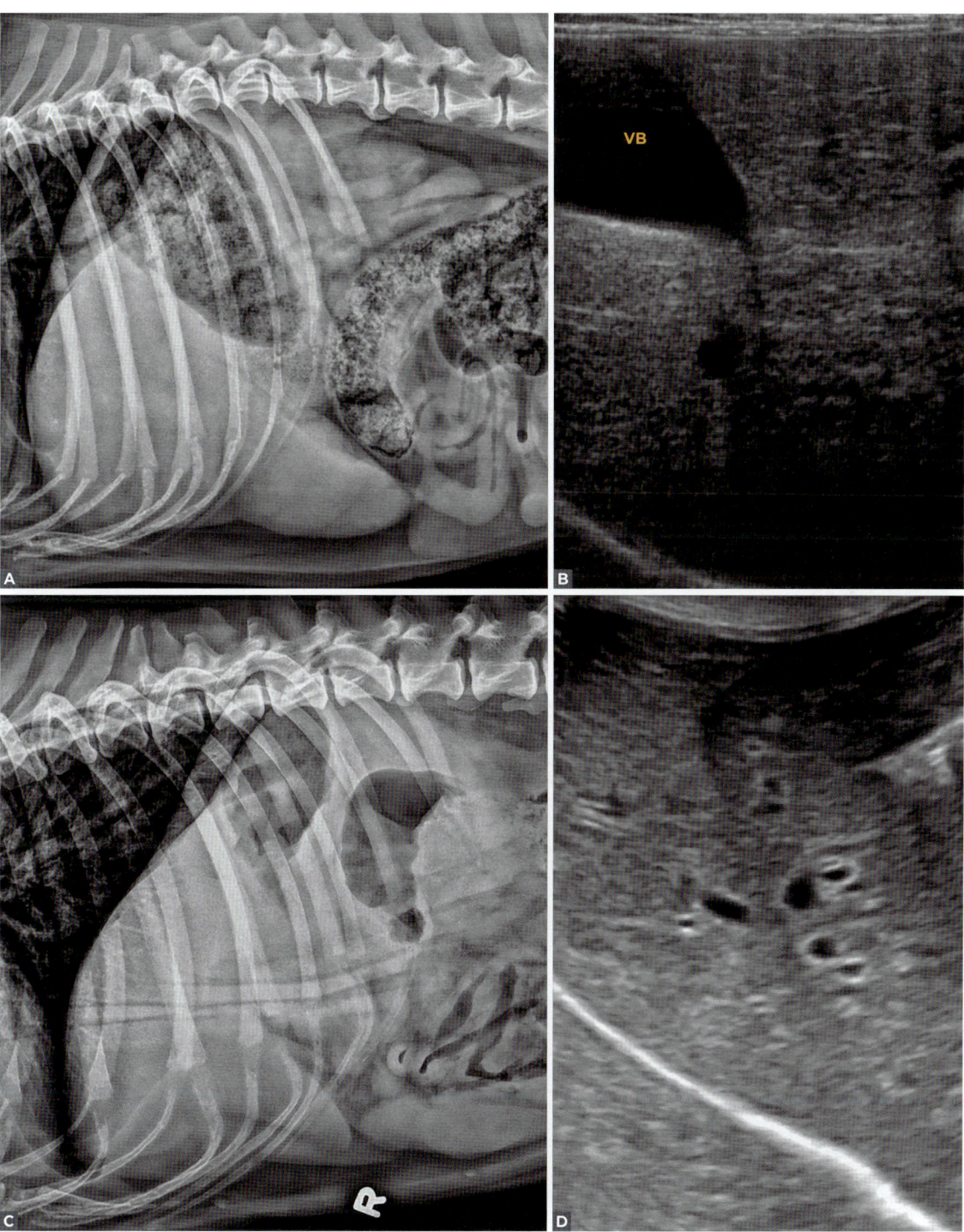

Fig. 29.14 Mastocitoma (**A-B**) en un perro de raza mixta de 10 años con infiltración metastásica de mastocitos del hígado. (**A**) Radiografía lateral derecha. El hígado está agrandado y se extiende más allá del arco costal. (**B**) Imagen ecográfica sagital del hígado. Este órgano aparece difusamente hiperecoico, lo que reduce la visibilidad de los vasos porta intrahepáticos. La vesícula biliar (VB) es visible en el campo cercano. (**C-D**) Staffordshire terrier macho castrado de 8 años con infiltración metastásica mastocítica del hígado. (**C**) Radiografía lateral derecha. El tamaño del hígado se encuentra dentro de los límites normales y presenta un margen caudoventral agudo. (**D**) Imagen ecográfica sagital del hígado. El hígado es normal en tamaño y ecogenicidad con márgenes nítidos y sin lesiones focales. La infiltración de mastocitos se confirmó por análisis citológico de aspirados con aguja fina guiados por ecografía y puede estar presente aun manteniendo el hígado un aspecto radiográfico y ecográfico normal.

Síndrome hepatocutáneo

El síndrome hepatocutáneo (**fig. 29.15**) provoca lesiones que se distribuyen de manera difusa por el parénquima hepático como consecuencia de una marcada hepatopatía vacuolar que rodea zonas colapsadas de parénquima hepático relativamente normal.[1,3,17] El parénquima hepático normal queda borrado por focos hipoecoicos rodeados por tabiques de tejido hiperecoico, lo que se asemeja al aspecto de un "queso suizo" o a un "patrón en empedrado". Los perros afectados presentan también lesiones dérmicas en las almohadillas y en las uniones mucocutáneas.[1]

Hepatitis crónica/fibrosis hepática/cirrosis

La hepatitis crónica en perros (**fig. 29.16**) es a menudo idiopática, aunque las infecciones, las toxinas, los fármacos, las causas metabólicas y los procesos con mediación inmunitaria son etiologías posibles.[11] Una causa o factor identificado habitualmente es una acumulación excesiva de cobre en el hígado.[11] La hepatitis crónica y la cirrosis suelen asociarse con fibrosis y, por tanto, con frecuencia provocan una hiperecogenicidad heterogénea difusa.[1,4] El hígado puede tener un tamaño normal o pequeño, pero nunca mayor de lo habitual.[4] En perros con cirrosis, el hígado muestra normalmente márgenes irregulares, debido a la presencia de nódulos regenerativos.[4] La inflamación hepática, la regeneración y la fibrosis pueden terminar por provocar hipertensión portal, que se manifiesta con una menor velocidad de flujo en la vena porta principal cuando se evalúa con Doppler espectral y, en ocasiones, se generan múltiples derivaciones portosistémicas adquiridas y ascitis.[3,4]

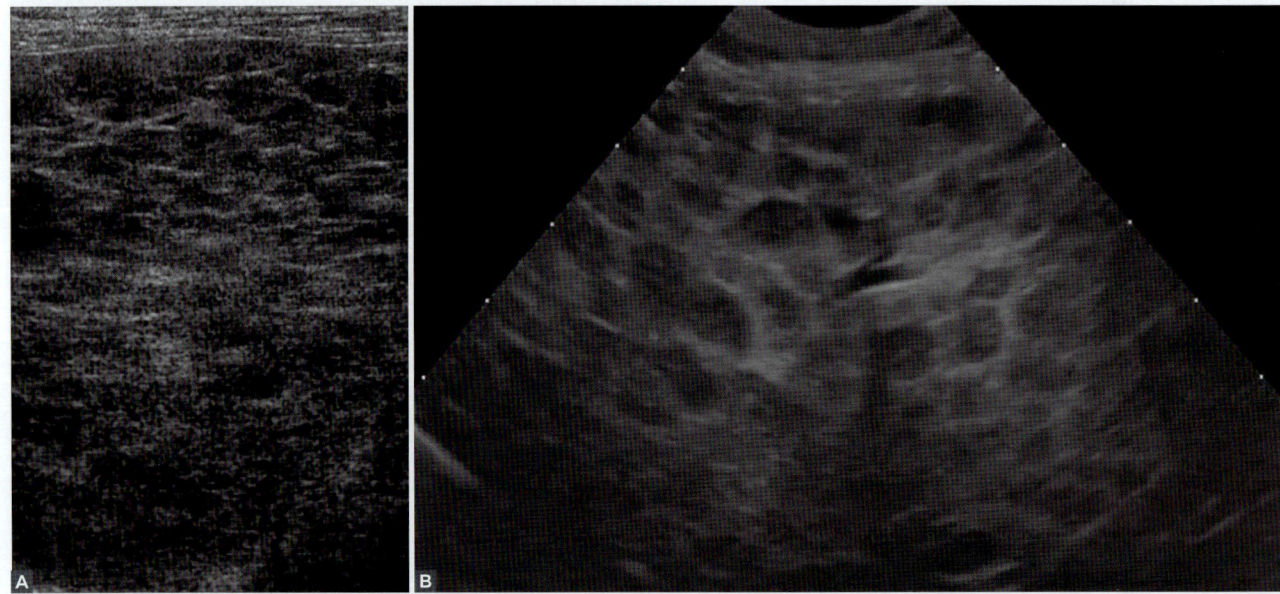

Fig. 29.15 Síndrome hepatocutáneo (dermatitis necrolítica superficial). (**A**) West Highland white terrier de 12 años con síndrome hepatocutáneo. El hígado presenta un patrón difuso en panal con numerosos nódulos hipoecoicos coalescentes y tabiques en su entorno de parénquima hepático hiperecoico. (**B**) Yorkshire terrier de 10 años con síndrome hepatocutáneo. Pueden verse numerosos nódulos hepáticos hipoecoicos rodeados por parénquima hepático hiperecoico en todo el hígado, lo que da lugar a un patrón difuso en panal.

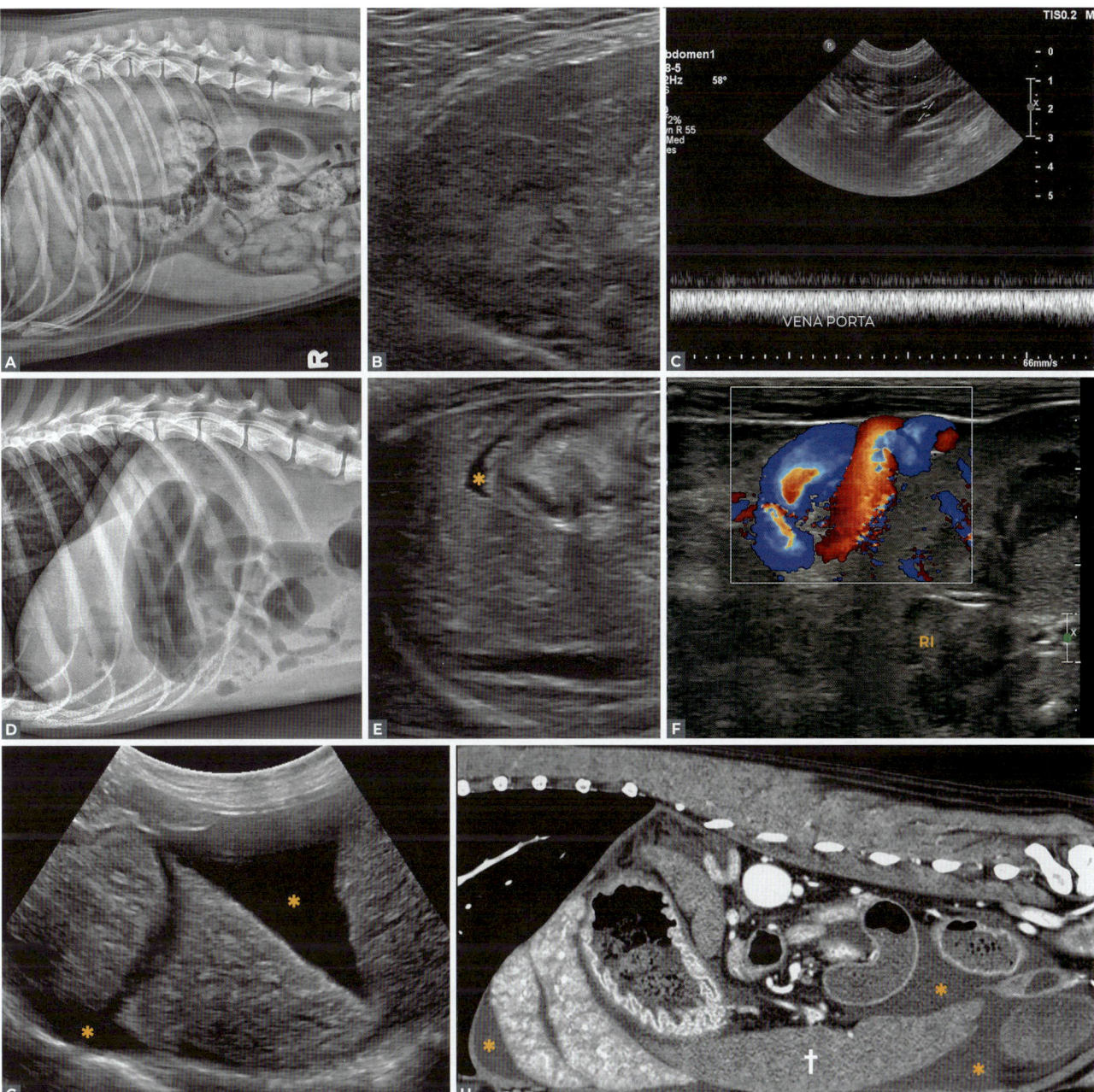

Fig. 29.16 Hepatitis crónica, fibrosis y cirrosis. (**A-C**) Hepatopatía por acumulación de cobre y hepatitis crónica en un cavalier King Charles spaniel de 3 años. (**A**) Radiografía lateral derecha. El detalle del margen seroso es normal y el hígado aparece con un tamaño ligeramente reducido. (**B**) Imagen ecográfica del hígado. Los márgenes hepáticos son algo irregulares y el parénquima es heterogéneo, con ecotextura gruesa. (**C**) Medida de la velocidad portal con Doppler espectral y un ángulo de insonación de aproximadamente 58°. El flujo sanguíneo es hepatopetal con una velocidad máxima de 20 cm/s. La velocidad media calculada es de aproximadamente 11,4 cm/s, inferior a los valores medios normales publicados. En este paciente no se observaron otros signos de hipertensión portal. (**D-F**) Fibrosis hepática, hipertensión portal, ascitis y derivaciones portosistémicas adquiridas múltiples en un perro de raza mixta de 1 año. (**D**) Radiografía lateral derecha. Hay una disminución del detalle seroso, sugerente de ascitis. Los márgenes hepáticos están enmascarados, lo que impide una valoración precisa del tamaño. (**E**) Imagen ecográfica sagital del hígado. Este presenta un margen caudoventral agudo bien definido y el parénquima es ligeramente heterogéneo. Se observa líquido anecoico entre los lóbulos hepáticos (asterisco). (**F**) Se aprecia un plexo de vasos sanguíneos aberrantes tortuosos adyacentes al riñón izquierdo (RI) en el examen con Doppler color, compatible con múltiples derivaciones adquiridas. (**G-H**) Cirrosis y ascitis en un perro de raza mixta de 6 años. (**G**) Imagen ecográfica del hígado, que es ligeramente heterogéneo con un contorno capsular algo irregular. Hay un gran volumen de derrame peritoneal anecoico (asteriscos). (**H**) Imagen de TC en reconstrucción multiplanar sagital después del contraste. También se aprecia un volumen importante de derrame peritoneal (asteriscos), atribuido a hipertensión portal. El bazo está agrandado (†), posiblemente como consecuencia de la hipertensión portal o la anestesia general. El hígado es pequeño, difusamente nodular y heterogéneo, con una cápsula nodular e irregular. La gravedad de los cambios hepáticos se subestimó en la ecografía.

Anomalías focales y multifocales

Hepatomegalia focal

Un nódulo o masa en el hígado puede provocar un aumento de tamaño de un lóbulo hepático individual, lo que causa un desplazamiento de las vísceras adyacentes según el lóbulo afectado.[1] La ecografía puede utilizarse para diferenciar las masas quísticas o cavitarias de las masas sólidas, así como para evaluar la relación de una masa hepática con las estructuras adyacentes, en particular los grandes vasos sanguíneos, la vesícula biliar y el diafragma. Existe una importante coincidencia en el aspecto de los nódulos y masas benignos y malignos, por lo que normalmente la ecografía no proporciona un diagnóstico específico.

Tomografía computarizada para masas hepáticas

La TC es complementaria a la ecografía para evaluar las masas hepáticas con el fin de determinar el lóbulo o lóbulos afectados, la afectación vascular y la extensión de la enfermedad. De hecho, se ha publicado que la TC después del contraste es más precisa que la ecografía para determinar el origen anatómico de las masas hepáticas.[18] También se ha intentado realizar estudios con protocolos de TC con contraste multifásicos para diferenciar los procesos benignos y malignos.[19] Pese a que en algunos estudios ciertos hallazgos se aprecian más comúnmente en caso de neoplasia primaria o metastásica, otros trabajos no han logrado establecer una correlación entre hallazgos específicos y lesiones benignas o malignas.[6-8,19] Para el diagnóstico, el método de preferencia sigue siendo el estudio histopatológico.

Neoplasia hepática primaria

El carcinoma hepatocelular (**fig. 29.17**) es el tumor primario más común en perros y puede verse como una gran masa focal en un solo lóbulo hepático, aunque en ocasiones es invasivo y afecta a varios lóbulos, o bien pueden aparecer nódulos multifocales y/o coalescentes en todos los lóbulos hepáticos. En la ecografía, el carcinoma hepatocelular puede ser hipoecoico, hiperecoico o de ecogenicidad mixta.[1] En gatos, el cistoadenoma biliar, un tumor benigno del hígado, es el tumor hepático primario más frecuente. Estas lesiones suelen estar bien definidas y son hiperecoicas con numerosos quistes internos de pequeño tamaño.[4]

Neoplasia metastásica

La neoplasia metastásica (**fig. 29.18**) consiste a menudo en lesiones multifocales nodulares o de tipo masa, que pueden ser hiperecoicas o hipoecoicas. Las lesiones en diana, que pueden verse en el hígado o el bazo, son nódulos o masas con una periferia hipoecoica y un centro hiperecoico o isoecoico.[20] El hallazgo de una o más lesiones de tipo diana en el hígado o el bazo tiene un valor predictivo positivo de malignidad del 74 %, aunque esta apariencia también la pueden presentar lesiones benignas.[20] Un estudio que evaluó la TC con contraste de triple fase describió lesiones metastásicas que, a menudo, eran hipoatenuantes homogéneamente con respecto al parénquima hepático en todas las fases después del contraste.[6]

Hiperplasia nodular

La hiperplasia nodular hepática (**fig. 29.19**) es una lesión benigna común en perros de edad avanzada, en general clínicamente silenciosa, aunque los perros afectados pueden mostrar elevaciones de la fosfatasa alcalina. Las lesiones pueden ser variables en tamaño y ecogenicidad, aunque son muy habituales los nódulos hipoecoicos de menos de 15 mm de diámetro con márgenes bien o mal definidos.

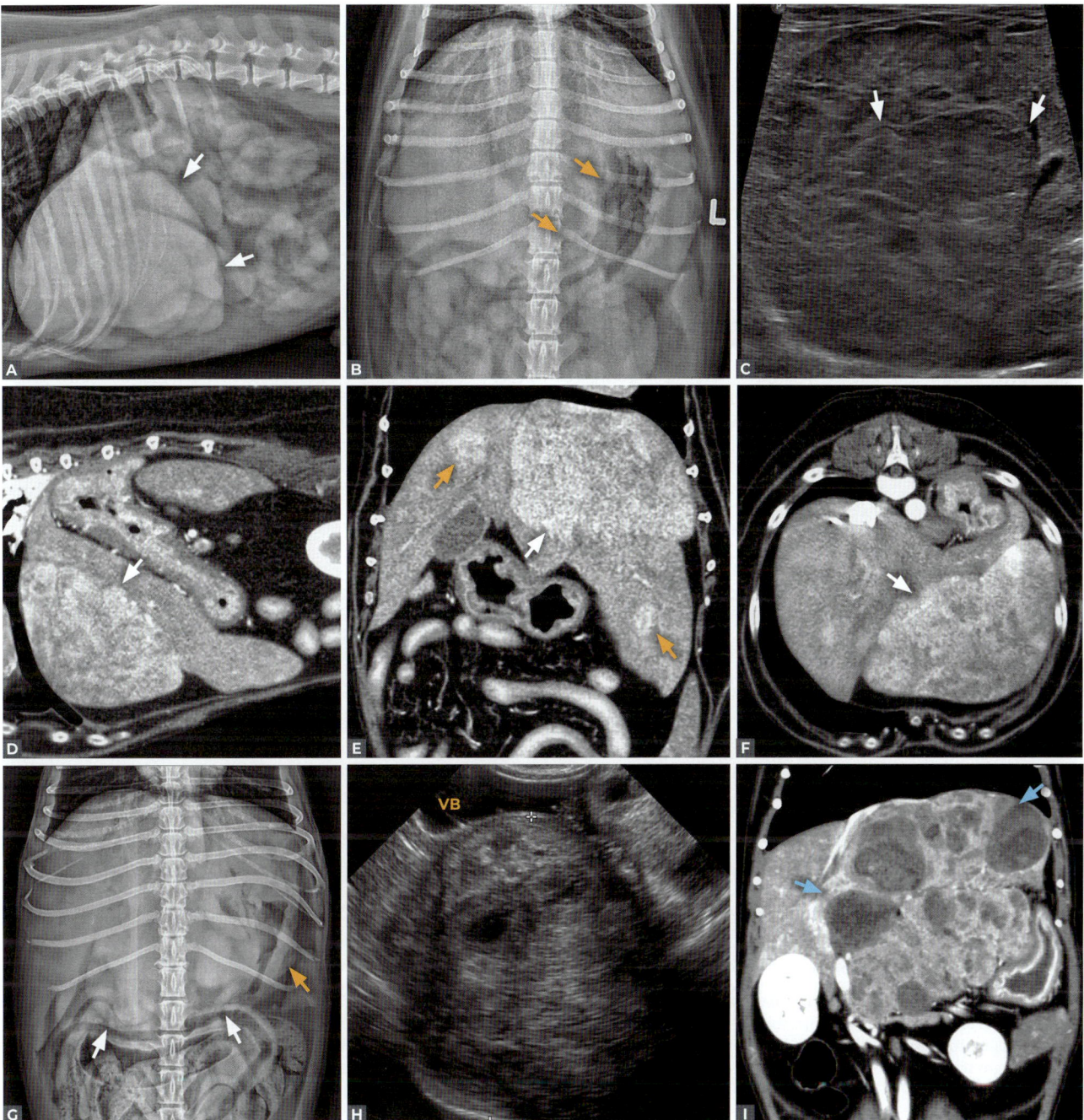

Fig. 29.17 Carcinoma hepatocelular. (**A-B**) Radiografías lateral izquierda y ventrodorsal en un perro de raza mixta de 7 años con carcinoma hepatocelular. Se observa hepatomegalia focal derecha (flechas blancas), que desplaza el estómago a la izquierda y en sentido caudal (flechas naranjas). (**C**) Imagen ecográfica en el mismo paciente que en (**A**) y (**B**). Se observa una masa heterogénea y ligeramente hipoecoica, grande y mal definida en la zona craneodorsal del hígado. Imágenes de TC sagital (**D**), dorsal (**E**) y transversal (**F**) en un perro de raza mixta de 10 años con carcinoma hepatocelular. Hay una masa en el hígado con atenuación de tejido blando con realce de contraste heterogéneo que tiene su origen en el lóbulo hepático medial izquierdo (flechas blancas) y provoca un desplazamiento caudal y dorsal del estómago. En el hígado se observan dos nódulos de menor tamaño con características similares de realce de contraste, sugerentes de metástasis (flechas naranjas). (**G-I**) Carcinoma hepatocelular en un pequinés de 12 años. (**G**) Radiografía ventrodorsal que muestra una hepatomegalia central focal (flechas blancas) que desplaza el estómago a la izquierda y en sentido caudal (flecha naranja). (**H**) Imagen ecográfica que muestra una masa de gran tamaño hipoecoica heterogénea en el hígado (entre cursores) que desplaza la vesícula biliar (VB) en sentido ventral. (**I**) Imagen de TC en reconstrucción multiplanar dorsal después del contraste que muestra una gran masa hepática cavitaria con realce de contraste marcadamente heterogéneo (flechas azules) con desplazamiento a la izquierda del estómago (asterisco).

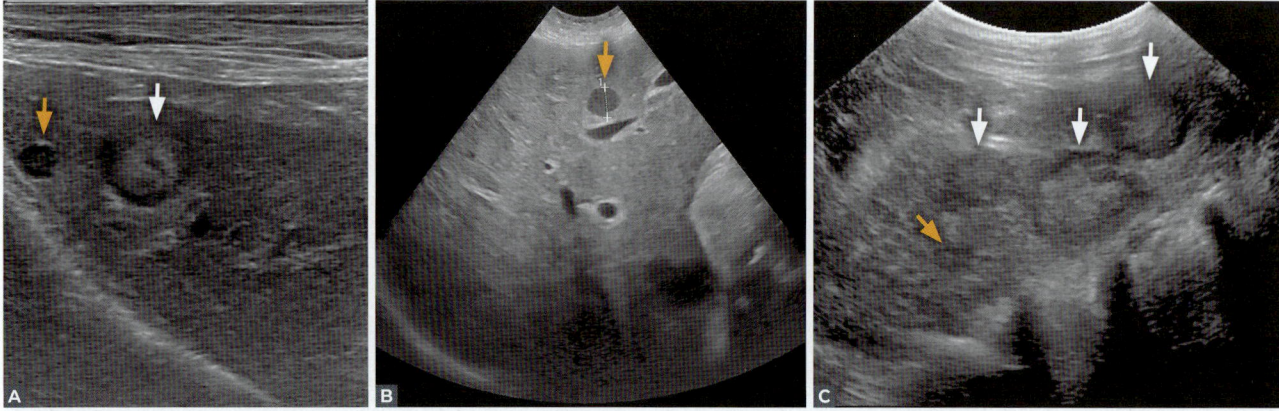

Fig. 29.18 Neoplasia metastásica. (**A**) Carcinoma tiroideo metastásico en un perro de raza mixta de 6 años. Se observa en el hígado un nódulo de tipo diana, con periferia hipoecoica y la parte central hiperecoica (flecha blanca). También está presente en el hígado un segundo nódulo hipoecoico de menor tamaño (flecha naranja). Los nódulos en diana son sospechosos de metástasis, sobre todo cuando son múltiples y en pacientes con una neoplasia maligna conocida. Algunos procesos benignos, como la hiperplasia nodular, pueden tener un aspecto similar. (**B**) Plasmocitoma extramedular metastásico en un golden retriever de 10 años. El hígado es difusamente hiperecoico. En el hígado se aprecia también un nódulo hipoecoico bien definido (flecha naranja). (**C**) Carcinoma pancreático metastásico en un golden retriever de 7 años. Se aprecian en el hígado varios nódulos de tipo diana (flechas blancas) y un nódulo hipoecoico mal definido (flecha naranja).

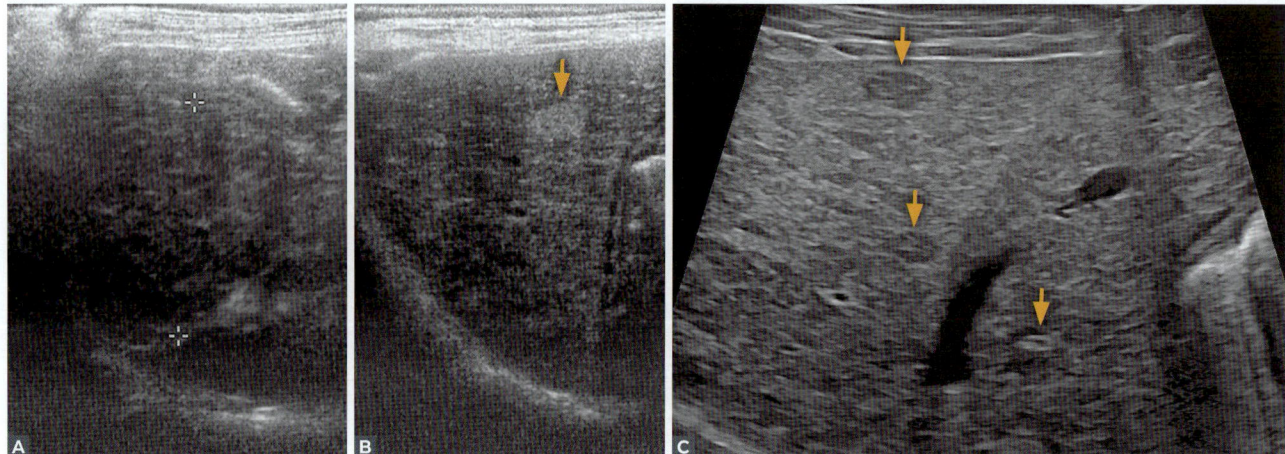

Fig. 29.19 Hiperplasia nodular. (**A-B**) Hiperplasia nodular en un cairn terrier de 13 años. (**A**) Se aprecian en el hígado una gran masa hipoecoica (entre cursores) y (**B**) un pequeño nódulo hiperecoico (flecha), que ilustran el aspecto variable de la hiperplasia nodular benigna. (**C**) Yorkshire terrier de 13 años con hiperadrenocorticismo. El hígado es difusamente hiperecoico con una ecotextura gruesa. Se observan varios nódulos hipoecoicos en el hígado (flechas). Estos hallazgos se consideraron compatibles con hepatopatía vacuolar e hiperplasia nodular.

Bibliografía

1. Thrall DE, Larson MM. Liver and Spleen. In Thrall DE (editor). Textbook of veterinary diagnostic radiology 7th edition, St Louis, 2018, Elsevier, pp 792-822.

2. Thrall DE, Robertson ID (editors). Atlas of normal radiographic anatomy and anatomic variants in the dog and cat 2nd edition, St Louis, 2015, Elsevier.

3. Penninck D, d'Anjou MA. Liver. In Penninck D, d'Anjou MA (editors). Atlas of small animal ultrasonography 2nd edition, Hoboken, Wiley Blackwell, 2015, pp 183-238.

4. Nyland TG, Larson MM, Thrall DE. Liver. In Mattoon JS, Nyland TG (editors). Small animal diagnostic ultrasound 3rd edition, St Louis, 2015, Elsevier, pp 332-399.

5. Kemp SD, Panciera DL, Larson MM, Saunders GK, Werre SR. A comparison of hepatic sonographic features and histopathologic diagnosis in canine liver disease: 138 Cases. *J Vet Intern Med* 27:806-813, 2013.

6. Kutara K, Seki M, Ishikawa C, Sakai M, Kagawa Y, Iida G, et al. Triple-phase helical computed tomography in dogs with hepatic masses. *Vet Radiol Ultrasound* 55:7-15, 2014.

7. Fukushima K, Kanemoto H, Ohno K, Takahashi M, Nakashima K, Fujino Y, et al. CT characteristics of primary hepatic mass lesions in dogs. *Vet Radiol Ultrasound* 53:252-257, 2012.

8. Jones ID, Lamb CR, Drees R, Priestnall SL, Mantis P. Associations between dual-phase computed tomography features and histopathologic diagnoses in 52 dogs with hepatic or splenic masses. *Vet Radiol Ultrasound* 57:144-153, 2016.

9. An G, Kwon D, Yoon H, Yu J, Bang S, Lee Y, et al. Evaluation of the radiographic liver length/11th thoracic vertebral length ratio as a method for quantifying liver size in cats. *Vet Radiol Ultrasound* 60:640-647, 2019.

10. Kim SE, Giglio RF, Reese DJ, Reese SL, Bacon NJ, Ellison GW. Comparison of computed tomographic angiography and ultrasonography for the detection and characterization of portosystemic shunts in dogs. *Vet Radiol Ultrasound* 54:569-574, 2013.

11. Ettinger SJ, Feldman EC. Section XIX: Hepatobiliary disease. In Ettinger SJ, Feldman EC, Cote E (editors). Textbook of veterinary internal medicine 8th edition, Saint Louis, 2016, Elsevier, pp 3933-4088.

12. Sonet J, Barthélemy A, Goy-Thollot I, Pouzot-Nevoret C. Prospective evaluation of abdominal ultrasonographic findings in 35 dogs with leptospirosis. *Vet Radiol Ultrasound* 59:98-106, 2018.

13. Boland L, Beatty J. Feline cholangitis. *Vet Clin North Am Small Anim Pract* 47:703-724, 2017.

14. Cruz-Arámbulo R, Wrigley R, Powers B. Sonographic features of histiocytic neoplasms in the canine abdomen. *Vet Radiol Ultrasound* 45:554-558, 2004.

15. Sato AF, Solano M. Ultrasonographic findings in abdominal mast cell disease: a retrospective study of 19 patients. *Vet Radiol Ultrasound* 45:51-57, 2004.

16. Book AP, Fidel J, Wills T, Bryan J, Sellon R, Mattoon J. Correlation of ultrasound findings, liver and spleen cytology, and prognosis in the clinical staging of high metastatic risk canine mast cell tumors. *Vet Radiol Ultrasound* 52:548-554, 2011.

17. Jacobson LS, Kirberger RM, Nesbit JW. Hepatic ultrasonography and pathological findings in dogs with hepatocutaneous syndrome: new concepts. *J Vet Intern Med* 9:399-404, 1995.

18. Lamb CR, Steel R, Lipscomb VJ. Determining the anatomical origin of canine hepatic masses by CT. *J Small Anim Pract* 59:752-757, 2018.

19. Stehlík L, Di Tommaso M, Del Signore F, et al. Triple-phase multidetector computed tomography in distinguishing canine hepatic lesions. *Animals (Basel)* 11:11, 2020.

20. Cuccovillo A, Lamb CR. Cellular features of sonographic target lesions of the liver and spleen in 21 dogs and a cat. *Vet Radiol Ultrasound* 43:275-278, 2002.

CAPÍTULO 30

Sistema biliar

Pamela Di Donato y Swan Specchi

PUNTOS CLAVE

■ La enfermedad biliar es más común en gatos que en perros.

■ La colangitis/colangiohepatitis puede aparecer con una pared biliar engrosada, barro biliar, colelitiasis y dilatación del conducto colédoco (CC).

■ El mucocele de la vesícula biliar (MVB) es común en perros y raro en gatos. Entre las consecuencias del MVB se incluyen obstrucción biliar o rotura de la vesícula biliar. En la ecografía puede encontrarse un patrón típico "estrellado" o a modo de "kiwi". Con aspecto variable en la tomografía computarizada, la combinación de material hiperatenuante en la vesícula biliar con mineral de distribución central pueden ser indicativos de mucocele.

■ Los colelitos pueden ser minerales o no. En general constituyen un hallazgo accidental, aunque también pueden representar una causa o una consecuencia de estasis biliar, colangitis u obstrucción.

■ Los quistes hepáticos están relacionados a menudo con la enfermedad del riñón poliquístico.

■ El estudio histológico, la citología y el cultivo biliar son valiosas herramientas diagnósticas en la enfermedad biliar.

El sistema biliar está formado por estructuras intrahepáticas y extrahepáticas y comprende los conductos biliares (intrahepáticos y extrahepáticos), el conducto colédoco (CC), el conducto cístico y la vesícula biliar. Esta última se encuentra situada a la derecha de la línea media en la porción craneoventral del hígado entre los lóbulos hepáticos cuadrado y medial derecho en los perros, y entre las dos partes del lóbulo medial derecho en los gatos. En ocasiones, en las radiografías puede sobresalir en forma de estructura curva desde los márgenes hepáticos ventrales, especialmente en los gatos. Entre las anomalías congénitas de la vesícula biliar se incluyen la duplicación y la agenesia. La duplicación de la vesícula biliar puede caracterizarse por un tabique (parcialmente dividido y, por lo común, bilobulado) (**figs. 30.1** y **30.2**), doble o múltiple. La ausencia de la vesícula biliar (agenesia) es una rara enfermedad congénita, documentada principalmente en los chihuahuas con o sin asociación con malformaciones hepáticas congénitas adicionales y anomalías de la placa ductal.[1]

La vesícula biliar actúa como un reservorio de bilis en el que se almacena y concentra esta sustancia durante el ayuno.[2,3] El conducto cístico se extiende desde el cuello de la vesícula biliar y recibe los conductos biliares hepáticos que forman el CC, que desemboca en el duodeno en la papila duodenal mayor. El CC constituye la vía extrahepática que dirige la bilis hacia el duodeno. Entre perros y gatos existe una variación anatómica de la comunicación del CC y el duodeno. En los perros, el CC evacua en la papila duodenal mayor, unos centímetros más allá del píloro, cerca del conducto pancreático menor, mientras que el conducto pancreático mayor (accesorio) lo hace en la papila menor, en posición un poco más distal. En los gatos, el conducto pancreático mayor se une con el CC antes de entrar en la papila duodenal mayor. Esta característica anatómica predispone a los gatos a la "triaditis", un proceso inflamatorio que afecta al hígado/sistema biliar, al

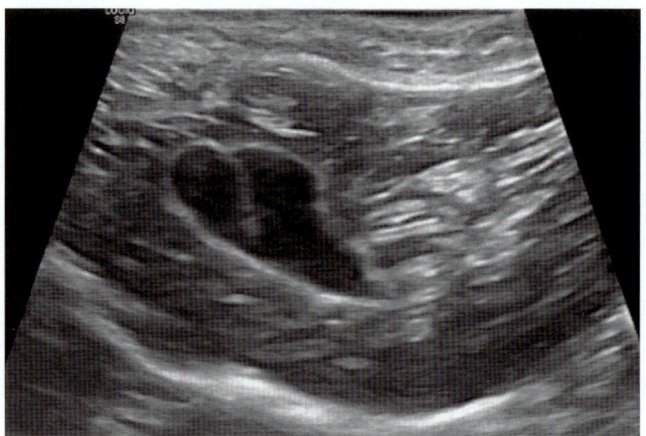

Fig. 30.1 Imagen ecográfica de una gata doméstica de pelo corto de 11 años. La luz de la vesícula biliar está dividida parcialmente por un tabique interno ecogénico, lo que le confiere forma de corazón (vesícula biliar bilobulada).

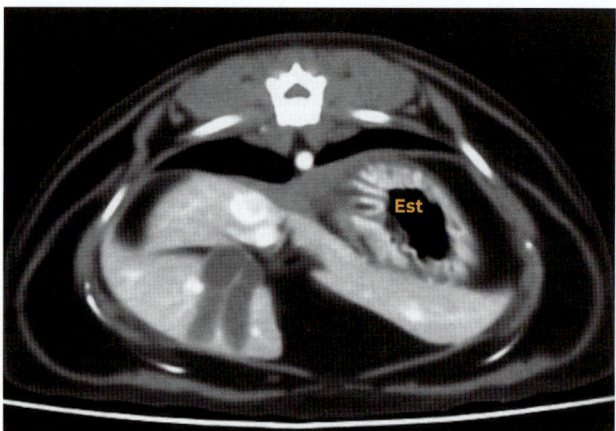

Fig. 30.2 Angiografía por tomografía computarizada. Imagen transversal del abdomen en un gato doméstico de pelo corto de 11 años con vesícula biliar bilobulada. *Est*, estómago.

intestino y al páncreas. La inflamación del sistema biliar es más habitual en gatos que en perros, lo cual puede estar relacionado con esta singular anatomía de los primeros que los predispone a infecciones bacterianas ascendentes desde el tracto del intestino delgado.[4,5]

La pared normal de la vesícula biliar y del CC es fina y lisa, con un grosor de 1 mm o menos.[6] El CC es más visible y se visualiza rutinariamente con mayor facilidad en gatos que en perros. Su diámetro se considera normal hasta 3 mm en los perros y 4 mm en los gatos.[7] El árbol biliar intrahepático está formado por conductos biliares de tamaño variable y normalmente no se aprecia ni en perros ni en gatos con ecografía ni con tomografía computarizada (TC), salvo cuando está dilatado.[7,8] El sistema biliar puede verse afectado por un amplio espectro de enfermedades, entre ellas procesos congénitos, inflamatorios/infecciosos, colelitos, mucocele y neoplasia. En los gatos, las afecciones del sistema biliar son más frecuentes que las del parénquima hepático.[2] Para establecer un diagnóstico y orientar las decisiones terapéuticas son fundamentales las técnicas de diagnóstico por imagen (radiografía, ecografía, TC o resonancia magnética [RM]), la colecistocentesis y la citología/histología. La radiografía está ampliamente disponible y tiene utilidad en el cribado de hepatomegalia y grandes masas hepáticas, así como en la detección de colelitos radiopacos, colecistitis enfisematosa y reducción del detalle seroso en caso de rotura de la vesícula biliar.

La ecografía es complementaria a las radiografías y aporta información detallada sobre el sistema hepatobiliar y los órganos circundantes. La TC y la RM podrían estar indicadas en caso de masas en el hígado con fines de caracterización del comportamiento, estadificación y planificación quirúrgica. Las técnicas de imagen avanzadas como la TC o la RM se utilizan cada vez con mayor asiduidad para el diagnóstico de enfermedades hepatobiliares en perros y gatos. Estas técnicas ofrecen varias ventajas, como la capacidad de obtener imágenes del paciente sin superposición de otros órganos o gas gastrointestinal, la evaluación de la vascularización de órganos/lesiones y la posibilidad de realizar reconstrucciones multiplanares o en 3D que permiten una valoración más completa del sistema hepatobiliar, sobre todo en perros grandes y de tórax profundo. Entre sus desventajas cabe citar la necesidad de aplicar anestesia general, el aumento del coste y la escasa disponibilidad, unido al uso de radiación ionizante en la TC.[9] Este capítulo se centra en la ecografía, que es la técnica que más se utiliza y la más disponible para valorar el sistema biliar. Se trata de una modalidad diagnóstica no invasiva que puede ayudar a identificar varias enfermedades hepatobiliares, como dilatación de los conductos biliares, quistes hepáticos, colelitos, mucocele de la vesícula biliar (MVB) y cambios en la pared de la vesícula y en el parénquima hepático.[2] La ecografía tiene sensibilidad para detectar enfermedad focal o multifocal, mientras que presenta mayor limitación para detectar enfermedades infiltrativas parenquimatosas difusas. La ausencia de cambios ecográficos no descarta la posibilidad de una enfermedad. Con frecuencia la ecografía carece de especificidad y, para obtener un diagnóstico definitivo, se requieren citología, histología y cultivo biliar.

Anomalías quísticas y dilatación segmentaria del sistema biliar

Las enfermedades quísticas hepáticas tienen su origen en el tracto biliar y se consideran enfermedades biliares. Los quistes biliares pueden ser únicos o múltiples, y se han relacionado con la enfermedad poliquística congénita que afecta a los riñones, al hígado y al páncreas en gatos (en particular, el gato persa) y en perros (cairn terrier, West Highland white terrier, golden retriever).[8,10,11] Pueden ser congénitos o adquiridos, con o sin comunicación con el árbol biliar. El aspecto ecográfico de los quistes hepáticos es de estructuras redondas, de paredes finas, llenas de líquido anecoico con realce acústico distal asociado. En la TC aparecen como lesiones de atenuación líquido, bien delimitadas y sin realce de contraste, que se localizan dentro del parénquima hepático o sobresaliendo de él (**fig. 30.3**). Los quistes pueden ser difíciles de diferenciar del cistoadenoma. Normalmente, un quiste hepático verdadero es una estructura de paredes finas, en general sin tabicación, que contiene bilis. La aspiración ayuda a diferenciar entre quistes verdaderos y otras afecciones como hematomas, abscesos, quistes parasitarios y tumores malignos;[12] se aconseja realizar cultivo bacteriológico, así como exploraciones seriadas.[13]

Los quistes del colédoco se han reconocido en gatos como una dilatación quística segmentaria importante del CC sin evidencias de un componente obstructivo. En un artículo reciente sobre cuatro gatos con sospecha de quistes del colédoco, la dilatación segmentaria del CC fue mayor de 5 mm (un signo que, en general, sustenta el criterio de obstrucción biliar). Entre los cambios ecográficos adicionales se incluyen hepatomegalia, dilatación tubular/sacular de los conductos biliares extrahepáticos y/o intrahepáticos, engrosamiento de las paredes biliares y acumulación de residuo biliar ecogénico (**figs. 30.4** y **30.5**). Los gatos con quistes del colédoco pueden presentar cambios clínicos y bioquímicos leves pese a la acusada dilatación del conducto biliar; sin embargo, la dilatación biliar puede predisponer a complicaciones tales como estasis biliar, formación de colelitos/residuos e infección biliar/colangitis recurrente o colangiopatías.[14]

La dilatación segmentaria del CC no debe instar a una cirugía de urgencia inmediata, sino que apunta a la necesidad de profundizar en la investigación. Según la morfología del CC, en algunos gatos puede ser beneficiosa la resección quirúrgica del quiste. En general se requiere tratamiento médico a largo plazo.[14]

En algunos perros (en particular, en razas de bóxer y skye terrier) se ha documentado la enfermedad de Caroli, una dilatación congénita de los conductos biliares grandes y segmentarios que se comunican con el árbol biliar y se asocian a fibrosis portal hepática y/o enfermedad renal poliquística bilateral.[15] Es posible observar calcificación de los conductos malformados, secundaria a estancamiento de bilis y colangitis.[3] La dilatación no obstructiva puede ser difícil de diferenciar de la enfermedad biliar obstructiva, y la TC o la RM ayudan a caracterizar mejor estas lesiones.

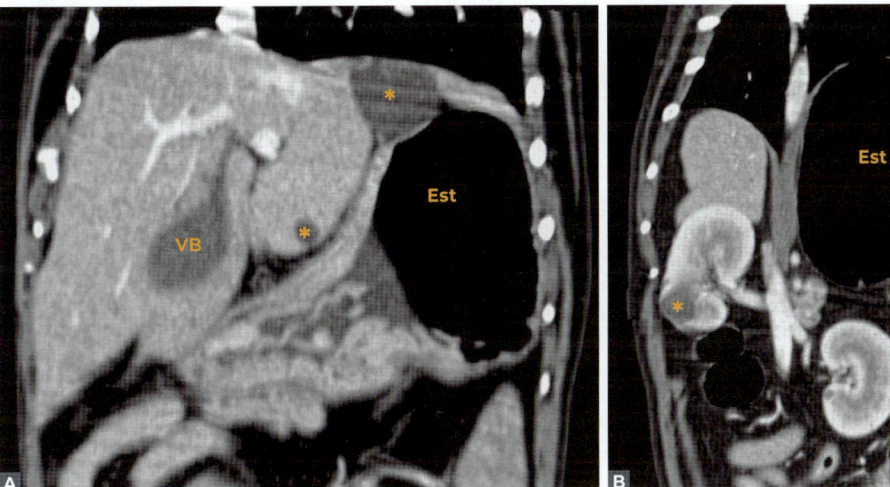

Fig. 30.3 Imágenes de angiografía por tomografía computarizada en reconstrucción 2D dorsal de un perro de raza mixta de 11 años con varios quistes hepáticos y renales (asterisco). *Est*, estómago; *VB*, vesícula biliar.

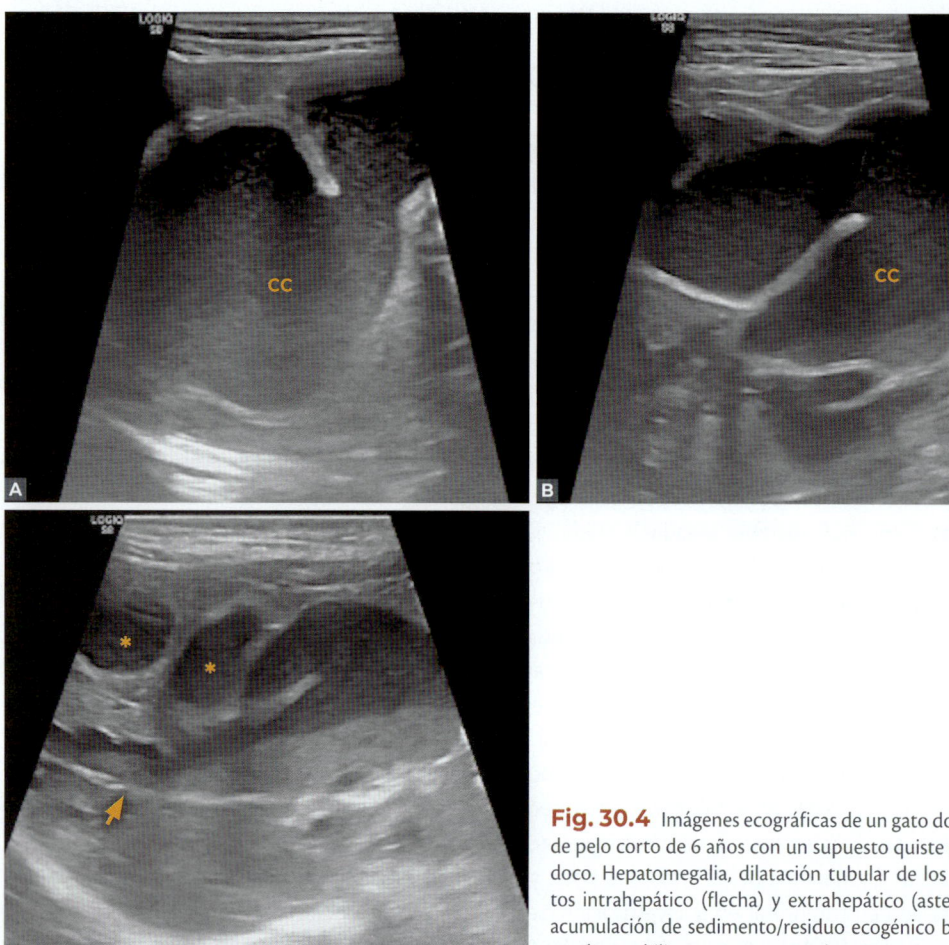

Fig. 30.4 Imágenes ecográficas de un gato doméstico de pelo corto de 6 años con un supuesto quiste del colédoco. Hepatomegalia, dilatación tubular de los conductos intrahepático (flecha) y extrahepático (asteriscos) y acumulación de sedimento/residuo ecogénico biliar. Los conductos biliares muestran coalescencia con una marcada dilatación sacular focal del conducto colédoco (CC).

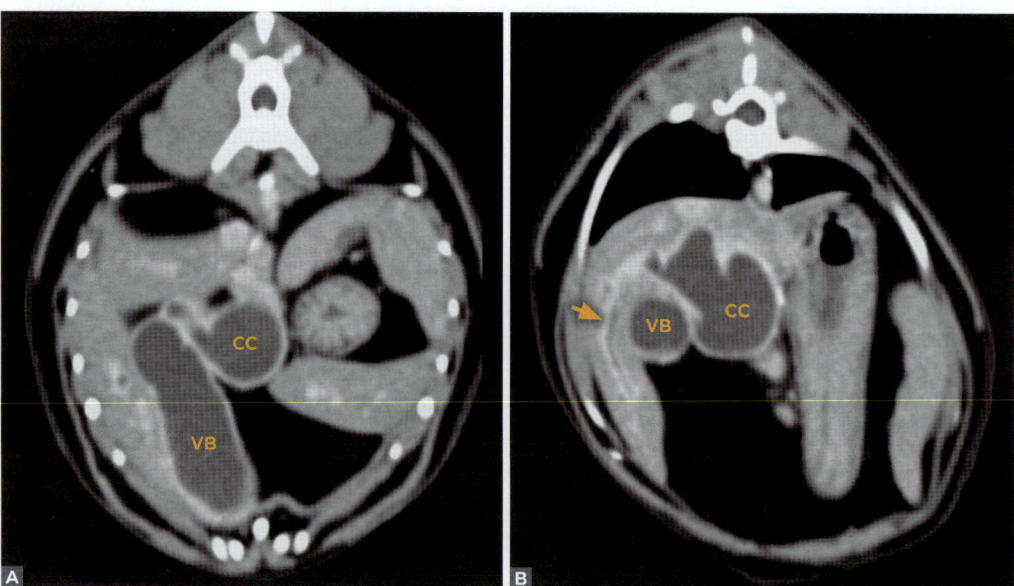

Fig. 30.5 Imágenes de angiografía por tomografía computarizada transversal de un gato doméstico de pelo corto de 5 años con un presunto quiste del colédoco. Se aprecia una moderada dilatación segmentaria del conducto colédoco (CC) con moderado engrosamiento y realce de la pared indicativos de coledocitis/colangitis. Pueden verse varios conductos biliares dilatados que incluyen conductos extrahepáticos e intrahepáticos (flecha). *VB*: vesícula biliar.

Barro biliar

El material luminal situado en el interior de la vesícula biliar se ha descrito como barro biliar dependiente de la gravedad (móvil) y no dependiente de la gravedad (BBND), y se aprecia como un material ecogénico sin sombra acústica distal en la ecografía. La movilidad del barro se determina recolocando al animal durante la exploración.[21] La presencia de barro biliar dependiente de la gravedad es un hallazgo común en perros, mientras que en gatos el barro biliar puede ser predictor de aumento de las enzimas hepáticas y la bilirrubina total.[16] Como contraste a lo anterior, un artículo reciente encontró una mayor prevalencia de barro en la vesícula biliar en gatos sometidos a ecografía abdominal, por lo que este hallazgo podría ser inespecífico.[17] En los perros, el barro biliar dependiente de la gravedad se observa a menudo de forma casual; no obstante, recientemente se ha propuesto que podría ser indicio de una colestasis secundaria a un retraso en la evacuación/contractilidad de la vesícula biliar y, posiblemente, constituye un factor de riesgo de desarrollo de enfermedad biliar (mucocele de la vesícula o colecistitis).[18,19,20] El barro biliar dependiente de la gravedad puede evolucionar a no dependiente de la gravedad[20] y la dismotilidad/colestasis de la vesícula biliar, la colecistitis[21] y la hiperplasia mucosa cística pueden desempeñar un papel en esta evolución en los perros. El BBND puede indicar cambios en la viscosidad de la bilis y aumentar potencialmente el contenido de mucina. Se ha propuesto que la formación de BBND podría anteceder a la formación de MVB.[18,19,20] El barro biliar en la TC es moderadamente hiperatenuante con respecto a la bilis normal (34-35,8 unidades Hounsfield [HU]) y, en general, está situado en la zona declive de la vesícula biliar/luz del sistema biliar. La bilis espesa en la vesícula biliar o el CC puede formar "bolas de barro" que, en potencia, podrían conducir a una obstrucción biliar.[22] Estas bolas de barro en la vesícula son, en general, móviles; sin embargo, pueden adherirse firmemente a la pared de la vesícula biliar y simular masas ecogénicas intraluminales en la misma (tumores o formaciones polipoides de hiperplasia mucosa cística). En estos casos, la ecografía con realce por contraste (ERC) puede ser útil (si no se dispone de TC) para distinguir entre una estructura vascularizada y la bola de barro biliar no vascularizada.[23]

Mucocele de la vesícula biliar

El mucocele de la vesícula biliar (MVB) se caracteriza por una hiperplasia mucinosa cística que produce una secreción excesiva de mucina (aumenta la viscosidad biliar), acumulación de bilis espesa/moco intraluminal y, en consecuencia, distensión de la vesícula biliar. La distensión progresiva de la vesícula puede conducir a una necrosis por presión de la pared que predispone a una rotura con peritonitis biliar. Es posible una infección concomitante por bacterias positivas entéricas (14,2 %).[24] Si se produce salida de bilis, la peritonitis biliar podría ser séptica o aséptica, según el contenido de la vesícula biliar.[18] El MVB puede ser asintomático, o convertirse en un problema urgente con capacidad de poner en riesgo la vida del paciente y conducir a colecistitis necrosante, rotura de la vesícula y peritonitis biliar. El tapón mucinoso asociado con el mucocele puede ocluir el cuello de la vesícula biliar o el CC y conducir a una obstrucción biliar. La etiopatogenia del MVB no está clara y se sospecha que es multifactorial. Entre los factores de riesgo reconocidos de formación de MVB se incluyen edad avanzada, estasis biliar, reducción de la motilidad de la vesícula biliar, endocrinopatías (como hiperadrenocorticismo, hipotiroidismo) e hiperlipidemia. Estas afecciones podrían predisponer a la formación de MVB por alterar la composición de la bilis, deteriorar el mecanismo protector del epitelio contra los ácidos biliares y promover una colestasis/dismotilidad de la vesícula. Los ácidos biliares concentrados pueden provocar irritación de la pared de la vesícula, con lo que promoverían una hiperplasia mucinosa y, en su caso, un mucocele de la vesícula biliar.[11,18-20] Varias razas caninas muestran predisposición a este problema, como el perro pastor de las islas Shetland, el cocker spaniel, el schnauzer miniatura y el border terrier. El MVB es raro en gatos, lo cual puede explicarse porque estos animales poseen menos glándulas secretoras de moco que los perros en la pared de la vesícula biliar.[25] La colecistectomía suele estar indicada en caso de MVB causante de una obstrucción en el flujo de salida del tracto biliar. Una alternativa razonable en casos estables con ausencia de anomalías clínicas y bioquímicas es el tratamiento médico con vigilancia del paciente que incluya exploraciones de seguimiento con ecografía.[22] Se ha descrito una resolución no quirúrgica de un mucocele de la vesícula biliar en dos perros con abordaje médico y tratamiento de hipotiroidismo.[26] Los estudios recientes recomiendan una colecistectomía programada para tratar el MVB, ya que se ha acompañado de mejor supervivencia a largo plazo y menor mortalidad comparada con el tratamiento médico.[27,28] Según un estudio reciente, los perros sometidos a colecistectomía programada mostraron menor mortalidad (2 %) que los tratados con una colecistectomía de urgencia (22-40 %).[28] En la ecografía, el mucocele tiene un aspecto diferenciador que convierte a la ecografía en un método altamente específico y en la modalidad preferida para el diagnóstico de esta enfermedad. Las características clásicas comprenden un aumento de tamaño de la vesícula biliar con barro hiperecoico no dependiente centralizado y organizado que se distribuye en un patrón en "estrella" o de "kiwi" (**fig. 30.6**). Este material permanece inmóvil al cambiar el paciente de posición. El moco hipoecoico recogido a lo largo de la pared de la vesícula biliar desplaza la bilis ecogénica en el centro. La pared de la vesícula puede estar engrosada a causa de un edema, inflamación o necrosis.

La rotura de la vesícula biliar puede diagnosticarse por evidencia directa de discontinuidad en la pared o basándose en signos indirectos como la presencia de grasa hiperecoica pericolecística o acumulación de líquido[22] (**fig. 30.7**). El aspecto de mucocele biliar se ha documentado recientemente en la TC. La apariencia del MVB en TC es variable, y depende probablemente de la fase de madurez del mucocele. La presencia de material hiperatenuante en la vesícula que se observa en las imágenes de TC antes del contraste y de opacidad mineral con distribución central puede ser indicativa de mucocele. Esta distribución se encontró en dos terceras partes de los perros con mucocele, ocasionalmente con un patrón radiante o estrellado.[29] Se ha propuesto un valor límite de 48,6 HU (bilis normal, 34-35,8 HU) para el diagnóstico de mucocele con alta especificidad (96 %) y baja sensibilidad (52 %). Asimismo, se han descrito algunos casos de rotura de la vesícula biliar y migración del mucocele en la cavidad peritoneal[3,30] (**figs. 30.8** y **30.9**).

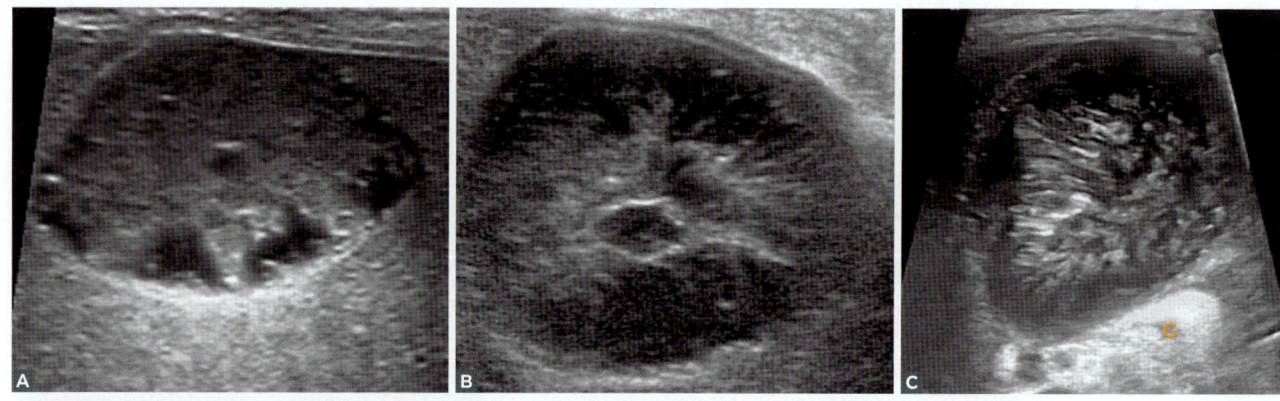

Fig. 30.6 Imágenes ecográficas de tres perros adultos con diferentes tipos de mucocele de la vesícula biliar. (**A**) Patrón estrellado. Se aprecian varios acúmulos de bilis hipoecoicos a lo largo de la pared de la vesícula con barro biliar ecogénico central. (**B**) Combinación de patrón de tipo "kiwi" (finamente estriado) y estrellado. En la parte central de la luz persiste bilis móvil y poco ecogénica. (**C**) Patrón de tipo "kiwi". La grasa (G) que rodea la vesícula biliar es hiperecoica e indicativa de necrosis/perforación.

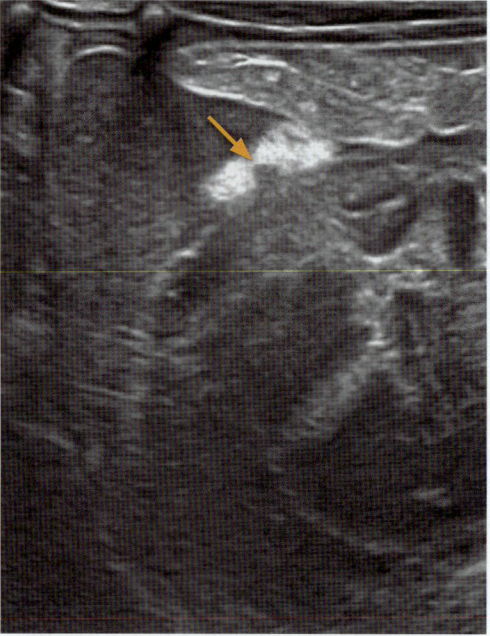

Fig. 30.7 Imagen ecográfica de un pastor de las islas Shetland de 13 años con rotura de la vesícula biliar por un mucocele. El mucocele se extruye más allá de la pared en la cavidad peritoneal a través de un defecto en la pared de la vesícula biliar (flecha). La grasa mesentérica regional es hiperecoica. Imagen por cortesía del Dr. Mauro Pivetta.

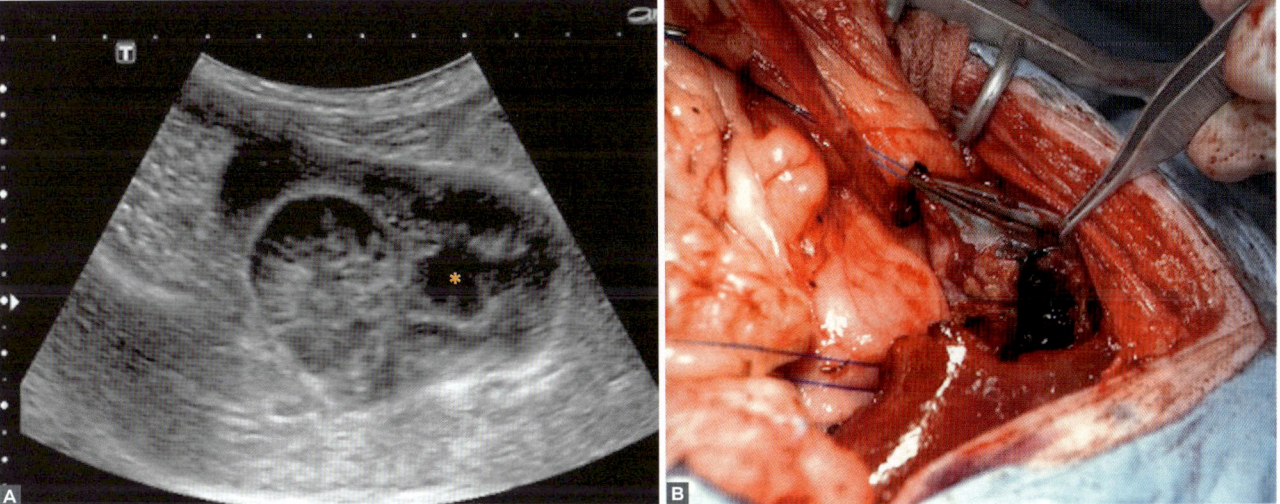

Fig. 30.8 Imagen ecográfica de un cocker spaniel de 13 años con rotura de la vesícula biliar por un mucocele. El mucocele tiene patrón de tipo "kiwi". (**A**) El contenido de la vesícula biliar se extruye más allá de la pared en la cavidad peritoneal (asterisco) a través de un defecto en la pared de dicha vesícula. (**B**) Imagen quirúrgica del mismo perro con confirmación de la rotura de la vesícula. Imagen por cortesía de la Universidad de Giessen Justus Liebig, Alemania.

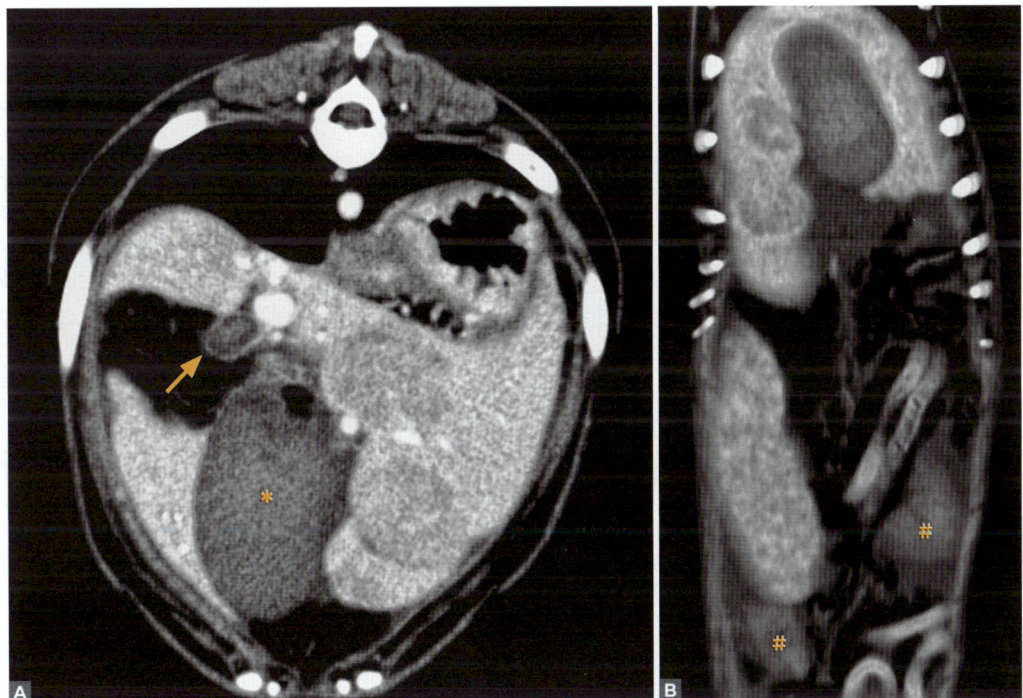

Fig. 30.9 Imágenes de angiografía por tomografía computarizada transversal (**A**) y reconstrucción dorsal en 2D (**B**) de un perro con rotura de la vesícula biliar por mucocele con varios focos de material extruido/migrante. La vesícula aparece con un tamaño aumentado y llena de una gran cantidad de material hiperatenuante de localización central (antes y después del contraste). Un material similar (tapón mucinoso) ocupa el conducto colédoco (flecha). En la cavidad peritoneal hay dos estructuras hiperatenuantes organizadas con un patrón similar al contenido de la vesícula biliar que representan mucocele extruido de dicha vesícula (#).

Rotura de la vesícula biliar

La rotura de la vesícula biliar puede producirse de forma secundaria a una isquemia/necrosis/colecistitis necrosante de la pared como complicación de un mucocele, una colecistitis séptica, barro biliar, obstrucción/coledocitis biliar, una neoplasia, un deterioro del riego vascular o un traumatismo abdominal contuso. La presencia de un mucocele o una infección bacteriana de la vesícula biliar se han referido como el hallazgo concurrente más común en perros con rotura de la misma.[31] La necrosis puede ser secundaria a una alteración de la perfusión procedente de la arteria cística por sobredistensión de la vesícula, tromboembolia, traumatismo contuso o inflamación. El hecho de contar con una única fuente de perfusión convierte a la vesícula biliar y al CC en especialmente propensos a sufrir necrosis isquémica tras un traumatismo abdominal contuso. En la ecografía, el aspecto marcadamente engrosado y/o discontinuo de la pared de la vesícula ("signo del agujero") asociado con líquido adyacente y grasa pericolecística hiperecoica regional (adherencias mesentéricas, peritonitis) sugieren necrosis y rotura.[3] A la hora de identificar una rotura de la vesícula biliar, la ecografía tiene baja sensibilidad (56,1-81 %) y especificidad elevada (81-91,7 %).[24,32] La presencia de pigmentos biliares en el derrame peritoneal y la hiperbilirrubinemia sérica deben conducir a la sospecha de una rotura biliar. No obstante, la ausencia de estos hallazgos no debe excluir este diagnóstico. La ERC puede constituir una técnica útil para diagnosticar necrosis/rotura de la pared de la vesícula en perros, con sensibilidad y especificidad del 100 %, mayor que la ecografía convencional. La necrosis/rotura se presenta como un área no vascularizada que se caracteriza por una completa ausencia de realce durante todas las fases del contraste[32] (**fig. 30.10**).

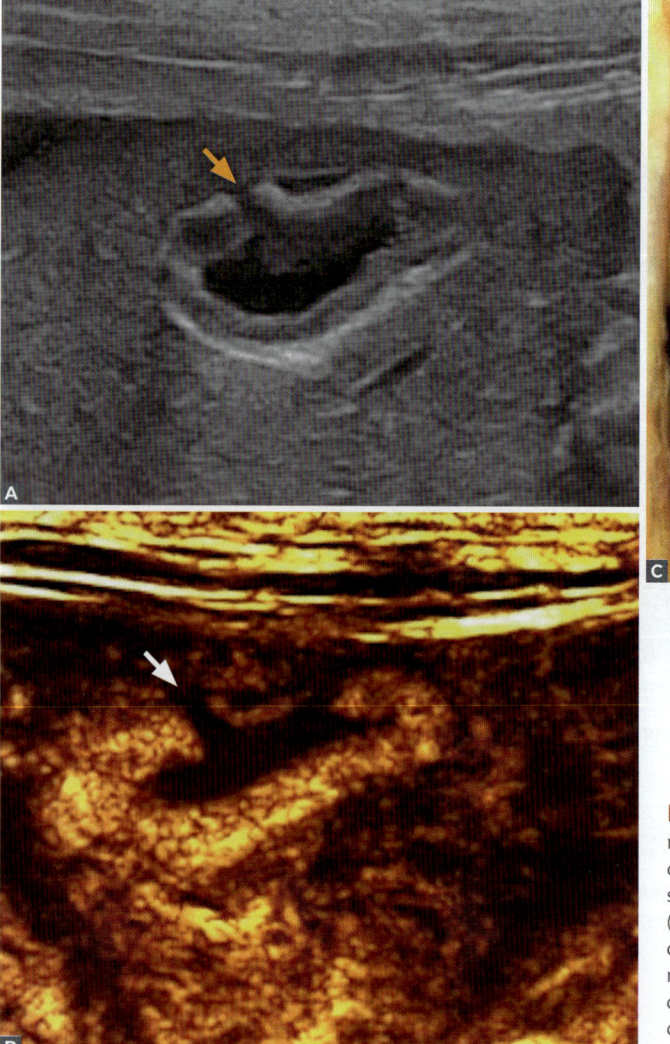

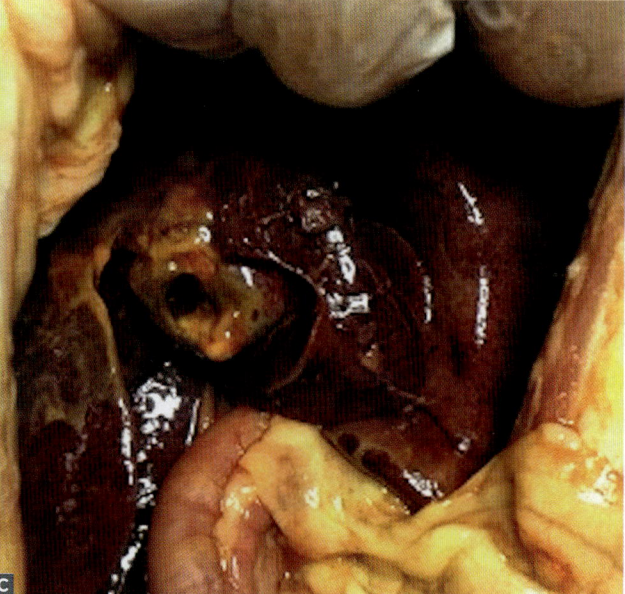

Fig. 30.10 Imágenes ecográficas en modo B de un perro adulto con rotura de la vesícula biliar/necrosis después de un traumatismo abdominal contuso. (**A**) La pared de la vesícula aparece difusamente engrosada y presenta una discontinuidad/defecto denominada "signo del agujero" (flecha). (**B**) Imagen de ecografía con realce por contraste, que muestra un realce de contraste homogéneo de la pared de la vesícula biliar, excepto un área focal, no vascularizada (flecha), donde hay una ausencia completa de realce de contraste, correspondiente al área de necrosis/rotura. (**C**) Imagen quirúrgica del mismo perro con confirmación de la rotura de la vesícula. Imagen por cortesía de la Clínica Veterinaria Malpensa, Samarate (VA), Italia.

Complejo de colecistitis, colangitis y colangiohepatitis

Colecistitis

La colecistitis es una enfermedad inflamatoria de la vesícula biliar que se produce en forma aguda o crónica, con o sin infección bacteriana. Puede asociarse con agentes infecciosos, estasis biliar, irritación por colelitos, enfermedad sistémica, neoplasias, obstrucción biliar o traumatismo abdominal.[3] La colecistitis/colangitis bacteriana es una causa relativamente común de enfermedad hepatobiliar en perros y gatos, con mayor prevalencia en los segundos,[33] en los que se ha diagnosticado por la combinación de hallazgos ecográficos y cultivo de bilis. Puede deberse a una infección bacteriana ascendente desde el intestino o a una diseminación hematógena (sangre venosa portal hepática).[2] Los patógenos aislados más frecuentes son bacterias entéricas. Se ha referido también una colecistitis/colangitis crónica asociada a enfermedad hepática colestásica grave causada asimismo por trematodos hepáticos como *Platynosomum*[34] (**fig. 30.11**).

Los hallazgos de colecistitis en los estudios de imagen comprenden engrosamiento mural (>1 mm) con aspecto hiperecoico o de doble anillo, interfaz luminal irregular, presencia de barro biliar o colelitos.[3,6,22,33,35] El engrosamiento de la pared de la vesícula biliar puede producirse a consecuencia de inflamación, edema o hiperplasia de las glándulas mucosas. La apariencia de doble anillo se debe a una capa hipoecoica central entre dos capas ecogénicas. A menudo refleja un edema y puede asociarse con colecistitis aguda, hipertensión portal, hipoalbuminemia, anafilaxis, sepsis, obstrucción biliar o puede tratarse de una imagen artificial

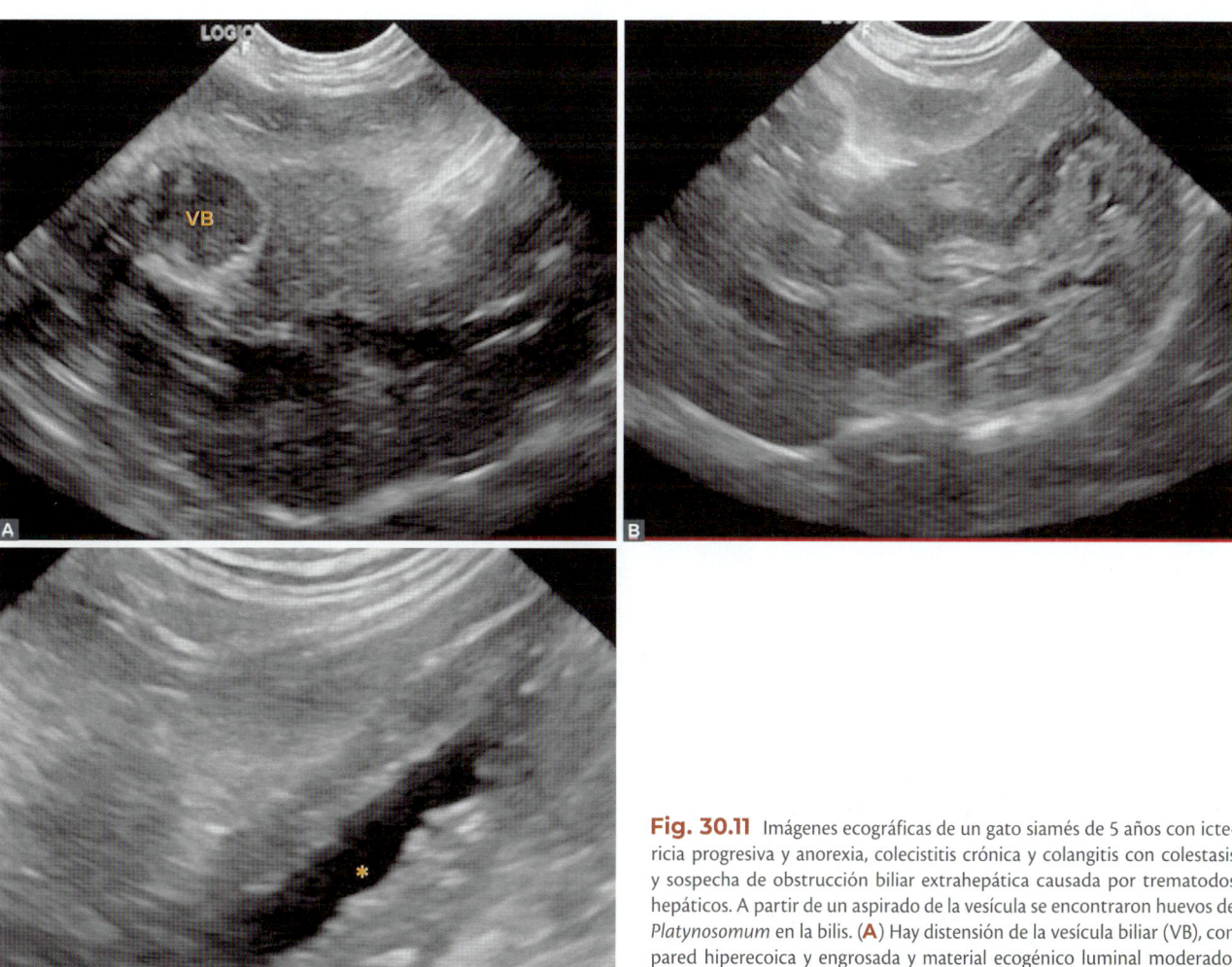

Fig. 30.11 Imágenes ecográficas de un gato siamés de 5 años con ictericia progresiva y anorexia, colecistitis crónica y colangitis con colestasis y sospecha de obstrucción biliar extrahepática causada por trematodos hepáticos. A partir de un aspirado de la vesícula se encontraron huevos de *Platynosomum* en la bilis. (**A**) Hay distensión de la vesícula biliar (VB), con pared hiperecoica y engrosada y material ecogénico luminal moderado. El conducto colédoco y los conductos biliares (asterisco en la imagen **C**) están moderadamente distendidos y tortuosos. (**B-C**) Las paredes de los conductos biliares son hiperecoicas y están engrosadas. Imagen por cortesía de Antech Imaging Services, Fountain Valley, California, Estados Unidos.

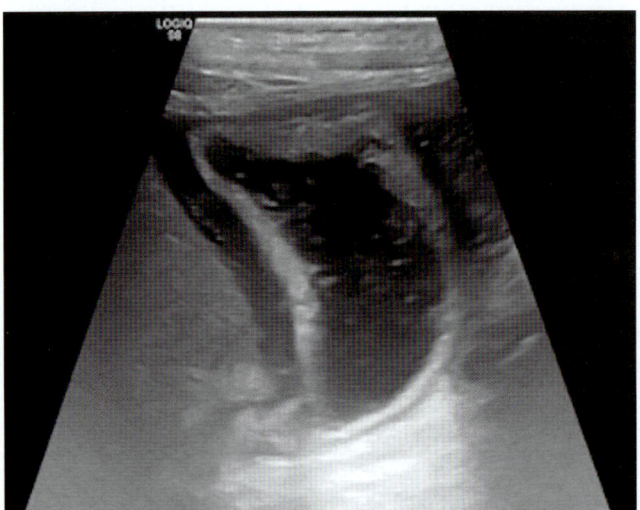

Fig. 30.12 Imagen ecográfica de un perro de raza mixta de 8 años con edema en la pared de la vesícula biliar secundario a hipertensión poshepática, derrame pericárdico y sospecha de linfoma cardiaco. La pared de la vesícula biliar está engrosada, con aspecto de doble anillo.

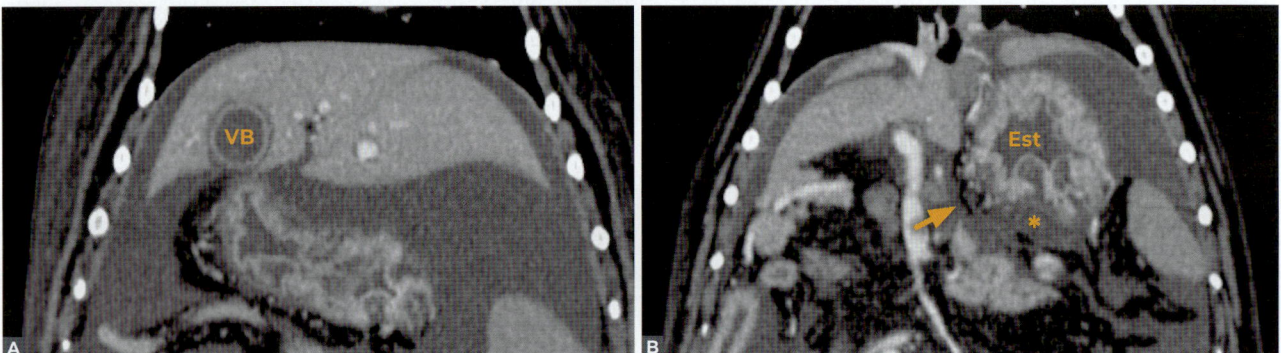

Fig. 30.13 Imágenes de angiografía por tomografía computarizada transversal de un pastor ovejero australiano de 5 años con edema en la pared de la vesícula biliar secundario a hipertensión portal y fibrosis hepática. La pared de la vesícula está engrosada con un aspecto de doble anillo. (**A**) Se aprecia una moderada cantidad de derrame peritoneal hipoatenuante. (**B**) Edema de la pared gástrica (asterisco). Se observan pequeñas varices gastroesofágicas tortuosas (flecha) en la pared gástrica. *Est*, estómago; *VB*, vesícula biliar.

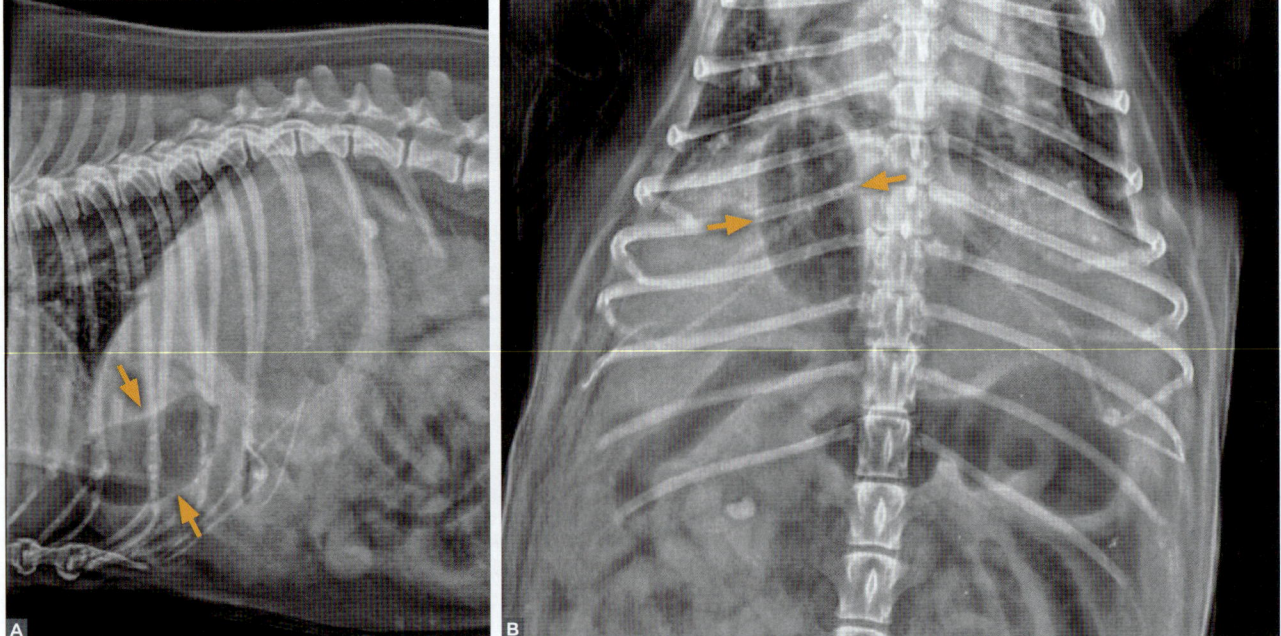

Fig. 30.14 Imágenes radiográficas del abdomen craneal de un perro de raza mixta de 9 años con colecistitis enfisematosa. La luz de la vesícula biliar aparece distendida con opacidad de gas (flechas).

debido al líquido peritoneal circundante (**figs. 30.12** y **30.13**). En caso de inflamación biliar crónica puede existir mineralización distrófica de la pared.

Según se ha publicado, el engrosamiento de la pared de la vesícula es un hallazgo preciso que predice una enfermedad de la vesícula biliar en gatos, si bien un grosor normal no excluye una inflamación leve o crónica.[6] En perros con evidencia de enfermedad hepatobiliar, una cantidad importante de sedimento biliar y la presencia de barro biliar inmóvil se asocian significativamente con bactibilia y colecistitis bacteriana, pero no son patognomónicos.[36] La colelitiasis puede estar o no asociada con colecistitis. En otro estudio, el aspecto ecográfico anómalo de la vesícula (aumento de grosor de la pared o presencia de barro biliar) tuvo alta sensibilidad (96 %), pero baja especificidad (49 %) en gatos con resultados positivos y negativos en el cultivo bacteriano de bilis, respectivamente. En los gatos con una ecografía normal de la vesícula era improbable un cultivo bacteriano de bilis positivo (valor predictivo negativo del 96 %). En los perros, la ecografía de la vesícula biliar tuvo menor sensibilidad (81 %), especificidad (31 %) y valores predictivos positivo (20 %) y negativo (88 %). La ecografía resultó menos predictiva de infección en los perros.[33]

Colecistitis enfisematosa

La colecistitis/colangitis enfisematosa es una enfermedad infecciosa que induce la formación de gas en la pared y/o la luz de la vesícula biliar y se asocia normalmente con bacterias productoras de gas (*E. coli* y *Clostridium* spp.) y con diabetes mellitus, isquemia traumática, formación de mucocele y neoplasia.[13] Los microorganismos aerobios y anaerobios pueden entrar en la vesícula biliar por medio de reflujo desde el intestino o a través de la circulación hepática. En la ecografía, la presencia de gas puede apreciarse, en localización intramural o intraluminal, como reverberación con sombra sucia; se confirma mediante radiografía o TC (**fig. 30.14**).[8]

Colecistitis necrosante

La colecistitis necrosante o gangrenosa se caracteriza por marcada irregularidad de la pared, con engrosamiento o discontinuidad en la misma, y acumulación de líquido pericolecístico. Se debe a isquemia, ulceración, hemorragia o necrosis de la pared de la vesícula biliar.[13]

Colangitis

La colangitis es una inflamación del árbol biliar y a menudo se observa conjuntamente con colecistitis. Puede ser aguda o crónica, y estéril o secundaria a una infección bacteriana. En los gatos, se vincula con frecuencia con una hepatitis concurrente (de ahí la denominación de colangiohepatitis). El complejo de colangitis/colangiohepatitis se presenta comúnmente en gatos y, en muchos casos, en la ecografía no se detectan anomalías hepáticas ni biliares.[4,6] Cuando existen, los cambios en la ecografía comprenden engrosamiento de la pared biliar, paredes biliares hiperecoicas, presencia de barro biliar, colelitiasis y dilatación de los conductos biliares (**fig. 30.15**). El parénquima hepático adyacente puede ser normal o bien puede presentar aumento, disminución o heterogeneidad de la ecogenicidad.[4,33] En los casos agudos se observa con frecuencia una disminución de la ecogenicidad del parénquima con mayor visibilidad de la vasculatura portal. Debido a la extensa coincidencia de los cambios ecográficos, para el diagnóstico definitivo se recomiendan estudios de histología y colecistocentesis. La colangitis puede producir dilatación biliar como resultado de una estasis de la bilis inducida por la inflamación, que en ocasiones es difícil de distinguir de la enfermedad obstructiva por barro biliar o coledocolitos. La colangitis felina se asocia comúnmente con pancreatitis, enfermedad inflamatoria intestinal y colecistitis.[4,5] En la TC, el engrosamiento de las paredes de la vesícula biliar y de los conductos biliares con realce de contraste puede indicar la presencia de colangitis.[8]

Colecistocentesis

Es posible realizar una colecistocentesis percutánea guiada por ecografía con el fin de obtener muestras de bilis para citología y cultivo en pacientes con sospecha de colangitis bacteriana. Se prefiere un abordaje transhepático e, idealmente, la vesícula biliar debe estar completamente vacía para limitar la posibilidad

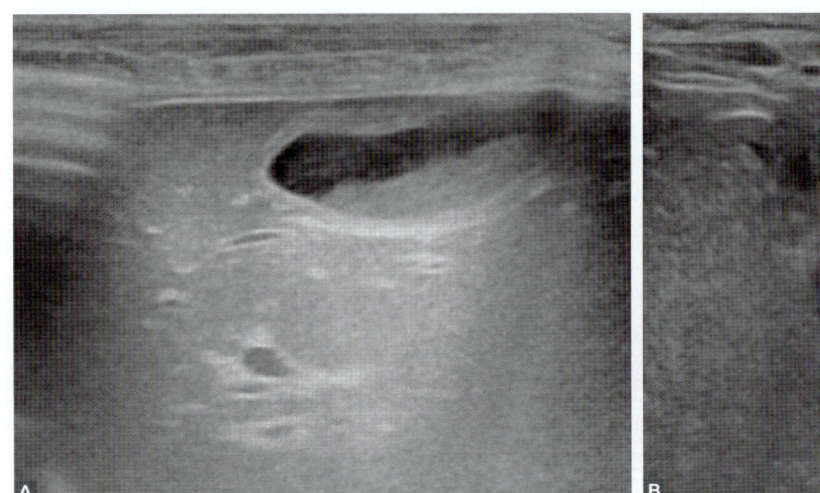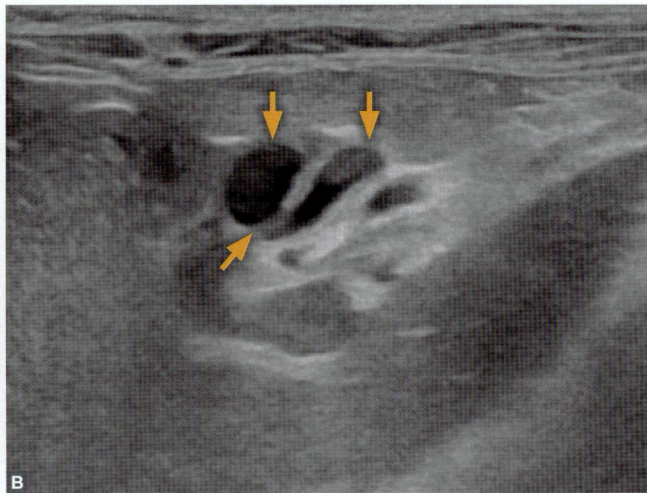

Fig. 30.15 Imágenes ecográficas de un gato adulto con diagnóstico de colecistitis y colangitis (bactibilia en la aspiración, en cultivo *Salmonella*). (**A**) La vesícula biliar presenta una pared engrosada e hiperecoica, material ecogénico declive y algunos ecos en suspensión en la bilis. (**B**) Conducto cístico tortuoso con material ecogénico luminal y paredes del conducto ligeramente engrosadas (flechas). Imagen por cortesía del Royal Veterinary College, Hertfordshire, Reino Unido.

de salida de bilis a la cavidad abdominal. La colecistocentesis percutánea guiada por ecografía es una técnica segura con tasas bajas de complicaciones (0-3,4 %).[33,37] Entre estas complicaciones cabe citar fuga de bilis/peritonitis y hemorragia. No se ha apreciado una relación predecible entre la gravedad de los cambios en la pared de la vesícula biliar y el riesgo de complicaciones. Esta técnica debe evitarse en casos de obstrucción del conducto biliar extrahepático, anomalías evidentes de la pared de la vesícula biliar o mucocele. La colecistocentesis percutánea guiada por ecografía puede facilitar la rotura de la vesícula en caso de necrosis mural.[37]

Colelitos

Normalmente, los colelitos contienen mezclas de calcio (carbonato cálcico y bilirrubinato cálcico), bilirrubina, mucina y colesterol. Para visualizarlos puede recurrirse a radiografías, ecografía y TC. La visibilidad en las radiografías abdominales simples depende del tamaño y el porcentaje de calcio (**fig. 30.16**). Estas entidades pueden encontrarse en la vesícula biliar, los conductos biliares intrahepáticos y extrahepáticos y el CC. Los colelitos son poco frecuentes y, en general, clínicamente silenciosos. En un estudio reciente, solo algunos perros con colelitiasis casual manifestaron síntomas dentro del periodo de seguimiento.[38] Con menor frecuencia, se ha documentado la asociación de los colelitos con estasis biliar, composición alterada de la bilis y colecistitis/colangiohepatitis, esta última más habitual en gatos.[39] Pueden formarse a consecuencia de una colangitis o también pueden dañar el conducto biliar provocando con ello estasis e inflamación.[11] También pueden tener como causa o ser consecuencia de una obstrucción biliar.[40] En la ecografía, los colelitos y los coledocolitos mineralizados aparecen a modo de estructuras luminales redondas hiperecoicas individuales o múltiples asociadas con una sombra acústica distal.

La sombra acústica distal es más visible cuanto mayor es el tamaño y el porcentaje del contenido en calcio del cálculo.[7,11] (**figs. 30.17** y **30.19**). Por lo común, los colelitos son móviles y están ubicados en la parte declive de la luz biliar. En los conductos hepáticos biliares se agrupan muy cerca entre sí y tienden a formar tractos lineales. En la TC, la detección de la colelitiasis biliar depende de la composición química, identificándose las concreciones que contienen calcio como estructuras de densidad mineral (**fig. 30.18**). Es preciso utilizar imágenes sin contraste para diagnosticar un cálculo biliar, ya que podría estar oculto en las series con realce de contraste.[8]

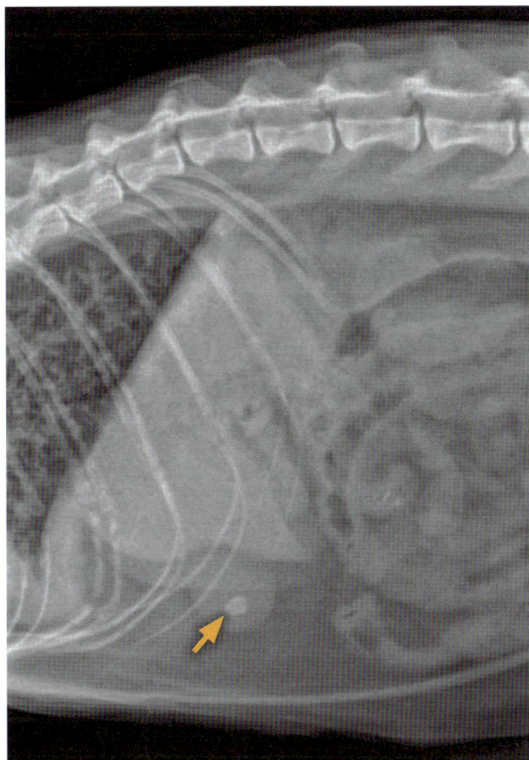

Fig. 30.16 Radiografía lateral derecha del abdomen craneal de un gato doméstico de pelo corto de 8 años. La vesícula biliar puede verse como una estructura redonda de tejido blando que sobresale del margen hepático ventral con presencia de un único colelito radiopaco (flecha). Imagen por cortesía del Dr. Mauro Pivetta.

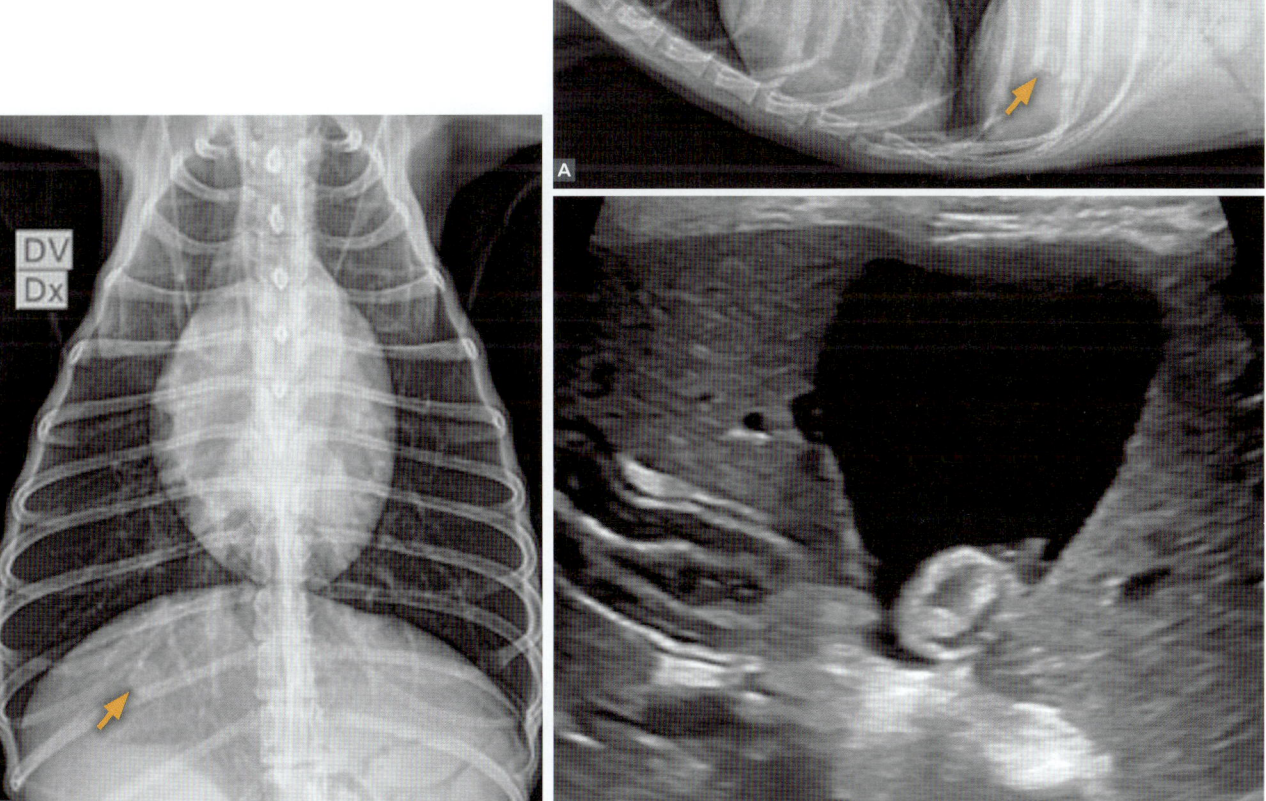

Fig. 30.17 Imágenes radiográficas del tórax y el abdomen craneal de un perro de raza mixta de 12 años con un único colelito parcialmente mineralizado. Se aprecia una estructura radiopaca redonda e irregular bien definida en la región de la vesícula biliar (flecha). (**A-B**) Presenta un borde de opacidad mineral y un centro menos radiopaco. (**C**) Imagen ecográfica correspondiente al mismo perro. El colelito redondo en capas se sitúa en la porción declive de la luz de la vesícula biliar y presenta una sombra acústica distal débil.

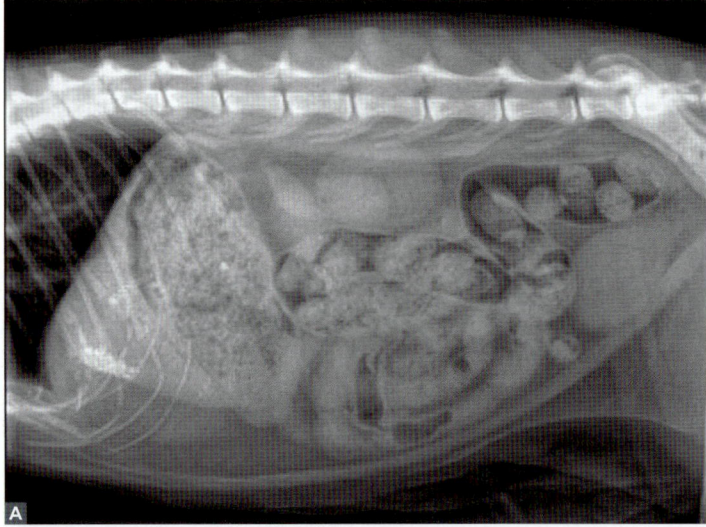

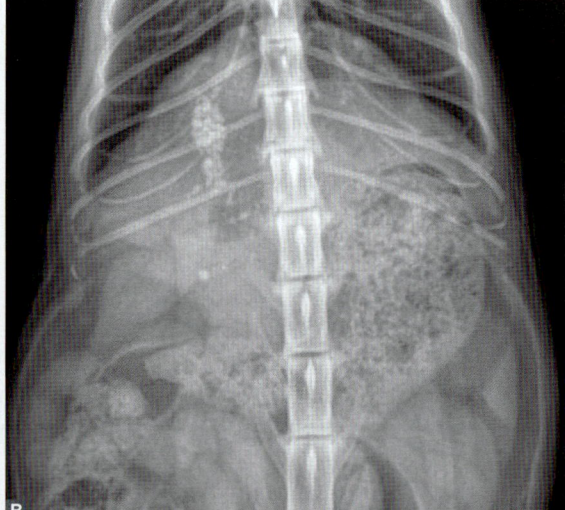

Fig. 30.18 Imágenes radiográficas (proyecciones lateral y ventrodorsal) de un gato doméstico de pelo corto con varios colelitos de opacidad mineral en la región de la vesícula biliar y el conducto colédoco (**A-B**). (**C**) Imagen ecográfica correspondiente al mismo gato con un coledocolito en el conducto colédoco (CC). Presenta una marcada sombra acústica que confirma el componente mineral. Imagen por cortesía de Antech Imaging Services, Fountain Valley, California, Estados Unidos.

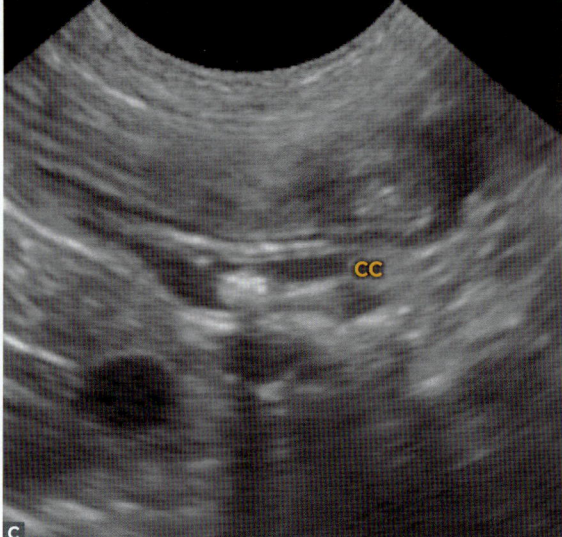

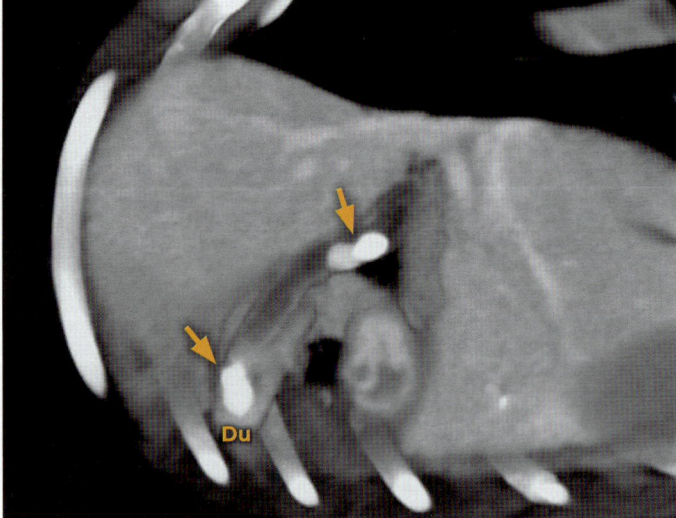

Fig. 30.19 Imagen de angiografía por tomografía computarizada con reconstrucción volumétrica de un perro adulto con varios colelitos hiperatenuantes dentro del conducto colédoco (flechas), uno en la zona más distal adyacente a la papila duodenal mayor. *Du*, duodeno.

Obstrucción biliar extrahepática

Entre las causas de obstrucción del conducto biliar extrahepático (OCBEH) se incluye el tapón mucinoso (que migra, por ejemplo, de un mucocele), el barro o la bola de barro biliar (**fig. 30.20**), los colelitos, un estrechamiento de los conductos biliares, la hiperplasia, una inflamación/infección (**fig. 30.21**), la infestación del hígado por trematodos hepáticos o neoplasias que afecten al hígado/sistema biliar o a los órganos adyacentes causando compresión intraluminal o extraluminal.[4,7]

La enfermedad inflamatoria/infecciosa del páncreas o el intestino que se extiende a la papila duodenal y/o al CC puede provocar estenosis y obstrucción biliar.[40] A veces se ha documentado una OCBEH secundaria a migración de un cuerpo extraño al CC desde el duodeno a través de la papila duodenal mayor[41] (**fig. 30.22**). Los hallazgos del estudio de imagen relacionados con una OCBEH dependen de la duración y la gravedad de la obstrucción. Después de una obstrucción completa del CC es de esperar una dilatación retrógrada

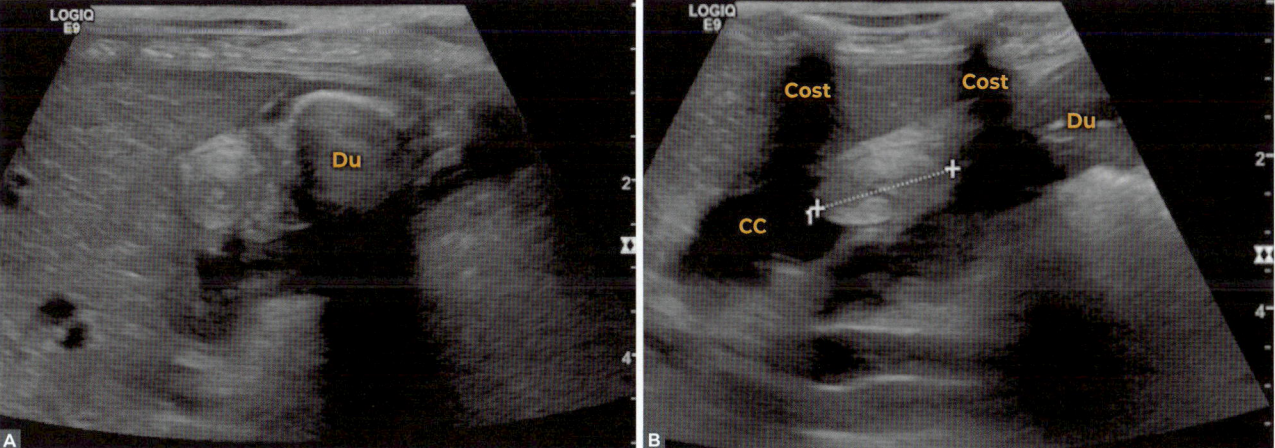

Fig. 30.20 Imágenes ecográficas de un perro adulto con ictericia secundaria a una enfermedad biliar obstructiva que presentaba un coledocolito no mineralizado/bola de barro biliar en el conducto colédoco. Aparece una estructura moderadamente ecogénica bien definida sin sombra acústica en la luz del conducto colédoco a la altura de la papila duodenal. Hay una dilatación moderada (>5 mm) del conducto colédoco craneal a la estructura intraluminal, lo que es indicativo de obstrucción. *CC*, conducto colédoco; *Cost*, costillas; *Du*, duodeno. Imagen por cortesía de la Universidad de Giessen Justus Liebig, Alemania.

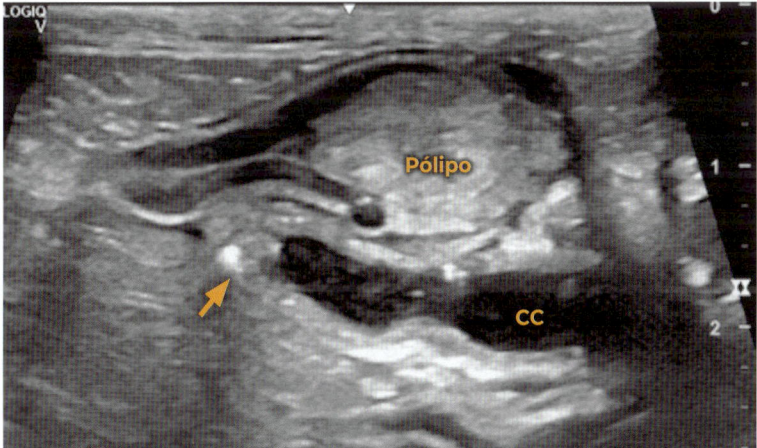

Fig. 30.21 Imagen ecográfica de un gato doméstico de pelo corto con colangiohepatitis y obstrucción parcial del conducto colédoco (CC) debida presuntamente a barro biliar y/o a engrosamiento de la pared en la papila duodenal (flecha). El conducto colédoco dilatado presenta un engrosamiento moderado e hiperecogenicidad de la pared. Hay un acúmulo focal de material ecogénico en la papila duodenal. Se aprecia también la lesión nodular ecogénica que ocupa la luz del duodeno, diagnosticada como un pólipo duodenal.

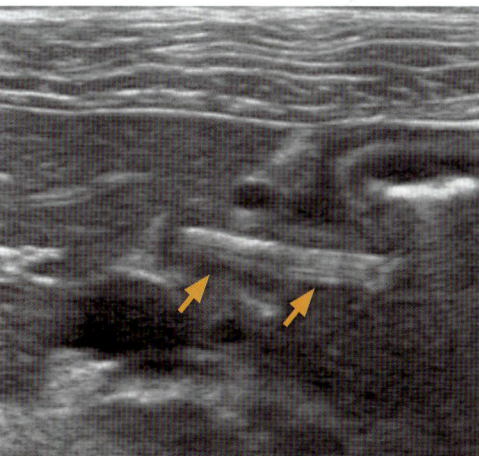

Fig. 30.22 Imagen ecográfica de un gato adulto doméstico de pelo corto con obstrucción biliar extrahepática secundaria a un cuerpo extraño migrante. En la luz del conducto colédoco se observa una estructura en forma de huso, fusiforme alargada hiperecoica, en múltiples capas (flechas). Imagen por cortesía del Dr. Mauro Pivetta.

que afecta inicialmente a este conducto, al conducto cístico y a la vesícula biliar en un plazo de 48 h. En 5-7 días, los conductos intrahepáticos y extrahepáticos también están dilatados.[42] La distensión marcada de la vesícula biliar es uno de los primeros indicadores de obstrucción completa en perros. A diferencia de estos, en más del 50 % de los gatos con OCBEH la vesícula biliar no está distendida y, por tanto, no puede utilizarse como un indicador fiable, por sí sola, de dicha obstrucción. Este hecho podría deberse a una baja distensibilidad de la pared de la vesícula biliar (inflamación con fibrosis) o a la reducción en la elasticidad del parénquima hepático circundante. Un CC de más de 5 mm es un indicador más fiable de obstrucción biliar en los gatos.[7] La obstrucción biliar suele afectar a la parte extrahepática del CC y, sobre todo, al segmento más próximo a la papila duodenal.

La dilatación crónica puede predisponer a una infección bacteriana ascendente desde el intestino. La dilatación biliar puede persistir, en cierto grado, después de que se haya resuelto la obstrucción y, por tanto, la dilatación del sistema biliar no es patognomónica de la presencia de OCBEH.[3] La ecografía de la vesícula y de los conductos biliares constituye un método preciso para determinar si existe una obstrucción biliar extrahepática. Si están dilatados, los conductos biliares se hacen visibles como estructuras tubulares tortuosas anecoicas adyacentes a los vasos portales, un signo conocido también como de "escopeta de doble cañón" o de "exceso de tubos". La presencia de realce acústico distal (que no sería de esperar en un vaso), el barro intraluminal y el Doppler color pueden ayudar a distinguirlos de los vasos hepáticos.[41] La TC y la RM son otras metodologías diagnósticas fiables. En la TC, los conductos dilatados son vasos sin realce adyacentes a las venas porta e hipodensos en comparación con el parénquima hepático, más claramente visibles en la fase venosa portal como hipoatenuantes con respecto al parénquima hepático de alrededor.[8]

Neoplasias biliares

Las neoplasias biliares son poco frecuentes en perros y gatos y aparecen en forma de tumor hepático primario que parte de las células epiteliales biliares que revisten los conductos biliares intrahepáticos o extrahepáticos o la vesícula biliar. Estas neoplasias pueden presentarse en forma quística o sólida, y también de manera focal, multifocal o difusa. Incluyen adenoma/cistoadenoma biliar, colangiocarcinoma/cistoadenocarcinoma y tumores en la vesícula biliar (raros). Aunque es menos común, también se ha documentado el carcinoma neuroendocrino hepatobiliar (carcinoide) con origen en el sistema biliar.[43] En los gatos, las neoplasias hepatobiliares más frecuentes tienen un origen biliar y benigno, correspondiendo a cistoadenoma hasta en el 65 % de los casos.[2] En perros, la neoplasia hepática primaria más frecuente se origina en el parénquima hepático, con el carcinoma hepatocelular maligno como tumor más habitual. El colangiocarcinoma es el más común de los tumores hepatobiliares malignos en los gatos y el segundo en los perros, después del carcinoma hepatocelular.[43] Como herramientas para identificar una masa abdominal es posible utilizar la radiografía de abdomen, la ecografía y las técnicas de imagen avanzada. La radiografía no es muy sensible ni específica en la detección de neoplasias del hígado (depende del tamaño de la lesión). La ecografía se ha convertido en la herramienta diagnóstica de elección para el cribado de neoplasias abdominales. Con esta técnica es posible determinar el tamaño, el número y la localización de las masas hepatobiliares. No obstante, la ecografía es inespecífica y no tiene capacidad para diferenciar entre enfermedad benigna y maligna. La aspiración con aguja fina o la biopsia se mantienen como formas más precisas de establecer un diagnóstico. La TC puede ayudar a aportar una información preoperatoria adicional acerca de la viabilidad de la resección quirúrgica y la presencia de metástasis distantes. En la ecografía, el cistoadenoma biliar es, por lo general, una masa multiloculada moderadamente ecogénica que contiene varios quistes anecoicos de paredes finas con realce acústico distal (**fig. 30.23**). Normalmente su hallazgo es casual, salvo que alcancen el tamaño suficiente para afectar a estructuras adyacentes (como el estómago), con manifestaciones clínicas. La parte hiperecoica del cistoadenoma representa probablemente una combinación de estroma tisular fibroso y varias interfaces acústicas asociadas con numerosos quistes pequeños, lo que tiene como consecuencia un aumento de la reflexión del sonido.[44] En la TC, el cistoadenoma biliar se observa como una masa multiloculada con atenuación por líquido y realce de contraste periférico escaso o nulo. El diagnóstico de un cistoadenoma biliar resulta difícil, ya que otras lesiones, como un quiste hepático, un hematoma, un absceso o los quistes parasitarios, pueden tener características similares. Un quiste simple contiene bilis y pocas veces está tabicado. En cambio, el cistoadenoma o el cistoadenocarcinoma biliar contienen un líquido transparente o mucinoso en lugar de bilis, y a menudo presentan una estructura compleja con tabicación.[44] El colangiocarcinoma posee una alta tasa de metástasis y, con frecuencia, se extiende a los ganglios linfáticos regionales, los pulmones y el peritoneo (carcinomatosis). Puede presentarse como una masa sólida o quística (cistoadenocarcinoma). En la ecografía, el cistoadenocarcinoma aparece como una masa multiloculada mal definida con realce acústico distal debido a la presencia de múltiples cavidades hipoatenuantes llenas de líquido, en ocasiones difíciles de diferenciar de la forma benigna sin un estudio histopatológico.[43] En la TC se presentan como masas escasamente encapsuladas con hipoatenuación relativa en las imágenes con y sin contraste[8] (**fig. 30.24**). Las masas en la vesícula biliar son raras, benignas o malignas, e incluyen pólipos debidos a hiperplasia de la mucosa cística, adenomas/adenocarcinomas y tumores carcinoides. La ERC puede ayudar a distinguir entre masas ecogénicas intraluminales vascularizadas (lesión polipoide y tumor) y no vascularizadas (barro y mucocele).[23]

Fig. 30.23 Imagen ecográfica de un gato adulto con un supuesto cistoadenoma biliar. En el hígado se aprecia una masa solitaria multiloculada moderadamente ecogénica y poco delimitada (flechas) que contiene varios quistes anecoicos de paredes finas con realce acústico distal (asterisco). En esta masa coexisten un componente sólido y uno quístico característico.

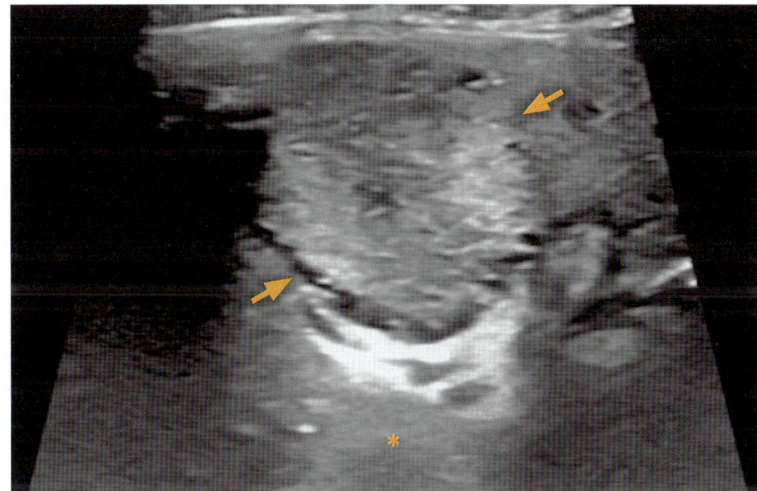

Fig. 30.24 Imágenes de angiografía por tomografía computarizada en reconstrucción volumétrica de un gato con diagnóstico de colangiocarcinoma. Hay una masa compleja multilobulada en el lóbulo hepático caudado con hipoatenuación relativa en imágenes con o sin contraste y varias lesiones quísticas.

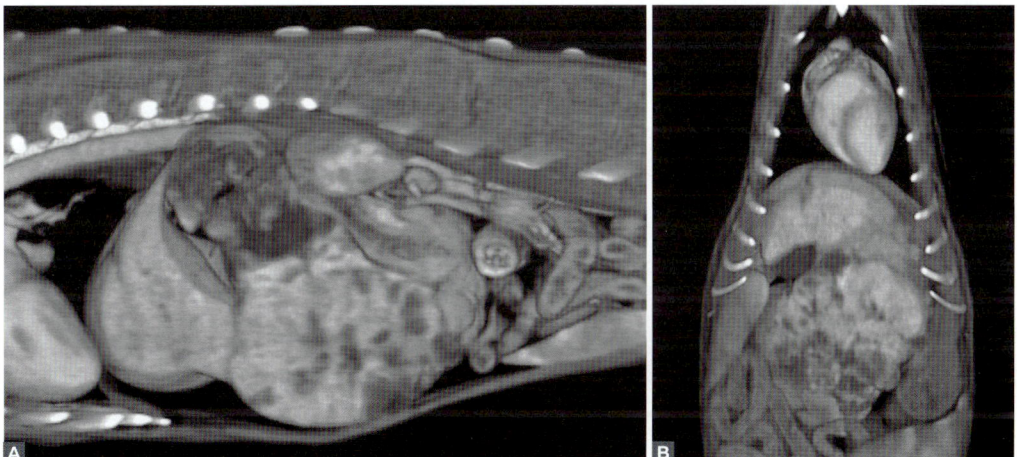

Bibliografía

1. Sato K, Sakai M, Hayakawa S, Sakamoto Y, Kagawa K, Kutara K, Teshima K, Asano K, Watari T. Gallbladder agenesis in 17 dogs: 2006-2016. *J Vet Intern Med* 32:188-194, 2018.

2. Otte CMA, Penning LC, Rothuizen J. Feline biliary tree and gallbladder disease. Aetiology, diagnosis and treatment. *J Feline Med Surg* 19:514-528, 2017.

3. Center SA. Diseases of the gallbladder and biliary tree. *Vet Clin North Am Small Anim Pract* 39:543-598, 2009.

4. Marolf AJ, Leach L, Gibbons DS, Bachand A, Twedt D. Ultrasonographic findings of feline cholangitis. *J Am Anim Hosp Assoc* 48:36-42, 2012.

5. Callahan Clark JE, Haddad JL, Brown DC, Morgan MJ, Winkle TJV, Rondeau MP. Feline cholangitis: a necropsy study of 44 cats (1986-2008). *J Feline Med Surg* 13: 570-576, 2011.

6. Hittmair KM, Vielgrader HD, Loupal G. Ultrasonographic evaluation of gallbladder wall thickness in cats. *Vet Radiol Ultrasound* 42:149-155, 2001.

7. Gaillot HA, Penninck DG, Webster CR, Crawford S. Ultrasonographic features of extrahepatic biliary obstruction in 30 cats. *Vet Radiol Ultrasound* 48:439-447, 2007.

8. Bertolini G. Gallbladder and biliary system. In Bertolini G (editor). Body MDCT in Small Animals, 2017, Springer International Publishing, pp 127-141.

9. Marolf AJ. Diagnostic imaging of the hepatobiliary system. *Vet Clin North Am Small Anim Pract* 555-568, 2017.

10. Best EJ, Bush DJ, Dye C. Suspected choledochal cyst in a Domestic shorthair cat. *J Feline Med Surg* 12:814-817, 2010.

11. Center SA. Diseases of the gallbladder and biliary tree. *Vet Clin North Am Small Anim Pract* 39:543-598, 2009.

12. Nyland TG, Koblik PD, Tellyer SE. Ultrasonographic evaluation of biliary cystadenomas in cats. *Vet Radiol Ultrasound* 40:300-306, 1999.

13. Larson MM, Mattoon JS, Lawrence Y, Sellon RK. Gallbladder and biliary tract. In Mattoon J, Sellon R, Berry C (editors). Small Animal Diagnostic Ultrasound 4th edition. Saunders, 2021, pp 389-405.

14. Spain HN, Penninck DG, Webster CR, Daure E, Jennings SH. Ultrasonographic and clinicopathologic features of segmental dilatations of the common bile duct in four cats. *J Feline Med* Surg 1-9, 2017.

15. Last RD, Hill JM, Roach M, Kaldenberg T. Congenital dilatation of the large and segmental intrahepatic bile ducts (Caroli's disease) in two Golden retriever littermates. *Tydskr S Afr Vet Ver* 77:210-214, 2006.

16. Harran N, d'Anjou MA, Dunn M, Beauchamp G. Gallbladder sludge on ultrasound is predictive of increased liver enzymes and total bilirubin in cats. *Can Vet J* 52:999-1003, 2011.

17. Villm J, DeMonaco S, Larson M. Prevalence of gallbladder sludge and associated abnormalities in cats undergoing abdominal ultrasound. *Vet Radiol Ultrasound* 1:8, 2022.

18. Cook AK, Jambhekar AV, Dylewski AM. Gallbladder sludge in dogs: ultrasonographic and clinical findings in 200 patients. *J Am Anim Hosp Assoc* 52:125-131, 2016.

19. Tsukagoshi T. Ohno K, Tsukamoto A, Fukushima K, Takahashi M, Nakashima KO, Fujino Y, Tsujimoto H. Decreased gallbladder emptying in dogs with biliary sludge or gallbladder mucocele. *Vet Radiol Ultrasound* 53:84-91, 2012.

20. DeMonaco SM, Grant DC, Larson MM, Panciera DL, Leib MS. Spontaneous course of biliary sludge over 12 months in dogs with ultrasonographically identified biliary sludge. *J Vet Intern Med* 30:771-778, 2016.

21. Besso JD, Wrigley RH, Gliatto JM, Webster CRL. Ultrasound appearance and clinical findings in 14 dogs with gallbladder mucocele. *Vet Radiol Ultrasound* 41:261-271, 2000.

22. Gaschen L. Update on hepatobiliary imaging. *Vet Clin Small Anim* 39:439-467, 2009.

23. Bargellini P, Orlandi R, Paloni C, Rubini G, Fonti P, Righi C, Peterson ME, Rishniw M, Boiti C. Contrast-enhanced ultrasound complements two-dimensional ultrasonography in diagnosing gallbladder diseases in dogs. *Vet Radiol Ultrasound* 59:345-356, 2018.

24. Jaffey JA, Graham A, VanEerde E, Hostnik E, Alvarez W, Arango J, Jacobs C, DeClue AE. Gallbladder mucocele: variables associated with outcome and the utility of ultrasonography to identify gallbladder rupture in 219 dogs (2007-2016). *J Vet Intern Med* 32:195-200, 2018.

25. Griffin S. Feline abdominal ultrasonography: what's normal? What's abnormal? The biliary tree. *J Feline Med Surg* 21:429-441, 2019.

26. Walter R, Dunn ME, d'Anjou MA, Lecuyer M. Nonsurgical resolution of gallbladder mucocele in two dogs. *J Am Vet Med Assoc* 232:1688-1693, 2008.

27. Parkanzky M, Grimes J, Schmiedt C, Secrest S, Bugbee A. Long-term survival of dogs treated for gallbladder mucocele by cholecystectomy, medical management, or both. *J Vet Intern Med* 33:2057-2066, 2019.

28. Youn G, Waschak MJ, Kunkel KAR, Gerard PD. Outcome of elective cholecystectomy for the treatment of gallbladder disease in dogs. *J Am Vet Med Assoc* 252:970-975, 2018.

29. Fuerst JA, Hostnik ET. CT attenuation values and mineral distribution can be used to differentiate dogs with and without gallbladder mucoceles. *Vet Radiol Ultrasound* 60:689-695, 2019.

30. Soppet J, Young BD, Griffin JF, Gilmour LJ, Heffelman V, Tucker-Mohl K, Biller DS, Wolff CA, Spaulding KA. Extruded gallbladder mucoceles have characteristic ultrasonographic features and extensive migratory capacity in dogs. *Vet Radiol Ultrasound* 59:744-748, 2017.

31. Crews LJ, Feeney DA, Jessen CR, Rose ND, Matise I. Clinical, ultrasonographic, and laboratory findings associated with gallbladder disease and rupture in dogs: 45 cases (1997-2007). *J Am Vet Med Assoc* 234:359-366, 2009.

32. Bargellini P, Orlandi R, Paloni C, Rubini G, Fonti P, Peterson ME, Rishniw M, Boiti C. Evaluation of contrast-enhanced ultrasonography as a method for detecting gallbladder necrosis or rupture in dogs. *Vet Radiol Ultrasound* 57:611-620, 2016.

33. Smith RP, Gookin JL, Smolski W, Di Cicco MF, Correa M, Seiler GS. Association between gallbladder ultrasound findings and bacterial culture of bile in 70 cats and 202 dogs. *J Vet Intern Med* 31:1451-1458, 2017.

34. Koster L, Shell L, Illanes O, Lathroum C, Neuville K, Ketzis J. Percutaneous ultrasound-guided cholecystocentesis and bile analysis for the detection of *Platynosomum* spp.-induced cholangitis in cats. *J Vet Intern Med* 30:787-793, 2016.

35. Tamborini A, Jahns H, McAllister H, Kent A, Harris B, Procoli F, Allenspach K, Hall EJ, Day MJ, Watson PJ, O'Neill EJ. Bacterial cholangitis, cholecystitis, or both in dogs. *J Vet Intern Med* 30:1046-1055, 2016.

36. Lawrence AY, Ruaux CG, Neminic S, Milovancev M. Characterization, treatment, and outcome of bacterial cholecystitis and bactibilia in dogs. *J Am Vet Med Assoc* 246:982-989, 2015.

37. Schiborra F, McConnell JF, Maddox TW. Percutaneous ultrasound-guided cholecystocentesis: complications and association of ultrasonographic findings with bile culture results. *J Small Anim Pract* 58:389-394, 2017.

38. Ward PM, Brown K, Hammond G, Parkin T, Bouyssou S, Coia M, Nurra G, Ridyard AE. Cholelithiasis in the dog: prevalence, clinical presentation, and outcome. *J Am Anim Hosp Assoc* 1-7, 2020.

39. Eich CS, Ludwig LL. The surgical treatment of cholelithiasis in cats: a study of nine cases. *J Am Anim Hosp Assoc* 38:290-296, 2002.

40. Mayhew PD, Holt DE, McLear RC, Washabau RJ. Pathogenesis and outcome of extrahepatic biliary obstruction in cats. *J Small Anim Pract* 43:247-253, 2002.

41. Brioschi V, Rousset N, Ladlow JF. Imaging diagnosis – extrahepatic biliary tract obstruction secondary to a biliary foreign body in a cat. *Vet Radiol Ultrasound* 6:628-631, 2014.

42. Nyland TG, Gillett NA. Sonographic evaluation of experimental bile duct ligation in the dog. *Vet Radiol* 23:252-260, 1982.

43. Mullin C, Clifford AC. Biliary Neoplasia. In Mott J, Jo Ann Morrison JA (editors). Blackwell's Five-minute Veterinary Consult Clinical Companion: Small Animal Gastrointestinal Diseases. Wiley Blackwell, 2019, pp 1-7.

44. Nyland TG, Koblik PD, Tellyer SE. Ultrasonographic evaluation of biliary cystadenomas in cats. *Vet Radiol Ultrasound* 40:300-306, 1999.

CAPÍTULO 31

Derivaciones portosistémicas

Lorrie Gaschen

PUNTOS CLAVE

▌ Las derivaciones *(shunts)* portosistémicas pueden ser congénitas o adquiridas.

▌ No solo se manifiestan en animales jóvenes, sino que incluso las formas congénitas se pueden presentar en fases posteriores de la vida.

▌ La radiografía es limitada a efectos diagnósticos.

▌ Los hallazgos ecográficos comprenden:
  – Hígado pequeño.
  – Riñones grandes.
  – Urolitiasis.
  – Relación VP/Ao <0,65.
  – Visualización directa de un vaso intra o extrahepático anómalo.
  – Número y tamaño de vasos portales aumentados en el abdomen indicativos de derivación secundaria e hipertensión portal.

▌ El diagnóstico definitivo y la decisión de planificación prequirúrgica frente a un abordaje médico pueden requerir técnicas de imagen avanzada, como las portografías con angiografía por TC.

El diagnóstico por imagen de perros y gatos con sospecha de derivación portosistémica implica identificación de signos indirectos, tales como hígado pequeño y urolitiasis, así como identificación directa de vaso/s anómalo/s, ecográfica o mediante estudios de contraste positivo. Los gatos y los perros de razas pequeñas presentan sobre todo derivaciones portosistémicas extrahepáticas, mientras que los perros de razas grandes generalmente presentan anomalías intrahepáticas. Las derivaciones portosistémicas extrahepáticas congénitas se hallan mayoritariamente en perros de razas pequeñas, e incluyen las portocava (esplenocava, esplenofrénica, cava gástrica derecha), portoácigos y portocolónica. Las derivaciones congénitas en perros de razas grandes son a menudo intrahepáticas, distinguiéndose la divisional izquierda (conducto venoso), la central o la divisional derecha. Es importante recordar que los animales adultos también pueden presentar signos clínicos, incluso teniendo una derivación congénita. Las derivaciones adquiridas pueden deberse a atresia o hipoplasia de la vena porta congénitas o a fístulas arterioportales. También se pueden formar por trombosis crónica de la vena porta, cirrosis/fibrosis hepática, taponamiento pericárdico e insuficiencia cardiaca derecha.

Radiografía

En perros con derivaciones extrahepáticas congénitas, el hígado es a menudo pequeño, aunque también puede ser de tamaño normal. Es frecuente la pérdida de detalle abdominal. La microhepatía se diagnostica en radiografías abdominales laterales, evaluando el eje gástrico (**fig. 31.1**). Una línea trazada desde el fondo

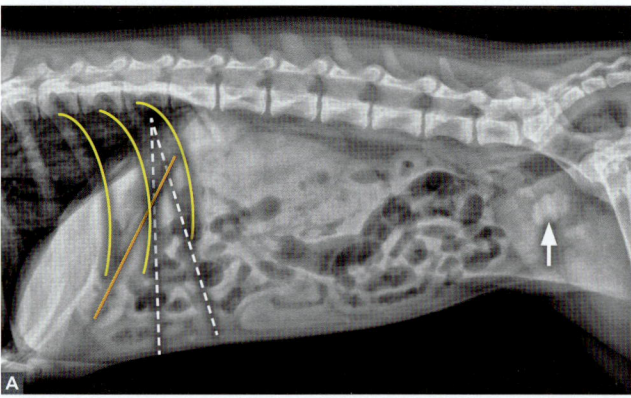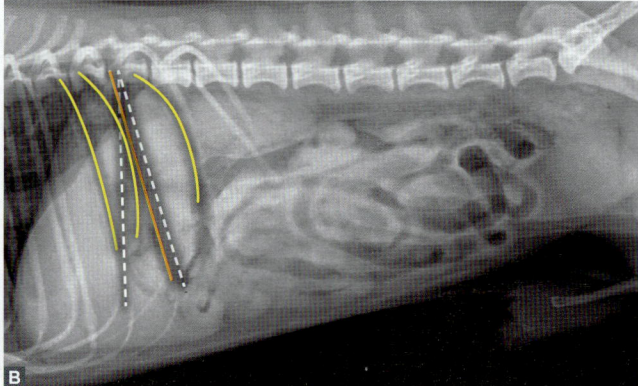

Fig. 31.1 (**A**) Una hembra intacta de bichón frisé de 7 meses fue llevada a consulta con hematuria, falta de apetito y retraso del crecimiento. El hígado es subjetivamente pequeño y el eje gástrico (línea naranja) está desviado en sentido craneal. Las líneas discontinuas señalan el intervalo normal del eje gástrico en asociación a la columna vertebral (perpendicular) y paralelo a las costillas (líneas amarillas). La flecha blanca señala un cistolito solitario. (**B**) Imagen correspondiente a un macho intacto de yorkshire terrier con hígado de tamaño normal. El eje gástrico (línea naranja) está paralelo a las costillas (líneas amarillas). Las líneas discontinuas señalan el intervalo normal del eje gástrico en asociación a la columna vertebral (perpendicular) y paralelo a las costillas (líneas amarillas).

gástrico dorsalmente hasta el antro debe tener una posición entre paralela a las costillas y perpendicular a la columna vertebral. La desviación craneal del eje gástrico y, subjetivamente, una imagen de hígado pequeño caudal al diafragma en un perro o gato con signos clínicos o análisis de sangre sugerentes de derivación deben ser evaluados con pruebas más precisas, como ecografía o angiografía.

Ecografía

Los principales objetivos de la exploración son valorar el tamaño del hígado, determinar si hay anomalías en la vena porta, u otras anomalías secundarias que puedan ser indicio de derivación, identificar una eventual derivación extra o intrahepática y examinar el abdomen para detectar derivaciones secundarias.[1]

Para dar respuesta a las preguntas planteadas por tales objetivos, el examen debe incluir la valoración del tamaño del hígado y los riñones, presencia de estructuras hiperecoicas con sombra acústica en el tracto urinario, derrame peritoneal, así como la identificación de un exceso de vasos en el abdomen medio. La valoración de la microhepatía es subjetiva. La vesícula biliar y el estómago están generalmente más próximos al diafragma de lo usual (**fig. 31.2**). Para localizar el vaso extrahepático anómalo se debe seguir el trayecto de la vena porta principal desde el abdomen medio, y desde las venas yeyunal y mesentérica craneal (**fig. 31.3**), hasta la vena porta principal en la dirección del hígado. Las venas esplénica y gastroduodenal han de identificarse cerca de la porta hepática. La vena gastroduodenal es la tributaria final antes de la trifurcación de la vena porta en la porta hepática. Este seguimiento es en ocasiones difícil, por el pequeño tamaño del hígado o la presencia de ingesta gástrica y reverberación de gas en esta región. Cuando estas estructuras venosas portales han sido rastreadas, es posible identificar un vaso anómalo en el abdomen craneal. El modo Doppler color puede usarse inicialmente para valorar el flujo en el vaso anómalo, utilizando en este punto el modo Doppler pulsado (o Doppler espectral) para analizar la morfología espectral de los vasos. Las venas porta normales tienen flujo monofásico de baja velocidad (**fig. 31.4**), mientras que los vasos derivados anómalos presentan flujo turbulento multidireccional (**fig. 31.5**). La vena cava caudal puede rastrearse con Doppler color a fin de precisar si el flujo es laminar o turbulento en el lugar de inserción de una derivación portocava (**fig. 31.6**).

Si en la inspección inicial no se identifica ningún vaso anómalo, el perro debe ser colocado en decúbito lateral izquierdo, con las extremidades alejadas del ecografista y la cabeza hacia la izquierda. La sonda debe situarse dorsalmente, con orientación transversal, entre los espacios intercostales 11.º y 12.º, para identificar la porta hepática, de modo que pueda medirse la relación VP/Ao (**fig. 31.7**). Se necesita angular la sonda en sentido craneal a caudal para identificar la aorta, la vena cava caudal y la vena porta en sección transversal en una sola imagen con el objetivo de medir sus diámetros. Un valor

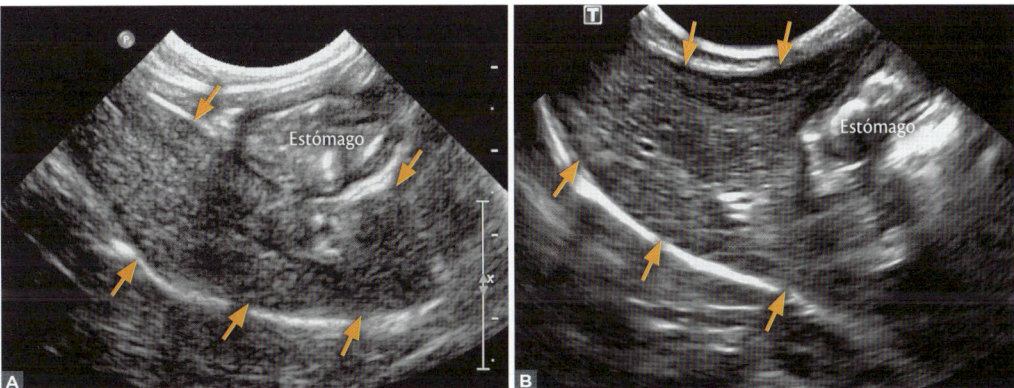

Fig. 31.2 (**A**) Imagen ecográfica de una hembra esterilizada de yorkshire terrier que presentaba signos clínicos compatibles con encefalopatía hepática y ácidos biliares elevados. Imagen ecográfica sagital del hígado. Las flechas naranjas están situadas ventrales (campo cercano) y dorsales (campo lejano) al hígado. El estómago está indicado. El hígado es pequeño y el estómago se localiza en una posición más craneal, en estrecha proximidad al diafragma. (**B**) Imagen ecográfica sagital del hígado de un yorkshire terrier normal de edad similar al de (**A**). Las flechas naranjas están situadas ventrales (campo cercano) y dorsales (campo lejano) al hígado. El estómago está indicado.

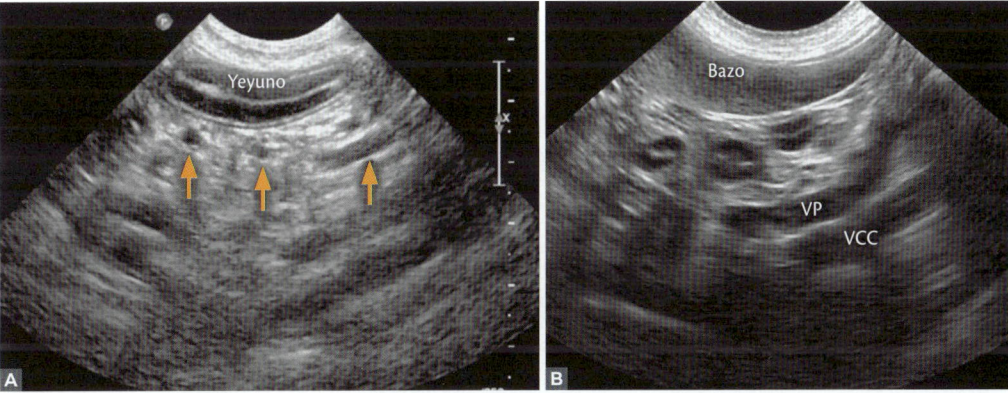

Fig. 31.3 Imágenes ecográficas del trazado de las venas yeyunal y mesentérica. (**A**) Identificación y trazado de venas yeyunales entre los segmentos intestinales del yeyuno. Las flechas señalan numerosas venas en cortes transversales y longitudinales. (**B**) Trazado de las venas yeyunales en sentido craneal para identificar la vena porta (VP) principal en el abdomen craneal y trazado de ella hacia la porta hepática. *VCC,* vena cava caudal.

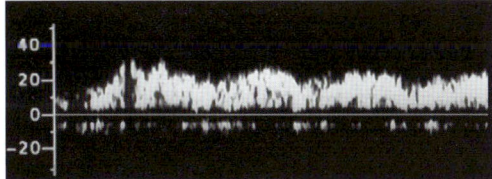

Fig. 31.4 Ecografía en modo Doppler pulsado que muestra flujo hepatópeto (hacia el hígado) monofásico en una vena porta normal. Todas las ramas venosas tributarias de la vena porta deben tener flujo de baja velocidad y monofásico, lo que hace que sean más fáciles de identificar que las arterias.

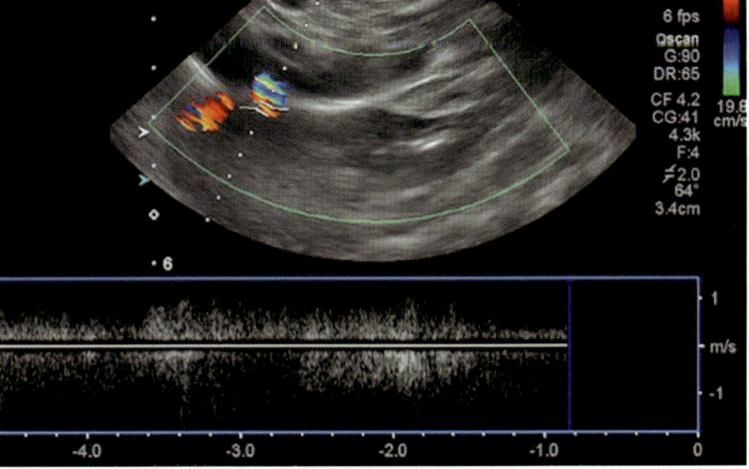

Fig. 31.5 Ecografía en modo Doppler pulsado que muestra flujo turbulento en una derivación extrahepática congénita única que indica flujo de alta velocidad bidireccional en la región de inserción en la vena cava caudal. El sitio de inserción se observa en el modo Doppler color como un mosaico de colores representativo de flujo turbulento.

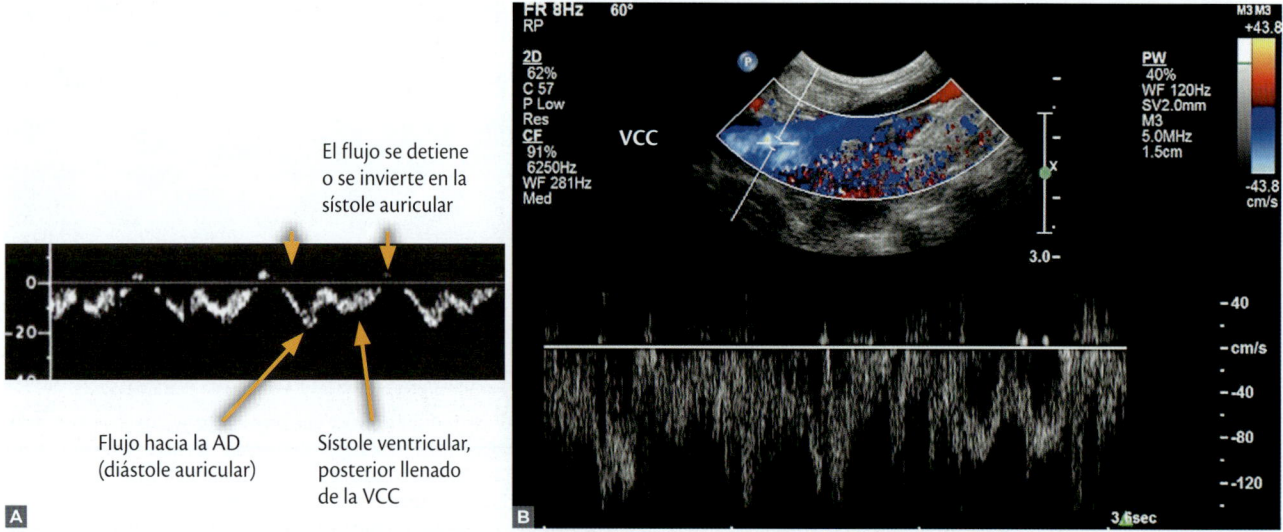

El flujo se detiene o se invierte en la sístole auricular

Flujo hacia la AD (diástole auricular)

Sístole ventricular, posterior llenado de la VCC

VCC

A

B

Fig. 31.6 Ecografía en modo Doppler pulsado de la vena cava caudal. (**A**) Doppler pulsado normal de la vena cava caudal (VCC) en un perro normal. El flujo cavo es trifásico en comparación con el flujo monofásico de las venas porta. (**B**) Doppler de fase dual que muestra la imagen en color y las ondas del estudio pulsado (espectral) de la vena cava caudal (VCC), de la que se aprecia su flujo de alta velocidad no laminar en la onda espectral. Se siguió el recorrido de la vena cava caudal con Doppler color para seleccionar la colocación del volumen de muestra del haz del Doppler pulsado sobre la región de la turbulencia (región de variación de color, amarillo, etc.), de modo que las características del flujo puedan analizarse. *AD*, aurícula derecha.

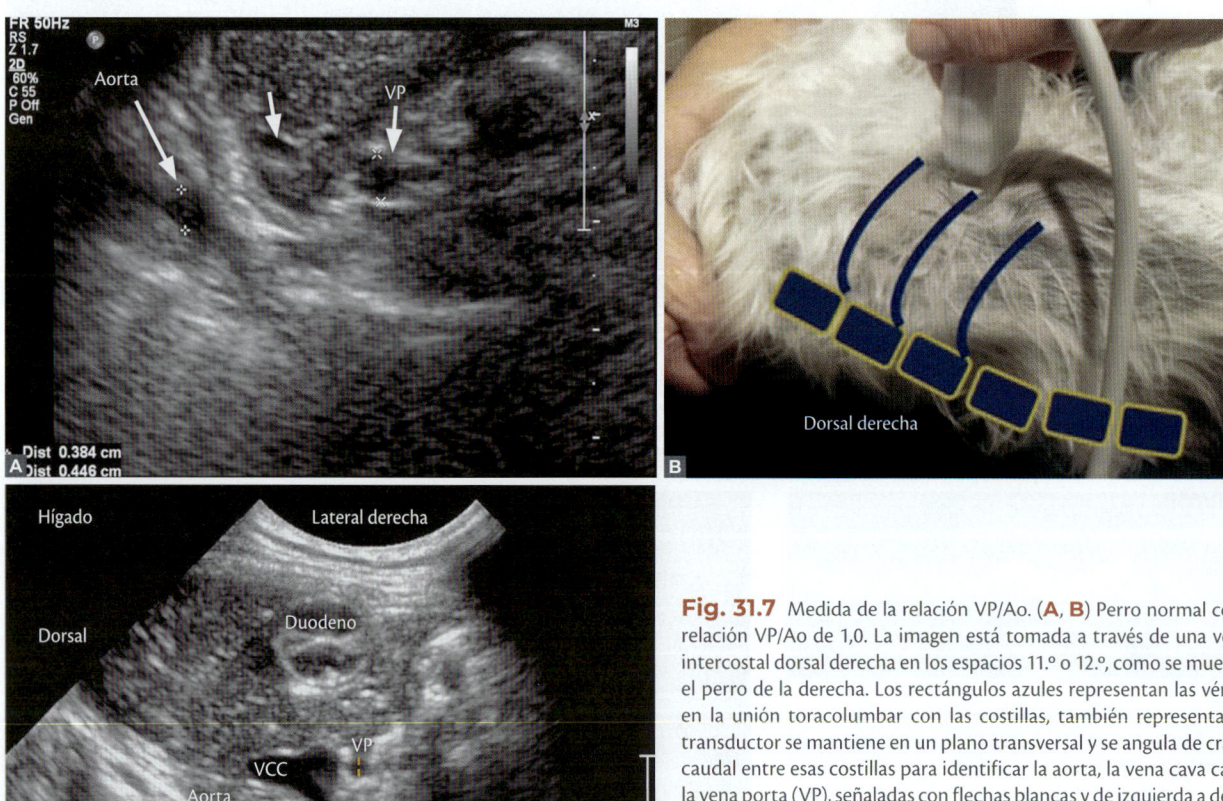

Fig. 31.7 Medida de la relación VP/Ao. (**A**, **B**) Perro normal con una relación VP/Ao de 1,0. La imagen está tomada a través de una ventana intercostal dorsal derecha en los espacios 11.º o 12.º, como se muestra en el perro de la derecha. Los rectángulos azules representan las vértebras en la unión toracolumbar con las costillas, también representadas. El transductor se mantiene en un plano transversal y se angula de craneal a caudal entre esas costillas para identificar la aorta, la vena cava caudal y la vena porta (VP), señaladas con flechas blancas y de izquierda a derecha, respectivamente. (**C**) Relación VP/Ao disminuida en un perro con una derivación portocava extrahepática. En este caso, la relación era de 0,25, y el vaso de derivación portocava está señalado con una flecha naranja, en el punto de entrada en la vena cava caudal (VCC). El hígado es pequeño y el duodeno en sección transversal está en el campo cercano.

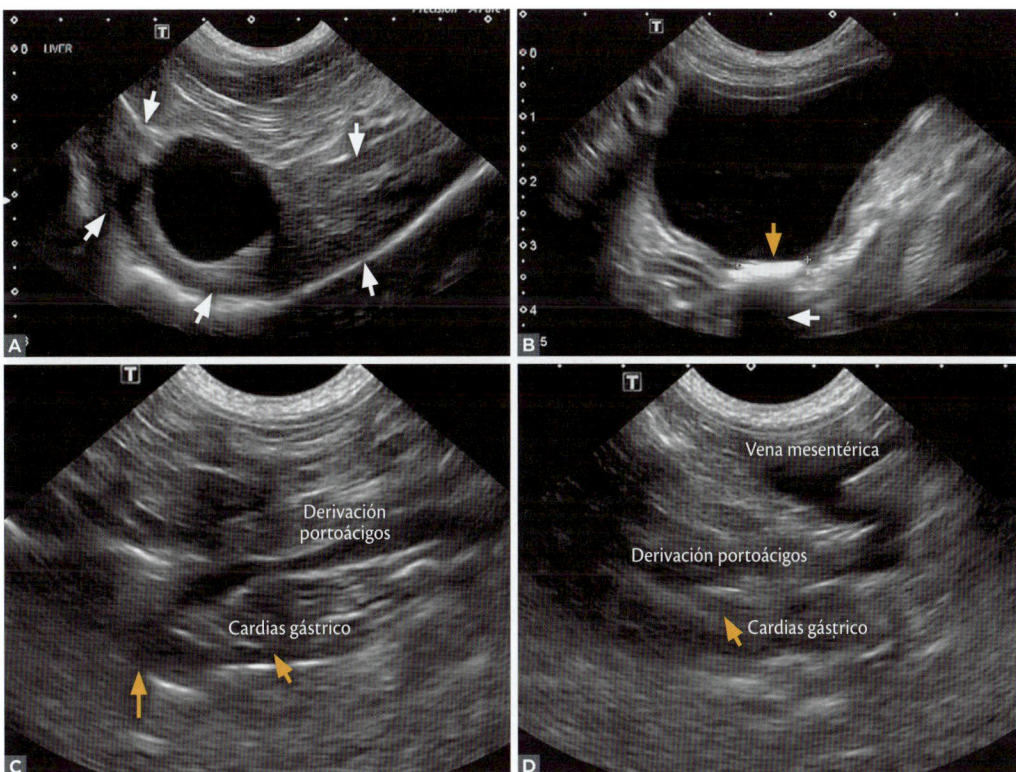

Fig. 31.8 Derivación portoácigos en un macho de schnauzer esterilizado de 6 años detectada ecográficamente. (**A**) Imagen ecográfica sagital del hígado pequeño (flechas blancas). En este fotograma se aprecia subjetivamente que la vesícula biliar es del mismo tamaño que el hígado, lo que es típico de la microhepatía. (**B**) El mismo perro que en la fig. 31.10A. Imagen ecográfica sagital de la vejiga urinaria, que contiene cistolitos hiperecoicos (flecha naranja) causantes de sombra (flecha blanca) constituidos por cálculos y cristales de urato. (**C**, **D**) Derivación portoácigos en el mismo perro. Trazado de la vena porta hacia el hígado con un puente tortuoso grande.

de VP/Ao <0,65 tiene una sensibilidad del 100 % y una especificidad del 91 % para la sospecha de una derivación portosistémica extrahepática; la competencia en la ejecución de esta técnica puede lograrse con cierta práctica. Una relación VP/Ao >0,8 hace que una derivación portosistémica extrahepática sea improbable.[1] Por otra parte, en el caso de una derivación portosistémica intrahepática, la vena porta principal será de tamaño normal o aumentado.

En la misma posición del paciente, la vena cava caudal puede trazarse en un plano sagital con Doppler color, con objeto de detectar un flujo turbulento en el caso de que un vaso anómalo terminara en ella.

En perros existe un vínculo entre el sitio de inserción y los signos clínicos. Los signos neurológicos son más comunes cuando el vaso de derivación entra en la vena cava caudal en una posición caudal al hígado. Esto es típico de la derivación esplenocava.[2] En cambio, las derivaciones que entran en las venas ácigos y frénica, por tanto, craneales al hígado, generan pocos o nulos signos clínicos y estos pueden presentarse en una etapa más tardía de la vida, aunque sean congénitas, incluso con >5 años de edad (**fig. 31.8**).[2,3]

En gatos, las derivaciones portosistémicas son poco frecuentes, siendo la más común la que comunica la vena gástrica izquierda con la vena cava caudal.[4] Asimismo, se han descrito derivaciones venosas portoácigos, portocava y derivación de la vena colónica. Se ha publicado que la ecografía tiene una alta sensibilidad, próxima al 100 % en gatos.[4]

En las derivaciones intrahepáticas debe examinarse la porta hepática; la vena porta principal se divide en ramas divisionales derecha, izquierda y central, y se identifica mejor en una imagen transversal del hilio desde una ventana ventral. Generalmente afectan a perros de razas grandes de <1 año de edad. El hígado es pequeño y la derivación intrahepática aparece como una cavidad anecoica grande en el centro del hígado. A veces se parece incluso a una segunda vesícula biliar. El Doppler color revelará una clara conexión con la vena cava caudal y se apreciará un flujo sanguíneo turbulento tanto con Doppler color como con Doppler pulsado (**fig. 31.9**).

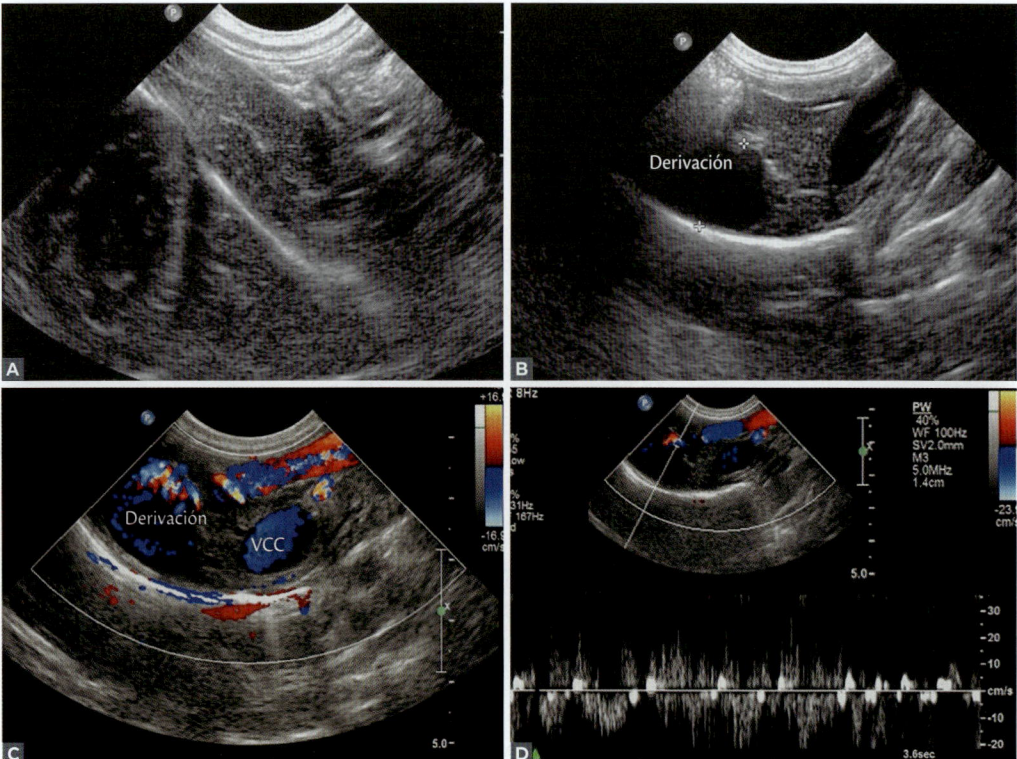

Fig. 31.9 (**A**) Hembra intacta de husky siberiano de 4 meses que se presentó con signos clínicos neurológicos 1 mes antes. La perra estaba ciega, daba vueltas en círculo y mostraba ptialismo. (**B**) Imagen ecográfica de la misma perra que muestra una derivación intrahepática divisional izquierda en el lado izquierdo. (**C**) Ecografía en modo Doppler color de la derivación que muestra flujo de sangre turbulento en el interior y en comparación con la vena cava caudal (VCC). (**D**) Doppler pulsado que muestra flujo turbulento de alta velocidad y bidireccional en la derivación intrahepática.

Estudios de contraste

La portografía radiográfica ha sido reemplazada en buena parte por la angiografía por tomografía computarizada (TC) en la identificación de derivaciones portosistémicas. Aunque la ecografía no requiere anestesia ni contraste intravenoso, la portografía de contraste ofrece una perspectiva más detallada para determinar si el tratamiento quirúrgico está indicado.

Portografía radiográfica

Un medio de contraste yodado se inyecta utilizando un abordaje quirúrgico en una vena mesentérica aislada. Otros abordajes emplean una inyección intraesplénica para obtener un esplenoportograma. Las radiografías se obtienen antes e inmediatamente después de la inyección del contraste para identificar los vasos de derivación anómalos y las derivaciones adquiridas secundarias (**fig. 31.10**).

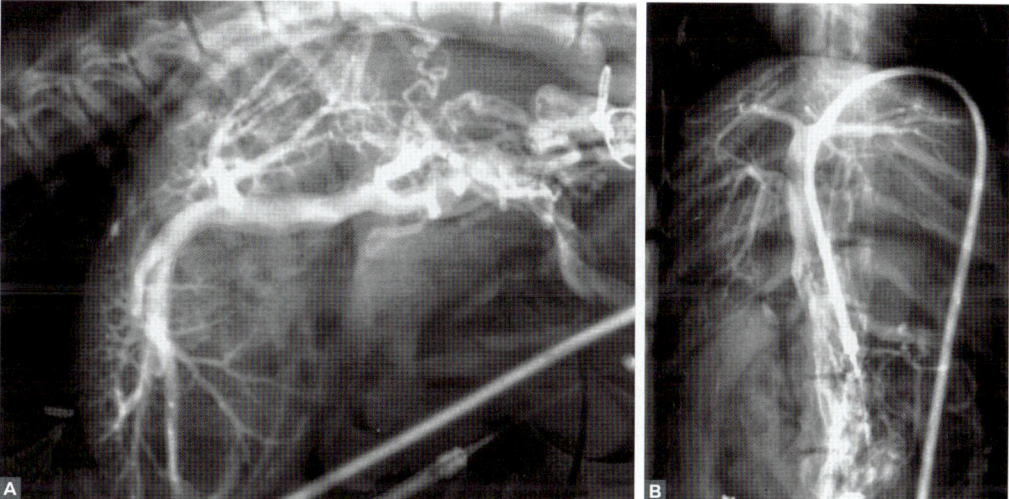

Fig. 31.10 Imágenes lateral y ventrodorsal de una portografía mesentérica intraoperatoria que muestra numerosos vasos anómalos en el abdomen medio por derivaciones adquiridas secundarias a una fibrosis hepática crónica.

Angiografía por tomografía computarizada

Este método utiliza una única inyección periférica de medio de contraste yodado para la evaluación homogénea de toda la vasculatura del abdomen y, en ocasiones, utiliza una técnica de seguimiento de bolo para valorar las fases arterial y portal de la distribución del contraste con objeto de precisar al máximo la detección y la descripción de las anomalías vasculares.[5] La TC de fase dual permite examinar las arterias hepáticas y las venas porta y hepática. Esta técnica sirve para identificar tanto las fístulas arteriovenosas como las anomalías vena-vena.[6] Es posible obtener reconstrucciones multiplanares y 3D de las derivaciones para evaluar las anomalías complejas. Además, la TC de fase dual contribuye a disminuir el riesgo de sitio de atenuación inapropiado (**fig. 31.11**).

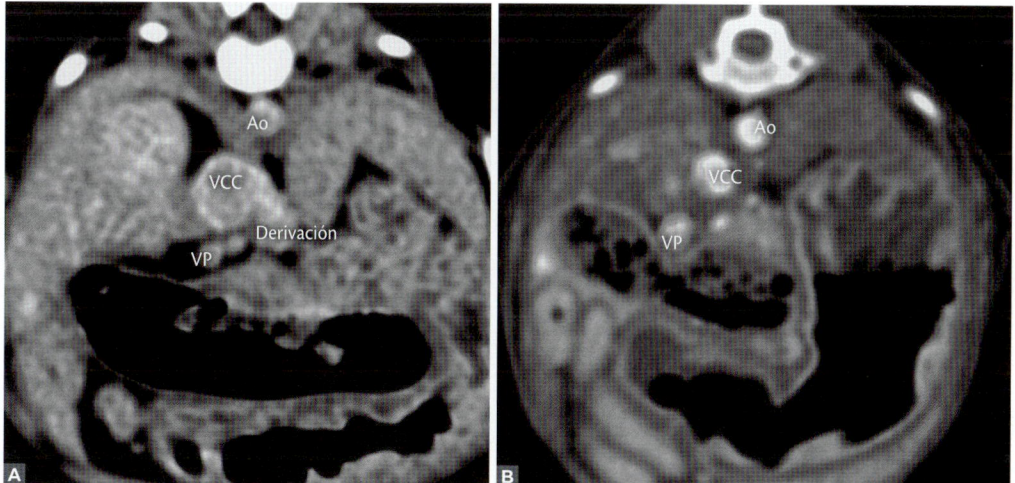

Fig. 31.11 (**A**) Angiografía por TC de un macho de yorkshire terrier de 7 meses que presenta vómitos crónicos y elevación de los ácidos biliares pre y posprandial tras haber sido tratado médicamente durante 3 semanas de una presunta derivación portosistémica, sin que se registrara mejora. Angiografía por TC que muestra una única derivación portosistémica extrahepática esplenocava. Obsérvense el diámetro muy reducido de la vena porta (VP) y el gran tamaño de la vena cava caudal (VCC) en la que se inserta la derivación. (**B**) Angiografía por TC de un yorkshire terrier de 10 meses que muestra la localización y el tamaño normales de la vena porta (VP), la vena cava caudal (VCC) y la aorta (Ao). Este perro no presentaba derivación portosistémica.

Bibliografía

1. D'Anjou MA. The sonographic search for portosystemic shunts. *Clin Tech Small Anim Pract* 22:104-114, 2007.

2. Kraun MB, Nelson LL, Hauptman JG, Nelson NC. Analysis of the relationship of extrahepatic portosystemic shunt morphology with clinical variables in dogs: 53 cases (2009-2012). *J Am Vet Med Assoc* 245:540-549, 2014.

3. Worley DR, Holt DE. Clinical outcome of congenital extrahepatic portosystemic shunt attenuation in dogs aged five years and older: 17 cases (1992-2005). *J Am Vet Med Assoc* 232:722-727, 2008.

4. Lamb CR, Forster-van Hijfte MA, White RN, McEvoy FJ, Rutgers HC. Ultrasonographic diagnosis of congenital portosystemic shunt in 14 cats. *J Small Anim Pract* 37:205-209, 1996.

5. Nelson NC, Nelson LL. Anatomy of extrahepatic portosystemic shunts in dogs as determined by computed tomography angiography. *Vet Radiol Ultrasound* 52:498-506, 2011.

6. Zwingenberger AL, McLear RC, Weisse C. Diagnosis of arterioportal fistulae in four dogs using computed tomographic angiography. *Vet Radiol Ultrasound* 46:472-477, 2005.

CAPÍTULO 32

Páncreas

Angela J. Marolf

PUNTOS CLAVE

▐ El páncreas es un órgano delgado en forma de V localizado en el abdomen craneal en perros y gatos.

▐ La ecografía del páncreas puede resultar compleja por la interposición del estómago y el intestino que lo cubren.

▐ La tomografía computarizada (TC) utiliza contraste intravenoso para evaluar el parénquima pancreático y elimina la superposición de las estructuras adyacentes.

▐ Los cambios ecográficos asociados a la pancreatitis aguda comprenden aumento del tamaño pancreático, modificaciones de la ecogenicidad pancreática e inflamación peripancreática y líquido.

▐ Los cambios ecográficos asociados a la pancreatitis crónica están escasamente definidos. Sus rasgos pueden incluir tamaño normal o agrandamiento con aspecto heterogéneo, o bien arquitectura nodular.

▐ Los hallazgos de la pancreatitis en la TC incluyen aumento de tamaño pancreático, cambios en el realce de contraste del parénquima pancreático, inflamación peripancreática, líquido y trombosis venosa portal.

▐ La evidencia en la TC de realce de contraste pancreático heterogéneo y de trombosis venosa portal es indicativa de una forma más grave de pancreatitis.

▐ Los abscesos y los seudoquistes pancreáticos son secuelas de la pancreatitis.

▐ La neoplasia pancreática puede deberse a carcinoma primario, insulinoma o neoplasia metastásica. Los insulinomas son generalmente nódulos hipoecoicos delimitados solitarios, mientras que el carcinoma o la enfermedad metastásica son más complejos, con hallazgos coincidentes con los de la pancreatitis.

El páncreas se localiza en el abdomen craneal y medio, caudal al hígado. El órgano tiene funciones tanto exocrinas como endocrinas. El páncreas exocrino produce secreciones que ayudan a la digestión. El páncreas endocrino libera fundamentalmente insulina, que mantiene las concentraciones de azúcar en sangre dentro de un intervalo constante. Las pruebas de imagen del páncreas pueden resultar complejas, por su forma delgada y lobulada y por la proximidad de estructuras llenas de gas y líquido, como el estómago o el duodeno. El tracto gastrointestinal proximal puede superponerse al páncreas dificultando la evaluación minuciosa.

La inflamación del páncreas, o pancreatitis, es un diagnóstico frecuente en perros y gatos. Los signos clínicos asociados a la pancreatitis son a veces inespecíficos y comprenden vómitos, diarrea e inapetencia. La pancreatitis puede variar en cuanto a gravedad e ir acompañada de diversas secuelas, que afectan al pronóstico. En el pasado, en perros y gatos con sospecha de pancreatitis se realizaban radiografías abdominales. Hoy en día, la ecografía es la modalidad de imagen más empleada para diagnosticar la pancreatitis y otras enfermedades pancreáticas. No obstante, la TC se usa con frecuencia creciente como prueba de imagen pancreática.

Páncreas normal

Tanto en perros como en gatos, el páncreas es un órgano en forma de V, con un lóbulo izquierdo, un lóbulo derecho y el cuerpo que los conecta. El lóbulo derecho se sitúa a lo largo del lado medial del duodeno y cursa en sentido craneal para unirse al cuerpo pancreático. Este se localiza próximo al píloro y a la vena porta, con la rama izquierda extendiéndose lateralmente, cerca del riñón izquierdo y el bazo (**figs. 32.1** y **32.2**). El páncreas tiene conductos internos, destinados a liberar secreciones exocrinas al duodeno, para ayudar a la digestión. La anatomía ductal pancreática es distinta en perros y gatos. En perros, el conducto principal es el conducto accesorio, que vierte su contenido a la papila duodenal menor. En gatos, el conducto principal es el pancreático, que evacua a la papila duodenal mayor, junto con el conducto colédoco.

Pruebas de imagen del páncreas normal

El páncreas normal no suele identificarse en posición abdominal craneal en las radiografías estándar. Para evaluarlo se necesitan ecografía o TC. En la ecografía, el páncreas es generalmente isoecoico, o levemente hipoecoico, en relación con el mesenterio circundante, e hipoecoico con respecto al bazo adyacente (**figs. 32.3** y **32.4**).[1]

El grosor de los lóbulos derecho e izquierdo y del cuerpo es variable. Sin embargo, de manera general, el páncreas debería medir menos de 10 mm de grosor en perros[2] y gatos[1] normales. En ellos se han obtenido medidas del conducto pancreático, considerándose como referencia normal un diámetro inferior a 1 mm. La dilatación del conducto pancreático se ha identificado como cambio normal relacionado con la edad en gatos.[3] El examen ecográfico del páncreas puede verse limitado por el gas presente en el estómago y el duodeno o por la experiencia del operador. En la TC pancreática es necesario administrar contraste

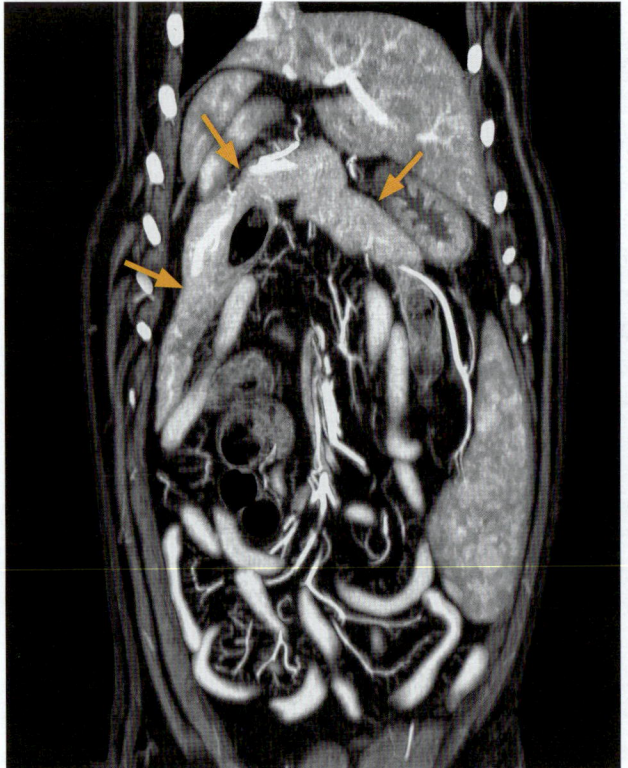

Fig. 32.1 Labrador retriever de 8 años con páncreas normal. TC con reconstrucción en el plano dorsal en fase venosa que resalta la localización y la forma normales del páncreas en el abdomen craneal (flechas).

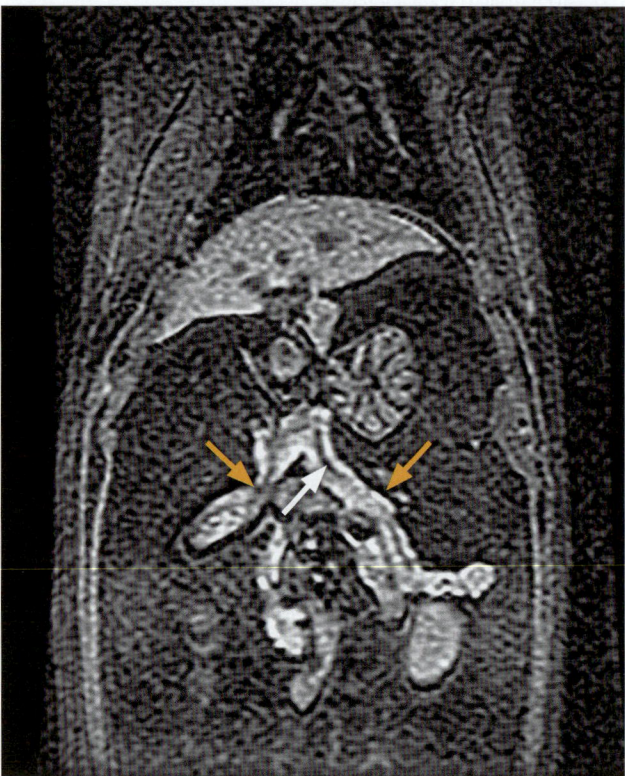

Fig. 32.2 Gato doméstico de pelo corto de 2 años con páncreas normal. Imagen de RM potenciada en T1 con saturación de grasa poscontraste en el plano dorsal que resalta la localización y la forma normales del páncreas en el abdomen craneal (flechas naranjas). La estructura tubular hipointensa en el interior del páncreas es el conducto pancreático (flecha blanca).

yodado intravenoso para evaluar el parénquima pancreático. La TC del páncreas muestra un parénquima iso o hipoantenuante en comparación con el hígado y el bazo con realce homogéneo del parénquima.[4,5] El páncreas normal presenta bordes lisos. Se han establecido tamaños normales de las ramas derecha e izquierda y del cuerpo tanto en perros[4] como en gatos.[5] En la mayor parte de los perros y gatos es posible identificar el conducto pancreático en la TC (**figs. 32.5** y **32.6**).

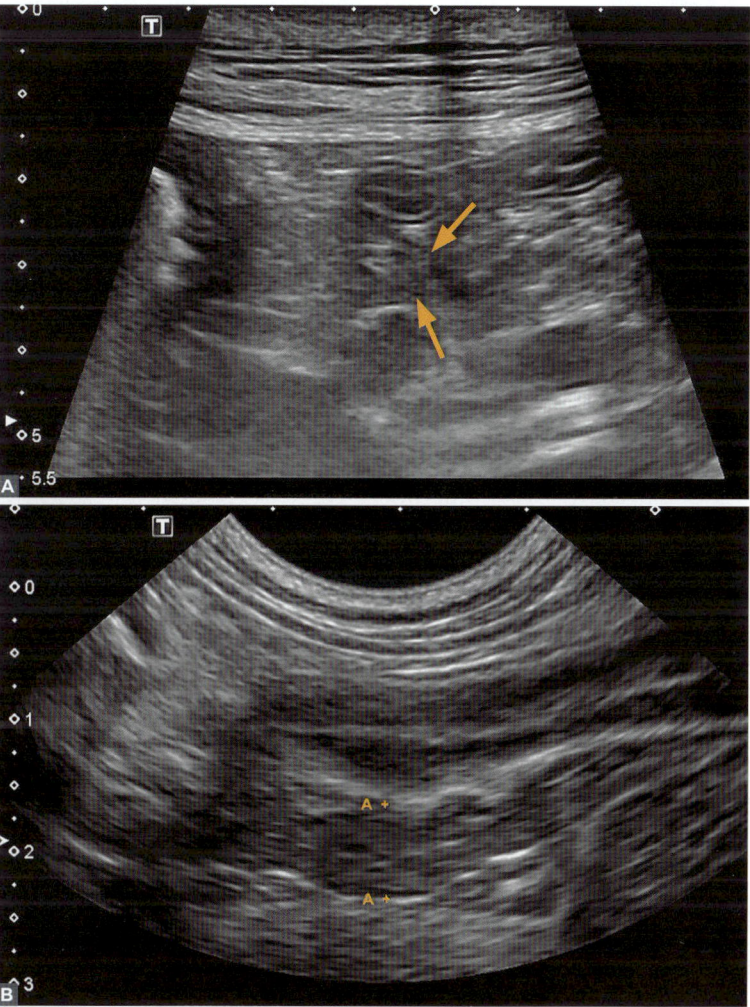

Fig. 32.3 (**A**) Pastor ganadero australiano de 7 años con lóbulo pancreático izquierdo normal. En la imagen ecográfica en el plano transversal, el páncreas es ligeramente hipoecoico en relación con el mesenterio circundante (flechas). (**B**) Perro de raza mixta de 6 años con lóbulo pancreático derecho normal. En la imagen ecográfica en el plano sagital, el páncreas es ligeramente hipoecoico en relación con el mesenterio circundante (calibradores). El páncreas midió 7 mm de grosor. El duodeno se localiza dorsal al páncreas en la imagen.

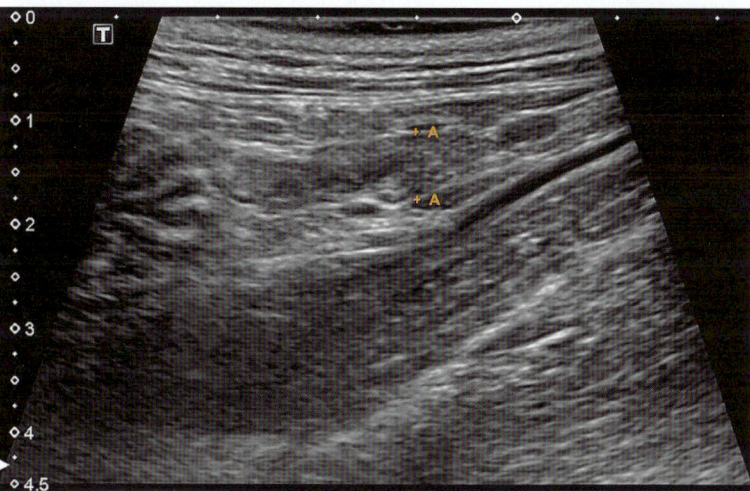

Fig. 32.4 Gato doméstico de pelo corto de 9 años con lóbulo pancreático izquierdo normal. En la imagen ecográfica en el plano sagital, el páncreas es de isoecoico a ligeramente hipoecoico (calibradores). El páncreas midió 6,6 mm de grosor.

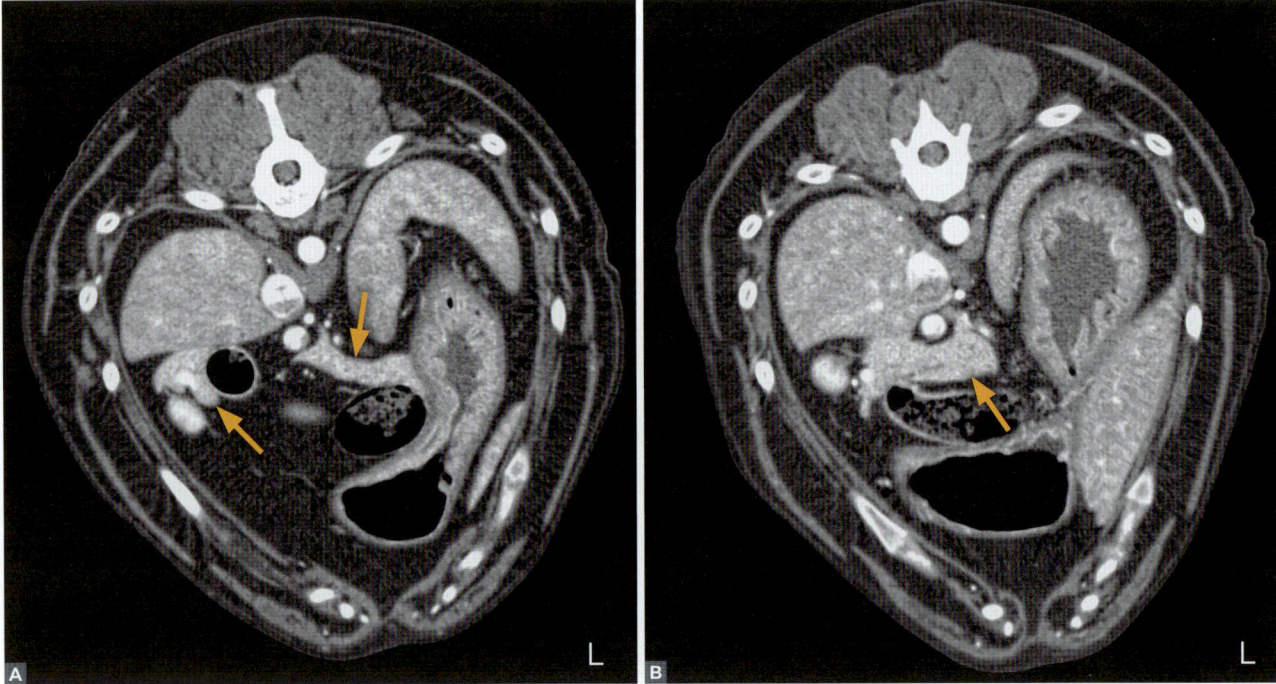

Fig. 32.5 El mismo perro que en la fig. 35.1. Imágenes de TC en el plano transversal en fase venosa del páncreas normal. (**A**) Lóbulos pancreáticos derecho e izquierdo (flechas). (**B**) Cuerpo pancreático (flecha). En todas las imágenes se observa realce de contraste homogéneo y bordes lisos del páncreas. La "L" indica lateralidad.

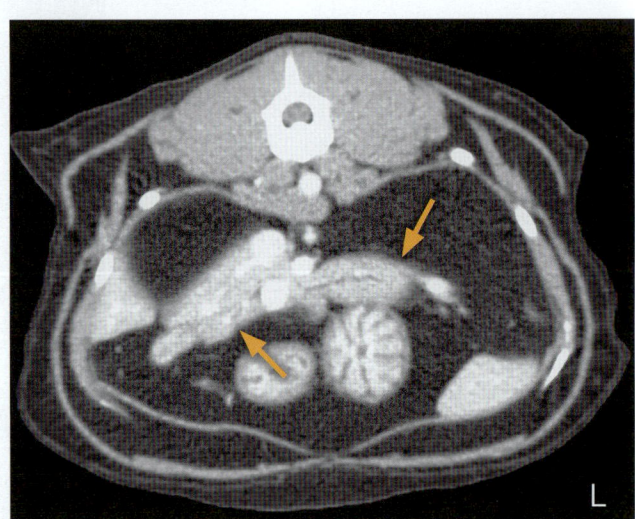

Fig. 32.6 Gato doméstico de pelo corto de 16 años. Imagen de TC en el plano transversal en fase venosa del páncreas normal. Se incluyen partes de los lóbulos izquierdo y derecho y del cuerpo pancreático (flechas). En todas las imágenes se observan realce de contraste homogéneo y bordes lisos del páncreas. La "L" indica lateralidad.

Pancreatitis

La pancreatitis es la enfermedad pancreática exocrina más frecuente en perros[6] y gatos.[7] La pancreatitis aguda es más fácil de identificar en las pruebas de imagen, mientras que la pancreatitis crónica es más difícil de diagnosticar. La pancreatitis aguda habitualmente se relaciona con la liberación de las enzimas digestivas, causantes de la inflamación del parénquima pancreático y de los tejidos, órganos y vasculatura circundantes. La consiguiente inflamación en el interior del páncreas produce edema y necrosis.

Pruebas de imagen en la pancreatitis aguda

▌ **Radiografía** Los hallazgos radiográficos asociados a la pancreatitis aguda comprenden disminución del detalle de la serosa en el abdomen craneal, un efecto de masa focal entre el ángulo piloroduodenal y el colon y una leve dilatación por gas del duodeno. No es común que se identifiquen estos hallazgos en las radiografías (**fig. 32.7**).

▌ **Ecografía** Los hallazgos ecográficos en perros y gatos con pancreatitis aguda incluyen aumento del tamaño pancreático, parénquima hipoecoico, grasa mesentérica circundante hiperecoica, líquido peripancreático y dilatación del conducto colédoco (**figs. 32.8** y **32.9**).[8]
En ocasiones se observa dilatación del conducto pancreático. Es posible que estén presentes uno o más de los hallazgos antedichos y, en las formas leves de pancreatitis, puede apreciarse solo un ligero agrandamiento de una parte del parénquima pancreático, es decir, grosor focal aumentado de un lóbulo. Las formas más graves de pancreatitis aguda pueden causar un engrosamiento importante de una parte del páncreas, o de todo él, con mesenterio hiperecoico y líquido libre. En ocasiones hay obstrucción de conductos biliares extrahepáticos por inflamación pancreática. Las formas avanzadas de pancreatitis son más fácilmente identificables con la ecografía.

▌ **Tomografía computarizada** Con la TC es posible evaluar el páncreas entero, gracias a la falta de superposición de otros órganos. Esta perspectiva global del páncreas y la vena porta resulta valiosa para asegurar la evaluación exhaustiva en pacientes con sospecha de pancreatitis. La TC está utilizándose con más frecuencia en el diagnóstico de pancreatitis en perros[9] y gatos.[10] La administración de contraste yodado intravenoso permite la detección de cambios en el realce de contraste en el parénquima pancreático. El conducto colédoco puede ser seguido cuando penetra en la papila duodenal mayor, y la dilatación de los conductos biliares extrahepáticos se identifica con facilidad. Además, la vasculatura adyacente puede ser revisada para detectar en ella evidencia de trombosis, en particular en la vena porta. Los hallazgos de TC de la pancreatitis incluyen aumento de tamaño pancreático, bordes irregulares, cambios peripancreáticos y alteraciones en el realce del parénquima. La disminución del realce del contraste pancreático induce un patrón de realce más heterogéneo, que se puede asociar a áreas de perfusión pancreática reducida o

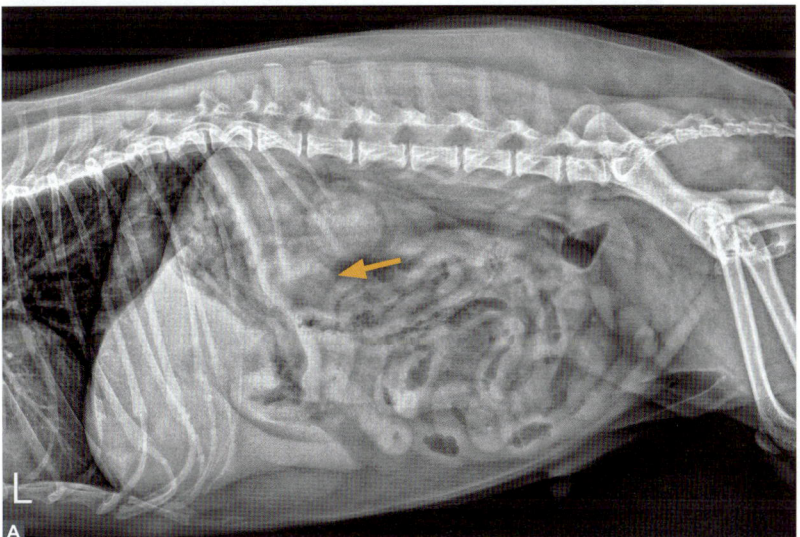

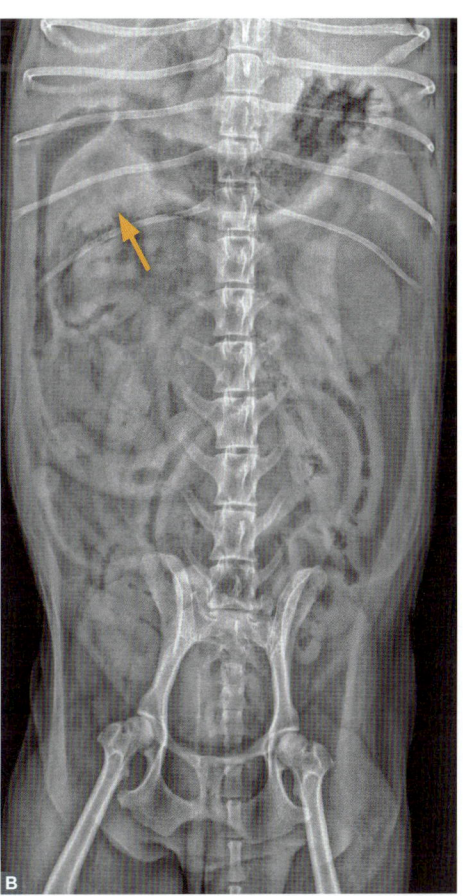

Fig. 32.7 Bichón frisé de 7 años. Las radiografías abdominales lateral (**A**) y ventrodorsal (**B**) muestran disminución del detalle en el abdomen craneal, con leve efecto masa caudal al estómago (flechas). En la imagen VD, se aprecia un ligero desplazamiento del píloro y el colon adyacentes. Basándose en los hallazgos ecográficos, este perro padecía pancreatitis aguda.

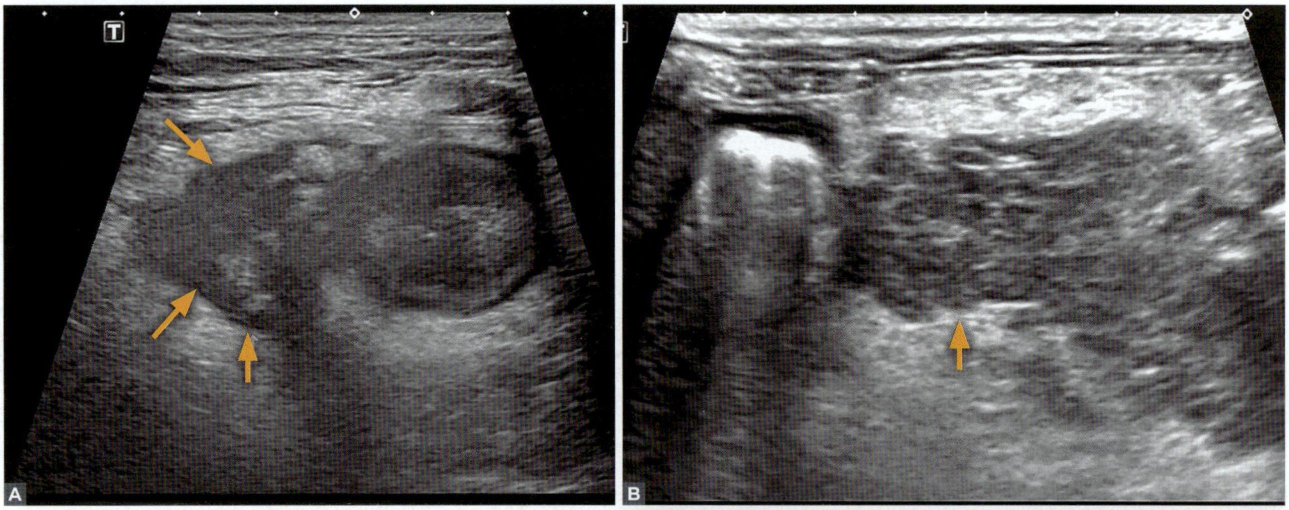

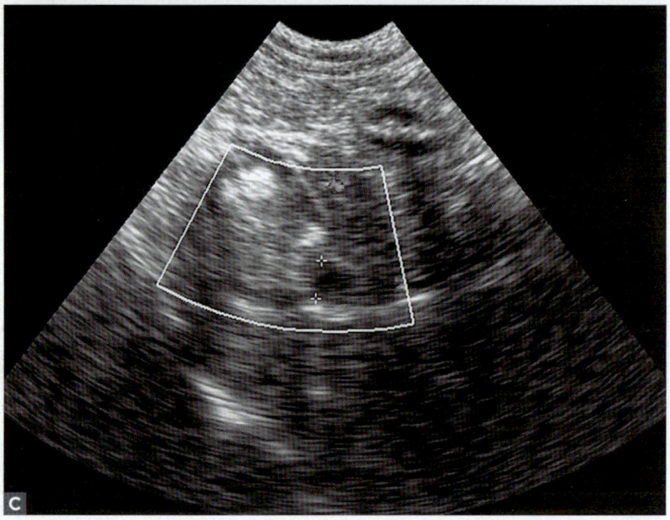

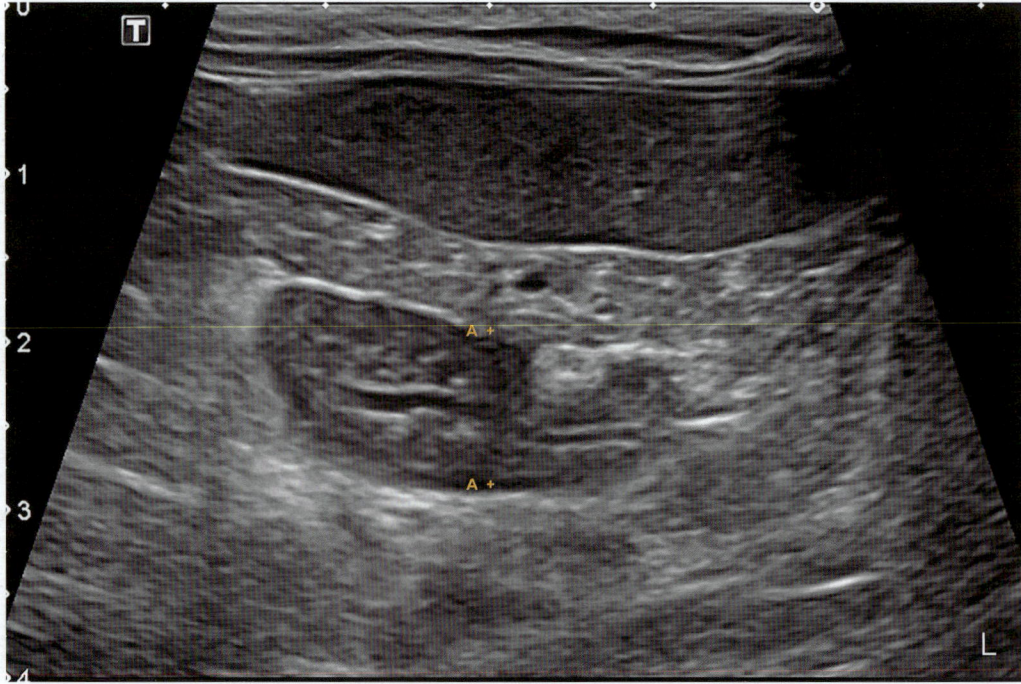

Fig. 32.8 Imágenes ecográficas de diferentes perros con pancreatitis. (**A**) Imagen en el plano transversal del lóbulo pancreático derecho. El páncreas aparece marcadamente hipoecoico y agrandado (flechas), con mesenterio circundante hiperecoico. El duodeno adyacente es hipoecoico y está engrosado. (**B**) Imagen en el plano sagital del lóbulo pancreático derecho que muestra un parénquima engrosado hipoecoico (flecha) y mesenterio circundante hiperecoico. (**C**) Imagen en el plano transversal del lóbulo pancreático derecho y el conducto colédoco dilatado que midió 4,8 mm (calibradores). El páncreas es hipoecoico. La ventana del Doppler se colocó incluyendo el conducto colédoco dilatado para confirmar la ausencia de flujo sanguíneo en el interior de esta estructura.

Fig. 32.9 Imagen ecográfica del lóbulo pancreático izquierdo ligeramente engrosado en un perro con pancreatitis aguda.

necrosis. La trombosis venosa portal puede identificarse con TC en perros con pancreatitis. El realce del contraste pancreático heterogéneo se ha asociado a trombosis venosa portal y puede ser indicativo de una pancreatitis más grave y de un peor pronóstico en perros.[9] Los perros con formas leves de pancreatitis a menudo presentan ligero engrosamiento del páncreas con realce del contraste homogéneo normal. El agrandamiento del conducto pancreático se ha observado en gatos en los que se obtuvo una TC para detectar una presunta pancreatitis (**figs. 32.10** y **32.11**).[10]

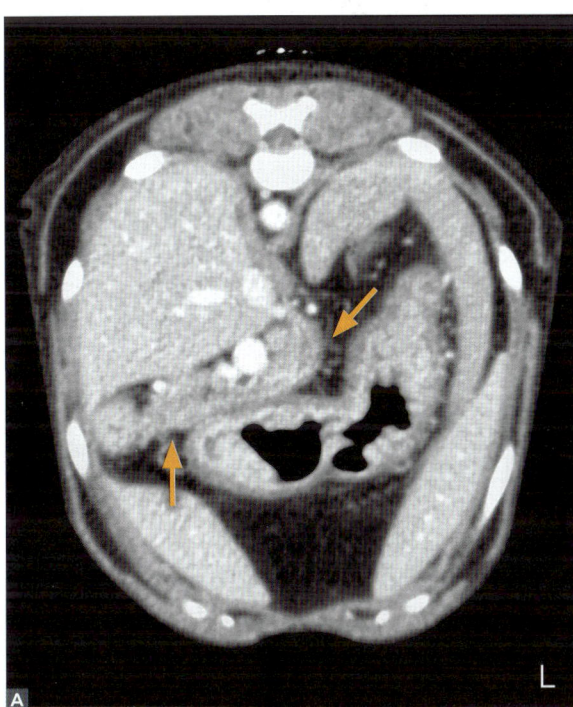
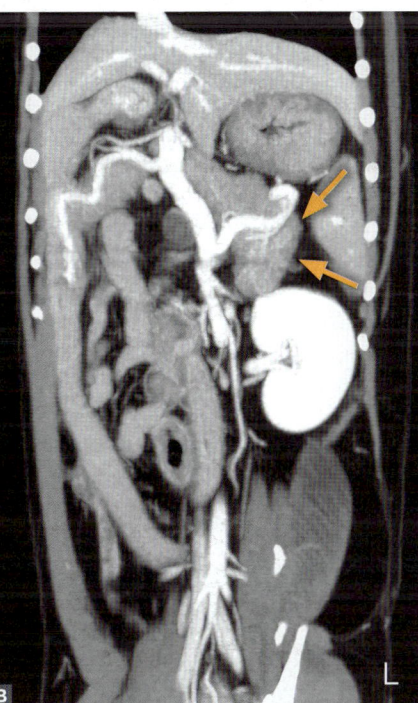

Fig. 32.10 Perro de raza mixta de 15 años. Imagen de TC en el plano transversal y reconstruida en el plano dorsal en fase venosa. Obsérvense el cuerpo y el lóbulo izquierdo pancreáticos ligeramente engrosados (flechas) con realce del contraste homogéneo. Este perro fue diagnosticado de pancreatitis leve. La «L» indica lateralidad.

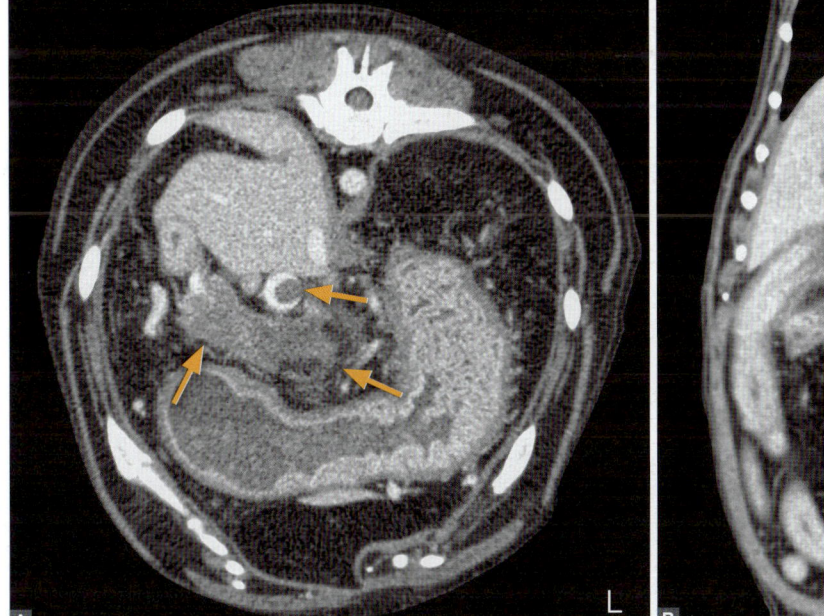
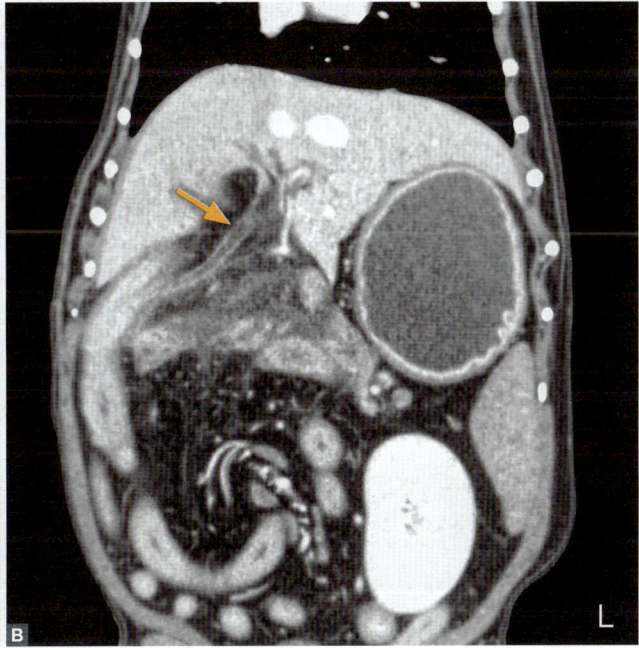

Fig. 32.11 Perro de raza mixta de 11 años. Imagen de TC en el plano transversal y reconstruida en el plano dorsal en fase venosa. (**A**) El cuerpo pancreático no presenta realce de contraste (flechas naranjas) y tiene un trombo de la vena porta visible. La grasa mesentérica circundante es anómala y con atenuación heterogénea. (**B**) Algunas partes del páncreas muestran realce de contraste heterogéneo. El conducto colédoco está dilatado (flecha). Este perro fue diagnosticado de pancreatitis grave. La «L» indica lateralidad.

Abscesos/seudoquistes pancreáticos

La formación de abscesos y seudoquistes puede ser una secuela de la pancreatitis. Los seudoquistes son acumulaciones de líquido que, con el tiempo, desarrollan una cápsula fibrótica, y pueden o no infectarse. El absceso se forma por acumulación de líquido infectado en el páncreas. Ambas estructuras presentan líquido interno hipoecoico (ecografía) o hipoatenuante (TC), con grados variables de engrosamiento de las paredes. En la TC, las paredes que envuelven los seudoquistes y los abscesos pueden mostrar realce de contraste. La aspiración y el análisis de estas estructuras son necesarios para el diagnóstico definitivo y la definición de ulteriores recomendaciones terapéuticas (**figs. 32.12** y **32.13**).

Pancreatitis crónica

El aspecto ecográfico de la pancreatitis crónica en perros y gatos no se ha descrito con precisión. Los episodios recurrentes de pancreatitis pueden inducir cambios crónicos que pueden identificarse en la ecografía y que, sobre todo, se corresponden con fibrosis. El páncreas puede tener tamaño normal o estar aumentado, con aspecto heterogéneo, o bien con arquitectura nodular. A veces hay mineralización, que puede acompañarse de sombra acústica (**fig. 32.14**).

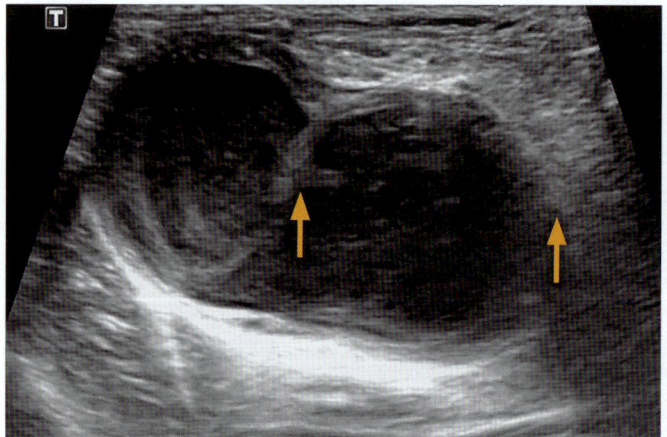

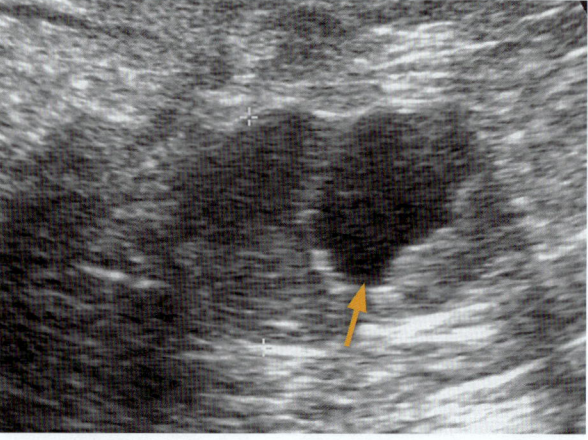

Fig. 32.12 Gato doméstico de pelo corto de 15 años. Imagen ecográfica en el plano sagital del abdomen craneal, caudal al estómago. En la región de páncreas se apreció una estructura de gran tamaño llena de líquido de pared engrosada (flechas), con ecogenicidad interna. A este gato se le diagnosticó un absceso pancreático.

Fig. 32.13 Gato doméstico de pelo corto de 10 años. Imagen ecográfica en el plano sagital del páncreas izquierdo. El páncreas aparece hipoecoico y engrosado, con una medida de 16 mm (calibradores), y presenta en su extremo un quiste interno anecoico con pared fina (flecha). A este gato se le diagnosticó un quiste pancreático.

Fig. 32.14 Macho de gato doméstico de pelo corto esterilizado de 19 años, con antecedentes de vómitos crónicos, diarrea y letargo. Imagen ecográfica en el plano sagital del páncreas izquierdo. El páncreas está engrosado hasta 1,9 cm, presenta forma ligeramente irregular y una ecotextura heterogénea, con múltiples pequeños nódulos hipoecoicos, de morfología irregular. A este gato se le diagnosticó pancreatitis crónica.

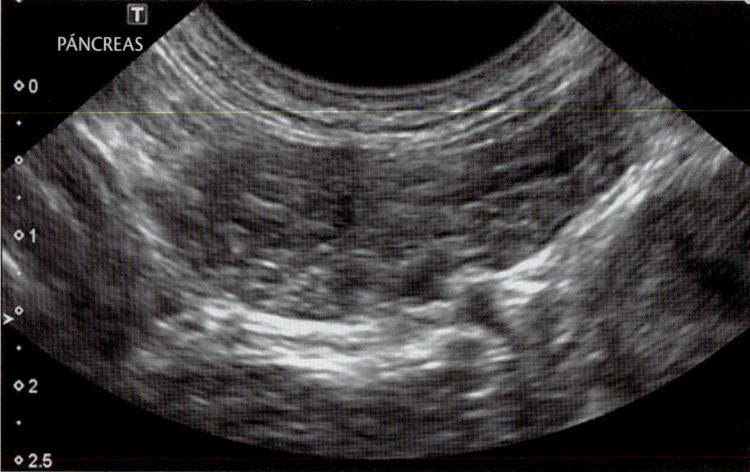

Neoplasia pancreática

La neoplasia pancreática es mucho menos común que la pancreatitis, tanto en perros como en gatos.[11] Los tumores neuroendocrinos son las neoplasias pancreáticas más frecuentes, seguidos de los adenocarcinomas y los tumores metastásicos. La distinción entre pancreatitis y neoplasia pancreática en ecografía no siempre resulta fácil, por la coincidencia de su aspecto. La linfadenomegalia puede aparecer en ambas y los tejidos circundantes a menudo se ven alterados de manera similar.[11] La aspiración con aguja fina o la biopsia con aguja gruesa, laparoscópica o quirúrgica, son con frecuencia necesarias para la diferenciación definitiva. La afectación de múltiples órganos es posible, tanto en la pancreatitis supurativa grave como en la neoplasia primaria hepática, pancreática o de conductos biliares.[11] La neoplasia de cualquiera de estas estructuras puede invadir órganos adyacentes y asemejarse a una enfermedad inflamatoria o granulomatosa. En tales casos está indicada la biopsia tanto del hígado como del páncreas. La enfermedad infiltrativa difusa del páncreas, el hígado y otros órganos, como el estómago, el duodeno, el bazo y los ganglios linfáticos, se puede ver en procesos supurativos, granulomatosos y neoplásicos.

Dependiendo del tamaño de un nódulo pancreático, la cantidad de gas gastrointestinal y la conformación torácica del paciente, neoplasias pancreáticas como los insulinomas y los adenocarcinomas pueden ser difíciles de detectar ecográficamente. La angiografía por TC puede facilitar el diagnóstico de los insulinomas en perros. En un caso publicado, el insulinoma apareció como una masa claramente realzada en la fase arterial (**figs. 32.15-32.17**).[12]

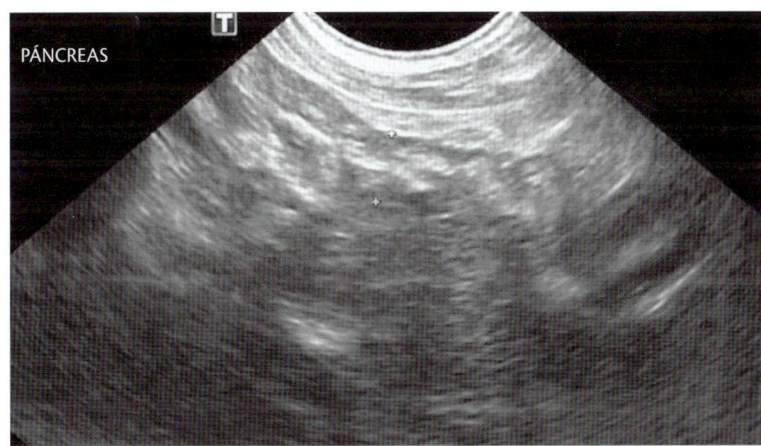

Fig. 32.15 Hembra de Boston terrier de 10 años con antecedentes de pancreatitis y actualmente libre de signos clínicos. Imagen ecográfica sagital del páncreas derecho. El páncreas no está agrandado (8 mm de grosor), pero es difusamente heterogéneo, con regiones hiperecoicas poco definidas multifocales y forma ligeramente irregular. A este perro se le diagnosticó pancreatitis crónica.

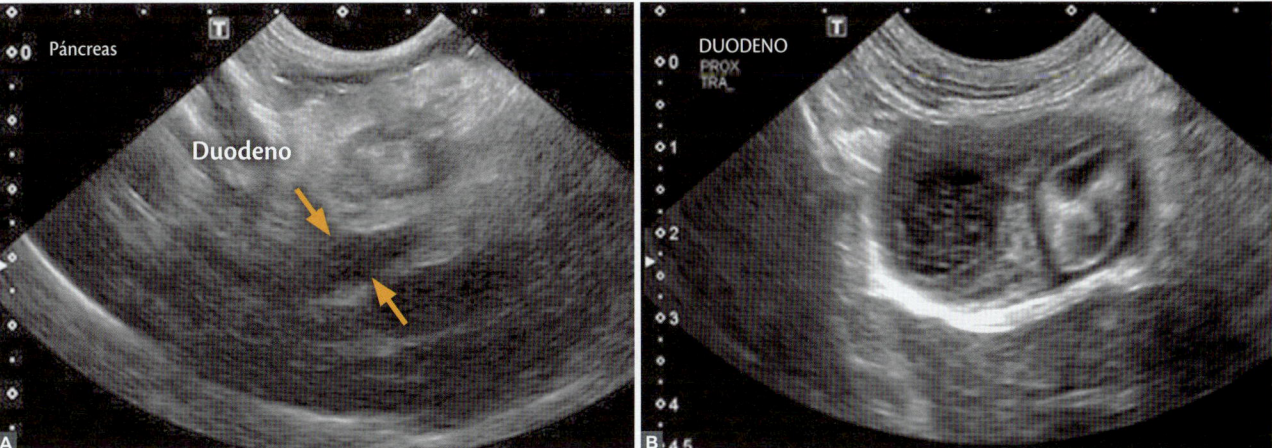

Fig. 32.16 Macho de teckel de 9 años esterilizado con antecedentes de 1 semana de vómitos e inapetencia. (**A**) Imagen ecográfica sagital del páncreas derecho en la que se aprecia una masa focal, de forma irregular y heterogénea (entre flechas). El páncreas está rodeado de mesenterio hiperecoico. (**B**) Imagen transversal del duodeno proximal y el cuerpo pancreático, que está unido a la pared del duodeno y muestra una cavidad hipoecoica central. El perro fue sometido a una laparotomía exploratoria y el páncreas y el mesenterio estaban infiltrados, lo que imposibilitaba la resección. Se diagnosticó un carcinoma pancreático con histopatología. Este caso ilustra el solapamiento de los signos ecográficos entre la pancreatitis aguda, los abscesos y la neoplasia pancreática, y subraya la necesidad de tomar muestras de tejido.

Fig. 32.17 Mestizo de beagle macho esterilizado de 8 años con antecedentes de hipoglucemia y debilidad. Hay un nódulo hipoecoico de 9,9 mm de diámetro, con bordes bien definidos, en el páncreas derecho, que fue diagnosticado como insulinoma. El duodeno es visible en el campo cercano.

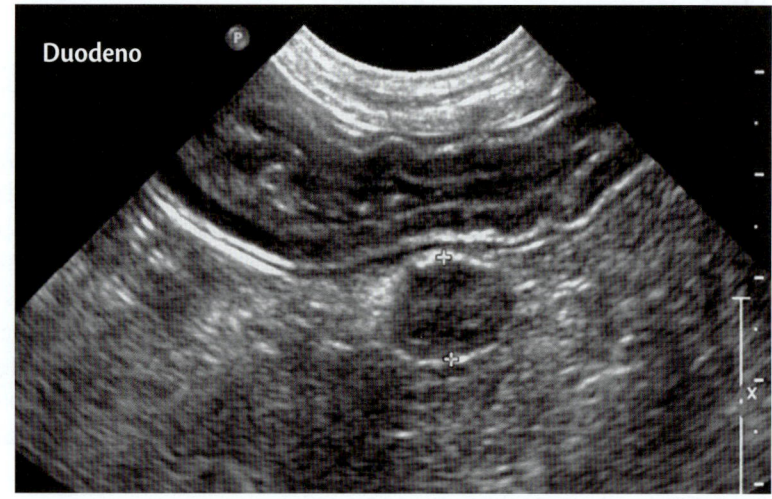

Bibliografía

1. Etue SM, Penninck DG, Labato MA, Pearson S, Tidwell A. Ultrasonography of the normal feline pancreas and associated anatomic landmarks: a prospective study of 20 cats. *Vet Radiol Ultrasound* 42:330-336, 2001.

2. Penninck DG, Zeyen U, Taeymans ON, Webster CR. Ultrasonographic measurement of the pancreas and pancreatic duct in clinically normal dogs. *Am J Vet Res* 74: 433-437, 2013.

3. Larson M, Panciera DL, Ward DL, Steiner JM, Williams DA. Age-related changes in the ultrasound appearance of the normal feline pancreas. *Vet Radiol Ultrasound* 46: 238-242, 2005.

4. Caceres AV, Zwingenberger AL, Hardam E, Lucena JM, Schwarz T. Helical computed tomographic angiography of the normal canine pancreas. *Vet Radiol Ultrasound* 47:270-278, 2006.

5. Secrest S, Sharma A, Bugbee A. Triple phase computed tomography of the pancreas in healthy cats. *Vet Radiol Ultrasound* 59:163-168, 2018.

6. Newman SJ, Steiner JM, Woosley K, Williams DA, Barton L. Histologic assessment and grading of the exocrine pancreas in the dog. *J Vet Diagn Invest* 18:115-118, 2006.

7. De Cock HE, Forman MA, Farver TB, Marks SL. Prevalence and histopathologic characteristics of pancreatitis in cats. *Vet Pathol* 44:39-49, 2007.

8. Penninck DG. Gastrointestinal tract. In: Penninck DG, d'Anjou MA, editors. Atlas of small animal ultrasonography 2nd edition, Ames, Iowa, 2015, Blackwell Publishing, p 259.

9. French JM, Twedt DC, Rao S, Marolf AJ. Computed tomographic angiography and ultrasonography in the diagnosis and evaluation of acute pancreatitis in dogs. *J Vet Int Med* 33:79-88, 2019.

10. Park JY, Bugbee A, Sharma A, Secrest S. Feline pancreatic ducts are consistently identified on CT and more likely to be dilated in the body of pancreas in cats with elevated feline pancreatic lipase immunoreactivity. *Vet Radiol Ultrasound* 61:255-260, 2020.

11. Bennett PF, Hahn KA, Toal RL, et al. Ultrasonographic and cytopathological diagnosis of exocrine pancreatic carcinoma in the dog and cat. *J Am Anim Hosp Assoc* 37:466-473, 2001.

12. Iseri T, Yamada K, Chijiwa K, et al. Dynamic computed tomography of the pancreas in normal dogs and in a dog with pancreatic insulinoma. *Vet Radiol Ultrasound* 48:328-331, 2007.

CAPÍTULO 33

Bazo y ganglios linfáticos

Margret S. Thompson

PUNTOS CLAVE

■ Los ganglios linfáticos abdominales y el bazo son órganos de filtración complejos y componentes fundamentales del sistema inmunitario del cuerpo.

■ La ecografía es la prueba de diagnóstico por imagen más utilizada en la evaluación del sistema linfático en el perro y el gato, si bien otras modalidades de imagen tomográficas (p. ej., TC y RM) proporcionan una información similar.

■ Los patrones de las anomalías son útiles para el establecimiento de prioridades diagnósticas y pronósticas.

■ Es necesario estar familiarizado con los patrones de drenaje de los ganglios linfáticos para proporcionar información diagnóstica y pronóstica de la patología abdominal.

■ El tamaño, la homogeneidad y la definición de los bordes de los ganglios linfáticos y el bazo facilitan la diferenciación de las causas benignas y malignas, aunque en general es precisa la confirmación citológica e histológica, dado el solapamiento de hallazgos.

Mediadores de la filtración compleja de los líquidos corporales y de la función inmunitaria, los ganglios linfáticos abdominales y el bazo deben ser evaluados de manera sistemática y completa en los estudios de imagen abdominal en pequeños animales, relacionándolos con las patologías de otros sistemas.

Ganglios linfáticos

Difíciles de identificar por su pequeño tamaño y su ubicación profunda, los ganglios linfáticos abdominales requieren para su localización un detallado conocimiento de los puntos de referencia vasculares. Para determinar la significación de las anomalías es necesario conocer los patrones de drenaje linfático. La linfadenopatía es a menudo marcada antes de que sea detectada en las radiografías en gatos y perros. En modalidades de imagen tomográficas, como la ecografía, la tomografía computarizada (TC) y la resonancia magnética (RM), lesiones con características similares pueden corresponder a una enfermedad local, regional o sistémica, y la extensión de la afectación ganglionar es importante, si bien el tamaño y la forma varían en función de la edad, la especie y el centro linfático. Los ganglios linfáticos de tamaño relativamente mayor, como los yeyunales y los ilíacos mediales, suelen incluirse de modo sistemático en los protocolos de ecografía abdominal completa. Los ganglios más pequeños, como los hepáticos y los renales, son más ovalados y, por ser menores, a menudo no se detectan.[1-3] La identificación de ganglios linfáticos abdominales utilizando puntos de referencia vasculares facilita con frecuencia el diagnóstico y la determinación de la significación de la lesión en órganos adyacentes. Los ganglios linfáticos abdominales caninos y felinos se dividen según los linfocentros de las paredes abdominal y pélvica (parietales), que incluyen los de los centros lumbar, iliosacro e iliofemoral, y los subgrupos de ganglios abdominales viscerales asociados a órganos específicos. El linfocentro celíaco incluye los ganglios asociados a órganos irrigados por la arteria celíaca, como los hepáticos, esplénicos, gástricos y pancreaticoduodenales.[4]

Denominados a menudo ganglios portales, los ganglios hepáticos se localizan junto a la vena porta, inmediatamente caudales al hilio del hígado. Estos ganglios drenan el hígado, el estómago, el duodeno y el páncreas. Los ganglios linfáticos gástricos, si son anómalos, se observan con frecuencia en perros y gatos. Su número es variable, y se sitúan cerca de la curvatura menor del estómago, drenando el esófago, el estómago, el diafragma y el omento menor, con drenaje a los ganglios linfáticos hepáticos o esplénicos. Los ganglios menores del grupo celíaco, que incluyen los esplénicos y pancreaticoduodenales, se identifican con menor frecuencia cuando son normales.[1-4]

El linfocentro mesentérico craneal está constituido por los ganglios yeyunales y los cólicos, que han de ser evaluados como parte de la ecografía abdominal o la exploración con TC sistemáticas. Los ganglios linfáticos yeyunales, habitualmente denominados ganglios mesentéricos, son los ganglios de mayor tamaño del abdomen y, la mayoría de las veces, aparecen como pares a lo largo del tronco vascular del mesenterio. Colocando una sonda ligeramente a la derecha del ombligo, generalmente pueden localizarse los ganglios linfáticos yeyunales en el abdomen medio de la mayoría de los perros y gatos. Múltiples con mayor frecuencia que los de otros linfocentros, entre uno y cinco ganglios pueden observarse a la derecha y/o a la izquierda de la vasculatura mesentérica, drenando el yeyuno, el íleon y el páncreas. Estos ganglios son normalmente alargados y miden hasta 0,5 cm de grosor y hasta 3- 4 cm de largo en perros.[1-3] En gatos, el aspecto de estos ganglios es similar, con un grosor normal de hasta 0,3 cm.[1-3] Los ganglios linfáticos yeyunales suelen ser reactivos y de mayor tamaño en perros y gatos de hasta 1 año de edad.[4-6] Los ganglios linfáticos cólicos se localizan en el mesocolon, drenan el íleon, el ciego y el colon, y a menudo se agrupan en la evaluación de los ganglios mesentéricos.[4]

Los ganglios linfáticos ilíacos mediales forman parte del linfocentro iliosacro y se evalúan de forma rutinaria como parte de la exploración ecográfica abdominal, particularmente en el perro. Drenan la zona más caudal del cuerpo y son ganglios grandes y aislados, localizados en posición lateral a los grandes vasos, justo craneal al origen de los vasos ilíacos. Colocar la sonda transversalmente a los grandes vasos y seguir su recorrido en sentido caudal hasta la trifurcación es un método de fácil aprendizaje para localizar y medir los ganglios linfáticos ilíacos mediales (**fig. 33.1**). En muchos perros, la identificación de los ganglios linfáticos es más sencilla si se utiliza un abordaje lateral. Es preciso valorar el tamaño, la forma, los bordes y la ecogenicidad. Los ganglios linfáticos ilíacos mediales caninos suelen ser de forma fusiforme a ovalada, y de isoecoicos a ligeramente hipoecoicos en relación con la grasa circundante. En perros adultos normales se han referido mediciones en el eje corto (transversales) de hasta 5 mm en grosor y en el eje largo (sagitales) de 2-4 cm en longitud. En gatos, los ganglios linfáticos ilíacos mediales se identifican con menor frecuencia cuando son normales y su aumento de tamaño es menos habitual que en perros. Su abordaje de diagnóstico por imagen es el mismo que el empleado en pacientes caninos. Estos ganglios linfáticos suelen ser accesibles para la toma de muestras, lo que es útil para obtener un diagnóstico y determinar si existe extensión local a partir de patologías que tengan su origen en el abdomen caudal, el canal pélvico y el periné.[1-3,8-9]

La extensa área de drenaje de estos ganglios comprende la piel de la pared abdominal dorsal caudal a la última costilla, la piel de la región pélvica, raíz de la cola, zona craneolateral del muslo y la rodilla, músculos abdominales, músculos y huesos de la extremidad pélvica, músculos pélvicos y lumbares, colon, recto, ano, vagina, vulva, testículo, próstata, uréter, vejiga, uretra, aorta y meninges de la médula espinal con vasos eferentes procedentes de los ganglios linfáticos profundos, inguinales superficiales, cólicos izquierdos, sacros e ilíacos internos. Los ganglios ilíacos internos, antes conocidos como ganglios linfáticos hipogástricos, son pequeños ganglios pares, localizados entre la arteria ilíaca interna y la arteria sacra media.[4] Los ganglios linfáticos sacros no siempre están diferenciados de los ilíacos internos, pero se sitúan a lo largo de la musculatura dorsal del canal pélvico. Estos ganglios no se visualizan fácilmente mediante ecografía, pero pueden resultar importantes desde el punto de vista clínico en el caso de las neoplasias urogenitales y pélvicas. El aumento de tamaño se identifica más fácilmente en los exámenes con TC o RM.[8]

Existen tres linfocentros abdominales y pélvicos parietales. Hasta 17 ganglios parietales situados a lo largo de la aorta y la vena cava caudal drenan las vértebras lumbares, las últimas costillas, la pared corporal abdominal y la musculatura lumbar, la aorta, la médula espinal, las meninges, la pleura parietal y el peritoneo, el diafragma, los riñones, las glándulas adrenales, los ovarios, los testículos y los ganglios linfáticos axilares/inguinales. La bibliografía disponible que describe la imagen normal y anómala de estos ganglios es limitada, si bien puede afirmarse que rara vez son visibles en la ecografía cuando son normales.[4] Los ganglios linfáticos inguinales superficiales generalmente son pequeños y se sitúan en profundidad en la grasa inguinal. Si son anómalos, es necesario obtener muestras de ellos en pacientes con neoplasia mamaria o de las extremidades pélvicas.

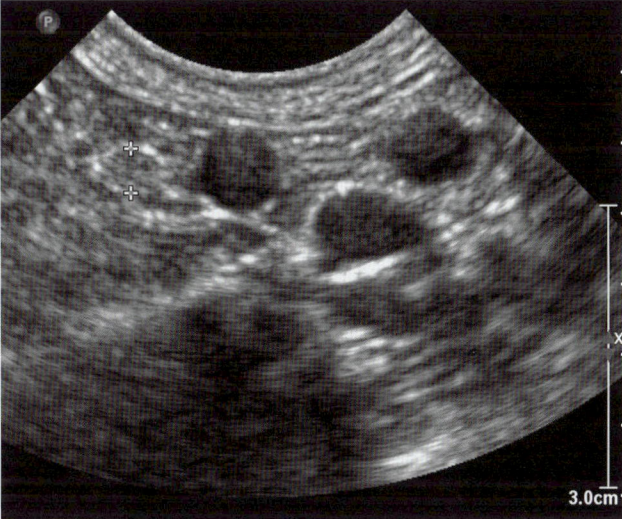

Fig. 33.1 Ganglio linfático ilíaco medial derecho normal en un perro de raza grande. El uso de puntos de referencia anatómica, en particular de la trifurcación de la aorta visualizada en el plano transversal, es útil para visualizar estos ganglios linfáticos.

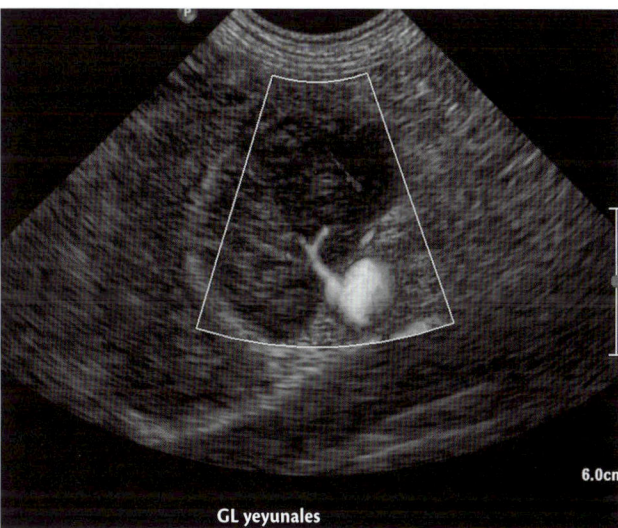

Fig. 33.2 Flujo de sangre hiliar en un ganglio linfático (GL) agrandado, hipoecoico y redondeado. Los patrones vasculares intranodales (flujo hiliar = benigno; ausencia de flujo hiliar = más probablemente maligno) no se han identificado como útiles en perros o gatos, mientras que esta distinción sí lo ha sido en pacientes con cáncer humano, en particular de ganglios linfáticos superficiales.[10]

En las ecografías abdominales de rutina, un abordaje sistemático debe incluir la evaluación regional de todos los linfocentros descritos y la medición de los ganglios linfáticos yeyunales e ilíacos mediales. Los ganglios linfáticos con patología se agrandan y se hacen más hipoecoicos y redondeados (**fig. 33.2**). En una fase avanzada de enfermedad, pueden presentar ecogenicidad variable y bordes irregulares.[9]

El drenaje linfático en perros y gatos normales está bien descrito en general, pero solo se dispone de descripciones limitadas de los patrones de drenaje ganglionar en procesos patológicos y neoplásicos, que en humanos se han descrito como alterados por neovascularización.[10]

Las enfermedades de los ganglios linfáticos se encuadran en tres categorías principales, con características ganglionares anómalas similares:

▌ Linfadenopatía multifocal o generalizada.
▌ Linfadenopatía focal con enfermedad local (ganglio centinela).
▌ La linfadenopatía focal o de centros es útil a efectos pronósticos.

Los ganglios linfáticos anómalos están generalmente agrandados y son hipoecoicos con derrame focal o grasa hiperecoica circundantes. Su grado, distribución y patología circundante determinan su significación.

Linfadenopatía multifocal o generalizada

Frecuente en perros e infrecuente en gatos, la neoplasia sistémica de células redondas se presenta con ganglios linfáticos multifocales agrandados e hipoecoicos, con o sin patología orgánica (**fig. 33.3**). El linfoma, los tumores histiocíticos y las neoplasias de células mastoideas tienen una apariencia similar en las técnicas de imagen tomográficas. En ellas es también similar, a nivel regional, el aspecto de las infecciones sistémicas, por ejemplo, por *Pythium*, y las enfermedades fúngicas. La aspiración con aguja fina para el diagnóstico citológico se cuenta entre las pruebas de rutina.[1-3]

Linfadenopatía focal con enfermedad local (ganglio centinela)

Los hallazgos de metástasis a los ganglios linfáticos, como en el caso de la afectación de los ganglios linfáticos ilíacos mediales a partir de un carcinoma en el saco anal, comprenden aumento de tamaño, redondeo e hipoecogenicidad de los ganglios.[1-3,8,10] Además, se puede detectar derrame focal o grasa hiperecoica rodeando los ganglios linfáticos anómalos en perros.[11] La neoplasia sistémica no tratada, por ejemplo, el linfoma, causa un mayor aumento de tamaño y cambio de la forma de los ganglios que las metástasis en general. Se recomienda la evaluación específica y la toma de muestras de ganglios linfáticos que drenan neoplasias sospechadas o conocidas.[1-3]

Tabla 33.1 Órgano abdominal, ganglio linfático drenante que se debe evaluar cuando se identifica una patología significativa (p. ej., neoplasia), y si este ganglio linfático puede ser habitualmente identificado en la ecografía o TC abdominal[4]

Órgano	Ganglio linfático drenante	Facilidad de identificación	Evaluación patológica rápida
Hígado	Hepático	Observado con esfuerzo/enfermedad específicos	Masa hepática
Vesícula biliar	Hepático	Observado con esfuerzo/enfermedad específicos	Masa luminal
Esófago	Aórtico lumbar	No observado normalmente	
Diafragma	Aórtico lumbar, esplénico	No observado normalmente	
Estómago	Gástrico, hepático, esplénico	Observado con esfuerzo/enfermedad específicos	Masa gástrica
Duodeno	Hepático, esplénico, pancreaticoduodenal	Observado con esfuerzo/enfermedad específicos	Diferenciación de procesos inflamatorios o neoplásicos
Páncreas	Hepático, esplénico, pancreaticoduodenal	Observado con esfuerzo/enfermedad específicos	Diferenciación de procesos inflamatorios o neoplásicos
Peritoneo/omento	Esplénico, pancreatico-duodenal, esternal	Observado con esfuerzo/enfermedad específicos	Puede ser necesaria TC
Bazo	Esplénico	No observado normalmente	No usado habitualmente para pronóstico
Glándulas adrenales	Aórtico lumbar	No observado normalmente	La invasión vascular de la masa es un mejor recurso pronóstico
Riñón	Renal	Observado con enfermedad	No usado habitualmente para pronóstico
Yeyuno, íleon, ciego, colon	Yeyunal, cólico	Parte del estudio de imagen abdominal completo	Diferenciación de procesos inflamatorios o neoplásicos
Recto	Cólico, ilíaco medial	Parte del estudio de imagen abdominal completo	Diferenciación de procesos inflamatorios o neoplásicos
Ano, saco anal	Ilíaco medial	Parte del estudio de imagen abdominal completo	Diferenciación de procesos inflamatorios o neoplásicos (puede haber afectación sacra e ilíaca interna que no se detecta fácilmente en la ecografía)
Ovarios	Aórtico lumbar	Observado con enfermedad	Puede ser necesaria TC
Vagina/vulva	Ilíaco medial	Parte del estudio de imagen abdominal completo	
Escroto, prepucio, pene	Inguinal superficial	Observado con enfermedad	
Testículo/epidídimo	Aórtico lumbar	Observado con enfermedad	
Próstata	Ilíaco interno y medial	Parte del estudio de imagen abdominal completo	Diferenciación de procesos inflamatorios o neoplásicos (puede haber afectación ilíaca interna que no se detecta fácilmente en la ecografía)
Uréter	Ilíaco medial	Parte del estudio de imagen abdominal completo	
Vejiga urinaria	Lumbar e ilíaco interno	Observado con esfuerzo/enfermedad específicos	Puede ser necesaria TC
Uretra	Ilíaco interno	Observado con esfuerzo/enfermedad específicos	Puede ser necesaria TC
Glándula mamaria torácica	Axilar	Observado con esfuerzo/enfermedad específicos	Procesos benignos o neoplásicos malignos y recidiva
Glándula mamaria abdominal	Axilar e inguinofemoral	Observado con enfermedad	Procesos benignos o neoplásicos malignos y recidiva
Glándula mamaria inguinal	Inguinofemoral y poplíteo	Observado con enfermedad	
Vértebras lumbares	Aórtico lumbar	Observado con esfuerzo/enfermedad específicos	Puede ser necesaria TC
Extremidades pélvicas/cola			

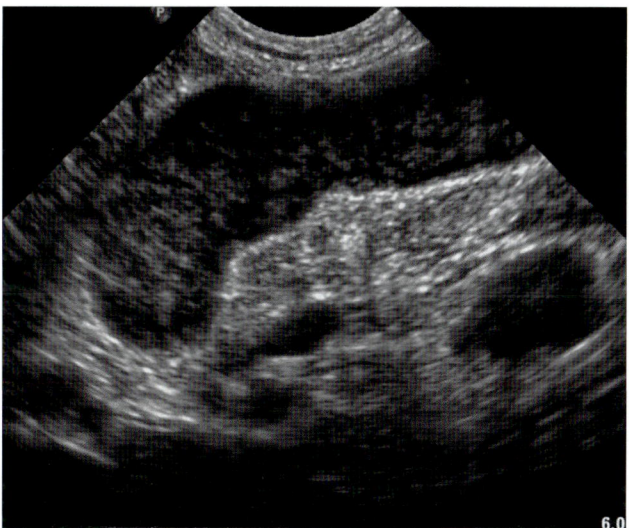

Fig. 33.3 La linfadenopatía yeyunal puede identificarse en enfermedades sistémicas, como el linfoma, o locales, como el linfoma gastrointestinal.

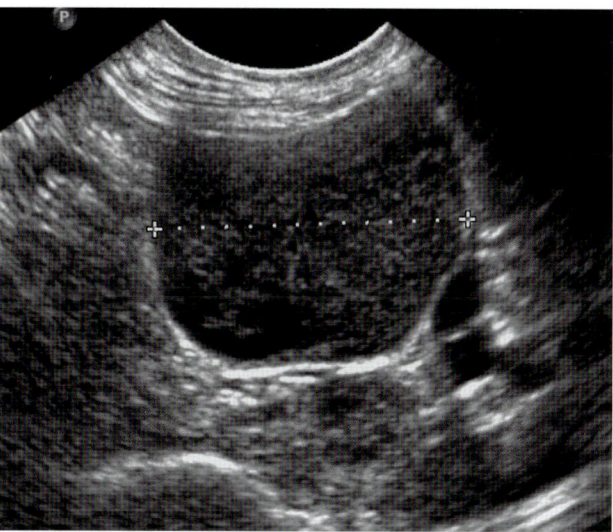

Fig. 33.4 Ganglio linfático ilíaco medial derecho hipoecoico, moderadamente aumentado de tamaño, en un golden retriever de mediana edad con linfoma sistémico. El uso de puntos de referencia anatómicos, sobre todo de la trifurcación de la vena cava caudal y de la aorta en el plano transversal, es útil para la localización de estos ganglios linfáticos.

Linfadenopatía focal o de centro útil para el pronóstico

El grado de anomalía linfática regional puede ser útil para la clasificación de la enfermedad. En gatos, la priorización de la toma de muestras preendoscópica o el tratamiento empírico (provisional) del linfoma gastrointestinal, frente a los de la enfermedad intestinal inflamatoria, se aplica como rutina. En ambos procesos, en estos ganglios linfáticos pueden observarse aumento de tamaño, hipoecogenicidad y grasa hiperecoica periganglionar similares. El grado de anomalía ganglionar, junto con la semiótica y los signos de presentación, puede utilizarse para clasificar los diagnósticos diferenciales (**fig. 33.4**). En ocasiones, la aspiración con aguja fina ayuda a confirmar el linfoma gastrointestinal, diferenciándolo de otras patologías intestinales inflamatorias del centro linfático mesentérico craneal, aunque, en última instancia, la biopsia es a veces necesaria para confirmar el diagnóstico.[1-3]

Bazo

El bazo es el órgano linfático secundario de mayor tamaño, y presenta en muchos casos apariencias anómalas en las pruebas de imagen, que se solapan entre numerosas causas sistémicas o locales, lo que limita el diagnóstico. El bazo se localiza en el abdomen craneal izquierdo, aproximadamente paralelo a la curvatura mayor del estómago y, tanto en el gato como en el perro, tiene forma de lengua alargada. Su posición puede variar con el llenado gástrico y, en ocasiones, es enteramente subcostal si el estómago está vacío, en especial en perros de tórax profundo. El extremo dorsal del bazo está relativamente fijo en el abdomen dorsal izquierdo, y requiere atención específica durante la evaluación ecográfica. El extremo dorsal suele ser visible como una estructura con opacidad de tejido blando triangular en el cuadrante abdominal craneal izquierdo, tanto en perros como en gatos. Está situado entre la pared corporal, el cuerpo gástrico, el riñón izquierdo y el colon. La cola del bazo es bastante móvil y puede localizarse en el abdomen ventral, extendiéndose hacia la derecha de la línea media, orientado en sentido oblicuo a través del abdomen, o paralelo al margen interno de la pared corporal izquierda. La cola del bazo casi siempre se observa en las radiografías abdominales laterales en el perro, mientras que, en el gato, se identifica con mucha menor frecuencia. Cuando el bazo es visible en radiografías laterales de pacientes felinos, ello puede ser indicativo de agrandamiento, que justifica una ulterior investigación.[1-3] En la ecografía, la esplenomegalia se reconoce generalmente por un grosor esplénico superior a 3 cm en perros y a 1 cm en gatos.[1-3]

La sangre entra en el bazo por la arteria esplénica, una rama de la arteria celíaca, identificable mediante ecografía y TC con contraste. Esta irrigación se divide en numerosas ramas (hasta 25, según se ha notificado) a lo largo del hilio alargado que cursa a través de la cápsula, dividiéndose en vasos menores, que se rodean de tejido linfoide. Una segmentación similar está presente en el sistema venoso, que termina en la vena gastroesplénica en el hilio. El bazo almacena glóbulos rojos y los retira de la circulación, desempeña una importante función inmunitaria como sitio de producción de linfocitos y monocitos, y es responsable de la formación de las plaquetas de la sangre a partir de megacariocitos.[4] En los estudios de imagen, el bazo es generalmente de aspecto homogéneo, con bordes lisos, y sus divisiones funcionales no son identificables (**fig. 33.5**). Sus funciones pueden ser asumidas por otros órganos cuando el bazo se extirpa.[4] Los bazos accesorios son infrecuentes y, según la experiencia de la autora, hay ganglios linfáticos que a menudo se confunden con "bazos secundarios". Como ocurre con los ganglios linfáticos, los cambios de tamaño, forma, ecogenicidad y textura del bazo pueden ser una respuesta normal, o bien corresponder a una enfermedad. Al igual que en otros órganos, un estudio de imagen normal del bazo no equivale a ausencia de patología en él.[1-3] En perros y gatos, las enfermedades del bazo se encuadran en siete categorías frecuentes:

▌ Nódulos únicos o poco numerosos.
▌ Infarto focal o multifocal o torsión esplénica.
▌ Masas.
▌ Enfermedad micronodular difusa.
▌ Cambio parenquimatoso inhomogéneo.
▌ Aspecto normal con tamaño aumentado.
▌ Nódulos esplénicos hiperecoicos.

Los nódulos esplénicos hiperecoicos corresponden casi siempre a lesiones grasas benignas (mielolipomas) o a mineralización. Los mielolipomas son pequeños focos benignos hiperecoicos, de forma redondeada o irregular y de tamaño variable (**fig. 33.6**). Hallados generalmente en el hilio centrado en las venas, son muy comunes en perros y menos en gatos.[13] La mineralización parenquimatosa distrófica, con patrones y distribución variables, en ocasiones se identifica en forma de moteado y finas líneas hiperecoicas presentes en todo el bazo y que a menudo se consideran asociadas a endocrinopatías crónicas.[1-3]

Nódulos hipoecoicos pequeños y poco numerosos

Los nódulos esplénicos hipoecoicos, de menos de 1 cm de diámetro, con frecuencia corresponden a procesos benignos, si no se identifica otra patología durante el estudio diagnóstico del paciente (**fig. 33.7**). Si no hay cambios en los exámenes secuenciales, las opciones más probables en perros son la hematopoyesis extrame-

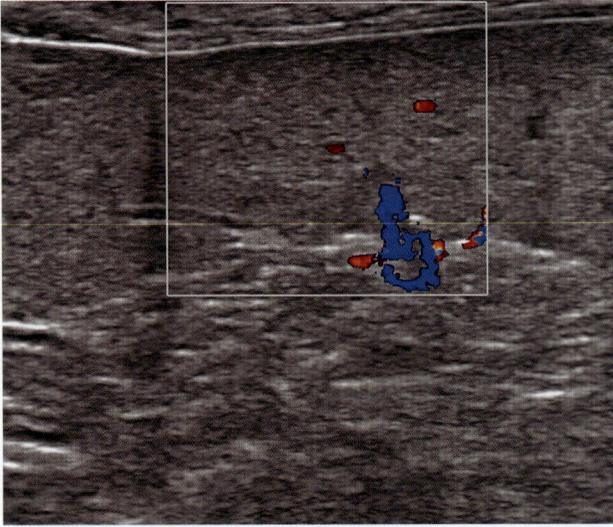

Fig. 33.5 Bazo canino normal en la ecografía.

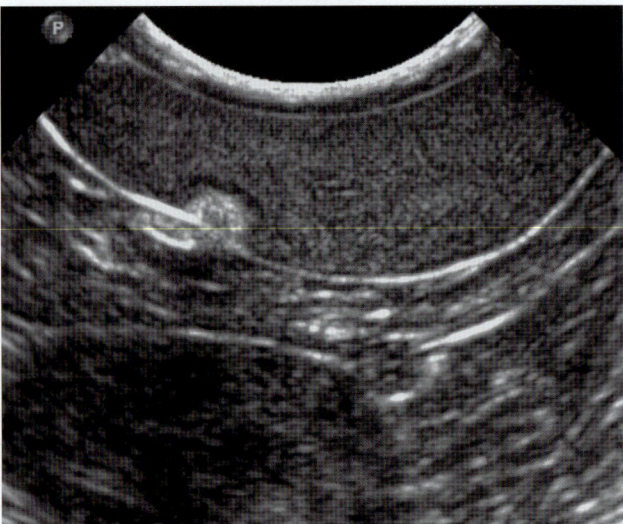

Fig. 33.6 Mielolipoma benigno: pequeño nódulo subcapsular hiperecoico en un bazo canino normal centrado en vasos hiliares periféricos.

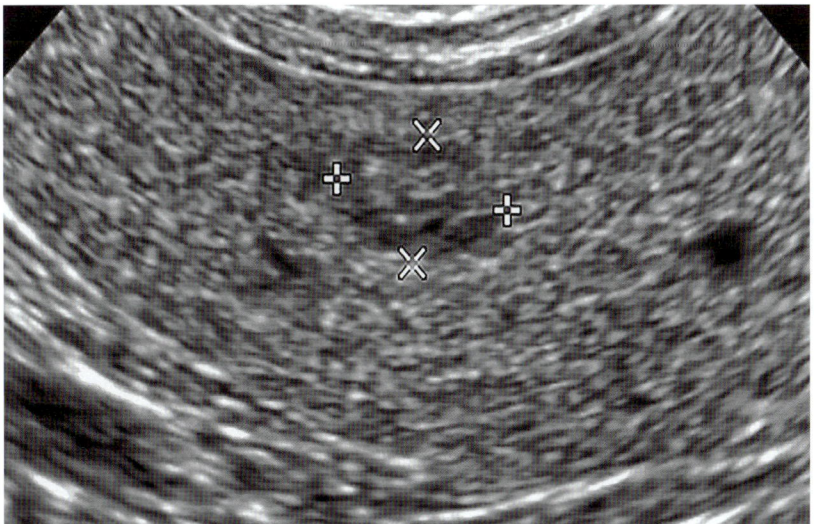

Fig. 33.7 Hiperplasia nodular benigna en un cocker spaniel de edad avanzada hallada accidentalmente durante la evaluación de signos de las vías urinarias, sin evidencia de proceso neoplásico. En perros, estos nódulos pequeños (menores de 1 cm de diámetro) hipoecoicos bien definidos, en bazos por lo demás normales, mantendrán un tamaño similar en los exámenes secuenciales.

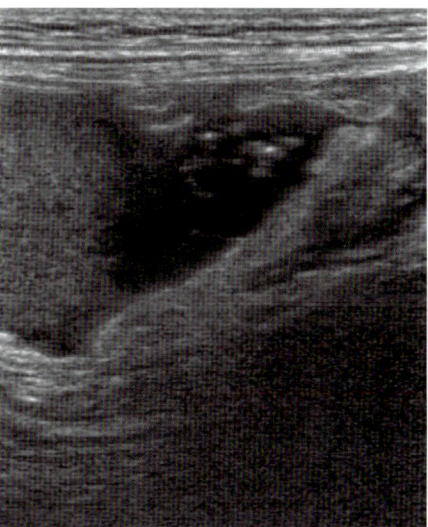

Fig. 33.8 Infarto hipoecoico periférico en forma de cuña en un bazo canino. Se observa un número reducido de focos hiperecoicos, lo que puede deberse a presencia de gas intraparenquimatoso. Las trazas de líquido adyacente, el mesenterio hiperecoico y el posible gas intralesional (focos hiperecoicos con reverberación distal) deben llevar a considerar la posibilidad de esplenitis infecciosa o necrosis.[1-3]

dular o la hiperplasia linfoide.[1-3] A menudo identificados accidentalmente en la TC abdominal, los patrones de realce del contraste pueden contribuir a establecer diagnósticos priorizados, ya que los nódulos con alto realce del contraste (mayor de 90 UH) es más probable que correspondan a una hiperplasia nodular benigna.[14]

Afectación vascular

El infarto esplénico focal, secundario a embolia o trombosis en el sistema arterial del bazo, es moderadamente frecuente en el perro. Como enfermedades subyacentes se han referido neoplasia, procesos sépticos, trastornos de hipercoagulación de diversa etiología y trombosis asociada a enfermedad cardiovascular. Generalmente se caracterizan por presentar forma de cuña en la periferia del órgano en las pruebas de imagen tomográfica, aunque el aspecto de los infartos focales en el bazo puede variar en función del grado de infarto y el tiempo transcurrido, apareciendo con bordes mal delimitados, hipoecoicos o como anomalías complejas, indistinguibles de otras lesiones esplénicas focales (**fig. 33.8**). Los infartos y los coágulos en el interior de los vasos son asimismo de aspecto variable, dependiendo del tiempo transcurrido, y son inicialmente de iso a hipoecoicos, para transformarse progresivamente en hiperecoicos con el paso de los días. Cuando tiene lugar la revascularización, la fibrosis local puede encoger y distorsionar la forma del bazo.[1-3] Se requiere un muestreo del flujo venoso y de los vasos normales con Doppler color para descartar la afectación vascular. La evaluación completa del paciente para detectar enfermedad sistémica cuando se identifican infartos esplénicos es clave, ya que estas lesiones son a menudo secundarias.

Afectación vascular de todo el órgano/torsión esplénica

La torsión esplénica se observa mayoritariamente en perros de razas grandes. Algunos pacientes presentan signos agudos graves, entre ellos anorexia, letargo, debilidad y dolor abdominal, pero también pueden registrar signos similares crónicos menos graves. La torsión esplénica puede ocurrir en conjunción con dilatación y vólvulo gástrico. La torsión esplénica puede ser difícil de diagnosticar en las radiografías, con potenciales cambios que comprenden agrandamiento difuso, en ciertos casos con forma anómala "en C". En algunos pacientes hay líquido abdominal y un efecto masa en el abdomen medio, con desplazamiento caudal y hacia la derecha del intestino, lo que sugiere el origen esplénico. Tales alteraciones han de dar lugar a un estudio

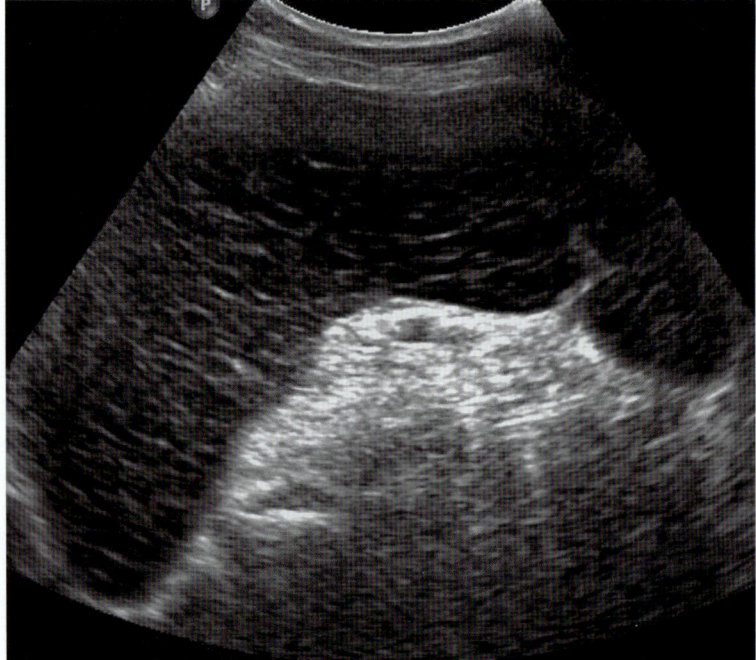

Fig. 33.9 Torsión esplénica crónica en una hembra adulta de pastor belga malinois con dolor abdominal. El bazo está agrandado, redondeado y marcadamente hipoecoico, con un patrón de ecotextura "de encaje". La evaluación Doppler no identificó flujo sanguíneo normal.

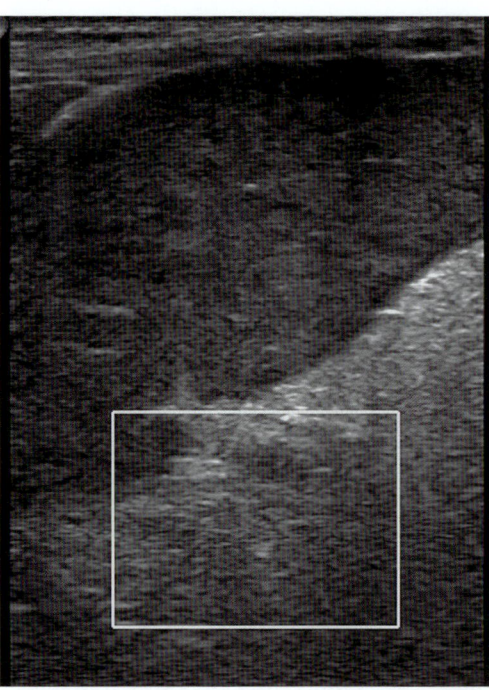

Fig. 33.10 La característica lesión hiliar hiperecoica triangular, referida como signo de torsión esplénica, se demuestra en esta torsión, presuntamente menos crónica, con ecogenicidad más moteada.[13]

ecográfico. En la ecografía, la torsión esplénica se caracteriza por agrandamiento difuso de moderado a grave del bazo, redondeo de los bordes y cambios de ecogenicidad, que puede ser moteada, en forma de encaje o marcadamente hipoecoica (**fig. 33.9**). El aspecto ecográfico del parénquima puede cambiar en horas o días en pacientes con presentación aguda. También se ha descrito un "triángulo" hiliar hiperecoico como hallazgo sugerente de torsión (**fig. 33.10**). La mayor parte de los vasos del bazo no son visibles en la ecografía, pero utilizando el modo Doppler color es posible observar el flujo, tanto arterial como venoso, en el parénquima esplénico. El flujo sanguíneo en las venas hiliares es a menudo apreciable sin Doppler color cuando es normal, pero esta técnica es necesaria para mostrar el flujo en las arterias hiliares. En pacientes con torsión, los trombos ecogénicos pueden observarse en las venas esplénicas de mayor tamaño, o el Doppler color puede confirmar la falta de flujo en las venas hiliares y en las venas de menor tamaño del parénquima. El examen con Doppler color del parénquima esplénico confirma la ausencia de flujo en los vasos menores. El flujo arterial puede quedar parcialmente preservado, dependiendo del grado de torsión y de la cronicidad.

Múltiples nódulos o pequeñas masas de tamaño variable

Cuando se detectan numerosos nódulos, o nódulos o masas con forma irregular y márgenes distorsionados con ecografía o TC en el bazo, se debe obtener una muestra mediante aspiración con aguja fina para citología, ya que los procesos neoplásicos sistémicos, como tumores de células redondas y metástasis, son más probables que los procesos benignos (**fig. 33.11**).[3]

Masas únicas grandes con líquido peritoneal

Las masas esplénicas son comunes en pacientes caninos con etiologías tales como hiperplasia linfoide, hematomas y neoplasias, entre ellas el hemangiosarcoma, el sarcoma histiocítico y el linfoma. El aspecto ecográfico es variable, con coincidencia significativa, por lo que no es útil para establecer un diagnóstico. Algunas lesiones presentan ecogenicidad uniforme, aunque es más usual que las masas muestren un aspecto heterogéneo desorganizado, por necrosis y hemorragia intralesional. Cuando se identifican junto con líquido peritoneal hemorrágico, las masas esplénicas presentan mayor probabilidad de ser neoplasias malignas, si bien la hemorragia peritoneal también puede ocurrir con las lesiones benignas. El patrón de flujo sanguíneo en el modo

Doppler, el realce del contraste en la ecografía, el realce del contraste en la TC y los hallazgos ecográficos no han demostrado utilidad para establecer la probabilidad de neoplasia maligna esplénica (p. ej., de hemangiosarcoma) frente a hematoma benigno (**figs. 33.12** y **33.13**). Desde el punto de vista clínico, la hemorragia abdominal fácilmente detectable con una masa esplénica es la presentación más común de la neoplasia maligna esplénica primaria, aunque también se observa en los hematomas benignos. Puede realizarse una exploración ecográfica limitada para la confirmación de una masa esplénica y para la toma de muestra de líquido. Alrededor de ⅔ de las masas esplénicas son neoplásicas y también ⅔ de las masas esplénicas con hemorragia peritoneal son hemangiosarcomas.[1-3] La esplenectomía y la histopatología son necesarias para confirmar el diagnóstico.

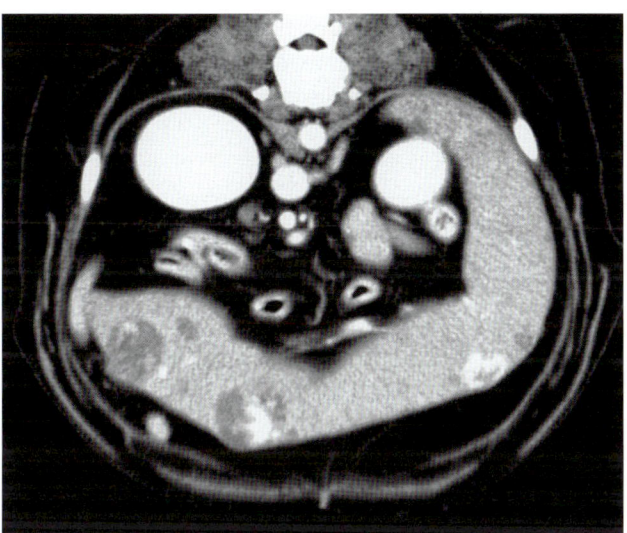

Fig. 33.11 Imagen de TC poscontraste en el plano transversal del abdomen medio de un perro de raza cobrador de pelo liso (*flat coated retriever*) adulto con letargo. Se observaron múltiples masas esplénicas (y también hepáticas, no visibles en esta imagen) de densidad mixta y pequeño tamaño, con realce de contraste variable. La AAF y la citología determinaron una histiocitosis maligna.

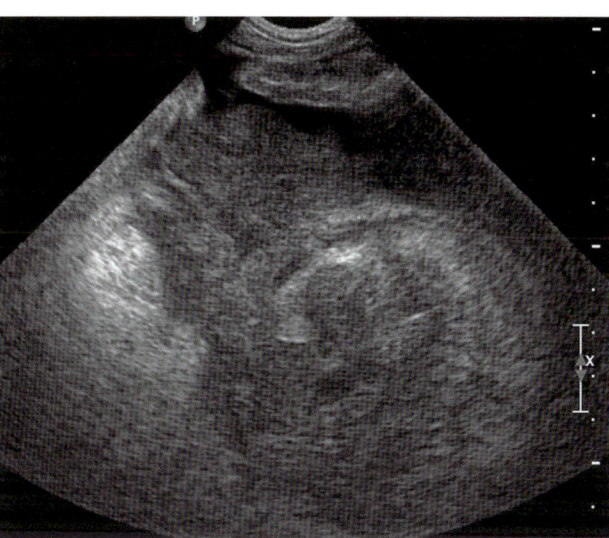

Fig. 33.12 Hemangiosarcoma de bazo en un pastor alemán adulto. La ecografía abdominal limitada se emplea frecuentemente para el diagnóstico de hemoabdomen por rotura de una masa esplénica en una consulta de urgencias.

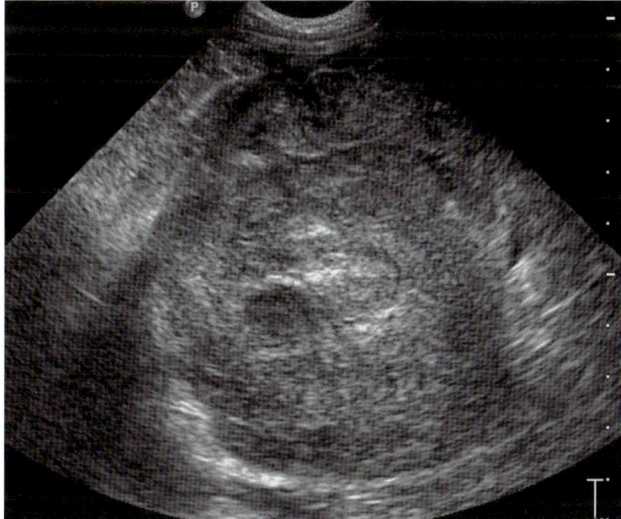

Fig. 33.13 Para confirmar la presencia de líquido peritoneal son a menudo necesarias múltiples colocaciones/orientaciones de la sonda. Con frecuencia es más fácil explorar el bazo normal eventualmente visible para demostrar su unión a la masa que lo contrario. Imagen adicional del mismo perro que aparece en la fig. 33.12.

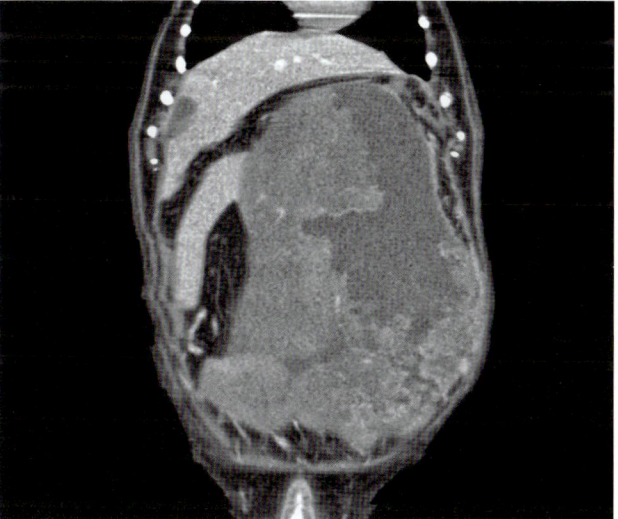

Fig. 33.14 Imagen de TC poscontraste en el plano dorsal de un macho de beagle esterilizado de avanzada edad. Una masa esplénica muy grande con realce inhomogéneo de contraste fue diagnosticada como neoplasia benigna. La TC es a menudo necesaria para identificar el órgano de origen, ya que la diferenciación del origen esplénico y el hepático a veces es difícil de establecer en la ecografía abdominal. Las masas esplénicas que ocupan gran parte del abdomen en perros, sin hemorragia peritoneal, es más probable que correspondan a una enfermedad menos agresiva.[15]

Masa única grande sin o con volumen mínimo de líquido peritoneal

Se ha publicado que, en perros, las masas esplénicas que ocupan gran parte del abdomen, tan grandes que en ocasiones es difícil, si no imposible, determinar su origen, corresponden con mayor frecuencia a masas no neoplásicas o benignas o a neoplasias poco agresivas (**fig. 33.14**).[15] Las masas más grandes no cavitadas (>2 cm de diámetro) pueden ser aspiradas para una evaluación citológica que facilite el diagnóstico preciso. No obstante, en las lesiones de tipo masa grandes, al igual que en las cavitadas, este paso se omite en ocasiones, ya que la enfermedad neoplásica se diagnostica con mayor precisión con esplenectomía y diagnóstico histopatológico.[15]

Cambio parenquimatoso micronodular difuso

El cambio micronodular difuso en el bazo de perros y gatos se observa con frecuencia, y es más probable que sea visible cuando se emplean transductores lineales de alta frecuencia (p. ej., de 10-18 MHz) en vez de transductores microconvexos (p. ej., de 5-8 MHz).[16] Las causas benignas y malignas son igualmente frecuentes, y el tamaño esplénico ha de ser evaluado, junto con la ecotextura. En perros y gatos jóvenes, la hematopoyesis extramedular benigna se caracteriza por un tamaño del bazo normal, con diminutos nódulos hipoecoicos escasamente definidos (**fig. 33.15**).[1-3]

Si hay agrandamiento esplénico (grosor aumentado y/o redondeo de los bordes) y ecotextura micronodular difusa, son más probables otros diagnósticos diferenciales, como neoplasia de células redondas infiltrante, siendo el linfoma la más frecuente (**fig. 33.16**).[1-3]

Cambio parenquimatoso inhomogéneo con aumento de tamaño

Los cambios difusos inhomogéneos o parcheados en el bazo del perro o el gato han de ser investigados en profundidad. La afectación vascular y las neoplasias malignas, como el hemangiosarcoma y los tumores de células redondas, son posibles diagnósticos diferenciales (**fig. 33.17**).

Cambio parenquimatoso inhomogéneo con tamaño normal

La ecogenicidad inhomogénea o el realce del contraste de parcheado a nodular en la TC, similar al cambio micronodular difuso, pueden ser normales o debidos a hematopoyesis extramedular si el bazo mantiene un tamaño normal. La sedación y la presión arterial pueden desempeñar alguna función en este contexto, causando agrandamiento esplénico en perros.[1-3,17] Ante un cambio inespecífico, la aspiración con aguja fina con citología del aspirado puede considerarse cuando los signos clínicos o la enfermedad concurrente justifiquen una caracterización más detallada en vez de un seguimiento secuencial.

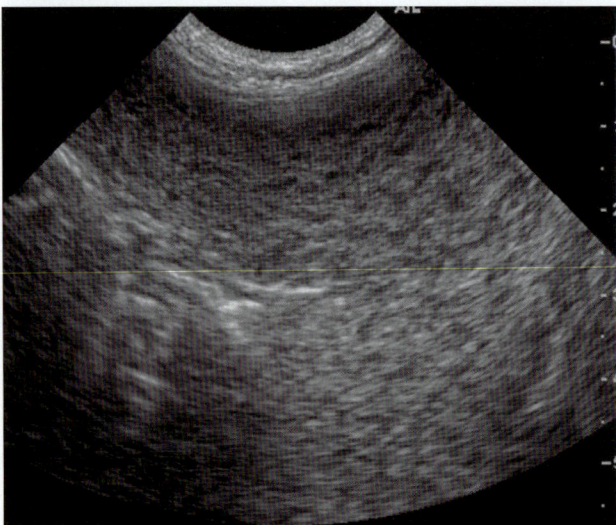

Fig. 33.15 Bazo de tamaño normal en un perro de raza grande mixta de 10 meses. Se diagnosticó hematopoyesis extramedular mediante aspiración con aguja fina y citología.

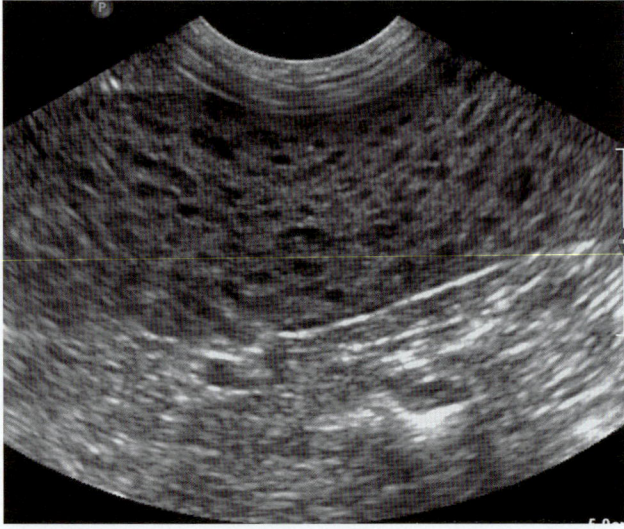

Fig. 33.16 Bazo agrandado, redondeado, con patrón micronodular, en un macho esterilizado de 10 años de golden retriever. Se diagnosticó linfoma mediante aspiración con aguja fina del bazo y de los ganglios periféricos agrandados.

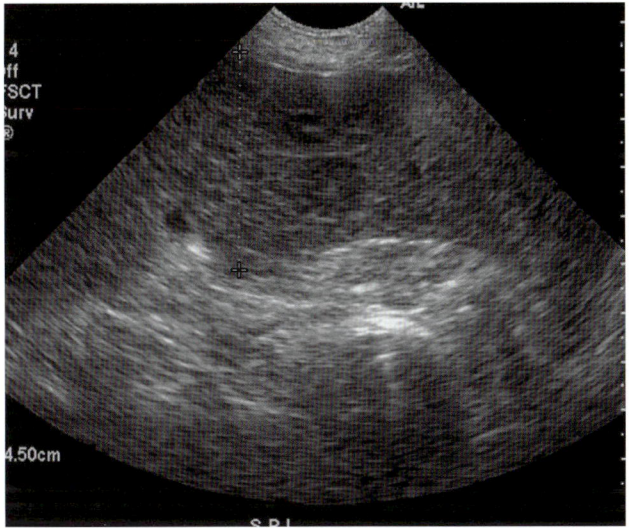

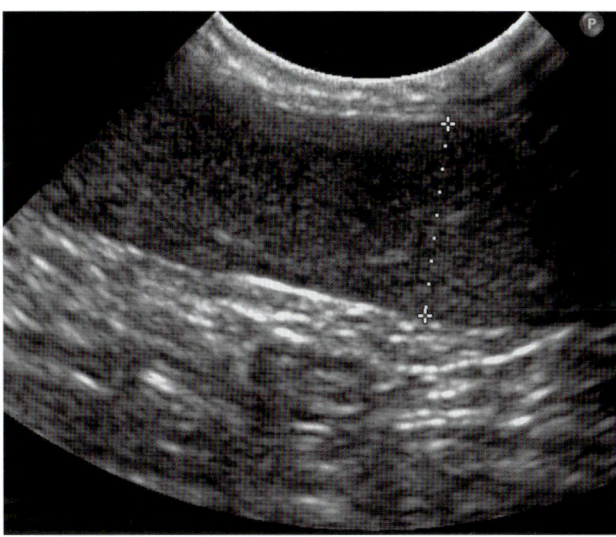

Fig. 33.17 Bazo agrandado, redondeado y con ecogenicidad heterogénea en un perro (el grosor normal es de unos 3 cm); se diagnosticó linfoma mediante aspiración con aguja fina.

Fig. 33.18 Bazo agrandado (de 3 cm de grosor), redondeado, con ecogenicidad normal en un gato (el grosor normal es de aproximadamente 1 cm); se diagnosticó linfoma mediante aspiración con aguja fina.[1-3]

Aspecto normal con tamaño aumentado

El tamaño esplénico es muy variable en perros normales, y este diagnóstico ha de establecerse con cautela. Los perros jóvenes activos, especialmente los de razas de trabajo, suelen tener un bazo más grande que los pacientes sedentarios de edad avanzada. La esplenomegalia suele reconocerse por un grosor esplénico mayor de 3 cm en perros y de 1 cm en gatos.[1-3] Los bordes redondeados son en cierto modo un indicador más fiable de esplenomegalia que el propio tamaño del bazo. Las causas pueden ser farmacológicas, congestión, estimulación inmunitaria/infección y neoplasia infiltrante. La esplenomegalia felina generalizada puede ser de origen neoplásico o infeccioso, siendo los diagnósticos más habituales linfoma, esplenitis infecciosa (p. ej., por *Cytauxzoon*) y mastocitoma (**fig. 33.18**).[1-3] La esplenomegalia generalizada en el perro, con hallazgos por lo demás normales, es más habitualmente benigna, aunque también puede obedecer a una interpretación excesivamente estricta.[1-3] Se ha constatado que, en perros, la administración de sedantes y anestésicos induce esplenomegalia, con aspecto normal en la ecografía y la TC. Esta alteración se ha referido con acepromazina, detomidina, dexmedetomidina, propofol, barbitúricos y alfaxalona. Esto no parece ocurrir en pacientes felinos. La relajación del músculo liso de la cápsula esplénica y la acumulación vascular causante de aumento de volumen podrían ser el origen de este cambio inducido por fármacos observado en perros.[17-18]

Conclusiones

▌ El aprendizaje de la identificación y evaluación de los ganglios linfáticos resulta de utilidad clínica, en especial en pacientes oncológicos, pero requiere práctica y estudios de imagen sistemáticos.

▌ Debe procederse a revisión del drenaje linfático de la lesión primaria, utilizando referencias anatómicas.

▌ Es necesario utilizar puntos de referencia vasculares para identificar los ganglios linfáticos y examinar el sistema linfático, y al mismo tiempo se podrán examinar los vasos.

▌ Debe medirse el grosor y comparar las mediciones con los valores normales publicados (más de 0,3 cm en gatos y de 0,7 cm en perros puede indicar anomalía de los ganglios).

▌ Es preciso evaluar la forma, recordando que, normalmente, algunos ganglios son más largos (los yeyunales) o más redondeados (los hepáticos). Los bordes irregulares son anómalos pero infrecuentes; el redondeo es anómalo y común en patología.

▌ Es necesario evaluar la ecogenicidad: la ecogenicidad moteada o reducida en relación con la grasa adyacente es anómala.

▌ Se deben obtener muestras si es factible y seguro.

Durante la evaluación ecográfica del bazo puede utilizarse un abordaje sistemático para configurar y priorizar los diagnósticos diferenciales.

En una exploración sistemática completa del abdomen hay que deslizarse desde la zona lateral izquierda del hígado hasta localizar el bazo lateral al riñón izquierdo. Para que la evaluación sea completa, se puede seguir un patrón de cuadrantes que incluya específicamente zonas dorsales para evaluar la cabeza del bazo.

▌ Si es posible, debe compararse la ecogenicidad con la de la zona lateral izquierda del hígado, ya que el bazo suele ser más ecogénico que el hígado.

▌ Han de examinarse los bordes esplénicos; deben ser agudos y puntiagudos; si están redondeados, es probable la esplenomegalia.

▌ El grosor se mide en la zona media del cuerpo. Normalmente en los gatos es menor de 1 cm y en los perros grandes es menor de 3 cm. Cuando el grosor es superior, han de reevaluarse los bordes y la ecogenicidad/ ecotextura.

▌ En bazos aumentados de tamaño se debe evaluar la ecogenicidad de todo el órgano; si es muy hipoecoico en perros, se debe realizar una evaluación vascular para descartar la torsión esplénica.

▌ Se deben evaluar cambios focales de la ecogenicidad: tipificar los nódulos, las masas y las lesiones en forma de cuña (p. ej., infartos). Se empleará el modo Doppler color para evaluar el flujo sanguíneo en las regiones anómalas.

▌ Los nódulos hiperecoicos suelen ser benignos (p. ej., mielolipomas, mineralización).

▌ Los nódulos hipoecoicos pequeños (de menos de 1 cm y bien definidos) son con frecuencia benignos (p. ej., hematopoyesis extramedular o hiperplasia nodular). Las revisiones seriadas pueden estar justificadas.

▌ Deben tomarse muestras (por aspiración con aguja fina) de los nódulos hipoecoicos o de ecogenicidad mixta con tamaño de moderado a grande, en particular de los que tengan bordes irregulares; son más probables la neoplasia maligna y otros diagnósticos menos comunes, como los abscesos.

▌ Cuando se detecta una masa esplénica, también se debe evaluar la posible presencia de líquido peritoneal y se tomará una muestra si está presente.

Bibliografía

1. Mattoon J, Sellon R, Berry C, editors. Small Animal Diagnostic Ultrasound 4th edition. St. Louis, Elsevier, 2020.

2. Penninck D, d'Anjou M (editors). Atlas of Small Animal Ultrasonography 2nd edition. Ames, IA, Wiley Blackwell, 2015.

3. Thrall DE, editor. Textbook of Veterinary Diagnostic Radiology 7th edition. St. Louis, MO, Elsevier, 2018.

4. Evans HE, De Lahunta A. Miller's Anatomy of the Dog 4th edition. St. Louis, MO, Elsevier, 2013.

5. Kinns J, Mai W. Association between malignancy and sonographic heterogeneity in canine and feline abdominal lymph nodes. *Vet Radiol Ultrasound* 48:565-569, 2007.

6. Schreurs E, Vermote K, Barberet V, et al. Ultrasonographic anatomy of abdominal lymph nodes in the normal cat. *Vet Radiol Ultrasound* 39:68-72, 2008.

7. Agthe P, Caine AR, Posch B, Herrtage ME. Ultrasonographic appearance of jejunal lymph nodes in dogs without clinical signs of gastrointestinal disease. *Vet Radiol Ultrasound* 50:195-200, 2009.

8. Llabrés-Díaz FJ. Ultrasonography of the medial lymph nodes in the dog. *Vet Radiol Ultrasound* 45:156-165, 2004.

9. Palladino S, Keyerleber MA, King RG, Burgess KE. Utility of computed tomography versus abdominal ultrasound examination to identify iliosacral lymphadenomegaly in dogs with apocrine gland adenocarcinoma of the anal sac. *J Vet Intern Med* 30:1858-1863, 2016.

10. Ying M, Bhati, KSS, Lee YP, Yuen HY, Ahuja AT. Review of ultrasonography of malignant neck nodes: greyscale, Doppler, contrast enhancement and elastography. *Cancer Imaging* 13: 658-669, 2013.

11. De Swarte M, Alexander K, Rannou B, et al. Comparison of sonographic features of benign and neoplastic deep lymph nodes in dogs. *Vet Radiol Ultrasound* 52:451-456, 2011.

12. Hardie EM, Vaden SL, Spaulding K, et al. Splenic infarction in 16 dogs: a retrospective study. J Vet Intern Med 9:141-148, 1995.

13. Mai W. The hilar perivenous hyperechoic triangle as a sign of acute splenic torsion in dogs. *Vet Radiol Ultrasound* 47:487-491, 2006.

14. Fife WD, Samii VF, Drost WT, Mattoon JS, Hoshaw-Woodard S. Comparison between malignant and nonmalignant splenic masses in dogs using contrast-enhanced computed tomography. *Vet Radiol Ultrasound* 45:289-297x, 2004.

15. Mallinckrodt MJ, Gottfried SD. Mass-to-splenic volume ratio and splenic weight as a percentage of body weight in dogs with malignant and benign splenic masses: 65 cases (2007-2008). *J Am Vet Med Assoc* 239:1325-1327, 2011.

16. Quinci M, Sabattini S, Agnoli C, Bettini G, Diana, A. Ultrasonographic honeycomb pattern of the spleen in cats: correlation with pathological diagnosis in 33 cases. *J Fel Med Surg* 22:800-804, 2020.

17. O'Brien RT, Waller KR III, Osgood TL. Sonographic features of drug-induced splenic congestion. *Vet Radiol Ultrasound* 45:225-227, 2004.

18. Masiuk MMM, Garcia-Pereira FL, Berry CR, Ellison GW. Effects of a single intravenous bolus injection of alfaxalone of canine splenic volume as determined by computed tomography. *Can J Vet Res* 82:203-207, 2018.

CAPÍTULO 34

Estudios de las vías urinarias con contraste: técnica e imagen normal

Micaela Zarelli y Chiara Bergamino

PUNTOS CLAVE

▐ Los estudios con contraste de las vías urinarias utilizan medios yodados hidrosolubles, iónicos o no iónicos, para evaluar el tracto urinario.

▐ La preparación del paciente es un punto clave para la consecución de un estudio diagnóstico.

▐ La urografía excretora intravenosa se lleva a cabo para evaluar las vías urinarias altas.

▐ Para la urografía excretora intravenosa se utiliza una dosis de 600 a 700 mg de yodo por kilo de peso corporal.

▐ La cistografía se utiliza para evaluar la vejiga urinaria.

▐ Para la cistografía con contraste positivo se utiliza un medio de contraste yodado hidrosoluble diluido al 20 % en solución salina estéril, hasta que la vejiga se muestra turgente.

▐ La uretrografía retrógrada se realiza para valorar la uretra.

▐ Para la uretrografía retrógrada en perros macho se utilizan entre 5 y 20 ml de medio de contraste yodado diluido al 15-20 %.

▐ Para la vaginouretrografía retrógrada en perros hembra se utiliza un volumen de medio de contraste de 1 ml/kg.

Urografía excretora intravenosa

La urografía excretora intravenosa (UEI) es una técnica radiográfica con contraste que se puede utilizar para evaluar el tamaño, la forma y la posición de los riñones y de la pelvis renal, así como el tamaño, la forma, la posición y la terminación de los uréteres, para lo que se emplean medios de contraste yodados hidrosolubles, iónicos o no iónicos.[1]

Las principales indicaciones clínicas de la urografía excretora son traumatismo, hematuria, uréter ectópico o sospecha de masa.[2] Las principales contraindicaciones son hipersensibilidad conocida a los medios de contraste, deshidratación/hipovolemia e hipotensión. La oliguria se considera una contraindicación, ya que, para el estudio diagnóstico, es necesaria una diuresis adecuada. Los medios de contraste yodados pueden causar insuficiencia renal aguda en pacientes con diuresis reducida, aunque podría producirse en cualquier paciente.[1] La hipotensión inducida por el contraste es el efecto adverso más frecuente. Aunque la urografía excretora es relativamente segura en pacientes con azotemia después de una hidratación adecuada, es muy poco probable obtener un estudio diagnóstico si los riñones no tienen una capacidad de concentración adecuada.[3]

La preparación del paciente es esencial para un estudio de buena calidad. El tracto gastrointestinal debe estar completamente vacío, ya que puede dificultar la visualización de las vías urinarias. Debe retirarse la comida al menos entre 12 a 24 h antes del estudio y se debe realizar un enema de limpieza unas horas antes del procedimiento. El paciente debe estar adecuadamente hidratado y normotenso. Se requiere inserción de un catéter intravenoso para sedación o anestesia general y para la inyección del contraste. Dado que el medio de contraste puede alterar ciertos parámetros, como la densidad urinaria, antes de realizar los estudios de contraste deben tomarse muestras de orina para su análisis.[5]

Antes de la inyección del medio de contraste se deben tomar radiografías simples para confirmar la correcta preparación del paciente (**figs. 34.1A** y **34.2A**).

La urografía excretora se realiza mediante inyección intravenosa de un bolo intravenoso de medio de contraste, con una dosis de 600 a 700 mg de yodo por kilo de peso corporal.

El estudio es una secuencia temporal que consta de cuatro fases: arteriograma, nefrograma vascular, nefrograma tubular y pielograma.[3]

La fase arterial permite la valoración de las arterias renales,[3,4] las cuales se opacifican aproximadamente de 5 a 7 s después de la inyección del bolo de medio de contraste.[2] En la fase de nefrograma vascular, el parénquima renal[4] comienza a opacificarse a los 10 s de la inyección, a medida que el contraste llena los vasos en el riñón. En primer lugar, el realce del contraste se torna mayor en la corteza que en la médula renal y progresa a una opacificación uniforme del parénquima renal a medida que el contraste se filtra y se

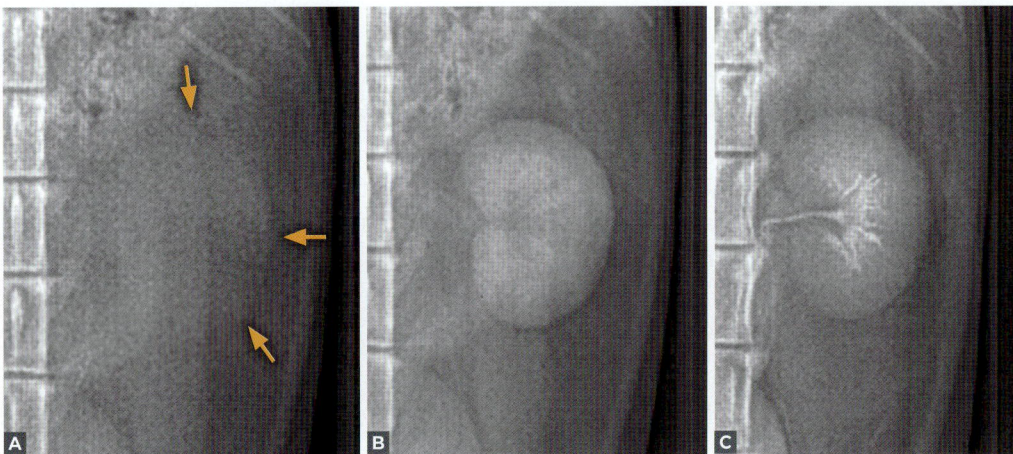

Fig. 34.1 Macho de gato doméstico de pelo corto castrado de 1 año. Proyecciones ventrodorsales de riñón izquierdo. (**A**) Radiografía simple que muestra un riñón izquierdo normal (flechas). (**B**) Trascurrido 1 min y medio desde la administración intravenosa de contraste yodado, se observa la captación homogénea de contraste del parénquima renal (nefrograma tubular). (**C**) A los 3 min desde la administración intravenosa de contraste yodado se observa pérdida de intensidad del nefrograma y acumulación de contraste en la pelvis renal izquierda (pielograma) y en el uréter izquierdo proximal. Estudio normal.

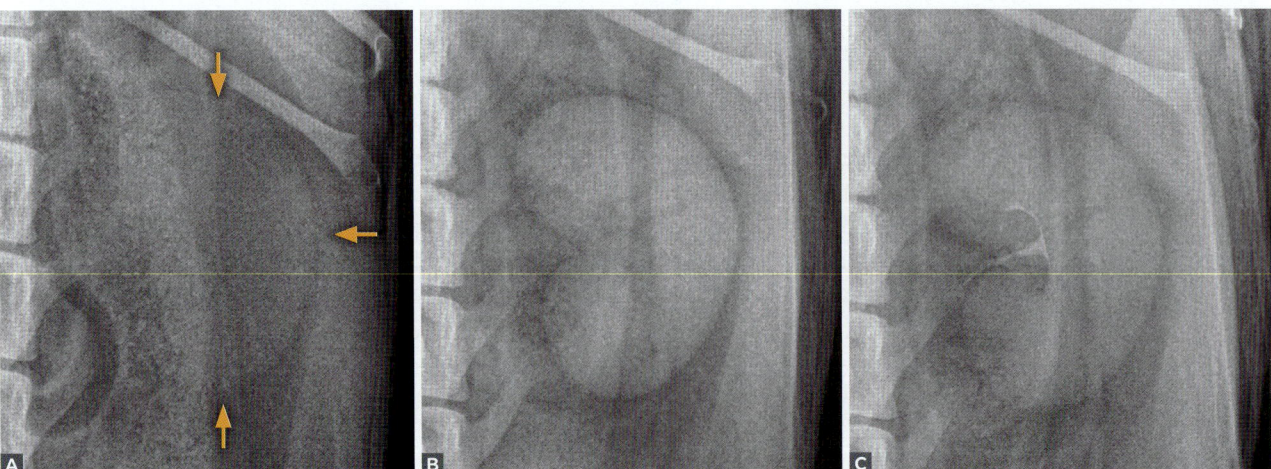

Fig. 34.2 Hembra de beagle esterilizada de 10 meses. Proyecciones ventrodorsales de riñón izquierdo. (**A**) Radiografía simple que muestra el riñón izquierdo normal (flechas). El abdomen no ha sido debidamente preparado y las heces se superponen al riñón. (**B**) Después de 1 min desde la administración intravenosa de contraste yodado se observa captación homogénea de contraste en el parénquima renal (nefrograma tubular). (**C**) A los 3 min de la administración intravenosa de contraste yodado se observan pérdida de intensidad del nefrograma y acumulación de contraste en la pelvis renal izquierda (pielograma) y en el uréter izquierdo proximal. Estudio normal.

recoge en los túbulos, con una duración del nefrograma tubular de hasta 2 min, para luego ir perdiendo intensidad de forma gradual (**figs. 34.1B** y **34.2B**).[2]

A medida que el nefrograma pierde progresivamente intensidad, el contraste se acumula en la pelvis renal y los uréteres: es la fase de pielograma (**figs. 34.1C** y **34.2C**).[4]

Antes de iniciar el estudio, se coloca al paciente en decúbito dorsal y, entre 5 y 10 s después de la inyección del contraste, se toma una radiografía ventrodorsal para evaluar las arterias renales en la fase de arteriograma. Esta radiografía solo puede tomarse en pacientes pequeños o cuando se utiliza un inyector a presión en pacientes más grandes para garantizar la rápida inyección de un bolo compacto de contraste. A continuación, un estudio estándar requiere la toma inmediata de radiografías ventrodorsales y laterales derechas, desde los 10 s hasta los 2 min, y luego a los 5, 20 y 40 min. Los tiempos varían dependiendo del área de interés. Por ejemplo, si el objetivo principal es evaluar uno o ambos riñones, las imágenes deben obtenerse rápidamente antes de que el contraste desaparezca. Es posible que sea necesario modificar los tiempos de adquisición de imágenes, dependiendo de cómo se acumule el contraste en los riñones y los uréteres. Un uréter dilatado puede tardar 20-30 min en llenarse de contraste. Para una mejor visualización de los uréteres, se pueden añadir proyecciones oblicuas a los 5, 20 y 40 min. Unos uréteres normales muestran peristaltismo y, a menudo, se requieren múltiples imágenes en cada momento para evaluar su longitud completa. Una pelvis renal normal no supera los 3 mm de diámetro.[1] En algunos perros y en la mayoría de los gatos pueden identificarse los divertículos pélvicos, que aparecen como puntas finas (de 1 mm) con disposición radial desde la pelvis hacia la periferia.[2] Los uréteres miden menos de 3 mm de ancho, tienen forma tubular y muestran segmentación debido al peristaltismo ureteral.[1] Terminan en la cara dorsal del cuello de la vejiga, donde se curvan en sentido craneal a lo largo de un breve trayecto, antes de entrar en la pared.[2]

En caso de traumatismo, se realizan de forma sistemática radiografías simples de abdomen como método de evaluación. Sin embargo, esta técnica tiene un valor limitado y, a menudo, se hacen necesarias técnicas complementarias de diagnóstico por imagen (**fig. 34.3**). La ecografía abdominal se utiliza para investigar una lesión traumática, pero no puede confirmar una laceración ureteral.[2] En estos pacientes, realizar urografía excretora y la uretrocistografía puede ser de utilidad para examinar todo el sistema urinario.[6] Ante pacientes que presentan un traumatismo con posible lesión ureteral es fundamental garantizar una hidratación adecuada y una presión arterial normal antes de realizar una UEI. No es necesaria la preparación gastrointestinal.

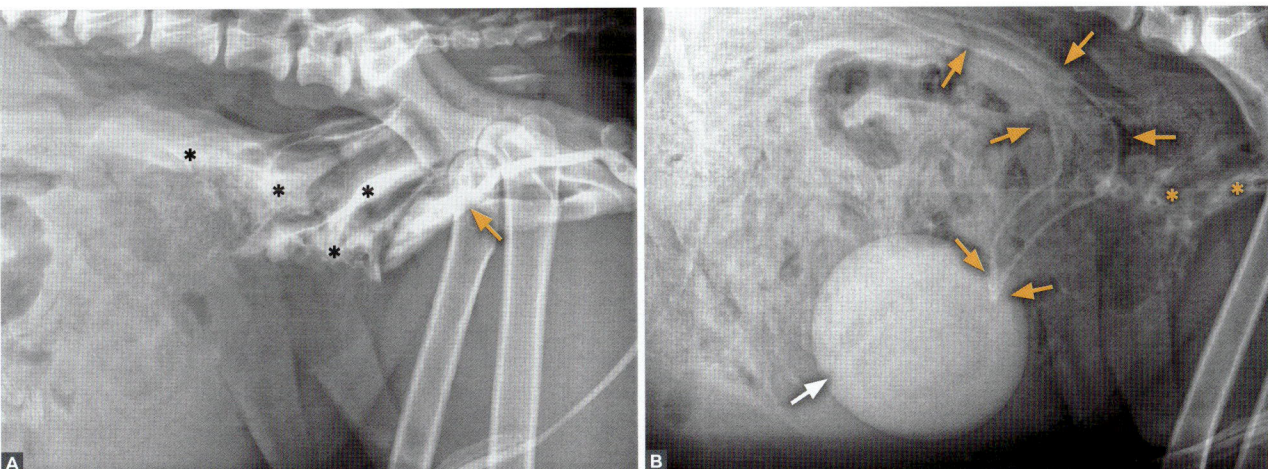

Fig. 34.3 Macho de sharpei esterilizado de 11 años con antecedentes de traumatismo por accidente de tráfico en las últimas 24 h y derrame abdominal. Proyecciones laterales izquierdas de uretrografía retrógrada (**A**) y urografía excretora (**B**). Hay disminución del detalle de la serosa en la zona caudal de la cavidad peritoneal, visible en ambas proyecciones. (**A**) A la altura de la unión entre la uretra prostática y el cuello de la vejiga, la uretra pierde su forma tubular normal (flecha naranja) y, en esta región, el contraste entra en la cavidad peritoneal (asteriscos negros). No hay llenado retrógrado con contraste de la vejiga urinaria. (**B**) Después de la administración intravenosa de medio de contraste yodado se identifican los uréteres derecho e izquierdo y su inserción normal en el trígono (flechas naranjas). Se observa contraste residual en la zona caudal de la cavidad peritoneal procedente de la uretrografía retrógrada (asteriscos naranjas). Sin embargo, no hay evidencia de más fugas de contraste hacia el espacio retroperitoneal. La vejiga urinaria se encuentra desplazada cranealmente y llena de contraste, con bordes lisos (flecha blanca), pero no se visualiza la unión vesicoureteral. Una avulsión traumática de la vejiga urinaria, con uroabdomen secundario, se confirmó mediante cirugía.

Se sitúa al paciente en decúbito lateral y se toman radiografías simples. A continuación se inyecta un bolo de contraste y, al cabo de 5 min, se obtiene una radiografía lateral. Esta debe mostrar realce nefrográfico de ambos riñones y, al menos, llenado parcial con contraste de los uréteres. Se toman radiografías laterales adicionales hasta que ambos uréteres se hayan llenado de contraste y este haya llenado la vejiga, lo que confirma la integridad de las vías urinarias superiores. Una laceración renal o ureteral se muestra como una acumulación poco definida de contraste en el espacio retroperitoneal. En caso de avulsión renal, completa o incompleta, no hay realce del riñón. Si existe trombosis de la arteria renal, es posible que la función renal excretora y la capacidad para excretar el contraste se vean afectadas, o completamente impedidas y, en consecuencia, da lugar a un nefrograma poco evidente o nulo, según la extensión de la oclusión.[6,7] Otra posibilidad es que el contraste salga hacia el retroperitoneo o el peritoneo, lo que indicaría laceración renal o ureteral.[6,7]

Cistografía: neumocistografía, cistografía de contraste positivo y cistografía de doble contraste

Hay tres técnicas radiográficas de contraste para evaluar la vejiga urinaria: cistografía de contraste positivo, cistografía de contraste negativo (neumocistografía) y cistografía de doble contraste, aunque todas ellas han sido reemplazadas casi por completo por la ecografía.[3,4,8]

Las indicaciones clínicas para la realización de una cistografía son traumatismos, hematuria, disuria, polaquiuria, bacteriuria resistente y estranguria. La cistografía también se puede utilizar para evaluar la integridad de la vejiga después de un traumatismo.[9] El uso de la urografía intravenosa y la cistografía permite la evaluación completa de las vías urinarias en caso de traumatismo.[6]

La cistografía tiene pocas contraindicaciones. La embolia gaseosa mortal es una complicación infrecuente que se ha comunicado en perros y gatos con hemorragia activa de la mucosa en el momento de la cistografía. Para la neumocistografía, se debe colocar al paciente en decúbito lateral izquierdo, ya que así se impide la circulación de aire hacia las arterias pulmonares desde el corazón derecho. El riesgo de embolización también se reduce mediante el uso de CO_2 o NO_2, ya que estos gases presentan mayor solubilidad que el aire ambiental. Otras complicaciones son poco frecuentes; sin embargo, una técnica inadecuada de sondaje puede provocar traumatismo y contaminación bacteriana.[3,8] La preparación del paciente es similar a la que se sigue en la urografía excretora. El paciente debe estar sedado o anestesiado antes del sondaje y se deben tomar radiografías simples antes del estudio de contraste. El sondaje se efectúa después de llenar el catéter con solución salina o con contraste, para reducir la formación de burbujas de aire, que pueden simular cálculos vesicales o uretrales.[9] Se utiliza medio de contraste yodado hidrosoluble diluido al 20 % en solución salina estéril, con una dosis aproximada de 10 ml de medio de contraste por kilo de peso corporal. La inyección debe detenerse cuando la vejiga se note turgente a la palpación o si se percibe contrapresión en el émbolo de la jeringa (**fig. 34.4**).[9]

La cistografía con contraste positivo está indicada para evaluar la posición de la vejiga y la integridad de la pared,[3,8] aunque esta técnica no es la ideal para la evaluación de los detalles de la mucosa.[9]

La neumocistografía está indicada para evaluar la ubicación y forma de la vejiga[9] o, en combinación con una urografía intravenosa, para aumentar la visibilidad de las uniones ureterovesicales (**fig. 34.5**).[8]

La cistografía de doble contraste resulta excelente para poner de manifiesto la enfermedad mural y los defectos de llenado intraluminal (**fig. 34.6**).[3]

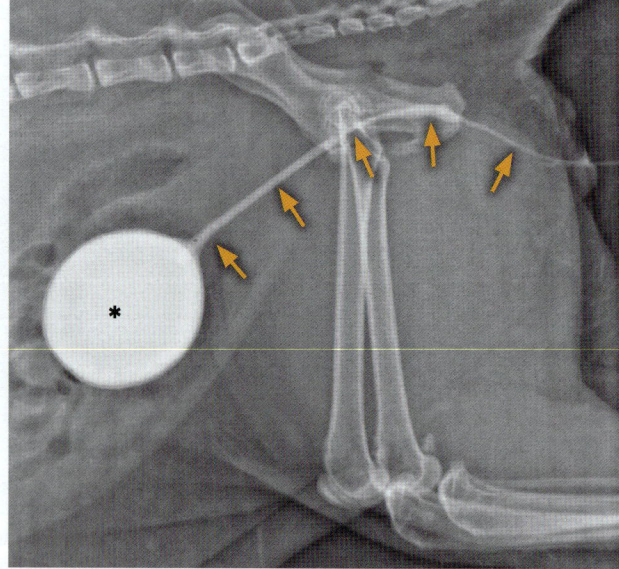

Fig. 34.4 Macho de gato doméstico de pelo corto esterilizado de 8 años. Proyección lateral derecha de una cistouretrografía retrógrada. El estudio se realizó con un medio de contraste yodado no iónico. La uretra (flechas naranjas) y la vejiga urinaria (asterisco negro) muestran posición y llenado con contraste normales. Estudio normal.

Para la doble cistografía, el procedimiento suele comenzar con la administración de medio de contraste negativo (neumocistografía), seguida de unos mililitros de medio de contraste yodado no diluido (en gatos 0,5-1 ml; en perros 1-6 ml, en función del tamaño) (**fig. 34.7**).[8] Se debe desplazar suavemente al paciente a uno y otro lado para distribuir el contraste positivo por toda la pared de la vejiga urinaria.[8]

Para todas las técnicas de contraste, una vez alcanzada la adecuada distensión de la vejiga urinaria, deben tomarse proyecciones ortogonales del abdomen. La pared de la vejiga urinaria debe presentar márgenes lisos con todo el contraste y el contenido vesical de aspecto homogéneo (radiopaco o radiotransparente, según la técnica), sin evidencia de defectos de llenado.

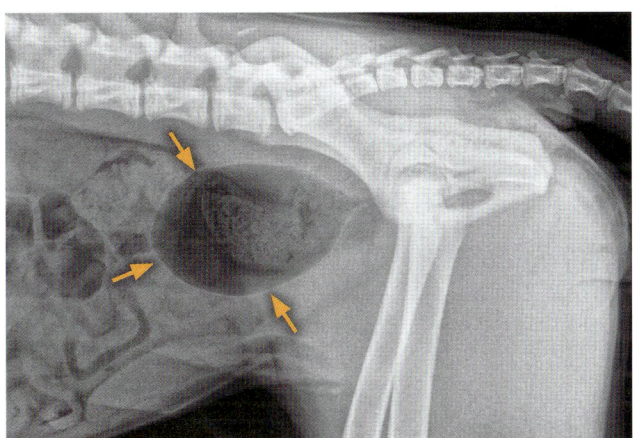

Fig. 34.5 Hembra de labrador retriever intacta de 4 meses. Proyección lateral izquierda de una neumocistografía. El estudio se realizó con inyección de CO_2 (contraste negativo) a través de una sonda urinaria, que después de retiró. La vejiga urinaria (flechas) se muestra distendida con gas y tiene una posición normal. El gas permite una buena visualización de la superficie luminal lisa. El colon contiene material fecal y se superpone a la vejiga urinaria. Estudio normal.

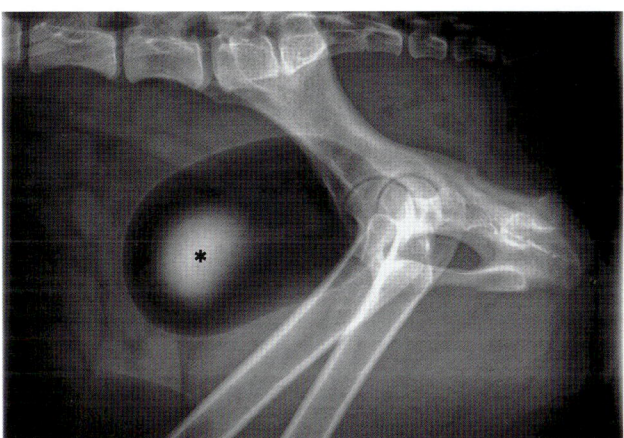

Fig. 34.6 Perra de raza mixta esterilizada de 4 años. Proyección lateral izquierda de una cistografía de doble contraste. El estudio se realizó con administración de CO_2 (contraste negativo) y medio de contraste yodado no iónico (contraste positivo). El gas radiotransparente llena la vejiga urinaria, mientras que el medio de contraste yodado forma un acúmulo radiopaco en la parte en declive (más baja) de la vejiga (asterisco negro). La pared de la vejiga urinaria se muestra lisa y no se observan defectos de llenado en el acúmulo de contraste. Estudio normal.

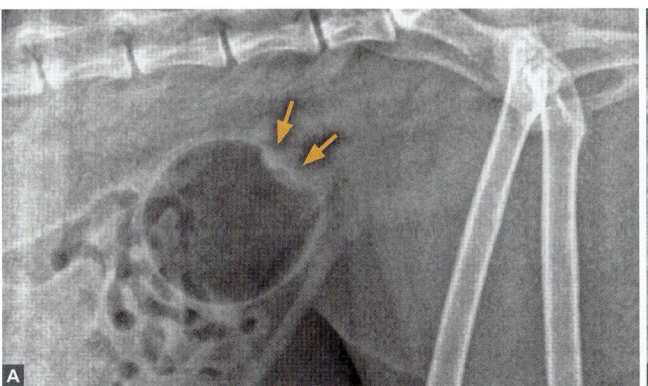

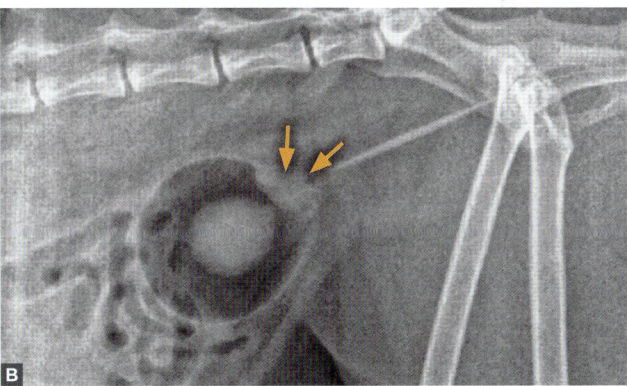

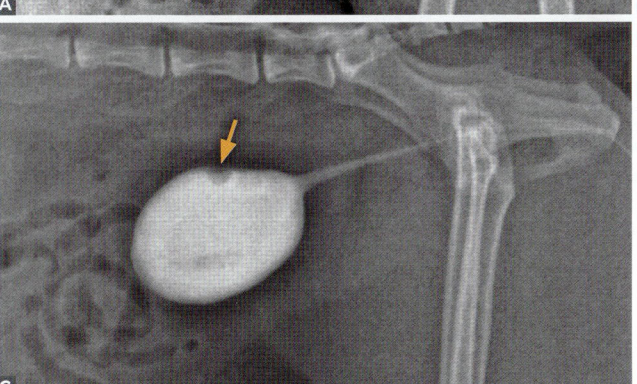

Fig. 34.7 Macho de gato doméstico de pelo corto castrado de 12 años. Proyecciones laterales izquierdas de neumocistografía (**A**), cistografía de doble contraste (**B**) y cistografía positiva (**C**). El estudio se realizó con inyección de CO_2 y medio de contraste yodado no iónico. Se observa una masa mural lobulada de base amplia en la región de la unión vesicouretral (flechas naranjas). Esta masa se visualiza mucho mejor mediante neumocistografía (**A**) y cistografía de doble contraste (**B**). En la cistografía positiva (**C**), el defecto de llenado de contraste es más sutil y más difícil de visualizar, quedando totalmente oculto por el contraste. La histopatología confirmó el diagnóstico de carcinoma de células transicionales.

Uretrografía de contraste

Se realiza una uretrografía retrógrada para evaluar la posición, la integridad, la permeabilidad o un posible defecto congénito de la uretra.[3,4]

Uretrografía retrógrada (machos)

Se requiere colocación de un catéter intravenoso para sedación profunda o anestesia general. Antes del estudio de contraste han de obtenerse radiografías simples. En perros, es preferible el uso de una sonda uretral con balón inflable, que limita las fugas y ayuda a conseguir una presión de inyección adecuada para distender la uretra. Para los pacientes felinos se utiliza una sonda Tomcat. Tras la preparación aséptica, se introduce la sonda urinaria, situando su extremo en la uretra distal, y se inyectan lentamente de 5 a 20 ml del medio de contraste yodado al 15-20 %.[3,8] En perros, al final de la inyección del medio de contraste, se obtiene una radiografía lateral y, después, radiografías ventrodorsales oblicuas (**fig. 34.8**).

El uretrograma normal se caracteriza por una delineación lisa de la uretra, sin evidencia de fuga de contraste ni defectos de llenado. En el perro, la uretra normal muestra una ligera variación en el diámetro y suele ser más estrecha a su paso por la próstata. La uretra felina normal tiene un diámetro relativamente uniforme en toda su longitud.

Entre los hallazgos normales en perros macho no esterilizados se encuentra el reflujo de contraste hacia los conductos prostáticos.[11]

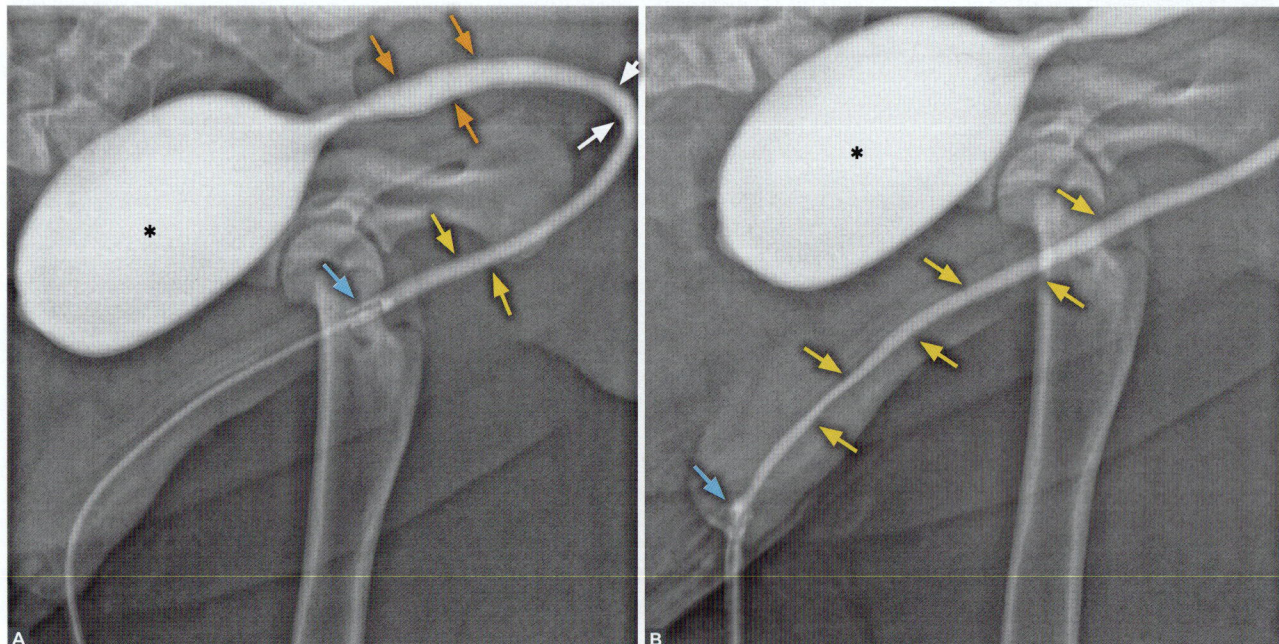

Fig. 34.8 Macho de golden retriever intacto de 5 meses. (**A**, **B**) Proyecciones oblicuas de cistouretrografía retrógrada. El estudio se realizó con un medio de contraste yodado no iónico (contraste positivo). La vejiga urinaria (figs. 34.8A y 34.8B, asterisco negro) presenta posición y llenado de contraste normales. Para llenar los segmentos prostáticos (fig. 34.8A, flechas naranjas), isquiático (fig. 34.8A, flechas blancas) y peniano (fig. 34.8A y 34.8B, flechas amarillas) de la uretra, se reposiciona el extremo de la sonda (figs. 34.8A y 34.8B, flechas azules) entre las inyecciones de contraste con el fin de garantizar una buena distensión de todos segmentos. Estudio normal.

Vaginouretrografía retrógrada (hembras)

Se requiere la colocación de un catéter intravenoso para anestesia general. Deben tomarse radiografías simples antes del estudio de contraste. Tras la preparación aséptica, se introduce una sonda Foley, colocando su extremo en el vestíbulo vaginal. El balón se infla después de pinzar los labios vulvares con pinzas atraumáticas, para evitar fugas. Se inyecta lentamente el medio de contraste, a razón de 1 ml/kg, evitando una presión elevada; al mismo tiempo se produce la opacificación de la vagina y de la uretra.[8] Tanto en perros como en gatos, al final de la inyección del medio de contraste se deben tomar radiografías laterales y ventrodorsales oblicuas.[4]

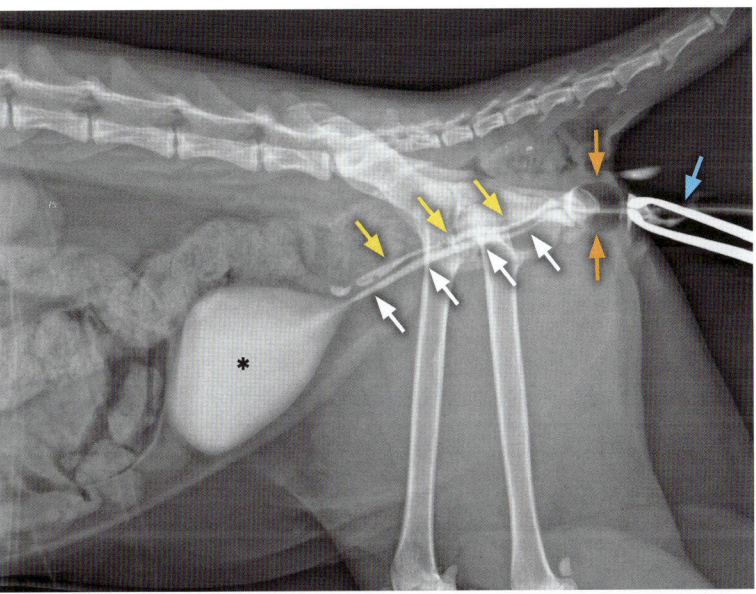

Fig. 34.9 Hembra de gato doméstico de pelo corto esterilizada de 1 año. Proyección lateral derecha de vaginouretrocistografía retrógrada. El estudio se realizó con medio de contraste yodado no iónico (contraste positivo). Se observa una sonda Foley con balón lleno de gas (flechas naranjas), situado en el vestíbulo vaginal. Se distinguen unas pinzas metálicas, aplicadas para reducir la salida de contraste (flecha azul). La uretra (flechas blancas) y la vejiga urinaria (asterisco negro) muestran posición y llenado de contraste normales. La vagina (flechas amarillas) también está llena de contraste; no obstante, en su zona craneal, se observan algunos defectos radiotransparentes que corresponden a burbujas de gas. Estudio normal.

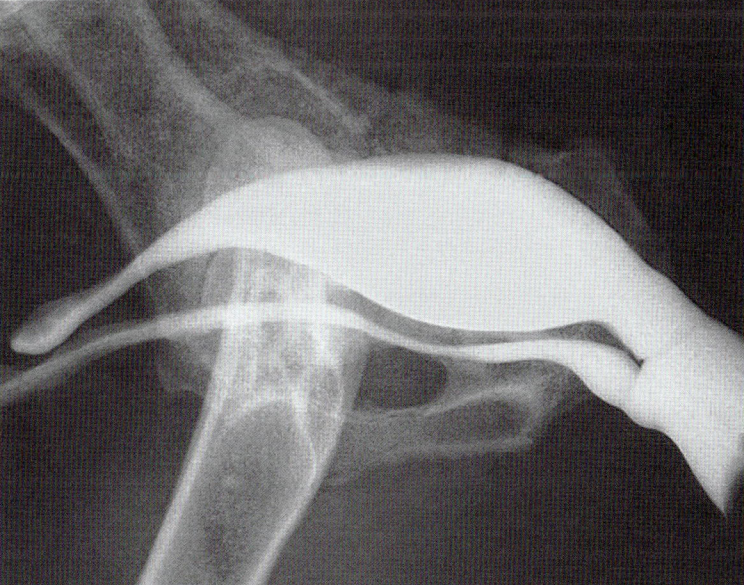

Fig. 34.10 Perra adulta esterilizada. Proyección lateral derecha de vaginouretrocistografía retrógrada. Se realizó un estudio como el de la fig. 34.9. Por cortesía del profesor Marco Russo.

Bibliografía

1. Heuter KJ. Excretory urography. Clin Tech Small Anim Pract 20:39-45, 2005.
2. Seiler G. Kidneys and ureters. In Thrall, DE (editor). Textbook of Veterinary Diagnostic Radiology 7th edition. Saunders Elsevier, 2016, pp 823-845
3. Pugh CR, Rhodes WH, Biery DN. Contrast studies of the urogenital system. Vet Clin North Am Small Anim Pract 23:281-306, 1993.
4. Baines E. Practical contrast radiography 3. Urogenital studies. Part III. In Practice 27:466-473, 2005.
5. Feeney DA, Osborne CA, Jessen CR. Effects of radiographic contrast-media on results of urinalysis, with emphasis on alteration in specific gravity. J Am Vet Med Assoc 176:1378-1381, 1980.
6. Morgan JP, Wolvekamp P (editors). Atlas of Radiology of the Traumatized Dog and Cat: The Case-Based Approach 2nd edition. Schlütersche, 2010.
7. Kealy JK, McAllister H, Graham J (editors). Diagnostic Radiology and Ultrasonography of the Dog and Cat 5th edition. Elsevier Saunders, 2010.
8. Hecht S. Diagnostic imaging of lower urinary tract disease. Vet Clin North Am Small Anim Pract 45:639-663, 2015.
9. Essman SC. Contrast cystography. Clin Tech Small Anim Pract 20:46-51, 2005.
10. Johnston GR, Jessen CR, Osborne CA. Effects of bladder distension on canine and feline retrograde urethrography. Vet Radiol:271-277, 1983.
11. Ackerman N. Prostatic reflux during positive contrast retrograde urethrography in the dog. Vet Radiol Ultrasound 24:251-259, 1983.

CAPÍTULO 35

Riñones y uréteres

Ryan B. Appleby

PUNTOS CLAVE

▮ Las enfermedades renales son frecuentes en pequeños animales y pueden presentarse con diversos signos, que varían entre anomalías urinarias localizadas y enfermedad sistémica.

▮ Las radiografías no tienen sensibilidad ni especificidad para las etiologías subyacentes, pero constituyen una valiosa herramienta de detección de alteraciones macroscópicas del tamaño, de la forma y de la opacidad renales.

▮ Las radiografías normales no descartan una enfermedad renal subyacente.

▮ La ecografía es la principal modalidad de diagnóstico por imagen, debido a su facilidad de uso y a su accesibilidad, pero tiene una limitada capacidad de diferenciación de diagnósticos concretos.

▮ La tomografía computarizada es una excelente y valiosa herramienta de diagnóstico y se utiliza para evaluar casos complejos y planificar intervenciones quirúrgicas.

Las enfermedades de las vías urinarias altas (riñones y uréteres) son frecuentes en pequeños animales. A menudo, el diagnóstico por imagen de enfermedades renales implica el uso de varias técnicas. Las radiografías representan una herramienta inicial de diagnóstico de uso frecuente, pero se limitan a detectar cambios en el tamaño, la forma y la opacidad de los riñones y de los uréteres y no proporcionan información sobre la función. Las radiografías suelen complementarse con ecografías y estudios de tomografía computarizada (TC) o, en algunos casos, son sustituidas por alguna de estas técnicas. Independientemente de la modalidad de diagnóstico por imagen utilizada, existe escasa correlación entre la gravedad de los hallazgos de las técnicas de imagen y la gravedad de la azoemia o de los signos clínicos.

Riñones

Riñones normales

En perros y gatos, los riñones normales suelen ser visibles en el espacio retroperitoneal, en forma de estructuras ovoides con opacidad de tejido blando, siempre y cuando exista suficiente tejido graso local. En perros, el riñón izquierdo suele ser visible, pero el riñón derecho queda oculto aproximadamente en la mitad de los pacientes. A veces, en las radiografías ventrodorsales, los riñones normales quedan ocultos por la superposición del intestino y las heces, especialmente el riñón derecho (**fig. 35.1**). En gatos, ambos riñones suelen ser visibles en las radiografías laterales y ventrodorsales, pero pueden quedar ocultos por el material fecal. Es posible medir los riñones en las radiografías y se ha referido que miden entre 2,5 y 3,5 veces la longitud de L2 en perros,[1] aunque los riñones de los perros más pequeños y braquicéfalos son relativamente más grandes en comparación con los de los perros más grandes y dolicocéfalos.[2] Ha quedado documentado que el tamaño renal normal en gatos está comprendido entre 1,9 y 3,2 veces la longitud de L2.[3]

En las ecografías, el riñón normal muestra diferenciación entre la corteza renal y la médula. La corteza es la porción externa, que es hiperecoica, y la médula es la porción interna, que es hipoecoica (**fig. 35.2**). En algunos casos existe variación en la imagen de la médula, de modo que la zona externa de la misma aparece hiperecoica, lo que se considera un hallazgo normal, especialmente en perros de razas pequeñas[4], y no debe confundirse con una patología renal (**fig. 35.2**). En perros, las mediciones ecográficas de los riñones varían dentro de un amplio rango, en función de la talla corporal, habiéndose descrito como referencia de tamaño renal normal un valor de la relación riñón/aorta comprendido entre 5,5 y 9,1.[5] Se ha referido que, por ecografía, el tamaño normal del riñón en gatos está comprendido entre 3 cm y 4,3 cm.[6]

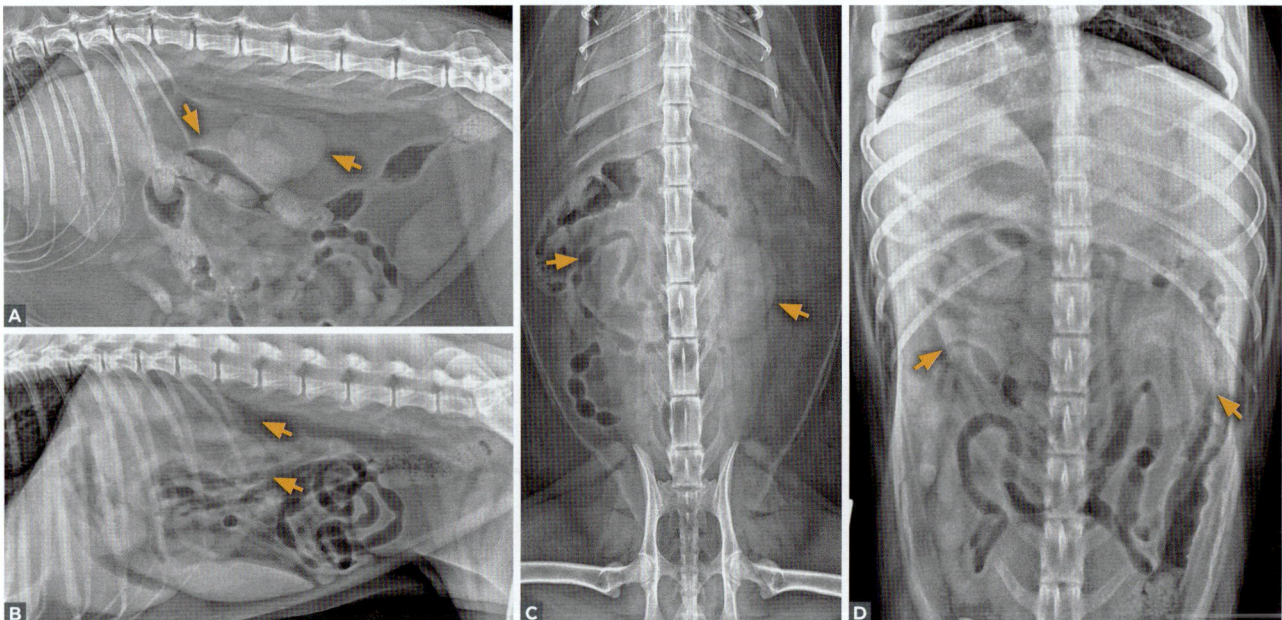

Fig. 35.1 Radiografías laterales (**A**, **B**) y ventrodorsales (**C**, **D**) de un gato (**A**, **C**) y un perro (**B**, **D**) que muestran la imagen radiográfica de los riñones normales (flechas). Se observa que los riñones en el perro son más difíciles de perfilar en comparación con los del gato, por la menor cantidad de grasa en el espacio retroperitoneal y, en la proyección ventrodorsal, por la superposición con otros órganos abdominales.

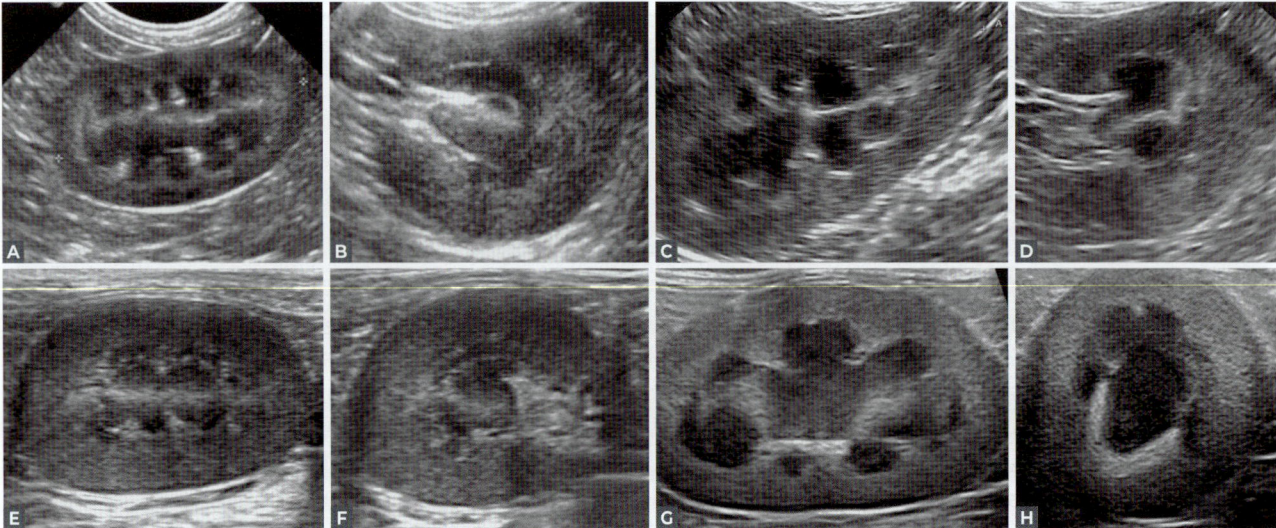

Fig. 35.2 Imágenes longitudinales (**A**, **C**, **E**, **G**) y transversales (**B**, **D**, **F**, **H**) de los riñones de un cruce de caniche (**A**, **B**), de un Boston terrier (**C**, **D**) y de un gato doméstico de pelo corto (**E**, **F**, **G**, **H**). La parte externa del riñón es la corteza, típicamente hiperecoica en relación con la médula, que es hipoecoica. En algunos pacientes hay una banda hiperecoica en la zona externa de la médula (**A**). Este hallazgo no debe confundirse con un signo de banda medular, que es indicación inespecífica de enfermedad.

Enfermedad y/o insuficiencia renal crónica

La enfermedad y/o insuficiencia renal crónica es uno de los síndromes renales más frecuentes y afecta al menos al 1,2 % de los gatos[7] y al 0,2 % de los perros.[8] Los gatos mayores se ven especialmente afectados, habiéndose identificado enfermedad renal crónica en más del 50 % de los gatos en algunos estudios.[9] La etiología es poco conocida y puede obedecer a diversos orígenes, entre ellos afectación renal por infección, toxinas o compromiso vascular. No obstante, con frecuencia, los hallazgos histopatológicos son los de una fibrosis tubulointersticial.[10,11] Las enfermedades renales y ureterales pueden tener manifestaciones clínicas inespecíficas que incluyen, entre otras, pérdida de peso, malestar general, anorexia/hiporexia, vómitos, dolor y poliuria/polidipsia. A menudo, las anomalías de laboratorio son elevaciones de la creatinina sérica y el nitrógeno ureico en sangre, dimetilarginina simétrica e hipostenuria. Los hallazgos de las pruebas de diagnóstico por imagen van desde ausencia de anomalías hasta graves cambios morfológicos. Los hallazgos más frecuentes con técnicas de imagen son aparición de infartos (**fig. 35.3**), tamaño reducido (**figs. 35.3** y **35.4A**) y mineralización (**fig. 35.5**).

Las imágenes ecográficas pueden evidenciar una pérdida de definición corticomedular (**figs. 35.4B** y **35.6**), con aumento de la ecogenicidad de la médula, normalmente hipoecoica, y disminución del grosor cortical.[12] En ocasiones, se observan en la médula renal bandas hiperecoicas, que constituyen un hallazgo inespecífico. Con frecuencia, una banda hiperecoica gruesa se asocia a enfermedad renal crónica en comparación con un "anillo" fino. El seguimiento de la enfermedad renal crónica se realiza mejor mediante análisis de sangre,

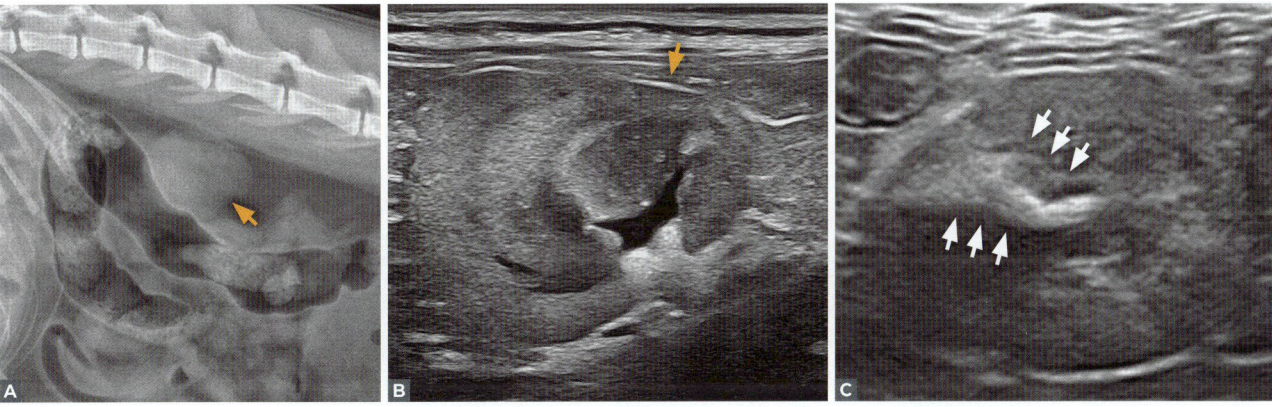

Fig. 35.3 (**A**) Radiografía e (**B**) imagen ecográfica longitudinal correspondiente a un gato con un supuesto infarto crónico del polo caudal del riñón izquierdo. Obsérvese el defecto cóncavo poco profundo en el borde cortical ventral caudal del riñón indicado por la flecha naranja en ambas imágenes. El riñón muestra evidencia adicional de degeneración, caracterizada por pérdida de definición corticomedular y leve dilatación de la pelvis renal. (**C**) Algunos infartos pueden identificarse en la ecografía como focos hiperecoicos triangulares, con o sin aplanamiento cortical concurrente (flechas blancas).

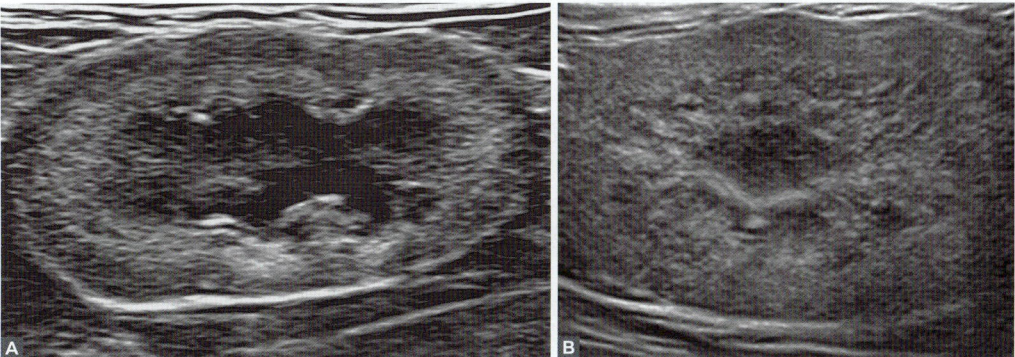

Fig. 35.4 (**A**) Imagen ecográfica de una hembra esterilizada de gato doméstico de pelo corto de 10 años con enfermedad renal crónica causada por obstrucción ureteral crónica e intermitente. El riñón es de pequeño tamaño (~ 2 cm), con corteza hiperecoica y moteado hiperecoico en algunas zonas de la médula. (**B**) Imagen ecográfica longitudinal de un macho castrado de gato doméstico de pelo corto de 10 años con pronunciada pérdida de definición corticomedular y médula relativamente hiperecoica.

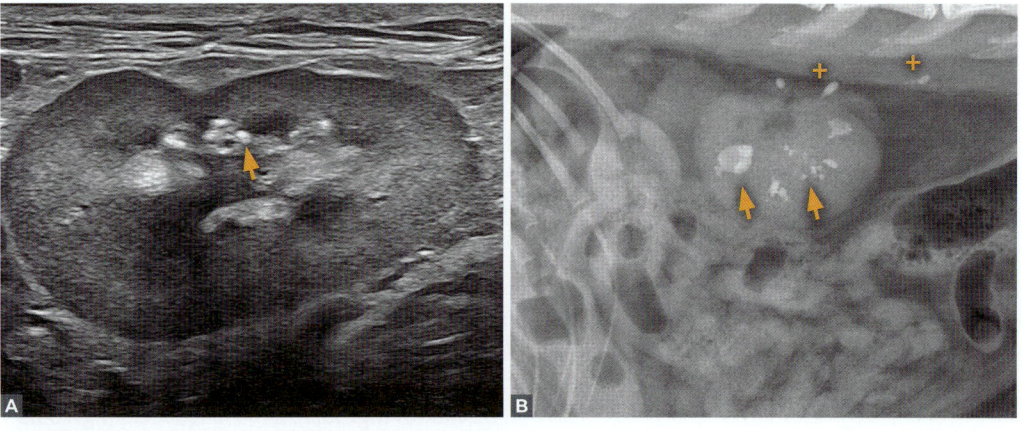

Fig. 35.5 Los cálculos pueden observarse ecográficamente (**A**), como focos hiperecoicos, a menudo en la pelvis renal o en los tejidos peridiverticulares (flechas), o radiográficamente (**B**), como una opacidad mineral en el área de los riñones. En este ejemplo aparecen cálculos también en los uréteres (+). Estas imágenes corresponden a un macho castrado de gato doméstico de pelo corto de 6 años (**A**) y a un gato siberiano de 3 años (**B**), ambos con azotemia aguda.

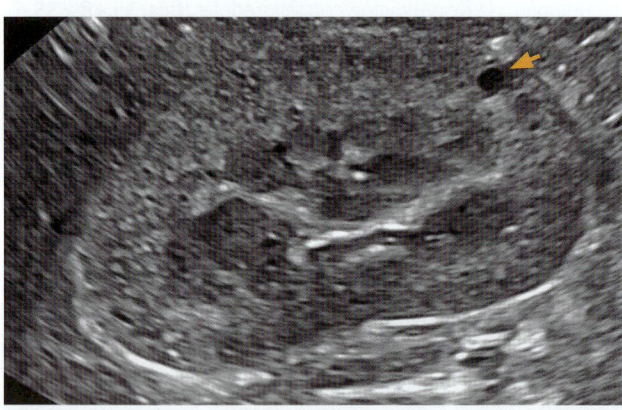

Fig. 35.6 Imagen ecográfica longitudinal de un riñón felino que muestra cambios degenerativos leves. Hay pérdida de definición corticomedular, numerosos focos corticales hiperecoicos puntiformes y un quiste en el polo caudal (flecha).

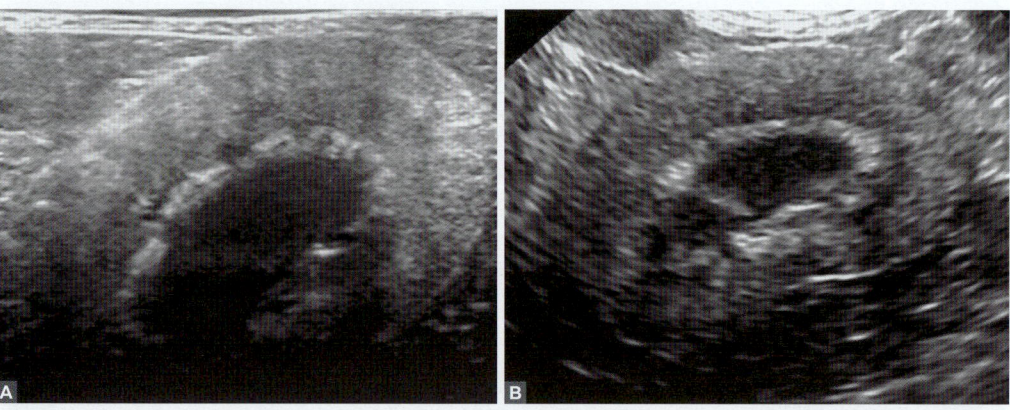

Fig. 35.7 Imágenes ecográficas longitudinales del riñón izquierdo de una hembra de King Charles cavalier spaniel con azotemia crónica. Aparece una banda medular gruesa y las cortezas son hiperecoicas. El detalle en la corteza renal se visualiza mejor con una sonda lineal (**A**) de alta frecuencia (18 MHz) que con una microconvexa (**B**) de menor frecuencia (9 MHz).

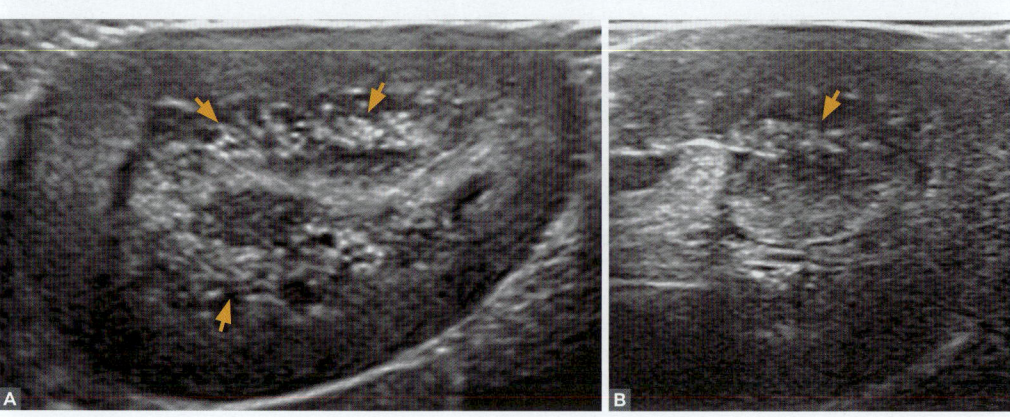

Fig. 35.8 Imágenes longitudinal (**A**) y transversal (**B**) del riñón izquierdo de una hembra de cairn terrier de 9 meses llevada a consulta para someterla a pruebas de detección de displasia renal preclínica. Las imágenes muestran moteado hiperecoico de la médula (flechas), compatible con displasia renal.

en la medida en que la gravedad de las anomalías observadas en las imágenes no guarda relación directa con la pérdida de función ni con el grado de azotemia.

Displasia renal

Se han descrito enfermedades renales familiares en un gran número de razas tanto de perros como de gatos, con diversas etiologías subyacentes, entre ellas amiloidosis, enfermedad renal poliquística y displasia renal.[23] Existe una coincidencia importante entre las imágenes de diversas enfermedades, que no es posible distinguir sin una biopsia o sin pruebas genéticas. No obstante, se han descrito los hallazgos de imagen de algunos trastornos.

La displasia renal es un trastorno hereditario en el que el tejido renal no llega a diferenciarse y desarrollarse de forma adecuada. Se ha comunicado en numerosas razas caninas, entre ellas cairn terrier, golden retriever, cocker spaniel, bóxer,[24] rhodesian ridgeback, shih tzu, bullmastiff[25] y boyero de Berna. Si bien se observa una importante coincidencia en los hallazgos de imagen con otras causas de enfermedad renal crónica, se han descrito imágenes características en algunos grupos de perros (**fig. 35.7**). Por ejemplo, en cairn terriers[26], las características ecográficas incluyen menor definición corticomedular y moteado hiperecoico o hiperecogenicidad generalizada de la médula renal (**fig. 35.8**). Si bien la biopsia es la prueba diagnóstica de referencia, a menudo el diagnóstico se realiza a partir de una combinación de elementos descriptivos del animal (paciente joven), datos de laboratorio (evidencia de insuficiencia renal) y hallazgos en la pruebas de diagnóstico por imagen (cambios del parénquima renal, no específicos pero marcados, teniendo en cuenta la edad del paciente).

Traumatismos

Los traumatismos renales son relativamente infrecuentes. No obstante, según su causa, pueden ser contusiones por un objeto romo (generalmente accidentes de tráfico) o lesiones penetrantes y heridas de bala. El traumatismo puede provocar avulsión o desplazamiento renales,[29,30] hemorragia subcapsular o hemorragia perirrenal. Mientras que la hemorragia subcapsular conduce a un agrandamiento renal, la hemorragia perirrenal en el espacio retroperitoneal puede ocultar los riñones y mostrarse como pérdida de contraste, a menudo con efecto de masa que expande el espacio retroperitoneal. La hemorragia también es a veces secundaria a coagulopatía (**fig. 35.9**). La fuga de orina al espacio retroperitoneal puede tener su causa en una

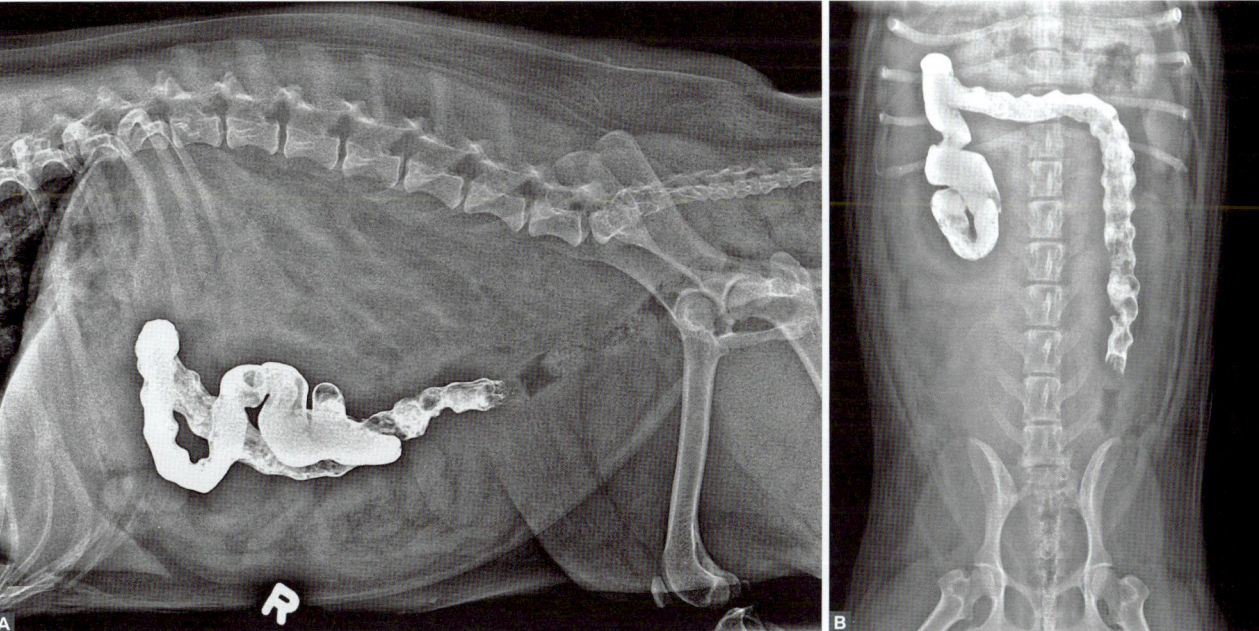

Fig. 35.9 Proyecciones lateral derecha y ventrodorsal de una hembra esterilizada de West Highland white terrier con vómitos y equimosis abdominal. Hay un moderado volumen de líquido que expande el espacio retroperitoneal, ocultando los riñones y borrando el borde ventral de la musculatura epaxial. Este hallazgo se caracteriza por presentar opacidad de tejido blando no uniforme y da lugar a un desplazamiento ventral del intestino delgado y el colon, el cual está lleno de líquido por un estudio con contraste gastrointestinal previo.

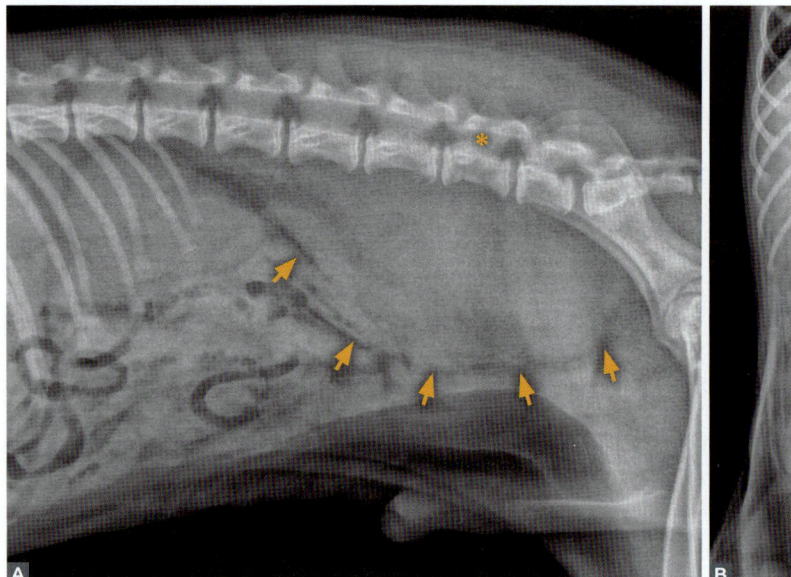

Fig. 35.10 Proyecciones lateral derecha (**A**) y ventrodorsal (**B**) del abdomen de un perro de raza mixta de 10 meses que fue llevado a consulta tras un traumatismo por un accidente de automóvil. Se aprecia un efecto de masa abdominal caudal originado en el espacio retroperitoneal (flechas), causante de desplazamiento ventral del colon descendente distal. Hay una fractura del cuerpo vertebral de L6 (asterisco) caracterizada por irregularidad del borde ventral.

laceración o una avulsión ureteral. La TC con contraste es una valiosa herramienta en los casos de traumatismo. De hecho, puede permitir la evaluación de los riñones para diferenciar los hematomas de las masas neoplásicas, ya que a menudo las neoplasias tienen un componente de realce de contraste. La TC también facilita la evaluación del espacio retroperitoneal en casos de traumatismo. En el espacio retroperitoneal pueden aparecer hematomas secundarios a traumatismos, particularmente en caso de fracturas pélvicas, que pueden dar lugar a un efecto de masa abdominal caudodorsal. Si se produce obstrucción o compresión de la vejiga o de los uréteres, estos pacientes pueden presentar signos urinarios, aunque el origen de estos no se encuentre en el sistema renal (**fig. 35.10**).

Los traumatismos también producen herniación de los riñones, por ejemplo a través de la pared corporal hasta el tejido subcutáneo. En gatos, se ha referido la avulsión renal con desplazamiento hasta el interior del tórax.[29,31] Se han documentado lesiones penetrantes como causantes de daño local de los vasos renales[32] y, en estos casos, la TC constituye una importante herramienta diagnóstica para la planificación quirúrgica.

Neoplasias

Aunque las radiografías permiten detectar agrandamiento renal en algunos casos, en la mayoría de ellos no se puede distinguir entre las causas de la renomegalia. Aunque en estas se observe un aumento del tamaño renal unilateral o bilateral (**fig. 35.11**), se requiere una ecografía y/o una TC para diferenciar las lesiones de tipo masa de otras causas de renomegalia, tales como hidronefrosis o quistes.

El carcinoma renal es el tumor renal primario más frecuente en perros y gatos.[14,15] Los carcinomas pueden tener un aspecto heterogéneo e incluir regiones quísticas y tejido sólido, con borramiento al menos parcial de la arquitectura interna renal normal. Tanto la ecografía como la TC (**figs. 35.12-35.14**) son valiosas herramientas de diagnóstico del carcinoma renal. La ecografía facilita la aspiración con aguja fina para obtener un diagnóstico citológico y guiar el tratamiento.

En gatos, el linfoma renal tiene a menudo un aspecto ecográfico común, en el que los riñones presentan tamaño aumentado (**fig. 35.11**), con una banda de tejido subcapsular periférico hipoecoico (**fig. 35.15**). Esta imagen puede coincidir con la causada por una peritonitis infecciosa felina (**fig. 35.16**). No obstante, en algunos casos de linfoma renal no se observa la banda hipoecoica periférica. En cambio, estos casos pueden mostrar únicamente renomegalia o evidencia de una o varias masas en los riñones. El renal es un linfoma de células grandes y afecta solamente a los riñones[26] en el 16-48 % de los casos.[17] El resto de casos tienen

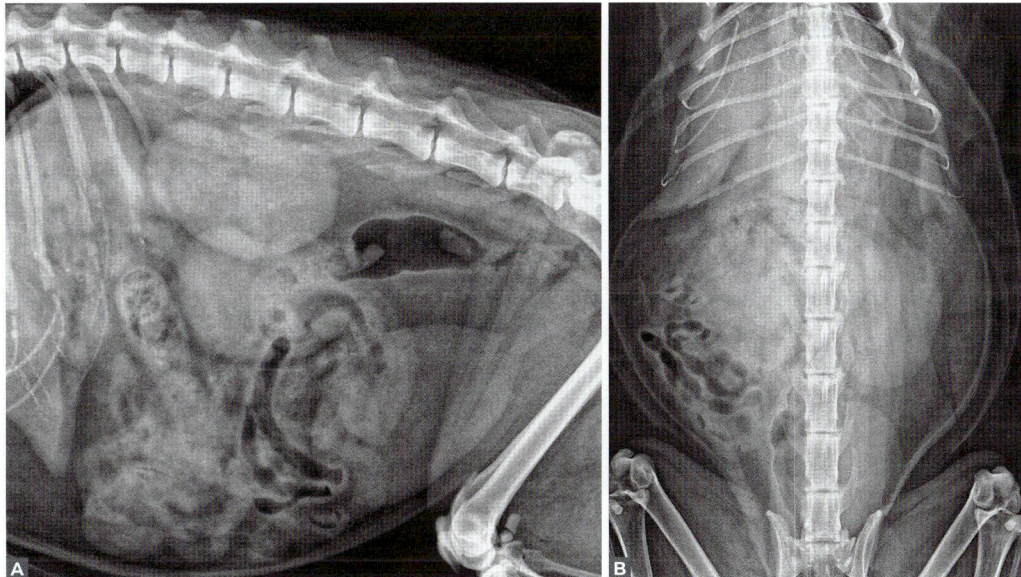

Fig. 35.11 Radiografías lateral y ventrodorsal de gato macho esterilizado doméstico de pelo corto de 15 años con linfoma renal. Hay un moderado aumento de tamaño simétrico de los riñones cuya longitud equivale a más de tres veces la longitud de la vértebra L2 en la proyección ventrodorsal y son redondeados.

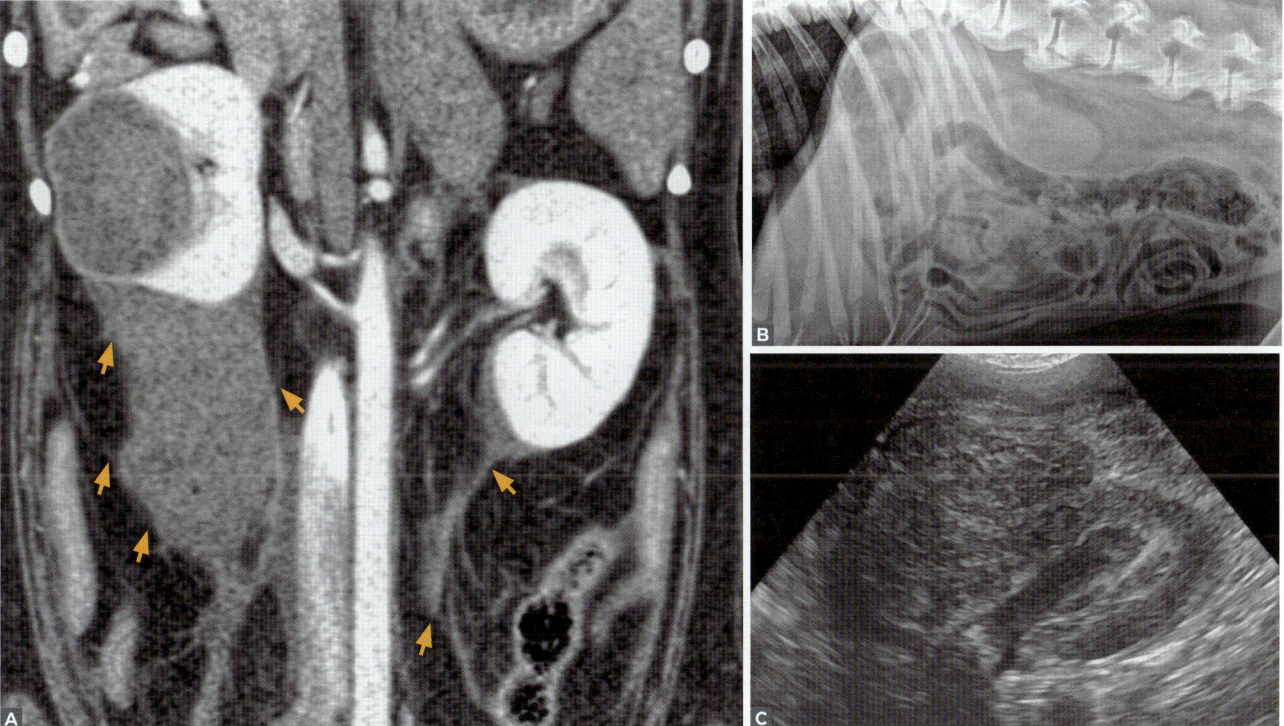

Fig. 35.12 (**A**) TC con contraste en el plano dorsal, (**B**) radiografía lateral y (**C**) ecografía en el plano dorsal de un perro de raza mixta de 9 años con carcinoma renal. Obsérvese que la masa renal no se visualiza en las radiografías. Hay una opacidad de tejido blando moteada en el espacio retroperitoneal que indica presencia de líquido en los planos fasciales. La ecografía confirmó la existencia de una masa y la TC se empleó para la planificación quirúrgica. La TC confirma la presencia de líquido retroperitoneal, que corresponde a material no realzado, generalmente del orden de 0-15 UH, que ocupa el espacio retroperitoneal adyacente a los riñones (flechas). La TC también permite la estadificación completa del resto de los órganos abdominales. Se practicó una nefrectomía laparoscópica.

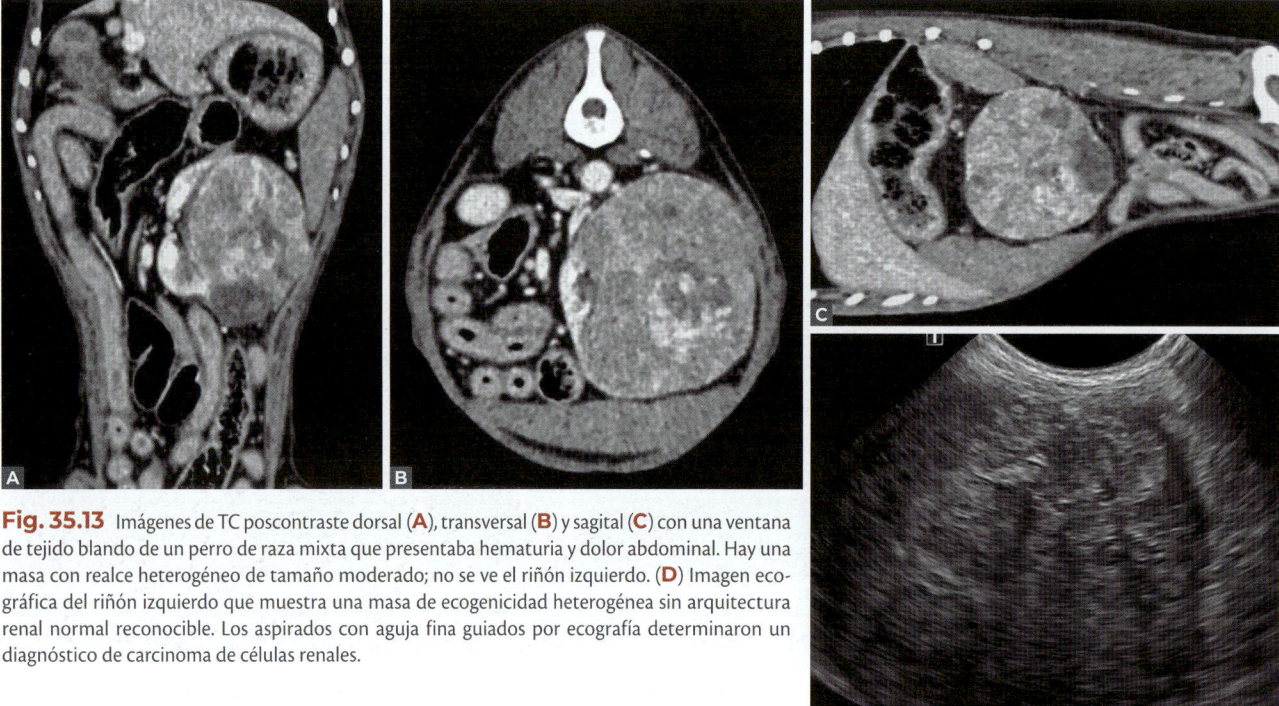

Fig. 35.13 Imágenes de TC poscontraste dorsal (**A**), transversal (**B**) y sagital (**C**) con una ventana de tejido blando de un perro de raza mixta que presentaba hematuria y dolor abdominal. Hay una masa con realce heterogéneo de tamaño moderado; no se ve el riñón izquierdo. (**D**) Imagen ecográfica del riñón izquierdo que muestra una masa de ecogenicidad heterogénea sin arquitectura renal normal reconocible. Los aspirados con aguja fina guiados por ecografía determinaron un diagnóstico de carcinoma de células renales.

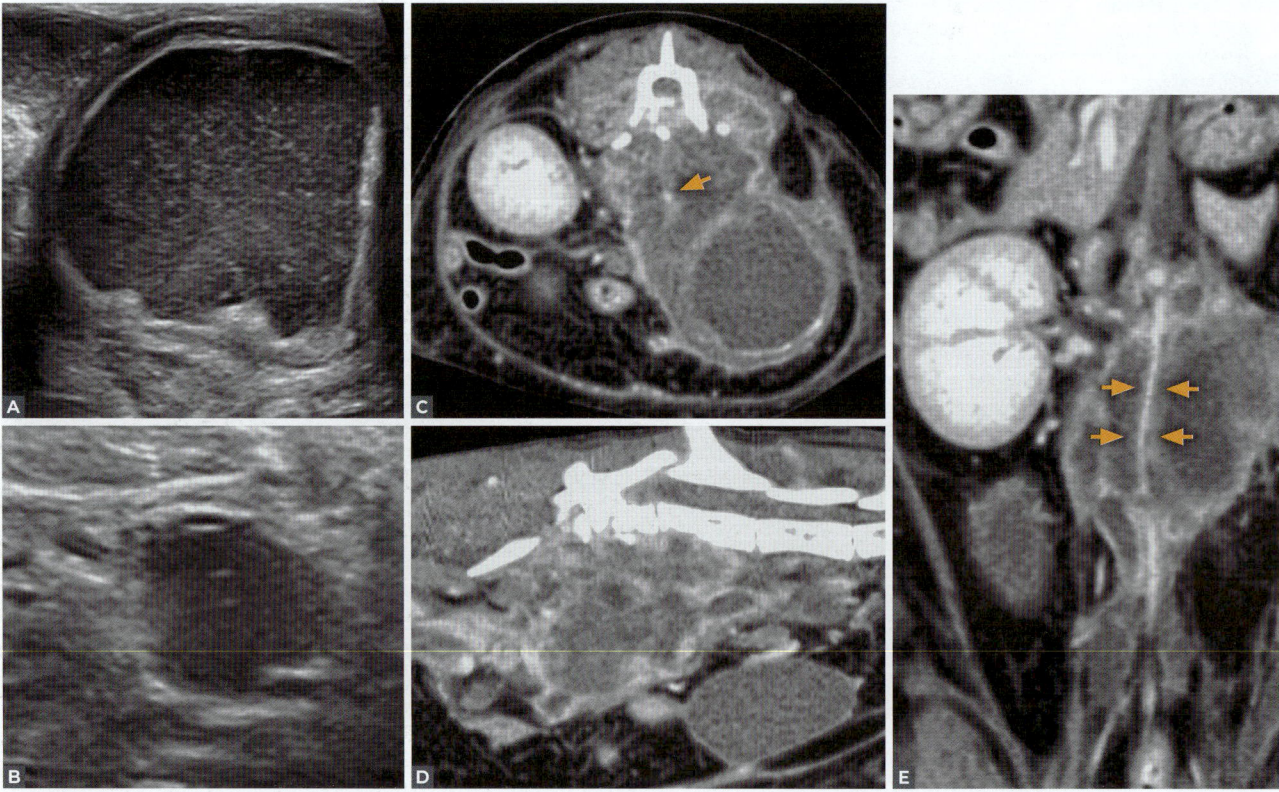

Fig. 35.14 Imágenes ecográficas (**A**, **B**) y de TC (**C**, **D**, **E**) de una hembra esterilizada de gato doméstico de pelo corto de 2 años con carcinoma de células escamosas renal. La paciente presentaba dolor lumbar y anorexia. En la ecografía se identificó un riñón izquierdo grande distendido por acumulación de líquido ecogénico en su interior, del que se sospechaba que correspondía a una pelvis renal gravemente dilatada. (**B**) Se observaba una estructura tubular adicional llena de líquido con extensión hacia el abdomen caudal. La naturaleza de dicha estructura no estaba clara, aunque posiblemente correspondía a un uréter dilatado. Mediante ecografía se identificaron inflamación y derrame, tanto peritoneal como retroperitoneal, y la TC se eligió para determinar si la masa era resecable. (**C**, **D**) En la TC se identificó una masa renal izquierda grande cavitada, que invadió las vértebras, y se confirmó que la estructura tubular llena de líquido observada en la ecografía era una extensión de la masa. (**E**) La masa borró la vena cava caudal, que ya no era visible, y causaba una marcada compresión de la aorta, observada como una fina estructura tubular llena de medio de contraste, que se extendía a través del centro de la masa (flechas).

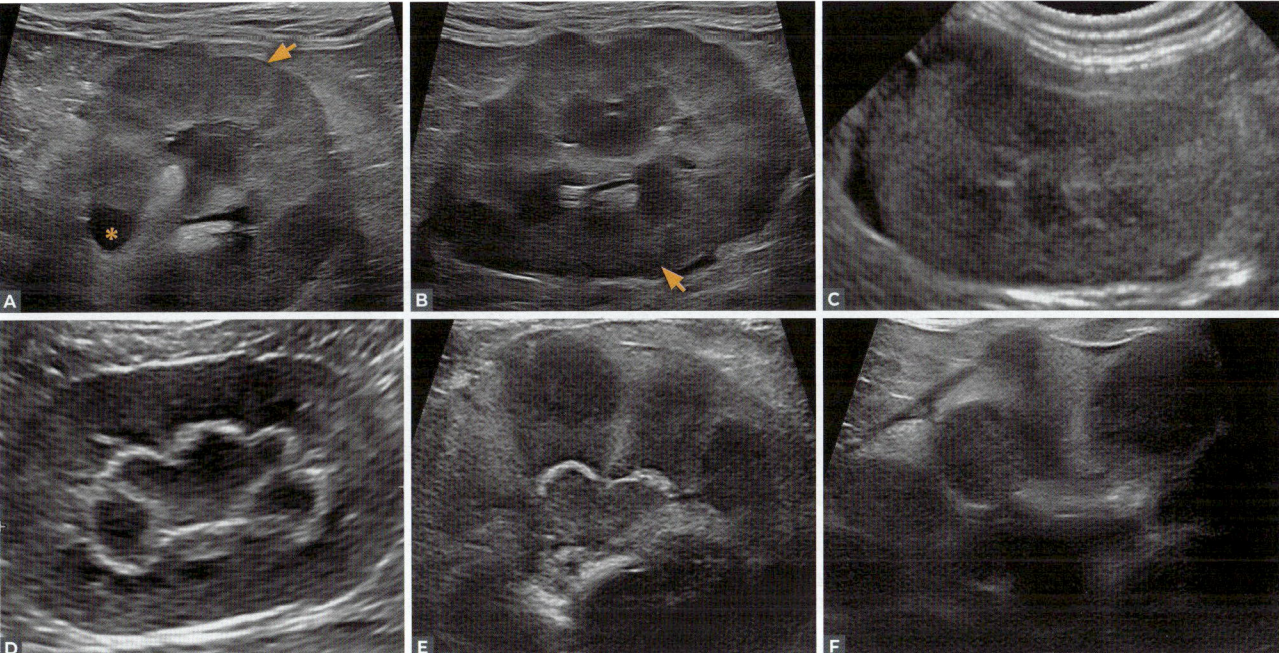

Fig. 35.15 Imágenes ecográficas de un linfoma renal en tres gatos. Imágenes transversal (**A**) y longitudinal (**B**) de un gato con linfoma renal. Obsérvese la delgada banda no uniforme de tejido hipoecoico alrededor del riñón. Este es un hallazgo frecuente del linfoma renal. Hay también un nódulo hipoecoico (asterisco), que puede ser un quiste complejo, o bien deberse a un cambio del parénquima vinculado a linfoma. (**C**) Imagen ecográfica longitudinal que muestra un volumen mayor de tejido subcapsular hipoecoico. (**D-F**) Progresión de la enfermedad después de 1 mes. (**D**) En la presentación inicial, a este paciente le fue diagnosticado un linfoma gastrointestinal, y sus riñones eran anómalos, con presencia de una gruesa banda medular, aunque de tamaño normal (4 cm). (**E, F**) Después de 1 mes, el paciente mostraba una marcada progresión de signos clínicos y los riñones estaban aumentados de tamaño (5,8-6 cm). (**D, E**) El riñón izquierdo revela un cambio de ecogenicidad y tamaño, con una combinación de nódulos parenquimatosos hipoecoicos y la banda medular central observada anteriormente. El riñón derecho muestra el tejido subcapsular hipoecoico habitual y numerosos nódulos parequimatosos.

Fig. 35.16 Imágenes ecográficas transversal (**A**) y longitudinal (**B**) de un macho esterilizado de gato doméstico de pelo corto de 11 años con PIF. El riñón tiene un aspecto similar al de algunos casos de linfoma renal y hay un fino borde subcapsular periférico de tejido hipoecoico (**A**); se observa una delgada banda medular inespecífica.

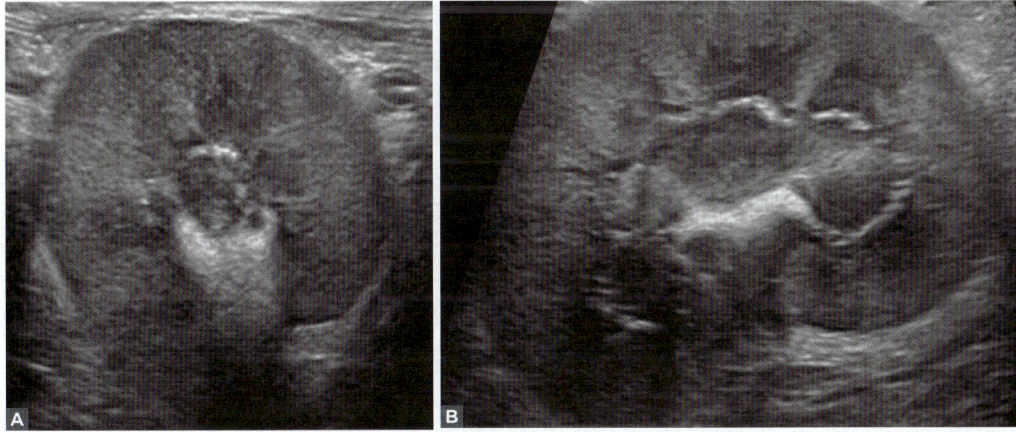

linfoma multicéntrico y la mayoría de estos gatos presentan masas intestinales concurrentes.[17] En gatos, el linfoma renal siempre es bilateral.[16]

Como ya se ha mencionado, las radiografías no distinguen entre las causas de la renomegalia. Por ejemplo, no es posible diferenciar en una radiografía un nefroblastoma (**fig. 35.17**) de un cistoadenocarcinoma (**fig. 35.18**). Las imágenes ecográficas y de TC también son similares en todos los tipos de tumores, por lo que no es posible diferenciar entre masas en función de las características de las imágenes obtenidas mediante estas técnicas de diagnóstico. Sin embargo, en algunos casos, una combinación de elementos descriptivos del paciente y características tumorales conocidas puede ayudar a diferenciar los tumores. Los nefroblastomas son tumores primarios poco frecuentes que aparecen en perros jóvenes[18] y se presentan como grandes masas de ecogenicidad heterogénea y a menudo sólidas en ecografía. Los cistoadenocarcinomas son tumores que

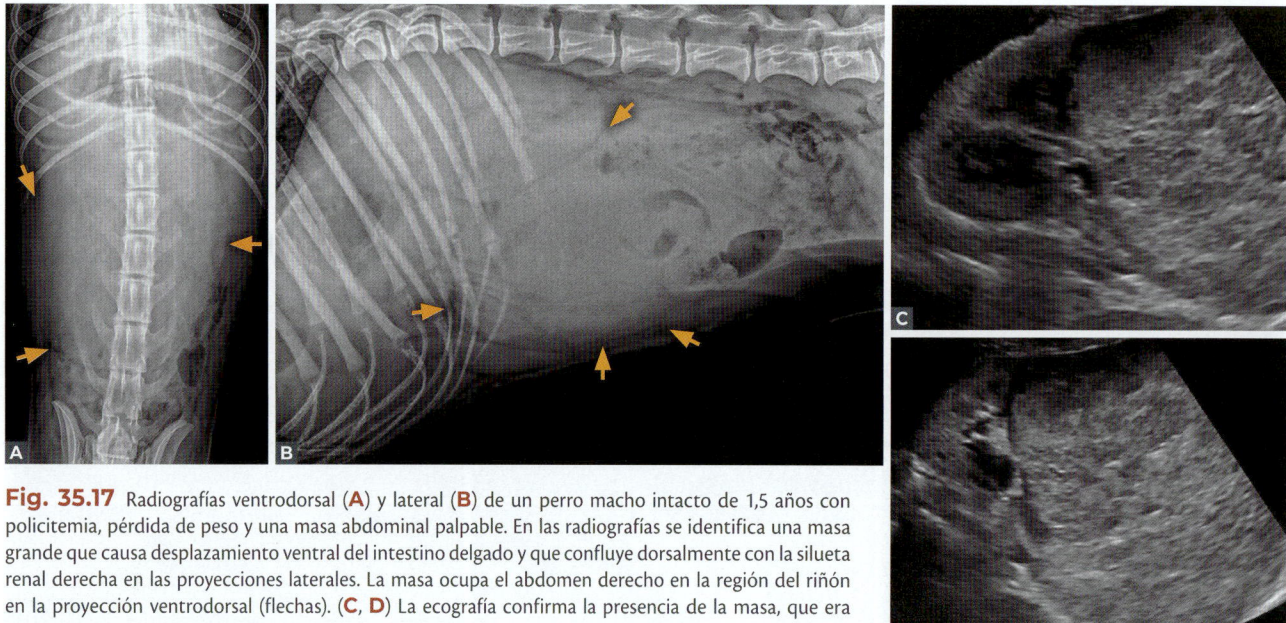

Fig. 35.17 Radiografías ventrodorsal (**A**) y lateral (**B**) de un perro macho intacto de 1,5 años con policitemia, pérdida de peso y una masa abdominal palpable. En las radiografías se identifica una masa grande que causa desplazamiento ventral del intestino delgado y que confluye dorsalmente con la silueta renal derecha en las proyecciones laterales. La masa ocupa el abdomen derecho en la región del riñón en la proyección ventrodorsal (flechas). (**C**, **D**) La ecografía confirma la presencia de la masa, que era hiperecoica heterogénea y expandía el polo caudal del riñón. Los aspirados con aguja fina confirmaron que la masa era un nefroblastoma.

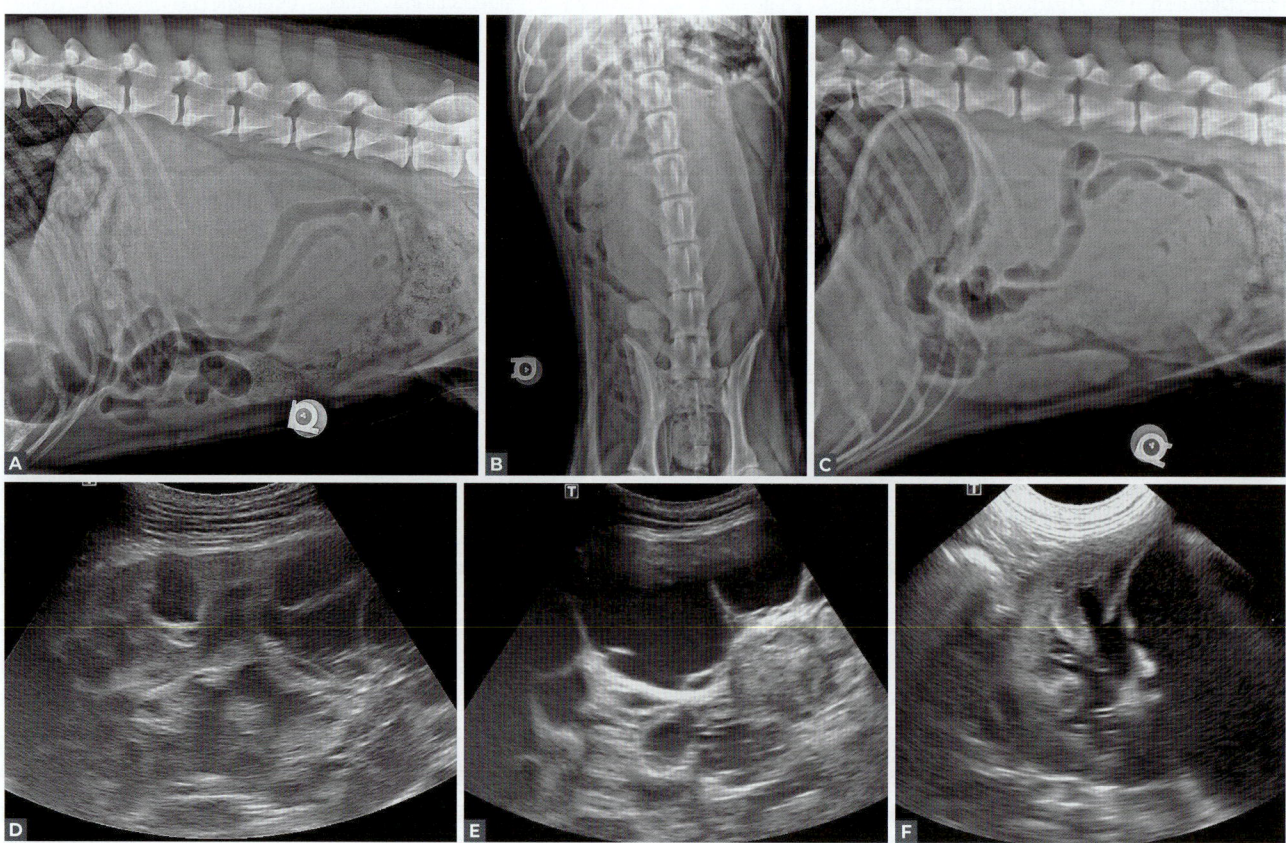

Fig. 35.18 Radiografías lateral izquierda (**A**), ventrodorsal (**B**) y lateral derecha (**C**) de un macho de pastor alemán joven que presentaba una masa abdominal y lesiones cutáneas nodulares. Los riñones están agrandados, dando lugar a desplazamiento ventral y caudal de los intestinos. La ecografía de los riñones derecho (**D**, **E**) e izquierdo (**F**) confirma la presencia de múltiples lesiones quísticas en todo el riñón derecho, con borramiento parcial de la arquitectura interna normal y un gran quiste y pielectasia en el riñón izquierdo. Dada la raza y los síntomas de presentación, se estableció un diagnóstico presuntivo de cistoadenocarcinoma renal y dermatofitosis nodular. Imágenes por cortesía de la Dra. Gabriela Seiler.

se observan predominantemente en pastores alemanes y suelen contener lesiones quísticas pequeñas y numerosas (**fig. 35.18**). Estos pacientes también presentan a veces dermatofibrosis.[19]

Hidronefrosis

La pelvis renal normal no suele ser visible, pero puede identificarse como una estructura delgada en forma de media luna llena de líquido anecoico, que mide hasta 2 mm en la ecografía.[20] La dilatación leve de la pelvis (hasta 2-3 mm) se conoce como pielectasia y a menudo es secundaria a enfermedad renal crónica[17] (**fig. 35.19A**), fluidoterapia intravenosa, diuresis u otras causas de poliuria, como el hiperadrenocorticismo.[20] La obstrucción parcial del uréter también puede provocar pielectasia (**fig. 25.19B**).

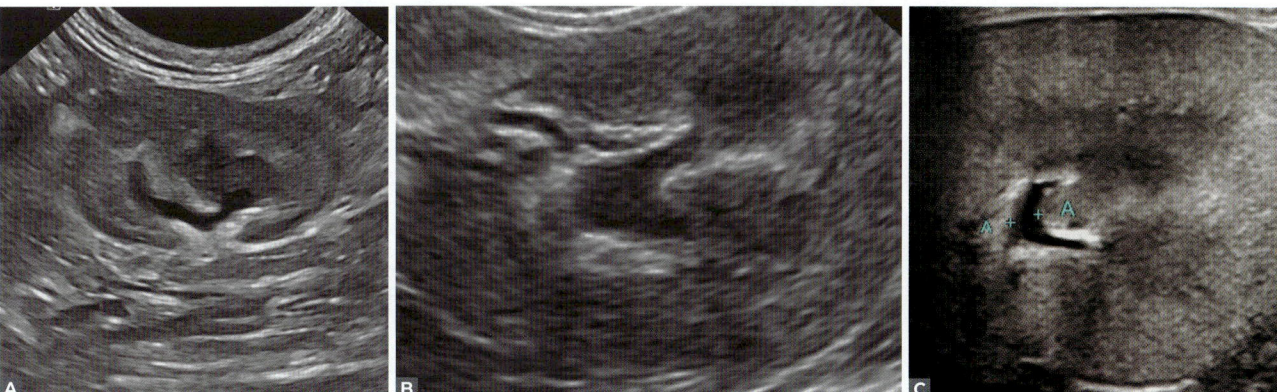

Fig. 35.19 (**A**) Ecografía longitudinal de un gato de 9 años llevado a consulta con falta de apetito, anemia leve (Hto del 29 %) y azotemia leve. El riñón es pequeño (2,48 cm de largo), con pérdida de definición corticomedular, y la pelvis renal está dilatada, con líquido anecoico. (**B**) Ecografía transversal de un cocker spaniel de 7 años con pielectasia moderada por obstrucción ureteral parcial secundaria a una acumulación de hemorragia en la vejiga urinaria. La hemorragia se debía a una anomalía plaquetaria. (**C**) Imagen ecográfica transversal de una hembra de gato Maine de 2 años que presentaba piómetra. Hay pielectasia leve (2 mm), pérdida de definición corticomedular y moteado cortical hiperecoico.

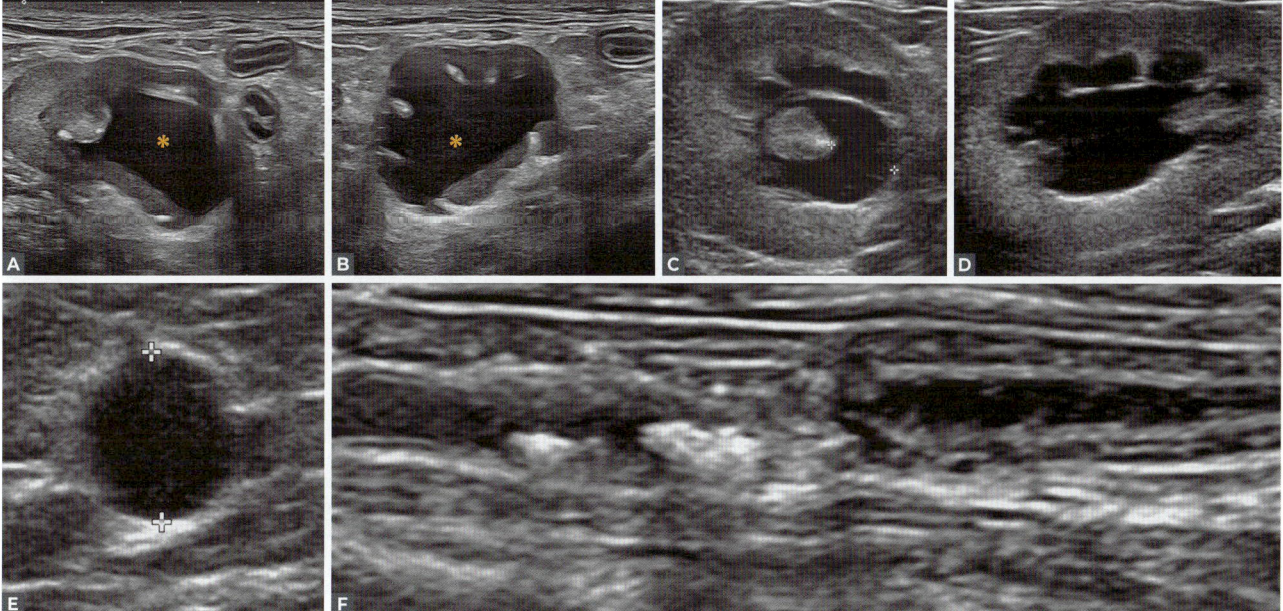

Fig. 35.20 Imágenes ecográficas de dos gatos con hidronefrosis obstructiva. Imágenes ecográficas en los planos transversal (**A**) y dorsal (**B**) de un gato con cálculos y sedimento en la pelvis renal causantes de obstrucción completa. La pelvis renal (asterisco) está marcadamente distendida. (**C-F**) Un segundo gato con ureterolitiasis muestra distensión moderada de la pelvis renal de hasta 8 mm (calibradores, **C**). La dilatación pélvica renal es visible tanto en el plano transversal (**C**) como en el longitudinal (**D**). El uréter proximal está dilatado hasta 9 mm (**E**) y el uréter se ahúsa hasta un punto en el que contiene numerosos focos hiperecoicos compatibles con cálculos ureterales (**F**).

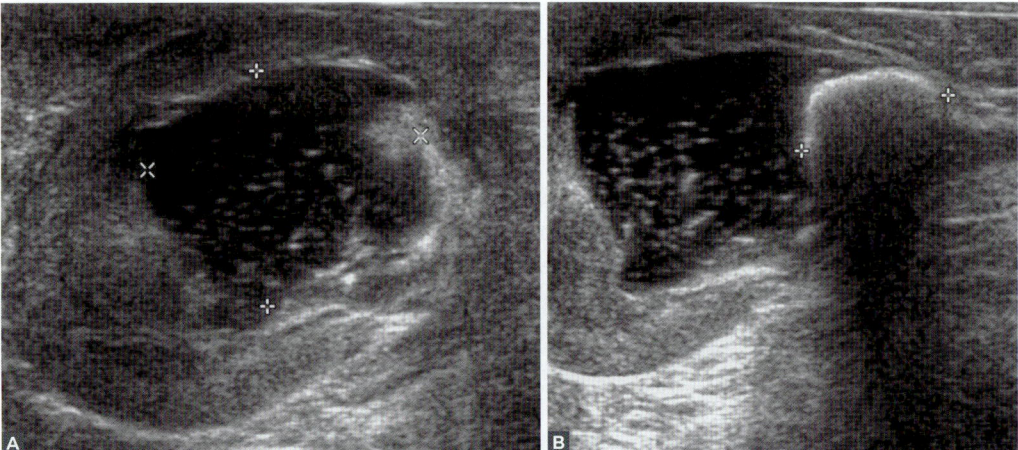

Fig. 35.21 Imágenes ecográficas longitudinales de una hembra esterilizada de perro de shih tzu de 5 años con un gran nefrolito e hidronefosis secundaria. La orina en la pelvis renal es ecogénica, lo que puede deberse a hemorragia o piuria. En este caso, la pielocentesis confirmó la pielonefritis.

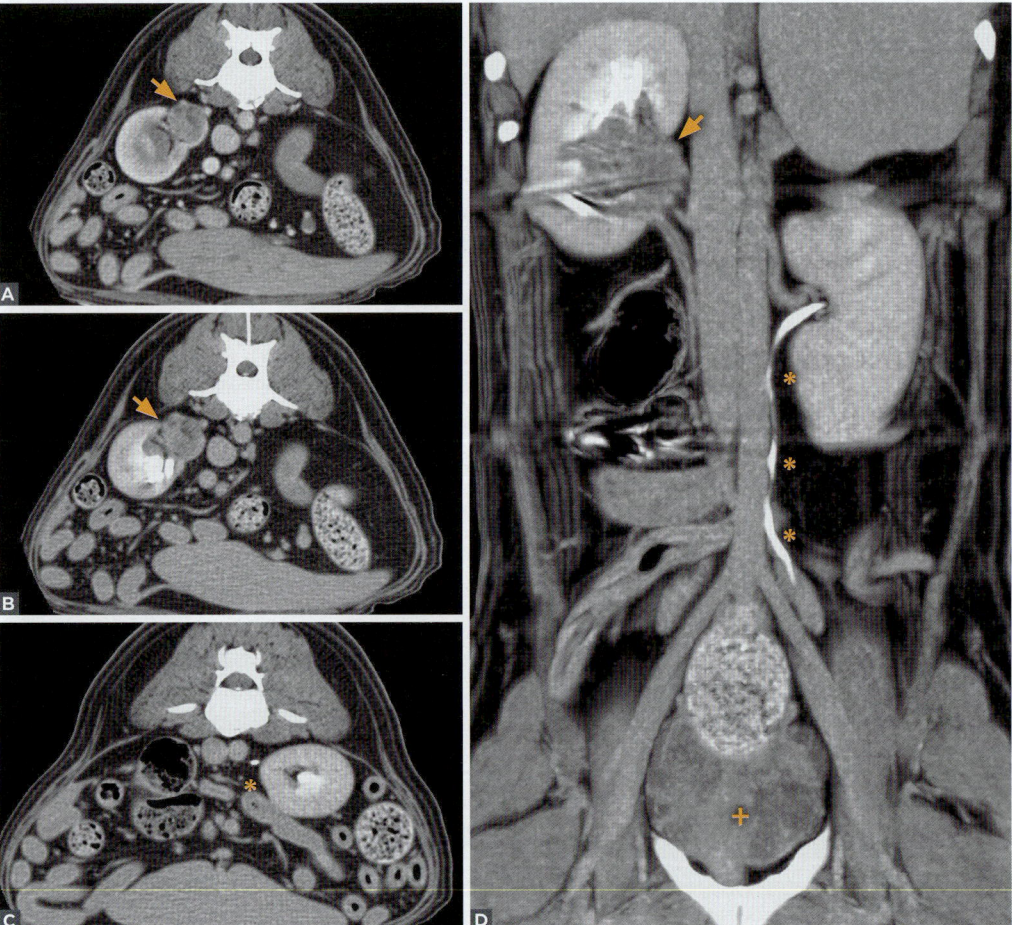

Fig. 35.22 Imágenes de TC en proyección de máxima intensidad transversales (**A**, **B**, **C**) y dorsal (**D**) con una ventana de tejido blando de un macho intacto de bobtail de 12 años que presentaba hematuria. (**A**) Se observa una masa redondeada (flecha) en el riñón derecho en la imagen 1 min poscontraste. (**B**, **D**) Tras la administración de un diurético (furosemida), la obstrucción ureteral derecha se confirma en el lugar en el que el medio de contraste se acumula en la pelvis renal derecha, pero sin entrar en el uréter derecho. (**C**, **D**) En cambio, el uréter izquierdo (asterisco) se mantiene permeable y de tamaño normal. En la imagen del plano dorsal es visible la prostatomegalia (+). La próstata es bulbosa, muestra realce heterogéneo y ocupa la mayor parte del conducto pélvico. A este paciente le diagnosticaron hiperplasia prostática benigna y carcinoma urotelial.

La hidronefrosis se puede clasificar como obstructiva o no obstructiva. La hidronefrosis obstructiva es secundaria a un impedimento del flujo de orina por los uréteres. En el gato, esto suele deberse a cálculos. La ecografía es la principal técnica para la identificación de hidronefrosis obstructiva en pequeños animales. Puede detectar una distensión de la pelvis renal (**figs. 35.20** y **35.21**) y, a menudo, permite identificar la causa. Los tumores ureterales también pueden causar hidronefrosis (**fig. 35.22**). Los tumores vesicales que compriman las papilas ureterales dan lugar a obstrucción e hidronefrosis. La hidronefrosis grave y crónica puede provocar una pérdida completa del parénquima renal, quedando un fino borde residual de tejido alrededor de una pelvis renal gravemente dilatada, con forma globoide, que posteriormente puede ver reducido su tamaño (**fig. 35.23**).

Una pelvis renal que mide más de 1,3 cm es compatible con hidronefrosis obstructiva.[20] No obstante, trabajos recientes han puesto de manifiesto que los gatos con obstrucción ureteral pueden tener pelvis renales pequeñas, a pesar de tener obstrucción completa confirmada mediante pielografía.[21,22]

Enfermedad renal poliquística

La enfermedad renal poliquística o poliquistosis renal es un trastorno hereditario autosómico dominante[27] que afecta principalmente a gatos de raza persa. No obstante, aparece también en otras razas, como exótico de pelo corto, himalayo, británico de pelo corto, americano de pelo corto, burmilla, ragdoll, Maine coon, neva masquerade y chartreux.[28] Es posible que en las radiografías se observen agrandamiento renal y deformación de bordes renales, si bien los riñones suelen conservar su forma normal. Para el diagnóstico es necesaria una ecografía[27] (**fig. 35.24**) o la determinación de marcadores genéticos. En la ecografía, la

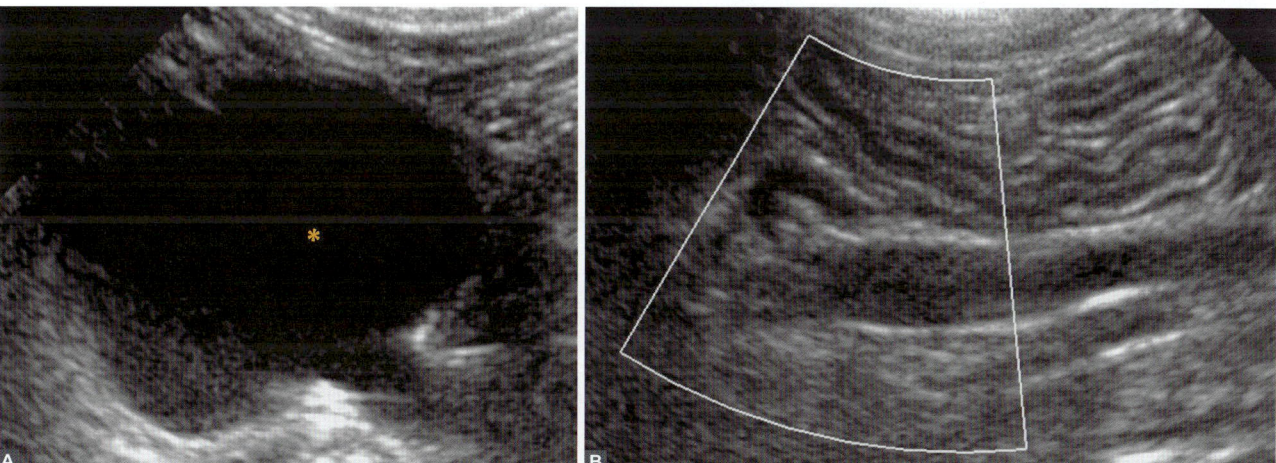

Fig. 35.23 Imágenes ecográficas del riñón derecho (**A**) y el uréter derecho (**B**) en un gato con obstrucción ureteral crónica. La pelvis renal (asterisco) está marcadamente dilatada, con solo un delgado borde de tejido remanente. A pesar de ello, el riñón puede reconocerse por su localización anatómica y su forma característica. (**B**) El uréter derecho se distingue de los vasos sanguíneos empleando el modo Doppler color, ya que no muestra flujo alguno.

Fig. 35.24 Imágenes ecográficas longitudinal (**A**) y transversal (**B**) de un gato con enfermedad renal poliquística. En la corteza renal hay numerosas lesiones quísticas que contienen líquido de ecogenicidad variable. Por lo demás, hay pérdida de definición corticomedular, aumento de la ecogenicidad renal y pielectasia leve (**B**).

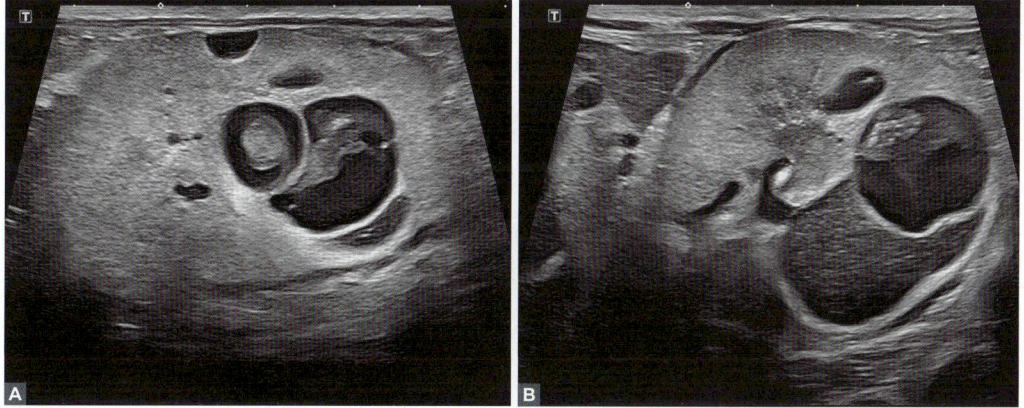

visualización de un quiste único en un gato persa <15 meses de edad es compatible con enfermedad renal poliquística autosómica dominante (PQRAD). Los quistes progresan con el tiempo y, en gatos mayores, se ha de encontrar un número mayor de quistes para establecer un diagnóstico de PQRAD. Así, para justificar un diagnóstico de PQRAD en gatos persas de 16-32 meses deben existir dos o más quistes, en gatos persas de 33-49 meses tres o más quistes y en gatos persas de 50-66 meses, cuatro o más quistes. La enfermedad renal poliquística no debe confundirse con quistes renales degenerativos, que son frecuentes en perros y gatos. Estos suelen ser más pequeños y es menos frecuente que expandan los bordes renales. Al igual que ocurre en la enfermedad renal poliquística, los quistes renales son fácilmente visibles por ecografía (**figs. 35.25** y **35.26B**) y TC (**figs. 35.26A**, **35.26C** y **35.26D**). Los quistes renales varían en cuanto a tamaño desde unos

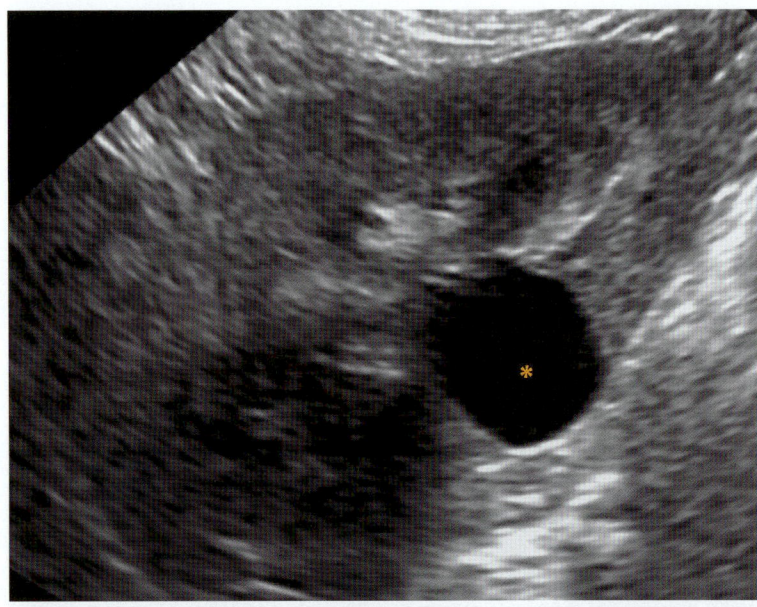

Fig. 35.25 Imagen ecográfica longitudinal del riñón derecho en un beagle con un quiste cortical simple (asterisco).

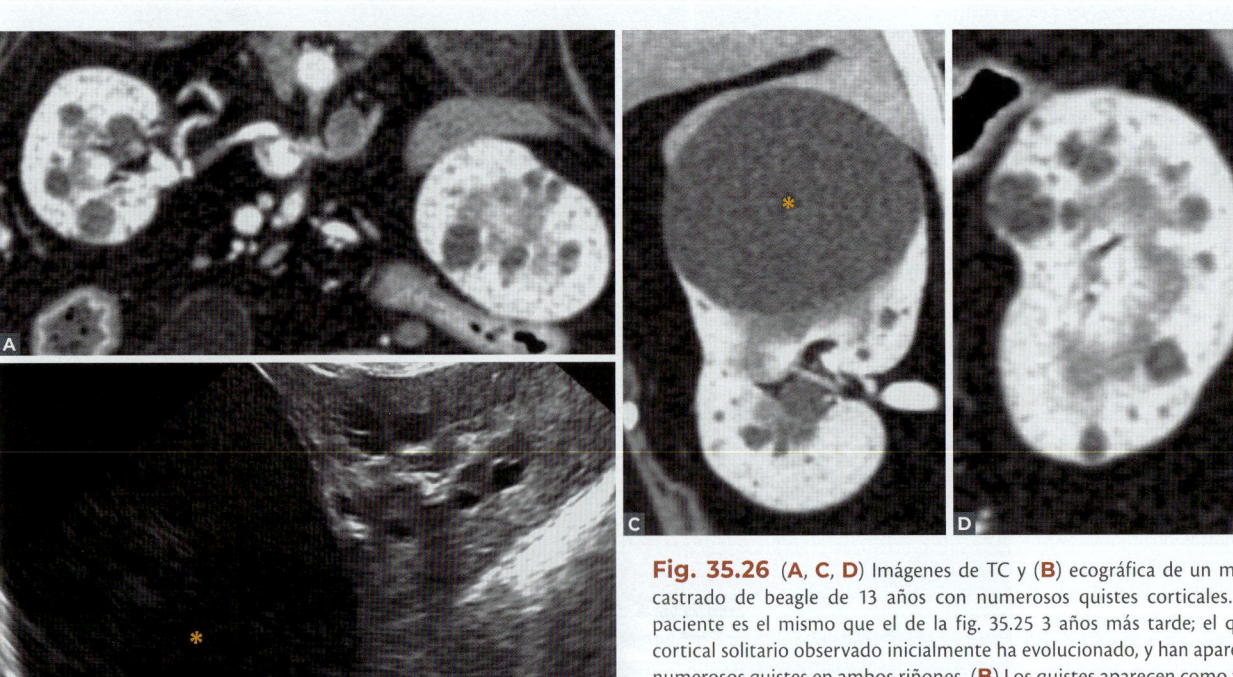

Fig. 35.26 (**A**, **C**, **D**) Imágenes de TC y (**B**) ecográfica de un macho castrado de beagle de 13 años con numerosos quistes corticales. Este paciente es el mismo que el de la fig. 35.25 3 años más tarde; el quiste cortical solitario observado inicialmente ha evolucionado, y han aparecido numerosos quistes en ambos riñones. (**B**) Los quistes aparecen como focos anecoicos en la ecografía y como estructuras de atenuación de líquido sin realce en la TC. Aunque muchos de estos quistes se localizan bajo la cápsula renal, algunos crecen lo suficiente para borrar el parénquima y expandir la cápsula renal, como el que se observa en el polo craneal derecho del riñón derecho (asterisco).

pocos milímetros de diámetro, en cuyo caso no expanden los bordes corticales, hasta lesiones expansivas más grandes, que pueden alterar una parte amplia del riñón y que en ocasiones provocan signos clínicos, como dolor abdominal.

Seudoquiste perirrenal

El seudoquiste perirrenal es infrecuente y se presenta como una acumulación de líquido entre la cápsula y la corteza renales. Estos seudoquistes aparecen con mayor frecuencia en gatos mayores, generalmente con enfermedad renal crónica concurrente, y pueden ser unilaterales o bilaterales.[33] Según el autor, son extremadamente infrecuentes en perros y solo se han comunicado dos veces.[34,35] Los seudoquistes pueden ser muy grandes y a menudo palpables, y los signos clínicos están relacionados con el gran volumen del seudoquiste o seudoquistes y la enfermedad renal crónica. Por palpación o mediante radiografía (**figs. 35.27** y **35.27B**), no es posible distinguirlos de otras causas de renomegalia. La ecografía es la modalidad de imagen recomendada para la identificación del riñón normal o degenerativo, rodeado por un saco lleno de líquido (**fig. 35.27C**).

Nefropatía tóxica aguda

Las nefropatías tóxicas inducen un ligero aumento del tamaño renal, con bordes lisos y aumento de la ecogenicidad.[36] La nefropatía aguda puede estar provocada por toxinas como el etilenglicol (**fig. 35.28**); en el caso de la causada por este último, la imagen ecográfica ofrece un aspecto casi patognomónico de

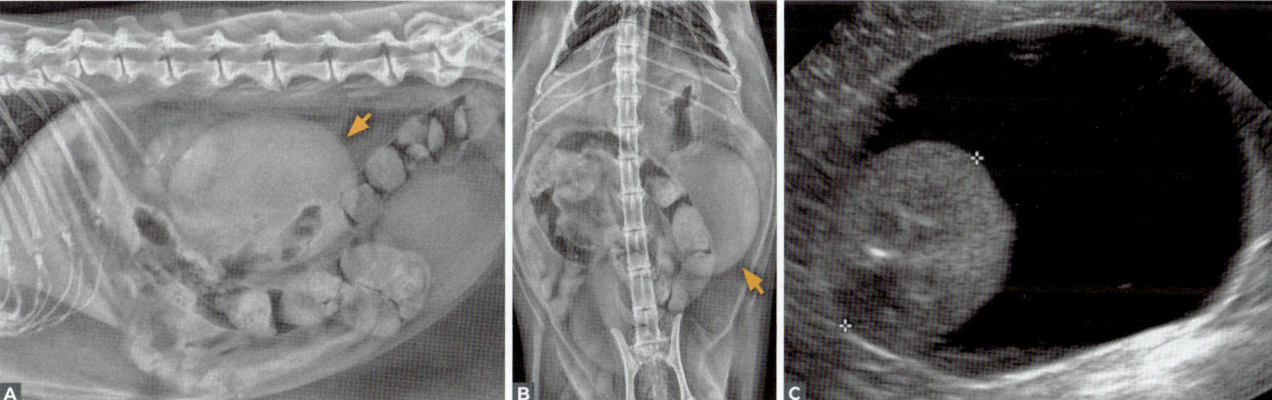

Fig. 35.27 Radiografías lateral (**A**) y ventrodorsal (**B**) e imagen ecográfica correspondiente (**C**) de un gato con un seudoquiste perinéfrico. Obsérvese el notable aumento de tamaño del riñón izquierdo en la radiografía (flecha), que en realidad se corresponde con un riñón pequeño (calibradores) que aparece en la ecografía rodeado de una bolsa grande de líquido anecoico. Este caso demuestra la falta de sensibilidad de las radiografías para determinar la causa subyacente de la nefromegalia en perros y gatos. El riñón derecho muestra múltiples cálculos en los divertículos pélvicos. Imágenes por cortesía del Dr. Alex zur Linden.

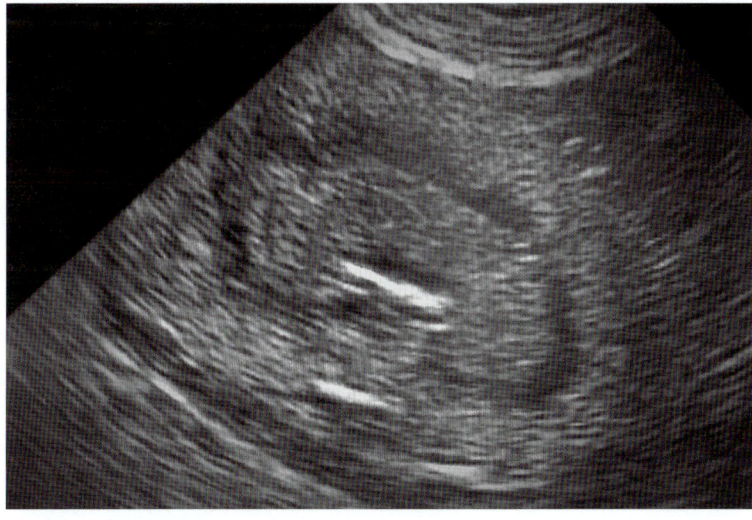

Fig. 35.28 Imagen longitudinal de un riñón adquirida en una ecografía de diagnóstico inmediato en un paciente que presenta insuficiencia renal anúrica, secundaria a intoxicación por ingestión de etilenglicol. Se observa una pronunciada hiperecogenicidad de la corteza renal y la zona central de la médula renal. A nivel de la pelvis renal se aprecia una hiperecogenicidad lineal compatible con nefrolitiasis. La gasometría identificó una acidosis metabólica con aumento del hiato aniónico y un valor de lactato demasiado alto para ser leído, debido a la interacción del etilenglicol en el radiómetro. En el análisis de orina se identificaron cristales de oxalato cálcico. Imagen por cortesía de la Dra. Patricia Biello.

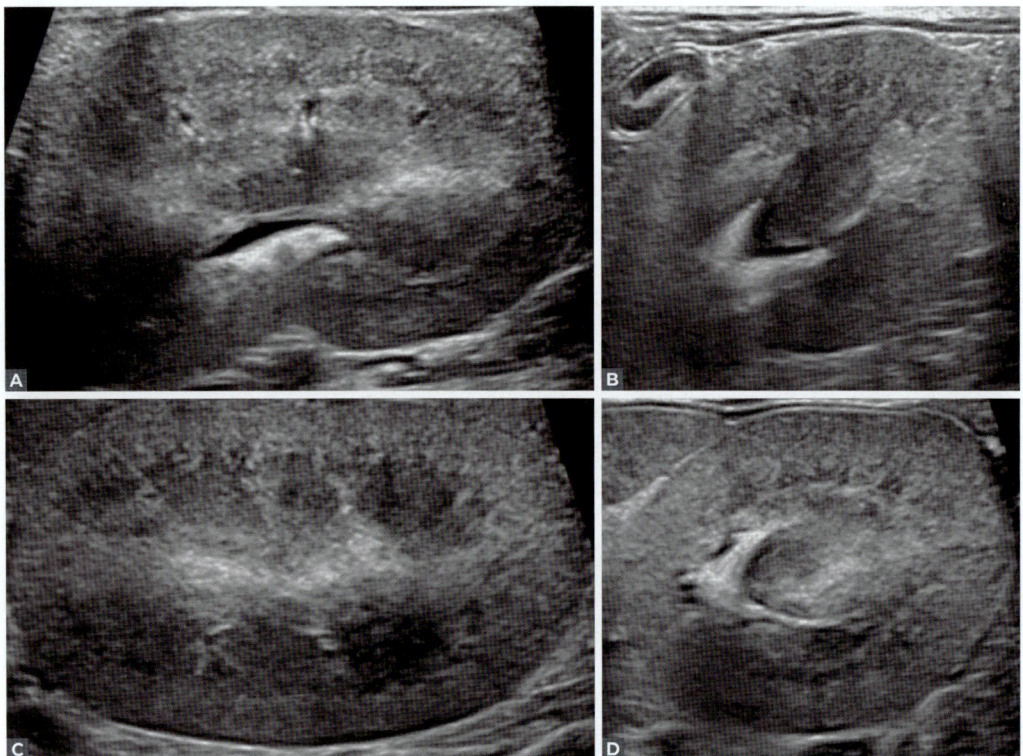

Fig. 35.29 Imágenes ecográficas de los riñones derecho (**A**, **B**) e izquierdo (**C**, **D**) en un perro de raza mixta de 1 año que presentaba azotemia de inicio agudo. Los riñones son grandes, con ecogenicidad de la corteza y la médula caracterizada por un veteado hiperecoico y definición corticomedular reducida. El paciente fue diagnosticado de nefropatía aguda de etiología desconocida, siendo lo más probable un origen tóxico o infeccioso. Hay pielectasia derecha leve.

marcado aumento de la ecogenicidad cortical y medular.[37] Otras nefropatías agudas, tóxicas o infecciosas, ofrecen una imagen variable, aunque a menudo muestran evidencia de agrandamiento renal y aumento de la ecogenicidad renal (**fig. 35.29**). La nefropatía tóxica aguda también puede causar derrame perirrenal.

Infección renal

Las infecciones renales suelen ser bacterianas. No obstante, se han comunicado etiologías tanto fúngicas[38] como parasitarias. La infección renal bacteriana (**figs. 35.21** y **35.30**) suele ser ascendente y da lugar a pielonefritis (inflamación de la pelvis renal y del parénquima adyacente) o pionefrosis (desprendimiento de epitelio y células inflamatorias a la pelvis renal dilatada). Las hallazgos ecográficos asociados a la pielonefritis son pielectasia, dilatación ureteral y disminución de la definición corticomedular.[39,40] En perros con pionefrosis, se observa en la ecografía aumento de la ecogenicidad del líquido en la pelvis renal, ya sea ocupando el espacio por completo o creando una línea de líquido.[41]

La infección parasitaria del riñón se asocia típicamente con el gusano gigante del riñón, *Dioctophyma renale* (**fig. 35.31**). Este nematodo tiene distribución mundial, aunque es endémico en Sudamérica[42-44] y se han comunicado casos en Canadá[45] y Europa.[46] La infección afecta de manera característica al riñón derecho y da lugar a estructuras anulares con pared ecogénica y centro anecoico en las imágenes ecográficas y con pared hiperdensa y centro hipodenso en las imágenes de TC.[44] Los parásitos también se pueden hallar libres en la cavidad peritoneal, pero se identifican con menor frecuencia tanto en ecografía como en TC.[44]

Cálculos

Las radiografías se utilizan a menudo como herramienta de detección de mineralización en las vías urinarias. La presencia de mineralización, aunque anómala, no siempre se acompaña de signos clínicos. En la ecografía, los nefrolitos aparecen como focos hiperecoicos en la pelvis renal y pueden causar una sombra acústica distal (**fig. 35.21**). En ocasiones, se confirma la naturaleza mineral de estos focos mediante el uso del modo Doppler color, que da lugar a un artefacto de centelleo (**fig. 35.32**).

Fig. 35.30 Imágenes ecográficas longitudinal (**A**) y transversal (**B**) de un perro con hidronefrosis del lado izquierdo secundaria a pielonefritis aguda. Se acumula material ecogénico en la pelvis renal marcadamente distendida (flechas).

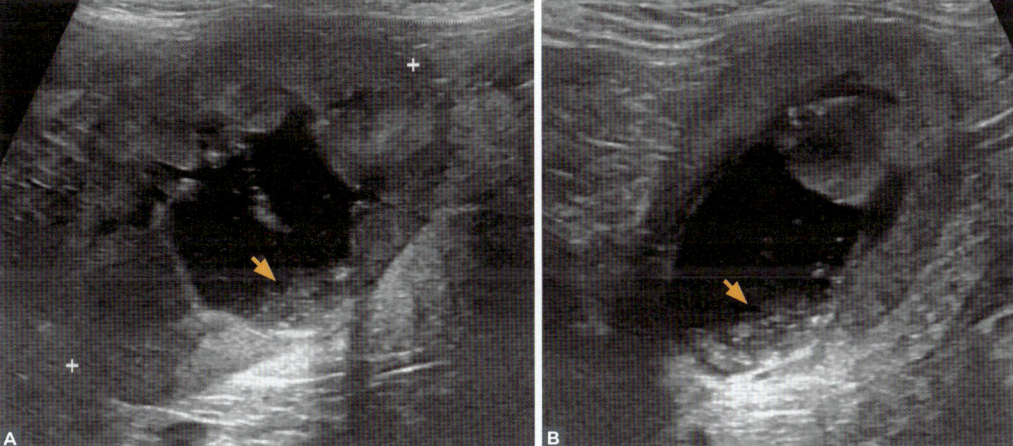

Fig. 35.31 (**A**) Imágenes ecográficas longitudinales de un golden retriever de 8 meses con infección por *Dioctophyma renale* (gusano gigante del riñón) en el lado derecho y riñón izquierdo normal (**B**). Grandes estructuras tubulares ocultan el parénquima renal derecho, lo que es compatible con la presencia del nematodo renal *in situ* confinado en el riñón derecho. (**C, D**) Imágenes de TC de un perro de raza mixta de 7 años que también presentaba infección por *D. renale* en el riñón derecho. De modo similar a lo que sucede en las imágenes ecográficas, el gusano presenta un borde fino hiperatenuante periféricamente y un material con atenuación de tejido blando central. El riñón derecho ha perdido su arquitectura normal en comparación con el riñón izquierdo normal.

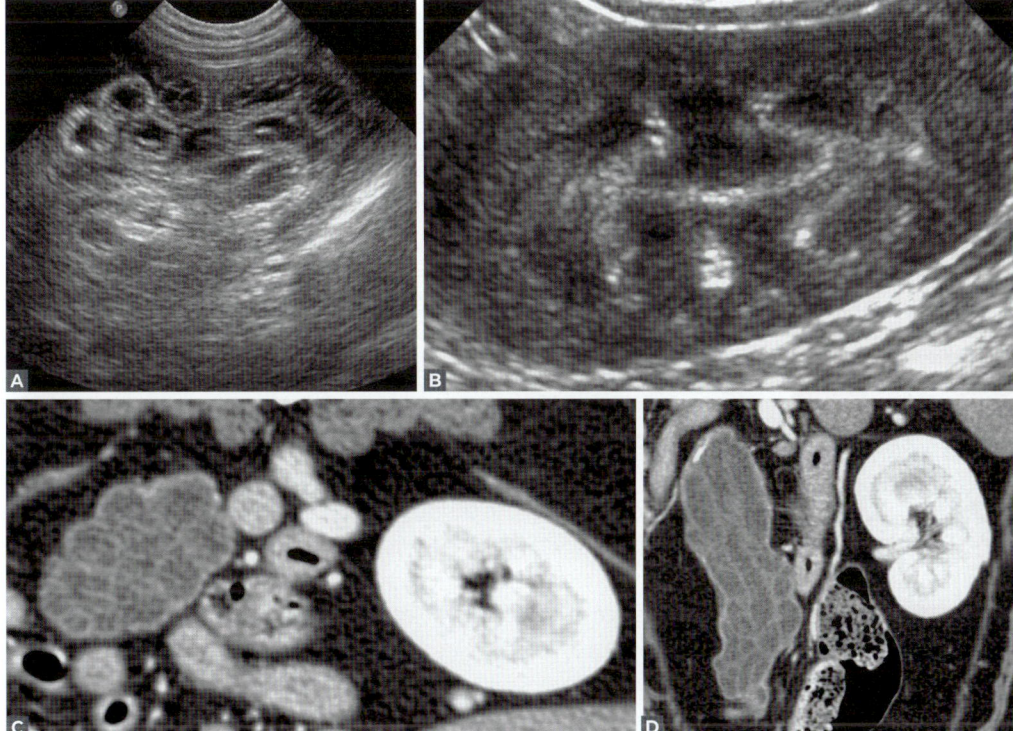

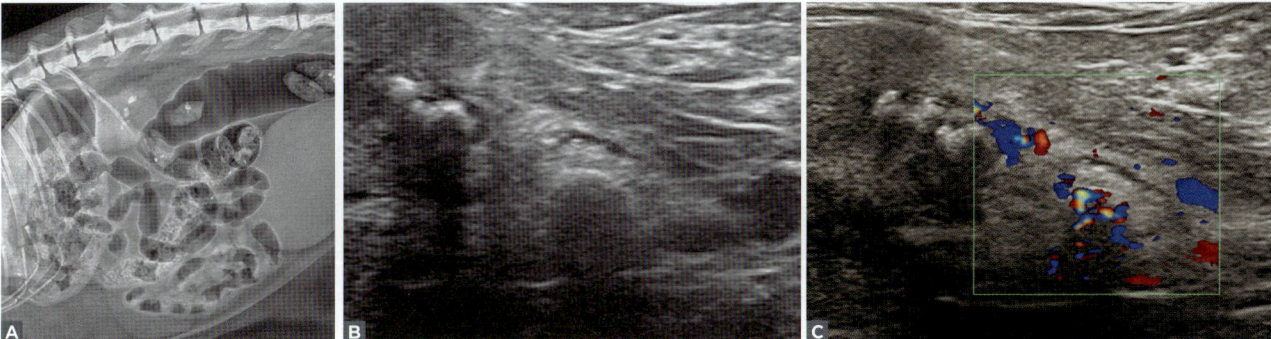

Fig. 35.32 Nefrolitos y ureterolitos en una hembra esterilizada de gato doméstico de pelo corto de 11 años. (**A**) Los cálculos son visibles en las radiografías. Aunque no es clínicamente relevante en este caso, el examen en modo Doppler puede ayudar a confirmar la presencia de mineralización, si hay que diferenciar entre posible mineralización y cualquier otra causa de hiperecogenicidad en la ecografía. (**C**) Un artefacto de centelleo aparece como señal Doppler intensa sobre el foco hiperecoico, donde no debería haber señal Doppler.

Una leve mineralización de los riñones se aprecia en ocasiones en forma de moteado **(figs. 35.5** y **35.6**) en la corteza o en los tejidos peridiverticulares.

Uréteres

Los uréteres normales no son visibles en las radiografías ni lo suelen ser por ecografía. Como ocurre con gran parte de las vías urinarias, las sondas ecográficas lineales de alta frecuencia son las más adecuadas para la evaluación de los uréteres. La pared del uréter se puede identificar con sondas lineales de alta frecuencia **(fig. 35.20F)**, pero no suele ser visible con sondas de frecuencias bajas **(fig. 35.20E)**. En condiciones normales, los uréteres son estructuras tubulares muy delgadas (~1 mm de diámetro externo), cuyo trayecto desde la pelvis renal hasta la vejiga se puede seguir, solo en algunos casos, en los pacientes de menor tamaño. A veces se pueden identificar ondas peristálticas a lo largo de los uréteres. Los uréteres se localizan más fácilmente mediante TC después de la administración de un medio de contraste. Muchas enfermedades ureterales, abordadas más adelante, dan lugar a una dilatación del uréter. Una dilatación leve se conoce también como ureterectasia y una dilatación marcada se denomina hidrouréter.

VÍDEO 35.1

Chorros ureterales. Ecografía transversal a nivel de las uniones ureterovesiculares, mostrando chorros ureterales. En este paciente los chorros son visibles sin Doppler, aunque son más evidentes tras aplicar el modo Doppler.

Ectopia

Los uréteres ectópicos son una malformación congénita en la que uno o ambos uréteres no se abren a la vejiga en la localización correcta. Este trayecto ureteral anómalo puede ser extramural, es decir, que todo el uréter discurre por fuera de la pared de la vejiga, o intramural, de manera que el uréter crea un túnel que atraviesa dicha pared y suele insertarse en la uretra o, a veces, en la vagina.[47] En perros, la aparición de uréteres ectópicos es más frecuente en hembras que en machos y, en gatos, es muy infrecuente.[48] A veces, el diagnóstico supone todo un reto y suele requerir una combinación de urografía excretora, urografía por TC[49] o ecografía.[50] En perros, la administración de furosemida (1 mg/kg), por vía intravenosa o subcutánea, ayuda a la identificación ecográfica de los chorros (*jets*) ureterales **(fig. 35.33** y **vídeo 35.1).**[51] Estos son visibles si existe diferencia entre la densidad de la orina contenida en la vejiga y la de la orina que llega por los uréteres. También pueden verse en pacientes que reciben fluidoterapia intravenosa, en pacientes sedados con agonistas alfa 2, que causan diuresis, y si existe material ecogénico en suspensión en la luz de la vejiga. Si se identifican dos chorros ureterales en la vejiga, es muy poco probable que se trate de ectopia ureteral. Si solo se identifica un chorro, aumenta la sospecha de un uréter ectópico, pero es necesaria una urografía intravenosa o una urografía por TC para confirmar el diagnóstico.

El uréter ectópico se identifica también en ocasiones junto con un ureterocele, que es una dilatación quística del uréter distal. Los ureteroceles pueden ser intravesiculares (dentro de la vejiga) o ectópicos (cualquier

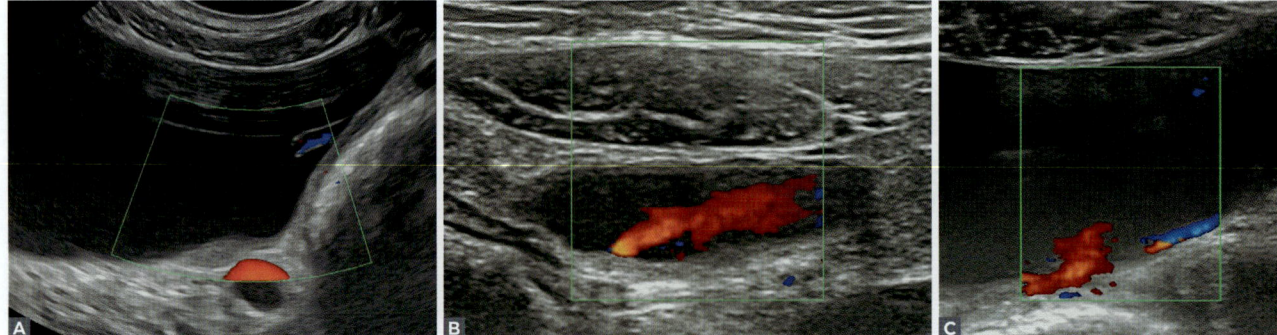

Fig. 35.33 Chorros (*jets*) ureterales normales en tres perros tras la administración intravenosa de 1 mg/kg de furosemida. El modo Doppler puede usarse para identificar el flujo de orina que entra en la vejiga urinaria. Imágenes adquiridas transversales a la vejiga urinaria, a nivel del trígono con el lado derecho del paciente orientado a la izquierda de la imagen. (**A, B**) A menudo solo se observa un chorro ureteral a la vez, y la región debe ser evaluada durante algunos minutos, con ligeras variaciones en la posición del transductor. Debe tenerse en cuenta la dirección del flujo de orina. En estos ejemplos, el color rojo señala el sentido hacia el transductor y el azul marca que se aleja de él. El transductor ecográfico está angulado de forma que el chorro ureteral izquierdo se aleja del transductor y se observa como una banda azul pulsante. El chorro ureteral derecho aparece como una banda roja pulsante. (**C**) Ambos chorros ureterales pueden verse al mismo tiempo.

porción dentro de la uretra).[52] El diagnóstico se establece a menudo mediante ecografía (**figs. 35.34** y **35.35**), en la que con frecuencia se observa una fina membrana de tejido blando que delimita una estructura redondeada llena de líquido dentro de la vejiga o de la uretra.

Traumatismos

Los traumatismos externos o penetrantes pueden causar sección ureteral completa o avulsión del uréter desde el riñón o la vejiga, y provocan una salida de orina al retroperitoneo. La orina se vierte al espacio retroperitoneal y produce inflamación (**fig. 35.36**). En las radiografías, este fenómeno da lugar a la aparición de opacidad de tejido blando lineal o moteada en el espacio retroperitoneal, pérdida de contraste retroperitoneal y expansión de dicho espacio. La avulsión completa del uréter desde la vejiga deja que la orina escape hacia el espacio peritoneal. El principal diagnóstico diferencial de la avulsión ureteral traumática y el urorretroperitoneo es una hemorragia, que es más frecuente. La ecografía se utiliza para guiar la toma de muestras y determinar el tipo de líquido. Se puede realizar una urografía excretora para identificar la fuga de medio de contraste hacia el espacio retroperitoneal y la retracción del uréter avulsionado. La TC con contraste permite identificar el uréter y seguir su recorrido para confirmar la avulsión.

Neoplasias

El carcinoma es el tumor de uréter más frecuente y puede aparecer como neoplasia ureteral primaria (**fig. 35.22**), extenderse en sentido proximal desde la vejiga o extenderse al uréter desde el riñón (**fig. 35.37**). Los hallazgos de las técnicas de diagnóstico por imagen son inespecíficos y, a menudo, muestran una pequeña masa en las imágenes de ecografía o TC. Los tumores ureterales no suelen identificarse en las radiografías.

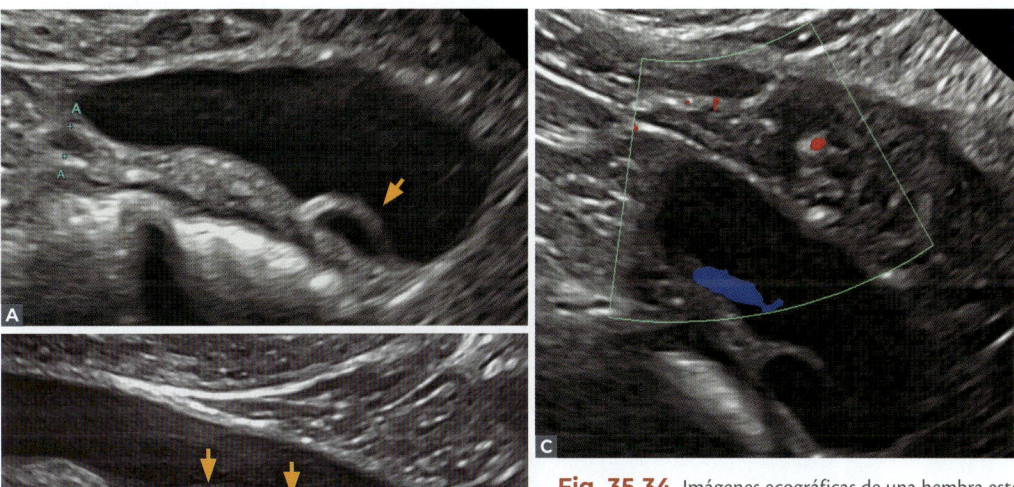

Fig. 35.34 Imágenes ecográficas de una hembra esterilizada de labrador retriever de 1 año con ectopia ureteral izquierda. El uréter derecho presenta una inserción normal (calibradores en **A**). (**B**) El uréter izquierdo (flechas) está moderada y uniformemente dilatado y aparece tunelizado a través de la pared de la vejiga. Su inserción en la uretra distal se confirmó mediante cistoscopia. (**C**) Chorro ureteral derecho normal tras la administración de furosemida.

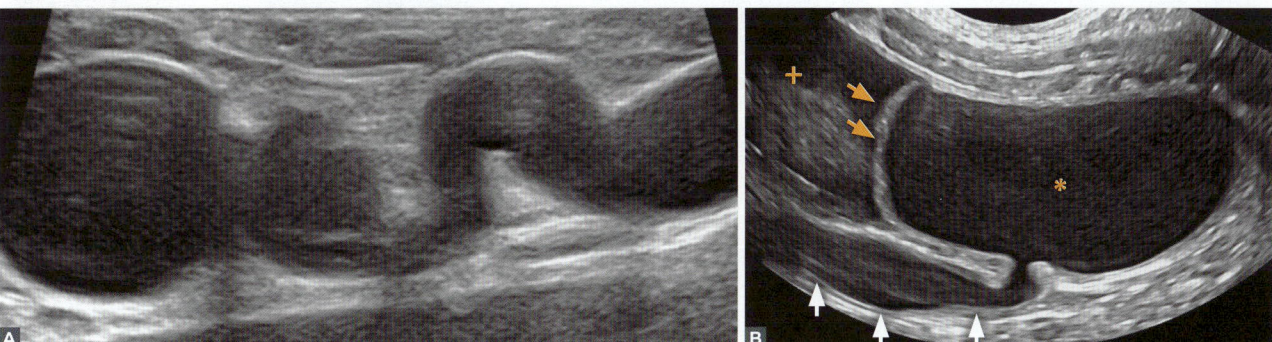

Fig. 35.35 Imágenes ecográficas de una hembra de raza mixta (labrador y caniche) de 1 año con un ureterocele intravesical. (**A**) El uréter izquierdo está dilatado y es tortuoso. (**B**) El uréter dilatado es visible en posición dorsal a la vejiga (flechas blancas) y se inserta en la vejiga, donde una fina membrana de tejido blando (flechas naranjas) separa el ureterocele (asterisco) del resto de la luz vesical (+).

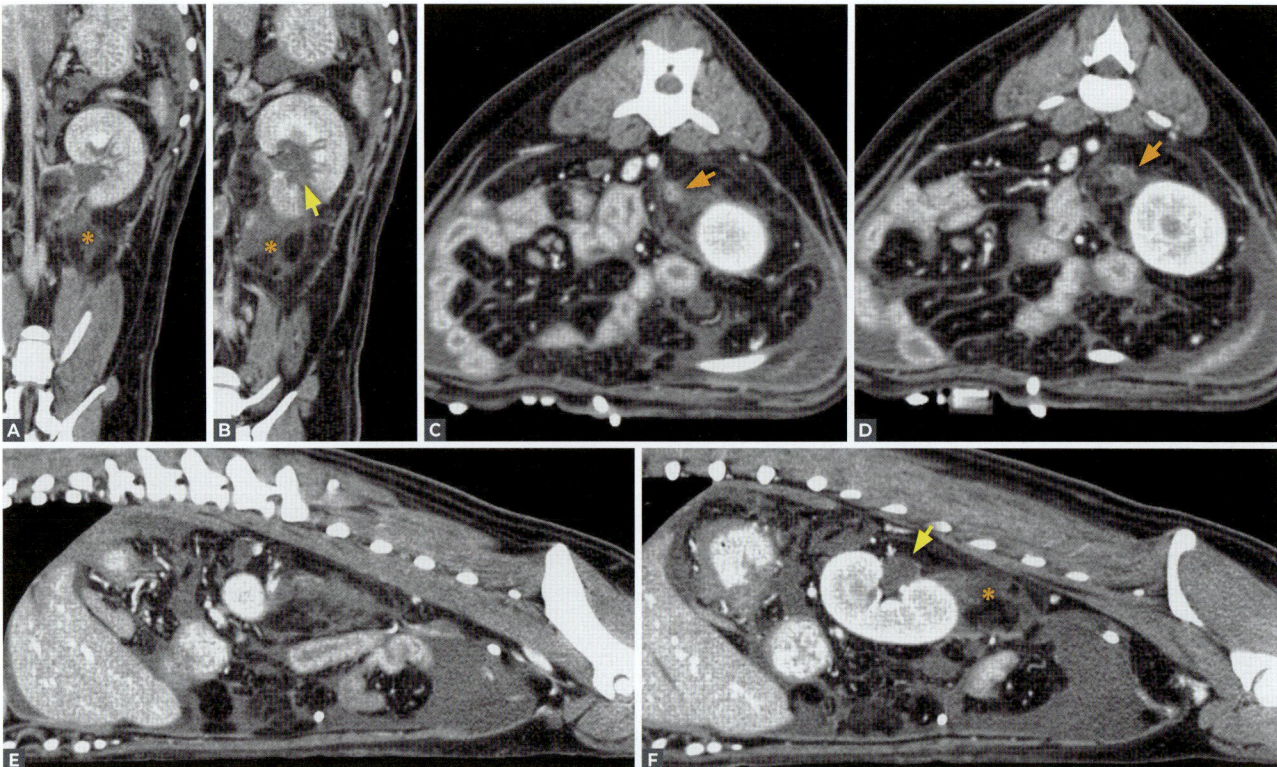

Fig. 35.36 Imágenes de TC de un perro de 3 años presentado tras un traumatismo por accidente de automóvil. El uréter izquierdo está roto (flechas naranjas) y provoca fuga de orina hacia el retroperitoneo. También hay líquido peritoneal por hemorragia e inflamación. Las imágenes en los planos dorsal (**A**, **B**) y sagital (**E**, **F**) muestran hidronefrosis izquierda (flechas amarillas) y líquido perinéfrico (asterisco).

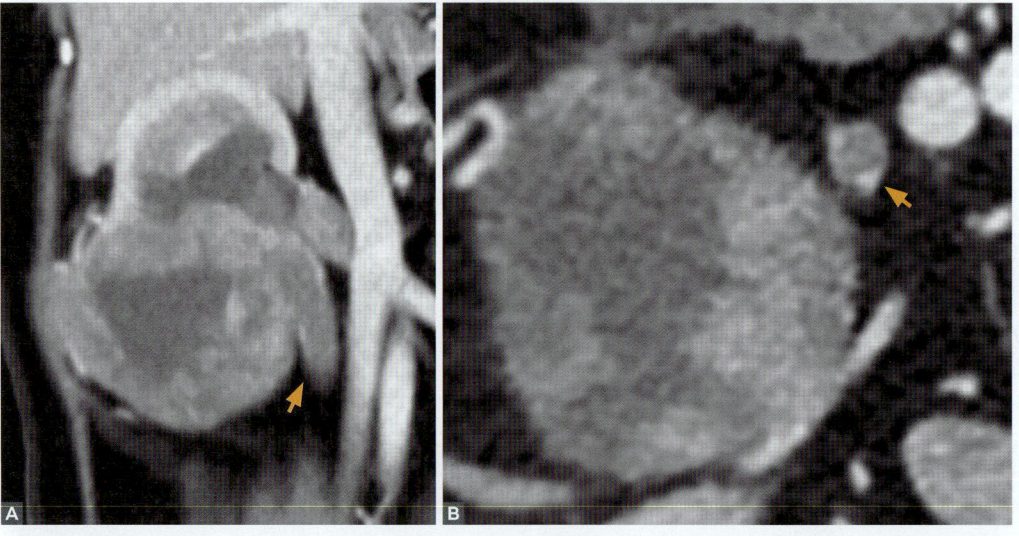

Fig. 35.37 Imágenes de TC poscontraste en los planos dorsal (**A**) y transversal (**B**), con una ventana de tejido blando, de un cocker spaniel de 10 años con un carcinoma en el riñón derecho. La masa se extiende al uréter derecho (flechas), que está ligeramente dilatado y contiene tejido con realce de contraste similar al de la masa.

Cálculos

En gatos y, con menor frecuencia, en perros, los nefrolitos pueden ser explusados y pasar al uréter. Estos cálculos pueden ser no obstructivos, parcialmente obstructivos o completamente obstructivos. En ocasiones, las radiografías sirven para identificar ureterolitos radiopacos (**figs. 35.5**, **35.38** y **35.39**). No debe confundirse la arteria ilíaca circunfleja profunda (**fig. 35.38**) con un ureterolito. Su localización suele ser más dorsal que el recorrido característico del uréter. Es necesaria una ecografía o una TC para determinar si el ureterolito es obstructivo o accidental, aunque en ocasiones no es fácil establecer esta diferenciación. En la ecografía, los ureterolitos se muestran como focos hiperecoicos dentro de la luz ureteral. A veces, si son lo suficientemente

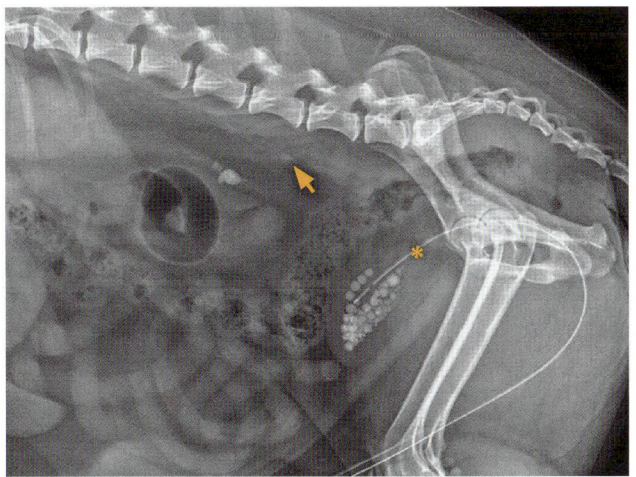

grandes, causan sombras acústicas distales. Según la experiencia del autor, el tamaño del ureterolito no siempre guarda relación con el grado de obstrucción. Es decir, los cálculos grandes pueden causar obstrucción incompleta o no ser obstructivos y los cálculos pequeños pueden causar una obstrucción completa. La determinación clínica del grado de obstrucción suele representar todo un reto y requiere considerar la combinación de signos clínicos, grado de azoemia, cantidad de orina producida y los hallazgos de técnicas de diagnóstico por imagen. Como ya se ha señalado, el grado de dilatación pélvica renal puede indicar obstrucción. No obstante, también se puede observar una dilatación mínima de la pelvis renal en pacientes con obstrucción completa. En algunos casos, para confirmar la obstrucción se puede utilizar la pielografía guiada por ecografía.

Fig. 35.38 Radiografía lateral derecha de un perro con ureterolitiasis y cálculos vesicales. Los cálculos de opacidad mineral de tamaño variable en el abdomen medio-dorsal coinciden con la localización en el/los uréter/es. La silueta transversal de la arteria ilíaca circunfleja profunda (flecha) en el espacio retroperitoneal puede asemejarse a una ureterolitiasis y no debe confundirse en las imágenes. Un catéter urinario y numerosos cálculos están presentes en la vejiga urinaria (asterisco).

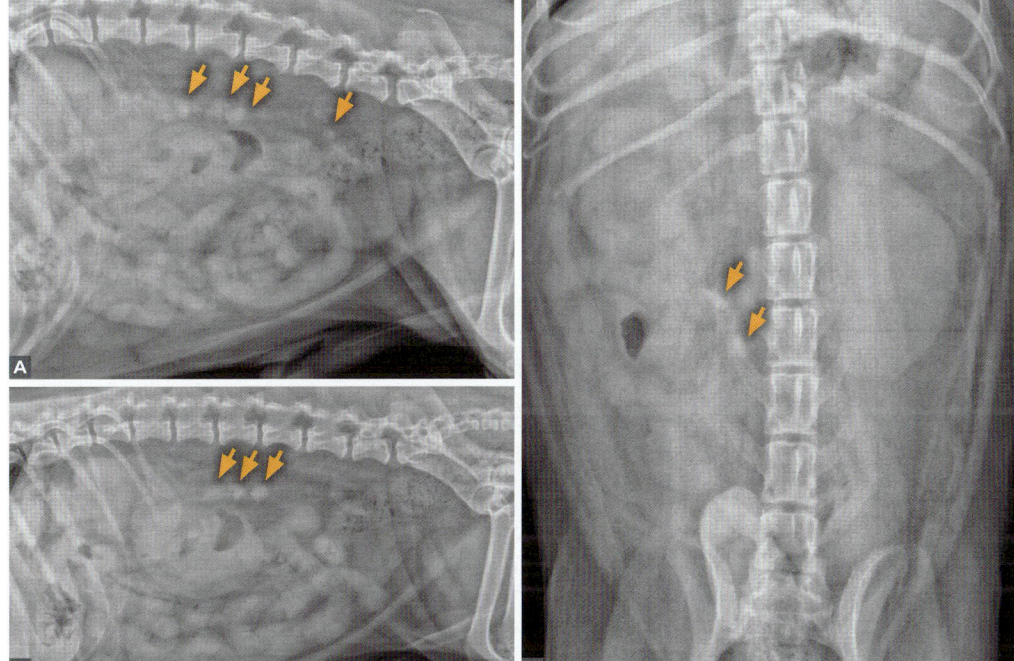

Fig. 35.39 Radiografías lateral (**A**, **B**) y ventrodorsal (**C**) de un perro con ureterolitos bilaterales. Estructuras de opacidad mineral, aproximadamente ovaladas, se observan en el área de los uréteres, en las proyecciones laterales (flechas) y a la derecha de la columna vertebral en la proyección ventrodorsal.

Bibliografía

1. Finco DR, Stiles NS, Kneller SK, Lewis RE, Barrett RB. Radiologic estimation of kidney size of the dog. *J Am Vet Med Assoc* 159:995-1002, 1971.
2. Lobacz MA, Sullivan M, Mellor D, Hammond G, Labruyère J, Dennis R. Effect of breed, age, weight and gender on radiographic renal size in the dog. *Vet Radiol Ultrasound* 53:437-441, 2012.
3. Shiroma JT, Gabriel JK, Carter RL, Scruggs SL, Stubbs PW. Effect of reproductive status on feline renal size. *Vet Radiol Ultrasound* 40:242-245, 1999.
4. Hart D Vander, Winter MD, Conway J, Berry CR. Ultrasound appearance of the outer medulla in dogs without renal dysfunction. *Vet Radiol Ultrasound* 54:652-658, 2013.
5. Mareschal A, D'Anjou MA, Moreau M, Alexander K, Beauregard G. Ultrasonographic measurement of kidney-to-aorta ratio as a method of estimating renal size in dogs. *Vet Radiol Ultrasound* 48:434-438, 2007.
6. Walter PA, Feeney DA, Johnston GR, Fletcher TF. Feline renal ultrasonography: quantitative analyses of imaged anatomy. *Am J Vet Res* 48:596-599, 1987.
7. Conroy M, Brodbelt DC, O'Neill D, Chang YM, Elliott J. Chronic kidney disease in cats attending primary care practice in the UK: A VetCompass TM study. *Vet Rec* 184:526, 2019.

8. O'Neill DG, Elliott J, Church DB, McGreevy PD, Thomson PC, Brodbelt DC. Chronic kidney disease in dogs in UK veterinary practices: prevalence, risk factors, and survival. *J Vet Intern Med* 27:814-821, 2013.

9. Marino CL, Lascelles BDX, Vaden SL, Gruen ME, Marks SL. Prevalence and classification of chronic kidney disease in cats randomly selected from four age groups and in cats recruited for degenerative joint disease studies. *J Feline Med Surg* 16:465-472, 2014.

10. Dickerson VM, Rissi DR, Brown CA, Brown SA, Schmiedt CW. Assessment of acute kidney injury and renal fibrosis after renal ischemia protocols in cats. *Comp Med* 67:56-66, 2017.

11. McLeland SM, Cianciolo RE, Duncan CG, Quimby JM. A comparison of biochemical and histopathologic staging in cats with chronic kidney disease. *Vet Pathol* 52:524-534, 2015.

12. Yan GY, Chen KY, Wang HC, Ma TY, Chen KS. Relationship between ultrasonographically determined renal dimensions and International Renal Interest Society stages in cats with chronic kidney disease. *J Vet Intern Med* 34:1464-1475, 2020.

13. Cordella A, Pey P, Dondi F, et al. The ultrasonographic medullary "rim sign" versus medullary "band sign" in cats and their association with renal disease. *J Vet Intern Med* 34:1932-1939, 2020.

14. Bryan JN, Henry CJ, Turnquist SE, et al. Primary renal neoplasia of dogs. *J Vet Intern Med* 20:1155-1160, 2018.

15. Henry CJ, Turnquist SE, Smith A, et al. Primary renal tumours in cats: 19 cases (1992-1998). *J Feline Med Surg* 1:165-170, 1999.

16. Moore A. Extranodal lymphoma in the cat: prognostic factors and treatment options. *J Feline Med Surg* 15:379-390, 2013.

17. Williams AG, Hohenhaus AE, Lamb KE. Incidence and treatment of feline renal lymphoma: 27 cases. *J Feline Med Surg* 23:936-944, 2021.

18. Klein MK, Cockerell G, Harris CK, et al. Canine primary renal neoplasms: a retrospective review of 54 cases. *J Am Anim Hosp Assoc*, 1988.

19. Moe L, Lium B. Computed tomography of hereditary multifocal renal cystadenocarcinomas in German shepherd dogs. *Vet Radiol Ultrasound* 38:335-343, 1997.

20. D'Anjou MA, Bédard A, Dunn ME. Clinical significance of renal pelvic dilatation on ultrasound in dogs and cats. *Vet Radiol Ultrasound* 52:88-94, 2011.

21. Quimby JM, Dowers K, Herndon AK, Randall EK. Renal pelvic and ureteral ultrasonographic characteristics of cats with chronic kidney disease in comparison with normal cats, and cats with pyelonephritis or ureteral obstruction. *J Feline Med Surg* 19:784-790, 2017.

22. Lemieux C, Vachon C, Beauchamp G, Dunn ME. Minimal renal pelvis dilation in cats diagnosed with benign ureteral obstruction by antegrade pyelography: a retrospective study of 82 cases (2012-2018). *J Feline Med Surg* 23:892-899, 2021.

23. Chew DJ, DiBartola SP, Schenck PA. Familial renal diseases of dogs and cats. In Dennis J. Chew DJ, DiBartola SP, Schenck PA (editors). Canine and Feline Nephrology and Urology 2nd edition. St. Louis, Elsevier, 2011, pp 197-217.

24. Hoppe A, Karlstam E. Renal dysplasia in boxers and Finnish harriers. *J Small Anim Pract* 41:422-426, 2000.

25. Abraham L, Beck C, Slocombe R. Renal dysplasia and urinary tract infection in a Bull Mastiff puppy. *Aust Vet J* 81:336-339, 2003.

26. Seiler GS, Rhodes J, Cianciolo R, Casal ML. Ultrasonographic findings in cairn terriers with preclinical renal dysplasia. *Vet Radiol Ultrasound* 51:453-457, 2010.

27. Guerra JM, Freitas MF, Daniel AGT, et al. Age-based ultrasonographic criteria for diagnosis of autosomal dominant polycystic kidney disease in Persian cats. *J Feline Med Surg* 21:156-164, 2019.

28. Schirrer L, Marín-García PJ, Llobat L. Feline polycystic kidney disease: An update. *Vet Sci* 8, 2021.

29. Katic N, Bartolomaeus E, Böhler A, Dupré G. Traumatic diaphragmatic rupture in a cat with partial kidney displacement into the thorax. *J Small Anim Pract* 48:705-708, 2007.

30. Marolf A, Kraft S, Lowry J, Pelsue D, Veir J. Radiographic diagnosis-Right kidney herniation in a cat. *Vet Radiol Ultrasound* 43:237-240, 2002.

31. Marolf A, Kraft S, Lowry J. Radiographic diagnosis-Right kidney herniation in a cat. *Vet Radiol Ultrasound* 43:237-240, 2002.

32. Appleby R, Linden A Zur, Singh A, Finck C, Crawford E. Computed tomography diagnosis of a thoracic and abdominal penetrating foreign body in a dog. *Can Vet J* 56:1149-1152, 2015.

33. Ochoa VB, DiBartola SP, Chew DJ, Westropp J, Carothers M, Biller D. Perinephric pseudocysts in the cat: a retrospective study and review of the literature. *J Vet Intern Med* 13:47-55, 1999.

34. Orioles M, Di Bella A, Merlo M, Ter Haar G. Ascites resulting from a ruptured perinephric pseudocyst associated with a renal cyst in a dog. *Vet Rec Case Reports* 2:1-4, 2014.

35. Miles KG, Jergens AE. Unilateral perinephric pseudocyst of undetermined origin in a dog. *Vet Radiol Ultrasound* 33:277-281, 1992.

36. Cole LP, Mantis P, Humm K. Ultrasonographic findings in cats with acute kidney injury: a retrospective study. *J Feline Med Surg* 21:475-480, 2018.

37. Adams WH, Toal RL, Walker MA, Breider MA. Early renal ultrasonographic findings in dogs with experimentally induced ethylene glycol nephrosis. *Am J Vet Res* 50:1370-1376, 1989.

38. Day MJ, Holt PE. Unilateral fungal pyelonephritis in a dog. *Vet Pathol* 31:250-252, 1994.

39. Bouillon J, Snead E, Caswell J, Feng C, Hélie P, Lemetayer J. Pyelonephritis in dogs: retrospective study of 47 histologically diagnosed cases (2005-2015). *J Vet Intern Med* 32:249-259, 2018.

40. Dorsch R, Teichmann-Knorrn S, Sjetne Lund H. Urinary tract infection and subclinical bacteriuria in cats: a clinical update. *J Feline Med Surg* 21:1023-1038, 2019.

41. Choi J, Jang J, Choi H, Kim H, Yoon J. Ultrasonographic features of pyonephrosis in dogs. *Vet Radiol Ultrasound* 51:548-553, 2010.

42. Paras KL, Miller L, Verocai GG. Ectopic infection by *Dioctophyme renale* in a dog from Georgia, USA, and a review of cases of ectopic dioctophymosis in companion animals in the Americas. *Vet Parasitol Reg Stud Reports* 14:111-116, 2018.

43. Nakagawa TLDR, Bracarense APFRL, Reis ACF dos, Yamamura MH, Headley SA. Giant kidney worm (*Dioctophyme renale*) infections in dogs from Northern Paraná, Brazil. *Vet Parasitol* 145:366-370, 2007.

44. Rahal SC, Mamprim MJ, Oliveira HS, et al. Ultrasonographic, computed tomographic, and operative findings in dogs infested with giant kidney worms (*Dioctophyme renale*). *J Am Vet Med Assoc* 244:555-558, 2014.

45. Hart E, Singh A, Peregrine A, et al. Laparoscopic ureteronephrectomy for the treatment of giant kidney worm infection in 2 dogs. *Can Vet J* 61:1149-1154, 2020.

46. Angelou A, Tsakou K, Mpranditsas K, Sioutas G, Moores DA, Papadopoulos E. Giant kidney worm: novel report of *Dioctophyme renale* in the kidney of a dog in Greece. *Helminthol* 57:43-48, 2020.

47. Reichler IM, Eckrich Specker C, Hubler M, Alois B, Haessig M, Arnold S. Ectopic ureters in dogs: clinical features, surgical techniques and outcome. *Vet Surg* 41:515-522, 2012.

48. Kuzma AB, Holmberg DL. Ectopic ureter in a cat. *Can Vet J* 29:59-61, 1988.

49. Fox AJ, Sharma A, Secrest SA. Computed tomographic excretory urography features of intramural ectopic ureters in 10 dogs. *J Small Anim Pract* 57:210-213, 2016.

50. Lamb CR, Gregory SP. Ultrasonographic findings in 14 dogs with ectopic ureter. *Vet Radiol Ultrasound* 39:218-223, 1998.

51. Gremillion C, Cohen EB, Vaden S, Seiler G. Optimization of ultrasonographic ureteral jet detection and normal ureteral jet morphology in dogs. *Vet Radiol Ultrasound* 62:583-590, 2021.

52. Stiffler KS, McCrackin Stevenson MA, Mahaffey MB, Howerth EW, Barsanti JA. Intravesical ureterocele with concurrent renal dysfunction in a dog: a case report and proposed classification system. *J Am Anim Hosp Assoc* 38:33-39, 2002.

CAPÍTULO 36

Vejiga y uretra

Ryan B. Appleby

PUNTOS CLAVE

- Las enfermedades de las vías urinarias bajas son frecuentes en los animales pequeños.
- Estas enfermedades cursan a menudo con polaquiuria, estranguria, obstrucción vesical y alteraciones en el color de la orina.
- La radiografía es una prueba diagnóstica de primera línea importante para excluir alteraciones significativas como la mineralización del tracto urinario.
- La normalidad de las radiografías no excluye la enfermedad vesical o uretral.
- La modalidad de imagen recomendada como estudio de segunda línea en lo relativo a la vejiga es la ecografía, dadas su facilidad de uso, accesibilidad y sensibilidad elevada.
- La uretrografía con contraste se utiliza para valorar la permeabilidad y la integridad de la uretra.
- La tomografía computarizada es una herramienta diagnóstica excelente y de gran utilidad para la valoración de los casos complejos y la planificación quirúrgica.

Las enfermedades de las vías urinarias bajas (vejiga y uretra) son frecuentes en pequeños animales. Son más habituales las enfermedades adquiridas en comparación con las anomalías congénitas; sin embargo, estas últimas pueden predisponer a los procesos patológicos adquiridos. Tal como ocurre con las vías urinarias altas, las radiografías representan una excelente herramienta diagnóstica de primera línea, aunque se limitan en gran medida a la detección de los cambios en la opacidad, concretamente la mineralización. A menudo, los estudios radiográficos deben ser complementados o incluso –en algunos casos– sustituidos por la ecografía, la uretrografía con contraste y la tomografía computarizada (TC).

Anatomía normal

La vejiga es un órgano hueco que está situado en la parte caudal del abdomen y que almacena orina. Los uréteres transportan la orina procedente de los riñones y se abren en la parte caudodorsal de la vejiga. El trígono vesical se define como la región de la vejiga limitada por las papilas ureterales y la unión vesicouretral. En las radiografías, la vejiga aparece como una estructura bien definida y redondeada, con opacidad de tejidos blandos, ventral al colon y craneal a la entrada pélvica (**figs. 36.1** y **36.2**). Las enfermedades de la vejiga suelen cursar clínicamente con un incremento de la frecuencia de la micción (polaquiuria), dificultades para la micción (estranguria) o bloqueo de la eliminación de la orina. En algunos casos, la hemorragia o, con una frecuencia menor, la piuria pueden dar lugar a una alteración en la coloración de la orina.

Las radiografías tienen utilidad como herramienta de detección primaria, pero su sensibilidad es baja y solo ponen de manifiesto los cambios en la opacidad, el tamaño y, raramente, la forma de la vejiga. Dado que la vejiga debe tener una opacidad de tejidos blandos uniforme, la presencia de aire o material mineral en esta estructura constituye una anomalía. La radiografía no permite diferenciar la pared vesical normal de la orina contenida en la luz ni detectar cambios en la pared de la vejiga. El grado de distensión vesical en los perros

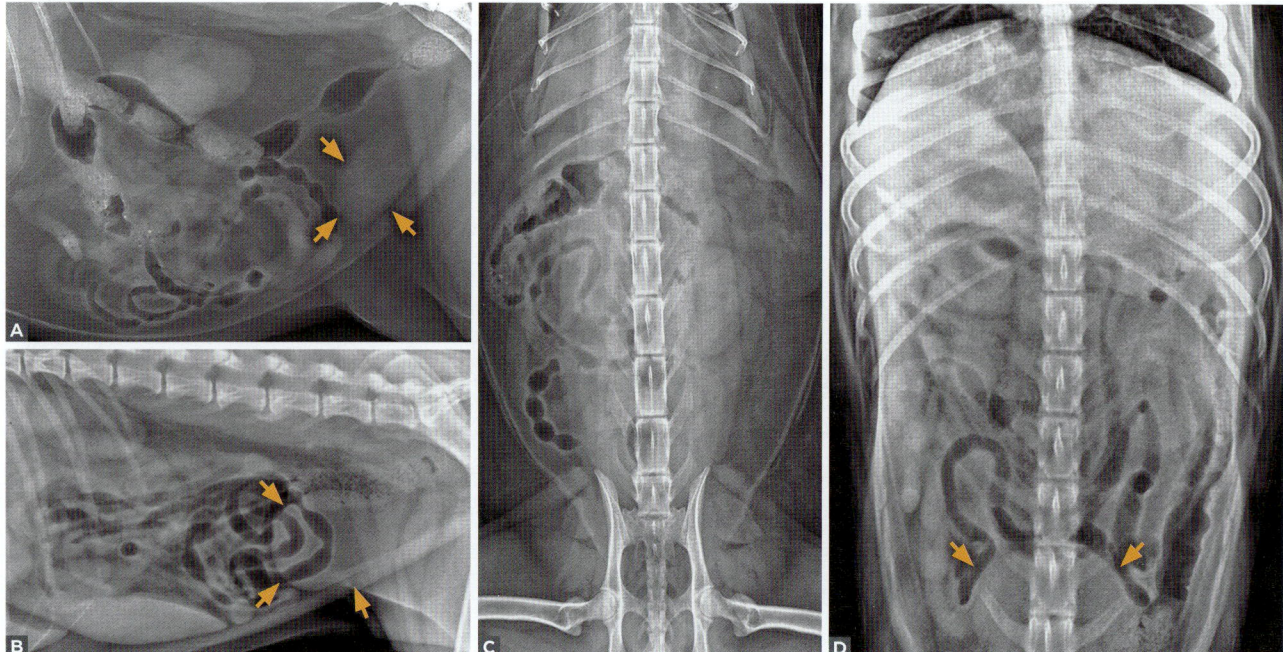

Fig. 36.1 Radiografías laterales (**A**, **B**) y ventrodorsales (**C**, **D**) de un gato (**A**, **C**) y un perro (**B**, **D**) en las que se muestra el aspecto radiológico de la vejiga normal. La vejiga se observa a veces en las proyecciones ventrodorsales (**D**), aunque a menudo está superpuesta a las vértebras y a la musculatura epaxial (**C**).

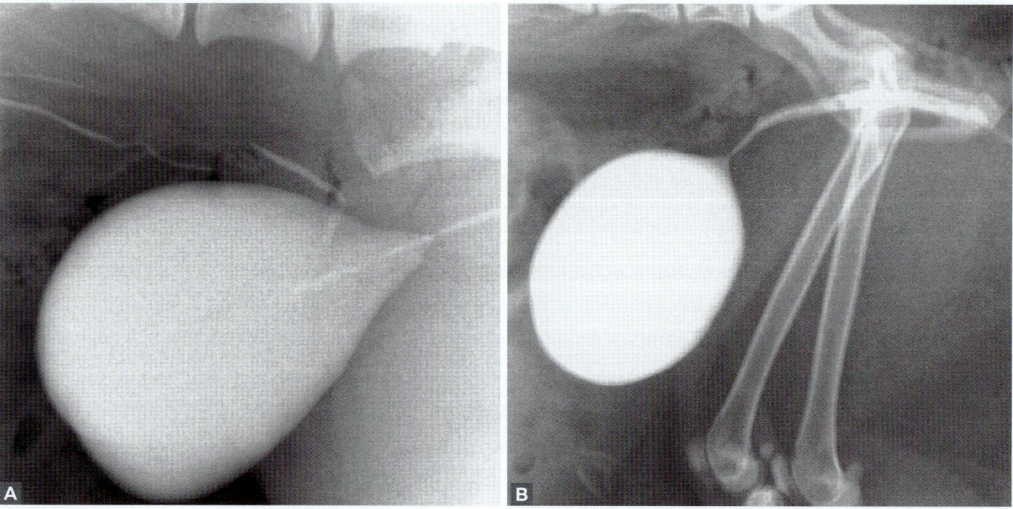

Fig. 36.2 Localización normal de la vejiga en el perro (**A**) y en el gato (**B**). La cistografía retrógrada efectuada en estos pacientes pone de manifiesto la localización normal de la vejiga. Aunque el tamaño de la vejiga es variable en función del volumen de orina que contiene, en estas imágenes corresponde al de una vejiga casi llena en un perro y un gato normales. (**A**) En el perro se ha colocado un catéter en la uretra (la punta del catéter es visible inmediatamente craneal al canal pélvico) y se ha administrado un medio de contraste yodado que rellena la vejiga. Una pequeña cantidad del medio de contraste ha refluido hacia los uréteres, lo que es un hallazgo normal. (**B**) En el gato, el catéter está situado en la uretra distal, caudal al isquion, y se ha administrado un medio de contraste. Hay una burbuja de gas dentro de la uretra, superpuesta al pubis.

puede influir en la localización de la vejiga en las radiografías. Cuando contiene una cantidad mínima de orina o está vacía, a veces no es posible visualizarla, ya que queda enmascarada por el intestino o está contenida en su totalidad dentro de la pelvis. Por el contrario, en los gatos casi siempre es visible a menos que esté enmascarada por el contenido intestinal, la presencia de líquido peritoneal o la ausencia de grasa, con independencia de su grado de distensión.[1] La extensión de la vejiga normal en dirección craneal es variable, especialmente en los perros entrenados respecto a la micción. En la experiencia de la autora de este capítulo, la vejiga distendida se extiende a menudo hasta el nivel del platillo craneal de la vértebra L5 (**fig. 36.2**). Es necesaria la prudencia al

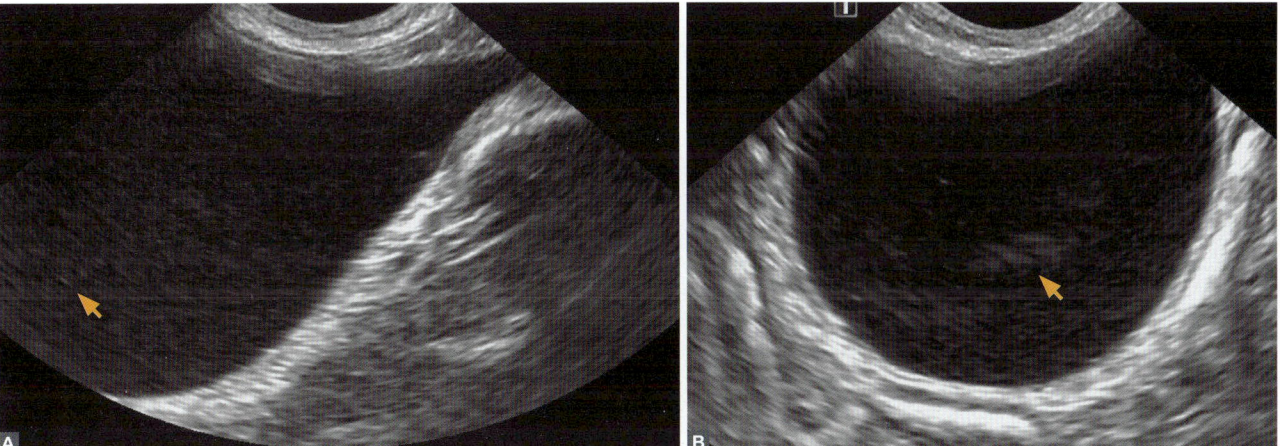

Fig. 36.3 Imágenes ecográficas longitudinal y transversal de la vejiga normal de un shih tzu de 3 años. A pesar de que la orina es predominantemente anecoica, se observan algunos ecos en la luz vesical (flecha). El ecografista debe tener cuidado para no confundir estos ecos artefactuales con causas patológicas de aumento de la ecogenicidad, tal como se mostrará más adelante en este capítulo.

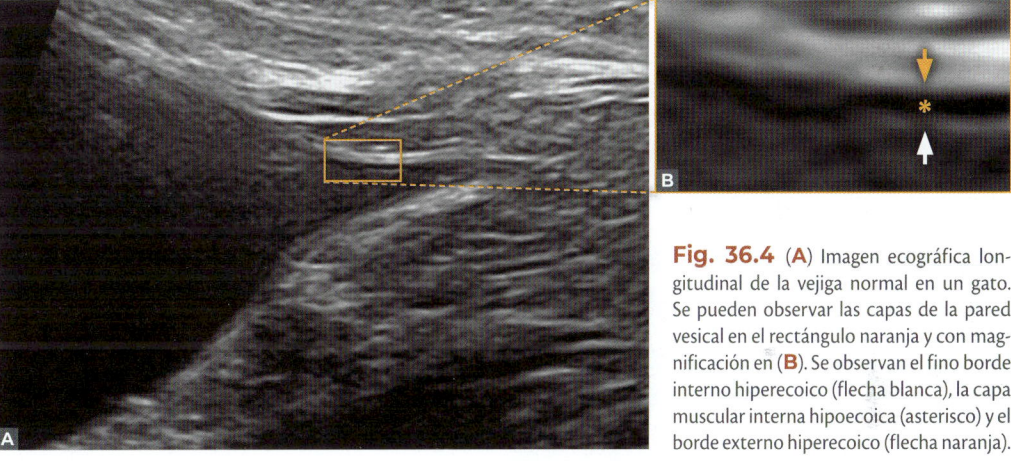

Fig. 36.4 (**A**) Imagen ecográfica longitudinal de la vejiga normal en un gato. Se pueden observar las capas de la pared vesical en el rectángulo naranja y con magnificación en (**B**). Se observan el fino borde interno hiperecoico (flecha blanca), la capa muscular interna hipoecoica (asterisco) y el borde externo hiperecoico (flecha naranja).

establecer un diagnóstico de distensión patológica de la vejiga; dicho diagnóstico debe estar fundamentado en los signos clínicos, más que en el tamaño vesical como parámetro único.

En la ecografía, la vejiga normal es un órgano de pared fina que contiene un líquido anecoico (**fig. 36.3**). A pesar de que la orina normal es uniformemente anecoica, el ecografista debe tener cuidado para no interpretar erróneamente los ecos artefactuales generados por los artefactos de anchura del haz y de haz lateral, que se pueden confundir con restos luminales (**fig. 36.3**). Las capas de la pared de la vejiga se pueden distinguir en forma de una interfaz mucosa hiperecoica interna, una capa muscular hipoecoica y una capa hiperecoica periférica[2] (**fig. 36.4**). En ocasiones no es posible visualizar las capas de la pared vesical, especialmente cuando se utilizan sondas de frecuencia baja o cuando la vejiga presenta una distensión importante o si está demasiado vacía. En pequeños animales es habitual observar la presencia de material en la vejiga. Este material intravesical puede tener un carácter accidental y benigno, tal como los lípidos en la orina de los felinos[3] (**fig. 36.5**).

La uretra normal no es visible en las radiografías. En los perros macho, el hueso peniano rodea parcialmente la parte distal de la uretra (**fig. 36.6**). En ocasiones, los gatos macho también presentan un hueso peniano[4] (**fig. 36.7**). Para obtener radiografías de la uretra en los perros macho es necesario extender cranealmente los miembros pélvicos y centrar el haz en el periné, inmediatamente caudal a la base del hueso peniano (**fig. 36.6**). Esta proyección se debe obtener en cualquier perro macho con signos clínicos relacionados con las vías urinarias bajas, dado que permite la evaluación de los segmentos membranoso y peniano de la uretra, sin superposición de los miembros pélvicos.

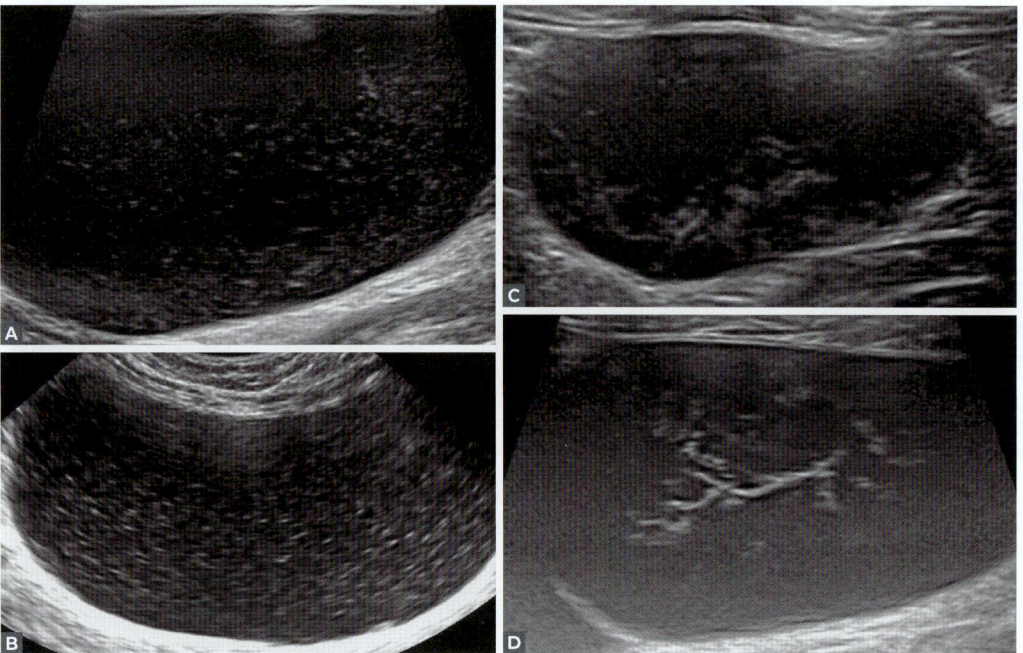

Fig. 36.5 Aspecto ecográfico de la lipiduria en cuatro gatos. El volumen, la forma y la ecogenicidad global del material pueden variar. El material hiperecoico está suspendido y aparece en forma de numerosos focos puntiformes o en forma de un conglomerado con material ecogénico central.

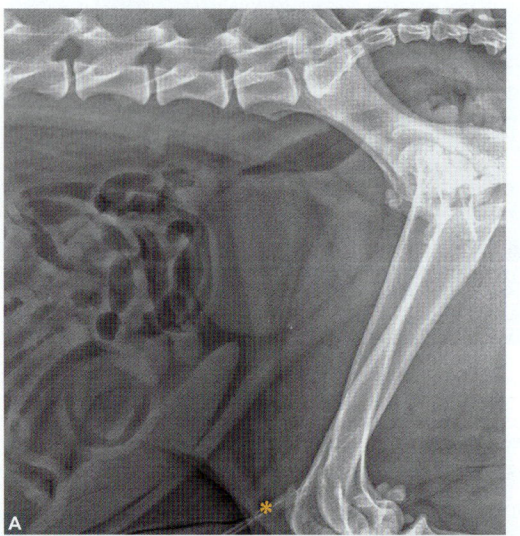

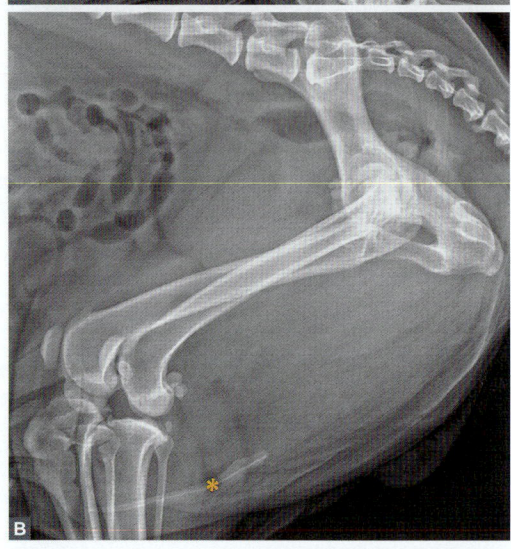

Fig. 36.6 Radiografías laterales de un beagle macho esterilizado de 13 años en el que la vejiga y la uretra son normales. (**A**) En la proyección lateral estándar del abdomen la parte más caudal de la uretra está fuera de la colimación de la imagen y la uretra a la altura del hueso peniano (asterisco) está enmascarada por los miembros pélvicos. La proyección lateral con los miembros pélvicos en flexión permite la visualización de la totalidad del recorrido uretral. En ambas imágenes hay una mineralización en el margen de la pelvis, lo que en ocasiones se puede confundir con cálculos uretrales. La mineralización del tendón prepúbico (como ocurre en este caso) o de las articulaciones coxofemorales (de la cadera) se puede superponer en esta región. Una proyección ventrodorsal (no mostrada) puede facilitar la distinción entre la mineralización musculoesquelética y la de origen urinario.

Fig. 36.7 Radiografía lateral de un gato doméstico de pelo largo de 9 años con el hueso peniano débilmente visible.

Tumores

Los tumores vesicales constituyen el 2 % de las neoplasias en los perros[5] y son muy infrecuentes en los gatos.[6,7] El tumor vesical más habitual es el carcinoma urotelial, también denominado carcinoma de células transicionales,[5] que generalmente se localiza en el trígono vesical y en la unión vesicouretral. Los perros que lo sufren pueden presentar un incremento en la frecuencia de la micción, obstrucción urinaria y metástasis tanto locales como distantes. El carcinoma urotelial se visualiza mejor mediante la ecografía. La evaluación citológica del sedimento urinario o el estudio de una muestra obtenida mediante cateterismo traumático pueden confirmar el diagnóstico, pero en ocasiones el resultado de estos estudios no es concluyente. El test PCR para detectar la mutación *BRAF* en la orina tiene buena sensibilidad y excelente especificidad, y posiblemente sea la mejor prueba de detección.[8] Las radiografías en raras ocasiones identifican mineralización intralesional, por lo que en la mayoría de los casos la vejiga tiene un aspecto normal. En los pacientes con signos clínicos de larga evolución puede haber un aumento de tamaño visible de los grupos ganglionares sublumbares debido a la afectación metastásica. En estos casos también puede haber una proliferación perióstica debida a infiltración metastásica en las últimas vértebras lumbares, el sacro y el ilion. El diagnóstico se establece mejor mediante la ecografía (**figs. 36.8-36.11**) o TC. La imagen ecográfica de las masas de la pared vesical es variable, con aspecto tanto heterogéneo como homogéneo. En ocasiones, las masas muestran mineralización y es habitual que presenten un borde mucoso irregular y una base amplia, y con menor frecuencia son pedunculadas (**fig. 36.9**). La ecografía tiene un grado de sensibilidad mucho mayor para la detección del aumento de tamaño de los ganglios linfáticos debido a cambios inflamatorios reactivos o a metástasis. Hay un solapamiento en el aspecto ecográfico de la cistitis polipoide crónica y el carcinoma urotelial; para la confirmación del diagnóstico son necesarios el test de mutación *BRAF*, la citología, la histología o las valoraciones seriadas.

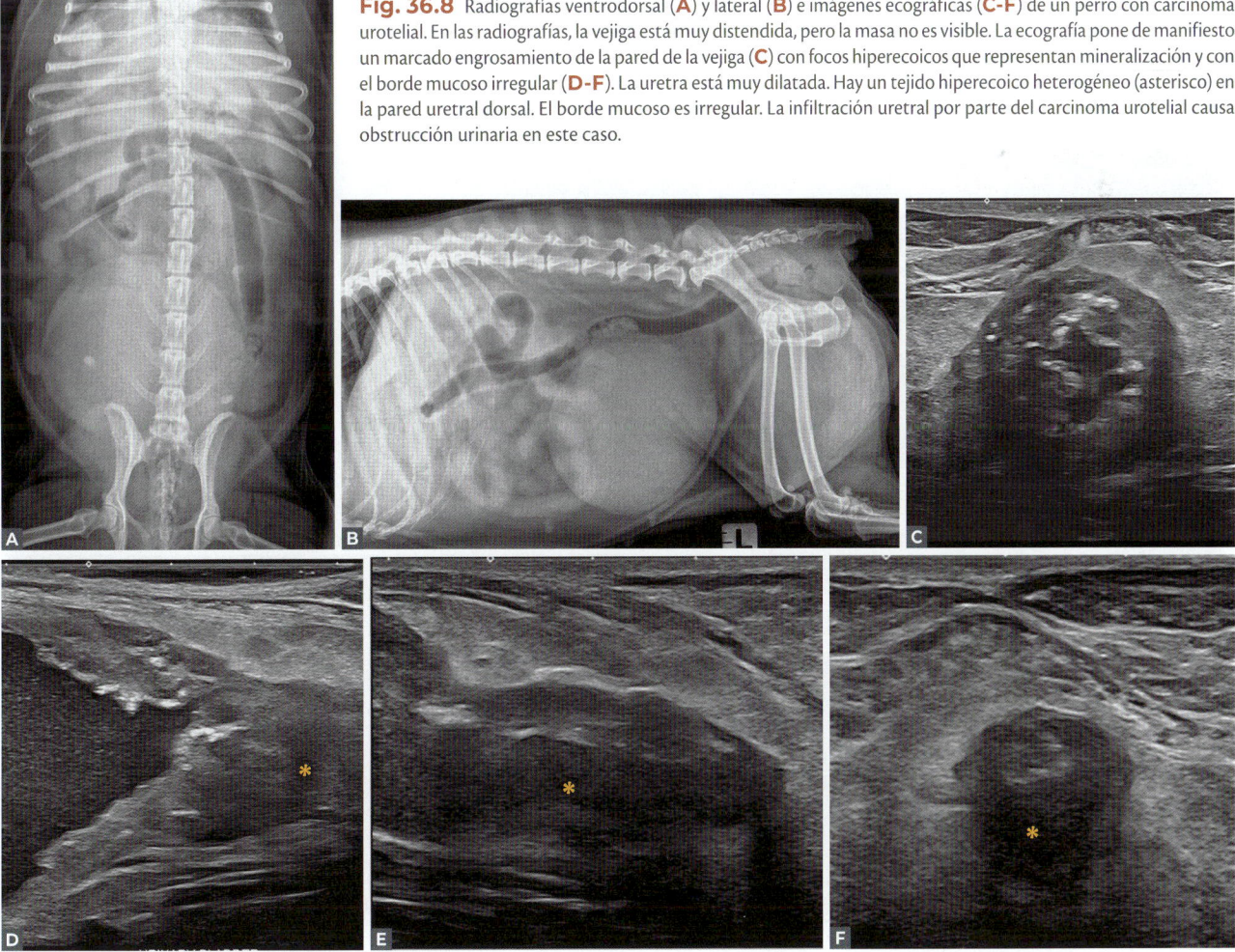

Fig. 36.8 Radiografías ventrodorsal (**A**) y lateral (**B**) e imágenes ecográficas (**C-F**) de un perro con carcinoma urotelial. En las radiografías, la vejiga está muy distendida, pero la masa no es visible. La ecografía pone de manifiesto un marcado engrosamiento de la pared de la vejiga (**C**) con focos hiperecoicos que representan mineralización y con el borde mucoso irregular (**D-F**). La uretra está muy dilatada. Hay un tejido hiperecoico heterogéneo (asterisco) en la pared uretral dorsal. El borde mucoso es irregular. La infiltración uretral por parte del carcinoma urotelial causa obstrucción urinaria en este caso.

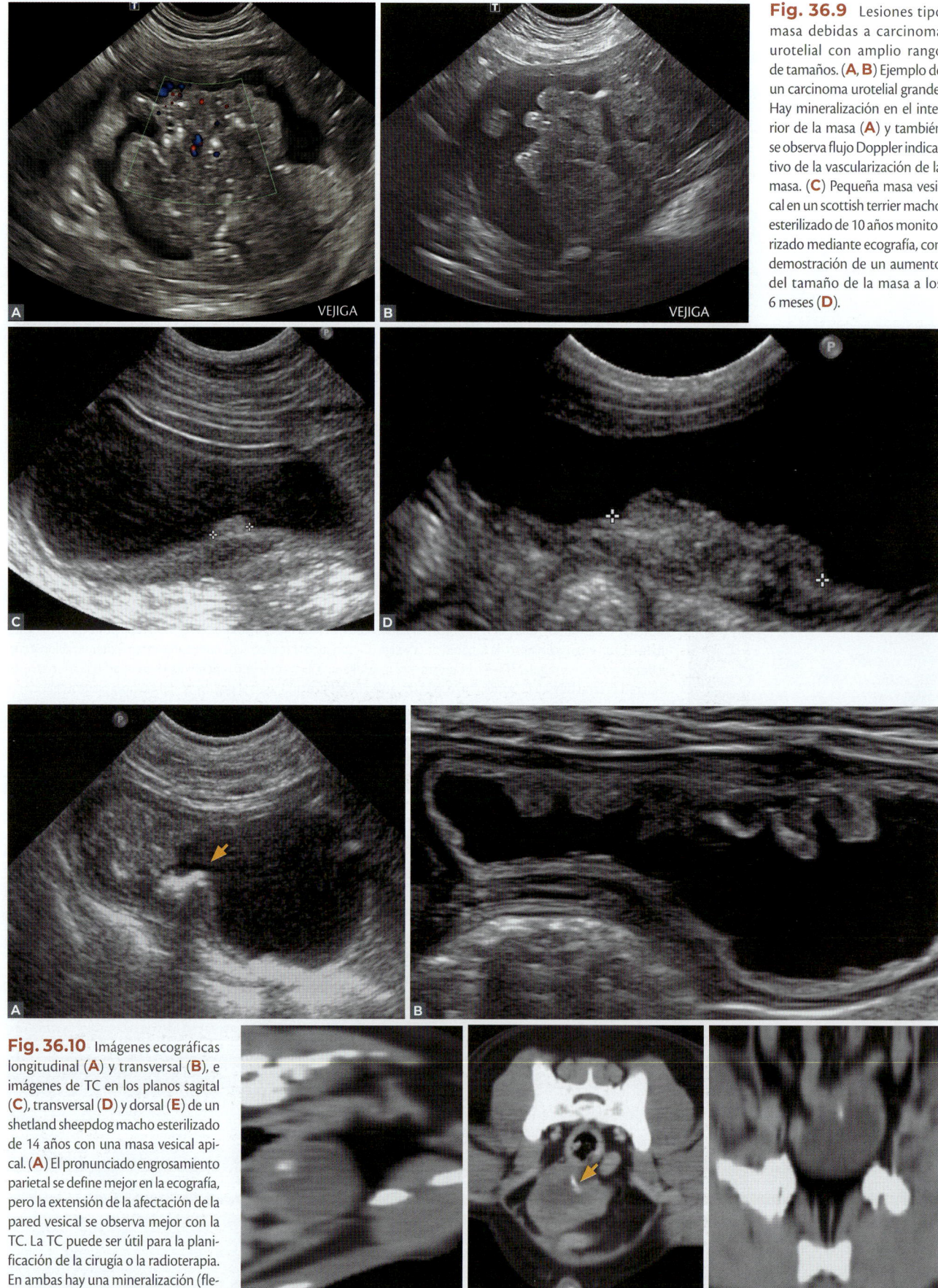

Fig. 36.9 Lesiones tipo masa debidas a carcinoma urotelial con amplio rango de tamaños. (**A**, **B**) Ejemplo de un carcinoma urotelial grande. Hay mineralización en el interior de la masa (**A**) y también se observa flujo Doppler indicativo de la vascularización de la masa. (**C**) Pequeña masa vesical en un scottish terrier macho esterilizado de 10 años monitorizado mediante ecografía, con demostración de un aumento del tamaño de la masa a los 6 meses (**D**).

Fig. 36.10 Imágenes ecográficas longitudinal (**A**) y transversal (**B**), e imágenes de TC en los planos sagital (**C**), transversal (**D**) y dorsal (**E**) de un shetland sheepdog macho esterilizado de 14 años con una masa vesical apical. (**A**) El pronunciado engrosamiento parietal se define mejor en la ecografía, pero la extensión de la afectación de la pared vesical se observa mejor con la TC. La TC puede ser útil para la planificación de la cirugía o la radioterapia. En ambas hay una mineralización (flecha) visible.

El carcinoma de células transicionales es el tumor más frecuente de la uretra. Los tumores uretrales pueden originarse en la vejiga y extenderse hasta la uretra, o bien pueden iniciarse en la uretra en sí misma y extenderse hasta el cuello vesical. Las características ecográficas de los tumores uretrales son similares a las de los tumores vesicales, con una expansión de la pared y una pérdida de la diferenciación de las capas, además de un aumento de tamaño de los ganglios linfáticos (**fig. 36.12**). Solo la porción intraabdominal puede ser valorada mediante la ecografía y se requiere la uretrografía con contraste, y a menudo la TC del canal pélvico, para confirmar la lesión y valorar su extensión.

Fig. 36.11 (**A**, **B**) Las imágenes de alta resolución de la vejiga obtenidas con una sonda lineal pueden tener utilidad para definir mejor las masas mucosas y confirmar la infiltración de la capa muscular. (**C**, **D**) A pesar de que la masa se puede observar con una sonda sectorial de frecuencia más baja, la estructura y el grado de afectación de la pared se definen mejor con la sonda lineal de alta frecuencia y con mejor resolución de campo cercano. Las imágenes Doppler color (**A**) y Doppler potencia (**C**) confirman la perfusión de la masa.

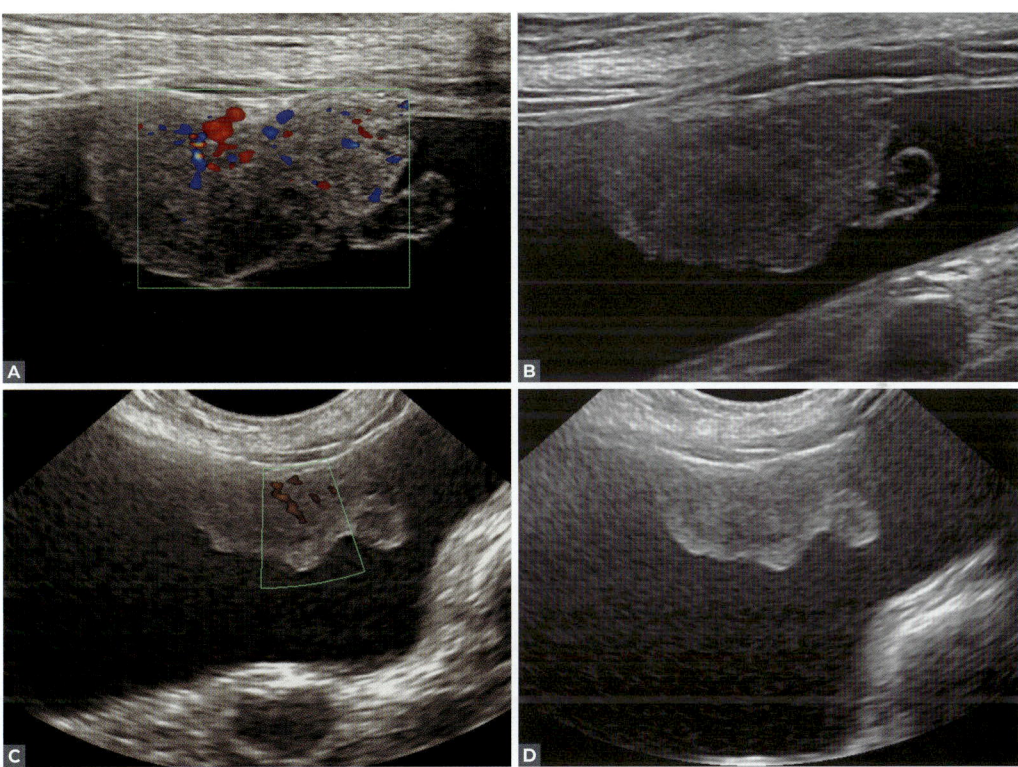

Fig. 36.12 Imágenes ecográficas longitudinal (**A**) y transversal (**B**) a nivel del trígono vesical que muestran una masa pedunculada (carcinoma urotelial) que se extiende hacia la luz de la vejiga. (**C**, **D**) El tumor infiltra la uretra, causando engrosamiento parietal y desaparición de las capas de la pared.

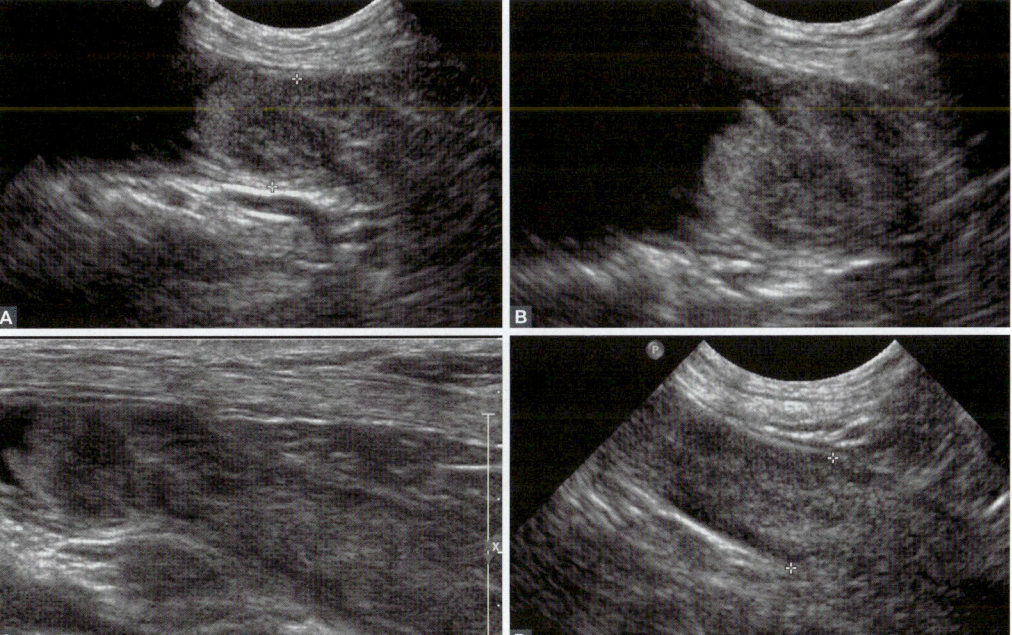

Cistitis

La cistitis se define como inflamación de la vejiga. Las radiografías son normales a menos que la cistitis sea secundaria a cálculos radioopacos. El diagnóstico se establece a menudo mediante la ecografía en combinación con las manifestaciones clínicas y los resultados del análisis y el cultivo de la orina. Los pacientes afectados suelen presentar polaquiuria y a menudo muestran una vejiga vacía o casi vacía. Para la valoración de la pared vesical generalmente es necesario el confinamiento del paciente con el objetivo de evitar la micción, o bien se puede introducir suero salino en la vejiga a través de un catéter uretral. A menudo, en los casos agudos, se observa una imagen normal en la ecografía, pero en los casos graves o crónicos se puede ver un engrosamiento de la pared vesical. Dicho engrosamiento afecta habitualmente a la región apical y se debe diagnosticar con prudencia y considerando siempre el grado de distensión. Puede haber restos visibles suspendidos o depositados por gravedad en la luz vesical, correspondientes a células mucosas o inflamatorias, o bien a hemorragia. El aspecto ecográfico de la cistitis puede coincidir con el de otras causas de engrosamiento de la pared vesical, como la hemorragia o los tumores.

En los perros, la cistitis suele ser secundaria a una infección bacteriana y es más frecuente en las hembras en comparación con los machos, debido a que la larga uretra del macho actúa como mecanismo protector frente a la infección ascendente. En los gatos, la cistitis puede ser secundaria a una infección o puede ser el resultado de un proceso complejo denominado cistitis idiopática felina (CIF).[9] La CIF es la causa más frecuente de enfermedad del tracto urinario inferior felino (FLUTD *feline lower urinary tract disease*) y representa hasta el 69 % de los casos de gatos con FLUTD.[10] La CIF se define como una cistitis no asociada a otros trastornos concurrentes como infección bacteriana, urolitiasis u otras enfermedades como los tumores.[10] Por tanto, los estudios de imagen son necesarios para descartar la presencia de enfermedades concurrentes y para apoyar este diagnóstico por exclusión.

La cistitis aparece a menudo en combinación con la urolitiasis (**fig. 36.13**) debido a la naturaleza predisponente de las infecciones por bacterias productoras de ureasa (p. ej., las del género *Staphylococcus*) para formar cistolitos de estruvita,[11] o bien a la irritación mecánica causada por el cistolito en la mucosa vesical con el resultado de la rotura de la barrera mucosa (**fig. 36.14**).

La cistitis enfisematosa es una infección causada por bacterias productoras de gas que cursa con acumulación de gas en la luz y la pared vesicales, y que puede extenderse hasta los ligamentos anchos de la vejiga. Se observa con mayor frecuencia en pacientes diabéticos con glucosuria[12] (**fig. 36.15**).

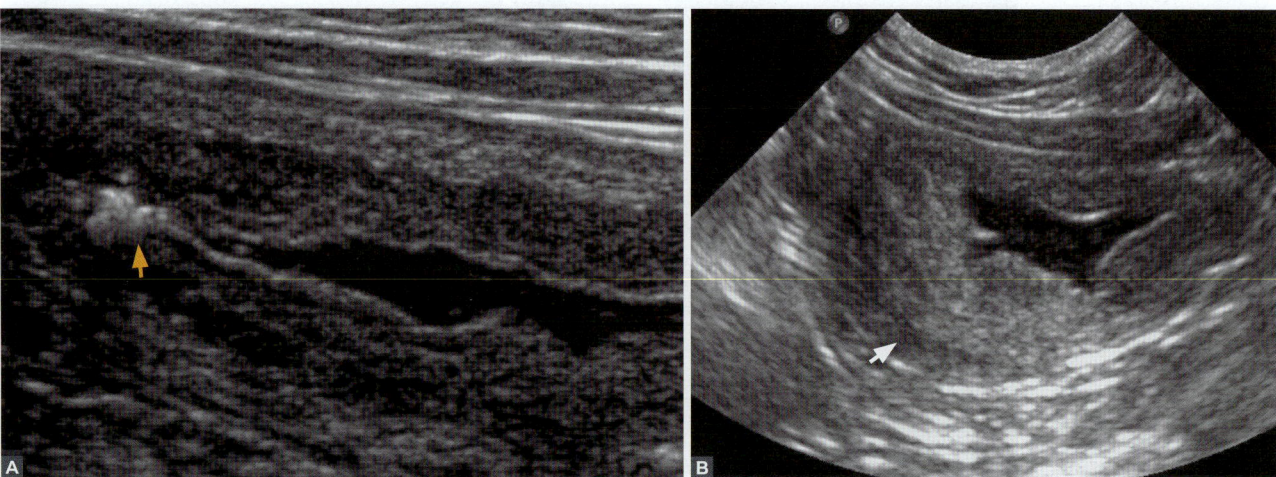

Fig. 36.13 (**A**) Imagen ecográfica longitudinal de la vejiga de un gato con cistolitos pequeños (flecha naranja) y engrosamiento de la pared vesical. Este engrosamiento puede ser debido en parte a su distensión limitada; no obstante, los signos clínicos y los cistolitos posiblemente indican una cistitis concurrente en este paciente. (**B**) Imagen ecográfica transversal de un perro en la que se muestra un engrosamiento marcado de la pared vesical. La asimetría de la pared, más gruesa en la parte dorsal derecha (flecha blanca), indica que hay algo más que un engrosamiento relacionado con el grado de distensión. En este caso, el paciente presentaba signos de vías urinarias bajas y piuria con bacterias, con un diagnóstico de cistitis bacteriana.

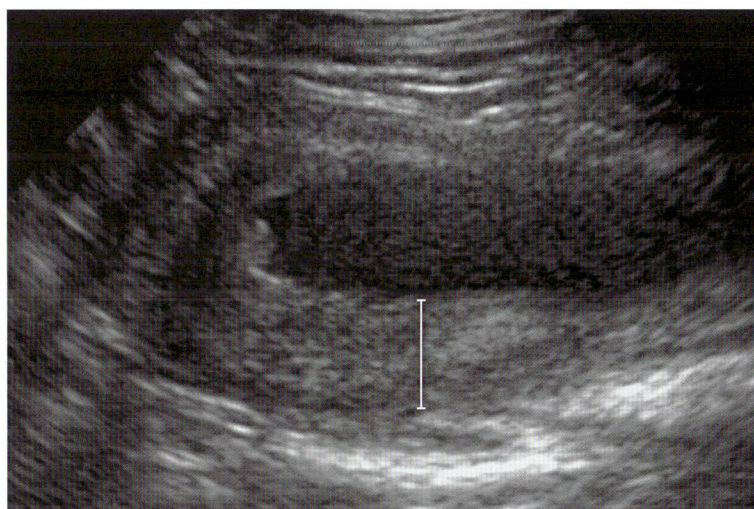

Fig. 36.14 Imagen ecográfica longitudinal de un perro con cistitis hemorrágica estéril secundaria al tratamiento con ciclofosfamida. Se puede observar un engrosamiento circunferencial uniforme en la pared vesical (barra). La pared presenta una hiperecogenicidad difusa, con pérdida de distinción de sus capas.

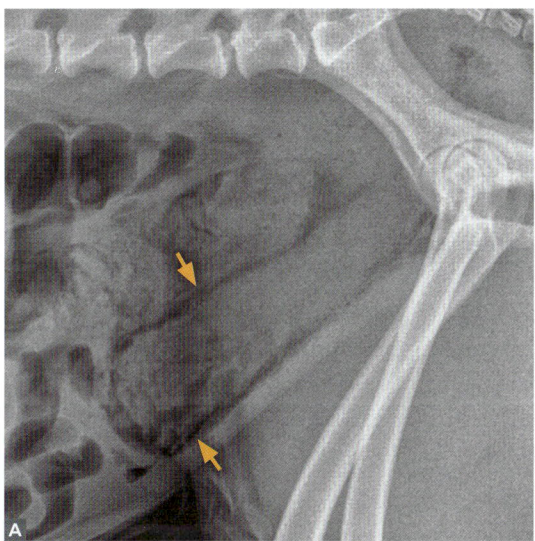

Fig. 36.15 Radiografía lateral (**A**) e imagen ecográfica longitudinal correspondiente (**B**) de un perro mestizo hembra de 9 años con diabetes. Hay gas en la totalidad de la pared vesical (flechas), que se identifica tanto en la radiografía como en la ecografía. En la imagen ecográfica se observan en la pared de la vejiga focos hiperecoicos con reverberación que impiden parcialmente la visualización de la luz.

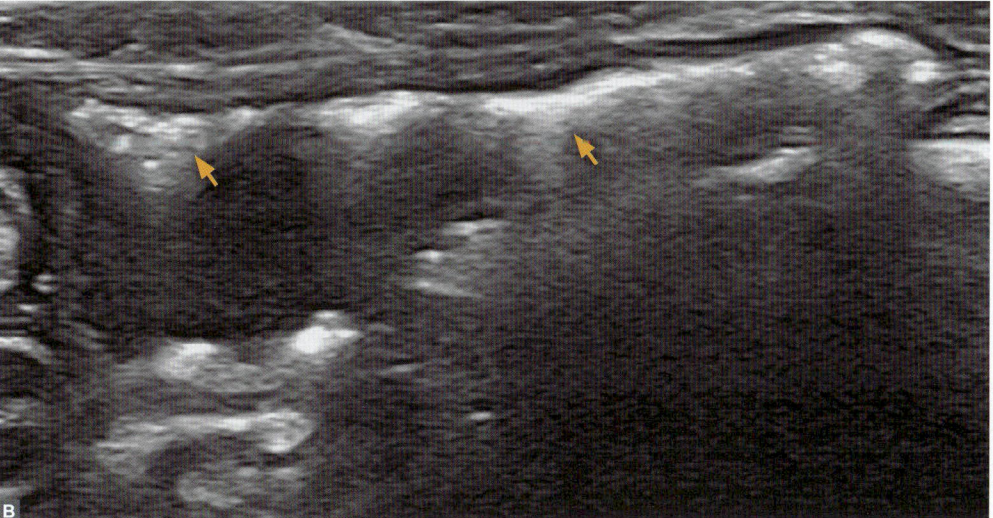

Cálculos y sedimento

Las causas de aparición de pequeñas motas ecográficas, aparte de la lipiduria, son la cristaluria (**fig. 36.16**), el material celular y la hemorragia (**fig. 36.17**). Los volúmenes grandes de material se depositan en las partes declives de la vejiga. La agitación de la vejiga mediante la presión con una sonda o la recolocación del paciente pueden, en ocasiones, movilizar el material de la parte declive de la vejiga, lo que ayuda a diferenciarlo de la pared vesical en aquellos casos en los que la imagen pueda generar duda entre si el material tiene su origen en la pared o si es intraluminal.

Los cálculos urinarios representan una causa frecuente de los signos clínicos relacionados con las vías urinarias bajas tanto en los perros como en los gatos. Se pueden identificar con radiografía, ecografía o TC. Los cálculos de urato y cistina no son radiopacos y, por tanto, solo se observan en la radiografía con contraste, la ecografía o la TC. Su tamaño y un número son muy variables, desde un material similar a la arenilla hasta cálculos muy grandes (**figs. 36.18** y **36.19**). Los cistolitos se suelen depositar en las zonas declives de la vejiga y se identifican en la ecografía como estructuras hiperecoicas con sombra acústica (**figs. 36.20** y **36.21**). Los cálculos individuales son fácilmente identificados. En otros casos, los cálculos múltiples forman una única interfaz hiperecoica irregular con una sombra acústica distal. En la mayor parte de los casos no es posible hacer un recuento preciso de los cálculos mediante ecografía. Los artefactos de centelleo pueden tener utilidad para confirmar la presencia de minerales. Ese artefacto aparece como un cambio rápido del color en el modo Doppler color, indicativo de la presencia de estructuras con alto poder reflectante, como los minerales (**fig. 36.20B**).[13] La radiografía no permite diferenciar los distintos tipos de cálculos, dado que muestran entre sí un elevado grado de coincidencia en los hallazgos de imagen.

Durante la micción, los cálculos se pueden desplazar hasta la uretra (**figs. 36.22-36.24**), lo que puede dar lugar a una obstrucción uretral (**fig. 36.23**) o a polaquiuria. Para el diagnóstico de los cálculos uretrales en los perros macho es importante la proyección lateral con los miembros pélvicos flexionados (**fig. 36.22**).

En los gatos, la cistitis idiopática puede causar espasmo uretral y signos de las vías urinarias bajas que se asemejan a los de la obstrucción uretral.[9] En la uretra puede haber tapones o cálculos pequeños no mineralizados que pueden causar obstrucción (**fig. 36.25**). Los cálculos pequeños pueden ser visibles en las radiografías y no deben confundirse con el hueso peniano felino, que aparece solo en ocasiones. La uretrografía es especialmente importante en los gatos para valorar la integridad de la uretra y las posibles estenosis, que representan una secuela frecuente de la obstrucción y que predisponen a la recidiva de la obstrucción.

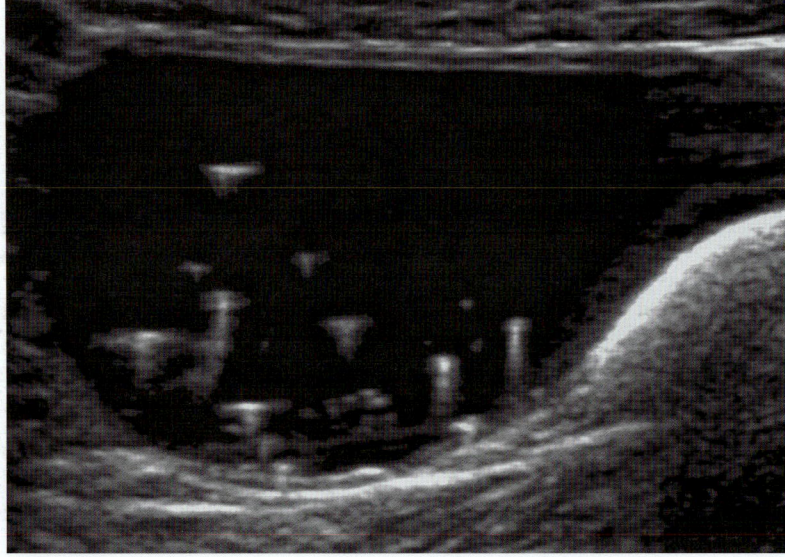

Fig. 36.16 Imagen ecográfica longitudinal de la vejiga de una hembra esterilizada de Boston terrier de 8 años con focos ecogénicos suspendidos en la vejiga. Los diagnósticos diferenciales incluyen material celular o cristaluria. Se observaron cristales de oxalato cálcico en el análisis de la orina.

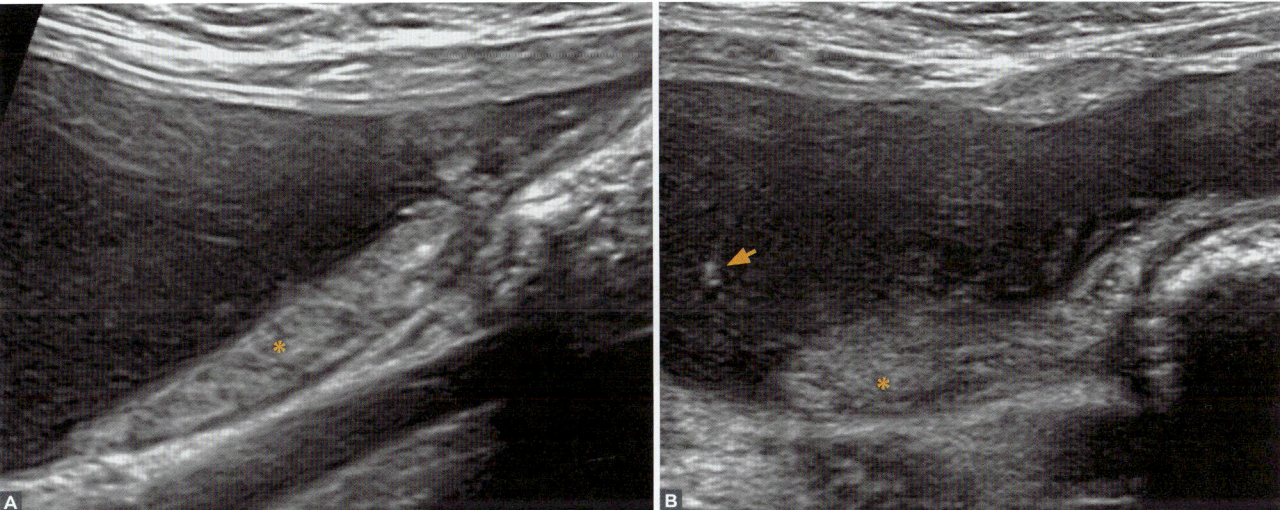

Fig. 36.17 Imágenes ecográficas longitudinal (**A**) y transversal (**B**) de una gata doméstica de pelo corto esterilizada de 11 años con hematuria asociada a enfermedad del tracto urinario inferior felino. Se observa una combinación de material suspendido (flecha) y depositado (asterisco) en la luz de la vejiga. (**B**) La distribución alterada y la suspensión de parte del material depositado se deben a la agitación de la vejiga mediante la aplicación de presión con la sonda ecográfica, con desplazamiento de lado a lado, lo que dio lugar a la agitación del material en la luz vesical. Esta técnica es útil para diferenciar el material flotante (pero depositado) del adherido o de una masa de la pared vesical.

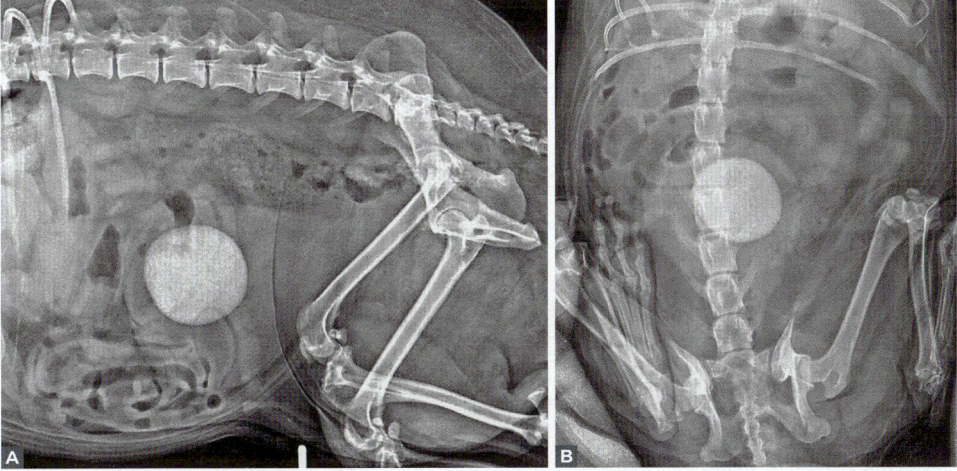

Fig. 36.18 Proyecciones lateral izquierda (**A**) y dorsoventral (**B**) de un perro de 8 años con hematuria. En la vejiga hay un único cálculo de gran tamaño con opacidad ligeramente heterogénea.

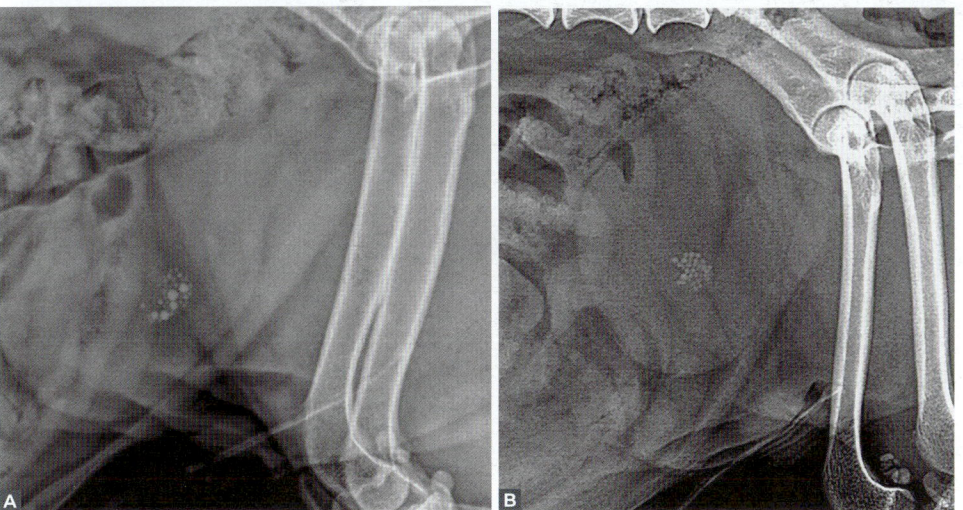

Fig. 36.19 Radiografías laterales obtenidas de dos perros con cálculos vesicales. Los cálculos muestran distintos tamaños. Los más grandes son más opacos y se identifican con mayor facilidad.

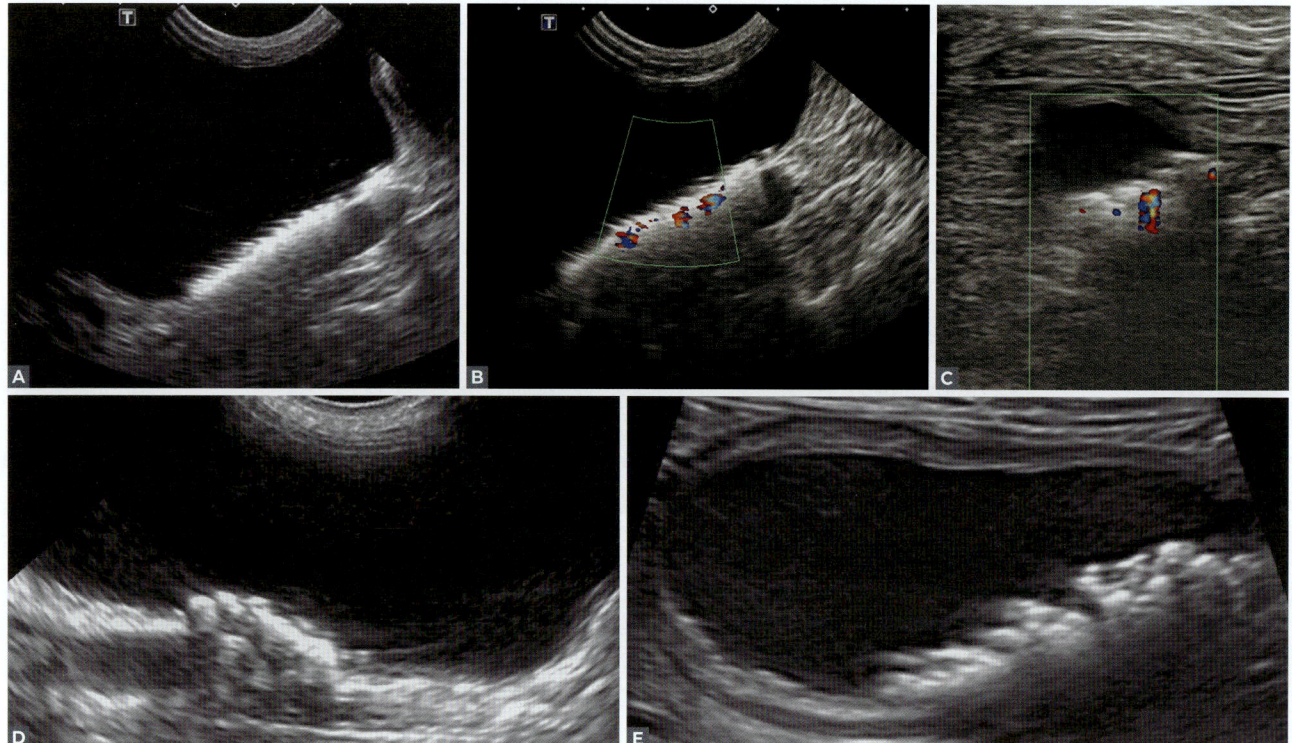

Fig. 36.20 Aspecto ecográfico habitual de los cálculos pequeños en el perro. En la zona declive de la vejiga hay focos hiperecoicos con la característica sombra acústica distal. (**A, B**) Perro hembra mestizo esterilizada de 11 años con hematuria. (**C, E**) Un bichon frisé macho esterilizado de 8 años con dificultad para la micción. (**D**) Un perro mestizo de 10 meses con una derivación portosistémica y un supuesto cálculo de urato. (**E**) Un chihuahua de 5 años con hematuria y estranguria. (**B, C**) Se ha aplicado el Doppler color sobre los focos hiperecoicos en la vejiga y se observa un artefacto por centelleo. Este artefacto aparece en forma de señal Doppler color intensa donde no hay flujo de sangre, con cambios en el color y la intensidad en el examen en tiempo real. El artefacto por centelleo puede ser útil para confirmar la presencia de mineralización.

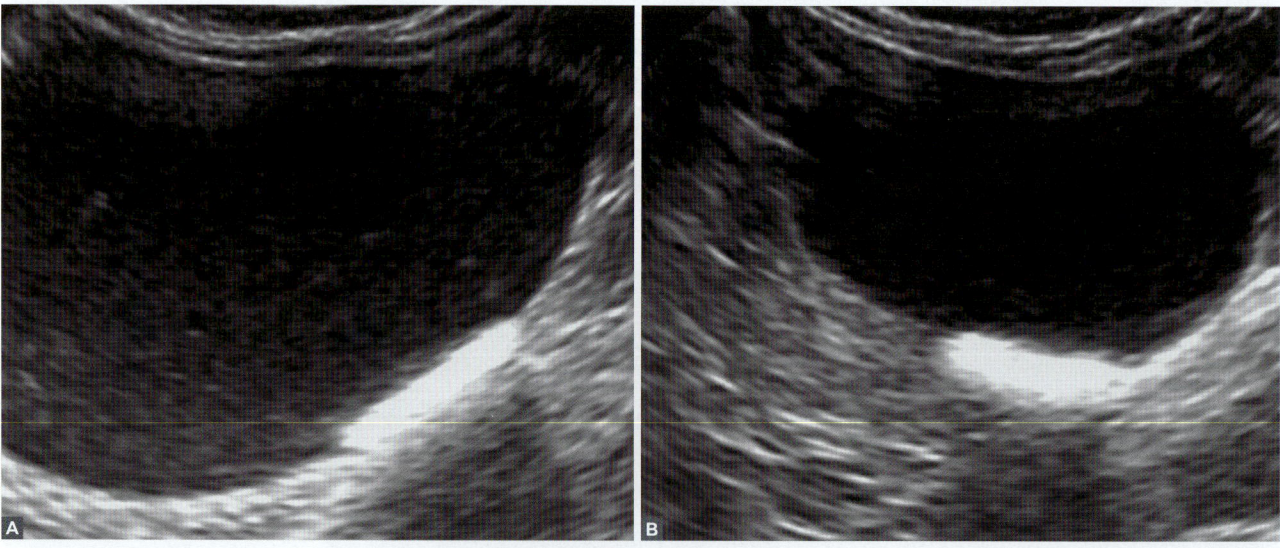

Fig. 36.21 Imágenes ecográficas longitudinal (**A**) y transversal (**B**) de una acumulación de restos mineralizados, denominados a menudo como "arenilla" o "grano", en un gato. Este material se observa a menudo en los gatos con FLUTD y puede causar obstrucción cuando se desplaza hacia la uretra. El material se acumula en la parte declive de la vejiga y puede causar sombra acústica distal.

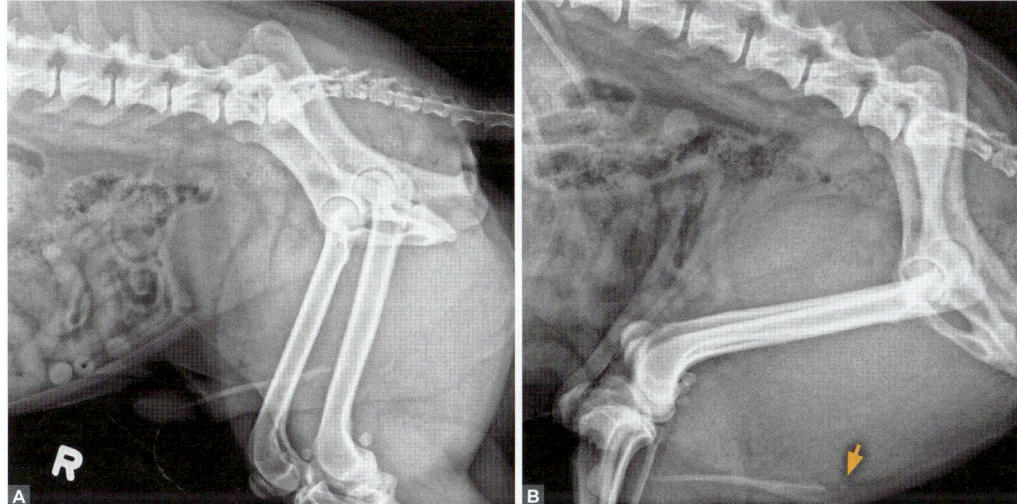

Fig. 36.22 Radiografías lateral estándar (**A**) y lateral con los miembros pélvicos flexionados (**B**) de un perro macho mestizo esterilizado de 12 años con un cálculo uretral. El cálculo (flecha) no se puede visualizar en la proyección lateral estándar y para verlo se requiere la proyección lateral con los miembros en flexión.

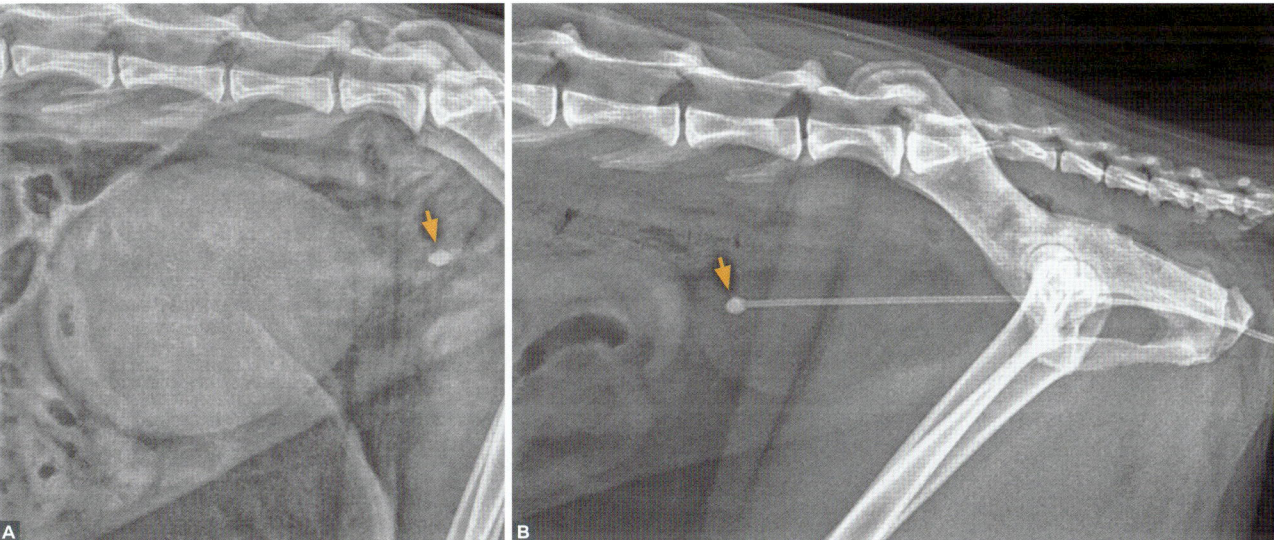

Fig. 36.23 Radiografías laterales de un gato macho doméstico de pelo corto de 15 años con un cálculo uretral obstructivo. (**A**) La vejiga está distendida debido a un cálculo grande (flecha) en la uretra proximal. En la grasa periuretral se observa una opacidad de líquido estriada que representa extravasación de la orina debida a la obstrucción uretral completa. (**B**) El cálculo fue retropulsado hacia la luz vesical y, tras la colocación de un catéter, la vejiga aparece más pequeña.

Fig. 36.24 Radiografía lateral de un gato doméstico macho de pelo corto esterilizado de 5 años con numerosos cálculos pequeños en la vejiga y la uretra (flechas). Este paciente tenía dificultades para la micción y se llevó a cabo una cistocentesis, con el resultado de la aparición de varias burbujas de gas en la vejiga (asterisco).

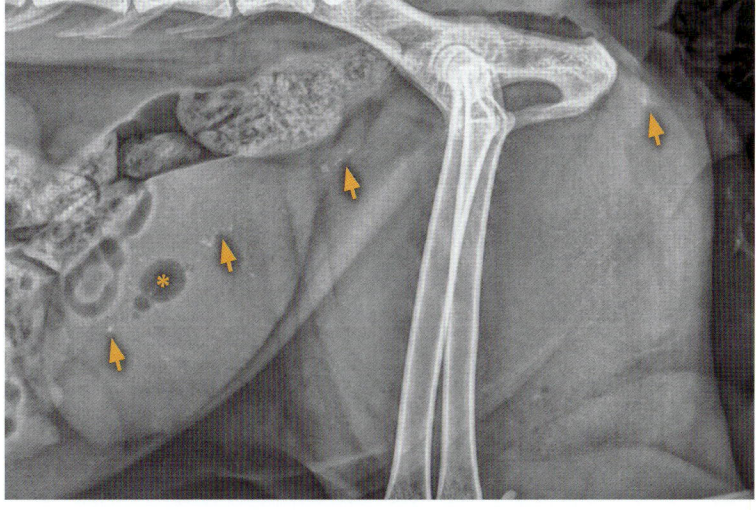

589

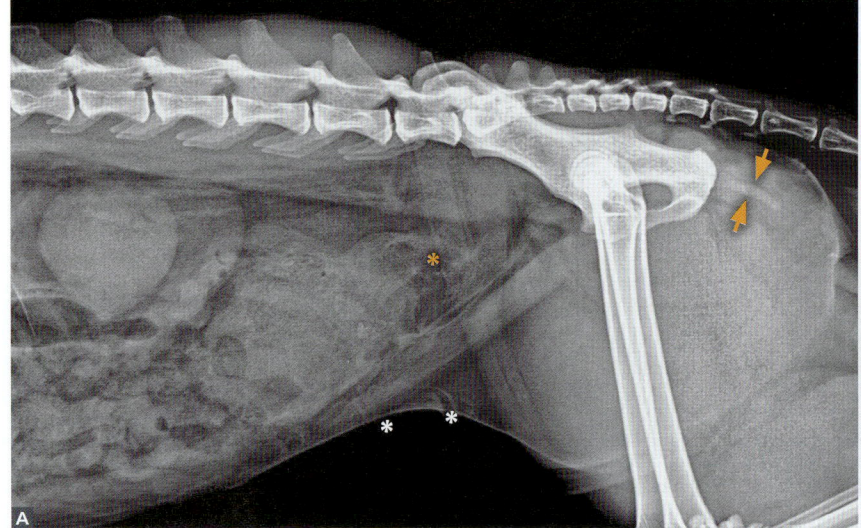

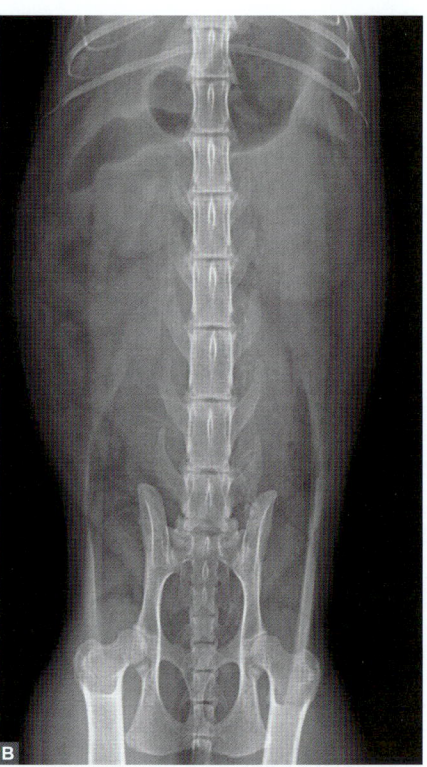

Fig. 36.25 Radiografías lateral (**A**) y ventrodorsal (**B**) de un gato con un tapón uretral. Este tapón se observa mejor en la proyección lateral (flechas) y requiere el ajuste del contraste de la imagen para su delimitación. No se puede observar en la proyección ventrodorsal debido a la superposición con la cola. La vejiga muestra una distensión moderada y hay una cantidad pequeña de líquido abdominal (asterisco naranja). Aparte de esto, el paciente presenta numerosas bandas de opacidad de tejidos blandos superpuestas en el abdomen caudal, congruentes con un artefacto por pelo mojado (asteriscos blancos).

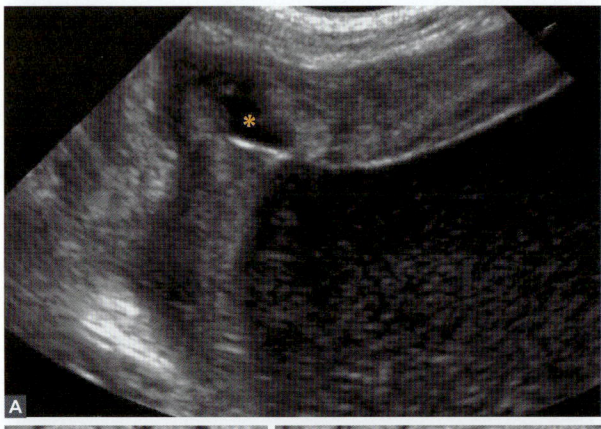

Fig. 36.26 Imágenes ecográfica longitudinal (**A**) y de TC sagital (**B**), dorsal (**C**) y transversal (**D**) en un american bulldog de 10 meses con un absceso en un divertículo uracal. El divertículo (asterisco) aparece como una bolsa llena de líquido en el vértice ventral de la vejiga (**A**). En la TC realizada al día siguiente, el divertículo tenía un tamaño mayor del observado en la ecografía. Tanto en la ecografía como en la TC se observó una comunicación entre la luz vesical y el divertículo. En la luz vesical hay material ecogénico e hiperatenuante compatible con una combinación de hemorragia y material purulento.

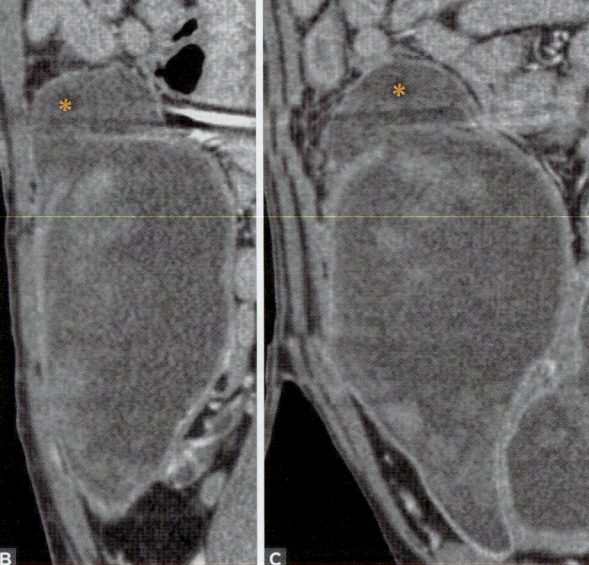

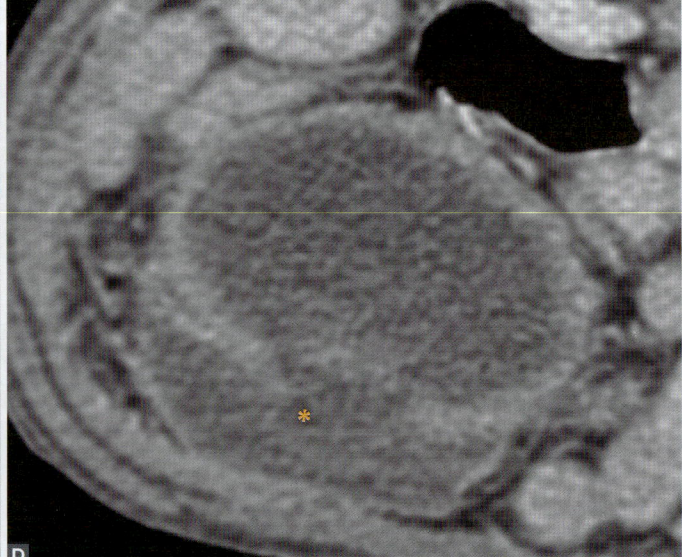

Anomalías congénitas

Las anomalías congénitas de la vejiga incluyen la inserción aberrante de los uréteres (expuesta en el capítulo anterior), las anomalías del uraco y la localización anómala de la vejiga. Las anomalías del uraco así como los divertículos uracales, el seno uracal, el quiste uracal y el uraco permeable han sido descritas con detalle en los perros y los gatos, y pueden ser visibles en la ecografía, la TC (**fig. 36.26**) y, ocasionalmente, en las radiografías (**fig. 36.27**). Los divertículos vesicouracales representan la anomalía uracal más frecuente, y lo más habitual es que los perros y los gatos que los presentan sean asintomáticos.[15] Las anomalías del uraco pueden dar lugar a infecciones del tracto urinario.

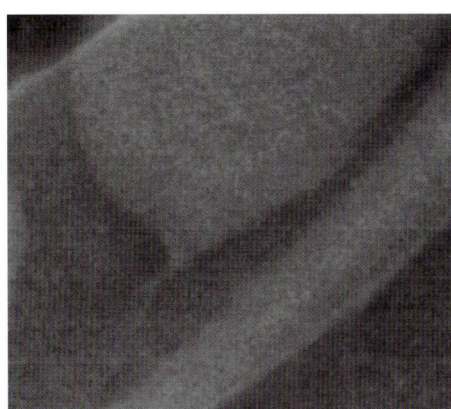

La localización caudal de la vejiga ha sido detallada en la bibliografía y en ocasiones se asocia a anomalías congénitas adicionales.[16]

Los divertículos uretrales (**fig. 36.28**) se pueden observar en perros y gatos. También se han publicado casos de otras anomalías congénitas, como la duplicación uretral.[17]

Fig. 36.27 Radiografía lateral que muestra un divertículo uracal en un gato. El aspecto y la localización de la protrusión triangular con opacidad de tejidos blandos que se origina en la pared vesical apical es compatible con un divertículo uracal, aunque fue un hallazgo accidental en este paciente.

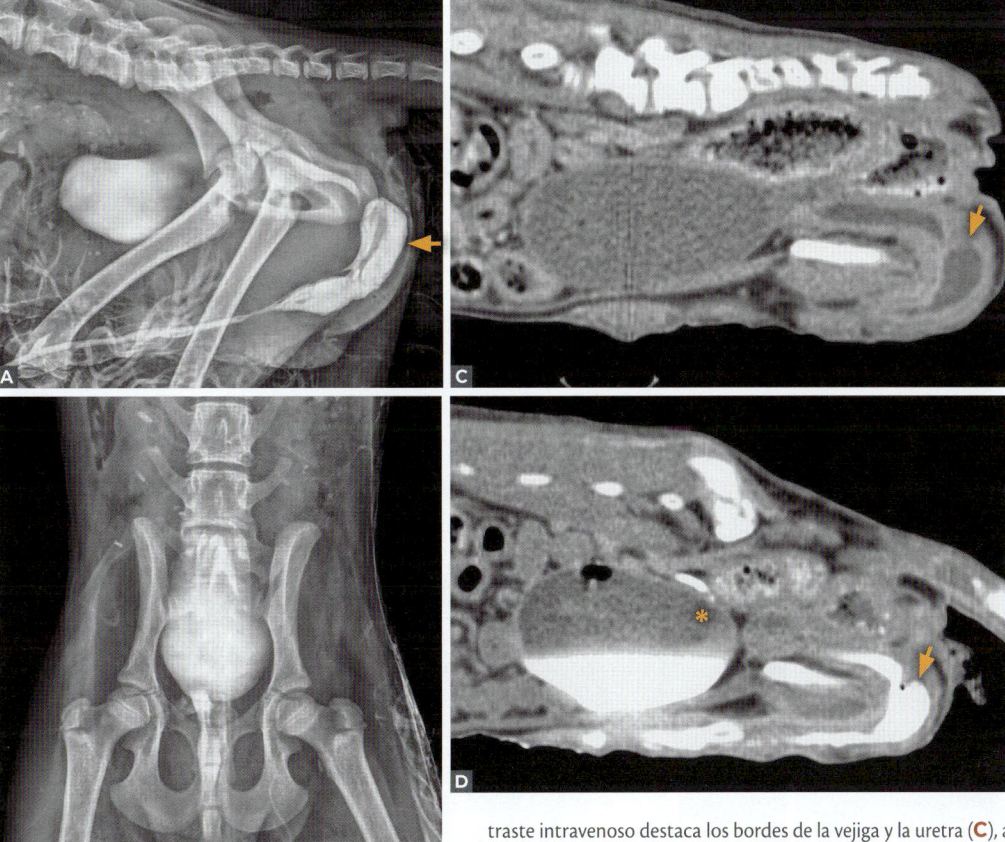

Fig. 36.28 Imágenes de uretrografía retrógrada lateral (**A**) y ventrodorsal (**B**), imagen de TC con contraste (**C**) e imagen de uretrografía retrógrada por TC (**D**) de un perro mestizo macho de 3 meses con un divertículo uretral. (**A**, **B**) La vejiga está llena de un medio de contraste y se observa un aumento de tamaño focal de la uretra peniana (flecha). (**C**) Este hallazgo se confirma en la TC, en la que aparece una cavidad rellena de líquido (flecha) confluente con la uretra. El medio de contraste intravenoso destaca los bordes de la vejiga y la uretra (**C**), al tiempo que la cistouretrografía retrógrada por TC (**D**) también es útil para identificar la porción afectada del tracto urinario. (**D**) La uretra expandida observada en (**C**) está rellena de medio de contraste positivo. Aunque este diagnóstico se puede establecer con las radiografías, la TC permite una visualización completa y determina si los uréteres se introducen en el divertículo. En este caso, los uréteres tienen una posición normal (asterisco).

Rotura vesical

La rotura de la vejiga puede ser secundaria a un traumatismo contuso (p. ej., causado por un vehículo de motor) o a una obstrucción uretral completa. Esta rotura dará lugar a la aparición de líquido en el espacio peritoneal (**fig. 36.29**). En estos casos la vejiga suele ser pequeña y está enmascarada parcial o totalmente por el líquido. La rotura vesical se puede sospechar a través de la historia clínica, pero se debe confirmar mediante abdominocentesis con demostración de uroperitoneo y con cistografía y uretrografía para determinar la zona de la rotura (**fig. 36.30**).

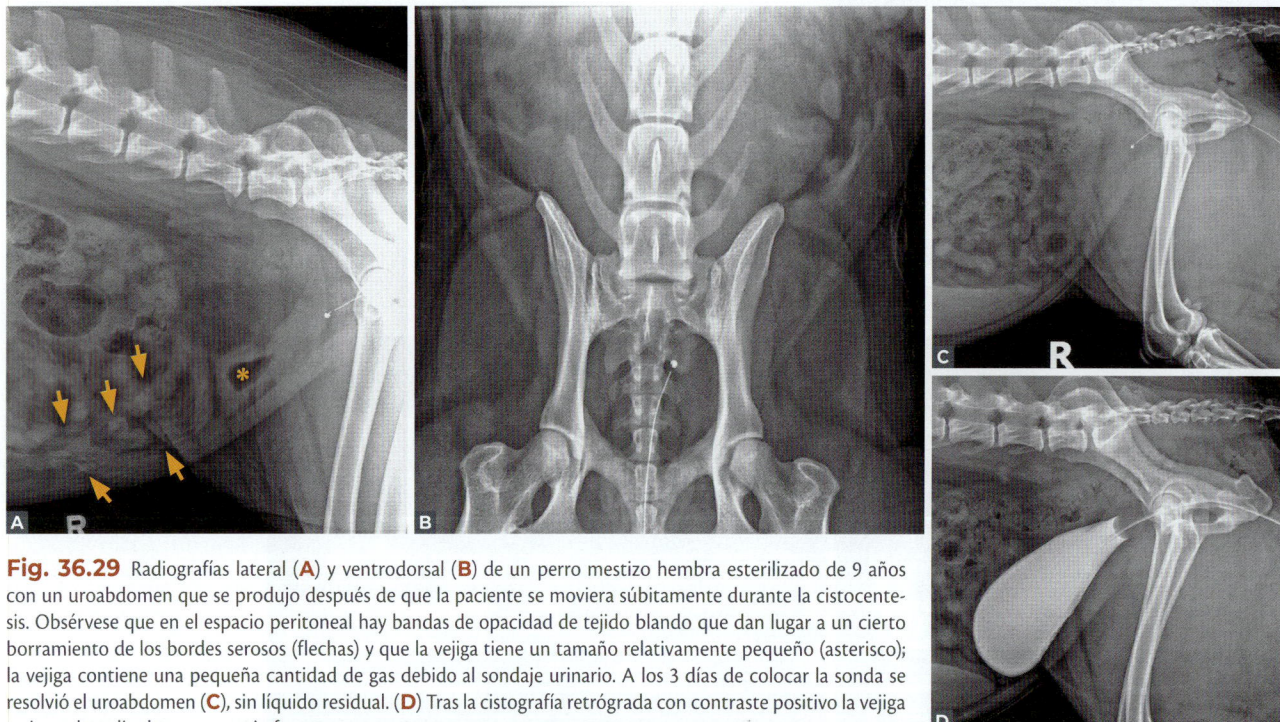

Fig. 36.29 Radiografías lateral (**A**) y ventrodorsal (**B**) de un perro mestizo hembra esterilizado de 9 años con un uroabdomen que se produjo después de que la paciente se moviera súbitamente durante la cistocentesis. Obsérvese que en el espacio peritoneal hay bandas de opacidad de tejido blando que dan lugar a un cierto borramiento de los bordes serosos (flechas) y que la vejiga tiene un tamaño relativamente pequeño (asterisco); la vejiga contiene una pequeña cantidad de gas debido al sondaje urinario. A los 3 días de colocar la sonda se resolvió el uroabdomen (**C**), sin líquido residual. (**D**) Tras la cistografía retrógrada con contraste positivo la vejiga retiene el medio de contraste sin fugas.

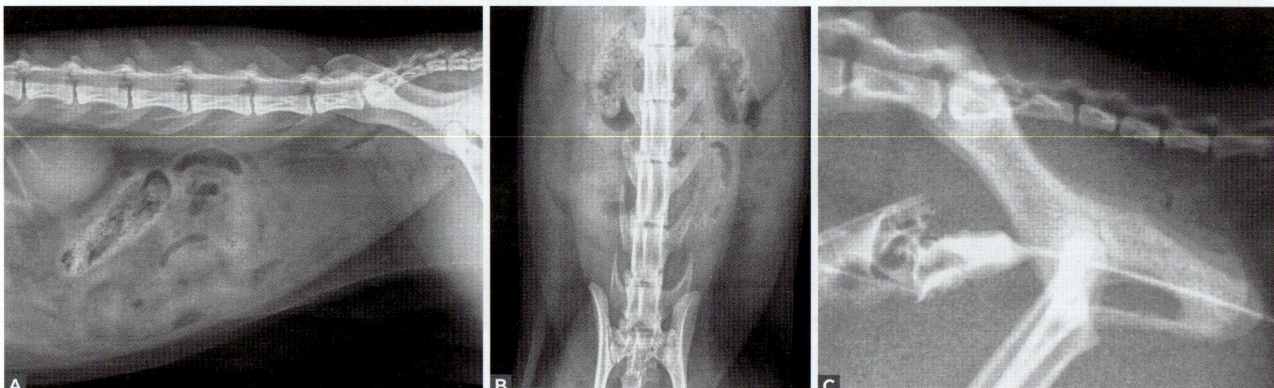

Fig. 36.30 Radiografías lateral (**A**) y ventrodorsal (**B**) de un gato siamés hembra esterilizado de 6 años con un derrame peritoneal. La vejiga no se identifica debido al signo de silueta positivo con el líquido abdominal. (**C**) La cistografía retrógrada confirma la rotura vesical. El medio de contraste se extravasa a la cavidad peritoneal y la vejiga no se llena.

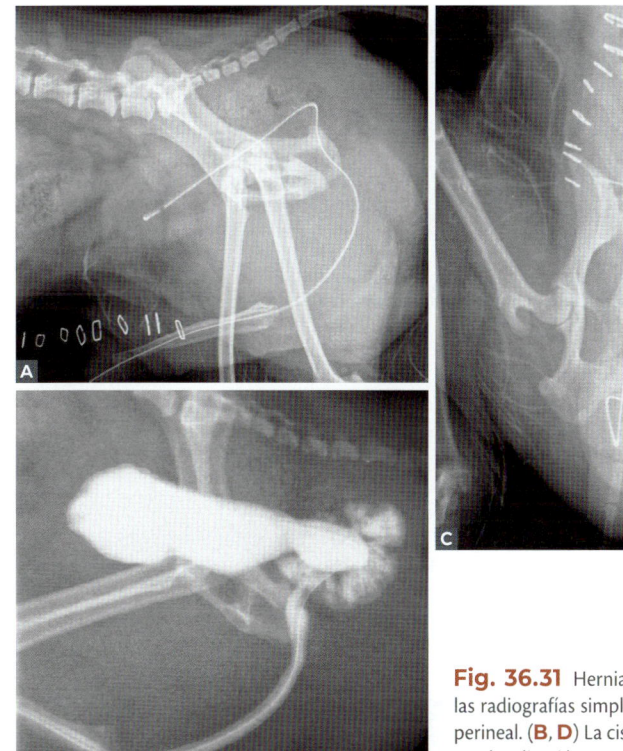
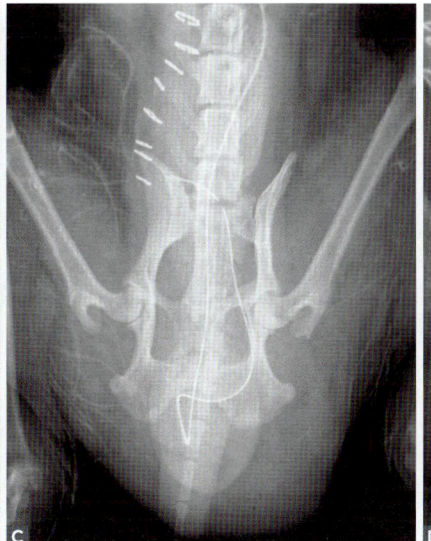
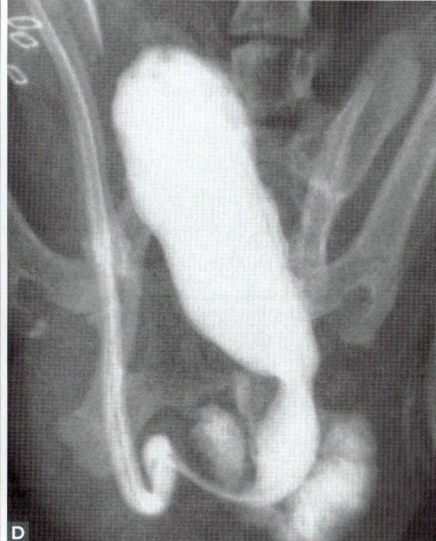

Fig. 36.31 Herniación caudal de la vejiga y la próstata en un perro con hernia perineal. (**A**, **C**) En las radiografías simples se identifica la sonda urinaria plegada caudalmente y tumefacción de la región perineal. (**B**, **D**) La cistouretrografía retrógrada muestra el desplazamiento caudal de la vejiga, que tiene una localización en gran medida intrapélvica; además, la próstata está herniada hacia la región perineal. Se observa reflujo normal del contraste hacia los conductos prostáticos.

Herniación vesical

La dirección habitual de la herniación vesical es la caudal en los casos de hernia perineal. En ellos a menudo se observa clínicamente una tumefacción, que en ocasiones se aprecia en las radiografías. La hernia puede ser examinada con ecografía para determinar su contenido, o bien mediante cistouretrografía retrógrada para confirmar la localización de las estructuras urinarias en el interior de la hernia (**fig. 36.31**). Los traumatismos también pueden dar lugar a una herniación vesical que en ocasiones tiene una dirección ventral a través de la pared abdominal. Las radiografías simples pueden poner de manifiesto la herniación de la vejiga, pero a menudo son necesarias la ecografía o la cistografía con contraste para confirmar la rotura de la pared corporal y la herniación.

Hemorragia

La hemorragia vesical se puede localizar en el interior de la pared (intramural) o en el interior de la luz, pero las radiografías simples no permiten diagnosticar ninguna de estas dos situaciones. La hemorragia puede ser secundaria a un traumatismo o a una coagulopatía.[18,19] La hemorragia intramural aparece como un engrosamiento de la pared vesical (**fig. 36.32**), generalmente con hiperecogenicidad difusa de la misma.[18] El aspecto puede ser similar al de otras causas de engrosamiento mural (p. ej., cistitis y tumores) y, por ello, la correlación con los datos clínicos ayuda a confirmar la hemorragia. La hemorragia intraluminal (**fig. 36.33**) puede dar lugar a la formación de coágulos en la luz vesical, que pueden asemejarse a las lesiones de tipo masa murales. La recolocación del paciente para determinar si la estructura sospechosa es fija o móvil puede ayudar a distinguir los coágulos de las lesiones de la mucosa. La ecografía Doppler color también se puede usar para determinar si la estructura presenta perfusión sanguínea, lo que excluiría un coágulo.

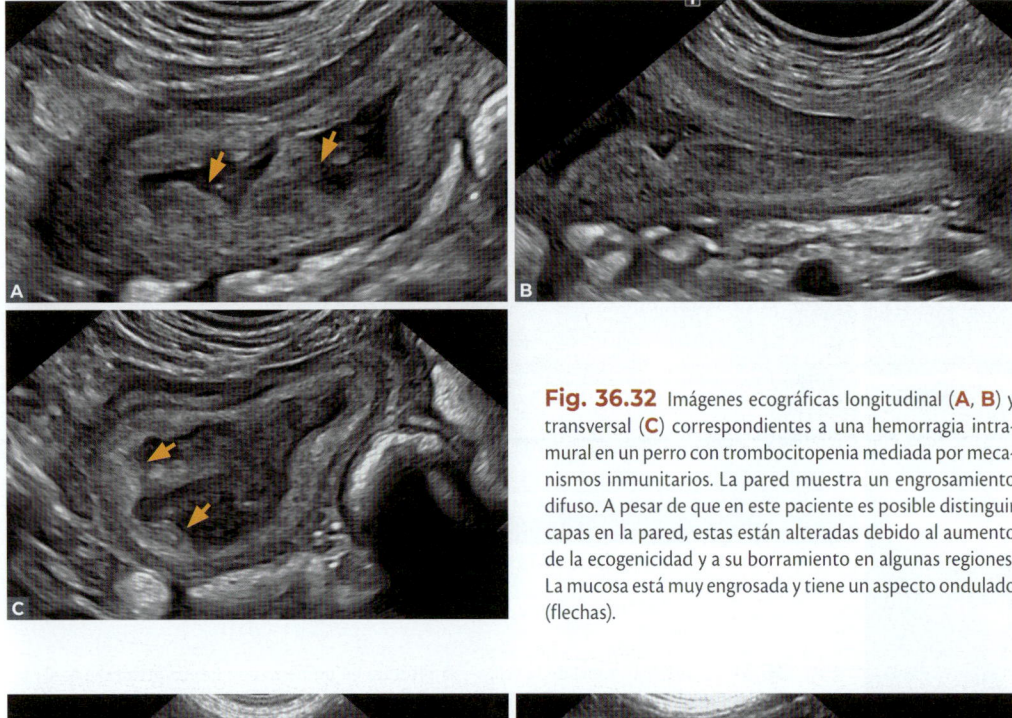

Fig. 36.32 Imágenes ecográficas longitudinal (**A**, **B**) y transversal (**C**) correspondientes a una hemorragia intramural en un perro con trombocitopenia mediada por mecanismos inmunitarios. La pared muestra un engrosamiento difuso. A pesar de que en este paciente es posible distinguir capas en la pared, estas están alteradas debido al aumento de la ecogenicidad y a su borramiento en algunas regiones. La mucosa está muy engrosada y tiene un aspecto ondulado (flechas).

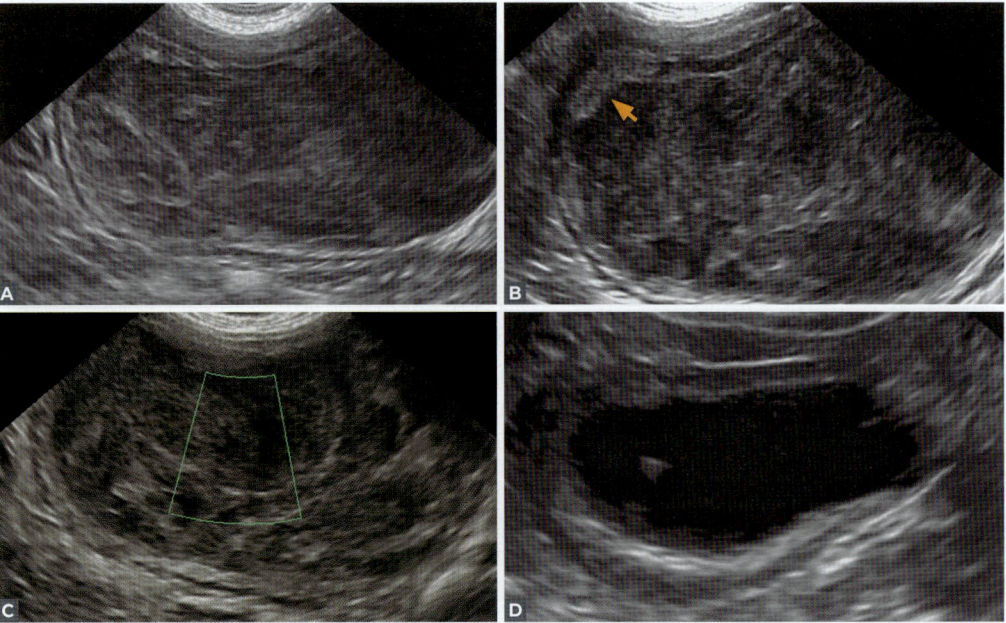

Fig. 36.33 Imágenes ecográficas de un cocker spaniel macho de 6 años con hemorragia vesical intraluminal. La vejiga está rellena de un contenido ecogénico amorfo que corresponde a un coágulo grande. (**C**) La imagen Doppler color demuestra la ausencia de perfusión en el material amorfo. En la zona apical ventral de la vejiga hay un engrosamiento parietal leve (flecha). A este paciente se le diagnosticó una coagulopatía secundaria a disfunción plaquetaria.

Próstata canina

En el perro macho esterilizado la próstata se atrofia y no es visible en las radiografías. Sin embargo, en el perro macho intacto la próstata puede tener una localización intrapélvica, parcialmente intraabdominal o intraabdominal. El borde craneoventral de una próstata aumentada de tamaño puede estar delineado por la grasa del abdomen caudal (**fig. 36.34**) que aparece interpuesta entre el borde caudoventral de la vejiga, la pared corporal y la próstata. El aumento de tamaño y la mineralización de la próstata en un perro que fue esterilizado cuando era joven se deben en la mayor parte de los casos a un tumor prostático o uretral (**fig. 36.35**).[20] Ecográficamente, el macho esterilizado presenta una próstata pequeña que aparece en forma de una estructura hipoecoica fusiforme alrededor de la uretra. En el perro macho intacto la próstata es relativamente hiperecoica (**fig. 36.36B** y **36.36C**) en comparación con los perros esterilizados (**fig. 36.36A**). La causa más frecuente del aumento de tamaño de la próstata en los perros intactos es la hiperplasia prostática benigna (HPB).

Fig. 36.34 Radiografías laterales que muestran una próstata aumentada de tamaño (asterisco) en un Old English sheepdog macho intacto de 12 años (**A**) y en un perro bernese mountain intacto de 10 años (**B**). (**A**) Obsérvese el triángulo de grasa creado por la presencia de la próstata aumentada de tamaño (líneas amarillas). (**B**) La próstata está muy aumentada de tamaño y sus bordes son redondeados y asimétricos (línea blanca). El diagnóstico fue hiperplasia prostática quística benigna.

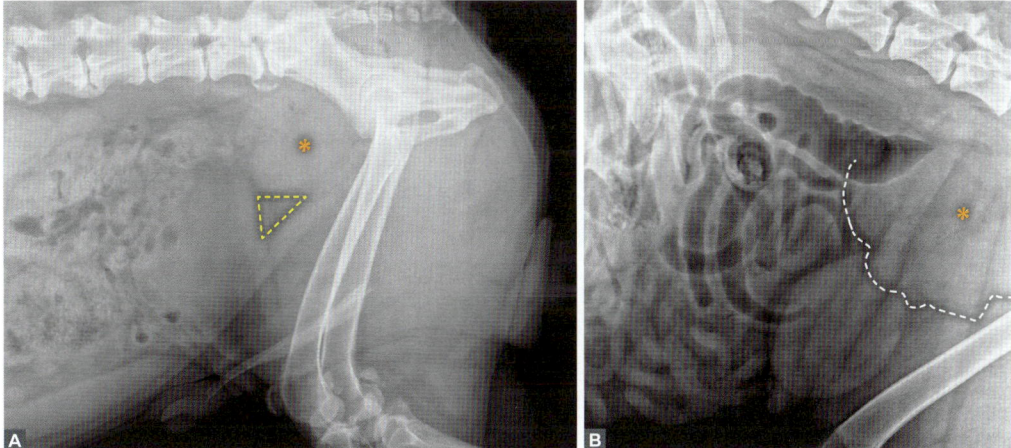

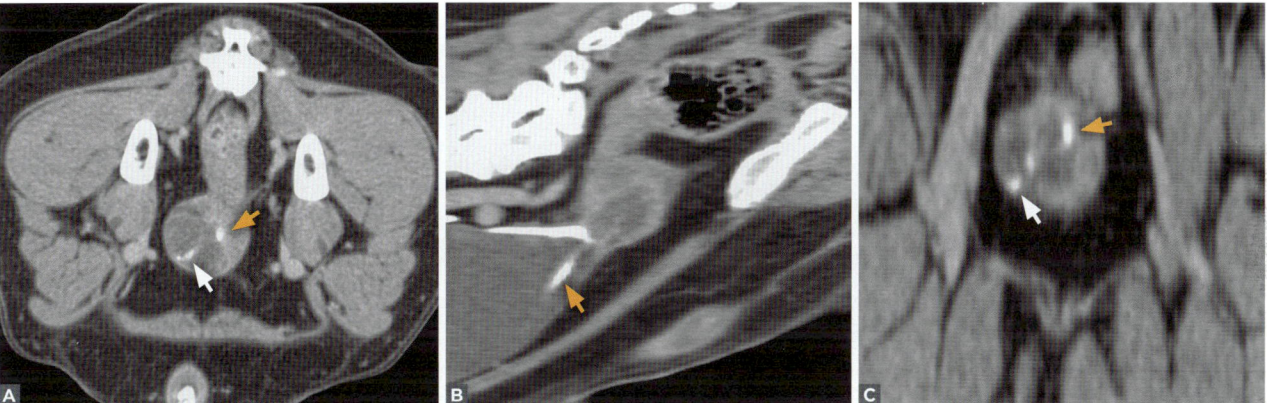

Fig. 36.35 Imágenes de tomografía computarizada en planos transversal (**A**), sagital (**B**) y dorsal (**C**) de un weimaraner macho esterilizado de 11 años con carcinoma prostático. La próstata está aumentada de tamaño y en su parte ventral derecha presenta quistes y mineralización (flechas blancas). Hay colocada una sonda urinaria (flechas naranjas) y en el uréter izquierdo se puede observar medio de contraste (**B**) a la altura del borde caudodorsal de la vejiga.

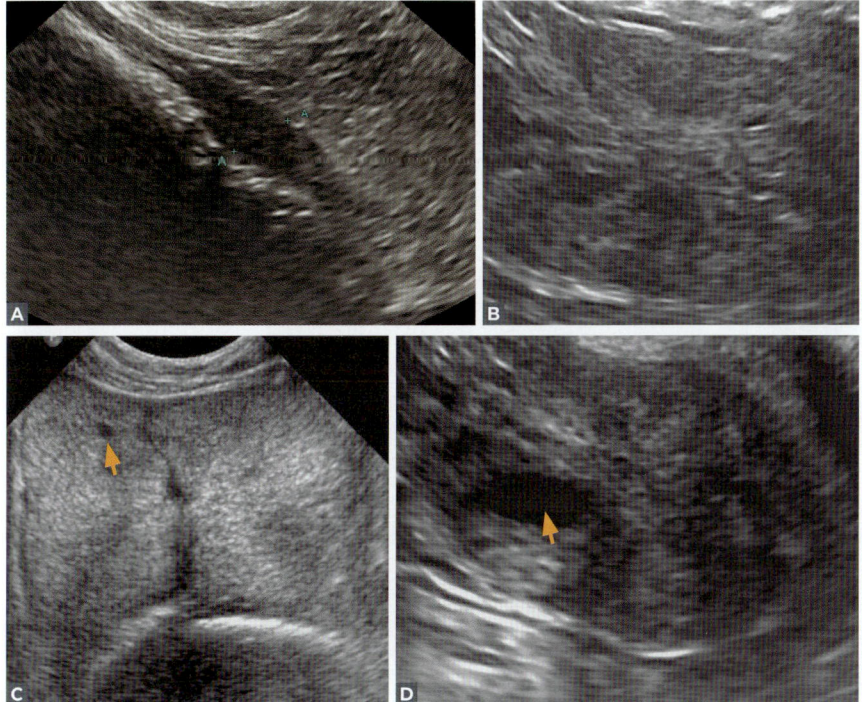

Fig. 36.36 Imágenes ecográficas comparativas de la próstata en perros. (**A**) Un havanese macho esterilizado de 9 años presenta una próstata hipoecoica pequeña (5 mm) con bordes lisos. (**B**) Un corgi intacto de 6 años muestra una próstata grande (aproximadamente 1 cm) con un parénquima hiperecoico heterogéneo. (**C**) Imagen ecográfica transversal de un pastor alemán de 8 años cuya próstata es uniformemente hiperecoica, un aspecto habitual en los perros macho intactos. Se puede observar la simetría de los lóbulos prostáticos en este plano. En la parte ventral del lóbulo derecho hay un quiste pequeño (flecha). (**D**) Imagen ecográfica longitudinal de la próstata de un perro mestizo intacto de 7 años en la que se identifica un quiste grande (aproximadamente 5 mm, flecha); el resto del parénquima prostático presenta hiperecogenicidad ligeramente heterogénea.

Las infecciones de la próstata pueden ser una secuela de la HPB. Son hallazgos frecuentes en los estudios de imagen las lesiones grandes y rellenas de líquido con material ecogénico y con evidencia de inflamación en el espacio peritoneal alrededor de la próstata aumentada de tamaño; también se puede observar una masa (**fig. 36.37**). Los quistes paraprostáticos pueden ser identificados en forma de masas redondeadas con opacidad de tejidos blandos en la parte caudal del abdomen, próximos a la vejiga. Pueden tener opacidad de tejidos blandos uniforme, aunque en algunos casos presentan una fina cápsula mineralizada (**fig. 36.38**).[21]

Estenosis uretrales

Las estenosis de la uretra pueden ser secundarias a una lesión uretral previa, como las que se deben a los cálculos uretrales. Para el diagnóstico de las estenosis es necesaria la uretrografía retrógrada con contraste (**fig. 36.39**). El medio de contraste se debe administrar bajo presión y se deben obtener múltiples radiografías para comprobar que un determinado estrechamiento no se deba a un llenado insuficiente o a un espasmo.

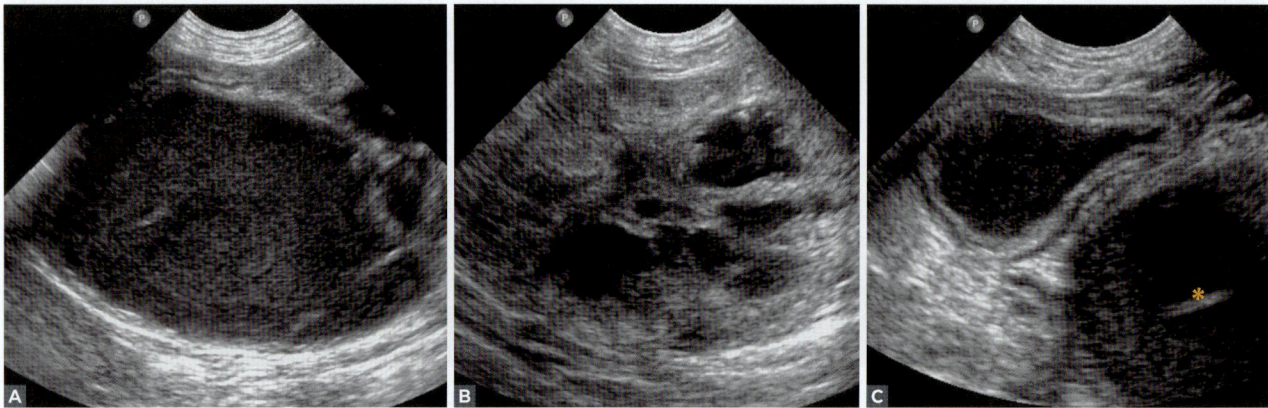

Fig. 36.37 Imágenes ecográficas de un corgi de 6 años con un absceso prostático. (**A**) Se aprecia una cavidad grande llena de líquido ecogénico, con una pared relativamente gruesa, que emerge del borde de la próstata. (**B**) La próstata está muy aumentada de tamaño y muestra abundantes cavidades llenas de líquido de tamaño variable. (**C**) La vejiga está desplazada por la masa llena de líquido que se sitúa caudal a ella, pero mantiene su patrón normal de capas en la pared y su tamaño. La cavidad grande llena de líquido que aparece en (**A**) puede verse desplazando la vejiga (asterisco) en (**C**).

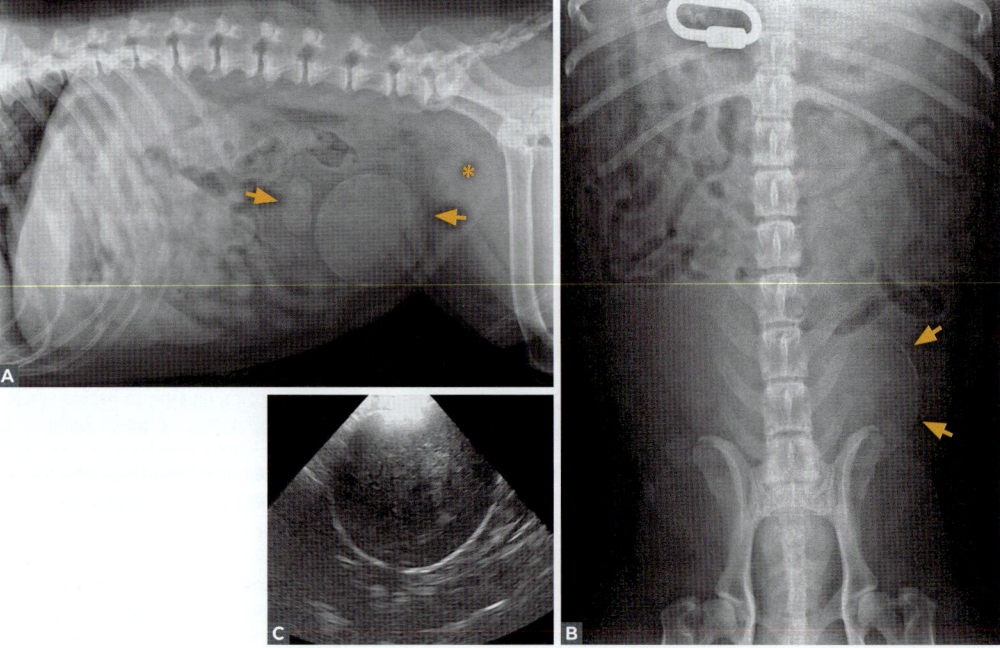

Fig. 36.38 Radiografías lateral y ventrodorsal e imagen ecográfica transversal correspondiente de un perro mestizo intacto de 7 años. En la parte caudal izquierda del abdomen hay una masa grande y dos lesiones nodulares más pequeñas con una cápsula mineralizada correspondientes a quistes paraprostáticos. Ecográficamente aparecen como estructuras llenas de líquido con un borde hiperecoico. En la proyección lateral se puede observar una próstata intraabdominal moderadamente aumentada de tamaño (asterisco).

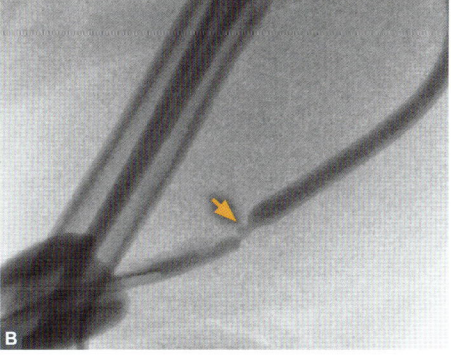

Fig. 36.39 Uretrografía retrógrada con contraste positivo en un gato (**A**) y en un perro (**B**), ambos con estenosis uretrales. Las imágenes de la uretrografía se pueden obtener mediante radiografía (**A**) o mediante fluoroscopia (**B**). Las estenosis aparecen como regiones de estrechamiento focal (flechas) que no se distienden ejerciendo presión. (**A**) La cistouretrografía retrógrada demuestra que la uretra presenta un calibre normal hasta el nivel del isquion, seguido de una marcada estenosis señalada por la flecha. Craneal a la estenosis hay una dilatación focal moderada de la uretra; una fina columna de medio de contraste continúa cranealmente a dicha dilatación hasta alcanzar la vejiga. (**B**) La uretrografía retrógrada en un perro se lleva a cabo mediante la colocación de una sonda urinaria en la uretra distal, inmediatamente proximal al hueso peniano. El medio de contraste aplicado identifica un estrechamiento focal en la uretra peniana distal, varios centímetros, proximal al hueso peniano (flecha). La uretra proximal y distal a esta zona tiene un diámetro normal.

Bibliografía

1. Johnston GR, Osborne CA, Jessen CR, Feeney DA. Effects of urinary bladder distention on location of the urinary bladder and urethra of healthy dogs and cats. *Am J Vet Res* 47:404-415, 1986.

2. Geisse L, Lowry JE, Schaeffer DJ, Smith CW. Sonographic evaluation of urinary bladder wall thickness in normal dogs. *Vet Radiol Ultrasound* 38:132-137, 1995.

3. Sislak MD, Spaulding KA, Zoran DL, Bauer JE, Thompson JA. Ultrasonographic characteristics of lipiduria in clinically normal cats. *Vet Radiol Ultrasound* 55:195-201, 2014.

4. Piola V, Posch B, Aghte P, Caine A, Herrtage ME. Radiographic characterization of the os penis in the cat. *Vet Radiol Ultrasound* 52:270-272, 2011.

5. Fulkerson CM, Knapp DW. Management of transitional cell carcinoma of the urinary bladder in dogs: A review. *Vet J* 205:217-225, 2015.

6. Griffin MA, Culp WTN, Giuffrida MA, et al. Lower urinary tract transitional cell carcinoma in cats: clinical findings, treatments, and outcomes in 118 cases. *J Vet Intern Med* 34:274-282, 2020.

7. Wilson HM, Chun R, Larson VS, Kurzman ID, Vail DM. Clinical signs, treatments, and outcome in cats with transitional cell carcinoma of the urinary bladder: 20 Cases (1990-2004). *J Am Vet Med Assoc* 231:101-106, 2007.

8. Ostrander E, Decker B, Parker HG, et al. Homologous mutation to human BRAF V600E is common in naturally occurring canine bladder cancer—Evidence for a relevant model system and urine-based diagnostic test. *Mol Cancer Res* 17:1310-1314, 2012.

9. Forrester SD, Towell TL. Feline idiopathic cystitis. *Vet Clin North Am Small Anim Pract* 45:783-806, 2015.

10. Kaul E, Hartmann K, Reese S, Dorsch R. Recurrence rate and long-term course of cats with feline lower urinary tract disease. *J Feline Med Surg* 22:544-556, 2020.

11. Lulich JP, Berent AC, Adams LG, Westropp JL, Bartges JW, Osborne CA. ACVIM Small Animal Consensus Recommendations on the treatment and prevention of uroliths in dogs and cats. *J Vet Intern Med* 30:1564-1574, 2016.

12. Fumeo M, Manfredi S, Volta A. Emphysematous cystitis: review of current literature, diagnosis and management challenges. *Vet Med Res Reports* 10:77-83, 2019.

13. Jae Young Le, Seung Hyup Kim, Joeng Yeon Cho, Han D. Color and power doppler twinkling artifacts from urinary stones: clinical observations and phantom studies. *Am J Roentgenol* 176:1441-1445, 2001.

14. Weichselbaum RC, Feeney DA, Jessen CR, Osborne CA, Holte J. An integrated epidemiologic and radiographic algorithm for canine urocystolith mineral type prediction. *Vet Radiol Ultrasound* 42:311-319, 2001.

15. Perondi F, Puccinelli C, Lippi I, et al. Ultrasonographic diagnosis of urachal anomalies in cats and dogs: retrospective study of 98 cases (2009-2019). *Vet Sci* 7:1-12, 2020.

16. Adams WM, DiBartola SP. Radiographic and clinical features of pelvic bladder in the dog. *J Am Vet Med Assoc* 182:1212-1217, 1983.

17. Palm CA, Glaiberman CB, Culp WTN. Treatment of a urethral duplication in a dog using cyanoacrylate and coil embolization. *J Vet Intern Med* 29:727-731, 2015.

18. O'Brien RT, Wood EF. Urinary bladder mural hemorrhage associated with systemic bleeding disorders in three dogs. *Vet Radiol Ultrasound* 39:354-356, 1998.

19. Hooi KS, Lemetayer JD. The use of intravesicular alteplase for thrombolysis in a dog with urinary bladder thrombi. *J Vet Emerg Crit Care* 27:590-595, 2017.

20. Bradbury CA, Westropp JL, Pollard RE. Relationship between prostatomegaly, prostatic mineralization, and cytologic diagnosis. *Vet Radiol Ultrasound* 50:167-171, 2009.

21. Renfrew H, Barrett EL, Bradley KJ, Barr FJ. Radiographic and ultrasonographic features of canine paraprostatic cysts. *Vet Radiol Ultrasound* 49:444-448, 2008.

CAPÍTULO 37

Próstata, testículos, ovarios y útero

Marco Russo y Massimo Vignoli

PUNTOS CLAVE

- La evaluación del aparato reproductor mediante técnicas de diagnóstico por imagen es un paso importante en la valoración de los cambios fisiológicos y también de los procesos patológicos relacionados con la reproducción.

- La hiperplasia prostática benigna es la alteración más frecuente de la próstata en el perro y en la ecografía aparece como un incremento de la ecogenicidad con una ecotextura uniforme o gruesa.

- Los quistes paraprostáticos aparecen en forma de estructuras anecoicas o ligeramente ecogénicas llenas de líquido, con una pared de grosor variable y habitualmente es visible la zona de conexión con la próstata a modo de "tallo" hipoecoico.

- La neoplasia prostática tiene un aspecto ecográfico variable en las fases iniciales de la enfermedad, con lesiones focales hipoecoicas que generalmente son difíciles de diferenciar de otros procesos patológicos. En fases más avanzadas de la enfermedad se suele observar un parénquima heterogéneo con regiones anecoicas irregulares y zonas de calcificación que generan una sombra acústica.

- La evaluación ecográfica es un método sensible para el estudio de las enfermedades parenquimatosas testiculares y permite diferenciar las causas testiculares y extratesticulares de aumento de tamaño del escroto.

- Los testiculares son los segundos tumores más frecuentes que afectan a los perros. Pueden aparecer en forma de nódulos pequeños y bien delimitados, o en forma de masas complejas grandes con un patrón ecogénico heterogéneo y con desestructuración de la anatomía normal.

- La criptorquidia predispone a los tumores testiculares, fundamentalmente a los de células de Sertoli y a los seminomas.

- La ecografía parece tener grado suficiente de sensibilidad para la detección de las masas ováricas, pero no existen patrones específicos que confirmen el diagnóstico de este tipo tumoral.

- En ocasiones no es posible determinar mediante la ecografía el origen de las masas ováricas grandes y, en estos casos, la tomografía computarizada (TC) tiene una especificidad mayor. La TC también es mejor para la estadificación abdominal y la valoración de las opciones quirúrgicas.

- El diagnóstico radiológico de la gestación es posible a los 42-50 días de la primera cópula. Para una estimación más precisa del número de cachorros se deben obtener radiografías aproximadamente el día 52-55 del primer apareamiento.

- La ecografía realizada a los 30 días de la cópula es una herramienta diagnóstica sensible para confirmar la gestación y para valorar la reabsorción de embriones.

- La hiperplasia endometrial quística aparece generalmente en la ecografía como un engrosamiento difuso de la pared uterina, con múltiples áreas anecoicas intraparietales.

- La involución del útero tras el parto se completa normalmente dentro de las 4 semanas siguientes, tanto en las perras como en las gatas. La pared uterina es inicialmente gruesa e irregular, y hay un cierto contenido luminal con ecogenicidad variable.

A lo largo de los 20 últimos años se han producido avances sustanciales en el conocimiento del papel desempeñado por las técnicas de diagnóstico por imagen en el área de la reproducción en los carnívoros, de manera que actualmente son más sencillas la evaluación de la idoneidad reproductiva, la monitorización rutinaria de la función reproductora, el diagnóstico y la monitorización de la gestación, y el estudio de las enfermedades del aparato reproductor.

Machos

La ecografía es la modalidad de imagen de elección para el estudio del aparato reproductor en los perros macho. El estudio se lleva a cabo con el perro en estación, aunque en la práctica diaria también se realiza a menudo en las posiciones de decúbito lateral y dorsal. Los testículos y la mayor parte de los epidídimos se pueden visualizar a través del escroto, mientras que la próstata se observa por vía transabdominal.

Próstata

La próstata es una glándula bilobulada de forma ovoide que se sitúa a la altura del cuello de la vejiga y rodea la uretra proximal. La próstata normal se localiza en la pelvis o inmediatamente craneal a ella, y está limitada dorsalmente por el recto.

Las radiografías se pueden utilizar para determinar el tamaño, la forma, el contorno y la localización de la próstata, y representan el estudio de imagen de elección para evaluar las complicaciones vertebrales (discoespondilitis) en los casos de prostatitis que cursan con rigidez de los miembros pélvicos o dolor lumbosacro. La radiografía no permite diferenciar las distintas enfermedades prostáticas. En los casos de sospecha de neoplasia prostática son necesarias las radiografías torácica y abdominal para valorar la posibilidad de metástasis en los ganglios linfáticos regionales, los cuerpos vertebrales y los pulmones. La evaluación de la próstata canina mediante TC puede ser útil para obtener información respecto a la localización y las características morfológicas de la glándula, para la evaluación de los ganglios linfáticos y para la detección de posibles metástasis. La TC tiene una sensibilidad mayor que la radiografía abdominal para detectar alteraciones del parénquima de la próstata y también permite una estadificación más precisa de los tumores prostáticos.

En la ecografía, la próstata tiene un borde liso y su parénquima en los perros intactos muestra una ecogenicidad homogénea moderada con una ecotextura de grosor fino a intermedio (**fig. 37.1**).

El tamaño prostático se determina mediante la medición de la anchura máxima de la próstata en el plano transversal o a través del cálculo del volumen prostático con la fórmula del volumen de una elipse: volumen = longitud x anchura x altura x 0,523.

El tamaño de la próstata varía en función de la edad, la raza y el estado reproductivo. A menudo es posible visualizar la uretra y, en el plano transversal, a veces se pueden identificar sus componentes mucoso y muscular, aunque lo más frecuente es que la uretra sea reconocida simplemente como una región hipoecoica entre los dos lóbulos prostáticos. En los perros normales esterilizados la próstata está atrofiada y es pequeña (**fig. 37.2**). Tras la esterilización, el parénquima prostático se vuelve más hipoecoico. La combinación de la disminución del tamaño y de la ecogenicidad dificulta a menudo distinguir entre los bordes de la próstata y la grasa periprostática. El tamaño de la próstata no parece estar relacionado con la masa corporal en los perros esterilizados. Es reseñable que la esterilización elimina prácticamente la posibilidad de aparición de otras enfermedades de la próstata, pero no protege de manera completa frente al carcinoma prostático. Este diagnóstico debe ser considerado en los perros de edad avanzada que fueron esterilizados en su etapa juvenil y que presentan una prostatomegalia.

Cada uno de los dos lóbulos de la próstata del perro muestra una vascularización independiente. La arteria prostática tiene un origen anatómico variable, pero a menudo se proviene de la arteria pudenda interna. En cada lóbulo es posible identificar varios vasos: (1) craneal, (2) subcapsular dorsal y ventral (también denominado lateral por algunos autores), (3) caudal y (4) parenquimatoso. El flujo sanguíneo procedente de la próstata solo se puede detectar en segmentos cortos de las venas relevantes.

La ecografía Doppler color tiene utilidad para la identificación de la localización de la vascularización arterial prostática; es posible visualizar los vasos en los planos transversal y longitudinal. Las características del flujo varían en función de la región de la arteria prostática.

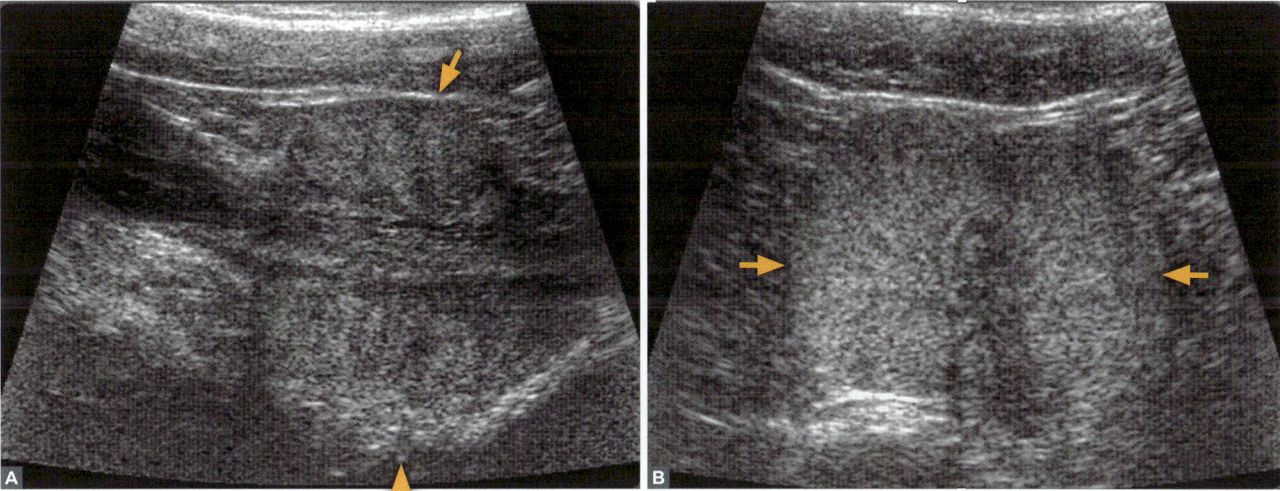

Fig. 37.1 Próstata normal: imágenes sagital (**A**) y transversal (**B**) de un pit bull terrier de 3 años (flechas). La próstata aparece ecogénica, con bordes lisos y ecotextura homogénea.

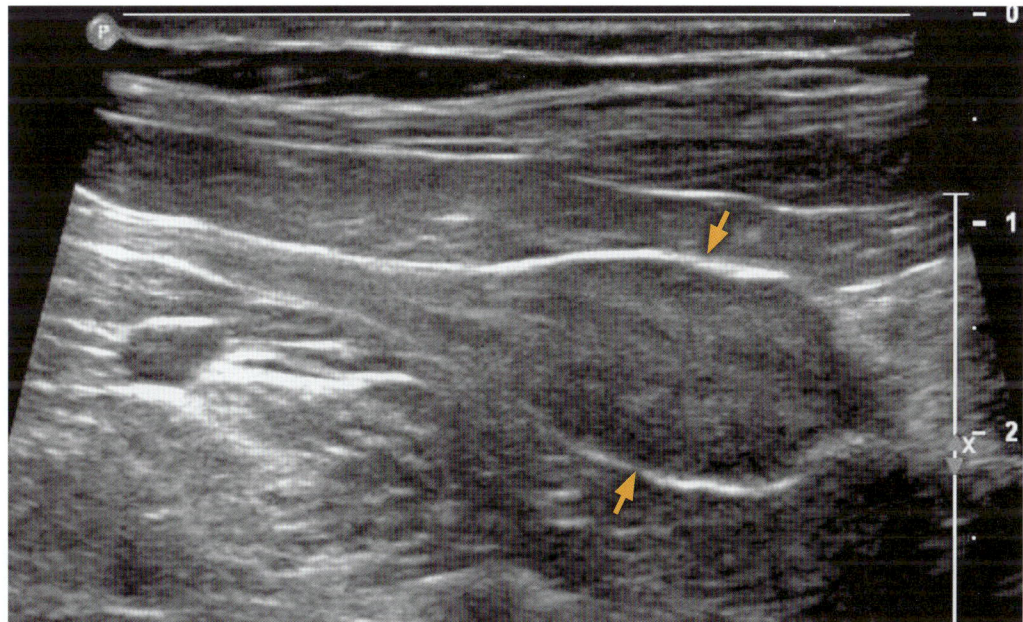

Fig. 37.2 Próstata en un cocker spaniel esterilizado de 7 años. Imagen ecográfica longitudinal de una próstata normal en un perro esterilizado; la glándula tiene forma ovalada y es difusamente hipoecoica (flechas).

Alteraciones de la próstata

Muchas enfermedades de la próstata pueden presentar un aspecto similar, de manera que para confirmar el diagnóstico a menudo son necesarias pruebas diagnósticas adicionales como la obtención y el análisis del líquido prostático (mediante eyaculación o lavado uretral), el análisis de la orina, la hematología, la punción-aspiración con aguja fina o la biopsia, y las radiografías vertebrales o torácicas. Un hallazgo frecuente, aunque inespecífico, es la prostatomegalia. A pesar de que la ecografía puede ser útil para determinar el tamaño prostático y calcular su volumen, las importantes variaciones en el tamaño de esta glándula hacen que estas mediciones carezcan de utilidad para el diagnóstico, aunque podrían tener un cierto valor a la hora de evaluar la respuesta al tratamiento. El aumento de tamaño asimétrico se puede detectar con mayor facilidad si altera los bordes o la delimitación de la glándula. La próstata puede desarrollar alteraciones parenquimatosas focales y difusas que pueden ser hiperecoicas, hipoecoicas o con una ecogenicidad mixta. Estos cambios son inespecíficos y requieren una evaluación más detallada que puede incluir la ecografía Doppler y la ecografía con contraste. En diferentes procesos patológicos de la próstata se pueden observar estructuras quísticas anecoicas únicas o múltiples, parenquimatosas o paraprostáticas.

▌ **Hiperplasia prostática benigna** La hiperplasia prostática benigna (HPB) es un trastorno espontáneo y relacionado con la edad que se observa en los perros macho intactos y que representa un hallazgo accidental frecuente en los perros de edad avanzada. La HPB no se desarrolla en los perros esterilizados. En las fases iniciales hay un aumento de tamaño simétrico de la glándula con un incremento de la ecogenicidad, aunque a menudo se observa también un aspecto no homogéneo parcheado con pequeños quistes anecoicos de 1-2 mm de diámetro. Habitualmente se mantiene el contorno liso normal de la próstata; no obstante, cuando el aumento de tamaño prostático es significativo, la glándula puede perder su aspecto bilobulado. Los quistes asociados a la HPB aparecen en forma de lesiones cavitadas rellenas de líquido anecoico, con un tamaño que oscila entre unos pocos milímetros y hasta 2 o 3 cm (**fig. 37.3**). Los quistes pueden aumentar de tamaño en relación con la progresión y la intensidad de la enfermedad, dando lugar en última instancia a un aspecto en panal.

▌ **Quistes** Cuando los quistes adquieren un tamaño muy grande pueden presentar un aspecto similar al de los quistes paraprostáticos verdaderos (distensión por líquido del denominado "útero masculino" residual, que corresponde a los conductos de Müller) y pueden ser difíciles de diferenciar, aunque los quistes generalmente se asocian a otras alteraciones del parénquima prostático que son típicas de la HPB; además, en algunos casos es posible detectar la amplia base de unión/origen de los quistes dentro de la próstata, mientras que los quistes paraprostáticos verdaderos solo están unidos a ella por una fina estructura en forma de tallo. Los quistes de retención prostáticos grandes y los quistes paraprostáticos presentan en su interior un líquido anecoico, aunque en ocasiones puede llegar a tener una ecogenicidad mayor y presentar un sedimento obvio. No es infrecuente que se formen tabiques internos en la cavidad del quiste y que su pared llegue a calcificarse, lo que les confiere un aspecto similar al de algunos abscesos prostáticos (**fig. 37.4**).

▌ **Prostatitis** En los pacientes con prostatitis aguda la glándula puede estar aumentada de tamaño con un contorno simétrico o asimétrico. El parénquima es generalmente heterogéneo y en la prostatitis aguda muestra un aspecto hipoecoico, mientras que en los casos más crónicos hay un aumento de la ecogenicidad con regiones ecogénicas focales. La prostatitis y la HPB suelen coexistir, y para confirmar el diagnóstico es necesaria la obtención de muestras. En los casos crónicos pueden aparecer áreas hipoecoicas parcheadas que con el paso del tiempo muestran coalescencia a medida que se forman microabscesos; estas estructuras tienen un contorno más irregular que los quistes que se observan en la HPB y a menudo contienen un material particulado o un líquido hipoecoico (**fig. 37.5**). Las cavidades de los abscesos pueden aumentar de tamaño y, a medida que se incrementa la luz, puede desarrollarse una calcificación de la pared del absceso (**fig. 37.6**). En ocasiones, los abscesos prostáticos contienen gas. Se puede observar un líquido anecoico o ecogénico adyacente a la próstata (**fig. 37.7**). La esteatitis o peritonitis que afecta a la grasa periprostática da lugar a un aspecto hiperecoico con hiperatenuación.

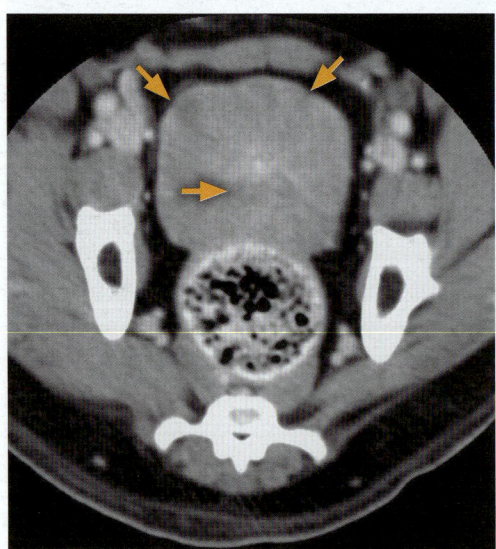

Fig. 37.3 Tomografía computarizada: prostatomegalia y quistes. Imagen transversal de la próstata. Un perro macho mestizo intacto de 8 años con una próstata heterogénea aumentada de tamaño y con múltiples quistes (flechas).

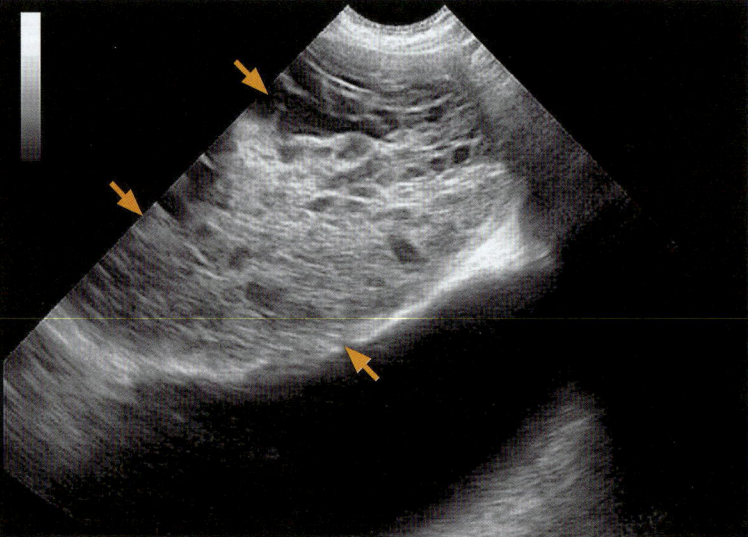

Fig. 37.4 Quiste paraprostático. Un perro pastor alemán de 10 años con disuria y estreñimiento. Dorsal a la vejiga hay una masa compleja de bordes lisos (flechas) que desplaza ventralmente a la vejiga.

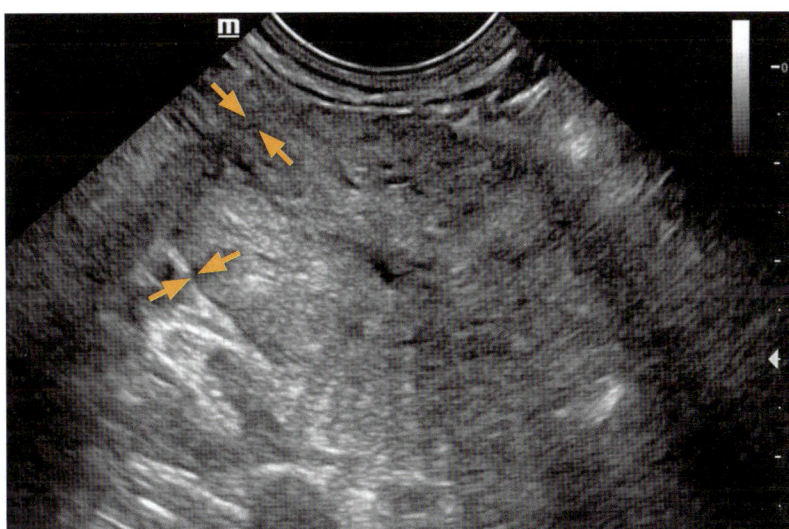

Fig. 37.5 Prostatitis. La imagen transversal muestra una próstata hiperecoica, heterogénea, aumentada de tamaño y con bordes irregulares, con un halo hipoecoico tenue que podría deberse a edema o a infiltración celular (flechas).

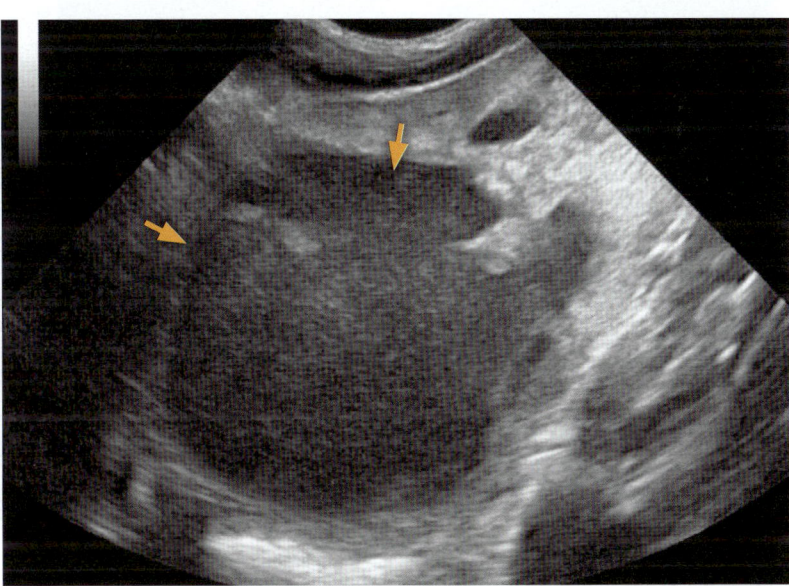

Fig. 37.6 Absceso prostático. Un braco italiano de 9 años. Plano longitudinal de la próstata que aparece aumentada de tamaño y con una forma anómala, con cavidades irregulares en su interior que contienen un líquido ecogénico (flechas); la aspiración del líquido confirmó que era pus.

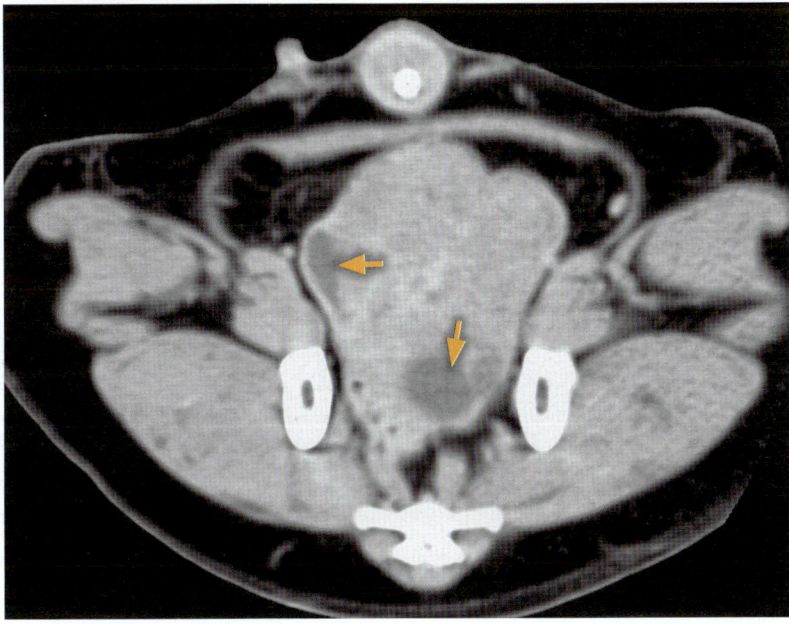

Fig. 37.7 Tomografía computarizada: absceso prostático. Un perro pastor alemán de 9 años con dificultad para la micción. La próstata está aumentada de tamaño y es asimétrica, con áreas bien definidas de atenuación baja (flechas).

▌Carcinoma El carcinoma prostático adopta un aspecto ecográfico variado tanto en los perros intactos como en los esterilizados. A menudo, los tumores en una fase temprana aparecen como lesiones hipoecoicas focales que pueden ser difíciles de diferenciar de otros procesos patológicos. En fases más avanzadas de la enfermedad, los cambios parenquimatosos son generalmente difusos, la glándula pierde su simetría y su contorno se hace irregular. El parénquima puede presentar ecogenicidad mixta: hiperecoico heterogéneo con regiones anecoicas irregulares y focos de mineralización con sombra acústica (**fig. 37.8**). En los perros esterilizados con carcinoma, la glándula puede aparecer ligeramente aumentada de tamaño e hipoecoica, ocasionalmente con mineralización. Es necesario examinar el ganglio linfático ilíaco medial para confirmar o excluir un aumento de su tamaño debido a metástasis.

Testículos

El parénquima testicular muestra una ecogenicidad media uniforme y ecotextura fina, con un punteado ecogénico difuso regular repartido uniformemente por todo el órgano (**fig. 37.9**). Este punteado representa una

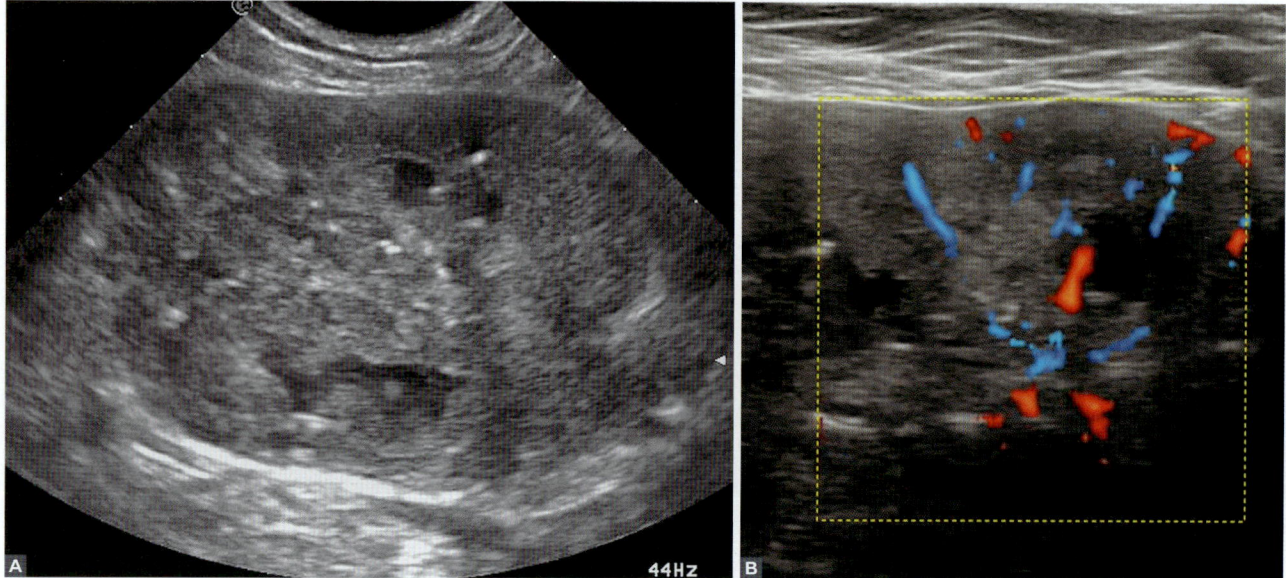

Fig. 37.8 Tumor prostático. Un perro boloñés de 9 años con estranguria, polaquiuria y hematuria debido a la compresión de la uretra por un adenocarcinoma prostático. (**A**) La imagen en modo B pone de manifiesto que la próstata presenta bordes irregulares y una ecotextura heterogénea con focos ecogénicos diseminados y lesiones de tipo quístico hipoecoicas e irregulares. (**B**) La imagen Doppler color muestra una ramificación irregular de los vasos arteriales por todo el parénquima prostático.

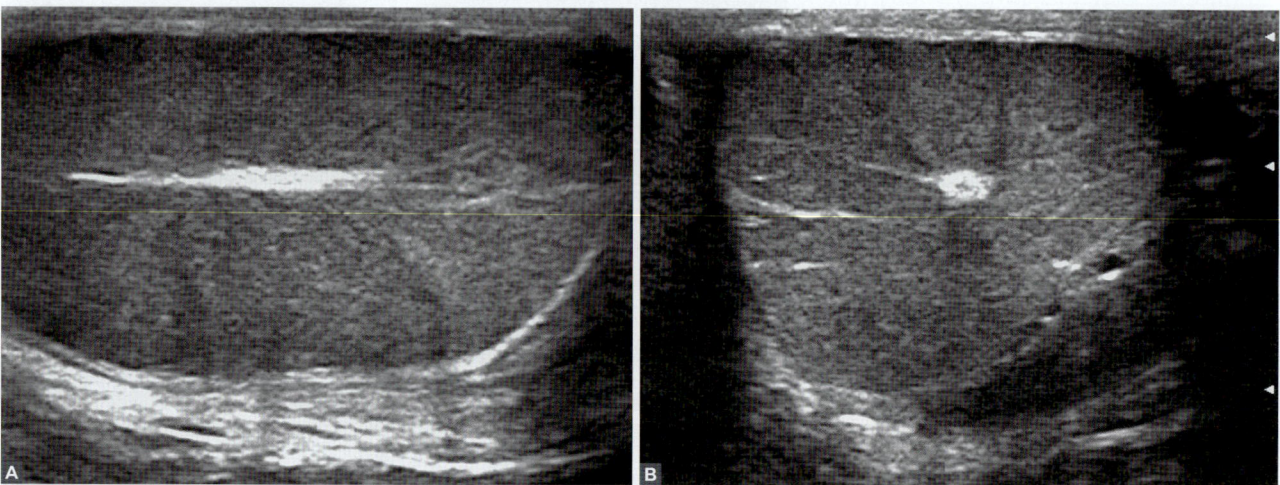

Fig. 37.9 Imágenes ecográficas longitudinal (**A**) y transversal (**B**) del testículo en un mastín napolitano de 3 años. Ecotextura normal del testículo. Ecotextura homogénea y granular normal constituida por ecos uniformes de nivel medio; el mediastino testicular es hiperecoico y lineal en la imagen longitudinal, e hiperecoico y circular en la imagen transversal.

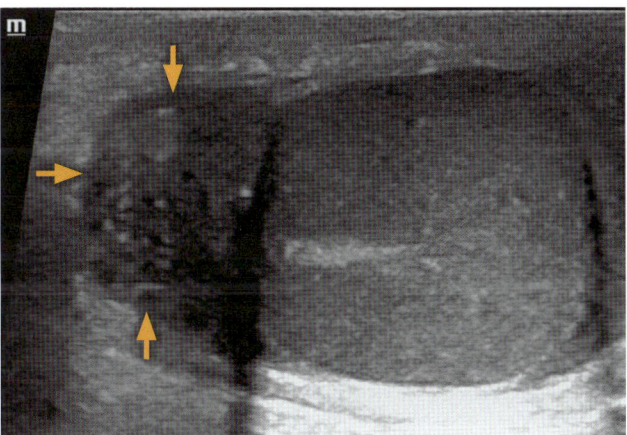

Fig. 37.10 Un perro mestizo de 8 años con dolor y tumefacción en el testículo derecho. La imagen ecográfica longitudinal en escala de grises muestra un aumento de tamaño y heterogeneidad de la cabeza del epidídimo (flechas) y un testículo derecho edematoso y aumentado de tamaño.

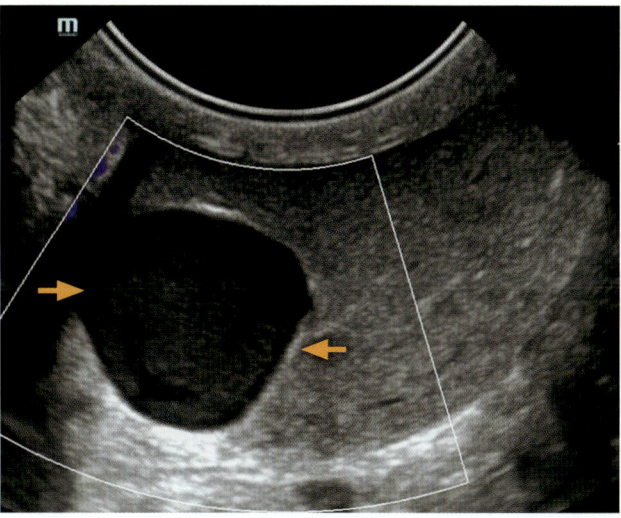

Fig. 37.11 Quiste asociado al polo craneal del testículo derecho en un yorkshire terrier de 7 años. Hay una estructura anecoica redondeada (flechas) asociada al parénquima testicular.

extensión del mediastino fibroso, que es el responsable del soporte del tejido parenquimatoso. El mediastino testicular (mediastinum testis) es una invaginación fibrosa de la túnica albugínea que se localiza centralmente dentro el testículo. En un plano sagital, esta estructura aparece en forma de una línea ecogénica, con una anchura aproximada de 2 mm, que se extiende desde el polo craneal hasta el caudal; en el plano transversal aparece en forma de estructura circular ecogénica central.

El epidídimo es hipoecoico con respecto al parénquima testicular. La ecografía es un método útil para medir el volumen del testículo (volumen = longitud x anchura x altura x 0,5236); en algunos casos los testículos tienen cada uno de ellos un volumen distinto. Las diferencias importantes en el tamaño de los testículos pueden ser predictivas de infertilidad. Mientras que el tamaño del testículo y el epidídimo aumenta en la inflamación aguda, disminuye en los casos crónicos (**fig. 37.10**).

Los quistes testiculares o epididimarios representan un hallazgo accidental ocasional y aparecen en forma de áreas redondeadas anecoicas y bien delimitadas, a menudo con refuerzo acústico distal (**fig. 37.11**).

Es relativamente sencillo identificar las lesiones testiculares focales y generalmente hay una buena correlación con los hallazgos macroscópicos (**fig. 37.12**).

La microlitiasis es frecuente tras la inflamación testicular y también en las fases iniciales de la degeneración del testículo, a menudo asociada a alteraciones en la morfología y a disminución de la motilidad de los espermatozoides (**fig. 37.13**). Puede ser difícil detectar los cambios generalizados poco aparentes; los perros con testículos más ecogénicos y menos homogéneos de lo normal presentan una reducción en la calidad de su semen. Se han desarrollado esquemas de clasificación sencillos para evaluar el parénquima testicular. En los perros con cambios generalizados del parénquima, un diagnóstico diferencial probable es la orquitis.

La criptorquidia es la alteración testicular congénita más frecuente en los perros y los gatos, y predispone al desarrollo de tumores testiculares. Se define como la ausencia del descenso de uno o ambos testículos hasta su localización anatómica normal. La ecografía es una herramienta diagnóstica útil para localizar los testículos no descendidos (**fig. 37.14**). Sin embargo, estos testículos se atrofian y puede ser bastante difícil localizarlos.

En comparación con los testículos escrotales, los no descendidos tienen un incremento de aproximadamente 13,6 veces del riesgo de desarrollar un tumor, como los tumores de células de Sertoli y los seminomas (**fig. 37.15**). Cuando un testículo no descendido neoplásico tiene una longitud máxima superior a 8 cm puede que no ser posible confirmar el origen del tumor mediante la ecografía, y en estos casos es preferible la TC. El flujo sanguíneo testicular se puede identificar en la arteria supratesticular proximal, la arteria marginal y las arterias intratesticulares (**fig. 37.16**).

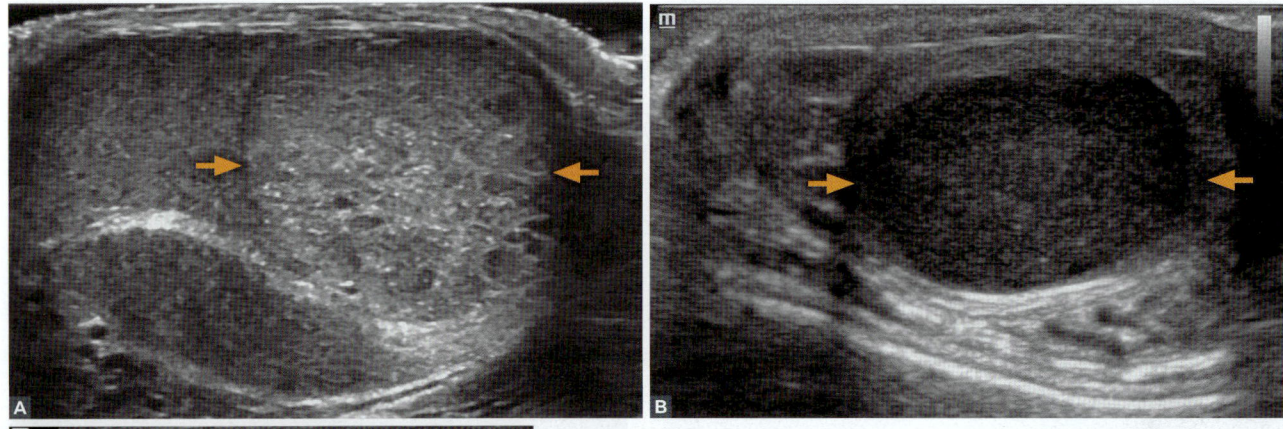

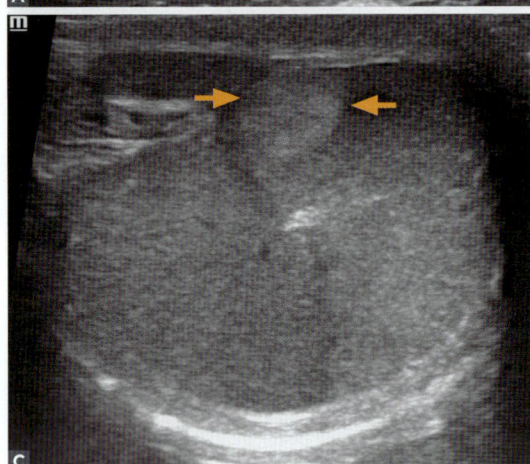

Fig. 37.12 (**A**) Un labrador retriever macho de 6 años con una masa testicular derecha indolora. La imagen ecográfica longitudinal en escala de grises correspondiente al testículo derecho pone de manifiesto un nódulo heterogéneo y bien definido (flechas) localizado en el polo caudal del testículo. Al paciente se le realizó una orquiectomía derecha. Histológicamente el nódulo era un seminoma. (**B**) Un macho mestizo de 7 años con un tumor testicular que daba lugar a dolor y tumefacción progresivos en el escroto derecho, con 1 mes de evolución. La ecografía en escala de grises muestra un nódulo hipoecoico que ocupa casi totalmente el testículo, con pérdida de visualización del mediastino testicular (flechas). (**C**) Nódulo hiperecoico único (flechas) encontrado de forma accidental que se correspondió con un tumor de células de Leydig en la histología.

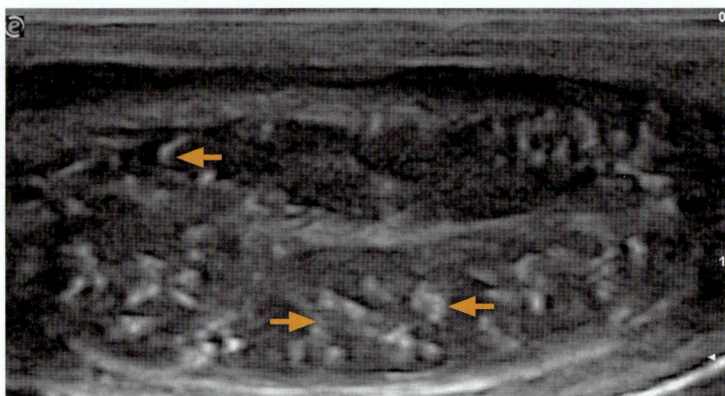

Fig. 37.13 Un bulldog de 12 años con microlitiasis testicular. Múltiples focos ecogénicos de 2-3 mm, con y sin sombra, repartidos por todo el testículo (flechas).

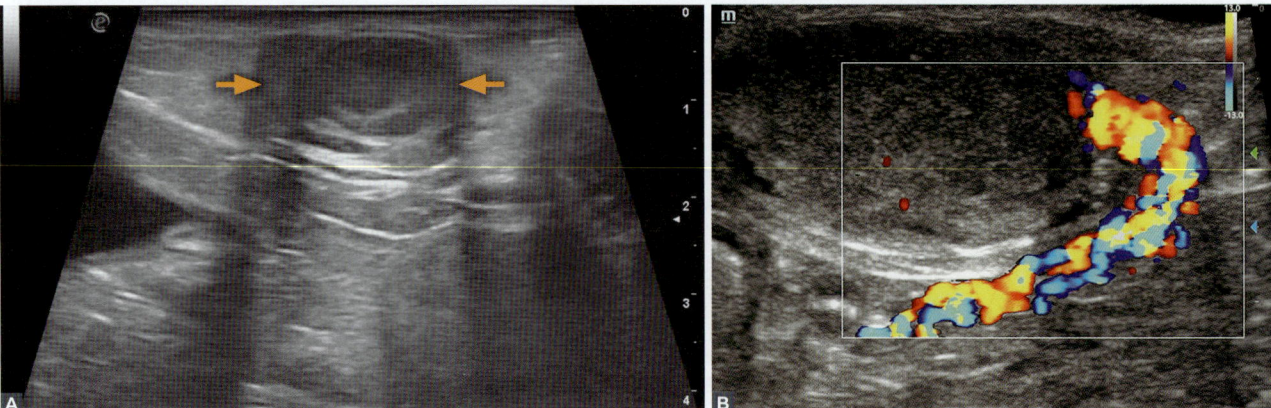

Fig. 37.14 (**A**) Testículo inguinal derecho no descendido en un shih tzu de 1,5 años. El testículo es difusamente hipoecoico (flechas) e incluye un nódulo isoecoico que enmascara el mediastino testicular lineal. (**B**) Un chihuahua de 9 años con una tumefacción inguinal intensa; se muestra un aumento de tamaño del testículo derecho con pérdida de su arquitectura normal y difusamente hipoecoico, sin evidencia del mediastino testicular lineal internamente. En la imagen Doppler color el plexo pampiniforme está desplazado caudal y ventralmente.

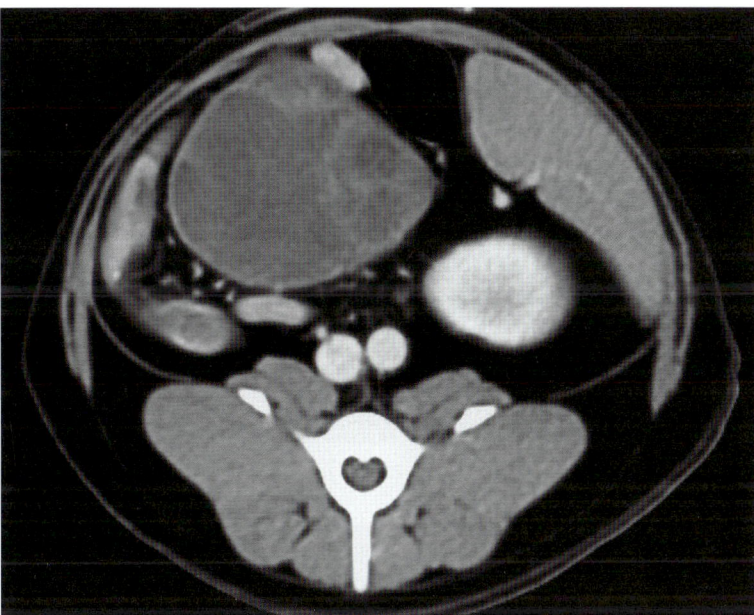

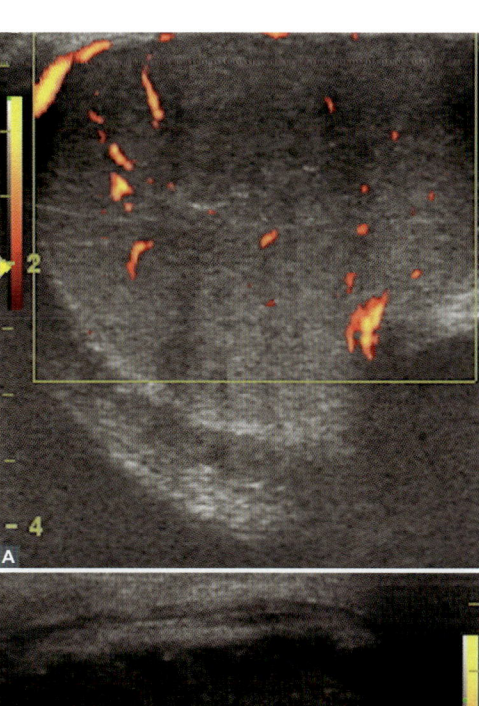

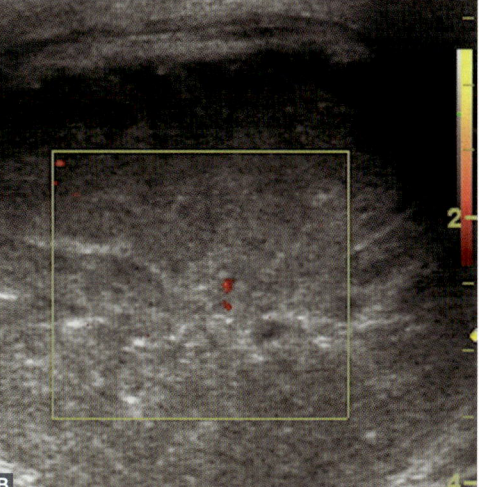

Fig. 37.15 Sertolioma. Imagen de TC poscontraste de un setter inglés de 8 años. Se observa una masa redondeada localizada en la zona media del abdomen que presenta bordes lisos bien definidos y capta contraste en su periferia; también aparecen algunos tabiques dirigidos hacia la zona central de la masa. El diagnóstico final fue de sertolioma (tumor de células de Sertoli).

Fig. 37.16 Testículo normal: modo B y microV, una nueva tecnología Doppler de alta sensibilidad que permite la detección de flujo lento, en este caso en los vasos testiculares centrípetos. (**A**) Ecografía Doppler color con demostración de las arterias centrípetas en el parénquima testicular, además de sus ramas recurrentes. (**B**) Un bóxer macho de 4 años con dolor escrotal intenso de 48 h de duración. La ecografía Doppler color puso de manifiesto que el testículo anómalo era heterogéneo e hipoecoico, con una hipoecogenicidad parcheada marcada y con ausencia de vascularización. La exploración quirúrgica confirmó la torsión y necrosis testiculares.

Hembras

El útero de los perros y gatos hembra tiene una forma aproximada de "Y" y muestra cuernos uterinos relativamente grandes que discurren por la parte media del abdomen en una posición relativamente lateral cercana a la pared abdominal. Los ovarios tienen localización caudal a los riñones. El útero no grávido y los ovarios normales no son visibles en las radiografías simples. La ecografía tiene una sensibilidad mucho mayor y es el método de imagen preferido para valorar el útero y los ovarios.

Ovarios

Los ovarios normales no son visibles en las radiografías. Su aspecto varía en función de las fases del ciclo estral, de manera que en los animales delgados pueden ser fácilmente detectados cuando hay crecimiento folicular. La identificación ecográfica de los ovarios normales requiere la aplicación de técnicas de escaneado excelentes y el uso de transductores de alta resolución. Puede ser difícil visualizar el ovario en anestro debido a la ausencia de folículos y a la grasa de la bursa que lo rodea. En las fases tardías del anestro los folículos pequeños son identificables. Ocho días antes de la ovulación se pueden detectar folículos grandes con un diámetro de 4-8 mm (**fig. 37.17**). Puede ser difícil detectar la ovulación, a menos que se lleve a cabo una evaluación muy frecuente (quizá, dos veces al día). En el momento de la ovulación los cuerpos lúteos se hacen visibles y este es el criterio principal para la identificación de la ovulación. Los cuerpos lúteos tempranos son a menudo cavitados y contienen líquido anecoico, de manera que puede ser difícil diferenciarlos de los folículos (**fig. 37.18**). Sin embargo,

Fig. 37.17 Imagen sagital del ovario izquierdo en perro labrador retriever hembra de 6 años durante la fase folicular del ciclo ovárico. Se observan múltiples folículos hipoecoicos con pared fina (flechas).

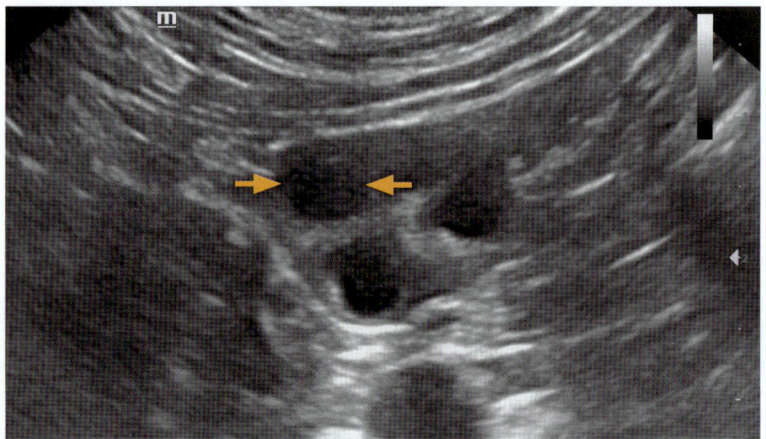

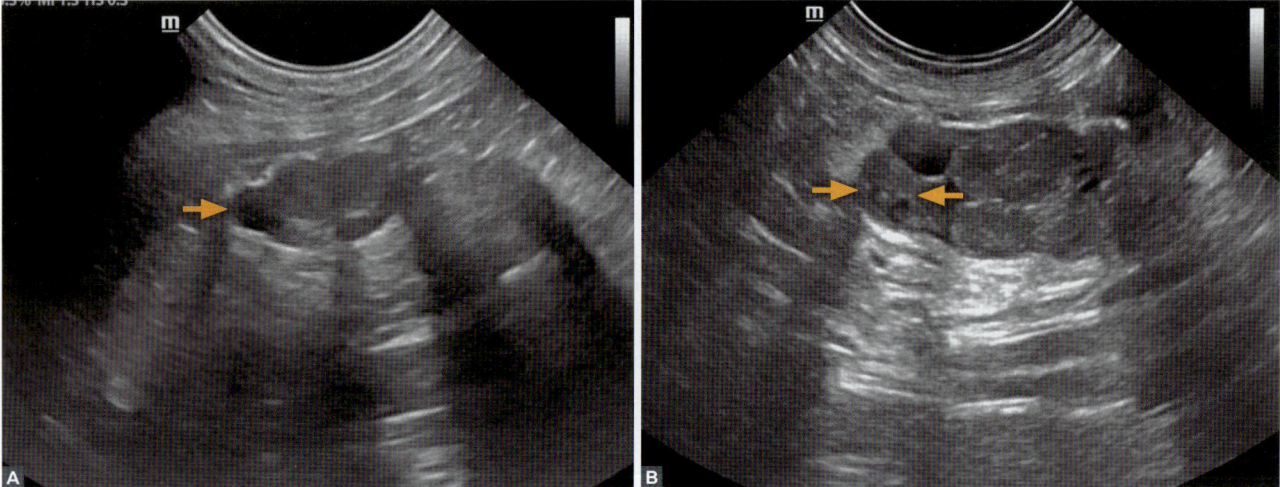

Fig. 37.18 (**A**) Imagen sagital de un ovario (flecha) en el que ha tenido lugar recientemente la ovulación, en un yorkshire terrier hembra de 5 años. Se observa una cantidad pequeña de líquido periovárico, indicativa de la ovulación. Los cuerpos hemorrágicos son isoecoicos respecto al parénquima ovárico en comparación con los folículos previos. (**B**) Fase luteínica del ciclo ovárico en un golden retriever hembra de 3 años. Cuando son maduros, los cuerpos lúteos presentan una pared gruesa y contienen un líquido hipoecoico (flechas).

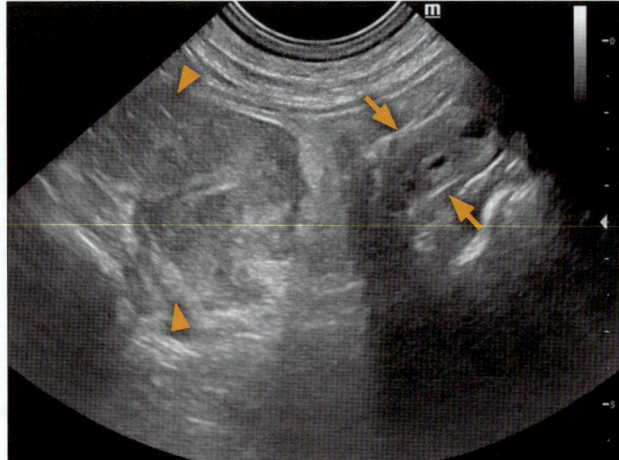

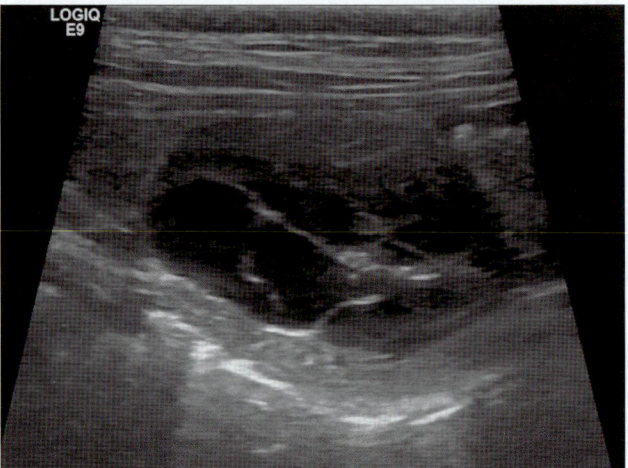

Fig. 37.19 Carcinoma ovárico en un perro hembra mestizo de 9 años. Caudal al riñón izquierdo se observa una masa de ecogenicidad mixta esférica de gran tamaño (cabezas de flecha). Caudal a la masa se observa un segmento de un cuerno uterino con múltiples quistes (flechas).

Fig. 37.20 Imagen transversal de un ovario izquierdo con múltiples quistes foliculares. Se pueden observar la pared fina de los quistes y el contenido anecoico de los mismos.

tienen paredes gruesas y el diámetro de su luz es más pequeño que el del folículo al que sustituyen. La cavidad central puede persistir hasta 25 días y la estructura no llega a ser compacta hasta el día 28.

Alteraciones ováricas

Los tumores ováricos se pueden detectar en las radiografías simples. Generalmente descienden hasta el abdomen ventral y causan un desplazamiento ipsolateral de las asas intestinales. Una masa ovárica izquierda puede desplazar el colon descendente en dirección ventral y hacia la línea media.

En la ecografía, los perros hembra con tumores ováricos muestran generalmente un incremento del tamaño de los ovarios, con lesiones regionales o focales que pueden ser sólidas o quísticas (**fig. 37.19**). Los tumores ováricos pueden ser uni o bilaterales. Cuando la lesión supera los 10 cm de diámetro es muy difícil confirmar un origen ovárico. La ecogenicidad y la ecotextura son extremadamente variables. Algunas lesiones muestran cavitación interna y están llenas de líquido anecoico o ecogénico, debido a necrosis o hemorragia. La presencia de líquido libre se puede asociar a diseminación peritoneal.

Los quistes ováricos son infrecuentes, pero se pueden identificar en forma de estructuras anecoicas llenas de líquido con un tamaño variable; algunos de ellos tienen un diámetro superior a 1 cm (**fig. 37.20**). En ocasiones, el líquido folicular muestra un aumento de la ecogenicidad.

La TC puede tener utilidad para confirmar el origen de un tumor ovárico primario. La TC corporal total se puede utilizar para la estadificación del tumor (**figs. 37.21** y **37.22**).

Útero

El útero no grávido normal no suele ser visible en las radiografías, aunque algunas veces lo es en los pacientes obesos de tamaño corporal pequeño.

En la ecografía es posible la visualización del útero con la perra en la posición de estación o en decúbito lateral o dorsal, tras el rasurado del pelo del abdomen. El llenado parcial de la vejiga tiene utilidad para la identificación del cuerpo del útero y del cuello uterino (que tiene un diámetro más grande), y que se localizan dorsal a la vejiga y ventral al colon descendente. Los cuernos uterinos tienen un recorrido muy tortuoso y ello dificulta evaluarlos en toda su extensión. En ocasiones se pueden visualizar las porciones distales de ambos cuernos uterinos y seguir su recorrido lateral a la pared abdominal. El cuerpo uterino y los cuernos uterinos están

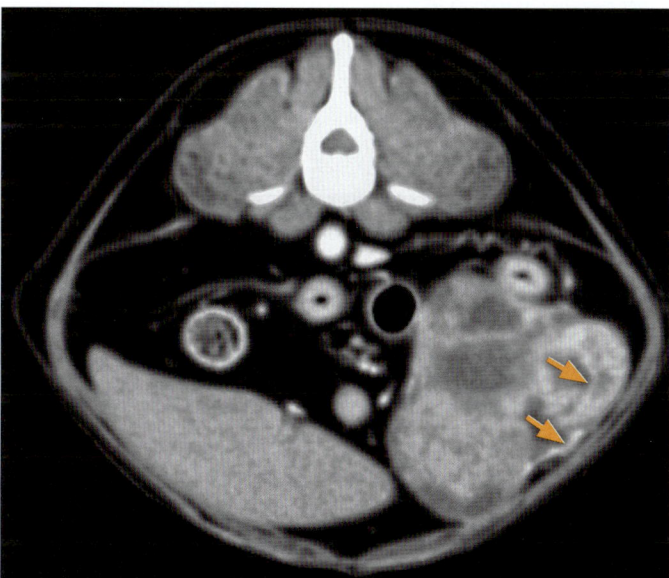

Fig. 37.21 Imagen de TC que muestra una masa hipoatenuante, multilobulada y de gran tamaño originada a partir del ovario derecho de un boyero de Berna hembra de 9 años. La masa muestra captación del contraste en sus tabiques internos y en su cápsula periférica (flechas).

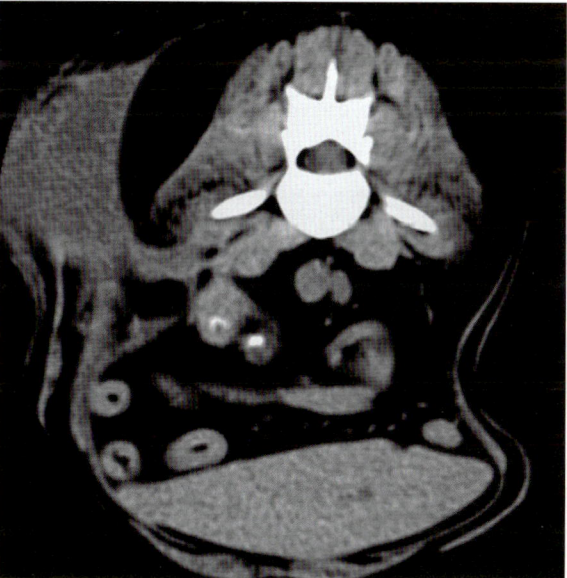

Fig. 37.22 La TC sin contraste pone de manifiesto la presencia de dos nódulos abdominales mineralizados conectados con la pared abdominal, en la que se detectó una masa con opacidad de tejidos blandos, ligeramente atenuante en comparación con los músculos adyacentes. En la cirugía se confirmó un diagnóstico de granuloma en la ligadura del ligamento ovárico y fístula con acumulación de pus y material necrótico en el tejido subcutáneo.

constituidos por dos capas bien diferenciadas: una región central homogénea relativamente hipoecoica rodeada por una capa hiperecoica periférica (**fig. 37.23**).

La posibilidad de diferenciar estas estructuras depende de las fases del ciclo. A lo largo del estro el útero es cada vez más hipoecoico y su diámetro se va incrementando.

■ **Hiperplasia endometrial quística (HEQ) en perros hembra clínicamente normales** La ecografía puede poner de manifiesto la presencia de múltiples quistes anecoicos pequeños (hasta 5 mm de diámetro) llenos de líquido, diseminados por todo el endometrio, en perros hembra que por lo demás son clínicamente normales (**fig. 37.24**). La incidencia de estas lesiones quísticas aumenta con la edad, de manera que la mayor parte de las perras mayores de 7 años presenta algún cambio de este tipo.

■ **Hiperplasia endometrial quística y piometra** El útero aumentado de tamaño –por ejemplo, por una piometra– puede ser visible en las radiografías una vez que su diámetro llega a ser de 2-3 veces el diámetro del intestino delgado normal. Su identificación es más sencilla en las pacientes con abundante grasa intraabdominal. En los casos de aumento de tamaño menos notable, los cuernos uterinos son más visibles en la proyección ventrodorsal y aparecen en forma de estructuras tubulares con opacidad de tejidos blandos en situación medial a la pared corporal en uno o en ambos cuadrantes abdominales caudales. El aumento de tamaño marcado del útero da lugar a un patrón característico de desplazamiento de los órganos. En la proyección lateral, el útero ocupa la zona media y caudal del abdomen ventral, con desplazamiento dorsal y craneal de las asas intestinales. En la proyección ventrodorsal, el intestino está desplazado hacia la línea media y los cuernos uterinos ocupan la zona lateral del abdomen (**fig. 37.25A**).

En los casos de piometra, en la ecografía el útero presenta aumento de su diámetro y también puede estar plegado sobre sí mismo, de manera que en un único plano se pueden observar dos o más secciones de cada cuerno. El diámetro del útero puede variar en función de si la piometra es "abierta" o "cerrada". La pared del útero muestra a menudo un aumento de su grosor, que puede llegar a ser de hasta 2 mm, y es relativamente hipoecoica respecto al tejido adyacente. La luz uterina está generalmente muy dilatada, con líquido anecoico, aunque es posible identificar pequeñas partículas ecogénicas y cuerpos ecogénicos luminales, que probablemente representan restos inflamatorios o hemorragia, aunque el moco puede tener un aspecto ecográfico similar (**fig. 37.25B**).

■ **Lesiones de tipo masa uterinas** El aumento de tamaño uterino focal o generalizado se puede observar en las radiografías simples en forma de una estructura tortuosa o esférica con opacidad de tejidos blandos, localizada craneal a la vejiga.

Los tumores uterinos se pueden diagnosticar mediante la ecografía. Estas lesiones son infrecuentes en los perros y gatos hembra; dado que la ecografía no permite diferenciar con facilidad las lesiones neoplásicas del

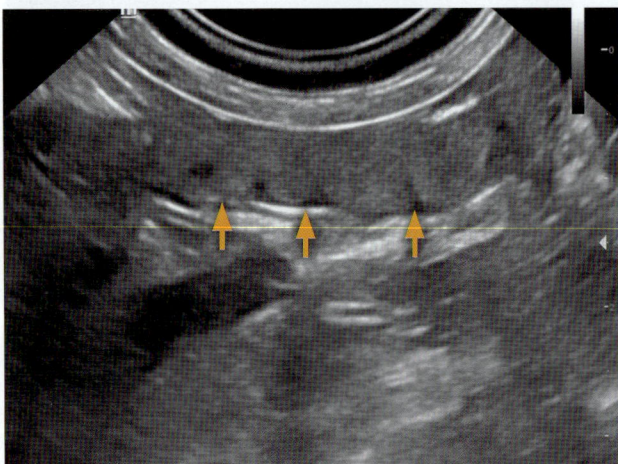

Fig. 37.23 Imagen sagital de un perro pequinés hembra de 4 años en la fase tardía del proestro del ciclo reproductor; el cuerno uterino presenta un aspecto ondulado y un contenido ecogénico, con un contorno interno liso (flechas).

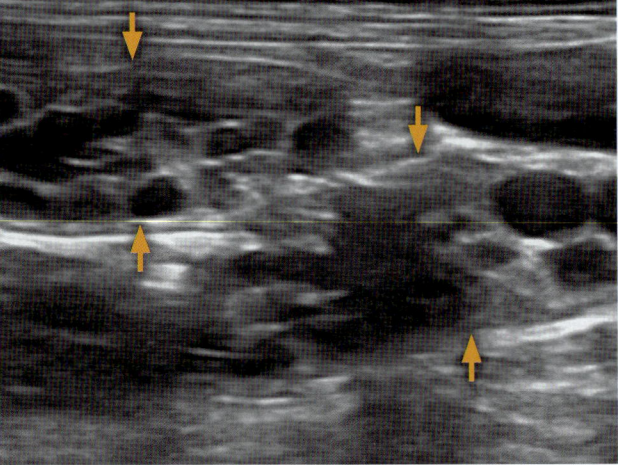

Fig. 37.24 Imagen sagital de los cuernos uterinos izquierdo y derecho de un perro de raza boloñés hembra de 7 años. El endometrio es irregular debido a la presencia de múltiples estructuras quísticas de diverso tamaño, justo craneal a la vejiga (flechas).

tejido granulomatoso, esta no debe ser la única herramienta diagnóstica. Se ha señalado que el aspecto de los tumores uterinos es el de lesiones de tipo masa homogéneas que están unidas a la pared uterina y que se proyectan hacia la luz, con o sin acumulación de líquido luminal. Los tumores uterinos también pueden ser ecogénicos o presentar una ecogenicidad mixta compleja cuando presentan necrosis o fibrosis (**fig. 37.26**).

La ecografía puede ofrecer información diagnóstica a la hora de evaluar a los perros hembra con fístulas crónicas que drenan en el flanco o con descarga de exudado vaginal purulento crónico tras la ovariohisterectomía. Los granulomas y los abscesos suelen estar constituidos por un tejido con ecogenicidad mixta irregular que se origina dorsal a la vejiga y ventral al colon (**fig. 37.27**).

La presencia de zonas llenas de líquido y bien delimitadas en el interior del muñón uterino puede indicar la formación de un absceso en el mismo. La ausencia de identificación de una lesión en el muñón no anula esta posibilidad diagnóstica. La infusión de suero salino en la vagina mediante un catéter de Foley facilita una identificación más precisa de la porción proximal del muñón. La TC puede tener utilidad para diferenciar una lesión de tipo masa uterina grande de las que tienen origen en otro órgano, y también es útil para la estadificación tumoral.

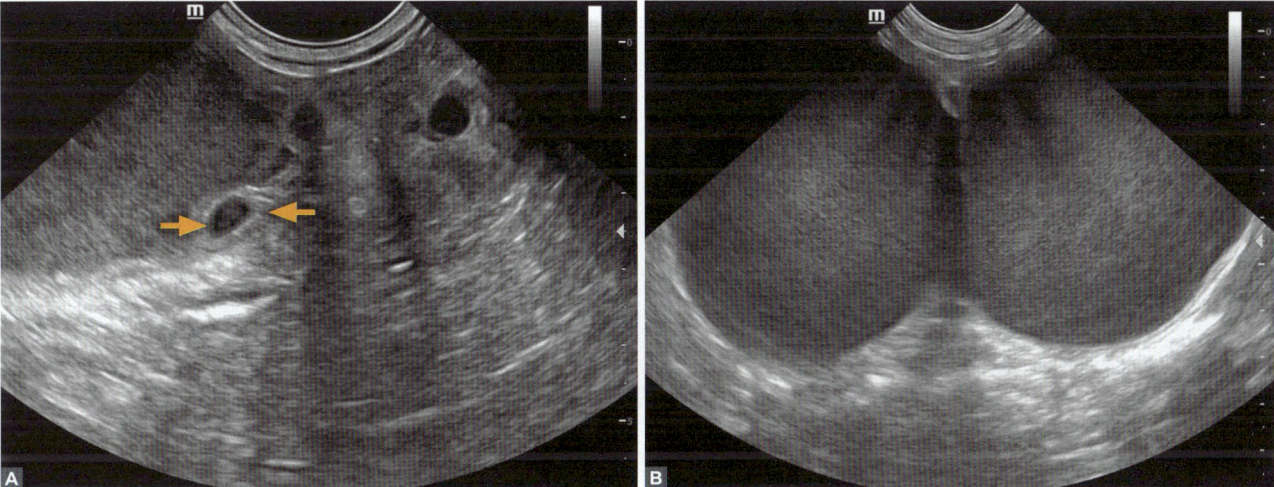

Fig. 37.25 (**A**) Hiperplasia endometrial quística en un perro pastor alemán hembra de 11 años. Se observa un líquido ecogénico en la luz del cuerno uterino izquierdo; la pared uterina es gruesa e irregular, y en su interior se observan estructuras anecoicas (flechas). (**B**) Piometra cerrada. Dilatación marcada de los cuernos uterinos con acumulación de un líquido ecogénico anómalo en un perro beagle hembra de 12 años.

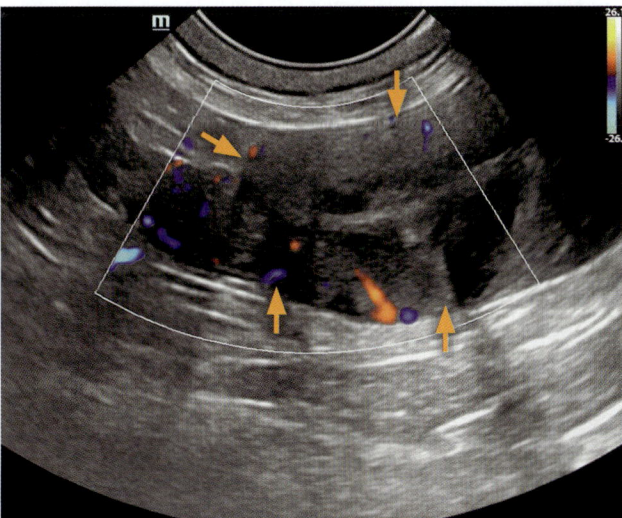

Fig. 37.26 Imagen Doppler color longitudinal de un perro cocker spaniel hembra intacto de 14 años. El cuerpo uterino está ocupado por masas complejas de tejido blando. Se llevó a cabo una punción-aspiración con aguja fina y el diagnóstico final fue de leiomiosarcoma (flechas).

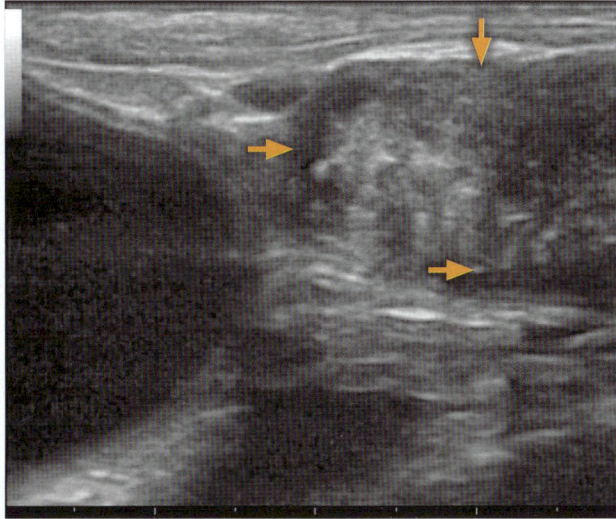

Fig. 37.27 Imagen ecográfica longitudinal de un perro italian spinone hembra esterilizado de 9 años. Se muestra una lesión de tipo masa compleja (flechas) que se visualizó justo craneal al pubis, entre la vejiga y el colon, que corresponde a un granuloma del muñón uterino. Los focos hiperecoicos representan inflamación y material de la ligadura.

Fig. 37.28 Fase inicial de la gestación en un perro bóxer hembra de 2,5 años. Imagen transversal del saco gestacional en la que todavía no es visible el embrión. En la pared uterina se observa una capa placentaria interna ecogénica.

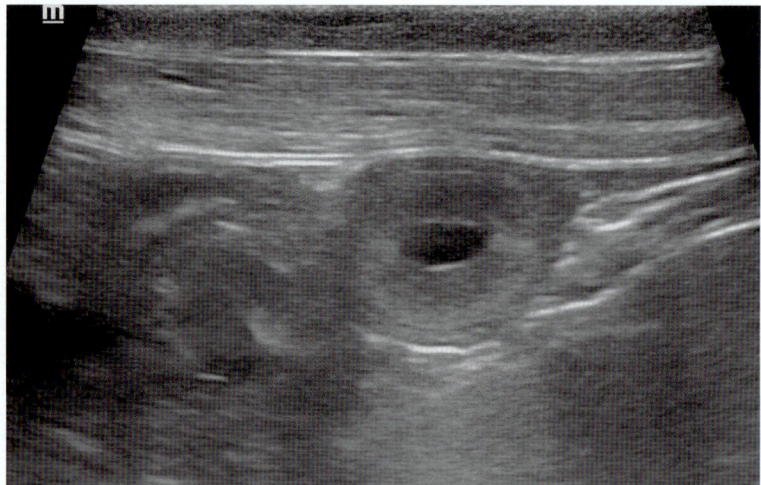

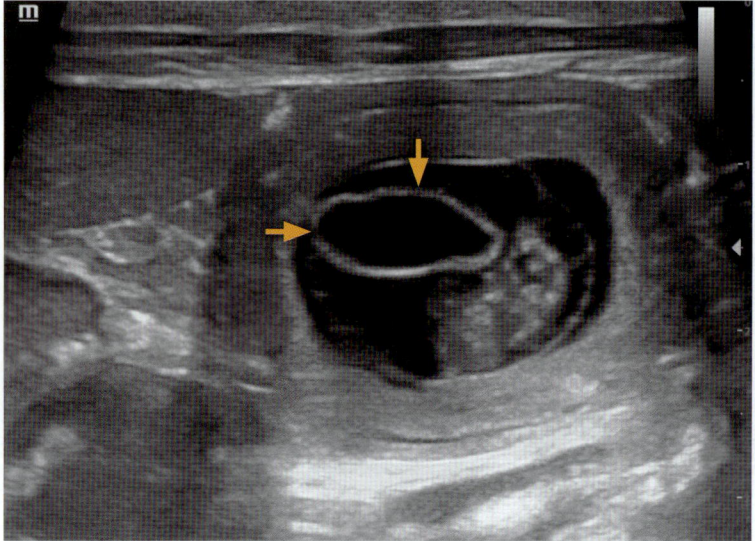

Fig. 37.29 Progresión de una gestación normal en un perro maltés hembra de 4 años. El feto presenta una morfología reconocible en el interior del saco gestacional (flechas). El saco vitelino es la estructura llena de líquido, con forma de pera, adyacente al feto.

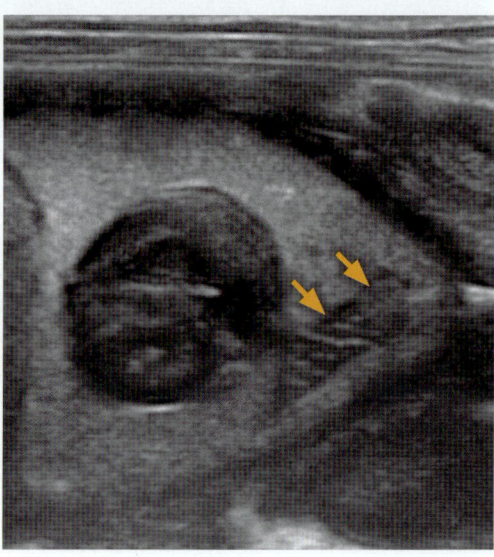

Fig. 37.30 Gestación a término normal en un perro setter irlandés hembra de 3 años. Imagen sagital del tórax fetal en la que los pulmones hiperecoicos rodean al corazón del feto. La banda hipoecoica trapezoidal representa el timo del feto (flechas).

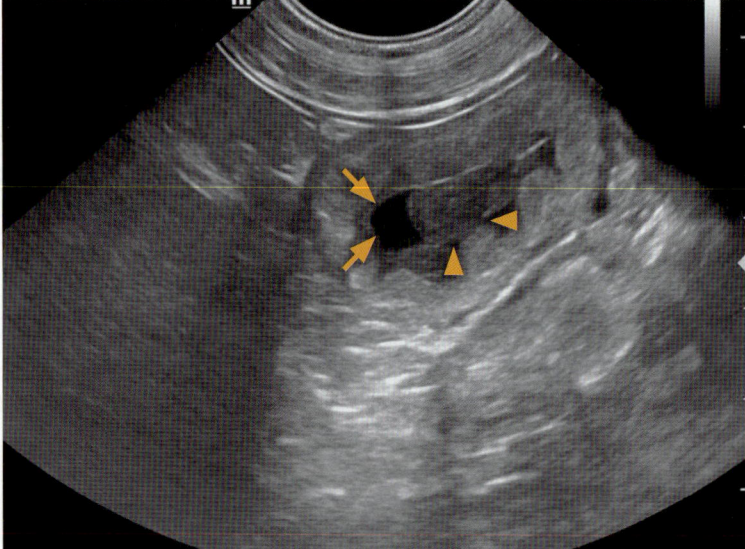

Fig. 37.31 Reabsorción embrionaria en un perro weimaraner hembra de 2 años 28 días después de la última cópula. Imagen transversal de una cavidad gestacional (flechas) colapsada y con pared gruesa que contiene una pequeña cantidad de líquido anecoico. El embrión ya no tiene vitalidad. Las puntas de flecha señalan una placenta hiperecoica en formación separada de la cavidad gestacional.

Diagnóstico de la gestación

Durante la gestación el útero aumenta de tamaño y se puede observar en las radiografías a partir de los 30 días de la gestación (en ocasiones antes) en forma de una estructura lobular con opacidad de tejidos blandos localizada dorsal a la vejiga. A partir del día 35 en las gatas y del día 41 en las perras se puede observar la mineralización fetal. El incremento de la opacidad ósea se observa a lo largo de las últimas 2 semanas de la gestación. La valoración del número de fetos se debe llevar a cabo mediante el recuento tanto de los cráneos como de las columnas vertebrales fetales.

Durante la fase luteínica tiene lugar un aumento de tamaño del útero tanto si la perra está gestante como si no lo está. En las fases tempranas de la gestación los embriones se localizan adyacentes a la pared uterina y no se pueden visualizar (**fig. 37.28**). El embrión aumenta rápidamente de tamaño y puede perder su forma esférica, para pasar a ser elipsoidal. A partir del día 20 después de la ovulación el embrión tiene un diámetro aproximado de 7 mm y una longitud de 15 mm, y ya es visible en la ecografía (**fig. 37.29**).

El corazón embrionario puede ser detectado a partir de aproximadamente los 22 días después de la ovulación. El amnios es una estructura sacular llena de líquido que se puede observar más adelante en la gestación rodeando al feto, e inicialmente está en una relación muy estrecha con el mismo. El crecimiento más rápido del feto tiene lugar entre los días 32 y 55, y durante ese periodo se hacen aparentes los esbozos de los miembros y hay una diferenciación clara de la cabeza, el tronco y el abdomen. La placenta zonal es fácilmente identificable a partir de esta fase de la gestación. El esqueleto fetal es evidente a partir de los 40 días; los huesos fetales son hiperecoicos y presentan sombras acústicas. En este momento el corazón puede ser fácilmente identificable, ya que es posible visualizar el movimiento de las cámaras y las válvulas. El tejido pulmonar que rodea al corazón es hiperecoico respecto al hígado y se puede identificar con facilidad la región de formación del diafragma.

A partir del día 45 es posible identificar el estómago relleno de líquido (anecoico), los riñones y la vejiga, y unos pocos días después se puede visualizar fácilmente el intestino. En las fases avanzadas de la gestación, la cabeza, la columna vertebral y las costillas son identificables fácilmente en forma de estructuras hiperecoicas bien delimitadas. La ecografía se puede utilizar para estimar la edad gestacional (**fig. 37.30**). Este estudio también puede tener valor en las perras en las que hay incertidumbre respecto al momento del apareamiento o con posibilidad de apareamientos múltiples. Convencionalmente, la edad gestacional se determina mediante la medición del tamaño fetal; sin embargo, estos parámetros solo han sido establecidos en unas pocas razas de perros. Por tanto, una estrategia alternativa es la de utilizar el momento en el que pueden ser identificados los órganos específicos mediante la ecografía. La monitorización de la frecuencia cardiaca fetal puede ser útil como parte de la evaluación preparto de la perra. La frecuencia cardiaca fetal normal a término es de 170-230 latidos por minuto (lpm) o bien de al menos cuatro veces la frecuencia cardiaca materna. Los movimientos fetales se asocian a un incremento transitorio de la frecuencia cardiaca. Las frecuencias cardiacas fetales inferiores a 150 lpm indican estrés (hipoxia); las inferiores a 130 lpm indican una posibilidad de supervivencia escasa si no se lleva a cabo el parto a lo largo de las 2 a 3 h siguientes, y las inferiores a 100 lpm obligan a acelerar el parto mediante una intervención médica o quirúrgica inmediatas, antes de que se produzca la muerte de los cachorros.

Alteraciones de la gestación

La reabsorción embrionaria ocurre en hasta un 15 % de las gestaciones por lo demás normales. En estos casos la ecografía pone de manifiesto la presencia de líquido alrededor del feto anómalo, que adquiere una ecogenicidad cada vez mayor (**fig. 37.31**). Después se observa una hendidura en la pared uterina con pérdida gradual del embrión, sin afectación del resto de la camada.

En muchos casos es posible predecir la pérdida fetal cuando hay una identificación tardía del embrión, identificación tardía del latido cardiaco o una tasa de crecimiento anómala. En las fases avanzadas de la gestación, la muerte fetal se puede detectar por la ausencia de latidos cardiacos fetales, un acontecimiento que normalmente antecede al aborto fetal. Las radiografías se utilizan en ocasiones para valorar el tamaño fetal con objeto de predecir una distocia, pero es un método impreciso. La radiografía se puede utilizar para confirmar una presentación anómala como causa de distocia (**fig. 37.32**). Los signos radiológicos de muerte fetal son la hiperextensión o hiperflexión del feto, el colapso o el solapamiento de los huesos del cráneo y la presencia de gas intrafetal. Los fetos momificados aparecen en forma de estructuras compactas con opacidad mineral, con huesos distorsionados, solapados y densamente agrupados. En ocasiones son hallazgos incidentales de carácter crónico y clínicamente silentes.

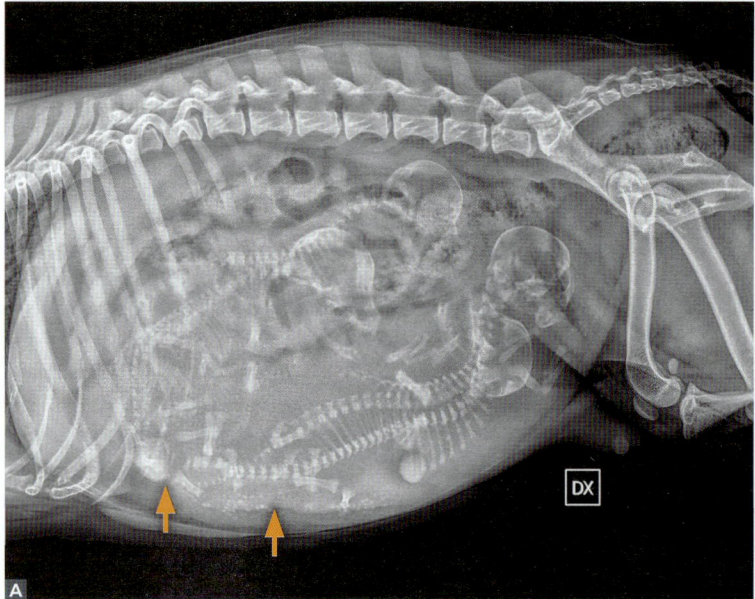

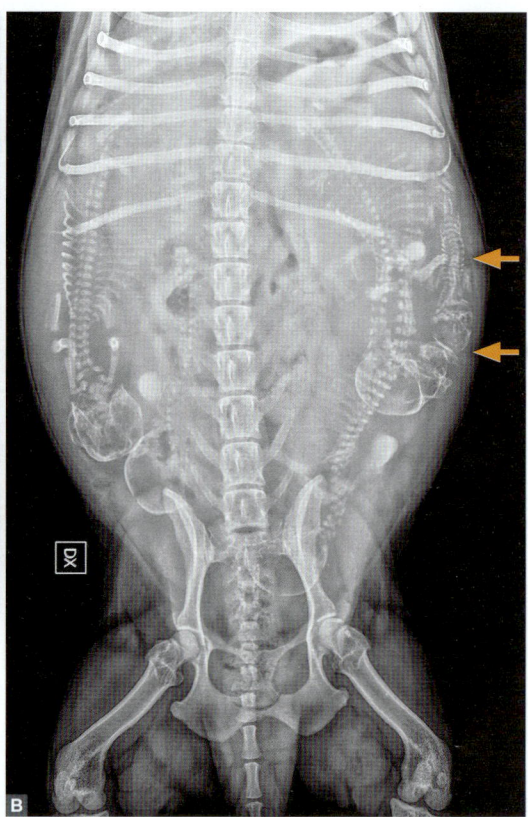

Fig. 37.32 Radiografías abdominales lateral y ventrodorsal de una perra gestante. En la imagen ventrodorsal se puede observar que en estrecho contacto con el bazo hay un pequeño feto de morfología irregular que muestra una postura anómala y solapamiento y colapso de los huesos del cráneo y del esqueleto (flechas).

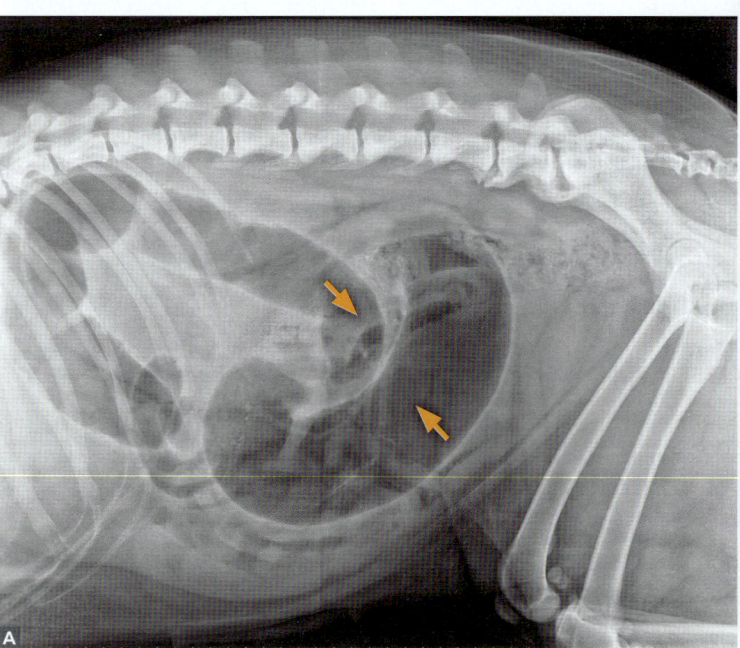

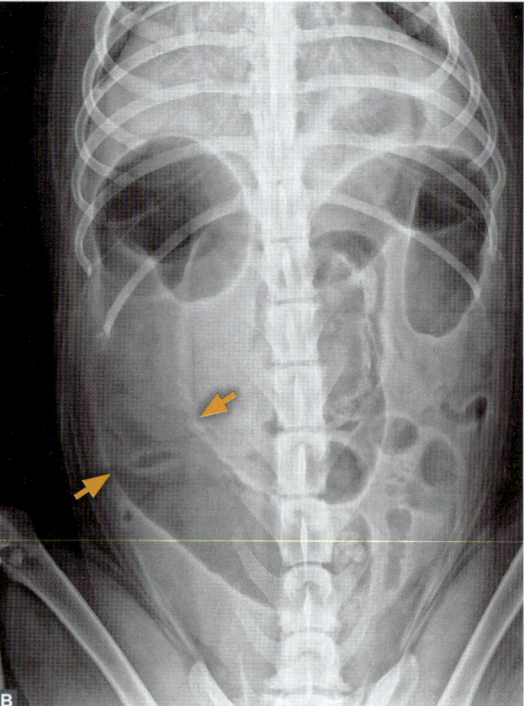

Fig. 37.33 Distensión uterina masiva asociada a piometra enfisematosa en un perro Jack Russel terrier hembra de 4 años. Los cuernos uterinos están distendidos y muestran en su interior una gran cantidad de gas (flechas).

Fig. 37.34 Involución uterina normal a los 10 días del parto. El cuerno uterino izquierdo se muestra en un plano longitudinal, en situación caudal al bazo y en estrecho contacto con la glándula adrenal izquierda. La pared uterina es lisa y sus capas están preservadas; también hay líquido ecogénico (flechas).

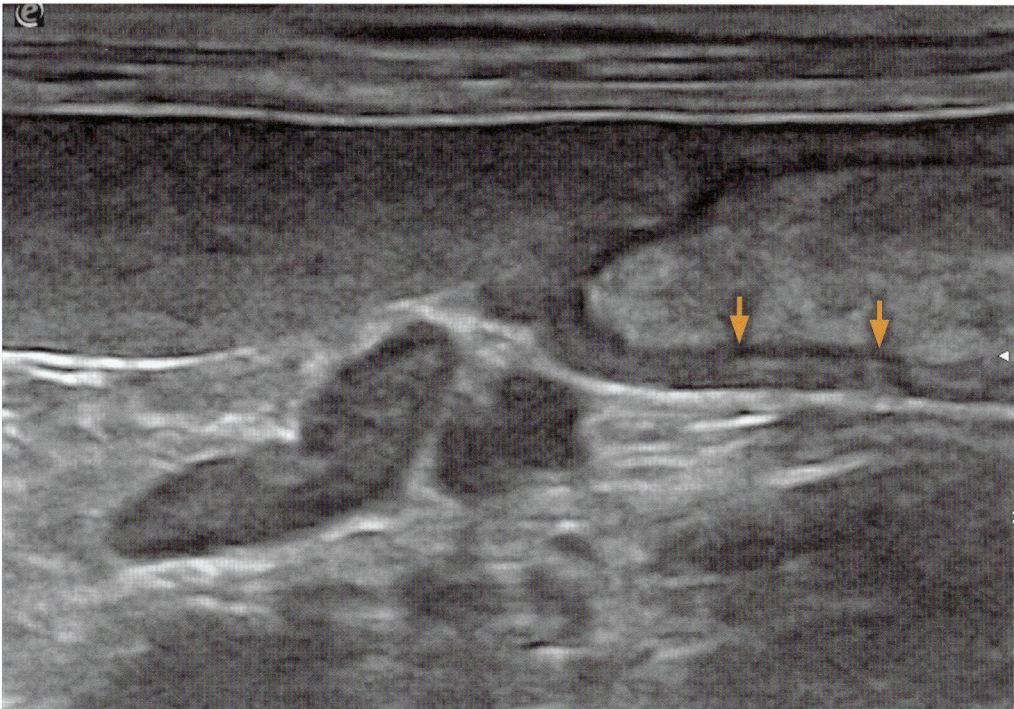

La acumulación de gas en el interior del feto y en la luz del útero se denomina fisometra. El contraste generado por el gas intrauterino puede hacer claramente visible el contorno del feto (**fig. 37.33**).

Útero posparto

La ecografía tiene una utilidad especial para el seguimiento de las perras en el posparto. En la fase posparto muy temprana puede haber líquido luminal, que es a menudo hipoecoico y contiene material ecogénico (**fig. 37.34**). La involución uterina da lugar a la expulsión rápida del líquido y la interfaz mucosa-luz aparece como una banda ecogénica central en el útero.

No son frecuentes los casos de retención fetal y de placenta, pero en algunos casos es posible identificar el esqueleto fetal ecogénico o restos de la placenta zonal.

Una involución lenta o la subinvolución son relativamente frecuentes y se pueden asociar a una descarga persistente de exudado vulvar mucohemorrágico.

Bibliografía

1. England GCW, Allen WE. Real-time ultrasonic imaging of the canine ovary and uterus. *J Reprod Fertil Suppl* 39:91-100, 1989.
2. England GCW, Allen WE, Porter DJ. Studies on canine pregnancy using B-mode ultrasound; development of the conceptus and determination of gestational age. *J Small Anim Pract* 31:324-329, 1990.
3. England GCW. The relationship between ultrasonographic appearance, testicular size, spermatozoal output and testicular lesions in the dog. *J Small Anim Pract* 32:306-311, 1991.
4. England GCW, Russo M. Ultrasonographic characteristics of early pregnancy failure in bitches. *Theriogenol* 66:1694-1698, 2006.
5. England GCW, Russo M, Freeman SL. Follicular dynamics, ovulation and conception rates. *Reprod Dom Anim* 44:53-58, 2009.
6. Russo M, Vignoli M, Catone G, Rossi F, Attanasi G, England GCW. Prostatic

perfusion in the dog using contrast-enhanced doppler ultrasound. *Reprod Dom Anim* 44:334-335, 2009.
7. Vignoli M, Russo M, Catone G, Rossi F, Attanasi G, Terragni R, Saunders JH, England GCW. () Assessment of vascular perfusion kinetics using contrast-enhanced ultrasound for the diagnosis of prostatic disease in dogs. *Reprod Dom Anim* 46:209-213, 2011.
8. England GC, Russo M, Freeman SL. The bitch uterine response to semen deposition and its modification by male accessory gland secretions. *Vet J* 195:179-184, 2012.
9. Russo M, Vignoli M, England GCW. B-mode and contrast-enhanced ultrasonographic findings in canine prostatic disorders. *Reprod Dom Anim* 6:238-242, 2012.
10. Freeman SL, Russo M, England GCW. Uterine artery blood flow characte-

ristics during oestrus in pregnant and non-pregnant bitches. *Vet J* 197:205-210, 2013.

11. Volta A, Manfredi S, Vignoli M, Russo M, England GCW, Rossi F, Bigliardi E, Di Ianni F, Parmigiani E, Bresciani C, Gnudi G. Use of contrast-enhanced ultrasonography in chronic pathologic canine testes. *Reprod Dom Anim* 49:202-209, 2014.

12. de Souza, MB, England GCW, Mota Filho AC, Ackermann CL, Sousa CV, de Carvalho GG, Silva HV, Pinto JN, Linhares JC, Oba E, da Silva LD. Semen quality, testicular B-mode and Doppler ultrasound, and serum testosterone concentrations in dogs with established infertility. *Theriogenol* 84:805-810, 2015.

13. Dimitrov R, Yonkova P, Vladova D, Kostrov D. Computed tomography imaging of the topographical anatomy of canine prostate. *Trakia J Sci* 8:78e82, 2010.

14. Pasikowska J, Hebel M, Nizanski W, Nowak M. Computed tomography of the prostate gland in healthy intact dogs and dogs with benign prostatic hyperplasia. *Reprod Domest Anim* 50:776e83, 2015.

15. Willmitzer F, Del Chicca F, Kircher PR, Wang-Leandro A, Kronen PW, Verdino D, Rüfenacht D, Porcellini B, Richter H. Diffusion-weighted and perfusion-weighted magnetic resonance imaging of the prostate gland of healthy adult dogs. *Am J Vet Res* 80:832e9, 2019.

CAPÍTULO **38**

Radiología intervencionista diagnóstica y terapéutica

Massimo Vignoli

PUNTOS CLAVE

▌ Para el establecimiento de un diagnóstico definitivo a menudo son necesarios los procedimientos de biopsia o de punción-aspiración con aguja fina.

▌ Los procedimientos guiados por técnicas de imagen se pueden emplear para diagnóstico y tratamientos.

▌ Los procedimientos más frecuentes se llevan a cabo bajo control mediante ecografía, tomografía computarizada o fluoroscopia.

▌ La preparación del paciente y la planificación del procedimiento son extremadamente importantes.

Los estudios de imagen constituyen una herramienta importante para la evaluación de los pacientes caninos y felinos, pero en pocas ocasiones permiten establecer un diagnóstico definitivo de las enfermedades inflamatorias, infecciosas, metabólicas o neoplásicas.[1] Por ello, para alcanzar un diagnóstico definitivo, definir mejor el pronóstico y facilitar la planificación terapéutica, a menudo son necesarios los estudios citológico o histopatológico.[2] La punción-aspiración con aguja fina (PAAF) guiada mediante ecografía y la biopsia tisular con aguja (BTA) son procedimientos rutinarios en la medicina de pequeños animales en los que la ecografía permite la colocación precisa de la aguja y la monitorización del procedimiento en tiempo real. La biopsia efectuada bajo control mediante tomografía computarizada (TC) está indicada principalmente para el estudio de las lesiones intratorácicas y óseas, así como de las localizadas en áreas que no son fácilmente accesibles mediante la ecografía.[3-4] Aunque también es factible guiar estos procedimientos mediante la resonancia magnética (RM), el elevado coste económico de este equipo y sus significativos requerimientos de tiempo hacen que su uso en medicina veterinaria sea limitado. En medicina veterinaria, la ecografía es el método de elección en la práctica diaria debido a la amplia disponibilidad de los equipos y a su bajo coste económico en comparación con la TC; por otra parte, la TC se utiliza con mayor frecuencia en centros clínicos de referencia o especializados.[5]

La radiología intervencionista se puede clasificar de manera genérica en (1) procedimientos diagnósticos y (2) procedimientos terapéuticos. Permiten al veterinario caracterizar mejor los procesos patológicos y definir tratamientos mínimamente invasivos como alternativa a los tratamientos convencionales. Además, los procedimientos intervencionistas más novedosos también representan opciones terapéuticas frente a algunos problemas clínicos para los cuales no había previamente ninguna alternativa. La utilización de los estudios de imagen como la fluoroscopia, la ecografía o la TC como guía para la realización de estos procedimientos tiene una importancia extraordinaria.

Valoración del paciente

La valoración básica del paciente es la misma para los procedimientos diagnósticos y terapéuticos, y persigue la identificación de alteraciones significativas que podrían contraindicar el propio procedimiento:

▌ Exploración física.
▌ Evaluación analítica o de laboratorio.
▌ Radiografías torácicas.

El estudio del perfil de la coagulación –incluyendo el recuento plaquetario– es necesario sobre todo en lo que se refiere a las biopsias de órganos que podrían sangrar con el procedimiento; específicamente:

▌ Tiempo de tromboplastina parcial activado (TTPa).
▌ Tiempo de protrombina en una fase (TP).
▌ Recuento plaquetario (la biopsia está contraindicada cuando el recuento plaquetario es inferior a 80.000/μl).
▌ Hematocrito (HTC).

Los perros con un TP prolongado y los gatos con un TTPa prolongado tienen una probabilidad mayor de presentar hemorragia. Por otra parte, se ha demostrado un incremento en el riesgo de hemorragia si el HTC es igual o < 30 % en el perro e igual o < 23 % en el gato.[6]

Preparación del paciente

▌ Catéter intravenoso.
▌ Sedación/anestesia.
▌ Rasurado del pelo.
▌ Preparación de la piel para un procedimiento quirúrgico.
▌ Funda estéril para la sonda ecográfica, o desinfección exhaustiva de la sonda con clorhexidina.

Agujas de biopsia

La obtención de muestras mediante PAAF implica el uso de agujas con un calibre inferior a 20 gauges (G) o 1,0 mm.[7] Se pueden utilizar agujas hipodérmicas, espinales o de Chiba con la longitud apropiada (**fig. 38.1**):

▌ 21-22 G (0,8-0,7 mm) para obtener muestras de órganos sólidos.
▌ 22-23 G (0,7-0,6 mm) para obtener muestras de líquidos.
▌ 18-20 G (1,2-1,0 mm) para obtener muestras de líquidos viscosos (p. ej., pus).

Por otra parte, para obtener muestras de tejido que sean adecuadas para el estudio histopatológico, son necesarias agujas con calibres mayores, lo que se denomina biopsia tisular con aguja (BTA). En general, el autor de este capítulo suele preferir agujas con marcas de distancia grabadas o impresas en la propia aguja, para facilitar así la colocación de la aguja en el órgano o la lesión. Se comercializan varios tipos de agujas automáticas, semiautomáticas o manuales[1,8-9] (**fig. 38.2**). La "pistolas" automáticas para biopsia permiten la colocación de la punta de la aguja en la proximidad de la lesión o de la región objetivo. Cuando se activa el dispositivo, en primer lugar avanza de manera inmediata el estilete interno y a continuación se introduce la cánula de corte externa que actúa directamente sobre el objetivo. Para el uso de estos dispositivos es imprescindible conocer de manera precisa el grado de desplazamiento de la aguja, con el objetivo de evitar la lesión de los vasos sanguíneos o de

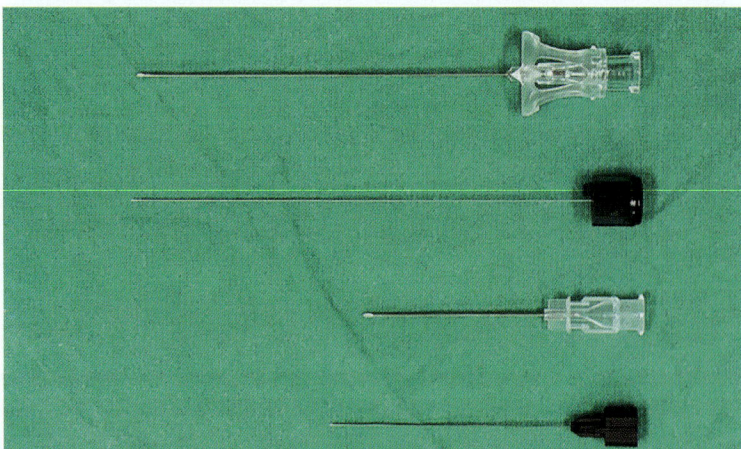

Fig. 38.1 Agujas espinales de longitudes distintas con la aguja visible (cabeza transparente) y el estilete (cabeza negra). Esta aguja se puede utilizar para la obtención de muestras de líquido y también para la PAAF guiada mediante técnicas de imagen.

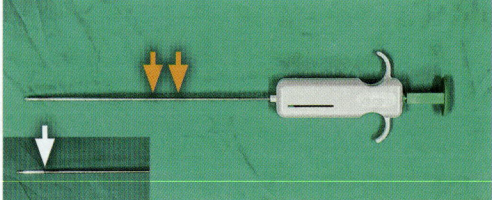

Fig. 38.2 Aguja Tru-cut semiautomática graduada (flechas naranjas) en pasos de 1 cm y con resorte, utilizada para la biopsia guiada mediante técnicas de imagen. Tras el uso de la aguja se extrae el trocar, quedando visible la escotadura de la muestra (flecha blanca).

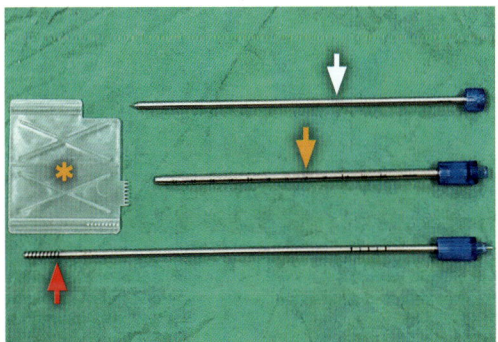
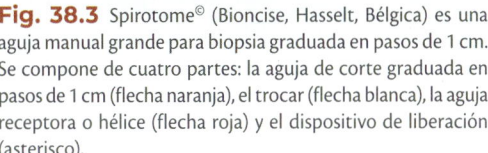

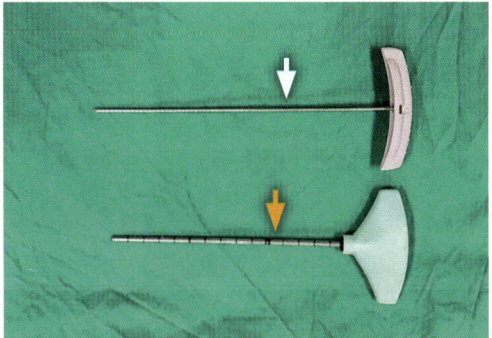

Fig. 38.3 Spirotome© (Bioncise, Hasselt, Bélgica) es una aguja manual grande para biopsia graduada en pasos de 1 cm. Se compone de cuatro partes: la aguja de corte graduada en pasos de 1 cm (flecha naranja), el trocar (flecha blanca), la aguja receptora o hélice (flecha roja) y el dispositivo de liberación (asterisco).

Fig. 38.4 Aguja para biopsia ósea con una escala de 1 cm, constituida por una aguja de corte (flecha naranja) y un trocar (flecha blanca).

otras estructuras vitales localizadas a mayor profundidad que el objetivo. En algunas agujas es posible seleccionar entre 8 y 23 mm el grado de desplazamiento de la escotadura de corte con la que se obtiene el espécimen. Con las agujas de biopsia semiautomáticas se introduce en primer lugar el estilete interno (con una escotadura para la obtención de la muestra) a través de la región a estudiar, bajo guía ecográfica. Una vez que la punta de la aguja está en la localización correcta, se dispara la cánula de corte para obtener la muestra. Estos dispositivos son más seguros debido a que la punta de la aguja de biopsia se coloca bajo control ecográfico, de manera que no hay riesgo de sobrepasar la región diana; esta es precisamente la razón por la que el autor de este capítulo prefiere las agujas de biopsia semiautomáticas. Tal como ocurre con los dispositivos automáticos de biopsia, algunos semiautomáticos permiten seleccionar la longitud de la muestra tisular a obtener.

- Dispositivo automático o semiautomático (tener presente un desplazamiento de la aguja de 8 a 23 mm).
- Dispositivo manual.
- Dispositivos Menghini, Turner y Tru-cut.
- Calibre interno de la aguja 14-18 G (2,0-1,2 mm).
- Marcas en la aguja con incrementos mínimos de 1 cm para facilitar la colocación de la misma.
- Cánula de corte situada en la parte lateral de la aguja o en su punta.
- Guía con tope.

Los dispositivos manuales de aguja para biopsia pueden ser utilizados por los especialistas con mayor experiencia, como el dispositivo Spirotome© (Bioncise, Hasselt, Bélgica), que es un sistema de biopsia con aguja grande no ferromagnético y apropiado para la biopsia bajo control mediante RM. Está constituido por cuatro elementos: la aguja de corte, el trocar, la aguja receptora (hélice) y el dispositivo de liberación (**fig. 38.3**).[8]
En lo que se refiere a la biopsia ósea, se utiliza una aguja para hueso (Jamshidi). Hay numerosos tipos de agujas para biopsia y el tipo de dispositivo utilizado va a depender de las preferencias y de la experiencia del usuario, de su coste económico y de su disponibilidad local. Las agujas para el hueso pueden tener calibres diferentes, entre 7 y 12 G (4,0-3,0 mm), y pueden estar o no calibradas (**fig. 38.4**).

Procedimientos de biopsia

La técnica más utilizada en los pacientes veterinarios es la biopsia con manos libres, tanto para la obtención de muestras citológicas como histopatológicas. Es posible obtener guías de aguja para la mayor parte de los equipos y sondas de ecografía; estas guías permiten dirigir la aguja hacia la lesión con un ángulo fijo, que en ocasiones se muestra en la pantalla del ecógrafo (**fig. 38.5** y **vídeo 38.1**). Sin embargo, esta técnica está limitada por el ángulo fijo de la inserción de la aguja, que en ocasiones hace difícil evitar las estructuras vitales interpuestas entre la piel y la lesión objetivo. Las guías de biopsia son a menudo inadecuadas para las biopsias de las lesiones superficiales. En opinión del autor de este capítulo, esta técnica puede tener utilidad para los principiantes, mientras que para los expertos es más conveniente usar la técnica de manos libres.

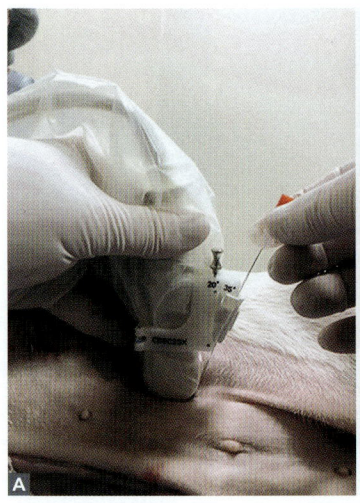
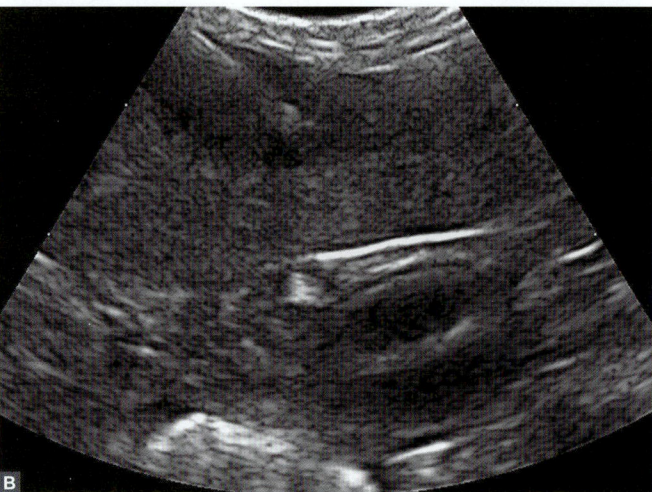

Fig. 38.5 (**A**) PAAF guiada por ecografía con uso de una guía de aguja (Por cortesía de Foschi, parte de Demas Group, Roma, Italia) de un nódulo esplénico (**B**). Este tipo de guía fija el ángulo para la inserción de la aguja. Véase el vídeo 38.1.

Biopsia guiada por ecografía

Antes de la realización del procedimiento es necesario medir la distancia entre la piel (el punto de entrada de la aguja) y el objetivo, con el objeto de planificar la biopsia, especialmente cuando se utiliza una aguja calibrada. El transductor se coloca sobre la zona a estudiar y la aguja se alinea con el centro del haz de ultrasonidos, de manera que el operador pueda monitorizar su trayecto hasta la lesión. La visualización de la punta de la aguja mejora con los movimientos suaves hacia adelante y hacia atrás de la propia aguja en su trayecto hacia el objetivo.

Punción-aspiración con aguja fina

Para la PAAF es necesario introducir la aguja en la lesión tan rápidamente como lo permita la seguridad del procedimiento, dado que el traumatismo tisular activa la coagulación y ello puede dar lugar a la oclusión de la propia aguja con reducción de la calidad de la muestra obtenida.[11] El material tisular obtenido debe ser aplicado con rapidez sobre un portaobjetos de cristal, utilizando para ello una jeringa previamente rellena de aire; después se lleva a cabo de manera inmediata el frotis o extensión de dicho material sobre el portaobjetos para evitar la coagulación de la sangre del interior de la muestra. En la bibliografía han sido evaluados los siguientes factores relacionados con la PAAF: la experiencia del operador, las características de la aguja, el número de veces que se introduce la aguja para obtener la muestra, la aplicación o no de presión negativa para la aspiración, el tipo de tejido objetivo y la presencia de un citopatólogo que revisa inmediatamente la idoneidad de la muestra bajo el microscopio.[5] La experiencia del operador que lleva a cabo la PAAF no establece ninguna diferencia cuando se utiliza un protocolo estándar. Las agujas de calibre mayor se pueden visualizar con mayor facilidad y son menos flexibles, lo que facilita la PAAF, pero se obtienen muestras mejores con las agujas de calibres menores (p. ej., 25 G para la PAAF de la glándula tiroides), dado que estas agujas disminuyen la posibilidad de la dilución del material tisular con los productos de la sangre.[5] Siempre se debe elegir una aguja cuya longitud permita aplicar su punta en la mitad de la lesión (más aproximadamente 5 mm para el movimiento de la aguja), considerando que la realización de unos pocos pases largos puede ser menos traumática que la de muchos pases cortos. El tejido objetivo también es importante; por ejemplo, es más fácil obtener células en los tumores epiteliales y de células redondas que en los mesenquimales. El conocimiento apropiado de los tipos más frecuentes de tumores de los distintos órganos, así como de sus características de imagen, permite utilizar la técnica más apropiada. La aspiración del líquido se puede llevar a cabo mediante un catéter venoso o con la colocación de una aguja espinal en la cavidad, retirando el estilete y aspirando con una jeringa. Para la aspiración de grandes cantidades de líquido es útil una válvula de tres direcciones con un tubo de extensión.[12] El drenaje percutáneo de los abscesos abdominales se puede llevar a cabo bajo guía ecográfica y tiene utilidad en los pacientes debilitados debido a que esta es una técnica menos invasiva que la cirugía. El líquido puede ser aspirado a partir de lesiones quísticas para su análisis citológico o para la reducción de la presión mecánica. El drenaje de los quistes verdaderos guiado por ecografía no suele ser terapéutico, a no ser que se inyecte en su interior una sustancia irritante como el etanol.[12,13]

VÍDEO 38.1

PAAF de un nódulo esplénico

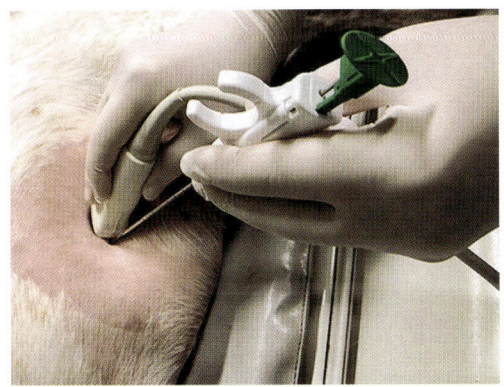

Fig. 38.6 Ejemplo de una biopsia guiada por ecografía con uso de una aguja para biopsia semiautomática con resorte.

Biopsia tisular con aguja

Para facilitar la introducción de la aguja durante la biopsia tisular con aguja (BTA) se realiza previamente una pequeña incisión con un bisturí del número 11. Con el fin de obtener muestras tisulares en las lesiones de los tejidos blandos se puede utilizar un tipo de aguja manual o automatizado. Cuando la biopsia se lleva a cabo con una aguja manual, un ayudante aplica y avanza la aguja de la biopsia mientras que el operador mantiene la posición del transductor. Si se utiliza una aguja automatizada, el operador puede manipular el transductor mientras obtiene la muestra de biopsia. Las agujas con marcas de 1 cm indican al operador la profundidad de la inserción, lo que es especialmente útil cuando la biopsia no se obtiene en tiempo real (p. ej., guiada por TC).

La mayor parte de las biopsias obtenidas con el dispositivo Tru-cut se obtienen con agujas de 14 o 18 G (**fig. 38.6**). Se ha señalado que el uso de agujas pequeñas disminuye el riesgo de complicaciones, pero cuando el perfil de la coagulación es normal y hay un trayecto directo entre el transductor y la lesión, las muestras tisulares diagnósticas son mejores cuando se obtienen con agujas grandes, al menos en el laboratorio del autor de este capítulo. La biopsia guiada percutánea es un procedimiento relativamente seguro, aunque en muchos gatos da lugar a una disminución subclínica del hematocrito. En un estudio se señaló que los parámetros de la coagulación convencionales no predijeron las complicaciones y la magnitud de la hemorragia; por tanto, son necesarios indicadores más sensibles, tal como el fibrinógeno, el análisis de los factores de la coagulación y la tromboelastografía. Los gatos con lipidosis hepática suelen sangrar más después de la biopsia, de manera que cuando se sospeche este diagnóstico está contraindicada la biopsia y es preferible en su lugar la PAAF.[14] En aquellos casos en los que es necesario atravesar otros órganos para alcanzar la lesión son preferibles las agujas de calibre pequeño.[5] Las biopsias óseas se suelen llevar a cabo con una aguja de Jamshidi.

VÍDEO 38.2

Biopsia hepática guiada por ecografía

Biopsia de los órganos abdominales guiada por ecografía

Hígado

Para la biopsia del hígado guiada por ecografía se pueden utilizar los abordajes subcostal o intercostal[2] (**fig. 38.7** y **vídeo 38.2**). En los casos de hepatopatía difusa, la biopsia se suele realizar en el lóbulo medial o lateral izquierdo, en una zona alejada del diafragma, el sistema venoso portal, la vena cava inferior, la arteria hepática y la vesícula biliar.[15]

Fig. 38.7 (**A**) Biopsia hepática guiada por ecografía. Se muestra una lesión de tipo masa heterogénea. (**B**, **C**) Doppler color para confirmar o excluir la presencia de vasos de calibre grande en el trayecto de la aguja a través de la masa. Es necesario medir la profundidad desde la piel hasta la región objetivo dentro de la masa para determinar así la distancia de seguridad en la inserción de la aguja. Por último, se introduce la aguja en la lesión bajo guía ecográfica, antes de efectuar el "disparo" para obtener la muestra de biopsia (**D**).

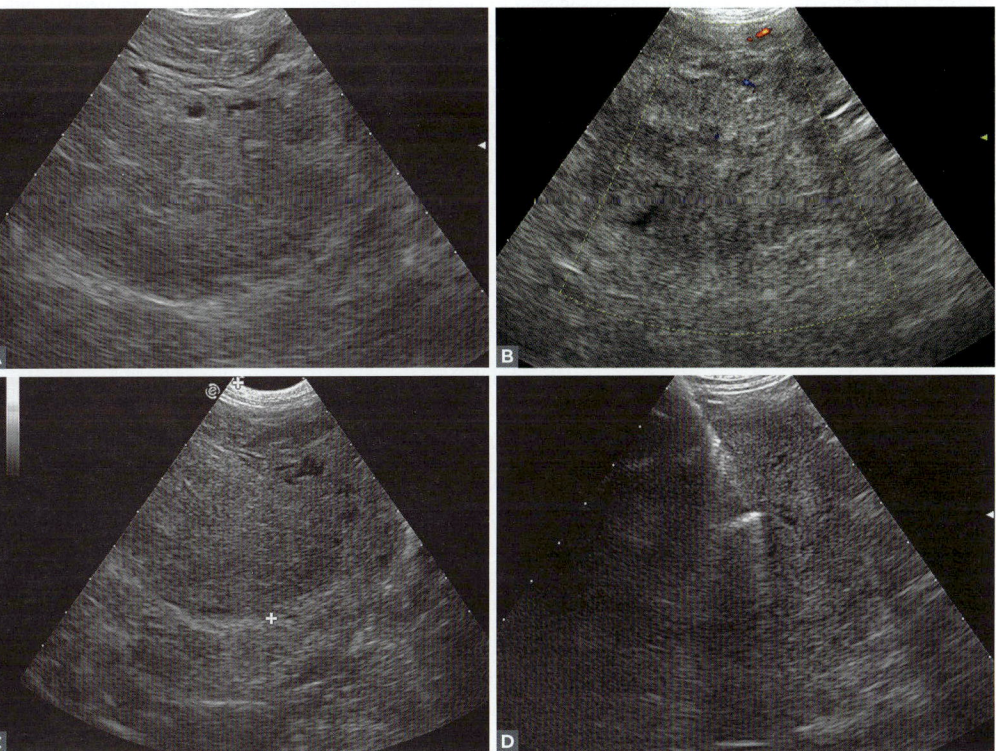

La decisión relativa a la posición del paciente puede estar fundamentada en las preferencias del operador. Generalmente son preferibles el decúbito dorsal o el decúbito lateral derecho, que permiten la biopsia del lóbulo hepático izquierdo dirigiendo la aguja en sentido craneodorsal o lateral para evitar los vasos de calibre grande y la porta hepática. Habitualmente se utiliza un abordaje subcostal.

No obstante, cuando hay lesiones localizadas en una zona muy craneal del hígado y también en los perros con un tórax profundo puede ser necesario utilizar una ventana intercostal. En estos casos es apropiado el decúbito lateral, colocando la zona a biopsiar en la parte más elevada. A pesar de que la PAAF se puede llevar a cabo generalmente con el paciente consciente o bajo una sedación ligera, para la BTA son necesarias la anestesia o la sedación profunda, dado que permiten eliminar los movimientos durante la biopsia.

La aspiración del contenido de la vesícula biliar es un procedimiento seguro que puede tener como objetivos el cultivo bacteriológico de la bilis y la descompresión de la vesícula biliar en los pacientes con obstrucción biliar extrahepática y pancreatitis. Se debe vaciar la vesícula biliar para reducir las pérdidas de bilis con la peritonitis subsiguiente, aunque si la fuga es pequeña de bilis generalmente no tiene consecuencias.

Bazo

Para la BTA esplénica guiada por ecografía son recomendables las agujas con borde cortante y un calibre de 16 o 18 G, mientras que para la PAAF son recomendables las agujas de 22 G sin succión para disminuir la contaminación por sangre[2] (**fig. 38.5B** y **vídeo 38.1**). La PAAF y la BTA de las masas esplénicas complejas (p. ej., el hemangiosarcoma) no tienen generalmente ningún valor diagnóstico debido a la dilución de la muestra con la sangre.[15]

Páncreas

Las biopsias del páncreas se pueden utilizar para diferenciar la pancreatitis, los abscesos pancreáticos, los pseudoquistes y los tumores.[15] La PAAF y la BTA del páncreas se pueden llevar a cabo con seguridad bajo guía ecográfica. Siempre que sea posible, se debe evitar la introducción de la aguja a través del tejido pancreático normal, dado que implica una probabilidad elevada de provocar una pancreatitis aguda.[15]

Riñones

La PAAF de los riñones guiada por ecografía se realiza con frecuencia para el diagnóstico del linfoma en los perros y los gatos, mientras que la BTA se suele llevar a cabo para establecer un diagnóstico definitivo de otras enfermedades renales; sin embargo, no es frecuente la realización de estos procedimientos debido a que su resultado no influye generalmente en el tratamiento ni en el pronóstico.[16] Las biopsias guiadas por ecografía para establecer un diagnóstico de las distintas formas de nefropatía difusa se deben obtener a partir de la corteza en el polo del riñón o en un plano sagital a lo largo de la corteza lateral, evitando las arterias arcuatas y la médula.[2] El riñón izquierdo es habitualmente más accesible y, por ello, el preferido para realizar este procedimiento. Hay que tener cuidado con la aplicación de la aguja y con su direccionamiento para evitar la laceración de la aorta, la vena cava inferior y los vasos renales.

La pielocentesis guiada por ecografía permite obtener orina directamente de la pelvis renal, para cultivo bacteriológico y estudio citológico. Se puede inyectar un medio de contraste hidrosoluble yodado para hacer un estudio radiográfico o de TC, que tiene la ventaja significativa de eliminar el riesgo de hipotensión inducida por el medio de contraste o de insuficiencia renal, al tiempo que en estos casos el resultado del estudio no depende de la capacidad del/los riñón/es para concentrar el medio de contraste. La pielografía percutánea se utiliza para evaluar el tamaño, la forma y la permeabilidad de la pelvis renal y los uréteres, generalmente en gatos de edad avanzada con cálculos ureterales. Se introduce una aguja espinal (22-25 G) a través de la corteza renal y hasta la pelvis renal bajo guía ecográfica. Hay que tener cuidado de evitar los vasos hiliares y arcuatos. Se extrae la orina y, si después se va a realizar un estudio con contraste, se introduce lentamente el contraste yodado en un volumen que corresponda a la mitad del de la orina extraída. Son complicaciones potenciales las pérdidas de contraste, la hemorragia (subcapsular o en la pelvis renal), la rotura de la aguja y la diseminación de una infección. Se ha publicado que se producen complicaciones con la PAAF renal en el 13,4 % de los perros y el 18,5 % de los gatos.[16] La complicación más frecuente es una hemorragia de leve a moderada y, ocasionalmente, hidronefrosis. Es infrecuente la muerte del paciente.[16] La BTA renal también se asocia a un riesgo de lesión del parénquima renal, que puede causar uremia e hipertensión.

Vejiga

La cistocentesis guiada por ecografía es el procedimiento guiado por técnicas de imagen que se realiza con mayor frecuencia. En la mayoría de los pacientes el procedimiento es sencillo y la presencia de orina anecoica en la luz de la vejiga facilita la visualización de la aguja, en comparación con la introducción de la aguja en un tejido ecogénico. La centesis percutánea con aguja puede ser difícil debido a la elasticidad de la vejiga cuando el llenado de este órgano es limitado. En función de las preferencias del operador, la sonda ecográfica se puede colocar en un plano transversal o sagital, y después se desplaza suavemente hacia delante y hacia atrás, y de lado a lado, para comprobar que no hay asas intestinales interpuestas entre la pared corporal y la vejiga. La aguja se introduce con un ángulo de aproximadamente 45 grados respecto a la piel y la aspiración de la orina se inicia una vez que se observa la punta de la aguja en la luz vesical.

Se ha descrito la diseminación tumoral como consecuencia de la PAAF percutánea guiada por ecografía en los casos de carcinoma de células transicionales, por lo que en dichos casos se debe evitar la PAAF.[17] La biopsia mediante succión con catéter guiada por ecografía es una técnica sencilla para la obtención de muestras tisulares y que no presenta este riesgo. Se introduce un catéter uretral hasta la vejiga bajo guía ecográfica; en el momento en que la punta del catéter o una abertura lateral del mismo están sobre la lesión, se lleva a cabo la succión con una jeringa al tiempo que se retira el catéter. Con ello se consiguen generalmente fragmentos tisulares de tamaño suficiente como para su estudio histopatológico.[18]

Próstata

Es posible obtener muestras del tejido prostático mediante aspiración o biopsia con aguja. Hay que tener cuidado de evitar la uretra y los vasos de gran calibre situados en la proximidad de la próstata. Tras la BTA, el paciente puede presentar una hematuria leve durante 1 o más días.[15]

Otras indicaciones

La PAAF guiada por ecografía de lesiones óseas puede eliminar la necesidad de la BTA en aquellos casos en los que el resultado de la PAAF es concluyente;[19] con esta técnica se evita un debilitamiento adicional de las lesiones líticas, especialmente en los casos en los que se elige un tratamiento conservador. La PAAF guiada por ecografía también se ha descrito para el estudio de lesiones del tracto gastrointestinal y del sistema nervioso central o periférico.[2] También son posibles los procedimientos intervencionistas torácicos guiados por ecografía. Dado que el haz de ultrasonidos es reflejado o absorbido en su mayor parte por el hueso y el aire, la ecografía de las estructuras torácicas extracardiacas suele limitarse a la evaluación de las estructuras localizadas en el la pared torácica o adyacentes a la misma, empleando para ello una ventana de imagen paraesternal, intercostal o a través de la entrada torácica. El líquido pleural genera una ventana acústica excelente y permite la visualización ecográfica de la anatomía intratorácica, incluyendo las lesiones pulmonares, de la pared torácica y mediastínicas que no son visibles radiográficamente.

Biopsia guiada mediante tomografía computarizada

La TC es el método de imagen de elección para la estadificación de la enfermedad en los perros con masas. Ofrece una precisión mayor respecto a la localización y la evaluación de la masa primaria, así como respecto a su relación con los tejidos y órganos adyacentes. Por otra parte, en medicina veterinaria, es la modalidad de imagen de elección para determinar la presencia de metástasis. Sin embargo, a menudo las lesiones visualizadas no son específicas en lo relativo a su malignidad y no permiten definir el tipo histológico del tumor. Por tanto, para caracterizar la lesión es necesaria la biopsia. Los pacientes pueden ser colocados sobre la mesa de la TC de la manera que permita un acceso más sencillo a la lesión, en función de su localización determinada en las radiografías torácicas; en cualquier caso, hay que tener en cuenta que las posiciones de decúbito lateral y dorsal dan lugar al colapso de las partes declives del pulmón y, por tanto, se pueden pasar por alto lesiones nodulares pequeñas. Por otra parte, cuando se coloca al paciente en decúbito esternal para evitar el colapso pulmonar, cabe la posibilidad de que la lesión no esté en una posición apropiada para efectuar la biopsia, de manera que puede ser necesario repetir la TC con el paciente en una posición de decúbito distinta. Con la experiencia, el operador puede decidir cuál es el decúbito más adecuado antes de completar el estudio. Generalmente, se lleva a cabo la preparación quirúrgica antes de iniciar el estudio de TC.

Una vez finalizada la TC (sin y con contraste) es necesaria la evaluación de la localización y la extensión de la lesión, así como la selección del plano de punción. Este último se elige entre las imágenes que muestren cambios significativos, especialmente con captación de contraste, para obtener muestras tisulares viables. Es necesario evitar las áreas con sospecha de necrosis (que no muestran captación de contraste), así como los vasos de calibre grande. Después, la mesa de TC se mueve hasta el plano de punción, según lo indicado por la luz láser del gantry. En dicho plano se selecciona de manera subjetiva el punto de inserción de la aguja, que se marca mediante un elemento metálico radiopaco estéril o con una aguja de jeringa. A continuación se adquieren cortes adicionales (5-10) en la zona del marcador con el objetivo de medir la distancia entre la piel y los bordes proximal y distal de la lesión, así como la distancia hasta el área de la que se tomará la biopsia. Estas mediciones facilitan la determinación correcta de la profundidad y el ángulo de inserción de la aguja. La mesa de TC se desplaza fuera del gantry para que sea posible posicionar e introducir la aguja (para PAAF), o el dispositivo Tru-cut o la aguja ósea (para BTA), teniendo en cuenta la distancia y el ángulo preseleccionados, tras realizar una incisión en la piel. La posición de la punta de la aguja se comprueba obteniendo imágenes adicionales, de manera que antes de obtener la muestra tisular se pueda corregir la localización de la aguja si fuera necesario. Con respecto a la PAAF, una vez que la aguja está en la posición correcta se retrae el estilete y se aplica la succión con una jeringa. En el caso de la BTA, una vez la aguja está en la posición correcta se lleva a cabo la biopsia. Finalmente, se obtienen imágenes adicionales de la zona en la que se ha efectuado la biopsia para comprobar la posible aparición de complicaciones.

Técnica de la biopsia del esqueleto

La técnica de manos libres se puede llevar a cabo de la manera siguiente:

▎ Estudio de TC estándar (precontraste y poscontraste, con 600 mg/kg de peso corporal de un medio de contraste yodado no iónico administrado por vía intravenosa).

▎ Identificación de la lesión objetivo.

▎ Desplazamiento de la mesa de TC de manera que el láser quede en el nivel de la lesión objetivo.

▎ Localización mediante luz láser de la zona de la piel apropiada para la colocación de la aguja.

▎ Confirmación de la zona de penetración mediante la colocación de un marcador metálico estéril o una aguja hipodérmica corta; obtención de 3 o 4 imágenes adicionales.

▎ Incisión cutánea de aproximadamente 4-5 mm con una hoja de bisturí del n.° 11.

▎ Utilización de una aguja ósea calibrada (7-12 G) o de una aguja espinal (22 G). Cuando está afectado el tejido muscular, se puede usar una aguja Tru-cut (14-18 G).

▎ Determinar la posición de la punta de la aguja obteniendo 3 o 4 imágenes adicionales.

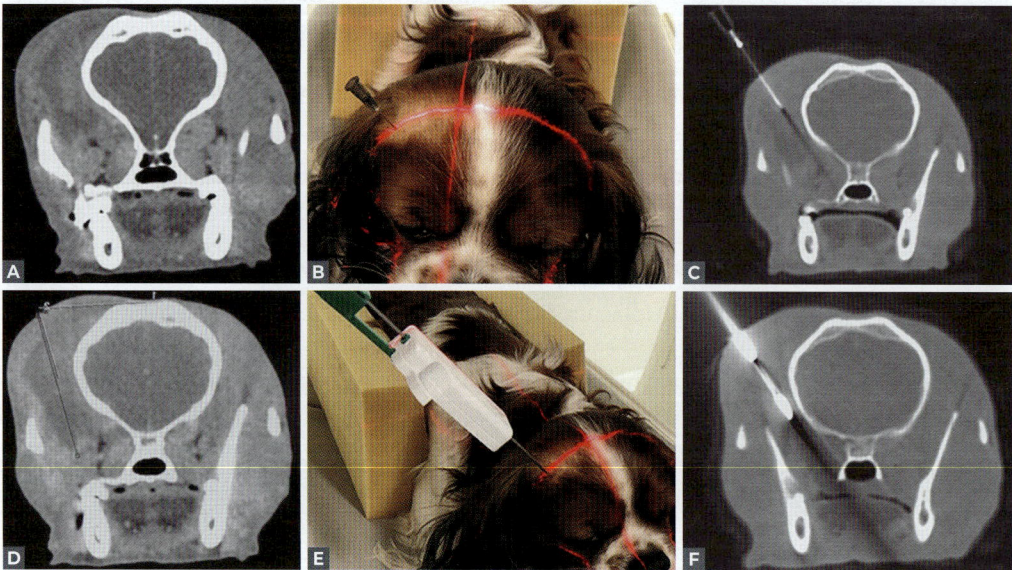

Fig. 38.8 Un cavalier King Charles spaniel macho de 6 años con lesiones musculares multifocales. Las imágenes muestran la secuencia del procedimiento de obtención de la biopsia guiada mediante TC. (**A**) En primer lugar se identifica el objetivo en una imagen poscontraste con ventana de tejidos blandos, se mide la distancia entre la piel y el borde profundo en la lesión y se planifica el trayecto para la inserción (**D**). Tras el rasurado del pelo y la desinfección, se desplaza la mesa de TC hasta el objetivo y se determina la zona de la piel en la que se debe aplicar la aguja utilizando la luz láser a modo de marcador (**B**). La zona de penetración se confirma mediante una aguja hipodérmica y se obtienen tres o cuatro imágenes adicionales como control (**C**). En este momento se lleva a cabo una incisión cutánea y se introduce en la lesión una aguja de biopsia calibrada (**E**). Se obtienen varias imágenes adicionales para confirmar la correcta colocación de la aguja, con recolocación de la misma si fuera necesario. La biopsia se realiza una vez que la aguja está en la posición correcta. El diagnóstico definitivo en este caso fue de miositis multifocal.

En un estudio relativo a las biopsias esqueléticas en 21 perros y gatos la BTA tuvo una precisión diagnóstica del 100 % (1//1/) y la PAAF del 83 %, con una precisión global del 95,7 %. Tras las biopsias efectuadas en la zona nasal, se observó una hemorragia nasal transitoria de intensidad leve a moderada. Dos perros experimentaron un empeoramiento leve y transitorio de la cojera durante los 3 días siguientes a la biopsia. No se observaron complicaciones importantes[9] (**figs. 38.8-38.11**).

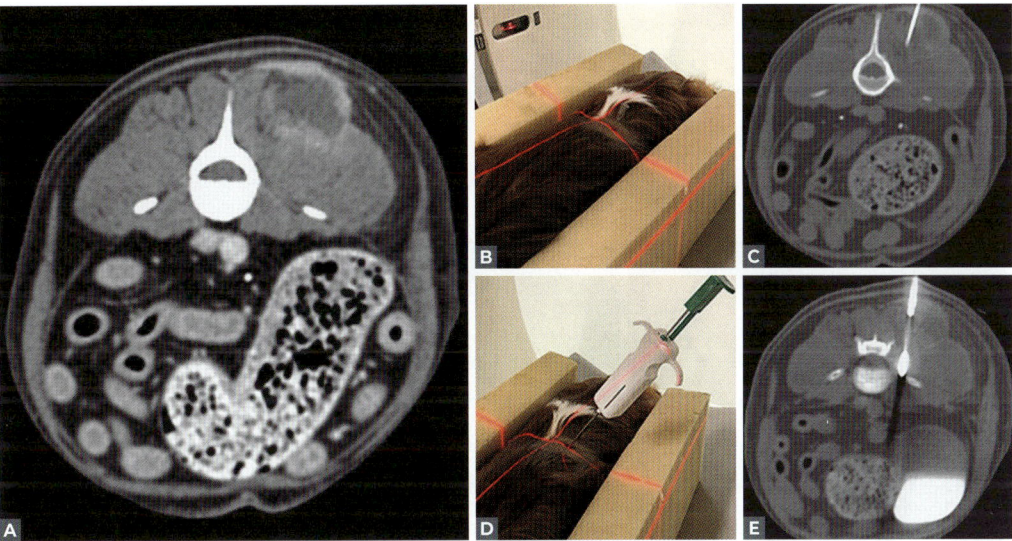

Fig. 38.9 El mismo perro que en la fig. 38.8. En esta figura se muestra la secuencia del procedimiento de obtención de la biopsia en un músculo lumbar, con selección del objetivo (**A**), localización del sitio de la biopsia con los marcadores de luz láser (**B**), inserción de la aguja hipodérmica (**C**), inserción de la aguja de biopsia (**D**) y verificación de la colocación apropiada de la aguja antes de la obtención de la muestra de biopsia (**E**).

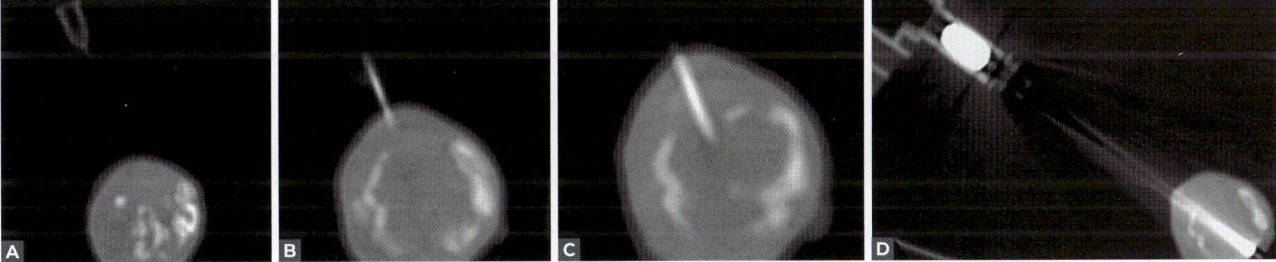

Fig. 38.10 Biopsia guiada mediante TC de una lesión lítica en el tarso de un perro mestizo esterilizado de 15 años. Se muestran las fases del procedimiento, con aplicación de la aguja hipodérmica (**A-C**), que en este caso fue colocada de forma erróneamente oblicua. Esta fase es necesaria para identificar el sitio adecuado de penetración de la aguja ósea. (**D**) Aguja ósea en el interior de la lesión, verificado mediante TC. En este momento es posible retraer la aguja ejerciendo succión con la jeringa para evitar la pérdida de la muestra. El diagnóstico final en este caso fue de sarcoma indiferenciado.

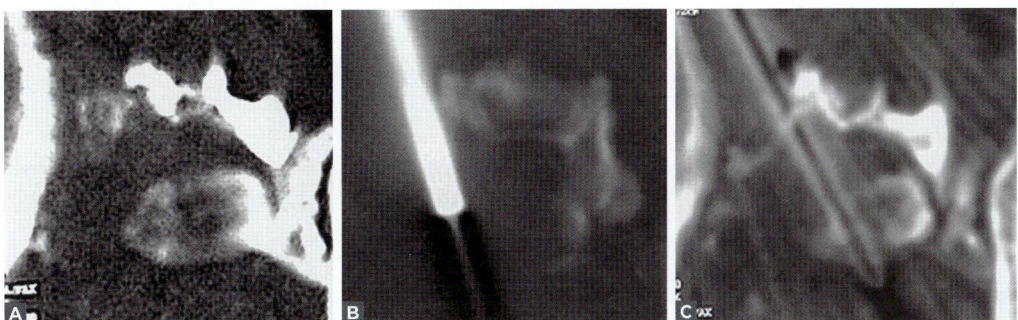

Fig. 38.11 Un perro mestizo hembra de 12 años que desarrolló una lesión vertebral lítica varios meses después de la mastectomía realizada como tratamiento de un carcinoma mamario. (**A**) Selección del objetivo, seguido de una imagen tras la colocación de la aguja para comprobar la posición de la misma (**B**). Segundo control tras la inserción de la aguja con uso de las mediciones obtenidas al comienzo del procedimiento. La biopsia guiada mediante TC confirmó que se trataba de una metástasis del carcinoma mamario.

Técnica de la biopsia del pulmón y el mediastino

La técnica es similar a la descrita respecto al esqueleto (**figs. 38.12-38.16**). En un estudio relativo al valor clínico de la PAAF y la BTA guiadas mediante TC en el diagnóstico de las masas torácicas en los perros y los gatos,[20] realizado con 52 perros y 10 gatos, la PAAF tuvo un valor diagnóstico en 43/62 pacientes (69,4 %), mientras que la BTA lo tuvo en 59/62 pacientes (95,2 %), con una precisión del 67,7 % y el 95,2 %, respectivamente. Al combinar ambas técnicas, la precisión global fue del 98,4 %. En 16 casos se produjo un neumotórax leve, mientras que en 3 casos hubo una hemorragia también leve. No se observaron complicaciones importantes. Tras las biopsias obtenidas en la zona nasal, se produjo una hemorragia de leve a moderada.[21]

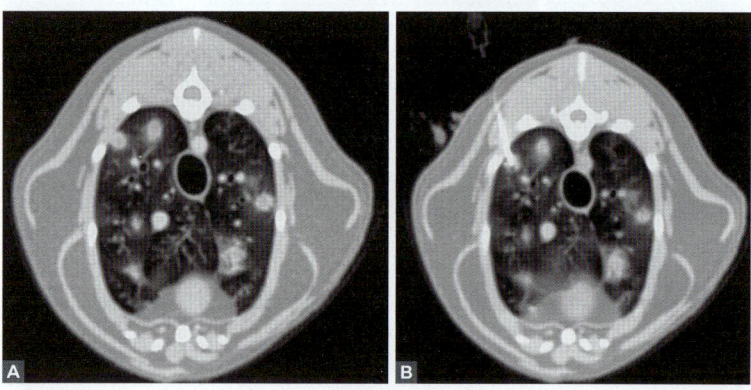

Fig. 38.12 (**A**) Paciente con nódulos pulmonares. (**B**) PAAF de un nódulo pulmonar de 5 mm de diámetro.

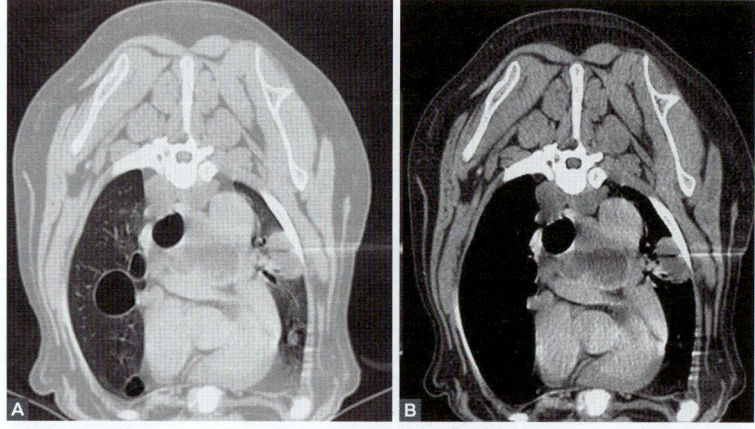

Fig. 38.13 Un perro mestizo macho de 12 años con una masa pulmonar en el lóbulo pulmonar craneal. Ventanas pulmonar (**A**) y de tejidos blandos (**B**) correspondientes a una PAAF guiada mediante TC. El diagnóstico definitivo fue de carcinoma.

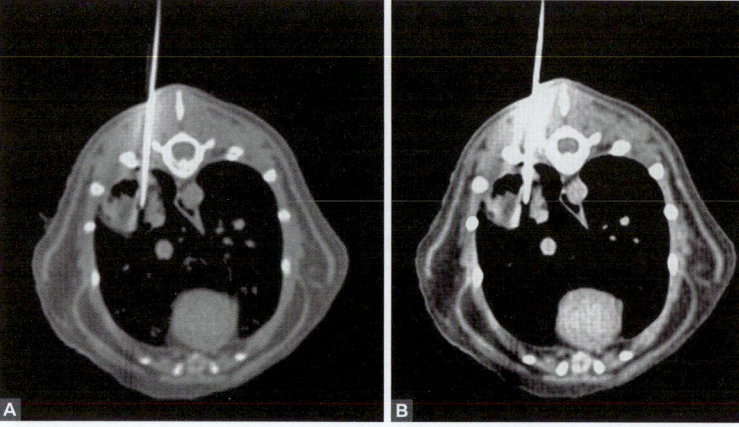

Fig. 38.14 Un gato doméstico hembra esterilizado de 13 años. La TC muestra una masa cavitada de 2,5 cm en el lóbulo caudal derecho. Las imágenes obtenidas con ventana ósea (**A**) y de tejidos blandos (**B**) ponen de manifiesto la colocación de una aguja de biopsia. La biopsia guiada mediante TC de la masa confirmó un diagnóstico de carcinoma de células escamosas.

Fig. 38.15 Un gato macho esterilizado de 9 años con antecedentes de malestar a lo largo del mes anterior. Las radiografías y la TC pusieron de manifiesto un derrame pleural y una masa pulmonar en el lóbulo caudal izquierdo. La ventana pulmonar de la TC muestra un neumotórax bilateral secundario a una toracocentesis previa. (**A**) También se observa en el lóbulo pulmonar caudal izquierdo una masa con pared gruesa y una cavidad central llena de gas. (**B**) La PAAF de la masa cavitada permitió establecer un diagnóstico de absceso, confirmado a través de la cirugía y del estudio histopatológico. El gato fue intervenido quirúrgicamente mediante un procedimiento de lobectomía y se recuperó de manera completa.

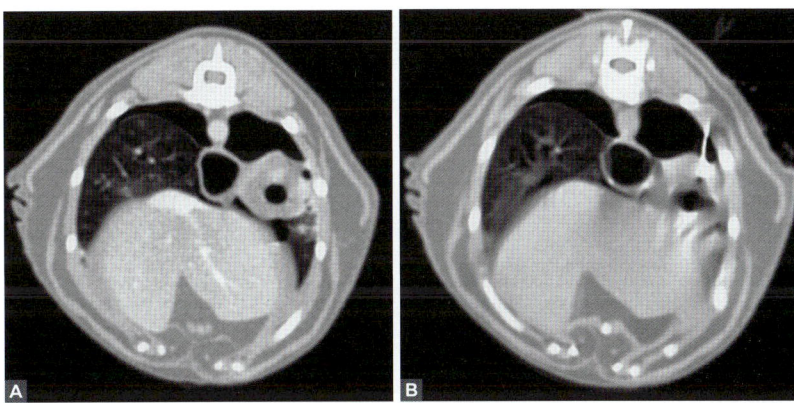

Fig. 38.16 Perro mestizo macho de 8 años con una masa costal. Las imágenes en la ventana ósea muestran las diferentes fases de la biopsia guiada mediante TC de la masa costal. El diagnóstico histológico fue de condrosarcoma.

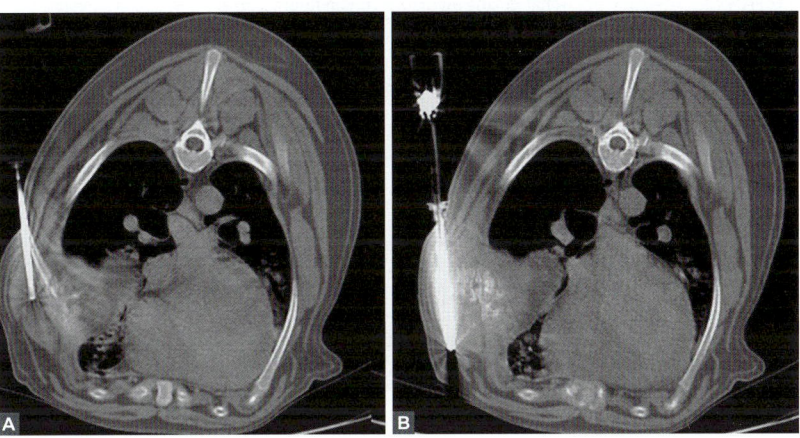

Biopsia y tratamiento guiados mediante fluoroscopia

No es habitual la utilización de la fluoroscopia como guía para la obtención de muestras de biopsia, fundamentalmente debido a los riesgos asociados a la radiación, su baja resolución espacial y de contraste, y el elevado coste económico del equipo. Sin embargo, en casos seleccionados, esta técnica puede tener utilidad como guía para realizar tratamientos con endoprótesis (*stent*) o para la quimioembolización de tumores.

Algunas unidades modernas de TC cuentan con TC-fluoroscopia, de la que existen dos tipos: sin visualización en tiempo real y con visualización en tiempo real. En el caso de esta última es posible realizar la biopsia o tratar al paciente bajo una guía de imagen en tiempo real, tal como ocurre con la ecografía (**figs. 38.17-38.19**). En lo relativo a los tratamientos, es más habitual utilizar como guía otras modalidades de imagen como la ecografía o la TC (**figs. 38.20-38.22**).

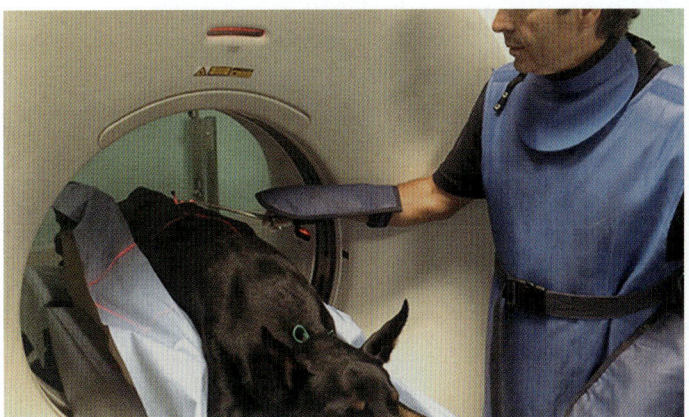

Fig. 38.17 El radiólogo durante un procedimiento guiado mediante TC con fluoroscopia. A pesar del uso de un fórceps quirúrgico para evitar la exposición directa al haz primario, y a pesar también del equipo protector de plomo frente a la radiación dispersa, la exposición a la radiación representa la limitación principal de este procedimiento. No obstante, en algunos casos específicos esta técnica puede ser muy útil, especialmente cuando la zona a biopsiar está cerca de un órgano vital o cuando el procedimiento tiene un objetivo terapéutico.

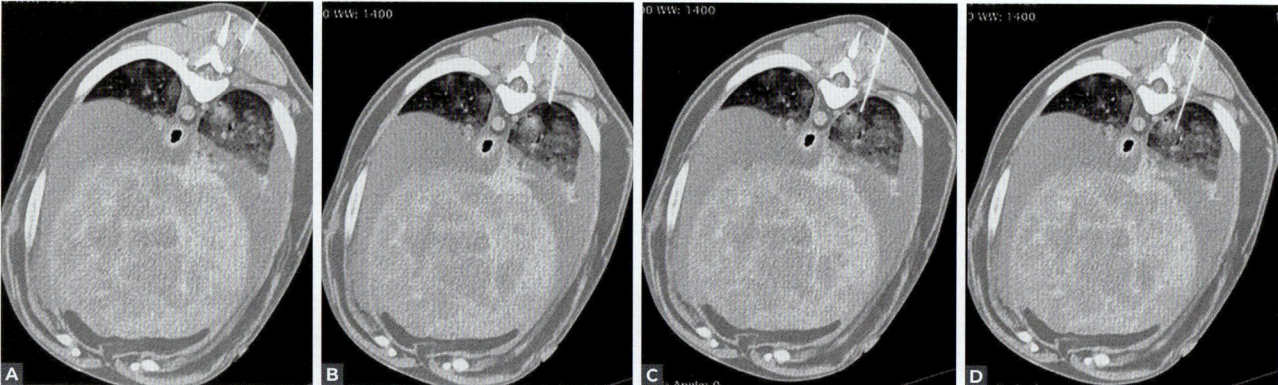

Fig. 38.18 Un perro mestizo macho de 11 años con una masa hepática y nódulos pulmonares. Las imágenes con ventana pulmonar muestran la secuencia de una PAAF de un nódulo pulmonar guiada mediante TC con fluoroscopia.

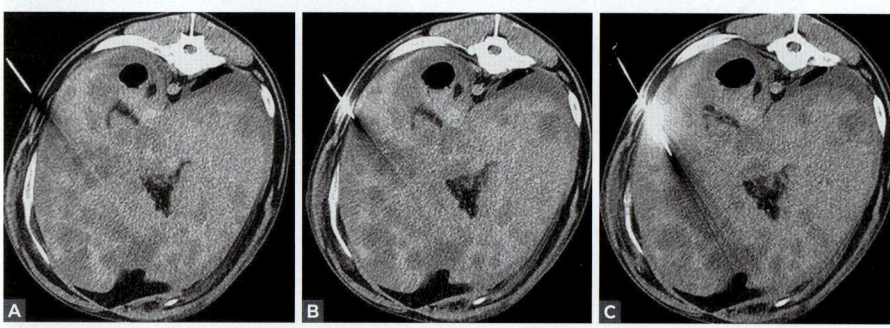

Fig. 38.19 El mismo perro que en la fig. 38.18. Estas imágenes muestran la secuencia de una biopsia de la masa hepática guiada mediante TC con fluoroscopia. El diagnóstico definitivo fue de hemangiosarcoma.

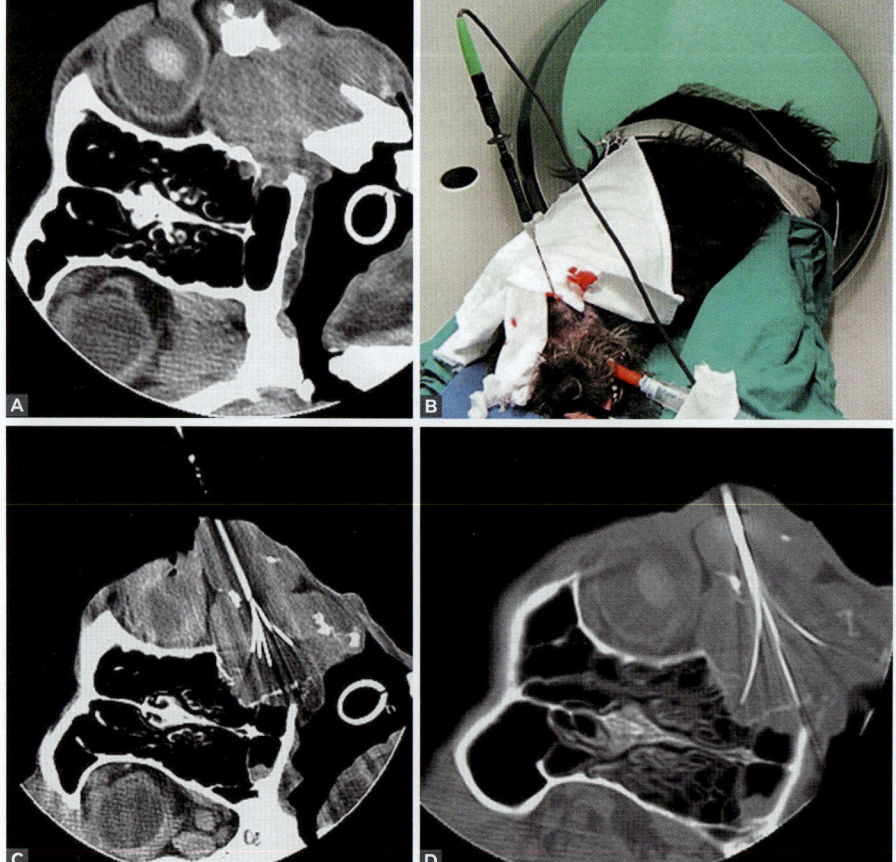

Fig. 38.20 (**A**, **B**) Ablación tumoral con radiofrecuencia guiada mediante TC, utilizando para ello ventanas de tejidos blandos (**C**) y ósea (**D**). La sonda de radiofrecuencia ha sido abierta parcialmente (**C**), con una colocación correcta; también se puede abrir de manera completa (**D**), lo que permite iniciar el tratamiento. (Por cortesía de Vignoli M y Saunders J. Image-guided interventional procedures in the dog and cat. *Vet J* 187:297-303, 2011).

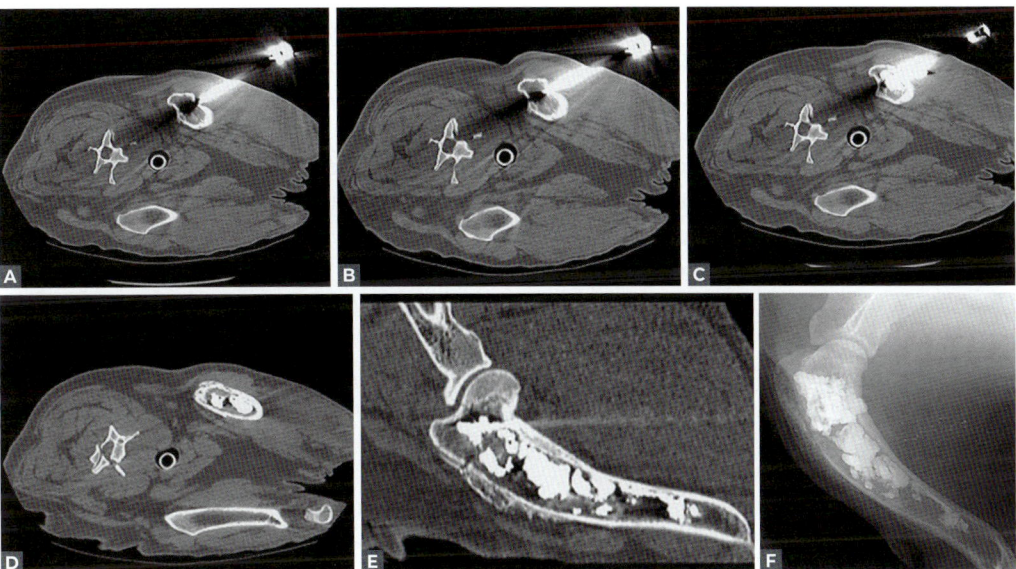

Fig. 38.21 Un perro newfoundland macho de 8 años con un osteosarcoma humeral. Tras la radioterapia paliativa, el perro fue tratado con un procedimiento de cementoplastia guiado mediante TC. Se muestran la introducción de la aguja guiada mediante TC (**A**, **B**) y la inyección del cemento (**C**, **D**). La reconstrucción en el plano sagital (**E**) y una proyección radiográfica mediolateral (**F**) ponen de manifiesto el relleno del húmero con el cemento. El perro evolucionó bien pero desarrolló una fractura patológica 14 meses después.

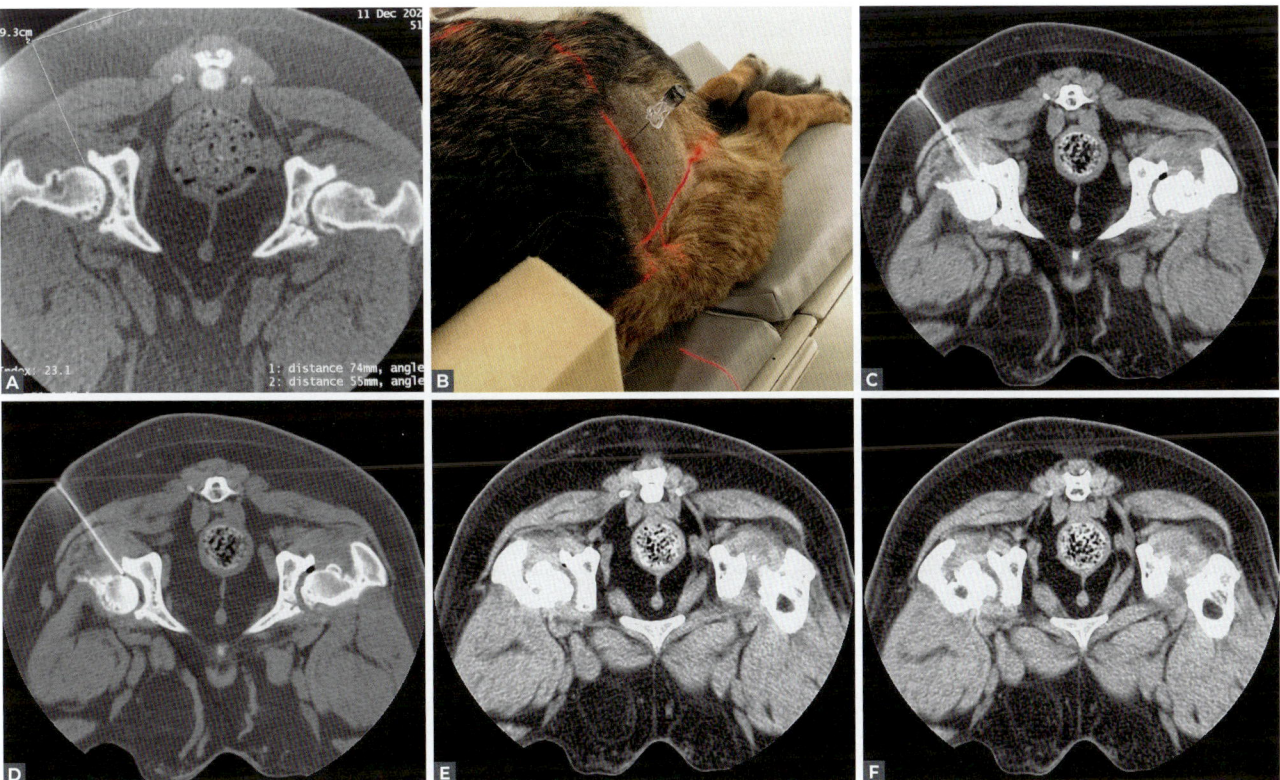

Fig. 38.22 Un perro pastor alemán macho de 14 años con artrosis grave de cadera. (**A**) Tras la selección del objetivo y la realización de la medición, la mesa de TC se desplaza y se introduce la aguja con ayuda de la luz láser (**B**). Se obtienen varios cortes para confirmar la localización de la aguja. Cuando en las ventanas de tejidos blandos y ósea (**C**, **D**) se confirma que la localización es correcta, se puede llevar a cabo la inyección del agente terapéutico, en este caso plasma rico en plaquetas; después, se confirma que el agente terapéutico ha sido introducido en la región correcta (**E**, **F**).

Complicaciones

Las complicaciones derivadas de la obtención de muestras de biopsia se pueden dividir genéricamente en menores y mayores. Las complicaciones menores se limitan habitualmente a la hemorragia y se observan en el 5,6-21,9 % de los casos. Las complicaciones mayores requieren alguna forma de intervención terapéutica (p. ej., fluidoterapia, transfusiones de sangre) y se observan en el 1,2-6 % de los casos. Se han detectado casos de hemorragia significativa en perros con trombocitopenia o con una prolongación del TP, así como en los gatos con prolongación del TTPa. En un estudio publicado, la tasa de complicaciones varió con el órgano en el que se llevó a cabo la biopsia (mayor tasa en biopsias renales en comparación con las hepáticas) y todas las complicaciones mayores aparecieron en las 10 h posteriores a la toma de la biopsia.[22] Cuando hay un riesgo potencial conocido, como puede ser un recuento plaquetario demasiado bajo (< 80.000/µl) o un TP y un TTPa demasiado elevados, se debe evitar la biopsia. También puede aparecer una hemorragia cuando se provoca una lesión no intencionada con el procedimiento, como consecuencia del movimiento del paciente o secundaria a una técnica inadecuada por parte del operador.

Otra complicación frecuente es el neumotórax en caso de una biopsia pulmonar o bien, con una frecuencia menor, cuando se lleva a cabo una PAAF pulmonar. No obstante, suele ser un neumotórax autolimitado; en la práctica profesional del autor nunca ha sido necesario el drenaje torácico en este tipo de casos.

Cuando se lleva a cabo un procedimiento de manera apropiada, los riesgos de infección y de siembra tumoral son bastante bajos en medicina veterinaria, excepto en los casos de carcinoma de células transicionales del aparato urogenital.

Bibliografía

1. Vignoli M, Saunders JH. Image-guided interventional procedures in the dog and cat. *Vet J* 187:297-303, 2011.

2. Finn-Bodner ST, Hathcock JT. Image-guided percutaneous needle biopsy: ultrasound, computed tomography, and magnetic resonance imaging. *Semin Vet Med Surg Small Anim* 8:258-278, 1993.

3. Tidwell AS, Johnson KL. Computed tomography-guided percutaneous biopsy in the dog and cat: description of the technique and preliminary evaluation in 14 patients. *Vet Radiol Ultrasound* 35:445-456, 1994.

4. Zekas LJ, Crawford JT, O'Brien RT. Computed tomography-guided fine needle aspirate and tissue-core biopsy of intrathoracic lesions in thirty dogs and cats. *Vet Radiol Ultrasound* 46:200-204, 2005.

5. Winter TC, Lee FT, Hinshaw JL. Ultrasound-guided biopsies in the abdomen and pelvis. *Ultrasound Q* 24:45-68, 2008.

6. Bigge LA, Brown DJ, Penninck DG. Correlation between coagulation profile and bleeding complications after ultrasound-guided biopsies: 434 cases (1993-1996). *J Am Anim Hosp Assoc* 37:228-233, 2001.

7. Buscarini L, Di Stasi M. Ecografia interventistica e diagnostica: materiali e tecniche. In Buscarini L, Di Stasi M. (editors). Trattato Italiano di Ecografia. Poletto Editore srl, Gudo Visconti (MI), Italy 3:924-929, 1993.

8. Vignoli M, Barberet V, Chiers K, Duchateau L, et al. Evaluation of a manual biopsy device 'Spirotome' on fresh canine organs: liver, spleen, and kidneys, and first clinical experiences in animals. *Eur J Cancer Prev* 20:140-145, 2011.

9. Vignoli M, Ohlerth S, Rossi F, Pozzi L, et al. Computed tomography-guided fine-needle aspiration and tissue-core biopsy of bone lesions in small animals. *Vet Radiol Ultrasound* 45:125-130, 2004.

10. Charboneau JW, Reading CC, Welch TJ. CT and sonographically guided needle biopsy: current techniques and new innovations. *AJR Am J Roentgenol* 154:1-10, 1990.

11. Menard M, Papageorges M. Ultrasound corner. Technique for ultrasound guided fine needles biopsies. *Vet Radiol Ultrasound* 36:137-138, 1995.

12. Penninck DG, Finn-Bodner ST. Updates in interventional ultrasonography. *Vet Clin North Am Small Anim Pract* 28:1017-1040, 1998.

13. Zatelli A, Bonfanti U, Zini E, D'Ippolito P, Bussadori C. Percutaneous drainage and alcoholization of hepatic abscesses in five dogs and a cat. *J Am Anim Hosp Assoc* 41:34-38, 2005.

14. Pavlick M, Webster CR, Penninck DG. Bleeding risk and complications associated with percutaneous ultrasound-guided liver biopsy in cats. *J Feline Med Surg* 21:529-536, 2019.

15. Nyland TG, Mattoon JS, Herrgesell EJ, Wisner ER. Ultrasound-guided biopsy. In Nyland TG, Matton JS. (editors). Small Animal Diagnostic Ultrasound 2nd edition. W.B. Saunders Company, 2002, Philadelphia, Pennsylvania, pp 30-48.

16. Vaden SL, Levine JF, Lees GE, Groman RP, Grauer GF, Forrester SD. Renal biopsy: a retrospective study of methods and complications in 283 dogs and 65 cats. *J Vet Intern Med* 19:794-801, 2005.

17. Vignoli M, Rossi F, Chierici C, Terragni R, et al. Needle tract implantation after fine needle aspiration biopsy of transitional cell carcinoma of the urinary bladder and adenocarcinoma of the lung. *Schweiz Arch Tierheilkd* 149:314-318, 2007.

18. Lamb CR, Trower ND, Gregory SP. Ultrasound-guided catheter biopsy of the lower urinary tract: technique and results in 12 dogs. *J Small Anim Pract* 37:413-417, 1996.

19. Samii VF, Nyland TG, Werner L, Baker TW. Ultrasound-guided fine needle aspiration biopsy of bone lesions: a preliminary report. *Vet Radiol Ultrasound* 40:82-86, 1999.

20. Vignoli M, Tamburro R, Felici A, Del Signore F, et al. Clinical Value of CT-Guided Fine Needle Aspiration and Tissue-Core Biopsy of Thoracic Masses in the Dog and Cat. *Animals (Basel)* 11:883, 2021.

21. Tamburro R, Millanta F, Del Signore F, Terragni R, Magni T, Vignoli M. Evaluation of the Spirotome Device for Nasal Tumors Biopsy in Eleven Dogs. *Top Companion Anim Med* 40:100436, 2020.

22. Bigge LA, Brown DJ, Penninck DG. Correlation between coagulation profile and bleeding complications after ultrasound-guided biopsies: 434 cases (1993-1996). *J Am Anim Hospital Assoc* 37:228-233, 2001.